中华医学百科全书

公共卫生学

毒理学

国家出版基金项目
NATIONAL PUBLICATION FOUNDATION

中国协和医科大学出版社

图书在版编目 (CIP) 数据

毒理学 / 王心如主编 . —北京：中国协和医科大学出版社，2019.3
（中华医学百科全书）
ISBN 978-7-5679-1025-6

Ⅰ . ①毒… Ⅱ . ①王… Ⅲ . ①毒理学 Ⅳ . ① R99

中国版本图书馆 CIP 数据核字 (2019) 第 007595 号

中华医学百科全书·毒理学

主　　编：王心如

编　　审：郭亦超

责任编辑：王　霞

出版发行：**中国协和医科大学出版社**
（北京东单三条九号　邮编 100730　电话 010-6526 0431）

网　　址：www.pumcp.com

经　　销：新华书店总店北京发行所

印　　刷：北京雅昌艺术印刷有限公司

开　　本：889×1230　1/16 开

印　　张：45.75

字　　数：1300 千字

版　　次：2019 年 3 月第 1 版

印　　次：2019 年 3 月第 1 次印刷

定　　价：498.00 元

ISBN 978-7-5679-1025-6

《中华医学百科全书》编纂委员会

总顾问　吴阶平　韩启德　桑国卫

总指导　陈　竺

总主编　刘德培

副总主编　曹雪涛　李立明　曾益新

编纂委员（以姓氏笔画为序）

B·吉格木德	丁　洁	丁　樱	丁安伟	于中麟	于布为
于学忠	万经海	马　军	马　骁	马　静	马　融	马中立
马安宁	马建辉	马烈光	马绪臣	王　伟	王　辰	王　政
王　恒	王　硕	王　舒	王　键	王一飞	王一镗	王士贞
王卫平	王长振	王文全	王心如	王生田	王立祥	王兰兰
王汉明	王永安	王永炎	王华兰	王成锋	王延光	王旭东
王军志	王声湧	王坚成	王良录	王拥军	王茂斌	王松灵
王明荣	王明贵	王宝玺	王诗忠	王建中	王建业	王建军
王建祥	王临虹	王贵强	王美青	王晓民	王晓良	王鸿利
王维林	王琳芳	王喜军	王道全	王德文	王德群	
木塔力甫·艾力阿吉	尤启冬	戈　烽	牛　侨	毛秉智	毛常学
乌　兰	文卫平	文历阳	文爱东	方以群	尹　佳	孔北华
孔令义	孔维佳	邓文龙	邓家刚	书　亭	毋福海	艾措千
艾儒棣	石　岩	石远凯	石学敏	石建功	布仁达来	占　堆
卢志平	卢祖洵	叶　桦	叶冬青	叶常青	叶章群	申昆玲
申春悌	田景振	田嘉禾	史录文	代　涛	代华平	白春学
白慧良	丛　斌	丛亚丽	包怀恩	包金山	冯卫生	冯学山
冯希平	边旭明	边振甲	匡海学	邢小平	达万明	达庆东
成　军	成翼娟	师英强	吐尔洪·艾买尔	吕时铭	吕爱平
朱　珠	朱万孚	朱立国	朱华栋	朱宗涵	朱建平	朱晓东
朱祥成	乔延江	伍瑞昌	任　华	华　伟	伊河山·伊明
向　阳	多　杰	邬堂春	庄　辉	庄志雄	刘　平	刘　进
刘　玮	刘　蓬	刘大为	刘小林	刘中民	刘玉清	刘尔翔
刘训红	刘永锋	刘吉开	刘伏友	刘芝华	刘华平	刘华生
刘志刚	刘克良	刘更生	刘迎龙	刘建勋	刘胡波	刘树民
刘昭纯	刘俊涛	刘洪涛	刘献祥	刘嘉瀛	刘德培	闫永平

米 玛	许 媛	许腊英	那彦群	阮长耿	阮时宝	孙 宁
孙 光	孙 皎	孙 锟	孙长颢	孙少宣	孙立忠	孙则禹
孙秀梅	孙建中	孙建方	孙贵范	孙海晨	孙景工	孙颖浩
孙慕义	严世芸	苏 川	苏 旭	苏荣扎布	杜元灏	杜文东
杜治政	杜惠兰	李 龙	李 飞	李 东	李 宁	李 刚
李 丽	李 波	李 勇	李 桦	李 鲁	李 磊	李 燕
李 冀	李大魁	李云庆	李太生	李曰庆	李玉珍	李世荣
李立明	李永哲	李志平	李连达	李灿东	李君文	李劲松
李其忠	李若瑜	李松林	李泽坚	李宝馨	李建勇	李映兰
李莹辉	李继承	李森恺	李曙光	杨 凯	杨 恬	杨 健
杨化新	杨文英	杨世民	杨世林	杨伟文	杨克敌	杨国山
杨宝峰	杨炳友	杨晓明	杨跃进	杨腊虎	杨瑞馥	杨慧霞
励建安	连建伟	肖 波	肖 南	肖永庆	肖海峰	肖培根
肖鲁伟	吴 东	吴 江	吴 明	吴 信	吴令英	吴立玲
吴欣娟	吴勉华	吴爱勤	吴群红	吴德沛	邱建华	邱贵兴
邱海波	邱蔚六	何 维	何 勤	何方方	何绍衡	何春涤
何裕民	余争平	余新忠	狄 文	冷希圣	汪 海	汪受传
沈 岩	沈 岳	沈 敏	沈 铿	沈卫峰	沈心亮	沈华浩
沈俊良	宋国维	张 泓	张 学	张 亮	张 强	张 霆
张 澍	张大庆	张为远	张世民	张志愿	张丽霞	张伯礼
张宏誉	张劲松	张奉春	张宝仁	张宇鹏	张建中	张建宁
张承芬	张琴明	张富强	张新庆	张潍平	张德芹	张燕生
陆 华	陆付耳	陆伟跃	陆静波	阿不都热依木·卡地尔		陈 文
陈 杰	陈 实	陈 洪	陈 琪	陈 楠	陈 薇	陈士林
陈大为	陈文祥	陈代杰	陈红风	陈尧忠	陈志南	陈志强
陈规化	陈国良	陈佩仪	陈家旭	陈智轩	陈锦秀	陈誉华
邵 蓉	邵荣光	武志昂	其仁旺其格	范 明	范炳华	林三仁
林久祥	林子强	林江涛	林曙光	杭太俊	欧阳靖宇	尚 红
果德安	明根巴雅尔	易定华	易著文	罗 力	罗 毅	罗小平
罗长坤	罗永昌	罗颂平	帕尔哈提·克力木			
帕塔尔·买合木提·吐尔根			图门巴雅尔	岳建民	金 玉	金 奇
金少鸿	金伯泉	金季玲	金征宇	金银龙	金惠铭	郁 琦
周 兵	周 林	周永学	周光炎	周灿全	周良辅	周纯武
周学东	周宗灿	周定标	周宜开	周建平	周建新	周荣斌
周福成	郑一宁	郑家伟	郑志忠	郑金福	郑法雷	郑建全
郑洪新	郎景和	房 敏	孟 群	孟庆跃	孟静岩	赵 平

赵 群	赵子琴	赵中振	赵文海	赵玉沛	赵正言	赵永强
赵志河	赵彤言	赵明杰	赵明辉	赵耐青	赵继宗	赵铱民
郝 模	郝小江	郝传明	郝晓柯	胡 志	胡大一	胡文东
胡向军	胡国华	胡昌勤	胡晓峰	胡盛寿	胡德瑜	柯 杨
查 干	柏树令	柳长华	钟翠平	钟赣生	香多·李先加	
段 涛	段金廒	段俊国	侯一平	侯金林	侯春林	俞光岩
俞梦孙	俞景茂	饶克勤	姜小鹰	姜玉新	姜廷良	姜国华
姜柏生	姜德友	洪 两	洪 震	洪秀华	洪建国	祝庆余
祝墣晨	姚永杰	姚祝军	秦 川	袁文俊	袁永贵	都晓伟
晋红中	粟占国	贾 波	贾建平	贾继东	夏照帆	夏慧敏
柴光军	柴家科	钱传云	钱忠直	钱家鸣	钱焕文	倪 鑫
倪 健	徐 军	徐 晨	徐永健	徐志云	徐志凯	徐克前
徐金华	徐建国	徐勇勇	徐桂华	凌文华	高 妍	高 晞
高志贤	高志强	高学敏	高金明	高健生	高树中	高思华
高润霖	郭 岩	郭小朝	郭长江	郭巧生	郭宝林	郭海英
唐 强	唐朝枢	唐德才	诸欣平	谈 勇	谈献和	陶·苏和
陶广正	陶永华	陶芳标	陶建生	黄 峻	黄 烽	黄人健
黄叶莉	黄宇光	黄国宁	黄国英	黄跃生	黄璐琦	萧树东
梅长林	曹 佳	曹广文	曹务春	曹建平	曹洪欣	曹济民
曹雪涛	曹德英	龚千锋	龚守良	龚非力	袭著革	常耀明
崔 蒙	崔丽英	庚石山	康 健	康廷国	康宏向	章友康
章锦才	章静波	梁显泉	梁铭会	梁繁荣	谌贻璞	屠鹏飞
隆 云	绳 宇	巢永烈	彭 成	彭 勇	彭明婷	彭晓忠
彭瑞云	彭毅志	斯拉甫·艾白		葛 坚	葛立宏	董方田
蒋力生	蒋建东	蒋建利	蒋澄宇	韩晶岩	韩德民	惠延年
粟晓黎	程 伟	程天民	程训佳	童培建	曾 苏	曾小峰
曾正陪	曾学思	曾益新	谢 宁	谢立信	蒲传强	赖西南
赖新生	詹启敏	詹思延	鲍春德	窦科峰	窦德强	赫 捷
蔡 威	裴国献	裴晓方	裴晓华	管柏林	廖品正	谭仁祥
谭先杰	翟所迪	熊大经	熊鸿燕	樊飞跃	樊巧玲	樊代明
樊立华	樊明文	黎源倩	颜 虹	潘国宗	潘柏申	潘桂娟
薛社普	薛博瑜	魏光辉	魏丽惠	藤光生		

《中华医学百科全书》学术委员会

主任委员　巴德年

副主任委员（以姓氏笔画为序）

汤钊猷　　吴孟超　　陈可冀　　贺福初

学术委员（以姓氏笔画为序）

梁文权　　梁德荣　　彭名炜　　董　怡　　温　海　　程元荣　　程书钧
程伯基　　傅民魁　　曾长青　　曾宪英　　裘雪友　　甄永苏　　褚新奇
蔡年生　　廖万清　　樊明文　　黎介寿　　薛　淼　　戴行锷　　戴宝珍
戴尅戎

《中华医学百科全书》工作委员会

公共卫生类

总主编

李立明　　北京大学公共卫生学院

本类学术秘书

王　波　　北京协和医学院

本卷编委会

主　编

王心如　　南京医科大学公共卫生学院

副主编

周宗灿　　北京大学公共卫生学院

庄志雄　　广东省深圳市疾病预防控制中心

编　委（以姓氏笔画为序）

丁日高　　中国人民解放军军事科学院军事医学研究院毒物药物
　　　　　研究所

王　捷　　沈阳化工研究院安全评估中心

王心如　　南京医科大学公共卫生学院

王守林　　南京医科大学公共卫生学院

王爱平　　中国医学科学院药物研究所

石　年　　华中科技大学公共卫生学院

付立杰　　中国毒理学会

任　进　　中国科学院上海药物研究所

庄志雄　　广东省深圳市疾病预防控制中心

刘起展　　南京医科大学公共卫生学院

孙志伟　　首都医科大学公共卫生学院

李　波　　中国食品药品检定研究院

杨杏芬　　南方医科大学公共卫生学院

肖　杭　　南京医科大学公共卫生学院

张天宝	中国人民解放军海军军医大学海军医学系
张文昌	福建医科大学公共卫生学院
张立实	四川大学华西公共卫生学院
张爱华	贵州医科大学公共卫生学院
陈　雯	中山大学公共卫生学院
陈易新	中国初级卫生保健基金会
陈景元	中国人民解放军空军军医大学军事预防医学系
金泰廙	复旦大学公共卫生学院
周平坤	中国人民解放军军事科学院军事医学研究院辐射医学研究所
周宗灿	北京大学公共卫生学院
周建伟	南京医科大学公共卫生学院
徐德祥	安徽医科大学公共卫生学院
浦跃朴	东南大学公共卫生学院
彭　健	北京坤奥基医药科技有限公司
程鲁榕	国家药品监督管理局药品审评中心
童　建	苏州大学公共卫生学院
谢克勤	山东大学公共卫生学院
蔡　原	中国医科大学公共卫生学院

学术秘书

王守林	南京医科大学公共卫生学院
刘起展	南京医科大学公共卫生学院

前　言

《中华医学百科全书》终于和读者朋友们见面了！

古往今来，凡政通人和、国泰民安之时代，国之重器皆为科技、文化领域的鸿篇巨制。唐代《艺文类聚》、宋代《太平御览》、明代《永乐大典》、清代《古今图书集成》等，无不彰显盛世之辉煌。新中国成立后，国家先后组织编纂了《中国大百科全书》第一版、第二版，成为我国科学文化事业繁荣发达的重要标志。医学的发展，从大医学、大卫生、大健康角度，集自然科学、人文社会科学和艺术之大成，是人类社会文明与进步的集中体现。随着经济社会快速发展，医药卫生领域科技日新月异，知识大幅更新。广大读者对医药卫生领域的知识文化需求日益增长，因此，编纂一部医药卫生领域的专业性百科全书，进一步规范医学基本概念，整理医学核心体系，传播精准医学知识，促进医学发展和人类健康的任务迫在眉睫。在党中央、国务院的亲切关怀以及国家各有关部门的大力支持下，《中华医学百科全书》应运而生。

作为当代中华民族"盛世修典"的重要工程之一，《中华医学百科全书》肩负着全面总结国内外医药卫生领域经典理论、先进知识，回顾展现我国卫生事业取得的辉煌成就，弘扬中华文明传统医药璀璨历史文化的使命。《中华医学百科全书》将成为我国科技文化发展水平的重要标志、医药卫生领域知识技术的最高"检阅"、服务千家万户的国家健康数据库和医药卫生各学科领域走向整合的平台。

肩此重任，《中华医学百科全书》的编纂力求做到两个符合：一是符合社会发展趋势。全面贯彻以人为本的科学发展观指导思想，通过普及医学知识，增强人民群众健康意识，提高人民群众健康水平，促进社会主义和谐社会构建；二是符合医学发展趋势。遵循先进的国际医学理念，以"战略前移、重心下移、模式转变、系统整合"的人口与健康科技发展战略为指导。同时，《中华医学百科全书》的编纂力求做到两个体现：一是体现科学思维模式的深刻变革，即学科交叉渗透/知识系统整合；二是体现继承发展与时俱进的精神，准确把握学科现有基础理论、基本知识、基本技能以及经典理论知识与科学思维精髓，深刻领悟学科当前面临的交叉渗透与整合转化，敏锐洞察学科未来的发展趋势与突破方向。

作为未来权威著作的"基准点"和"金标准"，《中华医学百科全书》编纂过程中，制定了严格的主编、编者遴选原则，聘请了一批在学界有相当威望、具有较高学术造诣和较强组织协调能力的专家教授（包括多位两院院士）担任大类主编和学科卷主编，确保全书的科学性与权威性。另外，还借鉴了已有百科全书的编写经验。鉴于《中华医学百科全书》的编纂过程本身带有科学研究性质，还聘请了若干科研院所的科研管理专家作为特约编审，站在科研管理的高度为全书的顺利编纂保驾护航。除了编者、编审队伍外，还制订了详尽的质量保证计划。编纂委员会和工作委员会秉持质量源于设计的理念，共同制订了一系列配套的质量控制规范性文件，建立了一套切实可行、行之有效、效率最优的编纂质量管理方案和各种情况下的处理原则及预案。

《中华医学百科全书》的编纂实行主编负责制，在统一思想下进行系统规划，保证良好的全程质量策划、质量控制、质量保证。在编写过程中，统筹协调学科内各编委、卷内条目以及学科间编委、卷间条目，努力做到科学布局、合理分工、层次分明、逻辑严谨、详略有方。在内容编排上，务求做到"全准精新"。形式"全"：学科"全"，册内条目"全"，全面展现学科面貌；内涵"全"：知识结构"全"，多方位进行条目阐释；联系整合"全"：多角度编制知识网。数据"准"：基于权威文献，引用准确数据，表述权威观点；把握"准"：审慎洞察知识内涵，准确把握取舍详略。内容"精"："一语天然万古新，豪华落尽见真淳。"内容丰富而精炼，文字简洁而规范；逻辑"精"："片言可以明百意，坐驰可以役万里。"严密说理，科学分析。知识"新"：以最新的知识积累体现时代气息；见解"新"：体现出学术水平，具有科学性、启发性和先进性。

《中华医学百科全书》之"中华"二字，意在中华之文明、中华之血脉、中华之视角，而不仅限于中华之地域。在文明交织的国际化浪潮下，中华医学汲取人类文明成果，正不断开拓视野，敞开胸怀，海纳百川般融入，润物无声状拓展。《中华医学百科全书》秉承了这样的胸襟怀抱，广泛吸收国内外华裔专家加入，力求以中华文明为纽带，牵系起所有华人专家的力量，展现出现今时代下中华医学文明之全貌。《中华医学百科全书》作为由中国政府主导，参与编纂学者多、分卷学科设置全、未来受益人口广的国家重点出版工程，得到了联合国教科文等组织的高度关注，对于中华医学的全球共享和人类的健康保健，都具有深远意义。

《中华医学百科全书》分基础医学、临床医学、中医药学、公共卫生学、军事与特种医学和药学六大类，共计144卷。由中国医学科学院/北京协和医学院牵头，联合军事医学科学院、中国中医科学院和中国疾病预防控制中心，带动全国知名院校、科研单位和医院，有多位院士和海内外数千位优秀专家参加。国内知名的医学和百科编审汇集中国协和医科大学出版社，并培养了一批热爱百科事业的中青年编辑。

回览编纂历程，犹然历历在目。几年来，《中华医学百科全书》编纂团队呕心沥血，孜孜矻矻。组织协调坚定有力，条目撰写字斟句酌，学术审查一丝不苟，手书长卷撼人心魂……在此，谨向全国医学各学科、各领域、各部门的专家、学者的积极参与以及国家各有关部门、医药卫生领域相关单位的大力支持致以崇高的敬意和衷心的感谢！

《中华医学百科全书》的编纂是一项泽被后世的创举，其牵涉医学科学众多学科及学科间交叉，有着一定的复杂性；需要体现在当前医学整合转型的新形式，有着相当的创新性；作为一项国家出版工程，有着毋庸置疑的严肃性。《中华医学百科全书》开创性和挑战性都非常强。由于编纂工作浩繁，难免存在差错与疏漏，敬请广大读者给予批评指正，以便在今后的编纂工作中不断改进和完善。

刘德培

凡　例

一、《中华医学百科全书》（以下简称《全书》）按基础医学类、临床医学类、中医药学类、公共卫生类、军事与特种医学类、药学类的不同学科分卷出版。一学科辑成一卷或数卷。

二、《全书》基本结构单元为条目，主要供读者查检，亦可系统阅读。条目标题有些是一个词，例如"毒物"；有些是词组，例如"毒物兴奋效应"。

三、由于学科内容有交叉，会在不同卷设有少量同名条目。例如《军队流行病学》《卫生事业管理学》都设有"突发公共卫生事件"条目。其释文会根据不同学科的视角不同各有侧重。

四、条目标题上方加注汉语拼音，条目标题后附相应的外文。例如：

dúlǐxué
毒理学（toxicology）

五、本卷条目按学科知识体系顺序排列。为便于读者了解学科概貌，卷首条目分类目录中条目标题按阶梯式排列，例如：

机制毒理学 ……………………………………………………………………

　　终毒物 …………………………………………………………………

　　细胞应激 ………………………………………………………………

　　　热应激 ……………………………………………………………

　　　氧化应激 ……………………………………………………………

　　　缺氧应激 ……………………………………………………………

　　　内质网应激 …………………………………………………………

　　　基因毒性应激 ………………………………………………………

　　细胞大分子加合物 ……………………………………………………

六、各学科都有一篇介绍本学科的概观性条目，一般作为本学科卷的首条。介绍学科大类的概观性条目，列在本大类中基础性学科卷的学科概观性条目之前。

七、条目之中设立参见系统，体现相关条目内容的联系。一个条目的内容涉及其他条目，需要其他条目的释文作为补充的，设为"参见"。所参见的本卷条目的标题在本条目释文中出现的，用蓝色楷体字印刷；所参见的本卷条目的标题未在本条目释文中出现的，在括号内用蓝色楷体字印刷该标题，另加"见"字；参见其他卷条目的，注明参见条所属学科卷名，如"参见□□□卷"或"参见□□□卷□□□□"。

八、《全书》医学名词以全国科学技术名词审定委员会审定公布的为标准。同一概念或疾病在不同学科有不同命名的，以主科所定名词为准。字数较多，释文中拟用简称的名词，每个条目中第一次出现时使用全称，并括注简称，例如：甲型病毒性肝炎（简称甲肝）。个别众所周知的名词直接使用简称、缩写，例如：B超。药物名称参照《中华人民共和国药典》2015年版和《国家基本药物目录》2012年版。

九、《全书》量和单位的使用以国家标准 GB 3100～3102—1993《量和单位》为准。援引古籍或外文时维持原有单位不变。必要时括注与法定计量单位的换算。

十、《全书》数字用法以国家标准 GB/T 15835—2011《出版物上数字用法》为准。

十一、正文之后设有内容索引和条目标题索引。内容索引供读者按照汉语拼音字母顺序查检条目和条目之中隐含的知识主题。条目标题索引分为条目标题汉字笔画索引和条目外文标题索引，条目标题汉字笔画索引供读者按照汉字笔画顺序查检条目，条目外文标题索引供读者按照外文字母顺序查检条目。

十二、部分学科卷根据需要设有附录，列载本学科有关的重要文献资料。

目　录

dúlǐxué

毒理学（toxicology）

研究外源化学、物理和生物因素对生物体和生态系统的损害作用/有害效应与机制，以及中毒的预防、诊断和救治的科学。现代毒理学已呈现高度分化与系统综合、微观研究与宏观研究、动物实验与替代试验，以及群体研究与个体研究相结合的整体趋势，交叉学科的整合与新兴学科的发展不断催生毒理学新的学科生长点和学科前沿。按研究对象，可分为药物、食品、环境、生态和工业/职业毒理学等；按研究方法，可分为分析、计算/预测、代谢、替代和转化毒理学等；按毒物性质，可分为农药、金属、有机溶剂、放射、生物毒素和纳米毒理学等；按毒作用机制，可分为细胞、生化、分子、遗传、表观遗传和系统毒理学等；按器官系统，可分为肝脏、肾脏、心/血管、神经、皮肤、呼吸、血液、免疫和生殖/内分泌等靶器官毒理学。虽然现代毒理学分支学科众多，但其研究则以描述毒理学为基础，以机制毒理学为重点，以管理毒理学为目标，三者都有鲜明特征，但又紧密关联，构成毒理学研究的核心——危险度评定（风险评估）。由于具有基础科学与应用学科的双重属性，现代毒理学已被应用于安全性评价、危险度评定、危险性/风险管理与交流。这对于预防、控制和消除威胁人类生存环境质量和生命质量的危险因素，改善卫生状况，促进人群健康，维护国家安全至关重要。

简史 毒理学是一门既古老又年轻的学科，其发展与人类生产生活活动和社会文明进步紧密相连。

学科萌芽期 公元前 3000 年~15 世纪，这是对毒物及中毒现象观察记录的时期。虽然毒理学的历史可能与人类历史一样悠久，但毒理学学科的"雏形"最早还是起源于对毒物和中毒的研究及文字记载。中国古代医药学文献如《神农本草经》、《黄帝内经》、唐代孙思邈的《千金要方》、南宋宋慈的《洗冤集录》、明代李时珍的《本草纲目》等，以及古埃及、印度、希腊、罗马和阿拉伯等国家的有关文献中，都有关于植物、动物和矿物毒物及其解毒剂的记载。人类的祖先常用动物毒液和植物提取物进行狩猎、作战和暗杀。在中世纪，有关毒物研究的新贡献很少。西方文艺复兴前，出生于西班牙的迈蒙尼德（Maimonide，1135—1204 年）在《毒物及其解毒剂》中详细记载了有关昆虫、毒蛇和狂犬咬伤的抗毒疗法及植物和矿物中毒的催吐和导泻疗法。一个世纪后，佩特鲁斯（Petrus，1250—1316 年）撰写了《关于中毒》一书，自 1472 年始共出版了 14 次。该书将毒物分为植物、矿物和动物源性三大类，并列出了所有已知毒物的中毒症状和治疗方法。中世纪末期和意大利文艺复兴早期，制毒与施毒盛行，毒物常被用于谋杀和政治暗杀。

学科形成期 16~20 世纪初，这 400 余年标志着该学科已迈进全新的实验毒理学时期。文艺复兴时期瑞士医生帕拉塞尔苏斯（Paracelsus，1493—1541 年）一生阐述了许多革命性观点，成为现代毒理学、药理学和治疗学中的重要组成部分。他发表的《采矿病与矿工的其他疾病》论文，提出了矿工病的病因、治疗和预防策略，推动了职业毒理学的发展。他为实验毒理学研究、毒理学中靶器官毒性及剂量-反应关系等基本概念的确立做出了重大贡献。帕拉塞尔苏斯认为，所有的物质都是毒物，不存在任何非毒物质，剂量决定了一种物质是毒物还是药物。工业革命的快速发展导致许多职业病发生率升高。1775 年，英国著名职业医学与毒理学家、矫形外科医师波特（Pott，1714—1788 年）首先发现，烟囱清扫工接触煤烟与阴囊癌有关，这是多环芳烃致癌作用的首例流行病学研究报道。其后，在德国和苏格兰相继报道了煤焦油和页岩油作业工人的职业性皮肤癌，以及苯胺染料作业工人的膀胱癌。19 世纪掀起了工业和政治革命的浪潮，开创了实验毒理学时期的创新性研究工作：法国生理学家马让迪（Magendie，1783—1855 年）是 19 世纪第一位伟大的实验生理学家，他研究了依米丁、士的宁和箭毒的作用机制；他的著名学生之一贝尔纳（Bernard，1813—1878 年）不仅研究了箭毒对神经肌肉传导作用的本质，还对一氧化碳（CO）中毒机制进行了研究，提出 CO 与血红蛋白的不可逆性结合而导致机体组织缺氧是 CO 中毒的原因；西班牙毒物学家、化学家奥尔菲拉（Orfila，1787—1853 年）是应用化学方法研究毒物的先驱，被称为现代毒理学之父，是第一位系统利用尸检材料和化学分析方法作为中毒法律依据的毒理学家，为法医学和法医毒理学做出了伟大贡献。值得一提的是，1915 年日本学者山际（Yamagiwa）和市川（Ichikawa）开始了化学致癌的实验研究，他们用煤焦油涂抹兔耳诱发了上皮癌，首次证实了化学物的致癌作用，为 140 年前波特的致癌假说提供了实验证据。

学科发展期 20 世纪初叶至今，是分析/机制毒理学向计算/预测毒理学发展的时期。通常认为 20 世纪初叶是现代毒理学开始发展的标志，然而该学科的快速发展是在第二次世界大战时期，这时期药物、农药、军火、合成纤维以及化学物生产急剧增加。毒理学作为一门集成和应用科学，在广泛吸纳合成化学、现代医学、药理学、物理学、生物学和统计学等理论、方法与技术的同时，也让几乎所有的基础科学来验证其假说。20 世纪 20 年代，美国科学家开始了早期神经毒理学研究，发现磷酸三甲苯酯、甲醇和铅都是神经毒物；瑞士昆虫学家、化学家米勒（Mueller）发现的滴滴涕（DDT）、六氯苯和六六六等有机氯杀虫剂得到广泛应用。20 世纪 30 年代，美国、德国制药工业致力于抗生素的大规模生产，磺胺的发现，预示着人类与细菌性疾病做斗争重大事件的来临。1930 年，美国总统胡佛（Hoover）签署法令，美国国立卫生研究院正式成立。1937 年，引起急性肾衰竭和死亡的灾难性"磺胺事件"成为二战期间毒理学的第一个重要事件，导致 1938 年通过了科普兰（Copeland）法案，并据此成立了美国食品与药品管理局（U. S. Food and Drug Administration, FDA）。20 世纪 40 年代，机制毒理学的研究促进了多种解毒剂的研制：二巯基丙醇用于治疗砷化物中毒；硝酸盐和硫代硫酸盐用于治疗氰化物中毒；解磷定用于治疗有机磷农药中毒。有机磷胆碱酯酶抑制剂的发现，被认为是二战期间毒理学的第二个重要事件，成为后来开展神经生理学和毒理学研究的主要驱动力。20 世纪 50 年代，美国著名管理

毒理学家莱曼（Lehman）及其同事共同出版了《食品、药品和化妆品中化学物的安全性评价》（1955 年），这是首次通过 FDA 为毒理学研究提供的指南。莱曼和菲茨休（Fitzhugh）还首次提出安全系数（safety factor, SF）的概念，世界卫生组织根据毒理学研究资料并采用适当的 SF 提出了每日允许摄入量的概念。FDA 为使毒理学研究与安全性评价程序标准化，先后发布了红皮书 I、II 等系列指南，制定了良好实验室规范。1958 年，美国国会通过并由总统签署的著名的德莱尼（Delaney）条款，为理解致癌过程中生物学现象的复杂性和发展危险度评定模型提供了良好的开端。20 世纪 60 年代，震惊世界的"反应停事件"（*Lancet*，1961 年）和蕾切尔·卡森（Rachel Carson）的《寂静的春天》出版（1962 年），极大地推动了毒理学科学的发展。其后，通过了许多新的法规，创办了许多新的杂志，成立了欧洲毒理学会（1964 年），发展了毒理学教育，吸纳了包括环境科学、水生和鸟类生物学、细胞生物学、分析化学和遗传学等在内的多个学科的知识。60 年代后 5 年，由于发展了化学物的超痕量（ppb 级）分析和快速检测点突变的技术，以及在研究二噁英的毒性机制后发现芳烃受体是一种高亲和力的细胞结合蛋白，毒理学迅速发展并逐步形成了细胞毒理学、分子毒理学、受体毒理学等新的分支学科，同时危险度评定成为毒理学研究的主要成果。20 世纪 70～80 年代，涉及毒理学的相关立法、杂志和新的学会呈指数扩增。70 年代中期核酸测序方法的出现使机制毒理学研究有了新的发展和突破，基因在

代谢激活和解毒方面的作用成为现代毒理学研究的前沿领域。1975 年问世的《卡萨瑞特·道尔毒理学》（*Casarett & Doull's Toxicology*）已出了 7 版，1982 年由海斯（Hayes）主编的《毒理学原理与方法》（*Principles and Methods of Toxicology*）亦已经再版了 5 次。1980 年，欧洲、南美洲、亚洲、非洲和澳洲的毒理学会共同组建了国际毒理学联合会。

20 世纪 50 年代，是中国现代毒理学发展的起步阶段，首先开展了工业毒理学/职业毒理学研究工作。60～70 年代，逐步开展了环境、食品毒理学研究工作，部分医学院开设了毒理学课程；1967 年，中国启动的"五二三项目"，毒理学是其中的一个重要研究内容，青蒿素的研制成功包含了毒理学研究团队的创造性贡献，由此也孕育了中国的药物毒理学学科；1979 年，卫生部委托北京医学院举办全国毒理学培训班，1980 年北京医学院在全国首次招收毒理学硕士生。1983 年，南京医科大学受卫生部和国家教委委托，举办了全国毒理学高级师资培训班。80 年代，中国相继成立中华预防医学会卫生毒理学分会和中国环境诱变剂学会，并分别创刊《卫生毒理学杂志》（后改为《毒理学杂志》）和《癌变·畸变·突变》杂志。90 年代以来，毒理学学科发展驶入快车道，毒理学研究进入分子水平，管理毒理学迈上新台阶。1993 年，中国毒理学会（Chinese Society Of Toxicology, CST）成立，与中国药理学会联合创办了《中国药理学与毒理学杂志》；2003 年，中国国家食品药品监督管理总局（China Food and Drug Administration, CFDA）正式颁布《药品非

临床研究质量管理规范》，截至2017年，全国已通过CFDA认证的毒理学研究与安全性评价中心70余家，通过国际实验动物评估和认可管理委员会认证的动物实验设施已逾40家；2000年和2015年，卫生部先后发布并修订《化学品毒性鉴定管理规范》，中国CDC按照此规范认证通过了23家化学品毒性鉴定合格机构；2003年，农业部发布《农药毒理学安全性评价良好实验室规范》，截至2017年，已公布了217家农药登记试验资质单位。跨入21世纪，中国毒理学已拥有较为完整的学科体系，已发展成为国家重点学科、省部级重点实验室/国家重点实验室主要组成部分、博士学位授权点和博士后科研流动站，许多理、工、农、医、师等高等院校和科研院所已开设毒理学教育课程。现代毒理学研究方法与技术的全面革新，如原代单层及三维细胞培养、人干细胞模型、非哺乳动物模型生物、高通量测试、成像技术、"组学"方法、系统生物学和多种计算模型的应用，则标明一个崭新的计算/预测毒理学时期已经到来。

研究内容 主要包括描述毒理学、机制毒理学和管理毒理学。

描述毒理学 直接关注的是外源物质的毒性鉴定，以期为安全性评价和管理法规与措施的制订提供基础资料。设计合理的体内、体外毒性试验，可获得特定外源物质暴露对人类和环境的危险性评价资料。就药品和食品添加剂而言，这些研究资料可能仅限于对人类的影响；而对于化工产品如农药、有机溶剂、重金属，尤其是环境中持久性有机污染物和内分泌干扰化学物，不仅要研究其对人类的可能危害，还要关注其对水生物、鸟类、动物和植物的潜在影响，以及可能破坏生态系统平衡的其他因素。描述毒理学研究还可为外源物质的毒作用机制提供重要线索，通过提出假说促进机制毒理学的发展。另外，毒理基因组学（基因组学、转录组学、蛋白质组学、代谢组学等）新技术在毒性试验中的应用，虽然其研究结果从本质上讲在很多方面属描述性的，但可为阐明外源物质的毒作用机制提供大量有价值的资料。上述研究资料也是管理毒理学工作者进行危险度评定的基本内容。

机制毒理学 研究重点旨在识别和了解外源和内源因素对生物系统产生损害作用的细胞、生化和分子机制。机制毒理学，特别是毒理基因组学和药物基因组学的研究成果，对于许多领域的应用非常重要：在危险度评定中，可用于验证与人类直接相关的实验动物中所观察到的某种不良结局（如有机磷杀虫剂抑制乙酰胆碱酯酶活性），亦可用于排除实验动物有害反应发生于人类的可能性（如人工甜味剂糖精诱发大鼠膀胱癌）；有助于设计和生产较为安全的化学品、化学中毒的诊断、治疗和预防以及其他疾病的处理（如"反应停事件"与反应停作用机制的"重新发现"）；有助于准确了解人类与实验动物间毒性反应的差异，识别和保护遗传上易感的个体免遭因环境暴露引起的危害，并可依据个体遗传特征制定个体化预防措施和针对性的药物治疗方案，以提高疗效降低毒性；还有助于促进生理学、药理学、细胞生物学和生物化学等基础学科的发展。

管理毒理学 主要职责和任务是根据描述毒理学和机制毒理学工作者提供的研究资料进行科学决策，协助政府部门制订相关法规条例和管理措施并付诸实施，以确保化学品、药品、食品等进入市场足够安全，达到保护人群健康的目的。发达国家和许多发展中国家都先后成立了相应的管理机构并颁布了有关药品、食品和化妆品法，农药杀虫剂、杀菌剂和灭鼠剂法，有毒物质控制法，资源保护与回收法，安全饮水法和清洁空气法等。管理毒理学工作者还需根据危险度评定的原理与方法，结合描述毒理学和机制毒理学研究提供的科学资料，参与制订大气、车间空气和饮用水中化学物的卫生标准。

研究方法 主要运用整体动物实验或体内试验、体外试验、人体观察和流行病学研究。

体内试验 一般采用大鼠、小鼠、豚鼠、仓鼠等啮齿类哺乳动物和兔、犬、猴等非啮齿类哺乳动物；特殊需要情况下，也可选用斑马鱼、非洲爪蟾、果蝇、线虫、鸟类、昆虫等。检测外源物质的一般毒性时，通常进行经口、经皮、经呼吸道急性毒性试验，皮肤、眼和黏膜刺激试验、皮肤致敏试验以及其他局部刺激试验，短期重复剂量毒性试验，代谢试验/药物或毒物代谢动力学试验，亚慢性和慢性毒性试验等。检测外源物质的特殊毒性时，主要选择短期或长期致癌试验，骨髓细胞或睾丸细胞染色体畸变试验、骨髓嗜多染红细胞微核试验、骨髓细胞或睾丸细胞姐妹染色单体交换试验和转基因动物致突变试验等遗传毒性试验，生殖和发育毒性（致畸）试验等。体内试验是毒理学研究标准的基本方法，其结果原则上可外推到人。但由于该试验影响因素较多，难以揭示和阐明外源物质的代谢通路和毒作用机制。

体外试验　通常利用离体器官、培养的细胞或细胞器等进行研究。采用脏器灌流术将含有某种外源物质的液体输入某一离体器官（如心、肝、肺、肾、脑、肠、胰等），观测一定时间内受试物对器官的损害作用及其代谢情况；利用从动物或人的器官新分离的原代细胞或经传代培养的细胞株和细胞系进行试验；亦可将细胞匀浆、离心分离成不同的细胞器或组分（如线粒体、溶酶体、内质网、微粒体、细胞骨架、细胞核等）用于试验。体外试验多用于外源物质毒作用的初步筛检、作用机制和代谢转化研究。但由于该试验系统缺乏体内试验的毒物动力学过程，难以进行外源物质的亚慢性和慢性毒作用研究。由于体外模型不能反映动物体温、血电解质浓度、细胞-细胞交互作用，以及细胞培养环境的非稳态性，故应与体内试验相互补充并验证。

人体观察　通过对化学品、药品、食品、农药等急、慢性中毒病例的诊断和治疗，可直接获得有关人体的毒理学资料；对新药、疫苗、避孕药具的临床试验和上市后监测，可直接提供其安全性或风险评估资料。这些都是临床毒理学研究的主要内容。可能情况下，也可选择志愿者进行非损害人体健康的受控试验。但前提条件是，需符合伦理学要求，受试物必须是低浓度、短时间暴露，且毒效应具有可逆性。

流行病学研究　在环境危险因素与人类疾病因果关系的建立中，流行病学研究已日益显示其重要地位。利用流行病学方法不仅可探索已知疾病的环境危险因素（从果到因），还可研究已知环境危险因素对人群健康的有害影响（从因到果）。流行病学研究设计包括回顾性和前瞻性研究资料的收集；流行病学研究要考虑的统计学问题包括把握度、样本量、显著性水平及其意义的大小。将体内、外试验结果外推到人，须结合人体观察和流行病学研究资料综合分析，以期科学、准确地对外源物质进行危险度评定。

同邻近学科的关系　毒理学几乎涉及自然科学和哲学社会科学的主要学科。纵观毒理学史，其产生紧密伴随植物学、动物学和矿物学，并形成现代的植物毒理学、兽医毒理学和金属毒理学。19世纪掀起了工业和政治革命的浪潮，毒理学与药理学、物理学、生理学、人体解剖学、分析化学、合成化学、临床医学、环境科学、营养与食品卫生学、流行病学、统计学等紧密联系，逐步发展为今天的药物毒理学、法医毒理学、临床毒理学、职业毒理学、环境毒理学、生态毒理学、食品毒理学等。20世纪以来，基础医学的许多新兴学科和前沿学科（如分子生物学、神经生物学、生殖生物学等）崭露头角，极大地推进了现代毒理学的快速发展，形成了当代的分子与遗传毒理学、神经与行为毒理学、生殖与内分泌毒理学、表观遗传毒理学、细胞毒理学、免疫毒理学等。20世纪80年代以来，由于系统生物学、生物信息学等对生命科学的主导和引领作用，使现代毒理学进入发展高峰期，标志着一个全新的系统毒理学和预测毒理学时期的来临。此外，伴随着社会医学、卫生事业管理学、卫生经济学、卫生法学等学科的发展，管理毒理学已成为现代毒理学研究的根本目的和主要成果。

应用　由于毒理学研究范畴的进一步拓展以及毒理学研究方法与技术的不断更新完善，在外源物质安全性评价、危险度评定、危险性管理与交流方面，毒理学已发挥不可替代的重要作用。

安全性评价　毒理学安全性评价主要通过体内、外试验，结合人群暴露资料，阐明受试物的毒性和潜在危害，决定其能否进入市场，达到确保人群健康的目的。由于外源物质的种类、用途、使用方式、暴露途径及程度的不同，安全性评价的程序与内容也有所侧重，通常遵循分层或阶段试验、成组或组合试验的原则。为筛检化学物对特定系统毒作用及其终点效应时，也可选择专用试验方案。在对受试物鉴定，了解其理化特性，进行文献复习和构效关系评定的基础上，进行第一阶段试验，即急性毒性试验、局部毒性试验和短期重复剂量毒性试验。第一阶段试验结束后可直接进入第二阶段试验，即亚慢性毒性试验；亦可通过遗传毒性试验再进行亚慢性毒性试验，其中遗传毒性试验常需3~4个试验成组进行；也可通过代谢试验/药物或毒物代谢动力学试验再进行亚慢性毒性试验。第一、二阶段试验结束后，根据试验结果、受试物种类和用途、人群可能的暴露途径和水平等，决定是否进行第三阶段试验，即生殖毒性试验、致畸试验、慢性毒性试验和致癌试验。通过系列毒性试验，根据受试物的毒作用性质、特点、剂量-反应关系，尽可能结合职业人群暴露监测、环境流行病学调查、新药临床试验、药物不良反应/不良事件监测、中毒事故调查及志愿者试验等资料，通过综合分析确定其安全性。

危险度评定　通过毒理学研究和毒性试验，结合流行病学调查资料，系统、科学地表征外源有害物质暴露对人类和生态的潜在损害作用，并对产生这种损害作用的证据的强度或充分性进行评定，对与风险评估相关的不确定性进行评价。危险度评定主要包括四个步骤。①危害识别：危险度评定的定性阶段，主要依据构效关系分析、体外和短期毒性试验、整体动物实验、现场监测和人群流行病学资料，确定外源物质暴露对人群健康是否产生损害作用。②剂量-反应评定：危险度评定的定量阶段，主要依据阈值法、非阈值法、生物剂量-反应关系模型和生理毒物代谢动力学模型研究资料，阐明外源物质暴露水平与人群中有害效应发生率之间的关系。③暴露评定/接触评估：通过对现场和个体采样监测，定性定量评定外源物质暴露来源、类型、途径、水平、频率、持续时间和内剂量（到达靶组织的量）。④危险度表征：是对危害识别、剂量-反应评定、暴露评定的综合分析与结论，明确外源物质暴露对人群健康产生损害作用的方式、性质、程度、发生率、易感人群特征及所有证据的充分性。必须强调的是，在危险度评定的全过程中，需高度关注所有不确定性和变异性影响因素。

危险性管理与交流　通过安全性评价和危险度评定，依据公共卫生、经济、社会、政治、文化等各方面因素进行利弊分析和综合评价，提出或发展适宜的外源物质危险性管理措施，包括制定相应的法令、法规和条例等。危险性管理的对象主要有食品、药品、化妆品、消费品、成瘾物质、医用材料、纳米等新材料以及大气、水、土壤、职业环境污染物等。危险性管理的内容主要包括管理措施的决策与实施、必要的监控和周期性评定。危险性交流是在危险度评定者、危险性管理者、消费者和其他有关各方之间进行外源物质危险性及与危险性相关的信息和观点交流的过程。危险性交流贯穿危险性分析的各个阶段，是明确危险性问题，制定、理解和实施最佳危险性管理措施的必要而关键的途径。

有待解决的重要课题　毒理学是集成的、多元的、创新的和服务性的科学，已成为公共卫生与预防医学的主干学科，也是现代医学、药学的基础学科，其发展与生命科学同步。

系统毒理学　以毒理基因组学为基础，通过分析有害物质不同暴露（方式、剂量、时间等）后基因表达谱、蛋白质表达谱和毒物代谢谱的改变，结合传统毒理学的研究资料，利用生物信息学和计算毒理学技术，系统研究外源化学物/环境应激因素与生物系统的交互作用，定量描述生物功能、表型和行为，阐明毒作用通路与机制，揭示联合（复合）暴露效应，发现新的生物标志，深入进行安全性评价和危险度评定，实现毒物毒性的快速筛选、预测与分类。系统毒理学是在系统生物学基础上发展起来的一门新兴、前沿学科，必将成为毒理学研究领域的重点发展方向。

计算/预测毒理学　以计算化学、计算生物学或生物信息学及系统生物学为基础，运用先进的高通量测试方法，结合光学分子成像技术和现代仪器分析技术（如色谱-质谱联用、核磁共振、电子顺磁共振波谱、紫外-可见吸收光谱法、拉曼光谱法、同位素标记法等及其联用），研究和发展多种计算模型（诸如定量构效关系模型、基准剂量模型、生理药物代谢动力学/药效动力学模型等），高效、快速筛检和预测外源化学物的毒性和有害健康效应，确定并定量表征有害物质暴露的危险度的学科。作为一个多学科参与、多中心合作、创新而极具前景的研究领域，计算/预测毒理学已成为21世纪毒性测试新的方向与发展战略。

表观遗传毒理学　研究环境有害因素引起的、不涉及DNA序列变化的、可遗传的（通过有丝分裂、减数分裂在体细胞间及代际间传递）基因表达改变的学科，主要涉及DNA甲基化、组蛋白修饰、染色质重塑和非编码RNA。环境有害因素通过表观遗传变异导致健康损伤效应，包括肿瘤、衰老、生长发育异常、免疫疾病和中枢神经系统及精神发育紊乱等，已成为毒作用机制研究的重要领域。表观遗传毒理学在化学致癌研究、药物安全性评价和化学物危险度评定中发挥重要作用。同时，由于表观遗传改变的可逆性，科学的干预措施能通过影响表观遗传调控网络而逆转不利的基因表达模式和表型，可为环境相关疾病的早期诊断、治疗和预防提供新的思路与策略。

代谢毒理学　研究代谢在环境因素致生物体损害中的作用及其机制的学科。代谢包含内源性化学物（营养素、体内生化物质）和外源性化学物（环境污染物、药物等）的体内代谢转化。环境毒物通过Ⅰ相反应（氧化、还原、水解）和Ⅱ相反应（结合）可改变溶解度，并产生代谢活化和减毒；各类环境有害因素还可通过影响营养素、体内生化物质的代谢（分解、合成和能量转化），扰乱体内内源性代谢物的正常状态而发挥毒性作用。环境有害因素通过代谢导致机体损伤的效应涉及血液、免疫、生殖和内分泌、神经和行为、呼吸、肝脏、肾脏、心血管、皮肤等脏器系统。代谢毒理学研究包含基于色谱、X射线衍射、核磁共振光谱、放射性同位素标记、电子显微镜和分子动力学模拟的代谢物鉴定与检测、靶器官代谢、代谢酶诱导与阻遏、代谢酶多态性检测、肠道菌群、毒代动力学等多个方面。代谢毒理学将在环境毒物的暴露生物标志（biomarker of exposure）和效应生物标志（biomarker of effect）的筛选和确认方面发挥越来越重要的作用。

替代毒理学　毒理学研究中以"3R"原则为导向设计的实（试）验被定义为替代毒理学或毒理学替代法。主要包括：①"替代"（replacement）试验，例如采用培养的细菌、细胞、哺乳动物和人的组织或特定的动物器官等进行的体外试验，选用昆虫、线虫、果蝇、斑马鱼、非洲爪蟾等模式生物进行的体内试验，以及利用理、化技术和计算模型预测毒性的方法。②"减少"（reduction）实验动物使用数量并能实现预期研究目标的方法。③"优化"（refinement）实验程序，提高实验动物福利，减轻或减少动物疼痛和不安的方法。替代毒理学已受到许多发达国家政府和科学界的高度重视，研究工作和研究成果得到广泛开展和应用。随着3R原则的倡导与实施以及生物医学研究模式的转变，传统的整体动物实验面临严峻挑战，替代动物实验的体内、外模型研究已成为

现代毒理学发展的主要方向（见动物实验替代法）。

转化毒理学　研究如何将毒理学的基础研究成果发展转化为能应用于环境与人群监测、环境相关疾病的早期诊断治疗和预防、安全性评价、危险度评定和危险性/风险管理的理论、方法、技术、产品、卫生标准、法规条例和防控措施的一门新兴的毒理学分支学科。强化理论与实践、基础与临床、宏观与微观的整合，开展多层次、多靶点、多水平、多学科研究，重点解决环境、生态、职业、食品、药物、新物质和新材料安全等全球性公共卫生问题，不仅是转化毒理学研究的根本任务，也是现代毒理学发展的主要方向与目标。

（王心如）

zhíyè dúlǐxué

职业毒理学（occupational toxicology）

以职业卫生和职业医学为基础，运用毒理学和职业流行病学的原理及其方法研究劳动过程中生产性有害因素与人体健康效应关系的学科。职业毒理学是从工业毒理学衍变过来的，工业毒理学仅将生产性毒物作为研究目标，而职业毒理学是将生产性有害因素作为研究对象。职业毒理学的工作目标是预防生产性有害因素对劳动者健康造成有害效应。需要识别劳动者的职业性接触与非职业性接触，分辨接触的主要有害因素，是联合作用因素，还是影响因素和混杂因素。对劳动者造成的健康效应，要排除非职业性疾病，集中研究生产性有害因素的接触与不良效应，特别是发现接触剂量与效应（反应）间关系，确定生产性有害因素与人体健康的因果关系，进一步寻找出发生不良效应的最小作用剂

量，为人体接触限值提供科学的依据。

简史　早在2500年前，古希腊医学家希波克拉底（Hippocrates，公元前460—前377）关注环境因素与疾病的关系，描述了包括矿工、金属作业工、裁缝、牧马人和农民的一些与作业方式及作业环境相关的疾病。中国宋朝孔平仲（1044—1111年）曾指出，采石人所患肺病是"石末伤肺"所致。明朝宋应星（1587—1666年）所著《天工开物》中，提到某些保护工人免受有害因素威胁的预防措施，例如用凿去中节的竹筒排除煤矿毒气的通风办法等。随着工业革命的到来，欧洲从18世纪初叶就有了职业病的报道。1700年，意大利籍医生贝尔纳迪诺·拉马齐尼（Bernardino Ramazzini，1633—1714年）发表了《手工业者的疾病》，书中描述了42种职业病。艾丽斯·汉密尔顿（Alice Hamilton，1869—1970年）是美国第一位从事职业医学的女性医生，先后发表了《美国的工业中毒》（Industrial Poisonings in the United States）和《工业毒理学》（Industrial Toxicology）。英国的唐纳德·亨特（Donald Hunter，1889—1976年）发表了《职业病》（Disease of Occupations）一书。

20世纪50年代，中国工业毒理学率先发展，重点是急性毒性试验方法的研究，包括各种途径的半数致死量（LD_{50}）测试方法的探讨。20纪60年代初，快速毒性测试、蓄积毒性测试、急性阈浓度测定方法等出现，工业毒理学先后开展了三乙基氯化锡、敌百虫、敌敌畏、丙烯腈、氯乙烯等卫生标准研究。20世纪70年代初，开展了合成纤维、塑料、合

成橡胶、高能燃料生产中的新化学物质，如丙烯腈、乙腈、氯乙烯、氯丙烯、有机氟类、硼氢及肼类化合物等毒性研究。1976年中国出版了《工业毒理学》，随后又出版了《工业毒理学实验方法》。1991年综合改编为《化学物质毒性全书》，并作为一部实用性工作手册，为中国的工业毒理学发展作出了重要贡献。20世纪80年代，引进体外试验理念，开展了致癌、致畸、致突变研究，建立了一系列快速筛检方法。随后，对毒性特征的研究深入到分子毒理学领域，开展了包括TNT血红蛋白加合物、苯的DNA加合物、DNA蛋白交联、癌基因蛋白的检测，以及一系列化学物对超氧化物歧化酶多种酶基因表达等毒作用机制的研究。20世纪90年代，发展了生殖、免疫、肝、肾、神经、神经行为、管理等毒理学的研究。转基因细胞株和若干质粒载体转基因动物的建立，生物芯片试制成功，毒物作用下突变基因的分离、测序取得初步成功，以及蛋白组学应用于毒物毒性机制研究等，表明中国职业毒理学领域研究已达到或接近国际先进水平。将毒理学和流行病学资料，应用于暴露水平-反应（效应）关系评价、暴露评价和危险度特征描述和健康危险度评估，为制订相关卫生标准及其卫生技术法规，提供了科学依据。

研究内容　主要包括以下两方面。

接触剂量　职业病的发生取决于生产性有害因素的性质、作用于人体的量和人体的健康状况。职业毒理学特别关注生产性有害因素作用于人体的量，除了生物因素进入人体的量还无法估计外，物理和化学因素对人的危害都与量有关，需要有量（作用浓度或强度）的估计。一般作用剂量（dose，D）是接触浓度/强度（concentration，C）与接触时间（time，t）的乘积，可表达为 $D = Ct$，包括了接触浓度、频度和接触时间。职业毒理学要寻求到一个有害因素对人体的有害量与无害量的分界。接触评估是制订职业接触限值的基础，需要针对所研究生产性有害因素的特点，采用专门的方法来对接触进行评估。通过环境监测能得到环境接触浓度。环境监测普遍应用个体采样方法。由于接触的变异性大，在区域采样时，选择定点定时很重要，以期获得准确接近于真实的接触数据。与生物监测相比，环境监测可了解侵入途径的接触剂量，而生物监测则无法提供侵入途径的接触数据；环境监测技术花费较小，对人的损伤性也较小，可以确定接触与生产过程的关系，从而判断生产环境污染的来源及找到生产技术改革的要解决的问题。为了使环境监测真实反映实际接触情况，应当对采样方法、采样时间、样品处理和贮存规程，分析方法和计量技术，检测的范围、准确性和精密度、偏差和检出限，质量控制等事项做出明确的规定。通过环境监测获得接触浓度，加上职业史的询问，获得接触时间，再按照不同接触时段的接触浓度，得到累积接触量，也就是外剂量。

评估接触的生物监测是通过内剂量的评估来评估对健康的危险性。通过生物监测，也可测定生物样品中的化学物的原型或代谢产物，得到接触内剂量。内剂量也可以指化学物在身体的某一个部分或几个部分中的贮存量，或者在整个机体中的贮存量，即机体负荷量。一般血液中金属含量代表近期接触剂量，而尿液中金属含量代表蓄积接触剂量。它的最大优点在于接触的生物学参数与有害健康效应的关系比环境监测更加直接。因此，与周围空气监测相比，接触的生物学参数提供的危险性评估更加可靠。生物监测可用于一切接触途径的摄入量。众多的生产性毒物可经皮肤、胃肠道和肺吸收入机体。因此，用检测空气中浓度的方法来监测接触就会对实际的接触估计过低。由于生物监测能够做出总体的接触评估（不论其侵入途径），因此也就可以用于测试个体防护用品如呼吸器、手套或防护霜等的总体效果。对于生物监测还应考虑非职业性接触（如个人嗜好、居住环境中的接触、饮食习惯、吸烟、第二职业等），这些都会在生物学水平上得到反映。人体将总共的外部接触（环境的和职业的）融于一身成为机体的负荷。

健康效应　职业毒理学要研究人体的健康状况与机体对有害因素的防御能力对生产性有害因素作用。一般物理因素常在接触时有作用，脱离接触后体内不存在残留；而化学因素在脱离接触后，作用还会持续一段时间或继续存在。某些物理因素停止接触后，被扰乱的生理功能可以逐步恢复。但对进入人体内的毒物，则需通过解毒和排毒过程，以消除其毒作用。有机毒物可被体内的酶转化，经过水解、氧化、还原和结合等方式，大多成为低毒或无毒物而排泄。也有些先经过生物转化使其毒性增加，然后再继续解毒而排出，主要在肝内进行。如果接触工人先天性缺乏某些代谢酶或者由于代谢酶的多态性变异，就会形成对某些毒物的高易感性。如果肝功能受损害，这种解毒过程就要受到阻碍；肾功能不全者，影响毒物排泄，不但使原有疾病加剧，还可能发生职业病。对工人进行就业前和定期的体格检查，其目的在于发现对生产中有害因素的就业禁忌证，以便更合适地安置工种，保护工人的健康。

职业毒理学研究对象是从事于特定职业的生产者，一般都是健康成人。职业毒理学研究常用实验动物为研究对象。考虑到接近人体接触的情况，动物染毒时间一般与人体实际接触时间相似，即每天4~6小时；一般剂量-效应或剂量-反应关系比较明确；根据人体生产毒物主要经呼吸道和（或）皮肤进入，动物实验多以呼吸道和（或）皮肤染毒为主，有时也作经口毒性试验；生产环境中有多种毒物同时存在，还可能有物理的（如高温、噪声）、生物的（如微生物）及劳动强度、疲劳等因素的影响，包括生产技术的改革对预防生产毒物的危害的作用，实验设计时可将这些影响因素考虑进去，观测这些因素对生产毒物作用的影响和发现联合作用。

研究方法 职业毒理学的研究主要采用实验室研究和人体观察两类方法。

实验室研究 ①化学方法：采用分析化学方法对生产性有害因素的成分及其杂质进行鉴定，对空气、水、土壤、食品及生物材料中的生产性有害因素及其代谢物进行检测。②生物学方法：整体实验在一定时间内，采用不同接触途径，给予实验动物一定剂量的受试生产性有害因素，然后观察实验动物可能出现的不良

生物效应。通常按染毒时间不同分为急性、亚急性、亚慢性和慢性毒性等实验。体外试验多数选用哺乳动物的器官、组织进行体外试验。器官水平，包括器官灌流和组织培养，常用于生产性有害因素代谢研究。细胞水平，细胞培养在毒理学研究中应用广泛，可用于研究生产性有害因素的毒性、可疑致癌物的过筛、解毒物的筛选，阐明生产性有害因素的生物转化和毒作用机制。常用的细胞可用不同器官制备原代细胞，或使用已建立的细胞株。亚细胞水平，超速离心技术的发展，已能将不同的细胞器或组分，如将线粒体和内质网等进行分离。亚细胞水平的体外试验可用于生产性有害因素引起毒效应的亚细胞定位、生物转化及毒作用机制的研究。选用微生物作体外试验，如埃姆斯实验（Ames test），已广泛用于生产性有害因素的致突变和致癌物的筛选。生物学实验结果，由于实验动物和人类在生物学特性方面存在种属差异，实验资料可为推测生产性有害因素对人体的生物学作用提供依据，但必须以谨慎的态度对待这种推论。

人体观察 通过生产性有害因素中毒事故或个别中毒病例的临床毒理学研究和接触人群的流行病学调查，可直接获取生产性有害因素对人的毒性和其他毒理学资料，显然对指导防治中毒具有重要的实用价值。但人体观察资料也受许多混杂因素的影响和干扰，要得到较为客观的结论，需结合实验室研究结果进行综合分析。

在上述急、慢性毒性实验研究和现场调查研究中，都应着重探讨并确定每种生产性毒物的剂量-反应关系，即吸入剂量同群体

中出现有害反应的发生率之间的关系。若需估算吸入剂量的绝对值，则根据毒物浓度，接触时间内的肺通气量，以及肺泡对毒物的吸收率三项因素进行计算。对于经皮肤吸收的毒物，尚无可靠的定量方法来测定其进入体内的剂量。若在接触环境相同的情况下，接触时间就可以作为人体接触量，特别是在做回顾性调查时缺乏环境监测资料时，可以用估计可能接触水平分成等级代替实际接触浓度。此外，通过判定毒物的毒性等级，检测有无致敏作用和远期效应，鉴定接触人群中的易感者以规定就业禁忌证，确定能否经皮肤吸收，了解与其他有害理化因素联合作用的特点等，可为生产中制订防毒措施提供重要依据。

同邻近学科的关系 职业毒理学是毒理学的一个重要分支，是职业卫生与职业医学和毒理学的交叉学科。随着科学与生产的发展中新的生产性有害物的涌现，加之遗留的诸多生产性有害因素的安全性、生物降解问题、生产性有害因素与职业病等问题的日益突出，应用职业毒理学的研究方法探讨生产性有害因素对人类健康的影响，指导生产性有害因素的控制与管理措施，成为职业病防治领域的发展方向。

应用 职业毒理学的研究为制订生产性毒物卫生标准提供依据。职业毒理学要提出接触限值，包括职业接触限值（可接受的环境中的浓度）和生物接触限值（劳动者生物样品中毒物及其代谢产物的水平）。接触限值本身并不能意味着能使每一个工人都得到保护，也不能取代对劳动者严密的医学监护。职业接触限值应该与生产发展相适应，需要定期进

行重新评估，故使用的接触限值往往是颁布的标准或建议性的指南。生产性毒物卫生标准的制订程序是：选择敏感动物测定毒物的急性和亚急性毒性，为慢性毒性实验提供有关蓄积作用的资料和较敏感的生物标志。慢性吸入实验，以确定慢性无作用浓度或阈浓度。根据毒物的蓄积作用、毒作用带，动物对毒物的敏感性及有否致癌、诱变、致畸等作用，定出安全系数。以慢性阈浓度除以不肯定系数，即得最高允许浓度建议值。广泛使用基准剂量代替慢性阈浓度。根据现场资料包括车间空气中毒物浓度测定资料和生产者健康状况检查等资料，及参考生产技术的可能性，酌情修改上述建议值，订出国家的卫生标准。职业卫生标准体系具有标准体系的一般特征，包括基础标准、限值标准、方法标准、评价标准、控制标准、防护标准、应急限值等。体系各成分间相互关联、依存和补充，构成一个标准系统逻辑树，但每个标准要素又有各自的特征和应用范围，具有一定的独立性。

有待解决的重要课题　从理论上说，职业性有害因素对人体危害的科学评价，需要考虑危害的识别、暴露水平-反应（效应）关系评价、暴露评价和危险度特征描述和风险概率的定量评估，这也是经典的危险度评价的要素与步骤。职业毒理学研究需要探索将危险度评价的理念和方法有针对性地应用于研究某一职业有害因素的识别、暴露评价、量效关系，并提出危险度控制的"安全水平"。在中国，这一领域已有若干成功研究，但尚未形成普遍的学术共识和科学探索的自觉性，并应用于实际工作。因此，需要

更多脚踏实地的实践，从生产、生活和生存环境的有关方面，综合考虑暴露水平和暴露水平-反应（效应）关系评价，积累经验，提高健康危险度评价和危险度管理的研究水平。

（金泰廙）

jīnshǔ dúlǐxué
金属毒理学（metal toxicology）
运用毒理学的原理及其方法研究金属与人体健康效应关系的学科。化学元素周期表 105 种元素中，金属有 80 种，但发现对人类有毒作用的金属不到 30 种。金属可以经空气释放到环境中；也可以经水或土壤转运进入到食物链，使一些动物和植物体内的金属增加，进而增加了人类接触金属的机会。所以人类不仅可以通过生产环境，也可通过生活环境接触金属。

简史　在已知对人类有害的毒物中，金属是最古老的毒物之一，在中国《天工开物》中已经有对铅中毒症状的描述；公元前 370 年，古希腊医学家希波克拉底（Hippocrates）记载了冶炼金属的人发生腹绞痛的病例，此后也提及了砷和汞引起的中毒。但是，大多数学者认为有毒的金属，是在近几十年中才得到人类的认识，如镉是在 20 世纪 50 年代初才由瑞典学者弗里贝里（Friberg）最先报道对人体肾的损害作用。21 世纪初中国《镉接触健康效应危险评价》的发表，引起金属毒理界的关注，踏入金属毒理学国际领先行列。

研究内容　主要包括以下三方面。

金属转运　金属广泛存在于自然界中，空气中金属主要来自于地表水、土壤、植物、火山喷发和森林火灾。每年金属的生产

需要量不断增加，需要的品种也不断增多。金属通过生物圈天然地循环着，金属在环境中转运、在自然界中存在及转运的化学形式对金属的环境污染有着重要的意义。通过环境中一些生物和非生物的作用，一些元素会成为有毒性的有机金属化合物如汞的甲基化。

金属接触的特殊性是金属本身作为一种元素，是环境中的重要组成成分，有些金属有一定的生物功能，是人体所必需的。一般金属的接触是无害的，只有过量接触才引起毒性作用。其次金属不分解，环境中的金属污染后很难清除，人体吸收后除了部分可排泄出体外，一直滞留于体内。金属可以通过呼吸道，消化道或皮肤进入人体。吸入是最主要的职业接触。烟草烟尘吸入是一个不可忽视的金属吸入接触途径，烟草中常含有镉、镍、砷和铅。金属进入体内后的代谢很复杂，难以用适当的代谢模式来概括。金属与金属及其他物质的相互作用可能增加，也可能减少金属的毒性。

金属毒作用　金属在接触介质（空气、水、土壤）中的理化性质，对于金属在人体内的吸收和积蓄都起着重要的作用。①吸入接触：金属在自然界中广泛分布，在空气中以气溶胶的形式存在，有时也以蒸气的形式出现（如汞）。含铅汽油对环境的污染严重，特别是城市的高速公路旁，往往是含铅的气溶胶。吸烟往往可接触含不同金属化合物的气溶胶。工业中金属接触常以气溶胶形式为主，如蓄电池厂、冶炼厂和钢铁厂接触的金属。工业中接触蒸气形式的如氯碱厂与汞矿中的汞蒸气和镍冶炼厂中的羰基镍；

口腔材料汞齐合金由咀嚼和刷牙引起小量汞的释放，也是汞蒸气形式，部分是汞离子。②经口接触：生活环境中金属接触，通常都是经食物和饮用水接触，很少经空气接触的，而生产环境中虽空气接触是主要途径，但经口摄入也是很重要的金属接触途径。由于金属广泛存在于生物圈内，故食物和饮用水中常含有一些金属，居住在不同地区的居民，由于地理的变迁及农业生产造成的生态改变，金属的摄取是不同的。金属污水灌溉是金属污染的主要来源，另外磷肥中常含有金属如镉。土壤的酸化，包括使用肥料和酸雨，都会增加某些金属在农作物中的摄取量。

金属的毒作用往往是一些急性和严重的中毒，如铅引起的腹绞痛等。随着工业的发展，以及生产和生活环境的改善，这些表现已很少见，而更严重的是一些慢性长期的，特别是低剂量接触造成的不良作用。这些作用常是隐匿/亚临床的。要发现引起这些作用的基准剂量是不容易的，因为这些表现，即终点效应往往缺乏特异性，可能是多种因素共同作用的结果，如儿童接触铅，引起的智力发育改变。这需要了解金属的代谢，从而能定量地确定金属在产生特殊毒作用时，细胞和组织中的接触水平和毒作用效应间的关系。大多数金属影响多种器官和系统，但是每一种金属在某一个特定的器官和组织中都有临界作用水平，现强调应用生物标志直接测定特殊器官的效应。例如，镉引起的肾小管功能障碍和铅、汞引起的神经系统的作用。这些生物标志的应用（包括金属接触性、毒作用性和易感性生物标志），对于金属中毒的预防和治疗都有指导意义。

金属的化学性质在毒作用中显得尤为重要。在鱼类中汞以甲基汞的形式存在，如果每日摄取含甲基汞的鱼，对健康的危害比食用含相同浓度的无机汞的食物要严重得多。砷却相反，无机砷比甲基砷对人的危害性要大，如虾、蟹和海产品中有机砷是低毒的，而无机砷却有很高的毒性。高砷地区土壤中含有砷酸和亚砷酸盐，地表水和酿造的酒中含有大量的砷。测定食品中的金属时，不仅要测定总金属的含量，而且需要测定各种化学形式的含量。

金属对人体的作用，可以涉及不同的水平，如分子、细胞、组织或器官水平，造成的毒作用累及面也比较广泛。依据不同的作用机制，可以只有局部的损伤如皮肤、肺上皮细胞、胃肠道上皮细胞损伤，也可以有全身反应；可能有的金属是过敏原、致畸物、致突变物致癌物。金属不像大多数有机溶剂那样，在组织中进行代谢性降解而易于从人体排出，它们作为一种元素往往不易被破坏而易在体内蓄积，导致慢性作用。不同金属的排泄速率和通道有很大的差异，如甲基汞在人体内的生物半衰期仅70天；而镉是10~20年。而同一金属在不同组织中的生物半衰期也可能不一致，如铅在一些组织中仅几周，而在骨内却长达10年。金属在组织中蓄积并不意味着一定会有毒作用出现，有些金属可形成非活性形式储存起来。例如，铅一般以惰性形式在骨内储存，只有在某些生理条件下，铅再从骨内释放出来引起中毒；镉和其他一些金属与低分子量蛋白金属硫蛋白相结合，形成惰性化合物，当这种化合物在细胞内达到一定的浓度才

能造成毒作用；无机汞、镉和其他一些金属可以和硒复合物形成惰性化合物，通常能使金属在人体组织中滞留，这些化合物在人体内能长期储存而不引起毒性反应，从动物实验中观察到，这些化合物可以防止那些金属的急性短期的毒作用。

金属通过丢失一个或几个电子由元素形式转成相应的离子，相反还原过程较少。每一种金属的毒性不论质和量上都依赖于金属本身的氧化状态。氧化状态的变化可以由化学作用或酶的作用引起的。以汞为例，元素汞可以被氧化成一价汞，进而再氧化成二价汞。汞的这三种形式毒性差别很大，汞蒸气主要作用在中枢神经系统；一价汞盐很难溶而仅引起局部毒性作用；二价汞盐有高度急性毒性作用。学者们认为这种差异是与氧化反应有关。许多金属可以与碳原子共价结合形成有机金属化合物，与这些金属的无机化合物的毒性截然不同，如四乙铅、三乙锡、三甲基铋和甲基汞都对中枢神经系统产生严重的损伤，因为它们能迅速穿透血-脑屏障。一般长链的有机金属化合物毒性比短链的小。

化学致癌物可通过直接或间接作用来诱发突变。只有三种金属、镍、铬、砷有充分的流行病资料证实对人类的致癌作用。镉和铍的致癌作用虽有些证据，但还不能够得出确切的结论。在动物实验中镍和铬的致癌作用已经有充分的证据，而砷仍未被认定。镉和铍在动物中用比人类接触要高得多的剂量，可以致癌；同样另一些金属，如钴、铁、铅、锰、铂在动物中用一些与人类接触不同的途径，也可以诱导肿瘤。对于其他一些金属，如钴、铁、锰、

铂、钛等，很少有人类的资料，而动物实验的资料也不足。

金属络合剂　用络合剂作为拮抗剂来治疗金属中毒，可预防或逆转这些毒作用，但是必须强调使用络合剂是二级预防金属接触的措施。临床上常用的络合剂包括二巯丙醇、二巯丙磺钠、依地酸钙钠、二巯丁二钠和青霉胺。

研究方法　主要运用整体实验、体外试验和人体临床资料。

整体实验　通常按染毒时间不同分为急性、亚急性、亚慢性和慢性毒性等实验。

体外试验　多数选用哺乳动物的器官、组织进行体外试验。①器官水平：包括器官灌流和组织培养。②细胞水平：细胞培养在毒理学研究中应用广泛，可用于研究金属的毒性、可疑致癌物的过筛、解毒物的筛选。常用的细胞可用不同器官制备原代细胞，或使用已建立的细胞株。③亚细胞水平：超速离心技术的发展，已能将不同的细胞器或组分，如线粒体和内质网等进行分离。亚细胞水平的体外试验可用于金属引起毒效应的亚细胞定位、生物转化及毒作用机制的研究。④选用微生物作体外试验：已广泛用于金属的致突变和致癌物的筛选。关于生物学实验结果，由于实验动物和人类在生物学特性方面存在种属差异，实验资料可为推测金属对人体的生物学作用提供依据，但必须以谨慎的态度对待这种推论。

人体临床资料　通过金属中毒事故或个别中毒病例的临床毒理学研究和接触人群的流行病学调查，可直接获取金属对人的毒性和其他毒理学资料，对指导防治金属中毒具有重要的实用价值。但人体观察资料也受许多混杂因素的影响和干扰，要得到较为客观的结论，需结合实验室研究结果进行综合分析。

同邻近学科的关系　金属毒理学是毒理学的一个重要分支学科。金属广泛存在在空气、水、土壤和食品中。科学与生产发展中金属的不降解性，使金属的安全性等问题的日益突出，也密切与职业毒理学、环境毒理学、食品毒理学和生态毒理学密切相关，结合其他学科应用金属毒理学的研究方法探讨金属对人类健康的影响，有利于指导金属污染的控制与管理措施。

应用　由传统毒理学向现代毒理学的转化，金属毒理学不只研究金属本身的毒性更关注人体金属健康风险，特别是低剂量金属接触，已为国际上众多科学家所关注。从人群研究、动物实验和分子生物学水平研究金属的人体健康效应，确定早期生物标志，进行了金属接触的接触评价，用于金属人体健康效应的危险度评价，提出了金属接触阈限值。

有待解决的重要课题　金属是一类古老的毒物，但由于用途广泛，又不解析，低水平长期暴露的成为金属污染特征。①金属毒理学要在分子水平阐明环境金属的毒作用特征，筛选和识别有效的早期损害生物标志，提供早期发现，早期诊断手段的可行性。②不仅要关注单一金属接触的情况，也需关注多种金属混合接触及金属与其他有害因素联合暴露，进行远期健康效应的评价。③研究消除减少金属接触的干预措施，即对污染区生物资源优化配置和利用，包括终止生产富集金属的生物资源，扩大与引进不易富集金属的生物资源；停止富集金属的生物资源产品市场供应；调整污染区居民饮食结构，禁用富集金属的食物摄入。例如，包括膳食调查与人体镉负荷改变及镉健康效应筛查在内的随访。④做好金属污染物对人群健康的危险度评定管理，有助于规范金属污染物的安全性评价，促进金属污染物的科学治理。

（金泰廙）

yǒujī róngjì dúlǐxué

有机溶剂毒理学（organic solvent toxicology）　运用毒理学的基本原理和方法，研究有机溶剂对生物体和生态系统的损害作用及其机制的学科。有机溶剂是指能够溶解另外一种物质的液体有机化学物，其特点是在亲脂性物质中具有高溶解度和挥发性，通常有较高的蒸气压，在使用过程中和使用后易于蒸发。有机溶剂常用于溶解、稀释和分散不溶于水的物质，如用于涂料、油漆、瓷漆、气雾喷雾产品、墨水、干洗剂和胶黏剂中。此外，有机溶剂还被广泛地应用于化学合成过程中的催化剂、燃料，以及其他添加剂。

自19世纪40年代有机溶剂始用于工业以来，其种类已超过30 000种。有机溶剂的分类方法有多种，依据分子结构可分为脂肪族碳氢化合物（如卤代烃等）、芳香族碳氢化合物（如苯、苯乙烯等）、醇类（如甲醇等）、醚类（如乙醚等）、乙酸酯类（如醋酸等）、胺类（如丙烯酰胺等）、醛类（如甲醛等）、酮类（如丙酮等）和难以归类的混合物（如汽油等）；依据毒作用的性质可分为刺激性、腐蚀性、窒息性、麻醉性、溶血性、致敏性、致癌性、致突变性等有机溶剂。此外，还可依据损害的靶器官来分类。

简史　有机溶剂毒理学是随

着有机溶剂的应用和现代毒理学的发展而逐步形成。有机溶剂乙醚发现100年后于19世纪40年代才在外科手术中使用，那时一些医生和牙医已经警惕到"乙醚的影响"。在20世纪20年代氯化溶剂的引入导致中毒的报告。20世纪40年代末埃塞尔·布朗宁出版了《工业有机溶剂毒性》一书，编译了28种有机溶剂的毒性信息。20世纪50年代，各国战后国民经济恢复重建过程中滥用有机溶剂，导致大量急慢性中毒和死亡病例出现。例如，日本在战后由于滥用有机溶剂，造成大批急慢性苯中毒、二硫化碳中毒、四氯化碳中毒患者；1960年10月，日本公布了《有机溶剂中毒预防规划》，对51种有机溶剂分三类实施卫生监督，使得有机溶剂中毒的研究和管理工作渐入正轨。20世纪50~60年代西欧各国开始了有关苯中毒、卤代烃中毒的研究和治理。1984年10月于斯德哥尔摩召开了有机溶剂毒性国际会议。这一次重要的会议概括了有机溶剂的毒物动力学、职业卫生、生物学效应，以及当前的研究活动等内容，推动了有机溶剂毒理学的发展。中国有机溶剂毒理学研究工作起步并不晚，于20世纪50年代中期开始了苯中毒的研究，初步开展了有机溶剂各种卫生标准的研制。20世纪80年代以来，有机溶剂造成的职业危害开始暴发，最初主要表现为严重的亚急性或慢性苯中毒。因此，有机溶剂危害的防治引起了人们广泛的关注和高度的重视。

研究内容 主要包括有机溶剂代谢动力学和有机溶剂毒作用及其机制两部分。

有机溶剂代谢动力学 有机溶剂主要以蒸气或气体的形式经呼吸道进入体内，多数也可经消化道和皮肤途径吸收。进入体内后通过血液转运到组织。有机溶剂多属脂溶性，多分布于富有脂肪的组织，包括神经系统、肝等。在高负荷状态下，有机溶剂的主要毒作用来自溶剂本身。而在长期接触情况下，出现的毒作用则主要由其代谢产物引起。大部分脂溶性有机溶剂的生物转化形式主要是通过细胞色素 P_{450}（CYP）催化的氧化反应，CYP 的表达水平与活性通常与接触有机溶剂后产生的毒性有关。例如，苯被氧化为醌或半醌而导致肝毒性和白血病；正己烷和2-己酮代谢转化为2,5-己二酮，后者可致周围神经毒性。有机溶剂可以原型的形式经呼吸系统随呼气排出，其代谢产物多可经肾随尿排出。

有机溶剂毒作用及其机制 有机溶剂的毒作用与其结构相关。例如，胺类趋向于致敏性，醛类表现为刺激性，碳氢化合物易被代谢为细胞毒性和致突变性，一些不饱和的短链卤代烃是动物致癌物。此外，同类（族）有机溶剂毒性相似。一般而言，有机溶剂多具有下列共同毒作用。①刺激性：多数溶剂蒸气具有一定刺激性，如对眼睛及呼吸道黏膜有刺激性作用，所以空气中浓度较高时，可造成眼睛和肺部的刺激。即使短时间吸入高浓度有机溶剂，也可引起肺部的膜结构损伤，出现化学性肺炎，甚至肺水肿。皮肤长期接触有机溶剂可出现脱脂，并失去能杀灭细菌的含脂保护膜，导致皮肤皲裂及发生细菌性炎症。此外，可使皮肤表现为接触性皮炎、光接触性皮炎、痤疮、色素异常、荨麻疹、皮肤肿瘤。②麻醉性：多数有机溶剂具有较强的麻醉性，大量吸入后可产生先兴奋后抑制的麻醉作用，严重者可迅速引起昏迷甚至死亡；长期低浓度吸入则可引起类神经症。

除上述共同毒作用外，不少有机溶剂尚有其特殊的毒作用。①神经毒作用：大多数有机溶剂都会对中枢神经系统产生抑制作用，如长期接触可引起中毒性脑病，甚至精神病，常见毒物有二硫化碳、正己烷、甲基正丁酮、三氯乙烯、汽油、卤代烃等；也可引起中毒性周围神经病，常见毒物有二硫化碳、正己烷、甲基正丁酮、丙烯酰胺、氯丙烯、三氯乙烯、磷酸二邻甲苯酯等；个别有机溶剂还可引起视神经病变，如甲醇、二硫化碳、四氯化碳、氯仿、三氯乙烯等。②消化系统毒作用：若误服酚等有机溶剂可引起急性腐蚀性食管炎、胃炎。某些有机溶剂非经口吸收而引起急性中毒时，也可引起严重胃肠道症状，如经皮吸收的急性二甲基甲酰胺中毒等可有明显的恶心、呕吐、腹泻等症状，胃镜检查可发现胃黏膜充血、水肿、糜烂等病变。二甲基甲酰胺等化学物质急性中毒可出现腹绞痛。慢性苯中毒时可出现牙龈出血等。③泌尿系统毒作用：许多有机溶剂进入体内可对肾产生直接或间接毒性作用。有机溶剂所引起的急性中毒性肾损伤主要是急性肾小管坏死，常见的毒物有三氯乙烯、四氯化碳、氯仿、苯酚、甲酚、间苯二酚。例如，苯、苯酚及苯的硝基或氨基化合物等部分有机溶剂可引起急性肾小管堵塞，引起血管内溶血从而导致血红蛋白尿。引起慢性中毒性肾损害的有机溶剂是烃类，其中最主要的是汽油。它可直接损伤肾小球，使机体产生抗肾小球基膜抗体。④血液毒作用：有机溶剂可以引起血细胞损害、血红蛋白变性、出凝血机制障碍及白血病等。例如，较长时间接触苯可引起白细胞减少、再生障碍性贫血、骨髓增生异常综合征，甚至白血病。⑤心血管毒作用：吸食有机溶剂（如鼻烟）中大多数物质可引起心脏兴奋传导障碍，吸食高浓度有机溶剂（如氯仿、氟利昂和苯）诱发心律失常而导致的死亡也时有发生。某些有机溶剂还可引起化学源性猝死，即有机溶剂的毒作用导致机体缺氧所引起的呼吸骤停或心搏骤停，如吸入极高浓度的二硫化碳、苯、汽油、氯仿、三氯乙烯等有机溶剂，就可导致猝死。⑥生殖毒作用：如二溴氯丙烷、十氯酮、苯、甲苯和二甲苯等有机溶剂可引起生殖毒性。男性工人职业性接触二溴氯丙烷可引起少精、无精及生殖细胞发育不全而导致不育。⑦致癌作用：有些有机溶剂是动物致癌物，但是仅有少数被确定为人类致癌物，如苯引起白血病，氯乙烯引起肝血管肉瘤等。⑧免疫毒作用：多卤代芳烃、多氯联苯、多环芳烃、乙二醇醚等可引起免疫抑制，主要表现为抗感染能力降低和肿瘤易感性增加。乙二胺、邻苯二甲酸酐、偏苯三酸酐、二异氰酸酯类、甲醛、三氯乙烯等引起超敏反应，最主要的表现是接触性皮炎和过敏性哮喘。很多有机溶剂可以引起自身免疫疾病，如氯乙烯能引起硬皮病，多氯联苯和多溴联苯能引起甲状腺炎。

有机溶剂的毒性作用机制不甚清楚。例如，苯的骨髓毒性和致白血病的确切机制仍未完全阐明，有学者认为主要涉及以下几个方面：苯代谢产物（主要是酚类物质）被转运到骨髓，干扰细胞因子对骨髓造血干细胞的生长和分化的调节作用；苯的代谢产物氢醌与纺锤体纤维蛋白共价结合，抑制细胞增殖；通过诱发突变或染色体的损伤，引起再生障碍性贫血或因骨髓增生不良，最终导致急性髓性白血病；苯致急性髓性白血病可能与 ras、c-fos、c-myc 等癌基因的激活有关。

研究方法　有机溶剂毒理学研究方法包括了整体动物实验或体内试验、体外试验、人群流行病学调查、临床医学观察等。例如，有机溶剂对大脑及其他神经系统组织损伤的临床影像学研究；苯致白血病的临床诊断学研究；空气、水和土壤等介质中的有机溶剂的分离、鉴定与监测的气质或液质谱分析；二硫化碳致心肌梗死的病例-对照研究等。

同邻近学科的关系　有机溶剂毒理学是现代毒理学的一个分支学科，它在理论和实践中与工业毒理学、环境毒理学、生态毒理学、临床毒理学、遗传毒理学、分析毒理学等其他毒理学分支学科相互渗透、相互补充。其他毒理学分支学科只要是以有机溶剂为研究对象，都与有机溶剂毒理学发生联系。有机溶剂作为应用广泛的环境和工业毒物，其毒理学研究又是环境医学、劳动卫生与职业病学、环境卫生学等公共卫生学科研究的重要基础。

应用　有机溶剂毒理学研究在有机溶剂的安全性评价、危险度评估、职业中毒的临床诊疗与康复、职业卫生与环境卫生标准的制定等各领域具有广泛的应用价值。例如，中国正己烷和四氯化碳等有机溶剂中毒的国家诊断标准的制定，亚急性二氯乙烷性中毒性脑病、三氯乙烯性皮肤损害等方面的研究，有机溶剂接触限值的制定等方面多有应用。

有待解决的重要课题　有确切的资料显示，有机溶剂对中枢神经系统的急性镇静效应，以及高水平暴露、长期吸食有机溶剂者可以引起神经系统损害。但是慢性、低水平暴露有机溶剂或者混合物是否可以引起特定的神经系统的功能紊乱尚存争议，这种紊乱状态表现为喷漆工综合征、有机溶剂综合征、心理-器官综合征和慢性有机溶剂性脑病。虽然有机溶剂的数量数以千计，但只有少数已经过神经毒性测试，因此，应当加强研制快速简便的神经毒性测试方法来评价有机溶剂毒性。

有机溶剂的毒理学研究发展较慢。随着有机溶剂的广泛应用，人群生产与日常生活接触机会增多，且大多数的有机溶剂暴露特征是低浓度、有机溶剂混合物的长期暴露，故应广泛关注低浓度有机溶剂的毒作用及有机溶剂混合物的联合毒性研究与风险评估研究，为制订接触限值提供依据。此外，应加强有机溶剂远期效应及分子中毒机制的研究，如根据有机溶剂对人类生殖、内分泌和遗传的影响等，加强其分子机制的研究。有机溶剂毒理学研究方法上应加强研制低浓度有机溶剂的分析测试技术、细胞或动物暴露气态染毒系统，以及有机溶剂混合物安全性评价和风险评估的技术方法。

（张文昌　李煌元）

fàngshè dúlǐxué

放射毒理学（radiotoxicology）研究放射性核素进入生物体（人或动物）的途径、组织分布特征、代谢与排泄规律、损伤特点和机制、危害评价，以及防治措施的特殊的毒理学分支学科。辐射实质上是一种以粒子、射线或波的形式存在的能量，广义上的辐射包括电离辐射即"放射"和非电离辐射。任何辐射与物质相互作用，会将能量传递给物质，这种能量传递有可能会导致原子轨道上的电子剥脱而形成离子。凡是能够使物质（原子或分子）发生电离释放出离子和（或）电子的辐射即为电离辐射，包括粒子辐射和电离电磁辐射两种类型。粒子辐射有α粒子、β粒子、正电子、质子、中子、重离子等；电离电磁辐射有γ射线、X射线。非电离辐射是指能量不足以引起物质发生电离的电磁辐射，包括紫外线、微波、超低频辐射等（见电磁辐射毒理学）。放射性核素产生的辐射为电离辐射，既有粒子辐射，也有各类射线，只是不同核素产生的粒子或射线的类型不同而已。

简史 1896年，法国物理学家安东尼·亨利·贝克勒尔（Antoine Henri Becquerel）首次发现一种铀化物盐会自主发出一种性质不明而又特殊的不可见的射线，并且认为这种特殊射线是源自于铀，从而揭示了元素铀的放射性现象。这种现象很快引起了居里（Curie）夫妇的注意，他们在发现钍的类似射线后，认识到这是物质的一种新的特性，从而证实和拓展了贝克勒尔的发现，把这种现象命名为放射性，并发现了放射性钋元素，他们由此与贝克勒尔共享了1903年的诺贝尔物理学奖。紧随放射性的发现，放射性核素对人体的伤害作用很快被揭示，最先的实验正是那些放射性核素的发现者和提炼工作开拓者们在自己身体上展开的。1900年，德国化学家弗雷德里奇·瓦尔科夫（Friedrich Walkoff）和弗雷德里奇·吉塞尔（Friedrich Giesel）发表了一篇在自己身体上

所做实验的科学论文，吉塞尔将270mg镭盐置于一种赛璐珞硝化纤维塑料上，贴在自己的前臂内侧，每次贴20分钟，两次后就出现皮肤"炎症"反应。法国物理学家皮埃尔·居里（Pierre Curie）为验证吉赛尔发现的现象，在自己的前臂上做实验，细致观察和详细记录了放射性皮肤"烧伤"（皮肤红斑）的出现、发展、痊愈的全部过程。20世纪初，镭被用作表盘的发光涂料，描绘表盘的工人常用舌头舔笔尖而摄入镭，十余年后，这些工人中贫血、骨肉瘤的发病率明显增多。在用镭盐治疗骨结核和强直性脊椎炎的患者中，晚期骨癌发病率显著增高。钍作为造影剂用于临床诊断以后的20年，逐渐观察到钍会使肝癌等恶性肿瘤增多。以后又证实了氡及其子体是矿工肺癌的病因。人们从这些事件中认识到放射性核素对人体的伤害作用，逐渐从动物实验、组织细胞和分子水平、人群流行病学调查等，开展了系统的毒理学和防护研究，建立了放射毒理学学科体系。

研究内容 放射毒理学主要是研究电离辐射特别是放射性核素内污染照射的生物学损伤、健康危害及其防护措施，作为毒理学的一个分支，其研究内涵既与毒理学的其他分支学科有共性之处，又有其独特性。共性方面，都是在探讨外源性毒物生物转运与转化规律和作用靶器官的基础上，研究其损伤效应规律及与剂量、作用时间的关系，为危害评价、预防、危险预测提供生物学依据；观察指标也有很多相同之处。独特性方面，放射毒理学是研究放射性核素所释放的射线或粒子等物理"能量"因素的内、外照射危害，即放射毒性，其中

有部分放射性核素还有明显的化学毒性，如半衰期极长的放射性核素铀、钍等，因此是复合毒性。放射毒理动物实验中除急性毒性实验的各种观察指标外，通常还要着重研究哺乳动物细胞的基因和遗传毒性（基因突变、染色体畸变和微核试验）、胚胎与胎儿毒性实验、致癌试验等。

放射毒理学的研究内容可概括为以下几个方面：①放射性核素在体内的生物转运（吸收、分布、转移和排出过程、靶组织），某些核素的生物转化及动力学模式。②放射性核素内照射急性损伤表现形式、作用的特点和机制，定量评定剂量-效应（躯体、遗传）或剂量-响应和时间-响应关系，及其影响因素。③内、外照射辐射剂量估算、致癌等远后效应和危险评价，为制定放射卫生标准提供依据。④减少体内放射性核素污染的措施，包括体表洗消、阻止吸收和加速促排等。

研究方法 放射毒理学研究方法包括在分子、细胞、组织和动物实验不同层次的方法和技术，大部分内容可借鉴生物化学、分子生物学、病理生理和组织病理学的研究技术方法，可参考相关资料。放射毒理学特有的研究方法主要体现在合适动物选择、动物染毒和剂量测定上。

动物实验 一般来说，放射性核素在体内的生物转运与转化动态实验常采用大鼠和犬；放射性核素阻吸收和促排实验研究，常选用大鼠来进行。狒狒曾被用于从肺中洗出难溶性放射性核素的洗肺疗法研究。放射性核素的致癌实验常用的实验动物是小鼠和大鼠。对放射性毒性危害不明的放射性核素进行毒性鉴定时，应选用两种不同种属的动物，一

种为啮齿类，另一种为非啮齿类的大动物。首先应在小动物上进行实验，然后再用大动物如犬、猴等来进行观察。慢性实验应选用较年幼的动物。动物性别如无特殊要求，可取雌、雄动物各半。除繁殖或观察子代效应外，通常不采用妊娠、哺乳的动物。

动物放射性染毒 放射性染毒途径有皮肤染毒、呼吸道吸入染毒和经口食入染毒。吸入染毒又有静式吸入染毒和动式吸入染毒，食入染毒包括使实验动物食入含放射性核素的食物或饮水，或者借助胃管将放射性核素灌入胃中。

放射性内污染测量 通过多种物理和化学的技术手段对体内放射核素污染进行定性和定量测定，是放射毒理学中关于剂量和定量的特殊之处，是估算内照射剂量、开展危害评价、提出医学处理原则和方案，以及处置效果评价所必需的。放射性内污染的测量方法有体外直接活体测量及排泄物和其他生物样品的分析。①排泄物和生物样品的测量：可分析的样品有尿、粪、呼出气、鼻腔擦拭样品、痰、血样、毛发等生物组织样品等。测量技术包括有液体闪烁计数测量和放射自显影（细胞、组织器官和整体）等。一天内随尿排出的放射性核素的数量可以直接用来计算体内总含量。②器官测量：肺部计数可以用大面积正比计数器，单一碘化钠（NaI）晶体或组合的碘化钠-碘化铯（NaI-CsI）晶体来测量肺内放射性核素释出的特定低能量γ射线或X线，由此估算肺放射性核素的含量。甲状腺测量用带铅准直孔的小型NaI晶体探头，就可测定甲状腺内放射性核素碘释出的γ射线。③整体测量：整

体测量是利用全身计数器测量人体内放射性核素种类和活度的方法，是通过用高纯锗、NaI晶体、闪烁液体或塑料闪烁体等元件制作的探测器，对放射性核素衰变时发射的γ射线或X线进行测量。

放射性核素的吸收 放射性核素进入体内的途径有呼吸道、胃肠道、皮肤及伤口等。由于进入途径不同，吸收率差别很大。空气中放射性核素大多呈气溶胶存在，呼吸道是放射性核素进入体内的主要途径。氡、氚和碘等气态放射性核素极易以简单扩散的方式经呼吸道黏膜或肺泡进入血流。由于胃肠道各段具有不同的pH值，故酸性或碱性盐的放射性核素可分别在胃和小肠内，并主要是小肠内通过简单扩散方式吸收。肠道上皮细胞还可通过吞噬或胞饮作用而吸收或固着某些固体微粒。完好皮肤作为屏障能阻止一些放射性核素的吸收，大部分放射性核素都不易透过健康无损的皮肤，但是一些气态或蒸汽态放射性核素（如碘、氚化水）、溶于有机溶剂和酸性溶液的化合物，能透过表皮而吸收。

放射性核素在体内的分布 放射性核素随血液循环分散到各器官和组织的动态过程称为分布。各种放射性核素在体内的分布特点可归纳为五种类型：①相对均匀性分布，即放射性核素比较均匀地分布于全身各器官组织。②亲肝性分布及亲单核吞噬细胞系统分布，主要是一些锕系核素和稀土族核素，如锕（Ac）、钍（Th）、镅（Am）、镧（La）、铈（Ce）和钷（Pm）等。③亲骨性分布，如放射性核素钙（Ca）、锶（Sr）、钡（Ba）、镭（Ra）、钇（Y）、锆（Zr）、钚（Pu）及某些超钚核素、重镧系核素等。

④亲肾性分布，如铀、某些V～Ⅶ价放射性核素。⑤亲其他器官组织的分布，如放射性碘高度选择性地集中于甲状腺，锌（Zn）浓集于胰腺，钼（Mo）集中于眼的虹膜，硫（S）主要滞留于关节、表皮和毛囊内，钴（Co）、碲（Te）具有亲血细胞性分布的特点。

体内放射性核素的排除 进入体内的放射性核素，可经由肾、呼吸道、肝胆管系统、肠道、汗腺、乳腺、皮肤及黏膜排出，其中以经肾排出最为重要，其次为肠道，其余途径对特定的放射性核素也很重要。放射性核素的排出途径及速率与其物理状态、进入途径及代谢特点密切相关。

放射性核素内照射效应 放射性核素通过多种途径进入人体，由内污染放射性核素对人体产生的照射称为内照射。内照射可能造成某些生物指标的变化如DNA损伤、细胞死亡、组织损伤、细胞遗传损伤等，称为内照射生物效应。放射性核素内照射损伤，是指放射性核素通过内照射所致具有临床意义的病理学变化的总称，它包括内照射引起的器官或组织损伤，内照射放射病和内照射诱发的恶性肿瘤。放射性核素内照射损伤效应按发生时间的早晚，可分为近期效应和远期效应。近期效应在摄入后数周内发生；远期效应在摄入后数月、数年或数十年后出现。按受照射效应发生的个体，又可分为躯体效应和遗传效应。躯体效应是显现在受照射者自身的辐射效应；遗传效应由于生殖细胞受到内照射，可在受照射者后代世世代代传递的辐射效应。躯体效应又可分为急性、亚急性和慢性效应。人员在过量摄入放射性核素后，使人体某些器官或组织发生病变所致全

身性疾病，即内照射放射病，为此，卫生部发布了《内照射放射病诊断标注》（GBZ 96-2011）。

放射性核素阻吸收　任何能阻止内污染放射性核素在体内吸收入血的措施，均为放射性核素阻吸收，是防止内照射损伤最直接的措施。

胃肠道内阻吸收　①特异性阻吸收措施，如褐藻酸钠阻锶、镭等吸收作用、亚铁氰化物阻铯吸收作用。②非特异性措施，如催吐、洗胃、缓泻等。

呼吸道内阻吸收　①减少放射性核素在上呼吸道内的沉积，如棉签拭去鼻腔内的污染物、剪去鼻毛、向鼻咽部喷血管收缩剂、服祛痰剂。②洗肺疗法：是用洗液将滞留在肺内的难溶性放射性核素（或其他有害物质），随同肺泡内容物一并洗出，以减少放射性核素肺内滞留量的方法。洗肺疗法的适应证主要为严重的事故性吸入钚及超钚元素或其他难溶性放射性颗粒的内污染者。应用时，除考虑放射性核素的若干性质、特点和污染量外，还应考虑内污染者年龄、体质状况、肺、肝、肾和心脏功能可否接受麻醉等因素。

甲状腺放射性碘阻吸收　服用稳定性碘化合物如 NaI 和 KI，被甲状腺摄取并达到饱和，阻断放射性碘的摄取和参与代谢环节，从而促使进入人体内的放射性碘以无机碘的形式经肾排出。在暴露摄入放射性碘前 12 小时以内服用 NaI 或 KI 防护效果最佳；摄入放射性碘 4 小时以后服用的防护效果明显减低，8 小时以后服用基本无效。

减少皮肤和伤口吸收　皮肤污染放射性核素时，应尽早用肥皂水擦洗，或用大量温水冲洗。

除污时应尽量避免污染面积扩大，严防皮肤擦伤，忌用促进放射性核素吸收的酸性制剂等。当去污效果不佳时，可针对放射性核素的性质，选用表面活性剂、络合剂如枸橼酸钠和二亚乙基三胺五乙酸等。伤口受到污染时，一般用生理盐水反复冲洗。当伤口污染较重，洗消效果又差，应尽早行外科清创术。

放射性核素促排　促排是指采取干预措施加速体内放射性核素的排出，最大限度地减少放射性核素的体内滞留量或缩短滞留时间，是防治放射性核素内照射损伤效应的根本措施。①络合剂促排：络合剂是有提供电子对的配位基化合物，能与金属离子配位络合成络合物。若配位基中有 2 个或 2 个以上提供电子对的键合原子（常为 N、O、S），而且在其间相隔 2 个或 3 个其他原子时，在结构上常成环状或螯环，故又称螯合剂。促排用络合剂有氨基羧基型络合剂、羟基羧基型络合剂、巯基型络合剂、氨烷基次膦酸型络合剂、酰胺型络合剂、二羟基甲酰胺型络合剂。②影响代谢疗法：利用机体维持其内环境乃至器官组织的物质代谢的平衡功能，影响代谢平衡的某种环节或条件，达到排出放射性核素的目的。例如，脱钙疗法是采用促进骨质分解代谢的药物、激素或控制膳食等，使已沉积在骨骼无机质部分的放射性核素，如 ^{90}Sr、^{226}Ra 和 ^{140}Ba 等向血液转移，从而达到加速其排出的目的。③利尿促排：这是应用利尿剂或其他加速水代谢的方法，加速均匀分布于体液助放射性核素的排出。例如，给受氚水内污染人员每天大量饮水，可加速氚排出体外。

同邻近学科的关系　放射毒

理学的基础是放射生物学，与核物理学、放射化学、辐射剂量学、放射卫生学、流行病学、肿瘤学、基础与临床医学、药学等许多学科有密切联系。

应用　随着核能和核技术在军事、和平事业和人类健康领域中的应用不断拓展，在放射性物质的开采、研究、开发、生产、加工与使用等的各个环节中，人类接触放射性的机会日渐增加，放射性污染给环境和人类健康的危害问题，以及各类突发核污染事件的社会危害，都是放射毒理学界所面临的挑战。放射毒理学将在维护社会安定、保障人类健康、推动核能与核技术产业健康发展中继续发挥重大作用。

有待解决的重要课题　放射毒理学发展，需要进一步关注新型放射性物质或材料应用中的毒理学和危害评价，更多地把生命科学前沿理论、技术和实验模型应用到放射毒理学研究当中；开展内照射损伤的早期效应生物标志物研究，从生物学角度提出早期预警和损伤早期诊断的措施；深化辐射致癌与危害评价的基础与防护技术研究；加强其他环境因素或吸烟与放射性核素复合作用的生物效应、作用机制和危害评价研究；发展新的促排措施，逐步解决体内难溶性放射核素的医学防护问题。

（周平坤　朱茂祥）

diàncí fúshè dúlǐxué

电磁辐射毒理学（electromagnetic radiation toxicology）　从生物医学角度研究人类在生活和生产活动中可能接触的非电离电磁辐射这一物理因素对生物体的损害作用、规律与机制及其防治措施的学科。它是随着人类生活与生产的发展而逐渐形成的。电磁场从工频至微波段，跨越了 10^9 的频率范围，不同频率的电磁场在工业与通信方面的作用差别很大。电磁辐射按照频率从低到高、波长由大到小排列，包括无线电波、微波、红外线、可见光、紫外线、X 射线及 γ 射线等。不同电磁辐射的生物效应和对人体健康的影响也有很大差别，其中只有 X 和 γ 射线能引起物质分子和原子发生电离，称为电离辐射，其生物学效应见放射毒理学。其他类电磁辐射因其能量不足以引起物质分子发生电离，只能引起分子振动、转动或电子能级状态的改变，为非电离辐射。人体受到过量电磁辐射的作用会产生全身性的综合毒性反应，涉及多个系统与多个器官组织，既有病理和生理功能性改变，也有通过中枢神经系统和神经体液的调节所引起的症状和功能变化。

简史　电磁辐射毒理学是随着电磁辐射的发现，继而对它的利用和研究，才逐步形成的一门新兴学科。虽然天然来源的电磁辐射，在环境中的存在早于人类的诞生，但是，随着电磁技术被人类日益广泛地应用于工业、能源、信息通讯、交通运输、医疗等领域，环境中人工来源的电磁辐射所占的比重不断增加。在认识到它们给人类带来利益的同时，电磁辐射给人类带来的危害也逐渐引起关注和重视，并积极开展研究，采取防护措施，制订防护标准，从而催生了电磁辐射毒理学的诞生和发展。

研究内容　在探讨电磁辐射在生物体内的吸收、分布及其作用机制的基础上，研究电磁辐射生物效应的特点、靶器官及其影响因素，电磁辐射损伤效应、损伤规律和剂量-效应关系、时间-响

应关系等，进而为电磁辐射的监测、机体损伤诊断及其危害评价与预防、卫生防护标准的制定提供生物学依据；研究减少电磁辐射损伤的防治措施、包括减少吸收和加以屏蔽等。

电磁辐射量　剂量是毒理学效应的一个重要甚至是决定性因素。电磁或微波辐射的物理参数不同、作用条件不一，以及实验对象和观察指标的不同，观察到的效应会有较大的差异，微波辐射的"量"和量效关系比化学物和电离辐射的要复杂得多。一般认为，随照射时间延长，微波的损伤效应加重。但是，照射频率或微波波长的变化是否也有相应的量效规律可循，尚无统一的定论。国际上微波辐射生物效应研究通常采用比吸收能量或比吸收率（specific absorption rate，SAR）来确定量效关系，其定义为单位质量组织吸收的微波能量或功率。SAR 值是用来直接定义被照射组织，难以实际测量，因此一般需要利用可实际测得的辐射场参数如功率密度、电场强度或磁场强度、载波频率等，并结合人体组织的电磁学参数，通过数学模型来估算。

电磁辐射生物效应　电磁辐射作用于生物体，产生的分子事件及各种各样的生理影响和病理改变。电磁波辐射能够透射到生物体的组织内部，一方面使体内偶极分子和蛋白质的极性侧链以极高的频率振荡，增加分子的运动，导致热量的产生；另一方面能够对分子氢键、疏水键和范德瓦尔斯键产生作用，使其重新分配，从而改变生物分子如蛋白质等的构象，影响其功能活性。电磁辐射生物效应可分为热效应和非热效应两大类。①热效应：是

指生物体受到电磁波辐射场作用，组织细胞吸收微波能量后引起的加热作用而产生的生物学效应。组成人体组织和体液的分子大多是极性分子如水分子、蛋白质，当微波功率较大，辐射场可使这些极性分子因趋向作用而发生频率极高的振荡运动，产生升温效应。人体组织还具有一定的电导率，体内的电子和离子都具有传导能力，加之分子的振动，使微波在其中传播时会出现功率的积聚而被明显地吸收，导致机体组织加热。生物体产热过多，超过了体温调节能力，使体温上升，导致机体生理调节紊乱，以及一系列的病理生理变化和功能障碍。在细胞分子层次上包括一些蛋白变性、酶的灭活和生物膜通透性和亚细胞结构变化等。②非热效应：是指电磁场通过使生物体温度升高的热作用以外的方式改变生化生理过程的效应，非热效应的特点是非线性性、相干性、协同性、阈值性和"窗"特性。非热效应主要是发生在细胞和分子水平上，反映在某些生物物理和生物化学反应过程，如基因表达、蛋白修饰和信号传导通路等改变。微波辐射通过非热效应，也可能对中枢神经系统及心血管系统产生影响，尤其是产生的远期效应值得关注。但目前对非热效应的了解仍然非常有限。

电磁辐射健康效应　不同频率不同波长电磁辐射的生物效应和健康影响有很大的差异，在一般微波辐射接触剂量下，微波辐射对人体的影响不大，但长时间低剂量或高强度超剂量接触，或接触高功率微波辐射则会对人体产生一定的生物学作用。在光波范围内的电磁波其透射深度很小，甚至不能穿过人体的皮肤，其主

要损伤效应是皮肤烧伤和眼睛灼伤。频率为 1MHz～300GHz 的电磁波对生物体的作用主要以辐射方式进行，特别是当电磁波频率位于 100MHz～300GHz 时，其辐射的生物效应最强。其短期的生物学效应主要是热效应，而电磁波辐射的长期生物学效应和非热效应正是研究的热点。当生物体受到 1MHz 以下的电磁场作用时，感应电流和电场可以直接刺激神经和肌肉，并引起神经和肌肉的痉挛和颤动。但此时并没有发热现象。

当人体内吸收的总电磁功率接近新陈代谢所耗散的功率时，人体就会感到热负载。如果人体内积聚的电磁功率太大，而热调节系统承受不了时，体温便会失控上升，可引起一系列的高温生理反应，包括酸中毒、过度换气、流泪、发汗、心血管反应、抽搐、呼吸障碍，如果治疗不及时，还会威胁生命安全。如果热效应仅局限在身体局部则可引起该部位的灼伤，并可见高温所致的形态学变化。热效应是射频能量与人体相互作用的主要机制。在移动电话使用的频率上，大部分的能量被皮肤和其他表面组织吸收，使大脑或身体其他任何器官的温度略微升高。

当电场和磁场不随着时间而发生变化时它们被称为静态，所具有的频率为 0Hz。对静电磁场来说，即刻影响只有在磁场内产生运动才可能发生。一个运动在强度超过 2 特斯拉（T）磁场中的人能够感到眩晕和恶心，有时候口中有金属的味道并有视闪烁感。尽管这些感觉是暂时的，但是这种效应可能对进行精细程序的工作人员有安全隐患。静电磁场还会影响植入的金属器件，例如身

体内的起搏器，这可间接造成不利的健康影响。建议植有心脏起搏器、铁磁植入器和植入电子器件的人回避超过 0.5mT 的静电磁场。此外，还应注意防止因金属物件突然被超过 3mT 磁场的磁体吸引而造成的伤害。

不同生理学状态、性别、年龄对微波辐射的敏感性不尽相同，人体各组织器官对电磁辐射热效应的敏感性也不同，眼晶状体、神经系统、生殖系统等较敏感。

眼睛是人体对微波辐射比较敏感和易受伤害的器官。因为眼睛的晶状体含有较多的水分，能吸收较多的微波能量；另一方面血管较少，不易带走过量的热。在大强度长时间微波照射下，晶状体可出现水肿，甚至造成晶状体混浊，严重的导致白内障，更强的照射则会使角膜、虹膜、前房和晶状体同时受到伤害，以致造成视力完全丧失。

睾丸也是人体对微波辐射热效应比较敏感的器官，在微波辐射的作用下，当睾丸的温度升高达 10～20℃ 时，皮肤虽还没有感到很痛，但男性生殖功能已在不知不觉中受到微波辐射的损害。微波辐射主要抑制精子的生长过程，对睾丸的间质细胞的损伤不明显，也不影响血液中的睾酮含量。受微波辐射的损害后，通常只产生暂时不育现象，若辐射量很大，将会造成永久性的不育。

中枢神经系统也是对微波辐射较为敏感的组织，长时间接触低强度的微波剂量，可能破坏脑组织细胞，使大脑皮质细胞活动能力减弱，已形成的条件反射受到抑制。主要表现为神经细胞的营养不良性改变，易出现疲乏、头昏、失眠、嗅觉迟钝、多梦等神经衰弱样症状，甚至有幻觉或

幻视。

电磁辐射的致癌效应是一个受到普遍关注的问题，虽然动物实验研究已观察到电磁辐射的致癌效应，而且是发生于多个组织，但对人群的致癌性，仍无共识定论。2011 年，国际癌症研究机构（IARC）将射频电磁辐射列为 2B 类致癌剂，即对人类是可能致癌物，具有"一定的致癌风险性"。2014 年，WHO 发布的《电磁场与公共健康：移动电话》的报告中，给出的结论是"过去 20 年，有大量的研究评估了移动电话是否具有潜在健康危险，但至今，没有负面健康效应是产生于使用移动电话的诱因上"。

电磁辐射防护　电磁辐射污染的防护首先是尽可能地阻抑电磁辐射源，它包括所有电子设备及电子系统。这是一种主动防护手段，是最有效、最合理也是最经济的防护措施。包括采用一定的技术手段，如线路设计、电磁屏蔽、滤波等手法将电子设备及系统的电磁辐射水平限制在尽量低的水平，达到各自相应的电磁辐射限量标准。其次，采取距离防护。根据电磁波随距离衰减的特性，为减少电磁波对居民的危害，应使发射电磁功率较大、可能产生强电磁波的工作场所和设施，如电视台、广播电台、雷达通信台站、微波传送站等，尽量设在远离居民聚集区或地势高的地区。对于必须设置在城市内、邻近居住区域和居民经常活动场所范围内的设施，如变电站等，应与居住区间保持一定安全防护距离，保证其边界符合环境电磁波卫生标准的要求。第三，是被动防护手段，如调频、编码等防干扰；又如对在某些特定的区域或对于某些特定人群可采取被动

屏蔽防护的手法，将电磁波辐射屏蔽在外，减少对自身的电磁辐射污染。第四，科学使用家用电器，例如，观看电视或家庭影院、收听组合音响时，应保持较远距离，并避免各种电器同时开启；使用电脑或电子游戏机持续时间不宜过长等。

卫生标准 电磁环境标准及相关规定。为控制现代生活中电磁波对环境的污染，保护人们身体健康，1989年12月22日卫生部颁布了《环境电磁波卫生标准》（GB 9175-88），规定居住区环境电磁波强度限制值：长、中、短波应$<10V/m$，超短波应$<5V/m$，微波应$<10\mu W/cm^2$。对于静电磁场职业暴露来说，暴露限值的根据是避免在一个静电磁场中运动时产生眩晕和恶心的感觉。国际非电离辐射防护委员会建议的限值是在工作日中职业暴露为200mT的时量平均值，最高限值为2T。一般公众的连续暴露限值为40mT。

研究方法 电磁辐射毒理学所研究的对象——电磁辐射，作为物理因素与传统毒理学所研究的化学性和生物性因素有所不同。电磁辐射属于能量污染，而化学性因素属于物质污染，电磁辐射等物理性污染能穿透细胞，并在其中以一种不规则的形式释放能量产生作用，而不受通常对化学物而言的细胞屏障的影响。而且，电磁辐射在环境中不会有残留，辐射源停止运转后，污染也就立即消失。但是电磁辐射毒理学在研究手段和方法上与传统毒理学研究方法类同，表现在不仅整体、器官、细胞、亚细胞及分子水平上的观察指标等大致相同，而且所用的研究方法也基本相似，分为在体内试验、体外试验、人体观察和流行病学调查等。体内试

验，即整体动物试验，通过借助各类动物模型模拟人体接受电磁辐射的各项条件，观察电磁辐射在实验动物中所引起的生物效应，再根据动物实验的结果外推到人。常用的整体动物试验包括急性照射试验、慢性照射试验、遗传毒性试验、致癌试验等，缺点是外推到人的结论存在一定的不确定性。体外试验主要利用离体器官、细胞、生物标志等进行研究来替代一部分动物实验。其局限性在于缺乏机体整体的系统反应过程，但是体外方法在探讨电磁辐射对实验动物和人的作用机制方面具有重要意义。电磁辐射毒理学的人群研究数据主要是来源职业受照者人群流行病学调查或志愿者参与的试验。人群流行病学研究包括队列研究、横断面调查、病例对照研究等。此外，电磁辐射毒理学的研究手段和方法都离不开辐射剂量和辐射测量技术。正因为如此，电磁辐射毒理学与辐射剂量学、辐射测量技术密切相关，后二者的发展促进了电磁辐射毒理学由定性研究向定量研究发展。

同邻近学科的关系 电磁辐射毒理学是现代毒理学的一个分支学科，属于预防医学的范畴，与物理学、辐射剂量学、生理学、电磁生物学、流行病学等有着密切的关系。生命科学（如生物物理学、分子生物学、遗传学和神经生物学）的快速发展，极大地推进了电磁辐射毒理学的进步，生命科学领域中新的理论和技术日益渗透到电磁辐射毒理学科，使其越发成为一门重要的、多学科紧密相联的交叉学科。

应用 电磁辐射毒理学作为一门新兴的边缘科学和交叉学科，可广泛应用于临床医学、毒理学

和环境科学等领域，对损伤的诊断治疗、毒理学安全性评价，以及环境有害因素监测和防护处置具有重要意义，因而具有广阔的发展空间、重要的和良好的应用前景。

有待解决的重要课题 电磁辐射毒理学尚属新兴学科，正处于实验观察和数据积累阶段，许多新的领域和课题有待研究解决，如加强实验设计的合理性和研究方法的科学性，深入广泛进行与之相关的重大疾病和流行病学研究，力求从宏观角度确认电磁辐射对生物体的作用和机制，以便为保证人类健康服务，并为基础理论研究开创新方向。对电磁辐射生物效应的许多争论，其主要原因之一就是缺少对电磁辐射生物效应的发生机制的了解，发现的很多现象还缺乏合理的解释而令人存疑，因此，机制研究也是今后电磁辐射毒理学主要发展方向之一。在效应研究方面，时间"窗"、剂量"窗"、频率"窗"等"窗"效应仍未阐明，对非热效应的认知仍然有限。在机制研究中，特别应该注重从物理学角度思考生物学问题。规范实验模型的建立，同时借鉴数学、物理、化学及生命科学等领域的新理论新方法，实现电磁辐射生物作用机制研究的重大突破。以更加规范的电磁辐射剂量学作为生物学效应研究的基础，以提高不同研究者的实验结果的可比性。注重多学科交叉，通过生物医学、物理及工程等领域研究人员长期的通力合作、相互交流，获得电磁辐射毒理学的实质性进展。

（周平坤 谢学军）

shēngtài dúlǐxué

生态毒理学（ecotoxicology）

研究化学、物理和生物因子等毒

物对生态系统内所有生物体（主要是人以外），特别对种群和群落的毒作用的学科。生态毒理学是毒理学的重要分支，也是生态学和毒理学的交叉学科。

简史 1962 年，美国的海洋生物学家蕾切尔·卡森（Rachel Carson）女士的一本《寂静的春天》（*Silent Spring*）使人们开始认识到现代化工业生产给人类带来高度物质文明的同时，也给人类赖以生存的自然环境带来令人担忧的变化；人类对自然要由掠夺到平衡、由征服到与之协调，才能使人与自然和谐相处。20 世纪 60 年代，生态毒理学作为生态学和毒理学融合的一个前沿分支开始形成。1969 年法国科学家勒内·特吕奥（Rene Truhaut）首次提出生态毒理学的概念，1988 年和 1989 年分别召开欧洲生态毒理学学术研讨会和国际学术会议。20 世纪 90 年代以来，生态毒理学作为一门研究生物圈中污染物及其对包括人类在内的生物圈各个组成部分的毒作用的新兴学科有了很大的发展。

研究内容 生态毒理学研究在自然环境和人工环境中存在的毒物（包括污染物）对人以外各种生物（微生物、植物、动物和其他有生命的机体）的个体→种群→群落→生态系统→景观→生态区→大洲→半球→生物圈的危害评价、损伤作用机制、防治措施、危险管理。根据研究方法又分为理论生态毒理学、实验生态毒理学和应用生态毒理学。根据环境介质的复杂性，研究内容包括大气生态毒理学、水生生态毒理学和陆生生态毒理学。

生物圈各水平的定义：①种群，在特定时间内占据一定空间的一组个体。②群落，生活在特定地区或自然栖息地种群的集合，由相互作用的物种组成，形成一个有组织的单位。③生态系统，生态学的功能单位，包括作为一个单位而共同作用以指导能量流动和物质循环的生物群落及其非生物环境。生态系统的概念是将群落（生物区）和非生物环境结合成一个有机的系统。④景观，某地理区域各个方面的总和。⑤大洲，全球按照海陆分布格局，共分为亚洲、欧洲等七个大洲。⑥生物圈；是地球上所有生命体及及其生存环境的整体。地球表面根据物质的性质和状态，可划分为岩石圈、土壤圈、水圈和大气圈，在各圈层的交接界面的空间里有生命体在其中积极活动，构成生物圈。与生态毒理学相关的生态尺度见图1。尺度是所有生态学研究的基础，主要涉及尺度概念、尺度分析和尺度推绎。

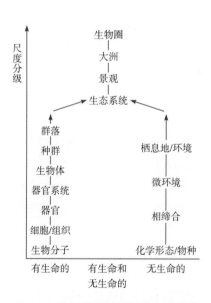

图 1 与生态毒理学相关的生态尺度

虽然勒内·特吕奥对这个新学科最初的定义包含对人类的效应，但最近定义大多数不包括对人类的效应；也有一些学者将生态毒理学称为环境毒理学。因此，生态毒理学作为一个新学科，其内涵和外延等均有待于统一。生态毒理学研究对非人类的靶生物有关的效应范围从生物分子到全面效应。在生态毒理学的初期经典毒理学的优势强调亚机体和机体的效应，随着学科的成熟，对较高生态水平的效应和交互作用进行了更多的研究。对个体和种群的有害效应包括直接效应和间接效应。间接效应是毒物经另一生态系统成分中介的效应，如农药杀灭主要的传粉昆虫可能对有花植物的效应。现已认识到，对非人类的靶标间接效应是与直接效应同等重要。需要预测种群、群落和生态系统有害效应的剂量-效应关系时，研究内容和方法已超出传统毒理学的范围。在生物圈的成分中的污染物化学形式，相缔合和运动，在生态毒理学中也是重要的议题，因为它们决定暴露、生物利用度和实际剂量。这些生物地球化学的研究的内容已经扩展到更大的尺度，如持久性有机污染物的全球迁移。

研究方法 ①对生物个体的效应研究利用经典毒理学的方法，研究致死和非致死效应的剂量（时间）-反应关系。②生物标志可作为生态损伤预警信号有用的工具，以辅助评定环境污染和确定环境管理决策的有效性，对使用的生物标志还需逐一进行选择，并且单一生物标志很少是有效的。③种群效应通常利用生态流行病学方法，常用的指标有生命周期（生命表）和密度等，此外还有种群遗传学。④对群落和生态系统效应的研究，常用的多种群落指数涉及物种的丰富度、均匀度和多样性，研究方法有实验室研究、通过微宇宙/中宇宙试验模拟系统、野外研究等多个层次。⑤从景观到全球效应（景观→大洲→

生物圈）的研究，随空间尺度的增加，原因和效应的关系研究更需要借助于环境学和生态学的方法。

经济合作与发展组织（Organization for Economic Co-operation and Development，OECD）已提出了有关化学品对生物系统效应和降解与蓄积的测试指南。其中，化学品对生物系统效应的测试指南包括藻类生长抑制试验、溞类24小时半数效应浓度（EC_{50}）急性活动抑制试验、鱼类急性毒性试验、鱼类14天延长毒性试验、鸟类日粮毒性试验、鸟类繁殖试验、蚯蚓急性毒性试验、陆生植物生长试验、活性污泥呼吸抑制试验、鱼类早期生活阶段毒性试验、大型溞繁殖试验、鱼类胚胎-卵黄囊吸收阶段的短期毒性试验、蜜蜂急性经口毒性试验、蜜蜂急性接触毒性试验、鱼类幼体生长试验、土壤微生物的氮转化测试、土壤微生物的碳转化测试、种子发芽和根伸长毒性试验等。化学品降解与蓄积测试指南包括快速生物降解性的溶解性有机碳（DOC）消减试验、CO_2产生试验、改进的MITI试验（Ⅰ）、密闭瓶试验、改进的OECD筛选试验、呼吸计量法试验、改进的半连续活性污泥（SCAS）试验、赞恩-惠伦斯试验（Zahn-Wellens Test）、改进的MITI试验（Ⅱ），模拟试验-好氧污水处理有偶联单元试验、土壤固有生物降解能力、流水式鱼类试验、连续静态鱼类试验、半静态鱼类试验、鱼类生物富集试验、静态鱼类试验、吸收和蓄积试验等。

潜在生态终点的复杂性决定了生态危险评定的难度超过传统的人类健康危险评定，生态危险评定框架更为灵活。美国环境保护署（U. S. EPA）提出生态危险评定指南（U. S. EPA，1992，1998），考虑了对有毒化学物及其他应激而影响生态系统的危险评定，包括问题形成、分析和危险表征阶段（图2）。在问题形成阶段，考虑了可能受毒物影响的潜在途径和物种。作为问题表达阶段的一个部分，常常建立一个概念性的模型来描述暴露的途径、所关心的生物，以及预期的效应终点。化学物对野生动物或其他生物的急性危险是利用所关注的化学物的暴露数据和毒效应确定的，将所关注物种的毒性数据（无论是个体的或是种群水平的）也进行合并。在危险表征阶段，将在分析阶段积累的暴露和效应数据结合在一起，描述潜在危险。根据得出的危险，可以采取危险管理的措施，通常包括降低评定的暴露部分，以降低整个的危险度。

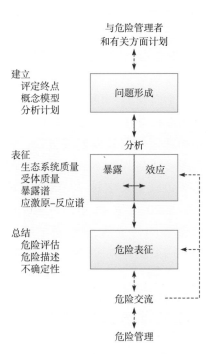

图2 生态危险评定的一般形式

同邻近学科的关系 生态毒理学是生态学、毒理学和环境科学的交叉学科。作为毒理学的重要分支学科之一，生态毒理学与环境毒理学之间关系密切。大部分学者认为生态毒理学与环境毒理学都是研究环境因素的有害效应，环境毒理学主要研究对人类个体和群体健康的有害效应，生态毒理学主要研究对人以外的生物个体→种群→群落→生态系统→景观→生态区→大洲→半球→生物圈的有害效应。

应用 生态毒理学是随着生态环境问题的日益突出而产生的新兴学科，其核心部分是生态毒作用，即有毒、有害物质对生命有机体危害程度与范围的研究，以及剂量-反应关系的确定。生态监测和生物检测是进行生态毒作用研究的主要技术手段与方法。它用多学科（生态学、毒理学、化学和数学）理论来解答各种复杂的生态环境问题，解释生态系统中污染物的暴露危险；用于支持环境政策、法律、标准和污染控制方法。因此，生态毒理学不仅是一门基础科学，也是环境保护的应用科学。

有待解决的重要课题 由于环境污染的特点正不断有所变化，各国对生态毒理学研究的需求进一步增加，促进了生态毒理学的研究和迅速发展。①研究涉及的毒物种类不断增加，包括农用化学品、工业与环境污染物、药品、食品与食品添加剂、日用化学品、真菌毒素、病毒，以及其他生物毒物等。②由于环境毒物种类的不断增加，在单一污染研究的基础上，污染物联合生态效应受到更多关注和重视。③深入研究环境次生毒物的产生过程，包括污染物在环境中的降解和转化产物与各种环境污染物在环境因素影响下相互反应形成的各种转化产物，以及所导致的生态毒作用及其机制。④在急性毒性试验基础上，应加强对环境毒物低水平长期暴露的生态效应的研究。⑤在对生物个体生态毒作用进行认识基础上，深入开展有关种群、群落和生态系统水平上生态毒作用的探索，并进一步开展对景观和更高层次的生态毒作用的研究。⑥在生态毒理学研究中应用细胞生物学和分子生物学的方法，寻找新的生物标志成为迫切的任务。⑦深入揭示环境毒物的化学结构与生态毒作用之间的关系，即定量构效关系，加强生态毒作用的预测和理论生态毒理学研究。

(周宗灿 付立杰)

植物毒理学 （plant toxicology）

zhíwù dúlǐxué

研究植物毒素对生物体和生态系统的损害作用与机制的毒理学分支学科。植物毒素指植物体内含有的能对人和动物等产生毒性作用或致死的化学成分，包括有高生物活性的各类次级代谢物，如植物中的生物碱、酚类、氰苷和有毒蛋白成分等，不包括那些污染的和吸收入植物体内的外源化学物（如农药残留和重金属污染物等）。植物是人类最重要的食物资源。但植物毒素是人类中毒的重要因素之一，对人类健康和生命有较大的危害。对于植物中为何存在植物毒素有两种解释。一种解释是，植物在进化过程中遭受到病毒、细菌和真菌等各种各样病原体侵袭，同时也被从昆虫到大象等大大小小各种动物所采食。为了免受这些病原体的侵袭和被动物采食，植物发展了各种各样的缜密的防御措施，其中包括合成能抑制病原体侵袭的化学物质和当被动物采食时能迅速发挥作用的化学物质，以便对采食植物动物的胃肠道、心脏和神经系统产生不良影响而阻止被动物

食用。另一种解释是，植物毒素是正常植物在代谢作用中产生的废物或代谢产物，这些废物或代谢产物的排出对植物本身有利，而对动物和人有害。

简史 植物毒理学的历史可能与人类历史一样悠久，它最早起源于对植物中毒的研究。中国古代先人们在寻找食物和药物的长期实践中，经过误食中毒甚至死亡的教训与经验，逐步学会了利用毒素做成凶器杀灭野兽，用来保护自己，同时也学会了利用毒素治疗疾病。《神农本草经》包括有毒植物目录、有药用价值的植物 365 种，以及药物 265 种（如碘、乌头或箭毒、鸦片、大麻、大黄、硫磺和汞等），同时还描述了这些植物和药物的作用及相应的解毒剂。古埃及、印度、希腊、罗马和阿拉伯等国家的有关文献中，也有关于植物毒物及其解毒剂的记载。全世界的植物毒素研究发展，包括中国在内，从上古的起始时代，到经验积累、认识发展阶段，再进入到学科成熟、全面发展阶段，经历了几千年的漫长岁月。特别是近几十年，植物毒素研究领域发展很快，并已经形成与其他学科紧密联系的重要边缘交叉学科——植物毒理学。自 20 世纪 80 年代以来，植物毒素的研究成为毒理学研究中的一个新热点。1986 年德国汉诺威兽医学院化学系哈伯梅尔（Habermehl）博士提出植物毒理学前后，植物毒素的研究领域有了很大的扩展。随着世界人口的增长，对植物蛋白质的需求成倍增加，吸引许多毒理学家和营养学家投身于植物毒素的化学、生态学、毒理学，以及中毒诊断防治研究。此外，植物天然毒素具有治疗癌症及多种疑难病症的功

效，一些生物学与药学家已着手研究开发植物毒素，前景乐观。

研究内容 主要包括植物毒素的种类、理化特性、危害、毒性、作用机制、中毒病防治和植物毒素利用等研究领域。世界上有二千多种有毒植物，中国有一千多种有毒植物，83 种毒蕈。其中，某些植物毒素具有剧毒，如乌头碱对人的致死量为 2~5mg，鱼藤酮的成年人致死量为 3.6~20g。对有毒植物的分类有多种方法，可根据其有毒成分、亲缘关系或对应其生物特性的化学性质进行分类，但不能完全令人满意。例如，在植物的毒效应的基础上可分为：①食用性中毒植物，如热带地区的相思豆含相思豆毒蛋白（甲基色氨酸）和相思豆酸等有毒成分，食入后可引起恶心、腹泻、急性肠胃炎、恶寒、惊厥等症状，严重者可导致心力衰竭性致死，儿童食用一颗种子可能导致死亡，发作症状可能持续几个小时到 2 天。②接触性中毒植物，如澳大利亚闪亮叶刺树含五羟色胺和其他的有毒成分，接触植物的刺毛就会产生激烈的、快速的扩散性疼痛、红疹，后出现严重的皮肤斑疹，刺伤严重者可会导致剧烈的、无法忍受的疼痛，严重者可致死，干燥的叶子可引起剧烈的打喷嚏。③产生光敏性植物，如北美和欧洲的荞麦，含荞麦碱，动物食入叶子会引起肝功能损伤，随后导致色素沉积在皮肤上，在食入后暴露于阳光可引起家畜皮肤发红、神经过敏、眼睑肿胀、惊厥和虚弱。④经空气传播产生过敏的植物，如北半球生长的槭树含有一种水溶性抗原油性树脂，经空气传播后可引起花粉症（呼吸性的过敏），对暴露在外的皮肤可能引起湿疹性

皮炎。

另一方面，同种植物的毒性效应可随着植物所产生的有毒化合物量的不同而变化。有毒化合物浓度差异的原因有如下几种：①植物的部位（根、茎、叶、种子）不同，化合物的含量不同。例如，紫杉醇是由红豆杉属植物中提取的抗癌药，存在于紫杉的各个部位，紫杉醇在紫杉各部位的浓度按针叶、树皮、躯干和成熟球果的顺序依次减少。②植物生长期不同，化合物含量不同，幼苗中某些化合物的含量与成熟植物中含量不同。例如，春天吃美国商陆的幼芽和嫩叶比吃成熟的叶子安全，随着美国商陆的发育，它所产生的皂苷使成熟的植物具有毒性。③气候和土壤不同，某些化合物合成的量不同。例如，地衣产生的类胡萝卜素化合物直接与光照量有关，这一特点使地衣利用其所产生的类胡萝卜素保护自身免受过量紫外线的照射。④同一物种不同植物个体基因不同，合成化合物的能力也不同，分类学上关系密切的物种往往合成相关的有毒化合物。这种情况可以作为一个属、有时作为一个科的特点。例如，毛茛属植物可以产生辛辣的汁，这种汁释放出具有刺激作用的化合物白头翁素，同一科（毛茛科）中某些其他属的植物也释放白头翁素。

机体所有的器官均可以成为植物毒素作用的靶器官，包括皮肤、胃肠系统、肺、心血管系统、肝、肾与膀胱、血液系统、中枢与自主神经系统、骨、骨骼肌与神经肌肉接头、生殖系统与致畸作用等。

研究方法　自20世纪以来，由于引入了相邻学科大量新概念与新方法，植物毒理学发展迅速。植物毒理学的研究方法可分为两大类。①微观方法：随着生物化学、细胞病理学、细胞生物学和分子生物学的迅速发展，这些学科的研究方法应用到植物毒理学研究领域，使人们能够从细胞水平甚至分子水平观察到多方面毒作用现象，其中包括一些极微小的毒作用表现。②宏观方法：即研究人的整体甚至人群与毒物相互作用关系。用动物实验和体外实验结果外推某种毒物对人危害程度存在不肯定性。只有在人类本身直接获得证实，才能获得肯定的评价。而直接观察毒物对人的作用，除少数植物毒素可用"志愿者"进行试验之外，主要使用流行病学方法。植物毒理学研究的目包括研究植物毒素对人体的损害作用及其机制。但在人体进行研究，实际过程中难以实现。植物毒理学主要是借助于动物模型模拟引起人体中毒的各种条件，观察实验动物的毒性反应，再外推到人。由于动物，特别是哺乳动物和人体在解剖、生理和生化代谢过程方面有很多相似之处，这是动物实验的结果可以外推到人的基础。植物毒理学实验可采用整体动物、游离的动物脏器、组织或细胞进行。根据采用的方法不同，可分为体内试验和体外试验。植物毒理学还利用限定人体试验和流行病学调查来直接研究植物毒素对人体和人群健康的影响。

同邻近学科的关系　植物毒素的种类繁多，生物活性复杂，对动物和人类的各种生理功能都能产生影响，是与人和动物生存和发展有密切关系的一类物质，对植物毒素的研究和利用是科学界十分关注的重要研究领域。植物毒理学对化学、生物化学、生理学、生态学、药物学、生物学及医学等许多学科都具有强大的吸引力，并成为一门重要的多学科紧密联系的综合性交叉学科和边缘学科。

应用　植物毒素的名录在科技文献中正在稳步增长，而这些植物毒素并非对人类都是有害的。历史上，人类发现了很多植物毒素或制造这些植物毒素的植物作为治疗或预防疾病的药物。例如，吗啡是镇痛药，具有重要的医用价值，但具有成瘾性，属毒品；几千年前人类发现罂粟果有镇痛和迷幻的药效，约公元前4000年就把鸦片用作麻醉药，1806年德国药剂师泽尔蒂纳第一次成功分离出了纯吗啡，1952年美国罗切斯特大学的化学教授盖茨首先人工合成了吗啡。尽管有很多具有潜在危险的植物毒素，但历史事实已经证明，植物毒素种类颇多与人畜的生存和发展息息相关，对人类的用处远大于害处。

有待解决的重要课题　植物毒理学正处在迅速发展时期，其学术意义和实际应用仍在扩展，对植物毒素的种类、理化特性、危害、毒性、作用机制、中毒病防治和植物毒素利用的研究均具有同样重要的地位。研究和应用植物毒素是高科技领域中十分活跃的科研活动。因为它是新特药物（包括农药）的重要来源，多种植物毒素又是用作生命科学重要的现代化研究工具。随着一批毒性更大、专一性更强，以及具有某种特异性能的植物毒素出现，生物合成、代谢、生态联系、毒理机制、结构与功能关系的基础研究都将发生较大发展。此外，植物生长的环境是复杂的，并且常常是不利的，而植物却能很好地适应，植物何以能够成功的适应环境，也是一项值得开展的有意义的科学调查课题。

（徐德祥　张　程）

línchuáng dúlǐxué

临床毒理学（clinical toxicology）

从临床医学角度研究有害因素（毒物、药物和医源性有害因素）对人体的损害作用、毒作用机制及中毒与解毒过程的学科。包括毒效学和毒物代谢动力学。临床毒理学是毒理学的重要学科分支，也是毒理学和临床医学及药学的交叉学科。

简史　临床毒理学是随着生物医学和现代毒理学的发展逐步形成的。古代人们对毒物和毒性就有所认识。公元前 3000 年，古人就用毒乌头汁敷在箭（矛）上进行狩猎，在实践中逐渐积累了认识毒物和解毒的经验。中国古代第一部药学著作《神农本草经》就收录了包括有毒植物和有药用价值的植物共 365 种。瑞士医学家、毒理学家帕拉塞尔苏斯（Paracelsus）在毒理学、药理学和临床医学等诸多领域都做出了前所未有的重要贡献，被认为是毒理学的创始人之一，他关于毒物和剂量关系的描述至今仍为毒理学所采用。古希腊的尼坎德（Nicander）最早报道了采用催吐剂或机械刺激使患者呕吐的方法阻止毒物在胃肠道吸收。美国医生兰德（Rand）研究和报道了活性炭对人体中毒的疗效，使用活性炭解毒成为当时治疗中毒的常规方法。实验毒理学在 19 世纪迅速发展，奥尔菲拉（Orfila）是历史上第一位在法庭上采用尸检报告和毒物化学分析作为中毒法律证据的毒理学家，1815 年，他出版了第一本毒理学的专著，标志着毒理学成为一门独立的学科。19 世纪后期现代毒理学的兴起为

临床医学研究和职业中毒防治提供了新的技术手段。1934 年，中国药理学家陈克恢提出采用高铁血红蛋白形成剂和硫代硫酸钠来治疗氰化物中毒，促进临床毒理学的发展，成为临床毒理学发展史上的一个重要事件。1990 年国际治疗药物监测和临床毒理学会成立，由 70 多国的科学家和临床医生组成，并出版杂志《治疗药物监测》（*Therapeutic Drug Monitoring*）。1993 年中国毒理学会正式成立并于 1994 年成立了中国毒理学会临床毒理学专业委员会。2010 年中国主办了国际治疗药物监测和临床毒理学大会。

研究内容　临床毒理学以研究毒物、药物和医源性有害因素暴露引起的毒作用为主，同时也研究环境暴露和职业暴露引起的中毒及解毒过程。临床毒作用类型取决于毒物种类、暴露条件、遗传因素、环境因素及以个体的性别、年龄、生理和病理状态等因素，主要包括临床改变、亚临床改变、变态反应、迟发型毒作用、远期效应、特异体质反应和生理性适应等。①临床改变：一定量毒物进入机体，可引起机体结构功能改变，出现临床症状、体征及中毒表现，临床改变包括非特异毒作用、特异毒作用、局部毒作用和全身毒作用。a. 非特异毒作用，没有毒物种类的特异性，不同毒物可引起相同的非特异毒作用；b. 特异毒作用，具有毒物种类特异性，毒作用由毒物的靶器官决定；c. 局部毒作用，是指毒物在机体最初暴露部位直接造成的损害作用；d. 全身毒作用，是指毒物被机体吸收进入血液并分布至靶器官或全身后所产生的损害作用。②亚临床改变：毒物或其代谢产物在体内已超过

正常范围，但尚无明显的临床表现，呈亚临床状态，可引起人体代偿失调，这种现象临床上也称为吸收状态。③变态反应：一些毒物进入机体后，可引起机体的免疫抑制或免疫增强，免疫抑制可降低机体抵抗力和诱发感染，免疫增强可引起机体的过敏反应或超敏反应。④迟发型毒作用：在一次或多次暴露于某外源化学物后经一定时间间隔才出现的毒作用，又称缓发症。⑤远期效应：毒物作用于机体，经过较长的时间，发生不同于一般中毒的特殊毒性。⑥特异体质反应：是与遗传因素有关的有害生物效应，与个体对毒物的敏感性有关。⑦生理性适应：机体具有代偿和适应能力，微量毒物进入机体可调动机体代偿能力或诱导适应性反应。⑧其他：除上述毒作用类型外，在临床毒理学研究中还应注意毒物引起的其他有害生物效应，包括致癌、致畸、致突变、先天性疾病和遗传性疾病及对子代生长发育的影响。

临床毒理学具体研究内容包括以下几个方面。①开展中毒诊断和临床救治研究：对常见临床中毒开展毒物检测方法学研究和临床研究，加强快速检测临床毒物的能力，提高中毒诊断和救治水平，研究中毒诊断标准和处理原则，为中毒的综合防治提供科学依据。②中毒机制和拮抗机制研究：在毒性研究基础上开展中毒机制研究，深入了解毒物毒作用模式和毒作用机制，筛选中毒相关的生物学标志和药物作用靶点，探讨毒性拮抗机制，研发新的诊断试剂和解毒药物。③建立药物代谢和药物不良反应的监测体系：建立药物代谢研究和药物不良反应监测平台，开展治疗药

物血药浓度、药代动力学和药物疗效的研究和评价，开展药物不良反应监测，保证临床药物治疗效果和用药安全。④新药毒理学安全性评价：充分利用临床资源和技术优势，加强实验室建设和认证，建立新药临床试验基地，按实验室管理规范（GLP）要求进行新药临床前毒理学安全性评价，按临床试验规范（GCP）要求进行新药上市前各期临床试验和安全性评价。⑤上市药物监测和安全性评价：对已经批准上市药物进行监测，对安全性存在问题的药物进行毒理学研究和再评价，有效降低药物毒副作用和药物不良反应。⑥建立毒物数据库和临床样本库：在临床毒理学研究和临床中毒救治过程中逐步积累毒性数据和临床生物样本，建立毒物数据库和临床样本库，为中毒及解毒研究提供临床样本和实验数据。⑦毒性预测及预警研究：不断扩大毒性数据库参数的种类和数量，进行毒物危险度评价和毒物定量构效关系研究，逐步开展毒性预测和中毒预警研究。⑧药物基因组和遗传药理学研究：开展药物基因组、遗传药理学和药物易感性研究，针对不同患者的遗传背景和易感性差异，指导临床合理用药和科学治疗，逐步实行个体化用药和个体化医疗。

研究方法 临床毒理学研究主要采用临床医学、毒理学和药理学的研究方法。通过临床诊断学和影像学检查并结合中毒的临床症状和体征，对中毒个体进行诊断和治疗。对中毒个体的生物样品（血液、头发和指甲等）可采用气相色谱、高效液相色谱、等离子发射光谱、原子吸收和质谱等方法进行毒物检测，采用生化分析仪对血液生化改变进行分析。对治疗药物的血药浓度、药代动力学特征和血液生化改变可采用上述仪器分析方法及毒理学和药理学方法进行分析，对药物易感性的研究可采用药物基因组学、药物遗传学和遗传药理学方法进行分析。对中毒死亡个体可进行尸检，分析毒物含量、脏器分布、病理变化，以及超微结构改变。可根据研究需要采用动物实验模拟中毒过程，分析剂量-效应关系或剂量-反应关系，探讨毒作用机制，筛选中毒相关生物标志，进行拮抗研究。

同邻近学科的关系 临床毒理学是毒理学与临床医学及药学的交叉学科，与临床医学、急救医学、诊断学、药物基因组学、药物遗传学、遗传药理学和卫生化学等学科关系密切，对临床中毒诊断治疗、临床合理用药和药物不良反应监测，以及新药研发具有重要意义。临床毒理学研究可为临床全面认识中毒和解毒过程提供科学依据。通过临床观察和生物监测，可以直接了解毒物对人体的毒性，估算人体暴露剂量及毒物在体内的代谢过程，寻找中毒生物标志，探讨中毒机制，提高中毒诊断的准确性并提高疗效。通过药物不良反应监测，可以了解药物毒性作用和血药浓度改变，指导临床安全用药和合理用药。新药临床前毒理学安全性评价是新药研发过程中的重要环节，进入临床阶段后，临床毒理学、药物基因组学和遗传药理学在药物安全性、不良反应监测和药物易感性研究方面可发挥重要作用，有利于高效低毒药物的研发和个体化用药。此外，药物不良反应监测及生物监测涉及毒物及药物的分析和检测，因而仪器分析和卫生化学是临床毒理学研究的重要方法和手段。

应用 临床毒理学作为一门新兴的边缘科学和交叉学科可广泛应用于临床医学、药学和毒理学等领域，其主要的应用包括：①直接观察毒物对人的毒性。在人体上直接观察毒物的毒性，可以有效降低从动物实验外推到人的不确定性，人群毒理学资料的积累有利于中毒诊断治疗和剂量-反应关系分析，可为制订或修订卫生标准和防治策略提供依据。②确定动物实验不能复制的病变。有些药物的毒副作用和药敏反应，在动物实验中很难测定和观察，有些毒物所致病变（如三氯乙烯药疹样皮炎）动物实验不能复制，需直接对人进行观察，通过临床毒理学研究能够深入了解和有效预防毒物及药源性中毒事故。③观察毒物低剂量长期作用的影响。动物实验资料多数为较高染毒剂量和较短作用时间获得的结果，对于毒物低剂量长期作用于人体的资料，可通过流行病学方法和对人体直接观察获得。④毒性数据及临床样本资料积累。开展临床毒理学研究可获得大量毒性数据及临床样本，这些数据和样本的积累对中毒的诊断、治疗、防治和预测预警具有重要价值，也是验证毒理学动物实验结果的最可靠证据。⑤新药研发及毒理学安全性评价。新药研发在完成临床前毒理学安全性评价后，需按GCP要求完成新药上市前各期临床试验，临床毒理学或药物毒理学研究是新药上市和保证药物安全的前提条件。⑥个体化用药和个体化治疗。通过药物监测和药物及疾病易感性研究，可以指导临床合理用药和个体化治疗，监测药物不良反应和药物治疗效果，确保用药和治疗的安全有效。

有待解决的重要课题 中国临床毒理学研究尚处于起步阶段，临床毒理检测手段、药物易感性研究和药物不良反应监测系统与发达国家相比尚有较大差距。加强毒物检测能力、建立药物不良反应监测系统、实行新药 GCP 管理、开展药物易感性研究，以及个体化用药和个体化治疗都是临床毒理学亟待解决的重要问题，也是临床毒理学今后主要发展方向。临床毒理学作为一门边缘科学和交叉学科可广泛应用于临床医学、药学和毒理学等领域，对中毒诊断治疗、药物及疗效监测、药物不良反应监测、新药研发、毒理学安全性评价、新药临床试验，以及环境有害因素引起的突发公共卫生事件的应急处置和临床救治具有重要的意义，因而具有广阔的发展空间和良好的应用前景。

（孙志伟　荆　黎）

fǎyī dúlǐxué

法医毒理学（forensic toxicology）

应用毒理学及相关学科的基本原理和方法，研究与法律有关的自杀、他杀和意外或灾害事故引起中毒的毒理学分支学科。其工作可分为三个方面：①尸体解剖，利用尸体解剖获得各种不同体液和组织的信息，帮助确定中毒或死亡的原因和方式。②行为能力鉴定，评价药物在改变人类行为中的作用，通常应用到交通安全和机动车辆操作。③尿液药物测试，通过尿液分析评价药物的使用或滥用。法医毒理学除着重揭露以毒物作为暴力手段对人体造成的危害、为侦破和审理中毒案件提供线索和证据外，还能给临床医学实践提供诊断和治疗的依据，并能就毒物管理和中毒防治问题向有关职能部门提出建议和咨询，有助于相关毒物管理和中毒防范的立法。

简史 中国和欧洲古代法医毒理学的萌芽起步较早，公元1247 年南宋著名法医学家宋慈的《洗冤集录》较系统地介绍了砒霜、胡蔓草、毒草、雷公藤等多种毒物中毒，并明确了中毒死亡与自然疾病猝死的鉴别。瑞士医学家、毒理学家帕拉塞尔苏斯（Paracelsus）在 1541 年提出了法医毒理学的概念，以后随着法医学的发展，法医毒理学也有了相应的进步，至 19 世纪，法医毒理学逐渐成为一门独立学科。近代毒理学创始人为西班牙的法医学家奥尔菲拉（Orfila），他的主要著作有《普通毒理学》和《法医学教程》。法国法医学家德韦尔吉（Devergie）在法医毒理学方面对奥尔菲拉的理论又有所发展和修正，后来西方工业国家相继涌现出自己的法医毒理学专家。中国现代法医毒理学起步较晚，毒理学家黄鸣驹教授 1931 年编著了《毒物分析化学》，系统介绍了各类常见毒物的分离、提取和化学分析方法，为中国现代法医毒理学的发展作出了重要贡献。新中国成立后特别是改革开放以来，随着经济社会的发展和现代科学技术的突飞猛进，中国法医毒理学进入了一个蓬勃发展的新时期。

研究内容 中毒或死亡方式的法医学鉴定是法医毒理学的首要任务，可为侦察提供线索，为司法审判或民事调解提供科学证据，包括：①确定是否发生了中毒。②若系中毒，确定系何种毒物中毒。③确定进入人体内毒物的量是否足以引起中毒或死亡。④研究毒物进入体内的时间、途径和方式。⑤推断中毒性质或中毒死亡方式，是自杀、他杀、意外事故或其他类型中毒。

为了解决上述问题，完成好法医毒理学的任务，鉴定人员必须进行：①案情调查。②现场勘查。③中毒存活者检查和死亡者尸体的检验。④毒物分析检材的收集、保存、送检及分析结果的评价。在上述工作的基础上综合分析，并最终作出是否中毒或中毒死亡等结论。

研究方法 主要包括法医病理学检查和法医毒物分析，着重研究中毒者有关器官功能、体液生物化学、中毒死者器官组织病理形态学的变化。毒代动力学和死后毒物再分布等研究，可为法医毒理学提供一些重要的资料。在尚无满意化学分析方法或对其主要毒性成分还不清楚的毒物（尤其是有毒中草药）中毒时，也可采用动物实验研究，对比观察动物与实际案例的中毒表现、体液生物化学和器官组织的病理变化来进行鉴定。随着电子显微镜、酶组织化学、免疫学、分子生物学及仪器分析技术的改进和发展，法医病理学研究方法已从传统的大体和细胞水平，发展到细胞超微结构和分子水平，如基因、蛋白质的检测等。

同邻近学科的关系 法医毒理学是法医学和毒理学的交叉学科，既是法医学的分支学科，也是毒理学的重要分支学科。法医毒理学与其他毒理学分支学科互相渗透、互相补充。毒理学分支学科只要涉及法律问题的，都与法医毒理学存在联系。例如，群体性食物中毒事件在事实真相未查明前，或中毒原因与法律责任相关时，常是法医毒理学涉及的检测对象。有关中毒所致的死亡或伤残，为追究责任问题，鉴定中毒者的死因或伤残程度，往往需要法医学检查和鉴定。此外，法医毒理学与分析化学也密不可分。由于中毒案件的鉴定一般都离不开毒物分析的结果，所以分离与鉴定待测毒物也是法医毒理学研究的内容，这不但需要分析化学的理论和技术支持，而且需要专门的理化分析技能和仪器设备，现代仪器分析技术的迅速发展，使毒物的分离与鉴定发展成一门独立的学科，称为法医毒物分析或法医化学。化学物的安全性评价和危险度评定的发展促进了管理毒理学的形成，为法医毒理学发展提供了更高的发展平台。因此，法医毒理学与其他学科之间是相互有机联系的；同时，法医毒理学的发展，如法医中毒尸检、毒物检测资料的积累及实验研究工作的开展，也为毒理学及有关学科研究提供和补充了有价值的基础材料。

应用　法医毒理学作为法医学与毒理学的交叉学科，既是一门基础学科，又具有很强的应用性。从法医学角度来看，它是研究与毒物相关的中毒和死亡的鉴定；从毒理学角度来看，凡是涉及法律的毒理学都属于法医毒理学。例如，中国毒鼠强等剧毒杀鼠剂的广泛流散和滥用，犯罪分子利用其无色、无味、易得的特点，进行投毒作案；因污染食品意外中毒或服毒自杀者也时有所见，成为一大社会公害。为此，农业部、公安部、卫生部等九部委，于2003年7月发出通知，要求任何单位和个人均不得制造、买卖、运输、储存和使用毒鼠强等国家禁用的剧毒杀鼠剂。环境或生态污染引起的公害越来越多，也越来越受到重视，不按规定处理毒物导致的法律问题，有时也需要运用法医毒理学的理论和技

术来说明。此外，结合现代生物技术和分析检测技术，法医毒理学可利用既有的生物样本为毒物的毒作用机制研究提供重要的理论依据。

有待解决的重要课题　全球经济和科学技术的迅猛发展，一方面为法医毒理学的可持续发展提供了良好条件，但也使法医毒理学发展面临诸多新的挑战，主要体现在以下几方面。①新毒物发现与鉴定：毒物种类的快速增加，新毒物不断涌现，其毒性、中毒机制、中毒症状和病理变化、中毒致死量及检验方法等尚不清楚，给中毒的鉴定带来了许多困难。②毒物中毒致死血浓度：它是由一系列中毒死亡案例血液毒物定量分析结果资料的积累而得到的，与欧美国家相比，中国尚缺乏这方面的数据，因此亟待加强。③药物滥用与吸毒：药物滥用和吸毒的死因确定不仅能为司法审判提供科学证据，也能为毒品管理、吸毒的控制、防治和有关立法工作提供有用的资料。吸毒问题在中国日益严重，需要加强这方面的研究。④酒精中毒与交通肇事：酒精中毒在中国相当普遍，且有不断增多的趋势，酒精中毒涉及很多方面，是法医毒理学研究的一个重要组成部分，但其研究与国外发达国家相比差距较大，应重视这方面的研究。⑤法医病理学研究：中毒尸体的系统剖验在中毒鉴定中具有重要意义，但多数中毒者器官和组织的病变由于缺乏特异性，而在中毒的鉴定中只起辅助作用，这也是不少人忽视中毒尸体系统剖验的原因之一，应用一些先进的检测手段进行中毒的实验病理学研究，对探讨毒作用的靶器官（组织）、中毒机制和中毒致死量等具

有重要意义，免疫组化技术由于具有较高的特异性和敏感性，将为法医毒理学的基础研究和实际检案鉴定开拓一个崭新的方向。⑥法医昆虫毒理学研究：在一些高度腐败的尸体上，传统的毒理学检材，如血液、尿及器官组织，常无法获得，通过对尸体上发现的蝇蛆、甲虫体内的毒物进行分析，可反映死者体内的毒物，即研究具有毒物的尸体与取食尸体的昆虫之间毒物类型和含量关系，并推测尸体的死因，属法医昆虫学的分支学科。中国尚缺少这方面的专业研究，由于毒物在尸体及昆虫体内的代谢过程复杂，又受尸体腐败进程、蝇蛆取食时间、毒物类型等因素的影响，因此这方面的研究是今后法医昆虫毒理学研究的方向和重点。⑦法医毒代动力学研究：法医毒理学研究范围和任务的特殊性，中毒案件的复杂多变性、检材多样性及分析目的的不确定性，为法医毒理学提出了许多新课题，包括中毒（死亡）当时机体（尸体）内毒物浓度的推断，死后腐败产生毒物与生前服毒的区别，生前服毒与死后染毒的鉴别，毒物进入机体的时间、途径及方式的确定。这些与法医毒理学在目的、任务、研究对象、研究内容及主要作用上都有了更新的内涵，根据学科发展的需要，将毒代动力学在法医毒理学中的应用研究专门分支为法医毒代动力学更为科学，也更有利于学科发展。

（王守林）

fēnxī dúlǐxué

分析毒理学（analytical toxicology）　研究和提供生物及其相关环境中毒物检测、鉴定、诊断和测量方法的毒理学分支学科。其是在样品预处理、毒物分离、

分析、校准、检测、鉴定和定量中，采用定性与定量的化学、免疫化学和物理技术实现毒理学研究和测试。其任务主要包括检测毒物通过大气、水体或食物等途径的生物暴露水平；核定实验研究中动物暴露剂量，检测动物体内外源化学物及其代谢产物的浓度；测定特定内源化学成分水平以评价机体功能及损伤；鉴定能标志特定毒作用机制的代谢产物或生物大分子等。分析毒理学需要将不同类型毒物，如气体、挥发性物质、腐蚀性物质、金属、阴离子和非金属、非挥发性有机物等从其存在的环境介质和（或）生物样本中分离出足够纯度和数量的有毒物质，以进行定性和定量的检测分析。

简史 分析毒理学起源很早。在中国隋代的《诸病源候论》中就记有银钗验毒方法。1247 年，宋慈著的《洗冤集录》中也记述了用一枝经皂角水洗过的银叉探入死者喉内，以纸密封良久，取出变青黑色，再以皂角水揩洗银叉，其色不变者为中毒死亡的验毒方法。20 世纪初期，欧美等发达国家的现代法医学和化学知识的发展，促进了分析毒理学进一步发展。中国著名毒理学家黄鸣驹教授 1931 年编著了《毒物分析化学》，系统介绍了各类常见毒物的分离、提取和化学分析方法，开拓了中国分析毒理学的新纪元。新中国成立后，中国法医毒物分析在实际检案应用和理论研究等方面均有较大发展，并相继建立毒物分析实验室，培养一批又一批的毒物分析人员。20 世纪 50 年代，分析毒理学主要以化学显色检验方法为主；随后薄层色谱法应用于分析毒理学，特别是 80 年代以来，随着紫外分光光度计、

气相色谱仪、薄层色谱扫描仪、高效液相色谱仪等分析设备的应用，使分析毒理学向微量、快速、准确的方面迅速发展。1977 年创刊了以学科名称命名的学术期刊即《分析毒理学杂志》（*Journal of Analytical Toxicology*）；20 世纪 80 年代中国出版了《常见毒物微量分析》和《刑事毒物分析》等分析毒理学方面的工具书和教科书。21 世纪以来，高科技的分析设备在分析毒理研究和检测方面已被普遍应用，从而使分析毒理学检测方法的灵敏度和准确度进一步提高。

研究内容 分析毒理学的主要研究内容是解决被分析物质的多样性及分析物质所存在介质的复杂性，提供快速、灵敏、经济、有效的分析方法为毒理学服务。分析毒理学的基本步骤主要包括确定研究目标、制订采样计划以选取有代表性的样品、纯化提取目标化学物、去除其他干扰物质、定量测定并对数据进行分析以验证最初的假设、根据获得的数据对上述各项环节进行修改。分析毒理学在不同领域，研究内容亦有区别。

毒性测试中的分析毒理学 分析毒理学鉴定测试化学物的纯度，因为如果一般毒性实验研究如不测定化学物纯度，则使染毒剂量引起误差，特别是含毒性很大而含量极少的杂质时，则产生严重错误。例如，当三环类抗抑郁药制剂中含有未知或未鉴定的相关化学物时，合并给药就会对该药的代谢产物得出错误的结论。分析毒理学还包括在毒理实验研究的整个过程中对制剂或其溶液稳定性进行监测。例如，当化学物质与空气接触，或受到紫外线或其他辐射照射，与溶媒、溶液

中的某些成分反应或是通过其他方式作用时，化学物质可能会降解。在整个研究过程当中，建立一种分析方法来识别和校正这些变化，对于获得恒定的实验结果是非常必要的。而且，确定一种化学物在研究中的生物利用度时，分析方法也是非常重要的。

法医中的分析毒理学 法医毒物分析以分析化学尤其是现代仪器分析技术为基础，以能损害生命正常活动的毒物为对象，进行与法律有关毒物的分离、分析及定量研究。通过对检材中各种化学物质的定性和定量分析，对检材中是否含有毒物或其代谢衍生物、毒物性质与毒物的量作出鉴定结论。法医毒物分析研究和检验对象是相关人员的人体生物学检材，通过对毒物在体内的代谢过程、造成机体器质性损害和功能障碍的机制、病理改变及临床表现的研究和分析，从而对是否中毒、是否中毒死亡、中毒方式、性质和毒物进入体内的途径等作出鉴定结论。

临床医学中的分析毒理学 分析毒理学可明确鉴定出毒物的特性，测出被吸收毒物的总量，为中毒事件的诊断和治疗提供帮助，并监测治疗措施的有效性。通常，根据分析毒理学提供的信息和患者的临床表现，临床医师可从观察到的症状和体征推测出毒物的作用。毒物分析在中毒病例治疗中的主要作用是促进未被吸收的毒物排出，以减少毒物吸收，加速毒物清除。

生物监测中的分析毒理学 通常环境毒物的接触包括许多物质的混合物和（或）经代谢可生成重要活性产物的混合物。因此，分析毒理学的方法要能分离出一系列化学物和它们的主要代谢产

物，而且这些方法必须具有足够的专一性和灵敏度，能够在复杂的生物基质中测出化学物的瞬时浓度。除从人体的体液、头发或呼气中测量化学物或其代谢产物外，也可利用更多的间接测定方法。某些与大分子作用的物质可形成内源性物质长期存在，这些内源性物质可以定期检测，反映某种化学物质的长期接触情况。

研究方法 分析毒理学检测方法包括毒物的采样、分离与净化和分析测定的方法。分析毒理学采样方法包括食物、大气、土壤、水和生物组织采样方法。毒物的分离和净化方法主要有溶剂萃取、蒸馏、固相萃取、固相微萃取、气体萃取和微波萃取技术等方法。分析测定的方法分为：①经典分析方法，如滴定法、重量分析、无机定性分析等方法。②仪器分析方法，包括原子吸收光谱法、原子荧光光谱法、α质子-X射线光谱仪、气相色谱-质谱仪、液相色谱-质谱仪、原子吸收光谱、扫描电子显微镜、高分辨电感耦合等离子体质谱仪、毛细管电色谱、毛细管电色谱-质谱仪、超临界色谱等方法。

同邻近学科的关系 分析毒理学是分析化学在毒理学中的应用，而分析毒理学又应用于法医学、临床医学、环境/职业医学和药物学等学科。分析毒理学对于环境和生物体内毒物的定性和定量分析主要依赖于分析化学技术和分析仪器的发展。在法医学中对中毒案件的鉴定一般都离不开毒物分析的结果，所以分离与鉴定待测毒物有赖于分析毒理学，已形成了法医毒物分析，所以法医毒理学和分析毒理学长期以来是相互依存、密不可分的。由于临床医学中化学物质所致健康问题的诊断和治疗，以及与其紧密相关的治疗药物监测也同样依赖于分析毒理学，形成了临床毒理学。环境医学在监测和实施时需要分析毒理学，因为环境医学中，对人体接触有毒物质的暴露评估或对存在于各种环境基质中（食物、水、空气等）极小量的分析物进行测定有赖于分析毒理学方法，形成了环境毒理学。分析毒理学检测方法还应用于药物学的生物药效，给药方式，药物吸收、分布、代谢及排泄等过程中的研究和检测，形成了药物毒理学。

应用 分析毒理学经过长期的实践，已根据毒物的物理、化学特性，总结出一系列标准化的毒物分类方法，已达到有效的测定目的。分析毒理学主要应用在以下四个方面：①在法医毒理学中，对各种使人身造成死亡或财产造成损失的化学物进行准确、可靠的鉴定分析，已经成为公平、有效地行使法律工具的坚实基础。②各种快速、灵敏的分析手段保证了紧急毒害事件或意外事故中毒物及治疗药物的实时检测成为可能，提供了毒害抢救、事故分析及善后处理的科学依据。③各种高灵敏度、简单且经济的分析毒理学方法提供了大规模劳动或工作环境指标的跟踪监控，使恶性或慢性毒害事件的发生得到预防。④新药研发过程中，新药及代谢物的毒理研究越来越受到研制单位及监督机关的重视，分析毒理学的应用已和生物药效，给药方式，药物吸收、分布、代谢及排泄的研究结合起来。

有待解决的重要课题 以往分析毒理的研究对象仅局限于传统的毒物和药物，如何实现新型有毒物质或者受损机体毒物的准确鉴定和分析成为分析毒理学当前急需要解决的问题。尽管现代分析手段的发展已提高了分析毒理学检测毒物的能力，但新的毒作用模式不断发现；毒物鉴定与毒物形态分析仍是分析毒理中的薄弱环节；虽然分析毒理学的仪器装备及技术水平有很大的提高，但在实验室管理及质量保证体系建设方面仍处于刚刚起步阶段。广大分析毒理学工作者已意识到质量控制的重要性，并开展有关的研究工作，已有部分分析毒理实验室通过国家实验室认可及计量认证。

一些新兴研究技术如基因组学、蛋白组学、代谢组学等使毒理学研究水平不断深入，为分析毒理学研究提供了难得的机遇。与此同时，日益严峻的新型/未知毒物污染高发态势也对中国公共卫生快速应对的分析手段提出了更高要求。可以预见，环境污染与健康研究是分析毒理学未来研究重点，生物基质中的纳米污染形态和毒作用机制是亟待解决的难题，复杂生命体系中有毒污染物及其代谢中间产物的分离与测定需要代谢组学等方法的加入，而机体内污染物毒作用通路的解析和关键靶点筛选需要基因组学、蛋白组学及其他分子生物学的最新成果支持。快速、有效、经济的生物标志物和模型动物的研究一直是分析毒理学的主要研究方向之一，而基于计算的理论模拟和数据挖掘技术则有助于在浩如烟海的化学物分析和毒性数据中寻找新的环境污染物所致毒作用的规律。

由于毒物的种类繁多，结构、形态、价态各异，且含量甚微，又往往存在于复杂的体系里，并处于不断迁移，转化的动态中，因此，分析毒理学仍面临着一系列挑战。①在基础研究方面：复杂生命体系中有毒物质的分离和测定、有效生物标志的筛选和新型毒性评价方法的建立；快速的生物监测方法仍缺乏，金属化学物形态分析始终是一个难题，而纳米材料的形态和浓度分析一直是困扰其毒性作用研究的瓶颈问题，污染物自身转化产物及其影响波及的体内代谢物、生物大分子的鉴定也是一个新的研究领域。②在应用基础和实用技术研发方面：应着重于毒性快速检测方法的建立和相应设备的研制，面向国家需求，开发使用方便、经济可行的应用技术，增强分析毒理设备研发和集成创新的能力，为政府对环境污染采取恰当的防控措施提供坚实的技术保障和决策依据。

分析毒理学的分析技术将越来越复杂精密，其可靠性也在不断提升，许多新的分析工具几乎应用在分析毒理学的各方面，并且这些技术还在不断地向新的研究领域拓展。所以分析毒理学对保护人群健康、防治环境污染、法医毒理学发展及药物开发和滥用防控等多方面将发挥越来越重要的作用。

(刘起展)

shòuyī dúlǐxué
兽医毒理学（veterinary toxicology）

研究兽药和毒物及其代谢产物在动物体内的毒物动力学和毒效动力学，特别是物种间差异，以及动物中毒的体征、中毒机制、病理变化和防治措施的学科。兽医毒理学是兽医学和毒理学的重要交叉学科。

简史　兽医毒理学有几千年的历史，中国古代就有关动物中毒的记载，主要是对广泛存在于自然界的有毒植物、矿物和动物毒素引起的动物中毒进行诊断和治疗。到了20世纪40年代开始，人们大量使用各种各样的新合成化学物质，包括农药和非农药类有机化合物、兽药和饲料添加剂等。这些化学物质的使用有力促进了农业和畜牧业的发展，但是在某些情况下直接或间接引起动物中毒和死亡，引起动物性食品中化学物质的残留，而人类食用这些含有残留的动物性食品后产生过敏、致畸、致癌等。20世纪70年代末～80年代初，随着中国经济的迅速发展，人民生活水平得到了明显改善，对肉、蛋、奶等动物性食品的需求量逐年上升。与此同时，由于对外贸易的扩大，使中国生产的动物性食品的安全性问题列入了议事日程，于是兽医毒理学得到了良好的发展。中国兽医毒理学的研究领域已经扩展，主要涉及兽药、药物添加剂及饲料中有毒有害化学物的检测及其安全性/危险性评价和动物性食品中药物残留检测技术的研究，为制定中国兽药及饲料药物添加剂安全性毒理学评价程序、动物食品中兽药最高残留限量、饲料卫生标准及动物组织中兽药残留检测方法等有关法律法规提供了科学依据，因此兽医毒理学同样具有广泛的研究内容。

研究内容　兽医毒理学主要以动物为研究对象，研究内容包括以下部分。

中毒机制与中毒诊治　毒物对动物中毒机制的研究，寻找早期中毒的诊断指标和有效解毒方法，开发特效解毒药物；从器官、细胞水平进入了亚细胞、分子及基因水平深入认识化学物质对动物引起的危害及毒物分子与生物体之间的相互作用，如研究化学物质与酶、受体等的结合可能导致生命细胞信息传递的改变，这也许可解释化学物质中毒机制及化学物质危害的最终后果。

毒物动力学　研究动物可能接触的化学物质的毒性作用与其到达机体靶组织靶器官的量之间的关系；毒物进入机体后经过吸收、分布、生物转化与排泄等一系列体内过程；研究毒物的体内过程和生物转化过程等对毒性作用大小的影响因素。例如，机体内的许多酶系统（如肝混合功能氧化酶）参与毒物的生物转化，深入研究代谢酶及酶诱导与抑制，有助于解释毒物作用的某些本质现象。

兽药的安全性评价及卫生标准制定　兽药是指用于预防、治疗、诊断动物疾病或者有目的地调节动物生理功能和生产性能的物质（含药物饲料添加剂），主要包括血清制品、疫苗、诊断制品、微生态制品、中药材、中成药、化学药品、抗生素、生化药品、放射性药品及外用杀虫剂、消毒剂等。兽药的安全评价是兽医毒理学的重要内容之一。在养殖生产过程中，兽药不仅可以预防和治疗动物疾病，还可以改善饲料报酬，促进动物生长，提高养殖业的生产效率，在养殖业生产中起着十分重要的作用。但是，如果兽药使用不当，则会带来动物组织中残留的出现，引起食品安全问题。

在中国，兽药安全评审由农业部兽药评审中心主管。新兽药研发流程包括发现阶段、临床前研究阶段、临床研究阶段和上市后阶段等四个阶段。新兽药上市之前进行安全性评价的目的是保障人食品消费安全、靶动物安全、环境安全和兽药生产与使用者安全。其中，临床前安全性评价研究包括：①单剂量毒性试验，包括急性毒性试验、局部刺激试验和溶血试验。②30天/90天亚慢性毒性试验阶段。③致突变试验。④繁殖与发育毒性（致畸胎）试验。⑤慢性毒性/致癌试验。新兽药的评审工作目的就是要保障新上市的兽药（新原料药及其制剂）能够满足上述五个方面的要求。

在食用动物使用的兽药，则必须充分评价其对食品安全的影响，制订人体每日允许摄入量（acceptable daily intake，ADI）、最高残留限量（maximum residue limit，MRL）和停药时间（又称休药期）。ADI适用于所有食品动物使用的任何药物。大鼠经口慢性毒性试验是制订ADI最重要的试验，从该试验可以得到最大无作用剂量（NOEL）。毒理学ADI的计算公式为：$ADI = NOEL/SF$。其中，SF为安全因子，一般设为100。MRL指食品动物使用兽药后允许存在于食品表面或内部的最高残留量标准。食品法典委员会推荐的制订MRL的计算公式为：$MRL = ADI/FC$。其中，FC为食物消费系数，是指平均每人每日摄入的某种食物的量，以每人每日摄入食物的千克数来表示（kg/d）。食物消费系数与人的平均体重和平均摄入食物量有关。休药期是指食品动物从停止给药到许可屠宰或它们的产品（即动物性食品，包括可食组织、蛋、奶等）许可上市的间隔时间。凡供食品动物应用的兽药或其他化学物，均需规定休药期。休药期的规定是为了减少或避免供人食用的动物组织或产品中残留药物超量，进而影响人的健康，是依据兽药在可食性组织的残留浓度及其消除规律的实验数据来确定的。经数理统计，必须确保有

95%的可信限使99%的残留都低于最高残留限量。

2006年联合国粮农组织/世界卫生组织（FAO/WHO）食品添加剂联合专家委员会（JECFA）采用的MRL制订方法和风险评定方法。兽医毒理学家研究和了解从分子水平到整合哺乳动物生物体及种群的正常和疾病过程，可为社会作出重要贡献。

生态毒性的研究和评估　兽医毒理学重点研究用药动物排泄物中的药物原型及其代谢产物在进入环境后对生态的影响；研究这些化学物质进入环境后，在环境中如何转移与降解，对非哺乳类动物、陆生植物和土壤微生物，对水体中的水生动、植物会产生什么样的影响，如何防止和消除化学物对环境的影响等。

兽药残留　兽药在动物源食品中残留的简称，FAO/WHO食品兽药残留联合立法委员会的定义，兽药残留是指动物产品的任何可食部分所含兽药的母体化合物及其活性代谢物，以及与兽药有关的杂质。随着畜牧业发展和兽药应用范围的扩大，由于不合理使用兽药预防和治疗动物疾病或作为饲料添加剂，使动物性食品中兽药残留超标，对人类健康产生不利影响。兽药残留对人体健康的可能危害有急性和慢性毒作用、超敏反应、致病菌耐药性增强、正常菌群失调、致癌、致畸和致突变作用、激素类药物的内分泌干扰作用等。

兽药残留产生的原因：①集约化生产导致兽药用药量增加。②非法或不合理使用兽药，使用违禁或淘汰药物，在屠宰前使用兽药，不按规定执行应有的休药期，随意加大药物用量或将治疗药物作为添加剂使用，滥用抗菌

药物，大量使用人用药物等。

控制兽药残留的措施：①加快兽药残留的立法，完善相应的配套法规。②科学、合理使用兽药，严格规定和遵守兽药的使用对象、使用期限、使用剂量，以及休药期等，禁止使用违禁药物和未被批准的药物。③加大宣传力度，强化安全意识，使全社会自觉参与防范和监督，告诫兽药生产和经营企业，禁止制售违禁、假冒伪劣药品。④建立并完善兽药残留监控体系和残留风险评估体系，加大投入开展残留的基础研究和实际监控工作，建立起适合中国国情并且与国际接轨的兽药残留监控体系，实施国家残留监控计划，建立残留风险评估体系，以对兽药残留进行风险评估。⑤开展兽药残留检测的国际合作与交流，使中国的兽药监控体系、检测方法与国际接轨，保障中国出口贸易的顺利进行。

兽药残留的食品安全/风险评估：食品中兽药残留法典分委员会（CCRVDF）和JECFA开展食品中兽药残留的风险评估。JECFA兽药残留风险评估的主要步骤，包括危害识别、危害表征、暴露评定、危险表征。JECFA残留评估的资料包括兽药的一般特征、兽药的使用模式、兽药的药理活性和作用机制、兽药残留的分析方法及性能标准、代谢机制和药动学资料、毒理学资料、田间试验下残留消除研究。在动物给药后，必须在合适的时间点收集组织和体液样本进行残留分析。JECFA兽药残留风险评估的主要内容包括：①基于可获得的毒理学数据和其他资料建立ADI。②根据良好兽药使用规范（GPVD）推荐动物组织、奶、蛋中的兽药MRL。③为食品中化学物的风险

评定制定一般原则和方法。JEC-FA兽药残留风险评定最重要的目的是推荐MRL，以保护人类健康。MRL的最终确定是GPVD、ADI、靶组织中标示残留物及其消除规律、结合残留的生物利用度和可获得的分析方法等因素综合考虑的结果。JECFA兽药残留风险评估基本过程见图。

研究方法 兽医毒理学的研究方法与经典毒理学相似，主要有动物实验方法和靶动物群体的直接观察调查。①动物实验方法，分为体内试验和体外试验。前者通常以实验动物或靶动物等整体动物为对象进行研究，后者是利用微生物、细胞或组织培养等方法进行研究，通过观察染毒后生物体的各种变化，研究毒物一般和特殊毒性作用、作用机制、毒物动力学和毒代动力学、影响毒性作用的因素，并进行安全性评价和危险度评定。②对靶动物群体的直接观测调查是利用流行病学的调查方法，对接触了外源化学物的动物群体进行调查，这既可验证实验毒理学的结果，又可直接观察到外源化学物对生物体种群的毒性作用，为制定防治措施提供依据。③化学方法是利用分析化学和仪器分析等，研究毒物的化学结构、组成、性质及生物体组织和体液中毒物含量的检测等。

同邻近学科的关系 兽医毒理学是毒理学的一个分支学科，与兽医药理学关系密切，都是研究化学物与动物体相互作用的科学。除与兽医药理学关系紧密外，兽医毒理学是诸多学科的交叉（如兽医学、生命学科、临床学科等），其研究内容涉及广泛的学科领域，并与之相互渗透。

应用 兽医毒理学研究兽药和毒物对机体产生的不良作用和毒性效应、毒作用机制及其防治措施；兽医毒理学为新兽药的开发、评审、安全使用和对人类的危险性评价提供依据；可以保障动物安全用药和不引起动物性产品中药物残留超标，为人类生产出高质量、低残留的优质动物性食品具有重大的社会意义和经济效益。

有待解决的重要课题 随着生命科学和临床科学的深入发展，人类对于动物疾病药物防治的有效性和安全性，以及动物性食品安全提出越来越高的要求，兽医毒理学需加强以下方面的研究：①从细胞、亚细胞、分子及基因水平深入研究毒物对动物中毒的机制，寻找中毒的诊断指标和有效解毒方法。②完善兽药安全评价体系，为开发高效、安全、低残留的动物专用兽药提供技术支持。③建立并完善适合中国国情并与国际接轨的兽药残留监控体系和残留风险评估体系，研究对兽药残留进行风险评估有效替代方法以逐步取代传统的动物毒理学试验方法。④加快用于食用动物兽药标准的制定，完善现使用兽药的ADI、MRL和休药期标准。

（周宗灿　肖希龙）

hángkōng hángtiān dúlǐxué

航空航天毒理学（aerospace toxicology） 研究航空航天活动中可能接触的有毒物质对人员的危害作用、作用机制、污染规律和防护措施的应用基础学科。航空航天毒理学是毒理学分支学科，同时也是航空航天医学的重要分支学科。航空航天毒理学涉及毒理学中的许多方面，农业航空喷洒中使用的各种农用化学品涉及农药毒理学，控制航空航天器舱内火灾危害涉及所用材料的燃烧毒理学评价，法医毒理学方法应用于航空事故的调查，以及航空航天舱内污染的防控涉及环境毒理学。

简史 伴随着航空航天医学的形成和发展，航空航天毒理学也随之逐步形成和发展起来，并成为航空航天医学的重要分支学科。航空航天医学是从航空医学发展起来的。航空医学的萌芽始

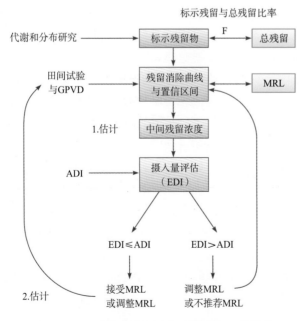

图　JECFA兽药残留资料的评价与MRL的推荐

于 1783 年 11 月 21 日人类首次成功实现载人热气球升空飞行，此后的 100 年时间里，数百次的载人气球的升空使人们逐渐意识到低压、缺氧、低温等高空环境对人体的危害。1903 年 12 月 17 日，第一架飞机首飞成功，随后飞机在第一次世界大战期间得到广泛使用，同时也出现空晕病、身体缺陷导致的飞行事故等急待解决的问题，航空医学由此诞生并进入有组织的发展时期。第二次世界大战期间，飞机性能得到很大提高，航行高度、速度、续航能力均显著提升，也随之出现了由超重、低压、缺氧、低温等引起的一些亟待解决的医学问题，自此航空医学得到迅猛发展。20 世纪 40 ～ 50 年代末，美苏两国先后广泛应用探空火箭和生物卫星探索生物特别是高等动物在失重等航天飞行环境下生存的可能性，以及各种航天因素对机体影响的规律，标志着航空医学已发展成为航空航天医学。从 1961 年 4 月 12 日苏联在人类历史上首先成功实现载人航天，到 1972 年 12 月美国完成"阿波罗"计划，短期载人航天飞行有力地促进了航天医学的形成与发展。1971 年 4 月 ～ 1982 年 4 月，苏联先后发射第一代载人空间站"礼炮 1 号 ～ 7 号"，随后 1986 年 2 月 19 日永久性"和平号"载人空间站顺利升空，从此进入中长期载人航天时期，航天医学也相应得到迅速发展。在航空航天技术的发展过程中，航空航天医学研究中也需要解决许多毒理学问题，航空航天毒理学也随之形成和发展起来。

研究内容　航空航天毒理学包括航空毒理学和航天毒理学两个方面，两者在某些方面有共同之处，包括以下主要研究内容。

农业航空毒理学　农业航空喷洒是使用农用飞机为农作物喷洒农药、除草剂、抗菌剂、生长调节剂、肥料和其他农用化学品的技术。如果农用飞机地勤人员和驾驶人员接触这些对人体有损害作用的化学物会直接造成急性或慢性中毒，甚至因此造成航空意外。农业航空毒理学涉及的主要内容是农药毒理学。农作物喷洒的农用化学品与有机溶剂和表面活性剂的联合暴露也不容忽视。因此，对飞机驾驶人员和地勤人员采取严格的防护措施、暴露监测、喷洒化合物的种类和持续时间等的登记对于有效保障相关人员的安全十分重要。

航空航天燃烧毒理学　在航空航天器舱内发生失控的火灾事故会威胁到舱内人员的安全，逃生的机会微乎其微，飞机坠毁后的火灾也往往是导致驾驶人员和乘客失去逃生机会的主要原因。因此，研究航空航天器使用材料燃烧所产生的烟气、缺氧和热量对人体产生的损害作用是航空航天毒理学的主要内容之一。火灾中 85% 以上的死亡是因吸入烟气引起昏迷所致，表现出急性吸入性中毒特点。火灾烟气组成和比例复杂，毒性成分多，包括大量的水蒸气、二氧化碳（CO_2）、一氧化碳（CO）、各种氮氧化物、卤化氢（氯化氢、溴化氢）、氰化氢（HCN）、含碳无机物（颗粒物）、含碳有机物（如烃、醇、醛及各种有机酸等）。其中，窒息性气体 CO 和 HCN 是燃烧产生的典型成分，可由于导致昏迷而使人失去逃生机会，检测外周血碳氧血红蛋白（COHb）和氰离子（CN^-）浓度是火灾烟气暴露和材料燃烧毒理学评价的重要指标；卤化氢、氮氧化物、醛及各种有

机酸等刺激性气体，对眼和呼吸道黏膜产生刺激，会引起视觉模糊，还引起呼吸道水肿而加重窒息作用。火灾还产生高温和缺氧环境，进一步加重烟气的毒作用。因此，对航空航天器所使用材料进行燃烧毒理学评价是选择航空航天器所使用材料的重要环节，有利于火灾发生时有效逃生。

航空法医毒理学　是航空事故调查的重要方面，涉及法医毒理学的两方面内容，即死后法医毒理学和人为法医毒理学，前者研究航空事件遇难人员的死因和死亡方式，后者涉及飞机失事的人为因素。除了机械故障，人为因素可能是导致飞机失事的重要因素，而导致飞行员行为变化的原因可能是接触某些外源化学物或本身的健康原因。

航空航天舱内污染的环境毒理学　飞机和载人航天器乘员舱是一个完全密闭的环境，舱内如出现持续性和事故性污染，将会导致舱内人员出现污染物慢性和急性暴露。舱内污染物主要以气体、蒸气和悬浮颗粒物等形式存在，来源有：①人体和其他生物体代谢来源的污染物，最主要有 CO_2、氨和乙醛等，是航空航天器舱内慢性低水平污染的主要来源。对于航天器，由于缺乏通风和空气流通，在狭小区域停留过久还易造成代谢来源污染物在局部浓度升高而造成急性暴露。②舱内非金属材料脱气污染物，主要有醇类、醛类、脂肪烃类、CO、氯代烃类和硅氧烷等，也是造成舱内低水平污染的主要来源。③火灾或设备元器件产热导致非金属材料的热分解会释放多种毒物，主要包括 HCN 和二氧化氮（NO_2）等。④承载航空器会遭受紫外线辐射，而对于航天活动，

则主要面临长期的低剂量的银河系宇宙射线（主要是质子和重离子）、偶发的高剂量太阳高能粒子辐射（包含电子、质子和重离子），以及地球捕获辐射带（高能电子和质子）的暴露。⑤在航天科学实验中，常会用到许多化学物，这些化学试剂外溅或外漏、化学反应中的产物外泄均会造成急性暴露。⑥航空器内还存在某些惰性粉尘，包括油漆屑、皮肤屑和灰尘等；航天器内的惰性粉尘虽没有活性，但因缺乏重力而会悬浮在舱内，滋扰航天员的活动，也会影响舱内设备；航天器内一些特殊的装备还会释放出活性粉尘，如 CO_2 过滤罐的氢氧化锂（LiOH）粉尘，而探月和其他外太空探测活动会带来月球和火星等其他星体的粉尘，这些粉尘的毒性需要深入研究。⑦日用润滑剂、黏合剂和个人卫生用品也会带来空气污染，电池含有多种有毒和腐蚀性化学物，舱外活动会带回推进剂污染舱内环境，某些空气污染物可能污染空气净化器或水纯化器的过滤系统。一般来说，由于具有高效的空气净化系统，大部分污染物都得到有效的清除。但空气净化本身可能带来新的污染物，如使用光催化技术可以部分氧化有机污染物，但同时也产生有毒的醛类化学物。另外，航空器内 CO_2 和臭氧（O_3）浓度偏高及低湿度时也会产生新的污染物。当空气净化系统故障时，舱内污染物累积会加快。

太空环境与地球环境有明显不同，太空没有大气层，因而航天器必须是封闭的恒压环境，同时还面临着重力变化（微重力），此外太空中也面临更强的空间辐射。这些环境上的差异会影响污染物暴露的潜在毒效应。首先，

由于缺乏重力，污染物的动力学会出现改变，如颗粒物不沉降，污染物由于对流和扩散减慢而易于局部累积，燃烧时也因对流和扩散减慢导致局部缺氧而易于产生 CO；航天条件下人体会出现许多生理变化如血流分布、器官形态，以及酶活性都会发生改变。因此，外源化学物在航天条件下进入机体的转运、吸收、分布、生物转化、排泄等毒物动力学均会发生变化，继而也会引起不同于地面的毒效应。其次，航天员在航天飞行中由于微重力、应激或隔离会产生一系列生理变化，包括红细胞总量降低、骨丢失、心血管变化和免疫功能降低等。因此，航天飞行可能使航天员对这些靶器官毒物的易感性增加。针对舱内污染物，需要通过评价航空航天器内时潜在污染物的健康损害作用，评定潜在毒性的危险度，建立可以保护航天员的安全限量标准，监测舱内污染物水平，控制污染物暴露带来的健康风险，从而保障航空航天人员免受污染物暴露而引发的健康损害。

研究方法　航空航天毒理学因其研究内容的不同在研究方法上也有所不同。

农业航空毒理学涉及的主要内容是农药毒理学，相关研究方法见农药毒理学。

航空航天所用材料的燃烧毒理学评价：动物实验仍是评价材料燃烧毒理学的主要方法，评价指标可分为暴露时间指标和暴露剂量指标两大类，前者包括实验动物失能时间（TI）和致死时间（TD），后者包括烟气半数致死浓度（LC_{50}）和半数失能浓度（IC_{50}），其中失能时间和浓度适合于确定火灾现场的有效逃生时间。暴露时间越长，剂量指标值越小；反

之亦然。多数试验中，暴露时间为 30 分钟，暴露后观察的时间为 10 分钟~14 天。另外，材料燃烧产生的烟气为混合物成分且比例复杂，因此，基于烟气成分分析的数学模型预测烟气的毒性也得到不断发展，常用的有有效剂量/有效浓度的分数（fractional effective dose/fractional effective concentration，FED/FEC）。FED 和 FEC 是在材料释放成分和数量已知的情况下，建立的烟气毒性数学模型，可预测材料的 LC_{50}。

航空法医毒理学评价：需要收集飞行员和其他空乘人员死亡后的生物样品，分析样品的外源化学物水平，包括燃烧烟气、乙醇或挥发物和药物，以发现空乘人员死亡的原因，以及导致飞机失事的人为因素。收集样品时，主要收集飞机驾驶员和副驾驶员的样品，以及乘客和其他机组人员的样品，包括血液、尿液、玻璃体液、脑脊液、脑、肺、心、肝、肾及其他组织样品。主要分析指标有：①血 CO、COHb 和 CN^- 水平分析，可以了解是否发生火灾。②乙醇或挥发物水平。③血液、尿及其他组织样品的药物及其代谢物水平。分析的药物类型有管制药物，如苯丙胺、甲基苯丙胺、巴比妥类、苯二氮草类、大麻素类、可卡因、阿片类、苯环己哌啶等；其他药物包括对乙酰氨基酚、苯妥英、奎尼丁、水杨酸盐和茶碱等，尿中还包括丙氧酚。④反映疾病状态的指标，其中通过测定玻璃体液和尿液中葡萄糖浓度、血糖基化血红蛋白水平等可明确飞行员的糖尿病等疾病状态。

航空航天舱内污染物的环境毒理学评价：①所使用航空航天材料脱气试验和热稳定性试验，

脱气产物是从材料或装配物件释放出的气体，是航空航天器舱内污染的主要来源。对所有材料进行脱气检测，限制不符合标准的材料用于航天设备，这是有效保障航天员不受脱气污染物危害的有效预防措施。②污染物吸入毒性动物试验。③对载入舱内的可带来舱内污染的仪器设备、物件及搭载的实验试剂等均必须得到潜在健康损害作用评价和确定毒性危害水平（toxicity hazard level, THL），美国国家航空航天局（NASA）对化学物的THL分为5个等级体系，包括0（无害）~4级（灾难性的）。④针对水和空气建立相应的航天限量标准，考虑到短期急性暴露（意外事件）和长期慢性暴露（不同时间的航天飞行）这些限量标准是时间权重的，美国约翰逊航天中心针对空气污染物建立1小时、24小时、7天、30天、180天和1000天的航天最高容许浓度（SMAC）限量标准，针对水体建立1天、10天、100天和1000天的航天水暴露指南（SWEG）限量标准，中国和俄罗斯等航天机构也都建立了相应的限量标准。⑤舱内环境监测主要包括材料脱气试验、实时监测和飞行后分析。

同邻近学科的关系　航空航天毒理学既是航空航天医学的组成部分，又是毒理学的重要分支，其研究内容与农药毒理学、法医毒理学、燃烧毒理学和环境毒理学均有十分密切的联系。

应用　航空航天毒理学通过评价航空航天活动中面临的潜在有害物质的健康损害作用，评定潜在毒作用的危险度，建立安全限量标准，控制污染物暴露带来的健康风险，从而对于保障航空航天人员免受有害物质暴露所引发的健康损害具有重要意义。

有待解决的重要课题　航空航天飞行存在非常特殊的环境条件，超音速飞机和火箭发射存在超重情况，而太空飞行中则是微重力状态，飞行中还面临各种空间辐射和太空粉尘，这些特殊条件下的有害物质的代谢动力学和毒效应变化及其机制、复杂组成的低浓度混合暴露的危害、空间辐射和太空粉尘的毒作用等许多方面还有待更进一步研究，航空航天毒理学还有广阔的发展空间。

（周宗灿　易宗春　祁妍敏）

jūnshì dúlǐxué
军事毒理学（military toxicology）

应用生物学试验、临床观察和现场调查等方法，研究化学战剂、放射性核素、军事工业毒物及在军事活动中遇到的其他外源化学物对生物体和生态系统的危害、毒作用机制及其医学防护的学科。军事毒理学是现代毒理学的一个重要分支，是军事医学的重要组成部分。其任务主要是认识各种军事活动中遇到的有毒化学物的危害，为预防各种中毒、及时救治中毒伤员提供科学依据，以维护、提高部队指战员的生存能力和健康水平，提升军队的战斗力，并在重大公共突发事件医学应急救援中民用推广。

简史　军事毒理学是适应现代军事斗争、和平时期军队建设和国家经济社会发展需求应运而生的。其产生的主要背景是化学武器在现代战争中的大规模应用。因此，军事毒理学的早期主要研究氯气、光气、氢氰酸及芥子气等传统化学战剂损伤的医学防护。随着现代军事飞速发展，军事毒理学研究内容及研究领域有了较大程度地拓展，研究对象由传统化学战剂和核武器相关放射性核素拓展至军事工业毒物及军事活动中可能遇到的有毒有害的物理和化学物。20世纪50年代初期，为有效提升国家军队应对化学战剂损伤医学卫生保障能力，中国开始建立专门从事军事毒理学研究机构，系统开展化学战剂致伤机制及防治措施研究。在明确涵盖6类14种化学战剂的化学防护目标谱系基础上，形成针对上述目标化学战剂的一整套"侦、检、消、防、治"等具体防护措施。在系统阐释神经性毒剂等化学战剂致伤机制基础上，研发出可有效预防和对抗神经性毒剂、全身中毒性毒剂中毒的特效防治药物。20世纪50年代中期，中国做出了建设现代国防的战略策略，提出首先研制发展以原子弹、导弹为主的国防尖端技术。为有效提升国防科学试验过程中的医学卫勤保障能力，中国相继建立了多个相应的技术机构，陆续开展军事毒理学应用研究。20世纪60年代以来，军事毒理学应用研究在试验场的选址、建场，在核武器、导弹、常规兵器研制、试验中的医学防护和各项医学卫生保障，特别是意外伤害时的应急医学救援中，发挥了积极重要作用，为保障国防科研试验顺利进行，发展高技术武器装备和航天、航海技术做出了贡献，其地位得到充分肯定。与此同时，在国家重大公共突发事件的防控和应急处置中发挥了重要作用。

研究内容　军事毒理学的研究对象主要有四大类。①化学战剂：主要是军用毒剂，国外军队已装备的主要有6类14种化学战剂，a. 神经性毒剂，如沙林、塔崩、梭曼和维埃克斯等；b. 全身中毒性毒剂，如氢氰酸、氯化氰等；c. 糜烂性毒剂，如芥子气、路易剂等；d. 失能性毒剂；e. 窒息性毒剂，如光气、双光气等；f. 刺激性毒剂，如苯氯乙酮、亚当剂、辣椒素等。②军事工业毒物：指军事工业生产和科学实验、军事装备及兵器试验和使用过程中遇到的有毒化学物质。现代军事工业主要指宇宙飞行器、火箭、核武器、飞机、舰艇、装甲车辆、电子装备、军械、火箭推进剂、军用燃料、弹药和装备等的研制、生产和试验。军事工业毒物包括上述各军事工业部门研制、贮存、保管和使用过程中所涉及的有毒原料、助剂、中间体、成品、副产品、杂质和废弃物等。③军事特殊环境污染物和军事活动中所接触的有毒化学物：某些军事特殊环境如地下设施、坑道的局部环境与地面环境有较大的差别，存在一定水平的多种物理和化学复合污染物，对健康产生影响。在军事行动、训练、作业和生活中也有可能接触到各种有毒化学物，包括来自环境大气、火炮发射、弹药爆炸和燃烧产物、推进剂、燃料及其燃烧产物、设备与用品潜在有害物、密封或相对密闭条件下人体自身分解产物等。④核武器和军事特殊环境放射性有害物。相关内容见放射毒理学。

因此，军事毒理学的研究内容主要包括：①化学战剂、军事工业毒物等化学物质对生物体和生态系统的危害及毒作用机制研究。②化学战剂、军事工业毒物等化学物质中毒防治药物、皮肤洗消剂等的研发及其机制研究。③新化学战剂的追踪。④军事作业、试验现场、工事、坑道、阵地、航天飞行器、飞机、舰艇、装甲车辆的舱室等特殊环境污染的毒理学评价及卫生标准制订。⑤军事作业、试验现场的医学防护保障。

研究方法　主要包括生物学试验和人群调查。①生物学试验：在毒理学中可用作生物试验的有各种哺乳动物、水生动物、植物、昆虫、微生物等，最常用的仍是哺乳动物，如小鼠、大鼠、犬、家兔、豚鼠和猴等。动物实验方法是军事毒理学的主要实验方法，可采用整体动物、离体的动物脏器、组织、细胞、亚细胞甚至 DNA 进行。根据采用的方法不同，可分为体内试验和体外试验；也可分为微观（实验室）研究和宏观（群体和环境生态）研究。体内试验，又称整体动物实验，使试验动物在一定时间内，参照人体实际接触一定剂量的环境有害物质，包括受试化学物的途径、方式和方法，然后观察动物可能出现的形态和功能的变化，研究毒性作用及机制的实验方法。动物体外试验，是利用离体器官、组织及所分离的细胞（称为原代细胞）或经多次传代培养（称为株）的细胞、干细胞等，在保持器官、组织处于生活状态下（或使细胞处于存活条件下），与受试物接触，按实验研究的目的，观察不同终点毒性反应的实验方法。②人群和现场调查：即采用流行病学和卫生学调查的方法，根据已有的动物实验结果和环境因素如化学物的性质，选择适当的指标，观察生态环境变化和受试物接触人群的因果关系、剂量-反应关系，进一步验证实验室的研究结果。同时根据事故发生的性质，按照卫生学方法列出现场调查提纲，进行现场调查，采样测定，综合分析，找出事故原因和造成损害的环境因素，制订防护措施。此外，也应注意积累职业性接触或发生意外事故等极为宝贵的人体观察资料，对于判断和确证实验室的基础性研究结论具有重要意义。

同邻近学科的关系　军事毒理学与毒理学其他分支学科如临床毒理学、药物毒理学、工业毒理学、环境毒理学等存在密切交互关系。此外，军事毒理学的发展离不开药理学、生理学、病理学、流行病学及卫生统计学等交叉学科对其提供的技术支撑；而转化医学、系统生物学等新技术、新方法的应用，将会显著提升军事毒理学的研究水平。

应用　随着中国军队现代化建设，高科技和新型武器装备的应用，遇到的有毒化学物将越来越多；学习军事毒理学知识，掌握有毒化学物质的致伤机制，研发防治药物和洗消措施，对保护作战人员的安全、提升军队战斗力有着重要的现实意义。①在化学武器医学防护中的应用：战争条件下对于化学武器的侦检、洗消、预防、急救、治疗都离不开军事毒理学知识。特别在现代高技术战争条件下，攻防转换和作战进程快，突然性、空间和纵深加大，要求医学保障具有快速反应能力和在高速机动中施行全天候、全方位立体的保障及实施连续救护后送的能力。利用军事毒理学技术研究有效的防护措施，具有重要军事意义。②在军事环境安全性与危险度评价中的应用：随着高新武器和技术装备的增多，军事作业、试验现场、航天飞行器、舰艇、装甲车辆的舱室等特殊环境中的有毒化学物的污染已引起广泛的关注。例如，核动力舰船环境中的有毒化学物质包括放射性气体及气溶胶、武器弹药发射后产生的废气、造船材料中的有害化学物质、内燃机燃料废气，以及舰船人员自身的机体代谢产物等，人们长期接触这些化学物质后可能会引起毒性反应，其中包括致癌、致畸、致突变的"三致"效应。对这些化学物质进行安全性和危险度的评价是军事毒理学的重要任务之一。军事毒理学研究成果，向国家重大公共突发事件的防控和应急处置的应用扩展，是军民融合的一个很好典范。

有待解决的重要课题 延伸研究目的、拓展研究内容，由单纯注重毒性与机制研究拓展到利用毒性机制研究来防治疾病，探讨新的治疗方法、形成新的防护措施、研发新的防治药品与防护装备等。扩大研究范围，由单纯研究环境因素对生理功能影响，扩展到对精神心理行为的影响；由整体、组织器官层面的研究，扩展到与细胞和分子水平研究紧密结合，机制研究与治疗和防护措施研究紧密结合。随着生命科学相关学科的飞速发展，学科间相互渗透、相互融合，生物化学、遗传学、免疫学等学科的先进研究方法和技术正逐渐被引入到军事毒理学研究中，尤其是分子生物学技术的发展，使得军事毒理学研究也进入分子水平。

（周平坤 王永安）

fāyù dúlǐxué

发育毒理学（developmental toxicology）

研究出生前暴露环境有害因素导致的生物体在受精卵、妊娠期、出生后直到性成熟过程中的异常发育及其生物学机制的毒理学分支学科。

简史 20世纪50年代暴发了震惊世界的反应停事件，导致数以万计的婴儿畸形，促使世界各国采取有效措施以防止类似致畸事件的发生。1963年，世界卫生组织要求各国建立药物不良反应的监测报告制度，进行产前咨询和产后调查随访，设立"国际药品监察合作中心"。1966年，美国食品与药品管理局提出三段生殖毒性试验指南。1973年，美国学者威尔逊（Wilson）首先提出发育毒理学的概念，出版了《环境与出生缺陷》一书。1978年以来，美国、瑞典和德国等国分别制定了药物致畸性分类系统。1990年以后，一些国家陆续开展了致畸信息服务。1997年，欧洲13个国家组成了欧洲致畸信息服务网；美国30多个州建立致畸信息服务组织。从人口质量和疾病负担的角度来讲，出生缺陷已给家庭和社会造成巨大经济损失和健康损害，开展发育毒理学的研究可为预防出生缺陷提供理论依据，具有重要的理论意义和现实意义。

研究内容 发育毒理学主要研究环境有害因素对胚胎产生的发育毒性及其作用机制。发育毒性指出生前暴露环境有害因素引起的发育异常，包括生长迟缓、致畸作用、功能不全或异常、胚胎或胎仔致死作用。

发育毒性的表现 卵子受精发育直至出生为止都称为孕体，孕体在各发育阶段发育毒性的表现也不同。生长迟缓指在有害环境因素影响下胚胎的发育过程较正常的发育过程缓慢。致畸作用指环境有害因素导致的胎儿出生时某种器官出现形态结构异常。功能不全和功能异常指胎仔的生化、生理、代谢、免疫、神经活动及行为的缺陷或异常。胚胎致死作用指某些外源化学物在一定的剂量范围内对发育期的胚胎具有损害作用，并可使其死亡，包括自然流产、死产和死胎率增加。

发育毒性的特点 发育毒性和致畸作用具有器官形成期最为敏感、剂量-效应关系较为复杂和物种差异及个体差异较为明显的特点。不同的发育阶段对外源性化学物的敏感性及作用特点不同。着床前期可发生着床前丢失。胚胎器官形成期是最主要的致畸敏感期，可造成胚胎器官结构畸形和胚胎死亡。不同器官致畸还各有其敏感时间，且有交叉重叠。胎儿期的发育毒性主要表现为全身生长迟缓、特异的功能障碍、经胎盘致畸和死胎。

发育毒性的影响因素 影响发育毒性和致畸的因素包括母体因素、遗传因素、环境因素及遗传与环境因素相互作用。2008年美国学者卡里·梅尔韦（Kari Melve）等研究指出，导致出生缺陷的所有因素中，遗传因素占25%，环境因素占10%左右，遗传与环境因素相互作用及原因不明者占65%。①母体因素与发育毒性：母体的遗传因素、疾病、营养状态、应激水平，以及胎盘的毒物与发育毒性密切相关。2012年王心如等研究发现，出生缺陷15%~25%与遗传有关，3%与母亲感染有关。人类妊娠最初3个月内母体发热与中枢神经系统畸形有关。蛋白质、热量、维生素、微量元素等缺乏均对妊娠有不利的影响。妊娠妇女补充叶酸可减少神经管畸形的发生率。不同形式的母体毒性可能通过诱导应激反应产生发育毒性。有些外源化学物能够通过胎盘屏障，以胎盘作为靶器官并在胎盘代谢和蓄积，进而影响胎盘功能和胚胎发育，导致发育毒性。②环境因素与发育毒性：环境有害因素可以损伤生殖细胞，影响胚胎发育过程，导致母体毒性和发育毒性。环境污染是出生缺陷和先天畸形发生率升高的重要因素，在大气污染工业区，婴儿中枢神经系统畸形发生率高于非工业区。先天性水俣病是因水体有机汞污染而导致的出生缺陷。美国在越战中使用落叶剂导致污染地区的新生儿先天腭裂和脊柱裂发生率急剧增加，死产率达69‰，显著高于31‰的全国平均水平。农药污染也对生殖发育产生一定的影响，导致不孕不育、流产、出生缺陷、新生儿死亡或低体重和发育障碍等。

发育毒性的作用机制 外源化合物可通过影响基因表达、诱导基因突变、细胞凋亡、干扰细胞-细胞交互作用、通过胎盘屏障、干扰母体稳定等一种或几种方式对机体产生作用，引起发育毒性。例如，原癌基因 Wnt-1 或 Wnt-3a，与中脑、后脑及脊髓畸形的发生有关；诱变原具有潜在致畸性，如电离辐射及病毒可导致基因突变与染色体畸变从而引起致畸作用；细胞生长依赖激素、乙醇和抗癌药物都能促进细胞凋亡，导致发育毒性；沙利度胺（反应停）可阻碍发育过程中细胞间和细胞与基质之间的相互作用，干扰细胞间通讯从而引起发育毒性；镉、砷可通过引起胎盘毒性和影响营养物质的传送导致发育毒性；杀虫剂和植物雌激素类物质可以干扰激素的合成、释放、传送、代谢、结合及活性，从而导致发育毒性发生。外源化学物可通过单独作用或多种外源化学物联合作用对胚胎产生发育毒性。

研究方法 发育毒性试验的研究方法主要有三段生殖毒性试验和一代或多代生殖毒性试验及发育毒性替代试验。

三段生殖毒性试验 包括生育力和早期胚胎发育毒性试验（一般生殖毒性试验）、胚体-胚胎毒性试验（致畸试验）和出生前后发育毒性试验（围生期毒性试验）三个阶段。

设计的关键是各个生殖阶段之间不留空隙，受试药物的暴露时间至少有一天的重叠。发育毒性试验通常选择妊娠期短、每窝产仔数较多和胎盘结构与人类接近的动物。啮齿类首选大鼠，非啮齿类首选家兔。剂量分组为低、中、高3个剂量组，其中最高剂量组应引起明显的毒性效应。在生育力和早期胚胎发育毒性试验（Ⅰ段），雄性在交配前4周、雌性在交配前2周给受试物，一直持续到雌性着床前（大鼠孕6天）。每种性别一般15~20只，按雌雄1∶1或2∶1比例交配。雄性证实交配并使雌性受孕成功后处死，雌性在孕13~15天终止妊娠。观察雄性和雌性动物的饮水量、摄食量、体重变化、生殖器官和生殖细胞的数量和质量、受孕率、着床数、吸收胎数、死胎数和活胎数等。在胚体-胚胎毒性试验（Ⅱ段），每组雌性动物15~20只。大鼠在孕第6天开始给受试物，每日一次，持续到孕第15天。在自然分娩前1~2天将受孕动物处死后取胚胎。大鼠一般在受孕后第20天、家兔在第29天处死。观察胎仔外观、内脏和骨骼畸形及发育状况；记录母体体重变化、毒性体征、计算着床数、（窝均）活胎数、死胎数、吸收胎数，以及胎仔平均体重和体长等，分别以母体数为单位计算母体畸胎发生率和以胎仔数为单位计算胎仔畸形率及单项畸形率。出生前后发育毒性试验（Ⅲ段），大鼠在孕15天至产后28天给受试物，每组15~20只。断乳

后处死母体和部分幼仔，每窝选8只幼仔（尽量雌雄各半），抚育至性成熟并交配，评价生育力的F1代在F2代出生后处死。观察母体的饮水量、摄食量、体重变化、中毒症状和死亡率、妊娠分娩时间、产仔数和受孕率等；F1代观察畸形、性别比、存活率和生长发育状况；断乳后处死，检查主要脏器和生殖器官的发育和畸形等。通过与其对照组比较，评价受试物的发育毒性。

替代试验 主要包括小鼠胚胎干细胞实验、胚胎细胞微团培养、大鼠全胚胎培养、体内预筛实验、斑马鱼胚胎发育实验等。

小鼠胚胎干细胞实验 小鼠胚泡内细胞团衍生的胚胎干细胞在特定条件下可定向诱导分化为机体多种细胞。因此可作为生物测试系统，用于哺乳动物细胞分化和组织形成过程的发育毒性研究。

胚胎细胞微团培养 从第11天的大鼠胚胎取中脑细胞微团或肢芽区细胞微团，加入不同浓度的受试物共同培养5天；用中性红染色判断细胞存活；用阿辛（Alcian）蓝染色判断肢芽软骨细胞分化数量；苏木精染色判断中枢神经系统细胞分化数量，求出半数失能浓度（IC_{50}）。可通过对受试物组与对照组数据的比较，评价化学毒物的细胞毒性和发育毒性。

大鼠全胚胎培养 取孕期第9~10天的大鼠胚胎，剥去赖歇特（Reichert）膜，放入含受试物的培养液中进行多气体动态培养，观察胚胎发育情况，记录胚胎存活，检测胚芽、卵黄囊直径、体节和体长。以胚胎的心跳和血液循环作为胚胎存活的指标；以卵黄囊直径、颅臀长和头长、体节

数和胚胎重作为胚胎生长发育的指标；根据布朗（Brown）评分对器官形态分化作出评价。可用于筛试化学物的发育毒性、探讨其剂量-反应关系和作用机制研究。

体内预筛实验 大多数动物出生前暴露于有害因素可在出生后表现为存活力下降和（或）生长迟缓。在主要的器官形成期以接近母体毒性的剂量水平染毒，待自然分娩后，观察出生3天内的子代外观畸形、胚胎致死、生长迟缓等发育毒性表现，直接对子代进行外部畸形、生长和生存能力的评估，不进行传统致畸试验中内脏和骨骼的检查，达到预筛的目的。

斑马鱼胚胎发育实验 经济合作与发展组织（OECD）认可的测定单一化学物毒性的标准测定方法之一，属于致畸效应试验。取斑马鱼胚胎与受试物共孵育，观察斑马鱼胚胎心率、孵化率、死亡率，以及胚胎发育不同阶段的畸形率，以评价受试物发育毒性和致畸作用。该项技术成本低、易操作、灵敏度高，可以记录多项毒性指标，并可以探讨毒作用机制。

同邻近学科的关系 发育毒理学是毒理学的重要分支和靶器官毒理学的重要组成部分，它与组织胚胎学、生殖医学和畸胎学有密切关系，可为研究环境有害因素的生殖系统损害作用和对生殖和子代发育影响及其致畸作用机制提供实验技术手段和科学依据。

应用 发育毒理学研究可应用于环境有害因素生殖发育毒性鉴定、毒作用模式及毒作用机制探讨、生殖毒性相关生物标志筛选、安全限值确定和安全性评价。对生殖发育毒物毒理、出生缺陷早期干预及防治研究、降低新生儿畸形率和提高人口质量具有重要意义。

有待解决的重要课题 引起发育毒性和致畸的环境有害因素众多，包括环境污染物、药物、化学品、辐射、感染及其他因素，环境有害因素致子代畸形及发育异常的生物学机制十分复杂，且多存在遗传和环境交互作用，疾病外显率低，给研究和防治工作带来巨大困难。因此，加强环境污染综合治理，有效开展环境有害因素生命早期暴露、出生缺陷监测、新生儿筛查、围孕期健康教育和致畸信息服务是减少发育毒性和出生缺陷的必要手段。加强环境有害因素发育毒性及其机制研究，寻找发育毒性和出生缺陷的生物标志，完善发育毒性检测方法和替代方法，不断提高出生缺陷及发育毒性监测水平，建立毒性数据库，在有效监测的基础上逐步开展出生缺陷预测预警研究是今后发育毒理学的重要发展方向。

（孙志伟 周显青）

yíchuán dúlǐxué

遗传毒理学（genetic toxicology）

研究环境因子对生物体遗传物质产生的损伤效应及其机制的毒理学分支学科。其研究对象是遗传毒物，即人类生产和生活环境中遇到的能导致生物体遗传物质损伤或遗传学改变的各种化学、物理和生物性等环境因子。

简史 遗传毒理学概念起源于20世纪初，当时的科学家们开始研究化学、生物和物理因素引起遗传学改变，并最早把环境因子引起的遗传学改变描述为"突变"。1904年荷兰科学家德弗里斯（de Vries）发现X射线能改变遗传物质，1927年美国科学家米勒（Müller）证明X射线是诱变因子，1942年芥子气也被发现具有遗传诱变性，之后相继发现一些化学物包括氨基甲酸乙酯、环氧乙烷、重氮甲烷、二乙基硫酸等也具有诱变性。同时，科学家们开始关注诱变与癌症之间的关系，提出必须检测医药、食品和化妆品工业中化学物的诱变性。1969年，国际环境诱变剂学会（environmental mutagen society，EMS）正式成立。随着毒理学研究不断发展，致突变组合试验方法被确立，机制毒理学研究不断深入，为管理毒理学发展提供了可靠的理论依据。

中国遗传毒理学的研究起步较晚，20世纪70~80年代是起步阶段。该时期中国学者引进了经典的遗传毒性试验技术，建立了相应的实验机构。另一方面通过派出专家到国外学习或邀请国外知名学者来华讲学，逐步培养了一批学科人才，学科建设得到发展。1983年中国环境诱变剂学会（CEMS）及1993年中国毒理学会遗传毒理专业委员会的成立，标志着中国遗传毒理学专业人才队伍已基本建立。20世纪80~90年代，遗传毒理学在中国得到进一步发展，遗传毒性检测试验向规范化和标准化发展，广泛应用在化学品、农药、药物等安全性评价。20世纪90年代开始，分子生物学技术飞速发展，融入遗传毒理学研究的各个方向，中国与先进国家在研究水平上的差距日渐缩短，一些研究成果已达到了国际水平，遗传毒理学研究进入一个崭新的发展阶段。

研究内容 遗传毒理学的主要研究内容是阐明环境因子对生物体遗传物质产生的致突变作用及其引起的健康效应，发展遗传物质损伤检测方法，筛选和鉴定致突变物质，探索致突变作用的机制，提出致突变物健康危害的评价方法。化学物质诱导基因突变和染色体畸变的主要靶分子是DNA，而诱导染色体数目改变的靶部位主要是有丝分裂或减数分裂的成分，如纺锤体。DNA变化包括碱基损伤和DNA链受损两种形式。环境遗传毒物如多环芳烃类、芳香胺类、杂环胺类、亚硝胺类等与DNA形成加合物，导致碱基突变、缺失、插入、交联等后果，严重的甚至发生DNA链断裂。在电离、紫外线辐射作用下，DNA发生直接断裂或两个相邻的嘧啶形成嘧啶二聚体；致瘤病毒主要是整合至宿主细胞DNA上引起DNA结构和功能改变；活性氧、自由基对DNA的攻击也会引起氧化损伤。碱基类似物在DNA复制时掺入或烷化剂提供的甲基或乙基与DNA共价结合后可导致碱基误配。一些化学物如苯并[a]芘、甲醛、重金属镍、铬等，可导致DNA-蛋白质发生交联。染色体数目改变主要涉及细胞分裂过程的改变，秋水仙碱、长春花碱可与微管蛋白二聚体结合，影响纺锤体正常功能，导致细胞分裂异常；某些化学物如铅、锌、汞、砷等金属可以与微管上的巯基结合，干扰细胞分裂过程，造成非整倍体，此外影响DNA合成和修复有关的酶功能也间接导致DNA的损伤。

遗传毒物　又称诱变剂，可诱导生物体的遗传物质发生突变或结构改变。常见的遗传毒物包括烷化剂、交联剂、电离辐射和致瘤病毒等。生物体的基因组在结构、复制、修复和基因表达调控等方面必须维持相对的稳定以保证物种生物性状的延续性。突变是遗传物质的一种可遗传的变异，分为自发突变和诱发突变。自发突变的发生率一般很低，自然界物种的进化与自发突变有密切关系。诱发突变是环境因子改变或人为有目的造成的突变。人为突变被广泛应用于生物技术和生命科学领域，如培育良种、医学诊断和基因治疗、改善生态环境等，而且环境因子所诱导的突变则可能对机体造成不可逆的损害，如导致遗传病或肿瘤等疾病的发生。

遗传毒性　遗传毒物对基因组DNA产生的有害生物学效应，即环境因子与DNA相互作用，引起生物体细胞基因组分子结构上的特异性改变，主要有三种类型。①基因突变：即基因在结构上发生了碱基对组成或排列顺序的改变，包括碱基置换、移码突变和大段损伤三种类型。②染色体畸变：是染色体或者染色单体断裂引起的结构异常，表现为缺失、重复、倒位、易位、环状染色体、无中心粒染色体等。③染色体由于分离或者复制异常引起数目改变，可出现整倍体改变或非整倍体改变。引起整倍体染色体数目改变的原因是核内复制使纺锤体形成障碍，而导致非整倍体的原因是染色体不分离或染色体丢失。遗传毒性的主要影响因素包括受损细胞种类及增殖能力、DNA损伤的类型，以及个体DNA损伤修复基因的多态性产生的修复功能改变。

遗传突变的后果　DNA损伤后机体细胞会启动一系列修复系统，以维持遗传信息的完整性和稳定性。环境因子导致的DNA损伤可经多种途径进行修复，如直接修复、碱基切除修复、核苷酸切除修复、重组修复、错配修复等，这些修复机制对维持细胞基因组的稳定性起重要作用。如果DNA损伤在复制前未正确修复，经历一个细胞周期后，DNA损伤有可能固定为突变，若突变累及的是一些重要基因（如癌基因和抑癌基因），就可能导致不良后果如启动细胞恶性变。遗传突变的后果取决于环境因子作用的靶细胞类型。突变发生在生殖细胞，产生的影响可以遗传给下一代，导致遗传病的发生，如苯丙酮尿症、半乳糖血症、白化病等。此外还会增加下一代的遗传负荷，即群体中每一个携带的可遗传给下一代的有害基因的平均水平。生殖细胞染色体畸变还可以造成胚胎死亡、畸胎、生长迟缓等生殖毒性效应。体细胞突变则与衰老、肿瘤、动脉粥样硬化、胚胎畸形等有关，其中肿瘤最受关注。遗传突变与肿瘤发生密切关联的直接证据来自于人群肿瘤细胞中所发现的分子遗传学改变，如癌基因和抑癌基因突变、染色体重排、基因扩增及非整倍体。

研究方法　遗传毒理学的研究方法主要是通过致突变试验对环境诱变剂进行初步筛查；筛查和验证与化学物作用关联的遗传损伤的特异性生物标志，并应用于人群生物检测和风险评估。在致突变试验中，观察到的现象所反映的各种事件统称为遗传学终点，国际环境诱变剂和致癌剂防护委员会1983年提出5类遗传毒性终点，即DNA损伤和修复、DNA断裂、基因突变、DNA重组和染色体结构异常、非整倍体和多倍体。由于每个试验只能反映1~2个遗传终点，国内外采用能反映上述5种遗传毒性终点的组合试验对农药、药品、食品和化妆品等化学物的遗传毒性进行安全性评价。受试化合物在任何一种试验中出现可重复的阳性结果，即可认为是遗传毒物。常用的致突变试验包括细菌回复突变试验（Ames test）、微核试验、染色体畸变试验、基因突变试验、姐妹染色单体交换试验、果蝇伴性隐性致死试验、显性致死试验、非程序 DNA 合成试验等。由于已知的大多数化学致癌物具有致突变作用，因此致突变组合试验是判断潜在致癌物的重要程序。但是致突变试验存在一定的局限性，仅可检出具有遗传毒性的致癌物。

20 世纪 90 年代以来，分子突变的检测方法和毒理学分子机制的研究取得重大的进展。许多新的分子生物学技术应用于基因突变的检测，如荧光原位杂交、单细胞凝胶电泳、DNA 测序、单链构象多态性分析、限制性酶切片段长度多态性分析、微卫星 DNA 分析和高通量生物芯片技术等，为揭示遗传突变的特征和分子机制提供了新的研究手段。而穿梭质粒载体系统、转基因动物突变测试系统、人体细胞转化模型等也都在遗传毒理学的研究中得到广泛的应用。

同邻近学科的关系 遗传毒理学既是预防医学的基础学科，同时也是应用方法学的学科。遗传毒性检测方法和技术在食品毒理学、环境毒理学、农药毒理学等其他现代毒理学重要分支学科中是通用的，也是食品安全检测中是重要的一环。遗传毒性检测技术的发展有助于客观地描述化学物的毒性特征，完善描述毒理学的信息和安全性评价和风险分析，促进管理毒理学的发展。遗传毒理学的研究依赖人群流行病学及统计学分析，更需借鉴其他学科的先进理论和技术，如遗传学、细胞分子生物学、生物物理学、生物化学等，这些学科的发展为遗传毒理学机制研究提供崭新的研究手段。相信遗传毒理学在现代科学相互渗透、相互借鉴的背景下将日益发挥其不可或缺的重要作用。

应用 遗传毒性检测不仅在评价各种化学物的安全性方面得到了充分的应用，而且在人类环境的现场环境监测、人群健康监护，以及肿瘤的生物标志物筛查等方面发挥重要的作用。如利用蚕豆根尖、鱼的遗传毒性试验进行水源质量的监测；利用双核微核试验和单细胞凝胶电泳监测作业环境中毒物接触所导致的遗传损伤。通过多种生物标志，对人类接触遗传毒物的剂量及效应进行评价，并验证生物标志预测疾病、肿瘤、衰老等风险的效能。此外，利用遗传易感生物标志，可以筛检出毒物接触的敏感个体，达到保护高危人群的目的。

有待解决的重要课题 随着现代生命科学高新技术的飞速发展，一系列"组学"和生物信息学相结合的研究手段为阐明毒作用机制、筛选特定的环境应答生物标志，建立毒物接触、效应预测模型等提供了重要的研究手段；从分子水平到细胞水平、从靶器官水平到人体志愿者相结合的研究新模式将主导遗传毒理学未来的研究方向；化学物的安全性将采用综合评价方法，替代试验、定量构效关系、高通量芯片技术、流式细胞分析技术、单细胞测序技术、转基因细胞或动物模型将得到广泛的应用；通过分子流行病学与生物信息学等学科的整合研究方式，生物标志有望应用于遗传毒物风险评估和风险管理。

（陈 雯）

jìsuàn dúlǐxué

计算毒理学（computational toxicology） 运用数学和计算机模型以帮助预测和评价化学物对人和环境的危害性与危险性的应用学科。它是毒理学分支学科，是毒理学、化学、系统生物学、生物统计学和计算机科学等多学科相结合的交叉学科，旨在帮助管理机构进行暴露化学物的筛选、对化学物进行优先排序，提高毒理工作者评估机体暴露于环境应激的危险性或后果的能力。在进行环境化学物或其他环境应激原的暴露评定时，对化学物在环境中的定性和定量检测、化学物在机体的吸收和分布、活性化学物在靶部位的存在，以及探索导致有害结果的一系列生物学事件等方面均有许多不确定性。而计算毒理学旨在使用现有的技术来减少化学物"从源头到结局"连续过程中的不确定性，实现主要依靠体外试验系统使毒理学更快转化的目标，即更广泛地覆盖化学物、化学混合物、暴露的结局和更完整的生命周期；减少测试的成本和时间；使用更少的动物和尽可能减少对动物的危害；为评价环境因素的健康效应建立一个更健全的科学基础，从而改善定量危险性评定。计算毒理学在很多方面不同于传统毒理学，其中最重要的是规模。无论是所研究化学物的数量，还是终点和通路的覆盖面、观察的生物组织的水平、所考虑暴露条件的范围、覆盖的生命阶段、性别和种属，以及资料的来源和模型的可获得性，都是主要基于动物实验的传统毒理学无法比拟的，而且它将及时吸收整合所有相关领域的进展，这使得毒理学成为一门广义的预测科学。

简史 计算毒理学的研究始于 20 世纪 90 年代初，其主要原因是待筛选的化合物数量激增及毒性测试的高昂费用，使现行毒理学评价方法难以满足需要。另一方面，评价的通常是单个化学物，而环境暴露的往往是多个不同化学物组合的混合物，由于经济、动物保护等原因不可能都进行毒性测试和评价。与此同时，迅速增长的化学毒理研究提供了大量的化学物结构及其毒性数据，为通过计算方法预测化学物毒性提供了可能。为此，一些学者开始尝试基于定量构效关系通过计算方法预测化学物毒性的研究。2002 年，马斯里（Masri）等首先提出了计算毒理学的概念。2003 年美国环境保护署（EPA）定义了计算毒理学，即整合现代计算和信息技术与分子生物学，以改进管理机构对化学物所需资料的优先顺序和危险性评定。同年，EPA 开始实施计算毒理学研究计划（CTRP）。2005 年 2 月，EPA 成立了国家计算毒理中心（NCCT），该中心是 CTRP 的最大组成部分，主要协调化学物筛选和顺位、信息建模和系统建模。此后，计算毒理学开始蓬勃发展。2005 年以来，NCCT 每年举行一次计算毒理学论坛。2007 年，英国学者肖恩·伊金斯（Sean Ekins）编写的第一本专著《计算毒理学：制药和环境化学物质的风险评估》（*Computational Toxicology: Risk Assessment for Pharmaceutical and Environmental Chemicals*）出版。2009 年，欧盟联合研究中心的健康与消费者保护研究所成立了计算毒理学和建模实验室。在此前后，包括中国在内的很多国家也已开始了计算毒理学方面的研究。

研究内容 主要包括以下几方面。

加强"从源头到结局"模式中各个环节的联系 ①化学物描述：理化特性相关数据的编辑和使用、环境监测、转运和转归、暴露潜力、生物蓄积能力和毒性。②化学物的转化和代谢：管理化学物暴露和危险度评定的能力依赖于预测其环境浓度的模式和能力。通常利用"化学物（在环境中）命运模型"来进行研究，该模型的核心是为自然界各有机连续体的行为、复杂的生物系统和生态系统建立模型并进行阐述。针对该模型所提出的问题，建立相关方法、手段和数据库来预测化学物（如杀虫剂、饮用水中的毒性化学物）的结局。③寻找暴露生物标志：需注意在寻找生物的发育标志时，关键要判定器官、系统在发育成熟过程中存在的发育毒性的分子标志。检测病原微生物的潜在毒性，需研究建立病原微生物毒性检测的分子方法学方法。④改善剂量度量的方法：在靶器官剂量的基础上，使用定量构效关系（QSAR）、化学混合物毒性研究方法和生理药代动力学（PBPK）模型来建立逐步危险性评定方法体系，并将该方法运用于化学物（如饮用水污染物）毒性的累积危险性评定。⑤探讨毒作用通路：毒作用通路指细胞受到有效干扰、预期将导致某种有害健康反应时的反应通路。现已经建立了大量的体内和体外检测工具来判定关键的毒作用通路。⑥系统生物学的运用：利用系统生物学的方法建立一个虚拟（或模拟）细胞、器官或有机体的计算模型，该模型具有"细胞、器官或有机体的各组成部分"；模型建立以后，再进行验证和仿真实验，以获得其对有害效应预测能力的可信度。另外，可以利用代谢组学阐述由化学物引起的代谢模型的变化、生成化学物的核磁共振光谱概貌，并且建立评价新化学物作用于内源代谢效应的模型。⑦模型框架的建立：获得科学的模型和数据，为计算机模拟信息的产生建立标准化形式和交换方案，也为所需要的数据库建立联结技术。

构建危险性评定预测模型 ①诊断、筛检模型：QSAR 和其他计算方法可以对生理化学参数进行定量，从而预测其代谢结局，在缺少经验数据的情况下还可判定潜在危险性，也能为后期测试确定各组化学物的优先顺序。将优化使用组学数据，并估算未测试化学物的缺失数据。②下丘脑-垂体-性腺轴的系统生物学模型：许多有害效应和下丘脑-垂体-性腺轴的功能改变相关，计算系统生物学模型能描述生化水平的生物学干扰和在更高水平整合生物组织的信息，它的发展有助于预测整体和人群水平的剂量-反应行为。③预防污染的策略：对化学物释放到环境中以后的潜在危害性进行评估；利用最终标志（如人类死亡、人类疾病、农作物损害、水质或大气质量问题）来评判、比较各种化学物的污染。

定量危险性评定 ①剂量-反应和外推模型：剂量-反应关系是暴露和内剂量相关测定（即毒代动力学）之间、内剂量和毒效应之间（即毒效动力学）关系的组合。它们可以可靠地预测易感人群和别的物种在其他剂量水平和生命过程中的暴露结果。②剂量-反应和不确定性：环境化学物危险性分析包括暴露评估（通过饮水、食物、空气和皮肤等不同途径作用）和暴露对个体的效应（剂量-反应评价）。剂量-反应分析分为靶组织毒物的传递分析（毒代动力学）和毒物对靶的作用（毒效动力学）。研究毒代动力学和定量化建模（如 PBPK 模型）方面已取得了很大进步。这些模型可用于量化人类和动物潜在的关系、人类内剂量的可变性、预测总的不确定性。理论上，毒效动力学的关系也应该建立在机制研究的基础上。实际上，剂量-反应评定却建立在动物毒理学数据的经验剂量-反应模型上。许多经验曲线可以模拟一个特定的数据集，提示"真实"剂量-反应关系真正的不确定性。对于不确定性分析，需要建立有效的分析方法，同时要建立操作系统来管理大量模型，使进入其他数据库和操作者界面更简单。收集更多的信息可以减少危险度评价中的不确定性、灵敏度分析能帮助量化个体资源对不确定性的贡献、全部危险度分析时各个体资源之间的相互作用。

　　高通量和高内涵技术的运用　分子生物学、基因组学、生物信息学、系统生物学和计算毒理学方面的研究进展，导致了更多体外研究方法的创新。高通量方法是定量方法中一个关键的方法，该方法最早运用于制药工业中的新药研发，分子靶定量分析、信号通路和细胞表型等组成的组合终点具有用浓度-反应模式来评价成千上万化学物的能力。使用细胞分析的高通量方法为毒理学试验模式的转变提供了愿景。这样一些方法体系整合了复杂的、功能性的细胞信号通路，通路被环境化学物干扰是其毒性的强有力的证据。具有自动、荧光成像装置、成像分析系统的高内涵筛选

平台，极大地简化了化学物对细胞信号途径和单细胞水平的重要细胞器官功能干扰的定量。高通量和高内涵方法由密集的数据来描述，并需要计算机技术来分析和解释。高维度的数据需要新的统计学方法。体外分析时，结果要应用到预测新化学物潜在毒性的建模上；另外，整合进系统生物学的筛选结果可以探索作用机制，而该作用在进行危险度评定时具有重要的意义。

　　使用"组学"技术预测化学物潜在毒性　研究化学物和生物靶之间的相互作用时，转录组学方法是一个有用的方法，可以完成生物活性概貌的高通量分析。而反向毒理基因组学可利用生物活性概貌精确预测化学物的毒性、对化学物排序以便进行进一步测试，使资源集中于更有潜力的危害性和危险性评定。用基因组标记进行毒理学结局预测源于体外研究，将这些标记运用于危害性判定和危险性评定，并且对其进行评估是一个活跃的研究领域。但是，源于体外研究的预测基因组标记的发展远不如体内实验数据的运用。

　　信号转导在系统行为中的作用　信号转导系统是能够对体内和体外环境的信号分子（包括环境应激）起反应，通过细胞内的信号转导过程，调节代谢酶、离子通道、转录因子等的活性，控制细胞的生长、分化、凋亡，调节细胞的代谢、协调整体细胞的各种功能活动和对各种应激原的反应。不同的信号转导通路间具有相互的联系和作用，形成复杂的网络。揭示毒物对信号转导系统的影响，对阐明毒作用的机制具有重要意义。计算系统论方法是预测低剂量环境化学物对人类

有害效应机制进行建模的关键。细胞信号系统的计算预测模型可以在两个方面有助于危险性评定：第一，可以帮助分析有关环境化学物所致有害生物效应中的混杂因素；第二，动态模拟这些机制可以帮助预测剂量依赖的反应。这可以减少研究环境化学物毒效应时的动物数量，并缩短时间。

　　遗传变异、环境-基因交互作用和环境危险性评定　研究环境暴露和复杂的疾病之间的关系需要考虑体内（遗传因素）和体外（化学物暴露）的多种因素。因此，必须将评价环境-基因的交互作用（以判定易感人群）和表现生命期危险的特征信息整合起来。尽管遗传和环境因素之间的关系在疾病发展过程中的作用早就被认识到，可是有效的大规模描述人类遗传变异的工具近几年才产生。不同物种、相同物种中的不同个体对同一药物或环境化学物的反应不同。从某种程度上讲，遗传变异在多种途径上影响多个过程，如吸收、代谢和信号传导；越来越清楚的是，特别的遗传变异可以改变个体对许多疾病的易感性。尽管遗传变异在环境-基因反应中起着主要作用，但研究显示遗传变异在病变和疾病发展中的后续效应也很重要。这便使得情况更加复杂，因为暴露效应能导致多种遗传效应，甚至遗传突变缺失。

　　生态危险度评定　生态系统对定量危险度评定提出了一些独特的挑战。为保护个体，人类健康危险性评定要求将动物模型的效应外推到人。在生态群落中，为保护群体和关键性功能过程，生态危险性评定要求在各分类组别之间进行广泛的外推。具备高内涵生物分析（如转录组学、蛋

白组学和代谢组学）的现代计算能力和工具可以大大提高预测和评定生态危险性的能力。

研究方法　主要采用分子生物学、系统生物学、计算化学、计算生物学或生物信息学、毒理-化学信息学和分子建模方法。

分子生物学方法　不仅利用分子生物学技术从遗传选择特性方面着手研究化学物的毒性，而且运用基因组学、蛋白质组学和代谢组学等多种技术去寻找因应激原输入而使细胞和器官发生反应的关键性标志。

系统生物学方法　系统生物学是研究所有的基因、蛋白质、组分之间的所有相互关系的学科。主要技术平台为基因组学、转录组学、蛋白质组学、代谢组学、相互作用组学和表型组学等。利用这些技术平台可以进行实验数据的收集，并利用计算生物学建立生物模型，然后运用数学模型和原理去了解生物系统和解释生物现象。系统生物学方法可为毒理学的研究提供模型，帮助预测化学物对机体的毒作用。

计算化学方法　计算化学是一个计算机科学与化学的交叉学科，它不仅利用计算机程序解释量子化学方程来计算物质的性质（如能量、偶极距、振动频率等），阐释一些具体的化学问题，而且利用计算机程序做分子动力学模拟。其研究内容包括定量化学、力场、分子机制、分子模拟、分子建模、分子设计和化学信息学。

计算生物学或生物信息学方法　计算生物学和生物信息学的定义有些类似，美国国立卫生研究院认为，计算生物学是指开发和应用数据分析及数据理论的方法、数学建模和计算机仿真技术，用于生物学研究的一门学科。计算生物学侧重于计算与问题，通过计算解决问题；而生物信息学侧重于数据的管理与数据库的构建。运用计算生物学，有望直接破译在核酸序列中的遗传语言规律，模拟生命体内的信息流过程，从而认识化学物在体内代谢及其毒性。

毒理-化学信息学方法　毒理-化学信息学是利用线束、系化、整合大量不同的涉及化学物的毒理学及生物活性的原始信息，包括存在于档案、出版文献、公共数据集、政府组织文件中的数据的学科。数据的采集方法和毒性预测模型依赖于有效进入和使用数据库的能力，这些方法和模型将提高有效筛选和确定优先化学物的能力。高通量毒性测试方法用于毒理学数据库，为确定最有效的方法带来了挑战，这些方法可以使用这些数据来提高毒性预测模型的预测性。

分子建模方法　当相关数据不起作用的时候，分子建模方法可以提供一个估计化学物活性的方法。当该方法用于化学物活性时，它便是化学物毒性筛选和危险性评定的重要工具。当某些实验相关数据无效时，该方法还可以用于毒作用通路建模。分子建模方法中已经被用于评价化学物在环境中的分子转归、转运的理化特性，也被用于模拟毒性作用特殊机制中的关键过程。

同邻近学科的关系　经典毒理学、分子生物学、化学、生物学、生物信息学、毒理-化学信息学、分子建模方法等学科或方法学是计算毒理学的理论和方法学基础，而计算毒理学又服务于化学、环境科学、药物学等学科。

应用　计算毒理学主要用于化学物的危险性评定，如剂量-反应关系评定、效应的种间外推、化学混合物效应的评价，尤其强调要评定化学物"从源头到结局"的危险性。利用组学技术进行生态危险性评定，是计算毒理学的另一重要应用。在药物安全性评价中，主要体现在以下方面：①药物理化性质的预测。②毒理学酶和离子通道 QSAR 方法的应用，以及利用 QSAR 方法研究药物转运体。③受体介导的毒性计算模型。④预测突变性的计算模型。⑤核偏最小二乘法的新应用。⑥应用于毒理学的同源性模型。⑦毒理学靶的晶体结构。⑧专家系统。⑨制药工业研究与开发中使用计算毒理学方法的策略。⑩药物吸收、分布、代谢、排泄和毒性问题可解释模型的应用。预计未来会越来越多地运用到环境化学物的评定中。

有待解决的重要课题　虚拟器官-计算生物学是未来要重点发展的研究领域。继续完善各种模型，更好地进行化学物的危险性评定，仍然是计算毒理学最重要的发展方向。尽管高通量、高内涵筛检技术和毒理基因组技术已经得到长足的发展并广泛运用到毒理学的研究中，但是尚未成为主流数据产生的要素。因此，朝此方向努力是计算毒理学将来发展的一个迫切任务。此外，还应将这些技术运用到新化学品研发上。

（张天宝　朱勇飞）

bǐjiào dúlǐxué

比较毒理学（comparative toxicology）　以比较方法研究外源化学物及物理和生物因素对不同种系生物和不同生物个体有害作用的同一性和差异性，阐明其规律和机制，为安全性评价和危险性评定的方法学和应用提供科学依据的毒理学分支学科。狭义的比较毒理学是研究不同种属动物对外源化学物及其物理、生物等有害因素的毒作用规律，根据观察到的整个生物学效应谱及其变化规律，预测有害因素对人群的危险性。广义的比较毒理学研究一切生物体对环境因素反应的同一性和差异性，既包括对不同性别、生命的不同时期、不同生理状态和健康状况等对环境因素，尤其是外源化学物作用反应的共性和差异及其规律，也包括研究不同生物体的差异。生物在进化过程中，必然伴随形态结构和功能方面的改变，进化阶段不同的生物也必定具有某些特有的解剖、生理及生化方面的特征。

简史　尽管毒理学可通过同种生物的生物监测、临床或现场观察、流行病学调查和毒性试验获得外源化学物等环境因素对该种生物有害作用的资料，但现代毒理学是主要通过环境因素对模式动物的实验外推对人或通过某些生物试验，外推对其他生物、生物种群有害效应的一门学科。因此，尽管比较毒理学这一名词和学科产生较晚，但比较毒理学的某些思想和研究实际从实验毒理学诞生以后就存在了，而通过其他动物的化学中毒外推对人的可能危害则从人类开始使用毒物时就存在了。比较毒理学的内容较早在 1962 年弗兰克·帕蒂（Frank Patty）等编写的《帕蒂的工业卫生》（*Patty's Industrial Hygiene*）和《帕蒂的毒理学》（*Patty's Toxicology*）书中有记载，但未提及比较毒理学这一名词。比较毒理学作为一门分支学科是随着比较医学的发展而发展起来的。比较医学是对不同种动物（包括人）之健康和疾病现象进行类比研究

的科学，是 20 世纪 80 年代发展起来的一门边缘学科。比较毒理学也是比较医学的一门分支学科。1983 年在第一本国际性杂志《比较生物化学和生理学 C 卷：毒理学和药理学》中正式采用了比较毒理学这一名词。以往研究资料较多的是毒物毒性和代谢的比较研究。随着种间比较基因组学和种内比较基因组学研究的进展，使比较毒理学进入了一个机制研究的发展阶段，特别是人类基因组单核苷酸多态性和基因拷贝数多态性或拷贝数变异与个体对环境有害因素的易感性和反应性差异成为研究热点。

研究内容　主要包括以下几方面。

人和实验动物毒性反应的比较研究　多数哺乳动物对毒物的反应与人是类似的，但有些毒物人和动物的毒性反应可以存在质和量的差异。例如，β-萘胺能引起人和犬膀胱癌，对大鼠、兔和豚鼠则不能。

不同种类动物毒性反应的比较研究　了解不同种属动物的生物化学特征，包括组织成分、生物大分子结构、代谢途径及某些具有特殊性的代谢物质等，对外源性化学物的研究十分重要。因为低等动物与高等动物的比较研究可使人们进一步了解到生命物质基础及其化学结构的特殊形式。例如，脊椎动物与无脊椎动物氨基酸代谢终产物是有显著区别的；水生动物氨基酸代谢终产物除板鳃类外，一般以氨为主；少数鱼类除排氨外，同时还排泄少量尿素；而两栖类不排泄氨而排泄尿素；栖息动物则排尿素或尿酸。从排泄物的变迁可看出动物在进化过程代谢的演变。低级动物排氨，较高级动物则排出尿素和尿

酸，哺乳类动物则几乎全排尿素。因此，不同种属动物对很多外源性化学物的反应可存在明显差异。同一动物由于不同发育阶段，某些脏器、组织、酶系统等功能发育是不同的，如新生动物的中枢神经系统还不健全，对作用于中枢神经系统的化合物神经毒性不敏感，反映出毒性较低。例如，猫、虎对吗啡不是镇静而是兴奋；苯可引起兔白细胞减少而犬则升高。

不同性别、年龄和生理状态对毒性反应的比较研究　一般来说，雌雄两性动物对毒物的感受性相似。但有部分类型的化学物则出现差异，特别是大鼠。性别对毒物感受性的差异，其主要原因是代谢转化存在差异，如 CYP2C 亚族在大鼠有性别两态现象。CYP2C11 在成年雄性大鼠中占了肝总细胞色素 P_{450} 含量的一半，而 CYP2C12 是雌性大鼠肝表达的主要形式。另外，性别差异也与性激素等有关。动物成熟的不同阶段对毒物的反应不同。例如，八甲磷在体内经羟化后才具有毒性，故它经口引起成年大鼠 100% 致死的剂量（35mg/kg）对新生大鼠不会引起死亡；而 35mg/kg 的八甲磷仅引起 20% 老年大鼠死亡。不同健康状况对环境因素的反应可存在明显差异。

环境因素对不同生物群影响的比较研究　这也是生态毒理学的重要研究内容，可为评估环境因素对生态环境的影响、生物侵袭与生物多样性和生物养殖业的影响、生态环境治理的评价提供科学依据。

环境因素对生物体作用影响因素的比较研究　在高湿环境下，某些毒物如氯化氢、氟化氢、一氧化氮和硫化氢的刺激作用增大。

在低气压条件下，洋地黄、士的宁的毒性降低，但氨基丙苯毒性增强。

遗传多态性对生物体毒性反应差异的比较研究 不同种属生物基因组的差异和同一种群内基因组存在变异和多态性，构成了种间与同种个体间对疾病的易感性和对环境有害因素不同反应的遗传学基础。遗传多态性可以表现在整体水平（表型）、蛋白质（生化多态性）、染色体或 DNA 多态性几个水平上。由于遗传多态性，导致外源化学物转运体、代谢酶和修复酶、受体等的多态性，使毒物摄入量、代谢能力、靶剂量、机体反应性等的存在差异。例如，谷胱甘肽硫转移酶（GST）能有效地与苯并[a]芘 4,5-环氧化物结合，而 μ 型变异者缺乏掩蔽亲电子性终致癌物的能力，故认为缺陷型易感吸烟引起的肺癌。又如，基因 CYP1A 的诱导增强能力在人群中相差达 200 倍，这一多态与肺癌有密切关系。

研究方法 由于广义的比较毒理学就是用比较的观点和方法研究毒理学问题，因此，毒理学研究中应用的方法实际都可用于比较毒理学，只是要从比较毒理学的目的、观点、思维方法去设计实验。例如，各种生物体对环境因素反应的同一性与差异性的比较研究，可以在整体、器官或系统、细胞和分子不同水平进行。将体外细胞毒性试验与整体动物或人体的毒性进行比较，以预示对整体动物或人体的毒性作用。可从不同哺乳动物的各种类型细胞筛选有害因素的敏感靶细胞；通过转基因动物模型导入不同的目的基因，比较它们对毒物作用的影响，可在分子水平上研究毒物作用的靶分子等等。

同邻近学科的关系 比较解剖学、比较生理学、比较生物化学和比较基因组学是比较毒理学的基础，生态学、实验动物学、遗传学、基因组学、生物信息学等可为比较毒理学研究提供理论、方法。而药物毒理学、环境毒理学、生态毒理学、食品毒理学、法医毒理学等是比较毒理学的主要应用学科。

应用 比较毒理学主要应用于预测人的中毒反应性，通过研究不同种属动物对外源化学物及物理和生物因素毒作用的同一性和差异性及其规律，可预测有害因素对人群的危险性，发展能更好地反映人体反应的模式生物、新模型、新的实验体系、替代生物标志或转化生物标志等；为毒理学研究中更好地选择实验动物、解释实验结果、实验结果的种间外推提供依据；通过比较不同种属生物对化学品的生物效应可为农药等新产品的研制提供依据；为评价生态环境污染和治理提供依据；为发展新的毒理实验模式生物、新模型、新的实验体系等提供依据。通过研究不同群体和个体对环境因素反应差异的遗传学基础，揭示毒物的毒作用机制，为安全性和危险性评定的种间外推、群体与个体的预防提供依据。

有待解决的重要课题 从整体水平向分子水平的发展，以往的比较毒理学的研究中，主要采用整体动物实验，整体动物实验对揭示生物体对环境因素反应的同一性和差异性是不可缺少的，但要阐明同一性和差异性的机制，仅靠整体动物实验难以达到，而要使比较毒理学的研究成果更好地应用，有赖于机制的阐明。因此，未来的研究将重点聚焦于各种生物体对环境因素反应的种间

和种内同一性与差异性的分子基础，如毒作用通路，以便更好地为安全性和危险性评价的种间外推、发展桥式生物标志、开发新的模式动物或实验体系（包括整体动物、器官、类器官或细胞）或者替代试验方法奠定基础，提供依据。

（张天宝）

nàmǐ dúlǐxué

纳米毒理学（nanotoxicology）

研究纳米材料对生物系统的损害效应和生物学机制，并对纳米材料进行安全性评价和管理的科学。纳米毒理学是纳米科学与毒理学的交叉学科，其任务主要是研究工程化纳米材料、天然纳米材料、纳米体系和纳米器件对生物体的毒性效应及其作用机制，并对上述纳米材料及其产品进行安全性评价，协助政府及其管理部门制定管理规范和卫生标准，为保障纳米科学技术健康发展、保护环境和人类健康提供科学依据。

简史 纳米材料是指三维空间中至少有一维处于纳米尺度（1~100nm）或以其作为基本单元构成的材料。纳米材料具有表面效应、小尺寸效应、量子尺寸效应和宏观量子隧道效应等不同于常规材料的独特物理化学性质，在材料、机械、化工、光学、环保、航空、军事、农业和生物医药等诸多领域具有广泛应用前景。由于纳米材料理化性质独特和粒径微小使其具有较大比表面积和表面活性，可能对环境和人体健康产生与常规物质不同的潜在影响乃至毒性。随着纳米技术的飞速发展及纳米材料的广泛应用，人们在生产及生活中接触到纳米物质的机会在逐渐增加。因此，纳米材料的潜在毒性及安全性问题引起了科学界和各国政

府的高度重视。2003 年《科学》（Science）和《自然》（Nature）杂志相继刊发文章，探讨纳米材料生物效应及其可能对环境和健康造成的影响，研究纳米材料损害效应和潜在的安全性问题。中国 2004 年 11 月召开了"纳米尺度物质的生物效应与安全性"为主题的香山科学会议，开始对纳米材料生物效应和安全性进行系统探讨。2005 年 1 月《纳米毒理学》（Nanotoxicology）杂志在英国创刊，标志着一个崭新的交叉学科和研究领域纳米毒理学的诞生。截至 2016 年，纳米毒理学国际大会（International Nanotoxicology Congress）已经召开八届，其中 2012 年在北京召开的纳米毒理学国际大会由中国主办。2016 年 10 月，在武汉召开的第二届纳米医学国际会议和 2017 年 8 月在北京召开的第七届中国国际纳米科学技术会议分别设立了纳米毒理学分会场。2017 年 9 月在捷克伯拉第斯拉瓦召开的欧洲毒理学学会第 53 届大会（EUROTOX 2017）也设立了纳米毒理学及风险评估分会场。

研究内容 主要包括以下几方面。

纳米材料的来源及转归 纳米材料包括天然纳米材料和工程化纳米材料。天然纳米材料主要源自扬尘、森林火灾和火山喷发。同时，内燃机的使用、火力发电厂的废气，以及垃圾的焚烧等过程也可产生纳米颗粒。工程化纳米材料的研制、生产、储存、运输、使用、分解及废物处理等过程都是纳米粒子进入环境的主要途径。纳米材料可能通过使用及洗脱过程进入环境。实验室纳米材料的使用和废物排放也是纳米粒子进入环境的途径之一。通过不同途径进入环境的纳米粒子，可在空气、土壤和水三种环境介质中不断迁移，并可通过食物链进入生物体内，一旦被生物体摄取很可能会在生物体内不断蓄积并产生毒性作用，还可能通过食物链的不断富集，对生态环境和人类产生潜在危害。纳米颗粒粒径微小，在空气中以气溶胶形式存在，成为多种污染物传播扩散的重要载体。纳米材料可与环境中的化学污染物及重金属结合，形成二次污染物。纳米材料在环境中的可降解性及环境转归尚不十分清楚。

纳米材料进入机体途径 主要包括呼吸道、皮肤、消化道、静脉等。①呼吸道是空气中纳米粒子进入人体的主要方式。以固体或气溶胶形式存在的纳米物质可能随呼吸进入人体。与常规颗粒相比纳米颗粒更易进入呼吸道末端和肺间隙并逃避肺部的清除机制，使得纳米颗粒在肺部滞留更长的时间，增加了其转运到肺外器官的可能性。②皮肤是人体的重要屏障系统。由于纳米粒子粒径微小，可能通过简单扩散或渗透等形式透过皮肤进入人体，使环境中及含纳米材料的产品（如化妆品和食品）中的纳米材料通过皮肤黏膜吸收。③消化道也是纳米颗粒进入机体的重要途径之一。机体吸入的纳米颗粒，在黏液纤毛的摆动清除作用下到达咽部，通过吞咽可进入胃肠道。食用含有纳米材料食品可使纳米颗粒进入胃肠道。进入消化道黏膜下层组织的纳米颗粒可进入毛细淋巴管，通过毛细血管到达全身各组织器官。④纳米材料的医源性暴露如静脉注射是其进入人体的又一途径。纳米材料可能应用于医学影像技术、基因和药物载体及肿瘤的靶向治疗等，通过注射进入血液循环的医用纳米材料可能引起组织器官损伤，其危险性研究不容忽视。⑤嗅神经是吸入纳米颗粒进入中枢神经系统的重要途径。鼻腔和支气管区域分布有嗅神经和三叉神经的神经末梢，纳米颗粒可能沿着轴突和树突进入中枢神经系统，并分布到大脑皮层和小脑。

纳米材料体外毒性 体外实验是研究纳米材料生物效应及作用机制的重要手段，国内外对纳米材料细胞毒性的研究较多。纳米颗粒可以通过胞吞途径和非胞吞途径进入细胞，进入细胞的纳米颗粒可以分布于细胞质及细胞器内，甚至进入细胞核。在一定的暴露条件下，纳米材料可影响细胞正常生理功能，引起细胞形态学改变、细胞器损伤及细胞膜损伤，进而导致细胞存活率的下降。线粒体可能是纳米材料作用的靶细胞器，纳米颗粒可以进入线粒体，破坏线粒体结构，影响线粒体的能量代谢过程。氧化应激被认为是纳米材料毒性效应的重要机制之一，由于纳米材料的特殊理化性质，其在体外和体内产生活性氧的能力显著增强，过量的活性氧产物可导致氧化应激的发生，进而产生一系列毒性效应，如蛋白质及 DNA 损伤以及炎症反应。纳米材料可以通过多种途径引起细胞凋亡，并且凋亡效应与氧化应激有关。纳米材料可以通过多种途径引起细胞自噬，并且存在尺度依赖性。纳米材料可影响细胞钙离子转运，导致细胞骨架功能紊乱和细胞周期阻滞，影响细胞周期进程。有些纳米材料体外条件下具有遗传毒性，可以引起细胞 DNA 损伤、染色体断裂和点突变。纳米材料还可以影响细胞酶功能，导致细胞代谢失调而产生细胞毒性效应。

纳米材料体内毒性 纳米材料可经呼吸道、消化道和皮肤黏膜等多种途径进入机体，可通过血-脑屏障和血-睾屏障等多种生物屏障。同时，纳米颗粒还可随血液循环分布到全身各脏器组织中，如心脏、肺、脑组织、肝、脾、肾、骨骼、肌肉、胃部、睾丸、小肠及皮肤等。实验动物吸入纳米颗粒后，可以引起肺部炎症反应，纳米颗粒可透肺泡壁，进入血液循环。纳米颗粒进入血液循环后，可作用于血管内皮细胞导致炎症反应，引起靶器官炎症反应及肉芽肿等多种病理改变。纳米颗粒可以加速血小板的凝集，从而增加血栓形成的概率，造成心血管系统功能异常，产生心血管毒性。纳米材料能通过血-脑屏障进入脑组织，引起脑部明显的脂质过氧化损伤。进入机体的纳米颗粒主要分布于肝脾等单核吞噬细胞系统中，可导致肝的病理改变。纳米颗粒可以影响造血系统及凝血功能，造成红细胞溶解、凝集和细胞膜损伤等改变。纳米颗粒可被机体免疫系统识别，引起非特异性免疫反应、细胞吞噬和炎症趋化，影响机体免疫功能。吞噬细胞可吞噬纳米粒子和摄取纳米粒子的细胞并形成多核巨细胞。纳米颗粒可以通过嗅球进入神经系统，进而引起神经毒性。纳米颗粒可以可通过血-睾屏障，影响生精过程，产生生殖毒性。

纳米材料毒性影响因素 纳米材料的粒径、比表面积、表面电荷、表面基团、表面修饰、晶体结构以及形状等特性对纳米材料毒性有很大的影响。粒径是影响纳米材料生物效应及毒性的重要因素，一般来说，纳米材料比

常规的同种材料对机体产生损伤大，有些研究认为纳米材料毒性存在尺度效应。比表面积是影响纳米颗粒毒性的一个重要参数，随着粒径减小，其比表面积和表面活性明显增加，纳米颗粒所表现出的毒性作用与比表面积和表面活性有关。表面电荷也可以影响纳米材料的分布和生物效应，表面带负电的颗粒容易被肝摄取，而带正电荷的则易被肺摄取。纳米材料表面基团影响其生物活性，不同结构和形貌的纳米颗粒其细胞摄取方式、吸收分布及毒性都会有所不同。表面修饰或包覆的纳米材料其毒性作用与未经处理的材料相比存在着明显的差异，不同的修饰基团或包覆材料对纳米材料的毒性也有很大的影响。除了纳米材料本身的特性以外，纳米材料的污染、贮存状态及其在介质中的分散状态都会对纳米材料毒性产生影响。纳米材料可与培养体系及生物体内的蛋白质结合形成蛋白质-纳米颗粒聚合物，影响纳米材料的分散和稳定性，进而影响纳米材料的毒性。另外，采用不同的动物或细胞系对同种纳米材料的反应性和表现出的毒性也会有所差异。

研究方法 纳米毒理学研究主要采用传统毒理学研究方法，包括急性毒性、亚慢性毒性、蓄积毒性、慢性毒性、致畸、致癌和致突变等研究方法。纳米毒理学研究首先需要进行纳米材料表征并了解纳米材料粒径、分散性、稳定性及其他影响纳米材料毒性的参数，纳米材料表征主要涉及透射电子显微镜、原子力显微镜、X线衍射、光谱、电位分析和粒度分析等方法。生物学研究主要涉及流式细胞仪、激光共聚焦显微镜、电子显微镜、分子生物学

技术以及"组学"等技术手段。此外，纳米材料的标记示踪和测定方法对研究纳米材料的组织分布和代谢动力学特征也十分重要。

同邻近学科的关系 纳米毒理学是毒理学新近形成的重要分支和前沿研究领域，主要研究纳米材料及其纳米产品的有害生物效应和毒作用机制，并进行安全性评价。纳米材料理化性质独特，在材料、机械、化工、环保、军事、农业和生物医学领域得以广泛应用，使得纳米毒理学与化学、材料科学、环境科学、纳米生物学和纳米医学的学科交叉与合作日益广泛，多学科交叉合作是促进纳米科技发展的有效手段。

应用 纳米毒理学研究可为纳米材料或纳米产品的生物效应、生物相容性和安全性评价提供基础数据，为纳米材料及纳米产品的研发和管理提供科学依据。因而，纳米毒理学对预防纳米材料可能给环境和人群健康带来的潜在危害和保障纳米材料科学技术健康可持续发展具有重要理论和实际意义。

有待解决的重要课题 纳米材料毒性及安全性研究在检测方法、研究手段和评价体系等方面还存在着一些问题，因而使纳米材料生物效应及毒性的评价存在不确定性。首先是纳米剂量学问题，现有研究对纳米材料的剂量有多种表述方式，包括质量浓度、粒子数量、表面积和电荷数等，造成不同实验室所得研究结论的重复和比对困难。另外，纳米材料稳定性受离子强度、pH 值和蛋白含量等多种因素影响，使得纳米材料稳定性及其聚集成为影响生物效应研究的重要因素。纳米材料的修饰、包覆及与蛋白的结合，可能影响纳米材料理化性质、

体内的代谢动力学过程和纳米材料的毒性。传统毒理学检测方法在纳米材料毒性研究过程中也受到挑战，采用现行毒理学检验终点研究纳米材料毒性可能存在误差甚至假阳性问题。纳米材料安全性评价体系尚存争议，国际上尚未建立公认的纳米材料安全性评价指标体系和评价方法，纳米毒理学研究相对滞后，管理相关标准和法律法规尚不健全，一定程度影响了纳米材料的安全性评价及其科学管理。在未来的研究工作中，需要进一步完善纳米材料的标记方法、表征方法和毒性检测方法，建立规范纳米材料生物效应检测指标体系，全面收集纳米材料有害生物效应的研究资料，深入研究纳米材料毒作用机制，建立纳米材料安全性评价体系，应进一步加强纳米材料生物效应及安全性研究领域的学科交叉和联合攻关，加强国际交流合作，使纳米毒理学研究及纳米材料安全性评价和管理更加科学化，切实保障人类健康和环境安全，促进纳米科学技术的健康发展。

（孙志伟　段军超）

xìtǒng dúlǐxué

系统毒理学（systems toxicology）

以毒理基因组学为基础，通过分析不同暴露剂量和暴露时点的基因表达谱、蛋白质表达谱和毒物代谢谱的改变，结合传统毒理学的毒性参数，借助生物信息学和计算毒理学技术，系统地研究外源化学物和环境应激因素与机体的交互作用与机制的新兴学科。生物系统在暴露于环境有害因素之后，会发生各种反应，从适应性反应、药理学效应，到毒理学和病理学反应。就生物反应的复杂性而言，人们的认识还处在较低的水平上，即只是用

"线性生物信息学"的方法处理资料。事实上，生物体的网络和系统反映的是整体的生物信息，细胞对于环境刺激的反应是全方位的。对此，只能发展系统毒理学的方法，通过对各种组学资料的适当统计学分析，以数学模型的方式加以综合描述。随着系统生物学的发展和毒理基因组学数据库的完善，毒理学将作为一门信息科学出现，实现全面分析、综合建模和新特征的发现。

简史　系统毒理学是系统科学的一个分支，是在系统生物学的基础上发展而来。系统科学的核心思想，是整体大于部分之和，即存在联合作用或相互作用。系统特性是不同组成部分、不同层次间相互作用而"涌现"的新性质；对组成部分或低层次的单独分析并不能真正地预测高层次的行为。在生命科学领域，首先在20世纪初兴起了系统生物学。系统生物学是把基因水平和蛋白水平的各种相互作用、各种代谢途径及调控途径融合起来，从中抽提出一些可供选择的数学模型，用以模拟和说明生生物系统的行为，同时预测系统在受到刺激和外界干扰的情况下可能发生改变的学科。传统的毒理学研究虽涉及分子、细胞和器官水平的毒性表现，但往往一次只测定一个或几个基因/蛋白的改变。而实际上，每一个毒性反应都会涉及众多的基因或蛋白，是一组甚至多组分子共同作用的结果。如果参与毒性反应的基因仅有"表达"或者"不表达"2种情况，那么基因表达模式可有2N种之多（N表示基因数量）。假定一组10个基因中，其中1个基因的表达受到其他9个基因的共同调控，那么可能存在2200种不同的表达模

式。一般而言，参与细胞水平毒性反应（如细胞凋亡、生长抑制、转化等）的基因种类不超过20个，如果1个基因控制1种细胞结局，那么至少也有20种基因表达模式。因此，在上述2种情况下，参与细胞毒性反应的基因表达模式在20~2200种，表明了基因表达的复杂性。随着分子生物学的深入发展，使人们逐渐认识到分子相互作用网络的重要性。分子网络可以形成不同的组织层次，基因、RNA、蛋白质、代谢物是网络的分子基础，在代谢网络中分子通过功能联系形成通路；在基因调控网络中形成基元；在代谢通路和调控基元的基础上形成网络的功能模块；功能模块互相嵌套，形成网络。系统生物学要搞清控制细胞或机体的生命活动在系统水平上的规律，实际上是要探索复杂系统和网络的深层规律。系统生物学的上述基本思想和方法，在毒理学领域也得到了应用，并在20世纪初提出了系统毒理学的概念。

研究内容　传统毒理学将暴露与损伤终点直接联系的研究方式，不能全面阐明毒性损伤的分子机制。构成毒理基因组学的基因、蛋白质和代谢表达谱资料反映了从人体暴露到疾病的不同阶段。通过比较暴露组和对照组的变化，可得到引起各表达谱改变的最低有效剂量。在美国环境保护署和国际癌症研究机构遗传效应数据库中，已有大约700种化学物的不同组织器官、不同效应终点的最低有效剂量或最大无作用剂量。按照同样的方式，可建立毒性基因或相关表达序列标签的数据库，在不同毒理学终点与基因表达的上调节或下调之间建立函数关系，并得到最小有效剂

量。通过直方图的形式，可获得关于毒作用机制，以及原发或继发毒性的信息，从而为定量危险度评定提供分子水平的剂量资料。另一方面，通过高通量组学技术筛选出的差异性表达基因、蛋白和代谢物，很可能分别代表着毒作用的遗传物质靶标、功能损伤的执行分子和毒物代谢的最终产物。根据作用机制相近的化学物质可诱导产生相似的基因/蛋白表达谱的原理，可用不同的基因/蛋白表达模式区别不同作用机制的化学物，从而得到具有"诊断性"的基因和蛋白质表达谱，通过与已知标准参照物的表达谱相比较，用于预测未知毒物的毒性，实现毒性的快速预测和分类。由于基因/蛋白的表达一般要早于病理学改变，经过验证有可能成为暴露标志物、效应标志物和易感性标志物，为安全评价和人群流行病学研究提供分子生物标志。将动物实验结果外推到人一直是毒理学研究领域的一个难题。对某些化学物而言，由于实验动物具有更大的耐受性或缺乏相关的毒物作用靶点，往往出现假阴性的实验结果。利用基因/蛋白/代谢物的表达模式，可以发现和比较人与实验动物之间的差异。差异越大，该实验动物越不适合用于人的安全性评价。相反，表达模式相似程度越高，就越易于根据标志性基因/蛋白质/代谢物的变化进行毒性反应的外推。利用高通量检测技术在很宽的剂量范围内对基因/蛋白/代谢物的表达进行检测，探讨毒物在低剂量下的作用模式和效应机制，发现参与这一过程的其他反应通路，从而对外源化学物作用后的细胞调控机制有更全面的了解。通过毒物在不同剂量下的毒性反应，可获得在分子水平上产生毒性作用的阈剂量，使毒物危险度评定的剂量-反应关系具有更高的可信度。

研究方法 毒物暴露往往会直接或间接地引起基因表达的改变，并介导大多数的病理损伤过程。一般情况下，与毒性相关的基因表达的改变往往早于病理学的终点，同时这些改变涉及复杂的基因表达网络和多种生物学效应的联合作用。在这种情况下，传统的分子毒理学已经无能为力，而必须采用系统毒理学高通量检测技术，设计相互关联的网络基因阵列研究毒作用机制。例如，设计包含信号转导系统相关基因、凋亡基因、氧化应激基因、外源物质代谢酶基因、细胞周期关键激酶基因、修复相关基因等的探针阵列，通过基因表达的网络分析，阐明与毒作用终点相关的毒作用机制和主要通路。高通量的组学技术还可为研究化学混合物暴露后的协同作用或拮抗作用提供了全新的方法。将某一混合物与已知的遗传毒性物质的基因表达模式进行比较，可以初步判断其毒性作用的方式和机制，通过交叉设计和均匀设计等各类拆分方法，可以研究混合组分之间的交互作用。

同邻近学科的关系 系统毒理学的基本方法与技术，来源于系统生物学。而系统生物学涉及4个研究领域，即各种组学（基因组学、转录组学、蛋白质组学、代谢组学等）研究、计算科学和生物信息学研究、系统动力学分析和高通量测量技术研究。因此，系统毒理学实际上是毒理学与上述学科的有机结合。由于毒理学的研究对象复杂多变，从化学物和环境因子的巨大数量，到各种暴露条件（时间、剂量、方式）的差异性和机体毒性反应的多样性，系统毒理学的研究会涉及生物学、工程学、物理学、数学、神经科学等众多领域，是新兴的交叉学科。

应用及有待解决的重要课题 以毒理基因组学为基础发展系统毒理学，将成为今后数十年毒理学的发展趋势。作为系统毒理学的初期发展阶段，首先必须积累资料，建立信息处理系统和相关知识库。为此，美国国家毒理基因组学中心（National Center for Toxicogenomics，NCT）提出了一个综合研究和利用各类毒理学资料的长期计划。作为这个计划的第一步，是建立综合性的数据库，即生物系统化学物效应知识库（chemical effects in biological systems knowledge base，CEBS）。它包括多种系统毒理学的全面信息，如基因组与蛋白质组的表达信息、化学物体内代谢信息及生物体对毒性的反应信息等。CEBC建库分为四个阶段。第一阶段，收集基因组表达、毒理学和病理学实验资料，并对各种来源的资料进行注释，同时发展解读基因组和蛋白质组的生物信息学工具。第二阶段，建立蛋白质组学和代谢组学数据库。第三阶段，综合各组学和单核苷酸多态性（SNP）数据库，将其与已知的代谢和功能途径相联系。第四阶段，开发综合性分析模型，产生新的知识和发展新的系统毒理学。数据库将随着毒理学、生物学和化学物信息的增加而不断更新。CEBS将包括从真菌到人类多种属的资料，因此有可能通过同源性比较，得到功能途径和作用网络的信息。建库完成后，将对全球的研究者开放，使用者可以化学物名称、结构分类、毒作用或病理效应、基因组/蛋白质组表达、毒物代谢和毒性机制等检索词进行检索，从而大大加快毒理学研究的进程。另一方面，CEBS 还可作为一个毒理学参考信息系统，对于未知化学物的基因或蛋白表达图谱，可通过与数据库相关信息比较而获得初步的毒性判断。为此，NCT 提出了毒性标签的概念，包括化学物标签和效应标签，用于对化学物及其毒作用进行分类，并预测新化学物的毒性。尽管对于毒理学家来说，这可能是一条艰巨而漫长的道路，但是从整个毒理科学和人类健康的角度，收获与回报也将是不言而喻的。

（童 建）

zhuǎnhuà dúlǐxué

转化毒理学（translational toxicology）

研究如何将毒理学的基础研究成果转化为可应用于人群和环境监测、临床实践、安全性评价和危险性评定、预防措施和管理决策的理论和方法的新兴的毒理学分支学科。最早的转化毒理学概念主要是指利用阐明的毒作用机制、实验动物的评价方法转化为政府、企业等利益攸关者所需要的可直接评价对人体健康危害的体内、外评价方法。现代转化毒理学既包括对动物及其组织细胞研究中的发现、机制研究成果转化可应用于解决危害识别、安全性评价和危险性评定中问题的方法、信息和工具，也包括直接以人及其组织细胞为受试对象的新试验模型和体系的研究；既包括对基本或关键毒作用机制识别、鉴定，毒理信息学分析模型、方法等的理论和方法的研究，也包括如何利用体外资料、"组学"研究、机制研究资料以评价安全性、危害性和危险性等应用研究，还包括如何使毒理学家更深入了解工业企业、政府管理机构的需求，而使管理者更好地认识转化研究的成果并用于解决产品研发和公共卫生问题，在毒理研究者与工业企业、政府管理机构之间架起一条快速通道。

简史 转化毒理学是伴随转化医学而产生的。毒理学本身一直是转化的一门学科，早期主要聚焦于人的健康，后来主要聚焦于人体健康和生态平衡，一直以将研究成果应用于安全性评价、环境与人群监测，以及化学性疾病的预防、诊断和治疗为主要目的。早期的毒理学家在探索动植物等毒物对人的效应时，主要也是通过以人为受试者（尽管常常是未料想到的）的试验获得的。但 1937 年美国发生的导致 107 人死亡的"二甘醇磺胺酏剂灾难"事件，促使 1938 年美国"联邦食品、药品和日用品法案"的制定，使实验动物成为安全性试验评价的中心。但 20 世纪 90 年代后人们发现，一方面，由于组合化学等的发展，化学品数量快速增长，全球化学品的产量也从 1930 年的 100 万吨增加到 4 亿吨。而现行的化学物安全性或危险度评定体系由于通量低、实验周期长、评价的费用高，致使评估进展缓慢，只完成了一小部分物质的评估，难以满足化学品快速增长的需求，对环境和人类造成潜在威胁。另一方面，现行以实验动物为中心的化学物安全性或危险性评定体系存在多种局限性和缺陷，一些已评估的化学物也无法提供足够的对人类健康、环境影响的信息，甚至对生态环境和人类健康造成了严重的损害。据中国科学院一项关于中国环境与健康的研究报告（2005 年）显示，在癌症、心脑血管疾病、糖尿病等高危病种的发病因素中，因环境污染而患病的占 75%。已知人体不良反应与动物毒性反应的阳性一致性总体上为 71%，即 71% 的人体靶器官毒性可由一种或多种动物的毒理研究来预见；另外 29% 的人体不良反应，不能通过动物试验得以预示。例如，1960～1999 年，全球已有 121 个处方药，因安全性问题而撤离市场。因此，社会和政府管理机构对毒理学的评价模式提出质疑，使得现代毒理学的发展又处在了一个发展的十字路口。同样，自 20 世纪 80 年代以来，随着人类疾病谱的巨大变化，用对单因素致病的传统研究方法已经无法满足疾病的诊断、治疗、预后判断、危险因素评估和预防措施的需要，特别是认识到缺乏临床患者验证的研究不可能取得真正突破性进展。为此，1992 年，美国学者丹尼斯·蔡（Dennis Choi）首次提出"从实验室到病床"的概念。1996 年，意大利学者杰拉蒂（Geraghty J.）提出了转化医学这一新名词。2003 年美国国立卫生研究院（NIH）院长埃利亚斯·泽古尼（Elias Zerhouni）在《科学》（*Science*）上首先全面阐述了转化医学的概念，核心是要将医学生物学基础研究成果迅速有效地转化为可在临床实际应用的理论、技术、方法和药物，要在实验室到病房之间架起一条双向快速通道。毒理学研究面临与其他医学学科类似的问题，为此随着转化医学的兴起，转化毒理学也应运而生。2008 年美国学者弗朗西斯·科林斯（Francis Collins）等人首先提出转化毒理学的概念。而 2009 年，美国学者威廉·马特斯（William Mattes）等提出了"转化毒理学"这一名词及其研究内容。美国毒理学会设立了临床和转化毒理学专业分会（CTTSS）。一些大学成立了转化毒理学教研机构，制定了转化毒理学研究或培养计划，如马里兰大学、霍普金斯大学。2012 年第一本专门《转化毒理学杂志》（*Journal of Translational Toxicology*）创刊。

研究内容 主要包括以下几方面。

通过阐明化学物毒作用机制和生物学过程的限速步骤，转化发展为低成本、有效的、可用于危害识别、安全性评价和危险性评定的人体试验方法和发展新的毒性评价方法。例如，美国在 21 世纪毒性评价策略和愿景中，提出应该把以死亡、突变、肿瘤形成等终点事件为观察指标的毒性效应评价体系，转换为基于毒作用机制研究结果，以毒作用通路相关生物标志表达异常为观察指标的高通量毒性效应评价体系，即利用高通量的生物技术及生物信息学的发展测定毒作用导致的"通路"或"关键事件"改变（图1），建立相应的细胞预测模型并进行剂量-反应关系的检测方法；将动物研究中的发现、成果转化为可应用于人体危险性测定的新的、非侵袭性转化生物标志，包括报告化学物或药物与靶相互作用的靶生物标志、对体内外系统某一毒理学效应的毒性生物标志、区别某一疾病（异常）不同

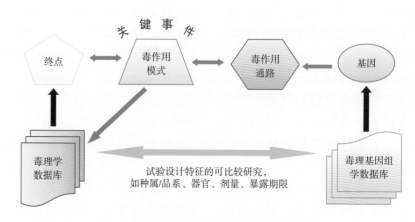

图1 毒理基因组学和传统毒性测试的整合

阶段的阶段生物标志、可以在真正损伤发生前检测早期毒性的先导生物标志、适用于几种种属检测的桥式生物标志的转化安全性生物标志等。例如，血液中促心肌素自 2000 年以来在临床上一直被作为判断人体心肌损伤的金标准，但在临床前药物等毒性试验中通常未采用这一指标，将它作为转化安全性生物标志用于临床前毒性试验时，发现可更敏感、有效的检测心脏毒性。

"组学"、干细胞、转化信息学、计算机生物学、系统生物学等新理论、新技术、新方法在毒理学中的转化应用研究。例如，发展人源化的模型并用于危险性表征和危险性评定；发展计算毒理学和定量构效关系分析等技术用于毒性预测；利用干细胞技术、组学技术或报告基因技术发展高通量的毒性测试方法；建立转化毒理学的信息库，将来自不同生物、不同分子的生物信息学、生物学知识通过转化信息学转变为毒理知识、毒理信息学等（图2）。美国 NIH 转化信息库的信息类型包括定位的遗传序列、鉴定的遗传突变、示踪基因的激活、模型蛋白的折叠、刺激的生物通路、药物发现、个体化的医学等。已具有的转化信息学资源主要包括 GenBank，GWAS-研究疾病-特异的遗传差异，表型组和基因组的数据库（dbGAP），Entrez-转化需要的交叉来源搜索工具；ClinSeq-1 千个体的完整测序；生物医学转化研究信息系统（BTR-IS)-复用临床研究资料（15 亿原始资料）；Infobuttons-释放关注点的转化知识。

如何培养具备将基础研究和发现转化为实践能力的毒理学人才。毒理学家需要更多学科的训练、需要更深入了解生产企业和管理机构的需求、需要掌握最新

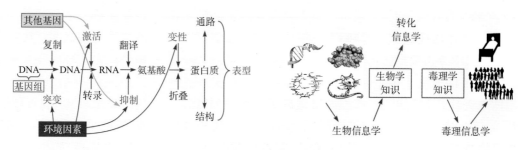

图2 转化信息学及其作用

技术和方法并将其融入危害识别和危险度评定的研究中，以满足企业、社会和政府机构的需要。例如，美国约翰霍普金斯大学建立了一项新的动物实验替代中心（CAAT）学者的培训计划，博士后期间可在整个大学内选择需要的多个实验室工作，有不同学科的专家、管理者参与指导或定期讨论，集中研究发展基于机制的转化毒理学方法，以培养具备将基础研究和发现转化为实践的、具有新型技能的毒理学家。

如何培训能适应转化毒理学要求的管理者，如管理者可能将必须用体外资料评价以决定安全性、危害性和危险度。政府管理机构的关键策略是鉴定将转化研究贡献于未来解决公共卫生问题的例子，即将基础研究和发现转向对所鉴定的机制和方法的实际应用上，以减轻或缓解公共卫生问题。

研究方法　由于转化毒理学是一新的研究领域，尚无成熟的研究方法体系，有待发展、完善和创建。人和动物、不同毒性表型生物样品库、转化毒理学的信息库的建立，这是转化研究的基础工具。基本毒作用机制和毒作用通路的识别、鉴定，生物标志的确定是实现转化的研究基础，需要综合采用毒理学和其他学科最新理论和技术，还需建立一些新研究体系和方法。为了实现将动物机制研究、体外研究转化为适用于人体研究的方法、工具，并且适用于确定人体安全性、危害性和危险度，还需要利用毒理信息学、计算毒理学和比较毒理学等技术建立一系列应用研究的方法。

同邻近学科的关系　经典毒理学、转化医学、生物信息学和转化信息学、分子生物学、化学、生物学、毒理信息学、计算毒理学等学科是转化毒理学的理论和方法学基础，而转化毒理学又服务于预防医学、化学、环境科学、药物学等学科。

应用　转化毒理学主要应用于环境和职业暴露人群的监测，外源化学物的危险度评定，药物临床前和临床试验的安全性评价、化学性疾病的诊断和治疗等临床实践，外源化学物有害作用的预防和管理工作，各类化学物生产企业的产品研发等。

有待解决的重要课题　正如转化医学是未来医学研究的主要模式、医学研究和发展的必由之路一样，转化毒理学也是毒理学未来研究和发展的必由之路。培养具有转化毒理学研究和管理能力的专业人才，阐明化学物毒作用机制，建立毒理学的转化信息学数据库和检索、分析工具，发展基于机制转化为低成本、有效的人体评价方法和管理模式是未来的主要研究重点。

（张天宝）

xúnzhèng dúlǐxué

循证毒理学（evidence-based toxicology，EBT）

研究如何慎重、准确和科学地应用所能获得的最佳研究证据对毒性测试工具、测试结果进行评价，确定毒性效应，以对外源化学物的安全性、对人和环境的可能危险性做出明确、可靠判定的以方法学为主的毒理学分支学科。循证毒理学的特征：①促进使用一致的、明确和系统的过程，以达到稳定的结论和合理的判断。②提出并论述社会可信赖的社会价值或意义。③显示基于促进现行毒理学实践持续改进而进行检验假设的意愿。④认识到需进行有效的训练以促进毒理工作者的成长。⑤需要新的知识和工具以改进科学证据严格的评价和定量整合。⑥要利用毒理学实践的所有方面和所有类型的证据以用于危害鉴定、危险性评定和因果关系的回顾性分析中。⑦确保最佳科学证据的产生和使用。⑧循证毒理学涉及所有毒理学分支学科、人体健康危险性评定、环境与生态毒理学和临床毒理学。⑨有赖于循证医学/循证卫生保健的贡献。⑩要更快地使专家判断与最佳的客观证据进行整合。

简史　毒理学在将研究成果应用于人群监测和临床实践、安全性或危险性评定、预防措施和管理决策时面临临床医学类似的困难和问题。从环境因素暴露到机体中毒和疾病发生之间的内在变化，是一个连续性、渐近的过程。要确定某一环境因素与某种人体健康效应之间的确切证据，最终要获得人群流行病学资料才最具说服力和可靠性。而复杂的病因网络和环境因素之间纵横交错的影响往往使环境流行病学的研究工作要投入相当多的人力、物力和财力，耗费相当长的时间。如果没有对已有的毒理学等研究结果进行系统的评价、综述和再利用，很难判断这些投入能否获得预期的结论。另一方面，现行的安全性评价常常依据未知相关性和可靠性、其预测的验证从未客观地进行过评价的试验；很多评价方法的安全系数也不清楚。例如，在三氯乙烯的致癌性评价报告中，有4个报告评价结论是致癌的，有6个报告评价是非致癌的，有19个报告评价为不能肯定是否致癌。一直被用于评价潜在危害性和危险性的毒理学试验产生资料的方式也需改进。又如，国际劳工组织（ILO）161 次大会指出，各种卫生标准的制定、危险因素和危险性的评定需要向消费者提供循质服务和循证服务。再一方面，随着分子生物学和细胞生物学等现代生物学在毒理学中的广泛应用，传统的以动物模型的毒性评价开始转变为分子、细胞、组织、系统不同水平，采用影像、组学技术、定量构效关系分析、生物信息学、计算机毒理学等技术的综合研究，需要研究如何将这些研究成果作为毒性评价的依据。为此，一些学者在 1994 年提出了科学毒理学的概念，即发展基于现代分子和细胞生物学而不是借助传统的动物模型进行毒性评价的新策略，使得毒性的危险性评定建立在更加科学的毒理学基础之上。1993 年，德国学者埃德蒙·诺伊格鲍尔（Edmund A. Neugebauer）和约翰·霍拉迪（John W. Holaday）在他们编著的《感染性休克调解员手册》（*Handbook of Mediators in Septic Shock*）书中首次将循证医学（evidence-based medicine，EBM）的原理应用于动物和体外试验研究。2002 年，美国学者托马斯·哈通（Thomas Hartung）在欧洲替代方法验证中心（EC-VAM）提出了应开展将 EBM 转化到毒理学即以循证毒理学作为可能研究方向的观点。此后，哈通和霍夫曼（S. Hoffmann）开展研究并进一步发展了循证毒理学的概念。2005 年，霍夫曼向德国康斯坦茨大学提交了"循证体外毒理学"的博士论文，这是该领域发表的第一篇研究论文。与此同时，古泽利安（Guzelian）和他的同事 2005 年也独立发展了循证毒理学的概念，但与哈通的研究思路有所不同，他们聚焦于因果关

系，而哈通聚焦于方法和评价。2007 年 10 月，在意大利召开了循证毒理学的第一次国际论坛，比较系统地讨论了研究方法和有关问题。由于循证毒理学是研究如何采用最科学的证据对毒性测试工具进行系统地评价，对由这些工具产生的结果用一种明了的、架构的方式进行评价，以对产品安全性、对人和环境的可能危险做出明确、可靠判定的一门方法学，正好满足了社会和管理机构对毒理学的需求，因此循证毒理学成为受到人们关注的新兴研究领域。

研究内容　循证毒理学是建立在循证医学、机制毒理学、生物统计学及其验证基础上，主要有四个不同的应用研究领域，即对毒性测试方法的评价、对某一特定物质各种不同来源研究结果的定量综合分析、对某一健康效应因果关系的分析和临床毒理学（图 1）。

对各种毒性测试工具进行评价　研究工具包括毒理学中已有和新建的实用工具，如一直在进行的替代方法的验证；质量保证的工具，如良好实验室规范（good laboratory practice，GLP）和良好的细胞培养质量管理规范。需要用比较的观点评价各种方法、工具以鉴定其适用性、局限性。

评价既可以通过验证的方法，也可以通过分析现有各种信息达到。

对各种来源的信息进行整合和定量分析　主要关注的问题是资料解释简明和一致性，多重资料的整合，如对资料进行系统评价（systematic review，SR）和 Meta 分析。国际癌症研究所（IARC）对环境（职业）致癌物进行判定时，依据循证的原则首先对致癌资料来源、可信度的证据进行评价，再根据评价的结果进行分类。例如，对化合物或暴露环境的致癌性进行评价时，首先将有关人类和动物致癌的证据、机制性研究的证据分别进行评估，依据统一的标准分别给出证据充分、证据有限、证据不足三个级别，然后综合三方面的证据评价致癌性。综合证据的类型和强度将致癌物分为四大类：第 I 类为确认的人类致癌物，指有充分人类研究证据证实有致癌性。第 II 类分为 II a 和 II b 两组，II a 组为很可能的人类致癌物，仅存在有限研究资料支持人类致癌证据；II b 组为可能的人类致癌物，动物实验致癌性证据充分，而人类致癌证据不足。第 III 类为尚无法判断的可疑致癌物，人类和动物致癌性证据都不充分。第 IV 类为非致癌物，无人类和动物致癌的证据。

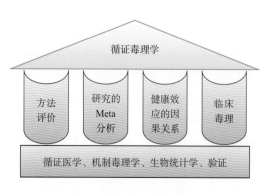

图 1　循证毒理学的框架

健康效应的因果分析　追踪某一健康效应时可返回到某毒物，如肺癌与吸烟。需要研究建立追寻这些证据的质量标准和符合逻辑的步骤。

临床毒理的循证医学研究　中毒患者的诊断和治疗需要建立符合循证医学的指南。

研究方法　由于循证毒理学是一个新的研究领域，尚未形成自成一体的研究方法，主要是循证医学的研究方法。对已有研究结果的 SR 是全新的文献综合评价方法，其基本过程就是以某具体人体健康效应问题为基础，通过系统、全面地收集全世界所有已发表或未发表的研究结果，采用流行病学严格评价文献的原则和方法，筛选出符合质量标准方法的文献，进行定性和定量合成。大多数 SR 的最后一个步骤是对采集的有效数据进行统计学的综合定量合成，即 Meta 分析（图 2）。Meta 分析可以简单归纳为定量的系统评价。它包括了提出研究问题、制定纳入和排除标准、检索相关研究、汇总基本信息、综合分析并报告结果等。通过去粗取精，去伪存真，得出科学、可靠的结论。

同邻近学科的关系　经典毒理学、循证医学、生物统计学、转化毒理学和转化信息学、毒理信息学、计算毒理学等学科是循证毒理学的理论和方法学基础，而循证毒理学又服务于预防医学、环境科学、临床毒理学、药物学等学科。

应用　循证毒理学主要应用于对毒性测试方法的评价、外源化学物质毒性效应的确定和安全性或危险性评定、某一健康效应因果关系的分析、临床毒理中的诊断和治疗等。

有待解决的重要课题　循证毒理学作为一门新兴的分支学科尚处在发展初期。正如哈通所述，只是为新的毒理学打开了一扇门。随着外源化学物类型、关注的有害效应和毒理学的研究方法越来越多，循证毒理学的作用将越来越显著，毒理学的发展越复杂，越需要循证毒理学。未来，循证毒理学要继续发展、完善研究思路、研究方法，使之成为实用的方法和工具；加强应用研究，将研究成果广泛应用于毒理学实践，在实践中不断发展完善方法和工具；培养循证毒理学的研究人才，对毒理工作者和管理者进行循证毒理学思想、方法技能的普遍培训。随着循证毒理学的发展和应用，毒理学在保护生态环境和人体健康方面的作用将得到更好地发挥。

（张天宝）

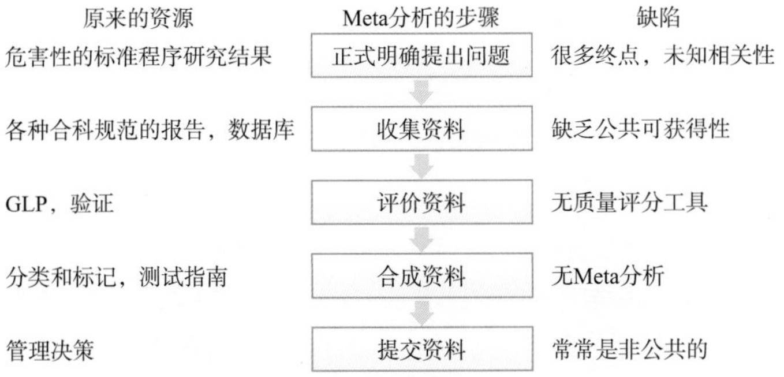

dúwù

毒物（poison，toxicant）　进入机体后，较低的剂量即可导致机体出现毒效应的物质。实际上，"较低剂量"是一个抽象的概念，人们没有也无法制定一个统一的、具体的界值或标准；导致机体出现毒效应的物质是进入机体的物质本身和（或）其活性代谢产物；对于一个物质所导致的毒效应的认识不是固定不变的，因此毒物与非毒物的划分不是绝对的。毒物是一个相对的概念，从某种意义上讲，所有的外源化学物都可能是毒物，只要该化学物进入体内并达到足够的量。即使是每日食用的食物（如食盐、食用醋、酒等）也可能是致命的，如一次性服用 200～250g 的食盐则可导致机体严重中毒甚至死亡。同样，药物一旦超过安全使用剂量，即可引起毒副作用。但从人类（包括其他生物体）化学物暴露的实际情况（如暴露剂量、暴露持续时间、暴露机会等）看，这些化学物则可能属无毒或实际无毒。从这个意义讲，毒物也可指在人类经常性实际暴露剂量条件下即可对机体产生损害作用的物质。

外源化学物是指存在于人类环境中、可能与机体接触并进入机体，在体内呈现一定的生物学效应的化学物质。与外源化学物相对的概念是内源化学物。内源化学物是指机体内原已存在的以及代谢过程中所形成的产物或中间产物。毒理学已加强了对内源性毒物的研究，如含氧自由基、含氮自由基、同型半胱氨酸等的毒性、毒作用机制研究等，但外源化学物仍然是毒理学研究的主要内容之一。

分类　人类环境中存在的化学物品种和数量十分庞大，全世

原来的资源	Meta分析的步骤	缺陷
危害性的标准程序研究结果	正式明确提出问题	很多终点，未知相关性
各种合科规范的报告，数据库	收集资料	缺乏公共可获得性
GLP，验证	评价资料	无质量评分工具
分类和标记，测试指南	合成资料	无Meta分析
管理决策	提交资料	常常是非公共的

图 2　Meta 分析在毒理学中的应用及其存在的问题

界登记在册的化学物已达 800 万 ~ 1000 万种。其中，常用的化学物为 7 万 ~ 8 万种。按外源化学物的来源、用途及分布范围，可将毒物分为以下几类。①生产性毒物：包括生产中的原料、中间体、辅助剂、杂质、成品、副产品、废弃物等，如金属与类金属、有机溶剂、刺激性气体、窒息性气体、苯的氨基和硝基类化合物、高分子化合物生产中的单体等毒物、生产性粉尘等。②环境污染物：包括存在于空气、水、土壤或其他环境介质中的各类毒物，如生产过程中排放的废气、废水和废渣，生活垃圾、厨房油烟等生活污染物以及交通尾气污染物等。③食物中有毒物质：包括天然毒素或食品变质后产生的毒素以及食品中不合格的添加剂等。④农用化学物：包括农、林、牧、渔业中使用的农药、化肥、生长激素等，常因误用、滥用以及农药残留而造成危害。⑤日用品中的有害物质：如清洁洗涤剂、嗜好品（如卷烟）、化妆品等。⑥生物毒素：包括微生物、动物或植物产生的毒性物质，如蛇毒、河豚毒素等。⑦医用药物：包括用于疾病的预防、诊断、治疗和康复的各种制剂，如各种化疗药物、诊断用放射性核素如 ^{131}I 等。⑧军用毒物：包括用于军事用途的各类毒剂，如沙林、VX 等。此外，根据毒物毒作用的主要靶器官不同，可分为肝脏毒物、心血管毒物、生殖毒物、神经毒物等；根据化学物的物理性状可分为气态毒物、液态毒物、固体毒物等。

存在形式 机体外环境中的毒物可以固体、液体、气体或气溶胶的形式存在。气体指常温、常压下呈气态的物质，如氯气、一氧化碳、二氧化硫等；固体升华、液体蒸发或挥发可形成蒸气，前者如碘，后者如苯、甲苯等。凡沸点低、蒸气压大的液体都易产生蒸气。对液体加热、搅拌、通气、超声处理、喷雾或增大体表面积均可加速蒸发或挥发。飘浮在空气中的粉尘、烟和雾，统称为气溶胶。雾为悬浮于空气中的液体微滴，常系蒸气冷凝或液体喷洒而成，如电镀铬时的酸雾、喷漆作业时的漆雾。烟是指悬浮于空气中直径小于 $0.1\mu m$ 的固体微粒，主要为金属熔融时产生的蒸气在空气中迅速冷凝、氧化而成，如熔炼铅、铜时的铅烟、铜烟；有机物加热或燃烧时，也可形成烟。固体物质经碾磨或机械粉碎时可产粉尘，粉尘为能较长时间悬浮在空气中的固体微粒，其粒子大小多在 $0.1 \sim 10\mu m$。粉状物质在混合、筛分、包装时也可引起粉尘飞扬。

作用途径 人类在生产劳动、日常生活、社会活动以及意外事故等过程中经常有机会接触这些化学物，并可通过呼吸道、消化道、皮肤和（或）注射等途径吸收进入机体，进而化学物或其代谢活性产物则可导致机体出现各种生物学效应。

（张文昌）

dúxiàoyìng

毒效应 (toxic effect) 在一定条件下，化学物对机体产生的有害的生物学作用。又称毒性作用或毒作用。由此可见，在不同的条件下（如不同的接触或作用剂量、不同的吸收途径、不同的机体状况等），即使是同一毒物也可能引起大小不一、甚至性质不同的毒效应。化学物对机体产生的生物学效应主要有两类，即有益作用和有害作用。前者如食物的营养作用、药物的治疗作用等；后者

如药物的毒副作用、化学物的毒作用等。外源化学物暴露并进入机体后，首先经历毒物动力学过程，部分化学物或其活性代谢产物可分布并作用于靶器官或靶组织，产生损害作用，出现毒效应。中毒即是生物体受到毒物作用而引起的功能性或器质性改变后出现的疾病状态。

毒性与毒效应机制 毒性是化学物一种与生俱来的、固有的生物学内在属性，是化学物对机体产生损害作用的固有能力。化学物的毒性是固有的，取决于其化学结构与组成。研究化学物的组成与结构及其理化特性与毒性之间的关系，即构效关系和定量构效关系研究是毒理学研究的重要内容之一。化学物毒性的大小是相对的，为了衡量不同化学物的毒性大小，许多国家和国际组织制订并正在努力完善各种毒性分级标准，如根据化学物半数致死量（LD_{50}）数值的大小进行急性毒性分级等，但尚未统一。

同一化学物（毒性相同）在不同条件下，对机体的毒效应可能不同，即产生的有害的生物学改变的性质或强度可能不同。在同样条件下，毒效应较大的化学物，其毒性也较大；毒效应较小的化学物，其毒性也较小。外源化学物在机体内引起的生物学效应也可分为损害作用和非损害作用，毒理学的主要研究对象是外源化学物的损害作用。损害作用，是指外源性化学物进入机体内并对机体产生的各种不良影响，如生长迟缓、寿命减短和能力下降等，包括生物化学改变、功能紊乱或病理损害，或者对外环境应激反应能力的降低、机体对外环境不利因素易感性增加、机体对环境因素作用的代偿能力的下降

等。但人们仍难以完全界定非损害作用与损害作用，况且随着生命科学的进展，原来认为是非损害作用的生物学效应，可能会被重新判断为损害作用。化学物的毒效应总是与一定的剂量联系在一起的，当外源化学物经暴露吸收进入生物体内的作用强度较低（剂量或浓度较低、作用时间较短）且机体的生理适应和抗损伤过程相对较强时，机体可保持相对稳定，仅有负荷［是指在体内化学物和（或）其代谢物的量及分布］增加或生理意义不明确的一些改变，不出现损害作用。如果外源化学物作用强度较强（即剂量或浓度较高、作用时间较长）时，可以引起损害作用，此时机体进行病理性适应，这种病理性适应是可逆的，包括组织改建、代偿性肥大和增生、化生等。当外源化学物作用强度进一步增加时，机体的病理性适应和代偿出现失调进而出现一系列较特异的中毒的症状及体征，最后还可导致死亡。

分类 毒效应谱是由外源化学物作用于生物体，随剂量增加所表现出来的一系列不同的生物学效应构成，可以表现为：①外源化学物的机体负荷增加。②意义不明的生理和生化改变。③亚临床改变。④临床中毒。⑤死亡。毒效应谱还可包括致癌、致突变和致畸胎作用。外源化学物对机体的毒效应范围广泛，可根据毒效应某些方面及其特点进行以下分类。

即发或迟发性效应 即发性毒效应是指某些外源化学物在一次暴露后的短时间内所引起的即刻毒效应，如氯气和硫化氢等引起的急性中毒。迟发性毒效应是指在一次或多次暴露某种外源化学物后，经一定时间间隔才出现的毒作用。例如，某些有机磷类化合物引起的迟发性神经毒作用，矿物性粉尘的致肺纤维化作用等。

局部或全身毒效应 局部毒效应是指某些外源化学物在机体暴露部位直接引起的损害作用。例如，酸碱所造成的皮肤损伤，吸入刺激性气体引起的呼吸道损伤等。全身毒效应是指外源化学物被机体吸收并分布至靶器官或全身后所产生的损害作用，如苯胺引起的全身性缺氧等。

可逆或不可逆效应 可逆效应是指外源化学物的暴露停止后可逐渐消失的毒效应，如刺激性气体所致的轻度上呼吸道炎症等。不可逆效应是指在停止外源化学物暴露后继续存在甚至可进一步发展的毒效应。例如，游离二氧化硅引起的肺部纤维化，氯乙烯所致肝恶性血管内皮细胞瘤等。

急性或慢性毒效应 急性毒效应是指外源化学物一次性、较大剂量暴露对机体产生的损害作用，如短时间吸入高浓度苯蒸气所致的急性苯中毒等。慢性毒效应是指某些外源化学物长期、反复多次暴露对机体产生的损害作用，如慢性镉中毒所致的肾小管重吸收功能障碍等。

一般或特殊毒效应 一般毒效应是指外源化学物暴露对机体产生的、经常性的、传统概念意义上的损害作用，如多数毒物引发的各类靶器官毒效应等。特殊毒效应是指某些外源化学物暴露引起机体出现的突变、肿瘤、畸胎等特殊的损害作用，如砷化物致肺癌等。

超敏反应或特异质反应 超敏反应是机体对外源化学物产生的病理性免疫反应。外源化学物可以是完全抗原或半抗原。许多外源化学物作为半抗原进入机体后，首先与内源性蛋白质结合形成抗原，然后再进一步激发免疫系统。当再次暴露后，即可产生超敏反应。超敏反应可分为Ⅰ～Ⅳ型，如青霉素引起的过敏性休克等。特异质反应通常是指机体对外源化学物的遗传性异常的反应性（过强或过弱），主要由于基因多态性，而与免疫性超敏反应无关。例如，欧罗巴人种（遗传性血清胆碱酯酶活性缺乏或减少）接受一个标准治疗剂量肌肉松弛剂（如琥珀胆碱）时，引起的比一般人群更重或持续时间更长的肌肉松弛毒效应；又如，体内缺乏还原型烟酰胺腺嘌呤二核苷酸（NADH）高铁血红蛋白还原酶的人，对亚硝酸盐及其他能引起高铁血红蛋白血症的外源化学物特别易感。

一种外源化学物的毒效应可能同时涉及上述多种类型的毒效应。寻找并选择敏感、特异、稳定的毒效应指标，进而研究并明确外源性化学物、物理因素以及生物因素等在一定条件下的毒效应类型、特点、性质和大小等，是毒理学研究的重要内容。

(张文昌)

jìliàng-fǎnyìng guānxì

剂量-反应关系（dose-response relationship） 外源化学物作用于生物体的剂量与引起的生物学效应的发生率之间的相互关系。又称剂量-质反应关系。它是毒理学研究中十分重要的概念。剂量-反应关系主要反映了随着化学物暴露剂量的增加或减少，出现一定程度毒效应的个体在一个特定的群体中所占比例或发生频率的变化规律。

基本要件 通常，构成一种化学物剂量-反应关系的基本要件有三：效应是由该化学物引起的；该效应是可测量的；随着剂量的增加，化学物导致的某种效应的发生率或比例也随之增加或减少。若以剂量为横坐标，以引起的某种生物学效应发生率为纵坐标，则可以获得相应的剂量-反应关系曲线。

剂量　通常指外源化学物与机体接触或被机体吸收或直接导致机体损害的量，是影响外源化学物对机体损害作用的重要因素。实际上，此概念较广泛，而确定并获得直接引起靶器官（细胞或分子）损害作用的化学物或其活性代谢产物的量是十分重要的，因为，这个量直接决定了该化学物对机体的损害作用的性质和强度，被称为该化学物的生物有效剂量。

在实际工作中，生物有效剂量的测定比较复杂和困难，因此许多用以估计这个量的指标被引入和应用于化学物的剂量-反应（效应）关系研究中。常用的剂量指标有两类。①外剂量：又称接触剂量或暴露剂量，指与机体实际暴露的量或环境中机体接触毒物的总量。例如，给予剂量是指供机体摄入、吸入或应用于皮肤的外源化学物的量，包括供实验动物用的食物、饮用水和空气中化学物的量等；应用剂量是指直接与机体的吸收部位接触可供吸收的量，包括注射剂量、加入细胞培养液中化学物的量等。②内剂量：又称吸收剂量，是指已被机体吸收进入体内的量。例如，生物剂量是指机体生物材料（如血、尿、毛发等）中化学物或其代谢产物的量；送达剂量指被吸收且可到达所关注的器官组织的部分；靶剂量是指送达剂量中到达毒作用部位的部分，又称生物

有效剂量。此外，血液中血红蛋白加合物等接触生物标志物，也被用来估计毒物作用的靶剂量。

一般而言，化学物暴露剂量越大，靶器官内化学物的剂量也越大。暴露剂量常以单位体重暴露外源化学物的量（如 mg/kg）或环境中浓度（mg/m^3 或 mg/L）来表示。暴露特征是研究化学物作用剂量时不可忽视的问题，是决定外源化学物对机体损害作用的另一个重要因素，暴露特征包括暴露途径、暴露期限及暴露频率等。然而，影响靶器官内化学物剂量的因素较多，除了化学物暴露剂量外，还有化学物的理化特性、个体因素（包括遗传因素等）、环境因素和作用条件等。

反应　又称质反应，指在暴露某一化学物的群体中，出现某种效应的个体在群体中所占比率，如镉污染区育龄妇女月经异常发生率升高；橡胶作业工人肿瘤死亡率升高等。反应的观察结果只能以"有"或"无"、"异常"或"正常"等计数资料来描述，一般以百分率或比值来表示，如死亡率、发生率、患病率、发病率、检出率、死亡比、疾病比等。

剂量-反应关系曲线　类型多样，包括抛物线型、双曲线型、直线型或 S 形曲线等，如图 1 所示。其中，相对多见的是整个群体对外源化学物的易感性呈现正态分布，即少数个体对此外源化学物特别易感或特别不易感，则剂量-反应曲线呈 S 形（图 1 中 2b）。S 形剂量-反应曲线的特点是在低剂量范围内，随着剂量增加，反应增加较为缓慢；剂量较高时，反应也随之急速增加。但当剂量继续增加时，反应强度增加又趋向缓慢。曲线开始平缓，继之陡峭，然后又趋平缓，成为 S 形。

若少数个体对此外源化学物的毒作用尤为耐受，易感性成偏态分布（图 1 中 1c），则剂量-反应曲线是非对称 S 形曲线。非对称 S 形曲线两端不对称，一端较长，另一端较短（图 1 中 2c）。

常利用几种不同的数学转换进行非线性剂量-反应关系曲线的直线化处理，如 logit 和 probit 转换等。例如，图 1 的 2c 是一条非对称的 S 形曲线，若横坐标用对数剂量表示，则可转化为一条对称的 S 形曲线；若进一步将纵坐标改为概率单位，则该曲线可转为一条直线。此时，则更有利于进一步的毒理学的分析。

应用　剂量-反应关系研究多涉及群体，如二硫化碳接触女工月经周期异常发生率，吸烟人群肺癌死亡率等。剂量-反应关系研究常被应用于以下方面。

易感性分析　人群中化学物的选择性毒性表现源于个体易感性的不同。在同一污染环境中，高危人群比正常人出现健康危害较早而且较严重，如图 2 所示。易受环境因素损害的那部分易感人群称为高危人群。构成这种易感性的生物学基础有年龄、性别、遗传因素、营养及膳食、健康状况、适应和耐受性等。

因果关系的判断　相对于人群流行病学调查资料，通过毒理学实验获得的结果受到外界环境因素的影响和干扰较少。因此，获得有统计学意义的线性剂量-反应关系对于确定化学物与该毒效应间的因果联系，具有更重要的意义。

阈值的估测与安全性评价　通过合理的设计获得的剂量-反应关系是推定、估测甚至确定化学物毒作用阈值（如半数致死量、基准剂量等）的重要基础，也是

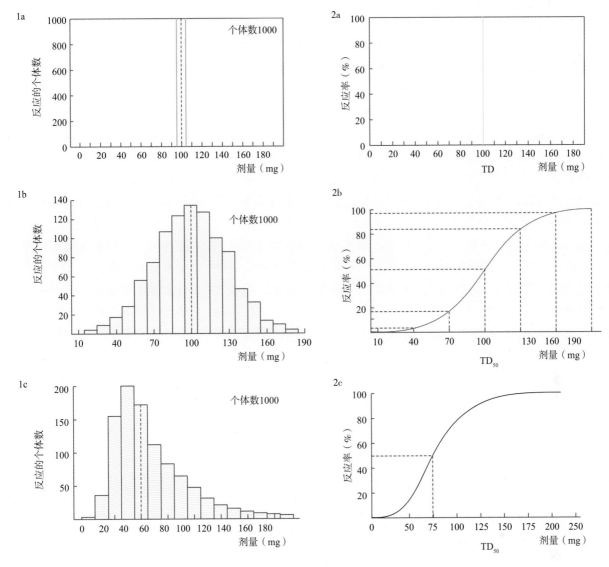

图1　实验动物个体对外源化学物的易感性分布及其剂量-反应关系模式

TD，中毒剂量；TD$_{50}$，半数中毒剂量

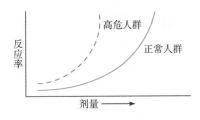

图2　高危人群和正常人群对环境有害因素的剂量-反应关系

化学物安全性评价与危险性评估的主要内容。例如，通过慢性毒性试验可得到受试物毒作用的观察到有害效应的最低水平（lowest observed adverse effect level，LOAEL）和未观察到有害效应的水平（no observed adverse effect level，NOAEL），以 NOAEL 作为阈值的近似值。以此为基础可得出安全限值，安全限值 = NOAEL/安全系数（安全系数一般采用100）。通过合理的设计获得有意义的剂量-反应关系资料，也可计算得到少数动物（如1%）或5%出现某种毒效应的最小剂量的95%可信限的下限值即基准剂量。

毒物兴奋效应分析　美国学者卡拉布雷泽（Calabrese）等人认为，剂量-反应关系既非阈值模型，又非线性模型，其基本形式应该是 U 形。U 形曲线通常被称为毒物兴奋性剂量-反应关系曲线，即在低剂量条件下表现为适当的刺激（兴奋）反应，而在高剂量条件下表现为抑制作用。依据所检测的终点不同，毒物兴奋性剂量-反应关系可以是 U 形或 J 形或倒 U 形或倒 J 形。例如，终点为生长情况（如多种有毒金属、除草剂和射线在低剂量条件下对植物生长状况的影响）或存活情况（如 γ 射线在低剂量条件下对啮齿动物寿命的影响）时，可见到倒 U 形；终点为发病率（如突变、畸变、癌症）的研究中，可见到 J 形。

化学物安全应用范围分析 化学物的安全应用范围评价已引入安全范围和暴露范围的概念。暴露范围（margin of exposure，MOE）作为衡量人群"暴露量"估计值与动物实验中获得的 NOAEL 差异大小的指标，表示为 MOS = NOAEL/人群暴露量。MOE 大，发生有害作用危险性小。安全范围（margin of safety，MOS）是衡量人群"暴露量"估计值与安全限值差异大小的指标，表示为 MOS = 人群暴露量/安全限值。安全限值可以是参考剂量（reference dose，RfD）等。MOS 大，发生有害作用危险性大。

其他 利用剂量-反应（效应）关系资料，计算急、慢性毒性参数等。

（张文昌）

jìliàng-xiàoyìng guānxì

剂量-效应关系（dose-effect relationship）

外源化学物作用于生物体的剂量与引起的生物学效应的效应强度之间的相互关系。又称剂量-量反应关系。它主要描述了随着化学物暴露剂量的增加或减少，某一特定的个体（或某一器官或组织）中出现特定的毒效应强度的变化规律。

基本要件 构成一种化学物剂量-效应关系的基本要件有三：效应是由该化学物引起的；该效应是可测量的；随着剂量的增加，化学物导致的效应的强度也随之增加或减少。例如，机体急性有机磷农药中毒时常可观察到有机磷农药暴露剂量增加与血中乙酰胆碱酯酶活性下降之间的线性关系。

剂量 定义及其内涵见剂量-反应关系。

效应 又称量反应，表示暴露一定剂量化学物后所引起的生物体或器官或组织的生物学改变。例如，有机磷农药可使血液中胆碱酯酶的活力降低；镉致肾小管重吸收功能障碍；苯可使血液中白细胞计数减少等。

效应常来自对游离器官/组织或完整动物的实验观察。但游离器官/组织缺失存在于整体动物中的多种整体调节系统和机制，如神经、免疫和内分泌调节系统及调节机制等，在毒理学研究中更应重视研究在人、动物或其他的整体生物中毒物暴露实际上发生的效应。有些类型的效应只能在整体条件下被观察到，如生长速率（体重）、超敏反应、器官重量改变、血压和葡萄糖水平上升或下降等。不同的化学物有不同的毒效应，即便是同一外源化学物，在不同动物机体条件下，其所致效应也不同，效应类型也不同。例如，药物反应停是强烈的人类致畸物，但在大、小鼠中则不然。寻找或确定毒物敏感、特异毒效应指标（包括效应生物标志）是毒理学研究的重要内容。

剂量-效应关系曲线 化学物的剂量-效应关系曲线类型也是多种多样，如抛物线形、双曲线型、直线型或 S 形曲线等。剂量-效应曲线的形状正是由于外源化学物导致的生物学作用或作用强度存在的个体生物学差异的结果，反映了人体或实验动物对外源化学物毒效应易感性的分布状况。如同其他许多生物医学现象一样，生物个体对外源化学物毒作用易感性的不一致现象普遍存在。

应用 剂量-效应关系研究常涉及个体、器官或组织甚至细胞。例如，慢性正己烷中毒所致的不同程度的周围神经病变；不同剂量镉慢性暴露后机体出现不同程度的肾小管重吸收功能下降；人

乳腺癌细胞系（MCF-7）体外培养液中加入不同浓度环境雌激素（如双酚 A）后出现不同程度的细胞增殖等。

如同剂量-反应关系一样，剂量-效应关系研究也被广泛应用于因果关系的判断、毒效应速率分析、阈值的估测、安全些评价与危险性评估、毒效应强度与效能分析、毒物兴奋效应分析、计算急慢性毒性参数等研究。此外，分析同一药物致死效应、中毒效应和药效的剂量-效应关系，可获得该药物安全使用指导；进行化学物时间-剂量效应关系，可反映毒效应变化的时间发展趋势等。根据剂量-效应关系研究的目的，选择合适的、科学的剂量指标和效应指标是十分重要的。

（张文昌）

gòuxiào guānxì

构效关系（structure-activity relationship）

化学物或药物的化学结构与其生理活性（药理活性或毒性）间的关系。早在 19 世纪，就有学者开始设法建立化合物的结构和生物活性关系。到了 20 世纪初，人们普遍认为化合物的毒性等生物学效应主要取决于它们的物理性质，如溶解度、分配系数、表面张力等。但化学结构与毒性大小的关系相当复杂，仅得到一些初步规律性的结论，举例如下。

同系物的碳原子：烷、醇、酮等碳氢化合物与其同系物相比，碳原子数越多，则毒性越大（甲醇与甲醛除外）。但当碳原子数超过一定限度（7~9 个），毒性反而下降。同系物当碳原子数相同时，直链的毒性比支链的大，成环的大于不成环的。

卤素的取代：卤素有强烈的吸电子效应，在化合物中增加卤

素就会使分子的极化程度增强，更加容易与酶系统结合，使毒性增加。例如，氯甲烷对肝的毒性依次为 $CCl_4 > CHCl_3 > CH_2Cl_2 > CH_3Cl$。

基团的位置：例如，带两个基团的苯环化合物，其毒性是对位＞邻位＞间位。分子对称者毒性较不对称者大，如 1,2-二氯乙烷（CH_2ClCH_2Cl）的毒性大于 1,1-二氯乙烷（CH_3CHCl_2）。

分子饱和度：分子中不饱和键增加时，其毒性也增加。例如，二碳烃类的麻醉作用，乙炔＞乙烯＞乙烷。又如，对结膜的刺激作用是丙烯醛＞丙醛，丁烯醛＞丁醛。

手性：化学物同位异构体存在手性，即对映体构型的右旋和左旋（通常用 R 和 S 表示，对氨基酸和糖类等用 D 和 L 表示），以及其中部分显示出旋光性的偏振平面顺时钟向右偏转或逆时钟向左偏转（用 + 和 − 表示），可影响其生物转运和转化，因而影响其毒性。例如，L-多巴比 D-多巴更易经胃肠道吸收，特布他林的（ + ）对映体经肾排泄为（ − ）对映体的 1.8 倍；普萘洛尔的 S 体可选择性的蓄积于某些组织（如心肌）的肾上腺素能神经末梢；布非洛尔作为（ + ）体时在 1′位发生羟化，而（ − ）体时在 4 或 6 位发生羟化，而葡糖醛酸仅能与 1′位羟化物产生结合反应；苯并芘在体内先经 CYP1A1 作用产生（ − ）-7R,8R 二氢二醇，再进一步转化为（ + ）-BaP 7R,8R 二氢二醇-9S,10R 环氧化物；（ − ）-BaP 7R,8R 二氢二醇的致突变性和致癌性比（ + ）-BaP 7S,8S 对映体强 10 倍。沙利度胺（反应停）S（ − ）的致畸性比 R（ + ）强烈。

构效关系分析的主要作用，可根据新化合物的结构数据预测其毒性；探讨化合物的结构与代谢物的关系，可用以预测化合物在机体内的吸收、分布、代谢和排泄情况，从而预测其毒性；还可推测化合物的毒作用机制。

（张天宝 朱江波）

dìngliàng gòuxiào guānxì

定量构效关系（quantitative structure-activity relationship, QSAR）

利用理论计算和统计分析工具，以化学物生物活性或毒性为因变量，理化参数或结构参数为自变量，来研究化学物结构与其生物学效应之间的定量关系。

发展历程 20 世纪 60 年代，科温·汉施（Corwin Hansch）和藤田稔夫（Toshio Fujita）将哈米特（Hammett）和英戈尔德（Ingold）有关有机化学取代基的电性或立体效应对反应中心的影响可以定量地评价并可外延的原则，用于处理化学物分子与生物系统的相互作用和化学结构的关系，用实验中得到的生物活性的观测值与相应的各参数值通过统计学的回归分析得出定量构效关系，用来预测化合物的生物活性。此种关系称为二维定量构效关系（2D-QASR），首先确立了定量研究构效关系的科学构思和方法，又称为经典的定量结构活性关系，在 QSAR 方法的发展中是一个重要的里程碑。常用的参数：①物理化学参数，如化合物的脂水分配系数；哈米特常数、电荷转移参数、pKa 值、氢键参数和由量子化学计算得到的电子结构参数等；立体参数，如摩尔折射率、塔夫脱（Taft）常数等。②理论计算参数，包括电子结构参数、几何参数、分子形状参数等。③分子拓扑指数。

主要研究方法有汉施法、弗里-威尔逊法（Free-Wilson method）、分子轨道法等，其中，汉施法和分子轨道法最为常用。典型的汉施方程为：

$$log1/C = -K_1(logP)2 + K_2logP + K_3\sigma + K_4ES + const$$

式中，C 为化合物产生某种特定生物活性时的浓度，如半数效应浓度（EC_{50}）、半数和失能浓度（IC_{50}）等；P 为脂水分配系数；σ 为电子效应参数，常用哈米特电性参数；ES 为空间效应参数，通常使用塔夫脱立体参数。方程式右边的各项并不都是必需的，可以根据具体情况进行取舍。

统计方法：汉施模型和弗里-威尔逊模型都是线性方程，QSAR 模型也可以是非线性的。如汉施提出了抛物线模型，库比尼（Kubinyi）提出了双线性模型。2D-QSAR 虽然有许多成功的例子，但是其局限性也很明显，它所使用的参数都是基于化学物的二维结构得到的。实际情况是，许多化学物与其受体的相互作用是在三维空间里实现的。

1980 年，霍普芬格（Hopfinger）将分子形状与 QSAR 结合起来，提出了分子形状分析法，从而揭开了三维定量构效关系（3D-QSAR）的序幕。3D-QSAR 与 2D-QSAR 的最大不同之处在于考虑了生物活性分子的三维构象性质，在 QSAR 分析中引进了生物活性分子的三维结构信息有关的量作变元；能较为形象地反映生物活性分子与受体作用的图像，更深刻地揭示化合物-受体相互作用的机制，并可直观地显现计算结果。此后又陆续出现了许多 3D-QSAR 方法，如距离几何算法、比较分子场分析法（comparative molecular field analysis，CoMFA）等。其中 1988 年克拉梅尔（Cramer）等提出的 CoMFA 是 3D-QSAR 最重要的进展，它将分子生物活性与其静电场和立体场联系起来。

1997 年，霍普芬格等提出了四维定量构效关系（4D-QSAR）的概念。韦达尼（Vedani）等人认为四维中的第四维是配体分子的多个构象、取向或质子化状态。在这个方法中，考虑了所有化学物分子的整个构象空间，而且考察了多种原子叠合方式，因此在概念上比传统的 3D-QSAR 有了一定的进步。所谓第四维，就是集成采样，表现为化合物分子各个构象、取向等的集合，以消除在进行活性构象的选择时带来的误差。4D-QSAR 的基本理论其实也基于 3D-QSAR，且最终以直观 3D-QSAR 方式来表达计算结果。尽管 4D-QSAR 理念同时涵盖了受体独立性和受体依赖性思想，但主要解决的还是受体独立性问题。

2002 年，韦达尼和多布勒（Dobler）提出了五维定量构效关系（5D-QSAR）的概念。此法的第四维也是构象的集合，而第五维则是各种诱导契合的集合。由于 5D-QSAR 考虑的受体结构因素过多，其模型验证能力与 4D-QSAR 比较未见优越性，但是由于 5D-QSAR 对受体环境的准确模拟，使其预测能力较 3D-QSAR、4D-QSAR 提高很多，这也是 5D-QSAR 的优势所在。

应用　QSAR 分析现已应用于毒理学中，如估测化学物的急性毒性和化合物之间的联合毒性。使用最广泛的毒理学模型数据库是 Multi-CASE、TOPKAT 和 DEREK。QSAR 模型已在美国政府部门、欧洲一些国家使用。丹麦采用基于 Multi-CASE 和 TOPKAT 的

计算机模型预测了 212 万种化学物质的急性经口毒性、过敏、致突变性和致癌性。QSAR 模型的进一步开发需要更多高质量的数据的积累。随着药物化学和计算机技术的不断进步，QSAR 对毒理学的影响越来越大，尤其是在毒性预测和药物合理化设计方面，对一些毒性资料不全的化合物危险性评估和监督管理也具有重要的现实意义。

（张天宝　朱江波）

shíjiān-fǎnyìng guānxì
时间-反应关系（time-response relationship）　研究在固定剂量时，毒效应发生的时间过程，或对于引起相同效应的时间与剂量的关系。在毒理学中，时间-效应关系涉及以下方面。

效应持续时间　此概念仅用于停止暴露后可逆的效应。如果在靶器官中化学物或其活性代谢产物的浓度超过最小有效浓度（C_{eff}），即可发生效应；当低于 C_{eff} 后，效应即消失。此过程存在下列关系式：

$$C_{int,t} = D(e^{-\beta \cdot t} - e^{-\alpha \cdot t})$$

式中，$C_{int,t}$ 为在靶器官中，时间为 t 时的浓度；β 和 α 与转运入或出该器官相关的 2 个参数；D 为由初始浓度和从血浆转运到靶器官的速率常数所决定的常数。如果 $C_{int} > C_{eff}$，发生效应。

暴露时间与浓度的关系　一般情况下，较长期重复剂量的暴露，才引起毒效应。如果物质以固定的浓度（C）存在，吸收量将与浓度和暴露时间的乘积成比例。换句话说，累积剂量与 $C \cdot t$ 成比例。当累积剂量等于有效剂量时，就会发生效应，即存在关系式 $C \cdot t = K$（常数）。但在许多情况下，此关系并不完全正确，可应

用公式：

$$\log(t) = K - a\log(C)$$

在高浓度时出现毒效应也需要一定暴露时间；浓度再增高，产生效应必需的时间并不缩短。低于起始有效浓度（C_{inc}）即使长期暴露，也不发生效应。如果反应是 50% 致死，起始半数致死浓度（LC_{50}）可表示为：$(C - C_{inc}) \cdot (t - t_{min}) = K$。仅当该物质的代谢和排泄不起优势作用时，此式才成立。否则，体内浓度可能过低，以致不发生效应。假设可以通过化学物的浓度和暴露时间估计毒性"剂量"，如图所示。曲线中每一点都可以与坐标轴间形成矩形，矩形面积代表同样的毒效应（如 LC_{50}）。此法可以被应用于多种剂量-反应相互关系，但它的适用性在曲线的两端都有明显的限制。例如，在高浓度/短暴露时间的曲线末端，化学物毒性受限于经皮转运动力学或受体的饱和动力学；在低浓度/长暴露时间的末端边界实质上表示毒性阈值。

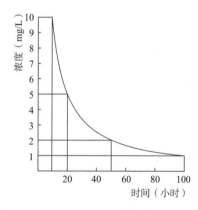

图　毒物化学浓度和暴露时间的关系

潜伏期　在单次剂量或短期暴露致癌物质后至出现第一临床的症状/体征（如肿瘤）所需的时间。在暴露和效应出现之间时间间隔即潜伏期取决于暴露的剂量。有时，潜伏期可能长达几十年。

例如，暴露石棉纤维约 5 年后，甚至经 30~40 年才发生间皮瘤。通常，应用德鲁克赖（Druckrey）公式（1967 年）进行描述：

$$t \cdot D^n = 常数$$

式中，t 为中位潜伏期，即在暴露后直到在 50% 的群体中发生肿瘤的时间；D 为剂量或浓度；n 通常大于 1 并且依赖于物质、机体和测试条件。例如，$n = 3$，剂量减半，潜伏期延长 8 倍。

延迟效应 一些物质的效应只有在长期暴露后才出现。这不是因为物质需要在生物中蓄积，而是因为在毒效应出现之前必须有效应蓄积。例如，灭鼠剂因毒磷抑制凝血酶原合成，当凝血酶原贮备耗竭可发生严重内出血，引起大鼠死亡。饲料浓度在 3.2~400mg/kg 大鼠死亡时间中位数为 6 天；饲料浓度在 1.6mg/kg 时死亡时间中位数可延长至 30 天。

（周宗灿）

dúwù xīngfèn xiàoyìng

毒物兴奋效应（hormesis） 以双相剂量-效应关系曲线为特征的适应性反应。即在低剂量条件下表现为适当的刺激（兴奋）反应，而在高剂量条件下表现为抑制作用。这种剂量-反应关系曲线关于刺激反应的幅度、刺激域的范围具有相似的定量特征，它是生物过程直接诱发或是对生物过程的代偿，最终引起内环境稳态的紊乱。另外，毒物兴奋效应也包括高剂量下具刺激作用而低剂量下却具抑制效应的现象。

毒物兴奋效应最初在植物生物学、昆虫反应、免疫刺激等诸多领域的研究中都有发现，但其后由于受到多方面的质疑，渐渐被冷落。直至 20 世纪 90 年代，才又被重视。在各类生物（包括动物、植物和微生物）、各类毒物（包括致癌物和非致癌物）及各类生命现象（包括肿瘤形成、生殖、生长、寿命及代谢等）中均发现了毒物兴奋效应现象，其范围几乎涵盖了包括重金属化合物、氰化物、多环芳烃、多氯联苯、有机砷化物和农药及一些抗生素在内的所有有毒物质。

概念形成过程 毒物兴奋效应起源于 16 世纪帕拉塞尔苏斯（Paracelsus）的名言"剂量决定毒物"，即所有物质都是有毒的，只有剂量才能区别毒物还是药物。19 世纪微生物学家舒尔茨（Schulz）观察到重金属和有机溶剂对酵母生长的促进作用后，认为这种现象可能普遍存在于各种化学物和生命体，进而提出了阿恩特-舒尔茨（Arndt-Schulz）定律，即弱刺激加速生命力，中等强度刺激促进生命力，强刺激则抑制生命力，很强刺激却能致死。1943 年，索瑟姆（Southam）和埃利希（Ehrlich）在研究红雪松提取物对真菌的作用时，将观察到的双相剂量-效应关系曲线正式命名为"毒物兴奋效应"，首次使用"毒物兴奋效应"一词描述低浓度的有利效应，其发表在《植物病理学杂志》（*Journal of Phytopathology*）上，这是毒物兴奋效应这个词第一次出现在学术刊物上。20 世纪 80 年代，美国环境保护署（EPA）在评价化学物的致癌性时，将毒物兴奋效应列入考虑范围，以此来回答对于致癌物质"怎么才算清洁？"。毒物兴奋效应的热潮开始复苏，尤其是其对危险度评价的影响得到了广泛的探讨。1990 年，美国政府机构、企业和学术团体成立了低浓度暴露的生物效应专门组织，并召开了多次国际会议。卡拉布雷泽（Calabrese）和鲍德温（Baldwin）对毒物兴奋效应进行了大量的研究，于 2003 年在 *Nature* 杂志上发表文章。至此，有关毒物兴奋效应的研究进一步成为毒理学研究热点。

基本内容 剂量-效应关系是毒理学的基本问题。通常，化学物与生物机体（离体和活体）相互作用的关系可以用两类剂量-效应关系来描述，即线性响应和非线性响应。在非线性响应中，已经观察到的效应随剂量变化的类型包括：①效应随剂量单调、非线性递增或递减。②抛物线结构，即存在一个无作用剂量。③S 形曲线，即通常观察到急性毒作用的剂量-效应关系曲线。④口形曲线，即存在一个最大效应，高于或低于该效应浓度时效应减弱。⑤U 形曲线，即存在一个最小效应，高于或低于该效应浓度时均表现出效应增强。

在毒理学研究中，存在两种剂量-效应关系模型，即阈值模型和无阈值线性模型。它们是传统毒物风险评估中应用最多的两种模型。前者主要应用于非致癌物及非遗传毒性致癌物的健康风险评估中；后者主要应用于遗传毒性致癌物的健康风险评估与毒物生态风险评估中。卡拉布雷泽等人认为毒物影响机体的主要模型是毒物兴奋效应型剂量-反应关系模型，而并非经典的阈值模型或无阈值线性模型。依据所检测的终点不同，毒物兴奋效应型剂量-反应曲线可以呈 U 形（J 形）或 β 形（倒 U 形）两种（图），即当监测终点为生长情况（如多种有毒金属、除草剂和放射物在低剂量条件下对植物生长状况的影响）或存活情况（如 γ 射线在低剂量条件下对啮齿动物寿命的影

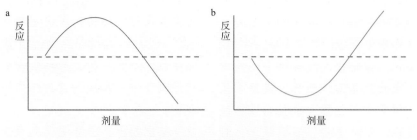

图　描述毒物兴奋效应假想的剂量-反应曲线

响），则呈 β 形（倒 U 形）曲线；当监测终点为发病率（如突变、畸变、癌症），则呈 U 形（J 形）曲线。其中 U 形（J 形）曲线通常被称为毒物兴奋性剂量-反应关系曲线，即在低剂量条件下表现为适当的刺激（兴奋）反应，而在高剂量条件下表现为抑制作用。

作用机制　对绝大部分有毒物质的低剂量刺激作用的机制尚不清楚。一系列的证据表明，没有哪一种机制能完全解释毒物兴奋效应现象的发生，因为根据组织、细胞和终点的选择不同，它通过不同的激动剂和受体而发挥作用。

其中，具有代表性的作用机制理论有以下三方面：①比较公认的理论就是受体机制，其认为机体应具有两种不同激动剂亲和力的受体亚型，通过这两种受体亚型要么引起兴奋效应，要么引起抑制效应。低浓度时具有高亲和力的受体亚型起作用，对于激动剂，低亲和力的受体具有很高的容量；高浓度时低亲和力的受体亚型发挥作用，并且它的高容量相当重要。②斯特宾（Stebbing）的矫正过度控制理论，其认为由于所有的有毒物质在高浓度时都抑制生物的生长，那么毒物兴奋效应可能是生物体对于低剂量抑制的反应，也就是说由抑制生长所造成的生长刺激作用是生物体对抑制的中和或反抗，或者说是生物体的自我矫正。任何通过这样的控制机制对抑制的矫正过度都会导致毒物兴奋效应现象。该理论还指出，在哺乳动物或单细胞生物体中出现的毒物兴奋效应，其机制应是亚细胞水平的，其调控机制最有可能的方式是对生物合成速率进行调控，不仅表现在生物化学水平改变上，而且还表现在生物体发生毒物兴奋效应现象的整个过程中。毒物兴奋效应是调节生物体控制的副产品。③卡拉布雷泽提出过度补偿效应理论，其认为过度补偿效应是对体内平衡达到瓦解地步的响应，即生物体受到刺激，经过最初的抑制反应之后会出现一个补偿行为，此补偿行为会逐渐超过控制行为，从而导致一个净刺激效应，也就是通常所提及的毒物兴奋效应。大量例子表明，类似毒物兴奋效应的剂量-反应在动态平衡的破坏中能表现出过度补偿作用，其可以表现为生理上试图逃避化学刺激或者对这种刺激表现出的补偿作用。

功能　毒物兴奋效应是生物长期进化过程中为顺应自然选择，提高在各种低水平胁迫下的存活率而形成的生理机制，其意义在于当生物体自稳状态受到破坏后能够迅速恢复。毒物兴奋效应的功能主要有：①尽快修复胁迫引起的损伤。②保护生物体在其后的胁迫中免受或少受伤害，即使是其后不再遭遇相同胁迫，也有利于生物体抵御环境中其他不利因素的影响。在低浓度外源性因素造成轻微损伤时，如兴奋效应机制被激活并发挥作用，则机体很快恢复；但如果兴奋效应机制被抑制，则损伤将进一步扩大或恶化，从而形成更严重损伤。

应用　①在环保方面的应用：毒物兴奋效应对评价致癌危险度的非阈值线性模型的可信度和应用是一个挑战，其强调了致癌剂存在阈值。如果遵循毒物兴奋效应规律，化学物在低剂量存在时实际上不是一件坏事，似乎没有必要如此浪费财力而需要达到零污染或零排放，因此，这一观点为政府部门有的放矢地控制污染、节约资金提供了依据。同时，毒物兴奋效应的观点也彻底改变了向公众进行危险度交流的策略。②在医学方面的应用：许多抗生素、抗病毒剂和抗肿瘤制剂及大量的其他药物都表现出毒物兴奋型双相剂量-反应关系，即一个剂量可能是临床有效的，但另一剂量则可能是有害的。例如，一些抗肿瘤药物在高剂量下抑制细胞增殖，此时具有临床疗效；而在低剂量条件下又成为一种局部激动剂而促进细胞增殖。因此，毒物兴奋效应的双相剂量-反应关系不仅为完善临床治疗方案提供了新的机会，同时也提出了必须要解决的危险性问题。

毒物兴奋效应型剂量-反应关系是一种更为普遍的、更适用的剂量-反应关系模型。对毒物兴奋效应的全面认识将会影响毒理学各个领域，包括毒理学实验设计和观察、动物模型的选择、危险度评定和管理等多个方面，并进一步提高对生物的适应性反应、危险度评价和临床医学的认识和在更广的生物学范畴加深对细胞和机体水平调控机制的理解。这一新理论的应用将重新审视毒理学中心法则，并将引起环境、医学、公共卫生等众多领域发生广泛变革。

（刘起展）

xuǎnzéxìng dúxìng
选择性毒性（selective toxicity）

外源化学物具有的损伤一种生物体而不危害另一种生物体的特性。受损害的生物称为非经济型（或非期望型）生物，而受到保护的生物称为经济型（或期望型）生物。非经济型和经济型生物可彼此共存或关联，如寄生虫与宿主或同一生物体内的两种组织。

应用 利用这种生物性差异，可开发能杀灭非经济型物种而不伤害其他物种的药物。例如，对于作物有害的真菌、昆虫及杂草，需要使用农药；医学或畜牧业需要抗生素等药物，都是要求对非经济型生物有选择性毒性而对经济型生物无损害作用。选择性毒性是毒作用的普遍特点，可发生在物种之间、群体内（易感人群）和个体内（靶器官）等。

原理 药物或其他化学物之所以有选择性毒性，可能有以下几方面原因。

外源化学物对经济型与非经济型细胞毒性相近，但主要蓄积在非经济型细胞内。毒物分布不同而产生的选择性毒性，通常是毒物在吸收、生物转化或排泄方面的差别所致。喷雾杀虫剂的选择性毒性，可部分归因于昆虫单位体重的体表面积比哺乳动物大，因而吸收毒物的剂量较大。在放射性碘治疗甲状腺功能亢进的临床运用中，则基于甲状腺对碘的选择性蓄积能力。因而，外源化学物对一种组织有毒而对另一种

无毒的原因，主要由于不同组织内，终毒物蓄积量的差异，这一差异可能与不同组织将化学物转化成终毒物能力的差别相关。

化学物仅对某一细胞或生物化学特征性过程产生影响，而这种特征在经济型细胞不存在或不起重要作用。以植物与动物细胞比较为例，植物缺乏神经系统、有效的循环系统和肌肉，但存在细胞壁，进行光合作用。因而，针对细菌存在细胞壁这一特有结构，研制了具有选择性毒性的化学治疗药物，如青霉素和头孢菌素，可有效杀死细菌而对哺乳类细胞相对无毒或低毒。

选择性毒性还可能是两种类型细胞生物化学方面存在差异的结果。例如，细菌可利用对氨基苯甲酸、谷氨酸和蝶啶来合成叶酸；哺乳动物不能合成叶酸，而只能从膳食中获取。因磺胺类在分子大小与电荷上都与对氨基苯甲酸相似，并且对氨基苯甲酸竞争拮抗，阻止掺入叶酸分子，因而磺胺类药物对细菌有选择性毒性。而在人体内则不存在这种合成反应。

毒理学的基本准则之一是严格合理设计的动物实验结果可外推到人类，但不同物种之间对毒物的反应可能存在很大差异。尤其不同物种之间的毒物代谢动力学和毒效学的差异可导致不同物种的选择毒性。即使一些在物种形成上关系密切的动物（如大鼠、小鼠、豚鼠和仓鼠）之间，在对毒物的反应上仍存在较大差异。例如，高毒物质2,3,7,8-四氯代二苯并[b,e][1,4]-二噁英（TCDD），对豚鼠和仓鼠的半数致死量（LD_{50}）相差1000倍以上。不仅如此，TCDD损害的特殊靶器官也明显不同。因而，不同物种对

化学物反应的差异在危险性评价及管理方面是目前存在的主要问题之一。由实验动物资料推论到人类癌症的危险性的可靠性取决于动物模型与人的关联的性质与程度。不同的实验动物物种，在致癌反应上，往往存在着明显差别。例如，小鼠对真菌毒素黄曲霉毒素B_1的致癌作用极不敏感，饲料中的黄曲霉毒素B_1高达10 000μg/kg时，小鼠仍不能诱发肝癌；而大鼠饲料中仅含15μg/kg黄曲霉毒素B_1，肝肿瘤发生率已明显增加。这种显著差异的机制，显然和两个物种在谷胱甘肽硫转移酶（glutathione S-transferase, GST）的一种特殊形式即mGSTA3-3的表达差异密切相关，因为mGSTA3-3对致癌的黄曲霉素环氧化物有极强的分解催化能力，小鼠能正常表达这种酶形式，大鼠表达的则是该酶的另一种形式γGSTA5-5，尽管该酶对另一种黄曲霉毒素环氧化物有高催化活性，但对黄曲霉毒素B_1的解毒能力要低得多。又如，2,3,4-三甲基戊烷和D-柠檬烯诱发雌性大鼠肾肿瘤，降血脂药物氯贝丁酯及普通溶剂三氯乙烯等过氧化物酶体增生剂诱发肝肿瘤，甲醛吸入诱发大鼠鼻癌等。因而，全面阐述不同物种对毒物反应差异的基本机制和原理是毒理学研究的重要课题，只有深入了解这些差异，才能确定动物资料与人类反应关联的性质与程度。通过物种对毒物反应物种差异进行统计学分析，了解不同物种差异的大小，描述对特定的化学物实验动物毒效应与人体的关联性。对此，国际化学品安全规划署发展了以癌和非癌终点作用模式为基础的评价化学物的动物实验结果与人类关联性框架，并出版了相关的指南文

件，这些举措将更好地促进毒作用从动物外推到人类，评价与人类的相关性和指导健康危险评定。

（周宗灿）

gāowēi rénqún

高危人群（high risk group） 易受环境因素损害的易感人群。在同一环境暴露条件下，少部分人反应强烈，出现患病甚至死亡，大部分人反应不显著，这是因为个体易感性不同构成的。潜在的环境健康危害取决于 3 个因素：①暴露的环境有害因子。②发生暴露特定的时间。③个体对该环境有害因子的易感性。在同一暴露环境中，高危人群比一般人出现健康危害早而且程度也严重，见剂量-反应关系中图 2 所示。

高危人群的生物学基础主要包括以下几方面。①年龄：不同年龄的人对某些环境因素作用的反应不同。例如，胎儿和新生儿体内酶的解毒系统尚未成熟，儿童血清免疫球蛋白水平低，老人应激功能较低，往往对环境有害因素易感。②性别：某些疾病的发生与性别有关。例如，在日本某些以镉为主的污染地区，经产妇发生痛痛病的发病率就高于其他人群。③遗传因素：个体对环境因子的易感性原因之一是由于个体之间的遗传差异。单基因遗传差异发生率超出 1% 人群时，即称为遗传多态性，可引起个体对环境因子的易感性，造成个体反应的差异。人类遗传变异分为两个主要类型：单核苷酸多态性（single nucleotide polymorphisms, SNP）和插入/缺失突变。在人类基因组中，SNP 的出现频率为每几百到一千个碱基对一个，取决于不同的基因区域。缺失突变的出现频率低得多，特别是在基因编码区。遗传多态性变异可引起

所编码蛋白质结构/活性的改变或表达水平改变，可影响对环境有害因子的易感性。人化学物暴露、遗传易感性和疾病危险的关系见表。有关个体间遗传变异对化学物毒性易感性的关系见生物标志。④营养及膳食情况：营养缺乏可以加剧某些污染物的毒作用。例如，维生素 A 和 C 长期不足，机体易于发生癌症；汞污染地区吃鱼较多的人暴露有机汞的机会就较多。⑤疾病状况：某些患者易受有害物质的影响。例如，慢性心肺疾病患者对二氧化硫污染特别易感；冠心病患者暴露一氧化碳后，由于形成的碳氧血红蛋白妨碍血液的供氧功能，使疾病恶化。⑥其他：有些因素使人体暴露污染物的机会增多，如吸烟者的致癌物暴露。在公共卫生领域中特别关注对环境因素易感的亚人群（高危人群），应当重视保护高危人群。

表　人化学物暴露、遗传易感性和疾病危险的关系

暴露	易感性（基因型）	结果（疾病）
低	低	低危险
高	低	低危险
低	高	中危险
高	高	高危险

（周宗灿）

bǎqìguān

靶器官（target organ） 外源化学物进入机体后可直接发挥毒作用的器官。在生物学中，靶是指因子作用的机体、器官、组织、细胞、细胞成分或生物分子。由此，导出了一系列的毒理学的相关名词，如靶人群、靶器官、靶组织、靶细胞、靶细胞器或靶分子。在靶器官内的外源化学物或其活性代谢物的浓度及持续时间，决定了机体毒性效应的性质及其

强度，如脑是甲基汞的靶器官，肾是镉的靶器官。但靶器官不一定是该物质浓度最高的场所。例如，铅浓集在骨中，但其毒性则由于铅对其他组织的作用所致；同样，滴滴涕在脂肪中的浓度最高，但并不对脂肪组织产生毒作用。在全身毒作用中常见的靶器官有血液和造血系统、肝、肾、肺、神经系统等。毒物直接发挥毒作用的器官称为靶器官；出现毒性效应的器官称为效应器官。效应器官可以是靶器官，也可以不是靶器官。例如，马钱子碱中毒可引起抽搐和惊厥，靶器官是中枢神经系统，效应器官是肌肉。某个特定的器官成为毒物的靶器官可能与毒动学/生物转化和毒效学等多种原因有关，如器官在体内的解剖位置和功能、毒物吸收和排泄器官；该器官的血液供应；具有特殊的摄入系统；代谢毒物的能力和活化/解毒系统平衡；存在特殊的酶或生化途径；毒物与特殊的生物大分子结合；对损伤的修复能力；对特异性损伤的易感性等。

在管理毒理学中应用了术语——临界效应和临界器官。世界卫生组织（1989 年）对临界效应的定义是，临界器官中达到阈（临界）浓度或阈剂量时所出现的第一个有害效应。对有害效应是否为临界效应的决定，由专家判定。在国际化学安全规划署（IPCS）对编写环境卫生基准文件的指南中，为制定环境中以健康为依据的建议暴露限值为目的，将临界效应描述为"对确定允许摄入量被认为是适用的有害效应"。因此临界器官是靶器官的一种，但专指首先出现有害效应并用于制定安全限值的靶器官。毒理学安全性评价试验是广泛的筛

选性试验，其目的在于发现受试物的毒性，研究所回答的问题是受试物对健康是否具有有害作用？有什么样的有害作用？涉及范围是机体所有的器官和组织，所用的也是筛选性指标。因此，此类试验对受试物毒作用的描述和研究往往是不够充分的，需深入进行靶器官毒理学的研究。靶器官毒理学是描述毒理学和机制毒理学在器官水平的结合，是细胞毒理学和整体毒理学之间的桥梁，并且作为机体的结构功能单位，靶器官毒性能较好地反映和理解化学物的整体毒性。

（周宗灿）

shēngwù biāozhì

生物标志（biomarker） 外源化学物通过生物学屏障并进入组织或体液后，对该外源化学物或其生物学后果的测定指标。美国食品与药品管理局（US FDA）对其的工作定义如下，①生物标志：物理体征或实验室测量，其发生与某个病理过程关联，并假定有诊断和（或）预后的用途。②替代终点：可替代临床终点的并预测疗效的生物标志。③临床终点：临床上对患者感觉、功能或生存的测量，可分为中间终点与最终结局。a. 中间终点，是真正的临床效益。b. 最终结局，如生存的临床终点、严重的疾病发作，或确认治疗的效益和危险的临床终点。生物标志、替代终点和评估治疗干预方法的关系见图1。

在毒理学和药理学中，生物标志应该反映暴露于一种化学物和对活体的生物学效应之间途径上的一个关键过程。在临床医学中，生物标志作为替代终点倾向于个体诊断；而在公共卫生与预防医学中，生物标志较倾向于群体诊断。

分类 可分为暴露生物标志、效应生物标志和易感生物标志（图2）。

暴露生物标志 测定组织、体液或排泄物中吸收的外源化学物、其代谢物或与内源性物质的反应产物，作为吸收剂量或靶剂量的指标，提供关于暴露于外源化学物的信息。暴露生物标志包括反映内剂量和生物效应剂量两类标志物（如化学物原型、代谢物、血红蛋白加合物、DNA加合物等），用以反映机体生物材料中外源化学物或其代谢物或外源化学物与某些靶细胞或靶分子相互作用产物的含量。这些暴露生物标志如果与外剂量相关或与毒效应相关，可评价暴露水平或建立生物阈限值。暴露生物标志举例见表1。

效应生物标志 机体中可测出的生物化学、生理、行为或其他改变的指标，包括反映早期生物效应、结构和（或）功能改变及疾病三类标志物，提示与不同靶剂量的外源化学物或其代谢物

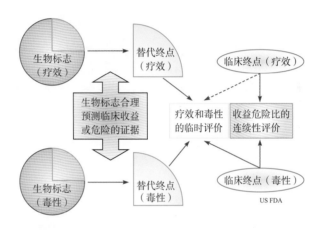

图1 生物标志、替代终点和评估治疗干预方法的关系（US FDA）

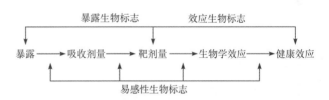

图2 从暴露到健康效应的模式图及其与生物标志的关系

表1 暴露生物标志举例

生物标志类型	举例
内剂量	
化学物	母体化合物，有机氯化合物，脂肪组织中的二噁英，呼出气中挥发性有机物，尿中黄曲霉毒素代谢物
化学混合物	尿中可替宁水平（烟草存在的化合物）
金属	血铅
生物因子	乙肝病毒DNA，乙肝表面抗原，抗乙肝病毒核心抗原
生物有效剂量	
化学物	4-氨基联苯酚蛋白加合物（通常为血清蛋白），尿中黄曲霉毒素B_1-N7-鸟嘌呤加合物
激素	雌激素，儿茶酚雌激素-3,4-醌

有关联的对健康有害效应的信息。与致癌作用相关的效应生物标志举例见表2。

易感生物标志 关于个体对外源化学物的生物易感性的指标，即反映机体先天具有或后天获得的对暴露外源性物质产生反应能力的指标。例如，环境化学物在暴露者体内代谢酶及靶分子的基因多态性，属遗传易感性标志物。环境因素作为应激原时，机体的神经、内分泌和免疫系统的反应及适应性，亦可反映机体的易感性。易感生物标志可用以筛检易感人群，保护高危人群。

外源化学物生物转化酶的遗传多态性会影响个体易感性。例如，①醇脱氢酶（alcohol dehydrogenase，ADH）和醛脱氢酶（aldehyde dehydrogenase，ALDH）多态性的种族差异影响酒精中毒发生率。亚洲人群约90%为非典型ADH（ADH2＊2），约50%为无活性的ALDH2＊2，可迅速将乙醇转变为乙醛，但将乙醛转变为乙酸的速度非常缓慢，故易发生酒精中毒（红晕综合征）。②细胞色素 P_{450} 2A6（cytochrome P_{450} 2A6，CYP2A6）基因多态性影响吸烟导致肺癌的发生率。携带低活性变异体 CYP2A6 的个体其尼古丁的代谢比正常人慢，并且对烟草特有的致突变物的活化能力弱，形成的 DNA 反应性代谢物要少于正常人群，患肺癌的风险较低。③对于芳香胺诱导膀胱癌，有芳香胺 N-乙酰转移酶（n-acetyltransferase 2，NAT2）、快 CYP-1A2、谷胱甘肽硫转移酶（glutathione S-transferase，GST）M1 缺失，快 NAT1 的个体发生膀胱癌危险最高。慢乙酰化（并吸烟）者膀胱癌危险增高，GSTM1 缺失者膀胱癌危险也增高。如果吸烟，进一步增加慢 NAT2 和快 CYP1A2 表型膀胱癌的危险。④对于杂环胺诱导结肠癌，有快 CYP1A2 和快 NAT2 表型者危险增高，低活性变异体 GSTA1＊B 伴危险增高。⑤DNA 修复基因多态性与癌症危险有关联，如 8-羟基鸟嘌呤 DNA 糖苷酶（OGG1）基因 S326C 变异体和各种癌症的危险增加关联；X-射线修复交叉补充蛋白 1（XRCC1）基因 R194W 变异体和各种癌症的危险的减少关联；乳腺癌 2 号基因（breast cancer 2，BRCA2）N372H 变异体和乳腺癌的危险增加关联。

有效性评价 确定生物标志是否有助于环境卫生学研究的基本推动力是生物标志的有效性。有效性是一个复杂的特征，描述了生物标志在生物系统中反映的指定事件的程度，这些事件是暴露、暴露的效应、疾病和易感性。表3总结了有效生物标志的特征。生物标志测定的有效性包括实验室方面和流行病学方面。对于实验室科学家，有效性常指生物标志的性质以及检测生物标志试验的特征。该试验在给定浓度下检测一个信号的敏感性和此信号对某种特定事件的特异性能力是实验室研究有效性的指征，并应了解什么因素可能影响试验结果。流行病学家依靠实验室的有效性作为人群研究的基础，需要知道检测或试验阳性结果的人发展为疾病（或者已暴露）的可能性大

表2 与致癌作用相关的效应生物标志举例

生物标志类型	效应类型	举例
有关遗传损害	基因突变	HPRT，GPAp53，K-ras
	基因表达和基因表达阵列	肿瘤抑制基因（如 p53），癌基因（如 K-ras 基因），酶（如芳香酶），受体
	细胞遗传学效应	染色体畸变，微核形成
氧化应激	DNA 氧化损伤	8-羟基脱氧鸟苷
	脂质过氧化作用	丙二醛，4-羟基-2-丁巴比妥（HNE），丙烯醛，异前列腺素
	蛋白质	谷胱甘肽和谷胱甘肽二硫化物
内源参数	激素	雌激素，雄激素
	生长因子	胰岛素样生长因子，转化生长因子-β
炎症	肽	细胞因子
细胞增殖	组织学	隐窝灶（结肠息肉的前体）
	蛋白表达	增殖细胞核抗原（PCNA）的表达
结构或功能改变	组织学癌前病变	息肉（黏膜病灶）腺瘤
细胞侵袭	蛋白表达	血管内皮生长因子的表达

表3 有效生物标志的特征

生物标志类型	有效性的特征
暴露＊	能持续地联系有关水平的暴露与已评估的混杂暴露和背景暴露＊
效应	能持续地联系将增加的危险与已评估的混杂因素和效应调节因素
易感性	能够区分处于根据特定暴露导致的危险中的亚组人群

＊，暴露标志也可通过建立与有害健康效应的或者与在靶器官中化学物浓度恒定的联系来验证

小，以及具有阴性结果的人不发展为疾病（或者未暴露）的可能性大小。流行病学家同时需要了解生物标志用于人群的可行性和在现场条件下试验的可靠性；了解根据年龄、种族、性别、已经存在的疾病、饮食和各种行为因素分组后在不同亚人群中生物标志频率的变化。只有当实验室和人群水平的生物标志的有效性确定时，该生物标志才可进行环境研究和使用。大多数生物标志尚没有达到验证的水平。在生物标志真实值的流行病学研究的范畴内，真实值有效性可定义为在关注的人群中生物标志测定值与生物标志真实值之间的相关性。在人群研究中，描述测量误差的参数被称为有效性测量。有效性以两个指标表示。第一个指标是测量对象均数的系统误差或偏倚。另一个是对象的误差，也称为不精确性或对人群中个体变异的测定。精确度可以用有效性系数进行评估。有效性系数的范围是 0~1，数值 1 表示测定值等于真实值。有效性研究应将个体的一个样品测定两次：一次是使用生物标志所关注的测定试验，另一次是使用对生物标志最准确的测量。可是，对于大多数生物标志来说，这种对生物标志最准确的测量方法并不存在，并且在实际操作中，方法的验证必须依赖于与其他未经有效性研究的方法比较。然后，从有效性研究中得到的生物标志测量误差的指标，可被用于分析验证研究中的关联性，来评估生物标志误差对此关联性的影响。测量误差对暴露—疾病关联的影响正进行广泛研究，而对评估两种或多种危险因素间交互作用的研究还较少。在环境流行病学研究中对于多种暴露、基因-环境、基因-基因之间交互作用的评估是非常重要的课题，而且对于描述机制性事件生物标志更为重要。生物标志的有效性是标志固有的性质和分析方法特性的函数，总结了影响生物标志有效性的因素（表4）。

理想的生物标志属性　理想的生物标志应该具有下列属性：①临床关联性，提供证据支持合理使用生物标志的理论基础，生物标志能反映生理学的或病理学过程或活性的一些测量或改变。生物标志受某种药物暴露的影响并假定与药物的药理学作用或期望的临床效果有关。生物标志应该是导致临床终点因果链中病理事件的分子或生物化学的基础，但应认识到疾病时常有多样的病因和发病途径。②对治疗作用的敏感性和特异性，经已确定的机制，在目标人群中发现预期的测量或变化的能力，无来自其他药理学的或临床效果的干扰。③可信度，为测量生物标志的能力分析，以可接受的准确性、精密性、稳健性和重复性表示生物标志定量检测的质量和变异。④实用性，为非侵入性或仅适度的侵入性，以免健康的志愿者或患者不便和不舒适。⑤简单性，为常规利用，不需要复杂的仪器或操作技术，操作时间短或测量费用低。这对促进生物标志广泛用于药物开发和临床实践是必要的。

生物标志评价的基准为生物标志所讨论的问题性质、结果所需要的确定程度，以及生物标志和临床终点之间的关系。对生物标志验证包括研究设计和实施、数据分析及统计学评价等多个方面。对危险评估，环境健康研究和公共卫生实践的生物标志的有效性评估需要长期的努力。

（周宗灿）

dúxìng cānshù

毒性参数（toxicity parameters）

用于定量地描述或比较外源化学物的毒性大小的指标。通常可采用两种方法，一种是比较相同剂量下的不同外源化学物所致的毒作用强度；另一种是比较引起相同毒效应的不同外源化学物所需的剂量。由于后一种方法更易于定量，故在描述毒理学研究中经常使用。经整体动物试验获得的毒性参数可分为上限参数和下限参数两类。毒性参数的测定是毒理学剂量-效应关系和剂量-反应关系研究中的重要内容。需要说明的是，当外源化学物存在于空气中或水中时，相应的各项毒性参数称之为浓度，一般以 mg/m^3 表示空气中外源化学物的浓度，以 mg/L 表示水中外源化学物的浓度。就某一具体的毒性参数而言，

表4　影响生物标志有效性的因素

生物标志固有的性质方面	分析方法方面
①类型：暴露，效应，个体的易感性	①采样的限制（如时间安排需求）
②污染物或污染物类别的特异性	②对可接受的精密度必需的样品数
③能区别有不同暴露水平，易感性或效应程度的灵敏度	③采样程序的侵入程度
④一般人群的背景情况	④样品储藏方法的实用性（避免需要立即分析）
⑤暴露水平和生物标志浓度之间的剂量-反应曲线类型	⑤样品采集和实验室中操作时，污染控制
⑥估计个体间和个体内的变异程度	⑥简单，常规使用的可能性和分析程序的速度
⑦能影响生物标志的混杂因素知识	⑦真实性，精密度和灵敏度
	⑧检测成分的特征：必须识别干扰并避免被错误解析
	⑨程序的标准化

剂量与浓度具有相同的含义。

毒性上限参数 通过急性毒性试验获得的以死亡为终点的各项毒性参数，即致死剂量或浓度。绝对致死剂量（absolute lethal dose，LD_{100}）或绝对致死浓度（absolute lethal concentration，LC_{100}）是指外源化学物引起一组受试动物全部死亡所需要的最低剂量或浓度。由于一个受试群体中的不同个体对于外源化学物的耐受性存在明显的差异，以致引起100%受试动物死亡的剂量或浓度会出现明显的波动。因此，在评价外源化学物的毒性大小或对外源化学物的毒性进行比较时，一般不把LD_{100}或LC_{100}作为判定的依据。最小致死剂量（least fatal dose，MLD 或 LD_{01}）或最小致死浓度（minimal lethal concentration，MLC 或 LC_{01}）是指外源化学物引起一组受试动物中的个别个体出现死亡的剂量或浓度。从理论上讲，低于此剂量或浓度即不能引起死亡。最大非致死剂量（maximal non-lethal dose，LD_0）或最大非致死浓度（maximal non-lethal concentration，LC_0）是指外源化学物不引起一组受试动物中的任何个体出现死亡的最高剂量或浓度。与LD_{100}或LC_{100}的情况相似，LD_0或LC_0也受不同个体耐受性差异的影响，存在很大的波动性。以往曾用最大耐受剂量（maximal tolerance dose，MTD）或最大耐受浓度（maximal tolerance concentration，MTC）表示急性毒性试验的最大非致死剂量或浓度，但易引起术语混乱。在经典急性毒性试验中，上述毒性参数常作为选择剂量范围的依据。

半数致死量（median lethal dose，LD_{50}）或半数致死浓度（median lethal concentration，LC_{50}）是指外源化学物引起一组受试动物中的半数个体出现死亡的剂量或浓度，又称致死中量。LD_{50}或LC_{50}是通过对各实验组的死亡数据进行统计学分析得出的数值，反映了受试动物群体的平均耐受水平。由于它们处于毒理学研究中常见的非对称 S 形剂量-反应曲线的中段，坡度较陡，毒效应强度与剂量之间的关系相对固定，故灵敏性高，稳定性好。因此，与其他致死剂量或浓度比较，LD_{50}或LC_{50}受个体差异的影响较小，重现性较好，常被用来表示外源化学物的急性毒性大小，并成为对不同外源化学物进行急性毒性分级的基础。外源化学物的急性毒性与LD_{50}或LC_{50}呈反比，即其急性毒性越大，LD_{50}或LC_{50}的数值越小，反之亦然。常用于测定LD_{50}或LC_{50}的经典方法有布利斯法（Bliss 法）、目测概率单位法、简化寇氏法（Karber 法）、霍恩法（Horn 法）等。LD_{50}或LC_{50}虽然是一个有用的急性毒性评价指标，但由于其本身的局限性，只具有相对的意义。首先，LD_{50}或LC_{50}是一个生物学参数，受多种因素影响，动物物种、品系、性别、年龄、染毒途径、实验室环境、喂饲条件、染毒时间、受试物浓度和容积、溶剂性质、实验前禁食时间等均可对其产生影响。1977 年，欧共体在统一主要的实验条件的情况下，收集了各国 80 个实验室对 5 种外源化学物的LD_{50}测定结果，发现其差别可达 2.44 ～ 8.38 倍，说明LD_{50}并非稳定的数值，具有较大的波动性。因此，在计算LD_{50}时，还要求出95%可信限，以$LD_{50} \pm 1.96\sigma$来表示误差范围。在各种急性毒性分级标准中，等级内和等级间的数值一般可相差 10 倍，以便确

定特定受试物的急性毒性级别。其次，LD_{50}或LC_{50}虽然是评价外源化学物急性致死性毒性大小的重要参数，但它们对于动物因急性中毒而产生的毒作用特点，提供的信息十分有限。第三，LD_{50}或LC_{50}只是引起 50% 死亡率发生的一个点剂量，不能全面反映外源化学物的急性毒性特征。例如，LD_{50}或LC_{50}相同的不同外源化学物，在高或低于该数值时的致死能力并不一定相同。此时，比较剂量-反应曲线的斜率大小更有意义。在较低剂量，斜率小的外源化学物致死的危险性较大，而在较高剂量，斜率大的外源化学物致死的危险性较大。在生态毒理学和环境毒理学中，常使用半数耐受限量（median tolerance limit，MLm）来表示外源化学物对于水生生物的急性毒性。MLm 指在一定时间内一群水生生物（如鱼类）中 50% 的个体能够耐受某一外源化学物在水中的浓度。即在此浓度下，死亡率 ≤50%。MLm 的单位为 mg/L。表示 MLm 时应注明观察时间和水生生物种类，如MLm_{24}（鲢鱼）= 25mg/L，意为 50% 的鲢鱼在 24 小时内耐受某水中污染物的浓度为 25mg/L。

毒性下限参数 为通过急性、短期、亚慢性和慢性毒性试验获得的有害作用阈剂量和最大无有害作用剂量。观察到有害效应的最低水平（lowest observed adverse effect level，LOAEL）是指在特定的实验条件下，一种外源化学物引起受试动物出现有害效应所需要的最低剂量或浓度。该种效应的发生率与正常对照组动物比较应有统计学上的显著差异，并具有生物学意义。未观察到有害效应的水平（no observed adverse effect level，NOAEL）是指在特定

的实验条件下，一种外源化学物不引起受试动物出现有害效应的最高剂量或浓度。该概念具有两个含义：①在该剂量或浓度下，实验组动物中出现的有害效应与正常对照组动物比较无显著差异，该有害效应可忽略不计。②外源化学物所致效应与正常对照组动物比较虽有显著差异存在，但被判断为非损害作用。应引起注意的是，NOAEL 并非等同于无危险。对于量效应终点，NOAEL 下的反应平均具有5%的危险；而对于质效应终点，危险性将大于10%。对于同一外源化学物，在使用不同动物物种、染毒方法、接触时间和观察指标时，往往会得到不同的 LOAEL 和 NOAEL。因此，在表示这两个毒性参数时应说明具体实验条件。另外，随着检测手段的进步和更为敏感的效应指标的发现，外源化学物的 LOAEL 和 NOAEL 这两个毒性参数也会不断得以更新。

长期以来，NOAEL 一直被作为危险度评价的基础，用于有阈外源化学物参考剂量（reference dose，RfD）或参考浓度（reference concentration，RfC）的计算。RfD 或 RfC 属于安全限值，为环境介质（空气、水、土壤、食品等）中外源化学物的日平均接触剂量的估计值。人群（包括敏感亚群）在终身接触该剂量水平的外源化学物的条件下，预期一生中发生非致癌或非致突变有害效应的危险度可低至不能检出的程度。在未能获得 NOAEL 的情况下，也可使用 LOAEL 来计算 RfD 或 RfC。一般认为，LOAEL 乘以一个10倍系数即可与 NOAEL 相当。尽管 NOAEL 或 LOAEL 是计算 RfD 或 RfC 的关键参数，但它们往往受样本量大小、试验组多

少、各试验组间的剂量间隔宽窄、对照组有害效应发生率高低和实验数据变异程度等的影响，存在较大的不确定性。另外，NOAEL 和 LOAEL 都只是一个试验剂量，是剂量-反应关系中的一个点值，不能全面反映外源化学物有害效应的特征。NOAEL 或 LOAEL 相同或近似的物质，其剂量-反应曲线的斜率可能不同，这就会使推导出来的 RfD 产生较大误差。为解决这个问题，美国国家环境保护署提出用基准剂量来替代NOAEL 或 LOAEL 计算 RfD 或 RfC，并得以推广。

基准剂量（benchmark dose，BMD）是一个可使外源化学物有害效应的反应率稍有升高的剂量的95%可信限下限值。该反应率可在 1% ~ 10%，通常选择 5%。由 BMD 推导 RfD，较之 NOAEL 或 LOAEL 有许多优点。①它是依据剂量-反应曲线的所有数据计算获得的，而不是仅仅依据像 NOAEL 或 LOAEL 这样的一个剂量，在可靠性与准确性上都大大提高了。②BMD 要计算反应剂量95%可信限的下限值，就要把实验组数、每组受试对象数，以及终点指标数值的离散度等均考虑在内。如果资料的质量不高（每组受试对象少或反应的变异大），则可信限会很宽，BMD 也相应降低，反映出有较大的不确定性存在；反之亦然。③对于未直接观察到NOAEL的试验结果，仍可通过计算求出 BMD。④BMD 不仅能像NOAEL 那样通过剂量分组资料获得，而且可以通过连续性的计量资料获得，故应用范围更为广泛。

（蔡原）

yùzhí

阈值（threshold）外源化学物使生物体（人或实验动物）刚开始

发生某种效应的剂量或浓度。又称阈剂量或阈浓度，即低于该剂量或浓度时效应不发生。阈值可随科学研究水平的发展而改变，一种化学物对各种不同效应可有不同阈值；同一种效应，对易感性不同的个体阈值可不同；同一个体对某种效应的阈值也可随时间等条件的改变而改变。根据发生的效应是否为有害效应，阈值可分为有害效应阈值和非有害效应阈值；根据暴露于化学物的时间，阈值可分为急性阈值、亚慢性阈值和慢性阈值。

概念形成过程 人们对阈值的认识是随毒理学的发展而逐步深化的，先后有两种不同定义。20 世纪 70 年代，一些学者认为阈值是化学物对生物体不发生有害效应的剂量或浓度，包括绝对阈值、生物学阈值和表观阈值。绝对阈值指外源化学物不与靶器官相互作用的最大剂量或浓度，1972 年丁曼（Dinman）、1974 年克劳斯（Claus）和 1977 年塞勒（Seiler）都曾分别提及该概念；生物学阈值和表观阈值由塞勒（1977 年）提出，前者指外源化学物所发生的生物化学反应不产生损害作用；后者则为外源化学物浓度在靶细胞中不能测出（接近或等于零）。20 世纪 80 年代之后，多数学者认同阈值是刚开始发生有害效应的最小剂量或浓度，包括统计学阈值和个体阈值。统计学阈值指在多个浓度组中，有害效应增强或反应率增高且有统计学意义的最小剂量或浓度。在不同实验条件下（物种、样本含量、染毒途径、观测的效应及观测方法），统计学阈值也不相同，1987 年李寿祺、1995 年埃尔哈尧吉（Elhajouji）和 2000 年基尔施-福尔德尔斯（Kirsch-Volders）曾

分别在相应的文献中述及该概念。个体阈值是指外源化学物刚引起个体出现有害效应的最小剂量或浓度。对于同一物种、相同染毒途径、相同效应和相同观测方法，在个体间的阈值可有很大的差异。

应用　寻找外源化学物有害效应的阈值是毒理学中制定卫生标准的前提。外源化学物的一般毒性、发育毒性和致畸作用只有达到某一剂量水平时才会发生，为有阈值效应。而遗传毒性致癌物的致癌作用或致突变物的致突变作用在零以上的任何剂量均可发生，为无阈值效应。对于有阈值的外源化学物，常用阈值除以适当的安全系数来获得该外源化学物的安全限值和阈限值（threshold limit value，TLV）。安全限值和阈限值是指为保护人群健康，对生活和生产环境中各种介质（空气、水、食品、土壤等）、各种因素（物理、化学和生物）的浓度和暴露时间所规定的限制性量值，低于此浓度和暴露时间时，现有技术无法观察到直接或间接有害效应。安全限值包括每日允许摄入量（acceptable daily intake，ADI）、可耐受摄入量（tolerable intake，TI）、最高容许浓度（maximum allowable concentration，MAC）、参考剂量（reference dose，RfD）或参考浓度（reference concentration，RfC）等；阈限值包括时间加权平均阈限值（threshold limit value-time weighted average，TLV-TWA）、短时间接触阈限值（threshold limit value-short term exposure limit，TLV-STEL）、阈限值-上限值（threshold limit value-ceiling，TLV-C）等。值得注意的是，在人类健康危险度评定中，常以人群中最敏感个体的阈值决定人群阈值，因此考虑个体阈值和群体

阈值之间的区别非常重要。对于无阈值的外源化学物，其在零以上的任何剂量都存在某种程度的危险性，进行评价时关键是要确定低剂量范围内的剂量-反应关系，因此对于该类无法制定安全限值的化学物，只能引入实际安全剂量（virtual safety dose，VSD）的概念，即可接受危险度相对应的化学物的暴露剂量，主要是通过数学外推模型、致癌强度指数等来估算。

在实际工作中，准确测定某种外源化学物所致损害作用的阈值是不可能的，故在进行外源化学物毒理学安全性评价和危险度评定时通常采用未观察到有害效应水平（no observed adverse effect level，NOAEL）作为阈值的近似值；而在制订工业卫生标准时，由于暴露人群仅限于社会人群的小部分，常以观察到有害效应的最低水平（lowest observed adverse effect level，LOAEL）为重要依据。NOAEL和LOAEL都是剂量-反应关系中的一个点值，不能反映化学物损害作用的全部特征，且常受实验组数、每组实验动物数、实验剂量设计等因素影响，因此，1984年克伦普（Crump）提出用基准剂量（benchmark dose，BMD）替代NOAEL和LOAEL作为推导RfD的基础。BMD作为外源化学物导致少量个体（5%）出现特定损害作用剂量的95%可信区间下限值，已广泛用于生殖与发育毒性、神经毒性和内分泌系统的危险度评定。美国国家环境保护署于1995年开发了BMD软件，并随着BMD方法的进展不断更新版本。BMD除用于研究安全限值外，尚有学者将其用于敏感生物学标志的筛选。

（张爱华）

有害效应（adverse effect）　外源化学物导致机体发生病理、生化、代谢、生长、发育、遗传及寿命改变的现象。外源化学物经暴露吸收进入生物体分布至靶器官后，可引发一系列生物学效应，包括有害效应和非有害效应。有害效应引发的生物学变化多为持久和不可逆的，停止接触外源化学物后改变仍然存在，可降低机体对额外应激状态的代偿能力，改变机体维持体内稳态的能力，增加机体对其他外界不利因素影响的易感性，这些变化可影响机体正常形态功能和生长发育过程，甚至可导致死亡。非有害效应与有害效应相反，指机体的一切生物学改变在机体代偿范围内，停止接触外源化学物后，机体维持稳态的能力不会下降，对其他外界不利因素影响的易感性也不会增加，不引起机体功能、形态、生长发育和寿命改变。外源化学物导致的生物学改变是有害效应还是非有害效应常难以准确判断，尤其在出现临床表现之前，正如健康和疾病状态之间无绝对界限，存在亚健康和亚疾病状态一样。有害效应和非有害效应仅具有一定的相对意义，随着科学研究的深入和实验技术手段的进步，对有害效应和非有害效应的区别也逐渐深入和细微，原被认为是非有害效应的生物学效应也可能成为有害效应。

影响因素　外源化学物对机体是否产生有害效应与其接触外源化学物的剂量和时间有关。当外源化学物的作用强度较低（剂量或浓度较低，作用时间较短）时，机体可通过各种生物膜屏障、免疫防御、代谢解毒、细胞和分子水平的修复、代偿和适应等维

持正常生理功能，保持相对稳定的状态，仅出现负荷增加或一些生理意义不明的变化，不发生机体生物学功能的改变。当外源化学物的作用强度较大（剂量或浓度较高，作用时间较长），超出机体的自稳能力时，机体将发生包括组织改建、代偿性肥大和增生等可逆的病理改变，若停止接触该外源化学物后机体可恢复原有的功能状态。但若外源化学物作用强度进一步增强，机体的适应性和代偿功能将失调，继之出现一系列特异中毒症状及体征，甚至死亡。

应用 有害效应是外源性化学物毒性的具体表现，也是毒理学研究的主要内容。在毒理学研究中，常用正常值区分有害效应和非有害效应，对某些尚未建立正常值的指标，常把实验组与对照组测定值进行比较，具有统计学意义时可初步认为出现了有害效应。有害效应的大小能反映外源化学物的毒性，在一定的剂量下，有害效应越大，毒性就越高。毒性较高的物质，较小剂量即可对机体产生一定的有害效应，而毒性较低的物质，则需要较高剂量才能对机体造成损害。了解外源化学物暴露进入机体后所产生的有害效应及其与化学物剂量之间的关系，有助于发现外源化学物毒效应的性质、比较不同化学物的毒性。判断某种化学物剂量与机体有害效应之间的因果关系，是外源化学物毒理学安全性评价和危险度评定的重要内容。外源化学物引起机体的生物学改变通常是一个连续的过程，量的变化往往会引起质的改变，识别早期轻微的有害效应，对预防外源性化学物中毒具有重要意义。

随着 RNA、DNA、蛋白质及代谢中间产物为对象的组学技术和生物信息学技术的飞速发展，使有害效应的研究从整体水平进入到分子水平，一些能反映机体更细微生物学变化的敏感、特异的分子生物学标志正不断被发现，不够灵敏的指标正逐渐被取代，有害效应的概念和指标也将不断得以更新。

（张爱华）

shìyìng
适应（adaptation） 机体通过增加自身的应对能力来抵抗外源化学物的侵害，从而对外源化学物的毒作用表现为不易感性或易感性降低的一种状态。正常情况下，机体内环境中细胞的结构与功能处于平衡状态，机体接触外源化学物后内环境发生改变，其细胞、组织、器官的代谢、结构和功能亦随之改变，以避免环境的改变所引起的损伤。例如，乙醇通过诱导肝脏内醇脱氢酶和醛脱氢酶的产生，使肝脏对其代谢解毒能力增强。细胞和组织的适应性改变可以发生在化学物的生物转运和转化过程、基因表达及调控、信号转导、转录、蛋白质的运输等任一环节。适应性改变可引起：①外源化学物向细胞外转运的数量增加。②机体解毒能力和自身修复能力增强。③细胞分化、代谢及其与周围细胞关系的改变。适应所引起的改变一般是可逆的，只要内、外环境恢复正常，细胞代谢、形态结构和功能的改变即可恢复。

（张爱华）

nàishòu
耐受（tolerance） 机体接触某种外源化学物后，再次接触该外源化学物或其类似物时对其毒作用反应降低的状态。例如，长期服用苯巴比妥类药物后，对本可引起机体反应的剂量不敏感，必须加大剂量方能引起原有反应。机体对外源化学物耐受的产生与外源化学物的种类、剂量以及动物种属密切相关，其中外源化学物的剂量最为重要，用剂量定期递增染毒的方法可以增强机体的耐受性。耐受发生的原因主要有：①外源化学物到达靶点数量减少（配置耐受性）。②组织对该外源化学物的反应性降低。③外源化学物诱导机体解毒系统活性增强。耐受通常是不可逆的，当机体出现耐受，表明机体已经受到外源化学物的侵害，甚至有慢性中毒的可能性，因此须注意其潜在的危害。

（张爱华）

dúwù shēngwù zhuǎnyùn
毒物生物转运（biotransport of toxicants） 机体对于外源化学物的处置过程。包括吸收（absorption）、分布（distribution）、代谢（metabolism）和排泄（excretion）四个过程（又称 ADME 过程），各过程之间存在着密切的关联，彼此相互影响，通常可以同时发生。ADME 过程与外源化学物在作用部位的存在数量、存留时间及其所致的毒效应性质、强度密切相关。因此，研究外源化学物的 ADME 过程是毒理学的重要内容之一，有助于阐明外源化学物单独作用或联合作用所致毒效应的机制以及物种差异存在的原因，以便采取有针对性的干预措施和手段来防治中毒。在 ADME 过程中，吸收、分布和排泄具有共性，即都是外源化学物穿越生物膜的过程，且其本身的化学结构和理化性质不发生改变，故统称为生物转运。

生物膜 外源化学物在体内的生物转运需要通过多个生物膜

屏障。生物膜是把细胞或细胞器与周围环境分隔开来的半透膜，包括细胞膜（也称质膜）和细胞器的膜，如核膜、内质网膜、线粒体膜、溶酶体膜等，厚度为7~9nm。生物膜的基本结构是以磷脂酰胆碱和磷脂酰乙醇胺为主要成分的磷脂双分子层。磷脂是两性分子，每一个分子有一个"头"和两个"尾"。多个磷脂分子的"头"形成生物膜的亲水外层，而它们的"尾"则构成亲脂的内层。由于水溶性物质难以通过内层，故生物膜对其具有屏障作用。在生理体温下，生物膜具有流动性，其大小与多不饱和脂肪酸在磷脂分子"尾"部占有的比例呈正相关。在磷脂双分子层中镶嵌的蛋白质具有多种功能，其中一部分为载体或形成亲水膜孔和离子通道，允许某些极性分子、离子及与蛋白质结合的外源化学物通过生物膜。

转运方式 外源化学物通过生物膜转运的方式包括被动转运和特殊转运两类。被动转运为外源化学物顺浓度差通过生物膜的过程，包括简单扩散和滤过。特殊转运是外源化学物借助于载体或特殊转运系统而发生的跨膜运动，包括主动转运、易化扩散、吞噬作用、胞饮作用。

大多数外源化学物经由简单扩散穿越生物膜。这种转运方式依靠外源化学物在生物膜两侧的浓度梯度来驱使其从浓度高的一侧向浓度低的一侧转运，因而不需要消耗能量。脂溶性是影响外源化学物简单扩散的主要因素之一，脂溶性的大小可用脂/水分配系数表示。外源化学物的脂/水分配系数越大，越易溶解于脂肪，经简单扩散转运的速率也越快。对于弱有机酸、碱类物质，它们

的解离状态是影响简单扩散的重要因素，在体液（如胃液、肠液）pH值下处于非解离态（电中性）的弱有机酸、碱易于跨膜转运。

滤过是水溶性或离子型外源化学物随水流通过生物膜上的亲水孔道的过程。大部分细胞膜上的膜孔直径都比较小（0.3~0.6nm），只允许分子量为数百道尔顿（D）以下的物质通过。肾小球处的膜孔直径可达到70nm左右，分子量小于白蛋白（约为60kD）的物质均可通过，有利于外源化学物经尿排泄。

主动转运是外源化学物借助于载体进行的逆浓度梯度的转运过程，需要消耗能量，对底物有特异选择性，还会受到饱和限速和竞争性抑制的影响。主动转运对外源化学物的吸收及吸收后在体内的不均匀分布和排泄具有重要意义。外源化学物主动转运系统的研究方面已取得了重要进展，已识别且功能明确的是ATP-结合盒（ABC）转运蛋白超家族，包括多药耐受蛋白（又称P糖蛋白）、多耐受药物蛋白、乳腺癌耐受蛋白等，它们在肿瘤、肝、肾等细胞转运外源化学物及其代谢产物的过程中起着重要的作用。

易化扩散仿佛是主动转运与简单扩散的结合体。一方面，该过程需要载体，因而存在对底物的特异选择性，并受饱和限速和竞争性抑制的影响；另一方面，这又是一个顺浓度梯度的转运过程，不需要消耗能量。参与易化扩散的主要载体是溶质载体（SLC）转运蛋白家族，包括有机阴离子转运多肽、有机阴离子转运蛋白、有机阳离子转运蛋白、肽类转运蛋白等，它们在肝、肾等细胞的外源化学物转运中发挥作用。

吞噬作用和胞饮作用是细胞

膜通过外包或内凹将固体颗粒、液态微滴或大分子物质包裹转运进细胞的过程，对巨噬细胞和肝、脾单核吞噬细胞系统移除肺泡和血液中的颗粒物具重要意义。

(蔡 原)

dúwù xīshōu

毒物吸收（absorption of toxicants） 外源化学物穿越机体的各种生物膜屏障进入血液的过程。吸收的主要部位是胃肠道、肺和皮肤。在临床用药和毒理学实验时，腹腔、静脉、皮下和肌肉等也是外源化学物的吸收部位。

经胃肠道吸收 胃肠道的总面积很大，约为体表面积的200倍；在胃肠道内容物与血管之间仅隔有一层上皮细胞，这些特点有利于脂溶性、非解离态的外源化学物经由简单扩散吸收。许多弱电解质的解离程度取决于胃肠道的pH值。弱有机酸（如苯甲酸）在pH值较低的胃内主要呈非解离态，易于吸收；弱有机碱（如苯胺）则在pH值较高的小肠主要以非解离态存在而被吸收。由于小肠的表面积很大，加之血流可持续地将吸收的外源化学物从小肠固有层移除，从而保持一定的浓度梯度，即使弱有机酸也可在此吸收相当数量，故小肠是胃肠道中吸收外源化学物最有效率的部位。某些外源化学物可借助于特殊转运系统吸收，如5-氟尿嘧啶可通过嘧啶转运系统，铊、锰、钴可通过铁转运系统，铅可通过钙转运蛋白吸收。此外，偶氮染料颗粒和聚苯乙烯乳胶颗粒可通过吞噬和胞饮作用吸收。经胃肠道吸收的外源化学物可在胃肠道细胞内代谢，或通过门静脉系统到达肝进行生物转化，或不经生物转化直接排入胆汁，使到达靶器官的母体外源化学物数量

减少，从而明显影响其所致毒效应的强度与性质。这种外源化学物进入体循环之前即被消除的现象称为首过消除。影响外源化学物经胃肠道吸收的因素包括消化道内容物的数量和性质、胃肠的蠕动和排空速度等。肠道菌群可代谢某些外源化学物，影响其吸收数量和毒性；还可将肝生成的水溶性代谢产物分解，恢复其脂溶性而重吸收返回肝，形成肠肝循环，明显延长外源化学物在体内的滞留时间，对机体不利。

经呼吸道吸收 空气中以气态（气体、蒸气）和气溶胶（烟、雾、粉尘）形式存在的外源化学物可随吸气过程进入呼吸道，并部分吸收入血。肺是吸收的主要部位。由于肺泡数量众多、表面积大、肺泡气与血液之间的间隔距离短、肺内毛细血管网密集、血液灌注量大等解剖生理特点，外源化学物经肺吸收的效率很高。气体和蒸气在呼吸道吸收的部位和数量主要取决于它们的溶解性。水溶性较强者（如二氧化硫、盐酸、氨）可溶解于鼻咽腔和气管、支气管黏膜表面的黏液中，经简单扩散或滤过吸收。某些反应活性强的物质（如甲醛）还可与上呼吸道的细胞成分形成稳定的分子复合物，从而避免其对于肺泡的潜在危害。脂溶性较强的物质可到达肺泡，经简单扩散吸收入血。吸收速率的快慢主要取决于外源化学物本身的血/气分配系数，即其在呼吸膜两侧的分压达到动态平衡时，血液中的浓度与肺泡气中的浓度比值。该系数大者（如乙醇和三氯甲烷）在血液中的溶解性好，容易吸收。对于这样的物质，呼吸的频率和深度是影响其吸收速率的主要因素（通气限制）。与之相反，血/气分

配系数小的物质（如乙烯）在血液中的溶解性差，经肺血流量决定其入血后被移走的速度和吸收的快慢（灌注限制）。气溶胶颗粒的直径大小与其到达呼吸道的部位密切相关。直径大于 $5\mu m$ 的颗粒惰性沉积于鼻咽腔的表面，可经咳嗽、打喷嚏和擤鼻涕清除。直径在 $2.5\mu m$ 左右的细颗粒物可到达气管和支气管，不溶性颗粒被上皮细胞表面的黏液-纤毛系统逆向驱至咽部，最终被咳出或咽下；可溶性颗粒则溶解于黏液层中被吸收。直径在 $1\mu m$ 及以下的颗粒可到达肺内。直径等于或小于 $0.1\mu m$（100nm）的颗粒称为超细颗粒或纳米颗粒，其中粒径在 $10\sim20nm$ 者最有可能在肺泡内沉积。这些极其微小的颗粒可被吸收入血，或由巨噬细胞吞噬后经淋巴系统清除。颗粒物常可作为气体、蒸气和烟尘的载体，增加这些污染物在呼吸系统内的存留和作用时间。经肺吸收的外源化学物直接进入体循环，可立即分布到各个组织器官。

经皮肤吸收 皮肤由表皮和真皮构成，是防御外源化学物进入机体的重要屏障。表皮的最外层为角质层，由紧密堆积的死亡角化细胞形成，富含纤维状的角蛋白，是阻止外源化学物通过皮肤的主要结构。所有外源化学物透过角质层的方式均为简单扩散。一般认为，非极性物质的扩散速度与脂溶性成正比，与分子量成反比。身体不同部位的角质层厚度差异直接影响外源化学物透过的难易程度，阴囊处最为容易，手臂、后背、腿部、腹部次之，手、脚掌最为困难，但没有完全不能透过的部位。水溶性物质难以透过角质层，主要经由皮肤附属物（毛囊、汗腺和皮脂腺）进

入表皮深层。表皮其他各层（颗粒层、棘层和生发层）细胞的屏障作用远小于角质层，外源化学物易于通过。真皮的主要成分是成纤维细胞、胶原和弹力蛋白，具有良好的伸展性和弹性。真皮中有丰富的毛细血管、毛细淋巴管和神经末梢。进入真皮的外源化学物会迅速入血。角质层损伤、皮肤充血及局部炎症等有利于外源化学物的经皮吸收。潮湿的皮肤可使角质层的水合程度明显增加，有利于外源化学物的吸附、滞留和吸收。

经特殊染毒途径吸收 在毒理学研究中，常通过特殊途径给实验动物染毒。静脉注射可使外源化学物直接入血，没有吸收过程，往往导致最为迅速和明显的毒效应。腹腔注射的外源化学物吸收速度快，吸收后主要经门静脉到达肝，存在首过消除效应。皮下、肌内注射易受局部血流量和剂型的影响，通常吸收速度较慢，但可直接进入体循环。

（蔡 原）

dúwù fēnbù

毒物分布（distribution of toxicants） 外源化学物吸收后，随血液或淋巴液分散到全身组织器官的过程。分布通常可以迅速发生。在分布的初期，主要影响因素是组织器官的血流量。高血液灌注量的器官如心、肝、肾、肾上腺、甲状腺、肺、小肠等外源化学物分布的量最多，而低血液灌注量的组织如皮肤、骨骼、结缔组织、脂肪、静止状态的骨骼肌等外源化学物分布的量很少。随着时间的推移，外源化学物经膜扩散速率及其与组织器官的亲和力成为影响分布的主要因素，导致再分布的发生。因此，分布是一个外源化学物抵达其作用、

贮存和消除部位的动态过程。

蓄积与贮存 外源化学物的吸收速度超过代谢与排泄的速度，以相对较高的浓度富集于某些组织器官的现象称为蓄积，外源化学物蓄积的部位称为贮存库。贮存库可能是外源化学物的靶器官，如百草枯蓄积于肺并造成其损伤；也可能只是外源化学物单纯的存积部位，如滴滴涕惰性沉积于脂肪。如果贮存库并非靶器官，可使到达作用部位的外源化学物数量减少，毒效应强度降低。但由于血中游离型外源化学物与贮存库中的外源化学物之间保持动态平衡，当前者因消除过程而减少时，后者会不断释放入血予以补充，使其在体内作用的时间延长，并可能引起毒性反应。在机体应激的情况下，贮存库中的外源化学物可大量释放入血并分布到靶器官，引起明显的毒效应。

以白蛋白为主的血浆蛋白可与多种外源化学物发生可逆性结合，是机体最重要的贮存库之一。白蛋白可通过离子结合的方式与血中的酸、碱性物质结合，通过氢键和范德华力与中性物质结合。转铁蛋白、铜蓝蛋白、α-和β-脂蛋白以及α_1-酸性糖蛋白等可与某些金属、脂溶性物质或碱性物质结合。结合后的外源化学物不能分布到血管外组织发挥其生物学作用。当血中的游离型外源化学物因扩散到毛细血管外而浓度降低时，与血浆蛋白结合的外源化学物会解离下来以维持动态平衡。pH值、离子强度和温度变化是影响外源化学物与血浆蛋白结合的重要因素。血浆蛋白的结合能力可被饱和，当两种外源化学物均能与血浆蛋白结合时，会发生竞争现象。此时，结合力较弱的外源化学物主要以游离型存在于血

中，致使分布于靶器官的数量增加，可能导致毒效应的发生。

肝和肾对于许多外源化学物具有很强的亲和力，使其浓度高于其他组织器官。肝细胞具有有机阴离子转运多肽，能与多种有机酸结合，在从血液向肝转运有机阴离子的过程中起重要作用。肝、肾中还有一种可诱导的金属硫蛋白（metallothionein，MT），能与镉、锌、汞、铅等金属结合。在肝内，MT与镉的结合可使后者浓集并防止其经胆汁排泄。但在肾，MT-镉结合物的毒性很强，在镉所致的慢性肾损伤中起重要作用。有机氯杀虫剂、多氯联苯、二噁英等具有高脂溶性的外源化学物，易于贮存在脂肪组织中。这些物质对该贮存库无生物学活性，又因滞留于其中而使到达靶器官的数量减少，故对机体有利。但当发生快速的脂肪动员（如较长时间禁食）时，其中含有的外源化学物会大量入血并造成靶器官的损害。骨骼是铅、锶和氟的主要贮存库，如机体吸收的铅有90%以上贮存于骨骼。它们对于骨骼是否有害，取决于自身的性质。一般认为，铅对骨骼没有明显的毒性，但氟可引起严重的氟骨症，放射性锶可导致骨肉瘤。外源化学物与骨组织的结合也是可逆的，可以通过晶体表面的离子交换和破骨活动导致的骨晶体溶解而从骨中释放入血，使血浆浓度增加。

特殊屏障 血-脑屏障和血-脑脊液屏障可以阻止许多外源化学物进入脑内。脑组织中的毛细血管内皮细胞连接紧密；血管外周又被星形胶质细胞包绕，使得水溶性分子难以透过；构成屏障的内皮细胞还具有多药耐受蛋白、乳腺癌耐受蛋白、多耐受药物蛋

白等转运蛋白，可将某些外源化学物泵回血液；脑脊液的蛋白质含量很低，可限制某些水溶性分子与蛋白结合后经旁细胞途径转运。这些特点对于防止外源化学物进入脑内起到了重要作用。与机体其他部位的转运类似，脂溶性和解离度决定了外源化学物穿越血-脑屏障和血-脑脊液屏障的效率。通常增加脂溶性可提高外源化学物进入大脑的速度和数量，而促进其解离的状况则与此相反。新生动物的脑部屏障尚未发育完全，抵御能力差，是铅、吗啡等物质对其中枢神经系统的毒性大于成年动物的主要原因之一。

胎盘屏障，系指位于母体和胎儿血液循环之间的一层或数层细胞。不同动物物种和不同妊娠时期的细胞层数不同。例如，猪、马、驴有6层细胞，人、猴有3层细胞，而大鼠只有1层细胞；家兔在妊娠初期有6层细胞，而在妊娠末期仅有1层细胞。尽管尚未建立细胞层数与胎盘通透性之间的准确关系，但一般认为，构成胎盘屏障的细胞层数越少，对于外源化学物的通透性越大。外源化学物通过胎盘屏障的主要方式是简单扩散，脂溶性高者可迅速在母体-胚胎之间达到动态平衡。此时，外源化学物在母体和胎儿血中的浓度相同。胎盘具有多个主动转运系统，如乳腺癌耐受蛋白、多药耐受蛋白、多耐受药物蛋白等可防止某些外源化学物透过胎盘屏障。胎盘还具有生物转化能力，可减少外源化学物进入胎儿体内的数量。尽管如此，仍有多种外源化学物可透过胎盘屏障作用于胎儿。在母体孕期接触己烯雌酚、齐多夫定和无机砷可使子代动物发生肿瘤。

（蔡 原）

毒物排泄（excretion of toxicants） 外源化学物排出体外的过程。尿液，粪便和呼出气体是排泄的主要途径。脑脊液、乳汁、汗水、唾液、眼泪和毛发也可将某些外源化学物排出体外。

尿液排泄 最重要的、最有效率的排泄途径，涉及肾小球滤过和肾小管分泌两种机制。肾的血液供应丰富，约为心搏出量的25%，其中约80%通过肾小球滤过。在肾小球毛细血管上有直径为70nm左右的膜孔，血浆中分子量小于白蛋白（60kD）的外源化学物均可被滤过到肾小管腔内。在这里，外源化学物的脂溶性和解离状态决定它们的去路。脂溶性好的外源化学物可经简单扩散被肾小管上皮细胞重新吸收入血，而水溶性高的外源化学物则随尿液排出体外。弱酸性物质在pH值较高、弱碱性物质在pH值较低的尿液中多数处于解离状态，可被顺利排泄。因此，可以使用药物改变尿液的pH值，以促进某些物质（如苯巴比妥和水杨酸盐）的排泄。在生理条件下，尿液的pH值一般要低于血浆pH值（6～6.5），故有利于弱酸性物质的排泄。肾小管分泌是主动转运过程，与蛋白结合的外源化学物也可经此方式转运。被分泌到肾小管管腔内的外源化学物可经尿液排出体外，也可被重吸收，在肾小管有多个转运系统与这两个过程有关。例如，有机阴离子转运蛋白、有机阳离子转运蛋白和有机阴离子转运多肽等可把化学毒物由血液转运至肾小管细胞，再由多药耐受蛋白、多耐受药物蛋白和乳腺癌耐受蛋白将其排入肾小管管腔。重吸收时，情况正好相反，先由有机阴离子转运蛋白、有机

阴离子转运多肽和肽类转运体等将肾小管管腔中的化学毒物转运至肾小管细胞，再由多耐受药物蛋白将其输送到血液。与其他的主动转运系统一样，经肾小管分泌的外源化学物也存在竞争现象，如丙磺酸可有效地降低青霉素经有机酸转运系统排出的速度。经肾小球滤过的小分子量血浆蛋白可在肾近曲小管被重吸收。如果外源化学物与这些蛋白结合并被带到肾小管细胞内，有可能造成细胞损伤。例如，尿中镉与金属硫蛋白的结合物易于被肾小管重吸收，是镉发挥肾毒性作用的主要原因。

粪便排泄 外源化学物排出体外的另一个主要途径。由胃肠道吸收的外源化学物首先到达肝，经生物转化后多数形成水溶性较高的产物并随胆汁排入小肠。这些代谢物或结合物是粪便中外源化学物的主要来源。已知有多种主动转运系统参与外源化学物从血液到肝、从肝到胆汁及从肝到血液的转运过程，如有机阴离子转运多肽、有机阳离子转运蛋白和有机阴离子转运蛋白可将外源化学物从血液转运入肝；乳腺癌耐受蛋白、多药耐受蛋白和多耐受药物蛋白负责把肝细胞内的外源化学物或其代谢产物转运到胆汁；而多耐受药物蛋白可将它们转运回血液。经胆汁排出的外源化学物或其结合物的分子量通常大于325D，多数在进入肠道后随粪便排出体外。但葡萄糖醛酸结合物和硫酸结合物可为肠道菌群水解，脂溶性增强后被重新吸收入肝，形成肠肝循环。这可使外源化学物的生物半衰期和体内毒作用时间延长，对机体不利。外源化学物的种类和动物物种可能是决定外源化学物排入胆汁还是

排入尿液的关键因素。对于同一外源化学物，不同物种间经胆汁的排出量可能存在较大的差异。通常大鼠和小鼠的排泄能力要强于其他物种。经粪便排泄的还有从血液直接转运到小肠的外源化学物和经口摄入、但在胃肠道未被吸收的外源化学物。另有一部分是小肠黏膜细胞或肠道菌群作用后的代谢产物。某些情况下，小肠细胞的快速脱落也可以使其含有的外源化学物随粪便而排出体外。

经其他途径排泄 在血液中以气态存在或具高挥发性的物质均可以简单扩散的方式经呼出气排出体外，排出的速度与吸收的速度相反。例如，在血液中溶解度低的乙烯被快速排泄，而在血液中溶解度高的氟烃类麻醉剂可在呼出气中存在2～3周。这是由于高脂溶性物质可在脂肪组织中沉积并代谢缓慢所致。在血液中溶解度低的气态物质，其排出速度受灌注限制，溶解度高的则受通气限制。中枢神经系统中的外源化学物可随脑脊液的流动通过蛛网膜绒毛离开脑组织。脂溶性强者可经血-脑屏障排出。有些外源化学物还可被主动转运系统移出脑外。存在于母血中的外源化学物可进入乳汁，经哺乳进入婴儿体内，或通过乳制品转移给人。外源化学物排入乳汁的主要方式是简单扩散，少部分可经膜上的微孔和亲水通道转运。脂溶性物质如艾氏剂、氯丹、滴滴涕、多氯联苯、多溴联苯、二噁英和呋喃等可很好的溶解于乳汁所含的脂滴中，并随乳汁排出体外。乳汁的pH约为6.5，较血浆低，故有利于碱性物质在其中浓集。化学性质与钙类似的金属（如铅）以及能与钙形成配位体的螯合剂

也可从乳汁排出相当数量。非解离态、脂溶性外源化学物可经被动扩散排入汗液和唾液。随汗液排泄的外源化学物可能引起皮炎，随唾液排泄的外源化学物可被咽下并被胃肠道吸收，或随粪便排出体外。砷、镉、汞、铅、锰等可富集于毛发中，当毛发脱落时，其中的外源化学物也随之排出。存在于毛发中的金属和类金属的含量可以作为生物监测的指标。

（蔡　原）

dúwù shēngwù zhuǎnhuà

毒物生物转化（biotransformation of toxicants）

外源化学物通过消化道、呼吸道和皮肤等途径进入机体后，在体内经历酶促的生物化学反应，使其化学结构和理化性质发生变化的过程。又称毒物代谢转化。

生物转化酶　参与催化外源化学物生物转化的酶称为外源化学物代谢酶或生物转化酶，它们具有以下特点：①通常具有较广泛的底物特异性，一类或一种酶可以催化结构相关甚至并不相关的许多化合物的代谢反应。②一般都构成家族或超家族，家族内不同成员基因编码的产物（同工酶）各有其最适底物谱，其底物谱之间可有一定的交叉。③某些生物转化酶的基因结构存在多态性，致使不同个体对同一外源化学物的代谢速率存在差异。④大多数外源化学物生物转化酶具有可诱导性，即受其所代谢的外源化学物或相关化学物诱导而使该酶的活性或数量增加。⑤生物转化酶的分布广泛，肝是含酶最多的器官；皮肤、肺、鼻黏膜、眼和胃肠道等外源化学物的主要接触部位也具有生物转化酶；其他如肾、肾上腺、胰、脾、心脏、脑、睾丸、卵巢、胎盘及血细胞

等也有一定的代谢能力。生物转化酶主要位于内质网（微粒体）和胞质，在线粒体、细胞核和溶酶体中分布较少。生物转化酶的亚细胞分布与外源化学物的溶解性相适应，高脂溶性物质的代谢酶多位于生物膜，而高水溶性物质的代谢酶多位于胞质。

意义　毒物在体内代谢转化过程，具有十分重要的毒理学意义。一般而言，通过代谢反应改变分子结构以便增加极性或水溶性，从而加速其从尿液或胆汁排泄，达到有效的减毒。外源化学物经过生物转化以后成为低毒或无毒的代谢物的过程称为代谢解毒。但是，并非所有的代谢过程都能导致外源物质毒性的减弱或消除，在有些情况下，代谢过程恰恰使代谢物的毒性比母体化学物更高，或表现新的毒理效应。这一过程又称为代谢活化或生物活化。例如，对硫磷可在体内代谢为毒性更大的对氧磷；氯乙烯、苯并[a]芘等本身不致癌，但其代谢物具有致癌作用。由于代谢活化的产物多数不够稳定，仅在短时间内存在，故称为活性中间产物，可分为 4 类：①亲电子剂，其分子中含有一个缺少电子的原子，易于通过共享电子对的方式与生物大分子（如蛋白质、RNA 和 DNA）中富含电子的原子反应，如苯并[a]芘的代谢产物 7,8-二氢二醇-9,10-环氧化物即属此类。②自由基，是化合物中的共价键发生均裂后形成的含奇数电子的原子、分子或离子，如四氯化碳、醌等均可经代谢形成自由基。③亲核剂，较为少见。例如，苦杏仁苷经肠道菌群酶的作用生成氢化物，二卤代甲烷经氧化脱卤形成一氧化碳等。④氧化还原反应物，较为少见。例如，抗坏

血酸可将六价铬（Cr^{6+}）还原为 Cr^{5+}，后者又可催化生成·OH。

类型　外源化学物在体内的代谢过程基本上可分为相互区别又密切联系的两个阶段，即所谓的 I 相代谢反应和 II 相代谢反应。

（庄志雄　袁　晶　石　年）

I xiāng dàixiè fǎnyìng

I 相代谢反应（phase I metabolism）

通过专门的代谢步骤向外源化学物引入或暴露某些功能基团的过程。这些基团又可分为亲电子的和亲核的两大类，环氧桥（环氧化基团）和 $α,β$-不饱和羰基是典型的带亲电子碳原子的结构；醇羟基和酚羟基，氨基和巯基及羧基是重要的亲核基团。亲电子基团由于容易和富电子对象，如脱氧核糖核酸、核糖核酸以及蛋白质等生物大分子结合，导致致突变性和细胞毒性。一般说来，亲核物质不与体内生物大分子共价结合，对生物体危害效应一般也比较小。I 相代谢反应包括氧化、还原和水解反应。

氧化反应　通常是外源化学物代谢的第一步。主要集中在微粒体内，但也可发生在微粒体外。微粒体是组织细胞经匀浆和差速离心后，内质网形成的囊泡和碎片，而非独立的细胞器。催化氧化反应的生物转化酶主要有下列几种。

细胞色素 P_{450} 酶系　又称为混合功能氧化酶（mixed function oxidase，MFO）或单加氧酶。无论从催化反应的多样性，还是所代谢的外源化学物数量看，细胞色素 P_{450} 酶系均在 I 相生物转化酶中居于首位。该酶系广泛分布于各种组织中，但以肝细胞内质网（微粒体）中含量最多，滑面内质网又多于粗面内质网。细胞色素 P_{450} 酶系主要由三种成分组成，即

血红蛋白类（如细胞色素 P_{450} 和细胞色素 b_5）、黄素蛋白［还原型烟酰胺腺嘌呤二核苷酸磷酸（NADPH）-细胞色素 P_{450} 还原酶］和磷脂。其中细胞色素 P_{450} 最为重要，是催化反应的活性中心。黄素蛋白和细胞色素 b_5 是从 NADPH 或还原型烟酰胺腺嘌呤二核苷酸（NADH）向细胞色素 P_{450} 传递电子的转运体，细胞色素 b_5 还可增加细胞色素 P_{450} 与底物的亲和力。磷脂的作用是使酶系的蛋白成分固定、促进细胞色素 P_{450} 与 NADPH-细胞色素 P_{450} 还原酶之间的偶联反应。催化的总反应式为：

$$底物(RH) + O_2 + NADPH + H^+ \rightarrow$$
$$产物(ROH) + H_2O + NADP^+$$

根据细胞色素 P_{450} 超家族 cDNA 所编码的氨基酸序列，可进行分类和命名。具体原则为：在各种细胞色素 P_{450} 基因中，相同氨基酸序列低于 40% 的，划分为不同的基因家族；40% 以上的，划分为不同的亚族；高于 55% 的则属于同一亚族成员。命名时，用 CYP 代表除小鼠和果蝇（用 Cyp 表示）之外所有物种的细胞色素 P_{450} 基因，其后的阿拉伯数字代表基因族，再后的大写英文字母代表基因亚族（小鼠和果蝇用小写英文字母表示），字母后的阿拉伯数字代表基因亚族中的一个基因。例如，CYP1A1 表示细胞色素 P_{450} 的第 1 基因族 A 亚族第 1 基因。基因表达产物的命名方法与相应基因相同，但需将全部斜体字改为正体字，且将全部小写字母改为大写，如 CYP1A1、CYP1A2 等。与外源化学物代谢有关的细胞色素 P_{450} 主要涉及 3 个家族，即 CYP1、2 和 3。细胞色素 P_{450} 酶系催化的主要反应类型有以下几种。①脂肪族与芳香族羟化：脂肪族化合物末端或倒数第二个碳原子被氧化为羟基，形成相应的醇或二醇；芳香族化合物被羟化生成酚。②双键环氧化：在脂肪族和芳香族化合物分子中双键部位的二个碳原子间加上一个氧原子，形成环氧化物。环氧化是某些外源化学物代谢活化的重要步骤。许多环氧化物仅为中间产物，不够稳定，可很快转化为二氢二醇或羟化产物。③杂原子（S-、N-、I-）氧化和 N-羟化：含有硫醚键（—C—S—C—）的外源化学物可发生 S-氧化反应，转化成亚砜或砜。N-氧化的底物多为含有吡啶或喹啉、异喹啉基团的物质。芳香胺类化合物可发生 N-羟化反应，生成羟氨基物，毒性往往升高。④杂原子（O-、S-、N-）脱烷基：在这类反应中，与外源化学物分子中 N-、O-、S-杂原子相连的烷基被氧化，继而发生裂解重排，形成醛或酮。某些外源化学物可经此反应而代谢活化。例如，二甲基亚硝胺经 N-脱烷基后，分子发生重排形成羟化重氮甲烷，然后再进一步分解产生游离甲基 CH_3^+（碳宾离子），可使 DNA 烷基化，导致突变和癌变。⑤氧化基团转移：为细胞色素 P_{450} 催化的氧化脱氨、氧化脱硫、氧化脱卤素作用。例如，苯丙胺经氧化先形成中间代谢产物苯丙甲醇胺，再脱去氨基形成苯丙酮。有机磷农药均可发生脱硫反应，在反应过程中 P=S 基被氧化为 P=O 基，毒性增强。卤代烃类化合物经此反应先形成不稳定的卤代醇类中间产物，然后脱去卤素形成终代谢物。⑥酯裂解：酯含有的功能基团裂解后与细胞色素 P_{450} 催化循环中（FeO）$^{3+}$ 复合物的氧合并为 1 个残基，生成 1 分子醛。⑦脱氢：细胞色素 P_{450} 可催化许多外源化学物的脱氢反应。例如，乙酰氨基酚脱氢后形成的 N-乙酰苯醌亚胺具有肝毒性，其他如地高辛、烟碱、丙戊酸等均可发生脱氢反应。

含黄素的单加氧酶系（flavin-containing monoxygenase，FMO）

FMO 主要存在于肝、肾和肺中，也是微粒体酶，以黄素腺嘌呤二核苷酸（FAD）为辅酶，催化反应时需要 NADPH 和 O_2。FMO 催化的反应与细胞色素 P_{450} 有交叉和重叠，即有些物质是两种单加氧酶的共同底物，但作用机制上并不相同。FMO 催化反应历程主要包括如下几个步骤：首先 FAD 被 NADPH 还原，氧化态 $NADP^+$ 仍然结合在酶分子上不脱落，并和氧结合形成氧化物，由于 FAD 的活性中心由非亲核性、高度亲脂的氨基酸所组成，因此生成的过氧化物还比较稳定，随后在底物被氧化时，4α-羟基过氧化黄素转化为 4α-羟基黄素，最后一步是 4α-羟基黄素恢复到初始的氧化态 FAD，释放出氧化态 $NADP^+$。由于 FMO 氧转移能力低于细胞色素 P_{450}，因此 FMO 不能在碳位上催化氧化反应，主要限于催化所谓"软性"亲核中心的代谢，如亲核 N、S 杂原子的氧化，生成 N-氧化物或 S-氧化物，以及由叔胺生成的 N-氧化物，有仲胺生成羟胺和硝酮，伯胺生成羟胺和肟。肼以及一些含碘、砷、硼的化合物也可作为含 FAD 单加氧酶的底物。

FMO 只有一个基因家族，包括 5 个均为单一成员的亚家族，分别命名为 FMO1～FMO5。人基因组中的 FMO 家族集中在 1q 区段内，编码产物同源性在 50%～60%。以上 5 个同工酶的表达有显著的种属专一性和组织专一性，人肝中主要表达的是 FMO3，肾中主要为 FMO1。不同的 FMO 具有不同的物理性质，其底物特异性也不同。例如，FMO2 适合催化正辛胺等脂肪族长链伯胺的 N-氧化，而对 FMO1 来说，长链伯胺不是合适底物，短链季胺才是合适底物。

微粒体外的氧化酶系 主要包括以下几种。

醇脱氢酶（alcohol dehydrogenase，ADH） 一种含锌酶，位于胞质，肝含量最高，肾、肺和胃黏膜中也存在。ADH 依组成亚单位的不同分为 4 型：Ⅰ型包括 ADH1～3，催化乙醇和其他短链脂肪醇的氧化；Ⅱ型为 ADH4，催化长链脂肪醇和芳香醇的氧化，对乙醇和甲醇几乎无作用；Ⅲ型为 ADH5，普遍分布于全身组织，底物也为长链醇（戊醇及更长链的醇）和芳香醇（如肉桂醇），在甲醛的解毒过程中起重要作用；Ⅳ型为 ADH6，主要在胃肠道上部表达，参与乙醇和维生素 A 的代谢，并在致癌物硝基苯甲醛的解毒中发挥作用。长期饮酒者发生的胃肠道上部肿瘤可能与 ADH6 将乙醇转化为乙醛有关。

醛脱氢酶（aldehyde dehydrogenase，ALDH） 该酶以烟酰胺腺嘌呤二核苷酸（NAD）为辅基，可将乙醛氧化为乙酸。在人体，有 12 种 ALDH 基因被鉴定出，即 ALDH1～10、SSDH 和 MMSDH。ALDH 存在遗传多态性。日本人、中国人、韩国人和越南人中有 45%～53% 因发生点突变（$Glu_{487} \rightarrow Lys_{487}$）而缺乏 ALDH2 的活性。这些人饮酒摄入的乙醇转化为乙醛后，难以转变为乙酸，以致乙醛大量堆积，造成局部血管因释放儿茶酚胺而扩张，产生红晕综合征。其他 ALDH 的遗传缺陷是

某些疾病发生的原因。例如，ALDH10 可使脂肪醛解毒，缺乏时会引起膜脂质代谢紊乱，症状有鱼鳞病、神经疾病和智力发育不全等。

钼水解酶 醛氧化酶和黄嘌呤脱氢酶/氧化酶（XD/XO）为含钼酶。醛氧化酶主要存在于肝，可氧化许多取代基团如吡咯、吡啶、嘧啶、蝶啶和碘离子等，还能将芳香醛（如苯甲醛）氧化为羧酸，但对脂肪醛没有催化作用。黄嘌呤脱氢酶（XD）和黄嘌呤氧化酶（XO）是同一酶的两种形式，其区别在于催化的最后步骤的电子受体不同，XD 为 NAD^+（脱氢酶活性），而 XO 为氧（氧化酶活性）。XD/XO 为胞液酶，在全身各组织均有很高的活性。该酶的主要生理作用是催化次黄嘌呤生成黄嘌呤和尿酸的连续氧化反应。此外，它们还参与某些抗肿瘤、抗病毒药物的活化过程。与醛氧化酶相似，XO 也可催化芳香醛的氧化。

单胺氧化酶（monoamine oxidase，MAO）**和二胺氧化酶**（diamine oxidase，DAO） 在肝、肾、肠和神经等组织的线粒体中有 MAO，在肝、肾、小肠和胎盘的细胞液中有 DAO。它们催化伯胺、仲胺、叔胺的氧化脱氨反应。其中，伯胺氧化脱氨生成仲胺和醛，仲胺氧化脱氨生成氨和醛。

过氧化物酶依赖的共氧化反应 由过氧化物酶催化的外源化合物氧化过程不需要 NADPH 及 NADH 参与，它通过偶联过氧化氢或过氧化物的还原来氧化其他化合物，其中的过氧化物酶活性并不限于过氧化物酶，多种其他酶都能提供这种活性，因此统称为过氧化物酶活性。在外源毒物代谢中起过氧化物酶活力作用的

主要有前列腺素 H 合成酶（PHS），主要分布于肾髓质、血小板、血管内壁、肠道、脑、肺和膀胱上皮等处，具有双重活性，环氧化酶活性将花生四烯酸转化为环状的内过氧化物-氢过氧化物前列腺素 G_2，同时其过氧化物酶活性将氢过氧化物转化为相应的醇前列腺素 H_2，就此与外源化合物的氧化过程偶联。

还原反应 机体内参与还原反应的酶主要是细胞色素 P_{450} 和黄素蛋白酶。另外，肠道菌群还原酶的活性较高，在外源化学物的还原中也占有重要地位。含有硝基、偶氮基和羰基的外源化学物、某些金属（如五价砷）、醛、酮、二硫化物、N-氧化物、亚砜、烯烃以及卤代烃可在体内发生还原反应。

偶氮还原和硝基还原 主要由肠道菌群催化。但细胞色素 P_{450}、醛氧化酶和 NADPH 醌氧化还原酶也可催化这两种反应。后者又称为 DT-黄素酶，存在于肝细胞液中。硝基还原对某些芳香硝基化合物的毒性起重要作用，2,6-二硝基甲苯在肠道菌群催化下发生的硝基还原反应，是其诱发雄性大鼠肝脏肿瘤的重要步骤。

羰基还原 羰基还原酶是 NADPH 依赖酶，分布于血液及肝、肾、脑等组织的细胞液中，主要催化某些醛类还原为伯醇或酮类还原为仲醇的反应。

醌还原 醌可在 DT-黄素酶催化下经双电子还原生成无毒的氢醌，也可在 NADPH-细胞色素 P_{450} 还原酶催化下经单电子还原形成半醌自由基，发生自氧化而导致氧化应激，生成超氧阴离子、过羟基自由基、过氧化氢、羟基自由基等活性氧，引起脂质过氧化，造成组织损伤，这是含醌或

经生物转化可生成醌的物质引起中毒的重要机制之一。百草枯和硝基呋喃妥因的肺毒性以及6-羟基多巴胺的神经毒性都与这一机制有关。

脱卤反应 脂肪族化合物脱卤包括3种机制，即还原脱卤、氧化脱卤和脱氢脱卤。还原脱卤和氧化脱卤由细胞色素P_{450}催化，脱氢脱卤由细胞色素P_{450}和谷胱甘肽硫转移酶催化。有几种卤代烷烃经脱卤反应而代谢活化，如四氯化碳（CCl_4）在细胞色素P_{450}催化下发生一电子还原，脱卤形成三氯甲烷自由基（·CCl_3），可攻击生物膜启动脂质过氧化，造成肝细胞损伤和坏死。

水解反应 催化外源化学物水解的酶包括酯酶、酰胺酶、肽酶和环氧化物水解酶（epoxide hydrolase，EH），广泛存在于血浆、肝、肾、肠和神经组织中。

酯酶和酰胺酶 体内水解反应中较重要的两种酶，为胞质和微粒体酶，分布广泛，在肝、肾、肠、脑及血浆中存在，可水解具有羧酸酯、酰胺、硫酯、磷酸酯和酸酐等功能基团的外源化学物。酯类可被酯酶水解为醇和酸，酰胺可被酰胺酶水解为酸和胺。

肽酶 存在于血液和各种组织中，可水解各种肽类。例如，氨基肽酶和羧基肽酶分别在肽链的N-末端和C-末端水解氨基酸，而内肽酶则在肽链内的特定部位裂解肽类。

环氧化物水解酶 环氧化物水解反应是由EH催化碳-氧环氧桥结构开环，水解高度亲电子的环氧化物，生成具有反式构型的邻位二醇。哺乳动物体内的EH分为两类：一类是膜结合的，存在于细胞内质网上，称微粒体环氧化物水解酶（microsomal epox-ide hydrase，mEH）；另一类存在于细胞质中，称为可溶性环氧化物水解酶（soluble epoxide hydrase，sEH）。两者之间氨基酸水平上的同源性小于15%，但其空间构象却基本一致。从外源基因毒物体内代谢的角度看，mEH的重要性要远远超过sEH。EH在几乎所有的人体器官（肝、肺、肾、胰、皮肤、睾丸和卵巢等）来源的微粒体组分中都有分布，在某些器官，如肝和肺中，EH活性的组织分布和细胞色素P_{450}基本上是重合的，这就在组织学上保证了由后者催化生成的氧化物能及时地被水解。

（庄志雄 袁晶 石年）

Ⅱ xiāng dàixiè fǎnyìng

Ⅱ相代谢反应（phase Ⅱ metabolism） 由相应的代谢酶催化已活化的内源性辅因子与外源化学物原有的或经Ⅰ相代谢反应后引入或暴露出来的功能基团（羟基、氨基、羧基、巯基、羰基和环氧基等）发生的生物合成反应。又称结合反应。常见结合反应包括葡萄糖醛酸化、磺酸化、乙酰化、甲基化、谷胱甘肽（硫醚氨酸合成）以及氨基酸结合（甘氨酸、牛磺酸和谷氨酸）反应，所形成的产物称为结合物。结合反应需要辅酶与转移酶参与，并消耗能量。Ⅱ相代谢反应速度通常比Ⅰ相代谢反应快得多，一种外源化学物如果先后经历Ⅰ相和Ⅱ相反应进行代谢，其清除速率主要由Ⅰ相代谢反应决定。除乙酰化和甲基化结合反应外，其他Ⅱ相反应都使外源性化学物极性增强，脂溶性降低，加速由体内的排泄过程。同时，生物活性或毒性减弱或消失。但也有被代谢活化者。例如，2-乙酰氨基芴经N-羟化后，可通过与硫酸、葡萄糖醛酸结合或乙酰化转变为亲电子终致癌物。结合反应主要在肝进行，其次为肾，也可在肺、肠、脾、脑等组织器官中发生。

葡糖醛酸结合反应 从所负担代谢量看，葡糖醛酸结合是最重要的Ⅱ相代谢反应。尿苷二磷酸葡糖醛酸转移酶（UDP-glucuronyl transferase，UGT）催化多种外源化学物质或其Ⅰ相代谢物和α-D-尿苷二磷酸葡糖醛酸的结合，属细胞内质网定位酶，主要分布在肝，还存在于肾、皮肤、肠道、胰和鼻黏膜等部位。葡糖醛酸结合代谢主要是发生在富电子的亲核杂原子（O、N或S）上，凡是含有 —OH、—COOH、—NH_2、—SH等功能基团的外源化学物或Ⅰ相反应代谢产物都可发生该反应。UGT催化生成的葡糖醛酸结合产物是高度极性的，很容易通过尿液和胆汁排出体外，至于究竟是通过尿液还是通过胆汁，则取决于其分子质量的大小，较小的分子主要以尿液形式排出，较大的则主要以胆汁形式排出。

尿苷二磷酸葡糖醛酸（UDP-葡糖醛酸）是反应必需的辅因子，它是由葡萄糖-1-磷酸合成的。必须指出的是，尿苷二磷酸（UDP）和葡糖醛酸之间的键为α构型，可以避免β-葡糖醛酸酶的水解作用。而所有的外源化学物质-葡糖醛酸结合物分子中间的键都是β构型，这是因为结合物是通过底物分子富电子杂原子对UDP-葡糖醛酸的亲核攻击生成的，攻击方向恰恰是指向联键的反向。

编码UGT的所有基因可分为两大家族：UGT1和UGT2。UGT2又可进一步分为UGT2A和UGT2B两个亚家族。UGT2B亚家族包括了已发现的大多数UGT基因，它们的编码产物主要和甾体代谢有关；UGT2A 亚家族只发现一个成员基因，在鼻黏膜中高度表达，具有底物广谱性。UGT1 家族的只有一个基因，却编码了 10 种蛋白质。基因编码序列包括 5 个外显子。外显子 1 上不同的转录起始点造成由一个基因产生众多的初级转录产物，通过对初级转录产物的剪接，形成了一批不同的 mRNA，所有这些 mRNA 只有从外显子 1 上的序列有区别，从外显子 2 至外显子 5 的序列完全一致。从外显子 1 上的不同序列决定了酶分子 N 末端的底物结合域的构成，由此造成同工酶之间底物专一性的差异。它们的底物谱涵盖了从内源的胆红素到吗啡一直到苯并芘在内的许多化合物。

谷胱甘肽结合反应 谷胱甘肽硫转移酶（glutathione S-transferase，GST）催化内源还原性谷胱甘肽（GSH）与毒物或其代谢物（I 相反应酶催化反应产物）分子上的亲电子碳原子的结合。此外，它还可催化底物分子上亲电子杂原子（如 O、R 及 S）和 GSH 的结合，GSH 结合物具有极性和水溶性，可经胆汁排出，也可随体循环转运至肾并经一系列酶促反应转变为硫醚氨酸衍生物，由尿排泄。GST 催化的另一类反应是 GSH 对 α、β-不饱和酮双键及环氧化物环氧桥的开环亲核加成。许多环氧化物是某些 GST 同工酶谷胱甘肽亲核加成反应的最佳底物。例如，GSTP1 对苯并芘 7,8-二羟基-9,10-环氧化物开环加成反应催化活性很强；GSH 还能清除过氧化氢、有机过氧化物和有机自由基等，在抗脂质过氧化、防止外源化学物所致的氧化损伤方面起重要作用。

GST 广泛分布于人体各重要组织器官，肝、肾、肠道、肺部等处活力最高。体内 GST 有两大类：可溶性的，或称细胞质 GST，占 GST 总活力的 95% 以上；膜结合的微粒体 GST，表现的活力不到总活力的 5%。在外源化学物代谢作用方面，细胞质 GST 起的作用更为重要。细胞质 GST 都以二聚体形式存在。所有的细胞质 GST 基因都从属于单一的超级基因家族，超家族内部众多成员根据 DNA 序列同源程度又分属于 6 个家族，旧命名法以希腊字母分别标记为 GSTα、μ、π、θ、σ、κ 家族，新的命名系统以英文字母取代原来的希腊字母，改为 GSTA、M、P、T、S、K 家族。

乙酰基结合反应 N-乙酰基转移酶（N-acetylase，NAT）催化的 N-乙酰基化是众多芳香胺和酰肼类物质主要的代谢转化途径之一。反应要求辅因子乙酰辅酶 A（CoA）的参与，整个反应包括两步过程，首先乙酰基-CoA 转移到酶活性中心的半胱氨酸的巯基上，释放出 CoA，然后乙酰基从被乙酰化的酶分子转移到底物分子上，酶分子得到再生。

人 NAT 是细胞质酶。人 NAT 基因包括两个功能基因 NAT1 和 NAT2，以及一个假基因 NATP。NAT1 在人体许多组织中都有表达，而 NAT2 主要在肝和肠中表达。两者的底物谱互相覆盖，但是各自又有其不同的最适底物。NAT1 的最适底物包括 4-氨基苯甲酸、4-氨基水杨酸；NAT2 能催化范围广泛的药物代谢，如咖啡因、异烟肼、磺胺二甲嘧啶、普鲁卡因胺等。两个同工酶都参与催化芳香胺的代谢，如联苯胺、4-氨基联苯、2-萘胺。一般来说，脂肪族伯胺不是 N-乙酰基化作用的良好底物，GST 催化产物谷胱甘肽结合产物被相继切去谷氨酸和甘氨酸，残余的半胱氨酰结合物在形成硫醚氨酸衍生物过程中的 N-乙酰化作用可能是一个特例。由于 N-乙酰化反应产物的亲水性反而比母体化合物要低，它的生物学功能可能首先是造成生物碱类活性物质体内失活。芳香族胺的 N-乙酰化是一个减毒代谢，芳香胺的 N-乙酰化减毒代谢和通过 N-氧化增毒代谢处于竞争的状态，然而即使 N-氧化代谢先进行一步，产生的羟胺仍有可能是乙酰化减毒代谢的良好底物。代谢的最终结果取决于乙酰化和氧化代谢相对速率的快慢。

硫酸结合反应 磺基转移酶（sulfotransferase，SULT）催化磺酸基由共底物 3′-磷酸腺苷 5′-磷酰硫酸（PAPS）向底物亲核中心的转移。活性磺酸基供体 PAPS 是由无机硫酸盐和腺苷三磷酸（ATP）通过一个两阶段的反应合成。首先 ATP 硫酸化酶催化形成腺苷-5′-磷酰硫酸（adenosine-5′-phospho-sulfate，APS）和焦磷酸，然后在 APS 激酶催化下，磷酸基由 ATP 转向 APS 的 3′ 位。合成 PAPS 所需的硫酸盐大多数来自体内半胱氨酸的氧化过程，由于体内游离态半胱氨酸的浓度不高，因此体内 PAPS 的生理浓度很低（大约在 75μmol/L 水平），远低于 α-D-尿苷二磷酸葡糖醛酸和谷胱甘肽。这直接影响了硫酸结合反应的容量。与葡糖醛酸结合比较，硫酸结合的亲和力较高但结合容量较低。故它们的共同底物在剂量低时，主要与硫酸结合；随着剂量的增加，与葡糖醛酸结合的比例随之增加。

该酶主要分布于肝、肾、肠、肺、血小板和脑等组织的细胞液中。底物主要是含有—OH 的毒物，含有—NH$_2$、—SH 者也可发生该反应。酚类和脂肪醇是 SULT 的两个主要底物群。此外，SULT 还能催化某些芳香胺，如苯胺以及 2-氨基萘形成相应的氨基磺酸盐。反应产物为高水溶性的磺酸酯，主要经尿排泄，少部分随胆汁排出。SULT 也可能参加某些前致癌剂的体内代谢活化。例如，CYP1A2 催化的芳香胺羟基化形成的芳香族羟胺，可为 SULT 进一步催化形成芳香族 N、O-磺酸酯，而后者很容易进一步分解产生具有遗传毒性的氮烯离子。

氨基酸结合反应　此为解毒反应，包括两个途径：①含有羧基的外源化学物在肝细胞线粒体酰基转移酶的催化下与甘氨酸、谷氨酸和牛磺酸氨基基团间的结合反应。这类反应中的受体氨基酸既是种属依赖型又是外源化学物依赖型。②含芳香羟胺的外源化学物与丝氨酸和脯氨酸的羟酸基团间的结合反应。该类型反应是活化反应，产生可降解形成亲电子 N-酯化合物。氨基酸结合反应中，与甘氨酸结合最为常见，其他氨基酸也可进行这种结合。例如，甲苯在体内代谢，生成苯甲酸，苯甲酸可与甘氨酸结合，形成马尿酸而排出体外；氰氢酸可经半胱氨酸结合，由唾液和尿液排泄。

甲基结合反应　就其代谢重要性而言，甲基结合反应远比不上前面讲过的其他 II 相代谢途径。在大多数情况下，甲基化的结果是降低了化合物的水溶性，而且还会将本来有可能为其他酶催化结合减毒的一些重要功能团甲基化封闭。尼古丁等吡啶类化合物的 N-甲基化是一个明显的例外，这时甲基化产物水溶性增加，促进了毒物从体内排出。甲基化反应通常是由甲基化酶催化，要求

S-腺苷甲硫氨酸作为甲基供体。甲基化是通过底物分子富电子的杂原子（O、N、S）亲核攻击实现的，因此和甲基化有关的化合物包括酚、邻苯二酚、脂肪胺、芳香胺、含 N 杂环以及巯基化合物等。金属也可能被甲基化，无机汞和无机砷可被二甲基化，而无机硒可被三甲基化。

（庄志雄　袁晶　石年）

dúwù dàixiè dònglìxué

毒物代谢动力学（toxicokinetics）

应用速率论的理论研究外源化学物的体内数量依时而变的动态规律的学科。外源化学物与机体接触直至最终排出体外，期间一般要经历吸收、分布、代谢和排泄，即机体的处置过程。在该过程中，外源化学物的体存量作为时间的函数不断地发生变化，这种时间与外源化学物体内数量之间的关系，或称时间-体存量关系，是毒物代谢动力学研究的核心问题。如能解决这一问题，就可以阐明在不同接触剂量、频率和途径下外源化学物的吸收速率和吸收量、体内分布的范围、形式和蓄积情况、代谢部位与代谢产物的种类和数量、主要排泄器官与排泄率等，并据此来确定靶器官，明确外源化学物和（或）其代谢产物的水平与其所致毒效应强度及性质之间的关系。这对于完善毒理学试验设计，阐明物种间的敏感性差异，解释中毒机制，进行人的危险度评价均具有重要意义。毒物代谢动力学的研究方法可分为经典毒物代谢动力学和生理毒物代谢动力学两类。经典毒物代谢动力学是把机体对于外源化学物的生物转运和生物转化过程模拟为简单的一室和较为复杂的二室或多室模型，通过建立数学方程，计算与吸收、分

布、消除有关的各项动力学参数，来定量地描述机体对于外源化学物进行处置的特征。生理毒物代谢动力学系通过建立一系列质量平衡方程式来代表机体的不同组织器官，并从生理学的角度描述外源化学物在其中的变化情况，可以提供受试物在各组织器官的时间分布过程并估计生理参数的改变对于受试物组织浓度的影响等。通过对于不同物种动物生命周期的等比例缩放，用生理毒物代谢动力学模型还可预测外源化学物在不同生物体内的动力学过程。因而，与经典毒物代谢动力学比较具有很多优点。毒物代谢动力学研究的数学处理一般利用计算机程序，如为建立药物动力学的室模型使用的几种计算机软件，包括 WinNonlin、PKAnalyst、Summit 和 SAS，以及国内的 3P97 程序，均可用于经典毒物代谢动力学进行室数、模型类型、权重和收敛精度选择，并输出各种参数和作图。对于生理毒物代谢动力学模型，也有计算机软件可用于各生理室构成的微分方程组的求解，如高级连续模拟语言、模拟控制程序、MATLAB、Excel 和 SAS 等。

（蔡原　遭晓波）

jīngdiǎn dúwù dàixiè dònglìxué

经典毒物代谢动力学（classic toxicokinetics）

从速率论的角度，通过建立室模型和数学方程来研究外源化学物在机体内的量变规律的学科。毒物代谢动力学研究的核心问题是时间-体存量关系（简称时-量关系），但要通过获取生物组织来测定不同时点的外源化学物的体存量非常困难。而通过采集血样来获得相应数据不仅易于操作，而且损伤较小。外源化学物的血浆浓度与其组织中的

浓度保持动态平衡，故其血浆浓度的变化就可以反映组织中的浓度变化。由此，对时-量关系的研究就转变为对时间-血浆浓度关系的研究，使用相对简单的动力学模型就能描述体内外源化学物的变化情况。

基本概念　包括速率类型和室模型。

速率类型　按照外源化学物在体内生物转运或转化的速率不同可以分为一级速率过程和零级速率过程。一级速率过程指外源化学物在体内某一瞬间的变化速率与其瞬时含量的一次方呈正比。在一次染毒时，其特点为外源化学物的生物半衰期恒定；单位时间内消除外源化学物的量与体存量呈正比；其半对数时-量曲线为一条直线。大多数外源化学物的体内过程符合一级速率过程。零级速率过程指外源化学物在体内某一瞬间的变化速率与其瞬时含量的零次方呈正比。在一次染毒时，其特点是单位时间内消除的外源化学物的量恒定，相当于机体的最大消除能力，与体存量无关；其半对数时-量曲线是一条曲线。部分需要载体转运或限速酶代谢的外源化学物的体内过程符合零级动力学过程。

室模型　经典毒物代谢动力学把机体视为由一个或多个室组成的系统并用数学方法研究外源化学物在其中的配置方式。所谓室是指在动力学上相互之间难以区分、转运和转化速率近似的组织、器官和体液，与解剖学位置或生理学功能无关。室模型可分为一室模型和多室模型。多室模型由一个中央室和若干个周边室相互连接而成。中央室通常为血液和供血丰富、血流通畅的组织器官，如肾、心、肝、肺等，而周边室为供血量少、血流缓慢或外源化学物不易进入的组织器官，如脂肪、皮肤、骨骼、静止状态时的肌肉等。脑由于血-脑屏障的作用，属于哪个室应视具体外源化学物的理化特性而定。如毒物仅在各室间转运，而不从机体排泄或代谢转化的，称为封闭式模型；相反，如外源化学物以不同速率、不同途径、不可逆地从机体排泄或代谢转化的，称为开放式模型。绝大多数外源化学物符合开放式模型（图1）。

一室模型　最简单的毒物代谢动力学模型，较为少见。理论上，符合一室模型的外源化学物可瞬间均匀分布到全身，在血液与组织间迅速达到平衡。图2表示外源化学物经由不同途径染毒时的时-量曲线：经静脉注射染毒时，外源化学物直接入血，其血浆浓度在零时最高，之后不断下降；而经静脉外途径染毒时，由于吸收过程的影响，外源化学物血浆浓度峰值出现的时间相对滞后，数值也较小。

经静脉注射染毒时一室模型的微分方程为：

$$\mathrm{d}c/\mathrm{d}t = -K_e C$$

经转换后可得指数方程：

$$C = C_0\, e^{-K_e t}$$

上述二式中，C 是时间为 t 时的外源化学物血浆浓度；C_0 为时间 $t = 0$ 时的初始血浆浓度；K_e 为消除速率常数。

二室模型　多数外源化学物的体内过程符合开放式二室模型。外源化学物首先进入中央室，再向周边室分布，同时不断消除。故需经过一定时间之后，中央室和周边室的外源化学物才能达到动态平衡。二室模型的时-量曲线表现为二项指数曲线：曲线的前段下降迅速，主要反映外源化学物从中央室向周边室的分布过程（同时还有消除过程），称为分布相或快相；曲线的后段下降趋缓，反映外源化学物的消除过程，称为消除相或慢相（图3）。

外源化学物在中央室和周边室的浓度变化可分别用微分方程表示为：

$$\mathrm{d}c_1/\mathrm{d}t = K_{21}c_2 - K_{12}c_1 - K_{10}c_1$$
$$\mathrm{d}c_2/\mathrm{d}t = K_{12}c_1 - K_{21}c_2$$

经变换后，可分别得到中央室和周边室的指数方程。血浆浓度反映的是中央室内外源化学物浓度的变化，其指数方程为：

$$c_1 = A e^{-\alpha t} + B e^{-\beta t}$$

式中，B 为消除项曲线外推至纵轴的截距；该外推线段称为消除项理论曲线。将分布项曲线上的实测值减去消除项理论曲线上各相应时点的计算值，可得相同数目的差值；将这些差值在半对数坐标纸上画点并连线，得到的线段称为分布项理论曲线。该曲线与纵轴的交点为 A。α、β分

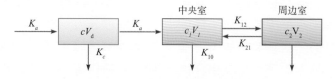

图1　一室和二室开放式模型

K_a 为吸收速率常数；V_d 为表观分布容积；K_e 为消除速率常数，V_1、V_2 分别为中央室和周边室的表观分布容积；K_{12}、K_{21} 分别为中央室向周边室、周边室向中央室的转运速率常数；K_{10} 为中央室的消除速率常数

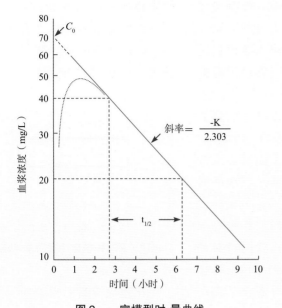

图2　一室模型时-量曲线

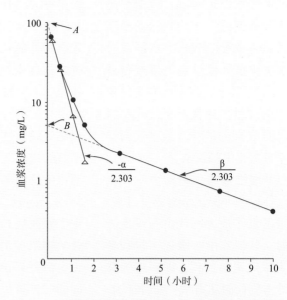

图3　一次静脉注射染毒的开放式二室模型时-量曲线

实线表示静脉注射染毒的时-量曲线；虚线表示静脉外途径染毒时吸收过程对时-量曲线的影响

别为分布过程和消除过程的速率常数。

基本参数　用于描述外源化学物在体内吸收、分布和消除过程的动力学参数。

表观分布容积（apparent volume of distribution, V_d）　表示外源化学物在体内的分布体积的参数。当外源化学物在体内均匀分布时，其占有的生理容积为 V_d。但这种情况很少发生，故称之为"表观"。实际上，V_d 仅是一个比值，如果染毒剂量确定，即可根据血浆浓度的高低大致估计外源化学物在体内占有的容积，或分布范围。一室模型计算 V_d 的公式为：

$$V_d = X_0 / C_0$$

二室模型计算 V_d 的公式为：

$$V_d = V_1 \left(1 + \frac{K_{12}}{K_{21} - \beta}\right)$$
$$= \frac{X_0}{(A/\alpha + B/\beta)\beta}$$

上述二式中，X_0 为染毒剂量（mg/kg），C_0 为 $t = 0$ 时外源化学物的血浆浓度（mg/L），V_1 为外

源化学物在中央室的分布容积。V_d 的单位为 L/kg。

消除速率常数（elimination rate constant, K_e）　表示单位时间内从体内消除的外源化学物的量占体存总量的比例，单位为 h^{-1}。例如，某外源化学物的 K_e 值为 $0.1 h^{-1}$，即表示该物质每小时约有体存总量的 10% 被消除。K_e 越大，外源化学物从机体消除的速度越快。

曲线下面积（area under curve, AUC）　外源化学物从血液中出现开始到其完全消除为止时-量曲线下覆盖的总面积。AUC 的单位是 mg/(L·h)。AUC 越大，外源化学物从机体消除的速度越慢。一室模型计算 AUC 的公式为：

$$AUC = X_0 / V_d \cdot K_e = C_0 / K_e$$

二室模型计算 AUC 的公式为：

$$AUC = A/\alpha + B/\beta$$

半衰期（half life, $t_{1/2}$）　外源化学物的血浆浓度下降一半所需的时间。该值越大，外源化学物的消除速度越慢。凡体内过程

符合一级速率的外源化学物，其 $t_{1/2}$ 为恒定值。$t_{1/2}$ 的单位为分钟、小时或天。$t_{1/2}$ 的计算公式为：

$$t_{1/2} = 0.693 / K_e$$

二室模型需分别计算分布相和消除相的 $t_{1/2}$，公式分别为：

分布相　$t_{1/2\alpha} = 0.693 / \alpha$
消除相　$t_{1/2\beta} = 0.693 / \beta$

清除率（clearance, CL）　单位时间内机体所能消除的外源化学物占有的血浆容积。CL 同样是一个反映机体清除外源化学物效率的参数。CL 的单位是 L/(kg·h)。一室模型的计算公式为：

$$CL = K_e \cdot V_d = X_0 / AUC$$

二室模型的计算公式为：

$$CL = V_d \cdot \beta = V_1 \cdot K_{10} = X_0 / AUC$$

生物利用度（bioavailability, F）　又称生物有效度，指机体对于外源化学物的吸收率。应用此参数可以比较外源化学物以不同途径进入机体时的吸收程度。其计算公式为：F = AUC（非静脉注射途径）/AUC（静脉注射途径）。

上述各公式均以一级速率过程、静脉染毒方式为例。而在实际接触外源化学物时，常涉及呼吸道、皮肤和经口摄入等其他途径，需要考虑与外源化学物摄取有关的过程。通常要在公式中增加与吸收有关的项，毒物代谢动力学分析也更趋复杂。

非线性毒物代谢动力学　当进入体内的外源化学物数量过多，超过了机体最大的代谢与排泄能力时，其消除由一级速率过程转变为零级速率过程，即表现为非线性毒物代谢动力学，其特征为：①外源化学物的血浆浓度不呈指数下降。②AUC 与染毒剂量不成正比。③V_d、CL、K_e（或 β）、$t_{1/2}$ 等参数随外源化学物剂量的增加而改变。④经同一酶系统代谢或经主动转运的外源化学物之间发生竞争性抑制。⑤在明显的饱和效应出现之后，剂量-反应曲线不随剂量的增加而显示出成比例的变化。在此种情况下，外源化学物减少的速度与机体对其的最大消除能力相等，单位时间内的消除量与体存量无关，表现为非线性的时-量关系。

符合此种动力学的外源化学物从体内消除的速度相对缓慢，可在靶器官中以较高浓度停留较长的时间，有利于其发挥毒性。特别是在重复或连续接触的条件下，机体内的外源化学物总量可能会无限度的升高，导致生物学效应的急剧增强，对机体不利。

（蔡　原　逯晓波）

shēnglǐ dúwù dàixiè dònglìxué

生理毒物代谢动力学（physi-ologically based toxicokinetics, PBTK）

通过建立一系列质量平衡方程式来代表机体的各个组织器官，并从生理学的角度研究外源化学物在其中的量变规律的学科。PBTK 模型与经典毒物代谢动力学模型比较，最主要的区别在于确定外源化学物出入各室的速率常数的根据不同，即经典毒物代谢动力学模型是基于数据资料，而 PBTK 模型是基于已知的或假设的生理学过程。因而，PBTK 模型具有以下优点：①能够提供外源化学物在各器官或组织中的时间-分布过程。②能够估测机体发生生理或病理改变时组织中外源化学物浓度的变化。③通过对动物生命周期的等比例缩放，用相同的模型可以预测外源化学物在不同物种体内的动力学特征，有助于从高剂量到低剂量和不同暴露途径间的外推。④适用于复杂的染毒方式以及代谢、结合这样的饱和动力学过程。所以，PBTK 模型在概念上更为合理，能够更好地阐明外源化学物的体内动力学过程。

生理室的构成　PBTK 模型由一系列解剖位置明确的室构成，彼此之间通过血液循环连接。室是体内一个具有相同外源化学物浓度的专一部位，可以是某器官中的一个特殊的功能单位或解剖位置、肝或肾等彼此分离的完整器官，或者脂肪和皮肤这样广泛分布的组织。室又由三个各自独立、但连接良好的亚室构成，它们对应着器官或组织的特定生理部位，包括：①血液灌注入室所流经的血管腔。②构成细胞基质的间质间隙。③由细胞内液构成的细胞内环境（图1）。外源化学物按质量/单位时间（如 mg/h）进入血管亚室，速率为血流速度（Q_t）与血中外源化学物浓度（C_{in}）之积。然后，以一定的净速率（$Flux_1$）从血管内进入间质间隙，再以不同的净速率（$Flux_2$）从间质间隙进入细胞内液。某些外源化学物能与细胞成分结合，故可以游离和结合两种状态存在于室内。外源化学物以一定的静脉血浓度（C_{out}）离开血管腔。

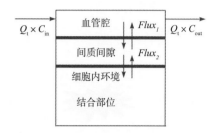

图 1　PBTK 模型中室的基本结构

在建立 PBTK 模型时，要考虑关键性的生物和理化因素如血流量、通气速率、代谢速率、组织溶解度、蛋白结合、代谢酶活性和其他大分子（DNA、血红蛋白）之间存在的复杂关系，明确哪些室应包括在内以及这些室之间应如何连接。同一外源化学物在不同物种、不同染毒途径的ADME 过程会有所不同，模型的结构也应随之变化；反之，化学结构与理化性质不同的外源化学物在同一物种体内的生物转运与转化过程也不相同，在建立模型时应予以考虑。图2、图3表示的是两种不同的外源化学物的PBTK模型，其差别除了染毒途径不同外，前一个模型的外源化学物因经胆汁排泄、粪便消除，可能发生肠肝循环，故需配置一个肠道室；而后一个模型中的外源化学物脂溶性较强，因此具有一个脂肪室。但肝代谢对于两种外源化学物的处置均有重要作用，故两个模型都具有肝室。因此，理想的模型应包括与特定外源化学物有关的所有的重要器官与组织。

常用参数　PBTK 模型中最常用的参数主要包括解剖学、生理学、热力学和转运4个方面的数据资料。

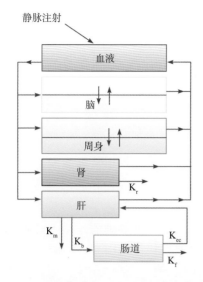

图2　一种不挥发、水溶性、经静脉染毒的外源化学物的 PBTK 模型

该物质除经肝代谢（K_m）消除外，还由肾排泄（K_r）进入尿液、胆汁排泄（K_b）进入粪便（K_f）消除。它还经历肠肝循环（K_{ec}）

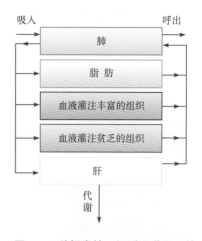

图3　一种挥发性、经呼吸道吸入的外源化学物的 PBTK 模型

该物质经血液在体内的转运用黑色箭头表示。它的消除包括肝代谢和经肺呼出

　　解剖学参数　生理模型中各室及亚室的容积（ml 或 L），可通过毒物代谢动力学实验或者查阅文献获得有关器官和组织容积的资料。

　　生理学参数　涉及血流、通气和消除等方面的参数，如到达各室的血流速率（Q_t）、总血流速率或心输出量（Q_c）、肺泡通气速率（Q_p）、肾清除率和反映肝生物转化的参数等。若为符合非线性动力学过程的外源化学物，还应获得代谢的最大速率（V_{max}）和 K_m（$1/2\ V_{max}$ 时该物质的浓度），以反映外源化学物在模型中通过代谢过程被消除的情况。

　　热力学参数　主要是外源化学物在组织中的总浓度（C_t）、游离浓度（C_f）及二者的比例。若外源化学物在体内不与任何分子结合，其游离浓度就等于总浓度。但大多数外源化学物与组织成分会有不同程度的结合，其游离浓度与总浓度之间具有如下的比例关系：

$$C_t = C_f \times P_t$$

　　式中，P_t 为组织分配系数。

　　转运参数　包括净转运速率、渗透系数、外源化学物在膜两侧的游离浓度等。

　　外源化学物经由被动扩散从膜的一侧到另一侧的净转运速率 $Flux$（mg/h）为：

$$Flux = PA \times (C_1 - C_2)$$

　　式中，PA 为渗透系数，单位为 L/h，是外源化学物的细胞膜渗透常数（P，单位为 μm/h）与膜的总面积（A，μm^2）的乘积。细胞膜渗透常数的大小取决于特定外源化学物的扩散速率和细胞膜的厚度。C_1 和 C_2 是外源化学物在生物膜两侧的游离浓度。对于任何特定的外源化学物，细胞膜薄、表面积大、膜两侧的浓度差大都促进扩散的进行。

　　细胞膜上的载体转运对于那些难以经被动扩散进行转运的外源化学物更为有效。载体介导的进出细胞过程符合非线性动力学，

可用最大转运速率（T_{max}）和 K_T（$1/2\ T_{max}$ 时的外源化学物浓度）来分别表征相关各载体的特点。

　　限制外源化学物跨膜转运的因素　在建立 PBTK 模型时，需要考虑两个限制外源化学物转运的因素，即灌注限制和扩散限制。

　　灌注限制室　又称血流限制室或简称流限制室。如果某一特定外源化学物的渗透系数 PA 远大于到达该组织的血流速率 Q_t，就会出现流限制室。此种情况下，外源化学物透过细胞膜的速度很快，血液灌注速率成为限制组织亚室摄取外源化学物速率的唯一因素，如二氯甲烷的组织内转运即是如此。在这种情况下，外源化学物在组织的血液亚室与间质亚室之间可迅速达到平衡，通常被合二为一，称为细胞外室（脑是一个例外，该组织的毛细血管壁连接紧密，在血管和间质之间形成屏障）。细胞膜是分隔细胞外室与细胞内室的最重要的扩散屏障，但一般不能限制分子量小于

100 或亲脂性物质的跨膜转运。故这些物质跨越细胞膜转运的速率要快于组织的血液灌注速率，可在各亚室内快速分布。此时，细胞内、外室的外源化学物也处于平衡状态，故又可将这两个亚室合并成一个室，且不受细胞膜扩散屏障的影响（图4）。

进出全部组织室的外源化学物的量可由下式表示：

$$V_t \times dC_t/dt = Q_t \times (C_{in} - C_{out})$$

式中，V_t 为组织室的容积；$V_t \times dC_t/dt$ 是室内外源化学物随时间变化的量，用质量/单位时间表示；Q_t 为到达组织的血流；C_{in} 和 C_{out} 分别为流入、流出血液中外源化学物的游离浓度。

扩散限制室　当外源化学物被摄入室内的速率由细胞膜的渗透性和膜的总面积决定时，称为扩散限制室，或称膜限制室。在该情况下，外源化学物跨越细胞膜的转运速率慢于到达该组织的血流速度，即外源化学物的渗透系数 PA 小于血流速率 Q_t，就会发生扩散限制转运。极性大的分子在组织细胞中的分布易受扩散限制的影响，但它们由毛细血管渗漏到组织间质间隙时通常仅受到血流的限制（图5）。故在此种室结构中，外源化学物在间质间隙与血管腔间的浓度可迅速达到平衡，二亚室合并为细胞外室，该室从血液中摄取外源化学物的速率受灌注限制；而细胞内室从细胞外室摄取外源化学物的速率

受到细胞膜渗透性的限制，为扩散限制。因此，需要两个质量平衡微分方程来分别加以表示。

细胞外室：

$$V_{t1} \times dC_{t1}/dt = Q_t \times (C_{in} - C_{out}) - PA_t \times (C_{t1}/P_{t1}) + PA_t \times (C_{t2}/P_{t2})$$

细胞内室：

$$V_{t2} \times dC_{t2}/dt = PA_t \times (C_{t1}/P_{t1}) - PA_t \times (C_{t2}/P_{t2})$$

式中，Q_t 为到达组织的血流；C 为流入（in）、流出（out）血液及细胞外室（t1）或细胞内室（t2）中外源化学物的游离浓度；PA_t 为外源化学物经被动扩散或载体转运时的渗透系数。两个方程中，外源化学物跨细胞膜的转运与其游离浓度有关，故需分别用细胞外室和细胞内室的分配系数（P_{t1} 和 P_{t2}）将其浓度转变为相应的游离浓度。

应用　随着新方法和新模型的不断开发与构建，生理毒物代谢动力学领域得到了迅速地发展，研究日益深入。例如，外源化学物在鱼体内转运与蒸气在啮齿类动物鼻内转运的三维图像模型、外源化合物原型与其活性代谢产物之间关联的模型、描述不同外源化学物生化过程之间交互作用的模型，以及对构成室的组织进行更为真实的生物学描述的模型等已得到实际应用。由于 PBTK 模型中的动力学参数可较为精确的反映外源化学物的体内过程，

预测和估算不同接触期限、途径、剂量下靶器官的外源化学物剂量，因而有助于降低传统毒理学研究方法带来的不确定性。

（蔡　原　遆晓波）

huàxué zhì'ái zuòyòng
化学致癌作用（chemical carcinogenesis）　化学物质引起或诱导正常细胞发生恶性转化并发展成为肿瘤的过程。具有这类作用的化学物质称为化学致癌物。人类肿瘤发生与环境因素（包括化学因素、物理因素、生物因素等）密切相关，而其中最重要的是化学因素。对外源化学物致癌作用的认识可以追溯到 1775 年，英国医师珀西瓦尔·波特（Percivall Pott）报道童年时当过烟囱清扫工的工人易患阴囊癌，并推测致癌物质可能是煤燃烧后产生的煤焦油和烟炱。1915 年，山际（Yamagiwa）和市川（Ichikawa）用煤焦油涂抹兔子的耳朵诱导皮肤癌获得成功。1934 年，肯纳韦（Kennaway）从焦油沥青中分离到二甲基苯蒽、苯并[a]芘、二苯蒽等成分，证实上述多环芳烃类物质是引发肿瘤的元凶。1945 年，英国凯斯（Case）对工业染料诱导膀胱癌进行流行病学调查，证实了 β-萘胺及联苯胺的致癌性。

化学致癌过程　肿瘤的发生是由环境因素和机体的遗传易感性共同决定的。人类肿瘤 80%～90% 为环境因素引起，其中 80% 为化学致癌因素。从接触致癌物到肿瘤发生直至出现临床症状前，

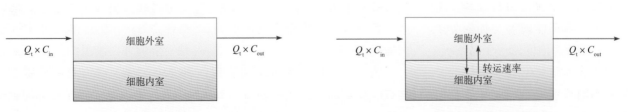

图4　灌注限制室　　　　　　　　　　　　图5　扩散限制室

通常有一个相当长的潜伏期，平均 15～20 年，故大多数的肿瘤发生在生命的晚期。在动物诱癌实验中，潜伏期可仅 1～2 周，也可长达 2～12 个月及以上。化学致癌是多因素、多基因参与的多阶段过程。致癌的过程大致分为启动、促长、进展三个阶段；组织细胞的病理改变从增生、异型变、良性肿瘤、原位癌发展到浸润癌和转移癌；而在体外细胞水平上则要经过永生化、分化逆转、转化等多个阶段。

致癌机制 化学致癌机制尚未彻底阐明，但形成了多种学说，如体细胞突变学说、癌基因学说、癌变多阶段学说、表观遗传学说等。其中最经典的是体细胞突变学说或称遗传损伤机制学说，这里所指的遗传损伤专指涉及 DNA 碱基序列的改变，这种改变可以通过细胞分裂传递给子代。体细胞突变学说理论的提出基于以下几个方面的研究证据：①致癌物经代谢活化后与 DNA 结合形成加合物并诱导基因突变。②大多数致癌物在致突变实验中呈阳性。③DNA 修复缺陷可以导致肿瘤发生，如着色性干皮病、毛细血管扩张性共济失调等。④在许多肿瘤组织中发生染色体畸变或基因组不稳定。⑤肿瘤细胞来源于单细胞克隆。⑥癌基因的突变及抑癌基因突变或缺失在肿瘤细胞中普遍存在，而且突变的基因型可以通过有丝分裂传递给子代细胞。

致癌物引起细胞的遗传学改变包括基因突变、基因扩增、染色体重排和非整倍性。一般认为，化学物通过诱发基因突变或染色体畸变（如缺失、插入、易位、扩增和数目等改变）导致某一关键靶基因的可遗传改变。在环境有害因素作用下，部分原癌基因发生改变，引起异常激活而成为癌基因（oncogene）。已发现的癌基因有 100 多种，虽然它们的功能各不相同，但大体上可归纳为生长因子、生长因子受体、信号转导分子、转录因子、蛋白激酶和转录激活物等几大家族。大量的研究证明癌基因点突变是导致癌基因活化的主要形式，如 H-Ras 基因第 12 密码子 GGC 突变为 GTC，编码的蛋白质结构发生改变，使细胞增殖信号处于持续性激活的状态。抑癌基因（tumor suppressor gene）是细胞内一类具有对抗肿瘤作用的基因。抑癌基因往往在细胞癌变或恶性变的过程发生失活或纯合缺失。通常，抑癌基因在控制细胞生长、增殖等过程起负调控的作用，而在诱导细胞分化及细胞凋亡的过程则发挥正向调节的功能。抑癌基因的突变是人类肿瘤发生的最常见的分子改变，如 p53 的突变发生在 50% 以上的人类恶性肿瘤中，是最常见的基因改变。

许多研究表明，部分化学致癌物对细胞 DNA 并无致突变作用，说明突变不是致癌的唯一机制，因此有学者提出了非突变致癌学说，泛指所有不涉及碱基序列改变的致癌机制，主要包括表观遗传变异、细胞异常增生、免疫抑制、内分泌激素失衡、过氧化物酶增殖剂激活受体等。外源化学致癌物诱导肿瘤发生可能是体细胞突变与非突变致癌两种主要机制协同作用，共同控制细胞癌变的过程。

化学致癌物 种类繁多，分类方法也各异。普遍采用的是根据对人类和动物致癌性与根据作用模式进行的分类法。世界卫生组织下属的国际癌症研究机构（International Agency for Research on Cancer，IARC）根据化学物与人类肿瘤相关的关系把致癌物分为确切致癌物、可疑致癌物，以及潜在致癌物。确切致癌物在人群流行病学调查研究中有足够的证据，致癌作用有剂量-反应关系，而可疑或潜在致癌物则人群资料证据不足或缺乏，但有动物致癌数据支持。自 1971 年起，IARC 以专题报道的形式，已对 900 多种的物质包括化学物、同类化合物、物理因素、生物因素、生产过程、职业接触等进行了致癌性综合评估，按照对人类的致癌风险把各种致癌因素分为四组，组 1 为确切的人类致癌物，120 种（截至 2018 年 4 月）；组 2 为动物致癌物，其中组 2A 为可能人类致癌物，动物致癌证据充分，但人群流行病学证据有限，有 82 种；组 2B 为可疑人类致癌物，动物致癌性证据充分，但人群流行病学证据不足，有 299 种；组 3 为可疑致癌物：动物实验与人群证据都不充分，有 502 种；组 4 为很可能不是人类的致癌物，仅 1 种为己内酰胺。按作用模式可把化学致癌物分成三类：①不经过体内代谢活化就具有致癌作用的直接致癌物。②必须经过体内代谢活化才具有致癌作用的间接致癌物。③本身并不致癌，但对致癌物有促进作用的促癌物。致癌物在活化代谢前称为前致癌物；在活化过程中接近终致癌物的中间产物称为近致癌物；近致癌物进一步代谢成为活化产物称终致癌物。终致癌物通常是带正电荷的亲电子物质，化学性质非常活跃，但寿命极短，容易和 DNA、RNA 及蛋白质等生物大分子物质共价结合并导致遗传损伤，进而诱发肿瘤。

常见的化学致癌物有以下几

类。①多环芳烃类化合物：在化学结构上是指由多个苯环缩合而成的化合物及其衍生物。燃烧卷烟、不完全燃烧脂肪、煤炭燃烧、石油冶炼及用烟熏制作肉类食品等，均可产生多环芳烃类化合物。②芳香胺类化合物：致癌的芳香胺类化合物主要有芳香胺类染料和芳香酰胺类化合物2种，包括2-萘胺、联苯胺、4-氨基联苯、联甲苯胺、金胺（碱性槐黄）、邻联茴香胺、N-2-乙酰氨基芴（2-AAF）等。③亚硝胺类化合物：可诱导动物多种器官产生肿瘤，主要存在于食物和烟草的烟雾中。④氨基偶氮染料：含有偶氮基团—N＝N—，因其具有颜色常被用作纺织品、食品及饮料等物品的染料或添加剂。⑤烷化剂：具有烷化性能和活泼的化学反应特性，常用的有肿瘤化疗药物、灭菌剂、杀虫剂等，有致癌作用的烷化剂包括氮芥和硫芥类、乙撑亚胺类、磺酸酯类等。⑥金属致癌物：为无机致癌物的主要类型，对人和动物致癌的有砷、铬、镉、铍和镍。⑦植物毒素：化学结构形式多样，如吡啶、杂环生物碱、呋喃香豆素、巯基羟基化合物等。代表性的化合物有苏铁素、蕨毒素、黄樟素等，可诱发肝癌、膀胱癌及食管癌等。⑧真菌毒素：由真菌产生，包括黄曲霉毒素B_1、杂色曲霉素、伏马菌素等，其中黄曲霉毒素B_1具有很强的致肝癌作用。⑨药物类：激素（雌激素、己烯雌酚）、解热镇痛药（非那西汀）、免疫抑制剂（硫唑嘌呤、皮质类固醇药物）都有一定致癌性。其他药物如保泰松、氯霉素、苯丙胺、苯妥英钠、利血平、氯贝丁酯、煤焦油软膏等可能也有致癌作用。

致癌性确定　包括两个方面：一是定性，确认该化学物质能否致癌；二是定量，进行剂量-反应关系分析，推算可接受的剂量，确定人体实际可能接触剂量下的致癌风险。为了防止化学致癌物对人类的危害，必须对其进行识别和确认，常规测试方法包括以下几种。①构效关系分析：多从一种同系物着手，找出该系物质化学结构中与致癌性关系最密切的特定结构成分，以及其他结构成分改变时所产生的影响（见构效关系、定量构效关系）。②短期初筛试验：许多化学致癌物具有诱导突变的作用，因此致突变组合试验是最常用的检测项目（见致突变试验）。通常以灵敏度和特异性两个指标来衡量试验的可靠性。灵敏度亦称阳性符合率，即在试验中已知致癌物呈现阳性结果的比例。特异性亦称阴性符合率，是在试验中已知非致癌物呈现阴性结果的比例。致突变试验具有方法简单、快速、费用低、无需特殊检测仪器等优点，但是缺点是无法检出非诱变性致癌物。③细胞恶性转化试验：细胞转化是指外源因素对体外培养的细胞所诱发的恶性表型改变，包括细胞形态、细胞增殖速度、生长特性、染色体畸变等变化，恶性细胞接种在裸鼠皮下可形成肉眼可见的肿瘤。细胞转化试验阳性说明受试物具有诱导细胞表型、生长特性发生改变的能力，提示受试物具有致癌的潜能。采用的细胞包括动物或人体的原代细胞或细胞株。④哺乳动物致癌试验：用动物作终生或长期染毒试验，是公认的确证动物致癌物的经典方法。此方法较可靠，能严格控制实验条件，可观察终身，能避免流行病学调查不易排除混杂因素的影响，但是动物试验也有它

的局限性，花费大，周期长，动物使用数量大，而且动物试验的暴露水平往往超过人体的实际接触剂量，染毒的方式也不能完全模拟人类的实际暴露途径，因此实验结果外推到人存在不确定性（见致癌试验）。⑤人群流行病学调查：分析性流行病学调查是确定人类致癌物主要手段之一，以特定部位或特定性质肿瘤的发病率或病死率作为观察终点，致癌活性呈剂量-反应关系对明确因果关系至关重要。除了吸烟与肺癌关系外，大多数化学物致癌性是靠职业或环境高暴露人群的流行病学调查而确定的。化学致癌的潜伏期很长，在人类短则几年，长则达20～30年。因此采用人群流行病学调查方法来确定一种新化学物是否为致癌物，需要漫长的观察时间。此外，肿瘤发生的病因复杂，人群的环境暴露是多因素长期低剂量的联合作用，因此对于绝大多数的外源化学物，相关的流行病学研究资料是有限的，要从肿瘤流行病学调查中得到正确的结论，关键在于有严谨的研究设计、足够量的接触人群、足够的接触史（15～20年以上）、能推算出接触剂量、对照组选择合理（干扰因素的控制）等。

整合多种方法综合评价化学物的致癌性将是一个重要发展趋势。许多科学家正致力于建立耗费动物少、试验周期较短、方法简便、费用较低的毒理学安全性评价体系。相信在不久的将来，某些复杂的整体实验将逐步被体外试验或基于构效关系数学模型所代替；部分传统动物实验将被基因改造的动物或细胞实验所代替。分子生物学标志在评价人群实际接触、健康危害效应、高危人群筛查等方面的应用将会得到

推广普及。肿瘤防控的前提是要筛查出环境致癌因素，阐明化学致癌的机制，发现预测肿瘤发生的早期生物学标志，并应用于环境暴露致癌风险评估。以下策略和途径有助于阻断化学致癌过程：①消除和控制已知致癌物的接触，如停止其生产和应用、寻找替代物、禁止使用有致癌作用的食品添加剂、综合治理三废排放、定期监测致癌物的含量等，不易彻底消除的致癌物，要制订控制标准。②环境化学致癌物的检测和鉴定，发展高效、敏感的检测方法和技术进行化学致癌物的定性和定量分析。③对于密切接触化学致癌物的人群和高危人群进行医学监护和保护。④采用化学预防，防止致癌物的生成，使有致癌物活性的物质灭活，阻止致癌物作用于靶分子造成的损伤，阻止癌变的进程。

（陈 雯 吴逸明）

zhìjī zuòyòng

致畸作用（teratogenesis） 通过作用于妊娠母体，干扰胚胎的正常发育，造成胎儿在出生时某种器官非遗传的结构畸形或缺陷的过程。畸形仅指解剖结构上可见的形态发育缺陷。广义的畸形应包括生物化学的、生理功能的或精神活动（又称行为）的发育缺陷。具有畸形的胚胎或胎儿称为畸胎。出生缺陷是指婴儿出生前即已形成的发育障碍，包括畸形和功能缺陷（如智力低下、代谢和行为的异常等）。遗传因素和环境因素可引起畸形。一般难以确定畸形究竟由哪一类因素引起，多数情况下是上述两类因素的综合作用的结果。凡具有致畸胎作用的各种环境因素，统称为致畸因子或致畸原，包括化学性（如反应停）、物理性（如放射线）和生物性因素（如病毒）。20世纪60年代初，孕妇服用镇静剂沙利度胺（化学名 α-苯肽戊二酰亚胺，又称反应停）后生下畸形新生儿超过万名的严重事件。于是，许多国家对一些药物、食品添加剂、农药等农用化学品及工业化学品，进行了各种致畸作用的研究，并规定上述化学品应经过致畸试验，方可正式使用。此研究已成为毒理学的重要内容之一。

影响因素 某些化学物在一定剂量时仅引起胚体与胎体中毒而不引起母体中毒，这一特性称为胚体-胎体毒性，简称胚胎毒性，可表现为胚胎死亡、胚胎生长迟缓、结构畸形、功能不全。功能发育缺陷在出生时常不被觉察，要在数月或更长时间后才显示出来。动物实验证明，绝大多数具有生物活性的化学物，在一定条件下，不引起母体中毒，而对胚胎均能产生毒作用，但一般不造成畸胎。因此，具有胚胎毒性的化学物并非都是致畸物。化学物致畸作用不仅与妊娠母体有关，还与父源性因素有关。例如，给雄鼠经口染毒反应停，使之与未染毒的雌鼠交配，引起严重的胎仔畸形；接触二硫化碳男工的配偶分娩畸胎儿增多。已知的人类致畸因素及致畸物见表1。

致畸物理化性质 母体中的外源性化学物或其代谢产物，如分子量小、极性小、未解离、脂溶性高及未与母体血浆蛋白结合的，均易透过胎盘屏障。但如母体接受的化学物剂量很大，并在血中产生足够高的浓度时，即使是脂溶性低和离子状态的也能到达胎儿血中。某些化学物可迅速透过胎盘进入胎儿血中，达到比母体中还高的浓度，如氨苄西林在胎儿体内的浓度可达母体中的7倍。

作用剂量 致畸物引起的胚胎发育异常基本符合剂量-反应关系。一般各致畸物有致畸作用阈剂量，低于此剂量，即不见异常；而高于此剂量时，在一定范围内，畸胎发生率与剂量成正比。这可能与受损伤的细胞数目有关，当致畸物剂量增大时，受损伤的细胞数也增多，则越有可能超过胚胎的修复能力，从而更容易导致相关组织、器官、系统的发育障碍。若继续增加致畸物剂量，则可能引起胚胎死亡，从而掩盖了

表1 已知的人类致畸因素及致畸物

致畸因素	致畸物
辐射	治疗、放射碘、原子辐射微尘
感染	风疹病毒、巨细胞病毒、单纯疱疹病毒Ⅰ和Ⅱ、弓形虫、委内瑞拉马脑炎病毒、梅毒、水痘病毒、细小病毒B19
母体创伤和代谢失调	酒精中毒，羊膜腔穿刺术、早期绒毛膜取样（60天前），克汀病、地方病、糖尿病、叶酸缺乏、高温、苯丙酮尿症，风湿症和先天性心脏传导阻滞，舍格伦综合征，男性化肿瘤
药物/化学物质	雄激素类化学物，血管紧张素转换酶抑制剂如卡托普利、依那普利，抗生素如四环素，抗肿瘤药如氨基蝶呤、甲氨蝶呤、环磷酰胺、白消安，抗惊厥药如苯妥英钠、丙戊酸钠，抗甲状腺药如甲巯咪唑，螯合剂如青霉胺、氯联苯，吸烟、可卡因，香豆素抗凝药，乙醇，环氧乙烷，氟康唑（高剂量），己烯雌酚、碘化物、锂、汞（有机）、铅，羊膜内注射亚甲蓝，米索前列醇、13-反式-视黄酸，阿维A酯，沙利度胺（反应停），甲苯滥用

致畸胎作用的显现，致畸率反而下降。胚胎毒作用的典型剂量-效应曲线斜率很大，有时从最小致畸效应到最大致畸效应的剂量只差1倍，再增加则导致胚胎死亡。从致畸试验未观察到有害效应的水平（NOAEL）到胚胎死亡剂量之间存在着一个狭窄的剂量范围（带），称为致畸带（图1）。致畸带宽的化学物比致畸带窄的致畸危险性更大。

作用时间　胚胎发育要经历组织分化前期、器官发生、组织发生和功能形成等几个阶段，一般在器官发生期（着床后至硬腭闭合）中对致畸物最为敏感，是指胚胎从着床到器官发生，在此期间胚胎细胞经历分化、迁移、组合而形成器官原基。这时期一般称为致畸的"敏感期"或"危险期"或"关键期"（图2）。自受精日计算，人的致畸敏感期是3~8周；大鼠为9~17天；小鼠为7.5~16天；家兔为11~20天。发育中的胚胎对致畸作用的敏感期虽然主要在器官发生期，但在此期间，各种不同器官因其发生进程并非完全一致还各有特别敏感的时间，即靶窗（图3）。同一剂量的一种致畸物在敏感期中与胚胎接触，可因胚胎所处发育阶段不同而出现不同的畸形。例如，将大量的维生素A在妊娠第8天给予大鼠，主要出现骨骼畸形，第12天给予则出现腭裂。一旦器官、系统已经形成，则不会再造成肉眼可见的畸形，但在组织分化尚未结束前同时又处于功能成熟阶段，仍可能引起次要的不明显的结构缺陷，且易造成功能不全。

遗传因素　对致畸物的感受性依生物的遗传型而定，包括种属差异和个体差异。此种反应的

差异，部分原因可能系物质代谢、分布或化学物通过胎盘等不同，导致接触致畸物后的差异。各种动物对致畸物的敏感性有很大差别，如皮质类固醇易诱发小鼠腭裂，而对大多数哺乳动物则无此作用；人和其他灵长类动物对反应停极为敏感（人类剂量低至0.5~1.0mg/kg即显示致畸作用），易诱发胎儿短肢畸形，而兔和小鼠需接受很大剂量才能诱发

较轻畸形，其他大多数哺乳动物则不敏感（大多数小白鼠或大白鼠剂量高达4000mg/kg，也无作用或极少）。个体间的敏感性差异亦属常见，如许多孕妇使用链霉素，仅造成少数新生儿第八对脑神经损害。例如，药物反应停在人群中产生海豹畸形即短肢畸形，而对小鼠和家兔即使接触较大剂量，其致畸作用仍较轻。上述差异可能由于化学物在胚胎体内代

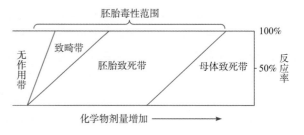

图1　化学物的致畸带

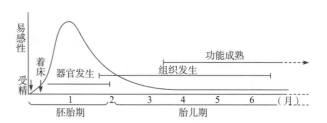

图2　人胚胎各发育期对致畸的敏感性

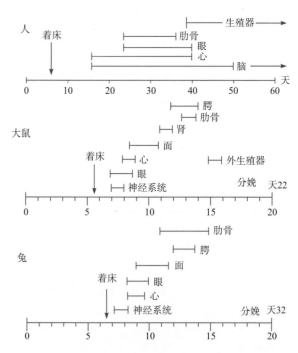

图3　人、大鼠和家兔的致畸作用敏感期及不同器官诱发畸形的"靶窗"

谢不同，但在本质上反映了遗传基因表现型的差别。

毒理学特点 ①器官发生期的胚胎对致畸物最为敏感。在致畸作用中，对致畸物最敏感的阶段是器官发生期。明确致畸敏感期的意义在于在致畸试验中须正确掌握动物染毒时间，即必须在器官发生期，否则得不到正确结果。如果在着床前期，主要造成胚体死亡或着床减少，而表现是流产。如果在胎儿期，主要表现为生长迟缓、功能不全或死胎。②剂量-反应关系在致畸作用中较为复杂。例如，在器官形成期，给予受试物，可观察到畸形，但不一定随着剂量加大畸形增多；即使致畸作用有剂量-反应关系，它的曲线也较为陡峭，即最大无作用剂量与100%致畸量之间距离较小，一般相差1倍；致畸作用最大无作用剂量问题尚有不同意见。掌握致畸作用中剂量-反应关系的规律，对外来化合物致畸试验中剂量的确定具有重要意义。过低剂量不足以显示确实存在的致畸作用，假阴性而得出错误结论；剂量过高，造成大量胚胎死亡或对母体毒性作用过强，影响结果的正确性。故在致畸试验中，剂量的选择尤为重要。此外，评定一种致畸物对人体危害时，应充分考虑人体可能实际接触的剂量。③物种差异和个体差异在致畸作用中较为明显。任何外来化合物的损害作用都存在物种及个体差异，但在致畸作用中更为突出。同一致畸物在不同动物并不一定都具有致畸作用，引起畸形的类型也不一致。同一物种动物的不同品系对同一种致畸物敏感性的差别很大。了解致畸作用物种与品系差异的存在，在实际工作中具有重要意义。外来化合物

致畸作用的评定，主要通过动物试验，并将评定结果推论到人类。在实际工作中，同一外来化合物对一种动物致畸，在另一种动物可能并不致畸；在动物致畸，在人类并不一定致畸；更重要的是对动物不具致畸作用，但对人类可能致畸的情况。因此，对外来化合物致畸作用的全面评定：一方面必须在两种动物进行整体试验，如大鼠和小鼠或家兔，同时还需进行人群调查。

作用机制 1977年威尔逊（Wilson）提出了畸形发生的9种机制，包括突变、染色体断裂、有丝分裂改变、改变核酸完整性或功能、减少前体或底物的补给、减少能源支持、改变膜特性、渗透压不平衡和酶抑制作用。致畸作用机制尚未完全了解，一般认为有以下几种可能。

突变引起胚胎发育异常 化学物作用于生殖细胞或体细胞遗传物质使之发生突变，导致先天性畸形。生殖细胞突变引起的畸形有遗传性，胚胎体细胞突变引起的畸形则无遗传性。早期胚胎体细胞突变可引起结构畸形或功能缺陷。致畸物包括离子化辐射、化学物如亚硝酸、烷化剂、大多数致癌物及干扰DNA正常修复机制的因素。

染色体异常 如染色体过多、不足及重新排列等，可能因染色体不分离或断裂而引起。此类异常可能不及人类发育异常的3%，可引起胚胎致死，性染色体遗传则例外。母方年龄增加为性细胞不分离的因素，因生殖道的性细胞未受精之前已衰老。引起染色体异常的其他因素尚包括病毒感染、辐射及化学因素。

有丝分裂干扰 某些细胞毒性化学物如羟基脲或辐射，已知

可延缓或抑制DNA合成，以致抑制有丝分裂。其他化学物如秋水仙碱与长春新碱可干扰纺锤丝的形成，阻止染色体于后期发生分离，所形成四倍体细胞常致胎儿细胞毒性。其他因子如辐射或化学药物可引起染色单体间黏着或桥架，阻止染色体的适当分离。

干扰核酸功能 许多抗生素与抗肿瘤药物也为致畸物，干扰核酸复制、转录或RNA翻译作用。其中包括细胞毒性化学药物如阿糖胞苷，抑制DNA聚合酶。

改变膜的通透性和渗透不平衡 例如，二甲基亚砜与过量维生素A等因子，即属于此型的作用方式。

能量供应改变 某些致畸物能够影响机体能量供应，通过直接限制底物的利用或间接干扰糖酵解。

酶抑制 能抑制酶的化学药物，尤其涉及中间代谢者，可改变胚胎生长与发育。其他具有致突变性与致畸性因子系抑制修复酶或抑制有丝分裂纺锤丝形成所需的聚合酶。参与畸胎形成的部分酶抑制剂如5-氟尿嘧啶，为胸腺核苷酸盐合成酶的抑制剂；羟基脲为核糖核苷酸二磷酸盐还原酶的抑制剂；阿糖胞苷，为DNA聚合酶的抑制剂。

营养缺乏 孕妇缺乏代谢前体或基质也是致畸机制之一。膳食中某些营养素缺乏，尤其维生素与矿物质缺乏易导致生长迟缓、致畸或胚胎死亡。地方性克汀病是由于某一地区自然环境中缺乏微量元素——碘，影响甲状腺素的合成而引起的"大粗脖"。此地方的孕期母体缺碘，供应胎儿的碘不足，致胎儿期甲状腺激素合成不足，可影响胎儿的发育。

致畸分子机制进展 致畸物

在分子水平的研究亦有很大的进展，如基因表达改变、损伤细胞和分子水平的翻译、正常细胞分化发育信号通路失常、干扰细胞-细胞交互作用、细胞凋亡、胎盘毒性、干扰母体稳态等参与致畸作用机制的研究。虽然胚胎有代偿机制弥补外源性化学物的影响，但是否产生畸形依赖于在致病过程中的每个步骤在损伤和修复之间的平衡。

致畸物危险性评定　由于致畸作用的机制尚未充分阐明，所以致畸物危险评定方法没有完全统一。主要有以下三种方法。

致畸指数判断　通过致畸指数可以判断致畸带的宽窄和致畸性的强弱（见致畸试验）。

化学物致畸潜力分类和安全系数确定　根据动物实验中发育毒性效应的类型、严重性和发生率将化学物分为四类，并规定各类型不同的安全系数范围，用以评定待测物致畸作用的危险度。国际生命科学学会（ILSI）对致畸物的分类见表2。

人类用药危险性分类　人用药品注册技术规范国际协调会（ICH）对药品在妊娠用药类别定位为5类（表3），要求医生在开处方时遵守，以使孕妇按规定使用这些药品。

动物致畸作用与人类致畸作用　测试化学物致畸作用的常用实验是致畸试验。化学物对人的致畸作用尚只能以动物实验外推到人。一般对动物致畸的剂量比对人致畸的剂量相对地更大些。虽然烷化剂对动物强烈致畸，可是在许多服用烷化剂药物的孕妇中仅少数生出畸形儿。还有一些对动物致畸的化学药物，人长期服用而从未证实对人有致畸作用。总之，对实验动物致畸作用表明该化学物对人也可能具有致畸作用。反之，对实验动物不致畸，并不保证化学物对人绝对安全。通过动物致畸实验可初步得出一个化学物是否有胚胎毒性、致畸作用及最小致畸剂量，由此可进一步推算出人的每日容许摄入量。制订卫生标准时应考虑到孕妇可能每天从空气、水、食品中同时摄入某些化学物。另外，由于实验动物与人敏感性有差别，人的容许摄入量应尽可能订得比胚胎毒性剂量低。

（张文昌　李煌元）

表3　妊娠期用药类型（ICH）

人群研究结果	动物实验结果		
	+	-	无可用资料
+	X 或 D	X 或 D	X 或 D
-	B	A	A 或 B
无可用资料	C_1	B	C_2

A、B、C_2，仅在如果明显需要时，在妊娠期间可使用；C_1，仅在如果证明可能效益与对胎儿可能有危险比较可取时，在妊娠期间可使用；D，如果在妊娠期间使用，应通知患者对胎儿可能的危害；X，在妊娠或可能妊娠的妇女中禁止使用

zhìtūbiàn zuòyòng
致突变作用（mutagenecity）　外源化学物或其他环境因素引起生物体遗传物质发生可遗传变异的过程或状态。突变是致突变作用的后果，依其发生的方式可分为自发突变和诱发突变。自发突变是生物在繁衍过程中自然发生的突变，其发生过程长、频率低；诱发突变是由环境中物理、化学、生物等因素引起的突变，特点是发生过程短，频率高。从进化的角度来说，突变有利于生物的进化和新品种的开发与利用，如微生物、农作物、禽、畜、鱼等的育种，即是通过定向突变及筛选培育出性状更优良的新品种。但在多数情况下，对大多数生物个体而言，突变往往是有害的，可对健康造成不可逆的损害。凡能引起突变的物质称为致突变物，除辐射和少数外源化学物属直接致突变物外，大多数外源化学物本身不能引起突变，必须经过代谢活化才具有致突变性，称为间接致突变物。

1927年，米勒（Muller）首次观察到果蝇精子经过X线照射后可诱发子代果蝇表型改变，由此开始了对致突变作用的研究。1943年，奥尔巴克（Auerbach）和罗布森（Robson）发现化学物芥子气也可诱发果蝇的基因突变，人们开始注意到化学物的致突变作用。1951年，威廉·拉塞尔

表2　致畸物的分类（ILSI，1989年）

标准	A 类	B 类	C 类	D 类
1. 最小母体中毒剂量与最小致畸剂量之比值	远大于1	大于1或两剂量间有很大重叠	小于1	母体中毒时无致畸
2. 畸胎率	高，与剂量有关	高，与剂量有关	低，但与剂量有关	—
3. 较低剂量时畸形的类型	有特定的器官、系统	一般为多发性，也可能有特定的特点	无特异性，广泛多发	
4. 靶细胞	特定细胞	特定细胞	泛化，非特定细胞	不详
5. 安全系数范围	~400	~300	~250	~100

（William Russell）等人采用小鼠特定基因座突变实验检测 X 线诱发的突变，证实果蝇实验所获得的结果可以在哺乳动物中得到重复。此后的 20 年内，遗传学家们主要研究接触辐射所致体细胞和生殖细胞的基因突变和染色体改变。1966 年，卡塔纳克（Cattanach）第一个报道了化学物可引起哺乳动物（小鼠）发生突变。20 世纪 70 年代马林（Malling）等建立了一种啮齿动物肝匀浆体外代谢系统（S₉），埃姆斯（Ames）等建立并完善了鼠伤寒沙门菌回复突变试验（Ames test），这些方法的建立和应用极大地促进了突变-肿瘤、辐射-突变-肿瘤关系研究的深入，以及肿瘤危险度的评定。分子生物学的飞速进展，为更深入了解外源化学物的致突变作用提供了理论基础和技术手段，使外源化学物的致突变性及其机制和对健康的危害研究得到快速发展。

突变类型 根据致突变物所致遗传损伤的性质和程度，突变可分为基因突变、染色体畸变和染色体组突变。基因突变用光学显微镜（分辨率 0.2 μm）观察不到，须通过生长发育、生物化学、形态等表型改变来判断，而染色体畸变和染色体组突变可用光学显微镜进行观察。

基因突变 基因中 DNA 序列的变化。可能仅涉及单个碱基，也可能涉及一个或多个碱基的缺失或插入，甚至为更长的跨越两个或多个基因的大段核苷酸序列的改变。

根据基因结构的改变，基因突变可分为以下类型。①碱基置换：指某一碱基脱落或其配对性能改变，致原来的碱基对被置换。嘌呤和嘌呤、嘧啶和嘧啶之间的置换称为转换；嘌呤和嘧啶之间的置换称为颠换。②移码突变和整码突变：前者指发生一对或多对（3 对或 3 的倍数除外）碱基减少或增加，以致受损点之后的读码框发生位移，其基因产物肽链氨基酸序列发生明显改变，较易出现致死性突变。当减少或增加的碱基对刚好是 3（或 3 的倍数），则为密码子的缺失或插入，称为整码突变，其基因产物的肽链中仅减少或增加一个氨基酸，此部位之后的氨基酸序列无变化，产物通常有活性或有部分活性。③片段突变：指 DNA 链上有较长一段序列的重排，是一个基因内或跨越两个或数个基因的改变，涉及数以千计的核苷酸，根据缺失或插入的起止处是否为完整的密码子，可发生移码突变或扩大的整码突变的后果。

染色体畸变 由染色体或染色单体发生断裂和断裂后的不正确重接所致的染色体结构改变。在致突变物的作用下，染色体畸变可以发生于整个染色体或者复制体中一条染色单体上，所以分为染色体型畸变和染色单体型畸变。

染色体畸变主要有以下类型。①无着丝粒片段和缺失：染色体发生一次或多次断裂而不重接，产生一个或多个无着丝粒片段和一个缺失了部分染色质的异常染色体。②环状染色体：染色体两臂各发生一次断裂，重接形成的环状结构。③倒位：染色体发生两次断裂，其中间节段倒转 180°再重接。④易位：从某个染色体断下的片段连接到另一个染色体上。⑤插入和重复：前者指染色体的断裂处插入了其他部位的片段；后者为一套染色体里一个染色体片段出现一次以上。

上述畸变中如缺失、倒位、重复等由于仍具有着丝点，细胞的复制不受影响，可通过重复细胞分裂传给子代，这些畸变是稳定的；而双着丝粒片段、无着丝粒断片、环状染色体及各种其他不对称重排等，由于重要的遗传物质丧失或存在有丝分裂障碍，通常导致细胞死亡，为不稳定的畸变。

染色体组突变 基因组中染色体数目的改变。以二倍体体细胞染色体数目为标准，染色体数目异常包括整倍体异常和非整倍体异常。前者指染色体数目以染色体组为单位的增减，如单倍体、三倍体和四倍体，多由于细胞核分裂和细胞分裂不同步所致；后者指染色体的增加或减少不是染色体组的整倍数，常由于在有丝分裂或减数分裂过程中染色体不分离所致，如单体、三体、四体和缺体等。

作用机制 致突变物可直接以 DNA 为靶分子，诱导基因突变和染色体畸变；也可以有丝分裂或减数分裂的成分（如纺锤丝）为靶，诱导染色体数目改变；还可通过干扰 DNA 修复及复制的酶系间接引起突变。较公认的致突变机制是 DNA 损伤-修复缺陷-突变模式，即 DNA 受损后，细胞利用其修复系统对损伤进行修复（见 DNA 修复），若 DNA 损伤能被正确无误地修复，突变就不会发生；若损伤不能被修复或在修复中出现错误，损伤经过 2 次或多次细胞周期固定下来成为突变，并传递至后代。

以 DNA 为靶的直接诱变 DNA 损伤是指在致突变物的作用下，DNA 的结构和功能发生改变，包括 DNA 分子一级结构的异常改变（包括脱氧核糖、磷酸和碱基的损伤）和 DNA 分子二级结构、三级结构及其构象的异常改变。DNA 损伤的原因包括机体内源性因素引起的 DNA 自发性损伤和由外源性环境因素所致的损伤。外源性环境因素所致的 DNA 损伤是遗传毒理学研究的重点，不同因素致突变作用的机制不同。

电离辐射如 X 射线、γ 射线和 α 粒子能直接损伤 DNA 骨架上的脱氧核糖核酸，或通过产生氧自由基与脱氧核糖核酸亚基反应而产生间接损伤，造成 DNA 单链、双链断裂和大范围的碱基损伤。紫外线可使 DNA 分子同一条链上相邻的胸腺嘧啶（T）间形成二聚体，如环丁烷嘧啶二聚体和（6,4）光产物，影响 DNA 的结构，使复制和转录受阻，引起细胞死亡。

化学物致 DNA 损伤主要通过下列几种方式。①DNA 加合物和交联分子的形成：许多亲电子化学物如黄曲霉毒素和苯并[a]芘，极易与蛋白质或核酸等大分子物质中亲核基团（如 —SH、—OH、—N ＝等）发生共价结合，形成加合物或交联分子。烷化剂（如硫酸二甲酯、甲基磺酸乙酯、乙基磺酸乙酯、氮芥和硫芥等）可提供甲基或乙基等烷基与 DNA 共价结合，形成加合物。最常发生烷化作用的是鸟嘌呤的 N-7 位，其次是 O-6 位，腺嘌呤的 N-1、N-3 和 N-7 也易烷化。鸟嘌呤发生烷化后可从 DNA 上脱落，出现空缺，导致移码突变；亦可在互补位置上配任一碱基，发生碱基置换。一些化学物（如亚硝酸、丝裂霉素、氮芥、硫芥等）能够引起 DNA-DNA 交联，由于其在 DNA 复制中不能解离，可引起 DNA 复制和转录的停止，导致细胞死亡。此外，烷化剂、苯并[a]

芘、砷化物、醛类化合物及一些重金属等可引起 DNA 和蛋白质的共价结合，形成稳定的 DNA-蛋白质交联物（DNA-protein crosslink，DPC）。与 DNA 交联的核蛋白是维持 DNA 构象的重要成分，并参与 DNA 复制与转录的调控，故 DPC 出现对 DNA 构象和功能产生严重影响，造成不可逆的遗传损害。②平面大分子嵌入 DNA 链：某些大分子（如前黄素、吖啶橙、吖黄素等）能嵌入 DNA 单链的碱基之间或 DNA 双螺旋结构的相邻多核苷酸链之间，造成移码突变。③改变碱基的化学结构：某些化学物可改变或破坏碱基的化学结构，如亚硝酸盐能使腺嘌呤和胞嘧啶发生氧化性脱氨，相应生成次黄嘌呤和尿嘧啶，造成碱基置换。④碱基类似物的取代：某些化学物的结构与碱基非常相似，能在 DNA 复制时掺入并与互补链上的碱基配对，常引起碱基错误配对，发生碱基置换。常见的例子是 5-溴脱氧尿嘧啶取代胸腺嘧啶，2-氨基嘌呤取代鸟嘌呤。

不以 DNA 为靶的间接诱变　①引起细胞分裂过程改变：一些化学物可作用于纺锤体、中心粒或其他核内细胞器，从而干扰细胞分裂过程。非整倍体与多倍体产生机制相似，但程度不同，如对纺锤体形成的干扰，若完全阻止，即形成多倍体；若部分阻止，则形成非整倍体。②对酶促过程的作用：化学物作用于 DNA 合成和复制有关的酶系统，可间接导致 DNA 损伤，从而发生基因突变或染色体畸变。例如，一些氨基酸类似物可破坏与 DNA 合成有关的酶系统，从而诱发突变；铍和锰除可直接作用于 DNA 外，还可以作用于 DNA 修复酶系统而诱发突变。

突变后果　致突变物对人类健康的影响是多方面的，主要取决于靶细胞的类型。若致突变物引起体细胞突变，仅影响接触该物质的个体，不波及下一代；若引起生殖细胞突变，则可以影响后代。

体细胞突变后果　包括肿瘤、衰老、动脉粥样硬化、糖尿病及致畸等，其中突变与肿瘤的关系研究较为系统和深入。多数研究表明，环境因素的致癌作用是通过影响遗传物质而起作用，肿瘤发生是细胞中多种基因突变累积的结果，原癌基因可经点突变和染色体畸变转变为活化的癌基因，导致其生长刺激活性的过表达，如在人类的许多肿瘤中可发现 ras 原癌基因有碱基置换；抑癌基因突变、失活或缺失在许多肿瘤发生过程中起重要作用，如抑癌基因 p53 在许多不同人类肿瘤中发生基因突变，并与接触致突变物有关。已明确一些化学因素（如吸烟、黄曲霉毒素 B_1、氯乙烯等）的致突变与致癌具有关联性。尚有研究表明人类染色体不稳定性综合征和 DNA 修复缺陷与致癌危险增加有关。此外，孕妇的体细胞若在受精卵起至器官形成期之间接触致突变物，可以导致新生儿外观或内脏畸形，甚至发生着床前死亡、流产、死胎和新生儿死亡。

生殖细胞突变后果　生殖细胞基因突变按其对后代遗传危险性的程度可分为三类。①显性致死突变：后果是不能受精或受精卵着床困难，着床后胚胎早期死亡，造成不育、流产或死产。这类突变不影响后代，对人类基因组无影响。②显性存活突变：不引起胚胎死亡，可造成下一代遗传病发生率增加或新病种出现，还可影响人类基因组。③隐性突变：即常染色体隐性基因为纯合子时才显现疾病症状，但可增加下一代基因库的遗传负荷。

（张爱华　姚茂琳）

huàxuéwù liánhé dúzuòyòng

化学物联合毒作用（join toxic effects of chemicals）　在人类生产和生活真实的暴露中由多种环境污染物或职业毒物共同参与并产生有害健康效应的作用或过程。

类型　1941 年，休利特（Hewlett）和普莱克特（Plackett）区分了 4 种联合作用（表 1）。此模型是根据两种化学物质的主要作用是否相似和有无交互作用来分类的理论体系。

简单相似作用　即无交互作用和相似作用、剂量相加，指混合物的成分有相同的作用模式，并且相互之间不影响活性。剂量相加是假定化学物作用于相同的生理系统（靶），耐受相关为完全正相关。在剂量相加模型中，某组分起作用就如同其为相同毒性的化学物所稀释，其在联合毒作用的贡献取决于化学物的相对毒性，并假定化学物的相对毒性在各剂量水平都是不变的。对剂量相加，原则上不存在阈值，故可用于低水平暴露。评价这种联合毒作用（如基于 50% 死亡）见于由浓度相加决定的混合物剂量。两种化学物的混合物，当其剂量或浓度毒性单位之和 M 为 1 时出现半数致死效应，此时为半数致死量（LD_{50}），即：

$$M = D_1/LD_{50-1} + D_2/LD_{50-2} = 1$$

对于一个有 n 种化合物的混合物：

$$M = \sum_{i=1}^{n} \frac{D_i}{LD_{50(i)}} = 1$$

对于不同种氰酸盐类混合物，就是以浓度相加的方式起作用。其总毒性取决于氰酸根（CN^-）的量，而与不同的阳离子无关。

简单不相似作用　即无交互作用和不相似作用，又称独立作用、反应相加，指在混合物中各种化合物对机体有不同作用模式，并且相互之间没有影响。如果一种化学物本身无毒作用，也就不会发生反应相加。两种化学物联合毒作用不仅取决于其剂量，还取决于个体耐受性的相关，耐受性相关系数 r 的值域为 [−1，+1]。以易感性完全正相关、完全负相关和无相关为例。

$$P_{A+B} = P_A + P_B，（r = −1）$$
$$P_{A+B} = P_A + (1 − P_A)，（r = 0）$$
$$P_{A+B} = P_A，如 ≥ P_B，（r = +1）$$
$$或 P_{A+B} = P_B，如 P_B ≥ P_A，（r = +1）$$

在完全正相关（r = 1）的情况，对化合物 A 高度易感的个体对化合物 B 也高度易感。毒作用取决于混合物中浓度最高的成分，如果混合物中是由等毒性的 n 个成分组成，如果一种化合物在混合物中以其半数致死浓度（LC_{50}）存在。那么混合毒性为半数致死，此时 M = 1，即混合物的化合物浓度和（M）等于其中毒性最高的毒物浓度。实际上，并不存在联合作用，混合物毒性并不大于其中决定性成分的毒性。因此，这

种类型的联合作用有时并不包括在相加作用的范畴内。完全负性相关（r = −1）只适用于两种化合物的混合物。如果两种物质混合物致死百分率为 50%（$P_1 + P_2 = 0.5$），那么混合物呈现半数致死毒性。M 值取决于浓度-反应曲线的斜率，但总是大于 1。对各种同成分易感性之间无相关，对暴露混合物致死危险度的估算可以根据暴露于各个成分相同浓度的致死危险度，利用下列等式：

$$1 − P = (1 − P_1) \cdot (1 − P_2) \cdots (1 − P_n)$$
$$P = 1 − (1 − P_1) \cdot (1 − P_2) \cdots (1 − P_n)$$

M 值只有在剂量-反应关系（特别在低反应频率）已知的情况下才能计算。但它总是在 1 到 n 之间，这被称为部分相加作用。

对混合物中各种不同物质的易感性相关可以在 −1~1 变化。物质的多种联合已知是有不同的作用。例如，氰化物阻断细胞氧化过程、对硫磷抑制乙酰胆碱酯酶，除虫菊酯作用于神经膜，一氧化碳抑制血红蛋白输氧等。人们事先经常并不知道这类化合物之间是否存在着相互影响，有时这些物质有不同的主要作用，但有相似的毒作用终点。反应相加模型可适用于一些简单的研究，如农药的急性毒性。人群与实验动物不同，人群多是异杂性的，可出现多种性质不同的毒作用；在哺乳动物研究中，在不同时间阶段不同器官可能发生不同的毒作用。美国环境保护署（EPA）评价化学混合物致癌危险性应用以反应相加模型，并假定耐受为完全负相关。

交互作用　一种化学物影响了另一种化学物的生物学作用

表 1　化学物联合毒作用模型

反应	相似	不相似
无交互作用	简单相似作用	简单不相似作用，独立作用
有交互作用	复杂相似作用	非独立作用

（定性或定量），包括复杂相似作用和非独立作用，可表现为协同作用或拮抗作用。如果混合物中的一种无毒性成分会增强或降低其他成分的毒性作用，则分别称为增强作用或抑制作用。

作用机制　两种或两种以上化学物的联合作用可以出现在毒作用过程中的不同点及不同途径，可以发生在暴露相、毒物代谢动力学相、毒效学相、化学和（或）物理学的交互作用。涉及物理化学机制或生物学机制的交互作用一般发生于高剂量。化学品毒理学交互作用的基本机制见表2。

研究方法　包括以下几方面。

统计学设计　化学物联合毒作用研究中关键的是各种组合是否存在交互作用，所采用的统计学设计方案必须对交互作用项作出评价。以下设计主要是涉及同时暴露。最常用的为析因设计，即一种多因素的交叉分组设计，它的试验结果可运用方差分析，

可以做每个因素各水平间的比较，而且还可以进行各因素间交互作用的分析。最常用的是2个因子或3个因子析因设计。涉及4个因子或4个以上因子交互作用往往难以解释而不予考虑。分式析因设计和正交设计通常用于超过3个因子的析因试验。其他还可应用响应面设计和光线设计等。响应面的固定反应的适当等高线和等效应图及交互作用指数，都可对化学的组合偏离加和性提供本质上等价的数据。相对于交互作用指数和等效应图，反应面等高线的优点是加和性的偏离能与统计学模型的参数相关。例如，4个因子3个水平的析因设计为81种组合，1/3的分式析因设计为27种组合，正交设计 L_9（3^4）为9种组合；4个因子3个水平响应面设计为25种组合。

联合作用系数法　此法是利用芬尼（Finney）毒性相加公式，先求出各化学物各自的 LD_{50}，从

各化学物的联合作用是相加作用的假设出发，计算出混合化学物的预期 LD_{50} 值。其公式如下：

$$\frac{1}{\text{混合物预期}LD_{50}} = \frac{a}{A \text{ 的 } LD_{50}} + \frac{b}{B \text{ 的 } LD_{50}} + \cdots\cdots + \frac{n}{N \text{ 的 } LD_{50}}$$

式中，A、B……N 代表参加联合作用的各化学物；a、b……n 分别为化学物 A、B、……N 各组分在混合物中所占的重量比例，所以 $a + b + \cdots\cdots + n = 1$。

然后实测混合物的 LD_{50}，再求混合物的预期 LD_{50} 与实测混合物 LD_{50} 的比值，此比值即为联合作用系数（K）值。如果各化学物呈相加作用，则预期 LD_{50}/实测 LD_{50} 的理论 K 值应等于1。但是测定 LD_{50} 本身会有一定波动，所以 K 值也应是一定范围。

等效应线图法　此法只能评价两个化学物的联合作用，其原理是分别求出两个化学物（A 和 B）的 LD_{50} 及其95%可信限（同

表2　化学品毒理学交互作用的基本机制

交互作用基础	协同或增强	拮抗或抑制
化学性	在胃中从非致癌性的亚硝酸盐和胺生成致癌性亚硝胺	经口给予氨作解毒剂与摄入的甲醛反应生成乌洛托品
药动学		
吸收	杀虫剂乙基硝基苯基苯硫代磷酸酯（EPN）因脂肪烃增强神经毒性，部分是因增强经皮吸收	饮食锌抑制部分铅毒性，部分是因减少饮食的铅吸收
分布	由于双硫仑处理后增加在脑中铅水平，增加铅的神经毒性，由于形成复合物使铅迅速地分布到脑	硒拮抗镉毒性，降低镉在肝和肾中的浓度，并在睾丸中重新分配镉从低到高分子重量-结合蛋白
代谢	有机磷化合物增强腈二氯苯醚菊酯和马拉硫磷的毒性，通过抑制解毒多种拟除虫菊酯及马拉硫磷的酯酶活性	硒抑制2-乙酰氨基芴诱发的肝损害和致癌作用，部分由于其代谢从活化（环-羟基化）转变为解毒（9N-羟基化）
排泄	当共用丙磺舒时，减少了青霉素的肾排泄，增强其治疗效果	砷拮抗硒的毒作用，部分可增加硒的胆汁排泄
药效学		
交互作用在相同的受体位置（受体拮抗剂）或靶分子	无例子	阿托品拮抗有机磷酸酯中毒，阻断乙酰胆碱受体部位
交互作用在相同分子的不同位置	噻唑呋林和硒唑呋喃代谢产物结合到次黄嘌呤核苷环腺苷一磷酸脱氢酶的不同位置协同抑制其活性	其他的二价阳离子拮抗铜结合到 DNA
交互作用在不同的受体部位或靶分子	十氯酮抑制肝细胞的修复，增强四氯化碳的肝毒性	去甲肾上腺素和组织胺对血管舒张和血压的作用（功能性拮抗）

种实验动物、相同接触途径），然后以纵坐标表示一个化学物（如A化学物）的剂量范围，以横坐标表示另一个化学物（如B化学物）的剂量范围，分别将两个化学物在纵坐标与横坐标上的LD_{50}值及95%可信限的限值连成三条直线。此后再以等毒性比例，求出混合物AB的LD_{50}值，以混合LD_{50}剂量中两个化学物所含的实际剂量分别在相应的坐标线上找到各自的剂量位置。并由相应剂量点作垂直线，视其交点位置进行联合作用的评价。如果交点正好落在两个化学物95%可信限的上下两条连线之间，表示为相加作用；如交点落到95%可信限下限连线之下，则判为协同作用；如若交点落到95%可信限上限连线之外，则判为拮抗作用。

其他方法　周廷潮等基于米氏动力学（Michaelis-Menten kinetics）模型建立了混合物作用中效模型。克内曼（Könemann）发展了混合物毒性指数。

化学混合物健康危险评价
美国EPA化学混合物健康危险评价指南（2000年）将化学混合物健康危险评价分为以下3种情况（图）：①利用混合物本身的资料进行评价。②利用相似混合物的资料进行评价。③利用各组分的资料进行评价。

基于整体化学混合物资料的危险度评价　对整体化学混合物评价的方法依据可利用的资料而不同。这些资料包括混合物本身的资料，一种高度相似的化合物资料和一组相似混合物的资料。所谓高度相似的混合物，是指其组分相同但含量不同，或组分中仅个别不同的化合物。对于一组相似的混合物，首先要保证覆盖待评化合物中的所有组分，其次

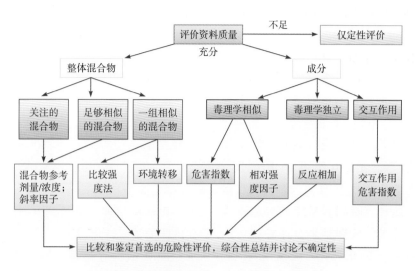

图　混合物风险评价流程（US EPA，2000年）

是各个组分的相对含量应当接近。如果差异较大，则须对相似混合物的环境转归、化学结构和毒理学的资料作不确定度分析。对高度相似的混合物推荐基于整体混合物的致癌斜率因子或参考剂量/浓度法。对一组相似的混合物的危险评定，推荐比较强度法。

基于化学混合物组分资料的危险度评价　①美国EPA的混合物风险评估准则建议对作用模式相似或靶器官相同的非遗传毒物，默认无交互作用的剂量相加；而对致癌物，默认反应相加。②评价相似联合作用，可用危害指数（HI）剂量相加模型。HI是每个化学物的实际暴露浓度与各自安全限值的比值（危害商）总和。若总和值超过1，则联合暴露应考虑有健康关注。例如，空气中含丙酮0.4‰（暴露限值为0.5‰）和乙酸仲丁酯0.15‰（暴露限值为0.2‰），两化学物均为CNS抑制剂，HI总和值超过1（0.4∶0.5＋0.15∶0.2＝0.8＋0.75＝1.55），应有健康关注。评价不相似联合作用，可用HI反应相加模型。此法是若每个化学物的实际暴露浓度不超过自安全限值，则可认为已有足够的保护。例如，

空气中含神经毒物铅0.04mg/m³（暴露限值为0.05mg/m³）和刺激毒物硫酸0.9mg/m³（暴露限值为1mg/m³）。反应相加模型HI法表明此暴露环境无健康关注，因为HI铅为0.8和硫酸为0.9，均不超过1，因此均无有害效应。若以各化学物暴露限值作为参考点，仅当至少一种化学物危害商超过1，此暴露环境才有健康关注。但无阈值的非零危险的暴露（如遗传毒性致癌物）除外，如以癌发病率作为测量指标，各化学物为无交互作用的不相似作用，但有相似的健康效应（如不同类型的癌），联合作用应以反应相加来计算。以癌（不是癌的类型）发病率作为参考点，虽然各化学物浓度低于推荐的暴露限值，但各化学物发生癌的危险度之和超过可接受的危险度水平，则应降低各化学物（致癌物）的暴露浓度以达到保护水平。评价交互作用，可能或不可能得出（半）定量的结论。可以使用兼顾协同或拮抗作用的危害指数证据权重（HI/WOE）法。使用这种方法，WOE分类是基于个别化学品的资料以评价所有的简单混合物或指定组合的联合作用（相加、拮抗、协

同）：$HI_A = HI \times UF_1^{WOE}$。此方程中，$HI_A$ 为代表的交互作用不确定性校正的 HI，UF_1 代表相互作用的"固定"（选择的）不确定因素，如10；WOE 代表证据权重评分（−1 和 +1 分别为拮抗和协同的最高可信限，0 为无交互作用）。二元交互作用 WOE 评分应考虑几个权重因子，如机制、暴露途径、时间和暴露结果的毒理学意义，数据是来自体外或体内研究。WOE 的默认值见表3。③其他方法：还有毒性当量因子法、相对强度因子法等。

（周宗灿）

dúzuòyòng yǐngxiǎng yīnsù

毒作用影响因素（modifying factors of toxic effects）

影响机体接触外源化学物后所产生的各种异常生物学变化的因素。主要包括化学物因素、机体因素、环境因素和化学物的联合作用。

化学物因素 化学物的化学结构是决定化学物毒性的物质基础，影响化学物的毒物代谢动力学和毒效学过程，进而直接影响毒作用的性质和大小。化学物的取代基团、异构体和立体构型、同系物的碳原子数和结构、饱和度等都与其毒性密切相关。例如，苯具有麻醉和造血抑制作用，苯环中的氢若被甲基取代，则造血抑制作用不明显但麻醉作用增强；若被硝基或卤素取代则具有肝毒性。带两个基团的苯环化合物，其毒性一般为邻位＞对位＞间位，分子对称的＞不对称的。一般情况下，同系物碳原子数越多其毒性越大，但超过 7~9 个碳原子数时毒性迅速下降；同系物碳原子相同时其毒性为直链化合物＞支链化合物，成环化合物＞不成环化合物，不饱和键多的化合物＞不饱和键少的化合物。

表3　对校正的证据权重的权重因子默认值

分类	描述	大于相加	小于相加
Ⅰ	该交互作用已被证明是与人类健康影响有关，并且交互作用的方向明确	1.0	−1.0
Ⅱ	该交互作用的方向在动物模型体内已被证明，对人类健康影响可能相关	0.75	−0.5
Ⅲ	可能有特定方向的交互作用，但对人类健康影响的相关性证据较弱	0.5	0.0
Ⅳ	该相加性假设已被证明或必须接受	0.0	0.0

化学物的理化特性可影响其在机体的转运转化过程，其中脂/水分配系数、分散度、挥发性、电离度和荷电性等是较为关键的因素。脂/水分配系数越高的化学物脂溶性越大，往往易于吸收和蓄积；脂/水分配系数小的化学物水溶性大，在同系物中，一般水溶性越大毒性越大。分散度大的化学物粒子小，表面积大，生物活性和毒性大；液态化学物挥发度越大，越易通过呼吸道或皮肤吸收进入机体而引起中毒；电离度不同的化学物，脂/水分配系数和离子化程度不同，影响其跨膜转运；化学物微粒的荷电性影响其在空气中的沉降和呼吸道的阻留率。此外，化学物的纯度和使用时的稳定性等亦可影响其毒性。

机体因素 毒作用是化学物与机体相互作用的结果，机体本身的多种因素可影响化学物毒性。①解剖结构、生理和生化的不同：由于基因组的差异，不同物种的解剖结构、生理和代谢过程等均有所不同。例如，苯胺在猪、犬体内转化为邻氨基苯酚，而在兔体内则生成对氨基苯酚。②代谢酶的遗传多态性：不同个体对毒物的反应差异性多因代谢不同而致，而代谢差异的主要原因是代谢酶的多态性，可造成个体间代谢酶含量、活性和功能上的差异。较确切的具有多态性的代谢酶有细胞色素 P_{450} 酶系、环氧化物水解酶、谷胱甘肽硫转移酶和葡萄糖-6-磷酸脱氢酶等。③修复能力差异：机体所有的组织、细胞和大分子都有其相应的修复机制以应对化学物所致的损害，这些修复过程有各种酶参与，若修复酶具有多态性可造成不同个体修复功能的差异。④宿主的其他因素：机体的健康状况、生理状态、性别、年龄、营养状况、生活方式等均可不同程度影响机体对化学物毒作用的敏感性。例如：肝脏疾病可显著影响化学物的代谢；妊娠期间母体各器官系统均发生生理学变化，可影响其对化学物的反应；应激可致机体对化学物的代谢和免疫性改变；许多物质在对两种性别小鼠、大鼠的致癌试验中，仅在某一性别观察到致癌性；年龄可影响机体的代谢能力及各种生理功能，如新生儿因发育不完全，老年人因多个系统或器官功能下降、代谢速率变慢，对化学物的敏感性增加；蛋白质、脂肪酸、矿物和维生素缺乏可降低化学物的代谢。化学物与机体的接触特征（接触途径、接触持续时间、接触频率）对化学物的毒性至关重要。化学物接触途径不同其吸收速率和毒性不同，一般是静脉注射＞吸入＞肌内注射＞腹腔注射＞皮下注射＞皮内注射＞经口给药＞经皮肤给药；短时间内接触较大剂量化学物所引起的急性毒性与长期接触化学物所引起的慢性毒性，性质和程度均可能有较大差异；一次全部或分次给予化学物引起的毒作用也不同。

环境因素　机体在接触化学物的同时，往往还受生活或劳动环境中气象条件、季节或昼夜节律、噪声等因素的影响，引起不同程度的生理、生化和内环境的改变。例如，高温可加速化学物经皮和呼吸道的吸收，增加化学物的毒性；高湿环境下，氯化氢、氟化氢、一氧化氮、和硫化氢的刺激作用增大；气压改变可致氧张力改变从而改变化学物毒性；机体的白细胞、免疫功能等随季节和昼夜节律呈规律性变化，影响对化学物的反应性。此外，对动物的饲养和处理如动物笼养形式等亦会对化学物的毒作用产生影响。

化学物联合作用　在生活和生产环境中，人类往往同时或先后暴露或接触多种环境介质（食物、环境空气、水、土壤、日用品等）中的大量化学物，所产生的毒性可能等于、大于或小于化学物各自单独反应的总和。毒理学上将两种或两种以上的化学物同时或先后作用于生物体所引起的毒作用称为联合作用，包括独立作用、相加作用、协同作用、加强作用和拮抗作用（见化学物联合毒作用）。

（张爱华）

yàowù bùliángfǎnyìng
药物不良反应
（adverse drug reaction，ADR）　正常剂量的药物用于预防、诊断、治疗疾病或调节生理功能时出现有害的和与用药目的无关的反应。该定义排除有意的或意外的过量用药及用药不当引起的反应（世界卫生组织国际药物监测合作中心）；合格

药物在正常用法用量下出现的与用药目的无关或意外的有害反应（中国国家食品药品监督管理总局）。药物作为一种特殊的化学品，具有治疗疾病的利益，也有引起机体损害作用的危害。为了与毒理学中的有害效应有所区别，对于药物正常使用中引起机体损害作用称为药物不良反应，过量使用称为药物毒性反应或中毒。药物不良反应的监测、报告和处理在医疗实践中具有重要的意义。

分类　①副作用：是指在治疗量出现的与治疗目的无关的不适反应。产生副作用的原因是药物选择性低，作用范围广，治疗时所用一个作用，其他作用就成了副作用。一般较轻微，多为一过性可逆的功能变化。例如，阿托品有抑制腺体分泌，解除平滑肌痉挛，加快心率等作用。在麻醉时利用其抑制腺体分泌而引起的腹胀、尿潴留就是副作用；在用于平滑肌解痉作用时，口干与心悸就成了副作用。②毒性作用：由于患者的个体差异、病理状态或合用其他药物引起敏感性增加，在治疗量时造成某种功能或器质性损害。一般情况下，具有明显的剂量-反应关系，其毒性的严重程度是随剂量加大而增强。例如，氨基糖苷类抗生素如链霉素、庆大霉素具有的耳毒性。因服用剂量过大而发生的毒性作用，不属于药物不良反应监测范围。③后遗效应：药物血药浓度降至最低有效浓度以下，但生物效应仍存在。例如，服用苯巴比妥催眠药后，第二天早上出现困倦、头昏、乏力等现象。④继发反应：由于药物的治疗作用所引起的不良后果，又称为治疗矛盾。例如，长期口服广谱抗生素导致许多敏感菌株抑制，以至于一些不敏感的

细菌如耐药性葡萄球菌及白色念珠菌等大量繁殖，引起葡萄球菌假膜性肠炎或白色念珠菌病等继发感染，也称二重感染；应用抗肿瘤药物引起机体免疫力低下，导致感染。⑤首剂反应：某些药物在开始应用时，由于机体对药物的作用尚未适应，而引起较强烈的反应。例如，哌唑嗪等降压药首次应用治疗高血压可导致血压骤降。⑥停药反应：或称撤药反应。药物较长期应用，致使机体对药物的作用已经适应，而一旦停用该药，就会使机体处于不适应状态，主要的表现是症状反跳。例如，长期应用糖皮质激素类药物，停用后引起原发疾病的复发，还可能导致病情恶化；停用抗高血压药出现血压反跳以及心悸、出汗等症状。⑦超敏反应：又称变态反应。药物作为半抗原或全抗原引起机体的非正常免疫反应。这种反应的剂量-反应关系不明确。临床主要表现为皮疹、血管神经性水肿、过敏性休克、血清病综合征、哮喘等。⑧特异质反应：是罕见的不良反应，典型的发生率为 $1/100000 \sim 1/100$。在统计学上最典型的不良后果在传统临床前安全性研究或临床试验可能无法预测。通常在药物已上市，并有广泛的接触后才能观察到特异质毒性。但特异质反应对公众健康可以构成重大风险，导致严重的后果。除了在药物动力学的相互作用外，特异质毒性取决于毒物和患者有关的危险因素。与毒物有关的危险因素包括代谢、生物活化和共价结合、抑制细胞的关键功能。患者相关危险因素包括基础疾病、年龄、性别、共用的药物、营养状况、免疫系统的激活、身体活动和遗传因素。只有当一些危险因子结合

时，才会发生特异质毒性。特异质反应作用模式有多种假说，如活性中间体假说、遗传多态性假说、半抗原假说、危险（有害的免疫激活）假说、线粒体功能障碍假说、适应破坏假说、多决定因素假说、炎症应激假说等。因此，超敏反应也属特异质反应。⑨药物依赖性：连续使用某些作用于中枢神经系统的药物后，引起用药者精神依赖性和（或）生理依赖性。⑩致癌作用：药物诱发恶性肿瘤的作用。⑪致突变作用：药物引起生殖细胞突变或体细胞突变。⑫致畸作用：药物影响胚胎发育而形成畸胎的作用。

分型 依药物不良反应的发病机制，药物不良反应一般分为A型和B型。①A型（量变型异常）：可以预测，常与剂量有关，停药或减量后症状很快减轻或消失，发生率高，但死亡率低。包括副作用、毒性作用、后遗效应、继发反应等。特点是较常见（大于1%）、剂量相关、时间关系较明确、可重复性、在上市前常可发现。例如，应用琥乙红霉素所致的胃肠道反应，剂量越大不良反应越重。②B型（质变型异常）：一般很难以预测，常规毒理学筛选不能发现，发生率低，但死亡率高。包括特异质反应、药物超敏反应等。特点是罕见（<1%）、非预期的、较严重、时间关系明确。例如，应用青霉素治疗量或极少量就可发生过敏反应。

药物不良事件（adverse drug events，ADE） 药物治疗过程中出现的不良临床事件，包括使用某药物期间出现的病情恶化、并发症，各种原因的死亡，各种事故等。该事件并非一定与该药的使用有因果关系。当评估不良事件和药物间是否存在因果关系时，

应该考虑如下几点：①时间关系，是否药物摄入和不良事件发生的时间段符合临床和药理学的预期？②撤药/再用药，该不良事件是否在撤药时有所缓解，而再次用药时又重新出现？③是否排除了其他可能的相关或混杂因素？④药物摄入和不良事件之间的关系在生物学方面是否具有合理性？

在确定药物和不良反应或药源性疾病之间的因果关系时，通常根据下述标准进行分类。①肯定（definite）：用药后符合合理的时间顺序；从体液或组织内测得的药物浓度获得证实；符合被怀疑药物的反应特点；停止用药即可改善，或者再次用药又发生；不能由患者的疾病所解释。②很可能（probable）：在药物应用之后有一个合理的时间顺序；符合药物已知的反应特点；经停药证实，但未经再给药证实；患者的疾病不能解释。③可能：有合理的时间顺序；可能符合，也可能不符合已知的反应方式；可以由患者的临床表现或已知的药物反应特征解释。④条件的：时间顺序合理；与药物已知的不良反应不符；不能以疾病来解释。⑤可疑的：反应很可能是由被怀疑药物以外的其他因素引起。

除了评估每个不良事件的因果关系之外，决定不良事件的严重程度对药物的安全性分析也是至关重要的。如果导致患者死亡、危及患者生命或导致住院、导致丧失劳动能力或先天缺陷或发生重要医学事件（重要医学事件可能不会立即危及生命，但可能会对患者造成伤害，或者可能需要内科或外科干预来阻止上述结果的出现），该不良事件就应定义为严重不良事件。

（周宗灿）

zhòngdú jiùzhì

中毒救治（poisoning and treatment） 以毒理学和药理学为基础，以临床检验和临床医学为手段，在探究有毒物质的人体毒性和不良反应及作用机制的基础上，研究和发展起来的集诊断原则与技术、有效或特效救治和预防措施于一体，以及在个体和群体中毒防治中应用的综合技术。以此为主要研究内涵，形成了毒理学的交叉分支学科——中毒救治学。中毒是外源毒物药物引起机体发生病理生理改变，产生人体毒性和不良反应，是威胁人类健康和生命的一类特殊疾病。由于人类开采利用自然资源的不断扩展，生存环境被日益恶化，使得人类接触有毒有害物质日渐增多，发生中毒的概率与日俱增。

发展史 某些物质进入机体后，通过生物化学或生物物理学作用，使器官和组织细胞功能或结构受损，引起机体病理生理变化而发生中毒反应。人类毒物中毒的毒性特征规律、诊断与救治技术措施是中毒救治学的重要研究内涵。追溯人类五千年的发展史，人类同有毒物质的斗争从未停止过。16世纪帕拉塞尔苏斯（Paracelsus）通过对铅、砷等毒性的研究，提出了化学物质毒性"剂量-反应关系"概念的基础即"剂量"。1815年奥尔菲拉（Orfila）从化学与生物学角度对多种有毒物质进行了系列探讨并出版了第一本化学物毒作用的专著，对现代毒理学的形成做出了重要贡献。以毒理学为基础和学科支撑，逐步形成了中毒救治的研究和技术体系，成为临床治疗的一个重要专科。作为毒理学的一个分支，中毒救治学也在形成之中，它与卫生毒理学、职业病学、药

物性疾病、中草药中毒、军事毒理学、防化医学、急诊医学等内容相互交叉。一旦发生疑似中毒病例，则要求中毒救治学家对其快速准确诊断，及时制定和实施有效救治措施。中毒救治就是以毒理学为基础，融合现代科学如生物化学、分子生物学、有机化学、病理学及信息技术等学科的知识和理论来解决这些问题。急性中毒一旦发生，其临床经过往往十分复杂，涉及的病理过程具有全身性、多系统性及突发性等多方面的特征。

中毒原理　毒物中毒的原理依据毒物种类不同而各不相同，主要与毒物自身理化性质和毒理学特点密切相关。例如，毒物的理化特性不同，分子结构不同，对相应器官的致伤效应也不同。尽管如此，各种毒物中毒机制仍有总体规律可循。毒物必须通过消化道、呼吸道、皮肤黏膜及注射途径进入体内。毒物吸收后最初的反应是发生在分子水平，然后进展到细胞水平。反应必须发展到组织和器官水平上，引起器官明显的生理功能紊乱，继而产生相应的病理变化，随即出现临床症状和体征。很多毒物中毒的原理可概括为两个方面：一是通过抑制体内酶或蛋白的活性，干扰细胞的能量代谢，导致细胞功能和结构破坏；二是直接产生氧自由基及其活性代谢产物造成细胞、组织及器官水平的功能和结构的损伤。例如，一氧化碳（CO）经呼吸道吸入后通过肺泡进入血液，立即与血红蛋白（Hb）结合，形成碳氧血红蛋白（HbCO）。CO 与 Hb 的亲和力比氧与 Hb 的亲和力约大 300 倍，致使血携氧能力下降，HbCO 的存在影响氧合血红蛋白的解离，阻碍了氧的释放，导致低氧血症，引起组织缺氧。中枢神经系统对缺氧最敏感，因而首先受累。

中毒的诊断依据　急性中毒的病情多急骤、凶险，如不及时救治，常常危及患者的生命。急性中毒救治的成功与否，取决于两个因素：①正确的诊断，即确定中毒的毒物与剂量。②及时、恰当的救治措施。急性中毒的诊断主要根据中毒患者的病史、临床表现，并参考实验室检查结果，必要时作毒物分析及现场调查。最后，将上述情况加以综合分析，并做好鉴别诊断，方能较为正确地做出诊断。完整的诊断应包括引起中毒的毒物品种、病变性质及严重程度等。急性中毒是机体吸收毒物后迅速产生的急性病变，因此要明确病因（毒物）与疾病（中毒）的因果关系。通过诊断掌握机体吸收毒物的证据，包括毒物的种类、中毒途径、中毒时间及可能吸收毒物的量等。通常，大部分患者的中毒史相对明确，并有特征性的中毒表现，诊断较为容易。而有些中毒患者的中毒史不明确，仅见到部分临床表现，诊断则很困难。另外，有些毒物中毒的症状和体征与常见的内科疾病相似，并且不同毒物中毒的临床表现又可能相近或重叠，有时同种毒物中毒个体表现也会有差异。因此，明确的病史有助于做出正确的诊断，临床检查及实验室检查可了解吸收毒物后引起病变的脏器、性质及严重程度等，最后需要进一步做毒物分析才能确定诊断。

建立快速鉴定毒物的方法仍然是未来临床毒理学研究的方向之一。如果是长期接触低浓度毒物引起的职业中毒和地方病，往往起病隐渐，如果缺乏特异症状和指标，病因诊断并非易事。国内有学者曾探讨极易误诊的无相关病史急性中毒这一小概率事件的诊断问题，主要根据 Bayes 定理并结合临床，提出该类疾病的诊断思路。如果患者就诊后，进行了全面检查，诊断仍不明确，此时患者存在中毒的概率就明显增加，应根据临床特征怀疑中毒的情况主要为：①同一工作环境或工作的人，同时发病者。②健康人突然发病，按一般常见病诊断标准难于明确诊断者。③多个器官损害，且原因不明者。④非外伤性昏迷的年轻患者。

中毒的急救原则　急性中毒的病情发展急骤，变化快，抢救治疗必须争分夺秒，措施正确。急救或救治原则主要是阻止毒物继续作用于人体及维持生命。一般而言，急性中毒的救治可分为四个阶段。第一阶段：复苏和稳定生命体征。当毒物侵入机体，产生危及生命的全身性反应时，要迅速缓解威胁生命的中毒反应，维持呼吸和循环功能。根据具体情况采取不同的措施，如保持呼吸道通畅，提供足量氧气，纠正低血压和心律失常，防治心力衰竭及水电失衡，呼吸心搏停止时施行心肺脑复苏术等。第二阶段：中止毒物对机体的侵入，切断毒源，清除毒物。包括脱离中毒环境，脱去染毒衣服，清除存在胃肠道内、皮肤表面、眼睛等处的毒物。第三阶段：及时正确使用特效解毒药物。部分毒物中毒有特异性解毒药物，早期和正确的使用可产生有效的解毒作用，用药时间较晚和使用方法不当则效果减低甚至无效。如有机磷杀虫剂中毒，需及时、足量和重复使用阿托品类抗胆碱药及中毒酶重活化剂。第四阶段：对症和支持治疗。由于急性中毒作用迅速，患者到达医疗单位时，往往已造成机体各系统的损害。应及时处理，消除和减轻已出现的各种症状，保护重要器官，防止可能发生的并发症和迟发效应，使机体尽快恢复正常功能。此外，还可使用特殊治疗手段（如血液透析、血液灌流、血浆交换、换血等血液净化疗法）加快毒物排出，缩短毒物作用时间，减轻机体损伤程度，最大限度地降低毒物对机体的损害。上述救治措施的顺序应根据中毒的具体情况，如毒物种类、不同的侵入途径、中毒时间和病情发展等，灵活掌握。

关键技术 提高中毒救治的成功率，首先要重视临床中毒救治人才的培训，让医务人员熟知毒物中毒诊断和治疗的一般知识，掌握目前已知抗毒药物的使用时机和剂量，准确判定患者病情演变规律，及时依据病情变化进行紧急处置；不少急性中毒尚无快速的特异性诊断方法或特效解毒剂，为临床有效救治中毒性疾病带来许多困惑。因此，加速中毒性疾病的基础与临床研究，对于提高临床治疗水平，减少中毒的致残致死率具有十分重要的现实意义；进一步提高重要脏器衰竭及严重并发症的综合救治能力。此外，应加强中毒救治体系的建设，在全国范围内建立中毒救治咨询网络，成立中毒救治机构，定期发布中毒流行趋势及救治信息。加强中毒信息资料收集，积极寻求中毒性疾病快速诊断的方法，深入中毒性疾病的基础和临床研究。最后，规范中毒性疾病的诊断与治疗方案，加强国际合作，促进中毒性疾病的诊断与治疗水平跃上新台阶。

(周平坤　邱泽武)

miáoshù dúlǐxué
描述毒理学（descriptive toxicology） 研究外源性有害因素对生物体和生态系统的有害效应，并对其毒性进行鉴定与描述的学科。描述毒理学主要通过实验研究和流行病学研究获得外源性有害因素的一般毒性和特殊毒性参数，其研究结果可为外源性有害因素的安全性评价和危险度评定提供依据，同时为毒作用机制研究提供线索。

简史 描述毒理学是现代毒理学的重要组成部分，它的发展起源于人类对毒物及中毒的认识。早在公元前3000年，人类的祖先就将乌头汁涂在箭或者矛上，获取猎物。在长期的生产生活实践中，人们学会了通过动物、植物、矿物的外形、颜色、味道等来辨认毒物，并用文字加以记载。中国现存最早的药物学专著《神农本草经》将其收载的365种药物按毒性分为上、中、下三品。上品"多服、久服不伤人"，中品"无毒、有毒，斟酌为宜"，下品"多毒，不可久服"。在古埃及、古希腊以及古罗马的文献中也有关于化学物毒性的描述和记载。文艺复兴时期，瑞士医生帕拉塞尔苏斯（Paracelsus）提出"所有物质都是毒物，不存在任何非毒物质，剂量决定了一种物质是毒物还是药物"，明确指出化学物质的剂量与其毒性有关，同时提出需通过实验观察来研究和检测化学物的毒性。工业革命时期，西班牙人奥尔菲拉（Orfila）采用动物实验对化学物与生物体之间的关系进行了系统观察，并提出一些测试毒物的方法。这些观点和方法的提出使描述毒理学摆脱了传统的凭借经验和观察来鉴定物质毒性的模式，为以实验为基础

的现代描述毒理学奠定了理论和实践基础。第二次世界大战期间，各种工业品、军用品以及药品的生产和使用激增，大量有害因素的释放和化学药品的使用，引发了一系列环境公害和药物中毒事件。例如，日本的"水俣病事件"、英国的"伦敦烟雾事件"，以及发生在欧美15个国家的"反应停事件"等。由此，人们深刻认识到，为保护环境和人类的健康必须了解各种有害因素的危害性，描述毒理学从这一时期开始蓬勃发展并逐渐形成独立体系。1955年，美国食品与药品管理局的管理毒理学家莱曼（Lehman）和他的同事出版了《食品、药品和化妆品中化学物的安全性评价》一书。在此之后，各国政府和相关机构相继制定出台了一系列的政策法规，对化学品毒性评价工作的内容和条件提出了具体的要求和指导原则，并推动了描述毒理学研究的规范化、标准化和系统化。

研究内容 描述毒理学的研究对象是各种外源性有害因素，不仅包括化学、物理和生物因素，还包括社会、心理和行为等广义有害因素。欧、美、日等发达国家的重点研究对象已从农药、重金属、有机溶剂转向环境中持久性有机污染物、环境内分泌干扰物、纳米材料及新物质等。描述毒理学的主要研究内容主要包括：①外源性有害因素的一般毒性作用（包括急性、亚慢性和慢性毒作用）研究。②外源性有害因素的特殊毒性作用（包括致突变、致癌变和致畸变作用）研究。③外源性有害因素的进入途径及体内转归（吸收、转运、代谢转化、排泄）研究。④外源性有害因素的分子毒效应研究。⑤毒作

用的影响因素（包括化学物因素、机体因素、暴露因素、环境因素、化学物的联合作用等）研究。⑥外源性有害因素的毒理学安全性评价。⑦外源性有害因素的危险度评定。⑧外源性有害因素的评定方法研究等。

研究方法　描述毒理学主要通过体外试验、体内试验和流行病学研究来探索外源性有害因素的毒效应及毒作用特点。

体外试验　利用游离脏器、培养细胞、细胞器以及微生物进行毒性研究的试验方法，多用于外源性有害因素毒性的初筛和预测。体外试验的优点是简单、快速、经济，实验条件容易控制，不受机体复杂因素的影响，可以用来测量某一特殊的毒效应。

体内试验　又称整体动物实验，主要通过模拟人的接触途径、接触时间等条件，在适当的观察期内，观察外源性有害因素对动物的一般毒效应和特殊毒效应，了解外源性有害因素引起某一毒效应的剂量-反应或剂量-效应关系，并将结果外推到人。常用的实验动物有大鼠、小鼠、豚鼠、地鼠、家兔、犬、猴等。在研究一些工业化学物（如杀虫剂、除草剂、杀真菌剂、有机溶剂等）对环境生态造成的影响时，水生生物（鱼、蚤类）、鸟类和陆栖动物等也较为常用。整体动物实验包括一般毒性试验（急性毒性试验、局部刺激试验、亚急性毒性试验、亚慢性毒性试验和慢性毒性试验）、特殊毒性试验（致突变、致畸变和致癌试验）和靶器官毒性试验等。毒性试验不能在人体上进行，但是离体条件下进行的体外试验又不能反映整体情况，因此，整体动物实验是对外源性有害因素进行毒性鉴定的主

要依据。

流行病学研究　在人群中研究外源性有害因素对人体毒作用的研究方法。流行病学研究主要包括流行病学调查、毒性临床观察、志愿者试验等。流行病学调查是以人群为观察对象，了解外源性有害因素对人群的潜在危害。毒性临床观察是在中毒事件临床救治过程中对外源性有害因素的毒性进行观察，获得有关外源性有害因素毒作用资料。志愿者试验是在志愿者知情同意、不危及志愿者健康和不违背医学伦理的前提下进行的人群试验，从人群角度证实或揭示外源性有害因素的毒作用。人群流行病学研究可以提供比动物实验更直接可靠的毒理学资料，由于不存在种属间的外推，能更直接客观地反映外源性有害因素对人体的损害效应。但流行病学研究易受多种混杂因素的影响，不利于因果关系的确定。因此，在研究外源性有害因素的毒效应时，多采用实验研究与流行病学研究相结合的方法进行综合评定。

同邻近学科的关系　描述毒理学是毒理学的三个重要分支（描述毒理学、机制毒理学和管理毒理学）之一，三者为相辅相成的有机整体，围绕毒理学研究的核心目的（保护人类健康），依托各自不同的研究手段保障五个方面的安全（环境安全、职业安全、食品安全、药品安全及新物质安全）。因此，描述毒理学与环境科学、生态学、职业卫生学、食品卫生学、药学、临床医学、动物学、分析化学、分子生物学、生物信息学等学科均有着千丝万缕的联系，学科间互相渗透，互为补充。

应用　①通过对外源化学物

的毒性进行鉴定，为外源化学物的安全性评价和危险度管理提供信息，为相关法规和管理措施的制定提供依据，为化学物质、药品、食品等的安全使用提供保障。②通过研究外源性有害因素对生物体的损害作用，为外源性有害因素的毒作用机制研究提供线索。③通过新技术方法的研究，为新毒物和新材料的毒性评估、有效生物学标志的寻找、中毒的早期诊断和防治提供科学依据。

有待解决的重要课题　随着全球经济和社会的快速发展，各种化学品、药品、食品添加剂、农药、纳米材料等新老化学物质暴露急剧增加，传统的描述毒理学研究方法已不能适应其毒理学安全性评价和危险度评定的需要，发展能够替代整体动物试验的体外快速筛选模型与替代方法已成为描述毒理学发展的主要目标之一。此外，传统的描述毒理学研究主要关注生命过程的某一环节，但生物体是一个复杂系统，只有通过整合不同剂量，不同时间点、不同层次的高通量信息，才能全面系统地阐明复杂的毒性效应及其机制。因此，多水平、多靶位、多终点效应及多种技术联合应用的系统毒理学研究是描述毒理学发展的重要方向。而以定量构效关系为重要研究内容之一的计算毒理学和各种"组学"技术的发展必将带动描述毒理学向预测毒理学方向转变。

（张爱华）

dúlǐxué shìyàn

毒理学试验（toxicity test）　为检测外源化学物对生物机体是否会引起损害作用而进行的一系列试验。

基本原则　①化学物在实验动物产生的作用，可以外推于人。

基本假设为：人是最敏感的动物物种；人和实验动物的生物学过程包括化学物的代谢，与体重（或体表面积）相关。这两个假设也是全部实验生物学和医学的前提。以单位体表面积计算，在人产生毒作用的剂量和实验动物通常相近似。而以体重计算，则人通常比实验动物敏感，差别可能达10倍。因此可以利用安全系数来计算人的相对安全剂量。已知人致癌物都对某种实验动物具有致癌性。实验动物致癌物是否都对人有致癌性，还不清楚，但此已作为动物致癌试验的基础。一般认为，如果某一化学物对几个物种实验动物的毒性是相同的，则人的反应也可能是相似的。②实验动物必须暴露于高剂量，这是发现对人潜在危害的必需的和可靠的方法。此原则是根据质反应的概念，随剂量或暴露增加，群体中效应发生率增加。毒理学试验中，一般要设3个或3个以上剂量组，以观察剂量-反应（效应）关系，确定受试化学物引起毒效应及其毒性参数。毒性试验的设计并不是为了证明化学品的安全性，而是为了表征化学品可能产生的毒作用。仅仅检测受试化学物在人的暴露剂量是否引起毒效应是不够的，当观察到有害效应的最低水平（LOAEL）与人的暴露剂量接近时，说明该化学物不安全。当该剂量与人的暴露剂量有很大的距离（几十倍，几百倍或以上），才认为具有一定安全性，此距离越大，安全性越可靠。如果在研究中所用的一系列的剂量不能引起毒性效应，则认为所用剂量还不足够高，应增加剂量，以确定受试化学品的毒性。但如果在试验的最高剂量组的剂量与人可能的暴露剂量有足够的

安全界限，则对于安全性评价来说未观察到毒效应的研究是可以接受的。在毒理学试验中实验模型所需的动物总是远少于处于危险中的人群。为了在少量动物得到有统计学意义的可靠的结果，需要应用相对较高的剂量，以使效应发生的频率足以被检测。例如，低达0.01%的癌症发生率，这意味着在100万人群中有100人发生癌症，此发生率太高，不能为公众接受。在实验动物直接检测如此低发生率至少需要30 000只动物。因此，在毒理学试验中，对相对较少的实验动物必须以较高剂量进行试验，然后根据毒理学原则外推估计低剂量的危险。③成年的健康（雄性和雌性未孕）实验动物和人可能的暴露途径是基本的选择。成年的健康（雄性和雌性未孕）实验动物是为了使实验结果具有代表性和可重复性。以成年的健康（雄性和雌性未孕）实验动物作为一般人群的代表性实验模型，而将幼年和老年动物、妊娠的雌性动物、疾病状态作为特殊情况另作研究。这样可降低实验对象的多样性，减少实验误差。毒理学实验结果的敏感性取决于受试物处理引起毒效应强度和实验误差两个因素，处理引起的毒效应强，实验误差小，则实验结果的敏感性增加，反映受试物处理的真实效应，反之亦然。实验设计是要规定实验条件，严格控制可能影响毒效应的各种因素，实施质量保证，降低实验误差。只有这样，才能保证试验结果的准确性和可重现性。外源化学物从不同途径染毒实验动物所表现的毒性可有很大差异，这是由于因染毒部位解剖生理特点不同，外源化学物吸收进入血液的速度和量也不同，

首先到达的器官和组织也不同。因此，毒理学试验中染毒途径的选择，应尽可能模拟人在接触该受试物的方式。

局限性　用实验动物的毒理学试验资料外推到人群接触的安全性时，会有很大的不确定性。这是因为，外源化学物的毒性作用受到许多因素的影响。①实验动物和人对外源化学物的反应敏感性不同，有时甚至存在着质的差别。虽然在毒理学试验中通过用两种或两种以上的动物，并尽可能选择与人对毒物反应相似的动物，但要完全避免物种差异是不可能的。而且，实验动物不能述说涉及主观感觉的毒效应，如疼痛、腹胀、疲乏、头晕、视物模糊、耳鸣等，这些毒效应就难以或不可能发现。在动物实验中，可观察到体征，而没有"症状"。②在毒理学试验中，为了寻求毒作用的靶器官，并能在相对少量的动物上就能得到剂量-反应或剂量-效应关系，往往选用较大的染毒剂量，这一剂量通常要比人实际接触的剂量大得多。有些化学物在高剂量和低剂量的毒性作用规律并不一定一致，如大剂量下出现的反应有可能是由于化学物在体内超过了机体的代谢能力，这就存在高剂量向低剂量外推的不确定性。③毒理学试验所用动物数量有限，那些发生率很低的毒性反应，在少量动物中难以发现。而化学物一旦进入市场，接触人群往往会很大。这就存在小数量实验动物到大量人群外推的不确定性。④实验动物一般都是实验室培育的品系，一般选用成年健康动物，反应较单一，而暴露人群可以是不同的人种、种族，而且包括年老体弱及患病的个体，在对外源化学物毒性反应的易感

性上存在很大差异。

基本目的 毒理学试验的常规部分是毒性评价或安全性评价试验。为了对受试物的毒性进行全面的测试，增强测试结果的可靠性，权威机构规定了评价程序，以保证毒性评价研究可以达到普遍能接受的最低要求和原则。由于受试物的多样性，试验程序应该有一定的灵活性。对毒理学试验的原理和设计思路的深入理解，有助于研究者对评价程序的实施，在发现新的现象或线索时，可设计新的实验来证实，并研究其机制。毒性评价或安全性评价方面的基本目的包括以下几点。①受试物毒作用的表现和性质：在急性和慢性毒性试验中，观察受试物对机体的有害效应，对有害效应的观察应该是对每个实验动物进行全面逐项的观察和记录。发现有害效应是进行剂量-反应（效应）研究的前提。②剂量-反应（效应）研究：是毒性评价和安全性评价的基础。通过对不同有害效应的剂量-反应（效应）研究，可以得到该受试物的多种毒性参数和剂量-反应（效应）线的斜率。在急性（致死性）毒性试验中，应该得到半数致死量（LD_{50}），

也可以得到最小致死量（LD_{01}）和最大非致死量（LD_0）。在急性非致死性毒性试验中，应该得到急性 LOAEL 和未观察到有害效应的水平（NOAEL）。在亚急性、亚慢性及慢性毒性试验中，应该得到相应的 LOAEL 和 NOAEL。在致突变、致癌和致畸等特殊毒性试验中，剂量-反应（效应）研究将为确定受试物是否具有这些特殊毒性提供依据。在致畸试验也可得到 LOAEL 和 NOAEL；在致突变、致癌试验中，尽管更为重视斜率的确定认为是无阈值的，也可得到表观的 LOAEL 和 NOAEL，但一般和剂量-反应（效应）线的斜率有关。③确定毒作用的靶器官：确定受试物有害作用的靶器官是毒理学研究的重要目的，以阐明受试物毒作用的特点，并为进一步的机制研究和毒性防治提供线索。④确定损害的可逆性：一旦确认有害作用存在，就应研究停止接触后该损害是否可逆和消失，器官功能是否能恢复，还是像化学致癌作用那样停止接触后损害继续发展？毒性的可逆性关系到对人的危害评价，如果受损的器官组织能够修复并恢复正常功能，则可能接受较高危险的

接触水平。当然，毒理学研究还可能有其他的目的和要求，如毒作用的敏感检测指标和生物学标志、毒作用机制研究、受试物的毒物动力学和代谢研究、中毒的解救措施等。对这些要求，应扩展常规试验的设计以包括有关的项目，或者另外设计和进行靶器官毒理学研究及机制毒理学研究。

研究方法 毒理学试验可采用整体动物、游离的动物脏器、组织、细胞进行。根据所采用的方法不同，可分为体内试验和体外试验。毒理学还利用受控的人体试验和流行病学调查直接研究外源化学物对人体和人群健康的影响。各种毒理学研究方法的优缺点见表。

对上述研究方法中哺乳动物体内试验是毒理学标准的研究方法，其结果原则上可外推到人。对于体外试验方法，提出了平行程序法，以降低不同物种间外推和体外试验处推到体内不确定性（图）。动物和体外研究预期可为选择暴露和一般毒性效应的生物标志和（或）疾病结局的特殊生物指标，与所研究的化学物作用模式有关的分子网络和关键事件网络提供信息，进行平行外推。

表 毒理学研究方法的优缺点

研究方法	流行病学研究	受控的临床研究	体内试验	体外试验
优点	·真实的暴露条件 ·在各化学物之间发生相互作用 ·测定在人群的作用 ·表示全部的人敏感性	·规定的受控的暴露条件 ·在人群中测定反应 ·对某组人群（如哮喘）的研究是有力的证据 ·能测定效应的强度	·易于控制暴露条件 ·能测定多种效应 ·能评价宿主特征的作用（如性别、年龄、遗传特征等）和其他调控因素（饮食等） ·可能评价机制	·影响因素少，易于控制 ·可进行某些深入的研究（如机制、代谢） ·人力物力花费较少
缺点	·耗资、耗时多 ·追溯性，无健康保护 ·难以确定暴露，有混杂暴露问题 ·可检测的危险性增加应达到2倍以上 ·测定指标较粗（发病率，死亡率）	·耗资多 ·较低浓度和较短时间的暴露 ·限于较少量的人群（一般＜50） ·限于暂时、微小、可逆的效应 ·最敏感的人群一般不适于研究	·动物暴露与人暴露相关的不确定性 ·受控的饲养条件与人的实际情况不一致 ·暴露的浓度和时间的模式显著的不同于人群的暴露	·不能全面反映毒作用，不能作为毒性评价和危险性评价的最后依据 ·难以观察慢性毒作用

在掌握了化学物对啮齿类动物体内与体外毒效应的资料后，进一步研究人细胞或组织对化学物体外反应，比较啮齿类和人体体外试验反应及机制，可以平行地将啮齿类体内毒效应外推到人，以降低外推的不确定性。人体毒理学和人群流行病学研究的发展，降低了用动物试验的结果外推到人的不确定性，也加强了对人体的研究（受控的临床研究）及生物学标志研究。外源化学物毒性评价和危险评定是相当复杂的，需要大量的多种方法的毒理学研究和机制研究，而且研究矛盾的结果和不确定性增加了评价的复杂性。对毒理学各种研究方法的结果评价，应充分考虑统计学意义、生物学意义和毒理学意义。在评价时遵循证据权重的原则。一般认为，研究结果的重要性大小排序为：人群流行病学研究、人体毒理学研究、哺乳动物体内试验、体外试验、结构毒性关系研究。

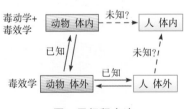

图 平行程序法

动物实验职业道德 实验动物包括所有脱离自然环境而用于研究、教学和试验的脊椎动物。实验动物对医学的发展有着不可忽视的贡献。所有的研究人员要尊重生命，善待实验动物。通过立法保障动物福利。英国1822年通过了马丁法，禁止虐待动物；1876年通过了《禁止虐待动物法》；1986年通过了《科学实验动物法》。美国在1873年的联邦法中有人道地对待动物的条文；1966年通过了《动物福利法》。中国《实验动物管理条例》规定"对实验动物必须爱护，不得戏弄或虐待"。对那些人为造成丧失独立生存能力的生物和那些用于研究、教学试验的实验动物，实验人员都负有道义上的责任。使用有知觉动物作研究时，其前提必须期望该研究对最终能使人类或动物的健康和福利得到改进的认识有重大的贡献。遵守下列原则：①给予人道主义的管理和处理。②使痛觉和不适感减少到最低限度。③避免不必要的使用实验动物。合适的建筑设备固然重要，但更重要的是管理体制和使用实验动物的各级人员的知识水平和对动物的关心程度。

应当贯彻3R原则，即替代（replacement）、减少（reduction）和优化（refinement）。此原则是由英国威廉·拉塞尔（William Russell）和雷克斯·布拉什（Rex Brush）于1959年在《人道实验技术原理》中提倡的。替代是指应用无知觉材料的科学方法来代替使用活的有知觉脊椎动物的方法。减少是指在能保证获取一定数量与精确度的数据信息的前提下，减少动物的使用数量。优化是指在必须使用动物时，要尽量减少非人道程序的影响范围和程度。人类对动物的道德，不仅是人类社会内部道德的自然延伸，更是人类区别于其他物种才会有的道德自觉。对野生动物和实验动物，人的爱护与关心，也是对人类自身价值与尊严的肯定，更是对人类生命意义的超越。

遵循GLP和GCP 实验的质量控制是保证实验数据具有科学性、准确性和公正性的先决条件。没有质量保证，实验数据的可靠性是无法肯定的。《良好实验室规范》（Good Laboratory Practice，GLP）是针对药品、食品添加剂、农药、化妆品及其他医用物品的毒性评价制订的管理法规。根据国际惯例，GLP专指毒理学安全性评价实验室的管理。GLP就是在科学的、全面的、全过程的严格管理和监督下，全体工作人员的自觉遵守GLP的规定，提供准确的、可信的实验数据和报告。涉及人体试验应遵循世界医学会的《赫尔辛基宣言》、国际医学科学组织委员会（CIOMS）的《人体生物医学研究国际伦理指南》、中国的《药物临床实验质量管理规范》（Good Clinical Practice，GCP）的伦理原则进行。其中最重要的是建立伦理审查委员会和知情同意原则。

（周宗灿）

dúxìng cèshì cèlüè

毒性测试策略（toxicity testing strategies） 对化学物或其他环境因子测试毒性或特定终点的方案和程序。理想的毒性测试策略将会提供系统的方式，可充分、快速、低费用并且从较少的动物危害识别和剂量-反应评估收集必需的数据。

类型 测试策略有三种方案，即毒性成组测试策略、毒性分层测试策略和毒性专用测试策略。典型的测试策略是这三种基本要素的组合。现有的毒性测试是以实验动物整体试验为标准的试验方法。

转变 毒性测试正处于科学的转折点，应适应现代生物学技术和生物信息学的发展，并贯彻3R要求。美国国家研究委员会（NRC）环境毒性测试和评价委员会于2007年发表了研究报告，即"在21世纪的毒性测试：展望和策略"。此报告提出从基本的体内动物研究转移到体外研究，低等生物体内试验和毒性评定的计算机建模。NRC 认为毒性测试方法转变需要达到下列标准：①覆盖宽广化学品、化学混合物、结局和生命阶段。②减少费用和测试的时间。③使用比较少的动物，而且对所用动物仅引起最小的痛苦。④发展评定环境因子健康效应的更可靠的科学基础。NRC 提出评价的新毒性测试系统，利用在计算机生物学和以基于人类生物学的综合的体外测试组合的新方法以评价在主要毒性途径中的生物学重要的紊乱。NRC 委员会策略的主要框架见表及图 1，此框架的主要部分包括化学表征、毒性测试，以及剂量-反应和外推法建模。

化学表征　必须对主要问题提供信息，包括化合物的环境稳定性、人类暴露的可能性、可能的暴露途径、生物蓄积可能性、代谢的可能途径、基于化学结构或物理化学性质的可能毒性和可能的代谢产物。因此，会收集关于物理化学性质、用途、可能的环境关于浓度、代谢产物和降解产物、化合物和代谢产物引起的与细胞内分子交互作用成分和可能的毒作用性质的有关数据。多种计算机方法可能用来预测这些性质和特征。在化学表征之后，可能决定必需的进一步测试，或是否需要全部测试。在大部分情形下，化学表征单独不可能确定环境因子毒性。

毒性测试　在提出的策略中，毒性测试有两种情况，即毒性途径和靶向测试。NRC 期望当策略被实现时，预测性的试验和基于途径的试验将会成为评定新的和现有化合物生物活性的毒性测试

策略的中心成分。靶向测试将作为辅助试验，并支持评价。①毒性途径：起因于最后导致疾病的化学品暴露，必然引起最初的细胞信号转导程序（模体）、基因表达和细胞-反应网络变化。生物紊乱结果依赖于紊乱的程度，其与剂量、时限和紊乱的持续时间相关，并依赖于宿主的感受性。因此，在低剂量许多生物的系统可能在自稳态范围内维持正常功能。在稍高的剂量，发生明显的生物反应。机体可能成功地适应，虽然一些易感者可能有反应。更强烈的或持续的紊乱可能超过系统的适应能力，并导致组织损伤和产生可能的有害健康。NRC 的策略利用毒性途径的确认和使用作

表　毒性测试策略的框架要点

框架	要点
化学表征	·搜集物理的和化学的性质、使用特性、环境浓度、可能的代谢产物和分解产品和可能毒性的数据 ·使用计算机工具预测性质和表征，如可能和适当 ·回答关于混合物的稳定性、人类的暴露和生物蓄积、化学物和可能代谢产物的毒性等关键问题
毒性测试 　毒性途径 　靶向测试	·评价毒性途径中的紊乱，而不是最强终点 ·强调使用细胞或细胞系高通量方法，最好是人类起源的 ·使用整合细胞反应的中通量试验 ·进行测试评估代谢产物，评定靶组织，并在基因组学水平发展理解受影响的细胞过程 ·在体内研究中有限的类型和期限，集中于 14 天内的暴露 ·在新的化学物类别中，更广泛的测试代表性化合物
剂量-反应和外推建模	·以体外机制性试验数据为基础取得经验 ·基于生理药代动力学（PBPK）模型用来自毒性试验的组织浓度等评价人预期的组织剂量 ·对毒性途径剂量-反应模型将可靠地预测预期引起可测量的早期效果反应的浓度 ·PBPK 和毒性途径模型将为敏感的亚人群识别易感性生物标志
人群的和人类的暴露数据	·已存在的环境因子 ·位置的评价 ·对特定的疾病，评估潜在的环境贡献 ·评价与环境因子关联的相对危险性
危险性分析	·最终发展危险性的一个或多个指标，如参考剂量或浓度

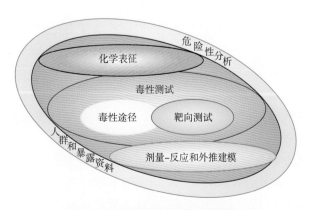

图 1　NRC 对毒性测试策略的框架

为对毒性测试和剂量-反应建模新方法的基础。因此，策略强调发展一套预测性的，使用细胞或细胞系（人类来源优先）的高通量试验来评价关键毒性途径的有关紊乱。这些试验可能测量相对简单的过程，如环境因子与细胞蛋白质结合和由于此结合引起的基因表达的改变，或测量较整合的反应如细胞分裂和细胞分化。其他的试验包括比较整合细胞反应中通量试验，如细胞毒性、细胞增殖和凋亡。随着发展，对传统动物实验的需要应该显著减少，甚至可能消除。②靶向测试：用来补充毒性途径，并保证适当的评价。靶向测试用于澄清在解释毒性途径数据中的实质上的不确定性；了解一类物质（如纳米颗粒）中代表性原型化合物的效应，此可能激活不包含在一组标准试验组合中的毒性途径；可减少危险估计的不确定性，尤其在决策需要一个较优化的估计时；研究可能有毒代谢产物的生成；填补毒性途径测试策略的缺口，保证覆盖关键毒性途径和终点。发展在体外测试系统中评价毒性的挑战之一是，细胞试验不能反映整合的整体动物的代谢。任何体外测试策略需要包括关于经整体动物测试可能的代谢产物的评估。靶向测试可在体内或体外进行，依赖于所用的毒性试验。靶向测试可以以已有的毒性试验系统为基础，也可以使用转基因物种、同基因品系、新的动物模型、其他新的测试系统，可能包括在较宽的剂量范围内组织反应的毒物基因组学评价。任何系统的使用，都需要测试方案从整体动物毒性测试取得最大数量的数据。

剂量-反应和外推建模 对环境因子发展剂量-反应建模主要根据在毒性测试中所描述的体外试验机制数据。剂量-反应模型描述在测试介质中的浓度和体外反应程度之间的关系。在某些危险评定中，以体外结果中为基础的剂量-反应模型可以提供适当的数据支持危险管理的决定。例如，对一些化合物，人们已了解其易感性因素而且人类的生物监测提供了关于组织或血浓度的资料和影响人群毒性途径其他相关的暴露。外推建模可估计环境暴露或人类摄取，此能导致类似于体外毒性途径紊乱相关的人类组织浓度，而且可解释宿主易感性因素。在提出的策略中，外推建模有3个主要因素：①毒性途径模型会提供对由环境因子引起途径紊乱的剂量-反应关系定量的机制性理解。②基于生理学药物动力学建模会用来预测人类暴露，此暴露可导致组织浓度与引起体外紊乱的浓度可能是相似的。③人类数据会提供关于化学物背景暴露的信息和关于影响同一毒性途径并为定量讨论宿主易感性提供基础的疾病过程信息。

基于人群的数据和人类暴露数据 此是 NRC 测试毒性策略的重要部分。这些资料有助于联系策略的每个部分并保证全部的测试策略的完整。而且，在以人群为基础的研究和毒性试验的交互作用将会改善每项研究的设计，以回答关于分子的、细胞的、影响个体的和人群水平的健康危险的遗传因素重要性。因为策略强调在人类细胞进行研究，以提示环境因子如何影响人类的生物反应，这些研究将会提出在人群能被检测和研究的生物标志（人类暴露、效应或易感性的指标）。由于毒性测试转向以细胞为基础的研究，来自生物监测研究的人类暴露数据可能是关键性的。因为此类资料能用于毒性测试选择剂量，为与环境有关暴露的生物效应提供数据。更重要的，对激活毒性途径的浓度和来自人类的血、尿或其他组织的因子浓度的比较，将有助于识别可能重要的暴露，设定人类的暴露指南时确定适当的安全范围。

危险性分析 毒性测试的最终用途，在于它能用来得到更多信息和更有效对政府、工业和民众的公共卫生关注作出反应。此毒性测试通常用于作出决策，包括评价潜在环境因子、现有的环境因子、环境污染的位置、环境对人类疾病的贡献和不同环境因子的相对危险。某些危险评定需要迅速筛选数万环境因子；某些危险评定需要高精度剂量-反应的数据，扩展至环境有关暴露浓度；某些危险评定需要能测试化学混合物或利用针对特定机制的试验；某些危险评定可能需要使用以人群为基础的方法，包括人群健康监护和生物监测。

毒性测试策略的转变可总结为图 2。NRC 提出的毒性测试方案是策略的转变，而不是方法的替代，此策略可减少试验的经费和时间，与现代机制毒理学和系统毒理学的进展相结合，将会有助于化学物健康危险评定方法学的发展；提出的研究将测试是否为高通量的和计算机毒理学方法的产生资料，以预测动物毒性研究的结果，将确定进一步研究的化学物优先性，并能有助于预测对人类的危险性。

（周宗灿）

dúxìng chéngzǔ cèshì cèlüè

毒性成组测试策略（toxicity battery testing strategy） 适用于所有化学物、预期为危险管理提供必需的最低数据组的一组毒性测试策略。

杀虫剂、杀菌剂和灭鼠剂法测试要求 美国环境保护署（EPA）对一般的化学杀虫剂要求一组毒性测试，以协助确定标签的警示语，对使用者提供个人保护、使用类型和频率的要求。试验分成五类，急性试验、亚慢性试验、慢性试验、致突变性试验和特殊试验（表1）。对可能成为食品残留物或一般人群暴露如住宅使用的杀虫剂，大部分试验是必需的。对其他杀虫剂可能仅需要急性试验和致突变性试验。进一步研究，如皮肤渗透性、21天经皮、亚慢性经皮、亚慢性吸入、急性和亚慢性神经毒性、急性和亚慢性迟发性神经毒性和发育神经毒性，则根据杀虫剂的特性（如化学分类）、可能的使用和暴露模式（如住宅使用）或常规研究的结果，提出数据要求。如果对特定杀虫剂的危害需要更多的数据，包括对婴儿和儿童的潜在性危害，EPA有权提出进一步的数据需求。

控制害虫的微生物制剂测试方案 控制害虫的微生物制剂（MPCA）是天然的和经改进的细菌、藻类，真菌，病毒和原生动物类的生物杀虫剂。与化学杀虫剂不同，MPCA可在环境中生存并增殖，并可能传染或引起其他生物的疾病。基本的测试方案被设计为发现这些特性。除了传染性和病原性外，进一步测试方案还强调暴露或环境的表达。美国EPA（2004年）毒性测试要求设置为两级（表2），第一级由评估毒性、传染性和病原性短期试验所组成；第二级是试验在第一级试验观察到的特殊情况，而不是病原性。

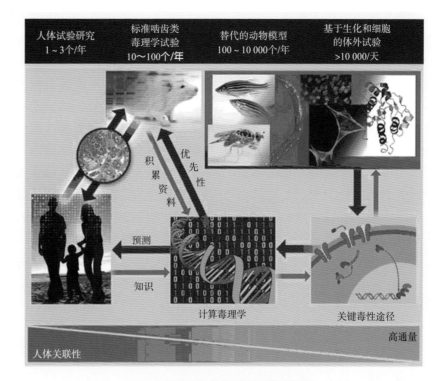

图2 正在转变的毒理学测试策略

表1 美国 EPA 对新杀虫剂要求的试验组

测 试	食品使用	非食品使用
急性测试		
急性口试毒性，大鼠	R	R
急性皮肤毒性	R	R
急性吸入毒性，大鼠	R	R
原发性眼刺激，兔	R	R
原发性皮肤刺激	R	R
皮肤致敏性	R	R
迟发性神经毒性，母鸡	R	R
亚慢性试验		
90 天饲养研究，啮齿类和非啮齿类	R	C
21 天经皮毒性	C	C
90 天经皮毒性	C	C
90 天吸入，大鼠	C	C
90 天神经毒性，母鸡或哺乳动物	C	C
慢性试验		
二个物种啮齿类和非啮齿类的慢性饲养	R	C
二个物种的致肿瘤性研究，大鼠和小鼠优先	R	C
二个物种的致畸性	R	C
生殖，二代试验	R	C
致突变性试验		
基因突变	R	R
染色体结构畸形	R	R
其他遗传毒效应	R	R
特殊试验		
一般代谢	R	C
皮肤渗透	C	C
家畜安全性	C	C

R，需要的数据；C，有条件地需要的数据，根据杀虫剂的特性，可能的使用和暴露模式或常规研究的结果

食品添加剂测试策略 美国食品与药品管理局（FDA）的食品和色素添加剂的安全性毒理学试验指南（也称为红皮书），强调传统毒理学方法，评价食品添加剂的程序首先以化学品的化学结构和饮食中预期浓度为基础分配到 3 个关注水平之一。直接添加剂首先进行结构分类，A 类结构包括低潜在毒性或正常的细胞成分的化合物，如烃类、多糖和脂肪酸；B 类结构包括对动物或人有与非癌有害效应的化合物，如某些氨基酸、羧酸酐、肽和蛋白质；C 类结构包括与致突变性或致癌性有关的化合物，如苯并呋喃类、环氧化物类和酚类。基于饮食浓度的潜在暴露决定最终关注水平（表 3）。在包装、储藏或其他处理中成为食品痕量部分的化学物，即间接的食品添加剂，仅依照饮食中浓度分类进行试验。

以直接的或间接的食品添加剂饮食中浓度的关注水平为基础，规定所要求的试验（表 4）。随着关注的水平或饮食的浓度增加，试验的复杂性和持续时间增加。一些测试视其他的测试结果而定，但是尚无正式的指南。FDA 可能要求超出指南的测试，或要求流行病学研究。

（周宗灿）

dúxìng fēncéng cèshì cèlüè

毒性分层测试策略（toxicity tiered testing strategy）

根据物质的种类（如基于结构或暴露）和危险管理的需要来指导测试性质和范围的分阶段系列测试策略。进行的每个测试数据为下一步测试提供信息。

美国有毒物质控制法和大宗化学物测试计划 为商业的目的制造或处理新化学物的公司必须向美国环境保护署（EPA）呈交生产前通知，资料包括关于化学结构、制造过程、预期的生产量、预期的使用、可能的暴露和释放水平、处置方法和其他数据。美国 EPA 的大宗化学物（HPV）测试计划，目的是保证在美国生产或使用超过每年 453.6 吨（t）的

表 2 控制害虫的微生物制剂的毒性试验

第一级	第二级
哺乳动物毒性，病原性和传染性	急性毒理学
急性经口毒性，病原性	亚慢性毒性，病原性
急性经皮毒性，病理学	生殖和生育力效应
急性肺毒性，病原性	
急性注入毒性，病原性	
超敏反应事件	
细胞培养	

表 3 直接食品添加剂的关注水平 *

关注程度		
较高 ←		→ 较低
关注水平 Ⅲ	关注水平 Ⅱ	关注水平 Ⅰ
结构 C，0.25ppm	结构 C，0.0125ppm	结构 C，<0.0125ppm
结构 B，0.5ppm	结构 B，0.025ppm	结构 B，<0.025ppm
结构 A，1.0ppm	结构 A，0.05ppm	结构 A，<0.05ppm

*在表中所列的浓度是总饮食中的估计浓度

表 4 对直接的和间接的食品添加剂的测试要求

测试项目		毒性测试
直接的食品添加剂		A. 急性经口研究，啮齿类
关注水平[a]	测试需要	B. 短期饲养研究（至少 28 天），啮齿类
Ⅰ	B，K	C. 亚慢性饲养研究（90 天），啮齿类伴子宫内暴露
Ⅱ	A***，D，E，I，J*，K	D. 亚慢性饲养研究（90 天），啮齿类
Ⅲ	A***，D***，F，G，H，I，J*，K，L**	E. 亚慢性饲养研究（90 天），非啮齿类
间接的食品添加剂		F. 终生饲养研究（约 2 年），啮齿类致癌性和慢性毒性伴子宫内暴露
饮食浓度	测试需要	G. 终生饲养研究（约 2 年），啮齿类致癌性
<0.05ppm	A	H. 短期饲养研究（至少 1 年），非啮齿类
>0.05ppm	A***，C，I*，K**，E，J*	I. 多代生殖饲养研究（至少二代）伴致畸性，啮齿类
>1.0ppm	A***，D***，F，G，H，I，J*，K**，L**	J. 畸形学研究
		K. 致癌性的短期试验
		L. 代谢研究

a，关注水平由化学结构和饮食中浓度确定；*，如果已有的数据或信息提示有需要；**，建议进行；***，如果需要作为进一步研究的初步结果

所有有机的、非聚合化学物的基本毒性数据是可得到的。HPV测试计划要求，测试基本毒性终点的一组试验支持发展筛选水平危害和危险表征。此计划与经济合作与发展组织（OECD）的HPV计划一致，包括相同的终点和测试范围。由基本的OECD数据组测试组合获得的人类健康数据包括急性毒性、重复剂量毒性、体外遗传毒性（点突变、染色体畸变）、体内遗传毒性、生殖毒性、发育毒性和致畸性。

欧盟测试策略 2003年欧盟的毒性测试技术是以每年每一制造业生产的物质量为基础规定毒性测试的不同组合。每年每一制造业生产超过10kg的所有物质必须被测试（表）。

（周宗灿）

dúxìng zhuānyòng cèshì cèlüè
毒性专用测试策略（toxicity tailored testing strategy） 筛选化学物对特定系统和终点效应，利用暴露环境、预期的有害效应的信息和作用机制知识确定化学物或化学物组测试范围的一组测试策略。此策略可能由一个灵活的测试组开始，并基于科学判断再进行不同的分层或反复测试类型。

EPA内分泌测试策略 美国环境保护署（EPA）的内分泌干扰物筛选计划（EDSP），推荐了干扰雄激素、雌激素和甲状腺激素系统的化学物的筛选方案。EDSP是分层测试方案，核心成分是设定优先性，即第一级筛选以鉴定可能改变雌激素、雄激素或甲状腺激素系统的因子，第二级试验确定经第一级筛选得到阳性结果的化学物是否引起发育毒性，如是则给出剂量-反应关系（图1）。为节约资源，EPA设计了分区方式，以暴露和效应设定优先

权。将化学物分为4类：①第1类，"留存"类，分子量大于1000

聚合物，认为不太可能穿越细胞膜，估计有25 000种。②第2类，

表　欧盟化学品测试策略

测试项目（每年每一制造业）	毒性测试
10～100kg	急性毒性，经口或吸入
100kg～1t	急性毒性，经口途径和第二途径依赖可能的暴露路径 皮肤刺激 眼刺激 皮肤致敏 重复剂量毒性，28天 致突变性，细菌试验 生殖毒性筛选 药动学评价评估，基于以上试验的数据
1～10t	急性毒性，经口途径和第二途径依赖可能的暴露路径 皮肤刺激 眼刺激 皮肤致敏 重复剂量毒性，28天 致突变性，细菌和非细菌试验 生殖毒性筛选 药动学评价评估，基于以上试验的数据
10～1000t（累积50～5000t）	
水平1基础测试组合	急性毒性，经口途径和第二途径依赖于可能的暴露路径 皮肤刺激 眼刺激 皮肤致敏 致突变性，细菌和非细菌试验 生殖毒性筛选 药动学评价评估，基于以上试验的数据 生育力研究，在一个物种，一代
根据基础水平1测试的结果可能需要	生育力，第二代研究 致畸性，在第二个物种 出生前，发育毒性 亚慢性/慢性毒性 致突变性，附加的测试
＞1000t（累积＞5000t）	
水平2基础测试组合	急性毒性，经口途径和第二途径依赖可能的暴露路径 皮肤刺激 眼刺激 皮肤致敏 重复剂量毒性，28天 致突变性，细菌和非细菌试验 生殖毒性筛选 生育力研究，在一个物种，一代 慢性毒性 致癌性 药动学评价评估，基于以上试验的数据，附加的研究
根据基础水平2测试的结果可能需要	生育力-多代研究 出生前，发育毒性 急性毒性，在第二个物种 重复剂量毒性，28天，在第二个物种

数据不足以列入第一级，进行潜在的激素或生物活性高通量筛选。③第3类，已有的数据足以省略第一级筛选，并直接开始第二级测试。④第4类，已有的数据足以省略第一级筛选和第二级测试，直接进行危害评定。

在表1中，第一级为筛选试验，体内试验组合以补充体外试验，它们包括较宽的作用机制及结合药动学测定。对化学物的所有组合可能测试分类群和终点组，以进行证据权重评价。第二级测试，在人、鱼和野生生物中引起激素系统紊乱的可能性，性质和剂量-反应关系。试验包括关键的生命阶段，并考虑了到生命较后期才可观察到的潜伏性效应（类似于己烯雌酚的效应），如二代生殖试验。

OECD 内分泌干扰物的测试策略 经济合作与发展组织（OECD）发展了内分泌干扰物的测试策略的概念框架（表2）。OECD 强调由于试验和评定的水平符合不同水平的生物复杂性，框架是工具箱，并非测试方案。此框架考虑所有的测试数据，包括体外数据、结构活性关系和可能从基因组学和蛋白组学等新技术得到的数据。较低水平的测试框架是与联合国《全球化学品统一分类和标签制度》中危害识别阶段一致。在较高水平的测试和数据发展支持考虑剂量-反应关系。OECD 内分泌干扰物测试框架以化学物可得的数据或数据需求为基础，可在任何的步骤进入框架，并且当数据足以进行评定时离开测试框架。

发育毒性测试 美国国家研究委员会（NRC）发育毒性委员会于2000年提出了一个包括多学科多水平交互式发育毒性测试方案，为四个水平的测试方案（图2）。水平1包括基于分子、生化和细胞水平的高通量试验，并提供结构活性数据，在同一试验测试各种化学物的相对强度，观察混合物，估计不同类化学物和试验间的强度，提出的试验测试化学物诱导的信号转导和代谢途径改变。水平2评估非哺乳动物在发育期间暴露的反应。候选模式生物为线虫、果蝇和斑马鱼。水平3涉及哺乳动物测试，优先小鼠和大鼠，以得到化学物活性、体内相对强度、剂量-反应关系和机制的信息。水平4评估化学物原型的毒作用机制。啮齿类可能是这类研究最佳的测试平台。

模型系统和动物结果与毒性、易感性和人群的化学物暴露的评价得到的信息相关。此计划提出发展多种数据库，包括人类发育结局数据库、人类基因组和基因组多态性数据库、人类生物学标志数据库和人类基因-环境交互作用数据库。另外，还应将从模型系统和动物试验与人类研究获得的数据结合用于危险评定。

（周宗灿）

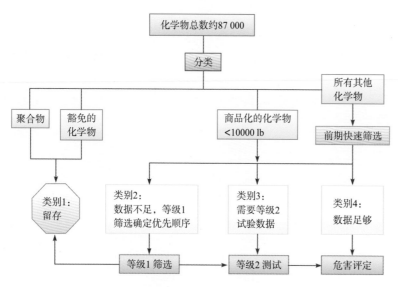

图 1 内分泌干扰物筛选方案要点（EPA，2000 年）

* lb，磅。1kg≈2.2lb

表 1 内分泌干扰物的筛选试验（EPA/EDSP）

第一级：筛选	第二级：测试
体外试验	哺乳动物生殖，大鼠二代生殖毒性试验
雌激素受体结合和转录活化	鸟类生殖，二代试验
雄激素受体结合和转录活化	鱼生殖，鱼生命周期试验
测定睾丸的类固醇生成	无脊椎动物生殖，在糠虾或水蚤中
体内试验	两栖类的发育和生殖
啮齿类3天的子宫增重试验，皮下给药	
啮齿类20天的雌性发育期甲状腺终点试验	
啮齿类5~7天的赫什伯格（Hershberger）试验	
蛙类蜕变	
鱼性腺的发育	

表2 OECD测试内分泌干扰物的概念框架

测试分级		测试内容
水平1	基于已有的数据，分类和区分优先次序	·物理化学性质，如分子量、反应性、挥发性、生物可降解性 ·人和环境的暴露，如生产量、释放、使用模式 ·危害，如已有的毒理学数据
水平2	在体外试验提供机制数据	·雄激素相关、雌激素相关、甲状腺素相关的受体结合亲和力 ·转录活化 ·在体外的芳香化酶和类固醇合成 ·芳烃受体识别/结合定量构效关系 ·高通量预筛 ·甲状腺功能 ·鱼肝细胞卵黄原蛋白（VTG）试验 ·其他（如适当）
水平3	在体内试验提供单一内分泌的机制数据	·子宫增重试验（雌激素相关） ·赫什伯格（Hershberger）试验（雄激素相关） ·非受体中介的激素功能 ·其他，如甲状腺 ·鱼 VTG 试验（雌激素相关）
水平4	在体内试验提供有关多种内分泌机制的数据	·增强的 OECD 407（基于内分泌机制终点） ·雄性和雌性的青春期发育试验 ·整体的雄性试验 ·鱼性腺组织病理学试验 ·蛙类蜕变试验
水平5	体内试验提供来自内分泌和其他的机制有害效应的数据	·一代试验（TG 415 增强） ·二代试验（TG 416 增强） ·生殖筛选（TG 421 增强） ·联合 28 天/生殖筛选（TG 422 增强） ·在鱼、鸟、两栖动物和无脊椎动物中的部分和完全的生命周期试验（发育和生殖）

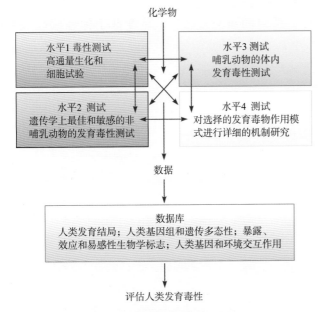

图2 NRC 发育毒性测试方案

dòngwù shíyàn tìdàifǎ

动物实验替代法（animal testing alternative） 采用体外试验、低等生物和非生物载体等技术方法替代传统的动物实验的实验方法。化学物的潜在危害性传统上主要依靠动物实验进行毒理学安全性评价加以鉴定。然而，动物实验由于实验周期长、耗资大、动物福利要求高、效率低等缺点和局限性，无法达到快速、灵敏、特异地鉴定评价各类化学物毒理学安全性的要求。随着3R原则，即减少（reduction）、替代（replacement）、优化（refinement）的日趋重视，以及动物保护运动的兴起与迅速发展，欧盟、美国、日本等发达国家着手转向进行动物实验替代方法研究，以评估其代替传统动物实验进行安全性测试和评价的可能性。"减少"是指在科学研究中，使用较少量的动物获取同样多的试验数据或使用一定数量的动物能获得更多试验数据的科学方法。"替代"是指使用没有知觉的实验材料代替活体动物，或使用低等动物替代高等动物进行试验，并获得相同实验效果的科学方法。"优化"是指通过改进和完善实验程序，避免、减少或减轻给动物造成的疼痛和不安，或为动物提供适宜的生活条件，以保证动物健康和康乐，保证动物实验结果可靠性和提高实验动物福利的科学方法。

概念形成过程 在毒理学科中替代试验作为筛选方法已存在20多年。企业和管理部门最早应用体外试验方法进行安全性评价和危险性评估，如鉴定化学物质生物学作用的有或无、进行化学物质的分类、筛选化学物质的生物作用、探究整体反应存在的种间差异。随着分子生物学技术的发展，毒理学科从描述科学（观察整体暴露在化学的和物理的环境条件下所产生的有害效应）发展到作用机制的研究（解释产生这些有害生物效应的原因），促使新的生物体系和生物工程技术的利用和发展。进入 21 世纪，对体外试验方法的研究形成高潮，如在毒理学实验中采用细胞和组织培养，完全脱离了整体稳态和内分泌调控，在投药的准确性和结果定量上显示了方法的优越性。在筛选研究中，应用细胞和组织培养可以检测到与整体实验毒性相关的特异性毒作用，还可对一类化学物质的比较毒性进行快速筛选。细菌回复突变试验（Ames test）的广泛应用及一些非动物试验方法，如离体哺乳动物细胞染色体畸变试验和基因突变试验的发展，对化学物质所致毒性反应的生物学过程和毒作用机制的阐明更加深入和准确。

基本内容 相对于动物实验而言，替代试验方法亦称体外试验方法或离体方法，包括：①采用培养细胞或者组织、离体细胞、转基因细胞培养物和来自转基因生物的细胞等体外试验技术。②在检测方法上使用无脊椎动物（如马蹄蟹）代替脊椎动物（如

兔子）。③运用电脑软件和其相关的毒理学上的结构活性资料的数据库建立计算机模拟系统，预测新的化学物质的毒性特征。

替代试验方法主要由生物模型、测试终点和试验准则三部分组成。生物模型是代表体内组织结构和功能的系统生物模型，其代表的效力越高，用于评价的数据价值就越大；测试终点是预计毒性出现时的尺度标准（如细胞凋亡）；试验准则是用规范试验的标准程序来保证实验的质量。理想的替代试验要求：①受试动物使用量较少，试验过程人道。②生物模型结果可靠，分级准确，能提供剂量-反应关系数据。③测量终点客观，可重复性高。④测试反应具有快速、灵敏、特异性和有效性。⑤试验价格便宜，学习或完善实验技能费用低廉。

采用替代试验方法进行安全性评价的关键性假设是：①其他生物体可以作为精确预测人体毒性的模型。②选用模型能够精确地预测对人体的危害。③在有针对人类的相关调查结果前，要知道该特殊模型的优缺点。

应用 毒理学替代试验研究体系已具有一系列的研究模型，其中的每一个都有其优缺点（表

1）。应用替代试验体系在两大方面具有潜在的优势：①毒理学实验中应用细胞或组织培养物能控制稳态和激素水平，可用来检测化学物在活体内毒性的一个特殊方面。②试剂使用量的准确和结果的定量化，可用来作为一种快速筛检方式对一组化合物的特殊反应进行比较。

优缺点 与体内试验相比，替代试验方法各有优缺点（表2、表3），替代方法能降低实验动物的使用费用，减少实验动物的用量和饲养所需的人力物力，减轻实验动物的痛苦，方法相对简单、快速，实验条件易于标准化，具有良好的重现性、有效性并能提供毒作用机制相关信息，提高检测效率。但它也具有一定的局限性，单一的替代方法尚难以完全模拟所有的组织反应，需要建立合适的检测策略来评价化学物的毒性效应。导致体外试验不能预测体内试验研究的结果的可能原因：①体内试验研究时化学物质完全不吸收或只能吸收量非常少。②化学物质吸收充分但是受肝脏的首过效应影响较大。③化学物质体内分布导致靶器官内的有效浓度低于体外试验预测的浓度。④化学物质在体内很快被代谢成

表1 替代试验毒性研究模型的水准

水平/模型	优点	缺点
体内试验（完整的高等动物实验）	具有和目标生物相似的生物体的全部反应	价格昂贵，有伦理道德问题/违反动物权益
低等生物（如蚯蚓、鱼类）	可提供整体生物反应	通常缺乏典型的高等生物反应
离体器官	完整的组织和血管系统且可以控制暴露条件和环境条件	缺乏捐献的器官，耗时且价格昂贵，有伦理道德问题/违反动物权益
培养细胞	没有直接应用完整的动物，可控制实验条件，价格低廉，可以研究大范围的物质	系统稳定性差，有限的系统生存能力和受限的酶能力，没有（或有限的）完整的多细胞和/或者器官反应
化学或生化系统	不需要捐献者的器官，价格低廉，制品长期的稳定性，可以研究大范围的物质，反应具有特异性	与体内系统反应没有实际意义的关联，对有明确的唯一机制的研究受限。
计算机模拟（亦称计算机模拟建模系统）	不涉及动物福利，速度快并且每次的评估费用低	许多物质的预计值超出了化学结构的一个可能的狭窄的范围，建模费用昂贵

表2　体内试验方法的优点与局限性

优点	局限性
①可评估实验动物整体的作用/效果和估计器官或组织间的交互作用 ②可评估单纯化学物或者混合物 ③可提供关于治疗和恢复过程的数据 ④是当今全世界机构必需的法定的实验 ⑤运用评分系统可使评估定性和定量化，并且评分系统可根据物质的相对危害进行分级 ⑥可以根据特殊情况对实验进行适当的改动以满足需求 ⑦允许使用广泛而有效的数据库和可根据人的情况而作前后对照进行相关性的评估 ⑧操作简单，多数情况下实验成本较低 ⑨适用范围宽广，在错误的预测危害性过度时提供对人最大程度的保护。	①可能会使实验复杂化和（或）混淆或者掩盖研究结果 ②仅能对物质引起作用位点的短期效应或者直接的结构改变进行评估；不过，体内试验的特异性可以用来评价急性局部作用，因此该试验可能是受有目的性的限制 ③需要有严格的技术培训和控制（特别是因为评估本身的主观性） ④不能进行准确的预测人体试验结果，如果目标是排除或鉴定有严重反应的物质 ⑤由于人和实验动物的身体结构和生化反应的不同造成实验结果外推困难 ⑥实验不够规范化 ⑦和人体试验的结果相关性不稳定 ⑧不同的实验单位之间存在较大的可变性（如实验动物个体之间存在差异） ⑨实验数据由于过大、多样化并且零碎导致实验结果之间不可比 ⑩获得实验结果需要相对较长的时间或者对实验的评估需要较长的时间 ⑪需要相对较多的实验材料 ⑫只能用一种观察终点（如死亡和腐蚀）或者一种所谓的鸟枪法或多种观察终点的方法（如13周的经口毒性实验的研究）中的一种 ⑬在法庭上被起诉时有公认的标准证据

表3　体外试验方法的优缺点

优点	缺点
①试验条件可以控制 ②降低系统误差 ③降低试验间变异 ④可以用不同测试系统（细胞和组织）测试相同剂量范围的试验物质 ⑤可取代耗时长的试验，节约时间和成本 ⑥测试物质需要量少 ⑦试验产生毒性物质有限 ⑧可采用人体细胞和组织及携人类基因的转基因细胞 ⑨减少实验动物用量	①不能评价测试物质的总体副作用（如体重降低） ②不能评价系统效应 ③不能测定组织和器官间相互作用 ④不能评价药物动力学效应 ⑤不能评估特定器官敏感度 ⑥不能测试慢性效应

一种有活性的物质或者无活性代谢产物以至于有不同的生物活性和（或）不同的作用时间这些都与药物本身作用于体外试验不同。⑤化学物质在体内被快速的消除（如通过分泌机制）。⑥两种实验所用的物种不同。⑦体内试验和体外试验的实验条件不同可能会产生不同的实验结果。这些实验条件包括诸如温度、性别、年龄和受试动物的紧张度。⑧作用于体内试验和体外试验的特殊受试物本身的特征不同诱导出的结果不同。⑨用于测量体内试验和体外试验的结果的方法不同，可能会导致得到的实验数据不具有可比性。⑩体外试验可能没有严格控制实验条件（如 pH 值、实验工具、受试物的体积及从对照组受试动物的取样），从而导致实验"假象"。⑪体外试验数据不能预测药物在中央室或者外周室中的分布情况。⑫体外试验数据不能预测药物在两个室中间的速率常数。⑬体外试验数据不能预测药物的消除常数。⑭体外试验数据不能预测特殊的剂量下药物在体内试验是否符合线性或者非线性动力学。⑮不能仅仅基于体外试验数据来预测药代动力学参数（如生物利用度、血浆最大浓度、半衰期）。⑯体内试验中，化学物质的作用效果取决于完整的动物体系内的高度的联合作用，这些在较简单的实验体系中是不能得到的。

（庄志雄　杨杏芬　杨　颖）

shíyàn dòngwù

实验动物（laboratory animal）

用于科研、教学、生产、检定及其他科学实验的动物。此类动物经人工培育和人工改造，对其所携带的微生物和遗传、营养、环境控制，来源清晰，遗传背景明确。实验用动物指用于科学实验的各种动物，包括实验动物、家畜、宠物和野生动物。在动物实验中，动物保护和动物伦理一直是人们关注的焦点问题，善待动物是人类的责任，为了保护动物，实验动物行业内兴起了"3R"运动，即动物实验的替代、减少和优化（见动物实验替代法）。最终将使实验动物的使用量逐渐减少，动物实验结果的准确性、可靠性不断提高。在毒理学中，实验动物常被用来评估外源化学物质在动物体内的毒性反应。

物种选择　由于自然选择和人工定向培育的结果，外源化学物的固有毒性往往在人和不同物种实验动物之间表现不同，物种差别可以表现在量和质的差别。一般认为，动物实验结果外推到人，定性外推的可靠性高于定量外推，毒效学预测优于毒动学预测。在毒理学试验中，如以与人相同的接触方式、大致相同的剂量，在两个种属动物上有毒性反应，则假设人类有可能以相同的方式发生毒性反应；当不同种属的毒性反应有很大差异，必须考虑受试化合物在不同种属的代谢、动力学及毒作用机制，然后才可将实验结果外推到人。实验动物的选择存在很多限制，包括可供选择的实验动物物种、实验动物的生理和病理研究资料、对外源化学物毒性敏感性，甚至实验经费情况等都制约着实验动物的选择。实验动物物种选择的基本原则：选择受试物代谢、生物化学和毒理学特征与人最接近的，自然寿命不太长，易于饲养和实验操作，饲养成本低并易于繁育。实际上没有一种实验动物完全符合上述原则，毒理学试验常规选择两个种属的动物，一种是啮齿类，另一种是非啮齿类。系统毒性研究最常用啮齿类大鼠、小鼠和非啮齿类犬，豚鼠常用于皮肤刺激试验和致敏试验，兔常用于皮肤刺激试验和眼刺激试验。遗传毒理学试验常用小鼠或大鼠，致癌试验常用小鼠和大鼠，致畸试验亦常用小鼠、大鼠和兔，迟发性神经毒性试验常用母鸡。

品系选择 实验动物学中，品系指起源于一个共同的祖先而且具有特定基因型的动物种群。实验动物按遗传学分类可分为近交系、封闭群和杂交一代。根据实验动物遗传特征，动物遗传一致性近交系最高，杂交一代次之，封闭群最低。不同品系实验动物对外源化学物毒性反应有差别，

毒理学研究要选择适宜的品系，对某种外源化学物毒理系列研究中，应固定使用同一品系动物，以确保研究结果的稳定性。

近交系 以近亲交配方式繁殖的动物种群，经连续20代或20代以上的全同胞兄妹交配或亲代与子代交配培育而成。品系内所有个体都能追溯到起源于第1代或以后代数的一对共同祖先，动物个体任何一个基因位点的纯合率高达99%，品系内个体基因型完全一致，每个品系都具有独特的遗传和表型特征，可长期稳定遗传，具有完整的遗传背景资料、生物学和生理学参数。常用小鼠品系有 DBA、BALB/c、C_3H、$C_{57}BL/6J$ 等。

封闭群（远交群） 以非近亲交配方式繁殖的动物种群，在不从外部引进新个体的情况下，以非近亲交配方式至少连续繁殖4代以上。该群体世代间各基因的频率保持不变，动物个体遗传杂合性高，具有与人类相似的遗传异质性，疾病抵抗力强，繁殖力高，生长快，寿命长。常用动物有昆明种小鼠、ICR小鼠、NIH小鼠、SD大鼠、Wistar大鼠等。

杂交一代 特指两个不同近交系动物之间杂交所繁殖的子一代动物，简称 F_1 代动物。个体间遗传和表型一致，具有双亲遗传特征，有杂交优势，疾病抵抗力较强，适应性强，寿命长，易于饲养管理，广泛应用于科研实验。常用的动物有 $B_6D_2F_1$、$B_6C_3F_1$ 小鼠等。

微生物控制选择 实验动物微生物等级是实验动物健康状况的一个重要指标，动物健康状态对实验结果影响很大。毒理学研究要选择适宜的微生物等级的实验动物，并且要保障实验人员身

体健康。

普通级动物 不携带所规定的人兽共患病病原和动物烈性传染病病原的动物。饲养在普通环境中，是微生物控制要求最低的实验动物，可采用疫苗接种的方式预防传染性疾病。常用动物包括豚鼠、地鼠、兔、犬、猴和小型猪等。

清洁级动物 除普通级动物应排除的病原外，不携带对动物危害大和对科学研究干扰大的病原的动物。饲养在屏障系统中，比普通级动物健康，比无特定病原体动物较容易达到质量标准，通过良好的饲养管理预防传染性疾病，不可接种疫苗，是中国广泛应用的实验动物微生物等级。常用动物包括小鼠、大鼠、豚鼠、地鼠和兔等。

无特定病原体动物 除清洁级应排除的病原体外，不携带主要潜在感染或条件治病和对科学实验干扰大的病原的动物。动物来源于无菌动物，饲养在屏障系统中，微生物控制要求较高，适用于所有科学实验的国际标准级的实验动物。常用动物包括小鼠、大鼠、豚鼠、地鼠、兔、犬、猴和小型猪等。

无菌动物 动物身上不能检出一切生命体，即以现有的检测技术在动物体内外均检不出任何细菌、病毒和寄生虫等。动物来源于剖宫产或无菌卵孵化，饲养在隔离环境中，是微生物控制要求最高的实验动物。常用的动物包括小鼠、大鼠、豚鼠、地鼠和兔等。

个体选择 同一品种品系动物对外源化学物的毒性反应还存在个体差异。毒理学实验中应选择适宜的动物个体。不同物种实验动物的生理学参数见表1。

表1　常用实验动物生理学参数

参数	小鼠	大鼠	地鼠	豚鼠	兔	猫	犬	猴
体温（℃）	37.4	38.2	38.0	38.6	39.4	38.6	38.9	38.8
呼吸频率（次/分）	160 80～240	85 65～110	83 35～130	90 70～100	53 40～65	25 20～30	20 10～30	50 40～60
心率（次/分）	600	328	450	300	200	120	100	200
血压（收缩/舒张，mmHg）	120/75	130/90	108/77	77/50	110/80	155/100	148/100	159/127
血容量（ml/kg）	80	65	85	75	53	60	79	75
凝血时间（秒）	14	60	143	60	300	120	180	90
血细胞比容	0.41	0.46	0.50	0.42	0.42	0.40	0.45	0.42
血红蛋白（g/L）	160	148	120	124	136	118	160	125

性别　同一品种品系的雄性和雌性动物通常对同一外源化学物毒性反应类似，但是雄雌两性对化学物毒性的易感性存在差别。对于初次试验的受试物应采用两种性别的动物，如实验中发现存在性别差异，则应将不同性别动物的实验结果分别统计分析。如果已知不同性别的动物对受试物敏感性不同，应当选择较敏感的性别。

年龄和体重　毒理学试验选用实验动物的年龄取决于试验的类型。急性试验一般选用成年动物；慢性试验因实验周期长，应选用幼年或刚断乳动物，以使实验周期能覆盖动物成年期。实验动物的年龄和体重成一定的正比关系，在实验中通常以动物体重来推算年龄，并作为挑选适龄动物的重要依据。同一试验中，组内个体间体重差异应小于10%，组间平均体重差异不应超过5%。

生理状况　处于不同生理状态下的动物对试验的反应性不一样。一般试验应避开实验动物发情期、妊娠期和哺乳期。毒理学试验中动物如果出现妊娠，则影响体重及其他指标的检测结果，且性激素也会对外源化学物代谢转化有影响，因此应选择非妊娠期和非哺乳期的动物。但某些试验如显性致死试验、致畸试验及繁殖试验等，则需要有计划地繁殖动物。

健康状况　实验动物的健康状态对毒理学试验结果影响很大，应选择微生物控制达到清洁级以上的小鼠和大鼠，普通级以上的豚鼠、地鼠、兔、犬和猴。健康动物个体表现为发育正常、体格健壮，被毛浓密顺滑有光泽，行动灵活、反应敏捷，表皮无溃疡和结痂，天然孔道干净无分泌物等。为确保所选择的动物健康，在实验前必须隔离观察，小动物观察5～7天，犬、猴等大动物观察3周。

环境条件分类　实验动物环境设施为实验动物提供适宜的居住环境，实验动物设施按实验动物微生物控制程度划分为三种环境设施，微生物控制程度不同的实验动物必须在不同环境设施内开展动物实验，不同品种实验动物的不同环境设施技术指标也不相同（表2）。

普通环境　饲养普通级实验动物的设施。设施符合动物居住的基本要求，不是密闭的。新引进动物必须严格隔离检疫，非工作人员不能随便进入，饲料垫料需要消毒，饮用水符合中国生活饮用水卫生标准，安装空调和通风设备，定期对笼器具和饲养室清洁消毒，应防鼠和防虫。

屏障环境　饲养清洁级动物和无特定病原体动物的设施。设施是密闭的，严格控制人员、物品和空气的进出。新引进的动物必须来源于无菌动物或无特定病原体动物种群，进入前必须严格隔离检疫。进入系统内的人、动物、饲料、垫料、水、空气和其他用品均需严格的微生物控制，空气必须经初效、中效、高效三级过滤通过特定通道进入，饲料、垫料和饮水需灭菌后进入，工作人员进入需淋浴、穿灭菌工作服、戴口罩和手套。进入系统内的人员、动物、饲料、垫料、空气和用品均采用单线流通。定期对笼器具和饲养室消毒灭菌。

隔离环境　饲养无菌动物的设施。设施是密闭的无菌隔离器，安装于屏障环境内。动物来自剖宫产或无菌卵孵化。工作人员不能直接接触动物，只能通过隔离器上的橡胶手套操作。饲料、垫料、水、空气和笼器具等灭菌后递入隔离器。

管理　中国国家科技部主管全国实验动物工作，各省、自治区、直辖市科技厅（委）主管本地区的实验动物管理工作，国家科技部和各省、自治区、直辖市

表2 动物实验间的环境技术指标

指标	环境分类								
	小鼠、大鼠		豚鼠、地鼠			犬、猴、猫、兔、小型猪			鸡
	屏障环境	隔离环境	普通环境	屏障环境	隔离环境	普通环境	屏障环境	隔离环境	隔离环境
温度（℃）	20~26	20~26	18~29	20~26	20~26	16~26	20~26	20~26	16~26
日温差（℃，≤）	4	4	4	4	4	4	4	4	4
相对湿度（%）	40~70	40~70	40~70	40~70	40~70	40~70	40~70	40~70	40~70
换气次数（次/小时，≥）	15	20	8	15	20	8	15	20	—
动物笼具处气流速度（m/s，≤）	0.2	0.2	0.2	0.2	0.2	0.2	0.2	0.2	0.2
相同区域的静压（Pa，≥）	10	50		10	50		10	50	50
空气洁净度（级）	7	5或7	—	7	5或7	—	7	5或7	5
沉降菌平均浓度（CFU/0.5h，90mm平皿，≤）	3	0	—	3	0	30	3	0	0
氨浓度（mg/m³，≤）	14	14	14	14	14	14	14	14	14
噪声[dB（A）≤]	60	60	60	60	60	60	60	60	60
照度（lx）工作照度	200	200	200	200	200	200	200	200	200
照度（lx）动物照度	15~20	15~20	15~20	15~20	15~20	100~200	100~200	100~200	5~10
昼夜明暗交替时间（小时）	12/12或10/14	12/12或10/14	12/12或10/14	12/12或10/14	12/12或10/14	12/12或10/14	12/12或10/14	12/12或10/14	12/12或10/14

科技厅（委）的条件财务司和条件财务处为具体的职能司（处），负责实验动物管理工作。为了规范中国实验动物管理，国家已颁布了多部实验动物管理政策法规。1988年由国务院批准国家科技部颁布的第2号令《实验动物管理条例》，是全国实验动物工作的法律依据和管理准则。1997年12月由国家科技部和国家技术监督局联合制定颁布的《实验动物质量管理办法》，是一部中国实验动物质量管理的行业规章。1994年国家技术监督局颁布了实验动物国家标准，2001年、2010年又对实验动物国家标准进行了两次修订。1995年卫生部颁发了第55号部长令《医学实验动物管理实施细则》。2006年国家科技部制定和发布了《关于善待实验动物的指导性意见》，这一系列政策法规的颁布，提高了中国实验动物管理工作质量和水平。为了加强地区实验动物管理工作的协调、统一，

在国家科技部的统一领导下，中国多数省、自治区、直辖市科技厅成立了实验动物管理委员会，负责对本地区各行业、各系统实验动物工作进行业务指导和协调。按照国家相关实验动物管理条令和国家科技部文的明确规定，实验动物生产单位及使用单位应设立实验动物管理委员会和（或）实验动物福利伦理委员会，其主要任务是保证本单位实验动物设施、环境符合善待实验动物的要求，实验动物从业人员得到必要的培训和学习，动物实验实施方案设计合理，规章制度齐全并能有效实施，动物实验者尽可能合理地使用动物，以减少实验动物的使用数量。1956年，联合国教科文组织、国际医学组织联合会、国际生物学协会共同发起成立了实验动物国际委员会，这是一个以促进实验动物质量、健康和应用达到高标准的非官方组织。1961年实验动物国际委员会与世

界卫生组织合作，并于1979年改名为国际实验动物科学协会。1965年成立了美国实验动物管理认可协会，这是一个设立在美国的专业技术社团组织，旨在促进高品质的动物管理、使用和福利，以提高生命科学的研究和教育。

为确保科研课题的顺利进行，凡涉及实验动物的试验，课题立项前应申报实验动物管理委员会和（或）实验动物福利伦理委员会，接受伦理审查和监督管理。使用来自取得实验动物生产许可证的实验动物生产单位的实验动物，在具有实验动物使用许可证的环境设施内开展动物实验，实验技术人员（包括实验动物管理人员、饲养繁育人员、动物实验人员等）应经过培训合格。课题立项后应及时编制实验动物使用计划，确定使用实验动物的时间、品种、等级、数量和规格要求等，报送至单位实验动物中心。购买动物时要索取实验动物质量合格

证、实验动物生产许可证复印件并附符合标准规定的实验动物质量检测报告。为保证动物实验正常开展，刚买来的实验动物必须隔离检疫，适应新的饲养环境。常用实验动物饲养管理的生理学参数见表3。

（肖 杭 陈 芹）

jíxìng dúxìng shìyàn

急性毒性试验（acute toxicity test）

机体一次或24小时内多次接触外源化学物后在短期内引起的毒性效应。包括一般行为、外观改变、大体形态变化及死亡效应。

原理 急性毒性试验，是认识和研究外源化学物对机体毒效应的第一步，可以提供短期接触所致毒作用的许多信息和资料。运用急性毒性实验可以：①测试和求出毒物的致死剂量及其他急性毒性参数，通常以半数致死量（LD_{50}）为最主要的，并根据 LD_{50} 值进行急性毒性分级。②通过观察动物中毒表现、毒作用强度和死亡情况，初步评价毒物对机体的毒效应特征、靶器官、剂量-反应（效应）关系和对人体产生损害的危险性。③为亚慢性、慢性毒性试验研究以及其他毒理试验提供接触剂量和观察指标选择的依据。④为毒理学机制研究提供线索。

基本方法 虽然急性毒性试验的程序，不同的规范有不同的要求，但总体原则和要点是相同的，主要包括实验动物、染毒途径、染毒剂量、观察周期、观察指标的选择、计算方法和评价等。一个设计科学周密、操作规范、质量保证严格的急性毒性试验对于评价新化学物的急性毒性有决定性的作用。

实验动物的选择和要求 急性毒性试验应当选择急性毒性反应与人近似的动物；易于饲养管理、试验操作方便的动物；繁殖生育力较强、数量较大、能够保障供应、价格较低、易于获得的动物。

实验动物的种属很多，如大鼠、小鼠、豚鼠、兔、犬、猫、猴等，不同种属的动物对化学物的反应可能有很大的差别。除有特殊需要外，急性毒性试验一般首先选择哺乳动物，其中又以大、小鼠为最常用。尤其是大鼠，几乎占全世界所报道的研究化学物急性毒性所用实验动物的一半，第二位是小鼠。也可选择豚鼠、兔、犬和猴和其他实验动物。急性毒性试验所选用的实验动物年龄和体重通常要求为刚成年的动物，且为健康未曾交配和受孕的动物。在合格的饲养条件下，小动物的年龄与体重相关性较好，所以一般按体重来选择和购买。同一次试验同一批实验动物体重变异范围不应超过该批动物平均

表3 常用实验动物饲养管理的生理学参数

参数	小鼠	大鼠	豚鼠	地鼠	兔	猫	犬	小型猪	猴
体温（℃）	37.4	38.2	38.6	38.0	39.4	38.6	38.9	39	38.8
雄性性成熟（月）	1.5~2	2	2.5	2	6~8	6~10	9~13	6~8	36
雌性性成熟（月）	1.5~2	2	1.5	2.5	5~7	6~10	9~13	4~8	24
性周期（天）	4~5	4~5	16~19	4	15~16	15~28	22	21	28
动情期（天）	1	1	1	1	30	9~19	7~13	1~4	1~2
发情季节	全年	全年	全年	全年	全年	春秋冬	春秋	全年	全年
妊娠（天）	20	21	67	16	31	63	63	114	168
窝产仔数（只）	1~12	6~9	1~5	1~12	1~13	1~6	3~6	6~8	1
出生体重（g）	1.5	5~6	75~100	2.0	100	125	1100~2200	300~400	500~700
开眼（天）	11	10~12	出生当天	15	10	8~12	8~12	12	出生当天
断乳年龄（周）	3	3~4	2	3~4	8	6~9	6	8~9	16~24
断奶体重（g）	10~12	40~50	250	35	1000~1500	3000	5800	3000	4400
生殖年龄（月）	2	2~3	3	2	6~7	10	9	12	54
生殖期（年）	1	1	3	1	1~3	4	5~10	3~4	10~15
成年体重（kg）	0.035	0.45	0.43	0.12	3.7	3.3	14.0	40	3.5
寿命（年）	1.5	3	3.1	2.5	6	14	15	16	16
水消耗（ml/d）	6	35	145	30	300	320	350	5000	450
饲料消耗（g/d）	5	10	12	10	180	100	400	2000	350

体重的 20%。通常要求为雌雄各半，但如有资料或预试验发现试验品对雌、雄动物毒效应有明显的性别差异，则应单独分别试验并求出雌性和雄性动物各自的 LD_{50} 值。如果试验仅是为一些特殊的试验研究做准备，也可仅作单一性别的急性毒性试验，如雄性生殖方面的毒理学研究，可仅作雄性动物的急性毒性试验；致畸试验，可仅作雌性动物的急性毒性试验。根据中国的法规和有关规定，国家实行实验动物的质量合格制度，对实验动物的饲养环境设施实行生产和使用许可证制度。实验动物的设施、环境条件、笼具饲料垫料饮水等均须符合有关的国家标准和法规。凡进行动物实验的人员和实验动物生产、供应从业人员，均需经培训合格。

实验动物分组与数量　急性毒性试验所用动物的数量根据组数和每组数量来决定。不同的 LD_{50} 计算方法对动物组数的要求有所不同，一般为 4～6 组。大、小鼠等小动物每组数量通常为 10 只，犬等大动物为 6 只（均为雌雄各半）。由于实验动物本身的差异和对化学毒物的毒效应个体敏感性的差异，在动物分组时应严格遵循随机化的原则，提高每组动物间的均衡性，尽可能减少非处理因素对试验结果的干扰。

实验动物的预检　在选择了实验动物后，应先进行动物的给药前检疫观察。一般来说，大鼠、小鼠、豚鼠、兔的检疫期为 1 周，犬、猴等适当地延长至 2～3 周。设定检疫期有 2 个主要目的，一是筛检健康等不符合试验要求的动物；二是让外购来的实验动物在本试验条件下适应一段时间，减少环境和生理条件变化对试验结果的可能影响。在检疫期内出现临床异常者应予放弃，不可用于试验。犬、猴等大动物还应检查或补做疫苗接种和驱虫等检疫工作。检疫期内雌雄必须注意分笼饲养，防止交配和受孕。如有动物生病，小动物一般不做治疗，直接处死弃去，大动物可做适当治疗，痊愈后可继续用于试验。

实验动物给药前的禁食处理　如采用经口途径染毒，实验动物胃肠道内食物存留量对化学毒物的毒性可产生较明显的干扰，因此在试验给药前应当作禁食处理。大鼠主要在夜间进食，所以要求染毒前应隔夜禁食，一般在前一天傍晚下班时或晚间将鼠饲料撤掉。小鼠和大鼠基本类似，但由于其消化吸收和代谢速度较快，可隔夜禁食也可禁食 4 小时以上。大动物常在上午染毒，前一天正常给食，染毒前不喂食即可。禁食期间均正常给予饮水。染毒 2 小时后提供饲料。经口多次染毒，可不禁食。

受试物和样品　受试物的接受、分样、保管、称量、配制，以及严格的质量保证是急性毒性试验成功与否的重要环节。受试物的化学结构、纯度、杂质成分和理化性质特别是挥发性、溶解性等均需掌握，检索和了解与受试物化学结构和理化性质相似的化学物毒性资料。计算试验所需受试物的总量，一次备齐全部实验的用量，应当为同一批号的产品，受试物的成分和配方必须固定。异构体混合物，其异构体比例必须固定。在接样、分样、贮存和配制中，应当十分注意稳定性、均匀性等供试品检测和质量保证工作。

急性毒性试验受试物配制的常用剂型为水溶液、混悬液、油溶液。所用溶剂和助溶剂应是基本无毒的，与受试物不起反应。对水溶性受试物，溶剂为水（经口染毒）和等渗盐水（胃肠道外染毒）。水不溶性受试物应溶于或悬浮于适当的有机溶剂中，常用天然植物油（如玉米油、橄榄油）、0.5% 羧甲基纤维素钠、10% 阿拉伯乳胶。受试物用前新鲜配制，除非已证明溶液贮存是稳定的。受试物染毒的容积有规定，根据染毒途径和实验动物物种来确定。

染毒途径和染毒方法　染毒途径的选择应考虑的因素：主要应尽可能模拟人在生活和生产环境中实际接触该受试物的途径和方式；有利于不同化学物之间急性毒性大小的比较；受试物的性质和用途；各种受试物的要求等。最常用的染毒途径为经口、经呼吸道、经皮及注射途径。一般来说，工业化学毒物的接触途径多以经呼吸道吸入和经皮接触为主，农用化学物多以经口、经皮接触和经呼吸道吸入，药品多以经口和经注射途径，食品多以经口途径，环境污染物则经口、经呼吸道、经皮多途径接触。不同途径的吸收速率，一般是静脉注射 > 吸入 > 肌内注射 > 腹腔注射 > 皮下注射 > 经口 > 皮内注射 > 经皮等其他途径。

经口（胃肠道）染毒可分为灌胃、喂饲、吞咽胶囊等方式。经口染毒是急性毒性试验中最常用的染毒途径，一般来说新的化学物均需进行经口染毒途径的急性毒性试验，求出 LD_{50} 值。通常以经口途径的 LD_{50} 值来初步比较不同化学物急性毒性的大小。急性经消化道毒性试验在实际工作中以灌胃为最主要的、最常用的方法。

研究生产条件下以气体、蒸气、粉尘、烟、雾等形式存在于来自空气中的工业毒物，评价环境空气污染物，以吸入为给药途径的药物时，常常采用经呼吸道染毒的途径。呼吸道染毒方式分为吸入和气管内注入，吸入染毒又分为静式吸入染毒和动式吸入染毒。静式吸入染毒是指将一定数量的实验动物置于有一定体积的密闭容器中，加入易挥发的液态受试物或气态受试物，形成一定浓度的受试物空气环境进行染毒。动式吸入染毒是指实验动物处于有空气流动的染毒柜中，这种染毒柜装置有机械通排风系统，可使新鲜空气不断流入，污染空气不断流出，温度、湿度、氧及二氧化碳分压相对恒定，并有随时补充受试物，维持受试物浓度稳定的配气系统。

外源化学毒物经皮肤接触的机会很多，如农药、化妆品、工业毒物、环境污染物、外用药物等。职业接触也很多见。就皮肤解剖、生理特征而言，与人类较近似的动物为小型猪、家兔或豚鼠。但是，由于进行外源化学毒物经皮途径的急性毒性试验很多，所需动物数量较大，使用猪、兔和豚鼠不经济，因此实际工作中，常用大鼠。经皮肤染毒的方式先使用化学法脱毛（常用脱毛剂为硫化钡加滑石粉1∶4或硫化钠加淀粉1∶4）或机械法脱毛（剪剃去毛），将动物脊柱两侧背毛脱去，去毛面积常为体表面积的10%。局部涂敷受试物并以玻璃钟罩、油纸覆盖固定一定时间。有时为定性观察化学毒物是否经皮吸收产生毒性，可采用大鼠、小鼠浸尾法染毒，即将动物固定，鼠尾浸入受试物溶液中持续一定时间，观察中毒症状和程度。

对注射药品，或需作比较毒性观察的药品进行急性毒性试验时，药品研究的指导原则规定须作经注射途径染毒。另外在进行化学毒物毒作用机制研究，了解毒物代谢动力学等研究时，常采用注射途径。注射途径可分为静脉注射或滴注、腹腔注射、肌内注射、皮下注射、皮内注射、椎管内注射等。使用注射途径染毒时需注意控制注射量、注射速度。应调整受试物的 pH 及渗透压，pH 一般应为 5～8，等渗溶液。

剂量选择　对一个未知毒性的外源化学物求其 LD$_{50}$ 值，首先要了解受试物的化学结构式，确定其属于哪一类已知化合物（或衍生物），了解有何特殊基团、分子量、常温常压下的状态、溶解度、挥发度、水溶性、脂溶性、pH 值、比重等理化特征，了解生产批号、纯度、杂质成分与含量等。然后根据该受试物有关的研究规范要求，确定用何种方法计算 LD$_{50}$，决定剂量分组。查阅文献，找到与受试物的化学结构与理化特征相近似的化学物毒性资料，或调阅本实验室既往相近似的被检样品有参考价值的试验资料，比较采用相同和相近动物种、染毒途径的 LD$_{50}$ 值作为参考值，预期毒性剂量范围选择预试验剂量，每个剂量组间的组距可大些，以便寻找出受试物的致死剂量范围。剂量选择是否恰当是急性毒性试验能否成功的基础，也是能否以较少的动物消耗，尽快得到准确的急性毒性系数的前提。总的原则是先用少量动物，以较大的剂量间隔（一般是按几何级数）给药，找出 10%～90%（或 0～100%）的致死剂量范围。然后即可设计正式试验的剂量和分组。剂量分组的多少需根据试

验设计所选用的 LD$_{50}$ 计算方法来确定组数，如寇氏法、布利斯（Bliss）法一般设 5～8 个剂量组；霍恩法设 4 个固定剂量组。当高剂量达到 5g/kg 时，实验动物仍无明显毒性症状，或虽有毒性症状，但无死亡，此时一般可不再求 LD$_{50}$。所以，有时对未知毒性的化学物或估计毒性较低时，预试验也可以 5g/kg 剂量进行摸索，来决定是否需正式求 LD$_{50}$。一般来说，化学物 LD$_{50}$ 如大于 5g/kg 已表明毒性不大了。但不同的规范可有不同要求，药品的毒理研究指导原则规定以最大容积最高浓度给予动物后未见死亡，方可不进一步试验求出 LD$_{50}$ 值。急性毒性试验除设立几个剂量组外，是否设正常和溶剂对照组，有不同意见。但在实际工作中，除有特殊规定外，均不设立对照组。

观察　急性毒性试验观察的主要方面包括中毒症状及发生过程、死亡情况和时间分布、体重变化、组织病理学检查等。

染毒后应即刻观察和记录动物出现的中毒症状、发生的时间、发展的过程。机体对毒物作用的反应可以表现出各个系统的特征。不同的系统毒性表现不一样，也有一些中毒症状和行为的改变是多个系统的毒性反映，应注意仔细观察和记录。记录毒性症状要避免使用不规范或自撰的术语。急性毒性试验通过观察到的毒性表现可初步确定该受试物的急性毒性靶器官。例如，血尿则反映毒性靶器官为肾；鼻孔血性分泌物，则可能是肺损伤、肺出血；出现侧倒（侧卧），则中枢神经和神经肌肉系统受累；发绀往往是心、肺循环障碍、肺损伤的表现；管状尾则提示神经肌肉系统受累；心搏缓慢或过速其靶器官可能是

心肺循环、自主神经障碍等。实验动物的毒性表现有一些规律，许多毒物染毒后，往往出现兴奋→抑制→死亡，或者抑制→死亡的现象。最高剂量组和高剂量组许多动物染毒后中毒症状急剧发展，常来不及从容观察，动物便很快出现死亡。能否充分、全面地观察急性毒性表现需要多方面的准备和长期经验积累。不同化学物引起的具体毒性表现常常有所不同，正是这种不同可以提供毒性机制的信息，如含有氰基（—CN）的氢氰酸和丙烯腈对大鼠和小鼠染毒后，都很快出现兴奋症状。接触丙烯腈的动物首先出现活动增加、骚动、窜跑，甚至跳跃，之后出现呼吸困难，耳与尾青紫色；而氢氰酸呈一过性兴奋，呼吸加快、加深，之后呼吸困难，耳与尾则为桃红色。虽同为氰化物，其中毒机制有所不同，动物的中毒表现也会多种多样。治疗骨肿瘤晚期高钙血症的二膦酸盐类药物如伊班膦酸钠染毒后，动物先表现为一般性的中毒表现，很快恢复，数日内均"安然无恙"，近一周后才逐渐表现为抑制、拒食、消瘦、衰弱，昏迷直至死亡，原因为受试物进入体内迅速沉积于骨骼中，逐渐释放产生毒性，表现为一种比较特殊的毒性进展状况和中毒机制。

急性毒性试验中实验动物的死亡数是计算 LD_{50} 值的最主要依据，动物死亡数量每增加或减少一只都会对 LD_{50} 值产生明显影响，因此应认真观察和记录。分析中毒死亡时间的分布，也有助于提供重要的毒性信息。例如，久效磷小鼠经口和腹腔注射染毒，均呈现染毒剂量增加，死亡时间缩短，呈直线负相关，这提示实验动物致死原因是化学物原型所致。

而过氧化二磷酸二环己酯给大鼠腹腔注射后，呈现明显的染毒剂量对数值与死亡时间负相关关系，但给小鼠腹腔注射后，染毒剂量与死亡时间无明显相关。这提示可能与该化学物在大鼠和小鼠体内代谢不同有关。实验动物体重变化指标，可以反映动物中毒后的综合性整体变化，是一个比较客观简便的量化指标。因此在观察实验动物中毒症状的同时，对存活动物应定期多次称量动物的体重变化。

急性毒性试验中，对死亡动物应及时进行大体解剖，肉眼观察大体病理变化，如脏器外观、大小、色泽的变化，有无充血、出血、水肿或其他改变，如有改变须取材作组织病理学检查。对存活动物在观察期结束时进行大体病理检查，必要时做组织病理学检查。根据需要可进一步扩大观察项目，如体温、心电图和一些生化指标的测定。

观察周期　化学毒物 LD_{50} 的测定一般要求计算实验动物接触受试物后 14 天内的总死亡数。值得注意的是，不同化学物其中毒症状出现时间和特点各有不同，而且引起动物死亡的时间也存在很大个体差异。有些化学物染毒后迅速引发中毒症状并使动物迅速死亡，如氰化物和某些有机磷化合物染毒后，多数动物在染毒后几分钟至几小时内死亡；但有些化学物中毒症状发展迟缓，甚至出现症状暂时缓解，然后再发生严重症状和迟发性死亡。例如，羰基镍染毒早期先出现上呼吸道症状，很快就缓解，但 2～3 天后甚至更迟些又出现明显的中毒症状，表现为严重的肺水肿、呼吸困难，然后死亡。此外，有些化学物对不同个体的毒作用存在明

显差异，如给小鼠腹腔注射过氧化二碳酸二环己酯后，同一剂量组的动物死亡时间却明显不同，最早的在染毒后 7 小时死亡，最迟的可达 150 小时。在实际工作中，对速杀型化学毒物可以仅计算 24 小时的死亡率求其 LD_{50}。速杀型化学毒物 24 小时的 LD_{50} 与 14 天的 LD_{50} 值往往没有明显差别，但试验报告中应注明为 24 小时的 LD_{50}，以便于在进行毒性比较时有共同的基础。

急性毒性试验结束时，除了报告该化学毒物的 LD_{50} 值和急性毒性分级外，还应对其他毒性参数和中毒特征加以报告。这是因为尽管以 LD_{50} 为基础的急性毒性分级标准有一定的科学依据和实用价值，但单纯由它来反映一种化学毒物的急性毒性有局限性。LD_{50} 表示一个群体中一半存活、一半死亡的剂量界点，而一些化学毒物之间即使 LD_{50}（同一动物种属和品系、相同的染毒条件）相同或相似，但它们的毒作用带或致死剂量范围可明显不同，也就是说它们的实际毒性有差异。因此，在评价化学毒物的急性毒性时，在 LD_{50} 值之外再加上急性毒作用带或其斜率（死亡率换算成概率单位与剂量对数作回归直线求斜率）更加合理。全面介绍化学物的急性毒性应详细描述其中毒症状及程度、出现症状的时间、死亡前征兆和死亡时间、存活动物的体重变化、死亡动物的病理变化等。

应用　急性毒性试验应用很广，尤其对于和人类生活密切接触的新化学物如食品、药品、农药、化妆品、工业毒物等的毒理学安全性评价，通常是必做的试验，是评估毒性大小的第一步工作。一般来说，一个外源化学物

合成初期就需进行急性毒性试验，若急性毒性很大，就可能对人类产生潜在的危险，或对生态环境形成潜在危害，即使它不具有遗传毒性或其他毒作用，也不应冒风险，须放弃对该化学物的使用或严密控制，限定使用量和用途，以保护人类健康和生态环境。

（肖 杭）

pífū cìjī shìyàn

皮肤刺激试验（skin irritation test）

涂敷受试物于实验动物或人的皮肤，以皮肤刺激性和皮肤腐蚀性为观察终点的试验。又称皮肤刺激性与腐蚀性试验。皮肤刺激性是指其皮肤接触化学物后产生的局部可逆性的炎症变化。皮肤腐蚀性是指其皮肤接触化学物后产生的局部不可逆性组损伤。分为体内评价方法和体外评价方法，体内评价方法又可分为动物试验和人体试验；也可分为单次和多次皮肤刺激试验、完整皮肤和破损皮肤刺激试验。皮肤刺激试验中首选实验动物为家兔及豚鼠，德莱兹（Draize）等人于1944年首次描述了皮肤刺激的评价方法，根据皮肤刺激出现水肿及红斑程度进行评分，已将其列入化学物质安全性评价方法之一。此试验是应用最广泛的皮肤原发性刺激试验方法，重复刺激试验检测受试物多次染毒对动物皮肤的刺激性。人体皮肤刺激试验包括一次性刺激斑贴试验和重复刺激斑贴试验。此外，改良后的皮肤刺激试验有皮肤划痕试验、肥皂小室试验和前臂洗涤试验等。

原理 在实验动物或人的皮肤上单次或多次涂敷受试物后，在规定时间观察皮肤表面发生的可逆性和不可逆性反应，按发生的变化程度评分，评价受试物的皮肤刺激作用。此试验的目的是确定和评价化学物质对哺乳动物皮肤局部是否有刺激作用或腐蚀作用及其程度。

基本方法 液体受试物一般不需稀释，可直接使用原液。若受试物为固体，应将其研磨成细粉状，并用水或其他无刺激性溶剂充分湿润（应使用尽可能少量的水或溶剂，固体受试物湿润即可），以保证受试物与皮肤有良好接触。使用溶剂时，应考虑到该溶剂对受试物皮肤刺激性的影响。在下列3种情况下，可不考虑做皮肤刺激试验：①根据结构与活性关系及理化特性推测可能腐蚀性的物质（如 pH≤2 或≥11.5）可以不再进行皮肤刺激试验，但应当视为该物质对皮肤具有腐蚀性。②在急性经皮毒性试验显示有很强系统毒性的物质。③在急性经皮毒性试验中染毒剂量达2000mg/kg 时仍未产生皮肤刺激体征的物质。皮肤刺激试验常用动物是家兔，选用成年、健康、无皮损伤的动物，至少4只，试验前24小时将动物背部脊柱两侧毛剪掉，不可损伤表皮，去毛范围左、右各约 $6cm^2$。取受试物约0.5ml（g）直接涂在一侧去毛皮肤上，然后用二层纱布和一层玻璃纸或类似物覆盖，再用无刺激性胶布和绷带加以固定。另一侧皮肤作为对照，除不加受试物外，其他处理和试验侧相同。封闭式敷贴时间为4小时。于清除受试物后的1、24、48和72小时观察涂抹部位皮肤反应，一旦皮肤反应完全恢复，即可停止观察。在皮肤反应未恢复之前，应每天继续观察，观察时间的确定应足以观察到可逆或不可逆刺激作用的全过程。

影响因素：①增加皮肤吸收的因素。②固态受试物的物理特性，如边缘锋利的颗粒状物质及较硬的纤维状物质均有可能对皮肤产生机械刺激和原发性刺激。③固态受试物于干燥及溶解状态下试验结果不同，溶解状态的刺激作用增强。④如受试物可能被用于人受损皮肤，则受试动物皮肤也应作相似的处理。⑤受试物在动物皮肤表面封闭染毒的严密程度。⑥实验动物的年龄与受试部位，随着年龄增长，皮肤敏感度降低。一般选用动物背部皮肤（而不是脊柱表面的皮肤），该处皮肤较厚，对刺激不敏感。⑦性别不同，皮肤厚度及血流情况有差异。⑧试验人员对判别标准的掌握。

应用 该试验应用的最大的局限性是动物物种不同造成皮肤反应的差异，有研究者用此程序试验了40种化妆品成分，结果发现皮肤反应的敏感顺序为兔＞豚鼠＞大鼠＞人＞猪。兔的皮肤敏感性高于人，可产生假阳性。将动物皮肤刺激试验结果外推至人仅具有限的可靠性。上述各种影响因素都可能影响结果的准确性和可信度。封闭式染毒是一种超常的实验室条件下的试验方法，而实际人群接触化学物的方式绝大多数不是封闭状态。对于擦伤皮肤的刺激试验是否有必要也有争议，有研究发现原发性刺激与擦伤皮肤试验的结果没有关系。一些比较客观的体内评价方法得到发展，例如，经表皮水分损失增加是对刺激的早期反应，这种水分损失是肉眼不可见的，可以用蒸发计测量表皮流失的水蒸气；其他还包括接触式温度记录法、激光多普勒血流法，以及利用皮肤分光光度仪测量皮肤颜色，组织切片观察病理改变等评价皮肤的刺激反应。体外评价方法发展迅速，主要是利用计算机和生化模型来预测化学物的皮肤效应，以及建立体外皮肤模型检测化学物对皮肤的刺激性。

（肖杭 环飞）

yǎncìjī shìyàn

眼刺激试验 （eye irritation test）

受试物滴入实验动物或人的眼中，以眼刺激性和眼腐蚀性为观察终点的试验。又称眼刺激性与腐蚀性试验。可分为单次和多次眼刺激试验。眼刺激性是指其眼睛前表面接触化学物后产生的可逆性的炎性变化。眼腐蚀性是指其眼睛前表面接触化学物后产生的不可逆性组织损伤。评价眼刺激作用的标准方法是基于1944年由德莱兹（Draize）等提出的方法。增补和修改后的德莱兹试验已成为欧盟、美国环境保护署、经济合作与开发组织，以及中国农业部等政府部门安全性评价试验方法的基础。此试验目的是评价化学物质对哺乳动物眼睛是否有刺激作用或腐蚀作用及其程度。

原理 在实验动物或人的眼中单次或多次滴入受试物后，在规定时间观察眼表面发生的可逆性和不可逆性反应，按发生的变化程度评分，评价受试物的眼刺激作用。

基本方法 德莱兹试验一般使用白色家兔3只以上，一侧眼睛滴入0.1ml受试物，另一侧眼作为对照。滴入后可在不同时间冲洗也可不冲洗。于染毒后不同时间如1小时、24小时、48小时、72小时、4天、7天时以肉眼、裂隙灯检查眼的刺激反应。主要观察结膜（充血、水肿和分泌物）、角膜（浑浊程度和范围）和虹膜（充血、肿胀和角膜周围充血等）。按规定评分标准对反应进行评分，并分别计算每只动物

在不同观察时间的"平均评分"，按照眼刺激反应分级标准判定受试物对眼睛的刺激强度。观察期限应当能足以评价刺激作用的可逆性或不可逆性，但一般不超过21天。

应用 德莱兹试验的评分具有主观性，在实验室内及实验室间有一定的差异。对人眼刺激性的预测性差，且会引起试验动物的痛苦，因此不断有一些改进。如减少试验动物数和受试物容积，增加评分的客观性，如将角膜、结膜、虹膜的不同反应程度拍成彩色照片，统一不同实验者和实验室的判别标准。此外，还提出利用体外试验和替代性试验，但对于哪种试验或哪一组试验可替代德莱兹试验，尚未有一致意见。眼刺激试验结果从动物外推到人的可靠性有限，白色家兔在大多数情况下对有刺激性或腐蚀性的物质较人类敏感。如果用其他品系动物进行试验时也得到类似结果，则会增加从动物外推到人的可靠性。

（肖杭 环飞）

zhìmǐn shìyàn

致敏试验 （sensitization test）

观察机体接触受试物后是否产生全身或局部过敏反应的试验。过敏反应是指机体受同一抗原再刺激后产生、表现为组织损伤或生理功能紊乱的特异性免疫反应。通常分为4型：Ⅰ型为IgE介导速发过敏型，Ⅱ型为IgG介导细胞毒型或溶细胞型，Ⅲ型为IgG、IgM介导免疫复合物型或血管炎型，Ⅳ型为T淋巴细胞介导迟发型或结核菌素型。选择测试受试物过敏性的试验方法，应着重考虑接触途径和过敏发生机制。致敏试验中涉及几个概念：①皮肤致敏，又称为变应性接触性皮炎，

是对化学物质免疫介导的皮肤反应。人体这类反应的特点为瘙痒、红斑、水肿、丘疹、小水疱、大疱或兼而有之；其他物种动物的反应可有所不同，可能仅见红斑和水肿。②诱导接触，以诱导致敏状态为目的设置的与受试物的接触。③诱导期，在诱导接触后至少1周时间，此期间内形成致敏状态。④激发接触，在诱导期后使接受过受试物的动物与受试物再一次接触，以确定动物是否出现致敏反应。

原理 通常选用豚鼠、兔等敏感动物，首次给予受试物接触以诱导致敏，在诱导接触后至少1周时间待其形成致敏状态。然后再一次给予受试物激发接触，观察动物是否出现致敏反应。试验时可采用加和不加佐剂的方法，佐剂的使用可提高动物对致敏性物质的敏感性。

基本方法 主要有全身主动过敏试验（active systemic anaphylaxis，ASA）、皮肤被动过敏试验（passive cutaneous anaphylaxis，PCA）、佐剂贴敷试验、局部封闭涂皮试验（Buehler test，BT）、德莱兹试验、弗氏完全佐剂法、最大反应试验法、不封包的上皮试验法、最佳试验法、破损皮肤佐剂试验法。1992年，经济合作与发展组织在化学品测试准则中，推荐用佐剂的豚鼠最大反应试验和不用佐剂的BT局部封闭敷贴的方法。

全身主动过敏试验 目的是观察受试物经全身给药后对动物引起的过敏性反应。静脉注射抗原，观察抗原与IgE抗体结合导致肥大细胞、嗜碱性粒细胞脱颗粒、释放活性介质的全身性过敏反应。通常选用体重为300～400g的豚鼠。应设立阴性、阳性对照

组和受试物不同剂量组。阴性对照组应给予同体积的溶剂，阳性对照组每只给予 1～5mg 牛血清白蛋白或卵白蛋白或已知致敏阳性物质，受试物低剂量组给予临床最大剂量，受试物高剂量组给予低剂量的数倍量。每组动物数至少6只。选择容易产生抗体的给药方法给予动物致敏，如静脉、腹腔或皮下注射等，隔日一次，共 3～5 次。末次注射后第 10～14 天一次快速静脉内给药以激发，激发给药剂量一般为致敏剂量的 2～5 倍，给药容积 1～2ml。激发给药后即刻至 30 分钟，按表1体征详细观察每只动物的反应、体征的出现及消失时间。初次，最后一次致敏和激发当日测定每只物体重。按表2判断过敏反应发生程度，计算过敏反应发生率。

表1　过敏反应体征

编号	体征
0	正常
1	躁动
2	竖毛
3	颤抖
4	搔鼻
5	喷嚏
6	咳嗽
7	呼吸急促
8	排尿
9	排粪
10	流泪
11	呼吸困难
12	哮鸣音
13	紫癜
14	步态不稳
15	跳跃
16	喘息
17	痉挛
18	旋转
19	潮式呼吸
20	死亡

根据过敏反应发生率和发生程度进行综合判断。

表2　全身主动过敏试验评价标准

编号	程度	判断
0	-	过敏反应阴性
1～4 体征	+	过敏反应弱阳性
5～10 体征	++	过敏反应阳性
11～19 体征	+++	过敏反应强阳性
20 体征	++++	过敏反应极强阳性

皮肤被动过敏试验　将致敏动物的血清（内含丰富的 IgE 抗体）皮内注射于正常动物，常选用大鼠，亦用小鼠，有时根据试验需要用豚鼠，选择动物时应考虑 IgE 的出现时间。IgE 与皮肤肥大细胞的特异受体结合，使之被动过敏。当致敏抗原激发时，引起局部肥大细胞释放过敏介质，从而使局部血管的通透性增加，注入染料可渗出于皮丘，形成蓝斑。根据蓝斑范围判定过敏反应程度。

局部封闭涂皮试验和豚鼠最大值试验　在穿透皮肤的过程中，化学物质作为半抗原与体内某些特定的载体蛋白共价结合，形成完全抗原，结合于表皮郎格罕细胞膜上或与巨噬细胞相结合，激发抗体形成及免疫记忆过程。经过一段时间的诱导期，当再次以较低浓度接触激发时会引起迟发性超敏反应。此反应属于Ⅳ型细胞介导的超敏反应，由迟发性超敏反应 T 淋巴细胞参与，反应高峰在二次抗原接触后 24～48 小时。故实验动物通过多次皮肤涂抹（诱导接触）或皮内注射受试物 10～14 天（诱导阶段）后，给予激发剂量的受试物，观察实验动物并与对照动物比较对激发接触受试物的皮肤反应强度，来判断受试物是否可诱发致敏反应。

其他皮肤致敏试验　①德莱兹试验：是皮内注射受试物致敏，再皮内注射受试物激发，只限于能皮内注射的受试物。②佐剂贴敷试验：先皮下注射弗氏完全佐剂，再把受试物涂敷在擦伤的皮肤上封包致敏，之后再涂敷受试物不封包的激发。此法对不能皮下注射的受试物不适用。③弗氏完全佐剂法：把受试物溶解在弗氏完全佐剂和蒸馏水的等量混合液中，再皮下注射的方法。④最佳试验法：类似于德莱兹法，先用弗氏完全佐剂加强致敏，再用皮内注射或封包涂敷受试物激发的方法。⑤破损皮肤佐剂试验法：是用干冰接触皮肤，使其受损并使用弗氏完全佐剂，之后封包涂敷受试物的方法。⑥小鼠局部淋巴结分析试验：通过耳部给予实验动物受试物，引起淋巴结的淋巴细胞增生，淋巴细胞增生与受试物剂量（过敏程度）成比例。利用放射性标记方法，测定试验组与对照组淋巴细胞的标记率，并进行对比，获得刺激指数，评价致敏强度；黏膜局部淋巴结分析试验，在诱导阶段后，给予小鼠注入胸腺嘧啶（^{3}H-T）及甲基胸腺嘧啶（^{3}H-MeT），取实验侧与对照侧淋巴细胞悬液进行液闪计数，测定由于淋巴细胞增殖导致的上述两种标记物的掺入，来判断受试物是否能导致迟发超敏反应。⑦鼠耳肿胀试验：即测试经过上述两阶段后小鼠耳朵的厚度变化来判断受试物是否能导致迟发超敏反应。

应用　动物试验外推至人仅在一定程度上可靠。通过豚鼠证实为强致敏物质的，可能在人身上仅引起可观察的过敏反应；为弱致敏物质的，可能引起也可以不引起人的过敏反应。不论使用哪一种方法的试验结果，都不能完全准确的预测受试物对人类的致敏性，仅是得到外推到人时的重要参考资料。在评价某一受试物的致敏性时，应先进行合并使用佐剂的试验，如呈阳性反应，再追加进行不使用佐剂的试验，并以评估受试物的致敏危险率为目的，进行综合性评价。

（肖 杭 环 飞）

yàjíxìng dúxìng shìyàn

亚急性毒性试验（subacute toxicity test）

实验动物连续14～28天重复多次接触外源化学物的染毒试验。又称重复剂量毒性试验。与急性毒性试验一样，亚急性毒性试验的染毒途径有经口、经呼吸道和经皮肤三种，选择时主要应考虑尽量模拟人类在环境中接触该化合物的途径或方式，并与预期拟进行的慢性毒性试验的接触途径相一致。

原理 研究外源化学物在一定的剂量、接触时间和接触方式下对实验动物产生的综合毒效应，化学物的亚急性毒性试验是毒理学中重要的基本技术之一，是研究外源化学物毒性效应的基本试验。人类在生活和生产环境中接触外源化学物的方式可以是一次性较大剂量，也可以是长期、重复和低水平的接触。不同接触方式所产生的毒性作用可能完全不同，而具有蓄积作用是发生慢性毒中毒的前提。亚急性毒性试验是在急性毒性试验的基础上，进一步研究多次重复染毒条件下出现的中毒体征和生化病理改变及可能的靶器官，确定是否需要进行（亚）慢性试验，并为亚慢性、慢性试验设计提供依据。

基本方法 试验需要考虑的要点有以下几方面。

试验期限 经口染毒雄性动物连续染毒28天，雌性动物依据其发情间期所在的日期连续染毒28～32天；吸入途径连续染毒28天或14天；经皮途径连续染毒21天或28天。

实验动物的选择 根据实验目的选用动物，啮齿动物首选大鼠，但偶尔也可能使用其他种类的啮齿动物。如果选用其他种类的啮齿动物进行某些指标的测定时，应详细说明理由，并提供证据说明所选用的动物品系对所测指标反应的敏感性与大鼠是可比的。两种性别，雌雄各半。动物在7周断乳后应尽快开始染毒，同性别动物的平均体重不超过±20%，组间平均体重不超过5%。

剂量选择与分组 试验至少设3个不同剂量（浓度）组。空白或溶剂对照组动物除了无受试物染毒外，其他处理应与染毒组完全一样。在14～28天内重复连续染毒。选择染毒剂量应考虑受试物性质及其结构类似物质的现有毒性资料，以及毒物代谢动力学资料。最高浓度组应能引起毒性效应但不引起动物死亡；最低浓度组应不出现任何毒性效应，即为未观察到有害效应的水平（no observed adverse effect level, NOAEL），但应超过人预期接触浓度。中间浓度组应能产生最小的可观察到的毒性效应。每个剂量组大鼠每组不少于10只（雌性和雄性各5只）。

染毒途径 与急性毒性试验一样，亚急性毒性试验染的染毒途径有经口、经呼吸道和经皮肤3种，选择时主要应考虑尽量模拟人类在生活和生产环境中接触该化合物的途径或方式，并与预期拟进行的慢性毒性试验的接触途径相一致。以受试物染毒动物至少每天6小时，每周染毒7天，依据实际情况，每周染毒5天也可接受。

观察指标 染毒期间每天应至少观察2次动物的毒性反应，检查动物的中毒状态和死亡情况。观察的症状包括皮肤、被毛、眼、黏膜口鼻分泌物、尿粪排泄、自主神经活动、行为异常、感觉器官对不同刺激的反应能力，以及运动功能等。

临床检查 包括血液学检查的常规项目和临床生化检查项目，如反映肝功能的酶、血清蛋白、尿素氮/肌酐、胆固醇、电解质和血糖等。

组织病理学检查 实验结束及恢复期，处死动物进行大体尸检，如未见明显肉眼可见病变，可将高剂量组和对照组的主要脏器进行病理学检查，发现与染毒相关的病理变化时，应再对其他剂量组所有器官和组织进行检查，特别要注意肝、肾、脾、睾丸等器官。实验过程中死亡或濒死的动物亦应进行组织病理学检查。

结果评价 综合考虑中毒反应、临床检查、大体解剖、组织病理学检查等方面的结果，评价受试物重复剂量染毒后的毒性。主要评价在受试物染毒剂量下是否出现毒性反应，毒性反应的发生率及其与严重程度之间的关系。评价的指标包括毒性观察和临床检查、大体解剖和组织病理改变、靶器官和体重变化、死亡效应，以及其他一般或特殊的毒性效应。根据剂量-反应关系、结果的重现性、相关联指标变化和两种性别的一致性等方面，判断染毒组与对照组间的差别有无生物学意义。对不同的数据类型，如计量资料或计数资料，选择合适的统计学方法进行分析，比较处理组与对照组的差异是否有统计学意义。

结合毒性效应指标和尸检及病理组织学的检查结果，进行综合评价。尽可能给出亚急性毒性染毒条件下 NOAEL 和观察到有害效应的最低水平，根据主要中毒表现、有无蓄积毒性和毒作用的靶器官，对是否需要进行亚慢性试验及其剂量和观察指标提出建议。

应用　为了保证药物、化学品、农药、食品和化妆品等安全使用和接触，了解其人体接触的安全性，应观察动物相应接触途径的毒性特征。通过亚急性毒性试验不仅可获得一定时期内反复接触受试物后引起的健康效应、受试物作用靶器官和受试物体内蓄积情况，并可估计接触的无有害作用水平，后者可用于选择和确定亚慢性试验的接触水平。所获得的毒性数据是进行危险度评定的基础，可以用于确定人体和环境接触容许的限值和制定卫生标准。

（童　建　吴逸明）

yàmànxìng dúxìng shìyàn
亚慢性毒性试验（subchronic toxicity test）

对实验动物进行 1~6 个月（不超过受试动物寿命的 10%）的连续重复染毒，观察外源化学物所引起的毒性效应的试验。最常采用的试验期限是连续染毒 90 天。

原理　研究外源化学物在一定的剂量、接触时间和接触方式下对实验动物产生的综合毒效应，化学物的亚慢性毒性试验是毒理学中重要的基本技术之一，是研究外源化学物毒性效应的基本试验。在很多情况下，人类对生活中和生产环境中的化学物的接触方式是长期的、重复的、低水平的接触，不会发生急性毒作用。利用急性毒性资料难以预测慢性毒性。因为长期重复的染毒和一次大剂量染毒的毒性作用可能完全不同，而且动物的不同年龄阶段对化学物的易感性不一样，所以研究长期重复接触化学物的毒性效应是很有必要的。根据对外源化学物重复接触时间的长短，可分为亚急性毒性作用（短期）、亚慢性毒性作用和慢性毒性作用。具有蓄积性作用是发生慢性毒作用的前提。亚慢性毒性试验的目的，是确定较长时间内重复暴露受试物所引起的毒效应的性质、靶器官及可逆性，得到亚慢性暴露条件下的未观察到有害效应的水平（no observed adverse effect level，NOAEL）和观察到有害效应的最低水平（lowest observed adverse effect level，LOAEL），预测对人体健康的危害性，并为慢性毒性试验和致癌试验的剂量设计和指标选择提供参考依据。

基本方法　试验需要考虑的要点有以下几方面。

试验期限　一般认为在环境毒理学与食品毒理学中所要求的连续接触为 3~6 个月，而在工业毒理学中 1~3 个月即可。这是考虑到人类接触大气、水和食品污染物的持续时间一般较久，而在工业生产过程中接触化合物仅限于人一生中的工作年龄阶段，且每日工作不超过 8 小时。动物染毒每周 7 天，每天 6 小时，连续染毒。

实验动物的选择　应选择急性毒性试验已证明为对受试物敏感的动物种属和品系，一般选用啮齿类动物，首选大鼠，也可使用小鼠或其他动物。为了观察受试物对生长发育的影响，使用雌、雄两种性别的断乳大鼠（出生后 4 周，不宜超过 9 周）。由于亚慢性毒性试验时间较长，所以被选择动物的体重（年龄）应较小，如小鼠应为 15g 左右，大鼠 100g 左右。试验开始时组内动物个体体重的差异应不超过同性别平均体重的 ±20%，组间平均体重相差不超过 5%。

剂量选择与分组　亚慢性毒性试验的上限剂量，需控制在实验动物接触受试化合物的整个过程中，不发生死亡或仅有个别动物死亡，但有明显的毒性效应，或靶器官出现典型的损伤。此剂量的确定可参考 2 个数值，一是以急性毒性的阈剂量为亚慢性试验的最高剂量，或以此化合物半数致死量（LD_{50}）的 1/20~1/5 为最高剂量。通过亚慢性毒性试验，应求出受试化合物毒作用的剂量-反应关系。只有获得剂量-反应关系才能阐明其亚慢性毒作用的特征，并为慢性毒性试验打下基础。为此，亚慢性毒性试验至少应设计 3 个染毒剂量组及一个正常对照组，使用溶剂或赋形剂时再加一个受试化合物的溶剂或赋形剂对照组。最低剂量组的剂量应相当于亚慢性的阈剂量水平或 NOAEL，不能出现任何毒性效应，但剂量应超过人类预期接触的剂量；高剂量组的动物在喂饲受试物期间应能引起较为明显的毒效应，但是不造成死亡或严重损害或仅有个别动物死亡，以免影响对结果作出有意义的评价；中间剂量组动物以出现轻微的可观察到的毒性效应为度，相当于 LOAEL。

染毒途径　应考虑两点：一是尽量模拟人类在环境中接触该化合物的途径或方式，二是应与预期进行慢性毒性试验的接触途径相一致。具体接触途径主要有经口、经呼吸道和经皮肤 3 种。吸入染毒时，以稳定受试物浓度每天吸入 6 小时，每周 5 天。经消化道染毒有灌胃法和食品用喂饲法。可以将受试物混合物饲料或饮水中，动物自然摄取连续90天。由于动物连续接触外来化合物3个月的毒性效应常与再延长接触时间所表现的毒性效应基本相同，故一般情况下不必再延长接触期限。经皮肤途径染毒多进行30天，每天染毒4~6小时。

观察指标　包括一般性指标和病理学指标。①一般性指标：主要指非特异性的观察指标，反映受试化合物对机体的一般毒作用，包括临床观察（动物体重、食物利用率、毒性症状、脏器系数）和临床检查（眼科学、血液学、血液生化指标）等。实验动物在亚慢性方式接触外来化合物过程中，有多种因素均可影响其体重的增长，包括食欲变化、消化功能变化、代谢和能量消耗变化等。体重变化的表示方式，可将接触组与对照组同期体重绝对增长的重量加以比较和统计学处理，也可将接触组与对照组同期体重百分增长率（以接触化合物开始时动物体重为100%）进行统计和比较。食物利用率可通过观察并记录动物在亚慢性试验期间的饮食情况进行计算，即动物每食入100g饲料所增长的体重克数。分析比较接触组与对照组食物利用率，有助于分析受试化合物对实验动物的生物学效应。对于实验动物在接触外来化合物过程中所出现的中毒症状，以及出现各症状的先后次序和时间等，均应详细记录和分析。脏器系数，又称脏/体比值，是指某个脏器的湿重与单位体重的比值，通常以100g体重计。如肝/体比，即（全肝湿重/体重）×100。此指标的意义是实验动物在不同年龄期，其各脏器与体重之间重量比值有

一定规律；若受试化合物使某个脏器受到损害，则此比值就会发生改变，可以增大或缩小，因此，脏/体比值是一个灵敏、有效和经济的指标。②病理学指标：是亚慢性毒性试验的重要观察指标，凡是在染毒过程中死亡的动物均应及时解剖，肉眼检查后再进行病理组织学检查。对于可疑的靶组织器官，应作组织化学或电镜观察。

结果评价　应对试验数据和结果选择适当的统计学方法（试验设计确定的方法）进行评价。评价内容包括受试物在染毒剂量下是否出现毒性效应、毒性效应的发生率及其与严重程度之间的关系。毒性效应包括行为表现或毒性症状、肉眼所见的损害、靶器官与体重变化、死亡效应，以及其他一般或特殊的毒性效应。将试验组动物的观察指标与阴性对照组加以比较并进行统计学检验，注意各剂量组间的剂量-反应（效应）关系。结合急性毒性和亚急性的试验结果，考虑毒性效应指标和尸检及病理组织学检查的结果进行综合性评价。

应用　为了保证药物、化学品、农药、食品和化妆品等安全使用和接触，了解其人体接触的安全性，应使用动物观察其相应接触途径的毒性特征。通过亚慢性试验不仅可获得较长时期内反复接触受试物后引起的健康效应、受试物作用靶器官和受试物体内蓄积能力资料，并可估计接触的无有害作用水平，后者可用于选择和确定慢性试验的接触水平。获得的毒性数据是进行管理毒理学中危险度评定的基础，可用于制定卫生标准，是确定人体和环境接触容许限值的理论基础。

亚慢性毒性试验作为一个重

复剂量染毒手段要最大限度利用有限动物资源，尽可能减少危险性评价所用的时间及经费，并能获得更多有用的数据和信息，也要为数据外推提供可行性。在进行亚慢性毒性试验时，应尽量结合毒物代谢动力学试验。

（童　建　吴逸明）

mànxìng dúxìng shìyàn

慢性毒性试验（chronic toxicity test）

对实验动物进行长期连续地重复染毒，观察外源化学物引起毒性效应的试验。慢性毒性试验是反映接触外源化学物对哺乳动物长时间和重复暴露所产生的影响。除了瘤样病变外，对慢性毒性试验期限仍存在广泛争议。

原理　研究外源化学物在一定的剂量、接触方式和较长接触时间下对实验动物产生的综合毒效应，化学物的慢性毒性试验是毒理学中重要的基本技术之一，是研究外源化学物毒性效应的基本试验。慢性毒性试验是在亚慢性毒性试验的基础上，通过长期、重复对实验动物给予不同剂量的受试物，观察可能造成的蓄积毒性效应、损伤严重程度、毒性靶器官和损害作用的可逆性。试验的期限一般覆盖试验物种的平均寿命（小鼠1.5~2年，大鼠2~2.5年），因此也可将慢性毒性试验和致癌试验合并进行。慢性毒性试验的目的，是观察动物长期接触受试物后的毒性效应谱、毒作用特点和靶器官，阐明毒性机制。通过研究重复接触受试物毒性作用的剂量-反应（效应）关系，来确定未观察到有害效应的水平（no observed adverse effect level，NOAEL）和观察到有害效应的最低水平（lowest observed adverse effect level，LOAEL），为进行危险度评定和制定人类接触

的安全限量提供参考。

基本方法 试验需要考虑的要点有以下几方面。

试验期限 对啮齿类动物一般染毒6个月~2年，而对非啮齿类动物通常染毒1年或更长。慢性毒性试验的研究期限应根据试验具体要求和所选用的动物而定，一般染毒期限至少应为12个月，而终生染毒获得的 LOAEL 和 NOAEL更能准确反映化学物质的实际慢性毒作用。在致癌试验中，染毒期限小鼠为18个月，大鼠为24个月；个别生命期较长和自发性肿瘤率较低的动物可适当延长。

实验动物选择 原则上应选用遗传背景明确、具有抵抗疾病能力、无先天缺陷、接近人体代谢特点的实验动物。根据大、小鼠各品系的特点，可优先用于慢性毒性试验。对活性不明的受试物，应分别选用啮齿类和非啮齿类动物。啮齿类一般选用大鼠，非啮齿类动物选用犬或灵长类。一般要求选用两种性别动物，雌雄各半。年龄一般选择断乳后不久的动物，大鼠4~6周龄（体重80~100g）。数量应足够，大鼠每组至少40只，犬至少8只，以确保试验结束时每组动物数能满足研究的需要。实验动物应使用清洁级及以上等级动物，并在屏障环境内进行饲养试验。动物应有营养合理的饲料，洁净的饮水，清洁无污染的垫料和笼具。长期实验中使用的垫料应消毒。动物饲养室应安静，通风良好，能控制照明、温度和湿度。

剂量选择和分组 实验动物一般分设3~5个剂量组和1个对照组。慢性试验的剂量设计一般有几种考虑：①工业化学物的慢性毒性试验以亚慢性试验毒效应的最大耐受量为最高剂量。②各组剂量可根据亚急性或亚慢性毒性试验的 NOAEL 来确定。其中，以1/5~1/2为高剂量组，1/50~1/10为中剂量组，1/100为低剂量组。组间剂量差以5~10倍为宜，最低不小于2倍。③人体可能摄入的最高剂量，只适合人群主动摄入的食品、保健品和药品。对保健食品多设置为人体摄入剂量的100倍，对化学药品为30倍，而中药则多设为50倍。对于农药、食品添加剂、工业化学品和其他非药用化学物，试验剂量选择的基本原则相似，但由于各类化学品的特殊性以及管理政策的不同，应按照各自不同的剂量设计规范要求进行。

染毒途径 常见的染毒途径为经口、经呼吸道和经皮染毒。染毒途径的选择取决于受试物的物理和化学特性以及与人类相似的接触方式。经口染毒途径是首选，有灌胃法、喂饲法和胶囊法。小动物常用灌胃法和喂饲法。在要求染毒量准确性较高的情况下，建议用灌胃法。经呼吸道染毒可模拟所研究的工业现场和环境场所，分间歇性吸入和连续性吸入。间歇性吸入适用于工业毒物，每天吸入6小时，连续性吸入适用于环境接触，一般每天吸入22~24小时。静脉注射染毒可用于犬等大动物，而对大、小鼠等小动物实施则很困难，故一般可用腹腔注射方法替代。

观察指标 包括一般性指标、实验室检查、系统尸体解剖和组织病理学检查以及其他特殊指标检查。①一般性指标：观察动物外观体征和行为活动、粪便性状、进食量及体重变化等，这些指标能综合反映毒物对机体的毒作用。在试验过程中，应详细记录和分析各种指标的变化，已发现毒性的特征。例如，对于体重与摄食量的测定，在试验的前13周，每周测量体重1次，以后如动物健康状况或体重等无异常改变，则每4周测量1次。②实验室检查：是发现受试物所致器官损伤和功能紊乱的重要手段，包括血液学检查、血液生化检查和尿液检查。血液学检查项目有红细胞计数、血细胞压积、血红蛋白含量、白细胞计数及分类、血小板计数、凝血功能等。临床生化检查指标包括血清谷草转氨酶、谷丙转氨酶、γ-谷氨酸转肽酶、鸟氨酸脱羧酶、碱性磷酸酶、尿素氮、总蛋白浓度、白蛋白浓度、空腹血糖浓度、总胆红素、肌酐、总胆固醇和甘油三酯等，均为必测指标。此外，还可考虑测定乳酸脱氢酶、胆酸等。尿液检查有尿量、尿比重、尿蛋白、尿糖、酮体以及尿沉淀物等。③系统尸体解剖和组织病理学检查：病理学检查一般以大体检查和常规组织病理学检查为主。确定靶器官后，可以选择免疫组织化学检查、细胞超微结构检查、分子生物学分析等，分别从大体、组织、细胞、亚细胞和分子水平检测化学物的毒效应。试验结束时对所有动物（包括试验过程中死亡或濒死而处死的动物及试验期满处死的动物）均应进行解剖和全面系统的肉眼观察，检查动物的体表、所有器官与体腔（腹腔与胸腔等）的外观、颜色、体腔内容物（如胸腔积液）、测定脏器重量等。对重要脏器称重，计算脏器系数（脏器重/体重×100%）。④特异性指标及其他：所谓特异性指标是指能反映毒物对机体毒作用本质的特征性指标，常与其毒作用机制有关，有时可作为效应生物学标志。

例如，对受试物的心血管系统有毒性，可进行心电图、血压、眼底检测；对神经系统毒性可进行神经行为、神经反射等检查；对电解质、微量元素等代谢的影响，可检测血钙、血磷等含量。除此之外，还可增加眼科、骨髓象检查等。

资料搜集及数据处理　有关动物、饲料、饲养的日常观测、气象、人员变动及实验过程中发生的情况均应详细记载和妥善保存。要累积常用动物的肿瘤发生数据，为今后制定相应自然肿瘤发生率提供依据。按各阶段的试验资料、数据汇总后进行统计分析；完整、准确地描述对照组与各剂量组动物间各项指标的差异，以展示其毒性作用。数据处理按相关的统计学方法进行。

结果评价　慢性毒性试验通常为毒理学安全性评价的最后阶段，试验的周期长，人力、物力、财力耗费大，影响因素多，其结果常可决定受试物的取舍。故要严格遵守良好实验室规范和标准操作程序进行，以保证试验结果的准确可靠性。对于各种试验结果，应当结合已有的毒性资料，进行综合性评价。首先，应明确哪些异常改变是受试化学物引起的阳性指标，有何毒理学意义；其次，应当通过分析与评价阳性指标的剂量-反应关系，阐明毒作用的特征；最后，对受试物的靶器官、毒作用性质、LOAEL 和 NOAEL 等提出明确意见。对慢性毒性试验的结果评价，需要全面分析试验所采集的数据和资料，借助统计学方法，结合毒理学知识综合分析，得出准确的结论。首先对资料数据进行分析，明确观察指标是否有差异，与对照比较是发现差异的基本方法。可根据数据类型选用合适的统计学方法进行分析。但统计学分析可以确定对照组与处理组之间差异是否具有统计学意义，而不能作为受试物存在毒性效应的主要判断标准。实际工作中常常遇到所检测的指标在统计学上差异有统计学意义，但无生物学和毒理学上的意义。可以从剂量依赖性趋势、时间-毒性效应关系、结果的重现性、相关联指标变化、同类指标横向比较及与实验室的历史性对照值范围比较和两种性别的一致性等方面，判别处理组与对照组间差别是否有生物学意义。有些低发生率的指标，如肿瘤和致死性畸形，即使差异没有统计学意义，仍有生物学上的意义，应给以关注。对实验中某些指标的异常改变，在结果分析评价时要注意区分是生理学表现还是受试物的毒性作用（区分有害效应和非有害效应）。如果受试机体功能没有改变、效应为短暂和适应性的改变、没有其他的相关指标或参数变化，以及该效应不是受试物已知效应的前期表现等，则这种效应可能不是有害效应。当给予受试物量过大时，可能因影响营养素摄入量及其生物利用率，而使动物出现某些非受试物引起的毒性表现。在慢性毒性评价过程中，必须对整个试验期间的全部观察和检测结果，进行全面的综合分析，结合化学物的理化性质、化学结构、毒性大小、代谢特点、蓄积性等，应用生物学和医学的基本理论进行科学的评价，得出客观的结论。

应用　为了保证药物、化学品、农药、食品和化妆品等安全使用和接触，了解其人体接触的安全性，应使用动物观察其相应接触途径的毒性特征。通过慢性试验不仅可获得长期反复接触受试物后引起的健康效应、受试物作用靶器官和受试物体内蓄积能力资料，并可估计接触的无有害作用水平，后者可用于选择和确定致癌试验的接触水平。获得的毒性数据是进行危险度评定的基础，可用于确定人体或环境接触容许限值和制定卫生标准。

慢性毒性试验作为一种长期重复染毒的手段，应最大限度地利用有限动物资源，尽可能减少试验的时间及经费，获得较多的毒性数据，为向人类的外推提供信息。在慢性毒性试验过程中，应尽量增加一些毒性检测终点，如遗传毒理学、神经毒性和免疫毒性等方面的指标，同时结合毒物代谢动力学的分析。

（童　建　吴逸明）

dúwù dàixiè dònglìxué shìyàn

毒物代谢动力学试验（test of toxicokinetics）　通过建立室模型的数学方程，计算与吸收、分布、代谢、排泄有关的各项参数来定量的描述外源化学物和（或）代谢产物的血液或组织浓度依时变化的动态规律的研究方法。实验结果有助于验证外源化学物与其所致毒效应之间的因果关系和确定毒效应最有可能发生的条件，从而为提高安全性评价和危险评定的可靠性提供科学依据。

发展史　毒物代谢动力学源自药物代谢动力学。1913 年，米夏埃利斯（Michaelis）和门滕（Menten）首先提出药物在生物体内随时间变化的动力学问题。1924 年，维德马克（Widmark）与坦德贝里（Tandberg）共同构建了动力学模型的雏形。1937 年，特奥雷尔（Teorell）等提出了具有生理意义的药动学模型的设想，初步奠定了研究的理论基础和基本方法。

1960年，贝尔曼（Bellman）等根据解剖和生理学知识，进一步提出了生理药物动力学模型。之后，随着分析化学技术的进步和计算机的广泛应用，人们能够通过少量生物样品测定其中的药物浓度，并通过数学模型和公式计算出药物在体内的依时变化规律，使药/毒物代谢动力学得到快速的发展。国内外有关化学物的毒理学评价程序中对于药/毒物代谢动力学试验有着明确地规定，是进行外源化学物安全性评价和危险评定的重要基础资料。

原理 外源化学物进入机体后需经历的一系列处置过程，使得它们在不同组织器官中的水平与其暴露剂量不尽相同。由于外源化学物所致的毒作用主要与靶剂量和滞留时间有关，因此，研究并明了其在体内的时-量变化规律和配置状态对于阐明毒效应及其机制具有重要意义。在毒物代谢动力学试验中，为简化起见，采用室（亚室）模型来代表不同的组织器官，用动力学参数来反映受试物在不同处置过程中的变化特点。由此，可获得其吸收、分布、消除的特征，蓄积的潜在部位和可能作用的靶器官等信息，为深入全面地揭示其有害效应本质提供参考依据。

应用 毒物代谢动力学试验主要用于研究医药、农药、健康相关产品（如新资源食品和食品添加剂）、工业化学品、环境污染物等的暴露方式、进入体内的时-量变化规律及其与毒理学效应之间的关系，为安全性评价、危险评定和机制毒理学研究提供参考资料和线索。

基于动力学研究在药理学与毒理学中的广泛应用，相关研究方法和模型正在迅速发展。①药动学和药效学结合模型：又称药动学-药效学链式模型。该模型可通过WinNonlin等计算软件建立，能描述和预测一定剂量下药物或毒物的体内浓度-效应-时间关系，在毒理学危险评定、新药开发及临床应用领域发挥了重要作用。②群体药物动力学：是将经典药动学基本原理与统计学方法结合起来研究群体参数分布特征的研究方法。系使用非线性混合效应模型，研究有关药/毒动学参数在群体中的分布和个体间的变异，有助于降低危险评定的不确定性。③定量构效关系模型法：在分析现有化学毒物生物活性及其影响因素的资料基础上，根据新化学物的理化和结构参数，通过计算的方法预测其动力学特点（如膜通透性和透皮吸收能力）和生物活性。④体外试验：使用器官、组织体外模型、细胞和细胞器、微生物、基因重组或人源代谢酶系等评价受试物在皮肤、胃肠道的吸收水平，透过血-脑屏障的能力，在肝脏和胃肠道的代谢情况等，该类方法正在不断发展与完善中。⑤计算机虚拟筛选：用于预测化学物代谢和代谢毒性的计算机体系已研发出多个软件。例如，Volsurf软件内置了根据已发表的实验数据开发的ADME模型，能够预测某些受试物的吸收、分布、代谢等过程。

（蔡 原 逯晓波）

jīngdiǎn dúwù dàixiè dònglìxué shìyàn
经典毒物代谢动力学试验
(test of classic toxicokinetics) 通过建立室模型和数学方程来描述外源化学物在机体内的量变规律的研究方法。试验设计的最低要求是能够回答外源化学物的吸收速率与程度，外源化学物和（或）其代谢产物的清除速率、清除途径以及不同染毒剂量对吸收、分布、消除的影响等问题，并有助于动物毒性试验的剂量设计与结果解释。从实验动物到人的物种间外推是毒理学的基本问题。毒物代谢动力学试验和毒作用机制研究有助于降低物种间外推的不确定性。为了增加物种间外推的可靠性，需要收集一种以上动物物种（如有可能包括人）的暴露剂量和组织内剂量的信息。物种间的毒物代谢动力学、毒效动力学差异以及对于特定外源化学物固有的敏感性差异都是导致物种间毒性作用差异的重要原因。因此，在危险评定或安全性评价中选用的动物物种应能较好地预测外源化学物在人体内的动力学过程和生物学反应。此外，获得物种间差异的比较性研究资料对于新的外源化学物的应用与控制也具有重要意义。

试验设计 一般按以下步骤进行：①根据受试物样品的实际测量值明确其生物转运和转化的特征，选择适当的室模型。②根据确定的室模型，建立微分方程并求解。③计算各项毒物代谢动力学基本参数。④运用这些参数来分析受试物的动力学特点，为剂量-效应关系和机制研究提供基础数据和线索。

试验最低要求 1997年，美国环境卫生科学研究所（NIEHS）和美国国家毒理学规划处（NTP）提出的试验最低要求如下。①动物：通常采用与其他毒理学试验相同的物种与品系。初始研究可采用单一物种单一性别动物（如雄性大鼠），在大多数情况下，所获参数能够反映吸收（absorption）、分布（distribution）、代谢（metabolism）和排泄（excretion）过程（ADME过程）的特征。若已知不同动物物种间或性别间半数致死量（LD$_{50}$）或毒作用性质存在差异，则应采用多个物种和两种性别动物进行试验。除研究年龄对 ADME 过程的影响外，一般均采用 10～12 周龄的年轻健康成年动物，动物数量应当保证每个时间点的样本量不少于 3 个。②外源化学物：应使用放射性标记的外源化学物。在无法获得时，如已有灵敏的检测方法，也可使用非标记的外源化学物。③染毒途径：应采用与其他毒理学研究相同的途径或常见的人类接触途径。在评价吸收过程的影响时，还要使用静脉染毒途径作为参照比较。④剂量水平：采用与其他毒理学研究相同的或拟采用的剂量，推荐最少使用 3 个剂量。如 LD$_{50}$ 为已知，且毒物代谢动力学研究在其他毒理学试验之前，所用剂量应为 0.1LD$_{50}$、0.01LD$_{50}$、0.001LD$_{50}$。为准确估测非线性动力学的剂量水平，可在此剂量范围外增加剂量组。⑤样品采集：采用静脉注射的方式染毒，需在受试物的血液浓度降低至检测下限之前设 8～12 个时间点采样。大鼠可从尾静脉、颈静脉插管或心脏穿刺采血，小鼠可于心脏穿刺采血。若进行胆管插管，在建立稳定的胆汁引流后，至少每隔 30 分钟收集一次胆汁。若采用非静脉途径染毒，应在 10～12 个时间点收集血样以观察时-量之间的相应变化。⑥分析：应检测分析血液/血浆样品以确定受试物的浓度。对于某些外源化学物，应检测其主要代谢产物而非其原型（如可很快水解的酯类）。

分布研究 单次或多次染毒后在吸收相、分布相和消除相的各两个时间点测定各组织器官中的受试物浓度并与其血中浓度比较，以评价分布范围和蓄积程度。这包括涉及分布和消除的主要器官和毒作用部位，必要时包括胚胎和胎盘。美国食品与药品管理局推荐使用整体放射自显影技术来筛选与受试物分布关系最为密切的组织器官。因为在受试物的水平达到稳态后组织器官的生物蓄积量具有重要意义，故一般在消除相期间处死动物来进行试验。对于药物，通常只要求明确单次给药的组织分布，但国际协调会议建议在下列情况下应研究多次重复给药的组织分布：①表观半衰期明显超过血浆消除半衰期，并且大于试验的给药间隔时间 2 倍以上时。②重复给药的受试药物和（或）代谢产物的血浆（全血）稳态水平明显高于单次给药试验的预期值时。③发现重要的组织病理学变化时。④在开发具有特异性分布的靶向释放药物时。研究多次重复给药的组织分布，至少应给药 1 周，但通常不超过 3 周。

代谢研究 分离鉴定体液中的代谢产物，是为了比较其他动物物种与人在代谢途径、速率和程度上的异同。为达此目的，应尽可能地阐明受试物在体内的代谢转化途径。如果证明主要的代谢产物具有较强的生物活性，最好能同时研究该物质的动力学过程。如果生物效应主要来自代谢产物而不是受试物原型，则代谢产物的动力学参数应该成为分析药效作用、毒性作用和设计临床给药方案的主要依据。

资料的解释和应用 系统暴露一般用时-量曲线下面积（AUC）和（或）重复染毒达稳态时受试物血液浓度峰值（C$_{max}$）描述，是证实受试物与生物学效应之间存在因果联系的重要条件。当受试物在实验动物体内的系统暴露水平显著高于其在人体内的预期或测量水平时，毒物代谢动力学资料有助于识别其所有的潜在毒性作用。如果受试物没有引起毒效应，可能是由于吸收的数量少且缓慢并存在快速有效的消除过程。如果系统暴露的水平非常低，可以考虑缩短甚至放弃长期毒性研究，或者在推算参考剂量时调整不确定系数。系统暴露的研究结果可为随后进行的毒性试验的剂量设计提供参考。若缺乏系统暴露资料，只是依据临床或病理学终点来选择高剂量，一次染毒就可能导致受试物吸收、代谢或排泄过程饱和，这与人体实际接触的情况差别过大，所得资料对于安全性评价和危险评定几乎没有价值。

吸收 外源化学物吸收的程度和速率取决于染毒途径。静脉注射时外源化学物原型的瞬时吸收率可达 100%。经口和经皮染毒时，外源化学物原型的吸收分数（F）或百分数（F×100）可通过比较经静脉注射和血管外染毒时测定的 AUC 来确定。经口和经皮染毒的吸收率还可用染毒剂量的分数或百分数来表示（即排泄物、呼出气和尸体中相关物质的总量/染毒剂量）。分析外源化学物原型的浓度-时间曲线也可确定经口、吸入和经皮染毒的吸收分数。外源化学物的经皮平均吸收速率 = 排泄物和尸体中受试物的总量/（暴露表面积×暴露时间）。经皮吸收量可用染毒剂量减去皮肤表面的残留量得到，而吸入暴露的染毒剂量通常难以确定，故一般不按常规方法计算其吸收量。可通过测定吸入和静脉给予受试物原型的 AUC（应符合一级动力学过程）求出吸入剂量的估计值

（Dose$_{inh}$）：Dose$_{inh}$ = AUC$_{inh}$ × Dose$_{iv}$/AUC$_{iv}$。

分布 表观分布容积（V$_d$）是表示外源化学物在体内分布范围的一个指标。通常将 V$_d$ 与已知体液量比较，V$_d$ 达到 580ml/kg 时提示外源化学物分布于全部体液中，而 V$_d$ 超过 1000ml/kg 时，提示外源化学物在某些组织中发生了蓄积。组织与血浆中外源化学物的浓度比值可表示其在该组织中的分布或蓄积程度。相对残留量（R$_R$）是 V$_d$ 的替代指标，它与时间无关，可由组织与血浆 AUC 的比较得出。

生物转化和代谢活化 许多外源化学物进入机体后要经历生物转化过程，所形成的代谢产物可经各排泄途径排出体外。排泄物中的代谢产物代表生物转化的终产物，对其进行测定可提供有关受试物的生物转化程度、形成的终产物数目及相对数量的资料。一种外源化学物的毒性可能是一种或多种代谢产物所致，这是因为某些外源化学物被代谢后毒性增强，即发生了代谢活化。在一定剂量范围内，通过对代谢产物谱的比较可获得某种特殊代谢产物的毒性及作用途径的相关证据。例如，在引起中毒的剂量水平出现某种新的代谢产物或已有的某种代谢产物不成比例的增加，均提示其与发生的毒效应有关。对于同一受试物，若在单次染毒和重复染毒试验中的代谢产物谱不同，则有可能发生了代谢酶的诱导或抑制，并由此造成急性和慢性毒效应谱间的差别。

消除 消除的总速率可以用血浆或其他生物材料中的外源化学物或其代谢产物的消除半衰期来表示。在机体中长时间存在的物质有相对较低的清除率和较长的半衰期。如果某种受试物的血液清除率较高，则提示在重复染毒试验时需要适当缩短染毒间隔时间。消除半衰期可用于预测稳态浓度。当机体暴露于一种外源化学物，在其吸收速率和消除速率达到平衡时，该物质在机体内的量即达到稳态。如果机体吸收或给予外源化学物的速率 K$_0$（如静脉输注速率、吸入吸收速率、皮肤渗透速率）为已知，且假定清除率（CL）不因持续或重复暴露而发生改变，则其平均稳态浓度（C$_{ss}$）可以由下式计算：C$_{ss}$ = K$_0$/CL。消除半衰期还可以用于预测重复染毒时机体达到稳态所需要的时间。外源化学物达到 95% 稳态浓度所需要的时间（t$_{95\% ss}$）可以由下式计算：t$_{95\% ss}$ = −3.32 × t$_{1/2}$log（1 − 0.95）。

剂量依赖性动力学 机体内的外源化学物可经主动转运、生物转化、与蛋白质结合等多种过程排出体外。在这些过程中，结合位点往往有限，随着外源化学物浓度的增加，其占据的结合位点可能达到饱和。若在此后该受试物的浓度继续升高，将导致其游离态部分的浓度不成比例地增加。若将 AUC 或 C$_{max}$ 对应于染毒剂量作图，可根据曲线的形状获得有关动力学类型等重要的信息。对于非线性动力学过程，CL 和剂量标化 AUC（即 AUC/剂量）是更为灵敏的检测参数。在线性动力学剂量范围之内，这两个参数为常数，而一旦超过该剂量范围它们的数值就会发生变化，据此可为解释某些毒理学研究结果提供重要线索。

单次染毒与重复染毒的比较 重复染毒常可引起外源化学物的某些毒物代谢动力学参数的改变（如 AUC 或 C$_{max}$）。代谢酶的诱导和抑制可通过比较单次和重复染毒后代谢物谱的差异、酶活性的变化以及暴露与非暴露动物组织中代谢产物的形成速率来确定。重复染毒试验也可用于确定外源化学物蓄积的程度与部位。系统清除率较低或清除半衰期较长的外源化学物更有可能发生蓄积，但需很好地确定浓度-时间曲线的终末斜率才能获得这两个参数的精确数值。重复染毒试验时，应使用特异性的方法测定靶器官或疑有较高蓄积的组织中的外源化学物水平。

染毒途径与物种间的比较 在设计染毒途径时应首选生产生活中人类可能的实际暴露途径。同一外源化学物经由不同途径染毒的动力学表现可能存在明显差异。特别是经口染毒时，肝的首过消除可不同程度地减少外源化学物原型进入体循环的数量。如果外源化学物在肝被代谢活化，则经口染毒比其他染毒途径更容易引起肝损害。

（蔡　原　遆晓波）

shēnglǐ dúwù dàixiè dònglìxué shìyàn
生理毒物代谢动力学试验
（test of physiologically based toxicokinetics） 通过建立一系列质量平衡方程式来代表机体的各个组织器官，并从生理学的角度描述外源化学物在其中的量变规律的研究方法。

试验步骤 一般按以下步骤进行：①根据受试物的生物转运和生物转化特征及生理学和解剖学知识，设计可将相关各器官、组织连接在一起的生理模型血流图。②收集与受试物有关的解剖学、生理学、热力学和生物转运、生物转化方面的参数。③建立每个器官、组织的质量平衡方程式。④进行必要的动物实验并对方程求解。

试验要求 美国 NIEHS/NTP (1997) 对于生理毒物代谢动力学试验的一般要求如下。

动物 应使用与其他毒理学研究相同的物种和品系的动物。在研究开始时，可仅用某物种的一个性别动物（如雄性大鼠和雄性小鼠）进行试验。若发现毒性反应有性别差异，再加做第二种性别的试验。若研究不涉及年龄对受试物 ADME 过程的影响，应使用健康成年（10～12 周龄）动物，且有足够的动物数，以保证在每个采样时间点至少能得到 3 个数据。为估测受试动物与人之间动力学过程的差异，可进行两种动物物种间的对比性研究。

外源化学物 条件允许时，应使用有放射性标记的外源化学物，其优点是较易于在采样时间点迅速地测定组织中外源化学物原型和代谢产物的总量，缺点是存在放射物质的污染问题，而且不适用于经饲料或饮水的长期暴露研究。

分析方法 对于放射性标记受试物，除应检测排泄物和组织样品的总放射性外，还应进一步分离样品以测定外源化学物原型和代谢产物的放射性。应确定占吸收量 10% 以上的主要代谢产物。若毒作用机制明确或认为毒作用系由特殊的代谢产物引起，则至少应测定靶组织或靶器官中该代谢产物的浓度。

暴露途径 可应用与其他毒理学研究相同的途径和（或）人最常见的暴露途径，还要增加静脉注射途径以评价吸收过程对于受试物的影响。若在其他毒理学研究中经由喂饲或饮水染毒，还应使用灌胃染毒以评价吸收参数。研究并阐明赋型剂及其体积、剂量对外源化学物原型吸收和生物利用率的影响。

剂量水平 应与其他毒理学研究所用的剂量相同。推荐至少设 3 个剂量。若 LD_{50} 为已知，所选的剂量水平应当为 $0.1LD_{50}$、$0.01LD_{50}$ 和 $0.001LD_{50}$。使用附加剂量（超出上述剂量范围）有助于明确线性动力学的剂量范围，更为精确地估计引起非线性动力学的剂量水平。

采样 使用静脉注射途径时，应选 8～12 个时间点采集血（或血浆）、脂肪、肌肉、肝和肾等组织样品。此外，还应包括已知或预期的受试物靶器官和组织。采样的时间取决于受试物的消除或代谢速率及分析方法的灵敏性。非静脉染毒途径采样时间点和需采集的组织样品与经静脉染毒时相同（若为经皮染毒，应增加皮肤样品；若受试物为挥发性物质或可形成挥发性代谢产物，还应收集呼出气）。由于吸入染毒的外源化学物在停止染毒后，其血浆中的水平会迅速下降，故需在染毒期内采集血样。对于排泄物，应以与上述相同的时间间隔进行收集以供分析。

分配系数 应得到外源化学物原型和有毒代谢产物的组织/血液分配系数（包括脂肪、肌肉、肝、肾和其他主要的代谢组织、靶器官和贮存库）。测定分配系数时，对于挥发性物质可用瓶顶-空气技术，对于非挥发性物质可用杰普森（Jepson）等技术。对于清除缓慢的非挥发性物质，可在重复染毒且血液浓度达到稳态时测定其组织/血液分配比。

代谢 生理毒物代谢动力学研究需明确和定量表征外源化学物的生物转化过程。毒物/致癌物作为短寿命的反应活性中间体，

一般在组织样品中很难测定。体外试验虽然不能反映受试物及其代谢产物与机体间发生的复杂的交互作用，但在生理药物代谢动力学模型（physiologically based pharmacokinetic models，PBPK）建模初期使用此类技术，却有可能得到反应活性中间体生成和降解的动力学参数。如果使用的分析技术足够灵敏，体外试验使用的受试物浓度范围可涵盖体内试验拟采用的剂量范围。体外试验也可应用高浓度受试物以测定最大速率（V_{max}）。通过体外试验，还可对某些辅因子（谷胱甘肽、还原型烟酰胺腺嘌呤二核苷酸、还原型烟酰胺腺嘌呤二核苷酸磷酸）的动态变化或其与代谢产物和（或）外源化学物原型之间的竞争性结合情况进行分析。

重复剂量 一般情况使用单次剂量进行研究即可。若预期有代谢酶水平的改变或受试物的半衰期较长，可进行重复剂量试验，其染毒期限为 5 天～2 周。

年龄影响 如果重复剂量染毒与单次剂量染毒所得的参数值相同，可用不同年龄的动物（如 3、6、12 和 18 月龄）评价存活时间对外源化学物 ADME 过程的影响。老年动物生理学指标（如体重增加、体脂百分比增加等）可用于校正 PBPK 模型参数。

模型有效性 由 PBPK 模型得到的结果应与其他毒理学试验所得的资料进行比较，以评价模型的有效性。例如，由 PBPK 模型得到的结果可与应用同一物种，但使用不同染毒途径、剂量水平或剂量频率的实验结果进行比较，也可与应用不同物种，使用相同实验条件的研究结果进行比较。如有可能且无伦理学方面的问题，还可使用人体组织或通过自愿者

来确定 PBPK 模型的有效性。如果模型输出的结果与其他研究资料不一致，应利用这些资料来改进模型参数或重新构建模型。模型构建的有效性研究是反复进行的过程。

（蔡原　逯晓波）

zhìtūbiàn shìyàn

致突变试验（mutagenicity test）

为研究外源化学物的致突变性而建立的一系列检测基因突变、染色体畸变、染色体组畸变和原发性 DNA 损伤等遗传学终点的方法。已建立有 200 多种致突变试验，但常用且具有一定可靠性的仅 20 余种，包括细菌回复突变试验、微核试验、染色体畸变试验、单细胞凝胶电泳试验、体外哺乳动物细胞基因突变试验、程序外 DNA 合成试验、啮齿类动物显性致死试验等。由于没有一种致突变试验能涵盖所有的遗传学终点，故外源化学物的致突变性检测常需多个试验配套进行。配套试验的设计原则：①遗传学终点齐全；②包括原核生物与真核生物；③体内与体外试验相结合；④体细胞与生殖细胞试验相结合。欧美发达国家包括经济合作与发展组织（OECD）、美国国家环境保护署（EPA）及中国农药、食品、化妆品、药物、化学品等的毒理学安全性评价规范中均规定了相应的评价程序和试验方法。

发展史　环境因素对生物体遗传结构损伤的研究始于 20 世纪初。1927 年，米勒（Muller）发现 X 射线可引起果蝇性连锁隐性致死性突变，由此开始了突变研究。20 世纪 50 年代末、60 年代初，突变对健康的危害开始被广泛认识；60 年代后期一批遗传学家发出警告，致突变物可能对环境具有严重的、全球性的威胁，

掀起了环境诱变剂研究的高潮；1969 年国际环境诱变剂学会成立。20 世纪 70 年代，突变研究作为致癌潜力的评价内容开始被广泛纳入安全性评价中，并迅速形成毒理学的一个新分支学科——遗传毒理学，由此致突变试验进入蓬勃发展阶段。这一时期，细菌回复突变试验、哺乳动物骨髓嗜多染红细胞微核试验、体外人外周血淋巴细胞微核试验、小鼠淋巴瘤细胞 L5178Y TK$^{+/-}$ 基因突变试验、单细胞凝胶电泳试验等致突变的试验方法被相继建立起来，显性致死试验与体内细胞遗传学分析也在 70 年代早期被推荐为评价化学物致突变性的筛查试验。20 世纪 80 年代以后，致突变试验进一步发展，如弗内什（Fenech）和莫莱（Morley）建立了胞质分裂阻断法微核试验，利贝尔（Liber）分离得到 TK6 和 WTK1 两株人淋巴母细胞用于基因突变试验。为规范外源化学物的毒理学安全性评价，OECD 和 EPA 相继发表了各自的遗传毒理学试验规范，2006 年人用药品注册技术规定国际协调会议推荐了标准致突变试验组合。

应用　致突变试验目的是评价外源化学物对生殖细胞和体细胞的致突变性，预测其遗传毒性和潜在致癌性，已广泛应用于农药、食品、化妆品、药物、化学品等外源化学物的毒理学安全性评价，对保护人类健康和生态环境具有重要现实意义。

随着经济社会发展和科学技术的进步，越来越多的外源化学物需要对其致突变性进行快速准确的检测，如何应对成千上万的新化学物，建立更加高效、灵敏、特异的安全性评价方法，是毒理学工作者面临的重大课题。国外

发展了多种新的致突变试验方法，如 Ames Ⅱ™ 试验、扩展的简单串联重复试验、随机扩增多态性 DNA 试验、GADD45a 绿色荧光蛋白遗传毒性试验等均具有良好的发展前景。在检测技术方面，基因组学、蛋白质组学、代谢组学、转基因动物、胚胎干细胞、体外细胞三维培养等技术的发展为致突变试验提供了新的检测手段。随着分子生物学理论和技术的快速发展，以动物为基础的传统毒理学研究将减少，而以 3R 原则为核心的毒理学替代方法是致突变试验发展的趋势，某些复杂的整体动物试验将逐步被体外试验、构效关系数学模型，以及低等物种、人类模型和基因工程细胞的应用所代替。优化现有的致突变试验、发展高通量的检测方法、构建可靠的试验模型、开发相关数学模型及信息系统将极大地促进外源化学物致突变性及其分子机制的研究，对推进外源化学物的毒性评价及管理具有重要意义。

（张爱华　谢婷婷）

xìjūn huífù tūbiàn shìyàn

细菌回复突变试验（Ames test）

以营养缺陷型突变体菌株为指示生物，根据其在受试物作用下是否回复突变为野生型菌株，判断受试物能否引起突变体基因组碱基置换型或移码型突变，是用于预测受试物的致突变性的体外试验。检测的遗传学终点是基因突变，以鼠伤寒沙门菌回复突变试验最为常用。①试验设计：常用 TA97、TA98、TA100 和 TA102 四种标准鼠伤寒沙门菌突变型菌株。TA97 和 TA98 可检测移码型突变，TA100 可检测碱基置换型突变，TA102 可检出移码型、碱基置换型突变和 DNA 交联。由于突变型菌株的某些特性有可能在

贮存过程中丢失或变异，故在试验前必须对所用菌株进行基因型鉴定。试验一般设 4～5 个剂量组，受试物最低剂量为 0.2 μg/皿，最高剂量为 5mg/皿；由于溶解度或毒性的限制最高剂量达不到 5mg/皿时，最高剂量应为出现沉淀的剂量或对细菌产生最小毒性剂量；每个剂量设 3 个平行皿。分别在加和不加代谢活化系统（S$_9$ 混合液）条件下进行检测，同时设自发回变对照、阴性（溶剂）对照和阳性对照组。试验至少重复一次。②基本步骤：试验方法包括点试法、平板掺入法及预培养平板掺入法。点试法一般用于预试验，平板掺入法是此试验的标准试验方法，预培养平板掺入法适合于某些拟提高测试灵敏度的受试物。平板掺入法是在保温的顶层培养基中依次加入测试菌株、受试物等，混匀后倾入底层培养基上，37℃培养 48 小时，观察菌落生长情况。③结果评价：受试物回变菌落数为自发回变菌落数的 2 倍及以上，并呈剂量-反应关系，可判为阳性。

（张爱华 谢婷婷）

wēihé shìyàn

微核试验 （micronucleus test）

以微核发生率为观察指标判断外源化学物染色体损害能力的试验。微核试验用于检测断裂剂和非整倍体诱变剂，可分为体内和体外试验，常用的有体内哺乳动物骨髓嗜多染红细胞微核试验和体外哺乳动物细胞微核试验。受试物微核率与阴性对照比较具有统计学意义，并呈剂量-反应关系，或在任一剂量条件下有可重复的增加，可确认为阳性结果。

体内哺乳动物骨髓嗜多染红细胞微核试验 ①试验设计：首选成年小鼠，也可选用成年大鼠，每组雌雄动物至少各 5 只。至少设 3 个剂量组，高剂量组动物应出现严重中毒效应和（或）个别死亡，低剂量组动物应不出现毒性效应。一般高剂量取 1/2 半数致死量（LD$_{50}$），中、低剂量分别取 1/4 LD$_{50}$、1/8 LD$_{50}$。采用经口灌胃或腹腔注射，单次或多次染毒。试验同时设阴性（溶剂）对照和阳性对照。②基本步骤：按设计途径染毒，颈椎脱臼处死动物，取胸骨或股骨骨髓涂片，甲醇固定，吉姆萨染色。每只动物至少观察 1000 个骨髓嗜多染红细胞，计数含有微核的细胞数，计算微核率。

体外哺乳动物细胞胞质阻断法微核试验 ①试验设计：常选用人原代培养外周血淋巴细胞、中国仓鼠肺细胞株（CHL/V79）、卵巢细胞株（CHO）或小鼠淋巴瘤细胞株（L5178Y）。至少设 3 个剂量组，所设剂量出现细胞毒性发生率应涵盖从引起 55% ±5% 到引起轻微或无细胞毒性的范围；对相对无细胞毒性的化学物，最高浓度设为 5μl/ml 或 5mg/ml 或 0.01mol/L，每个剂量 2 个平行皿。试验分别在加和不加代谢活化系统条件下进行，同时设阴性（溶剂）对照和阳性对照。②基本步骤：细胞与受试物培养适当时间后，加入 CytoB 培养 1.5～2 个细胞周期，收获细胞，氯化钾溶液低渗，甲醇-冰乙酸固定，制片后用吉姆萨染色。每个剂量至少观察 1000 个双核细胞，计数含有微核的细胞数。

（张爱华 谢婷婷）

rǎnsètǐ jībiàn shìyàn

染色体畸变试验 （chromosome aberration test）

通过观察中期分裂相染色体结构和数目改变，检测受试物是否引起细胞染色体畸变，检测的遗传学终点是染色体结构畸变和（或）数目畸变，以判断受试物致突变性的试验。可分为体内和体外试验，包括对体细胞和生殖细胞的分析。常用的试验有哺乳动物骨髓细胞染色体畸变试验、哺乳动物精原细胞/精母细胞染色体畸变试验和体外哺乳动物细胞染色体畸变试验。受试物染色体畸变率与阴性对照比较有统计学意义，并呈剂量-反应关系，或在任一剂量条件下有可重复的增加，可确认为阳性结果。

体内哺乳动物骨髓细胞染色体畸变试验 ①试验设计：推荐使用成年大鼠和小鼠，每组雌雄动物至少各 5 只。至少设 3 个剂量组，高剂量组动物应出现严重中毒效应和（或）个别死亡，低剂量组动物应不出现毒性效应。一般高、中、低剂量可分别取 1/2、1/4、1/8 LD$_{50}$，采用经口灌胃或腹腔注射的方式，单次或多次染毒。试验同时设阴性（溶剂）对照和阳性对照。②基本步骤：按照设计途径染毒，动物处死前 3～5小时腹腔注射秋水仙碱，颈椎脱臼处死动物，收集股骨骨髓，氯化钾溶液低渗，用甲醇-冰乙酸固定，制片后用吉姆萨染色。每只动物至少分析 100 个中期相细胞，记录畸变类型，计算染色体畸变率。

哺乳动物精原细胞/精母细胞染色体畸变试验 ①试验设计：首选成年雄性小鼠，每组 5 只。至少设 3 个剂量组，一般高、中、低剂量可分别取 1/2、1/4、1/8 LD$_{50}$，采用经口灌胃或腹腔注射的方式，单次或多次染毒。精子发育周期中不同阶段的生殖细胞对化学物质毒作用的敏感性不同。可在末次染毒后 24～48 小时取样，观察受试物作用于精原细胞引起的染色体畸变效应，也可在末次染毒后 12~14 天取样，观察受试物作用于初级精母细胞引起的染色体畸变效应。试验同时设阴性（溶剂）对照和阳性对照。②基本步骤：按设计途径染毒，动物处死前 3~5 小时腹腔注射秋水仙碱，颈椎脱臼处死动物，取两侧睾丸，分离曲细精管，柠檬酸三钠溶液低渗，甲醇-冰乙酸固定，制片后用吉姆萨染色。每只动物至少要分析 100 个中期相细胞，记录畸变类型，计算染色体畸变率。

体外哺乳动物细胞染色体畸变试验 ①试验设计：常用中国仓鼠肺细胞株（CHL）或卵巢细胞株（CHO）、人或其他哺乳动物外周血淋巴细胞。至少设 3 个剂量组，浓度范围从最大毒性至几乎无毒性。对相对无细胞毒性的化学物，最高浓度设为 5μl/ml 或 5mg/ml 或 0.01mol/L。试验分别在加和不加代谢活化系统条件下进行，同时设阴性（溶剂）对照和阳性对照。②基本步骤：细胞与受试物接触适当时间，收获前 2~4 小时加入秋水仙碱，细胞制片步骤同体内哺乳动物骨髓细胞染色体畸变试验。每个剂量组至少要分析 200 个中期相细胞，记录畸变类型，计算细胞染色体畸变率。

（张爱华 谢婷婷）

tǐwài bǔrǔ dòngwù xìbāo jīyīn tūbiàn shìyàn

体外哺乳动物细胞基因突变试验（in vitro mammalian cell gene mutation test） 通过观察体外培养细胞特定基因座位上是否发生突变引起相应酶和功能蛋白的改变，评价受试物能否引起碱基置换、缺失、移码和重排等突变的正向试验。检测的遗传学终

点是基因突变。常用的试验有胸苷激酶（thymidine kinase，TK）位点突变试验和次黄嘌呤鸟嘌呤磷酸核糖基转移酶（hypoxanthine-guanine phosphoribosyl transferase，HPRT）位点突变试验，以前者最为常用。①试验设计：TK 基因突变试验常用小鼠淋巴瘤细胞株（L5178Y）和人类淋巴母细胞株（TK6）。HPRT 基因突变试验常用中国仓鼠肺细胞株（V79）和卵巢细胞株（CHO）。至少设 4 个剂量组，浓度范围包括从最大毒性至几乎无毒性。对相对无细胞毒性的化学物，最高浓度设为 5μl/ml 或 5mg/ml 或 0.01mol/L。试验在加和不加代谢活化系统条件下进行，同时设阴性（溶剂）对照和阳性对照。②基本步骤：两个试验检测步骤大致相同，包括细胞制备、受试物处理、突变体表达、集落形成率测定及突变频率计算等。③结果评价：受试物的突变频率与阴性对照比较具有统计学意义，并呈剂量-反应关系，或在任一剂量条件下有可重复的增加，可判为阳性。

（张爱华 谢婷婷）

chéngxùwài DNA héchéng shìyàn

程序外 DNA 合成试验（unscheduled DNA synthesis test） 通过检测 DNA 损伤后的修复情况，评价受试物能否对 DNA 造成损伤及损伤程度的试验。检测的遗传学终点是原发性 DNA 损伤，可分为体内和体外试验。①试验设计：体内试验常用初成年大鼠，每组至少 3 只可供分析的动物，通常设 2 个剂量组，高剂量应产生毒性，较低剂量一般应为高剂量的 50%~25%，灌胃或腹腔注射一次染毒。体外试验常用大鼠原代肝细胞、人成纤维细胞、外周血淋巴细胞，至少设 5 个剂量

组，剂量范围一般根据预试验结果获得。②基本步骤：动物肝细胞或体外培养细胞经染毒和 ^{3}H-TdR 标记后，利用放射自显影或液体闪烁计数测定样本中的放射活性。③结果评价：如果放射性标记物的掺入量在 2 个以上受试物组中出现剂量依赖性增高，且与阴性对照组相比差异有统计学意义，或至少在一个剂量组得到可重复并有统计学意义的掺入量增加，均可判定为阳性结果。

（张爱华 谢婷婷）

nièchǐlèi dòngwù xiǎnxìng zhìsǐ shìyàn

啮齿类动物显性致死试验（rodent dominant lethal test） 检测受试物对整体哺乳动物生殖细胞遗传损伤的体内试验，检测的遗传学终点是染色体畸变。雄性动物染毒后，与未经染毒的雌鼠交配，通过观察各发育阶段的精子受化学物作用后，受孕雌鼠胚胎早期死亡率的变化，判断受试物有无对雄性动物生殖细胞的损害及损害发生的敏感阶段，尚可进一步确证体外试验或其他试验系统获得的阳性结果。①试验设计：常用成年雄性大鼠或小鼠，大鼠雄性 50 只、小鼠雄性 75 只。雄性染毒组至少设 3 个剂量组，高剂量组剂量范围通常为 1/10~1/3 LD$_{50}$，该剂量应能使实验动物出现毒性反应或繁殖能力轻微降低；分别以高剂量组的 1/3 和 1/10 作为中剂量和低剂量；采用经口灌胃的方式连续染毒 5 天。试验同时设阴性（溶剂）对照和阳性对照。②基本步骤：按设计途径染毒雄鼠，并按精子发育各阶段的时间间隔与未经染毒且未交配过的雌鼠按雌雄比例 3:1 交配，大鼠连续交配 8~12 周，小鼠连续交配 6~8 周。于分娩前处死雌鼠并检查子宫内着床数、早

死胎、晚死胎和活胎数。③结果评价：判断依据包括平均活胎数显著降低，平均死胎、吸收胎数明显增加，有一个或多个死胎的雌鼠率增加。受试物组与对照组比较，上述指标随剂量增高而增加且具有统计学意义，或至少有一种指标明显增加并具有统计学意义时，可判为阳性。

（张爱华　谢婷婷）

zhǐ'ái shìyàn
致癌试验（carcinogenicity test）

应用整体动物实验方法，检测受试物的致癌性及诱发肿瘤靶器官的试验。随着现代工业的迅速发展，越来越多的外源化学物进入人类的生活，识别和检出这些致癌物是化学物安全评价中的重要内容。建立敏感、准确、快速的致癌物筛查系统是迫切需要解决的问题。

发展史　历史上最早报道的动物致癌试验是在 1915 年，日本的山际（Yamagiwa）和其同事市川（Ichikawa）用溶解于苯的煤焦油反复涂抹兔子的耳朵，观察到皮肤鳞状上皮细胞癌的产生。1922 年英国的肯纳韦（Kennway）从煤焦油中分离出苯并[a]芘等多种多环芳烃成分，发现其中有几种能诱发动物皮肤癌，证实了多环芳香烃物质的致癌性。20 世纪 60 年代，格拉索（Grasso）等和魏斯堡格（Weissburger）提供了更多关于化学物（包括某些食物色素）和固态物在啮齿类动物中致癌作用的例子，将多种固体物质（包括金、银、铂等金属）植入动物体内，或在大鼠和小鼠皮下重复注射右旋糖酐铁，诱发了肉瘤的产生，证明了固态物及某些食物添加剂的致癌作用。

随着人类癌症发病与接触化学物质的相关性被不断地证实，化学物致癌性的检测也越来越受到重视，建立规范化的致癌试验成为化学物致癌性检测的发展趋势。1961 年，美国国家癌症研究所（NCI）展开了"生物测定计划"，该项计划基于对动物（大鼠和小鼠）体内化学致癌作用系统研发的需要，对致癌试验中化学物、受试动物、作用剂量和时间及相关观察指标的选择作了明确的规范。在 20 世纪 60～80 年代，NCI 生物测定项目测试了多种类型的人类可能接触的化学物质，包括用于肿瘤化疗药物、染发配方和一系列农用化学品（如杀虫剂等），成为致癌性试验通用指南的基础。20 世纪 80 年代，美国、欧洲和日本针对可能被人体长期摄取的多种化学物（包括食品及色素添加剂、农业及工业化学物、溶剂、医药品）的致癌性动物试验制定了相关指南，对化学物暴露途径、频率、剂量水平、每组动物数量、研究持续时间和研究过程的观察报告等作出了规定。

原理　致癌试验主要指哺乳动物的致癌性实验，即在动物的大部分生命期间，经过反复给予化学物后，观察其呈现的慢性毒性作用（尤其是进行性和不可逆毒性作用及肿瘤疾患）并阐述剂量-反应关系，作为评估化学物致癌风险的依据。

化学物致癌风险的评价包括两方面：一是定性，确认该化学物质能否致癌；二是定量，进行剂量-反应关系分析，推算可接受的剂量，确定人体实际可能接触剂量下的致癌风险。为了防止化学致癌物对人类的危害，必须对其识别和确认，常规测试方法包括定量构效关系分析、遗传毒性实验、细胞恶性转化试验、哺乳动物致癌试验、人群流行病学调查。其中哺乳动物致癌试验对化学致癌物的确定至关重要。由于化学致癌物的判定过程比较复杂和费时，因此在进行致癌试验前，通常先进行遗传毒性实验或细胞恶性转化试验进行初筛，实验结果出现阳性后才展开后续的试验。

基本方法　哺乳动物致癌试验按照观察时间和靶器官范围分成两种类型。

动物短期致癌试验　国际上也称为中期致癌试验，或称有限动物试验，实验观察时间不是终身而是在有限的时间范围内，而且观察的靶器官限定为一个而不是全部。应用较多的有 4 种：小鼠肺肿瘤诱发试验、雌性 SD 大鼠乳腺癌诱发试验、大鼠肝转变灶试验、小鼠皮肤肿瘤诱发试验。一般情况下，短期致癌试验适用于按照构效关系能预测靶器官的受试物。由于上述试验观察的终点是器官的癌前病变，如腺瘤、瘤性增生结节等，而不是恶性肿瘤病理改变，因而有效地缩短了试验的周期。肺和肝是大多数化学致癌物作用的靶器官，发生肿瘤的概率比较高，所以较常选择小鼠肺肿瘤诱发试验和（或）大鼠肝转变灶试验。除特殊情况，进行短期致癌试验时，应遵从长期动物致癌试验的一般要求。任何一个短期致癌试验出现的阳性结果，其意义等同长期动物致癌试验。但是由于短期试验观察期较短，未结合其他器官或系统检查的结果，尤其是皮肤肿瘤和乳腺癌的诱发实验，仅适用于较小范围类型的化学物质，因而单凭哺乳动物短期致癌试验阴性结果，无法否定致癌作用。

动物长期致癌试验　是确认动物致癌物较为可靠的方法。例如，氯乙烯诱导的肝血管肉瘤，

便是 1970 年从实验动物取得证据，继后在 1974 年才获得对人类致癌证据的化学物；己烯雌酚、黄曲霉毒素 B_1、对氨基联苯、芥子气等也都是首先通过动物实验发现的致癌物。在啮齿类动物中，进行 1.5~2 年的试验即相当于人类大半生的时间；而且能严格控制实验条件，排除混杂因素的影响。因此哺乳动物长期致癌试验在毒理学安全性评价中的地位是任何其他体外试验所不能替代的。但是动物试验也有它的局限性，除了上面提及的花费大、周期长、动物使用数量大外，动物试验的暴露水平往往超过人体的实际接触剂量，染毒的方式也不能完全模拟人类的实际暴露途径，因此实验结果外推到人存在一定的不确定性。

动物选择　在致癌试验中，动物物种、品系、年龄、性别、肿瘤自发率、靶器官特异性等因素非常重要。一般选用断乳或断乳不久的动物，雌雄各半，除非已有证据说明该受试物的作用具有明显的性别差异，或者观察的靶器官是性腺时，才选择单一的性别。通常选用两种动物（大鼠和小鼠）进行试验。

动物数量　每组动物数应当较一般毒性试验为多，一般每组至少有雌雄各 50 只动物，在出现第一个肿瘤时，每组还有不少于 25 只动物。当对照组肿瘤自发率越高，而染毒组肿瘤发生率越低时，所需动物数越多。

剂量设计　一般使用高、中、低 3 个剂量，以利于阐述剂量-反应关系。高剂量组根据美国 NCI 推荐使用最大耐受剂量（MTD）。MTD 是由 90 天毒性试验来确定的，要求应使动物体重减轻不超过对照组剂量的 10%，不会出现动物的死亡和缩短动物寿命的中毒症状或病理性损伤。中及低剂量组按上一个剂量水平的 1/2 或 1/3 等比下推。低剂量组要求不影响动物的正常生长、发育和寿命，即不产生任何毒性效应，但略高于人的接触剂量，一般不低于高剂量的 10%。中剂量组介于高、低剂量组之间。对照组除不给受试物外，其他条件均与化学物处理组相同。

实验期限与染毒时间　原则上实验期限要求长期或终生。一般情况下小鼠至少 1.5 年，大鼠 2 年，条件允许观察时间分别延长至 2 年和 2.5 年。染毒时间通常是从实验开始直至实验结束反复多次染毒。

结果观察　实验过程中密切观察动物，及时发现濒死动物并进行病理学解剖。记录发现第一例肿瘤时存活的动物数，作为实验终结时的有效动物数，体表及体内各组织器官均应肉眼观察，找出可疑肿块，并进行组织病理学检查。

结果分析　①肿瘤发生率：是最重要的指标，要求计算肿瘤（良性和恶性）总发生率、恶性肿瘤总发生率、各器官或组织肿瘤发生率和恶性肿瘤发生率。以及各种病理类型肿瘤发生率；②多发性：肿瘤的多发性是化学致癌的显著特征。多发性是指一个动物出现多个器官肿瘤或一个器官出现多个肿瘤。一般计算每一组的平均肿瘤数和每一组中出现 2 个、3 个或多个肿瘤的动物数或比例。③潜伏期：从接触致癌物到各组出现第一个肿瘤的时间作为该组的潜伏期。此办法只适用于能在体表观察的肿瘤，如皮肤肿瘤或乳腺肿瘤。对于内脏肿瘤的潜伏期，则需分批剖杀，计算平均潜伏期。

结果判定　以上 3 种指标只要有 1 项与对照组有差异并存在剂量-反应关系，就可判定为阳性结果。若化学物处理组发生的肿瘤类型在对照组未出现，也作为阳性结果，但此时的对照组应当有历史对照资料，以排除对照组肿瘤类型发生变异的可能。与对照组相比，在较高剂量组才出现显著差异，不如在较低剂量下或在人类可能实际接触的剂量出现显著差异的意义重大。阴性结果的判定应当满足试验设计的最低要求。如果将动物数增至每组 100 只，则假阴性概率可显著下降，因此，即使符合最低要求得到阴性结果时，仅表明该受试物在特定染毒条件下不引起肿瘤净增率增高。

应用　致癌性试验为化学致癌物的分类提供重要的实验动物致癌性资料，用于定量地评估包括食品及色素添加剂、农业及工业化学物、溶剂、医药品等化学物的致癌风险。

随着新化学物的日益增加和分子及基因研究水平的日益成熟，常规毒理学检测方法已经无法满足实际的需要。许多科学家致力于建立耗费动物少、试验周期较短、方法简便、费用较低的毒理学致癌试验。通过转基因和基因敲除技术所构建的动物模型不仅为研究化学致癌作用提供了新的手段，也为快速检测致癌物提供了新的重要途径。应用于化学致癌物筛查的转基因或基因敲除动物模型主要包括抑癌基因敲除小鼠或癌基因高表达小鼠。前者代表性的模型为 p53 基因敲除小鼠，杂合子缺失型 p53（+/-）和正常（野生型）动物 p53（+/+）一样，发育和生长均无异常，虽然平均寿命仅为 29 周（正常小鼠平均寿命为 42 周），但是对化学物的诱癌作用的敏感性提高，使实验间期大大缩短。此外，一些表达癌基因的转基因动物如 HK-fos 小鼠、Ras-H2 小鼠等，也对化学物的诱癌作用的敏感性增强。与传统的致癌试验相比，转基因动物和基因敲除动物的诱癌试验一般在 3 个月左右就可以完成，在省时、省力、省经费的同时，还提高了检测系统的敏感性。除了基因敲除动物模型外，体外试验的发展如叙利亚仓鼠胚胎细胞或人细胞恶性转化试验，为化学物致癌的预测提供了更敏感、更快捷的方法，可以作为高效的初筛试验。

（陈雯）

zhìjī shìyàn

致畸试验 （teratogenicity test）

评定化学物质是否具有致畸作用的方法。主要有常规致畸试验（又称传统致畸试验）、体内短期筛检试验和体外短期筛检试验（又称体外致畸试验）。常规致畸试验相当于美国三段生殖毒性试验的第Ⅱ段，其实验步骤无大改变，其实验时间长、操作多，人们一直希望寻找简单、快速的体内或体外预筛试验方法，来替代该整体动物试验。体外致畸试验方法很多，主要包括体外全胚培养、器官培养和细胞培养三个层次的试验（见发育毒性试验）。随着毒理学和生命科学的进展，已有一些新的方法出现，如模式动物斑马鱼胚胎致畸物筛选试验等，这些试验系统都有待于标准化及可靠性等验证。

发展史 尽管人们早已注意到了环境有害因素致畸作用的危险性，但致畸试验的建立与应用始于 20 世纪 60 年代。1960 年前

后，由日本研制生产的、用于治疗孕妇早期妊娠反应的药物沙利度胺（反应停）大量进入美国和欧洲市场后不久，出现了数以万计的海豹肢畸形案例，这场灾难促使欧洲和美国的立法机构作出巨大努力建立致畸试验方案。美国于 1962 年通过哈里斯-凯法弗修正案。该修正案要求治疗性化合物销售之前需要进行广泛的临床前药理毒理学研究。从 20 世纪 70 年代起，中国也开始了对药品、农药、食品添加剂和环境污染物的致畸研究，并把致畸试验列为新药、农药、食品及首次进口化学品的毒理学安全性评价的重要内容之一。

常规致畸试验是由美国的畸胎学家威尔逊（Wilson）1973 年提出，沿用至今，故常称传统致畸试验。1982 年切尔诺夫（Chernoff）和卡夫洛克（Kavlock）认为产前的损害大多数可表现为产后生存减少和或生长不良，据此提出体内短期筛试法（C-K 实验）。因此，在仔鼠出生后，观察其外观畸形、胚胎死亡、生长迟缓等发育毒性表现，而不进行传统致畸试验中内脏和骨骼检查，即可达到初筛目的。

原理 常规致畸试验即通过在器官形成期对妊娠动物染毒，在妊娠末期观察胎体有无发育障碍与畸形来评价受试物致畸作用的方法，因此致畸试验可检查受试物是否具有致畸作用、生长发育迟缓、胚体和胎体死亡等发育毒性，揭示所诱发的主要畸形类型，以及出现畸形的主要器官、并且确定最大无作用剂量或最小有作用剂量（阈剂量）。常规致畸试验是在器官形成期持续多天染毒，如果试验结果阴性，基于某些诱变剂可在器官形成期前诱发

畸形或持续多天染毒有时导致多数的胚胎死亡而活胎不多时，可考虑补充器官形成期前染毒或单天染毒试验。

基本方法 主要用于研究致畸作用机制和化学致畸物的初筛。

动物选择 除应符合毒理学实验动物的一般要求外，最好符合以下标准：①胎盘的结构和功能尽可能与人一致。②妊娠期短而一致，产仔数多。③自发畸形率低。致畸试验常用动物为大鼠、小鼠、地鼠和家兔，但所有种属均具有各自的优缺点。致畸试验需选用两种动物，一种是啮齿类，首选大鼠，其次是小鼠；另一种是非啮齿类，常选用兔。

动物数量 大鼠、小鼠每剂量组最少用孕鼠 12～20 只，家兔 8～12 只，目的是为了获得足够数量的胎体，以满足结果评价的统计学要求。对照组应适当增加实验动物的数量。

剂量选择和分组 一般设 3 个试验组，最高剂量组允许出现母体毒性，但母体死亡率不应超过 10%，而最低剂量组不应出现母体和胚体明显的毒性，中间剂量要有助于观察评价剂量-反应关系，可与高剂量和低剂量成等比级数关系。可依据：①以半数致死量（LD_{50}）为参考，以 LD_{50} 的 1/3～1/2 为最高剂量，LD_{50} 的 1/50～1/30 为最低剂量。②亚急性毒性试验的最大耐受量作为致畸试验的最高剂量，以其 1/30 为最低剂量。③人体实际接触剂量（临床拟用剂量）：以其 80～100 倍为最高剂量，以其 3～5 倍为最低剂量。另设 2 个对照组，一个为空白对照或溶剂对照，用于提供自发畸形率等资料；另一个为阳性对照，用于检测试验系统的正确性。常选用的阳性药物有敌

枯双、阿司匹林、维生素 A、五氯酚钠等。

动物交配处理　交配方法是将性成熟雌雄动物按 1:1 或 2:1 比例进行同笼交配。每日将已确定孕雌鼠随机分入各剂量组和对照组。确定受孕方法通常为阴栓检查或阴道涂片检查精子。阴栓是雄鼠前列腺分泌物，精液和雌鼠阴道分泌物凝固而成，如白色蜡块，易于辨认，应注意排除假阴性或假阳性。阴道涂片检查精子较为可靠，但工作量较大。凡发现阴栓或检出精子，即确定为受孕"0"日。准确掌握受孕日对于确定动物接触受试物时间，以及处死、检查实验动物的日期非常重要。

接触受试物时期和途径　接触受试物时期通常在器官形成期给药，大鼠、小鼠受孕第 6～15 天，兔第 6～18 天。接触途径原则上是依据人类可能接触的方式等情况，即受检物的性质而定，经呼吸道、经口、经皮、腹腔注射或尾静脉注射等。在染毒期间应注意观察雌鼠增重情况，一般 3 天称重一次，一为调整受试物量，二来观察是否受孕，以便即时补上，保证有足量的孕鼠。

胚体和胎体检查　在自然分娩前 1 天称重并处死孕鼠，大鼠为第 20 天，小鼠第 19 天，以防止自然分娩后，母鼠吞噬畸形仔。剖腹取出子宫及活产胎仔，检查总着床数、活胎、死胎和吸收胚胎（鉴别见表 1），并检查卵巢黄体数，取出胎仔及胎盘称重，先检查胎仔性别，逐只称重。外观畸形，用肉眼检查，如露脑、无尾或短肢等。然后将每窝 50% 的胎鼠经固定、透明和茜素红染色，可借助放大镜检查骨骼畸形。另外，每窝 50% 的胎鼠经鲍音

（Bouin）固定液染色固定检查内脏畸形。常见的外观、骨骼及脏器畸形见表 2、表 3 和表 4。但有些先天性损害在出生时看不到或仅有行为功能性缺陷。在常规致畸试验结束时留下 1/3 的孕鼠使其自然分娩，观察出生后仔鼠的生长发育及神经行为功能的试验，称之行为致畸学。

结果分析　实验终点的观察主要是畸形和畸胎。计算畸形总数时，如同一活胎体表现为几种畸形，则应将相应数目记入总数中。计算畸胎总数时，每个活胎体出现一种或一种以上畸形均记为一个畸胎。观察单位以活胎为准。常用的指标有：

活产幼仔平均畸形出现率（%）

$$= \frac{畸形总数}{活产幼仔总数} \times 100$$

畸胎出现率（%）

$$= \frac{出现畸形的胎仔总数}{活产胎仔总数} \times 100$$

母体畸胎出现率（%）

$$= \frac{出现畸胎的母体数}{妊娠母体数} \times 100$$

将上述指标的各剂量组与对照组结果进行比较分析。同时，应进行剂量-反应关系的分析。若实验组动物的上述指标显著高于对照组动物，并有剂量-反应关系，可确定受试物具有致畸作用。

结果评定　根据观察到的效应和产生效应的剂量水平进行评价，主要有以下三种方法。

表 1　各类胎体特征

胎体类别	颜色	光泽	器官外形	自然活动	对机械刺激反应	胎盘
活胎	肉红	有	完整成形	有	有运动反应	色红，较大
晚期死胎	灰白	无	完整成形	无	无运动反应	灰红，较小
早期死胎	暗紫	无	不完整成形	无	-	棕黑
吸收胎	暗紫带白点	无	不能辨认胚胎	无	-	不能辨认

表 2　常见的外观畸形

部位	畸形及特征
头颅	脑突出：皮肤完整，但部分脑组织与脑膜通过颅骨，向外突出，在皮下形成肿块 露脑：头颅骨及皮肤缺损，部分脑组织外露，小脑畸形 颅脊柱裂：部分脑组织和脊髓露在外面 单纯性脑膜突出：皮肤完整、半透明，但充满液体、脑膜通过颅骨中线缺损而隆起
鼻	单孔鼻，鼻孔扩大
眼	眼小，无眼，开眼，眼异位
耳	无耳，小耳，耳异位
腭	腭裂（上腭中部裂开，腭腔与鼻道相通）
颌	颌小，无颌，无口，唇裂
肢	短肢，畸形足
趾	多趾，少趾，短趾，融合趾（并趾）
脊柱	脊柱裂，脊柱骨缺失（多发生于尾椎以上，躯干较正常短粗，脊柱侧凸）
脊髓	脊髓膜膨出（膨出处脊柱呈小泡状隆起）
腹部	脐疝，腹裂（腹腔中全部或部分内脏从裂开处露出体外）
尾	短尾，角形尾，螺旋状尾，无尾
肛门	肛门闭锁

表 3　常见的骨骼畸形

部位	畸形及特征
颅顶骨	缺损，骨化迟缓（表现为囟门过大）
枕骨	缺损，缺失
颈椎骨	缺损，椎弓不连续，骨化迟缓
胸骨	缺损或消失，骨化迟缓，点状或不到正常的1/2
肋骨	多肋（正常大鼠、小鼠有肋骨13对），少肋，短肋，分叉肋，波状肋，融合肋
腰椎	缺失，分裂变形
四肢骨	多骨，缺失
盘骨	缺失
尾椎骨	缺失，椎弓不连续，融合

表 4　常见的脏器畸形

部位	畸形及特征
脑	脑积水，并引起脑室扩大
腭	腭裂
舌	短舌，分叉舌
眼	少眼，小眼（两眼大小不等），无眼
心	右位，心室中隔缺损，单房室心，主动脉弓右位，大动脉横位
肺	气管食管瘘，肺倒位，少叶
肝	异位，少叶
膈	横膈缺损，并引起腹内脏疝或内脏侧位
肠	肠疝
肾	马蹄肾，肾积水，肾缺失，不对称异位，输尿管积水
生殖器	子宫缺失，睾丸缺失或隐睾，睾丸发育不全（单侧或双侧），两性畸形
膀胱	缺失

致畸指数（teratogenic index，TI）　以最小致畸剂量求得致畸指数，表示致畸强度。TI = 雌性动物 LD_{50}/最小致畸剂量。评判参考以下标准：TI 小于 10 为基本无致畸危害，TI 小于 100 为有致畸危害，TI 大于 100 为强致畸危害。

相对致畸指数（relative teratogenic index，RTI）　TI 考虑了母体毒性问题，但 LD_{50} 并非很好的指标。因为不同化学物的急性致死剂量-反应关系曲线坡度不一。因此，有人采用 RTI，即成年动物最小致死剂量（LD_{01}）与诱发 5% 畸形发生率的剂量（tD_5）之比，比值越大，表示致畸度越大。

参考剂量（RfD）　国外强调以最大不致畸剂量即未观察到有害效应的水平（NOAEL）结合安全系数来计算 RfD，即 RfD = NOAEL/安全系数。但此处的 NOAEL 是实验中的直接观察值，易受剂量间距和个别敏感动物的影响。若以畸胎发生率净增5%的可信下限为基准剂量可能更好。

应用　常规致畸试验是评定致畸作用的标准方法。致畸试验是新药、农药、食品、化妆品原料及首次进口化学品等化学物毒理学安全性评价的重要组成部分。环境有害因素的致畸作用的评定主要通过动物试验得出评定结果后推论到人类。致畸作用物种品系差异可能存在，对动物不具致畸但对人类有致畸作用动物致畸试验结果推论到人类造成某些困难。因此，对致畸作用的全面评定必须采用两种动物进行试验还要进行人群调查。短期致畸筛检试验可作致畸物的初筛，预测对整体动物的致畸性，发现致畸作用的靶器官，或阐明致畸物的作用方式和致畸作用的机制等。在实际工作中，可用短期筛检试验、常规致畸试验、临床观察及流行病学调查等多方面研究，才能对环境因素的致畸作用作出正确的评价。通过致畸试验检测化合物的致畸作用，对于全面评价化合物的毒性具有极其重要的意义。

（张文昌　李煌元）

fāyù dúxìng shìyàn

发育毒性试验（developmental toxicity test）

研究外源性化学物是否导致异常发育结局而进行的试验。该试验的观察终点狭义上仅指出生时观察到的个体死亡、结构异常（畸形）、功能与生长障碍；广义上则还包括出生后个体生长发育直至性成熟几个时期中各种结构功能障碍。

发展史　1960 ~ 1962 年，抗妊娠反应药物沙利度胺（反应停）引起了震惊世界的事件。由于这次灾难，很多国家的管理机构开始要求进行动物发育测试试验以评价药物对妊娠结局的影响。1966 年，美国食品与药品管理局（FDA）提出三段生殖毒性试验指南，其中包括对致畸等发育毒性的评价。1986 年，FDA 第一次明确提出要对化学物进行发育毒性试验和评价。1993 ~ 1995 年，美国 FDA、欧盟和日本三方经过多年多次的国际协调会和众多科学家的努力，由人用药品注册技术要求国际协调会（ICH）成功地制定了改进的、已为国际接受的试验程序——生殖毒性的三阶段试验指南。发育毒性评价主要基于传统的整体动物实验。根据 2007 年欧盟实施的对进入市场的所有化学品进行预防性管理的法规《化学品注册、评估、许可和限制》（REACH）和 3R 原则，在所有毒性试验中，约 70% 的动物将用于生殖发育毒性试验。

原理　发育过程以体积变化、化学与生理学变化、形态与功能的变化等为特征。在这一过程中如果受到化学物的攻击，作为化学物靶标的胚胎/胎儿发生变化，可以观察到胚胎致死、畸形、生长障碍及各种功能障碍等终点现象。对化学物发育毒性的评价主要是依据导致观察终点变化的化学物浓度。对大多数化学物来说，存在一定的剂量-效应关系，即低剂量导致生长障碍，高剂量导致畸形甚至死亡。同时，由于胚胎生长的高可塑性、细胞内稳定机制和母体代谢防御，通常认为哺乳动物发育毒性存在一个阈值，低于该剂量不会引发不良效应。基于化学物发育毒性的剂量-效应关系和阈值现象，可开展系列发育毒性试验以评价化学物的发育毒性。动物发育毒性试验和体外替代试验的结果结合人类环境流行病学调查、化学物结构与活性资料，可综合评价化学物对子代的安全性。

基本方法　主要有动物发育毒性试验和替代试验两大类。

动物发育毒性试验　①三段生殖毒性试验：主要用于评价药物或化学物的生殖发育毒性，由美国 FDA 首先提出，后被 ICH 采纳改进。为观察各阶段不同的发育效应，可以将连续的发育过程细分。根据染毒（给药）时间，三段式试验可分为生育力和早期胚胎发育毒性试验、胚体-胎体毒性试验（致畸试验）、出生前后发育毒性试验（围生期毒性试验）。三段受试药物的暴露时间至少有一天的重叠。评价内容为 F0 代毒性、F1 代毒性、母体毒性、胚胎毒性和致畸性（见三段生殖毒性试验）。②多代生殖毒性试验：主要用于评价农药、食品添加剂及其他化学物的生殖发育毒性，与美国 FDA、美国国家环境保护署及经济合作与发展组织的实验指导原则是基本一致的。多代试验主要是针对某些有长期暴露可能的化学物设计的，而且还考虑多代毒性试验的染毒浓度。该试验包括两代及两代以上繁殖试验，每代一窝幼仔可进行致畸和发育毒性效应试验。观察终点包括各代胚胎致死、畸形、生长障碍及各种功能障碍等现象（见一代和多代生殖毒性试验）。

发育毒性试验替代法　目的是使用更加精炼、更少数量或是替换一些标准哺乳动物实验的方法来评价产前毒性。这样所用动物少，检测终点少，试验周期短，能够提供有关化学物对发育可能产生影响的初步信息。主要包括细胞培养试验、器官培养试验、体外胚胎培养试验等。

细胞培养试验　①胚胎枝芽细胞微团培养：常用指标为 50% 细胞分化抑制剂量（ID_{50}）或浓度（IC_{50}）、50% 细胞增殖（或存活）抑制浓度（IP_{50}）、细胞超微结构生化指标等，此试验可用于快速筛选和鉴定致畸原，判断化学物潜在的致畸性。②神经嵴细胞分离培养：一般从鸡卵和鹌鹑卵中取得材料。观察指标包括细胞分离、细胞形状、生长密度、分化程度等，此试验可用于致畸机制的研究。③中脑细胞培养：一般取材于啮齿类动物，常用指标为 ID_{50} 或 IC_{50}、IP_{50}、细胞成熟力和细胞超微结构观察等，此试验可用于评价化学物的致畸性。④视网膜细胞培养：一般取材于鸡胚，与化学物共培养后，观察细胞团的数目和大小，此试验可用于致畸物的筛选和致畸机制研究。⑤胚胎干细胞培养：研究较多的是小鼠胚胎干细胞（mEST）和人胚胎干细胞（hEST），选择心肌细胞作为分化后的发育衡量指标。评价指标包括抑制干细胞分化为具有收缩功能的心肌细胞的受试物浓度 ID_{50}、产生干细胞细胞毒性的浓度 IC_{50} 和对 3T3 成纤维细胞产生细胞毒性的浓度 IC_{50}。此试验可用于评价受试物的胚胎发育毒性。

器官培养试验　接种组织小碎片或整个胚胎器官，保持了器官或其部分组织的结构和功能，在较长时间内保留组织分化过程，比细胞培养更接近于机体的生长情况。①枝芽培养：啮齿类小鼠和大鼠枝芽培养是应用最广泛的器官培养方法，将胚胎的枝芽分离出来加入受试物进行体外培养，可研究枝芽的细胞增殖、生长分化、核酸和蛋白质含量、细胞死亡、枝芽的形态大小、软骨形成、胶原的生物合成等，探讨化学物的致畸作用机制。②腭板培养：以结构观察、细胞凋亡观察和免疫组织化学检测为指标，用于探讨人类唇腭裂的发病机制。

体外胚胎培养试验　着床后体外全胚胎培养为体外动态观察胚胎的正常发育和研究外源性化学物的致畸性、胚胎毒性提供了一种有效的研究手段。①大、小鼠全胚胎培养：9.5 日龄大鼠胚胎和 8.5 日龄小鼠胚胎是最适合体外培养的试验对象，发育评价指标包括胚胎死亡、主要器官发育、组织病理学观察和胚胎基因提取等。②非哺乳动物胚胎体外培养：已有的试验有爪蟾囊胚培养、鸡胚体外培养、鱼胚胎培养、果蝇培养，以及水螅培养等。主要以形态结构作为评价指标。

应用　发育毒性试验的数据外推有两个主要方向：一是用于

评价药物对人体的危险性，这种暴露是主动的，且通常暴露的剂量较高；二是用于评价环境物质对人体的影响，这种暴露是被动的，且通常暴露的剂量较低。在药物评价中，根据非人类发育毒性物质的多种动物实验资料对人类毒性进行预测，使用 FDA 妊娠期用药分级法（1979 年），对人类孕体的药物分为 A、B、C、D、X 五个级别。其中，A 级为对孕妇没有任何危险性，而 X 级为药物对胎儿的毒性要超过对患者的治疗效应。对于环境中的物质，发育毒性危险度评定的目的，一般是确定能使大多数相关试验动物模型产生效应的最低染毒剂量、途径、频率和时间，经过相应的修正后，确定对人类相对安全的暴露水平。

整体动物实验评价化学物的发育毒性并进行发育毒性机制研究有其局限性。为遵循动物实验中的 3R 原则，发育毒性试验将有三个重大改革。①优化动物发育毒性试验的应用：药品、农用化学物及工业化学物的使用不同，管理不同，其对应的发育毒性试验也应当不同。药品有其生物靶点，在治疗剂量下不应该有副作用。其发育毒性试验应当覆盖动物子代的所有与健康相关的观察终点。农用化学物一般作用于昆虫的神经系统，对人类也会造成危害。在上市前，其毒性试验也应该包括毒理学的各种终点。与药品、农用化学物不同的是，人类较少接触工业化学物，其危害取决于生产量的多少。因此，工业化学物的毒性试验主要为急性毒性试验。再根据它们在市场上的流通量，设计长期的发育毒性试验。②降低工业化学物的发育毒性评价要求：对工业化学物的

发育毒性评价是参照农用化学物的评价制定的。有些试验方法如多代动物毒性试验和发育神经毒性试验，对评价工业化学物没有实用性。专家建议修改 REACH 规章，不再用这两个试验评价工业化学物。③发展发育毒性试验的体外方法：尽管有很多采用动物和人细胞组织的发育毒性试验已被验证有效，但它们还不能被运用到常规的发育毒性评价上。所以，依赖于细胞试验和能够高通量检测的发育毒性试验将得到更多应用。

（王心如　吴　笛）

shēngzhí dúxìng shìyàn

生殖毒性试验（reproductive toxicity test）

研究外源化学物对整个生殖过程是否产生不良影响而进行的试验。主要包括三段生殖毒性试验及一代和多代生殖毒性试验。化学物所致生殖毒性，可影响配子发生或损伤生殖细胞，其结果不仅可导致性分化异常、生殖道畸形、生精障碍、性功能异常、生育力下降或不孕不育，还可影响胚胎发生和胎儿发育，造成自然流产、胎儿发育迟缓、胎儿畸形或死胎、出生缺陷等。此外，由于化学物对母体造成不良影响，亦可引起妊娠、分娩、乳汁分泌异常及胎儿出生后发育异常或发生肿瘤等。可见，所谓生殖毒性试验，是指包括致畸试验在内的生殖试验的总称。

发展史　1949 年，美国食品与药品管理局（FDA）制订了世界上最早的生殖毒性试验规范，即所谓三代繁殖试验，作为食品添加剂及农药慢性毒性试验的一部分。1961 年，FDA 又发表了大鼠两窝生殖试验，也是以食品添加剂为对象的试验。自发生反应停事件后，该试验也被应用于药

品。由于该试验对发现畸形不一定能获得有用的资料，后又被进行了全面的修改。1963 年，日本厚生省发表了"关于医药品对胎儿影响的动物实验法"，与 FDA 的规范不同，此为致畸试验。1966 年，FDA 发表了对药物安全性进行评价的生殖试验规范。根据对被检定物质进行预测的目的不同，将实验分成了三个阶段即三段生殖试验。1973 年，日本厚生省发表了以农药残毒为对象而进行的两代生殖试验规范，对其中一部分的动物还要求进行致畸试验。1973～1974 年，英国及瑞典也发表了以药物为对象的三段生殖毒性试验。1975 年，日本厚生省又对上述规范进行了全面的修改，发表了"关于医药品对生殖影响的动物实验法"，即日本现行的实验规范，系三段生殖试验。1977 年日本农林水产省对药品以外的化学物质发表了以饲料添加物为对象的"致畸试验规范"。其后美国环境保护署（EPA）、经济合作与发展组织（OECD）等也相继发表了各自的生殖毒性试验规范。1993 年前，世界范围内出版发行了大量生殖发育毒性研究类型和方法的指导原则，从科学的观点看，这些研究过多而且比较复杂。因此，人用药品注册技术要求国际协调会（ICH）制定了标准化的被国际接受的指导原则，并形成了各成员国间可相互承认和接受的国际标准：医药产品生殖毒性检测 ICH S5A 1994；雄性生育力毒性检测 ICH S5B 1995。

应用　生殖毒性试验主要用于药物、食品添加剂、工业化学物、环境内分泌干扰物等危险性分析和安全性评价。未来的发展主要有以下几个方面：①根据 2007 年《化学品注册、评估、许

可和限制》管理法规和实验研究"3R"原则，Ⅲ段和多代生殖毒性试验的实验方法、内容和要求须标准化，ICH 将进一步修订并提出新的指导原则。②在传统的整体和细胞水平基础上，引入系统毒理学、生物信息学理论、技术与方法，通过计算毒理学定量描述和预测生物功能、表型和行为等。③优化生殖发育毒物体内预测试验，发展可行、可靠、标准化的体外筛选试验（替代试验），引入干细胞毒理学和胚胎移植技术，增加孕妇和胎儿的免疫毒性研究，运用高分辨率的数字 X 线观测骨骼和软组织等。④将器官组织的病理学研究与功能性研究相结合，综合评价化学物的生殖毒性。⑤对体内外的生殖毒性评价最终还必须回到临床，才能更准确地反映毒物对人体的危害。流行病学和生物统计学的引入，将人群的生殖毒性和生殖健康推到了前台，把毒性效应的个体概念扩展成为了毒性反应的群体概念。

（王心如）

sānduàn shēngzhí dúxìng shìyàn

三段生殖毒性试验（segment Ⅰ，Ⅱ and Ⅲ reproductive toxicity tests）

由生育力和早期胚胎发育毒性试验、胚体-胎体毒性试验和出生前后发育毒性试验三个相对独立、又紧密关联的试验组成，用于评价药物或化学物的生殖毒性试验。三段的划分主要是根据染毒的时间（有害效应诱发的时间）而不是观测的时间。实验设计的关键是各个生殖阶段之间不留空隙，即在三个紧密关联的阶段受试物的暴露时间至少有一天的重叠，并能直接或间接地评价生殖发育过程的所有阶段。为方便实施生殖发育毒性实验设计，

可将连续、完整的生殖发育过程分成 A～F 六个阶段。A. 从交配前到受孕：成年雌、雄动物的生殖功能、配子的发育与成熟、交配行为和受精。B. 从受孕到着床：成年雌性动物的生殖功能、胚胎着床前发育、着床。C. 从着床到硬腭闭合：成年雌性动物的生殖功能、胚胎发育、主要器官形成。D. 从硬腭闭合到妊娠结束：成年雌性动物的生殖功能、胎仔发育与生长、器官发育与生长。E. 从出生到断乳：成年雌性动物的生殖功能、幼仔对宫外生活的适应性、断乳前的发育与生长。F. 从断乳到性成熟：断乳后的发育与生长、对独立生活的适应能力、达到性成熟。

生育力和早期胚胎发育毒性试验 即一般生殖毒性试验，又称为Ⅰ段生殖毒性试验（A～B 阶段）。

试验目的 评价受试物对配子成熟、交配行为、生育力、胚胎着床前和着床的影响。对于雌性动物，应检测对性欲、动情期、排卵、交配行为、输卵管运输、胚胎着床前发育和着床的影响；对于雄性动物，应检测对性欲、交配行为、精液质量等生殖功能的影响。

动物选择 至少一种，首选大鼠。每性别、每组动物数应满足数据分析的需要，建议每性别、每组动物不少于 20 只（窝）。

染毒时间 一般采取雄性大鼠交配前 4～10 周（人用药品注册技术要求国际协调会推荐为 4 周）开始重复染毒，染毒期应持续整个交配期直至处死；雌性大鼠交配前 2 周开始重复染毒，染毒期应持续到哺乳期止（PND21）。应对交配前染毒时间长短的选择进行说明并提供依据。

动物处理 推荐雌、雄动物按 1:1 同笼交配，交配期 3 周。交配过程应保证能同时确认各窝的父、母代动物，以避免对错误结果的分析和解释。交配期间应每日进行阴道涂片检查，结果阳性提示受孕，检出日为孕 0 天（GD0），次日为孕 1 天（GD1），以此计算孕龄。Ⅰ～Ⅲ段试验均应在符合《良好实验室规范》的实验室进行。一般情况下，雄性动物在交配成功后处死，雌性动物在妊娠第 13 天或 21 天（GD13/GD21）处死。

观察指标 试验（染毒）期间，每天记录雌、雄亲代（F0）动物体征和死亡情况，每周至少 2 次称重并记录体重变化，每周至少 1 次摄食量，交配期间每天 1 次阴道涂片镜检，其他毒性试验中已证明有意义的指标。实验终末，对所有 F0 代动物做尸体解剖和肉眼观察，对睾丸、附睾或卵巢、子宫进行组织病理学检查，计数附睾或睾丸中的精子数并进行精子形态学和动力学测定，计数黄体数、着床数、吸收胎、死胎和活胎数。保存肉眼发现有异常改变的脏器及足够的对照组相应脏器，以便进行必要的组织病理学检查和比较分析。对表面看来未孕的动物（如大鼠），可用硫化铵进行子宫染色以鉴别胚胎着床前死亡。

结果评定 采用适宜的统计学方法进行分析和评价。对 F0 代资料，以个体或交配对为单位；对子一代（F1）资料，以窝为单位。综合评价受试物对 F0 代和 F1 代的毒性；确定受试物的未观察到有害效应的水平（NOAEL）值，为危险度评定提供基础资料。

胚体-胎体毒性试验 即致畸试验，又称Ⅱ段生殖毒性试验

（C～D阶段）。

试验目的 评价母体自胚胎着床到硬腭闭合期间接触受试物对妊娠动物和胚体-胎体发育的影响，评价内容主要包括妊娠动物较非妊娠雌性动物增强的毒性、胚体-胎体死亡、生长改变和结构异常。

动物选择 通常两种，一种为啮齿类，首选大鼠；另一种是非啮齿类，最好是家兔。每性别、每组动物数应满足数据分析的需要，通常每性别、每组大鼠不少于20只，每组家兔不少于12只。

剂量设计与分组 一般设高、中、低三个剂量组，设计依据可参照亚急性毒性试验的最大耐受量、半数致死量（LD_{50}）和人体实际接触量。另设阴性、阳性两个对照组，其中阳性对照大鼠可选用乙酰水杨酸、维生素 A、敌枯双等；阳性对照家兔可选用 6-氨基烟酰胺等。

动物处理 推荐雌、雄动物按1:1同笼交配，交配期应每日进行阴道涂片镜检；从胚胎着床到硬腭闭合（至 C 段末）染毒。通常，大鼠为 GD6～15 染毒，家兔为 GD6～18 染毒；在自然分娩前 1 天称重并处死雌性动物，通常大鼠为 GD20～21，家兔为 GD28～29。

观察指标 试验（染毒）期间，每日至少观测 1 次雌、雄 F0 代动物体征和死亡情况，每周至少 2 次称重并记录体重变化，每周至少 1 次摄食量，记录其他毒性试验中已证明有意义的指标。实验终末，对所有 F0 代动物做尸体解剖和肉眼观察。取出子宫，称量带有胎仔的子宫，以便计算妊娠雌性动物的净增重。计数黄体数、着床数、吸收胎、死胎和活胎数。胎盘称重并作肉眼观察，

必要时可作组织病理学检查。称量每个胎仔体重，区分性别，测量胎仔顶-臀长度和尾长。观察重点是活胎仔有无外观畸形、骨骼畸形及内脏畸形。对于大鼠，将每窝 50% 活胎仔经茜素红染色后作骨骼检查，或经阿利新兰/茜素红染色后作软骨和骨检查；另 50% 活胎仔经鲍音固定染色后作内脏检查。保存肉眼发现有异常改变的脏器及足够的对照组相应的脏器，以便进行必要的组织病理学检查和比较分析。

结果评定 按受试物不同剂量水平分别评价母体的观察终点和胎体的观察终点（以窝为单位）；确定受试物 NOAEL 值。

出生前后发育毒性试验 即围生期毒性试验，又称Ⅲ段生殖毒性试验（C～F 阶段）。

试验目的 评价母体从胚胎着床到幼仔断乳期间接触受试物对妊娠、哺乳的雌性动物，以及对胚胎和子代发育的影响。由于此阶段所造成的有害影响可能会延迟发生，故该试验应持续观察到子代性成熟阶段。评价内容主要包括妊娠动物较非妊娠雌性动物增强的毒性、出生前后子代死亡情况、生长与发育的改变，以及子代的功能缺陷，包括 F1 代的行为、性成熟和生殖功能。

动物选择 至少一种，首选大鼠。每性别、每组动物数应满足数据分析的需要，建议每性别、每组动物不少于 20 只。

染毒时间 染毒期从胚胎着床至哺乳期终止。通常，大鼠为胚胎着床第 6 天（GD6）或妊娠第 15 天（GD15）至哺乳期结束，即出生后第 21 天（PND21）。

动物处理 雌性动物分娩并抚养其子代至断乳，断乳后处死母体和部分仔鼠；断乳时每窝选

8 只仔鼠（尽可能雌、雄各半）抚养至性成熟，然后雌、雄 1:1 同笼交配以评价 F1 代生殖能力。子二代（F2）出生后处死 F1 代。

观察指标 试验（染毒）期间，每日至少观测 1 次 F0 代体征和死亡情况，分娩前每周至少 2 次称重并记录体重变化，分娩前每周至少 1 次摄食量，记录其他毒性试验中已证明有意义的指标。实验终末，对所有 F0 代和 F1 代动物做尸体解剖和肉眼观察，保存肉眼发现有异常改变的脏器（特别是生殖系统的脏器）及足够的对照组相应脏器，以便进行必要的组织病理学检查和比较分析。对明显未孕的大鼠，可用硫化铵染色以证实胚胎着床前死亡情况。对子代，需检查每窝出生时的活仔数、死仔数、畸形数、体重、断乳前后的存活率、体重、身长、身体发育、性成熟程度和生育力（应说明是否剔除了窝仔动物）、感觉功能、反射和行为等。

结果评定 结合 F0 代和 F1 代各项指标的观测结果，对于围生期动物接触受试物的毒性及其程度作出全面评价；确定受试物 NOAEL 值。

（王心如）

yīdài hé duōdài shēngzhí dúxìng shìyàn

一代和多代生殖毒性试验（one-generation and multigeneration reproductive toxicity tests）

以亲代动物直接接触受试物，子代在母体子宫内和哺乳期接触受试物，主要评价受试物对生殖全过程，以及子代整个生长、发育及生殖过程影响的试验。要研究人类反复接触的外源化学物对生殖系统的影响，仅仅做三段生殖毒性试验是不够的，还应进行多

代生殖毒性试验。除家兔的胚体-胎体毒性试验外，将各段试验联合成一代和多代生殖毒性试验可代替分开进行的每段试验。

一代生殖毒性试验 以亲代（F0）动物直接接触受试物，子一代（F1）在母体子宫内和哺乳期接触受试物，其交配仅在 F0 代间进行，主要评价受试物对生殖全过程的影响。

试验目的 了解受试物对雌雄二性动物生殖行为影响的一般信息，如性成熟、配子发生、性周期、性行为、受精、着床、胚胎形成与发育、妊娠、分娩、哺乳等情况。亦可获得诸如神经精神疾患发生率、死亡率、行为和致畸作用等发育毒性的信息。

动物选择 至少一种，首选大鼠。每性别、每组动物数应满足数据分析的需要，建议每性别、每组动物不少于 20 只（染毒组和对照组应有足够的数量以保证获得 20 只左右的孕鼠）。动物试验与饲养均应在符合《良好实验室规范》的实验室进行。

剂量设计与分组 一般设高、中、低三个剂量组和一个对照组。高剂量组应引起中毒但不导致亲代动物死亡，中剂量组引起轻微的毒性反应，低剂量组不引起亲代和子代的未观察到有害效应的水平（NOAEL）；如受试物用溶剂溶解，则对照组应给予相应的最大容量。

动物处理 染毒途径应与人的实际接触途径相同，染毒前至少 5 天适应性饲养。F0 代雄鼠于交配前 10 周开始染毒受试物并持续至整个交配期结束；F0 代雌鼠于交配前 2 周染毒受试物并延续至哺乳期止（PND21）。推荐雌雄动物按 1:1（或 2:1）同笼交配，交配期 3 周，每天早晨行阴道涂片镜检。通常，F0 代雄鼠在交配成功后处死，F0 代雌鼠在断奶后处死。断奶时每窝选 8 只仔鼠（雌雄各 4 只）并抚养至性成熟，以作进一步生殖毒性研究。

观察指标 试验（染毒）期间，每天观测 1 次 F0 代动物的行为、产仔、体征和死亡情况，每周称量体重 1 次，交配前、交配期及妊娠期，每天测量 1 次食物消耗量，哺乳期食物消耗量测量和窝仔称重应同一天进行。为确定幼仔数量、性别、死胎、活胎和外观畸形，每窝应在出生后即检查。死胎和出生后第 4 天处死（如分娩过程受到影响，则幼仔往往在出生 4 天内死亡）的幼仔应防腐保存并作畸形检查。活幼仔在出生后的当天、第 4 天和第 7 天计数和称重，此后每周 1 次直至结束。实验终末，对所有 F0 代动物（含试验期间死亡或垂死的动物）做尸体解剖和肉眼观察，对子宫、卵巢、阴道、睾丸、附睾、精囊、前列腺、阴茎和靶器官进行组织病理学检查。雄性动物生殖毒性观察终点主要包括睾丸精子数、精子活力、形态和数量的评估，雄性交配和生育力指数；雌性动物生殖毒性观察终点主要包括雌性交配指数、雌性生育力指数、生殖力指数、着床指数、着床前丢失、着床后丢失、妊娠（受孕）指数、平均妊娠期、产仔数、活产指数、性别比、生存指数、4 天存活指数、哺乳指数、断乳指数等。

结果评定 根据观察到的生殖毒性反应、大体解剖和组织病理学检查结果作出综合评价。包括是否存在剂量-反应关系、畸形发生率、生育力、临床异常、体重变化和死亡率等；确定受试物的 NOAEL 值。

两代（多代）生殖毒性试验
F0 代直接接触受试物，F1 代既有直接暴露，也有经母体的间接暴露，子二代（F2）在母体子宫内和哺乳期接触受试物（三代的研究可按此规定类推），其交配在 F0 代间和 F1 代间进行，主要评价受试物对 F0 代生殖全过程和 F1 代整个生长、发育及生殖过程的影响。

试验目的 了解受试物对雌雄二性动物生殖行为影响的信息。亦可获得发育毒性的信息。

动物选择 与一代生殖毒性试验相同。

剂量设计与分组 同一代生殖毒性试验。F1 代断乳后染毒剂量及染毒时的周龄与 F0 代相同，其中 F1 代雄鼠持续染毒至与雌鼠交配成功，F1 代雌鼠持续染毒至 F2 代断乳为止；以此类推，即为三代生殖毒性试验。

动物处理 F1 代的染毒方法、染毒持续时间及交配程序等同 F0 代。考虑到精子形成，F1 代大鼠鼠龄 13 周（小鼠 11 周）才交配。对 F1 代的交配，同一剂量组中随机选择与另一窝子鼠交配产生 F2 代。未被选中的 F1 代雌、雄性子鼠至断乳时处死。应当对交配失败的配对产生明显不育的原因作出评价，此时附加一次交叉交配（染毒雄性与未染毒雌性大鼠交配，反之亦可）是可行的。

观察指标 同一代生殖毒性试验。应对 F0 代、F1 代和 F2 代的各项指标分别进行观察和计算。

结果评定 同一代生殖毒性试验。两代生殖毒性试验的子代（F1）从母体子宫直至出生后生长、发育和整个生殖过程的连续染毒，符合人类日常生活中长期低剂量接触有害物质的特点，弥

补了一代生殖毒性试验未能观察受试物对子代生殖和发育影响的不足。两代（多代）生殖毒性试验可用于评价对生殖系统具有直接或间接毒性作用的物质。

（王心如）

zhuǎnjīyīn dòngwù

转基因动物 (transgenic animals)

基因组中整合有外源基因的动物。整合入动物基因组的外源基因被称为转基因。在建立转基因动物时，如果外源基因只整合入动物的部分组织细胞，称为嵌合体动物；如果动物所有的细胞都整合有外源基因，则具有将其遗传给子代的能力，通常把这类动物称为转基因动物。当外源基因在转基因动物体内表达，并培育出其表型与人类疾病症状相似的动物模型，则称其为转基因动物模型。

发展史 1974 年，美国科学家耶尼施（Jaenisch）应用显微注射法，在世界上首次成功地获得了 SV40DNA 转基因小鼠。其后，帕尔米特（Palmiter）等把大鼠的生长激素基因导入小鼠受精卵内，获得"超级"小鼠。1997 年英国威尔穆特（Wilmut）等用绵羊乳腺细胞的细胞核移植到去细胞核的卵细胞中，成功得到了克隆羊"多莉"。人们已经成功地获得了转基因鼠、鸡、山羊、猪、绵羊、牛、蛙，以及多种转基因鱼。

制作方法 建立转基因动物的策略主要有两种。一种是让转基因在动物体内过度表达，常用显微注射的方法。转基因可用基因本身的启动子，也可拼接组织特异性表达的外源启动子，可转入单基因，也可转入双基因。另一种是让基因在体内灭活，丧失其功能。例如，用胚胎干细胞进行基因打靶的技术，产生基因缺陷的转基因动物。生产转基因动物的常用方法有以下几种。

原核期胚胎显微注射法 发展最早、应用最广泛的方法之一，优点是外源基因易整合入染色体，导入的基因大，可使用任何载体承载基因片段，也可注射无载体的基因片段，不足之处是外源基因随机性进入染色体，整合位点和拷贝数无法控制，常导致宿主DNA 中的染色体序列丢失、重排、插入或突变，可造成严重的生理缺陷。

精子载体法 利用动物精子具有自发结合和内化转运外源DNA 能力的特点，使其在受精时导入卵母细胞，获得转基因动物。其最大优点是克服了人为机械操作给胚胎造成的损伤，且简单易行，主要缺点是实验结果不稳定，可重复性差。

慢病毒载体法 通过逆转录病毒感染将目的基因重组到病毒RNA 载体上，逆转录为 DNA 后整合到宿主细胞的染色体并长期稳定表达。优点是方法简单，不受胚胎发育阶段的影响，特别适用于转基因家禽的生产。缺点是安全性不高，可能会造成基因沉默等问题。

胚胎干细胞介导法 将外源基因导入干细胞后，经过选择再注入另一胚胎囊胚腔中或与另一胚胎卵裂球聚合，再经过选育即可得到转基因动物。利用这种方法制作转基因小鼠的阳性率接近100%，但由于第一代一般是嵌合体，要通过杂交繁育才能得到纯合目的基因的个体。

体细胞克隆介导法 先筛选出已整合了目标基因的细胞，建立转基因细胞系，然后再用去核卵母细胞作受体，用转基因细胞系的细胞核作供体，通过核移植产生重植胚胎，如克隆绵羊多利。

人工染色体介导基因转移法 采用人工酵母染色体载体，可克隆百万碱基对级（Mb）大片段外源基因，保证所有顺式作用因子的完整并与结构基因的位置关系不变，从而提高外源片段在转基因动物中的整合率。

应用 转基因动物主要的应用领域包括分子生物学、分子遗传学、分子免疫学、发生生物学、细胞生物学等基础性学科；转基因动物疾病模型的研究；实验动物、家畜家禽和鱼类等新品种的培育和改良；作为"生物反应器"来生产各种生物制品等。在毒理学领域，转基因动物最早应用于测试化学物的致癌和致突变作用机制的研究，其后迅速扩展到更广泛的领域，如信号转导、代谢通路、生殖和免疫毒性研究等。

致突变测试 体外致突变试验已有 200 余种，但多不能反映受试化学物在生物体内的吸收、分布、代谢和排泄过程。利用转基因动物进行致突变检测，可以克服这一缺陷。由于转基因在受试动物的体细胞和生殖细胞中均存在，易于从组织中分离回收，用于测序和测定突变谱，因此有助于从分子水平上揭示毒作用机制。同时，如果外源基因对遗传损伤敏感，导入动物体内后仍可保持其敏感性，因而可检测较低剂量下，特别是长期低水平接触下的 DNA 损伤。国内外已建立了十多种转基因突变检测的动物模型，它们分别采用大肠埃希菌乳糖操纵子的 Lac Z 和（或）Lac I 作为诱变的靶基因。利用转基因小鼠进行活体内致突变测试，需在染毒后从小鼠体内分离导入载体。其过程为先提取小鼠不同器官或组织中的基因组 DNA，然后利用体外包装提取物，分离得到导入的载体，通过噬菌体转化株，再接种至培养基中，计数噬菌斑。突变率为无色噬菌斑数与蓝色噬菌斑数之比，而突变类型可通过测序得知。采用对半乳糖敏感的 gal E E. coli 宿主菌，建立起了仅能使突变 Lac Z 噬菌体生长的选择体系，从而大大地减少了计数噬菌斑的工作量。

与经典的细菌回复突变试验比较，转基因动物突变测试体系有许多优点。由于是体内测试，可动态观察突变发生和发展的情况，在较低剂量范围内测定包括生殖细胞在内的器官或组织的突变率和突变类型。但由于用转基因动物进行突变测试研究的时间不长，积累的经验和资料尚不多，需建立一套标准的操作规程和设计更好的转基因，从而提高测试体系的稳定性和可靠性。

致癌性评价 传统的致癌评价方法是通过 2 年期大、小鼠致癌实验完成的，实验动物用量大，人力和资金成本高，耗时长，而且由于受到背景肿瘤的干扰，结果准确性差。而基于转基因或基因敲除的遗传修饰动物模型就是一种可行的解决方案。转基因动物用于致癌性评价，具有时间短（6 个月）、费用省、结果可靠、动物使用量少等特点，广为使用的替代模型（转基因和基因敲除模型）有 Trp53、rasH2、TG-AC 和 XPA 等 4 种，已受到人用药品注册技术要求国际协调会、美国药品与食品管理局、欧洲专利药品委员会、日本厚生省等的认可。

建立携带有肿瘤基因的转基因动物，是研究癌基因活性和肿瘤发生机制的一种重要方法。通过这些转基因动物，可以了解某一特定组织的癌前状态和肿瘤的发生发展过程。携带某种癌基因的动物品系还可作为致癌剂的检测系统，用以快速筛检化学致癌物。利用基因打靶技术制备出的转基因小鼠，已成为研究抑癌基因（如 p53、Rb 基因）在肿瘤形成过程中所起作用的重要手段。p53 基因的突变被认为是最常见的与肿瘤发生相关的遗传改变。一般来说，p53 缺失的纯合子小鼠在 10 月龄时所有小鼠均会发生肿瘤，杂合子小鼠在 18 月龄时肿瘤发生率为 50%，而在 2 年龄时为 90%。在 p53 等位基因敲除的小鼠中，最显著的表型是肿瘤的高易感性。在暴露于低剂量的二甲基亚硝酸胺后，肝血管肉瘤的形成速度较野生型小鼠明显加快，而生存时间明显缩短。这类小鼠受射线照射后，胸腺细胞凋亡减少，成纤维细胞不能停顿于细胞周期的 G_1 期，DNA 损伤无法修复，从而使突变积累和染色体重排，最终导致细胞生长失控和肝肿瘤形成。但是，杂合子小鼠即使在致癌物作用下，也未显示肝肿瘤发生率的增加。rasH2 转基因小鼠模型是通过显微注射的方法获得，其重要功能是准确识别致癌物和非致癌物。rasH2 转基因模型已被用于食管癌、肺癌、皮肤癌和胃癌的研究，而对肠道、生殖器和内分泌器官不太理想。因此，后来又建立了 c2Ha2ras 转基因大鼠模型，命名为 Hras128。TG-AC 转基因小鼠也被用于化学致癌的研究。在大多数情况下，转基因的表达具有组织特异性，因此其肿瘤的发生也具有组织特异性，主要表现在皮肤肿瘤方面。将已知的皮肤促癌剂 12-0-十四酰佛波-13-乙酸酯（TPA）涂敷皮肤，只需 3～10 次即可诱发乳头状瘤。用此小鼠研究其他潜在的促癌剂，所有结果均显示皮肤乳头状瘤出现的潜伏期缩短，而发生率增高。

DNA 损伤后的修复机制是肿瘤易感性的重要因素。为了阐明在自发性肿瘤和化学致癌过程中 DNA 损伤修复的保护作用，国外已培育出了表达 DNA 损伤修复基因（如烷基转移酶基因）的转基因小鼠。烷基转移酶能把鸟嘌呤 O^6 位的烷基转移至烷基转移酶活性位点半胱氨酸残基上，从而去除 DNA 加合物。该种转基因小鼠中，O^6-甲基鸟嘌呤加合物降解的速度明显加快，暴露于 N-亚硝基类化合物后，胸腺淋巴瘤和肝肿瘤的发生率均降低，说明烷基转移酶能阻断 N-亚硝基类化合物的致癌过程。基因多态性在人类对外源性化学物的易感性方面已有大量研究。转基因动物模型是特定基因及其表达产物（酶）在化学物代谢研究中的有效手段，其中报道最多的是细胞色素 P_{450} 酶系。CYP2E1 基因敲除小鼠对苯的骨髓毒性有一定的抵抗性，同时对氯仿的毒性作用也相对耐受。另一方面，CYP1A2 基因敲除小鼠对对乙酰氨基酚的毒性较为耐受，而如果小鼠同时缺失 CYP2E1 和 CYP1A2 基因，则对对乙酰氨基酚变得高度耐受。CYP2E1 具有活化苯、氯仿和对乙酰氨基酚的作用，CYP1A2 具有活化对乙酰氨基酚的作用，因此该结果与预期的一致。与此相反，有一些基因敲除小鼠，如 CYP1A2 基因敲除小鼠对对氨基联苯致肝肿瘤的作用不表现出耐受性，虽然在理论上 CYP1A2 具有催化胺类化合物的活化作用。CYP2E1 是苯代谢中主要的氧化酶，参与将苯氧化物苯酚代谢为氢醌的过程。与野生型小鼠相比，CYP2E1 基因敲除小鼠对苯的代谢能力明显降低，可部分说明该基因敲除小鼠对苯毒性抗性的原因。

乙型肝炎病毒（HBV）研究　采用转基因动物模型成为研究人 HBV 的重要工具。HBV 转基因小鼠模型包括 HBV 部分片段转基因和 HBV 全长序列转基因 2 种小鼠模型。前者是将 HBV 各基因片段连接在 HBV 的调节序列或是外源性启动子下游（如小鼠的 ALB、MT 等），通过显微注射建立转基因小鼠，用于研究其表达产物在 HBV 生活史和致癌中的作用。后者是将不同 HBV 亚型（如 ayw、adr、adw、ayr 等）的全基因组转入小鼠，构建带有完整 HBV 亚型的转基因模型。来自转基因鼠分泌的 HBV 接种到黑猩猩后可致病，说明其有传染性。HBV 感染的嵌合体小鼠模型又分如下几种。①免疫缺陷鼠是经先天性遗传突变或人工诱导方法建立的一种或多种免疫系统组成成分缺陷的鼠。常用的重症联合免疫缺陷小鼠（severe combined immunodeficient mice，SCID）体内所有 T 和 B 淋巴细胞功能测试均为阴性，对外源性抗原无细胞免疫及抗体反应。②HBV 三合体小鼠是能支持 HBV 复制的人鼠嵌合模型，小鼠体内存活的人肝细胞可重现 HBV 自然感染人体时的复制过程。免疫缺陷小鼠移植人类肝细胞模型是将感染了 HBV 的人肝细胞株 IHBV617 注射至 RAG22 缺陷的小鼠肝脏中，支持 HBV 的感染和复制，可研究抗病毒药物的筛选。尿激酶纤维蛋白溶酶原激活剂（uPA）转基因小鼠模型可以使携带有该基因的肝细胞死亡，导致肝细胞的特异性损害并同时引起肝细胞的再生。

免疫毒理学研究　转基因动物也广泛用于免疫毒理学研究。由于分子免疫学技术的进展，可将复杂的免疫反应分解为不同的组成单位，从而更好地了解免疫毒物的作用机制。利用某些受体、转录因子、细胞因子缺陷的小鼠，可以对免疫反应的机制作更深入的研究。SCID 很容易接受人或大鼠的与免疫调节、造血、过敏和自身免疫相关的基因。已经有重建的 SCID/hu 和 SCID/rat 小鼠的模型。

工作任务与目标　转基因动物的生产和使用还存在一些问题。首先，转基因动物的外源基因成功率和成活率极低，这是限制转基因动物发展的主要因素。其次，体细胞克隆等技术环节还有待于成熟，外源基因在目的基因中的整合率低，效果不稳定。转基因在宿主基因组中的行为难以控制，在宿主基因组中的插入可能造成内源基因的破坏，还可能激活原本已关闭的基因，导致动物生理功能异常。转基因动物还存在伦理问题，特别是转基因动物的安全性问题、专利问题和福利问题。采用转基因动物进行毒理学试验，也还有一些问题需要解决，例如，如何与传统的动物模型进行比较，如何设置实验结果的参考标准等。

（童　建）

dúxìng bìnglǐxué

毒性病理学（toxicologic pathology）　用形态学的观察方法，研究实验动物毒性试验诱发的病理组织学变化，评价受试物对机体影响的学科。根据试验不同时期、不同剂量、不同器官来观察损伤的部位、性质、程度和转归，判断该受试物对所用动物有无中毒迹象、出现毒性损害的剂量、毒作用的靶器官、病变性质、毒作用的持续时间、有无蓄积毒性等，以此推断该受试物在一定剂量条件下对机体损害的主要器官、最低毒作用剂量、有无蓄积作用和恢复时间等，为化学品提供安全性的科学依据。

简史　最早的毒性病理学试验可以追溯到公元前 400 年左右，人类对铅毒性的认识。而近代毒性病理学的产生则是在 20 世纪 30 年代。1935 年，杜邦公司成立了毒理学和工业药物方面的哈斯凯尔（Haskell）实验室，这是因为杜邦公司发现暴露在 2-萘胺环境下的很多工人患膀胱癌。Haskell 实验室经试验发现，给犬口服 2-萘胺可诱发膀胱癌。第二次世界大战之后，大规模生产化学品和药品使毒性病理学有了长足的发展。1971 年，药理和环境病理学家协会作为一个非盈利的科学教育机构在美国新泽西州成立，并于第二年发行期刊《药理和环境病理学家协会会报》。1978 年，该学会更名为毒性病理学家协会并变更该会会报名为《毒性病理学》；2001 年更名为毒性病理学会。随着化学品安全意识的提高，世界其他国家也随之成立本国的毒性病理学会。

研究内容　毒性病理学诊断和人体病理学诊断不同，主要研究对象是实验动物，并根据实验目的的不同而选择不同种类的动物，但动物抵抗力强，内脏出现病变，外表往往没有临床症状，并无从参考病史，主要依靠病理人员在解剖时的肉眼观察和组织学观察，同时还要结合临床所见和各种检验数据，并参考药物理化性质及类似药物的毒性资料，来综合分析判断。由于动物的个体差异，毒性病理学诊断不以个体为单位进行诊断，而是把各剂量组与对照组进行比较判定病变的实际意义。通常会进行各剂量组之间的某种病理改变频率、病变程度、病变出现早晚和该动物自发性病变背景值的比较等。毒性病理学诊断一般是按试验计划定期处死实验动物后，进行系统的解剖和全面检查，依据各组病变轻重找出靶器官和对某些组织的损伤。它的不足之处在于，有些药物对人体可引起某些异常反应，但在动物身上无法复制。

研究方法 毒性病理学检查手段主要是传统的形态病理学检查方法，以及借助免疫病理学、分子病理学等新技术。药物的安全性评价中实验动物的用量较大，并且要对所有脏器进行病理检查，制作切片和组织学诊断任务量非常繁重，所以一般只进行常规的形态学光学镜检，只对某些病变进行深入研究时再做组织化学、免疫组织化学及电子显微镜检查。

病理组织学诊断是毒性病理学中重要的一环，直接关系到整个试验的结果，所以正确把握病理组织学诊断与毒性试验的关系十分必要。病理组织学诊断是在解剖肉眼检查的基础上进行，所以肉眼观察到的病变是病理组织学观察的重点。有时解剖肉眼检查时发现的病变在病理切片上没有具体体现，所以镜检前应充分了解切片组织和该动物的信息，如临床症状、血液生化检测结果、脏器重量数据及解剖肉眼所见等。动物的功能变化多半先于器官形态学变化，时有血液或生化学检查出现异常，而组织学并无改变，这可能是毒作用轻微，或者是毒作用初期。如果临床检验结果无异常，只是出现病理组织学变化时，通常以组织学诊断为主。一般情况下临床检验和病理组织学变化是吻合的。例如，肝在胆汁淤积时血清总胆红素和碱性磷酸酶升高；肝实质受到毒性损害时血清谷丙转氨酶增高；心肌受损时血清肌酐磷酸激酶和谷草转氨酶都增高；肾小球损伤时，血清肌酐升高。可见组织学诊断应同时参考功能性检查的结果，如果有组织形态学病理变化就更应该结合各项功能检查结果综合判断。同时，镜检时要明确病变部位的性质、类型、程度、范围及其他脏器的关系，综合分析是否与药物有关。在检查方法上，应先检查对照组有无自发性病变和感染性病变，后检查高剂量组除上述病变外，有无萎缩、变性、坏死、炎症和肿瘤性病变。如果高剂量组中某脏器出现对照组没有出现的多发性病变时，还应该对中剂量组和低剂量组的相同脏器进行病理组织学检查，进一步观察有无剂量-反应关系。在观察病变时还应做详细的记录和分析。另一方面由于毒作用的机制不同，受损的靶器官不同，病变组织的细胞受损部位、形态和程度都不会相同。有些药物在不同的动物中引起的病变也不同，多种药物又可引起相似的病变，同品系动物对药物敏感性又有个体差异，这些都应该是观察分析时要考虑的。对于病变是否与药物感染有关，原则是各组间比较病变的发生频率或程度，有无剂量-反应关系。有时药物诱发病变和自发病变同时存在，如认为是药物诱发病变，则要对低剂量组和对照组动物的相同脏器进一步检查是否有同类病变，如果在高龄动物中发现不常见的自发性病变时，也应考虑其与药物的相关性。药物有直接毒作用和间接毒作用，前者如四氯化碳可以引起肝细胞坏死，有些致突变性的致癌物质可导致肿瘤；后者如有些药物可引起大鼠腺胃黏膜水肿、充血、糜烂或者溃疡，实际上不是药物的直接作用，而是该药物先作用于吞噬细胞，再由吞噬细胞释放出游离组胺，间接作用于黏膜引起上述一系列病变。

除上述一些情况外，还要考虑以下问题：①对动物的种属、品系、性别、年龄造成的各组织器官正常形态的差异要有所认识。例如，不同种属的动物睾丸曲细精管上皮细胞组合不同；大鼠和犬的肾小球囊腔中有蛋白样物质，而猴没有，这就属于正常的组织形态现象，诊断时要防止误诊。②动物死前是否绝食、饲料的配方、药物的化学性质、溶剂的性质等所引起的变化要——排除。③动物处死方法、固定液的性质和固定时间、制片过程等对形态的影响。例如，肺吸入性出血，肝组织边缘肝细胞肿大的变化，都可能是人为因素引起的。④动物的级别所引起的感染，多脏器不同的炎症及动物滋生疾病出现的形态变化，如肺部炎症。

良好的切片标本也是病理诊断质量保证的关键，切片标本制作的好坏直接影响到病理诊断的结果。影响切片标本制作的因素：①切片的厚度和染色。显微镜观察时，主要通过形态学变化和与其他细胞的色差比较来辨别病变部位。例如，肝细胞的坏死、变性（嗜酸性、嗜碱性）、雄性F344系大鼠的肾小管上皮病变时出现的嗜酸性颗粒等。对照组与给药组进行对比，色差的变化将直接影响实验结果。所以，应该由同一病理技术人员完成对照组与高剂量组的染色。②固定不充分的脏器。即使在解剖取材后立即放入福尔马林溶液中迅速搅拌进行固定，对于一些较厚的脏器

（大鼠的肝、肾及病变部位等）也经常出现深部固定不良的情况。虽然可进行再固定，但是会人为造成细胞的变性。③石蜡浸润不充分。制作过程中的不当操作都可能是石蜡浸润不充分的原因，它将使切片过程变得非常困难。特别是脏器的中心部分（未固定部位）及血量较多的脏器（淤血的脾等），在展片时浸润不充分的部位会急速扩张。由于这种情况的出现，在镜检时，固定不充分的脏器（脾、肝、肾）及血管或有腔的脏器容易出现误诊情况。④骨脱钙时引起的变化。一般会对大鼠和小鼠的大腿骨或胸骨的骨髓和骨进行镜检。虽然骨髓细胞在脱钙时会受到影响，但是只要在切片时注意厚度即可避免影响。在取骨髓操作时，经常容易用力过猛使骨髓细胞聚集到一侧。在镜检观察时应该注意。⑤对称器官。可能出现一侧异常一侧正常的情况。即使肉眼观察没有病变，在镜检时也有可能发现微小的病灶。所以，像眼球、肾上腺、肾、睾丸、子宫及甲状腺（含甲状旁腺）这样的对称器官的两侧都应做成切片标本。⑥取材和病变部位的关系。切片标本只是脏器的一个面，所以为了全面反映脏器的生理特点、结构特征及自发性病变的特异性等，应该充分考虑脏器的取材方向、位置。由于尚无统一的病理损伤衡量标准，关于损伤的描述存在混乱和高低不一的情况，病理诊断人员很难做出结论；而且大多数病理描述仍停留在定性的基础上，受病理诊断人员主观的影响大。

同邻近学科的关系　毒性病理学是病理学的一个分支学科，主要从亚细胞、细胞、组织或器官形态学变化来描述毒物的作用及其毒性效应。毒性病理学在药物安全评价中占有重要的地位，因为动物的急性毒性试验、长期毒性试验、致畸试验、致癌试验都离不开毒性病理学的检查和诊断，而且试验的周期越长，毒性病理学检查的结果越为重要。它可回答药物造成病理性损伤部位、程度、性质和预后等基本问题，因此可以说，毒性病理学是毒理学中最为重要的组成部分，也是临床前安全性评价工作中最基本的环节。

应用及有待解决的重要课题　毒性病理学在药物安全性评价中应用十分广泛，因为动物的急性毒性试验、长期毒性试验、致畸试验和致癌试验都离不开毒性病理学的检查和诊断，而且试验的周期越长，毒性病理学检查的结果越为重要。它可回答药物造成病理性损伤部位、程度、性质和预后等基本问题。因此，毒性病理学是毒理学中最为重要的组成部分，也是临床前安全性评价工作中最基本的环节。

建立适用于良好实验室规范的病理学诊断技术规范和操作规程，对实验动物的选择、体检、麻醉、处死、剖检、活检、取材、固定、染色、制片、免疫组化、细胞病理，以及诊断、术语、图像分析、仪器使用、摄影、原始记录、档案管理等进行严格规范，对于提高安全性评价实验的标准化，减少实验误差，消除由于病理剖检、制片带来的干扰，具有十分重要的意义。

（肖　杭　王　捷）

shēngtài dúlǐxué shìyàn

生态毒理学试验（ecotoxicology test）

通过干预和控制环境化学物、试验生物或其生态系统来观察和探索生态毒理学科学规律和环境污染物毒性作用机制的一类试验方法。生态毒理学试验方法随研究目的、评估终点和对象的不同而改变，可分为体内试验和体外试验，也可分为分子水平、细胞水平、个体水平、种群及生态系统水平等不同生物层次的试验。在试验材料的选择上，根据试验目的可选用植物、微生物、非哺乳类动物和哺乳类动物。其中，除了生态毒理学常用的人工培养的模式生物如大型水蚤、赤子爱胜蚓、拟南芥、紫露草及蚕豆（根尖）等外，还可以选用研究现场中野生的动物、植物、微生物中的有代表性的个体或群体进行。

发展史　生态毒理学方面的试验始于20世纪30年代，主要采用水蚤类动物或水蚤研究杀虫剂对水质的污染及其对试验动物的毒性作用。20世纪40年代，关于废水和化学物对非人类生物，特别是对水蚤类动物和金鱼的急性水生毒性试验得到进一步发展和应用。第二次世界大战之后，英国、加拿大和美国致力于急性生态毒性试验的标准化技术的研究。1954年，美国试验和材料学会提出第一个水生毒理学试验方案，并把鱼毒性试验包括其中。20世纪60年代，低水平化学暴露所致的慢性亚致死生态效应试验、多因子试验、毒性阈值试验等得到重视和发展。1970～1980年，越来越多的生态毒理学试验被标准化并被用于评价化学物的急性毒性、亚致死效应、致突变性、生物富集及对人类健康的影响。20世纪70年代，美国国家环境保护署（EPA）和国际标准化组织制定的化学品测试方法中均包含有大量标准化的生态毒理学试验。1981年，经济合作与发展组织首先制定《化学品测试准则》并把大量生态毒理学试验方法包括其中，成为各成员国共同法规的技术基础。2003 年，中国国家环境保护总局编制出版《化学品测试方法》，全书分 4 部分，其中两部分属生态毒理学试验。

原理　生态环境中的有毒有害因素，特别是环境化学污染物对生态系统和其成分——植物、动物及微生物，在分子、细胞、器官、个体、种群、群落及生态系统等不同水平具有潜在的生态毒性作用，可引起靶生物产生一定的生态毒性效应，且一般具有一定的阈值和剂量-效应关系。此外，生态系统是由多种生物组成的，一些环境化学物可以通过食物链在生物体内富集和放大而增大其生态毒性作用。基于环境毒物与生物交互作用的特征，可以设计和进行各种生态毒理学试验，为环境化学物的生态毒性和生态安全性评价提供科学依据。

基本方法　主要包括体内试验、体外试验，以及模型生态系统试验。

体内试验　多在整体动、植物个体中进行。根据污染物暴露时间的长短可分为急性、亚急性（亚慢性）和慢性毒性试验；按照试验目的不同可分为繁殖试验、蓄积试验、代谢试验及致癌、致畸、致突变试验等。急性毒性试验可分为水生生物急性毒性试验、陆生生物急性毒性试验，以及哺乳动物急性毒性试验。

水生生物急性毒性试验　主要选用三类水生生物进行。①鱼类急性毒性试验：是水体生态毒理学研究的重要内容之一，并被广泛用于水质污染的生物监测。推荐选用斑马鱼、稀有鮈鲫、剑尾鱼为试验鱼种，而以往多选用中国的草鱼、青鱼、鲢鱼及鳙鱼四大养殖淡水鱼，也可用金鱼进行急性毒性试验。②水蚤类急性毒性试验：已被生态毒理学研究广泛应用。水蚤类是淡水生物，传代周期短，易培养、繁殖，且对许多毒物很敏感。其中大型蚤是标准生物。③藻类急性毒性试验：藻类属水生低等植物，在食物链中位于初级生产者阶层，评价有害因子对藻类生长的作用，一方面可反映水体污染状况，另一方面可反映该水体初级生产营养级的受损害程度，从而评估水体生态系统的变化。

陆生生物急性毒性试验　陆地生态系统是以土地或土壤为基础的，所以一般采用直接依赖土地和土壤生存的动物和植物进行生态毒理学研究。陆生植物是对土壤依赖性最强的生物，选择它们进行急性毒性试验可以筛选对环境污染敏感的或抵抗力强的植物。对环境污染敏感的植物可用于环境污染的生物监测；对环境污染抵抗力强的植物可用于环境污染严重地区的绿化植物。此外，应用植物进行毒性试验也可为了解和评价环境污染物的生态效应提供科学依据。试验方法主要有种子发芽、根伸长急性毒性试验及植物幼苗生长急性毒性试验等，有的还采用有毒气体对植物熏气的方法等。动物毒性试验一般多采用直接依赖土地或土壤而生存的动物如以土壤及其有机物为食的蚯蚓进行生态毒理学研究。常用蚯蚓品种为赤子爱胜蚓。蚯蚓生活周期短、繁殖力强、便于饲养，主要用于农业用品对土壤生态系统的损害效应研究。为了研究大气污染物对陆地生态系统生态毒理学作用，陆生动物急性毒性试验也可选用不直接依赖土壤生存的陆生动物为研究对象。一般常用的试验动物有大鼠、小鼠、家兔、豚鼠、仓鼠、犬、猴等哺乳类动物或模式实验室动物，根据研究目的也可采用两栖类、爬行类、鸟类、昆虫及其他陆生野生动物进行此类生态毒理学研究。但是，由于环境污染物在生态系统中往往是低剂量、长时期暴露，在评价其生态危害时，亚慢性和慢性试验的结果可能更有价值。亚慢性（亚急性）毒性试验是指机体连续多日接触环境污染物的毒性效应试验，一般暴露 1～3 个月。慢性毒性试验是指机体长期接触环境污染物的毒性效应试验，一般暴露 6 个月～2 年，甚至终生染毒。

体外试验　有以器官、细胞和亚细胞水平的试验，还有生化和分子水平的试验。

器官、细胞和亚细胞水平的试验　体外试验可采用器官灌流技术，被灌流的器官一般在离体的情况下，也有对在体脏器进行化学物灌流处理。最常用的器官为大鼠肝。肝是环境污染物吸收入体内后生物转化的主要场所，也是其发挥毒作用和排泄的场所。利用可在体外多次传代的永生化的细胞株，如海拉（HeLa）细胞、卵巢细胞株（CHO）、中国仓鼠肺细胞株（CHL，V79），以及人支气管上皮细胞株等多种来自人或动物的细胞株，研究环境污染物的一般毒性和致癌、致畸、致突变作用。采用细胞分离技术，直接从人和动物血液分离各种血液细胞，如人外周血淋巴细胞和红细胞的分离和培养、从大鼠肺泡灌洗液中分离巨噬细胞并进行体外培养，研究环境污染物对人和动物毒性作用的特征及机制。随着生物离心技术的高度发展，可将各种细胞器，如细胞膜、核、内质网、线粒体及微粒体（实质是内质网的碎片）等分离纯化，进行电子显微镜观察及各种生物化学和分子生物学研究，探讨环境污染物作用的性质和机制，研究环境污染物对细胞、器官、整体、甚至对群体生物的早期或超早期危害，为生态系统的健康和病理诊断提供早期或超早期有警示作用的生物标志物。

生化和分子水平的试验　用现代生物化学和分子生物学理论和方法，探索生物标志物，以监测种群和生态系统的健康水平，警示物种及其群落的早期损伤，是分子生态毒理学的主要研究内容和任务。分子生态毒理学生物标志物是生态损伤早期诊断、早期发现、早期防治、早期修复的标准和工具。在细胞和分子生态毒理学研究中常用的试验方法有细胞 DNA 合成试验、碱洗脱法检测 DNA 链断裂技术、羟基磷灰石柱层析法检测 DNA 链断裂损伤、细胞非程序性 DNA 合成试验、单细胞凝胶电泳技术（彗星试验）检测细胞 DNA 链断裂、DNA 加合物测定、随机扩增多态性技术检测 DNA 损伤，以及环境污染物对 DNA、RNA、蛋白质及脂质的氧化损伤试验，对各种酶活性的抑制及诱导试验，对金属硫蛋白、热激蛋白及其他应激蛋白的诱导试验，以及逆转录聚合酶链反应（RT-PCR）、实时定量 RT-PCR 试验等。生物化学和分子生物学理论和技术（包括基因工程）的飞速发展，为分子生态毒理学研究提供了新的思路和工具，使生态毒理学研究从器官和整体水平进入细胞和分子水平。一些细胞生物学、分子生物学甚至基因工程技术被广泛应用到分子生态毒理

学研究中来。核酸、蛋白质及酶等生物大分子的生化研究技术，被广泛应用于环境污染物对 DNA、RNA 及蛋白质合成的效应、对蛋白质的修饰损伤作用，以及对酶的结构和功能包括对酶的多态性影响等方面的研究中。细胞培养和克隆技术、同位素生物标记技术、PCR 技术、分子杂交技术、DNA 测序技术，以及一系列突变检测技术，不同程度地被应用在环境污染物引起的 DNA 复制的保真度、DNA 损伤与修复、DNA 加合物形成、基因突变及细胞周期异常等问题的研究中。此外，转基因技术、基因差异分析技术、基因芯片技术、蛋白质芯片技术、RNA 干扰技术及定量 PCR 技术等分子生物学新技术的涌现和发展，也被源源不断地引入到分子生态毒理学研究中来。

模型生态系统试验　一种毒物对同一生态系统中不同种类的生物可能有不同的毒性作用，同一种毒物对在不同生态系统中的同一种生物的作用也可能不同。因此，生态毒理学在论述毒物对某种生物的毒性时必须描述该生物种所处的生态系统；同时在论述某一种群受到污染物的直接毒害作用时，必须描述对其他生物因素和非生物因素的影响。一种毒物能够同时与多种生物种群发生相互作用，且对不同种类生物的毒性作用可能不同。20 世纪 70~80 年代以来，生态毒理学家们广泛应用模型生态系统来研究和了解环境污染物对生态系统的毒性作用。此试验是研究环境污染物在生物种群、群落、生态系统和生物圈水平上的生态效应的一种方法，又称为微宇宙法。微宇宙是自然生态系统的一部分，包含有生物和非生物的组成及其

过程，包括有生产者，消费者和分解者三类生物，具备生态系统的结构和功能。它的规模较小，便于重复和控制，主要用于生态系统水平上环境因子作用效应的研究。但是，微宇宙试验系统没有自然生态系统庞大和复杂，不能包含自然生态系统中的所有组成及所有过程，因而不完全等同于自然生态系统。根据生态系统的类别，微宇宙生态系统毒性试验可分为水生微宇宙、水生中宇宙及陆生微宇宙毒性试验等。

水生微宇宙毒性试验　利用多种水生生物在水体中共存，通过在室内用体积小于 $1m^3$ 的试验容器模拟自然水环境条件下，研究污染物的理化性质和生物毒性的变化及其对水生生态系统的影响，以近似了解在自然生态系统中污染物的迁移和转化过程及其危害特征。

水生中宇宙毒性试验　微宇宙和自然生态系统之间的桥梁，可以在室内构建，也可以在大范围水域中围栏而成。该试验是模拟池塘、湖泊和河流生态系统，研究污染物在生态系统水平上可能产生的生态环境效应，以弥补微宇宙试验体积小、系统结构简单、稳定性不够和维持时间不够长久的不足。中宇宙的生态系统可利用自然水域中的生物和非生物组分，也可以将人工培养的水体生态系统（包括人工培养的生物和非生物组分）移入，其必须具备生态系统的基本结构与功能，在结构方面需有非生物因素和 2~3 个营养级的生物，功能方面需有群落代谢、物质循环和能量流动过程等。总之，应与自然生态系统接近。

陆生微宇宙毒性试验　主要包括有土壤微宇宙生态系统和模

拟农田生态系统等。土壤微宇宙生态系统毒性试验用于研究污染物对陆生植物、土壤微生物及土壤无脊椎动物（如蚯蚓）的生态毒理学效应，以及污染物在土壤和生物之间的迁移、富集、残留和转归。盛土壤用的器皿可以由塑料、陶瓷及水泥等制成。试验规模的大小依任务和目的而定。模拟农田生态系统毒性试验主要用于研究农业化学用品对农田生态系统的综合影响，例如测定农药在土壤、作物、土壤水分（包括土壤淋溶液）及空气中的残留、迁移、富集和转归等。

生态评定的通用终点与试验方法选择　生态毒理学试验还可以分为非规范性试验和规范性试验，前者包括机制性研究在内的各种学术性探索，而后者是指按照法律法规或管理机构要求而进行的一类试验，这类试验需要遵从良好实验室规范，并且都由管理部门颁发的试验指导原则。中国对新化学物和农药的生态毒理学试验项目见规范性毒理学试验指导原则。美国 EPA 拟定的生态评定的通用终点、试验物种选择和观察见表。

应用　生态毒理学试验不仅可以揭示生态毒理学科学规律，而且也可以用于解决环境实际问题，主要应用于：①获得环境污染物与生态效应之间剂量-效应关系的具体数据，为环境管理在制定技术标准和准则时提供科学依据，并用以支持环境政策和法律法规。②开展环境污染物在生态系统中转归的试验研究，为环境污染控制和治理提供科学依据和工具。③可以探讨和发现生态标志物，为生态系统健康状况和可能出现问题的预测提供手段，为生态损伤的早发现、早防治、早修复提供科学依据。④为生态风险评价提供科学依据，从而在促进国民经济绿色国内生产总值增长中发挥作用。

工作任务与目标　生态毒理学试验在丰富和完善生态毒理学知识、推动生态毒理学学科发展方面发挥了重要作用，在农药、工业化学物和环境污染物等生态毒性研究与环境生态风险评价中发挥了重要作用。生态毒理学试验将主要在以下几个方面重点发展：①从调查环境污染物对生物群体危害的描述阶段逐渐发展到探讨环境污染物毒性作用机制方面的精确试验阶段；生物化学和分子毒理学研究技术将越来越多地应用于生态毒理学试验。②环境不同有毒有害因素联合作用的生态毒性试验或环境混合化学物的生态毒性试验将进一步发展。③以环境污染物对生态系统的短期、高浓度污染的急性生态毒性试验为主将逐渐转变为以环境污染物长期、低浓度暴露的慢性试

表　生态评定的通用终点（美国 EPA，2002 年）

实体	属性	美国 EPA 确定的先例
生物水平终点		
生物（在评估的种群或群落中）	杀死（大量死亡，显著死亡）	脊椎动物
	总异常	脊椎动物、贝类、植物
	存活，繁殖，生长	濒危物种、候鸟、海洋哺乳动物、秃鹰和金鹰、脊椎动物、无脊椎动物、植物
种群水平终点		
评估种群	绝灭	脊椎动物
	丰度	脊椎动物、贝类
	产量	脊椎动物（狩猎/资源物种）、植物（收获物种）
群落和生态系统水平终点		
评定群落，组合和生态系统	类群丰度	水生群落、珊瑚礁
	丰度	水生群落
	产量	植物集合体
	地区	湿地、珊瑚礁、濒危/罕见的生态系统
	功能	湿地
	物理结构	水生生态系统
官方指定的终点		
对受威胁物种或濒危物种的栖所	地区	
	质量	如国家公园、国家野生动物保护区、大湖区
特殊区域	与特殊的和依法保护相关的生态特性	

验为主。④生态毒理学模型试验方法的完善和改进将取得更大的发展。⑤环境污染物通过生态系统尤其是通过食物网对人群健康危害的生态毒理学试验及其方法将进一步受到重视和发展。

(付立杰 孟紫强)

móshì shēngwù

模式生物 (model organisms)

作为实验模型以研究特定生物学现象的动物、植物和微生物。模式生物是人们在长期研究实践中对一些生物的形态、解剖、生理、生化、细胞、遗传甚至分子间相互作用或调节规律进行全面分析和归纳的基础上，把它们作为典范而形成的。人们把在模式生物研究中得出的规律，推演到相关的生物物种中，从而加快了对其他各种生物的研究。以模式生物作为材料不仅能回答生命科学研究中最基本的生物学问题，对人类一些疾病的治疗也有借鉴意义。在人口与健康领域应用最广的模式生物包括噬菌体、逆转录病毒、大肠埃希菌、酵母、秀丽隐杆线虫、果蝇、斑马鱼、爪蟾和小鼠等。在植物学研究中比较常用的有拟南芥、水稻等。随着生命科学研究的发展，还会有新的物种被人们用来作为模式生物。但它们一般都具有以下基本共同点：①有利于回答研究者关注的问题，能够代表生物界的某一大类群。②对人体和环境无害，容易获得并易于在实验室内饲养和繁殖。③世代短、子代多、遗传背景清楚。④容易进行实验操作，特别是具有遗传操作的手段和表型分析的方法。相对于传统毒理学分析方法实验周期长、实验代价高，通常不能广泛、快速地用于毒物毒性与环境质量的评估等特点，模式生物以操作简单、成本低廉、

测试周期较短等特点逐渐被开发出来用于环境科学与毒理学评价。

发展史 生物进化使细胞生命发育的基本模式具有很大相似性，因此，可以利用位于生物复杂性阶梯较低级位置上的物种来研究发育的共同规律。对这些生物的研究可以帮助人们理解生命世界的一般规律，所以它们被称为模式生物。海胆是生物科学史上最早被使用的模式生物。

1875年，奥斯卡·赫特维格 (Oscer Hertiwig) 就开始以海胆为材料研究受精过程中细胞核的作用。20世纪70年代，生物学家发现秀丽隐杆线虫可作为模式生物，它是身体中所有细胞能被逐个观察并分类的生物。其幼虫含有556个体细胞和2个原始生殖细胞，成虫则根据性别不同具有不同的细胞数。线虫的生命周期从生到死的全过程只需3天，人们可以不间断的观察并追踪每个细胞的演变过程。细胞凋亡现象及其机制最早就是在线虫中被揭示的。小鼠从17世纪开始用于解剖学研究及动物实验，经长期人工饲养和选择培育，已有多达千余个独立的远交群和近交系。由于小鼠繁殖快，饲养管理费用相对较低，是生物医学研究中广泛使用的模式生物，也是当今世界上研究最详尽的哺乳类实验动物。毒理学家把模式生物引入到毒性评价模型中来，逐渐建立一系列快速、简单的体内试验来预测毒物对人的毒性。

应用 很多模式生物可以用于毒性试验，如观察斑马鱼的存活率或者胚胎孵化率等评价受试物的急性毒性；通过对秀丽隐杆线虫12个方面内容（致死率、最长寿命与半数致死天数、细胞凋亡、发育、生殖、运动行为、乙

酰胆碱酯酶活性、学习行为、记忆行为、转基因品系、突变体与基因表达模式）的研究来评价受试物发育、生殖、神经等相关毒性；运用不同品系小鼠或者转基因小鼠，采用经口、涂布皮肤或吸入等途径染毒，定期检测各项指标，获得可靠的毒性资料。其指导原则中规定了标准毒性试验方法，包括设计方案、染毒途径、剂量分组、动物品种、数量、观察内容和染毒期限等要求。

药物毒性研究常包括体内（动物实验）部分和体外（细胞、分子实验）部分。体内毒性实验常采用小鼠、大鼠、犬等动物进行，能较准确地反映药物的安全性，但实验周期一般较长，药物用量较大，不利于少量药物的快速毒性筛选。体外实验中研究对象多采用细胞、分子等，方法简单、条件可控，适用于药物毒性的快速初筛，但离体的细胞实验难以精确地模拟药物的在体过程，实验结果往往难以在体内得到重现。因此，建立一种既能较好地模拟在体过程、又能快速简单地预测药物毒性的研究方法具有重要意义。运用于化学物毒性试验的常见模式生物如下所述。

斑马鱼 为一种热带硬骨鱼，是研究脊椎动物器官发育和人类疾病的重要遗传学模型之一，其显著优势在于体积小（3～4cm），可在较小的空间大量繁殖，产卵量高（每周200多个），发育快，许多组织在受精后24小时开始形成，成熟周期短，体外受精且胚胎透明，可以在体视显微镜下观察。斑马鱼的基因组中大约含有30 000个基因，这个数目与人类差不多，而且它的许多基因与人类存在一一对应的关系。它个体小，周期产卵，产卵周期短，产

卵量多，卵大，胚胎在体外发育，胚胎发育速度快，早期胚胎完全透明，单倍体、雌核发育二倍体的制作和突变体的获得均较容易，精子可以冷冻保存。斑马鱼已成为研究脊椎动物（包括灵长类）胚胎发育及外界环境变化对人类影响的良好研究材料，也是一种极好的实验模式鱼，是替代青蛙、果蝇、小鼠等作为研究对象的优良试验材料。由于在毒性试验上的应用优势，国际标准化组织在20世纪80年代推荐斑马鱼为毒性试验的标准实验用鱼，急性毒性实验已成为检测水体污染的重要手段之一。斑马鱼也被经济合作与发展组织列为健康毒性和环境毒性检测实验的标准鱼类。斑马鱼已经成为一种热门的药学和毒理学的研究工具，用于建立疾病模型，进行药物活性成分的高通量筛选，药物代谢的研究，以及化学物的毒性评价等。

秀丽隐杆线虫　医学研究中的一种重要模式生物。秀丽隐杆线虫是了解的最清楚的模式生物之一，其线虫虫体长1.5mm，容易培养和保存，一次杂交仅需要3天时间，突变体性状特征明显。成虫个体有959个体细胞组成302个神经元，构成神经网络。1990年进行基因组计划的研究，1998年12月完成了基因组测序，基因组大小100Mb，分布于6条染色体，预测有19 099个基因。2002年诺贝尔生理医学奖得主布瑞纳、苏斯顿及霍维兹凭借建立了秀丽隐杆线虫的模式生物系统和运用对秀丽隐杆线虫优越及完善的遗传分析技术，发现了许多影响秀丽隐杆线虫发育的基因，其中包括作用于细胞凋亡的一些重要基因。国内外关于秀丽隐杆线虫的形态、行为、分子、细胞

信号转导、基因调控等方面的研究报道较多，尤其在发育生物学和细胞生物学等方面，但这一模式动物的应用范围以往只是在医学或生物学方面，而在环境科学领域的应用则很少。其实，秀丽隐杆线虫从卵孵化后发育到成虫只需短短的45~50小时，可以方便地观察生殖能力、头部摆动频率、身体弯曲频率、体长等变化的多个亚致死效应；而毒性评价程序中通常采用的标准受试生物的亚致死效应的观察周期较长，实验成本高，操作较为复杂。所以在化学物毒性实验中，可以引入秀丽隐杆线虫这一廉价、容易培养、操作简单、多指标体系的模式生物，并应用包含生命周期、世代周期、生殖能力、头部摆动频率、身体弯曲频率等指标的评价体系，对化学物进行毒理学研究和相应的毒性评价。

酵母　一种单细胞生物，能在基本培养基上生长。基因组小，单倍体DNA容量仅为大肠杆菌的3.5倍，基因组大小为15Mb，有16条染色体，大约有6000个基因。序列测定揭示了酵母基因组中大范围的碱基组成变化。多数酵母染色体由不同程度的、大范围GC丰富的DNA序列和许多GC缺乏的DNA序列镶嵌组成。酵母菌能以稳定的单倍体和二倍体的形式存在，且在实验条件下较为方便地控制单倍体和二倍体之间的相互转换。1个酵母菌可以同时兼容几种不同的质粒。以指数增长数目，酵母菌每90分钟繁殖一代，生物学特性与真核生物相似，当人们发现了1个功能未知的人类新基因时，可以迅速地到任何一个酵母基因组数据库中检索与之同源的功能已知的酵母基因，并获得其功能方面的相关信

息，从而加快对该人类基因的功能研究。人类的许多重要疾病如早期糖尿病、小肠癌均是多基因遗传性疾病，揭示涉及这些疾病的所有相关基因是一个困难而漫长的过程，酵母基因与人类多基因遗传性疾病相关基因之间的相似性将为提高诊断和治疗水平提供重要的帮助。通过连锁分析、定位克隆然后测序验证而获得与此类疾病相关基因。利用酵母基因缺失型突变体组成的菌株库，对基因组范围内的化学物抗性相关基因进行筛查，并对筛查的结果进行生物信息学分析，将这些耐药基因进行归纳、分类、推断，从而为药物的耐药性和毒性的机制提供实验基础。

果蝇　世代周期短，一般10~12天，体小容易饲养，培养费用低廉，繁殖力强，分布广泛。染色体数目少，黑腹果蝇只有4对染色体，幼虫唾液腺中有巨大的唾液腺染色体，其上的横纹和间带区分十分清楚，2000年3月公布的果蝇基因组全序列为180Mb，有13 601基因，其中一半的基因功能尚不清楚，有1600个碱基跨度区仍未能完全测序。果蝇是奠定经典遗传学基础的重要模式生物之一，而且在神经科学的研究中发挥了重要的作用，但是其在化学物毒性试验中的研究甚少，主要运用在成瘾药物的研究中。

小鼠　属脊椎动物门，哺乳纲，啮齿目，鼠科，小鼠属动物。在生物学研究领域广泛使用的是小家鼠。如果以秀丽隐杆线虫、果蝇和斑马鱼为标准，小鼠的生活周期显得缓慢而且操作难度更大。小鼠的胚胎发育（妊娠）需要3周，新生小鼠还要过5~6周才能达到性成熟，其正常的生活周期是8~9周，是秀丽隐杆线虫

的 2 倍多。然而，它是哺乳动物，和人类有极近的亲缘关系。在哺乳类实验动物中，小鼠体型小，饲养管理方便，易于控制，繁殖速度快，研究最深，有明确的质量控制标准，已拥有大量的近交系、突变系和封闭群，因此小鼠成为公认的最好的模式哺乳动物，在各种实验研究中用量最大，用途最多。除此之外，小鼠还广泛用于安全性和毒性试验、生物效应测定和药物效价比较、药物的筛选、肿瘤与白血病研究、计划生育研究、遗传性疾病研究、免疫学研究、衰老研究等多个研究领域。

工作任务与目标 将模式生物进行环境毒物毒性评估的完整研究体系的建立尚处于完善阶段，还有很多问题亟待解决。例如，模式生物的实验室培养条件、实验操作方法的标准化，相关的评价标准的统一，实验结果的可重复性等。中国已启动家蚕模式生物的研究计划，它将成为另具特色的新模式生物。在未来研究中，还需要不断发现新的模式生物或者结合转基因品系与各种突变体的应用，使模式生物更适合于评估痕量或慢性毒性，而且更为快速。此外，利用模式生物的优势，结合新技术、新方法完善毒物的毒性评价体系。例如，利用模式生物基因组简单的特点，结合基因组学技术，分析环境毒物暴露下模式生物体内基因表达谱的改变，可能为毒物毒性评价提供新的策略。

（周建伟 王守宇）

jīzhì dúlǐxué

机制毒理学（mechanistic toxicology）

研究外源性因素对生物系统产生损害作用的系统、细胞、生化和分子变化及其相互作用和调节规律的学科。

简史 20 世纪初叶，现代毒理学应运而生并开始蓬勃发展。现代机制研究理念发生了飞跃性的改变，摆脱了传统的描述性研究的思路，注重推理性，提高科学性，避免低水平、重复性研究。20 世纪 40 年代前后，机制毒理学研究使人们加深了对许多化学物毒性作用及分子机制的了解并研制出多种解毒剂。例如，用二巯丙醇治疗砷化物中毒，用解磷定治疗有机磷农药中毒等。毒理学家们从 40 年代化学物致癌研究模型中发现新的分子机制，如米勒（Miller）夫妇发现活性中间体在致癌中的作用及混合功能氧化酶在内质网中的作用。一些新方法和新技术的相继出现促进了机制毒理学的发展，如色谱法和毒物的放射性标记促进了对细胞色素 P_{450} 蛋白家族的大量研究工作的开展。"组学"在毒理学机制研究中的应用引起界内学者的普遍关注，如基因组学、蛋白质组学、代谢组学等是生命科学的前沿，具有"通量化"的优势，这些新技术的出现将对机制毒理学的发展产生深远的影响。

研究内容 在机制毒理学研究过程中，由于存在多种潜在的毒物及可能被损害的生物学结构和过程，因而也就存在着各种可能的毒效应，相应地也存在各种不同毒作用机制。在研究毒作用机制过程中主要着眼于以下几个阶段：①毒物转运至一个靶部位或多个靶部位。②终毒物与内源靶分子的交互作用。③引起细胞功能和（或）结构的紊乱。④启动分子、细胞和（或）组织水平的修复机制。⑤当毒物引起的紊乱超过修复能力或修复功能低下时，机体组织出现的坏死、纤维

化甚至肿瘤的发生。在这些过程中，需要重点研究外源化合物的化学结构和理化特性、毒动学/生物转化和毒效应等多个方面，从分子-细胞-组织-器官-整体多个层次进行研究。

研究方法 机制毒理学研究方法应该是点→线→面，也就是从生物靶分子→途径→网络。毒作用靶分子存在着上下游关系，不同途径的联系和交互作用即为毒作用的网络。同样，网络可以在分子水平、细胞水平，也可以在整体的各器官系统水平。同时需要注意的是，不同生物体或者同种生物体的遗传变异也会对毒物表现出不同的易感性。所以，机制毒理学主要通过寻找靶分子、构建信号网络和确定生物体遗传变异等来探索外源性有害因素的毒作用规律。

寻找靶分子 根据毒物对机体的毒效应和机体细胞对毒物的反应来寻找相关的靶分子，如涉及细胞增殖、分化、修复或者凋亡等相关的信号分子。但是这些研究发现的分子可能比较单一和片面。环境基因组学相关的技术为机制毒理学研究提供了一个新方向和新手段，这可能对外源性因素致病机制的研究有特殊意义。

构建信号网络 毒物对机体靶分子的作用不可能是单一调节，毒物进入机体不同途径之间涉及不同分子，分子调节也存在因果（上、下游）关系。所以机制研究中不仅需要阐明这些关系，更要研究这些分子是何时、何处（如在细胞器和细胞外基质中的定位）及如何发生作用的（磷酸化、糖基化、分子间的结合及结合位点等）。生命现象具有复杂性，同一分子在不同的细胞中可具有不同的功能，而同一生物现象又可涉

及不同的、替代的通路，在细胞和整体水平进行探讨是机制研究的新动向。信号转导是机制研究活跃的领域，这是由于解读基因的功能，首先要破解基因是在哪些信号的"操纵"下，如何程序性地依次被启动，进行转录、翻译，并特异地与蛋白质、细胞结合，最终精确地完成预定的生物过程。这也正是信号转导在生物过程中的时序上游性，决定了信号转导研究在功能基因组学研究中占有特殊重要的位置。

确定易感个体的遗传变异　机制毒理学既要研究毒物的毒作用机制，还需要研究不同个体对环境因素敏感性差异的分子机制，由此得以鉴别和保护遗传易感的个体免遭环境接触引起的损害，并且有可能依据个体的遗传特征，制定针对性的药物治疗方案，以提高疗效降低毒性。环境基因组计划的完成为寻找易感个体的遗传变异提供了可能，分子流行病学所分析的基因单核苷酸多态性是机制毒理学研究的新的生长点。机制毒理学研究目标之一是寻找外源性因素应答基因的多态性位点，并在疾病病因学中探索基因-环境的交互作用。分子生物学和基因组学研究相结合，为机制毒理学探索同样暴露于有毒物质后不同个体反应差异提供了新的工具，这些工具也被用于早期识别对环境因素易感的个体。例如，少数人缺乏对用于治疗某些白血病的化疗药物6-羟基嘌呤的解毒能力，患有白血病的青少年常伴有这种遗传缺陷，他们对该药物的常规治疗剂量可能会产生严重的中毒反应。若预先采用遗传毒理学试验来筛检易感个体，进而为这些易感个体制定更加适合的治疗方案，此为新的毒理基因组

学研究，并为识别和保护易感个体免受有害环境暴露的影响，以及根据个体的遗传性状制定药物治疗方案，提高有效率并最大限度地降低毒性反应等方面提供了可能性。

同邻近学科的关系　机制毒理学是毒理学三个重要研究领域（描述毒理学、机制毒理学、管理毒理学）之一，三者既有各自的独立性，又相互影响，对化学物的危险性评定都是极为重要的。现代毒理学与分析化学、生物化学、生物物理学、分子生物学及遗传学等学科相互渗透和影响，形成了许多分支学科和交叉学科。机制毒理学在此背景下也得到了飞速的发展，毒理学从毒作用机制角度可以分为生化毒理学、分子毒理学、膜毒理学、细胞毒理学、遗传毒理学等。

应用　机制毒理学主要应用于环境与职业卫生相关疾病控制领域，并在毒理学的许多领域有非常重要的作用。①通过研究环境毒物的一般作用机制和在不同动物物种体内生物转化差异的了解，准确预测毒物对不同物种的相对毒性作用，为环境毒物的风险评估及毒作用的外推提供了科学依据。②设计和生产较为安全的化学物及临床治疗中合理选择和运用化学药物。③毒性物质作用机制的阐明不仅直接有助于化学物中毒的诊断、治疗和预防，而且可以促进基础生理学、药理学、细胞生物学和生物化学的发展。④分子生物学和组学的新技术，为机制毒理学家提供了多种研究手段，有助于深入研究环境毒物作用于机体的分子机制，并了解人类与实验动物间毒性反应的差异，还可以用来鉴别对环境因素敏感的个体。

有待解决的重要课题　在研究毒物的毒作用时，由于机体很多分子（基因、蛋白）表达的变化常常是早期、敏感的分子事件，因此基因、蛋白表达谱的改变可反映亚病理状态的毒性效应，同时也为毒作用阈剂量的确定提供低剂量暴露的分子信息。毒理基因组学和系统毒理学为毒理学开创了令人振奋的新前景。基因组学和蛋白质组学具有高分辨率、高敏感性和高通量的优点，这为机制毒理学的深入研究提供了很好的工具。但是环境（职业）相关疾病发病机制复杂，其研究存在相当的难度。采用传统的形态学、生物化学与分子生物学、免疫学、细胞生物学的理论结合新的"通量"研究技术对机制进行精细的研究是机制毒理学面临的长期而艰巨的任务。

（周建伟）

zhōngdúwù

终毒物（ultimate toxicant）　与直接内源靶分子反应或引起机体生物学微环境改变、导致机体结构和功能紊乱并表现毒物毒性的物质。有些外源化学物如强酸和强碱、烟碱、氨基糖苷、环氧乙烷、甲基异氰酸盐、重金属离子、氰化氢（HCN）和一氧化碳（CO）具有直接毒性作用；而另外一些化学物如对乙酰氨基酚、乙醇、己烯雌酚、1,2-二溴乙烷和顺铂等在机体内经代谢活化为终毒物，发挥毒性效应。

类型和形成过程　终毒物主要分为四类。大多数具有反应活性的代谢物是缺少电子的分子或分子片段，如亲电子剂、中性自由基或阳离子自由基。虽然某些亲核物（例如HCN、CO）具有反应活性，但许多亲核物是转变为亲电子剂才被活化。

亲电子剂 含有一个缺电子原子的分子。亲电子剂带部分或全部正电荷，使其容易与亲核物中的富含电子原子共享电子对而发生反应。亲电子剂的形成与多种化学物的增毒作用有关。外源化学物通过插入一个氧原子而生成亲电子剂，插入的氧原子从其附着的原子中获得一个电子，使其具有亲电性。醛、酮、环氧化物、芳烃氧化物、亚砜类、亚硝基化合物和酰基卤类等亲电子剂均是通过此过程形成的。而另一类亲电子剂如 α、β-不饱和醛和酮及醌和醌亚胺的形成过程则涉及共轭双键形成。外源化学物通过氧的去电子作用而被极化，使得其双键碳之一发生电子缺失，继而形成亲电子剂。化学键的异裂作用产生阳离子亲电子剂。例如，致癌剂 7,12-二甲基苯并蒽和 2-乙酰氨基芴在形成终致癌物前需经羟化，分别形成苄基醇和 N-羟基芳香胺化合物（酰胺），随后在磺基转移酶作用下发生酯化，所形成的酯类化合物中 C—O 或 N—O 键发生异裂反应，分别形成硫酸氢盐阴离子和苄基正碳离子或硫酸氢盐阴离子和芳基正氮离子。金属汞氧化为 Hg^{2+}，铬酸根（CrO_4^{2-}）还原为 Cr^{3+}，砷酸盐（AsO_4^{3-}）还原为 AsO_3^{2-} 或 As^{3+} 则是无机化合物形成亲电毒物的例子。

自由基 在其外层轨道中含有一个或多个不成对电子的分子或分子片段。①化学物通过接受一个电子或丢失一个电子或共价键均裂而形成自由基。百草枯、多柔比星和呋喃妥因等外源化学物从还原酶接受一个电子后形成自由基，这些自由基进一步将额外电子转移给分子氧并生成超氧阴离子自由基（$O_2^- \cdot$），其自身重新形成原型化学物。通过这种"氧化还原循环"，一个作为电子受体的外源化学物分子能生成多个分子的 $O_2^- \cdot$。机体自身产生的内源性 $O_2^- \cdot$ 主要来源于巨噬细胞和粒细胞中还原型烟酰胺腺嘌呤二核苷酸磷酸（NADPH）、还原型烟酰胺腺嘌呤二核苷酸磷酸（NADH）氧化酶，线粒体电子传递链解偶联状态也产生 $O_2^- \cdot$。$O_2^- \cdot$ 在体内进一步生成毒性更强的羟基自由基（$\cdot OH$）和过氧亚硝基（$ONOO^-$）。亲核外源化学物（如酚类、氢醌、氨基酚、胺、肼、吩噻嗪类和巯基化合物）在过氧化物酶催化作用下丢失一个电子而形成自由基。有些亲核外源化学物如儿茶酚类和氢醌可以连续发生两次单电子氧化，产生半醌自由基继而形成醌。半醌自由基易于自氧化，生成具有细胞毒性的 $O_2^- \cdot$、$HO_2 \cdot$、H_2O_2 和 $\cdot OH$。醌不仅是具有反应活性的亲电子剂，而且是具有启动氧化还原循环或使巯基和 NADPH、NADH 氧化的电子受体。苯并[α]芘和 7,12-二甲基苯并蒽等低电离电位的多环芳烃化合物，通过氧化酶或细胞色素 P_{450} 单电子氧化，生成阳离子自由基。这些阳离子自由基可能是多环芳烃致癌物的终毒物。同过氧化物酶类似，氧合血红蛋白（Hb-Fe II-O_2）可催化氨基酚氧化为半醌自由基和醌亚胺，这些产物反过来氧化亚铁血红蛋白（Hb-Fe II）生成不能携带氧的高铁血红蛋白（Hb-Fe III）。②电子向分子转移引起的还原性键均裂过程也可形成自由基。如四氯化碳从细胞色素 P_{450} 或线粒体电子传递链获得一个电子，经还原脱卤作用生成三氯甲基自由基（$Cl_3C \cdot$），$Cl_3C \cdot$ 与 O_2 反应形成活性更强的三氯甲基过氧自由基（$Cl_3COO \cdot$）。具有很强毒性作用的羟自由基（$\cdot OH$）也是由均裂生成的：水在电离辐射作用下均裂为 $\cdot OH$；过氧化氢（HOOH）均裂为 $\cdot OH$ 和 HO^-。由过渡金属 Fe（Ⅱ）、Cu（Ⅰ）、Cr（Ⅴ）、Ni（Ⅱ）或 Mn（Ⅱ）催化的芬顿（Fenton）反应是 HOOH 和 $O_2^- \cdot$ 及过渡金属的主要增毒机制。氨三乙酸、博来霉素和丝膜蕈毒等化学物通过与过渡金属的螯合而提高过渡金属离子对芬顿化学反应的催化效率。吸入的矿物颗粒（如石棉和二氧化硅）对肺的毒性作用至少部分是由颗粒表面的铁离子触发的 $\cdot OH$ 形成所引起的。过氧化氢是单胺氧化酶、黄嘌呤氧化酶和酰基辅酶 A 氧化酶等酶促反应的直接或间接副产物，NADPH、NADH 氧化酶产生的 $O_2^- \cdot$ 在超氧化物歧化酶（SOD）的作用下进一步反应生成大量的过氧化氢。均裂也参与 $ONOO^-$ 生成自由基的过程，$ONOO^-$ 与 CO_2 反应产生亚硝基过氧碳酸盐（$ONOOCO_2^-$）并自发均裂为两种自由基，即二氧化氮自由基（$NO_2 \cdot$）和碳酸阴离子自由基（$\cdot CO_3^-$）。

亲核物 通过提供给对方一对成键电子来与该反应对象（亲电体）成键的物质。形成亲核物是毒物增毒作用较为少见的一种机制。例如，氰化物是亲核物，苦杏仁经肠道细菌 β-糖苷酶催化形成氰化物；丙烯腈环氧化和随后谷胱甘肽结合后形成氰化物；硝普钠经巯基诱导降解后形成氰化物。亲核物 CO 是二卤甲烷经过氧化脱卤的有毒代谢产物。硒化氢是强亲核物和还原剂，它是由亚硒酸盐与谷胱甘肽或其他巯基反应形成的。

氧化还原性反应物 产生氧

化还原反应的活性物质。其生成有其特殊的机制。例如，能引起高铁血红蛋白的亚硝酸盐，既可在小肠由硝酸盐经肠道细菌还原生成，也可由亚硝酸酯与谷胱甘肽反应产生。氨苯砜和伯氨喹啉的羟化代谢物氨苯砜羟胺和5-羟伯氨喹啉通过协同氧化作用引起高铁血红蛋白的形成。抗坏血酸等还原剂和 NADPH 依赖性黄素酶等还原酶还原 Cr（Ⅵ）为 Cr（Ⅴ）；氧化还原循环生成的外源性自由基和 O_2^-·与 NO·能还原结合于运铁蛋白的 Fe（Ⅲ）为 Fe（Ⅱ）；Cr（Ⅴ）和 Fe（Ⅱ）反过来又催化·OH 生成。

与靶分子的相互作用 终毒物可能与靶分子发生非共价或共价结合，也可能通过去氢反应、电子转移或酶促反应而改变靶分子。某些毒物以非极性交互作用或氢键与离子键等非共价结合方式与膜受体、细胞内受体、离子通道和某些酶等靶分子结合。例如，士的宁（番木鳖碱）与脊髓运动神经元甘氨酸受体的结合，二噁英与芳烃受体的结合，石房蛤毒素与钠通道的结合，佛波酯与蛋白激酶 C 的结合，杀鼠灵与维生素 K 的 2,3-环氧化物还原酶的结合均属于非共价结合。由于这些化学物原子的空间排列使其与内源性分子的互补部位结合，因而这些化学物表现出毒性效应。但非共价结合的键能相对较低，所以非共价结合通常是可逆的。共价结合是不可逆的，常与细胞内大分子形成加合物，由于共价结合持久改变内源分子，因此具有重要的毒理学意义（见细胞大分子加合物）。

影响靶分子的分子机制 终毒物对靶分子的影响主要包括两种机制。

通过作用于靶分子，引起靶分子功能失调 某些毒物模拟内源性配体，活化靶蛋白分子。例如，吗啡激活鸦片受体，氯贝丁酯为过氧化物酶体增殖物激活剂受体的激动剂；佛波酯和铅离子激活蛋白激酶 C。但多数情况下，化学物抑制靶分子的功能。几种外源化学物如阿托品、箭毒和士的宁通过附着于配体结合部位或通过干扰离子通道的功能而阻断神经递质受体；河豚毒素和石房蛤毒素抑制神经元膜电压激活的钠通道开放，而滴滴涕和除虫菊酯杀虫剂则抑制钠通道的关闭；某些毒物阻断离子转运蛋白，而另外一些毒物则抑制线粒体电子转移复合物或抑制酶的活性；结合于微管蛋白（如长春碱、秋水仙碱、紫杉醇、三价砷）或肌动蛋白（如松胞菌素 B、次毒素环肽）的毒物损害细胞骨架蛋白的组装（聚合）的拆装（解聚）过程。当毒物与蛋白质交互作用而改变其结构时，蛋白质的功能即发生损害。许多蛋白质具有酶催化活性或组装为大分子复合物所必需的关键部分，特别是巯基。许多蛋白质的巯基极易与毒物发生共价结合或发生氧化修饰，如蛋白质酪氨酸磷酸酶、甘油醛-3-磷酸脱氢酶和丙酮酸脱氢酶、钙泵和转录因子 AP-1 等。当蛋白质巯基与毒物发生共价结合或发生氧化修饰，其活性发生改变，继而影响细胞信号转导通路、损害细胞能量和代谢稳态。例如，蛋白质分子中酪氨酸硝化可能改变蛋白质功能甚至干扰酪氨酸激酶和磷酸酶参与的信号转导途径。毒物可干扰 DNA 的模板功能。化学物与 DNA 共价结合引起 DNA 复制过程核苷酸错配。例如，黄曲霉毒素 8,9-氧化物与鸟嘌呤共

价结合，导致 G-A 配对，继而诱发某些重要基因如 ras 原癌基因和 p53 抑癌基因发生碱基置换突变。8-羟基鸟嘌呤和 8-羟基腺嘌呤是由·OH 引起的致突变碱基，能引起本身错配及与邻近嘧啶错配。某些化学物如多柔比星插入双螺旋 DNA 中重叠碱基间，导致邻近碱基对分开，通过移动读码框架引起移码突变。

破坏靶分子的结构 毒物通过与内源性分子形成加合物、发生交联和断裂而改变内源性分子的一级结构。双功能的亲电子剂如 2,5-己二酮、二硫化碳、丙烯醛、4-羟壬醛和氮芥烷化剂等均能与细胞骨架蛋白和 DNA 分子发生交联，或引起 DNA 与蛋白质之间的交联。羟自由基通过转换大分子为活性亲电子剂（蛋白羰基），与另一个生物大分子的亲核部位反应；羟自由基也可通过转换大分子为自由基，与另一个大分子自由基相互反应。分子交联使生物大分子发生结构与功能障碍。某些靶分子在外源化学物作用下引起自发性降解。自由基如 CL_3COO·和·OH 引起脂肪酸脱氢而启动脂质的过氧化降解，所形成的脂质自由基（L·）经氧固化作用转变为脂质过氧自由基（LOO·），并通过去氢反应形成脂质氢过氧化物（LOOH），通过 Fe（Ⅱ）催化芬顿反应形成脂质烷氧自由基（LO·），进一步断裂形成烃（如乙烷）和活性醛（如 4-羟壬醛和丙二醛）。脂质过氧化不仅破坏细胞膜脂质，还容易与邻近的分子如膜蛋白质反应，或扩散至核与 DNA 反应。毒物可引起几种形式的 DNA 断裂。例如，DNA 碱基受·OH 自由基攻击形成咪唑环开放的嘌呤或环收缩的嘧啶，最终导致 DNA 复制障

碍；在鸟嘌呤 N-7 位形成大分子加合物使 N-糖苷链不稳定，诱发脱嘌呤作用，导致无嘌呤部位的形成；羟自由基通过从 DNA 的核糖获得 H、产生 C-4' 自由基、随后发生 O_2^-·加成、克里格（Criegee）重排和磷酸二酯链的断裂，最终引起 DNA 单链断裂；电离辐射后，多种羟自由基攻击长度较短的 DNA 引起双链断裂，最终导致细胞死亡。外源化学物及其代谢产物与生物大分子的共价结合对机体免疫系统并不产生严重后果，但在某些个体，与外源化学物共价结合的蛋白质作为新抗原，激发免疫应答。硝基氯苯、青霉素和镍本身具有与蛋白质发生结合的能力，而另一些外源化学物则需要通过自氧化为醌类或通过酶促反应转化为代谢产物才能与蛋白质发生共价结合。例如，氟烷在体内经代谢生成三氟乙酰氯，后者作为半抗原与肝微粒体和细胞表面蛋白质结合，诱导抗体生成，最终引起自身免疫反应，临床上表现为肝炎样综合征。药物引起的系统性红斑狼疮和粒细胞缺乏症通常是由药物-蛋白质加合物触发的免疫反应所介导。导致这类反应的化学物通常都是亲核物，如氨基比林、氯氮平、普鲁卡因胺和异烟肼等芳香胺类，以及丙硫氧嘧啶、甲巯咪唑和卡托普利等巯基化合物。

（徐德祥　王华）

xìbāo yìngjī

细胞应激（cellular stress）细胞处于不利环境和遇到有害刺激时所产生的防御或适应性反应。根据引起细胞应激的原因不同及细胞应激反应的差异，将细胞应激分为热应激、氧化应激、缺氧应激、内质网应激和基因毒性应激。细胞应激反应过程包括一系列高度有序事件，表现为应激原诱发的细胞内信号转导。激活相关的转录因子和促进应激基因的快速表达，合成多种特异性和非特异性的且对细胞具有保护作用的应激蛋白质，从而对细胞产生特异和非特异性保护作用，同时细胞内一些正常基因的表达受到抑制；若细胞损伤严重而导致损伤无法修复，则启动细胞凋亡或自噬过程，加速细胞死亡。

形成原因　接触某些外源性物理因素、化学毒物和药物或生物因素（如细菌和病毒感染）均能导致机体产生细胞应激。此外，机体某些必需物质的缺乏（如缺氧、营养缺乏）或机体内环境失平衡（如过量活性氧产生、细胞渗透压改变、细胞钙离子失稳态）也可引起机体产生细胞应激。能导致细胞应激的物理、化学和生物因素称为应激原，包括 DNA 损伤性应激原和非 DNA 损伤性应激原。DNA 损伤性应激原主要有紫外线、离子射线、活性氧、化学致畸剂、化学致癌剂和化学致突变剂，其介导的细胞应激称为基因毒性应激；非 DNA 损伤性应激原主要有创伤、感染、营养剥夺、渗透压改变、缺氧和热应激，其介导的细胞应激称为非基因毒性应激，如热应激、缺氧应激、氧化应激和内质网应激。

工作任务与目标　细胞应激涉及从细胞能量代谢、蛋白质合成与加工、细胞内环境稳态的建立与维持、细胞遗传物质损伤的识别与修复、细胞增殖与细胞周期的调控和细胞存活与凋亡等生命活动几乎所有过程。一方面，细胞应激是机体面对有害因素刺激的防御性反应，有利于维持机体内环境的相对稳定；另一方面，细胞应激过程引起细胞内信号转导的迅速改变，某些重要信号分子或信号通路的改变可能损害细胞的正常功能。尽管在细胞应激领域的研究已经取得一些重要进展，但有关应激原如何启动细胞应激反应及应激原调控细胞内信号通路的分子机制尚未阐明。越来越多的研究资料证实，细胞应激与衰老、恶性肿瘤、心脑血管疾病、机体炎症反应、胰岛素抵抗和 2 型糖尿病、非酒精性脂肪肝病和出生缺陷等人类重要疾病的发病过程密切相关。因此，阐明细胞应激在上述疾病发病过程中所起的重要作用是生命科学领域重要的热点问题。

（徐德祥　张程）

rèyìngjī

热应激（heat stress）机体对环境温度超过舒适区上限所致的非特异性生理反应的应激过程。此应激是被人们认识最早的细胞应激反应，其特征性反应是诱导细胞表达生成热休克蛋白（heat shock protein，HSP）。越来越多的研究证实，HSP 的产生不限于热应激，其他细胞应激反应（如缺氧应激、氧化应激和基因毒性应激）也可诱导 HSP 生成，故 HSP 又被称为应激蛋白质。HSP 按其分子量分成若干个家族，如 HSP90、HSP70 和 HSP27 等。其中与应激关系最为密切的是 HSP70 家族。这些应激蛋白质对细胞具有非特异性的保护作用，在应激时不仅有多种蛋白质合成，在应激原的损害下，细胞内还可以出现变形蛋白。HSP 能作为分子伴侣，参与新合成蛋白的正确折叠和运输；HSP 还能识别并结合于变性蛋白质暴露的疏水区域，防止其凝聚，协助蛋白酶系统对其进行降解或帮助其重新形成天然构象。HSP 可增强机体对多种应激原的耐受能力，如 HSP 合成增加可使机体对热、细菌内毒素、病毒感染、心肌缺血等多种应激原的抵抗能力增强。应激能促进诱导性 HSP 生成，这是因为多种损伤性应激能使原来存在于细胞质的热休克因子（heat shock factor, HSF）激活。HSF 是一种转录因子。非应激细胞中的 HSF 以单体形式存在于细胞并与 HSP70 结合，不表现转录活性。多种应激原能导致蛋白质（特别是合成中的蛋白质和正在穿膜过程中的蛋白质）变性，变性蛋白通过与 HSP70 结合，使 HSF 游离并激活。激活的 HSF 形成活性的三聚体转入核内，与 HSP 基因上的热休克元件结合，促进一系列的表达，使 HSP 增多。

（徐德祥 张程）

yǎnghuà yìngjī

氧化应激（oxidative stress）

在有害因素刺激下，机体自由基、活性氧或活性氮产生过多和（或）机体抗氧化能力减弱，破坏了机体的氧化/还原的正常平衡，从而导致组织和细胞发生氧化损伤的病理过程。氧化应激属于细胞应激反应的范畴，具有应激反应的两重性——损伤与抗损伤。在氧化应激反应引起机体损伤的同时，机体产生一系列保护性反应以对抗氧化性损伤。机体在长期进化过程中已形成的抗氧化防御系统包括：①抗氧化酶，如超氧化物歧化酶（superoxide dismutase, SOD）、过氧化氢酶、谷胱甘肽过氧化物酶、谷胱甘肽还原酶和血红素加氧酶等。②非酶性抗氧化剂，如还原型谷胱甘肽、金属硫蛋白和褪黑素等。

形成原因与过程 氧化应激反应的应激源主要为自由基、活性氧（reactive oxygen species, ROS）或活性氮（reactive nitrogen species, RNS）。自由基是在其外层轨道中含有一个或多个不成对电子的分子或分子片段。常见的自由基包括羟自由基（·OH）、超氧阴离子自由基（O_2^-·）、过氧自由基（ROO·）、氯离子自由基（Cl·）和一氧化氮分子自由基（NO·）等。ROS 是一类由氧形成，并在分子组成上含有氧且化学性质比氧活泼的物质总称，ROS 包含所有氧自由基，如 O_2^-·、·OH、HO_2·、烷氧基（RO·）、烷过氧基（ROO·）等，但 ROS 并非都是自由基，如 H_2O_2、氢过氧化物（ROOH）、单线态氧（$^1O_2$）、次卤酸（HOX）和臭氧（O_3）等。同样，有些自由基不属于 ROS，如 C·、Cl·等。自由基和 ROS 之间可以相互转换，一方面自由基介导含氧物质生成 ROS；另一方面，非自由基 ROS 也能转化生成自由基。RNS 是 NO 及其体内继发性产物的总称，包括一氧化氮（NO）、二氧化氮（NO_2）和过氧化亚硝酸盐（$ONOO^-$）等。

正常情况下，机体产生一定量的自由基、ROS 或 RNS，并被机体抗氧化系统迅速清除。接受电离辐射、接触毒物或机体发生感染等引起体内自由基、ROS 或 RNS 生成增加。自由基、ROS 或 RNS 的生成包括几种方式：①接受一个电子。百草枯、多柔比星和呋喃妥因等外源化学物从还原酶接受一个电子后形成自由基，这些自由基进一步将额外电子转移给分子氧并生成超氧阴离子自由基（O_2^-·），其自身重新形成原型化学物。通过这种“氧化还原循环”，一个作为电子受体的外源化学物分子能生成多个分子的 O_2^-·。机体自身产生的内源性

O_2^-·主要来源于巨噬细胞和粒细胞中还原型烟酰胺腺嘌呤二核苷酸（NADH）和还原型烟酰胺腺嘌呤二核苷酸磷酸（NADPH）氧化酶，线粒体电子传递链解偶联状态也产生 O_2^-·。O_2^-·在体内进一步生成毒性更强的·OH 和 $ONOO^-$。②丢失一个电子。亲核外源化学物（如酚类、氢醌、氨基酚、胺、肼、酚噻嗪类和巯基化合物）在过氧化物酶催化作用下丢失一个电子而形成自由基。有些亲核外源化学物如儿茶酚类和氢醌可连续发生两次单电子氧化，产生半醌自由基继而形成醌。半醌自由基易于自氧化，生成具有细胞毒性的 O_2^-·、HO_2·、H_2O_2 和·OH。醌不仅是具有反应活性的亲电子剂，而且也是具有启动氧化还原循环或使巯基和 NADH、NADPH 氧化的电子受体。苯并[α]芘和 7,12-二甲基苯并蒽等低电离电压的多环芳烃化合物，通过氧化酶或细胞色素 P_{450} 单电子氧化，生成阳离子自由基。这些阳离子自由基可能是多环芳烃致癌物的终毒物。同过氧化物酶类似，氧合血红蛋白（Hb-FeⅡ-O_2）可催化氨基酚氧化为半醌自由基和醌亚胺，这些产物反过来氧化亚铁血红蛋白（Hb-FeⅡ）生成不能携带氧的高铁血红蛋白（Hb-FeⅢ）。③共价键均裂而形成自由基。电子向分子转移引起的还原性键均裂过程也可形成自由基。例如，四氯化碳从细胞色素 P_{450} 或线粒体电子传递链获得一个电子，经还原脱卤作用生成三氯甲基自由基（Cl_3C·），Cl_3C·与 O_2 反应形成活性更强的三氯甲基过氧自由基（Cl_3COO·）。具有很强毒性作用的·OH 也是由均裂生成的；水在电离辐射作用下均裂为·OH；过氧化氢（HOOH）均裂

为·OH 和 HO⁻。由过渡金属 Fe（Ⅱ）、Cu（Ⅰ）、Cr（Ⅴ）、Ni（Ⅱ）或 Mn（Ⅱ）催化的芬顿反应是 HOOH 和 O_2^-·及过渡金属的主要增毒机制。氨三乙酸、博来霉素和丝膜蕈毒等化学物通过与过渡金属的螯合而提高过渡金属离子对芬顿化学反应的催化效率。吸入的矿物颗粒（如石棉和二氧化硅）对肺的毒性作用至少部分是由颗粒表面的铁离子触发的·OH 形成所引起的。过氧化氢是单胺氧化酶、黄嘌呤氧化酶和酰基辅酶 A 氧化酶等酶促反应的直接或间接副产物，NADH、NADPH 氧化酶产生的 O_2^-·在 SOD 的作用下进一步反应生成大量的过氧化氢。均裂也参与 ONOO⁻ 生成自由基的过程，ONOO⁻ 与 CO_2 反应产生亚硝基过氧碳酸盐（ONOOCO$_2^-$）并自发均裂为两种自由基，即二氧化氮（NO$_2$·）和碳酸阴离子自由基（CO$_3^-$·）。

产生的后果 ROS 和 RNS 是机体维持多种重要生理功能的物质基础。首先，ROS 和 RNS 是机体防御体系中的重要一环，在吞噬细胞杀灭、清除病原微生物的过程中起重要作用。其次，体内多种免疫细胞具有杀伤肿瘤细胞的作用，其作用机制直接或间接与 ROS 有关。第三，ROS 和 RNS 直接或间接参与体内解毒作用。第四，ROS 参与细胞信号转导和基因表达的调控作用。细胞内 ROS 是重要信号分子，参与细胞增殖、分化相关信号通路的调控作用；通过影响细胞内 Ca^{2+} 稳态、蛋白质磷酸化和转录因子的激活等细胞信号转导过程中多个靶点发挥调节作用，Ca^{2+} 作为细胞内重要的第二信使，可诱导更广泛的细胞效应。蛋白质磷酸化是细胞信号传递过程重要的环节，

ROS 可通过影响多种蛋白激酶、磷酸酶发挥细胞调节作用。ROS 对激活因子蛋白-1（activator protein，AP-1）和核因子-κB（nuclear factor，NF-κB）家族也有重要的调控作用。第五，ROS 诱导细胞凋亡，主要通过下列机制诱导细胞凋亡。①线粒体机制：ROS 直接作用于线粒体，一些促凋亡 bcl-2 家族成员能够在细胞器和细胞质中穿梭往来，这些促凋亡成员可通过蛋白裂解、去磷酸化等机制而被激活。促凋亡和抗凋亡 bcl-2 家族成员在线粒体表面接触，如果促凋亡因子占优势，则死亡信号抵达线粒体，可使线粒体膜上通透转换孔开放，一系列促凋亡因子释放，如凋亡诱导因子、细胞色素 C、胱天蛋白酶的第 2 个线粒体激活因子/低等电点的 IAP 直接结合蛋白及凋亡蛋白酶激活因子-1 等，继而启动细胞凋亡程序。②ROS 通过影响与细胞凋亡相关基因的表达而影响细胞的凋亡。例如，ROS 引起 DNA 损伤可激活 p53 和 Bax 等凋亡基因引起细胞凋亡。ROS 活化核转录因子 NF-κB 或 AP-1，加速细胞凋亡相关基因的表达，诱发细胞凋亡。因体内自由基或 ROS 生成过量而引起的氧化应激，可能对机体产生暂时或持久损害。自由基或 ROS 可与体内组成细胞和组织的生物大分子发生各种形式的化学反应，对细胞结构和功能产生损害（见终毒物）。

氧化应激与疾病 氧化应激反应伴随人类多种疾病发生过程。

氧化应激与衰老 1956 年，哈曼（Harman）首次提出了衰老的自由基学说。大量的研究资料证实了自由基与衰老的关系：自由基可引起结缔组织及大分子的交联，从而阻碍膜物质的扩散并

损伤组织的活力；胶原蛋白交联可使其失去弹性和膨胀性，引起皮肤皱纹；自由基或活性氧引起 DNA 氧化损伤、DNA 链断裂和体细胞突变并加速细胞凋亡；膜脂质过氧化可破坏亚细胞器官的完整性，使细胞形态、功能受损。端粒缩短是细胞衰老的诱导机制之一。氧化应激加速端粒缩短、加快细胞的衰老与死亡，而抗氧化剂则能减少端粒缩短、延缓细胞衰老进程。

氧化应激与炎症 过量自由基或 ROS 主要通过以下途径参与炎症反应：①促进花生四烯酸代谢，增加炎症介质生成。②促进血浆趋化因子形成。③促进溶酶体的释放。

氧化应激与肿瘤 致癌的过程大致分为引发、促长、进展三个阶段。在肿瘤形成的不同阶段均有自由基或 ROS 参与，在癌变的引发阶段和促长阶段，自由基的作用更为重要，主要表现为：①使致癌物活化。②ROS 可直接作用于 DNA。③多数肿瘤细胞的自由基清除酶（如 SOD、过氧化氢酶等）活性极低或无活性，其基因位点亦发生改变。④肿瘤耐药基因的激活与 ROS 密切相关，ROS 还可以诱导某些原癌基因的表达。

氧化应激与糖尿病 在糖尿病及其并发症的发生和发展过程中，氧化应激起重要作用。

氧化应激与心血管疾病 氧化应激在动脉粥样硬化、心肌缺血再灌注损伤、高血压和心力衰竭等心血管疾病的发病机制中扮演了关键角色，其中与 ROS 关系最密切的是动脉粥样硬化。各种因素诱发机体生成大量的自由基或 ROS 引起低密度脂蛋白（LDL）氧化，氧化型 LDL（ox-LDL）作

用于血管内皮细胞，刺激血管内皮细胞分泌大量血管细胞黏附分子、细胞间黏附分子、P-选择素和E-选择素，促使单核细胞、中性粒细胞和淋巴细胞黏附于内皮细胞；同时，ox-LDL诱导内皮细胞和平滑肌细胞增生和移行、导致内膜增厚，通过释放血管紧张素Ⅱ、促进血管收缩，最终导致血管壁狭窄和斑块形成。此外，ox-LDL通过激活NF-κB及其下游炎性细胞因子的释放，加重局部炎症反应和血管内皮损伤。

（徐德祥　张　程）

quēyǎng yìngjī

缺氧应激（hypoxic stress）

细胞和组织为适应低氧压力而诱导系列涉及血管生成、铁代谢和糖代谢相关基因的表达，以维持细胞的增殖和存活的应激过程。低氧是最重要的缺氧应激原。重金属（镍、钴、铬）暴露、砷、细菌脂多糖、白介素-1、胰岛素、胰岛素样生长因子、肿瘤坏死因子-α、去铁胺、凝血酶也可引起缺氧应激。还原型烟酰胺腺嘌呤二核苷酸磷酸（NADPH）氧化酶是最可能的氧感受器，识别缺氧。钙离子（Ca^{2+}）、一氧化氮和一氧化碳在低氧信号转导过程中均发挥重要作用。介导缺氧应激反应的关键分子是缺氧诱导因子1（hypoxia-inducible factor-1，HIF-1）。HIF-1由HIF-1α和HIF-1β两种亚基组成，为异源二聚体转录因子。HIF-1β亚基在细胞质中稳定表达，而HIF-1α亚基的稳定性取决于其自身羟基化、乙酰化、泛蛋白化和磷酸化水平。正常氧饱和状态下，HIF-1α亚基被泛蛋白-蛋白酶水解复合体降解，细胞中基本检测不到HIF-1α亚基；缺氧状态下，HIF-1α亚基降解受到显著抑制，并与HIF-1β亚基形成有活性的HIF-1，转移到细胞核内调节多种基因的转录。HIF-1下游靶基因包括：①红细胞生成和铁代谢相关基因，如促红细胞生成素、铁转运蛋白和铁转运蛋白受体。②血管生成相关基因，如血管内皮生长因子、瘦素、转化生长因子β（TGF-β）。③血管收缩相关基因，如诱导性一氧化氮合酶（iNOS）、血红素加氧酶1、内皮素-1。④基质代谢相关基因，如基质金属蛋白酶。⑤糖代谢相关基因，如葡萄糖载体蛋白1、葡萄糖载体蛋白3、乳酸脱氢酶、甘油醛-3-磷酸脱氢酶。⑥细胞增殖和存活相关基因，如胰岛素样生长因子Ⅱ、TGF-α。这些基因产物对维持在缺氧条件下红细胞生成和血管形成、细胞能量代谢和细胞在缺氧状态下的增殖和存活起重要作用。

（徐德祥　张　程）

nèizhìwǎng yìngjī

内质网应激（endoplasmic reticulum stress）

细胞为降低胞内未折叠蛋白的浓度，以便阻碍未折叠蛋白发生凝集而引起的保护性应激反应。内质网（endoplasmic reticulum，ER）是细胞内重要细胞器，蛋白质和脂质合成、加工、折叠和运输均在内质网进行。内质网蛋白质加工和包装需要内质网特异性分子伴侣的协助，其中免疫球蛋白重链结合蛋白质（又称78kD葡糖调节蛋白，GRP78）是最常见的内质网特异性分子伴侣。当细胞内质网受损或需要加工和包装的蛋白质合成增加即引起内质网应激和未折叠蛋白反应。三个主要内质网跨膜蛋白即蛋白激酶R样内质网激酶（PERK）、肌醇需求酶1（IRE1）和转录激活因子6（ATF6）介导内质网应激和未折叠蛋白反应信号通路。PERK通路通过启动下游翻译起始因子磷酸化并失活、继而减少蛋白质合成。IRE1具有激酶和RNA酶双重活性，激活的IRE1切割完整X盒结合蛋白（XBP-1）mRNA分子上的26个核苷酸，形成裂解型XBP-1 mRNA，造成蛋白翻译移码和终止密码通读。XBP-1是重要转录因子，上调内质网降解增强因子α甘露糖苷酶样蛋白表达，继而促进内质网非折叠蛋白质降解。ATF6能提高编码内质网分子伴侣蛋白基因转录活性，从而增加内质网蛋白转运、折叠和降解能力。内质网应激是真核细胞的一种保护性应激反应，通过内质网应激降低胞内未折叠的蛋白浓度，阻碍未折叠蛋白发生凝集。然而，当内质网应激反应超过一定限度，即通过上调PERK通路下游CCAAT/增强子结合蛋白同源蛋白表达或通过激活胱天蛋白酶12，启动细胞凋亡程序。发生下列情况之一即可能诱发内质网应激反应：①内质网特异性分子伴侣（如GRP78）的减少或缺乏。②内质网Ca^{2+}耗竭。③氧化应激或缺氧应激。④基因突变影响到基因产物蛋白质分子折叠。⑤二硫键形成的减少。活性氧和一氧化氮引起的氧化应激是诱发内质网应激的重要因素，而缺氧应激和热应激通常会伴随内质网应激。

（徐德祥　张　程）

jīyīn dúxìng yìngjī

基因毒性应激（genotoxic stress）

细胞启动自身防御网络系统以应对遗传物质DNA免受外源遗传毒物损伤的过程。人体细胞每天要面对来自环境和自身产生的遗传毒物对细胞遗传物质DNA完整性损伤的不断威胁。为避免细胞内遗传物质免受遗传毒物的损伤，机体构建了预防和应对遗传物质DNA免受损伤的防御网络系统，由系列蛋白激酶级联构成，参与DNA损伤的识别、转录因子的激活、DNA修复蛋白基因表达的调控、细胞周期和细胞凋亡调节等一系列重要生命活动。基因毒性应激反应的应激原主要有遗传毒性致癌剂和致突变物、紫外线和放射性同位素、大多数化疗药物，甚至细胞正常生命过程产生的某些代谢产物（如自由基和活性氧）也是引起基因毒性应激反应的应激原。丝裂原活化蛋白激酶（mitogen-activated protein kinase，MAPK）途径是细胞遗传毒性应激反应中主要的信号转导途径之一。MAPK途径主要包括胞外信号调节激酶（ERK）、Jun激酶（JNK）和p38通路。MAPK途径不同通路通过特异的MAPK信号级联放大反应使细胞形成应对DNA损伤的应激反应，从而保证细胞正常生长和DNA复制的保真度。MAPK级联反应的启动依赖于DNA损伤的识别，但DNA损伤的识别机制尚未完全阐明。毛细血管扩张性共济失调症突变（ataxia telangiectasia-mutated，ATM）蛋白、ATM与Rad-3相关蛋白（ATR）和DNA依赖性蛋白激酶（DNA-PK）在DNA损伤识别和随后的MAPK级联反应启动过程可能起重要作用。ATM基因属于磷脂酰肌醇（PI3K）激酶家族成员，ATM激酶通过启动p53和p21等抑癌基因和细胞周期调节相关蛋白磷酸化，继而启动DNA修复过程和调整细胞周期关卡的功能。DNA损伤激活的ATM/ATR能够阻遏E3泛蛋白连接酶Siah-1和同源结合域相互作用蛋白激酶2（HIPK2）的相互作用，导致HIPK2的积累并因此激活p53。当细胞完成DNA损伤修复后，Siah-1使HIPK2泛蛋白化而降解。DNA-PK属双链DNA激活的丝-苏氨酸激酶，是多细胞生物DNA双链断裂修复过程非同源末端连接过程的关键酶。此外，DNA-PK也可导致p53磷酸化而激活，继而引起细胞周期阻滞而修复损伤的DNA链或诱导细胞凋亡；在电离辐射所致DNA损伤过程发挥关键作用。DNA-PK缺失延缓机体对电离辐射所致DNA损伤的修复进程，使机体易发肿瘤；肿瘤细胞DNA-PK高表达则增强抗肿瘤药物所致DNA损伤的修复，导致肿瘤对药物的抗性。

（徐德祥 张 程）

xìbāo dàfēnzǐ jiāhéwù

细胞大分子加合物（cellular macromolecular adducts） 活性化学物与细胞大分子之间通过共价键形成的稳定复合物。主要是亲电子化合物或者经代谢活化形成的亲电性物质与细胞内大分子形成共价结合，如非离子和阳离子亲电物及自由基阳离子等。细胞大分子主要指的是蛋白质、核酸和脂类三大类物质，它们是毒物作用的主要靶点。细胞大分子加合物形成可发生在吸收、分布、代谢和排泄等生物转化各个环节，是化学物在体内代谢过程中产生的中间产物或者终产物与细胞大分子相互作用的产物。

形成过程 化学物与细胞大分子的结合方式主要分为非共价结合和共价结合。非共价结合指的是化学物以非极性交互作用或其他非共价结合方式（如氢键或离子键等）与膜受体、细胞内受体、离子通道和某些酶等靶分子结合。由于非共价键的键能相对较低，所以非共价结合往往是可逆的，如外源化学物与血浆蛋白的结合。这些化学物的原子空间结构往往与细胞大分子间存在互补位点，形成类似于"镶嵌"的效应。例如，磺酰胺类利尿药通过氢键和碳酸酐酶结合并抑制其活性，引起Na^+、HCO_3^-和H_2O的排出量增加；促癌剂佛波酯通过甘油二酯样结构结合并激活蛋白激酶C。共价结合则指化学物进入机体后，部分经过代谢与体内大分子（主要是核酸和蛋白质）之间形成牢固且不可逆的共价键的过程。共价键的形成会对核酸、蛋白质、酶、膜脂质等生物大分子产生持久性的作用，改变其化学结构和生物学功能，产生毒效应，因此具有重要的毒理学意义。细胞大分子加合物便是共价结合的一种重要产物。在共价结合中，根据终反应化学物的类型可分为亲电子剂、中性自由基和亲核剂（见终毒物）。

分类 根据外源化学物与机体共价结合的靶分子的种类，可以将细胞大分子加合物分为DNA加合物、蛋白质加合物和脂质加合物。

DNA加合物 亲电性化合物及其代谢产物与细胞内DNA分子特异位点共价结合的产物，是DNA化学损伤的常见形式。DNA加合物的生成主要有两种方式：①外源化学物以原型直接与核酸分子结合，如烷化剂，在体内能形成碳正离子或其他具有活泼的亲电性基团的化合物，进而与细胞中的生物大分子（DNA、RNA等）中富电子基团（如氨基、巯基、羟基、羧基、磷酸基等）发生共价结合，使其丧失活性或使DNA分子发生断裂。②在外源化学物发生代谢活化后生成亲电化合物，再与核酸发生共价结合。这种方式在外源化学物的结合中更常见，如环境污染物多环芳烃、苯乙烯氧化物、醌类、醛类、黄曲霉毒素 B_1（AFB_1）、雌二醇、丙烯酰胺和 N-亚硝基化合物等和抗癌药物奥沙利铂、乙双吗啉等。核酸的组分碱基、核糖或脱氧核糖、磷酸等上存在多个易受活性产物攻击的结合位点，其中碱基结合产生的生物学意义重大。例如，AFB_1 经体内代谢形成的高活性 AFB_1-8,9-环氧化物结合于鸟嘌呤环 N7 位点上，可引起鸟嘌呤咪唑环 C8 对氢氧化铁的攻击敏感性增高，使得 DNA 碱基变得不稳定，咪唑环打开。一种代谢活化产物可能形成多种 DNA 加合物，如烷化剂可结合于鸟嘌呤的 N2、N3、O6 位置；立体结构不同的同一物质也可生成多种加合物，如苯并[a]芘。DNA 加合物的形成导致的基因突变或染色体断裂在化学致癌的起始阶段发挥重要作用。化学物与 DNA 分子的不同位点形成的不同加合物，可引起不同的损伤效应，如引起 DNA 单链断裂、DNA 双链断裂、碱基颠换或转换，干扰 DNA 的模板功能，诱导癌基因活化，引发错误修复等，最终部分损伤无法准确修复导致细胞恶变。

蛋白质加合物 亲电性化合物及其代谢产物与细胞内蛋白质分子特异位点共价结合的产物。在机体的生命活动中，蛋白质是所有生物细胞功能的执行者。蛋白质分子本身带有的许多功能基团，是外源化学物及其代谢物发生共价结合的主要部分。各种氨基酸分子带有的氨基和羟基、半胱氨酸的巯基、色氨酸中的吲哚基团、组氨酸中的咪唑基等，都易成为毒物攻击的靶点。这些功能基团往往是酶蛋白的催化活性中心，或者是维持蛋白质构型的重要位点。一旦这些功能基团发生损伤，将引起蛋白质的结构破坏，功能丧失，进而导致细胞毒性，并可能形成新抗原表位，引发自身免疫反应。通常，外源化学物进入血液后以血浆蛋白为载体，部分通过非共价结合的方式运输到机体的各个器官。与血液中的运输蛋白分离后，外源化学物经过机体代谢后进入靶器官细胞继而发生毒作用，通常是先与蛋白质发生反应，或者与核酸结合形成加合物。部分外源化学物与血浆蛋白的作用妨碍毒物透过毛细血管，扩散至细胞间隙对细胞产生毒作用，如农药滴滴涕与血浆高分子量蛋白或者脂蛋白的结合。血红蛋白加合物是较早被研究的一种蛋白质加合物。研究发现职业人群中存在数十种血红蛋白加合物，可用于生物监测。外源化学物的种类数以万计，而蛋白质的大小、结构和功能亦多种多样，许多化学物与蛋白质的反应非常复杂，可形成"一毒一靶"、"一毒多靶"、"多毒多靶"的情况。但其对蛋白质的损伤作用主要分为三种：组织细胞坏死、免疫反应和致癌作用。当外源化学物与细胞蛋白结合后，可导致膜通透性改变，离子转运通道失调，酶活性抑制，影响信号传导通路，引起能量代谢、细胞内外钙稳态失调。这些效应单独或协同作用导致细胞的坏死，如紫杉醇结合于细胞微管蛋白，损害细胞骨架蛋白的聚合和解聚过程，从而阻碍了细胞正常形态的维持、细胞运动和分裂的过程。而免疫反应通常发生于分子量较小的外源化学物或其代谢物与蛋白质间形成的蛋白加合物。例如，药物-蛋白质加合物可引起系统性红斑狼疮或粒细胞白血病，粉尘与氟烷代谢物三氟乙酰氯与肝微粒体和细胞表面蛋白结合导致的肝炎样综合征。而化学物与蛋白质间的作用也可能是某些非遗传性致癌物的作用机制之一，如四氯乙烯诱发的小鼠胃癌可能与蛋白加合物生成相关。在细胞内，一些亲电子剂，既可与 DNA 共价结合，又与蛋白质形成加合物，或引起 DNA-蛋白质交联，使得 DNA 与蛋白质出现共同的结构改变和构象变化，该种损伤较其他 DNA 损伤更难修复，往往导致复制过程中重要遗传信息的改变和丢失。

脂质加合物 除了 DNA 和蛋白质以外，外源化学物也可与细胞构成中的脂类发生结合。细胞膜极富弹性和柔韧性，这是由它松散的化学结构决定的。正因为如此，它的电子很容易丢失，因此细胞膜极易遭受自由基的攻击。在膜脂质最易产生共价结合的分子是磷脂酰丝氨酸、胆碱与乙醇胺。例如，氟烷与乙烯叉二氯的活性代谢物可与细胞膜乙醇胺共价结合，从而影响膜功能；中性自由基 $Cl_3C \cdot$ 加入到脂质的双键碳或脂质自由基生成含有氯甲基脂肪酸的脂质。

检测方法 化学物与细胞大分子结合后，在一定时间存在于机体内，所以可以定量检测，作为特异的暴露生物标志，反映毒物的内暴露水平。同时，作为效应生物标志，反映机体细胞分子的损伤程度。蛋白质加合物相较于 DNA 加合物更为敏感，半衰期也较长，因而更适用于长期暴露评价。测定和鉴定化学物形成的细胞大分子加合物是毒理学研究领域的重要方向和热点，它不仅揭示化学物的作用机制，而且作为可靠、特异的生物标志可应用于生物监测和风险评估。细胞大分子加合物的检测方法有许多种。对于 DNA 加合物，检测方法包括 ^{32}P 后标记法、加速器质谱法、连接物介导的聚合酶链反应法、高效液相色谱法、探针标记法等，其中以 ^{32}P 后标记法最敏感。对于蛋白质加合物，测定方法主要有化学分析法（气相色谱-质谱）及免疫学方法（放射免疫、酶联免疫及多克隆、单克隆抗体定量测定等）。

（陈 雯）

módúlǐxué

膜毒理学 （membrane toxicology）

研究毒物对生物膜的通透性、膜上受体、离子通道等的功能和结构性损害及所致毒作用的学科。生物膜是细胞生命活动所必需的，包括细胞膜、内膜系统及线粒体膜、叶绿体膜等。细胞膜是细胞表面的一层薄膜，又称为细胞外膜或原生质膜。原核生物只有一层膜结构，而真核细胞内还有丰富的膜系统，它们组成具有各种特定功能的细胞器和亚显微结构。例如，线粒体、叶绿体、高尔基体、溶酶体、细胞核、内质网等都是由膜围成的，甚至由膜构成内部的复杂结构。生物膜为细胞的一系列催化过程的有序进行和整个细胞内部的区域化提供了必需的结构基础。

简史 膜毒理学的系统研究工作是从 20 世纪 60 年代开始的，随着对于生物膜研究的不断深入，膜毒理学的研究也取得了很大成就。1969 年卡根（Kagan）等首次确定了滴滴涕（DDT）对于细胞膜的毒性，后来又发现 DDT 对于线粒体膜钾离子（K^+）的传输有影响，这进一步阐明了其毒作用机制。有些毒物能通过细胞膜与亚细胞成分和生物大分子作用，有些毒物在细胞外与膜上受体、酶等作用而产生毒性效应，例如石房蛤毒素能选择性地与神经细胞上的钠通道的脂蛋白结合，阻断钠离子（Na^+）内流，从而阻断神经冲动的传导。毒物形成的自由基可引起膜脂质过氧化，从而对细胞造成一系列的毒作用。有些毒物对于膜的通透性有影响，如缬氨霉素能增加膜对于 K^+ 的通透性，造成线粒体解偶联而损伤细胞。有些毒物能影响膜的流动性，从而造成细胞的结构和功能的损害。

细胞膜的结构和功能 主要包括以下几方面。

细胞膜的化学组成 细胞膜主要由脂类和蛋白质组成，蛋白质占膜干重的 20%～70%，脂类占 30%～80%，此外还有少量的糖类。不同细胞的细胞膜中各成分的含量因膜的功能不同而有所不同。

膜脂 构成质膜的脂类中有磷脂、糖脂和类固醇等，其中以磷脂为主。磷脂主要由脂肪酸、磷酸和甘油组成（图）。它是兼性分子，既有亲水的极性部分，又有疏水的非极性部分，磷脂分子的构型是一个头部和两条尾巴，这种一头亲水，一头疏水的分子被称为兼性分子。糖脂和胆固醇也属于兼性分子。每个动物细胞质膜上约有 10^9 个脂分子，即每平方微米的质膜上约有 5×10^6 个脂分子。

膜蛋白 主要以内在蛋白和外在蛋白两种形式与膜脂质相结合。内在蛋白是以疏水的部分直接与磷脂的疏水部分共价结合，两端带有极性，贯穿膜的内外；外在蛋白以非共价键结合在固有蛋白的外端上，或结合在磷脂分子的亲水头上，如酶、载体、特异受体、表面抗原等。20%～30% 的表面蛋白质（外周蛋白质）以带电的氨基酸或基团——极性基团与膜两侧的脂质结合，70%～80% 的结合蛋白质（内在蛋白质）通过一个或几个疏水的 α 螺旋（20～30 个疏水氨基酸吸收而形成，每圈 3.6 个氨基酸残基，相邻的 α 螺旋以膜内、外两侧直链肽连接），即膜内疏水羟基与脂质分子结合。理论上，镶嵌在脂质分子层中的蛋白质是可以横向漂浮移位的，因而应该是随机分布的，但实际上却存在着区域性的分布，这可能与膜内侧的细胞骨架存在着对某种蛋白质分子的局限作用有关，以实现其某些特殊的功能，如细胞与环境的物质、能量和信息交换等。

细胞膜上存在着两类主要的转运蛋白，即载体蛋白和通道蛋白。载体蛋白又被称作载体、通透酶或转运器，能够与某些特定的溶质结合，通过自身构象的改变，将与之结合的溶质转移到膜的另一侧。载体蛋白有的需要能量驱动，如各类 ATP 驱动的离子泵；有的则不需要能量，以自由扩散的方式运输物质，如缬氨霉素。通道蛋白与所转运物质的结合较弱，能形成亲水的通道，当

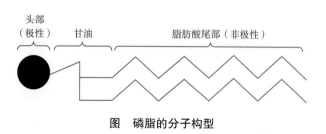

图 磷脂的分子构型

通道打开时允许特定的溶质通过，所有通道蛋白均以自由扩散的方式运输溶质。

膜糖　细胞膜的糖类主要是一些寡糖和多糖，它们都以共价键的形式和膜脂质或蛋白质结合，形成糖脂和糖蛋白，这些糖链绝大多数是裸露在膜的外面（非细胞质）一侧的，表现出不对称性。质膜中的多糖主要是以糖蛋白和糖脂的形式存在的。一般认为，多糖在接受外界刺激的信息方面起着重要的作用。

质膜的分子结构模型　关于质膜的分子结构，有许多不同的模型，其中受到广泛支持的是"流动镶嵌模型"，认为膜的共同结构特点是以液态脂质双分子层为基架，其中镶嵌着具有不同分子结构因而也具有不同生理功能的蛋白质，蛋白质主要以 α 螺旋或球形蛋白质的形式存在。此模型的主要特点有两个：一是强调了膜的流动性，认为脂类的双分子层或者膜的蛋白质都是可以流动或运动的；二是显示了膜脂和膜蛋白分布的不对称性，如有的蛋白质分子是镶在脂质双分子层的表面，有的则是部分或全部嵌入其内部，有的则是横跨脂质双分子层。各种生物膜在功能上的差别可以用镶嵌在类脂层中的蛋白质的种类和数量的不同得到解释。外在性蛋白主要是处于水的介质中，内在性蛋白只是部分地暴露于水中，而主要是处于油脂介质中，内在蛋白在这种双相环境中能够保持稳定，是因为它也像磷脂分子那样具有亲水和疏水两个部分。暴露在水介质中的部分由亲水性氨基酸组成，而嵌在脂质中的蛋白质部分主要是由疏水性氨基酸组成的。现在已经能够分离出某些内在性蛋白，它们

的疏水性氨基酸含量显著多于亲水性氨基酸，而外在性蛋白的这两类氨基酸的比例是大体相等的。

脂质在膜中的分布也是不完全对称的，例如不饱和脂肪酸和固醇在膜的外侧分布较多。许多试验证明，质膜中的脂类分子的脂肪酸键部分在正常生理情况下处于流动状态。一般认为膜脂所含脂肪酸的碳链越长或不饱和度越高，其流动性越大。脂质的流动性还与温度有关，在一定范围内温度升高则脂质的流动性增加。质膜中的蛋白质也是可以运动的。膜蛋白的运动受很多因素影响，膜中蛋白质与脂类的相互作用、内在蛋白与外在蛋白的相互作用、膜蛋白复合体的形成、膜蛋白与细胞骨架的作用等都能影响蛋白质的流动。

细胞膜的功能　细胞膜为细胞的生命活动提供了相对稳定的内环境。细胞膜把细胞包裹起来，使细胞能够保持相对的稳定性，从而维持正常的生命活动。此外，细胞所必需的养分的吸收和代谢产物的排出都要通过细胞膜，细胞膜能够选择性地让某些分子进入或排出细胞的特性，叫选择渗透性，这是细胞膜最基本的一种功能，如果丧失了这种功能，细胞就会死亡。细胞膜还与细胞识别和信号转导等有关。因此，细胞膜不仅是细胞的物理屏障，同时也是细胞生命活动中起着多种作用的重要功能结构。细胞与周围环境之间的物质交换，是通过细胞膜的转运功能实现的，其主要转运方式有单纯扩散、易化扩散、主动转运、入胞和出胞作用（见毒物生物转运）。

细胞识别是指生物细胞对同种和异种细胞的认识，对自己和异己物质的认识。无论单细胞生

物还是高等动植物，许多重要的生命活动都和细胞的识别有关。例如，草履虫有性生殖过程中的细胞接合，开花植物的雌蕊能否接受花粉进行受精，都要靠细胞的识别能力。高等动物和人类的免疫功能也是依靠细胞的识别能力。细胞识别的功能是和细胞膜密不可分的。因为细胞膜是细胞的外表面，所以对外界因素的识别过程首先发生在细胞膜上。当外来物质（如大分子、细菌或病毒）进入动物和人体，免疫系统以两种方式发生反应，一是制造抗体，一是产生敏感细胞。抗体和敏感细胞与抗原相结合，通过一系列反应摧毁抗原，把抗原从体内消除掉。抗原与抗体的识别，主要取决于细胞膜上表面的某些受体。

细胞膜介导的毒作用　主要通过毒物对膜生物物理性质和化学性质的影响发挥作用。

毒物对膜生物物理性质的影响　①毒物对膜通透性的影响：膜的选择性通透性对于维持细胞内稳态平衡具有重要作用，有很多毒物能够改变膜的通透性，从而造成细胞一些功能的障碍。膜通透性的改变往往是毒物作用于细胞的早期表现，例如，硅尘与巨噬细胞共同孵育 90 秒后，细胞就能被赤藓红染色，细胞内 K^+ 浓度继而下降，乳酸脱氢酶和酸性磷酸酶外流。毒物引起膜通透性改变主要与其脂溶性有关，其作用机制包括通过在膜上建立新的通透途径而改变膜的通透性、通过调节膜上原有的通透途径而改变膜的通透性。②毒物对膜流动性的影响：膜的流动性影响膜的许多功能，例如，红细胞膜流动性降低将阻碍其变形运动，使其脆性增加而容易发生溶血。膜流

动性的改变主要是膜的组成成分和结构发生改变引起的。③毒物对膜电荷和膜电位的影响：检测细胞膜表面电荷的变化可以了解毒物与膜作用的途径和方式。很多毒物能引起膜电荷和膜电位的变化，例如，烷化剂能引起膜去极化时表面电荷特征性变化，膜的去极化和表面电荷随着孵育时间的延长而减少，同时伴有细胞形态学的改变。毒物可以通过不同的途径影响细胞的膜电位，如通过改变 Na^+、K^+ 的通透性而改变膜电位。

毒物对膜生物化学性质的影响　主要有毒物对膜脂质过氧化作用、膜结合酶、膜受体和信号转导的影响。

毒物对膜脂质过氧化作用的影响　有些毒物与机体相互作用后，能产生自由基，引起膜脂质过氧化损害。膜脂质过氧化后，其不饱和性改变，因而膜流动性也随之改变，脆性增加。自由基还可与其他脂质和大分子如蛋白质等相互作用引起交联，导致膜蛋白处于永久性的缔合状态，因而阻挡了蛋白受体恢复到原来的分布状态，严重地损害了生物膜的功能，生物膜功能的抑制和结构的破坏与许多因素的中毒机制有关，如多柔比星在治疗肿瘤的同时对心脏的毒性作用就是由于自由基损伤引起的。

毒物对膜结合酶的影响　生物膜上有很多与生命活动密切相关的酶类，如细胞色素 C 氧化酶、钠钾 ATP 酶、琥珀酸脱氢酶、溶酶体膜标志酶酸性磷酸酶、线粒体膜上的生物氧化酶等。毒物可以通过直接作用改变膜上酶的活性，也可以通过改变膜的流动性或引起膜脂质过氧化等间接作用而影响膜结合酶的活性。膜结合酶具有重要的生理功能，因此影响酶结合和酶活性必将会影响细胞的生理功能。例如，大肠埃希菌质膜上的 ATP 酶被抑制剂作用后，DNA 的复制受到抑制，去除抑制剂后，DNA 的复制恢复正常，说明 DNA 的复制受到膜能量转换功能的影响，膜 ATP 酶与 DNA 在结构和功能上是密切相关的。

毒物对膜受体和信号转导的影响　细胞膜上存在着许多受体，这些受体与信号转导有关。受体是细胞识别和结合化学信息的特殊结构，其本质是蛋白质。亲水性化学信号分子（包括神经递质、蛋白激素、生长因子等）不能直接进入细胞，只能通过膜表面的特异受体传递信号，使靶细胞产生效应。膜表面受体主要有三类，即离子通道型受体、G 蛋白偶联受体和酶联受体。①离子通道型受体是一类自身为离子通道的受体。这种离子通道与受电位控制的离子通道及受化学修饰调控的离子通道不同，它们的开放或关闭直接受配体的控制，其配体主要为神经递质。神经递质通过与受体的结合而改变通道蛋白的构象，导致离子通道的开启或关闭，改变质膜的离子通透性，在瞬间将胞外化学信号转换为电信号，继而改变突触后细胞的兴奋性。②G 蛋白偶联受体包括多种神经递质、肽类激素和趋化因子的受体，在味觉、视觉和嗅觉中接受外源理化因素的受体亦属 G 蛋白偶联受体。这类受体在结构上均为单体蛋白，氨基末端位于细胞外表面，羧基末端在胞膜内侧。完整的肽链要反复跨膜七次，因此亦有人将此类受体称为七次跨膜受体。由于肽链反复跨膜，在膜外侧和膜内侧形成了几个环状结构，它们分别负责与配体（化学、物理信号）的结合和细胞内的信号传递。其胞质部分可以与 G 蛋白相互作用，这种 G 蛋白是该信号传递途径中的第一个信号传递分子，这也是这类受体被称为 G 蛋白偶联受体的原因。由 G 蛋白偶联受体所介导的细胞信号通路主要包括 cAMP 信号通路和磷脂酰肌醇信号通路。③酶联受体分为两类，其一是本身具有激酶活性，如肽类生长因子受体；其二是本身没有酶活性，但可以连接非受体酪氨酸激酶，如细胞因子受体超家族。这类受体通常为单次跨膜蛋白，接受配体后发生二聚化而激活，启动其下游信号转导。离子通道型受体存在于可兴奋细胞，G 蛋白偶联受体和酶联受体存在于大多数的细胞，在信号转导的早期表现为激酶级联事件，即一系列蛋白质的逐级磷酸化，借此使信号逐级传送和放大。主要包括 RAS 信号通路、胰岛素受体介导的信号转导等。有些毒物可以与膜上的特异受体结合而进入胞内，进而激活一系列基因的表达而造成了机体的损害。例如，细胞增殖与分化受到机体的严密控制，如果失去控制就会造成发育异常或癌变，这一控制过程受到各种生长因子（如表皮生长因子、转化生长因子及生长抑制因子）的调节，生长因子通过膜受体进行信号传导，调节细胞的增殖、分化和凋亡；二噁英等环境激素可以改变生长因子及其受体的水平，从而对机体造成一系列的毒作用（见受体介导毒性）。

（周建伟　刘云儒）

shòutǐ jièdǎo dúxìng

受体介导毒性（receptor-mediated toxicity）　外源化学物与细胞膜上的特异受体结合而进入胞内，

激活一系列基因的表达而造成机体损害的过程。从一百多年前提出受体作为作用的选择性位点的概念开始，受体理论一直是毒理学和许多其他生命科学分支的重要概念。在某种意义上，受体通常是指以高度的亲和力与通常称为配体小分子结合从而启动生物效应的大分子。在某些生物学领域，"受体"这一术语是有特定限定的。例如，在细胞生物学领域，该术语是专指识别内源性配体的细胞内或细胞表面大分子，这些配体可能是小分子（如神经递质、激素和内分泌素等），也可以是大分子（如参与蛋白质分选或细胞内折叠的蛋白质）。在毒理学和药理学领域，受体这一术语常常用于专指启动外源化学物引起的功能改变（如毒性）的高亲和力结合位点。外源化学物毒性常表现为靶组织特异性和化合物选择性的特征，对于许多外源化学物，细胞内高亲和力受体的组织特异性表达可以解释这一机制。这些受体可以通过许多信号途径或直接与 DNA 的特异反应元件相互作用介导毒性。它们具有下列特征：①效应具有组织特异性。②效应可预测。③能够证明特定基因激活增加。④快速发生转录反应。⑤化合物与细胞内大分子可逆结合。⑥效应具有立体定向性。这些受体常常是核受体，核受体是可溶性受体，与配体结合，转移至细胞核内与特定基因组反应元件相互作用。核受体不仅仅限制于核内，在失活状态下，常大量存在于胞质中。

受体分类与毒性　根据靶细胞上受体存在的部位，可以将受体分为细胞表面受体和细胞内受体。

细胞表面受体　介导亲水性信号分子的信息传递，可分为离子通道型受体、G 蛋白偶联受体和酶联受体（见膜毒理学）。

细胞内受体　介导亲脂性信号分子的信息传递。在毒理学上广为关注的有两个核信号分子超家族。①类固醇激素受体：是一类大家族受体，它们总是形成二聚体（异源或同源）。若它们形成异源二聚体，第二个结合物是视黄酸 X 受体（RXR，结合于 9-顺-视黄酸），这类超家族受体包含一个配体结合域、一个 DNA 结合域即锌指，是一个常见的基序，通过半胱氨酸和组氨酸结合锌并与 DNA 大沟相适应，故此类受体也叫锌指受体。类固醇激素受体包括过氧化物酶体增殖剂激活受体、甲状腺激素受体、雌激素受体和雄激素受体等。类固醇激素受体在胞质内通过与 90kD 热休克蛋白（heat shock protein，HSP）二聚体结合保持失活状态。这种伴侣相互作用维持受体能与配体结合，而防止与 DNA 结合，一旦与配体结合，受体改变构型使 HSP90 解离并招募共激活子，然后受体转入核内，二聚体再结合位于特定基因启动子区的反应元件。②PAS 受体：为包含一些信号分子的一个生长家族，PAS 结构域以它存在的三个相似序列的蛋白的第一个字母命名——周期昼夜蛋白（period，Per）、芳烃受体核转运蛋白（aryl hydrocarbon receptor nuclear translocator，Arnt）和专一蛋白（single minded protein，Sim）。在芳烃受体（aryl hydrocarbon receptor，AHR）中，PAS 域也是与激动剂如二噁英结合的区域，PAS 蛋白通常具有在许多转录因子中存在的碱性螺旋-环-螺旋结构域、DNA 结合及二聚化基序，这些蛋白与 DNA 结合成异二聚体，已知在胚胎发育与分化中起分化作用。在毒理学上最重要的 PAS 蛋白是 AHR 和它的结合体 ARNT。

另外，孕烷 X 受体、糖皮质激素受体、视黄酸受体和组成型雄甾烷受体也分别介导某些外源化学物的毒性，这些受体的内源性配体、外源性配体和它们所介导的毒性效应归纳于表。

发生机制　受体主要通过以下三个机制发挥毒性。①高效的受体配体干扰受体的正常生理功能。例如，外源雌激素和抗雄激素物质的暴露干扰正常的激素活性，在胚胎发育期间，特别是前 3 个月这些物质的暴露能导致生殖器异常如小阴茎畸形、睾丸发育不良。许多结构不同的环境化合物具有抗雄激素活性，包括双酚 A、氯化二苯、1,1-二氯-2,2-双（对-氯苯基）乙烯（DDE）。在重要的雄激素靶组织，睾酮依赖性雄激素受体活化的减少，导致雄激素受体介导的基因表达的下降，最终导致了胎儿发育的缺陷。②受体配体能诱导一系列基因表达事件，它们在正常生理活化过程中不会出现。通常在稳态时，这些受体的活性在特定的时间内短暂的上调，随后通过反馈机制导致该受体活性的显著的下调。③外源化学物结合于相应的受体从而使代谢该配体的酶转录增高，从而活化其本身的代谢或改变共同摄入的化学物的毒性，增加疏水性外源化学物的极性，以便于排泄。如果没有这样一个系统来提高外源化学物的代谢，这些化学物就会高水平蓄积导致各种有害效应。但随情况不同，增强代谢可以增加或降低某一化学毒性。

（庄志雄）

表 几种重要细胞内受体介导的毒性

受体	内源性配体	外源性配体	毒性效应
芳香烃受体	未知	多氯二苯并二噁英，多氯二苯并呋喃，2,3,7,8-四氯代二苯并[b,e][1,4]-二噁英，多环芳烃类，多氯联苯	胸腺萎缩，消耗性综合征，致畸作用（腭裂），大鼠肝致癌，酶诱导（如↑CYP1A1）
雌激素受体	雌二醇	乙炔基雌二醇，二乙基己烯雌酚，滴滴涕，玉米赤霉烯酮	乳房和肝的致癌作用
组成型雄甾烷受体	3α,5α-雄烯醇，3α,5α-雄烷醇（抑制剂）	苯巴比妥，滴滴涕，五氯酚，氯丙嗪	酶诱导（如CYP2B，CYP3A）
过氧化物酶体增殖剂激活受体	脂肪酸	祛脂酸酯（如氯贝丁酯），邻苯二甲酸酯[如邻苯二甲酸二（2-乙基）己酯]	大鼠肝致癌，过氧化物酶体增殖，酶诱导（如↑CYP4A1，↑乙酰辅酶A氧化酶）
孕烷X受体	孕烯醇酮	孕烯醇酮16α-腈，地塞米松，螺内酯，环丙孕酮，多氯联苯，氯丹	酶诱导（如↑CYP3A）
糖皮质激素受体	皮质醇	地塞米松	淋巴细胞凋亡致畸作用（腭裂）
视黄酸受体	全反式视黄酸	1,3-顺式视黄酸	致畸作用（颅面骨、心脏、胸腺的畸形）

guòyǎnghuàwù méitǐzēngzhíjì jīhuó shòutǐ

过氧化物酶体增殖剂激活受体

（peroxisome proliferator activated receptor，PPAR）对脂肪细胞分化进行调控的配体依赖的转录因子。属于核激素受体超家族，或结合脂肪酸和一些类二十烷酸代谢物，并被它们激活。PPAR有三种亚型，即PPARα、PPARδ（也称PPARβ）和PPARγ，有不同的分布和功能（表）。PPARα配体已知在啮齿类动物中可引起过氧化物酶体增殖，但在人类则不导致过氧化物体增殖。因此，该受体可命名为脂肪酸激活受体。过氧化物酶体是一种亚细胞器，是脂肪酰基-β氧化、胆固醇代谢、甘油酯生物合成和脂代谢途径的活动场所。与线粒体相比，过氧化物酶体能氧化长链脂肪酸，介导的β氧化可引起脂肪酰基碳链的不完全缩短。所有PPAR与视黄酸X受体形成异二聚体，并结合到靶基因启动区的特定PPAR反应元件上。

PPARα依赖的毒性 外源化合物的毒性有两个不同方面都与PPARα密切相关。其一是过氧化物酶体增殖剂在促进啮齿类动物肝肿瘤中的作用，其二是其可能作为细胞保护剂而抵抗许多肝毒性化合物。过氧化物酶体增殖剂是一组多种类的化合物，包括贝特类降脂药（如氯贝丁酯、环丙贝特、吉非贝齐和复方氯贝丁酯钙片），而且包括其他一些结构上不相关的化合物，它们所共同的表现是能导致大鼠和小鼠肝肿瘤。因为所有这些化合物都能诱导过氧化物酶体增殖，推测这可能是其促进肿瘤发生的共同基础，它们所共有的特征是所有的过氧化物酶体增殖剂是PPARα的配体和激活剂。因为PPARα在肝中最广泛，肝也是其效应的主要靶器官，这些效应包括增生和肥大而致的肝大。它们也诱导与过氧化物酶体β氧化相关的大量基因的表达。这些化合物在豚鼠或非人类灵长目中不表现过氧化物酶体反应。PPARα与这些化合物介导的肿瘤反应直接有关。过氧化物酶体增殖和过氧化物酶体β氧化增强是啮齿类动物特有效应。在人类，PPARα-配体介导的过氧化物酶体增殖和肝肿瘤的发生可能无关。

PPARα参与了抵抗多种肝毒物而对肝细胞有保护作用。例如，氯贝丁酯对对乙酰氨基酚诱导肝损害的保护作用。氯贝丁酯是广泛应用的降脂药物，在啮齿类动物是过氧化物酶体增殖剂。大量研究揭示用其慢性预处理小鼠或单剂量急性处理可保护由对乙酰氨基酚引起的肝损害。可能的机制是：PPARα控制着其他生长调

表 PPAR亚型的生物特性

项目	PPARα	PPARδ	PPARγ
组织分布	肝、肾、心脏、肌肉	广泛分布	脂肪组织、小肠免疫细胞
调节功能	参与脂肪酸β氧化的酶、脂蛋白代谢有关	不清（脂肪细胞分化）	其基因与脂肪细胞分化和脂、糖的代谢有关
主要作用	刺激脂肪酸β氧化		刺激脂肪储存
天然配体	花生四烯酸及其同类物，白三烯B4	脂肪酸	多不饱和脂肪酸
配体（药物）	贝特类降脂药（苯氧芳酸类降脂药）		噻唑烷二酮、非甾体抗炎药

节基因，包括 c-myc、c-Ha-ras、fos、jun 和 egr-1，而这些基因与细胞周期的进展和 Go 至 S 期转换有关。氯贝丁酯作为 PPARα 的配体，能激活细胞周期进展。氯贝丁酯的肝保护作用可能也是基于其刺激促有丝分裂的反应，从而为损伤的实质组织修复提供便利，有利于细胞群快速修复。

PPARγ 介导的毒性　与 PPA-Rα 相比，PPARγ 常被称为"反"受体，因为它的激活所介导的生物学功能不同于由 PPARα 所激活的功能。例如，PPARγ 在多种类型肿瘤中具有抗肿瘤效应，而不是肿瘤促进因素，同样 PPARγ 的激活不会引起脂肪酸氧化的发生，但导致脂质储存的增加，这是另一种减少脂肪酸在生物体内急性负荷的策略。

PPARγ 由单基因编码，在小鼠、大鼠和人类具有高度保守结构，三种转录形式 PPARγ1、γ2 和 γ3，由不同启动子的不同剪接而形成，而在蛋白水平，已证实有 PPARγ1 和 PPARγ2 两种形式。PPARγ 在脂肪组织中水平是脂外组织的 10～100 倍，长期被认为是"脂肪选择性"核受体，但在肝、骨骼肌中也少量表达。值得注意的是，遗传外因素包括营养和肥胖能急剧改变 PPARγ 的表达水平，例如，在许多肥胖和 2 型糖尿病的鼠模型中，PPARγ mRNA 和受体蛋白在肝内表达水平显著增高。PPARγ 作为一个抗糖尿病药物和抗肿瘤药物的靶标已受到极大关注。在毒理学方面，PPARγ 的配体和激活子所产生的影响有两方面，其一是在骨髓中受体介导的促进脂肪形成的效应，其二是肝脂肪变性的发生。外源化合物如抗糖尿病药物噻唑烷二酮类对 PPARγ 的激活能引起骨髓中脂肪细胞分化，以及在小鼠中随着 PPARγ 肝内表达上调，通过干扰脂肪酸代谢而导致严重肝脂肪变。这两个效应具有共同基础，由选择性配体对 PPARγ 的激活，由 PPARγ 基因表达的调节来调节这些效应。

（庄志雄）

cíjīsù shòutǐ
雌激素受体（estrogen receptor, ER）　靶细胞内存在的能与雌激素发生特异性结合，使雌激素发挥生物作用的蛋白质。外源雌激素（或环境雌激素）是多种化学上不相关的一组外源化合物，它能够通过 ER 介导而诱导"激动"（增强）反应。尽管一些环境化合物对人类和动物的危险性仍有争议，但有些化合物已强烈怀疑其与癌症（如乳腺、睾丸、前列腺癌）的发病率增高有关，并干扰了野生动物的正常繁殖，包括环境污染物［如滴滴涕（DDT）、羟基多氯联苯］和用于洗涤及聚碳工业的产品（如烷基酚和双酚 A）。这些外源化合物介导的雌激素或抗雄激素效应的机制之一就是结合并激活雌激素受体。雌激素受体至少包括两种形式，ERα 和 ERβ，其特定的功能尚未明了。它们是不同的蛋白质，其转录活性存在一些差异；在组织中表达也不同，例如，ERα 转录在卵巢、子宫、睾丸、脑垂体、肝、肾、心脏和骨骼肌中，而 ERβ 主要发现在卵巢、前列腺、肺和膀胱中。

ER 由六个功能域组成，包括 DNA 结合域、配体结合域及其他与基因表达相关的关键区域。当无配体时，受体存在细胞核内处于失活状态，同其他核受体相似，受体蛋白通过与热休克蛋白结合，防止与 DNA 结合并维持易于与配体结合的构型，一旦配体结合上，ER 发生构型改变并形成同源二聚体（但 ERα 倾向于与 ERβ 二聚化），然后配体受体复合物结合于 DNA 上特定的雌激素反应元件。

ER 的一个特性是它的"混杂性"，即该受体能结合多种化学上不相关的配体，对配体结构要求包括一个环状结构，并且常在大疏水结构的对位有酚基，这样一组外源化合物是烷基酚类。乙氧基烷基酚化物是广泛应用于工业和家用的洗涤剂及乳化剂，它们分布于环境中，被细菌降解为烷基酚类，亲脂性烷基酚相对稳定，形成沉淀物并蓄积于生物体内，因此它们能对水生生物体带来潜在的危害。烷基酚类的急性毒性极小，但烷基酚类有雌激素活性，特别是这类化合物含有一个大的疏水链时。1991 年，一次偶然实验发现雌激素依赖的乳腺癌细胞系在无雌激素条件下增殖，而这是由于存在于聚苯乙烯培养皿中的壬基酚的污染所致，后来发现壬基酚能诱导雄性鱼的卵黄素合成，而卵黄素在正常情况仅由雌性鱼产生。因此壬基酚至少在体外试验和一些鱼类及啮齿类试验中能模拟天然雌激素的作用，这一效应明显通过 ER 介导。

（庄志雄）

xióngjīsù shòutǐ
雄激素受体（androgen receptor, AR）　靶细胞内存在的能与雄激素发生特异性结合的蛋白质。AR 是一种配体激活的类固醇激素受体，在雄性性腺组织发育中起关键作用。它也在一些肿瘤包括前列腺癌发生发展过程中起作用。AR 存在于许多组织中，但在所有雄性生殖器中最高，在肝、肾、神经组织、肌肉和雌性生殖器官中表达量低。在非配体状态下，与 ER 相比，AR 位于胞质内，仅与配体结合以后才转入核内。当与配体结合后，AR 被磷酸化和二聚化，然后结合于 DNA 上的雄激素反应元件。类似于其他类固醇激素受体，AR 由一些功能域组成，包括一个转移激活结构域、一个 DNA 结合结构域、一个核定位结构域、一个二聚化结构域和一个配体结合的结构域。AR 可在转录和蛋白水平被调节，主要由雄激素调节，但其他一些激素和生长因子也能参与调节。AR 的生理性配体是睾丸酮和双氢睾丸酮。许多外源化合物也能结合该受体，阻断雄激素反应，被占用的受体快速降解，并阻止与 DNA 上的 ARE 结合，导致内分泌干扰效应。这些化合物有长春新碱、二甲酰亚胺、杀真菌剂和农药 DDT 代谢物 DDE 等。雄性大鼠暴露于 DDE 干扰了性分化和成熟，并出现雌性化特征。另外，若在高浓度下，DDE 在野生动物中能产生内分泌干扰效应。

(庄志雄)

fāngtīng shòutǐ

芳烃受体（aryl hydrocarbon receptor, AHR）

参与多环芳烃类物质毒性的可溶性蛋白质。又称二噁英受体。存在于许多类型细胞中，特别在上皮细胞中表达较高，在肺、胸腺、胎盘大量表达，在肾、肝、心脏及脾中等量表达。正常情况下，受体位于胞质中，与至少两种其他蛋白形成复合物，包括热休克蛋白 90 和亲免素样分子。这些相关蛋白作为伴侣，防止 AHR 与 DNA 结合，传递胞质内定位信息，同时保持蛋白与配体结合的构型。一旦与配体结合，AHR 脱去它的伴侣并转入核内，与另一种 PAS 家族蛋白 ARNT 形成异二聚体。这种异二聚体与外源化学物反应增强子即外源化学物应答元件（xenobiotic response element, XRE）如二噁英反应元件结合，而 XRE 位于由该信号途径所激活的特定基因的启动子附近。这些靶基因包括 CYP1A1、CYP1A2 和 CYP1B1，谷胱甘肽硫转移酶、尿苷二磷酸葡糖醛酸转移酶和醌氧化还原酶 NQO 等一系列特定的 I 相和 II 相外源化合物代谢酶转录激活。另一种 PAS 家族蛋白 AHR 抑制子（AHRR）可进一步调节 AHR 活性，AHRR 与 AHR 竞争 ARNT，而且也结合于 DNA 上的 XRE。当与 XRE 结合，AHRR-ARNT 复合物也作为抑制子而发挥作用，这种抑制子可被 AHR 本身所诱导，形成 AHR 调节的负反馈调节环。

配体 AHR 天然的配体仍然未知，但已发现该受体及 ARNT 与正常的发育过程有关，AHR 缺陷的小鼠表现为肝血管形成过程异常，而 ARNT 缺陷小鼠在出生前死亡。外源化合物的配体包括多环芳烃类（polycyclic aromatic hydrocarbons, PAH）及多氯二苯并二噁英（polychlorinated dibenzodioxin, PCDD）、多氯二苯并呋喃（polychlorinated dibenzofuran, PCDF）和多氯联苯（polychlorinated biphenyls, PCB）。AHR 以不同的亲和力与这些多氯芳烃类化合物结合，其中研究最为充分的是 2,3,7,8-四氯代二苯并[b,e][1,4]-二噁英（2,3,7,8-tetrachlorodibenzo[b,e][1,4]dioxin, TCDD）。PCDD 和 PCDF 是化学过程中产生的副产物，而 PCB 过去在工业上广泛应用，由于认识到其潜在毒性，已不再生产。这些化合物持久存在于环境中并且有长的生物半衰期。化合物氯化程度越高，它们代谢降解越难，例如，TCDD 在人体中生物半衰期为 7～11 年。由于不同的氯化程度可能产生许多同类物，例如，PCDD 或 PCDF 有 75 种可能形式，PCB 有 209 种可能形式。它们毒性潜能变化很大，但从性质上看是相似的，因为环境中存在的是多种不同化合物的混合物，且组成未知，因此引进了一种相对的测量方法来评价这些化合物毒性。通常以最强毒性同类物 TCDD 相关的毒性当量（TE）来评价，TCDD 的 TE 被设定为 1.0。

毒理学效应 PCDD、PCDF 和 PCB 有多种毒理学效应，一种触发机制可引起多种转录和表型效应。这些广泛的效应是通过一个受体即 AHR 介导，这些化合物的相对潜在毒性与 AHR 的亲和力高度相关。例如，TCDD 配体的两个环在同一平面上，最适合于 AHR 结合。因而其毒性最高并具有多种效应，不仅具有免疫毒性（胸腺细胞和 B 细胞毒性）、内分泌毒性、胚胎毒性和致畸性，且 TCDD 是 I 类人类致癌物。TCDD 还具有非常强的急性毒性，一次暴露 2～4 周可达到最大效应，但其敏感性具有种属特异性，豚鼠最敏感，半数致死量（LD_{50}）约为 500ng/kg；地鼠敏感性最低，LD_{50} 约为 5mg/kg。在这两种啮齿类动物中相差了 10 000 倍。TCDD 还可引起啮齿类动物"消耗综合征"，动物体重快速减轻最后死亡。在人类最明显症状是"氯痤疮"的形成。

(庄志雄)

DNA sǔnshāng

DNA 损伤（DNA damage）

各种因素引起的 DNA 分子中核苷酸碱基或核糖基破坏、化学修饰、加合物形成和化学键断裂等异常结构改变。

分类 根据来源将 DNA 损伤分成内源性自发损伤和环境因素诱发损伤两大类。DNA 损伤的形式包括碱基损伤、核糖基损伤、烷基化和其他加合物、单链断裂和双链断裂、DNA 交联（链内或链间、DNA 与蛋白之间）等。

内源性自发损伤 由体内正常代谢过程中产生的一类化学反应性比分子氧更为活泼的活性氧物质等引发的 DNA 损伤，常见损伤类型有碱基氧化、脱氨基作用、甲基化及其他化学修饰，嘌呤和嘧啶碱基水解后从核糖磷酸骨架上脱落成为无碱基位点即无嘌呤嘧啶位点（apurinic-apyrimidinic sites，AP 位点）、碱基的异构转变（如烯醇式与酮式碱基间的互变）、错误配对、DNA 链断裂。正常生长状态下每个细胞每小时发生超 10 000 次 DNA 损伤，其中 DNA 单链断裂可达 5000 次，其次为甲基化损伤和 AP 位点损伤。

环境因素诱发损伤 主要指紫外线、电离辐射、化学因素引起的损伤。

紫外线引发的 DNA 损伤 紫外线（ultraviolet，UV）为电磁辐射，属于非电离辐射类，根据波长大小分类 UVA（320～400nm）、UVB（280～320nm）和 UVC（200～280nm），太阳光紫外线中 UVC 被大气吸收，UVA 和 UVB 可达地球表面，人工紫外线主要是 UVC。损伤 DNA 的主要是 UVC 和 UVB。DNA 紫外损伤主要有两种类型，其一是在 DNA 分子同一条单链上相邻的两个嘧啶碱基以共价键连接成环丁烷嘧啶二聚体，即 TT、CC 或 CT 二聚体，最容易形成的是 TT 二聚体；另外一种是 6-4 光产物，及发生在相邻两个嘧啶碱基的 6、4 位点的共价连接形成的二聚体。紫外线辐射还能引起

DNA 链断裂等其他形式的损伤。

电离辐射引起的 DNA 损伤 电离辐射可通过直接和间接作用损伤 DNA。直接作用是 DNA 分子直接吸收射线能量发生激发和电离造成的损伤，间接作用是指 DNA 周围其他分子（主要是水分子）吸收射线能量产生的自由基进而损伤 DNA。电离辐射可导致 DNA 分子结构的多种改变：①碱基损伤，包括 DNA 链上的碱基氧化修饰、过氧化物的形成、碱基环的破坏和脱落等，嘧啶比嘌呤碱基对辐射损伤更敏感。②脱氧核糖损伤，包括脱氧核糖基化学修饰、分解和化学键断裂，后者会引起 DNA 链断裂。③DNA 链断裂，这是电离辐射引起的严重损伤事件，断裂数随照射剂量而增加。DNA 双链中一条链断裂称为单链断裂，DNA 双链在同一处或相近处同时断裂称为双链断裂。④DNA 交联，是双链 DNA 分子同一条链上或两条链之间的碱基发生共价结合，分别形成 DNA 链内交联和 DNA 链间交联。DNA 与蛋白质之间也会以共价键相连，组蛋白、染色质中的非组蛋白、调控蛋白、与复制和转录有关的酶都会与 DNA 共价连接。⑤DNA 簇集损伤，细胞受到大剂量照射或高传能线密度辐射如α粒子、重离子作用，在 DNA 分子小范围内有密集的能量沉积，同时还有自由基的生成，分子局部同时产生几种不同类型的 DNA 损伤，如 DNA 双链断裂复合碱基损伤、单链断裂复合碱基损伤等，这种局部多样性复杂损伤被称之为簇集损伤。

化学因素引起的 DNA 损伤 化学因素对 DNA 损伤类型因化学物的种类和理化性质的不同而异。①烷化剂对 DNA 的损伤：烷化剂

是一类亲电子的化合物，很容易与 DNA 分子中亲核位点起反应，使 DNA 碱基发生甲基化或乙基化等烷化损伤，通常发生在嘌呤或嘧啶的 N 或 O 上，其中鸟嘌呤的 N7 和腺嘌呤的 N3 是最常见损伤位点。烷化鸟嘌呤的糖苷键不稳定，容易脱落形成无碱基位点。DNA 链的磷酸二酯键上的氧被烷化后形成不稳定的磷酸三酯键，易在糖与磷酸间发生水解，使 DNA 链断裂。双功能基烷化剂类如氮芥、硫芥、环磷酰胺、丝裂霉素、二乙基亚硝胺由于有两个功能基团可同时使两处烷基化，结果就容易造成 DNA 链内、链间及与蛋白质间的交联。②碱基类似物、修饰剂如 5-溴尿嘧啶、5-氟尿嘧啶，其结构与正常的碱基相似，进入细胞能替代正常的碱基掺入到 DNA 链中而干扰 DNA 复制合成，以及造成碱基的错误配对。③有的化学物如亚硝胺类、黄曲霉毒素 B 等作用于 DNA 分子，导致 DNA 上加合物的形成。

检测方法 针对不同 DNA 损伤类型有不同的检测方法。通过液相色谱或气相色谱联合质谱分析，可了解到 DNA 碱基损伤的具体位点和损伤形式。借助原子力显微镜可直接观察到 DNA 断裂损伤的片段大小、计算一个 DNA 分子的断裂损伤位点数。免疫组化分析可检测细胞内特定类型损伤，如用抗 8-羟基脱氧鸟苷单克隆抗体检测细胞 DNA 的 8-羟基脱氧鸟苷损伤水平。T4 核酸内切酶能识别和切割胸腺嘧啶二聚体，结合碱性电泳可检测分析细胞 DNA 的紫外线损伤及核苷酸的切除修复。通过普通电泳分析双螺旋 DNA 构象变化，可检测质粒 DNA 的断裂损伤。常用的细胞 DNA 链断裂检测技术有单细胞凝胶电泳或彗星

分析,其中碱性单细胞电泳可检测 DNA 单链断裂、中性单细胞电泳检测双链断裂。DNA 双链断裂检测方法还有脉冲电场凝胶电泳和 γH2AX 集簇点法。γH2AX 集簇点法是基于细胞内一旦有 DNA 双链断裂发生,组蛋白 H2AX 的 139 位丝氨酸被磷酸化,成为 γH2AX 并在 DNA 断裂位点处募集形成集簇点,通过激光共聚焦免疫荧光显微技术可直接观察单个损伤位点的检测方法。在 DNA 双链断裂点共定位的分子还有磷酸化 53BP1、DNA-PKcs/pT2609 等,这些分子均可作为探测 DNA 双链断裂损伤的分子标志物。

生物学后果 DNA 损伤的生物学后果很大程度决定于 DNA 损伤的量、损伤复杂程度、细胞 DNA 修复功能机制的完整性,以及环境条件等。最严重的后果是导致细胞死亡的致死性损伤。DNA 双链断裂损伤未被修复,其后果是染色体断裂形成细胞微核,错误的重接导致染色体异位、重排和基因缺失。DNA 错误修复直接后果是基因重排和基因点突变,除引起细胞死亡和突变外,还将产生远后效应即细胞癌变。发生在生殖细胞的 DNA 损伤将产生遗传效应。组织干细胞的 DNA 损伤、修复和生物学意义是研究的一个重点,并将与癌症、衰老等研究紧密地联系在一起。

(周平坤)

DNA xiūfù

DNA 修复(DNA repair）

细胞中存在的纠正 DNA 损伤、恢复基因组结构真实性或完整性的一系列生物化学代谢途径和分子生物学反应过程。DNA 是承载生命遗传信息的物质基础,也是多种类环境因子和体内代谢过程中产生的活性氧物质的损伤靶分子,机体 DNA 修复机制是维持正常生命活动、物种繁衍的保证。由于致伤因子理化性质的不同,诱发的 DNA 损伤类型也有很大的差别,细胞中具有针对不同类型 DNA 损伤的多种修复反应途径,大多数修复途径的机制是复杂的,需要多个基因表达产物的协同参与完成,在某些修复途径之间还存在交互重叠的反应和功能分子。

概念形成过程 从原核生物到人类,DNA 修复的物质基础和功能机制既具有高度的保守性,又被不断的进化发展。原核生物如细菌的 DNA 修复体系和反应过程相对比较简单但又非常有效。真核生物特别是哺乳动物类的 DNA 修复体系和机制更加复杂,甚至针对同一类型的损伤,细胞中存在多种修复途径。DNA 修复与细胞周期有着密切的内在联系,一旦发生 DNA 结构损伤,细胞会同时启动细胞周期检查点机制,暂时停止细胞周期进程,即发生 G_1/S 期阻滞、S 期阻滞、G_2/M 阻滞等,以便修复 DNA 损伤,确保 DNA 结构完整的前提下进行 DNA 复制或细胞分裂,避免发生基因突变或基因组不稳性。而且部分蛋白兼有 DNA 修复和细胞周期调节功能。

修复机制 机体细胞中具有六大类经典的 DNA 修复机制,即 DNA 直接修复、碱基切除修复、核苷酸切除修复、错配修复、同源重组修复和非同源末端连接修复,而部分类别的修复机制又有多个反应途径或通路。不同 DNA 修复途径可概括成一个通用的生化代谢和分子生物学反应过程,即损伤的感应识别、损伤去除和修补前处理、DNA 聚合酶作用下修补或同源片段修补缺口、连接酶连接反应。

DNA 直接修复(DNA direct reapir) 通过一步反应纠正 DNA 损伤,将损伤的碱基序列恢复到原状的一种最为简单的无错 DNA 修复类型。例如,光修复,是在 350～450nm 波长的光照射下激活光修复酶或光解酶并直接与损伤的 DNA 结合来扭转紫外线(UV)所致的嘧啶二聚体或 6-4 光产物损伤。已发现有两种光修复酶,即环丁烷嘧啶二聚体光修复酶和 6-4 光修复酶。光修复酶根据氨基酸序列的相似性又分成两个亚类型:存在于微生物中亚类Ⅰ酶和存在于哺乳动物和植物细胞中亚类Ⅱ酶。黄素腺嘌呤二核苷酸是光修复反应中的一个催化辅助因子。另一个 DNA 直接修复是由甲基鸟嘌呤甲基转移酶(MGMT)催化修复 DNA 甲基化损伤,MGMT能将 DNA 分子碱基中的甲基基团向自身转移,直接恢复 DNA 分子结构,接受了甲基的 MGMT 就不能循环利用了。

碱基切除修复(base excision repair,BER) 修复 DNA 碱基损伤的多步骤反应的机制。主要是修复细胞内源性自发 DNA 损伤,如胞嘧啶的水解脱氨基、5-甲基胞嘧啶,以及烷化剂和电离辐射引起的某些简单类型碱基损伤,需要几种酶参与。启动 BER 途径的关键修复酶是 DNA 糖苷酶。该类酶能识别并催化切割 DNA 分子中受损碱基与核糖基之间的糖苷键,将受损碱基切除,在 DNA 分子中产生一个脱碱基位点即无嘌呤/嘧啶位点(AP 位点),再由 AP 裂合酶在 AP 位点 3′端切割磷酸二酯键,一个脱氧核糖磷酸二酯酶从 5′端将 AP 位点的核糖基切除掉。DNA 聚合酶 β 修补缺口,同时也能切除 5′无碱基的糖基,最后在 X 射线修复交叉互补基因

1（x-ray repair cross-complementing gene1，XRCC1）的参与下由连接酶3连接后完成修复反应，是一种无错修复机制。

核苷酸切除修复（nucleotide excision repair，NER） 修复外源损伤因素诱发的复杂类型DNA碱基损伤的机制。包括泛基因组核苷酸切除修复（global genome NER，GG-NER）和转录偶联核苷酸切除修复（transcription-coupled repair NER，TCR-NER）。相对于BER来说，NER是切除包括受损碱基上下游几十个碱基在内的"大修补手术"。参与NER修复的基因多达30多种，在NER修复中发挥不同或互补的作用，也属于无错修复。

NER修复基因命名 主要按照3个系列命名：①人类遗传疾病着色性干皮病（xeroderma pigmentosum，XP）系列，有7个互补组基因（XPA～XPG）和一个突变体。②人类遗传疾病科卡因综合征（Cockayne syndrome，CS），有2个互补组基因（CSA、CSB）。③仓鼠细胞紫外线（UV）敏感突变株切除修复交叉互补组（excision repair cross complement group，ERCC）系列，其分离鉴定是以仓鼠细胞UV敏感突变株为细胞模型，通过转染人的基因组DNA或cDNA互补突变细胞的UV敏感表型，从中克隆出人的DNA修复基因ERCC1～6，其中部分ERCC基因与某些XP或CS基因是同一产物，如ERCC2为XPD、ERCC3为XPB、ERCC4为XPF、ERCC5为XPG、ERCC6为CSB基因。参与NER修复的蛋白还有复制蛋白A（replication protein A，RPA）、复制因子C（replication factor，RFC）、增殖细胞核抗原（proliferating cell nuclear antigen，PCNA）和转录因子（transcription factor，TF）ⅡH。

修复步骤 人类的NER系统非常复杂，可概括为四个步骤：①DNA碱基损伤的识别。NER首先通过XPC-hHR23B复合物识别损伤碱基。②解螺旋和切割。由TFⅡH的亚基XPB-XPD将DNA解螺旋（约30bp），由XPA再确认损伤碱基、RPA与未损伤的链结合并稳定开放的DNA结构，然后通过XPG和ERCC1/XPF分别在受损碱基3′和5′切除一段约30个碱基的寡核苷酸。③修补缺口。在DNA聚合酶、RFC和PCNA的作用下，以正常的互补链为模板合成修补缺口。④连接。由DNA连接酶1连接断点，完成修复。上述过程是泛基因组核苷酸切除修复反应。

转录偶联修复 与GG-NER相对应的还有一个转录偶联修复途径。转录偶联修复是在真核细胞中存在的一种与基因转录活性状态直接相关联的核苷酸切除修复，其主要特征是活性转录基因的NER效率要明显优于非活性转录基因或沉默基因，基因转录链的修复要优于非转录链的修复，因此又称为DNA不均一性修复。转录偶联修复的关键是DNA损伤发生在转录基因或转录链时，RNA聚合酶Ⅱ在损伤位点受阻，立即有CSA和CSB蛋白结合并解除受阻RNA聚合酶Ⅱ、快速启动核苷酸切除修复反应，其后的解螺旋和切割及修复合成等步骤与GG-NER相同。

错配修复（mismatch repair，MMR） DNA复制后的修复机制。主要是修复发生在新合成DNA链上的错误。在细菌中发生碱基错配后，首先由MutS蛋白与错配碱基结合，并有MutH和MutL蛋白被募集到附近形成复合物，其中MutH结合在半甲基化GATC序列上，在甲基化碱基的对侧链（新合成链）切割DNA，启动修补合成。人类已鉴定有10多个错配修复基因，如hMSH2、hMSH3、hMSH4、hMSH5、hMSH6、hMLH1、hMLH3、hPMS1（hMLH2）、hPMS2、MED1等，部分与细菌MutS和MutL有同源性。人类存在两个MutS样蛋白复合体，分别是由hMSH2与hMSH6组成的异源二聚体hMutSα，主要识别碱基错误配对和单个无配对核苷酸形成的突环结构；hMSH2与hMSH3组成的异源二聚体hMutSβ，主要识别多个碱基插入或缺失产生的无配对碱基环状结构。人类还有两种MutL样蛋白复合体，分别是由hMLH1与hPMS2组成的异源二聚体hMutLα，hMLH1与hPMS1（hMLH2）组成的异源二聚体hMutLβ。hMutSα与hMutLα协同作用，参与碱基错误配对和单个无配对碱基环的修复；hMutSβ与hMutLβ协同作用参与多个无配对碱基环的修复。MED1或hEXO1与hMLH1结合，具有核酸内切酶活性，可能是MutH样功能蛋白。真核细胞错配修复过程也可概括为4个主要的步骤：错配碱基的识别；修复蛋白的募集；寻找错误碱基链的信号，切除含错配碱基的DNA链；修补合成。参与错配修复过程的蛋白因子有多种，从细菌到人类有很高的同源保守性。错配修复过程中对错误碱基链的切除和修补合成的蛋白/酶还包括有聚合酶δ/ε、复制蛋白A、复制因子C、增殖细胞核抗原、核酸酶1、内切核酸酶等。

同源重组修复（homologous recombination，HR） 利用未受损伤的同源DNA的遗传信息，来修补断裂损伤的DNA，具有高度保真性的 DNA 双链断裂修复机制。细菌中同源重组修复的关键蛋白是 RecA，由它形成核蛋白纤丝启动同源 DNA 序列配对。酵母细胞中同源重组修复基因是属于 Rad52 附加位基因组，包括有 Rad50、Rad51、Rad52、Rad54、Rad55、Rad57、Rad59、Mre11 和 xrs-2 等。Rad51p 的羧基端与 RecA 蛋白有约 30% 的同源性，Rad51p 能与 DNA 分子形成核蛋白纤丝，这一点也与 RecA 有类似之处。有关人类 DNA 同源重组修复基因的研究，是依据同源保守性鉴定出了部分酵母的同源基因/蛋白，如 hRAD50、hRAD51、HsRAD51、HsRAD51B 等。人类乳腺癌患者的遗传易感基因 BRCA1 和 BRCA2 表达产物含有 BRCT 结构域，可结合 hRAD51 参与同源重组修复。根据已有的信息资料所建立的同源重组修复模型，可概括为 4 个修复步骤：①DNA 断裂的识别和断点"修剪"。由具有核酸酶活性的 hRAD50/MRE11/NBS1 复合体、EXO1 核酸酶结合在断裂缺口端，切除单链的部分碱基，复制蛋白 A（replication protein A，RPA）结合于余下的互补单链。②核蛋白纤丝的组装。由 RPA 推动核蛋白纤丝的组装，此蛋白复合体中包括有 X 射线修复交叉互补基因（x-ray repair cross-complementing gene1，XRCC）2、XRCC3、HsRAD51B、RAD51C 和 RAD51D。hRAD52 具有激活纤丝组装的作用。③链的交换和 DNA 合成。可能在姐妹染色体联会介导因子的协助下寻找同源 DNA，在 hRAD51 的介导下损伤 DNA 与同源双链 DNA 交换单链，利用正常的同源 DNA 作为模板，合成新的互补 DNA 链，形成了所谓的"霍利迪结构（Holliday structure）"。④交叉链的归位，即解除霍利迪结构。真核细胞中同源重组修复主要是发生在晚 S 期、G_2 期和 M 期的早期阶段，是一种无错误 DNA 修复机制。

非同源末端连接修复（non-homologous end joining repair） 不需要同源 DNA 分子模板的介导，直接将两个 DNA 断端连接的 DNA 双链断裂修复机制。哺乳动物细胞中一种很普遍的 DNA 双链断裂修复方式，其修复反应过程相对比较简单。非同源末端连接反应中有多个核心蛋白组分，已知的有 DNA-PK 复合物（由 Ku70、Ku80 和催化亚单位即 DNA-PKcs 构成）、Artemis、XRCC4 和 DNA 连接酶Ⅳ等。Ku70（XRCC6）和 Ku80（XRCC5）蛋白被称为 Ku 蛋白，与 470kDa 的 DNA-PKcs 共同组成 DNA-PK 复合物。当细胞 DNA 发生断裂损伤时，DNA-PK 复合物就聚集到损伤位点上，随即 DNA-PKcs 被活化，募集并磷酸化其下游的 DNA 修复蛋白如 Artemis、XRCC-4 和连接酶Ⅳ等，启动 DNA 链断裂修复。

功能与意义 DNA 修复是活细胞固有的生物学机制，在维持基因组的完整性、遗传稳定性和细胞存活能力发挥关键作用，是防护环境因素相关性疾病特别是恶性肿瘤发生的一道重要功能屏障。一旦细胞 DNA 修复功能缺陷，就会造成严重的细胞学和生物学后果。大量细胞死亡导致组织器官结构损伤和功能异常，DNA 错误修复导致癌基因激活或抑癌基因失活将显著增加机体患癌症的风险性、生殖细胞基因突变而发生遗传性疾病等。非同源末端连接修复途径中的某些基因如 DNA-PKcs 或 Artemis、连接酶Ⅳ缺陷或突变后，除导致细胞对 DNA 损伤剂的敏感性增加外，还会导致 V（D）J 重组功能的异常，呈现出免疫缺陷表型。已经鉴明的 DNA 修复机制异常的遗传性疾病有 20 余种，如运动失调毛细血管扩综合征、着色性干皮病、科凯恩综合征、毛发低硫营养不良、奈梅亨断裂综合征、沃纳综合征、布卢姆综合征、罗特蒙德-汤姆森综合征、连接酶Ⅳ缺陷症、遗传性非息肉结肠癌、遗传性乳腺癌（BRCA1/BRCA2）等，其中大部分有很高的癌症易感性。

检测方法 见 DNA 损伤。

（周平坤）

dànbáizhì sǔnshāng

蛋白质损伤（protein damage）外源化学物及其他因素引起的蛋白质结构和功能的改变。蛋白质是由多种氨基酸通过肽键构成的高分子化合物，在蛋白质分子中各氨基酸通过肽键及二硫键结合成具有一定顺序的肽链称为一级结构；蛋白质的同一多肽链中的氨基和酰基之间可以形成氢键，肽链之间也可形成氢键，使多肽链的主链具有一定的有规则构象，包括 α 螺旋、β 折叠、β 转角和无规卷曲等，这些称为蛋白质的二级结构；肽链在二级结构的基础上进一步盘曲折叠，形成一个完整的空间构象，称为三级结构；多条肽链通过非共价键聚集而成的空间结构称为四级结构，其中一条肽链叫一个亚基。蛋白质是生命的物质基础，没有蛋白质就没有生命，它与各种形式的生命活动紧密联系在一起。机体中的每一个细胞和所有重要组成部分都有蛋白质参与。蛋白质占人体重量的 16.3%，即一个 60kg 重的成年人其体内约有蛋白质 9.8kg。人体内蛋白质的种类很多，性质、功能各异，除了构成组织细胞基本成分的结构蛋白外，还有执行着细胞重要生理功能的酶、受体、抗体、离子载体和核蛋白等。因此，蛋白质是细胞内含量最丰富的生物大分子，它们是外来亲电化学物及自由基攻击的主要靶分子，并可通过共价或非共价的结合而改变蛋白质的结构和功能。在某些情况下，特异蛋白靶分子的选择性氧化、烷基化、芳香化和酰基化与外来化学物的毒性机制密切相关。外源化学物与蛋白质的非共价相互作用，见膜毒理学、细胞受体介导毒性和细胞能量代谢障碍等条目。

蛋白质变性 蛋白质在某些物理和化学因素作用下其特定的空间构象如蛋白质的二级结构和三级结构被改变，从而导致其理化性质改变和生物活性丧失的现象。能使蛋白质变性的化学因素包括有加强酸、强碱、重金属盐、尿素、乙醇、丙酮等；物理因素有加热（高温）、紫外线及 X 射线照射、超声波、剧烈振荡或搅拌等。蛋白质变性后，分子结构松散，不能形成结晶，易被蛋白酶水解。蛋白质的变性作用主要是由于蛋白质分子内部的结构被破坏。天然蛋白质的空间结构是通过氢键等次级键维持的，而变性后次级键被破坏，蛋白质分子就从原来有序的卷曲的紧密结构变为无序的松散的伸展状结构（但一级结构并未改变）。所以，原来处于分子内部的疏水基团大量暴露在分子表面，而亲水基团在表面的分布则相对减少，致使蛋白质颗粒不能与水相溶而失去水膜，很容易引起分子间相互碰撞而聚集沉淀。蛋白质的空间结构只要轻微变化即可引起生物活性的丧失，包括蛋白质所具有的酶、激素、毒素、抗原与抗体、

血红蛋白的载氧能力等生物学功能的丧失。

蛋白质氧化 蛋白质是自由基攻击的重要靶分子，活性氧（reactive oxygen species，ROS）和活性氮（reactive nitrogen species，RNS）是引起蛋白质氧化损伤的重要因素。ROS 主要包括 $O_2 \cdot$ 与 $\cdot OH$ 及其活性衍生物如 H_2O_2、$HOCl$，$^1O_2$、$LO \cdot$、$LOO \cdot$ 及 $LOOH$ 等，而 RNS 主要指含氮自由基及其衍生物，如 $NO \cdot$、$ONOO \cdot$ 及 $ONOOH$。ROS 和 RNS 可以通过多种代谢途径产生，如化学毒物与药物代谢、细胞呼吸、辐射、光照等。ROS/RNS 具有较高的反应活性，很容易快速与细胞内的大分子物质反应，引起与许多病理过程有关的细胞结构的广泛损伤，如膜脂质过氧化、蛋白质及核酸等的氧化损伤。由 ROS/RNS 引起的蛋白质氧化性损伤，与衰老、阿尔茨海默病、帕金森病等神经退行性疾病的发生有关。

由于许多蛋白质是具有催化作用的酶蛋白，因此，这些蛋白质的改变可能具有放大作用。几种与蛋白质中功能有关的氨基酸成分对自由基的损害特别敏感，几种常见的氨基酸残基氧化的结

果见表。一般认为，活性氧能直接在蛋白质分子中几个这样的部位发生反应，但在某些情况下，当蛋白质自由基在特殊的氨基酸芳基部位形成时，它们能迅速地转移到蛋白质基本结构内的其他部位。

蛋白质对脂质过氧化的自由基中间产物也是特别敏感的，如烷氧自由基（$LO \cdot$）和过氧自由基（$LO_2^- \cdot$），可与过氧化脂质紧密相联系着的蛋白质反应。某种特定的自由基可能对特定的氨基酸侧链有特殊的影响，例如，甲硫氨酸氧化为甲硫氨酸亚砜和半胱氨酸氧化为磺基丙氨酸是由 O_2^- 介导的；色氨酸氧化为犬尿氨酸，N-甲酰犬尿氨酸和 5-羟色氨酸可能反映了羟基自由基或膜中邻近的脂质氢过氧化物的代谢物过氧自由基的直接攻击；赖氨酸可能由稳定的脂质过氧化产物丙二醛和 4-羟基壬二醛修饰。这样的损害的后果可能是凝集与交联或蛋白质的降解与断裂，取决于蛋白成分的特征及自由基的种类。自由基介导的蛋白质破坏甚至比脂质过氧化发生的更早。在自由基攻击的蛋白质分子上，形成两种活性中间体，一种是氧化产物，称为蛋白氢过氧化物；另

表　自由基攻击氨基酸后形成的产物

氨基酸	产物
精氨酸	谷氨酸半醛 + NO
赖氨酸	2-氨基己二酰半醛
脯氨酸	谷氨酰半醛→焦谷氨酸→谷氨酸
组氨酸	组氨酸内过氧化物，天冬氨酸，天冬酰胺
半胱氨酸	半胱-二硫化物，混合二硫化物；次磺酸，亚磺酸，磺酸（通过烷化巯基自由基）
甲硫氨酸	甲硫氨酸亚砜，甲硫氨酸砜
色氨酸	5-羟色氨酸，犬尿氨酸，N-甲酰犬尿氨酸
酪氨酸	双酪氨酸
苯丙氨酸	酪氨酸

一种是还原产物，称为蛋白结合的还原基团，实际上是蛋白结合多巴。这两种产物，特别是后者可进一步发生氧化还原循环，产生新的自由基攻击邻近的蛋白质或核酸。

蛋白质氧化修饰的后果主要有酶活性的改变、膜和细胞功能的改变。这些改变主要是由于蛋白质的降解和交联引起，特别是蛋白巯基的氧化所致。蛋白质的氧化使它们对酶促和非酶促的蛋白水解反应更为敏感。所以，假如活性自由基在体内明显产生，一个后果就是损害的蛋白质加速水解，这样，自由基在不合适的部位生成可能会导致蛋白质的破坏和病理性组织降解。

共价结合 蛋白质分子中有许多功能基因可与外源化学物或其活性代谢物共价结合，除了各种氨基酸分子中共同存在的氨基和羟基外，还包括丝氨酸和苏氨酸所特有的羟基、半胱氨酸和巯基、赖氨酸的 ε-氨基、精氨酸的胍基、组氨酸的咪唑基、酪氨酸的酚基和色氨酸的吲哚基，而以羟基、巯基、ε-氨基、胍基和咪唑基参加共价结合最为常见。这些活性基团往往是酶的催化部位或对维持蛋白质构型起重要作用，因而与这些功能基团共价结合最终会抑制这些蛋白质的功能。

组织细胞毒性与坏死 这是最常见的一类细胞对外源化学物的反应，也是蛋白质共价结合的最主要后果之一。外源化学物或其代谢物与胞质、核或膜结合的蛋白质均可发生共价结合而形成加合物，从而改变酶活性、膜通透性和离子转运、引起线粒体能量代谢障碍、细胞骨架损害，改变线粒体混合功能氧化酶活性。引起细胞内钙稳态失调以及影响细胞信号传递等一系列反应，最终导致细胞死亡。20 世纪 50 年代之后，已检测出几十种外源化学物的共价结合与毒性关系，其中以溴苯和对乙酰氨基酚研究最为详尽，并被用作为研究共价结合的模型药物。

溴苯具有肝毒性和肾毒性，可引起肝小叶中心性肝坏死和肾近曲小管坏死。曾有学者认为，溴苯经细胞色素 P_{450} 的催化而形成溴苯-3,4-环氧化物，然后可以自发重排而形成 4-溴酚，也可以环氧化物水化酶催化形成二氢二醇或与谷胱甘肽结合而解毒。由于环氧溴苯的主要解毒途径是与谷胱甘肽结合，故当大量溴苯进入机体后将会引起肝细胞内谷胱甘肽大量耗竭，进而增加环氧溴苯与细胞大分子如蛋白质共价结合的机会，从而导致肝细胞死亡。溴苯的肝毒性可能取决于两方面的因素：①谷胱甘肽耗竭，主要是由于溴苯-3,4-环氧化物与谷胱甘肽的结合以及各自不同代谢物包括醌类代谢物共价结合引起。②由醌类-半醌代谢物通过氧化还原循环而引起的氧化应激，产生自由基和脂质过氧化反应。溴苯母体肾毒性机制可能与肝毒性机制有所不同，谷胱甘肽结合有增毒作用而不是解毒作用。溴苯母体及其几种代谢物产生近曲小管坏死强度的次序依次是：溴苯 < 2-溴酚 < 溴氢醌 < 溴氢醌单谷胱甘肽结合物 < 溴氢醌双谷胱甘肽结合物。溴苯的氢醌代谢物氧化为可结合蛋白质的苯醌代谢物似乎是产生毒性的关键。此外，苯醌半胱氨酸结合物可通过醌衍生物的分子内重排产生环化产物——苯并噻嗪，这是一种水溶性很低的化学物，可能与溴苯的肾毒性有一定联系。

解热镇痛药对乙酰氨基酚的肝毒性机制已进行了广泛的研究。这种药物经细胞色素 P_{450} 直接代谢为活性代谢物 N-乙酰-对-苯醌亚胺，在人类，催化这一反应的细胞色素 P_{450} 种类是细胞色素 P_{450} 2E1 和 P_{450} 1A2。活性代谢物是一种软亲电物，能与谷胱甘肽的巯基发生加成反应，形成 3-（谷胱甘肽-S-基）对乙酰氨基酚。虽然这种非酶促反应非常迅速，但在整体动物，这种结合反应是受谷胱甘肽转移酶催化。用中毒剂量的对乙酰氨基酚处理小鼠，对其肝水解物进行质谱分析，发现主要的蛋白加合物是 3-（半胱氨-S-基）乙酰氨基酚。这些加合物在肝细胞溶解后可释放到血清中，这些加合物的存在与血清中肝特异的转氨酶水平的升高有关。在使用过乙酰氨基酚而发生肝毒性的患者血清中也可检测到 3-（半胱氨-S-基）乙酰氨基酚蛋白质加合物。乙酰氨基酚也是一种肾毒物，可引起近曲小管坏死。在大鼠，导致肾损害的机制可能是乙酰氨基酚经脱乙酰反应而形成对氨基苯酚。用放射性同位素标记对乙酰氨基酚以检查其结合能力。发现标记在环上的乙酰氨基酚比标记在乙酰基上的乙酰氨基酚结合得更多些。表明脱酰化反应是重要的毒性机制，然后对氨基苯酚再氧化为能与蛋白质结合的醌二胺代谢物。然而，小鼠的实验证据表明，乙酰氨基酚的代谢活化是通过 N-乙酰基-对-苯醌的结合而无须经脱酰基反应。利用免疫印迹技术，在近曲小管中可检测到高水平的乙酰氨基酚蛋白质加合物。因此，小鼠的肾毒性机制可能类似于肝毒性。在人体，虽然已发现约 10% 的严重中毒患者有肾毒性，但其机制仍不清楚，可能上述两种机制都参与。

由 n-己烷引起的神经毒性可能是活性代谢物引起细胞损害的最有特征性的表现。n-己烷氧化为 γ-二酮（2,5-己二酮），在大鼠和人类引起明显的外周神经病变及睾丸机制障碍。许多实验证据支持了 2,5-己二酮和其他 γ-二酮类与轴突细胞骨架蛋白的赖氨酰 γ-氨基形成吡咯样加合物的观点。吡咯环氧化致神经微丝的交联反应，2,5-己二酮与睾丸细胞微管的类似反应引起睾丸的损害。

当蛋白质与毒物交互作用而改变其构型结构时，蛋白质的功能即受损害，许多蛋白质具有催化活性和组装为大分子复合物所必需的关键部分，特别是巯基。对其巯基的共价和（或）氧化修饰敏感的蛋白质包括酶蛋白酪氨酸磷酸酶、甘油醛-3-磷酸脱氢酶和丙酮酸脱氢酶，钙泵和转录因子 AP-1 等。这些蛋白质和许多其他的蛋白质的活性受巯基反应化学物所损害，触发异常的信号转导和（或）损害细胞能量和代谢稳态，蛋白酪氨酸硝化也可改变蛋白质功能或干扰酪氨酸激酶和磷酸酶参与的信号途径。

新抗原形成 虽然外源化学物或其代谢物的共价结合对于免疫系统的功能通常是不重要的。但在某些个体，这些发生变化了的蛋白质常激发免疫应答。某些化学物（如硝基氯苯、青霉素、镍）可能具有足够高的反应性而自发地结合于蛋白质。另外一些化学物可通过自氧化为醌类或通过酶促生物转化而获得反应性。例如，卤烷麻醉剂引起的肝炎可能是首先通过活性代谢物共价结合于蛋白质，然后形成蛋白质卤烷加合物的抗体，再次接触时引起一种超敏感反应而表现为肝毒性。虽然卤烷可通过还原机制代谢，但在毒性机制中，氧化代谢更为明显。细胞色素 P_{450} 将氟烷生物转化为三氟乙酰氯，作为半抗原而结合于肝各种微粒体和细胞表面蛋白质，乙酰化蛋白质上的氨基包括赖氨酰基而产生三氟乙酰基-赖氨酸-蛋白质加合物，诱导抗体产生。有学者利用对三氟乙酰化蛋白质特异的免疫学测定技术证实，大鼠用卤烷处理导致许多微粒体蛋白包括苯巴比妥诱导的细胞色素 P_{450} 发生三氟乙酰化。现已经证实卤烷肝炎患者血清具有识别三氟乙酰化肽的抗体。免疫反应被认为是敏感患者中所见到的肝炎样综合征的原因。药物引起的系统性红斑狼疮、可能还有许多药物引起的粒细胞缺乏症是由药物-蛋白质加合物触发的免疫反应所介导的。导致这类反应的化学物通常都是亲核物，如芳香胺类药物氨基比林、氯氮平和异烟肼，以及巯基化合物如丙硫氧嘧啶、甲巯咪唑和（S）-1-(3-巯基-甲基-1-氧代丙基)-L-脯氨酸等。这些物质能被激活的粒细胞释放的髓过氧化物酶或该种细胞产生的 ROS/RNS（·OH、$ONOO^-$、HOCl）所氧化，形成能结合于这些细胞表面蛋白的活性代谢物，使它们成为抗原。某些带有加合物的蛋白质能模拟正常蛋白质，因此也能受抗体攻击。

（庄志雄）

dànbáizhì xiūfù

蛋白质修复（protein repair） 纠正蛋白质损伤、恢复其性质与结构的一系列生物化学途径和反应过程。已知的蛋白质修复途径较少，主要有以下几种。①蛋白巯基的氧化还原循环：巯基对于许多蛋白质如受体、酶、细胞骨架蛋白和转录因子的功能是必不可少的。蛋白巯基氧化为蛋白二硫化物、蛋白质-谷胱甘肽混合二硫化物和蛋白质次磺酸以及蛋白质中的甲硫氨酸氧化为甲硫氨酸亚砜等过程均可通过酶促还原而逆转。两种广泛存在的小蛋白质——硫氧还蛋白和谷氧化蛋白为常见的内源性的还原剂，它们的活性中心含有两个氧化还原活性半胱氨酸，借助于磷酸戊糖途径中由葡萄糖-6-磷酸脱氢酶和6-磷酸葡萄糖酸脱氢酶生成的还原型烟酰胺腺嘌呤二核苷酸磷酸（NADPH）的还原作用而发生再循环。②氧化的血红蛋白（高铁血红蛋白）的修复借助于来自细胞色素 b_5 的电子转移来实现，然后通过还原型烟酰胺腺嘌呤二核苷酸（NADH）依赖的细胞色素还原酶（也称高铁血红蛋白还原酶）而再生。③可溶性的细胞内蛋白质对于物理或化学伤害引起的变性是易感的，分子伴侣如热休克蛋白在对蛋白质变性应答时大量合成，它们对变性的蛋白质的再折叠起重要作用。④损害的蛋白质也可通过水解而排除，例如，在氟烷麻醉时肝中形成的具有免疫原性的三氟乙酰化蛋白质被溶酶体蛋白酶所降解。虽然 ATP/泛蛋白依赖的蛋白质水解系统专门用于控制调节蛋白水平（如 p53、核因子 κB 抑制蛋白、细胞周期蛋白），但它也能排除损伤变性的蛋白质。这些蛋白质首先与泛蛋白结合，使之为胞质中水解这些蛋白质的蛋白酶复合体——蛋白酶体所识别。损害和凝聚的蛋白质的清除对维持眼晶体的透明度是至为关键的。红细胞中具有不依赖 ATP 的非溶酶体的蛋白水解酶，这些酶迅速而有选择性地降解血红素加氧酶引起的变性蛋白质。

（庄志雄）

xibāo wěntài shītiáo

细胞稳态失调（disequilibrium of cellular homeostasis）

机体在生理性衰老状态或外源化学物作用下，细胞稳态调节系统出现异常，导致细胞内物质转运障碍和代谢功能丧失，甚至诱发细胞死亡的现象。细胞稳态指在神经、内分泌和免疫系统共同调节下，细胞内各种成分和生理功能保持相对稳定的状态，是细胞存活和正常代谢所必需的。生物膜决定细胞内外以及不同亚细胞结构与细胞质之间发生频繁的物质交换。因此，生物膜的完整性是维持细胞稳态的关键。线粒体产生细胞生命活动所需的能量。因此，线粒体功能障碍有可能干扰细胞稳态。维持细胞稳态需要一个细胞稳态调节系统。

形成原因 所有细胞必须合成内源性分子，组装大分子复合物、细胞膜及细胞器，以维持细胞内环境，并产生细胞活动所需的能量。破坏这些功能的毒物，特别是损害线粒体能量产生功能和抑制基因组功能蛋白合成的毒物均可引起细胞毒性甚至导致细胞死亡。外源化学物一般通过启动三种关键性生化代谢紊乱引起细胞致死性损伤。

ATP 耗竭 ATP 是体内生物合成的重要原料和能量的主要来源，在维持细胞稳态过程中起核心作用。ATP 参与多种生物合成反应、通过磷酸化和腺苷化作用活化内源化合物；为肌肉收缩和细胞骨架的聚合作用、细胞运动、细胞分裂和囊泡转运提供能量，对维持细胞形态是必不可少的；驱动质膜钠钾酶、质膜和内质网膜的钙 ATP 酶、溶酶体膜及含神经递质囊泡的氢 ATP 酶等离子转运蛋白，这些离子泵是细胞维持

各种功能所必需的。化学能以 ATP 水解为 ADP 或 AMP 的形式释放，ADP 在线粒体中由 ATP 合酶重新磷酸化，与氢氧化为水相偶联，这一过程称为氧化磷酸化。除 ATP 合酶，氧化磷酸化还需要：①氢以还原型烟酰胺腺嘌呤二核苷酸（NADH）的形式传递给初始电子转运复合物。②氧传递给终末电子转运复合物。③ADP 和无机磷转运给 ATP 合酶。④电子沿电子传递链流向 O_2，伴有质子从基质腔穿内膜逐出。⑤质子沿电化学梯度穿越内膜返回到基质腔从而驱动 ATP 合酶。

外源化学物通过干扰线粒体 ATP 合成继而破坏细胞内环境稳态，这些化学物包括五类：A 类化学物（如氟乙酸）干扰氢向电子传递链传递，抑制三羧酸循环和还原性辅因子的产生。B 类化学物（如鱼藤酮和氰化物）抑制电子沿电子传递链转移到分子氧。C 类化学物干扰氧传递到终末电子转运蛋白——细胞色素氧化酶。D 类化学物抑制 ATP 合酶的活性。抑制 ATP 合酶的方式有直接抑制 ATP 合酶、干扰 ADP 的传递、干扰无机磷的传递、剥夺 ATP 合酶的驱动力——受控的质子向基质间腔内流的力量。疏质子化学物（如 2,4-二硝基酚和五氯酚）将质子输入到线粒体基质，使驱动质子受控流入基质的质子梯度消散。E 类化学物引起线粒体 DNA 损伤、损害由线粒体基因组编码的特定蛋白质（如复合物 I 亚单位和 ATP 合酶）合成。

氧化磷酸化的损伤对细胞是有害的，因为 ADP 不能重新磷酸化导致 ADP 及其代谢产物的堆积以及 ATP 的耗竭。腺苷二磷酸盐和三磷酸盐（以 Mg 盐形式存在）的水解及磷酸和 Mg^{2+} 的释放，暴

露于氰化钾（KCN）和碘乙酸的肝细胞胞质 H^+ 和 Mg^{2+} 浓度迅速升高。丙酮酸转变为乳酸的增加也可能引起酸中毒。ATP 的缺乏危及需 ATP 的离子泵的功能，导致离子及细胞容量调节控制的丧失。细胞内酸中毒及高镁血症后不久，暴露于 KCN 和碘乙酸的肝细胞即出现细胞内 Na^+ 升高，质膜出现大泡状结构。细胞内磷酸化是有益的，可能是由于释放的磷酸形成不溶性的磷酸钙，防止有害的胞质 Ca^{2+} 浓度的升高。此外，低 pH 也直接降低磷脂酶的活性，抑制线粒体渗透转移。随着细胞内 pH 升高，磷脂酶活性增加，通过磷脂的降解和内源性去垢剂（如溶血磷脂和游离脂肪酸）的生成，最终导致不可逆的膜损伤。由于溶血性磷脂与脂肪酸的再酰化过程受损，ATP 的缺乏加剧这种变化。

细胞内 Ca^{2+} 持续升高 细胞内 Ca^{2+} 水平受到严格调控。细胞外液和胞质之间 10 000 倍 Ca^{2+} 浓度差通过质膜对 Ca^{2+} 的不渗透和 Ca^{2+} 从胞质清除的转运机制来维持，Ca^{2+} 从胞质穿过质膜被主动泵出，并隔离在内质网和线粒体内。由于线粒体配备的转运蛋白亲和力低，只有当胞质 Ca^{2+} 水平升高到微摩尔浓度范围时，线粒体才在 Ca^{2+} 隔离中起有意义的作用。此时，大量 Ca^{2+} 蓄积于线粒体中，以磷酸钙形式沉积。毒物通过促进 Ca^{2+} 向细胞质内流或抑制 Ca^{2+} 从细胞质外流而引起胞质 Ca^{2+} 水平升高。配体或电压门控钙通道开放或质膜损伤均可引起细胞外液与细胞质之间 Ca^{2+} 浓度梯度降低。毒物也可诱导 Ca^{2+} 从线粒体或内质网漏出而增加胞质 Ca^{2+}，也可通过抑制 Ca^{2+} 转运蛋白或耗竭其驱动力而减少 Ca^{2+} 的

外流。细胞内 Ca^{2+} 的持续升高可以导致能量储备的耗竭、微丝功能障碍、水解酶的活化、活性氧（reactive oxygen species，ROS）和活性氮（reactive nitrogen species，RNS）的生成。

ROS 与 RNS 的过度产生　氧化还原循环物质和重金属等外源化学物可直接生成 ROS 与 RNS，细胞内高钙也可引起 ROS 和 RNS 的过度产生。Ca^{2+} 以下列方式激活生成 ROS 和 RNS 的酶：①Ca^{2+} 活化三羧酸循环中的脱氢酶加速氢的产生和电子沿电子传递链的流动，这一过程与 ATP 合酶活性的抑制共同增加由线粒体电子传递链形成的 $O_2^-\cdot$。②Ca^{2+} 激活的蛋白酶通过蛋白质水解过程使黄嘌呤脱氢酶转变为黄嘌呤氧化酶，其副产品为 $O_2^-\cdot$ 和 HOOH。③神经元和内皮细胞表达 Ca^{2+} 激活的结构型一氧化氮合酶（NOS）。NOS 产生的 NO·具有极高的活性，能与 $O_2^-\cdot$ 反应生成毒性更强的 $ONOO^-$。而且，$ONOO^-$ 可通过使高敏感性的 Mn-SOD 失效而进一步增加 $ONOO^-$ 的生成。

形成过程　诱发细胞稳态失调各要素之间并非是各自孤立的事件，而是以多种方式相互作用和彼此放大。一方面，细胞内 ATP 储存的耗竭使内质网质膜钙泵失去能量，导致胞质 Ca^{2+} 升高。随着 Ca^{2+} 内流进线粒体，线粒体内膜跨膜电位（$\triangle\Psi m$）下降，ATP 合酶发生障碍。另一方面，细胞内高钙促进 ROS 和 RNS 的形成，而 ROS 与 RNS 使巯基依赖的钙泵发生氧化性失活，反过来又加剧了细胞内高钙。此外，ROS 与 RNS 也能消耗 ATP 储备，一氧化氮（NO）是细胞色素氧化酶可逆性抑制剂。亚硝基镓阳离子（NO^+）使甘油醛-3-磷酸脱氢

酶发生 S-亚硝酰化并使之失活，影响糖酵解作用；而 $ONOO^-$ 使呼吸链复合物 Ⅰ、Ⅱ、Ⅲ 和顺乌头酸酶发生不可逆的失活。因此，NO 和 $ONOO^-$ 抑制细胞 ATP 合成。最后，$ONOO^-$ 能诱发 DNA 单链断裂，导致多聚（ADP-核糖）聚合酶（PARP）激活。作为修复策略的一部分，激活的 PARP 将来自 NAD^+ 的多个 ADP-核糖部分转移到核蛋白和 PARP 本身。NAD^+ 的消耗严重地危及 ATP 合成，而 NAD^+ 的再合成又消耗 ATP。因此，$ONOO^-$ 引起 DNA 损害的主要后果是细胞能量不足。有些引起细胞功能紊乱的连锁反应及其引起的代谢状况恶化是某些细胞特有的。例如，氰化物诱发神经元去极化和谷氨酸释放，导致 Ca^{2+} 经电压门控及谷氨酸门控的钙通道内流，最终引起神经元毒性。由于表达受 Ca^{2+} 激活的 NOS，所以神经元易于产生"亚硝化应激"，不仅影响神经元本身，也影响邻近的星形胶质细胞。相反，氰化物和碘乙酸处理的肝细胞，胞质 Ca^{2+} 增加不是早期事件，也不产生 NO。但 ATP 耗竭、细胞内高钙及 ROS 和 RNS 过度产生有交互影响，涉及多步毒作用循环，可能进行性加剧生化紊乱，最终引起细胞死亡。

失调后果　线粒体 Ca^{2+} 摄取、$\triangle\Psi m$ 下降、ROS 和 RNS 生成、ATP 耗竭和原发性代谢紊乱（如无机磷、游离脂肪酸和溶血磷脂的蓄积）均是引起线粒体通透性转变（mitochondrial permeability transition，MPT）的重要因素。MPT 是由于一种跨越线粒体内外膜间的蛋白质孔（"巨通道"）开放而引起的。这种孔洞对 <1500D 的溶质是可通透的，它的开放使质子自由地内流进入基质间隙，

引起 $\triangle\Psi m$ 迅速完全消散、ATP 合成中断及水渗透内流，导致线粒体膨胀，已蓄积于基质间隙的 Ca^{2+} 通过孔流出，涌进胞质。这样的线粒体不仅不能合成 ATP，而且由于内膜的去极化迫使 ATP 合酶以相反的模式运作，从而浪费残留的 ATP，甚至糖酵解过程也因 ATP 供应不足而受到影响。如果毒物引起的代谢紊乱导致大部分或全部线粒体发生 MPT 并伴随 ATP 耗竭，细胞降解过程（如大分子和膜的氧化性和水解性降解以及细胞内溶质和容积稳态的崩解）随之发生，最终引起细胞结构和功能完全丧失、细胞溶解或坏死。对细胞能量代谢、Ca^{2+} 稳态和氧化还原状态造成不良影响并最终引起细胞坏死的外源化学物也可诱发另一种形式的细胞死亡——细胞凋亡。坏死细胞出现肿胀与溶解，而凋亡细胞则出现皱缩核和胞质物质浓缩并形成凋亡小体。细胞坏死所涉及的多种代谢紊乱是互为因果的，但在次序上是随机的。然而，凋亡过程却是有序的。引起细胞凋亡的机制有三种途径，即线粒体途径、死亡受体途径和内质网应激途径（见细胞凋亡）。

有些化学物通过其他机制引起细胞死亡，这些化学物包括：①可直接损伤细胞膜的脂质溶剂、去污剂和来自蛇毒的水解酶。②可损伤溶酶体膜的氨基糖苷类抗生素和结合于 $\alpha_{2\mu}$-球蛋白的烃类。③破坏细胞骨架的微丝毒素（如鬼笔环肽和细胞松弛素）和微管毒素（如秋水仙碱和 2,5-己二酮）。④可引起微丝和其他细胞蛋白超磷酸化的蛋白磷酸酶抑制剂（微囊藻毒素）。⑤细胞蛋白质合成抑制剂 α-鹅膏蕈碱和蓖麻蛋白。上述化学物引起细胞死亡的机制

尚未阐明，可能最终是由氧化磷酸化的损害、细胞内 Ca^{2+} 的持续升高和（或）ROS/RNS 过度产生所介导。

研究目标 细胞稳态对维持细胞能量代谢、基因表达与调控、细胞信号转导、脂质和蛋白质合成与修饰、细胞增殖与细胞周期的调控和细胞存活等重要生命活动过程起重要作用。细胞稳态失调则干扰细胞的正常生理功能甚至导致细胞死亡。但对外源化学毒物诱发细胞稳态失调的分子机制知之甚少。越来越多的研究资料证实，细胞稳态失调与衰老、恶性肿瘤、心脑血管疾病、心力衰竭、机体炎症反应、胰岛素抵抗和 2 型糖尿病、神经退行性疾病、非酒精性脂肪肝病和先天性出生缺陷等人类重要疾病的发病过程密切相关。因此，阐明外源化学毒物诱发细胞稳态失调发生的分子机制对最终阐明化学毒物的毒作用机制有重要意义。

（徐德祥 王 华）

xìbāo néngliàng dàixiè zhàng'ài

细胞能量代谢障碍（disturbance of cellular energy metabolism） 外源化学物引起生物体内物质代谢过程中能量释放、转移和利用等出现障碍。新陈代谢是机体生命活动的基本特征，新陈代谢包括物质代谢与能量代谢。在分解代谢过程中，营养物质蕴藏的化学能便释放出来。这些化学能经过转化，便成了机体各种生命活动的能源。而在合成代谢过程和机体的各种生命活动中，需要供给能量。可见，在物质代谢过程中，物质的变化与能量的代谢是紧密联系着的。生物体内物质代谢过程中的能量释放、转移和利用等，称为能量代谢。而这一过程主要是在线粒体进行的。

线粒体执行许多生化功能，其中最重要的是氧化磷酸化产生细胞生理活动所需要的能量，因此线粒体被称之为细胞的发电站。在线粒体内膜上一系列递氢体和递电子体按一定顺序排列成的体系称为呼吸电子传递链（respiratory respiratory electron-transport chain, ETC）。

ATP 的功能与合成 ATP 在细胞功能维持方面起重要作用，它是细胞生物合成的原料和能量的主要来源，许多生物合成反应利用 ATP 进行磷酸化和腺苷化来活化内源性化合物，同时掺入辅因子和核酸中。它也是肌肉收缩和细胞骨架聚合反应、刺激细胞运动、细胞分化、卵泡转运和维持细胞形态所必需的。ATP 驱动离子转位酶如质膜上的钠钾 ATP 酶（又称钠钾泵）、质膜和内质网上的钙 ATP 酶和溶酶体上的氢 ATP 酶。这些泵是维持细胞功能所必需的条件。例如，由钠钾泵形成的穿质膜 Na^+ 浓度梯度驱使 Na^+-葡萄糖和 Na^+-氨基酸协同转运体及 Na^+/Ca^{2+} 反向转运体，促使这些营养成分的进入和 Ca^{2+} 的排除。

ATP 水解为 ADP 或 AMP 时释放化学能，ADP 在线粒体中通过 ATP 合成酶重新磷酸化，偶联着氢原子氧化为水的过程，这一过程称之为氧化磷酸化。氧化磷酸化过程由氧化和磷酸化两部分组成，在呼吸链电子传递过程中偶联二磷酸腺苷（adenosine diphosphate, ADP）磷酸化，生成三磷酸腺苷（adenosine triphosphate, ATP），来自脂肪酸、碳水化合物和氨基酸氧化而产生的能量以 ATP 的形式贮存。线粒体氧化磷酸化比基质水平磷酸化的效率高得多，例如，1mol 葡萄糖无氧酵解仅能产生 2mol ATP；而有氧氧化可产生 30mol ATP。因此，在那些对能量需求高的组织，线粒体的密度明显较高。除了 ATP 合成酶，氧化磷酸化还需要：①还原型辅因子如还原型烟酰胺腺嘌呤二核苷酸（reduced nicotinamide adenine dinucleotide，NADH）将氢传递给最初的电子转运复合体 I。②氧传递给终末电子转运复合物。③ADP 和无机磷传递给 ATP 合成酶。④电子沿着电子传递链流向 O_2，伴有电子穿越内膜从基质空间逐出。⑤质子穿越内膜返回基质空间，以驱动 ATP 合成酶。

毒物对氧化磷酸化和 ATP 合成的影响 凡能抑制线粒体氧化磷酸化的毒物均能影响重要器官如心脏、肾、肝和脑的代谢与功能。ATP 是细胞的主要能量来源，因此 ATP 耗竭必将导致各种需能的生化过程改变。ATP 耗竭可由许多毒性化学物引起，且有很多不同的途径，但线粒体氧化磷酸化被干扰可能是最常见的原因。

干扰线粒体 ATP 合成的化学物分为四大类：第一类物质干扰氢向电子传递链的传递，如氟乙酸抑制柠檬酸循环和还原型辅因子产生；第二类化学物如鱼藤酮和氰化物抑制电子顺着电子传递链传递给氧；第三类化合物干扰氧传递给终末电子转运者细胞色素氧化酶，所有引起缺氧症的化学物最终作用在这个部位；第四类化学物抑制氧化磷酸化的关键酶——ATP 合成酶活性。在这一部位，ATP 的合成可能通过下述四种途径之一而被抑制：①ATP 合成酶的直接抑制。②干扰 ADP 的传递。③干扰无机磷的传送。④ATP 合成酶丧失其驱动力，质子受控内流进基质间隙，亲质子化学物（解偶联剂）如 2,4-二硝基酚和五氯酚将质子输送到线粒体基质，驱散质子梯度，这种质子梯度驱动质子向基质受控的内流，接着驱动 ATP 合成酶。损害 ATP 合成的其他化学物见表。

另一种机制是 ATP 的过度利用和抵偿，如乙基硫氨酸的肝毒性即与此有关。另外，DNA 损害引起的（ADP-核糖基）聚合酶活化也可导致 ATP 耗竭。细胞内 ATP 的缺乏将危及甚至中止细胞主动转运过程，细胞的特定隔室

里的离子浓度如 Na^+、K^+ 和 Ca^{2+} 浓度将发生改变，各种生物合成过程如蛋白质合成，糖原异生作用和脂质合成将减少，肝细胞不能有效地形成胆汁，肾近曲小管不能主动重吸收必需氨基酸和葡萄糖等。

（庄志雄）

xìbāo zhōuqī wěnluàn

细胞周期紊乱（cell cycle disorder） 各种应激因素所导致的细胞周期异常终止、异常加快等现象。其主要特征是细胞周期检定

点的异常。细胞周期及其调控因子的紊乱是毒理学的一个重要研究领域。

细胞周期 细胞从第一次分裂结束产生新细胞到第二次分裂结束所经历的全过程。分为间期与分裂期两个阶段。

间期又分为三期：①DNA 合成前期（G_1 期），主要合成 RNA 和核糖体。②DNA 合成期（S 期），除了合成 DNA 外，同时还要合成组蛋白。DNA 复制所需要的酶都在这一时期合成。③DNA

表 损害线粒体 ATP 合成的毒物

损害机制	具体毒物
抑制氢向电子传递链传送	
影响糖酵解（对神经元是关键性的）	低血糖、碘乙酸
影响糖原异生（对肾小管细胞是关键性的）	辅酶 A 耗竭物
影响脂肪酸氧化（对心肌是关键性的）	降糖氨酸（甲叉环丙基丙氨酸）、戊酸
影响丙酮酸脱氢酶	砷、二氯乙烯半胱氨酸（DCVC）、对苯醌
影响柠檬酸循环	顺乌头酸酶如氟乙酸、NO·；异柠檬酸脱氢酶如 DCVC；琥珀酸脱氢酶如丙二酸、DCVC、五氯丁间二烯半胱氨酸（PCVD-cys）、二溴氢醌、顺巴豆酰胺类杀霉菌剂
影响焦磷酸胸腺嘧啶（TPP）耗竭物（抑制 TPP 依赖性丙酮酸脱氢酶和酮戊二酸脱氢酶）	乙醇
影响辅酶 A 耗竭物	4-二甲基氨基酚、对苯醌
影响 NADH 耗竭物	①引起线粒体 NAD(P)$^+$ 水解的毒物：通过 NAD(P)H 氧化增加 NAD(P)$^+$ 的利用度 [如四氧嘧啶、三丁基过氧化氢（t-BHP）、N-乙酰苯醌亚胺、香豌豆嘧啶、脂肪酸氢过氧化物、甲萘醌、1-甲基-4-苯基吡啶（MPP）；通过活化糖原水解酶（如氧化苯砷、胶霉毒素、NO·]②聚腺苷二磷酸核糖聚合酶活化剂：N-甲基-N′-硝基-N-亚硝基胍（MNNG）、过氧化氢、引起 DNA 损害的毒物
抑制电子传递	
作用于电子传递复合物抑制剂	①NADH-辅酶 Q 还原酶（复合物 I）：鱼藤酮、异戊巴比妥、MPP ②细胞色素 Q-细胞色素 c 还原酶（复合物Ⅲ）：抗霉素 A、黏噻唑菌醇 ③细胞色素氧化酶（复合物Ⅳ）：氰化物、硫化氢、叠氮化物、甲酸 ④多部位抑制剂：二硝基苯胺、二苯基乙醚除草剂、NO·
作用于电子受体	四氯化碳、多柔比星、甲萘醌、MPP
抑制氧传递到电子传递链	
引起呼吸麻痹	中枢神经抑制剂、致惊厥剂
引起局部缺血	麦角生物碱、可卡因
抑制血红蛋白氧合作用	一氧化碳、高铁血红白形成剂
抑制 ADP 磷酸化	
作用于 ATP 合成酶	寡霉素、三环锡、滴滴涕（DDT）、开蓬
作用于 ADP/ATP 反向转运体	苍术苷、DDT、脂肪酸、溶血磷脂
作用于磷转运	N-乙基马来酰胺、汞撒利、对苯醌
作用于驱散线粒体膜电位的毒物（解偶联剂）	①阳离子载体：五氯酚、二硝基酚、苯腈、噻二唑除草剂、水杨酸、缬氨霉素、短杆菌肽、钙离子载体 A23187 ②可渗透线粒体内膜的毒物：PCBD-cys、开蓬

合成后期（G₂ 期），是有丝分裂的准备期。在这一时期，大量合成 RNA 及蛋白质，包括微管蛋白和促成熟因子等。

分裂期（M 期）可分为前期、中期、后期、末期，是一个连续变化过程。①前期染色质丝高度螺旋化，逐渐形成染色体。染色体短而粗，强嗜碱性。两个中心体向相反方向移动，在细胞中形成两极；而后以中心粒随体为起始点开始合成微管，形成纺锤体。随着核仁相随染色质的螺旋化，核仁逐渐消失。核被膜开始瓦解为离散的囊泡状内质网。②中期细胞变为球形，核仁与核被膜已完全消失。染色体均移到细胞的赤道平面，从纺锤体两极发出的微管附着于每一个染色体的着丝点上。分离的染色体呈短粗棒状或发夹状，均由两个染色单体借狭窄的着丝点连接构成。③后期由于纺锤体微管的活动，着丝点纵裂，每一染色体的两个染色单体分开，并向相反方向移动，接近各自的中心体，染色单体遂分为两组。④末期染色单体逐渐解螺旋，重新出现染色质丝与核仁；内质网囊泡组合为核被膜；细胞赤道部缩窄加深，最后完全分裂为两个 2 倍体的子细胞。此外，G₀ 期指暂时离开细胞周期，停止细胞分裂，去执行一定生物学功能的细胞所处的时期。

细胞周期调控　细胞周期的受到多种酶类的调控，其中关键的因素是周期蛋白依赖性激酶（cyclin-dependent kinase，CDK）。20 世纪 60 年代，利兰·哈特韦尔（Leland Hartwell）以芽殖酵母为实验材料，利用阻断在不同细胞周期阶段的温度敏感突变株（在适宜的温度下和野生型一样），分离出了几十个与细胞分裂周期基因（cell division cycle gene，CDC gene）。例如，芽殖酵母的 cdc28 基因，在 G₂/M 转换点发挥重要的功能。哈特韦尔还通过研究酵母菌细胞对放射线的感受性，提出了细胞周期检验点的概念，意指当 DNA 受到损伤时，细胞周期会停下来。此后保罗·纳斯（Paul Nurse）等人以裂殖酵母为实验材料，同样发现了许多细胞周期调控基因，例如，裂殖酵母 cdc2、cdc25 的突变型无法正常分裂；wee1 突变型则提早分裂，而 cdc25 和 wee1 都发生突变的个体却会正常地分裂。进一步的研究发现，cdc2 和 cdc28 都编码一个 34kD 的蛋白激酶，促进细胞周期的进行。而 wee1 和 cdc25 分别表现为抑制和促进 CDC2 的活性。这也解释了为何 cdc25 和 wee1 双重突变的个体可以恢复野生型的表型。CDC2 与细胞周期蛋白结合才具有激酶的活性，称为 CDK，因此 CDC2 又被称为 CDK1。激活的 CDK1 可以将靶蛋白磷酸化而产生相应的生理效应，如将核纤层蛋白磷酸化导致核纤层解体、核膜消失，将 H1 磷酸化导致染色体的凝缩等。这些效应的最终结果是细胞周期的不断运行。因此，CDK 和其调节因子又被称作细胞周期引擎。CDK 在动物中有 7 种，各种 CDK 分子均含有一段相似的激酶结构域，这一区域有一段保守序列，即 PSTAIRE（脯、丝、苏、丙、异亮、精、谷），与周期蛋白的结合有关。

细胞中还具有周期蛋白依赖性激酶抑制因子（CDK inhibitor，CKI）对细胞周期起负调控作用，分为两大家族。①周期蛋白依赖性激酶 4 的抑制物（inhibitor of CDK 4，INK4），如 p16ink4a、p15ink4b、p18ink4c、p19ink4d，特异性抑制 CDK4-cyclin D1、CDK6-cyclin D1 复合物。②激酶抑制蛋白（kinase inhibition protein，KIP）：包括 p21 细胞周期蛋白抑制蛋白 1（cyclin inhibition protein 1，CIP1）、p27kip1、p57kip2 等，能抑制大多数 CDK 的激酶活性，p21cip1 还能与 DNA 聚合酶 δ 的辅助因子增殖细胞核抗原结合，直接抑制 DNA 的合成。细胞周期蛋白不仅起激活 CDK 的作用，还决定了 CDK 何时、何处、将何种底物磷酸化，从而推动细胞周期的前进。从芽殖酵母、裂殖酵母和各类动物中分离出的细胞周期蛋白有 30 余种，均含有一段约 100 个氨基酸的保守序列，称为周期蛋白框，介导细胞周期蛋白与 CDK 结合。

细胞周期检验点　细胞周期不同时相间存在的类似“开关”式的关键调控点，以保证各个细胞周期事件的启动、完成与忠实地按序进行。在细胞生命活动过程中，多种内外因素（如氧自由基和紫外辐射）都会影响细胞基因组的完整性。为确保细胞周期这一生命增殖过程有条不紊地进行，细胞内发展了一系列调控机制，以检测和修复 DNA 损伤、维持细胞遗传稳定性和完整性。细胞周期检验点就是其中一种重要的调控机制。在细胞周期检验点中，如果调节蛋白检测到 DNA 损伤或其他结构异常，细胞会很快启动 DNA 损伤修复的调控机制。细胞周期检验点主要在 4 个时期发挥作用：①G₁/S 期检查点，在酵母中称起始检查点，在哺乳动物中称限制点。②S 期检查点。③G₂/M 期检查点。④中/后期检查点，又称纺锤体组装检查点。这些检查点在细胞的生理功能及病理变化过程中发挥着重要的作用。例如，在 G_1/S 检查点，DNA 损伤引起 p53 依赖的周期阻滞。正常细胞内 p53 的水平通常很低，DNA 损伤刺激引起 p53 的表达和活性迅速升高。p53 可引起多种基因转录，如 p21、MDM2 和 Bax。其中 p21 是一种细胞周期抑制蛋白，通过抑制 CDK 导致细胞周期阻滞，阻止损伤 DNA 的复制。MDM2 的作用是通过负反馈环调节 p53 蛋白水平，它可以结合并抑制 p53 的转录活性，有利于其通过泛素依赖的蛋白水解途径降解。当 DNA 损伤出现在 G_2 期时，引起细胞周期阻滞，此作用可以不依赖于 p53 蛋白。另外，p53 通过诱导表达 Gadd45 周期阻滞和 DNA 损伤诱导因子，加速 CDK1-cyclin B1 复合物分解。

环境危险因素的毒性作用

现有的研究证据表明，细胞周期的紊乱与一系列环境危险因素的毒性作用有关。例如，在体外培养的 T 细胞，纳米银所诱导的细胞毒性与其诱导的细胞周期阻滞有关。纳米银暴露后可促进 p38 丝裂原活化蛋白激酶（MAPK）信号通路的激活，并通过核因子 Nrf 2 以及 NF-κB 信号通路介导的效应进一步诱导 DNA 的损伤、细胞周期的阻滞以及细胞凋亡。锌是一种重要的微量元素，在脑的发育过程中发挥着重要的作用。然而，中间神经元突触间隙中过高浓度的锌可诱导神经元的死亡。体外实验中，锌可诱导 PC12 细胞 G_1/G_0 期的阻滞。铜可诱导人类肿瘤细胞的细胞周期阻滞、凋亡以及 DNA 断裂。处于不同的细胞周期阶段的成神经瘤细胞表现出对于淀粉样蛋白所诱导毒性不同易感性。神经酰胺诱导的人类动脉内皮细胞毒性过程中细胞周期蛋白 A 的缺失以及 G_1 期细胞周期阻

滞是必需的。有机溶剂苯可以通过 p53 介导的 p21 的高表达抑制细胞周期，从而进一步抑制血细胞的生成。镍是一种重要的致癌物，可导致肺癌发生的增多。人类支气管上皮细胞暴露于镍后可出现显著的细胞周期 G_2/M 阻滞以及轻微的 S 期增多。此外，镍可诱导 cyclin D1、cyclin E 表达水平的升高，他们可能参与了镍诱导的 G_1/S 期转化以及细胞转化。苯并[a]芘[benzo(a)pyrene,BaP]是一种强烈的肺致癌物，研究结果表明，BaP 能够加快细胞周期进展，诱导异常的细胞增殖。人胚肺细胞暴露于 BaP 可以促进细胞周期 G_1/S 期转变，并参与磷脂酰肌醇-3-激酶（PI3K）/丝氨酸苏氨酸蛋白激酶（AKT）/胞外信号调节激酶（ERK）/Jun 激酶（JNK）信号通路的激活，以及 p53 水平的下降有关。12-O-十四烷酰佛波醋酸酯-13 诱导的细胞转化以及细胞增殖与 JNK1 依赖的 COX-2 的表达水平增高有关。砷可以通过 PI3K/AKT/IκB 激酶/NF-κB 信号通路诱导 cyclin D1 的表达从而促进小鼠表皮 C141 细胞从 G_1 期向 S 期的转化，从而在其诱导的转化过程中发挥着重要的作用。而在人类角质化细胞中，砷可以通过诱导 IκBβ/NF-κB 通路的激活并进一步诱导 cyclin D1 的高表达，进而促进细胞周期的 G_1/S 期转化。但是钒可以通过 PI3K/AKT/p70S6K/E2F-pRb 信号通路的激活促进 C141 期向 S 期的转化。

（陈景元）

xìbāo sǐwáng

细胞死亡（cell death） 细胞生命活动不可逆的停止。细胞的死亡是生命活动中存在的普遍现象，有些死亡是生理性的，有些死亡

则是病理性的。生理性的细胞死亡又称程序性细胞死亡（programmed cell death，PCD），按发生机制可分为细胞凋亡、细胞胀亡、细胞自噬等。非程序性细胞死亡主要为细胞坏死。

（周建伟 刘云儒）

xìbāo diāowáng

细胞凋亡（apoptosis） 为维持内环境稳定，由基因控制的细胞自主的有序的死亡。细胞凋亡是一个主动的过程，它涉及一系列基因的激活、表达以及调控等的作用，是机体为了更好地适应生存环境而采取的一种主动的程序性的死亡过程。凋亡一词是借用古希腊语，表示细胞像秋天的树叶一样凋落的死亡方式。程序性细胞死亡的概念是 1956 年提出的，是指在一个多细胞生物体中某些细胞死亡是个体发育中的一个预定的、并受到严格程序控制的过程。这些在机体发育过程中出现的细胞死亡有一个共同的特征：即散在的、逐个地从正常组织中死亡和消失，机体不出现炎症反应，而且对机体的发育是有利和必要的。细胞凋亡则是一个形态学的概念，是指具有一整套形态学特征的细胞死亡形式。但在一般情况下，凋亡和程序性死亡这两个概念是通用的，具有同等意义。

生物学特征 主要有形态学和生化变化。

形态学变化 细胞凋亡的变化是多阶段的，往往涉及单个细胞，即便是一小部分细胞也是非同步发生的。首先表现为细胞体积缩小，细胞间连接消失，与周围的细胞脱离，然后是细胞质密度增加，线粒体膜电位消失，通透性改变，释放细胞色素 C 到胞质，核质浓缩，核膜核仁破碎，

DNA 降解成为 180～200bp 片段；胞膜有小泡状形成，膜内侧磷脂酰丝氨酸外翻到膜表面，但胞膜结构完整。凋亡细胞最终可将遗骸分割包裹成为几个凋亡小体，无内容物外溢，因此不引起周围的炎症反应，凋亡小体可迅速被周围的吞噬细胞吞噬。

生化变化 ①DNA 的片段化：细胞凋亡的一个显著特点是细胞染色体 DNA 的降解，这种降解是非常有规律的，所产生的 DNA 片段的长度为 180～200bp 的整倍数，正好是缠绕组蛋白寡聚体的长度，提示染色体 DNA 恰好是在核小体与核小体的连接部位被切断从而产生不同长度的寡聚核小体片段。实验证明，这种 DNA 的有控降解是一种内源性核酸内切酶作用的结果，该酶在核小体连接部位切断染色体 DNA，这种降解在琼脂糖凝胶电泳中呈现出特征性的梯状 DNA 片段（DNA ladder）。②大分子的合成：细胞发生凋亡时往往会有新的基因的表达和某些生物大分子的合成作为调控因子，如 TF-1 细胞凋亡相关基因 19（TFAR-19）就是在细胞凋亡时高表达的一种分子。在糖皮质激素诱导鼠胸腺细胞凋亡的过程中，加入 RNA 合成抑制剂或蛋白质合成抑制剂即能抑制细胞凋亡的发生。

相关基因 对细胞凋亡的基因调控过程还不十分清楚，研究表明与细胞增殖有关的原癌基因和抑癌基因都参与对细胞凋亡的调控，其中研究较多的有 c-myc、bcl-2、Fas/APO-1、ICE、p53 等。

c-myc 在许多人类恶性肿瘤细胞中都发现有 c-myc 的过度表达，它能促进细胞增殖和抑制分化，还参与细胞凋亡的调节。在凋亡细胞中 c-myc 是高表达的。

c-myc 作为一种转录调控因子，一方面激活那些控制细胞增殖的基因，另一方面也激活促进细胞凋亡的基因，给细胞两种选择——增殖或凋亡。当生长因子存在，bcl-2 基因表达时，促进细胞增殖；反之则促进细胞凋亡。

bcl-2 即细胞凋亡抑制基因，名称来源于 B 细胞淋巴瘤/白血病-2（B-cell lymphoma/leukemia-2，bcl-2），在正常人体内位于 18 号染色体，在该类患者体内则易位于 14 号染色体。bcl-2 是与凋亡关系最密切的原癌基因之一，能够编码 bcl-2α（26kD）和 bcl-2β（22kD）两种蛋白质，主要存在于线粒体外膜、核膜及部分内质网中。bcl-2 蛋白在维持正常组织自身稳定方面起着重要的作用，bcl-2 多出现在胸腺髓质细胞、记忆 B 淋巴细胞及寿命长的干细胞群里，如皮肤、结肠、前列腺和子宫内膜中，但很少出现在分化末期的上皮细胞中。bcl-2 家族包括 bcl-2、bax、bad、bcl-x 等。bax 的产物是一种与 bcl-2 同源的相关蛋白，能拮抗后者的生物学活性，其主要作用是加速细胞凋亡，并与 bcl-2 一起调节细胞凋亡。bcl-2 家族的成员通常以二聚体的形式发挥作用，如抑制细胞凋亡的 bcl-2/bcl-2、bcl-2/bax 和 bcl-2/bcl-xl 二聚体，以及促进细胞凋亡的 bax/bax、bax/bad 和 bcl-2/bax-xs 二聚体。bad 是 bcl-2/bcl-xl 相关死亡促进因子，作为 bcl-2/bcl-xl 异二聚体伴随分子而促进细胞凋亡。bcl-x 通过剪切可形成 bcl-xl 和 bcl-xs 两个产物。bcl-xl 与 bcl-2 同源，抑制细胞凋亡；而 bcl-xs 作用类似 bax，诱导细胞凋亡。

Fas 又称 APO-1，属肿瘤坏死因子（tumor necrosis factor，TNF）受体和神经生长因子（nerve growth factor，NGF）受体家族。在 1993 年人白细胞分型国际会议上统一命名为 CD95。Fas 基因编码产物为分子量 45kD 的跨膜蛋白，分布于胸腺细胞、T 淋巴细胞、B 淋巴细胞、NK 细胞、内皮细胞、上皮细胞，以及皮肤角质形成细胞等。Fas 蛋白与 Fas 配体组成 Fas 系统，二者的结合导致靶细胞凋亡。

ICE 蛋白酶家族 ICE 蛋白酶，即白细胞介素-1B 转换酶（interleukin-1b converting enzyme，ICE），参与 Fas 和 TNFR1 诱导的细胞凋亡，ICE 与线虫细胞凋亡基因 ced-3 同源，已发现其 11 个同源基因，这些家族成员统称为胱天蛋白酶（caspase），即半胱天冬氨酸特异性蛋白酶，它们的共同点是特异地断开天冬氨酸残基后的肽键。由于这种特异性，使胱天蛋白酶能够高度选择性地切割某些蛋白质，这种切割只发生在少数（通常只有 1 个）位点上，主要是在结构域间的位点上，切割的结果或是活化某种蛋白，或使某种蛋白失活，但从不完全降解一种蛋白质。ced-4 在哺乳动物中的同源体为凋亡蛋白酶激活因子 1（apoptosis protease activating factor-1，Apaf1），具有激活胱天蛋白酶 3（CPP32）的作用，这一过程需要细胞色素 C 与 Apaf-2 和 Apaf-3 两个蛋白质因子的参与。

p53 重要的抑癌基因，其生物学功能是监视细胞处于 G 期时 DNA 的完整性。若有损伤，则暂停细胞复制和增殖进程，等待修复机制进行修复后再允许细胞进入增殖周期；如果 DNA 不能被修复，则诱导其发生凋亡。当各种原因导致 p53 基因发生突变时，该基因编码蛋白可能丧失对细胞周期 DNA 损伤的监视功能，因而造成细胞增殖调节的紊乱，甚至导致恶性肿瘤的发生。

过程及机制 细胞凋亡过程大致可分为两个阶段。

凋亡的启动 细胞凋亡的启动是细胞在感受到相应的信号刺激后胞内一系列控制开关的开启或关闭。不同的外界因素启动的凋亡方式不同，所引起的信号转导也不同，对细胞凋亡过程中信号传递系统认识比较清楚的通路主要有：①细胞凋亡的膜受体信号通路。例如，Fas 是一种跨膜蛋白，与 FasL 结合可以启动凋亡信号的转导引起细胞凋亡。它的活化包括一系列步骤：首先是配体诱导受体三聚体化，然后在细胞膜上形成凋亡诱导复合物，这个复合物中包括带有死亡结构域的 Fas 相关蛋白 FADD。Fas 与配体 FasL 结合后，通过 Fas 分子启动致死性信号转导，最终引起细胞一系列的特征性变化，使细胞死亡。Fas 作为一种普遍表达的受体分子，可出现于多种细胞的表面，但 FasL 通常只出现于活化的 T 淋巴细胞和 NK 细胞，因而被活化的杀伤性免疫细胞，往往能够最有效地以凋亡途径使靶细胞死亡。Fas 分子的胞内段带有特殊的死亡结构域。三聚化的 Fas 和 FasL 结合后，使三个 Fas 分子的死亡结构域相聚成簇，吸引了胞质中另一种带有相同死亡结构域的蛋白 FADD。FADD 是死亡信号转录中的一个连接蛋白，它由两部分组成，即 C 端的死亡结构域（death domain，DD）和 N 端的死亡效应结构域（death effect domain，DED）部分。DD 结构域负责和 Fas 分子胞内段上的 DD 结构域结合，该蛋白再与 DED 连接另一个带有 DED 的后续成分，继而引起 N 段

的 DED 与无活性的脱天蛋白酶 8 酶原发生同嗜性交联，聚合多个脱天蛋白酶 8 的分子，脱天蛋白酶 8 分子由单链酶原变成有活性的双链蛋白，并引起随后的级联反应，后者作为酶原而被激活，引起下面的级联反应，使细胞发生凋亡。②细胞色素 C 释放和脱天蛋白酶激活的信号通路。研究发现细胞色素 C 从线粒体释放是细胞凋亡的关键步骤。线粒体受损后，释放到胞质的细胞色素 C 在 dATP 存在的条件下能与 Apaf1 结合，使其形成多聚体，并促使脱天蛋白酶 9 与其结合形成凋亡小体，脱天蛋白酶 9 被激活后能进一步激活其他的脱天蛋白酶，如脱天蛋白酶 3 等，从而诱导细胞凋亡。

无论是膜受体信号通路还是细胞色素 C 相关的信号通路，均需要脱天蛋白酶信号分子的参与。但当抑制脱天蛋白酶后，凋亡诱导因子还可通过非脱天蛋白酶信号通路诱导细胞凋亡。

凋亡的执行 细胞凋亡的过程实际上是脱天蛋白酶不可逆地有限水解底物的级联放大反应过程，至少已经发现有 14 种脱天蛋白酶。脱天蛋白酶分子间的同源性很高，结构相似，都是半胱氨酸家族蛋白酶，根据功能把脱天蛋白酶基本分为两类：一类参与细胞的加工，如 Pro-IL-1β 和 Pro-IL-1δ，形成有活性的 IL-1β 和 IL-1δ；另一类参与细胞凋亡，包括脱天蛋白酶 2、3、6、7、8、9、10 等。脱天蛋白酶家族一般具有以下特征：①C 端同源区存在半胱氨酸激活位点，此激活位点结构域为 QACR/QG。②通常以酶原的形式存在，相对分子质量为 29 ~ 49kD，在受到激活后其内部保守的天冬氨酸残基经水解形成大

（P20）、小（P10）两个亚单位，进而形成两两组成的有活性的四聚体，其中，每个 P20/P10 异二聚体可来源于同一前体分子，也可来源于两个不同的前体分子。③末端具有一个小的或大的原结构域。

凋亡的检测 主要针对以下几方面进行检测。

形态学检测 ①光学显微镜：a. 未染色细胞，凋亡细胞的体积变小、变形，细胞膜完整但出现发泡现象，细胞凋亡晚期可见凋亡小体。贴壁细胞出现皱缩、变圆、脱落。b. 染色细胞，常用吉姆萨染色或瑞氏染色等，凋亡细胞的染色质浓缩、边缘化、核膜裂解、染色质分割成块状和凋亡小体等典型的凋亡形态。②荧光显微镜和共聚焦激光扫描显微镜：一般以细胞核染色质的形态学改变为指标来评判细胞凋亡的进展情况。常用的 DNA 特异性染料有 Hoechst 33342（HO 33342）、HO 33258、4′,6-二脒基-2-苯基吲哚（4′,6-diamidino-2-phenylindole，DAPI）。三种染料与 DNA 的结合是非嵌入式的，主要结合在 DNA 的 A-T 碱基区。紫外光激发时发射明亮的蓝色荧光。Hoechst 是与 DNA 特异结合的活性染料，DAPI 为半通透性，用于常规固定细胞的染色。细胞凋亡过程中细胞核染色质的形态学改变分为三期，Ⅰ 期的细胞核呈波纹状或呈折缝样，部分染色质出现浓缩状态；Ⅱa 期细胞核的染色质高度凝聚、边缘化；Ⅱb 期的细胞核裂解为碎块，产生凋亡小体。③透射电子显微镜观察：凋亡细胞体积变小，细胞质浓缩。凋亡 Ⅰ 期的细胞核内染色质高度盘绕，出现许多被称为气穴现象的空泡结构；Ⅱa 期细胞核的染色质高度凝聚、

边缘化；细胞凋亡的晚期，细胞核裂解为碎块，产生凋亡小体。

磷脂酰丝氨酸外翻分析 即膜联蛋白 V 法。磷脂酰丝氨酸（phosphatidylserine，PS）正常位于细胞膜的内侧，但在细胞凋亡的早期，PS 可从细胞膜的内侧翻转到细胞膜的表面，暴露在细胞外环境中。膜联蛋白 V 是一种分子量为 35～36kD 的 Ca^{2+} 依赖性磷脂结合蛋白，能与 PS 高亲和力特异性结合。将膜联蛋白 V 进行异硫氰酸荧光素、藻红蛋白或生物素标记，以标记的膜联蛋白 V 作为荧光探针，利用流式细胞仪或荧光显微镜可检测细胞凋亡的发生。碘化丙啶（propidine iodide，PI）是一种核酸染料，它不能透过完整的细胞膜，但在凋亡晚期的细胞和死细胞中，PI 能够透过细胞膜而使细胞核红染。因此将膜联蛋白 V 与 PI 匹配使用，就可以将凋亡早晚期的细胞以及死细胞区分开来。

线粒体膜势能的检测 多种细胞凋亡刺激因子均可诱导不同的细胞发生凋亡，而线粒体跨膜电位的下降，被认为是细胞凋亡级联反应过程中最早发生的事件，它发生在细胞核凋亡特征（染色质浓缩、DNA 断裂）出现之前。一旦线粒体跨膜电位崩溃，则细胞凋亡不可逆转。线粒体跨膜电位的存在，使一些亲脂性阳离子荧光染料如罗丹明 123、3,3'-二己基含氧碳菁碘代物、JC-1、四甲基罗丹明乙酯等可以结合到线粒体基质，其荧光的增强或减弱说明线粒体内膜电负性的增高或降低。

DNA 片段化检测 细胞凋亡时主要的生化特征是其染色质发生浓缩，染色质 DNA 在核小体单位之间的连接处断裂，形成 50～300kbp 长的 DNA 大片段，或180～200bp 整数倍的寡核苷酸片段，在凝胶电泳上表现为梯形电泳图谱。细胞经处理后，采用常规方法分离提纯 DNA，进行琼脂糖凝胶和溴化乙啶染色，在凋亡细胞群中可观察到典型的梯状 DNA 条带。如果细胞量很少，还可在分离提纯 DNA 后，用 ^{32}P-ATP 和末端脱氧核苷酸转移酶（terminal deoxynucleotidyl transferase，TdT）使 DNA 标记，然后进行电泳和放射自显影，观察凋亡细胞中梯状 DNA 的形成。

TUNEL 检测 即末端脱氧核苷酸转移酶介导的缺口末端标记法（terminal deoxynucleotidyl transferase-mediated dUTP-biotin nick end labeling assay，TUNEL assay）。凋亡细胞中，染色体 DNA 双链断裂或单链断裂而产生大量的黏性 3'-OH 末端，可在 TdT 的作用下，将脱氧核糖核苷酸和荧光素、过氧化物酶、碱性磷酸酶或生物素形成的衍生物标记到 DNA 的 3'-末端，从而可进行凋亡细胞的检测。由于正常的或正在增殖的细胞几乎没有 DNA 的断裂，因而没有 3'-OH 形成，很少能够被染色。TUNEL 检测实际上是分子生物学与形态学相结合的研究方法，对完整的单个凋亡细胞核或凋亡小体进行原位染色，能准确地反映细胞凋亡典型的生物化学和形态特征，可用于石蜡包埋组织切片、冷冻组织切片、培养的细胞和从组织中分离细胞的测定，因而在细胞凋亡的研究中被广泛采用。

胱天蛋白酶 3 活性的检测 胱天蛋白酶家族在介导细胞凋亡的过程中起着非常重要的作用，其中胱天蛋白酶 3 为关键的执行分子，它在凋亡信号传导的许多途径中发挥功能。胱天蛋白酶 3 正常以酶原（32kD）的形式存在于胞质中，在凋亡的早期阶段，它被激活，活化的胱天蛋白酶 3 由两个大亚基（17kD）和两个小亚基（12kD）组成，裂解相应的胞质胞核底物，最终导致细胞凋亡。但在细胞凋亡的晚期和死亡细胞，胱天蛋白酶 3 的活性明显下降。

（周建伟　刘云儒）

xìbāo zhàngwáng

细胞胀亡（cell oncosis）　肿胀样细胞死亡方式。这种特殊类型的细胞死亡方式一直被描述为浊肿、变性、气球样变等。1995 年，马伊诺（Majno）等提出这是一种不同于凋亡的细胞死亡方式，并将这种坏死样的细胞死亡命名为胀亡。细胞胀亡的意义并不亚于细胞凋亡。在某些生理或病理过程中，细胞胀亡可能比凋亡更有临床意义。在很多情况下这两种死亡方式是并存的，且在一定条件下可以转换。

形态学特征　胀亡细胞的形态学主要表现为细胞体积增大、肿胀；胞膜局部向外膨隆，甚至形成泡状，类似凋亡的哑铃样起泡结构，但其内无亚细胞器，胞膜完整性有时被破坏；胞质出现空泡化；胞质内出现一些致密颗粒；内质网肿胀，早期出现颗粒脱落、减少，晚期内质网崩解、颗粒消失；高尔基体肿胀或形成许多的小气球样囊体；核膜起泡，膜下有时聚集有团块状的染色质，染色质多分散或凝集成块，分布在核仁周围或核膜下。最终细胞呈现溶解性坏死样外观，细胞内容物溶解、外溢，并引起周围炎症反应。胀亡细胞形态学改变的主要特点是胞质肿胀、核溶解性死亡；而凋亡细胞主要表现为胞质萎缩、核固缩。形态学方面，两种细胞死亡方式都可有胞膜起泡，胀亡的膜泡中充满细胞质，并无亚细胞器；而凋亡的膜泡中常有亚细胞器的存在。胀亡细胞周围由于胞内容物的外溢而引起炎症反应；凋亡细胞周围多无炎症反应。

原因及代谢特点 细胞胀亡可以是生理性的，也可以是病理性的，有时两者可以同时存在。例如，胚胎发育过程中，指、趾蹼的消失主要是依靠细胞胀亡来实现的。一般来说，机体依靠细胞凋亡的方式来精确地控制组织内细胞的数量，维持其正常结构和形态；通过细胞胀亡的方式来大规模地清除组织内过多的细胞。组织在缺血、缺氧或者毒物作用的情况下可引起细胞发生胀亡。由于生理性或病理性因素的作用，细胞表面的钠钾ATP酶出现功能的障碍，导致胞外水内流，引起胞质及内容物的肿胀，胞内生理环境失衡形成恶性循环，最终导致胞体的崩解死亡。细胞胀亡与细胞凋亡在代谢方面有如下不同：①细胞凋亡是由于细胞内的钠被泵到胞外，造成胞外高渗，导致细胞内的水外溢而出现胞质减少、胞核固缩；胀亡则是外水内流，导致胞质肿胀。②凋亡细胞的DNA在核小体内通过自身的胱天蛋白酶活化DNA酶降解，导致凝胶电泳中出现规律性的多倍长度片段图；但细胞胀亡时的降解是大片段的、长度不等的、无规律性的DNA碎裂。③细胞凋亡可能是一种高耗能的代谢反应，而细胞胀亡则是低耗能或不耗能的。在同种刺激因素作用下，当胞内ATP充足时，细胞发生凋亡；ATP不足时，则发生胀亡，将要发生胀亡的细胞在补充ATP后则发生凋亡。

分子机制 细胞胀亡的发生是由于生理性或病理性因素作用于胞膜，启动细胞胀亡程序造成的。2001年莫因法尔（Monifar）等克隆了一种能特异地表达于将要发生胀亡的细胞表面的膜蛋白，将其命名为诱导膜损伤的前胀亡受体，是一种膜损伤的受体蛋白，属跨膜蛋白，当与配体结合后，引起膜通透性增加，从而造成细胞肿胀死亡。但细胞胀亡的具体分子环节、信息转导途径、酶学改变特点、基因表达改变等分子机制还不清楚。胱天蛋白酶及其底物多腺苷二磷酸核糖聚合酶（poly ADP-ribose polymerase，PARP）在细胞凋亡和细胞胀亡中都起重要作用。DNA受损伤时，由PARP将氧化型烟酰胺嘌呤二核苷酸（NAD^+）ADP转移给参与DNA修复的关键酶，NAD^+的重新合成需要消耗大量ATP。有学者认为，胱天蛋白酶裂解PARP是为了切断NAD^+合成时对ATP的消耗，将ATP保留给同样耗能的细胞凋亡过程。亦有学者认为胞内一定量的ATP和NAD^+可能是发生细胞凋亡的前提条件。PARP过度表达时，NAD^+和ATP被大量消耗，则细胞发生胀亡。细胞凋亡和胀亡的分子过程是部分重叠的，其共同通路可能就是胱天蛋白酶系统。自由基等损伤因素破坏DNA而使PARP过度活化时，在胀亡诱导因子作用下，细胞发生胀亡。

细胞凋亡与胀亡的关系 细胞胀亡多由缺血、缺氧或毒性因子作用引起。多种因素作用下，不同类型细胞均可出现细胞胀亡，如动脉粥样硬化斑块中的死亡细胞大部分表现为胀亡。细胞胀亡和凋亡也可出现在同一病灶中，如在急性病毒性肝炎病变中，一

种表现是肝细胞水肿，肝细胞空泡变，气球样变，继而发展为溶解、坏死的形态学改变，即胀亡；另一种表现是肝细胞嗜酸性变，最后核浓缩、消失，形成嗜酸性小体（固缩坏死），即凋亡。出现两种死亡细胞的情形具有一定的分布特征，血供相对充足的部位以肝细胞凋亡为主，而血供相对缺乏的区域则以细胞胀亡形式出现。虽然细胞凋亡和胀亡可由同一种刺激引起，但与刺激强度、作用时间有关，强度较弱、作用时间较短时，以肝细胞凋亡为主；反之，刺激强度大、作用时间长、细胞损伤相对严重时，则细胞以胀亡方式为主。ATP水平也影响细胞死亡方式，同一刺激下是细胞凋亡还是胀亡，取决于有无一定量的ATP存在，能量不足，凋亡无法完成其程序，细胞转向胀亡，影响胞内ATP水平的因素，也决定了细胞死亡方式的选择。研究表明，介导细胞凋亡的死亡受体同样介导胀亡的发生。

（周建伟 刘云儒）

xìbāo zìshì
细胞自噬（cell autophagy） 亚细胞膜结构发生动态的形态学改变，并通过溶酶体介导蛋白质和细胞器降解的过程。又称自噬性细胞死亡。自噬现象在真核细胞中广泛存在，是生物体发育、老化过程中存在的净化自身多余或受损细胞器的一种机制。细胞饥饿、生长因子缺乏、缺氧以及一些病理状态下，自噬对维持细胞的存活具有积极作用，但是，过度的自噬可以导致细胞的死亡，被称为Ⅱ型程序性细胞死亡（一般把凋亡称为Ⅰ型程序性死亡）。细胞自噬的过程为：细胞开始出现自噬作用，胞质中形成大量自噬囊泡，其内存在多种细胞成分

（生物大分子和细胞器等），高尔基体、多聚核糖体、内质网的降解早于核解体。在此过程中，线粒体的功能完整，为自噬提供所需的能量，当线粒体绝大部分变性、溶解、染色质断裂、核解体时表示发生了自噬性细胞死亡。在很多情况下，细胞凋亡、细胞自噬和细胞坏死可共同存在于同一细胞中。自噬性细胞死亡的机制还有待于进一步研究。

（周建伟　刘云儒）

xìbāo huàisǐ

细胞坏死（cell necrosis）

在物理、化学或生物等因素作用下细胞因病理变化而产生的被动死亡。细胞遭受各种因素刺激而损伤后是否发生细胞死亡，取决于各种刺激的强度、持续时间、环境温度等，不同类型的细胞对刺激的耐受程度也有较大差异。如果损伤性刺激（如缺氧）及时撤除，受损伤的细胞也可逐步恢复。然而当损伤程度严重或超越细胞内稳态可逆的程度后，即便撤除刺激因子，细胞仍然不可逆转而发生死亡。当细胞膜、细胞器及细胞内生物大分子遭受有害因素破坏，尤其是细胞线粒体受损和控制基因组功能的蛋白质合成受损时均可引起细胞死亡。各种理化因素造成细胞能量耗竭或代谢障碍、细胞内 Ca^{2+} 离子过载，以及产生过量活性氧是导致细胞生化紊乱而死亡的常见原因。

（周建伟　刘云儒）

jìfāxìng duōqìguān jiāohù zuòyòng

继发性多器官交互作用（multiple secondary organ interaction）

有害理化和生物因素首先作用于某一器官，干扰其功能或损伤其结构，继而造成其他器官的生理生化过程和（或）组织形态发生异常改变的现象。由于交互作用的存在，有害因素所致的损害效应可不同程度地发生在原发和（或）继发器官。生物体由多个不同的器官和组织构成，它们既具有相对独立的功能，彼此之间又存在着紧密的联系，从而形成一个系统的交互作用网络。某一器官的功能改变可引起其他器官的适应性变化，由此精细地调节机体对于各种外界刺激的反应，以维持内部的稳态。但有害因素对某一器官的损伤过于严重，超出其最大代偿能力时，不仅会造成该器官的功能下降或丧失，也可能导致与其相关的其他器官发生继发性的改变，彼此互相影响，以致形成恶性循环，严重时甚至发展为多器官功能衰竭、癌变等不良结局。

外源化学物影响肝代谢酶活性　某些外源化学物可使肝代谢酶的合成增加并伴有活力增强，这种酶的诱导现象不但可以加速许多外源化学物的代谢转化及排泄过程，也能影响体循环中内源性物质，特别是类固醇和激素的水平。在多数情况下，酶的诱导可使内源性物质的消除速度加快，体循环中的浓度降低，结果引起相应器官的代偿作用以维持机体内环境的平衡。如果这种状况长期存在，就会产生负面效应，最终导致病变发生。例如，甲草胺可致小鼠罹患甲状腺肿瘤。该肿瘤的发生是以构成肝-垂体-甲状腺轴的三个器官交互作用的结果。其机制为小鼠接触甲草胺后，该物质可在肝诱导几个代谢酶的活力，不仅使其自身的生物转化速率加快，且可使甲状腺素（T_4）的代谢与排泄加速，从而明显降低血浆中 T_4 的水平。垂体存在反馈机制，当其感受到血浆中 T_4 水平减少时，就会增加促甲状腺激素（thyroid stimulating hormone, TSH）的释放水平，促使甲状腺增加 T_4 的合成。但这种超出生理浓度的 TSH 对于甲状腺的过度刺激可导致甲状腺上皮细胞的异常增生，如果这种过度增生的现象持续存在，就会导致甲状腺肿瘤的发生。与上述情形类似，肝-下丘脑-垂体-睾丸之间也存在着密切的交互作用。睾酮是一种类固醇激素，其代谢由细胞色素 P_{450} 酶系（CYP）催化，具体涉及 CYP1A、CYP2B、CYP2C 和 CYP3A 等。外源化学物如抗酸药兰索拉唑在到达肝后，可引起上述代谢酶的表达水平增加，致使睾酮的清除加快，体循环中的睾酮水平降低，由此引发正反馈机制，刺激下丘脑产生和释放促性腺素释放激素，作用于垂体使其生成更多的黄体生成素（luteinizing hormone, LH）。血浆 LH 水平升高会刺激睾丸产生更多的睾酮，但是这种对于睾丸间质细胞的长期强化刺激可以导致其过度增生，进而引起肿瘤发生。

外源化学物改变组织器官结构或功能　有些外源化学物可作用于肠道，使其结构或功能发生改变，进而引起其他器官的病理改变。例如，以高浓度的多元醇（山梨醇或木糖醇）喂饲大鼠，可以造成其盲肠扩张、肠道对于钙的吸收增加，继而出现尿钙排出增多，肾皮质、髓质及肾盂钙质沉着，导致急性肾小管性肾病及尿结石形成。此外，还能引起肾上腺髓质过度增生和肿瘤形成。大鼠肾上腺髓质的增生性病变常伴有多发性内分泌肿瘤，其中以垂体、胰岛和甲状腺 C 细胞的肿瘤最为常见。某些外源化学物可严重损害横纹肌，造成横纹肌溶解，继而引起肾功能衰竭，甚至发展为多器官功能障碍综合征（multiple organ dysfunction syndrome，MODS）及多器官功能衰竭（multiple organ failure，MOF）。MODS是指机体遭受严重的急性损伤24小时后，虽经治疗耐受住损伤的早期打击，却未能摆脱继发而来的各种并发症，出现两个或多个器官系统同时或序贯发生的功能障碍综合征。MODS的本质是因急性损害造成了机体内环境稳态的失衡，包括早期多器官功能不全到MOF的全过程。例如，人体有机磷农药中毒时，可损伤肌肉组织并发展为横纹肌溶解，分解产物经尿排泄时则造成肾损害，一般可见肾小管毛细血管丛、肾皮质、髓质和间质的血管扩张、充血，伴有肾小管上皮细胞肿胀、变性等改变，严重时可有肾小管坏死，甚至出现全身多个器官损伤，最终由MODS转变为MOF而死亡。再如，人被蜂严重螫伤时，蜂毒也可引起横纹肌溶解，继而导致急性肾小管坏死、急性肾功能衰竭甚至死亡。

有害因素促使受损器官释放炎症介质　某些有害因素（如细菌内毒素）可通过刺激单核巨噬细胞系统释放过量的炎症介质而启动炎症反应。在肠道屏障功能受损时，肠源性细菌或其释放的内毒素可大量易位至肝。存在于肝窦状隙内的巨噬细胞即库普弗（Kupffer）细胞占人体巨噬细胞和单核细胞总数的70%以上，具有清除内毒素的功能，但在此种情况下仍不足以完全保护肝免遭损害。更为严重的是，库普弗细胞可被内毒素激活，释放一系列炎症介质，如肿瘤坏死因子α、白介素（IL）-1、IL-6、IL-8、前列腺素 E_2、内皮素1、一氧化碳、血栓素 A_2、血小板活化因子、活性氧等，除以自分泌方式作用于库普弗细胞本身，使之持续释放炎症介质外；还可以旁分泌方式影响肝细胞的蛋白合成，使急性期蛋白的合成大幅度增加；或以内分泌方式进入体循环影响远隔器官的功能。其结果是不仅造成肝脏病变，还会诱发全身非特异性的炎症反应综合征和高代谢状态，最终导致远隔部位脏器出现继发性损害，严重时甚至会出现MOF。

某些有害因素以干扰或损害某一器官的功能与结构为起点，经多种机制影响机体内环境的稳定，致使其他器官发生适应性或代偿性的改变。如果这些改变超出了生理学的范围，就会损害它们的结构或功能，甚至产生不可逆转的严重后果。因此，孤立地研究有害因素对单个器官的作用只能了解机体的部分反应，却难以估测有害因素对机体的总体效应。如果在获取有害因素对初始作用器官所致效应的资料的基础上，进一步综合分析机体其他器官发生的继发性改变和交互作用机制与规律，对于预测和避免有害因素对机体的多器官损害将大有裨益。

（蔡 原　杨敬华）

dúlǐ jīyīnzǔxué

毒理基因组学（toxicogenomics）　探索基因组暴露于毒物的效应的学科。此学科研究基因及其产物（包括 RNA 和蛋白质）暴露于毒物后变化结果，发现人类基因与环境毒物和有关应激等因素所产生的健康危险性关系，促进预防和治疗毒物致病，是毒理学一门分支学科。从广义上讲，毒理基因组学整合了多个研究领域的信息，包括利用芯片技术进行基因组规模的转录表达谱分析、细胞或组织范围的蛋白表达谱分析、遗传多态性分析及计算机模型的建立等。美国国立环境卫生研究院（NIEHS）于 2000 年率先成立了国立毒理基因组学研究中心，该研究中心主要任务：①推动基因、蛋白表达技术的应用。②识别环境暴露与人类疾病易感的相互关系。③寻找疾病和环境暴露的生物标志物。④增强计算机技术在评价暴露和生物效应中的应用。⑤建立毒物与环境效应的公共数据库。

研究方法　毒理基因组学的主要技术平台为高通量基因组分析技术，主要利用 DNA 芯片工具研究基因转录表达谱的变化。DNA 芯片，又称 DNA 微阵列，是将许多特定的核苷酸片段或基因片段作为探针，有规律地排列固定于支撑物上（通常是玻璃或硅片），然后与待检测的标记样品的基因按照碱基配对的原理进行杂交，再通过激光共聚焦荧光检测系统等对芯片进行扫描，由计算机系统检测和比较每一探针上的荧光信号，从而迅速得出所需要的信息，分析出待测样品 DNA 序列。DNA 芯片具有高通量、微型化和标准化的特点，可以使毒理学家同时对成千上万的基因表达水平进行检测。随着各种专门用于毒理学研究的 DNA 芯片的相继出现，"毒理芯片"为毒理学提供了一种以作用机制为基础的研究工具，使毒理基因组学得以快速发展。

应用　主要应用于以下几个方面。

毒作用机制研究　在评估一种化合物的危险性时，面临的首要问题就是了解该化合物的毒作用机制，在毒理学领域应用基因组学及相关组学技术以全面阐明细胞内分子损伤机制。除了急速坏死，几乎所有的毒性作用都有相对应的基因表达改变。基因表达变化比传统的毒理学指标更敏感、更特异，并且DNA芯片技术的发展实现了对群体基因的平行检测。因此，直接对基因表达谱进行分析可能是未来毒理学研究的一个重要方向。①这些技术可同时从多条途径对这种生化自稳态进行监测，从而提供全面识别和监测化合物的毒效应的方法。②大多数病理过程是在基因调控下进行的，除了迅速坏死外，特定基因的表达差异是与毒理学后果密切相关的，基因表达分析能够提供有力的技术支持，快速分析相关的基因改变并预测造成的后果及其机制。③与毒性相关的基因表达的变化往往比病理学终点更为敏感，更具毒性应答特征。通过分析细胞损伤防御反应和病理前的代偿反应寻找新的亚病理状态下细胞损害的生物标志物，利用这些生物标志物能够实现毒性效应的预警。④一旦确定了某种毒性作用后的基因表达模式或"分子指纹"，这些相关基因群就可以作为暴露的生物标志物和鉴别毒性机制的手段。来自不同物种的基因表达芯片可同时检测成千上万基因，随着芯片技术的发展，这类全面检测机体所有表达基因的技术将可以用于鉴别特殊类型的损害和特定种类的化学物。⑤毒物所诱导基因表达的变化绝不是单一基因功能改变的结果，而是基因表达网络、多个细胞生物效应的综合结果。通过检测细胞整体基因表达和细胞内容物的变化，把特定基因表达、蛋白质表达或某种代谢物变化的特征作为一种特定指纹来判断毒物作用机制，可以弥补传统研究方法的不足。一旦对某种作用机制确定

了"相关指纹"，就可以通过比较未知化合物和已知化合物的基因、蛋白质、代谢物的表达模式，预测其毒性机制，同时为设计毒性筛选试验提供参考。这种研究方式比原有的需要鉴定毒性性质的组合实验更简单、省时和精准，并且可最大限度地得到真实的阳性结果和尽可能降低假阴性率，由此可建立许多与已知毒物暴露所致疾病相关的化合物的数据库。NIEHS成功地开发出毒理芯片，将大量与毒作用方式对应的标记基因包括信号转导系统的相关基因、细胞周期关键激酶基因、DNA修复酶基因及雌激素反应等基因设计成探针芯片。通过毒理芯片可快速、简便地确定毒作用的终点，从而鉴定出可疑毒物并预测其毒作用机制。

化合物安全性预测 组织特异性基因表达谱的发现或毒作用的预测是毒理基因组学应用于预测化合物毒性的理论基础。对基因mRNA、蛋白质、代谢物的整体分析可以应用于毒性反应的预测。相近作用机制的化学物质可诱导产生相似的基因和蛋白质表达谱。不同的基因表达模式可区别不同机制的化学物质，从而得到具有"诊断性"的基因和蛋白质表达谱，并与已知标准参照物的表达谱比较，从而预测待测物毒性。利用毒理基因组学还有望在基因组水平对化合物进行重新分类。基于基因表达谱的分类方法不仅直观、快速，而且由于容纳了大量甚至全部的基因信息，同时结合数据库支持和统计学处理，较传统分类法更加精确可靠。例如，化合物、多肽库中存在大量结构高度相似的异构体，以基因组信息为基础的分类法通过筛选高度特异的分子标志物，有可

能区分物质间极微小的差异。此外，利用基因表达谱能同时分析多种效应的交互作用，因而还能识别具有双重或多重毒性效应的化合物。

评价毒作用的量效关系和时效关系 化合物风险评估的核心是获得剂量-效应关系和剂量-反应关系曲线，但这种关系曲线在某些情况下显得很复杂，可表现为线性和非线性或双相作用，特别是毒物兴奋效应理论，对传统的安全性评价方法提出了挑战，面对这些复杂的变化，可利用芯片技术或其他高通量技术在很宽的剂量范围内对上万个基因蛋白质表达或代谢过程的改变进行分类，所以能够很准确地对化合物的线性或非线性量效关系曲线进行划分。基因芯片为评价包括非线性模式在内的多种量效关系模式提供了更为有效、准确、快捷的方法。在检测中得到的最相关和最敏感的终点，与风险评估模型结合，可用于推断毒物低剂量作用于人体时的效应是风险评估的核心，化合物可在低于引起病理变化的剂量时引起基因/蛋白质表达变化，通过测定低剂量下基因、蛋白质和代谢物的变化，就可能为高剂量向低剂量效应的外推及确定产生毒性的阈值剂量提供重要依据。但低剂量毒物作用下许多基因的表达是可逆性的，甚至与毒性结果的产生无关。因此，有必要进一步深入研究把这些与毒性评价无直接关系的基因表达从其中去除。而且，在对化合物进行风险评估时，其毒作用的量效关系有时十分复杂，必须进行多剂量不同作用时间的试验，在确定毒性反应相关基因以及如何定量评价上尚存在技术问题有待解决。

毒性作用在种属间的外推慢性毒性实验不能用人或人的离体细胞与组织进行试验。因此，动物实验是最常用的替代手段，但毕竟实验动物和人具有本质上的不同，这就有可能因为实验动物对某一药物具有更大的耐受性或缺乏相关的毒物作用靶点而掩盖了化学物毒性结果的出现。因此，这一领域亟待发现和损伤相关的桥梁生物标志，用于比较不同种属间毒性反应的异同，特别是显示某一损伤即将出现的生物标志，从而可在安全允许的范围内进行人体试验。由于基因表达决定了毒性反应，可将动物和人特定组织的毒性相关基因芯片表达谱进行比较，若表达谱相同或接近，则外推把握度较高；反之，则实验结果不能外推到人，并应要求重新用动物实验验证或采用其他毒性评价实验方法。

随着毒理基因组学研究的逐渐深入，基因芯片分析将产生高通量、大规模的基因组信息，没有功能强大的软件是不可能处理这些海量数据的。生物信息学技术正好能满足这种需求，它以庞大的数据库作为支持，并从中分析挖掘基因组序列中代表蛋白质和 RNA 基因的编码区，归纳、整理与基因组遗传信息表达及其调控相关的转录谱和蛋白质谱数据。但毒理基因组学仍存在一些亟待解决的理论和技术问题，如毒物应答基因的表达程度的可靠性，表达差异基因的归类以及之间的相互联系，基因表达的变化与蛋白功能变化的生物学意义，以及与疾病后果的时空关联性等。值得指出的是，环境因素作用下细胞内基因转录、翻译、翻译后修饰等分子事件往往处于动态变化中，尽管我们可以用高通量技术检测和分析，但所获得的结果只能代表该特定时空条件下的分子事件特征，不能简单地用一次高通量检测结果来解释细胞内动态变化的连续复杂生物学事件的全过程。毫无疑问，这些问题的解决将依靠生物信息学家、毒理学家、病理学家和统计学家共同努力，从而推动毒理学科的发展。

（周建伟 王守宇）

dúlǐ zhuǎnlùzǔxué

毒理转录组学（toxicotranscriptomics） 从 RNA 水平研究外来因素对细胞基因转录调控影响作用的学科。属于毒理基因组学的范畴。转录组的概念最早由维克托·韦尔库列斯库（Victor Velculescu）等人提出，是指一个活细胞转录出来的所有信使 RNA（message RNA，mRNA）。mRNA 是基因组 DNA 翻译成蛋白的关键分子，是基因组携带的遗传信息转变为可识别表型的使者，因此它是研究细胞表型和功能的一个重要工具。与基因组具有相对稳定的特点不同，转录组应对不同的外界环境因子呈现不同的表达模式，具有时空效应特征。因此，它反映物种基因组信息和外来环境因素相互作用的动态联系，即在特定毒物作用下，特定器官、组织细胞中所有基因表达水平的状态。可用来比较不同毒物诱导的不同组织中基因表达水平差异，发现与特定毒物毒效应相关的差异表达基因。因此，毒理转录组学可以提供外源毒物作用下细胞内基因表达的整体信息，预测毒物作用导致的基因的功能改变和调控通路。

简史 毒理基因组学的概念最早由努瓦西尔（Nuwaysir）等于 1999 年提出，用以研究毒物或环境污染物对全基因组的应答。

毒理转录组学是毒理学与转录组学技术结合一门学科，旨在从整体水平上研究特定毒作用下基因转录及转录调控规律的改变。它可以结合蛋白组学及代谢组学来研究毒性效应的分子机制，并通过表征表达谱来预测毒性和遗传易感性。

研究内容 毒理转录组学是研究毒性作用下不同组织或细胞中 mRNA 及非编码 RNA 的总体特征改变，分析不同时间和剂量下转录本结构、变异、基因转录水平和表达程度的差异。通过对差异表达 RNA 进行代谢和信号通路分析、功能注释和功能富集，来预测和评价外源化学物的调节网络、毒性通路和潜在风险。

研究方法 主要包括基于杂交方法的基因芯片技术和基于测序方法的表达序列标签技术（expression sequence tags，EST）、基因表达系列分析技术（serial analysis of gene expression，SAGE）、大规模平行测序技术（massively parallel signature sequencing，MPSS），以及 RNA 测序技术。

基因芯片 又称基因矩阵。可以同时检测成千上万个转录分子的表达情况。利用基因芯片研究毒理转录组学，首先需要从待检对象中分离制备外来环境因素暴露后的 mRNA，再用同位素或荧光物质标记 mRNA，然后进行芯片微阵列杂交反应；或是将制备得到的 mRNA 反转录为标记的 cDNA，再与芯片进行杂交，根据杂交信号的强弱对基因表达水平进行判定。基因芯片技术需要制备相关基因探针，因此对于那些未知的或表达丰度很低的重要调节基因可能无法检出。

EST 转录组学研究较早发展起来的先驱技术。EST 为长 200～

800bp 的 cDNA 部分序列。利用 EST 技术研究毒理转录组学，需先构建毒物或环境暴露后生物样本的 cDNA 文库，然后从中挑取克隆，根据载体的通用引物进行测序，一般可以得到其 5′或 3′端的 200～500bp 的碱基序列，然后将测得的序列在 EST 数据库比对，根据同源性分别鉴定出代表已知或未知基因的特定 EST，并且可以对生物体基因的表达丰度进行分析。

SAGE 以测序为基础的分析群体基因表达的高通量检测技术，不仅可以检测已知的基因序列信息，还能全面地了解整体基因转录组的表达水平，而且可以比较已知基因表达谱的差异及发现可能与毒物作用相关的未知基因。利用 SAGE 技术研究毒理转录组学，需要从待检对象中分离制备化学物暴露后的 mRNA，然后用生物素荧光标记的核苷酸将其反转录成 cDNA，并用一种被称为具有锚定功能的限制性内切酶定点切割双链 cDNA，将回收得到的 cDNA 片段与不同的接头连接，再用标签酶酶切处理后得到 SAGE 标签，连接 SAGE 标签形成标签二聚体并进行聚合酶链反应（polymerase chain reaction，PCR）扩增，最后锚定酶切除接头序列以形成标签二聚体的多聚体，对其测序即可获得转录组信息。SAGE 可以定量分析外来环境因素对基因表达的影响，获得与毒作用相关的完整转录组学图谱，同时可提供新的功能基因及其作用机制和通路等信息。

MPSS 此技术是在 SAGE 基础上的改进，它能在短时间内检测细胞或组织内全部基因的表达情况，是功能基因组研究的高效工具。MPSS 首先从待检测样品提

取 RNA 并反转录为 cDNA，克隆至带有不同接头的载体文库中，并利用 PCR 技术扩增带有不同接头的 cDNA 片段，随后使用 T4 DNA 聚合酶和 dGTP 使其转换为单链文库，最后通过杂交将其结合在带有反向接头的微载体上进行测序。

RNA 测序技术 技术的原理与 SAGE 和 MPSS 技术一致，首先将细胞中的所有转录产物反转录为 cDNA 文库，然后将 cDNA 文库中的 DNA 随机剪切为小片段（片段大小根据采取的测序方法的读长而不同），最后利用测序仪直到获得完整的序列。

同邻近学科的关系 毒理转录组学是毒理基因组学的延伸。通过整合各种毒理组学技术（毒理基因组学、毒理转录组学、毒理蛋白组学及毒理代谢组学）可全面表征机体暴露后不同剂量、时间的基因表达谱、蛋白质谱和代谢物谱的改变。

应用 利用人类基因转录组的数据，筛选和鉴别环境有害因素作用引起的细胞转录调控基因，在 RNA 水平上阐明细胞对外源环境因素的响应和功能调节。提供暴露于外源环境因素后细胞内各种基因的反应水平，即所谓的网络调控信息。例如，利用 RNA 转录组的检测技术对生物样本中上千个基因的转录水平同时进行定量测定，分析外来环境因素在不同物种、不同暴露阶段、不同靶器官组织产生的毒作用的特征基因表达谱，以及混合暴露或长期低剂量接触所导致的健康损伤效应而产生的基因表达谱改变；建立有害环境因素暴露时间和剂量依赖的基因转录组数据库。利用这些转录组数据库，结合其他大分子数据库如代谢组学和蛋白质

组学等，可鉴别出一些重要的毒性反应通路的靶基因，明确毒作用机制，为人群流行病学调查提供有效的分子生物标志，并运用于生物监测和风险评估。

有待解决的重要课题 毒理转录组学的发展还存在以下的问题亟待解决。首先高质量的毒理转录组学数据的获得需要建立技术规范，从样本收集、数据采集和分析到假阳性的控制等。例如，须甄别差异基因表达是由毒物作用引起还是环境或应激扰动或在后续数据处理过程中导致的假阳性。其次，可利用生物信息学方法建立毒物的转录组学数据库平台，并实现数据共享。第三，如何有机整合毒理转录组学与基因组学、蛋白组学和代谢组学的数据并全面表征毒物对机体的毒作用及其调控机制还有待进一步的研究和高水平技术平台支持。

（陈 雯）

dúlǐ dànbáizhìzǔxué

毒理蛋白质组学（toxicoproteomics） 利用蛋白质组学技术，以细胞、组织或者体液中动态变化的蛋白质表达情况为基础，通过比较、鉴定和分析手段，来识别外源性化合物作用于生物系统产生毒效应的相关靶蛋白及其可能的毒作用机制，评价毒物的急性和慢性毒性的学科。毒理学是研究外源性物质对生命有机体损伤作用、规律及其机制的学科。蛋白质组学（proteomics）是研究蛋白质组的学科，包括蛋白质的分离、性质分析和功能鉴定，蛋白质翻译后的修饰，蛋白质的相互作用及特定时刻机体器官或组织细胞蛋白质表达和修饰水平实况。毒理蛋白质组学是毒理学和蛋白质组学的交叉融合学科，是蛋白质组学在毒理学中的应用，

在毒理学研究、药物的临床前期试验、毒物相关的机制研究等方面有广泛的应用。

研究内容 ①探索和发现新的标志物或者毒理特征，用于临床前期的安全评价，风险评估，疾病的诊断、治疗和预防。②进一步研究毒物毒性的分子机制。③整合生物信息学、成像和计算机技术、毒理蛋白质组学中方法形成系统生物学。通过这些研究使得毒理蛋白质组学从初始时寻找生物标志物过渡到对毒物毒性机制的了解。

研究方法 主要是通过建立正确的实验方案，比较各组蛋白质表达情况，筛选出差异蛋白质（组），并结合病理学特征与生化特点从蛋白质水平上探讨外源性化合物可能的毒作用机制。蛋白质组学技术不仅可以对某一机制性假说进行验证，也可以从研究中发现新的毒性相关蛋白质，从而为预测与探索新的毒性机制提供理论基础。毒性机制的研究多从信号转导、能量代谢、氧化应激、细胞凋亡、细胞骨架等相关蛋白质的差异表达入手，寻找毒性机制的分子证据。二维（2D）-凝胶电泳技术将蛋白质混合物在二维平面上充分展开，而基质辅助激光解析飞行时间质谱（MAL-DI-TOF）和生物信息学相结合用于确定感兴趣蛋白斑点的性质特征，是蛋白质组学研究中最常用的方法。将蛋白质组学的相关技术应用到毒理学中，可在蛋白质水平上认识外源性化学物的毒作用及其机制。利用毒理蛋白质组学研究药物、化学物、疾病或者环境应激的方法，包括：①研究机体在不同健康状态或者暴露于化学物后，细胞器、细胞、组织或者器官中蛋白表达谱的变化。

②确定单个蛋白的结构和功能，如 β 片层折叠或者 α 螺旋形成的三维结构，蛋白翻译后修饰（泛素化、磷酸化、糖基化等），与其他蛋白或者核酸分子的相互作用。

应用 蛋白质组学技术在生物标志物研究中也有广泛的应用。毒性生物标志物是生物体暴露于外源化合物后，在不同生物学水平上因受其影响而发生异常化的信号指标，不仅可以为认识其毒性机制提供线索，而且可以作为临床诊断和治疗的潜在标记，甚至是作为治疗和药物开发的靶点。蛋白质组学技术在毒性生物标志物中的研究主要包括运用电泳或色谱技术筛选差异表达蛋白以及对候选的生物标志物进行质谱鉴定两个方面。临床研究也可以通过蛋白质组学技术来确定新药物的作用靶点和寻找临床上新的诊断标志物。

血清和血浆中蛋白 血清和血浆蛋白质组分析可以从损伤的靶器官漏出或分泌到血浆中的多肽或蛋白的组成和浓度的变化来反映靶器官特异的毒性。在蒽环类抗生素引发的心脏毒性模型中，运用蛋白质组学技术发现血清中肌钙蛋白 T 浓度发生变化，可以作为心脏早期损伤的分子标志物。

肝毒性相关蛋白 肝是生物转化和解毒的主要场所，也是毒性损伤的易感靶器官之一，肝脏毒理学是靶器官毒理学的一个重要研究领域。药物性肝损害占药物不良反应的 10% ~ 15%，严重者可致肝衰竭，甚至死亡。所以药物的肝毒性是新药研究中必须要考虑的问题。传统的肝毒性研究方法通常以动物模型为基础，以生化指标和组织病理结果作为毒性检测终点，这些指标大多缺乏高灵敏性和特异性，且描述性

指标多、提示毒性机制的内容缺乏。蛋白质组学技术在肝毒性研究中的应用起步最早，发展最快，并且由中国学者领导组织的人类肝脏蛋白质组学工程（HLPP）正在有计划进行中。毒理蛋白质组学通过比较肝细胞、肝组织在毒物作用前后的蛋白质表达谱变化，可在短时间内筛选出毒物相关的特征性表达蛋白，这些差异蛋白很可能是肝损伤的效应分子或者毒性评价的标志物，利用这些标志物能够实现在安全剂量下进行人体作用机制的研究，而且可以用于新药的研究。

肾毒性相关蛋白 肾是重要的排泄器官，在维持机体体液稳态方面具有很重要的调节作用，不仅如此，在各种疾病状态下，肾的代偿性也很强。肾同时也是机体中毒性损伤的易感靶器官之一，是很多外源性化学或者药物的作用靶点。很多蛋白组学研究已经发现肾损伤和毒性发生的分子机制。肾损伤通常是急性的和可以修复的，但是肾如果反复受毒物或者药物的作用将最终导致肾衰竭。所以利用毒理蛋白质组学寻找有效的分子标志物将可以用来研究外源性化学物的肾毒性机制或者评价药物的肾毒性。

皮肤毒性相关蛋白 皮肤是机体最大的器官，经皮接触是常见的环境污染物进入机体的途径。皮肤能应答很多环境有害因素的刺激，如温度的变化，紫外线和不同的致病原。这些刺激很可能导致皮肤细胞中 DNA 构象发生变化，很多基因和蛋白表达改变或者蛋白发生某种修饰，这些将可能导致皮肤相关疾病的发生。蛋白质组学将为研究这些疾病发生过程中效应蛋白质提供强有力的工具，如在铬经皮进入机体对皮

肤的毒性研究中运用蛋白质组学技术发现了很多和能量代谢、免疫、皮肤毒性相关的蛋白分子。毒理蛋白质组学在皮肤病的发生、诊断和治疗过程中的价值正逐渐显现出来。

心脏毒性相关蛋白 心脏毒性是新药研究中需要考虑的，因为心脏是一些药物治疗过程中的作用靶器官。抗肿瘤药多柔比星（阿霉素）是20世纪60年代后期发现的，尽管在临床试验阶段获得很大成功，但几年后便发现其对患者会造成心脏毒性和心肌病变，为阐明引起心脏毒性的机制，开展了广泛深入的研究。2016年，阿亚尔（Aryal）等用蛋白质组学和质谱分析技术发现，心肌肌凝结合蛋白（MyBPC）在多柔比星产生心脏毒性过程中可被选择性羰基化修饰，作者用动物模型、细胞和重组蛋白进一步验证了这一特殊蛋白的作用机制。羰基化MyBPC的发现是多柔比星心脏毒性研究中的突破，对于理解抗癌药如何产生心脏毒性和如何保护心脏都有重要意义。

神经毒性相关蛋白 很多神经性毒物的毒性作用机制都不是很清楚，蛋白质组学技术的发展使得从蛋白质水平上直接探讨毒物与体内蛋白质的相互作用模式变得可能。而且，蛋白质组学技术在神经性生物标志物方面的研究也日趋增多，主要以发现神经退行性疾病的早期诊断指标为主。

2016年，莫亚阿尔瓦拉多（Moya Alvarado）等综述了用蛋白组学分析技术从阿尔茨海默病（AD）患者淀粉样斑块、外周血液和脑脊液中可分离鉴定出一系列候选生物标志物，如从患者脑脊液中分离的Aβ肽、载脂蛋白A1、载脂蛋白E、前列腺素合成

酶和甲状腺素运载蛋白等，这些生物标志物大多涉及氧化损伤导致的代谢酶改变以及线粒体功能紊乱，这些生物标志物又进一步在AD队列和转基因小鼠模型中得到验证。从以上的应用中可以发现毒理蛋白组学的一些特点：①毒理蛋白质组学的一个最显著的特点是样本来源于病例的组织或体液标本，或是经毒物预处理过的动物细胞模型，尤其是在寻找用于早期诊断及毒性病程相关的生物标志物的研究中，一般以各种靶器官与血清等体液为主，并且应该最终向血清等体液统一。②毒理蛋白质组学以差异表达蛋白为基础，以生物标志物与机制性研究为其主要研究内容，二者相互联系，机制性研究结果可以为特异性生物标志物的获得提供线索，新的生物标志物的发现也可为机制性研究提供新的切入点。③毒理蛋白质组学总体上尚处于发展阶段，其所得结果多为预测与假说，或是对某一假说的验证，还没有形成系统化的实验体系。④毒理蛋白质组学的研究范围还非常有限，主要集中于肝脏毒理学、肾脏毒理学、生态毒理学及药物毒理学等方面，在神经毒理学、免疫毒理学等方面的研究还非常少。⑤毒理蛋白质组学同样具有蛋白质组学技术（尤其是电泳分离技术）重复性差的特点；并且，研究对象多是分离的样本，原位组织研究方面才刚刚开始，有待于进一步的发展。

未来毒理蛋白质组学的发展不仅需要高通量、高灵敏度、自动化的蛋白质组学技术、蛋白分子标志物的定量分析工具的优化等作为技术支撑，更需要通过设计合理的实验方案、采用正确的统计学方法，尤其是流行病学方

法的应用、相关学科的理论与技术支持等建立系统化的实验体系，从而使实验室内与实验室间相同或类似的实验结果具有可比性，达到实验效益的最大化。毒理蛋白质组学将毒理、疾病和蛋白分子变化联系起来，有效地推动了公共卫生事业的发展。

（周建伟 王守宇）

dúwù biǎoguān yíchuán xiàoyìng
毒物表观遗传效应（epigenetic effects of toxicants） 机体细胞在毒物刺激下发生的表观遗传模式的改变，通过调控重要通路的关键基因的表达影响DNA损伤修复、氧化应激、细胞周期调控或凋亡等过程，参与和介导毒作用效应。表观遗传（epigenetic）提供何时、何地及如何应用遗传信息的指令，在时空顺序上控制基因的表达，它不涉及DNA序列改变但可以通过细胞分裂传给子代细胞。表观遗传学是研究从基因演绎为表型的过程和机制的一门新兴的遗传学分支学科。

表观遗传修饰 通过DNA甲基化（DNA methylation）、染色质重塑（chromatin remodeling）、组蛋白修饰（histone modification）、非编码RNA（non coding RNA，ncRNA）几种模式来控制基因的表达。在环境应答状态下，上述几种调控模式相互作用，形成特定的表观遗传调控网络。表观遗传调控最重要的特点是可逆性，且在配子发生和早期胚胎发育中经历重编程过程。表观遗传的跨代传递现象证明了环境因素对亲代的作用可以通过雄性后代的精子传递，这种获得性遗传特性会影响子代罹患疾病的风险。

DNA甲基化 在DNA甲基转移酶的催化下，将甲基基团转移到胞嘧啶碱基上的修饰方式。此

现象广泛存在于细菌、植物和动物细胞中，是 DNA 合成后的一种修饰方式。在原核生物中，DNA 甲基化修饰可发生在胞嘧啶第五位碳原子上，也可以发生在腺嘌呤第六位氮原子上；而在真核生物中，仅发生在胞嘧啶第五位碳原子上；在哺乳动物中，主要发生在 CG 二核苷酸序列的胞嘧啶上，甲基化的胞嘧啶（5MeC）占哺乳动物细胞胞嘧啶总数的 2%～5%。5MeC 在基因组的分布有一定的规律性，哺乳动物基因组里超过 85% 的 CpG 呈分散分布，位于可移动的重复元件即转座子中，最常见的是 Alu 和 LINE-1，这些胞嘧啶的甲基化修饰影响染色体的稳定和基因组的功能，与特定基因的表达并不直接相关；另外 15% 的 CpG 成簇分布，形成所谓的"CpG 岛"，主要分布在基因的启动子区域，其高甲基化与基因转录抑制密切相关。5MeC 也可以通过去甲基化修饰酶的催化作用移除甲基基团重新成为胞嘧啶。去甲基化酶可以介导 5MeC 转化为 5 羟甲基胞嘧啶（5hmC），后者经过进一步反应转变为胞嘧啶，实现去甲基化过程。DNA 甲基化转移酶和去甲基化酶共同作用调控机体基因组 DNA 甲基化变化，精细调控基因的转录过程。

组蛋白修饰　发生在组蛋白上的翻译后修饰，包括乙酰化、甲基化、泛素化、磷酸化、类泛素化、瓜氨酸化及腺苷二磷酸核糖基化等。组蛋白是真核生物染色体的基本结构蛋白，可以由组蛋白修饰酶和去修饰酶对其进行翻译后修饰。组蛋白修饰主要发生在组蛋白伸出核小体的肽链尾部，也可以发生在核小体内部；以赖氨酸和精氨酸残基为主，修饰类型以甲基化和乙酰化最为常见。组蛋白修饰能够影响染色质构象，进而调控基因的表达。组蛋白不同位点的不同修饰之间可以相互影响，彼此之间交互作用，形成"组蛋白密码"。这些密码可以显著增强组蛋白修饰对染色质结构和基因表达的调控能力，使机体能够特异性应对各种环境刺激和生理或病理因素的作用。

非编码 RNA　一类能转录但不编码蛋白质，具有特定功能的 RNA 小分子。主要来源于内含子和转录的基因间序列，它们虽不能翻译成蛋白质，但本身具有多种生物学功能。非编码 RNA 包括微小 RNA（microRNA，miRNA）、长链非编码 RNA（lncRNA）、环状 RNA（circRNA）、piRNA 等。不同的非编码 RNA 的作用模式不尽相同，主要功能是调控基因的转录表达和翻译。其中 miRNA 是一类长度 21～23 个核苷酸，序列在物种间高度保守的非编码 RNA，能够以不完全的匹配方式结合 mRNA，抑制基因的转录和翻译。lncRNA 是长度大于 200 个核苷酸的非编码 RNA，其作用方式多种多样，可以结合蛋白质分子和小 RNA（miRNA、piRNA 等），从而调控基因表达和各种生理、病理过程。非编码 RNA 对基因表达的调控与细胞各种生理功能的密切相关，其异常表达可以引发多种疾病的发生发展。

表观遗传调控机制　表观遗传研究揭示了生命科学中另一种重要的基因调控机制，同时，表观遗传变异的一些重要特征，如可逆性，也使其成为肿瘤等重要疾病治疗、预防的新靶点。环境毒物的表观遗传机制研究证明外源性化学物可通过表观遗传模式改变影响基因的转录活性，进而在化学物诱导的细胞损伤效应中发挥关键的作用。随着高通量甲基化，RNA 深度测序及染色质免疫共沉淀联合测序等技术的广泛应用，毒作用的表观遗传机制得到初步的阐述。许多与环境因素作用相关的差异改变如特定基因甲基化、组蛋白修饰、非编码 RNA 等被阐明。例如，多种化学毒物，如砷、镍、烟草提取物、苯、大气细颗粒物、二噁英等可引起基因组整体的低甲基化和特定基因的高甲基化或低甲基化。内分泌干扰物，如己烯雌酚、持久性有机污染物、双酚 A 及二噁英都已经证明通过表观遗传机制产生毒作用效应；此外多种重金属如砷、镍等可以通过改变组蛋白甲基转移酶，组蛋白乙酰化酶来影响组蛋白的修饰，进而导致染色体结构异常、转录抑制和基因沉默等效应。表观遗传变异和遗传损伤协同作用及相互调控，是环境外来因素诱导细胞毒作用效应的关键环节。表观遗传变异和遗传突变之间的协同作用和调控网络的失衡是一种普遍存在的现象。DNA 甲基化修饰、非编码 RNA 表达、组蛋白修饰异常等影响细胞损伤修复、细胞凋亡、细胞增殖、细胞恶性转化等毒作用效应。

表观遗传的跨代表型继承　环境因素导致的表观遗传修饰的改变可以从亲代传递给子代，即使子代没有直接暴露于环境因子，这种表观遗传标志在代间传递并影响子代表型或疾病易感性。表观遗传的跨代表型继承是由于环境因素在胚胎发育的关键时期改变了生殖系细胞的表观遗传信息，使其发生永久性改变，经过多代传递，产生相应的异常表型或改变子代对毒物作用的敏感性。常见的诱导表观遗传跨代表型继承的环境因素有内分泌干扰物、饮食因素和生活习惯等。DNA 甲基化，组蛋白修饰和非编码 RNA 均在表观遗传跨代表型继承中起到重要作用。

研究任务 如何将 DNA、核小体和染色质水平上的表观遗传调控信息加以整合，阐释复杂的基因表达调控网络是后基因组时代一个重要的研究方向。外来环境因素通过表观遗传变异的机制产生毒作用效应的现象已被证实，但是表观遗传毒理学研究还有许多重要的问题尚未解决。例如，虽然化学物可以干扰表观遗传，但这些表观遗传变异与化学物毒性效应之间是否存在因果关联，是否可以像基因突变一样作为生物标志应用于暴露监测或早期诊断，不同的表观遗传调控模式在环境应激时如何协同作用等。这些问题有待进一步的分子机制和人群流行病学调查来阐述。

(陈 雯)

dúwù dàixièzǔxué

毒物代谢组学 （toxicant metabolomics） 研究毒物在生物体内代谢物及其代谢的途径、产物、调控及研究方法的学科。代谢组学概念是英国学者尼科尔森（Nicholson）等基于核磁共振（NMR）分析技术，于 1999 年正式提出的。代谢组学是研究生物体系（细胞、组织或生物体）受外部刺激所产生的所有代谢产物的变化的学科，关注的对象是分子量1000 以下的小分子化合物。代谢组学是继基因组学、转录组学和蛋白质组学之后发展起来的一门新兴的学科。尽管基因组学、转录组学和蛋白质组学可以直接或间接反映毒物的毒性作用，但这种毒性效应很难与传统的毒理学效应的终点紧密联系起来，它们

只能反映引起终点变化的可能性。而代谢组学通过分析与毒性作用的靶位和作用机制密切相关的生物体液中的代谢产物谱随时间的变化，可以确定毒性作用的靶器官和组织、毒性作用的过程和生物标志物，从而进行毒理作用机制研究或评价化合物毒性。

研究内容 代谢组学的研究领域主要包括：①目标分析，针对某种特定代谢产物进行分析。②代谢产物谱分析，对某一类结构、性质相关的化学物，或某一代谢途径的特定代谢物进行定量分析。③代谢产物指纹分析，对代谢产物进行高通量的定性分析。④代谢组学分析，对某一生物或细胞所有小分子量代谢产物进行的定性和定量分析。⑤代谢表型分析，对某一生物或细胞的代谢产物进行定性和定量分析，根据代谢产物来对有关生物或细胞进行分类和鉴定。

在代谢的过程中，小分子代谢产物是这一过程的最终结果，它能够准确地反映生物体系的状态。代谢组学研究所关注的正是这些小分子的代谢产物。作为一门新兴学科，代谢组学有以下优点：①检测更容易。基因和蛋白表达的有效的微小变化会在代谢物上得到放大。②不需要特征化的数据库。代谢组学的技术不需建立全基因组测序及大量表达序列标签（EST）的数据库。③种类少。代谢物的种类要远小于基因和蛋白的数目。每个个体基因至少有几万甚至几十万个，而代谢产物最多也就数千个。④代谢产物具有通用性。因为代谢产物在各个生物体系中都是类似的，所以代谢组学研究中采用的技术更通用。

研究方法 代谢组学研究的

技术平台包括样品制备，代谢产物检测、分析与鉴定，以及数据分析。样品的制备即用水或有机溶剂分别提取，再用萃取、亲和色谱等进行预处理。代谢产物的检测、分析与鉴定是代谢组学技术的核心部分，其中分离技术通常有气相色谱、液相色谱、毛细管电泳，检测及鉴定技术通常有核磁共振、质谱、光谱、电化学等，在毒理学中最常用的是核磁共振及质谱，两种方法各有优缺点，需要在不同研究中灵活选用。

应用 代谢组学已经广泛应用于毒理学和药理学（如药物安全性评价、生物标记物的鉴别及毒性的分类和筛选等）、功能基因组学（如鉴别和确证动物模型）、疾病诊断、环境毒理学等。

研究毒物作用机制 毒物作用机制的研究就是研究毒物在毒性损伤中所起的作用及其如何发挥作用。结合各种模式识别方法的代谢组学技术能够对生物体液和组织中的小分子代谢物进行检测、定量和分类，从而揭示毒理学机制。传统的毒理学实验既耗时又难以确定毒物作用机制，而通过某种代谢物变化的特征作为一种特定指纹来判断毒物作用机制，可以弥补传统研究方法的不足。代谢组学技术应用于毒性作用机制的研究，其基本原理是毒性破坏正常细胞的结构功能，改变代谢途径中内源性代谢物的稳态，从而通过直接或间接效应改变细胞体液成分。生物体液图谱中所检测到的是成百上千种代表着不同代谢路径的化合物，对机体改变和损伤的代谢层面上的信息能很好地表征这种改变和损伤。用代谢组学方法揭示的生物化学变化很容易与传统手段的测定结果相联系，更容易发现药物作用

的生物化学物质基础和作用机制。

药物的临床前安全性评价
临床前安全性评价是确定新药安全性能指标并降低其毒副作用的重要技术手段，其主要目的是提供新药对人类健康危害程度的科学依据，预测上市新药对人体健康的危害程度。它涉及药物毒性损害的剂量、药效毒性安全比、毒性作用靶器官、毒性作用持续时间、蓄积毒性及药物结构与毒性强弱关系等多项内容。安全性评价必须在保证检测数据可靠性的同时，引进新技术和新方法。代谢组学能够快速、有效地分析多条代谢通路，帮助定位靶组织及判定毒副作用程度，寻找相应的生物学标志，大大缩短了新药安全性研究的周期。美国食品与药品管理局（FDA）已经接受代谢组学研究的结果作为新药申报和注册的重要参考指标。代谢组学已经作为一种独立的技术被广泛地应用于候选药物的毒性评价。安全性历来是中药临床应用中倍受关注的问题，也是中药国际化的主要障碍之一。由于中药成分复杂，具有多靶点交互作用的特点，在毒性的发生上有时难以用单一器官或组织的毒性反应来评价。尿液等终端代谢物反映的是机体各种细胞、组织和器官功能变化的总和，根据代谢组的变化评价中药的毒性反应，不仅更简便快速，并且可能从代谢物角度解释中药作用机制，开辟中药药理研究的新思路。

确定毒物作用靶器官及器官特异性新的生物标志物 生物标志物是指能反映生物体系与环境因子相互作用所引起的任何可测定的改变。对生物标志物的研究是认识接触毒物水平，探讨毒物接触与健康损害关系的一种重要

手段。代谢组学研究代谢指纹图谱，它不仅研究毒物本身的代谢变化，而且主要研究毒物引起的内源性代谢物的变化，更直接反映体内生物化学过程和状态的变化。以代谢组学进行毒理研究的基本方法是运用各种分析手段定量检测生物样本中的小分子代谢物，比较正常样本与毒性作用时样本多参数代谢物水平的动态变化，使用多元统计分析或智能算法发现一个或一组毒性作用的分子标记物，从而进行毒理作用机制研究或评价化合物毒性。生物体液中的代谢物与细胞和组织中的代谢物处于动态平衡，生物体中细胞功能异常一定会反映在生物体成分的变化中。

代谢组学正处于快速发展的阶段，日益成为研究的热点。高通量、高分辨率的分析技术与生物信息学相整合，对生物代谢层面进行研究，提供了了解生物体的独特视角，也必将在药物开发、临床诊断和预防及营养科学等方面发挥越来越大的作用。代谢组学技术平台已逐步建立，综合应用代谢组学数据、基因表达数据和蛋白质组学数据并使用多元统计分析方法，能够为揭示生命活动的本质和规律提供全面框图。

（周建伟　王守宇）

guǎnlǐ dúlǐxué

管理毒理学（regulatory toxicology） 将毒理学研究成果应用于外源物质危害管理的应用学科。又称法规毒理学。管理毒理学是毒理学与管理学尤其是行政管理学的交叉学科，是现代毒理学中较为年轻的分支和重要组成部分，在外源物质特别是外源化学物危害与风险管理中发挥着越来越重要的作用。管理毒理学的根本任务，是为制定化学物潜在危害的

管理和控制决策提供科学依据。具体地说，管理毒理学者要根据外源化学物在经济与社会生活中的重要性、生产数量、接触者人数及可能对人体健康和环境的危害，从众多化学物质中，提出优先进行毒理学研究及危险管理的化学物质名单；不断收集国内外已有的文献资料和研究成果，对有毒有害化学物质进行规范性试验研究和危险性评价；根据毒理学资料，为政府的化学物质危害控制和管理部门对新化学物质生产审批和禁止某些化学物质生产、销售及使用提供依据。同时，为控制化学物质对接触者和环境的危害，参与各类卫生标准的制订；对化学物安全性评价和危险度评定的方法学进行研究，不断地改进评价方法和扩展应用。

简史 管理毒理学是随着外源化学物及其危害的不断涌现和现代毒理学的发展而逐步形成的。人类对外源化学物的法规管理，可以回溯到 20 世纪早期。美国在 1906 年通过了《食品药品法》（*Pure Food and Drugs Act*）；而在1930 年，美国食品与药品管理局（FDA）成立；1937 年，因服用磺胺造成至少 107 例死亡，其中绝大部分为儿童的事件，引起了社会的极大震动，促成《食品药品法》的全面修改，并于 1938 年通过了美国联邦《食品、药品和化妆品法》（*Federal Food, Drug and Cosmetic Act*）。这个法律首次规定了新产品上市前必须报审以确保安全，授权 FDA 制定相应法规并授予其现场检查及其他行政执法权。20 世纪 40～50 年代开始，随着大量人工合成化学物进入人类社会，以及陆续发生的一系列的公害事件如水俣病、反应停、有机氯农药等，各国政府都

陆续制定了相应的法律、法规和指导原则，加强了各类外源物质对人类和生态环境危害的管理。1975 年，美国 FDA 在对几家毒理试验机构的检查中，发现了这些机构的毒理学研究普遍存在着质量粗劣甚至造假欺骗等重大问题，进而制定和颁布了《良好实验室规范》（Good Laboratory Practice，GLP），开始以法规的形式管理和规范毒理学安全评价研究。至此，管理毒理学作为现代毒理学的一个分支应运而生。1981 年管理毒理学与药理学杂志创刊；1984 年国际管理毒理学与药理学学会正式成立。1994 年，中国毒理学会管理毒理专业委员会成立，在随后的 20 多年里举办了一系列的学术活动和国际交流。

研究内容 管理毒理学旨在通过对外源有害物质的科学管理达到保护公众健康和生态环境的目的，涉及的研究对象不仅包括医药产品、工业化学品、化妆品、农药、食品用化学物、环境污染物，以及日用化学品等传统化学物，也包括了转基因产品、新资源食品、纳米材料等新材料和新产品。管理毒理学的研究内容可以分为"科学"和"艺术"两大部分。"科学"主要是用实验毒理学和人群流行病学方法，搜集化学物毒性及其对生物体的作用的资料，旨在探索和研究化学物与生物体之间作用的客观现象和本质，为合理地制定法律法规及各种管理控制措施提供必不可少的科学依据，这是描述毒理学及其相关领域专业人员的主要任务和作用；而"艺术"则研究如何把上述资料应用于公众政策的制定及其决策过程，包括通过法律和法规来影响和约束人类行为，这部分工作主要是由在政府管理机构中工作的管理毒理学专业人员来完成和实现的。"艺术"的比重和作用远大于毒理学的其他分支领域，是管理毒理学的一个最显著的特点。

政府管理部门一方面在对外源化学物进行安全性评价和管理决策时，高度依赖毒理学的基本原理和实验数据用于食品与药品安全、职业病防治与劳动保护、环境与生态危害管理等，是国家立法和政府宏观管理的决策依据，也是实验毒理学研究的目标之一。另一方面，为了保证这些依据的科学性和可靠性，政府管理部门又制定和颁布了试验指导原则和质量管理规范，如 GLP 等。这些法律法规的制定和实施，对毒理学提出了更高的要求，加强了毒理学试验研究的规范性，极大地促进了现代毒理学相关领域的进一步发展。

研究方法 主要采用搜集、整理和评价流行病学和实验毒理学资料的方法，研究这些资料如何作为科学依据应用于立法和管理决策。对外源化学物危害的管理和决策过程，主要是通过化学物的风险评估（又称危险度评定）、风险管理和风险交流，其中风险评估是管理毒理学的核心。

风险评估 在常用的方法中，普遍地把化学物的致癌效应与其他毒性反应区别对待，现行的法律法规对化学致癌物的评定和管理有很大的差异。对非致癌物，管理部门一般都接受建立在每日允许摄入量（acceptable daily intake，ADI）基础上的标准安全评估公式［美国国家环境保护署（EPA）采用参考剂量以避免使人误认为接触毒物是可以接受的］。化学物的 ADI 是从相对于动物实验未观察到有害效应的水平的人

体相当剂量推算出来的。推算的安全系数一般是 100。当某化学物的估计人体接触水平低于 ADI 时，此化学物或此化学物的一定接触水平就被认为是"安全"的。只有当接触水平高于 ADI 时，管理部门才会考虑采取相关法律所规定的措施。但是，这种针对一般毒物的传统处理方式并不适用于致癌物的评定与管理。一般认为，不能假定致癌化学物存在着"安全"剂量或阈值，任何动物实验证实的致癌物也应该只被看作是潜在的人类致癌物。各国的管理部门仍然一般认为没有一个具体的人接触水平可以被认为是无危险的，还是非常慎重地对待就某些化学致癌物建立"安全"阈值的做法。

管理毒理学中风险评估常用的原理和方法还有：①零危险度。可追溯至著名的德莱尼（Delaney）条款——1958 年之前，美国颁布的食品添加剂修正案，要求在得到 FDA 批准使用前，任何食品添加剂都必须被证明是"安全"的。这个条款一直被认为是美国国会的一种绝对化危险-效益评判，认为任何食品添加剂带来的效益，都不可能大于其可能产生的致癌危险性。②可忽略危险度。由于致癌物的危险也取决于其剂量和强度，因此可以通过把人类接触降低到某个较低水平来减少危险度，在此水平下接触的潜在危险可以小到可被忽略程度，即可忽略危险度而无须考虑别的标准。美国 FDA 已经用此概念来管理某些种类的环境致癌物。例如，1962 年德莱尼条款修正案规定，如果在接受治疗动物的可食用组织中没有发现残留物，就可以批准有致癌性的药物用于食用动物；而 1996 年对该法的进一步

修订后则明确，如果预估的致癌危险性非常小（在百万分之一水平），FDA 将允许这种有致癌性的农药在食物中存在。任何"可忽略的"或"极小的"危险度，都必须有数据来说明其致癌强度。这对于管理机构有权要求申请者进行相关实验的化学物的管理而言问题不大，但对于已经上市的化学物管理则并非易事。同时，这种方法还要求有一个能对低剂量接触的致癌危险性进行定量评定的方法。然而当有毒物质的接触不能降低到很低水平时，可忽略危险度评定方法将无法实际应用。③权衡法。各种权衡法的共同特点是要求管理部门在管理化学品时，除了考虑化学品对人类健康的危害外，还要权衡别的因素。例如，美国《职业安全与健康法》规定在制订职业卫生标准时除了考虑化学品的健康危险性外，还要考虑降低接触的技术可行性，控制接触所需的开支。美国《联邦杀虫剂、杀菌剂和杀鼠剂法》规定，EPA 在决定是否允许农药注册上市时，必须权衡农药对各方面的影响包括其增加产量的作用，以及对使用者、消费者和自然环境的有害影响。美国《有毒物质控制法》则使用更明确的规定，要对化学物的危险和效益进行权衡，并进一步要求采取"最小负担"来控制化学品的使用和接触。

风险评估和利-害评价有异同之处。风险评估有三个基本原则，符合其中一个以上即可做出判断和决定。①基于公平性的原则：这个标准旨在保护所有的个体，在现实工作中，是设定一个表示最大危险度水平的安全界限即上限，没有任何个体应当暴露于此安全界限之上，如果危险度表征发现某种风险高于此安全上限，那么不论其能带来多大的利益或收益，都是不能接受或许可的。②基于平衡的原则：在平衡应用降低危险度的预防措施所带来的利益和这些措施本身的费用之后，确定一个可以容许的危险度暴露水平，即有限接触的危险度。③基于技术可行的原则：无论任何情况下，现有的技术、管理和组织措施均可足以控制危险度，因此，可以接受和允许更广泛地接触暴露。

现有管理方式　虽然各国对化学品危害的管理方式有诸多不同，但可归纳为上市许可、行政报备和登记三类管理方式和制度。①许可制度：是指在产品上市前必须申报，只有在管理机构认为安全和有效并且批准后方能进入市场，是较为严格的一种管理方式，主要用于管理人用和兽用药品及农药等。许可制度的核心是颁发许可证。许可证本身是由管理机关颁发的、允许某产品上市的书面公文，具有时限性，是上市前的一种授权申请。典型的许可制度一般包括申报、立案、审理、答辩和批准（或不批准）等主要环节。其中申报通常是指按照管理机构规定的格式和要求的内容，报送有关产品的详细资料包括毒理学安全性评价的资料和报告。欧美、日本等国对人用和兽用药品及农药的管理，中国对药品的管理，都采用这种管理制度。②登记制度：化学物本身不需逐个申报，但其生产制造、销售和使用必须在管理部门登记，主要用于工业化学物的管理。登记制度又分为自愿登记和法定登记，前者指管理机关请求而非强制化学品制造单位申请登记，如英国的保健品和食品加工业采用的自愿登记制度；后者指按照法律法规要求必须登记，如美国新化学物上市前的登记。中国的新化学品的环境管理，也采用登记制度。但是，各国的登记制度在其方法和程序上也有许多不同之处。例如，欧洲和日本的基本做法是要求申请者在生产制造前提供一套基本资料，而美国 EPA 可以要求生产制造单位提供有关资料，但没有被授权要求他们递交一套基本资料。③报备制度：是指已在官方允许目录范围内的化学成分，按照类别向管理机构备案，不需按产品逐个上市前报批，这种方式管理的产品有化妆品、食品添加剂等。

此外，认证也是一种管理方式和制度。认证一般是指官方或民间机构对某单位资格（或文件）的证实。例如，英国对临床试验机构的认证，中国对新药研究的临床前试验机构和临床试验基地，以及对农药毒理试验机构的认证等。另外，国际实验动物管理认可委员会（AAALAC）和中国对动物实验单位的认可和许可，也属"认证"管理范围。

同邻近学科的关系　管理毒理学是行政管理学与应用毒理学的交叉学科，与行政管理学、法律法规学、社会学与社会管理学、流行病学及统计学等诸多学科关系密切。在现代毒理学的各应用领域中，管理毒理学与实验毒理学、食品毒理学、药物毒理学、工业毒理学、环境与生态毒理学、临床毒理学、分析毒理学、安全评价与危险度评定或风险评估等许多分支学科有着广泛而密切的联系。而生态系统和靶器官毒理学及其研究成果，也被广泛地应用于管理毒理学。随着危险度评定中机制模型或以机制为基础的风险评估方法的应用，管理毒理学与机制毒理学、分子与生化毒理学、生物标志及分子流行病学等现代毒理学基础领域的关系，也越来越密切。

应用 在外源物质特别是化学品危害管理方面，无论是法律法规还是管理决策的制订与执行，都依赖于毒理学研究作为科学依据即管理毒理学的应用。国际上主要采用公约和协调的方式。国际性机构包括联合国的有关组织和机构如国际化学品安全规划署（IPCS）、国际潜在有毒化学物登记中心（IRPTC）、国际环境咨询系统（INFORTERRA）、食品法典委员会（CAC）、欧盟医药产品评价署（EMEA）等。由联合国或国际组织发起，许多国家承诺的国际性公约有《关于在国际贸易中对某些危险化学品和农药采用事先知情同意程序的鹿特丹公约》（PIC 公约）、《关于持久性有机污染物的斯德哥尔摩公约》（POP 公约）、《全球化学品统一分类和标签制度》（GHS）等多部旨在控制化学品环境、健康危害的重要国际公约。2006 年，在联合国环境署（UNEP）的组织下，又通过了《国际化学品管理战略方针》（SAICM）等。SAICM 的核心内容就是减少化学品在生产、使用中对环境和人体健康的不利影响。2010 年，UNEP 开始启动了汞公约的谈判进程，进一步加速汞的全球淘汰行动。特别是联合国通过的 GHS 和欧盟 2007 年推出的《关于化学品注册、评估、许可和限制制度》（REACH），对全球贸易和环境产生着巨大的影响，在国际上引起了广泛的关注。

各个国家的法律体系和管理机构设置有所不同，但基本上都是按照化学品的终用途来分别制定法律，设置相应的执法机构并由他们发布相应的法规、指导原则或卫生标准，由这些机构按照法律法规实行分类管理。例如，美国有《食品、药品和化妆品法》《有毒物质控制法》《联邦杀虫剂、杀菌剂和杀鼠剂法》（即农药法）、《职业安全与健康法》《消费品安全法》，以及其他相关法律，并分别以 FDA、EPA、职业安全与健康管理局和消费品安全委员会为专项执法机构并承担相应的管理责任。中国这方面的法律，隶属于行政法体系的专门法，先后颁布了《中华人民共和国药品管理法》《中华人民共和国食品卫生法》《中华人民共和国环境保护法》《中华人民共和国职业病防治法》《农药管理条例》等，并根据这些法律发布了相应的行政法规、行政规章，包括《新药审批办法》《新化学物质环境管理办法》《农药登记资料规定》《食品添加剂卫生管理办法》和《新资源食品卫生管理办法》等，实施多部门共同管理的体系，并据此制定了一系列国家和部颁标准。

这些法律法规的制定和实施，在极大地拓展了毒理学的研究范围和领域的同时，也通常规定着要进行哪些毒理学的研究以满足产品进入市场的管理要求。为了保证申报中实验方法的一致性和试验结果的可靠性，各国的化学品的管理体系中，还都包括 GLP 和关于实验动物管理和使用的规定，故这些用于行政报审的毒理学试验又称为"规范试验"。而如何进行毒理学规范试验的科学性和技术性问题，则用颁布的指导原则或标准试验程序予以指导。

各国有关实验动物福利的法律法规和管理规定的实施应用，也对毒理学的实验研究有着重要的影响。中国的实验动物工作也正在向规范化、法制化的管理和国际接轨的方向迈进。2005 年 12 月，中国首家毒理学研究机构获得认证，成为国内第一个通过 AAALAC 认证的动物实验研究机构，带动了中国实验动物管理与使用的国际接轨。截至 2017 年 5 月，中国已经有 68 家机构通过了 AAALAC 的认证，其中半数以上是毒理学研究和安全性评价机构。

有待解决的重要课题 政府在确定管理某种物质之前，至少应该确定两个问题：第一，必须证明此物质可以对接触人群产生危害；第二，必须证明人有可能接触到此物质，并在此接触条件下会对人体产生危害，否则就很难证明政府介入控制化学物接触的合理性。同时，大多数管理化学品的法律和法规还要考虑社会成本和经济成本，实际可行性或可操作性，管理所造成的后果和需要付出的代价。各国普遍采用的因化学物与终用途而异的分类立法和单部门管理方式，使得法律法规和管理机构之间往往并无有机的联系和衔接，可能会造成过度监管或监管不足两种后果。如何解决这个难题，是全世界共同面临的挑战，也是管理毒理学中最重点的研究课题。与此同时，中国按用途实行多部门共同管理的模式，也渐显现由于职责不清而存在的效率低下、管理缺失或重复执法的弊端，亟待改进和完善。针对可以通过上市申请和上市后监控的某些化学物，可以进行横向管理，而不是按照其用途分类管理，但是这些尚在研究和尝试阶段，还未得到管理机构的认可。

（付立杰）

guīfànxìng dúlǐxué shíyàn zhǐdǎo
yuánzé

规范性毒理学实验指导原则

（guideline for normative toxicity test） 在管理毒理学中，管理机构根据法律法规授权所发布的用于指导如何设计和实施规范性试验的指导文件。此类文件旨在为报审所用的规范性试验提供统一标准，以便政府管理机构将来接受遵照这些文件完成的试验结果。指导原则与法规性规范的根本区别，是前者理论上不具有法律效力，管理机关允许偏离指导原则或采用不同于指导原则的其他方法。在中国，类似的指导文件以标准程序、试验准则或标准的形式由管理机构发布，可能具有一定的强制性作用或法规效力。

国际指导原则 政府相关机构对毒理学的管理，主要是通过规定报审所需试验项目、颁布对实验机构和实施试验项目的基本要求即规范如 GLP，以及指导实验设计和实施的一般原则即指导原则等方式予以实施。

权限 管理机构是否有权规定产品报审需要做哪些项目，取决于法律和法规是否有明确的规定和授权，以及所授权限的范围。换言之，管理机构的这些规定仅限于自己授权范围内的产品和权限，具法律效力。例如，美国食品药品法没有明确授权美国食品与药品管理局（FDA）具体规定药物和食品添加剂的报审需要进行哪些试验项目，因此 FDA 传统上只提供这方面的咨询，发布了各类实验的一般原则，于 1983 年汇编成《直接食品添加剂和食品着色剂安全性评估的毒理学原则》，即著名的"红皮书"。红皮书叙述了 FDA 认为评估添加剂安全性所必须进行的实验类型。因

为是以导则的形式而不是以规范的形式发布，所以人们可以根据添加剂使用目的、人体接触水平以及系列实验结果作相应调整。该书其后的修订版，继续延续着这一传统做法。而《联邦杀虫剂、杀菌剂和杀鼠剂法》（FIFRA）明确规定了农药必须提交农药的毒理学研究和其他类型研究报告，以供美国国家环境保护署（EPA）对农药安全性进行评估。该法律也要求 EPA "公布指导原则，以明确规定农药的注册需要哪些资料，并及时更新修订"。因此，EPA 通常在联邦法规汇编上公布其管理项目的毒理学实验指导原则或准则。FIFRA 有关健康效应的实验准则也发布在联邦政府通报上，也可以直接向 EPA 索取。

特点 指导原则本质上只是代表了管理机构关于如何实施规范实验的意见和建议，着重于科学性和技术层面。指导原则的共同特点：①通用性。即一般不考虑某一化学物的特殊性，只是提供原则，如实验动物物种与数目、剂量设计与分组、观察指标和实验周期等。②灵活性。充分考虑到化合物的特性与实验室条件的不同，它们的制定尤其是修订一般具有相当的灵活性，如 1996 年 EPA 公布的致癌评估导则的修正草案。修正后的准则在致癌危险评估时更具灵活性，在危害识别时可以使用几种类型的数据，包括生物学、药动学和肿瘤发展方面的数据。③时间性。随着科技的进步和发展，以及数据的不断积累，为防止过时，指导原则都会不断地修订更新。

国际一体化 尽管这些指导原则针对的产品类型不同并且由不同的管理部门制定，但实际上他们都非常雷同，这就形成了跨

部门的协作和国际一体化趋势。例如，美国曾依据《有毒物质控制法》（TSCA），设立了一个跨部门的毒性实验机构协调委员会（ITC），其成员包括 EPA、美国职业安全与健康管理局、环境质量理事会、国家职业安全与卫生研究院、国家癌症研究所、国家科学基金会以及商业部。该委员会建议应该检测的化学品名单以及检测的优先顺序。一旦 ITC 提出对某一化学品进行检测的建议，EPA 必须在 12 个月内开始实验。如果 EPA 决定不检测，则必须在此期限内公布不检测的理由。

人用药品注册技术要求国际协调会（International Council of Harmonization，ICH）：正式成立于 1990 年，由欧盟国家、日本和美国的药政管理机构和制药行业代表共同组成，旨在通过国际协调，用统一的技术标准、指导原则和报审文件格式，来改进和提高新药研发与注册登记的效率，已正式发布了 80 多个指导原则和技术文件，其中临床前安全评价试验的指导原则 14 个，成功地推动着全球新药研究开发及其国际化进程。2017 年 6 月，中国正式成为 ICH 成员国。全球化学品统一分类与标签制度：2003 年由国际劳工组织、经济合作与发展组织（OECD）和联合国危险货物运输专家委员会三个国际组织共同提出，对化学品的 27 类危害进行分类定级管理的规范性文件，于 2008 年在全球范围内实施，旨在统一对世界各国不同的化学品分类方法，最大限度地减少化学物对人类健康和生态环境的危害。欧盟关于化学品注册、评估、许可和限制制度：是欧盟国家经过多年的反复酝酿修改而形成的一项管理法规，旨在对所有进入欧

盟国家市场的化学品实行立法管理和控制，已经陆续制定并发布了一些技术文件和指导原则。

中国指导原则 二十世纪八九十年代以来，中国开始规定报审产品的实验项目要求，并陆续制定和公布了一些试验指导原则，用于实验方法和程序的标准化管理。中国对药品、农药和环境化学物的毒理学试验项目均有明确要求。中国的新药申报资料，分为四个部分，其中的第三部分药理学和毒理学资料中就明确要求必须有急性毒性、慢性（长期）毒性、局部和全身免疫毒性、光毒性、溶血和刺激试验、致突变试验、生殖发育毒性试验、致癌性试验、药物依赖性试验，以及非临床药代动力学、有效成分毒性相互反应等一整套毒理学试验的研究资料。中国的《农药登记资料规定》由农业部 2001 年制定发布，并于 2008 年进行了修订，对毒理学资料也提出了明确的要求（表1）。在化学物环境管理方面，《新化学物质环境管理办法》由国家环境保护总局 2003 年 9 月 12 日发布，2003 年 10 月 15 日施行，并据此制定了《新化学物质申报指南》，对化学物登记的毒性资料作了明确的规定，并要求"新化学物质的生态毒理学数据必须包括在中国境内用中国的供试生物完成的测试数据"。2010 年 1 月 19 日，环境保护部又发布《新化学物质环境管理办法》（7 号令），并于 2010 年 10 月 15 日正式实施。按照正在制定中的《新化学物质申报登记指南（征求意见稿）》，分别对新化学品登记的一般毒理学和生态毒理学最低数据有明确的要求（表2 和表3）。

为了统一实验方法，加强实验的科学性和标准化，中国在颁布上述规定和要求的同时，陆续制定了相关的指导原则和标准程序。例如，卫生部于 1983 年颁布了《食品安全性毒理学评价程序》试行草案，并于 1994 年以国家标准的形式颁布了《食品安全性毒

表 1　中国农药登记资料毒理学要求

第一部分	第二部分	第三部分
急性经口毒性试验	致突变试验	生殖毒性试验
急性经皮毒性试验	亚慢性经口毒性试验	致畸试验
急性吸入毒性试验	亚急性吸入毒性试验	慢性毒性和致癌试验
眼睛刺激性试验	亚急性经皮毒性试验	毒物代谢动力学试验
皮肤刺激性试验	微生物农药致病性试验	迟发性神经毒性试验
皮肤致敏性试验		人群接触毒性
中毒/急救/治疗	中毒/急救/治疗	相关杂质毒性、ADI/TADI 中毒/急救/治疗

表 2　中国环境化学物登记的一般毒理学最低数据要求

数据要求	一级 1≤Q<10	二级 10≤Q<100	三级 100≤Q<1000	四级 Q≥1000
急性毒性	√	√	√	√
28 天反复染毒毒性	√	√	√	√
致突变性	√	√	√	√
90 天反复染毒毒性		√	√	√
生殖/发育毒性			√	√
毒代动力学			√	√
慢性毒性				√
致癌性				√

Q 为申报数量，单位：吨/年

表 3　中国对化学品登记的生态毒理学最低数据要求

数据要求	一级 1≤Q<10	二级 10≤Q<100	三级 100≤Q<1000	四级 Q≥1000
藻类生长抑制毒性	√	√	√	√
溞类急性毒性	√	√	√	√
鱼类急性毒性	√	√	√	√
活性污泥呼吸抑制毒性	√	√	√	√
吸附/解析性	√	√	√	√
降解性	√	√	√	√
蚯蚓急性毒性试验	√	√	√	√
鱼类 14 天延长毒性试验				√
溞类 21 天毒性试验				√
生物蓄积性				√
鱼类慢性毒性试验				√
种子发芽和根生长试验			√	√

Q 为申报数量，单位：吨/年

理学评价程序》（GB 15193.1-1994）和《保健食品安全性毒理学评价程序和方法》（2003 年版），并于 2003 年修订后出台了《食品安全性毒理学评价程序》（GB 15193.1-2003），2014 年又进行修订后发布了《食品安全国家标准 食品安全性毒理学评价程序》（GB 15193.1-2014）。在化妆品方面有《化妆品安全性评价程序和方法》（GB 7919-1987）和《化妆品卫生规范》（卫生部，2002 年版、2007 年版）、《化妆品安全技术规范》（2015 年版），后者对化妆品安全评价程序和毒性实验方法进行了大量补充和修改。在农药方面有《农药安全性毒理学评价程序》（卫生部/农业部，1991）和《农药登记毒理学试验方法》（GB/T 15670-2017），后者包括急性、亚慢性、慢性、致畸、致突变、毒代动力学等 28 项试验方法；还有《国家环境保护局化学品测试准则》（1990）和《新化学物质危害评估导则》（HJ/T 154-2004）。这些指导原则和标准程序，为化学物安全性试验单位开展登记或报审所需的毒理学研究工作提供了统一的原则和方法，规范了管理毒理学内容，提高了试验报告和申报资料的科学性、客观性和可比性，发挥了重要的历史作用。但是，由于一些早期的指导原则和国家标准，主要是针对国内的需求和实际，难以适应当今化学物危害管理和控制的需要，以及国际接轨的要求，也已落后于毒理学科的进步和发展，客观上迫切需要对现有的指导原则和国家标准进行修订和完善，加快制定和颁布一些新的指导原则和国家标准，以满足国家经济和社会的发展。

遵照《中华人民共和国药品管理法》《中华人民共和国行政许可法》及其他相关法律法规，国家食品药品监督管理总局（CFDA）先后颁布了近百个指导原则，其中 20 多个涉及毒理实验和安全评价，包括化学药、中药和天然药、生物制品，以及安全评价程序等（表 4），基本上涵盖了所有药物的毒理学试验，满足了实施药物安全评价的需求。

中国环保部、农业部、卫生和计划生育委员会、CFDA、国家质量监督检验检疫总局等，分别开始了加快制定和修订指导原则和国家标准的工作。其共同特点，是本着逐步与国际相关标准接轨的原则，对于已经比较成熟的、被多数国家和组织认可的 OECD 和美国 FDA 或 EPA 方法，原则上予以接受。同时充分考虑国情，进行了适当调整。例如，农业部自 2006 年以来组织修订了 1997 年发布的试验准则（国家标准），在与登记资料规定相适应的同时，强调了与 OECD、欧洲和地中海植物保护组织（EPPO）、欧盟、美国有关试验准则相协调。作为环保部《新化学物质环境管理办法》（2010 年）实施配套措施，新化学物质危害评估导则正在修订中，化学品测试导则的修订业已立项。2009 年起，CFDA 新药评审中心（CDE）正式改变了其以往制定技术指导原则的方式，开始采用翻译和"转换"国际/指导原则的策略，并于 2010 年 5 月正式颁布了第一个由 ICH "转换"而来的试验指导原则——《药物致癌试验必要性的技术指导原则》。这些观念和策略上的重要转

表 4　中国药物的毒理学及相关规范试验与安全评价指导原则

药物分类	指导原则
化学药/中药、天然药物	药物遗传毒性研究技术指导原则（2018 年颁布）
	药物单次给药毒性研究技术指导原则（2014 年颁布）
	药物重复给药毒性研究技术指导原则（2014 年颁布）
	药物刺激性、过敏性和溶血性研究技术指导原则（2014 年颁布）
	药物安全药理学研究技术指导原则（2014 年颁布）
	药物 QT 间期延长潜在作用非临床研究技术指导原则（2014 年颁布）
	药物毒代动力学研究技术指导原则（2014 年颁布）
	非临床安全性评价供试品检测要求的 Q&A（2014 年颁布）
	药物非临床药代动力学研究技术指导原则（2014 年颁布）
	药物生殖毒性研究技术指导原则（2012 年颁布）
	药物致癌试验必要性的技术指导原则（2010 年颁布）
	药物非临床依赖性研究技术指导原则（2007 年颁布）
	细胞毒类抗肿瘤药物非临床评价的技术指导原则（2006 年颁布）
	中药、天然药物免疫毒性（过敏性、光变态反应）研究技术指导原则（2005 年颁布）
	新药用辅料非临床安全性评价指导原则（2012 年颁布）
生物制品	生物类似物研发与评价技术指导原则（试行）（2015 年颁布）
	细胞治疗产品研究与评价技术指导原则（试行）（2016 年颁布）
	预防用疫苗临床前研究技术指导原则（2010 年颁布）
	预防用 DNA 疫苗临床前研究技术指导原则（2003 年颁布）
	预防用病毒为载体的活疫苗制剂的技术指导原则（2003 年颁布）
	联合疫苗临床前和临床研究技术指导原则（2005 年颁布）
审评一般原则	治疗用生物制品非临床安全性技术审评一般原则（2007 年中心批准）
	预防用生物制品临床前安全性评价技术审评一般原则（2005 年中心批准）
	生物组织提取制品和真核细胞表达制品的病毒安全性评价的技术审评一般原则（2005 年中心批准）

变，极大地加快了制定和修订毒理学研究指导原则和国家标准的步伐，也为中国的化学物管理体系的国际接轨奠定了良好的基础，迈出了坚实的步伐。

（付立杰）

liánghǎo shíyànshì guīfàn

良好实验室规范（good laboratory practice，GLP）

用来管理毒理学和安全评价试验机构即非临床试验实验室规范性实验研究的一类行政法规或管理规定。GLP是用于规范相关产品毒性试验和安全性评价研究的管理体系，是一种具有法律效力的、操作性极强的规程和操作细则。它不但提出目标、标准和要求，还提供非常具体的操作程序和质量保证机制，其目的是组织和管理从业科技人员的研究行为，促使科研数据的质量和可靠性，防止主观性、随意性与偶然失误、遗忘等人为因素引起假阴性和假阳性结果，以及弄虚作假的恶劣行为，其实质是"事前管理""预防性管理"。GLP本身并不是管理评价实验研究内在的科学性和科学价值，而主要是要保证实验结果的可靠性、可重复性、经得起审核，并且可被国际认可。

发展历程　在20世纪70年代早期，美国管理机构对毒理实验机构的调查发现，多家机构存在着诸多的管理缺陷，实验研究质量的各个环节都有不少问题，甚至有故意造假的情况，无法保证研究数据和资料的可靠性。美国政府在开始追究责任的同时，否定了制药工业协会提出的通过行业自律和自我监督的建议，授权美国食品与药品管理局（FDA）针对发现的问题通过制定法规加强管理。据此，美国FDA于1976年颁布了用于药物非临床研究的GLP法规草案，并于1979年6月20日正式实施，由此诞生世界上首部管理实验研究的法规。此法规明确规定，美国FDA将不会接受任何不遵从和不符合GLP法规的非临床安全性研究资料。其后，英国、日本、法国和美国EPA又分别颁布了各自的GLP法规。1988年，经济合作和发展组织（OECD）制定和发布了一系列GLP原则，开启了GLP的国际合作与互认。世界卫生组织和国际化学品安全规划署等其他国际组织，也开始公布和实行GLP。GLP已经在所有发达国家和许多其他国家实行，有的国家甚至同时有几个GLP，如美国有3个、日本同时执行着7个GLP。这些GLP涵盖了药品、农药、工业化学物、食品添加剂等几乎所有的健康相关产品的规范实验研究，研究领域包括这些化学物的理化特性、安全性药理、各种毒性试验、环境生态影响的实验研究，以及环境生态影响、农药的田间试验和流行病学调查等。

1993年12月，中国由国家科委发布了第16号令《药品非临床研究质量管理规定（试行）》，并于1994年1月1日开始试行。1996年8月6日，国家科委又发布了《〈药品非临床研究质量管理规定（试行）〉实施指南（试行）》及《〈药品非临床研究质量管理规定（试行）〉执行情况验收检查指南（试行）》，虽然未得以实施，但为中国GLP的发展奠定了基础。1998年10月，国家食品药品监督管理局组织对这个规定重新进行了修订，并于1999年10月发布，同年11月1日起施行。2003年开始，中国国家食品药品监督管理总局（CFDA）开展了GLP试点检查，2004年开始正式检查，2006年开始认证检查，并颁发药品GLP认证批件，截至2017年已有68家机构获得了认证。现有的药品管理法和有关法规都明确要求，药品的非临床研究必须遵从GLP法规。CFDA还进一步规定，自2007年1月起，一类新药及注射剂的非临床安全性评价研究，必须在通过《药物非临床研究质量管理规范》认证检查的实验室完成。在科技部"十五"科技攻关项目、"十一五"科技支撑计划项目的支持下，参照OECD、美国EPA的GLP原则，中国农药毒理学的GLP体系业已开始建立。2003年，农业部发布了《农药毒理学安全性评价良好实验室规范》（NY/T 718-2003）；2006年，农业部发布《农药良好实验室考核管理办法》（农业部公告第739号），2006年12月1日起实施。与该办法同时发布的《农药良好实验室考核指南》，基本与OECD准则相一致；2008年10月，农业部开展了第一批GLP实验室考核。在毒理学领域，沈阳化工研究院安全评价中心接受并通过了考核。与此同时，与农药安全评价其他方面试验的有关试验机构，也正在逐步进行和实施中。2009年，环保部公布了第一批新化学物质登记测试机构名单，名单包括7家生态毒理学测试机构。

基本内容　尽管各国或一个国家之间的GLP可能有所不同，有的可能不是以规范形式发布和执行的，但基本内容大同小异，其规定和要求可以概括为五方面，即资源条件、标准规程、实验系统、实验记录和质量保证等。其中资源条件包括人员、设施、仪器设备；标准规程有实验方案和标准操作程序（standard operation procedure，SOP）；实验系统有受试物与实验动物、细胞和微生物等；实验记录包括原始数据、实验报告和档案；质量保证包括审核、检查、监督培训等。具体到每项试验，都必须按照试验方案，在所有步骤中遵照 SOP，及时、准确和详细地采集记录实验数据，完全根据实验数据和结果如实地整理总结实验报告，并及时地将全部原始记录归档管理。在整个研究实施过程中，所有研究行为都应受到质量保证单位的监督、检查和审核。

中国多个 GLP 分别由 CFDA、环保部、农业部以及国家质量监督检验检疫总局，分别以法规、导则或者标准的形式发布。其中，CFDA 的 GLP 绝大部分内容与美国 FDA 的 GLP 基本相同，而环保部、农业部及国家质量监督检验检疫总局 GLP，则类似于美国 EPA 和 OECD 的 GLP。以 CFDA 的 GLP 为例，中国正在执行的药品 GLP 共有 12 章，分为 50 条，主要内容概括如下。

组织机构和人员　GLP 实验机构的基本组织构架由机构负责人、专题负责人与技术团队以及质量保证部门三部分构成。中国 GLP 明确机构负责人有一人担任，全面负责实验机构的管理与运营，并承担机构遵从 GLP 的最终责任。具体的责任包括确保人员、设施、仪器设备和实验符合要求，能满足课题研究需要；制定主计划表，掌握各项研究工作的进展；组织制定和修改 SOP，并确保工作人员掌握相关的 SOP；任命或更换专题负责人，有必要更换时，需记录更换的原因及更换的时间；及时处理质量保证部门的审计检查报告并详细记录采取的改进和纠正措施；确保供试品和对照品

的质量与稳定性符合要求；与协作或委托单位签订书面合同等。每一课题必须有一名专题负责人全面负责课题的实施，CFDA 的 GLP 还要求专题负责人要及时处理质量保证部门提出的问题，确保参与研究的工作人员明确所承担的工作，并掌握相应的标准操作规程，及时提出修订或补充相应的标准操作规程的建议。GLP 实验机构必须设立独立的质量保证部门，其人员数量视机构规模而定，必须达到一定比例。

实验设施　GLP 实验机构必须符合国家标准，并满足所从事课题研究的需要。实验设施应保持正常运转和清洁卫生；各类设施的布局应合理，防止交叉污染；温度和湿度以及通风等环境条件应符合要求；具有设计合理、配置得当的实验动物设施和装置，并满足不同级别实验动物的要求；具有供试品和对照品的配制和保存设施；具备保管各种实验记录和原始资料的档案设施。

仪器设备和实验材料　根据研究需要配备相应的仪器设备，并由专人保管，制定和执行仪器设备保养、校正和使用方法的标准操作规程，确保仪器设备的性能，完整记录供试品和对照品的批号、含量或浓度、纯度和稳定性、保存条件，以及标明品名、浓度、贮存条件、配制日期和失效期等，失效的试剂和溶液不得用于规范性实验研究。影响实验结果的污染因素不应超过规定的限度，动物饲料和饮水要定期检验，确保符合营养和卫生标准，检验结果应作为原始资料保存。

标准操作程序　GLP 实验机构要制定一整套标准操作规程，包括标准操作规程的制定和管理，质量保证程序，供试品和对照品

的接收和标识、保存、配制、领用与取样分析，动物房和实验室的环境调控，实验设施与仪器设备的维护、保养、校正、使用和管理，计算机系统的操作维护与管理；实验动物的运输和接收、检疫、编号，以及饲养管理，实验的观察记录与实验操作；各种实验样品的采集与处理，实验指标的检查与测定等各种技术操作等。标准操作规程的制定、修改、生效日期，以及分发、失效等均应记录归档；标准操作规程须经质量保证人员审核和机构负责人批准后生效，其改动应经质量保证人员审核和机构负责人书面批准；失效的标准操作规程应除保存一份归档外应及时销毁。

研究课题的实施与档案管理　每项研究课题都必须有专题名称或代号，并在实验记录、标本和有关文件中统一使用。专题负责人应制定和批准实验方案，批准日期即为实验的起始日期。接受委托的合同性研究，实验方案应经委托单位认可。对实验方案的改动，应经专题负责人批准，并记录变更内容、理由或原因，以及日期。整个实验过程必须遵照相应的标准操作规程，实验过程中的任何偏离，需由专题负责人批准并记录在案。所有实验数据的采集和记录必须及时、直接、准确、清楚和不易消除，并且由记录者署名、注明记录日期。专题负责人应在研究工作结束后，按照标准操作规程及时把实验方案、实验记录和其他原始资料整理编号并归档。档案室应由专人负责，按照标准操作规程妥善保存研究资料，至少应保存至药物上市后 5 年。

中国 GLP 特点　①中国的 GLP 与其他国家和组织的 GLP 相

比，除了在条款表述的详细程度上存在不同外，某些条款还有着明显的差异。为试验的起始日期和结束日期；而美国、日本和OECD的GLP则明确规定实验方案和总结报告的签署是专题负责人的责任，并以其签署日期作为研究或实验的起始日期和结束日期。再如，CFDA的GLP规定标准操作规程要经质量保证部门签字确认，而美国、日本和OECD的GLP则没有这样的规定，并且一般认为质量保证部门不应参与标准操作规程的制定。②中国普遍采取认证或认可制度。例如，CFDA建立了GLP的认证制度，发布认证管理办法和认证标准，规定GLP实验机构要在运营一年后，经CFDA现场检查达标后方获得GLP的认证，并且在3年后进行复核检查即"再认证"。农业部也正在推行和实施类似的GLP实验机构资质的事先认证或认可制度。而在美国的GLP体系中，没有由管理机构进行事先认证的做法。

（付立杰）

dúlǐxué ānquánxìng píngjià
毒理学安全性评价（safety evaluation in toxicology） 利用规定的毒理学程序和方法评价化学物对机体产生有害效应（损伤、疾病或死亡），并外推在通常条件下暴露化学物对人体和人群的健康的安全性。安全性评价常用于：①暴露可能是受控制的情形中，如用于为食物添加剂和在食物中杀虫剂和兽药的残留物。②新化学物或新产品生产、使用的许可和管理。安全性难以确切定义和定量，因此发展了危险度评定。在毒理学中，安全性是指在规定的条件下暴露某种因素不产生损害作用的实际确定性，即实际无

危险或危险度可为社会接受（可忽略），安全性是危险的倒数。在毒理学中，安全是指在控制到最小暴露的使用量和使用方式的规定条件下，不导致损伤的概率。对于药物或健康相关产品，安全是指可以应用对预期治疗目的必需的而对健康损害效应危险最低的范围。

基本内容 人们暴露的化学物质包括工业化学品、农业化学品、食品添加剂、日用化学品、医用化学品、环境污染物等。由于各类化学物质的使用方式、暴露途径和程度的不同，对其进行安全性评价的程序与内容也有所侧重。各国政府部门通常根据化学物质的种类和用途发布毒理学安全性评价的规范及指导原则。这些规范及指导原则作为外源化学物安全性管理的技术支持，一般是原则性的，容许研究者或生产者有一定的灵活性。中国毒理学安全性评价大多以分阶段或分层测试策略进行，是因为各毒理学试验之间是有关联的，初步的试验是其他试验的基础；并为尽量减少资源的消耗，对于试验周

期短、费用低、预测价值高的试验应予以优先安排（见毒性分层测试策略）。这样可以根据前一阶段的试验结果，判断是否需要进行下一阶段的试验。

试验前的准备工作 应必须尽可能地收集相关资料，包括化学物质理化性质、杂质含量、用途和使用方式、人体可能的暴露、复习文献资料等，以作为试验设计的参考。待测的样品要求是定型产品，应一次提供足够实验用的数量。可能时，进行结构活性评价。

对新化学物毒理学试验项目 分层测试方案见图1。根据化学物质的种类、用途不同，试验的方法和先后顺序也不尽相同。

急性毒性试验 主要是测定半数致死量（LD_{50}）、半数致死浓度（LC_{50}）或其近似值，为其他试验的剂量设计提供参数，根据毒作用的性质、特点推测靶器官，并对受试物的急性毒性进行分级。试验通常要求使用两种动物，染毒途径应为与人体的可能暴露途径，要充分考虑各种暴露途径。

局部毒性试验 有可能与皮

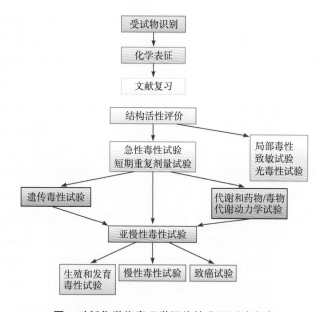

图 对新化学物毒理学评价的分层测试方案

肤、眼、黏膜接触的化学物质还要求进行皮肤、黏膜刺激试验、眼刺激试验、皮肤致敏试验、皮肤光毒和光变态反应试验等局部毒性试验。

重复剂量毒性试验 了解受试物与机体多次暴露后可能造成的潜在危害以前曾列入规范的蓄积试验，因以死亡为指标有一定的局限性，已很少使用。而剂量范围发现试验和14天/28天重复剂量毒性试验可能得到更多的毒效应信息。

遗传毒性试验 包括原核细胞基因突变试验、真核细胞基因突变和染色体畸变试验、微核试验或骨髓细胞染色体畸变分析等，需要几个试验成组使用，以观察不同的遗传学终点，提高预测遗传危害和致癌危害可靠性。

代谢和药物/毒物代谢动力学试验 旨在检测受试物或其代谢物在血液、其他体液及器官组织中浓度随时间的改变，了解在体内的吸收、分布和消除情况。代谢试验用于检测受试物的代谢产物，相关的代谢酶，以及对外源化学物代谢酶的影响。

亚慢性毒性试验 为了确定较长时间内重复暴露受试物所引起的毒效应强度的性质、作用的靶器官及可逆性，得到亚慢性暴露的观察到有害效应的最低水平（LOAEL）和未观察到有害效应的水平（NOAEL），预测对人体健康的危害性，并可为慢性毒性试验和致癌试验的剂量设计和指标选择提供参考依据。

生殖和发育毒性试验 用于确定受试物对两种性别的生殖毒性，以及对出生前和出生后子代的发育毒性。生殖毒性和发育毒性试验的目的是评估由于形态学、生物化学、遗传或生理学受到干扰而出现的可能影响，表现为亲代或子代的生育率或繁殖力降低；子代的生长发育是否正常，受试物有无致畸作用。

慢性毒性试验 目的是检测受试物与机体长期暴露所致的一般毒性作用，确定靶器官，获得慢性暴露的NOAEL和LOAEL。

致癌试验 检测受试物致癌作用。通常包括两种啮齿类动物的致癌试验。在个案分析的基础上可以用替代试验来替代一种啮齿类动物的试验；致癌试验的替代方法有多种，包括肿瘤的启动/促进模型、新生小鼠模型和转基因小鼠模型等。这些替代试验的肿瘤生成反应得到增强，因此可以缩短试验周期。慢性毒性试验和致癌试验周期长、耗费的资源多，通常结合进行。

人群暴露资料 应努力搜集人体暴露的损害作用的资料，包括对职业性暴露人群的监测、对环境污染区居民的调查、对新药的临床试验、对药物毒性的临床观察、对中毒事故的原因追查和对志愿人员的试验与检测等。

注意事项 ①毒理学安全性评价是管理毒理学的一部分。不同的行政机构对毒理学安全性评价的要求可能有一定的差异，应遵循有关机构的毒理学安全性评价指南。各国和各法规机构的安全性评价基本内容相近，并在逐步协调和接轨。②为了保证安全性评价获得的毒性资料准确、真实和可靠，必须建立严格的制度，对研究全过程进行质量控制/保证，这是实现与国际接轨和国内外实验室之间数据通用的基础。因此，应全面贯彻执行良好实验室规范。③在实验设计和实施时注意贯彻3R原则，即替代、减少和优化。已有部分替代试验为管理机构接受，但毒性测试的策略正处于转变中。④毒性测试应达到毒性评价试验的基本目的，并在所得结果的基础上进行安全性评价，而且可以作为健康危险评定中危害识别的依据。在必要时应进行靶器官毒理学研究，进一步研究毒作用模式和机制研究。

与危险评定的关系 毒理学危险评定是在安全性评价基础上发展起来的，两者有联系，也有区别。安全性评价和危险评定的危害识别阶段所用的毒性测试的实验方法基本相同。安全性评价表示为确定安全的程序，安全性评价具有预警性质，以NOAEL/LOAEL或从基准剂量作为外推的起始点，并考虑变异性和不确定性，制定安全限值或暴露指导值。而危险评定表示评估危险度的程序，是危险分析的一部分。危险评定通常在较高暴露范围（即高于安全限值或实际安全量的暴露范围）内进行，为此将暴露水平与剂量-反应曲线比较，并确定实际的危险水平（损害作用的发生率）。对化学物进行毒理学安全性评价和危险度评定是毒理学的最重要的任务。化学物的安全性评价和危险度评定将毒理学的描述性研究、机制性研究和管理性研究联系在一起。

（周宗灿）

ānquán xiànzhí

安全限值（safety limit values）为保护人群健康，对某种环境因素（物理、化学和生物）的总摄入量的限制性量值或在生活、生产环境及各种介质（空气、水、食物、土壤等）中所规定的浓度和暴露时间的限制性量值。在低于此种浓度和暴露时间内，根据现有的知识，不会观察到任何直接和（或）间接的有害效应。也就是说，在低于此种浓度和暴露时间内，对个体或群体健康的危险是可忽略的。安全限值和暴露限值经政府采用，即成为实施卫生法规的技术规范、卫生监督和管理的法定依据。

制定安全/暴露限值应以健康危险评定的原理和方法为基础，从动物实验或人群调查所得到的资料，从以起始点（基准剂量或基准剂量置信下限）除以复合不确定性因素或数学模型外推，确定一个可在规定的时间内（如终身或24小时）得到无明显的健康风险摄入水平（基于健康的指导值）。从动物试验结果外推到人和从一般人群外推到易感人群通常有两种基本的方法，即利用不确定系数（安全系数）外推和利用数学模型外推。毒理学家对于"最好"的模型及模型的生物学意义尚无统一的意见。对毒效应可确定阈值的化学物，制定安全限值的前提是必须从动物实验或人群调查得到未观察到有害效应的水平（no observed adverse effect level，NOAEL）或基准剂量。安全限值 = NOAEL 或基准剂量/不确定系数。不确定系数默认为100。根据定义，一个毒效应有阈值的外源化学物在剂量低于实验确定的阈值时，没有危险度。对无阈值的外源化学物在零以上的任何剂量，都存在某种程度的危险度。这样，对于遗传毒性致癌物和致突变物就不能利用安全限值的概念，只能引入实际安全量（virtual safety dose，VSD）的概念。遗传毒性致癌物的 VSD，是指低于此剂量能以99%可信限的水平使超额癌症发生率低于 10^{-6}，即100万人中癌症超额发生低于1人。致癌物的 VSD 可用多种数学模型或用不确定系数来估算。

分类 安全限值可以分为两类，一类是基于健康的指导值，以 kg 体重表达；另一类涉及具体的暴露条件和介质，以环境介质 m³（空气）、L（水）或 kg（土壤）表达。以人体健康的安全限值根据科学研究的结果、外推和专家判断，对人群不产生有害效应的剂量或浓度。而涉及具体的暴露条件和介质的安全限值则根据人体健康安全限值和暴露评定的结果，进一步考虑技术上和经济上的可行性，得到在各种环境介质中的卫生标准。安全限值和卫生标准的制定应以危险评定为基础，以食品中有害物质的卫生标准为例，如图所示。

各种基于健康的指导值 以单位体重表达，包括：①每日允许摄入量（acceptable daily intake，ADI）是以体重为基础被表达的食物添加剂的每日允许摄入数量（标准体重 60kg 用于计算 ADI），终生每日摄取此剂量没有明显健康风险。类似的限值是可耐受每日摄入量（tolerable daily intake，TDI）。ADI 适用于诸如食品添加剂和食品中农药残留和兽药残留等暴露可控情况下的风险评估。TDI 用于不是故意加入的污染物的评估。联合国粮农组织/世界卫生组织（FAO/WHO）所属食品添加剂联合专家委员会制定有暂定每日最大耐受摄入量、暂定每月耐受摄入量、暂定每周耐受摄入量。②参考剂量/参考浓度。美

国环境保护署（EPA）用于非癌终点健康评定，指人群（包括敏感亚群）终生每日经口暴露/吸入，没有可感知的有害效应的剂量/浓度估计限值（不确定性也许为一个数量级）。通常由各种人或动物的数据如 NOAEL 或基准剂量/浓度及不确定因素进行推导。对于急性暴露还制定了急性参考剂量。

各种暴露限值 以单位环境介质表达，包括以下几方面。

职业卫生标准 中国现行的职业卫生标准见于《工业企业设计卫生标准》和《工作场所有害因素职业接触限值》，称为职业接触限值（occupational exposure limit，OEL）。OEL 是职业性有害因素的接触限制量值，指劳动者在职业活动过程中长期反复接触对机体不引起急性或慢性有害健康影响的容许接触水平。化学因素的职业接触限值可分为时间加权平均容许浓度、最高容许浓度和短时间接触容许浓度三类（mg 或 $\mu g/m^3$）。①时间加权平均容许浓度（permissible concentration-time weighted average，PC-TWA）：指以时间为权数规定的 8 小时工作日的平均容许接触水平。②最高容许浓度（maximum allowable concentration，MAC）：指工作地点、在一个工作日内、任何时间均不应超过的有毒化学物质的浓度。③短时间接触容许浓度（pemissible concentration-short term

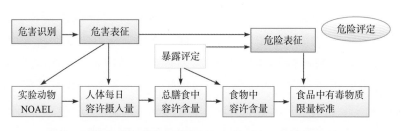

图　环境介质中有害物质限量标准的制定（以食品为例）

exposure limit，PC-STEL）：指一个工作日内，任何一次接触不得超过的 15 分钟时间加权平均的容许接触水平。

美国职业安全健康管理局（OSHA）颁布了容许接触限值（permissible exposure limits，PEL）是美国联邦政府的卫生标准，具有法律效力。PEL 也包括了三种，即：①时间加权平均容许接触限值（PEL-TWA），指 8 小时工作班以及 40 小时工作周的时间加权平均容许浓度，长期反复接触该浓度（有害物质），几乎所有工人不会发生有害的健康效应。②短时间接触容许限值（PEL-STEL），是在一个工作日的任何时间均不得超过的短时间接触限值（以 15 分钟 TWA 表示）。工人可以接触该水平的有害因素，但是每天接触次数不得超过 4 次，前后两次接触之间至少要间隔 60 分钟，且不得超过当日的 8 小时时间加权平均阈限值。③容许接触上限值（PEL-C），是指瞬时也不得超过的浓度（可以 <15 分钟采样测定值表示）。

美国至少还有 6 个科学团体推荐职业接触限值，但是不具有法律效力。①美国政府工业卫生学家协会（ACGIH）推荐的阈限值（threshold limit value，TLV）有三种：时间加权平均阈限值（TLV-TWA）、短时间接触阈限值（TLV-STEL）、上限值（TLV-C）。②国家职业安全与卫生研究院（NIOSH）的推荐性接触限值。③美国工业卫生协会（AIHA）的工作场所环境接触限值。④美国国家标准研究所（ANSI）Z-37 委员会的工作场所空气污染物标准。⑤美国公共卫生协会的工作指南。⑥各州、地方或区域政府及企业推荐的标准等。

欧盟各国如英国、德国、荷兰、丹麦等均制定了各国的职业接触限值。欧盟 1995 年成立职业接触限值科学委员会（SCOEL）2009 年发表了制定职业接触限值方法学关键文件。欧盟提出两类职业接触限值（OEL）：①基于健康的 OEL 用于有明确阈剂量的有害效应，利用 NOAEL 和不确定系数来制定，包括 8 小时时间加权平均暴露限值、短期接触限值、健康为基础的生物限值。②基于危险的 OEL 用于基于现有的知识不可能确定阈剂量的有害影响（特别是遗传毒性、致癌性和呼吸道过敏），必须基于风险的方法制定职业卫生标准，使风险水平降到足够低。对致癌物和致突变物，可分为 4 组。A 组，无阈的遗传毒性致癌物，低剂量风险评定线性无阈（LNT）模型是合适的。B 组，遗传毒性致癌物，尚不能充分支持存在阈值。LNT 模式可作为基于科学不确定性的默认假设。C 组，遗传毒性致癌物，有实际的阈值。D 组，非遗传毒性致癌物和非 DNA 的反应致癌物质，这些化学物真正的阈是与明确的 NOAEL 有关。对 C 组和 D 致癌物，SCOEL 建立基于健康的职业卫生标准。对于呼吸道过敏，如果不能确定阈值，不能建立健康卫生的职业卫生标准，只能提出在特定风险暴露水平的建议，类似于的遗传毒性致癌物的方法。

环境空气质量标准　中国现行的《环境空气质量标准》规定了 3 种浓度限值，即 1 小时平均浓度限值、日平均浓度限值、年平均浓度限值（对个别化学物还规定了月或季平均浓度限值）。《室内空气质量标准》规定了 1 小时平均浓度限值、日平均浓度限值（对个别化学物还规定了 8 小

时平均浓度限值）。WHO 于 2006 年发布大气质量基准（WHO Global Air Quality Guidelines，AQG），是在科学的基础上保护人群不会受到大气污染所致不良健康影响的限值，为各国政府制订大气质量标准提供了可靠的科学依据。为指导各国政府根据各自的经济、技术条件，分阶段逐步向 AQG 靠拢，AQG 为各种污染物制订分阶段目标。

水环境质量标准　由系列标准如《渔业水质标准》《农田灌溉水质标准》《海水水质标准》《地下水水质标准》《生活饮用水水质标准》等组成。对有害物质的限量标准均规定了最高容许浓度（mg/L）。国际上具有权威性或代表性的饮用水水质标准主要有 3 部，分别 WHO 的《饮用水水质准则》（2005 年）、欧盟的《饮用水水质指令》（1998 年），以及美国 EPA 的《国家饮用水水质标准》（2006 年）。

土壤中有害物质限量标准　中国现行的《土壤环境质量标准》，有害物质的限量标准均规定为最高容许浓度（mg/kg 土壤）。

食品中有害物质限量标准　中国现行的食品卫生标准对食品中有害物质的限量标准均规定为最高容许浓度（mg 或 μg/kg 食品）。最高残留限量（maximum residue limit，MRL），指允许存在于食品表面或内部的兽药和农药最高残留量标准。国际食品法典委员会制定了法典标准、导则、卫生规范、准则和推荐值。

安全限值和暴露限值的保护水平　每项卫生标准均对接触者提供一定的保护水平，每项标准又都体现着某种可接受的危险度。保护水平应说明什么样的健康效应及其容许出现的百分率；被保

护者在该接触人群中的比例。不同国家和组织对暴露限值和安全限值的定义并不相同。多数暴露限值和安全限值的保护水平是长期反复接触该浓度不影响健康；最保守的是美国 ACGIH，阈限值的保护水平是，绝大多数工人每天反复接触该浓度不至于引起有害效应。然而由于个体易感性不同，在该浓度下可引起少数工人不适，或使既往疾病恶化，甚至发生职业病。对于暴露限值和安全限值的保护水平有待进一步研究。每个个体对于有阈化学物均存在有害效应的阈值，而在整个人群中个体易感性成高斯分布，特点是在低剂量端和高剂量端，曲线趋向于零，但不等于零，因此在整个人群是否存在阈值还有待研究。公共卫生学认为保护了高危险人群就保护了整个人群，但代价和效益分析将影响公共卫生决策。在上述各种暴露限值中，最严格的应该是大气卫生标准，人们可以选择饮水和食物，但对大气的选择是有难度的。而对于职业暴露，虽然是已接受的危险，但并不应放松对易感者的保护，而是力求在就业前和定期健康检查中及时发现易感者，使其不接触所敏感的职业有害因素。

(周宗灿)

健康危险分析 (health risk analysis)

对机体、系统或（亚）人群可能暴露于一种危害健康的场景的评定和控制过程。危险即风险，是指在特定条件下暴露于一种化学物，机体、系统或（亚）人群发生健康有害作用的概率，又称危险度。危险可定量和定性评定。危险定量评定可分为归因危险和相对危险。归因危险是指人群暴露某化学物而发生有害效

应的可能频率。例如，归因危险为 10^{-6} 表示 100 万个暴露者中可能有 1 人发生有害效应。相对危险是指暴露组与对照组的危险的比值。例如，相对危险为 2.5 表示暴露组发生有害效应的危险是对照组（非暴露组）的 2.5 倍。危险分析由三部分构成，即危险评定、危险管理和危险交流（图）。

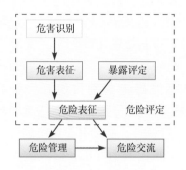

图　危险分析的三部分的关系

(周宗灿)

危险评定 (risk assessment)

在指定条件下暴露于某特定化学物，考虑所关注化学物的固有特性和特定靶系统的特征，计算或估计靶机体、系统或（亚）人群发生危险的过程。危险评定是危险分析的第一个阶段，包括确定伴随的不确定性。

作用　危险评定是一种系统地组织科学信息及其不确定性信息的方法，来回答关于对健康危险的具体问题。危险评定要求对相关资料作评价，并选用合适模型对资料作出判断；同时，要明确地认识其中的不确定性，并在某些情况下承认现有资料可以推导出科学上合理的不同的结论。在数据及模型选择方面，危险评定都有不确定性。数据不确定性可源于两个方面，即获得资料的局限性和对流行病学、毒理学研究所得到资料的评价和解释。当试图用某一特定条件下发生具体

事件的资料来预测或估计另外一种条件下类似事件的发生时，不可避免地产生模型不确定性。危险评定过程需要足够的毒理学资料，可用国际公认的检测程序得出的数据。有说服力的危险评定必须有国际组织和各国管理机构认可的最少数据量。根据化学物的具体情况，基于毒理学资料可以进行危险评定。然而，在任何情况下都不可能得到全面的和确定的科学资料。在具有几种不同的动物毒理学资料时，经常没有足够的依据来确定哪一套数据（如物种、品系、毒性终点）最适合于预测人的反应。因此，目前仍根据在一个质量可靠的研究中最低剂量产生的中毒反应作为危险评定的基础。危险评定的过程中，为了克服知识和资料不足而使用缺失假设（默认值）。此方法的优点是保证危险评定方法的一致性，并可减少或消除为了达到预期的危险管理目标，而按个案人为地影响危险评定过程。但主要问题是用教条原则来代替科学判断的弊病，故可允许危险评定者用其他相关的科学数据代替不能取得的具体化学物的资料。

框架　从 1983 年美国国家研究委员会（NRC）提出危险评定的框架以来，很多国际组织和各国政府机构对危险评定进行了大量的实践，特别是美国环境保护署（EPA）发布了十余项指南和多种技术文件，取得了很大的进展。1994 年 NRC 提出危险评定/管理的框架（图 1），包括危害识别、剂量-反应关系评定、暴露评定和危险表征。

应美国 EPA 的要求，NRC 组织了独立的专家委员会，评价美国 EPA 所用危险分析方法并提出改进意见。NRC 于 2008 年提出报

告，其改进意见主要集中于两个方面：①改进支持危险评定的技

术分析需要发展科学知识和信息，以更精确地进行危险表征分析，主要讨论不确定性及变异性，统一剂量-反应的评价方法、默认值的选择和应用，实现累积危险度评定；②改进危险评定的应用，需要使危险评定与危险管理决策有更密切的联系，主要讨论了危险评定的设计，改进危险评定的应用，以促进基于危险评定的决策。鉴于 EPA 面临的问题和决策的复杂性，NRC 设计了更为相关、一致和透明的程序，并且此综合性程序为危险管理决策提供各方面的选项。NRC 提出的基于危险评定的决策框架见图 2。

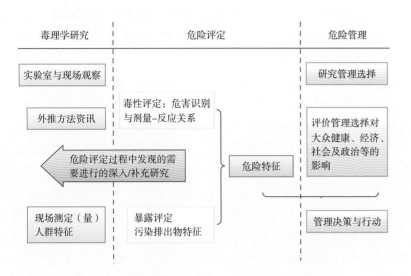

图 1 危险评定/管理的框架 (美国 NRC, 1994 年)

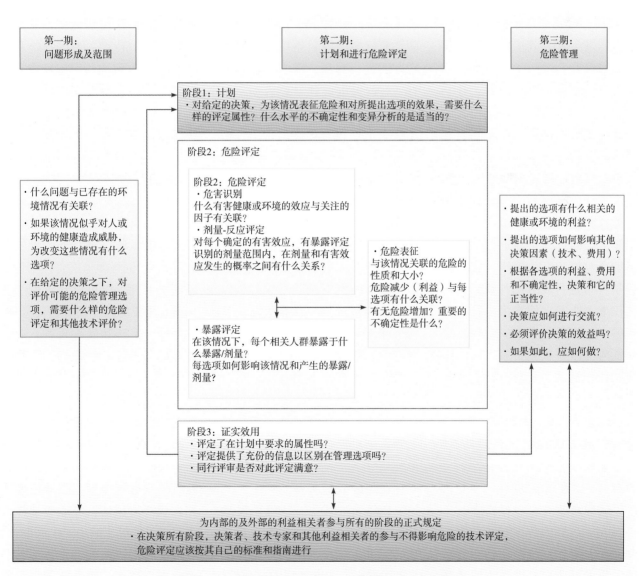

图 2 基于危险评定的决策框架 (美国 NRC, 2008 年)

步骤 包括四个步骤，即危害识别、危害表征、暴露评定、危险表征。

（周宗灿）

wēihài shíbié

危害识别 (hazard identification)

识别环境因素在机体、系统或（亚）人群引起有害效应的种类和性质。危害识别是危险评定的第一步。有学者将危害识别和危害表征阶段统称为危害评定。危害识别的目的是基于已知的资料和作用模式来评价对人有害效应的证据充分性，确定人体暴露化学物的潜在有害效应产生的可能性，以及产生这种有害效应的确定性和不确定性。危害识别不同于剂量-反应评价及危险表征，是对暴露人群发生有害效应的可能性作定性的评价。

资料分类 在对外源化学物等环境因素进行危害识别时，首先要收集现有的毒理学资料，并对这些资料的质量和可信度进行评价，权衡后决定取舍或有所侧重。进行危害识别的最好方法是证据权重法，对来源于适当的数据库、经同行专家评审的文献及诸如企业界未发表的研究报告的科学资料进行充分的评议。资料按权重大小顺序依次为流行病学资料、人体研究资料、动物毒理学资料、体外试验资料，以及定量结构活性关系资料。通过危害识别回答两个问题：①所评价的环境因素是否是一种潜在的危害？②所引起健康损害作用的种类，如是动物或人类的神经毒物、发育毒物、潜在致癌物等？

流行病学与人体研究资料 来自人体试验的数据对于危害识别、危害表征及风险评估十分重要。数据可能来自人类志愿者受控试验、监测研究、不同暴露水平的人群流行病学研究（如生态学研究、病例-对照研究、队列研究、分析或干预研究），以及在特定人群进行的试验或流行病学研究、临床报告（如中毒）、个案调查等。终点包括安全或耐受检测、受试物的代谢或毒物动力学、作用模式、动物实验中确认的潜在效应标志等。人体试验必须符合伦理、合法和专业，以决定人体试验是否必需，受试对象的数量、试验程序能否准确执行。如果能获得阳性流行病学研究数据，应当将其应用于危险评定中。如果能够从临床研究获得数据，在危害识别及其他步骤中应当充分利用。然而，对于大多数化学物，临床和流行病学资料是难以获得。阴性流行病学资料难以在危险评定方面进行解释，因为大部分流行病学研究的统计学把握度不足以发现人群中低暴露水平的作用。流行病学资料有很高的价值，但阳性资料表明有害效应已经发生。危险评定采用的流行病学研究必须是用公认的标准程序进行。在设计流行病学研究，或具有阳性流行病学资料时，应充分考虑人易感性的个体差异、遗传易感性、与年龄和性别有关的易感性，以及社会经济地位、营养状况及其他可能混淆因素的影响。流行病研究中一种因子与效应之间的阳性关联，如符合下列各点，可以解释为因果关系：①不存在可识别的阳性偏倚。②考虑了阳性混杂因素的可能性。③关联不可能单纯由于偶然性。④关联较强。⑤存在剂量-反应关系。

1965 年，希尔（Hill）发展的流行病学研究结果推断因果关系的标准包括：①以相对危险测量的关联强度。②关联的一致性。③因子与效应之间的时间关系。④关联的生物学强度。⑤关联的特异性。⑥关联的生物学合理性。流行病学研究费用昂贵，而且提供的数据较少，危害识别一般以动物和体外试验的资料为依据。

动物实验资料 用于危险评定的绝大多数毒理学数据来自动物实验，这就要求这些动物实验必须遵循科学界广泛接受的标准化试验指南，如经济合作发展组织、欧盟、美国环境保护署等的指南。无论采用哪种指南，所有实验必须实施良好实验室规范（GLP）和标准化质量保证/质量控制方案。在实验初期进行的物质吸收、分布、代谢和排泄（ADME）研究，对于选择合适的实验动物物种和毒理学试验剂量具有很大的帮助。受试动物和人在 ADME 方面的任何定性或定量差异，会给风险表征提供重要的信息。所需的毒理学试验项目取决于待评估物质的性质和使用情况。为了评价物质的系统毒性，通常进行短期和长期毒性试验，以明确毒作用靶器官，同时可能提示是否需要进行其他的或更特异的毒性试验（如神经毒性或免疫毒性）。同样要考虑急性毒性试验的必要性，以供设定急性参考剂量。重要的终点还有遗传毒性、致癌性、生殖和发育毒性，此外还有局部毒性、致敏性、毒物动力学/代谢等。实验应该以最能反映人类暴露模式的方法进行。剂量选择应该考虑预期的人类暴露情况、暴露频率及持续时间。理想情况下，设计的剂量水平应该是最高剂量组出现毒性效应而无死亡或严重损伤，应适当选择较高剂量以尽可能减少产生假阴性，特别要考虑代谢饱和性、细胞有丝分裂增殖等；而最低剂量组则未观察到有害效应的水平（NOA-

EL）；中等剂量应可以提供剂量-反应曲线形状的有关信息，并呈现出随着剂量的增加而毒性效应加强的趋势。试验设计应足以确定危害表征的参考点或起始点（POD），例如 NOAEL 或基准剂量（BMD）。实验设计应考虑剂量组间隔、实验分组、受试物最大剂量、各实验组包含的雌雄动物数、对照组的选择、受试物给予方案、确认给予剂量与设定剂量的一致性和受试物的真实摄入量。

必要时，应考虑进行靶器官毒理学研究，在联合国《全球化学品统一分类和标签制度》中规定了特定靶器官系统毒性——单次接触和重复接触的分类。动物实验要尽可能采用 3R 原则（减少、优化和替代），由此引起替代试验的发展及试验设计的优化。虽然体外试验、分子生物学和计算机技术发展迅速，但对于大多数关注的终点，还难以用其来替代动物实验。没有一种动物物种能够完全代表人类，但有证据表明，只要对动物实验数据的解释合理，动物实验通常是评价化学物质潜在毒性的有效手段。对实验设计和结果的严格评价、实验结果的解释等是危害识别的重要步骤。实验组结果通常要与同时进行的对照组结果进行比较，必要时应与历史对照数据比较，尤其对于致癌试验和发育毒性试验的结果。对许多毒理学试验终点评估，有必要采用证据权重方法，对所有可利用的研究数据中相同或功能相关的体液、细胞、组织或器官获得的实验数据进行研究。不同研究中的相似结果及剂量-反应关系证据增加了危害表征的权重。在可能的情况下，动物实验不仅要确定对人类健康可能引起的有害效应，而且提供这些有害

效应与人类危险关系的资料，包括阐明作用机制/作用模式、给药剂量和药物作用剂量关系及药物动力学和药效学研究。

体外试验资料 可以用体外试验资料补充作用机制的资料，如遗传毒性试验。这些试验必须遵循 GLP 或其他广泛接受的程序。然而，体外试验的数据不能作为预测对人危险性的唯一资料来源。体外试验的优势就是允许在受控的条件下进行代谢研究，但在临床上是不可行的。此类试验对探讨化学物在机体内的代谢途径及反应机制有重要价值，有助于发展暴露标志或效应标志。体内和体外试验的结果可以促进对作用机制和药物动力学/药效学的认识，但在许多情况下无法取得。给药剂量与药物作用剂量的资料有助于评价作用机制与药物动力学数据。评价时尚需考虑化学物特性（给予剂量）和代谢物毒性（作用剂量），并研究化学物的生物利用率（原型化合物、代谢产物的生物利用率），特别是通过生物膜（如消化道）的吸收，转运到全身循环系统及靶器官。

结构活性关系研究资料 结构活性关系对于加强识别人类健康危害的权重分析是有用的。结构活性关系技术特别是定量结构活性关系还有待进一步发展，以预测哺乳动物毒性，较成功的是预测毒物代谢动力学性质和确定研究与评价优先性。危害识别不仅能作出有无危害及危害性质的判断，而且要对危害作用进行分级，特别是要分别评定化学物对人类毒效应资料（流行病学调查和病例报告）和对实验动物毒效应资料的证据为充分、有限、不足或缺乏。此类化学物分类为人类致癌物、生殖细胞致突变物、

生殖毒物、靶器官毒物等，必须要有流行病学证据的支持。

数据评价 危害识别最重要的是确定待评化学物的毒作用性质（靶器官毒物、致癌物、致畸物、致突变物）。危害识别需要对毒理学数据可靠性进行评价。

可靠性 评价与标准化方法学相关的检测报告或出版物的内在质量，提供研究发现的明确和可信证据的实验过程和结果的描述方式。在几个管理程序中，经常使用克利梅施（Klimesch）分类（1997 年）对数据进行评分，可分为四类。①可靠：研究或来自文献/报告的数据是根据普遍验证和（或）国际公认的测试指南（最好符合 GLP）进行，或文件记录的测试参数基于特定的（国家）测试指南（最好符合 GLP），或者所述的所有参数与指南方法密切相关/相似的。②较可靠：研究或来自文献/报告（大多不进行符合 GLP）的数据中的测试参数不完全符合相应的测试指南，但资料是足以接受的，或研究的描述不符合测试指南，但仍然记录良好并在科学上可接受。③不可靠：研究或来自文献/报告的数据中存在测量系统和受试物干扰，或所用的生物体/测试系统与暴露无关（如应用非生理性途径）或根据不能接受的方法进行，其中的文件不足以进行评价，不能让专家信服。④不可分类：研究或来自文献的数据没有给予足够的实验细节和仅为简短的摘要或二次文献（图书、综述等）。

虽然克利梅施分类已广泛使用，然而缺乏详细评价数据质量的标准。欧洲替代方法验证中心（ECVAM）资助开发了软件工具"ToxRTool"，为指导评价毒理学数据的内在质量提供全面的标准，

使可靠性类别的评分的决策过程更透明和统一。ToxRTool 由两部分组成（体内和体外数据），适用于不同类型的实验数据终点和研究（研究报告、同行评审的出版物），并给以克利梅施评分。

相关性和充分性　相关性是指数据和（或）测试的范围适合于特定危害识别和危险表征，充分性则确定数据对危害/危险评定有用。当每个效应有多组数据时，最大的权重是最可靠和相关的一组数据。评价主要是专家判定，需要准备完整的资料和更详细的审议，属于第二层次的数据评价。专家判断常用的权重方法尚没有充分的文献。权重定义按不同方式使用，有定性和定量的加权方法，关键是要将影响专家判断的因素尽可能地以清晰和明确的方式表示。

（周宗灿）

wēihài biǎozhēng

危害表征（hazard characterization）

定性或定量地描述引起有害效应能力的某因素或某情形固有的性质。危害表征是危险度评定的第二阶段，包括剂量-反应关系评定及其伴随的不确定性。危害表征可以是选择临界资料集、作用模式/机制、毒物代谢动力学和毒效学变异、临界效应剂量-反应关系、外推起始点（point of departure，POD）。主要的描述方法有以下几种。

人类关联性框架　试验结果从动物外推到人具有很大的不确定性。2006 年国际化学品安全规划署（IPCS）发展了动物作用模式（mode of action，MOA）的人类关联性框架，并给出了 IPCS 和国际生命科学学会（ILSI）的评价案例。在实验动物和人类之间，以定性或定量的差别为基础，可以合理地排除人类 MOA 的关联性（图1）。

阈值法　对于有阈值的毒效应，毒理学安全性评价的结果可得到受试物毒作用的能观察到的有害效应的最低水平（lowest observed adverse effect level，LOAEL）和未观察到有害效应的水平（no observed adverse effect level，NOAEL）。以 NOAEL 作为阈值的近似值，以此作为外推的起始点可得出安全限值，如每日容许摄入量（ADI）。安全限值 = NOAEL/不确定系数。不确定系数（uncertainty factor，UF）即安全系数，一般采用100，为物种间差异10倍和个体间差异10倍这两个不确定系数的乘积（图2）。

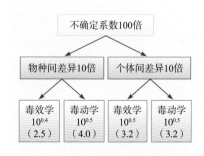

图2　100 倍不确定系数的构成

美国环境保护署（EPA）在对非致癌物的危险度评定中提出了参考剂量（reference dose，RfD）和参考浓度（reference concentration，RfC）的概念。RfD 和 RfC 为日平均暴露剂量和浓度的估计值，人群（包括敏感亚群）终身暴露于该水平，预期发生阈值的有害效应的危险度可低至忽略不计的程度。计算 RfD 公式为 RfD = NOAEL 或 LOAEL/（UF × MF），式中：RfD、NOAEL 或 LOAEL 的单位均为 mg/（kg·d），UF 为不确定系数，MF 为修正系数。因此，应利用科学证据对 UF 进行选择。

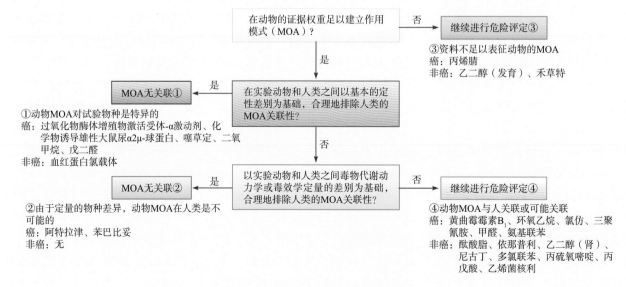

图1　IPCS 癌/非癌人类关联性框架

将动物资料外推到人，100 倍的 UF 作为起点，UF 可以因毒效应的性质和所用毒理学资料的质量而改变。①对于人体资料，则 10 倍物种间变异可能不是必需的。但是在安全性评价时，人体研究的参数较少，并且罕有致癌、生殖和慢性毒性的资料。因此，即使人体测定的参数与实验动物测定的最敏感的有害效应相同（如红细胞胆碱酯酶抑制），其他参数的潜在毒作用的不确定性仍然存在。因此 UF 极少低到 10 倍。②在动物实验（和在人体实验）确定 NOAEL 的资料的质量可以影响 UF 的选择。③若缺失重要的资料，则增加 UF。④最初的毒性反应的类型和重要性可改变 UF。因此对可逆的毒效应 UF 应降低。⑤实验动物数量不足可能增加 UF。⑥剂量-反应关系的形状可影响 UF 的确定。⑦导致毒性的代谢饱和，双相代谢谱及比较代谢的资料都可影响 UF。⑧在实验动物和人的毒作用机制的比较，可影响 UF 的选择。

推导慢性 RfD 时，UF 和 MF 的描述见表 1。在这些 UF 中，B 和 A 即安全性评价中物种间差异和个体间差异的 100 倍安全系数；S、L 和 D 则是由数据库的充分性和完整性设置的；MF 则是由专家判断的其他不确定性。推导 RfD 时，理想的数据库应包括两个不同物种的哺乳动物慢性毒性研究，一个哺乳动物多代生殖毒性的研究，两个不同物种的哺乳动物发育毒性的研究。数据库的完整性不同，所得到的 RfD 值的可信性也不同。

一般把每种 UF 的默认值定为 10，如果现有数据减少或排除了对某一特殊部分的不确定性，危险评定者可以选择低于 10，甚至为 1 的 UF。总的 UF 究竟应采用多少，需要根据各个部分的不确定性由专家来判断，可以为 1、10、100 或 1000。若 4 种不确定性同时存在时，标准的做法是 UF 选用 3000，而不是 10000。如果不能确定 NOAEL 的亚慢性动物研究是唯一能够得到的资料，此时，5 种不确定性均存在，总 UF 应选择 10000。如果数据库少于一个单独的哺乳动物亚慢性毒性试验，又不能确定 NOAEL，则数据库不

充分，不能进行定量的危险评定。对特殊人群如儿童，可采用一个物种内的转换系数和特殊考虑他们的暴露水平来进行保护。

欧盟对有阈值毒效应也采用了此法确定评定系数。对于有阈危害表征的研究进展包括：①改进起始点，美国 EPA 提出了用基线剂量（benchmark dose，BMD）代替 NOAEL（或 LOAEL）来推导 RfD 的方法，并发展了 BMD 相关的软件。②IPCS 为了改进物种间和个体间外推的 UF 的标准默认值，提出化学特异性调节系数法。③为将动物实验结果外推到人类，发展了以毒作用模式为基础的人类关联性框架。④发展了急性参考剂量。⑤应用其他方法，如分类回归法、概率危险分析等。

非阈值法 对于遗传毒性致癌物，有两种管理办法：①禁止商业化使用该种化学物。②制定一个极低的，对健康影响可忽略不计或者社会可接受的化学物的危险性水平，即实际安全量（virtually safe dose，VSD）。若选用的可接受的危险水平为百万分之一（10^{-6}），则代表不显著的危险。

表 1　推导慢性 RfD 时 UF 和 MF 的描述

标准的 UF	一般指导	美国 EPA	ATSDR	RIVM	加拿大卫生部	IPCS
B（人群个体敏感性变异）	在人体的实验或职业性暴露外推时，估计人群中个体敏感性的差异	10	10	10	1～10	10 (3.16×3.16)
A（动物资料外推到人）	无人类长期暴露的资料或人类的资料不适用时，估计由慢性动物试验结果外推到人的不确定性	10	10	10	1～10	10 (2.5×4)
S（亚慢性研究外推到慢性）	估计由人或动物亚慢性暴露 NOAEL 结果推导慢性暴露的不确定性	≤10	无??	10		
L（由 LOAEL 代替 NOAEL）	由 LOAEL 代替 NOAEL 推导 RfD 时，估计由 LOAEL 推导 NOAEL 的不确定性	≤10	10	10		
D（数据库不完整）	数据库不完整，需要通过部分判断来弥补时，估计用单个研究来解释全部有害结局的不确定性	≤10	未规定	未规定	1～100	1～100
MF（修正系数）	由专家判断而确定的附加的 UF。其大小取决于对 UF 没有考虑到的存在于研究和数据库中的其他不确定性的专业判断	0 到≤10	未规定	未规定	1～10	1～10

ATSDR，为美国毒物管理委员会；RIVM，为荷兰国立公共卫生与环境研究院

剂量-反应模型分类 无阈化学物主要指遗传毒性致癌物及生殖细胞致突变物。有关致癌物的剂量-反应关系评定的数学外推模型主要有两类，一类是概率分布模型或称统计学模型，另一类是机制模型。用数学外推模型进行评定时，先选用数学模型进行剂量-反应关系资料的拟合，再对观察范围之下的情况进行外推。主要的剂量-反应模型如下。

概率分布模型 形式为：

$$P(d) = \gamma + (1 - \gamma)\frac{1}{\sqrt{2\pi}}\int_{-\omega}^{a+\beta d} e^{\frac{u^2}{2}}du$$

式中，$P(d)$ 为随机选择的个体对剂量 d 的反应概率，假定耐受为正态分布；α、β 为拟合参数；γ 为本底反应率。

逻辑斯谛（Logistic）模型 低剂量外推法用的剂量-反应模型，形式为：

$$P(d) = \gamma + \frac{1-\gamma}{1+e^{-(\alpha+\beta d)}}$$

式中，$P(d)$ 为连续暴露剂量率 d 的终生癌概率；α、β 为拟合参数；γ 为本底发生率。

韦布尔（Weibull）模型 形式为：

$$P(d) = \gamma + (1-\gamma)(1-e^{-\beta d^\alpha})$$

式中，$P(d)$ 为连续暴露于剂量 d 直到年龄 t（当肿瘤是致死性的），终生肿瘤（或其他反应）概率；α 为拟合剂量参数（有时称为韦布尔参数）；β 为拟合剂量参数；γ 为本底发生率。

一次击中模型 基于机制的剂量-反应模型，一个靶位被单一生物学剂量有效单位击中后在一个给定的时期内就有一个反应。此模型为 γ、多阶段和韦布尔模型的特例，形式为：

$$P(d) = 1 - e^{(-\lambda d)}$$

式中，$P(d)$ 为连续暴露剂量率 d 的终生癌概率；γ 为拟合剂量系数。

γ 模型 又称为多次击中模型，是低剂量外推的广义一次击中模型，形式为：

$$P(d) = \frac{\lambda^k}{\Gamma(k)}\int_0^d t^{(k-1)}e^{-\lambda t}dt$$

式中，$P(d)$ 为个体终生连续暴露于剂量 d 的反应概率；$\Gamma(k)$ 为 γ 函数；k 为模型估计的"击中"次数；λ 为拟合参数。

多阶段模型 用于从动物生物检定的数据外推到癌概率的数学函数，形式为：

$$P(d) = 1 - e^{-(q_0 + q_1 d + q_2 d^2 + ... + q_k d^k)}$$

式中，$P(d)$ 为连续终生暴露剂量率 d，癌概率；q_i 为模型拟合的剂量系数；i 为 $0,1,\cdots,k$；k 为经模型最佳拟合选择的阶段数，大于 1 并小于所用的剂量组数。

多阶段韦布尔模型 低剂量外推的剂量-反应模型，形式为：

$$P(d,t) = 1 - e^{-(q_0 + q_1 d + q_2 d^2 + ... + q_k d^k)(t - t_0)^Z}$$

式中，$P(d,t)$ 为连续暴露于剂量 d 直到年龄 t（当肿瘤是致死性的），终生肿瘤（或其他反应）概率；q_i 为拟合的剂量系数；i 为 $0,1,\cdots,k$；k 为经模型最佳拟合选择的阶段数，不大于剂量组数

-1；t_0 为在观察到可能致死的肿瘤和肿瘤引起死亡之间的时间；Z 为拟合的时间参数（也称为韦布尔参数）。

模型应用 在剂量-反应关系评定中选择合适的数学模型是正确评定健康危险的重要环节。一般情况下，动物实验的剂量-反应关系资料可被多种模型较好地拟合，但选用不同的模型得出的评价结果即 VSD 会有所不同，一般情况下，不同模型得到的 VSD 的保守顺序为：一次击中模型 > 多阶段模型 > 逻辑斯谛模型 > 韦布尔模型 > 多次击中模型 > 概率单位模型。例如，基于黄曲霉毒素 B_1 致癌性的有关资料，用不同的模型进行在低剂量范围的外推，得到的 VSD（10^{-6} 危险时）用一次击中模型为 3.4×10^{-5} ppb，多阶段模型为 7.9×10^{-4}，用韦布尔模型为 4.0×10^{-2}，多次击中模型为 0.28，用概率单位模型则为 2.5。显然，用一次击中模型及多阶段模型，得到了最为保守的危险估计。图 3 为用不同模型估计的 2-乙酰氨基芴低水平暴露的危险度，可见在同一暴露水平，依据不同的剂量-反应关系外推模型得到的危险性可有几个数量级的差异。美国 EPA 在 1986 年的致癌物危险评定指南中建议用线性多

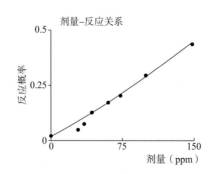
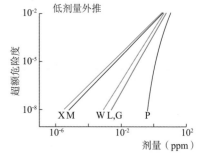

图 3 用不同数学模型对 2-乙酰氨基芴的低剂量外推

X 为线性外推；M 为多阶段模型；W 为韦布尔模型；L 为逻辑斯谛模型；G 为多次击中模型；P 为概率模型

阶段模型进行剂量-反应关系的评定；2005 年的指南修订本中，提出了应当根据致癌物作用模式来选择合适的剂量-反应关系评定模型，对于遗传毒性致癌物可以用一次击中线性模型，对于表观遗传毒性致癌物可用有阈的非线性模型。

无阈化学物的剂量-反应关系评定也可用有阈化学物剂量-反应关系评定中的不确定性系数方法，即用最大未观察到致癌效应的剂量除以一定的 UF，求得人群暴露危险度的参考剂量。对于致癌作用评定，要用较大的 UF，如 5000。由于对致癌物的作用模式不同，对于遗传毒性致癌物可认为是没有阈值，应制定 VSD，而非遗传毒性致癌物可认为是有阈值，可制定安全限值。2008 年，赫尔曼（Hermann）提出了为危险评定和制定职业卫生标准区分各组致癌物（A～D）的流程图（图 4）。

癌症和非癌症终点统一的剂量-反应评价框架 2008 年美国 EPA 总结和评价了非癌和癌终点剂量-反应关系评定的现行方法及其主要的限制，见图 5。

在此基础上，美国 EPA 建议对化学物的非癌和癌终点建立统一的剂量-反应评价框架，涉及本底暴露和人群脆弱性评价，以确定低剂量的线性剂量-反应关系的可能性和确定可能的评定的脆弱人群（图 6）。弱势群体如婴幼儿、儿童、老人和孕妇，建议在统一的框架下应用不同的概念模型。①概念模型 1：由于个体阈值异质性和高背景，低剂量为线性的剂量-反应关系，如 PM 的心肺效应、刺激和哮喘、1,4-二噁烷肝毒性、光气。②概念模型 2：个体和群体的低剂量非线性剂量-

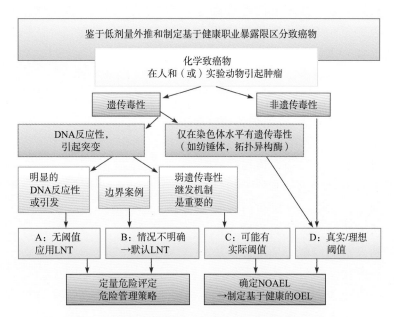

图 4　为危险评定和制定标准区分各组致癌物的流程
LNT 为线性无阈值模型；OEL 为职业接触限值

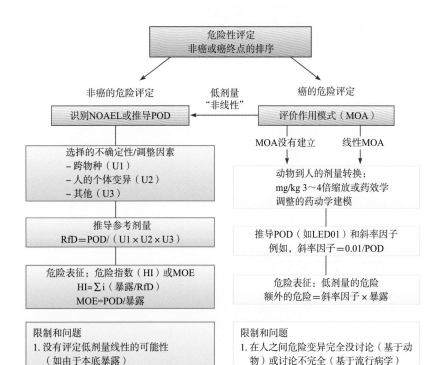

图 5　剂量-反应关系评定方法及其主要的限制

反应，如一般的有阈毒效应、氯气麻醉反应。③概念模型 3：个体和群体的低剂量线性剂量-反应关系，如 4-氨基联苯致癌、产前甲基汞暴露与智商。

（周宗灿）

bàolù píngdìng

暴露评定（exposure assessment）　评价到达靶人群的某种化学物的浓度、强度、持续时间、频率、期限、途径和范围的过程，是危险评定的第三个步骤。

有关概念 暴露指在规定的期限以特定频率到达靶机体、系统或（亚）人群特定的化学物的浓度或数量。暴露事件是指化学物和靶的连续接触的发生。源，指进行暴露评定的化学物来源，决定了介质和化学物的物理性质、化学成分和量。介质，指包绕或含有评定的化学物的物质，如空气、饮水、土壤、食物和消费品等。传输路径，指从源到靶，化学物所经过的路线。暴露特征是决定外源化学物对机体损害作用的另一个重要因素，包括暴露途径、暴露期限及暴露频率。暴露途径是指化学物在接触后进入靶的方式和频率，如经口摄入、吸入或经皮吸收，或各种注射等。暴露期间是指覆盖化学物和靶生物连续或间断接触的时间长度。暴露频率是指在一个暴露期间内暴露事件的数量。暴露时间是指化学物和靶连续接触的时间。一般情况下，化学物是通过介质与机体的外界面接触，在接触点介质中化学物的浓度即称之为暴露浓度。在某一时间段的暴露可用暴露浓度对时间作图，曲线下面积即为浓度-时间单位的暴露量（E），即：

$$E = \int_{t_1}^{t_2} C(t)\,dt$$

式中，$C(t)$ 为作为时间函数的暴露浓度；t 为时间；$t_1 \sim t_2$ 为暴露时间。

经过口腔摄入或经过鼻腔吸入及皮肤上应用的化学物的量，称之为潜在剂量。在动物研究中为给予剂量，直接与机体的吸收屏障接触可供吸收的量称为应用剂量。内剂量为经吸收到机体血流的外源化学物的量。化学物一旦被吸收，在体内可经历代谢、贮存、排泄、转运等过程。化学

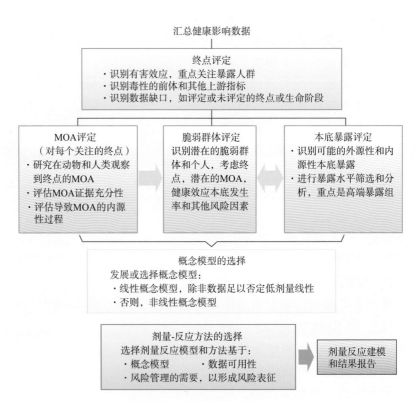

图6 癌和非癌终点剂量-反应关系的评价框架

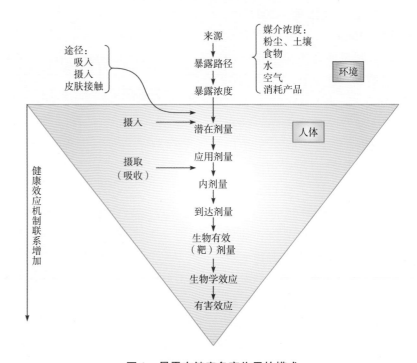

图1 暴露在健康危害作用的模式

物被转运至某个器官、组织或体液的量，称为到达剂量。生物有效剂量是真正到达发生有害效应的细胞部位或膜的量，它仅是到达剂量的一部分。暴露、剂量和有害效应的关系见图1。对于环境化学物，主要是基于潜在（给予）剂量或内剂量的剂量-反应关系进行危险评定。

化学物摄入和吸入过程的潜在剂量为：

$$D_{潜在} = \int_{t_1}^{t_2} C(t) R_I(t)\,dt$$

式中，$R_1(t)$ 为经口摄入或吸入率；$t_1 \sim t_2$ 为连续的暴露检测时段；$C(t)$ 是作为时间函数的暴露浓度。

通过皮肤，化学物被吸收后的体内剂量为：

$$D_{int} = \int_{t_1}^{t_2} C(t) K_P S_A(t) dt$$

式中，K_P 为透过系数，S_A 为暴露表面积。

剂量常表达为剂量率，或者单位时间内化学物的剂量（如 mg/d），以及基于体重的剂量率 [如 mg/(kg·d)]。日均潜在剂量（ADD潜在）和终身日均潜在剂量（LADD潜在）见下：

$$ADD_{潜在} = [\bar{C} \cdot \overline{IR} \cdot ED] / [BW \cdot AT]$$

$$LADD_{潜在} = [\bar{C} \cdot \overline{IR} \cdot ED] / [BW \cdot LT]$$

式中，$\bar{C}$ 为介质中化学物浓度（mg/L、mg/m³、mg/kg）；$\overline{IR}$ 为介质摄入量（L/d、m³/d、kg/d）；ED 为暴露持续时间（d）；BW 为平均体重（kg）；AT 为覆盖剂量平均的时间（d）；LT 为终身暴露，以平均预期寿命表示。

暴露定量方法 主要有三种类型。①接触点测量：即个体测量，将个体与环境接触面的化学物浓度作为时间的函数，绘出暴露曲线。该方式可以直接测量暴露，提供测量时间区段中最准确的暴露值。②场景评价：首先决定媒介或特定场所化学物浓度并与个体或群体接触化学物的时间信息相衔接。该方式中的化学物浓度和机体接触时间分析是分别进行的。化学物的浓度通过间接方法获知而并非接触点的直接测量，通过接触时间分析识别暴露个体，并计算暴露的频率和时段。最后将化学物的浓度和暴露群体

特性综合处理以评价暴露。这种分析可以在缺少资料或使用间接资料的条件下进行。③内剂量重建：此评价可以在暴露发生后进行。如果总剂量是已知的或可以被重建，并具有摄入和吸收率的信息，就可以重建平均暴露率。剂量的重建有赖于暴露、摄入和吸收发生后体内生物标志的检测，利用这些检测进行回顾性剂量计算。此方式能够判断化学物质的暴露和吸收是否已经发生，理论上讲，其对已发生的暴露是一个很好的指示。

此三种方法是独立的，各方法基于不同的数据类型。如果资料允许，可以用一种方法验证核实另一种方法暴露评估的结果。

步骤 暴露评定的一般步骤是识别暴露源及其释放或排放速率，决定与危险度评定相关的暴露途径，利用模型测量受试物在空气、水、土壤和食物中的浓度，然后测定每一个特定暴露途径的潜在相关暴露，最后总结这些途径特异性的暴露，从而计算总体暴露水平。通常由四个主要的步骤组成。

定义评价问题 为暴露评定的目的和范围提供一个清楚及明确的陈述。评价的管理目标将决定筛选分析是否足够或是否需要进行充分的概率性暴露表征。评价时识别并包括所有重要的暴露来源（如杀虫剂的应用）、暴露路径（如食物或水），和途径（如摄入、吸入和经皮）。如果省略某个特殊的来源、暴露路径或途径，则应提供一个清楚明晰的解释。在所关注的人群中对每个亚人群应当进行单独的分析，尤其是对被认为或被怀疑是高暴露的亚人群或特殊的生命阶段的亚人群，应当研究特殊的健康效应。这包

括有某些疾病或遗传易感性的人群或那些由于生活习惯或生理原因而导致的较高暴露水平或易感性的人群。例如，①男性和女性的生理学上的差别（如体重和吸入率）可能导致暴露差异。②孕妇及哺乳期妇女的暴露可能不同于普通人群（如稍高的水消耗）。另外，孕妇的暴露可能造成发育中的胎儿的暴露。③儿童按体重比例计算要比成年人消耗更多的食物，而摄入的食物类型少于成年人，即食谱更狭窄。此外，儿童的爬行和抓食行为（即将手及其他物品放在嘴中）增加了他们的暴露机会。④老年人和残疾人由于久坐的生活方式而产生重要的暴露差别。此外，这一群体的健康状态可能影响他们对有害暴露的易感性。

选择或发展概念模型及数学模型 1992 年美国环境保护署（EPA）已经发表了很多相关的文件，作为暴露评定的指南。常见的暴露路径见图 2。

多介质/多路径模型 多介质模型亦称为总暴露模型，为整合来自多个环境介质的多暴露路径进入一个模型系统提供了方法，该模型描述了在有毒物质释放源处与潜在总人体剂量有关的有毒化学物浓度。基于多介质和多路径模型的估计可以提示研究者应将资源优先集中于何处，以获得更完整的人群暴露分布特征。美国 EPA 提出了聚集暴露的概念和方法，聚集暴露即多途径暴露，是指个人或人群对某单一化学物的综合暴露，该化学物可能是多种来源和存在于多种介质，而且暴露能经不同途径在不同的时期发生。聚集暴露只针对一种化学物，所以并不涉及累积危险。累积危险是两种或多种化学物的聚

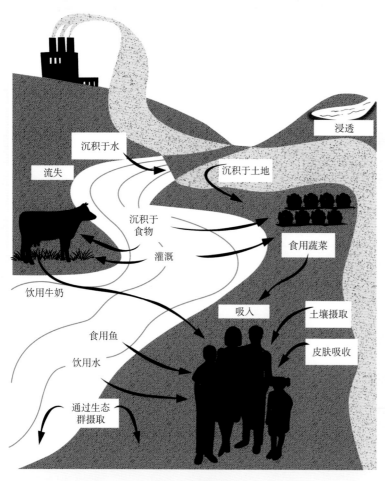

图2　暴露路径

集暴露而联合构成的危险。

收集数据或可用数据的选择及评价　依据考虑到的暴露情况，可能需要收集有关各种暴露的数据，可使用现有数据，并定性地评价资料的质量和资料代表的人群范围。当现有的资料不能为这一特殊评价提供适当的替代信息时，应收集新的数据。在资料收集中应当重点考虑所关心的亚人群或特定生命阶段。需要确定和应用高暴露人群和生命阶段的危险校正单位。在剂量-反应评价中发展的危险单位评价通常是标准成年人摄入率。当对暴露有差别的某暴露人群或特定生命阶段进行暴露评定时，良好的暴露评定应当用暴露人群中有代表性的数值替代标准摄入率。在暴露评定中较小的改变应当用暴露参数的

线性比例校正，但是更准确的综合性分析可能需要对暴露的持续期间进行分层分析。吸入剂量测定是用于推导人的等价暴露浓度，基于该浓度得到吸入单位危险和参考浓度。可以利用不同的剂量测定方法，取决于可用的相关数据和污染物的化学特异性。考虑到特定的生命阶段的生理特点，剂量测定分析可以改进为人等价浓度（HEC），以确保整个生命阶段的危险评定的关联性，或者以多个HEC得出结论及相应的吸入单位危险值（如将儿童和成年人分开）。

暴露表征　提出评价结果和支持危险表征的一种技术上的表征。暴露表征提供了对评价的目的、范围和方法的阐述，识别暴露状况和涉及的亚人群。在资料

允许时，提供对暴露人群的暴露的程度、频率、持久性和分布的估计。识别和比较暴露的不同暴露来源、途径对危险的贡献。尤其是，对数据和模型的优点、缺点（不确定性）进行定性地讨论。不确定性的讨论是暴露表征的关键性的组成部分。不确定性也可以从质量差的资料以及由不充分代表所关注的人群或暴露状况得到的资料中产生。例如，①全国的数据可能对地方或局部人群的暴露不具备代表性。②用短期资料来估计长期暴露倾向于低估暴露的人数，同时高估处于暴露分布上端（如90%以上）的暴露水平。③儿童的行为，包括他们的有限的食谱，可能导致相对较高的间断的暴露。

（周宗灿）

wēixiǎn biǎozhēng

危险表征（risk characterization）

定量或定性确定在规定的暴露条件下一种化学物在给定的机体、系统或（亚）人群中已知的和可能的有害效应的发生概率和伴随的不确定性。危险表征是危险评定的第四个步骤，是危害识别、危害表征和暴露评定的综合结果。

主要内容　危险表征主要是决策建议，包括发生的概率、严重性、给定的人群和伴随的不确定性。①有关危害、剂量-反应关系和暴露的主要结论，包括重要的有生物学支持的替代方案。②关键性支持信息和分析方法的性质。③危险估计和伴随的不确定性，包括数据缺失或不确定时关键默认值选项的使用。④利用线性外推，以估计的暴露乘斜率因子近似得到低于起始点（POD）的危险，即危险＝斜率因素×暴露。对于高于POD的危险度，利用剂量-反应模型代替此近似值。

⑤利用非线性外推，危险评价的方法取决于所用的方法。如果确定非线性剂量-反应函数，预期的暴露能用于估计危险度。如果计算参考剂量（RfD）或参考浓度（RfC），危害能表示为危险商（HQ），定义是估计的暴露与 RfD 或 RfC 的比值，即 HQ = 暴露/（RfD 或 RfC）。从危险商通常能推论非线性作用模型是否与所讨论环境暴露水平有关。⑥从观察数据到关注的暴露水平的危险估计的外推范围的陈述，和其在定量危险相关的确定性或不确定性。外推的范围可表示成暴露范围（MOE），定义是 POD 与暴露的比值（MOE = POD/暴露）。⑦数据和分析的主要优点和缺点，包括主要的评论意见。⑧与美国环境保护署（EPA）相似危险分析或与人们熟悉的危险进行适当比较。⑨与其他相同问题的适当评价进行比较。EPA 对利益-费用分析指南需要预期的或中部的危险估计和关于此估计不确定性的信息。分析所需的不确定性信息范围，部分地取决于政策取向。

对无阈毒效应的危险表征

对于遗传毒性致癌物，危险表征可采取不同的形式：①用实验动物数据和（或）人类的流行病学数据的剂量-反应建模。②用超出动物实验观测剂量范围的剂量-反应来分析计算理论上与人体估计暴露值相关的肿瘤发生率或与预定的肿瘤发生率（如一生中癌症危险增加百万分之一）有关的暴露量。③由 POD 进行的线性低剂量外推。MOE 法和由 POD 进行的线性低剂量外推法是最实用和有效的方法。

在被观察的剂量范围内建模动物致癌试验在被观察的剂量范围内肿瘤发生率的剂量-反应来

评定对计算 MOE 或线性外推到估计在低剂量的危险是必需的，可提供参考点或起始点。参考点是描述 MOE 所用的术语，起始点是在描述外推方法所用的术语。如果对某物质有足够的质量、良好的动物实验数据和（或）人类流行病学的数据，则应该进行剂量-反应建模。通过对被观察的剂量-反应研究，可以得到基线剂量和表观的未观察到有害效应的水平（NOAEL）。

MOE 法 计算在引起较低但确定的肿瘤发生率（通常来自动物实验）的剂量与人体估计暴露量之间的 MOE，由该物质有害效应的剂量-反应曲线上选择的参考点除以该物质估计的人类摄入，是无量纲的数字。基准剂量可信限的下限值（BMDL）是计算 MOE 最适当的参考点。T_{25}（能引发 25% 的实验动物在其标准寿命期内癌症发生的慢性剂量）也可以用来计算 MOE，但是来自 T_{25} 的与来自 $BMDL_{10}$ 的 MOE 需要不同的解释。

致癌强度估计 用超出动物实验观测剂量范围的剂量-反应分析来计算理论上与人体估计暴露值相关的肿瘤发生率或与预定的肿瘤发生率（如一生中癌症危险增加百万分之一）有关的暴露量。例如，T_{25} 和半数致癌量（TD_{50}），也可能用作为参考点/起始点。致癌强度估计给的剂量指标在标准的动物终生试验中以一种物质引起的以自发肿瘤发生率校正后的肿瘤发生率相应的剂量，有 BMD_{10}（或 ED_{10}）、T_{25} 和 TD_{50}。和基准剂量方式一样，致癌效力估计也利用所有的可得到的剂量-反应数据。美国 EPA 和其他的管理机构优先使用 ED_{10}/LED_{10} 的 95% 可信上限作为起始点以线性外推低剂

量的危险。欧盟以 T_{25} 转换到人类等价剂量（HT_{25}），计算 MOE 或线性外推法低剂量的危险。TD_{50} 的计算需要特殊的软件，其线性外推法可能导致严重的高估或低估真实的危险，常常仅用于比较致癌效力。欧盟将 T_{25} 或 $BMDL_{10}$、BMD_{05} 以评定因素（AF）转换到人类等价剂量。与 T_{25} 有关的外推系数规定为 250 000。此系数来源于线性外推法 25∶100 的 LR，相对于低的参考危险水平 1∶1 000 000 的默认值。欧洲食品安全局（EFSA）规定，与 $BMDL_{10}$ 有关的外推系数为 10 000。

一般情况下，若 MOE 低于参考 MOE（RMOE）应予以关注；若 MOE 高于 RMOE 通常不予关注；若 MOE 在 RMOE 的范围中，需要以定性的对各方面进行完全评价，并暴露估计不确定性。

低剂量线性外推法 由 POD（如 BMDL）进行的线性低剂量外推。以数学模型来拟合肿瘤发生率资料定量外推低剂量暴露的危险估计。例如对物质的暴露水平，终生癌的危险上限为 1×10^{-6} 或 1×10^{-5}。暴露水平低于最低的实验剂量点 4 个或更多数量级。简单的线性外推法是从实验的范围内选择的发生率（如 LOAEL），或从拟合数学模型得到的起始点（如 $BMDL_{10}$ 或 T_{25}）。已有多种模型，最广泛地应用的是线性多阶段（LMS）模型，已有软件可用。对实验动物数据拟合同样好的不同的数学模型，能在低剂量得到很不同的危险估计。数学模型倾向于高度地保守，而一次击中模型是最保守的。因此线性外推法应该考虑的为危险估计的上限而不是危险的可能估计。

毒物学关注阈值法 可用于食物内的污染物的危险评估，生

物学数据很少，但是化学结构已知和有良好的暴露数据。如果物质有遗传毒性或有遗传毒性结构预警，但并不属于鉴定的遗传毒性致癌物质，暴露低于 $0.15\mu g/d$ 或 $0.0025\mu g/(kg\cdot d)$，被认为是可以忽略的危险。这个数值是以有同样的预警结构的物质致癌试验数据的线性外推法为基础的获得的。

对有阈毒效应的危险表征

对有阈的毒效应，定量危险表征是由计算安全范围（MOS）来进行的。MOS 是效应或无效应参数值，如急性经口 LD_{50}、亚慢性、吸入的 NOAEL 或基线剂量（BMD）和对应的暴露时间与途径的暴露值的比。对于被保护的每个亚人群（工人、消费者、环境暴露者），每个有关的暴露场景，为暴露的时间刻度（急性、亚慢性、慢性）和选择的暴露途径，每个有关的终点（包括急性毒性，重复剂量毒性，非遗传毒性致癌性和生殖毒性包括生育力、发育毒性和母体毒性），应该进行危险表征。对于某些其他的有关终点如刺激、腐蚀和致敏，数据通常是不足以决定一个阈值。MOS 应该解释从实验的数据外推到人的各种不确定性和变异性（物种间差异、物种内差异，暴露时间和途径间差异，剂量-反应关系），解释可得数据集的不确定性（可得数据集的适当性和置信度、效应性质），和解释对暴露场景的暴露估计的不确定性。所有评定系数（AF）联合形成参考 MOS（RMOS）的总评定系数。在判断 MOS 的可接受性（定量的危险表征第二步）时，MOS 与 RMOS 进行比较。一般情况下，若 MOS 低于 RMOS 应予以关注；若 MOS 高于 RMOS 通常不予关注；若 MOS 在 RMOS 的

范围中，需要以定性的对各方面进行完全的评价，并暴露估计不确定性。欧盟（EC）制定的风险评价技术指导性文件（TGD）提出的各种评定系数的默认值见表。这些系数是以外推系数的分布为基础的。

不确定性和变异性 不确定性是危险评估者对于所使用数据和模型了解的局限性。变异性反映了暴露或反应固有的生物异质性。因此，尽管不确定性和变异性都可以用概率分布进行表征，但它们的概念不同。不确定性可以随着已有信息质量和数量的提升而降低。变异性的模型化的使用的是描述性统计分析，得到的是一个针对人群而不是个体的模型。可通过获得更多的信息来改善变异性的表征，但是无法消除。在危险表征时，必须说明在危险评定过程中每一步所涉及的不确定性。

分析不确定性时，一个必须解决的问题是如何辨别变异性（不一致性）和真正的不确定性对预测人群危险的相对影响。变异性归因于所评价的问题的随机变异，是指一个特定人群中的数量分布，如暴露量、暴露时间和预期寿命。这些都是固有的变异，

不能用一个值来表示，仅能在一定精确范围内进行描述（如平均值、变异、偏性等）。而真正的不确定性或模型特异误差（如统计学估计误差）来自于所评价问题的测定和评价过程，是指由于测量或估计误差而不能精确地确定此参数的特定值。有时真正的不确定性与变异性相比可忽略不计。此时，变异扩大分析的结果表示暴露人群在剂量或危险方面的期望有统计学差异。在变异性和不确定性皆不可忽略时，因为存在不确定性而无法知道变异性分布曲线的形状。在危险表征应尽可能地区别模型不确定性和参数不确定性。可采用敏感性分析这一定量技术来发现那些对不确定性影响程度最大的输入性因素（如浓度或食物消费数据）。

一旦收集了危害特征和暴露量资料，就可以建立个体/群体危险分布模型进行危险表征。这需要综合各种暴露途径的作用。因为危害识别、危害表征、暴露评定各个步骤都包含不确定性和变异性，危险表征全过程可能包含着很大的不确定性。为了直接认清危险评价中的不确定性的特征，需要采用多层次方法分析不确定性。可以分为三个层次：①需要

表 EC TGD 对有阈值毒效应制定的评定系数默认值

评定化学物		默认值
物种间	· 校正代谢的差异	$AS^{a,b}$
	· 剩余的差异	2.5
物种内	· 工人	5
	· 一般人群	10
暴露期限	· 亚急性到亚/半慢性	3
	· 亚/半慢性到慢性	2
	· 亚急性到慢性	6
途径间外推	人和实验动物暴露途径不同	1
剂量-反应	关于剂量-反应可靠性，包括 LOAEL/NOAEL 外推和效应的严重性的讨论	1

a，AS 为体表面积比例系数，大鼠为 4，小鼠为 7，豚鼠为 3，兔为 2.4，猴为 2，犬为 1.4。b，AS＝1，如为吸入，饮食研究或局部效应

阐明导入参数的偏差和它们对最后的危险度计算所造成的影响。②应采用灵敏度分析来评价模型的可靠度和数据精确度对模型预测的影响。灵敏度分析的目的在于根据导入参数对结果偏差影响大小而进行排序。③应用差异扩大方法仔细说明危险估计的整体准确度和模型、导入参数及场景有关的不确定性和变异性的关系。此外，还应该强调儿童和老年人是整个人群必须经历的一个生命阶段，而不是作为人群一部分的亚人群。与成年人相比，儿童和老年人在暴露、毒物代谢动力学和毒效学上具有显著特点。

（周宗灿）

wēixiǎn guǎnlǐ

危险管理（risk management）

对危险评定过程中所确定的危害因素采取控制和实施决策的过程。除危险评定所提供的科学证据外，危险管理还要考虑法规、工程、经济、社会及政治等方面的因素，以便在各种决策方案中做出抉择。因此，与危险评定不同，危险管理要兼顾科学性和可行性两个方面。尽管如此，危险评定与危险管理有着密切的联系。在危险评定过程中，评定者应与管理者加强交流和沟通，使危险评定面对实际需求，为管理提供科学、客观而合理的依据。

要素 危险管理包括3个要素，即危险分析、危险评估和危险控制。危险分析是对危险事件的特征进行定性描述，危险评估是量化测评危险事件可能造成的影响或损失程度，危险控制则是通过采取各种措施，减小危险发生的可能性或把损失控制在一定的范围内。在公共卫生领域的危险管理，称为公众健康危险管理，是指在对公众健康危险度评定的

基础上，根据保障公众健康、经济可行、技术合理、社会稳定的原则，进行科学决策，制定有关政策法规，并且实施相应的控制措施。

化学品管理应覆盖化学品生命周期的各阶段和化学物影响的各个方面，可能涉及不同的政府部门，应该设置部门间协调机构，并应制定经常性和突发事件性管理条例或规范。需要政府对化学品进行管理的领域见表1。

总原则 原则1：危险管理应遵循结构化方法原则。危险管理的框架包括危险评估、危险管理措施的决策、管理决策的实施、监控和评述。原则2：在危险管理决策中，保护人类健康应该是首要考虑的问题。原则3：危险管理决策和实施应是透明的。原则4：

危险评估策略的确定应该作为危险管理的特殊组成部分。危险评估策略是在危险评估过程中，为价值判断和特定决策的取向而制定的准则，因此最好在危险评估之前，与危险评估者合作共同制定策略。原则5：危险管理应该通过维持危险管理和危险评估的功能独立性，来保证危险评估过程的科学完整性。原则6：危险管理决策应该考虑到危险评估结果的不确定性。原则7：危险管理在整个过程的各方面应保持与消费者和其他有关组织之间进行透明的和相互的信息交流。原则8：危险管理应该是一个连续的过程，应不断地参考危险管理决策的评价和审议过程中产生的新资料。

影响决策的因素 见表2。

预警原则 在必要时，预警

表1 需要政府对化学品进行管理的领域

领域	管理事项
评估来自化学品的危险	· 上市前评估（对新化学品） · 已存在的化学品评估（对已存在的危险化学品） · 指导计划要使用化学品的新项目土地使用规划 · 指导计划使用的化学品变更（并且危险增加）现有项目土地使用规划 · 有害废物的确认和评估
控制化学品的来源	· 进口和出口 · 采矿或其他的形式提炼 · 化学品制造业
控制化学品"下游"使用	· 工业 · 农业 · 药品和化妆品 · 食品 · 消费产品
控制化学品的影响	· 对公众健康 · 对职业健康和安全 · 对环境
控制各种不同的活动	· 进口/出口 · 储藏 · 运输和分布 · 紧急状况反应管理
控制化学品的处置、容器和废物	· 排放至大气 · 排放至土壤 · 排放至水 · 排放至海洋环境

原则可以代替危险评定作为监管行动的基础。事实上，预警原则是在有可能发生严重不可逆的损害时使用的，此种使用方法在与预警原则相关的国际法中很常见。预警原则有四个核心组成部分：①面对不确定性时，采取预防行动。②将举证责任转移给活动支持者。③拓宽探索，以期替代可能有害的行动。④提高决策的公众参与。预警原则与危险评定的关系见图。

欧盟规定，认为有必要采取行动时，基于预警原则的措施应当为：①与选择保护水平相称。②在措施应用中无歧视性。③与已采取的类似措施保持一致性。④基于对所采取行动带来的潜在效益和成本的考核（包括进行效益/成本的经济分析的适用性和可行性）。⑤审查新的科学数据。⑥能为更全面的危险评估定供科学依据。

（童建）

wēixiǎn jiāoliú

危险交流（risk communication）

在危险评定者、危险管理者、消费者和其他利益相关者之间，通过一定的方式，对某种危险的认识和相关的信息进行沟通和交流的过程。危险交流使得各方能够获得危险评定和危险管理所涉及的基本知识和信息，并建立相互理解和信任的途径，涉及和应用的领域包括环境危害、公共安全、灾害管理和突发公共卫生事件。后两个多与突然发生的危机事件相联系，因而更具有结果的严重性和时间的紧迫性。危险交流是用清晰易懂的语言向交流对象提供有用的和准确的危险相关信息，这些信息有助于更好地理解相互间的分歧，并在此基础上更合理地制定或接受危险管理的措施。认识上的和谐一致与相关各方的支持是有效实施危险管理的重要保证。

目的 促进所有参与者认识和理解涉及危险的一些具体问题，改进危险评定过程的有效性和效率，为提出和实施危险管理提供更加合理的依据。同时，通过各方参与危险交流过程，可增加危险管理的透明度，建立公众对管理者的信任感和安全感。在大多数情况下，有效的危险信息交流和知识普及与教育培训应当成为危险管理的重要组成部分。

内容 包含三方面的信息。①危险的性质：是指有关危险的特点和重要性，危险的程度、严重性和紧迫性，危险变化的趋势，暴露的可能性、人群分布和规模，以及暴露量的大小等。②危险评定的不确定性：包括所采用的方法和理论假设引起的不确定性，评价资料来源的可靠性，评价模型的灵敏度和效率，以及各种可能的影响因素。③危险管理措施：其信息包括管理者准备采取的控制行动和选择管理措施的理由及有效性、实施管理措施可带来的利益和将付出的代价、个人可采取的降低危险度的方法，以及实施危险管理措施后仍然可能存在的危险。

原则 开展危险交流的原则主要有以下几方面。

认识交流对象 参与危险交流的各方涉及政府、企业、消费者、研究机构和媒体。在实际开展危险交流之前，应该对交流对象作全面的分析，了解他们的基本情况和认识水平。除进行群体总体分析外，需要将其分门别类，区别对待。保持开放的交流渠道和倾听所有各方的意见是危险交流的重要原则。

专家参与 由于危险评定涉及多个学科的科学领域，只有相关学科的专家才有能力解释危险评定的基本概念、理论假设和评定过程，评定所依据的科学数据、分析方法和导出的结论。专家能够清楚地表达已有的知识和未知的推测，以及危险评定结果中的

表2　影响危险管理决策的因素

减少危险管理的程度	增加危险管理的程度
· 假定自愿接受的危险	· 假定非自愿接受的危险
· 没有替代方案可利用	· 有较安全的替代方案可利用
· 暴露是必要的	· 暴露被认为是非必要的（如一种奢侈品）
· 主要是职业暴露	
· 暴露主要于平均个人（正常人群）	· 非职业暴露
	· 暴露包括高易感的个人
· 有意的合理使用可能是有保证的	· 误用可能性很高
	· 毒效应是持续的
· 毒效应是可逆的	· 毒效应是可遗传的
· 毒效应不是可遗传的	· 危险感觉是不可接受的
· 危险感觉是可接受的	

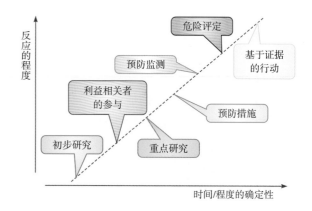

图　预警原则与危险评定的关系

不确定性。另一方面，危险管理专家能够解释危险管理决策的制定原则和依据。这些专家的参与可使交流对象直接和清楚地了解危险的各种信息。

掌握交流技能 成功的危险交流不仅需要专业知识和科学信息，而且需要有效的专门交流技能。危险评定和危险管理的专家可能由于缺乏交流技能而无法完成复杂的交流任务，特别是当面对一些非专业的交流对象（公众、企业、媒体等）时。因此，具有危险交流技能的人员应该尽早地参与，并且在交流之前开展对专家的技能培训。

信息来源可靠 信息来源的可靠性有时会影响公众对危险的看法。不同的社会文化背景和危险性质，对来源可靠性的判断也会不同。决定来源可靠性的因素包括提供信息的单位或个人的可信任度、公正性以及无偏性。一般情况下，公众对国家研究机构、专家学者、公共福利部门和现场及追踪的新闻报道信任度较高，认同感较强，而对于营利机构和虚夸广告的信任度较低，怀疑性较强。如果从多个来源的信息相互一致，则可靠性会大大得到加强。承认客观存在的问题和困难，往往会加强公众的信任度。此外，信息的及时传递也是一个重要的因素。延迟发布信息常常会引起不必要的猜测和怀疑。任何对信息的遗漏、歪曲和断章取义，都会损害信息来源的可靠性。

分担责任 国家和地方政府的管理机构对危险交流负有根本的责任，同时公众也本能地期望政府在危险管理方面起领导作用。不管政府对危险管理的决定是否采取强制或非强制的控制措施，其责任都是不言而喻的。为解决公众所关注的问题，政府需要了解公众对危险信息的基本认识，以及对各种危险管理措施的看法，并确保危险管理的决定已以适当的方式公布于众。除政府之外，媒体和企业对危险交流也负有一定的责任，即使发挥的作用不同，但都对危险交流的结果负有共同的责任。

鉴别危险类型 不同的人群和个体对于同一种危险往往会有不同的认识，这主要取决于其知识水平和生活经验等多种因素。通常简单地鉴别可以将危险类型分为较低危险和较高危险。一般认为，较低危险是指那些自愿的（如主动吸烟）、熟悉的（如汽车尾气）、本土的（如感冒）、随机的（如交通事故）和自然发生的（如室内氡浓度），而较高危险是指那些非自愿的（如被动吸烟）、不熟悉的（如工业污染）、外来的（如疯牛病）、直接的（如恐怖袭击）和人为造成的（如核设施辐射）等。

区别科学与现实 进行危险交流时，很重要的一点是区别"科学目标"与"现实可行"。例如，危险评定过程中，所采用的是可接受的危险方法，但在实际生活中，许多人将"安全"理解为零危险，而零危险仅仅只是一个理论值，通常情况下是不可能达到的。因此，应当向公众解释清楚，安全是一个相对的概念，一般所谓的安全实际上是指"足够安全"。这种解释是危险交流的重要功能之一。

过程公开透明 为使公众接受危险评定的结果和危险管理措施的决定，有必要使整个评价和决策过程公开透明。除某些方面（如专利信息或数据）需要保密外，一般的危险分析和管理决策过程都可以而且应该公开透明，以便公众和有关各方进行审议和监督。为达到此目的，在危险管理者、公众和有关各方之间进行多向交流是必不可少的，也是确保危险管理透明度的关键。

步骤和技巧 根据不同的危险类型有一些差异，但总的方面基本相似，包括收集背景资料和需要的信息，处理、发布和交流信息，对效果进行审核和评估。

背景/信息 首先通过危险调查和访问重点人群，了解公众对此类危险认识的程度，人们普遍关注的危险信息以及相关的重要问题有哪些，他们对危险发生的可能性和严重后果的理解及其分歧程度。

准备/策略 对危险概念做科学表达的同时，还应用同情的语言对交流对象（听众、观众）的问题作出反应。仅仅用逻辑分析有时并不能说服感情用事的对象。为此，有时需用几种不同的方法表述危险，但应避免将现实的危险与公众熟悉的危险作比较，那样反而会引发新的误解。在交流过程中，保持开放、灵活和负责任的态度是十分必要的。交流不是要回避危险，而是解释危险存在的客观性以及危险评定过程中的不确定性因素，并说明与危险控制有关的利益和代价。

传播/发布 准备工作完成之后，就是以公众能够理解和接受的方式发布有关的危险信息和拟采取的控制措施，并聆听公众作为合法参与者的反馈意见和建议。以诚实、坦率和公开的态度参与讨论问题，重视各方提出的所有问题和观点，分担公众的担忧而不是对似乎不合理的问题置之不理。善待媒体并尽量满足采访的要求，为其提供来源可靠的信息。

审核/评估 阶段性交流进行之后，应及时总结，评估交流的有效性和危险信息被接受的程度，同时应加强反馈信息的监测，以便在采取危险管理措施之前确保全面了解公众的意见。在进行危险交流时，应注意危险的主要特点。多数情况下，未知、陌生或罕见的危险类型要比公众熟知的或普通的危险更能引起公众的关注。如果危险不由公众或个人控制，如工业活动或新技术产生而不是自然现象产生的危险，或者是一个特殊社会群体引起，则往往会引发道德、伦理或群体利益上的冲突。另一方面，如果在危险评定中存在较多的科学不确定性，或者在评价和管理专家中存在较严重的意见分歧，也会增强危险的突显度。

（童 建）

Quánqiú Huàxuépǐn Tǒngyī Fēnlèi Hé Biāoqiān Zhìdù

《全球化学品统一分类和标签制度》

（Globally Harmonized System of Classification and Labelling of Chemicals，GHS） 根据 1992 年联合国环境与发展会议上通过的《21 世纪议程》的要求，为保护人类健康和环境，由联合国及其他国际组织的专家委员会制定的国际综合性的化学品危害公示制度。该制度经批准于 2008 年全球实施。联合国于 2003 年公布 GHS，2010 年出版修订第 4 版。全球统一制度包括 4 个部分：第 1 部分导言、第 2 部分物理危害、第 3 部分健康危害、第 4 部分环境危害和 10 个附件。执行全球统一制度后，可通过提供一种国际综合性的危害公示制度，加大对人类健康和环境的保护；为尚未制定制度的那些国家提供一个公认的框架；减少试验和评价化学品的必要性；促进其危害度已在国际上得到恰当评估和认定的化学品的国际贸易；将有助于全球各国化学品管理工作的接轨，也将促进毒理学的全面发展，特别是对人体毒理学和靶器官毒理学的研究。

特点 该制度应是动态的，并应在执行过程中随经验的积累不断修订并使之更加有效。GHS 是适用于所有化学品和化学品混合物的统一制度。制度各组成部分的适用因产品类型或生命周期的阶段而可能不同。一旦对某种化学品作了分类，就给定产品或使用背景，决定应采取何种信息步骤，或采取其他步骤时可考虑不利影响的可能性。在有意摄入时，药品、食品添加剂、化妆品和食品中杀虫剂残留物等将不在 GHS 的覆盖范围。但在工人可能接触它们的场合，以及在运输过程中如果有潜在的接触可能，则这些类别的化学品将在 GHS 的覆盖范围内。

主要内容 GHS 包括下列要素：①按其健康、环境和物理危害对物质和混合物进行分类的统一标准。②统一危害公示要素，包括标签和安全数据单的要求。GSH 的健康危害部分全面阐述了毒理学界对化学品毒效应分类和分级的统一意见，该制度对于急性毒性规定在某个剂量下可引起机体有害效应的物质为毒物；而对致癌、致畸、致突变及靶器官毒性则根据证据的充分性来确定为人或动物的致癌物、致畸物、致突变物及特定靶器官毒物，并详细论述了混合物毒效应分级。2005 年的修订本中，健康危害还增加了呛吸危害。GHS 对健康危害分类和分级见表 1。GHS 同时给出了评价混合物各项健康危害的方案。

GHS 对急性毒性危害、特定靶器官系统毒性/单次剂量接触和重复剂量接触给出了标准动物毒性研究的指导值范围，以帮助分类，分别见表 2～4。

对混合物的危害分类，如果整个混合物有试验数据，混合物的分类将依据该数据进行；如果混合物本身没有试验数据，那么就应当考虑每个具体章节中载有和解释的架桥原则以进行分类；如果现有的信息不足以适用架桥原则，则尽可能地以已知组分的危害分类为基础，利用加和性公式来对混合物进行分类。健康危害公示的标签包括：符号（图）、信号词、危害说明。此外，在该项文件的附录中也给出安全数据单的要求。

图 GHS 规定的化学品健康危害和健康危害的符号

GHS 对化学物健康危害的分类和分级实质上是危险的定性评定，在此基础上可以对化学品进行管理，给以相应的标签，并规定相关的控制和安全措施，以降低健康危害。

（周宗灿）

表 1　GHS 健康危害分类和分级

健康危害	分级
急性毒性	根据急性毒性数值临界标准值表示为（近似）LD_{50}（经口、经皮肤）或 LC_{50}（吸入）值或急性毒性估计值（ATE）划分为第 1~5 类五种毒性类别（此相当于极毒、剧毒、中等毒、低毒、实际无毒）。第 1~3 类标示骷髅和交叉骨，第 4 类标示感叹号，第 5 类不使用符号
皮肤腐蚀/刺激	第 1 类皮肤腐蚀性。标示腐蚀 第 2 类皮肤刺激物。标示腐蚀 第 3 类皮肤轻微刺激物。标示感叹号
严重眼损伤/眼刺激	第 1 类眼刺激物（不可逆眼部效应）。标示腐蚀 第 2 类眼刺激物（第 2A 类可逆眼部效应，标示感叹号）和轻微眼刺激物（第 2B 类，不使用符号）
呼吸或皮肤致敏作用	呼吸致敏物：如果有人类证据表明该物质可能引起特定呼吸超敏反应和（或）如果适当的动物实验出现阳性结果，标示健康危害 皮肤致敏物：如果有人类证据表明，该物质可通过皮肤接触在许多人中引起致敏作用，或者如果适当的动物实验得到阳性结果，标示感叹号
生殖细胞致突变性	第 1 类：已知或被认为可能引起人类生殖细胞可遗传突变的化学品。标示健康危害 　第 1A 类：已知可引起人类生殖细胞可遗传突变的化学品。标准：在人类流行病学研究得到阳性证据 　第 1B 类：应认为可能引起人类生殖细胞可遗传突变的化学品。标准：哺乳动物体内可遗传生殖细胞致突变性试验得到阳性结果；或哺乳动物体内体细胞致突变性试验得到阳性结果，并且一些证据表明该物质有引起生殖细胞突变的可能；或试验的阳性结果显示在人类生殖细胞中产生了致突变效应，而无须显示是否遗传给后代 第 2 类：由于可能导致人类生殖细胞可遗传突变而引起人们关注的化学品。标准：哺乳动物实验获得阳性证据，和（或）有时从一些体外试验中得到阳性证据。标示健康危害
致癌性	第 1 类：已知或假定的人类致癌物。标示健康危害 　第 1A 类：已知对人类有致癌可能；对化学品的分类主要根据人类证据 　第 1B 类：假定对人类有致癌可能；对化学品的分类主要根据动物证据 　以证据的充分程度以及附加的考虑事项为基础，这样的证据可来自人类研究，即研究确定人类接触化学品和癌症发生（已知的人类致癌物）之间存在因果关系。另外，证据也可来自动物实验，即动物实验以充分的证据证明了动物致癌性（可能的人类致癌物）。此外，以个案为基础，根据显示出有限的人类致癌性证据和有限的实验动物致癌性证据的研究，可通过科学判断作出人类致癌性假定 第 2 类：可疑的人类致癌物。标示健康危害。可根据人类和（或）动物研究得到的证据将一种化学品划为第 2 类，但前提是这些证据不能令人信服地将该化学品划为第 1 类
生殖毒性 哺乳期影响的危害	第 1 类：已知或假定的人类生殖或发育毒物。标示健康危害。本类别包括已知对人类性功能和生殖能力或发育产生有害影响的物质或动物研究证据（可能有其他信息为补充）表明其干扰人类生殖的可能性很大的物质 　第 1A 类：已知的人类生殖毒物。将物质划为本类别主要以人类证据为基础 　第 1B 类：假定的人类生殖毒物。将物质划为本类别主要是以实验动物证据为基础，如果机制信息提示效应与人类的相关性值得怀疑时，将其划为第 2 类可能更适合 第 2 类：可疑的人类生殖毒物。标示健康危害。本类别包括的物质是，一些人类或实验动物证据（可能有其他信息作补充）表明在没有其他毒性效应的情况下，可能对性功能和生殖能力或发育有有害影响，或者如果与其他毒性效应一起发生，那么对生殖的有害影响不能是其他毒性效应的非特异继发性结果，而且存在的证据不足以将物质划为第 1 类 影响哺乳期或通过哺乳期产生影响划为单独类别。不使用符号。对于许多物质，并没有信息显示它们是否有可能通过哺乳期对后代产生有害影响。但是，被女性吸收并发现干扰哺乳期的物质，或者其在母乳中的数量（包括代谢物）足以使人们关注以母乳喂养的儿童的健康的物质，应划为此类，以表明这种对以母乳喂养的婴儿有危害的性质。可根据以下进行分类：①（a）吸收、代谢、分布和排泄研究。这些研究应表明该物质有可能以具有潜在毒性的水平存在于母乳之中；和（或）。②一代或两代动物研究的结果。这些结果应以明确的证据表明，由于该物质进入母乳中或对母乳质量产生有害影响而对后代有着有害影响。③人类证据表明该物质在哺乳期内对婴儿有危害
特定靶器官系统毒性——单次接触	第 1 类：对人类产生显著毒性的物质，或者根据实验动物研究得到的证据，可假定在单次接触之后有可能对人类产生显著毒性的物质。标示健康危害 第 2 类：根据实验动物研究的证据，可假定在单次接触之后有可能对人类健康产生危害的物质。标示健康危害 第 3 类：瞬时靶器官效应指那些于暴露后短时间内存在的可逆性功能改变，仅包括麻醉效应和呼吸道刺激。标示感叹号
特定靶器官系统毒性——重复接触	第 1 类：对人类产生显著毒性的物质，或者根据实验动物研究得到的证据，可假定在重复接触之后有可能对人类产生显著毒性的物质。标示健康危害 第 2 类：根据实验动物研究的证据，可假定在重复接触之后有可能对人类健康危害的物质。标示健康危害
呛吸危害	第 1 类：已知引起人呛吸毒性的危害的化学品或被认为可引起人类的呛吸毒性危害的化学品。标示健康危害 第 2 类：推测引起人呛吸毒性危害关注的化学品。标示健康危害

表2　急性毒性危害类别和急性毒性估计值（ATE）

接触途径	第1类	第2类	第3类	第4类	第5类
经口（mg/kg 体重）	5	50	300	2000	5000
皮肤（mg/kg 体重）	50	200	1000	2000	
气体（ppmV）	100	500	2500	5000	
蒸气（mg/L）	0.5	2.0	10	20	
粉尘和烟雾（mg/L）	0.05	0.5	1.0	5	

　　气体浓度以体积百万分率表示（ppmV）。气体、蒸气、粉尘和烟雾的吸入临界值以4小时试验接触为基础。第5类的标准旨在识别急性毒性危害相对较低，但在某些环境下可能对易受害人群造成危害的物质

表3　特定靶器官系统毒性/单次剂量接触指导值范围

接触途径	单位	指导值范围		
		第1类	第2类	第3类
经口（大鼠）	mg/kg 体重	C≤300	2000≥C>300	指导值不适用，因为分类首先基于人类的数据，所以没有给出指导值
皮肤接触（大鼠或兔）	mg/kg 体重	C≤1000	2000≥C>1000	
吸入气体（大鼠）	ppm	C≤2500	5000≥C>2500	
吸入蒸气（大鼠）	mg/L	C≤10	20>C>10	
吸入粉尘/烟雾/烟尘（大鼠）	mg/(L·4h)	C≤1.0	5.0>C>1.0	

表4　特定靶器官系统毒性/重复接触有助于分类的指导值

接触途径	单位	指导值（剂量/浓度）	
		第1类	第2类
经口（大鼠）	mg/(kg·d)	10	10~100
皮肤接触（大鼠或兔）	mg/(kg·d)	20	20~200
吸入气体（大鼠）	ppm/(6h·d)	50	50~250
吸入蒸气（大鼠）	mg/(L·6h·d)	0.2	0.2~1.0
吸入粉尘/烟雾/烟尘（大鼠）	mg/(L·6h·d)	0.02	0.02~0.2

　　所建议的指导值基本上是指标准大鼠90天毒性研究中观察到的效应

Huàxuépǐn Zhùcè、Pínggū、Xǔkě Hé Xiànzhì Zhìdù

《化学品注册、评估、许可和限制制度》

（Registration，Evaluation，Authorization and Restriction of Chemicals）　2006年12月18日由欧盟通过，2007年6月1日生效，2008年6月1日起正式实施。简称REACH法规。该法规整合、改进并取代欧盟40多项化学品管理的法律法规，旨在对欧盟境内所有化学品进行更好的管理，并要求进口商和生产商对其在欧盟境内所有年生产和（或）进口量大于1吨的化学品提交化学品危害和（或）风险评价信息。

产生背景　1998年之前，欧盟对"新"化学品和现有化学品的管理采用不同的规定，并且未明确定义责任分担主体，且化学品危害和暴露信息在产业链传递不通畅。为解决此问题，欧盟议会提议制定一个新的化学品管理法规。2001年，欧盟出台了《未来化学品政策战略白皮书》，希望建立一套化学品法规达到以下几个目标：更好地保护人类健康和环境，包括促进用于评估化学品危害的动物替代实验的发展；明确由工业界来承担化学品安全的责任；增加欧盟市场化学品的自由流通性和信息透明度，促进竞争力和创新性；欧盟作为世界贸易组织成员遵从其义务。2003年5月，欧盟根据《未来化学品政策战略白皮书》制定了REACH草案，同年10月向欧盟议会提交了《关于REACH、建立欧洲化学品管理局并修订1999/45/EC指令和有持久有机污染物的法规》的最终文本，REACH由此进入正式立法程序。经过征询意见、辩论和修改等阶段之后，欧盟理事会于2006年12月18日投票表决通过了REACH法规，并于2006年12月30日正式公布。

管理范围　欧盟制造、进口或投入市场的所有化学品均受REACH法规管理，包括化学物质本身、配制品以及物品中所含的化学物质。化学物质被定义为"自然存在的或人工制造的化学元素和它的化合物"，包括加工过程中为保持其稳定性而使用的添加剂和生产过程中产生的杂质，但不包括不影响其稳定性或改变其成分的情况下就可被分离的溶剂，如甲醛、甲醇等。配制品是指所有两种或两种以上的化学物质的溶液或混合物，如涂料、墨水等。物品是指由一种或多种物质和（或）配制品组成，在制造过程中获得特定的形状、外观或设计的物体，比它的化学成分有更多的最终功能，如纺织品、玩具等。REACH法规不适用于某些化学品，如现有其他法规已经覆盖和另有规范的化学品、生产进口量在1吨以下，以及普遍认为低风险的物质等。

实施时间表　REACH法规为其生效前已经投入市场或者生产

的物质提供了一项过渡性措施，即这些物质应该在 REACH 法规规定的注册截止日期前完成，这些物质被称为"分阶段物质"。被列入欧洲现有商业化学物质目录（EINECS）或欧洲已通报化学品目录（ELINCS）或不再认为是聚合物的物质目录（NLP）中的物质。例如，EINECS 中主要包括 1981 年 9 月 18 日之前投放到欧盟市场的所有化学物质，即"现有物质"。非分阶段物质即上述物质之外的其他物质，则不享有过渡性措施的益处，通常在其生产、进口和投放市场前必须进行注册。以下为 REACH 法规实施的时间表和图解。

主要内容　主要包括注册、评估、许可、限制，以及安全评估报告。

注册　REACH 法规要求，如化学物质不在注册豁免物质名单中，且年产量或进口量大于 1 吨，化学品制造商或进口商必须通过注册该物质才能在欧盟内生产或进口。年产量或进口量 1 ~ 10 吨的所有现有化学物和新化学物应当注册其基本信息；年产量或进口量在 10 吨及以上的化学物质应当同时提交化学品安全报告。REACH 法规对分阶段化学物质实施分步注册，年产量/进口量为 1000 吨及以上的化学物质，或属于 CMR 1、2 类且年产量/进口量大于 100 吨的化学物质，在法规生效后 3 年内完成注册；年产量/进口量介于 100 ~ 1000 吨的物质，在法规生效后 6 年内完成注册；年产量/进口量在 1 ~ 100 吨的物质，在法规生效后 11 年内完成注册；用于研发的物质可免于注册 5 年。注册所需数据随吨位级别逐级增加。现有化学物质需要在 2008 年 12 月 1 日前进行预注册，并在规定的最后注册截止日期内完成正式注册。REACH 法规还规定，只有欧盟境内的自然人或法人可以提交注册申请，如欧盟境内制造商或进口商。非欧盟制造商可以指定位于欧盟境内的"唯一代理"为其履行 REACH 法规义务。REACH 注册通过软件IUCLID 电子工具处理档案卷宗。REACH 法规规定，企业有义务对其注册的化学物质进行充分的、必要的安全性测试和评估。率先完成注册产生的化学物质安全性数据和信息的单位，应该与其他注册机构有偿共享，以减少不必要的测

表　REACH 法规实施的时间表

实施时间	实施内容
2007 年 6 月 1 日	REACH 法规正式生效
2008 年 6 月 1 日	欧洲化学品管理局（ECHA）正式运行
2008 年 6 月 1 ~ 12 月 1 日	现有化学物质预注册
2010 年 12 月 1 日	年产/进口量 1000 吨及以上的物质，或年产/进口量 100 吨及以上的致癌、致突变和致生殖毒性（CMR）1、2 类物质注册截止期
2013 年 6 月 1 日	年产/进口量 100 吨及上的物质注册截止期
2013 年 6 月 1 日	年产/进口量 100 吨及上的物质注册截止期

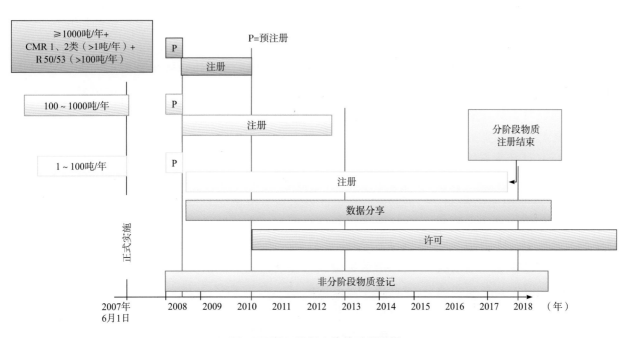

图　REACH 法规实施的时间图解

试，尤其是动物试验。

评估 包括卷宗合格性评估和对化学物质的风险评估。卷宗合格性评估是检查注册机构提交的针对某一个化学物质注册卷宗的完整性和法规遵从性。化学物质的风险评估则确认该化学物质的风险性，包括对人类健康和环境影响两部分。欧洲化学品管理局同时也评估注册机构提交的测试方法以确保产品的安全性，并保证尽量减少或避免动物试验。

许可 目的是为保证欧洲内部市场的良好运作，并且对具有极高关注度的物质（SVHC）在生产和使用中其风险得到充分的控制。高关注度化学物质的生产和进口，需要得到欧洲化学管理局的许可，这些物质可能包括 CMR、持久性、生物蓄积性、环境毒性物质，高持久性、高生物蓄积性物质，内分泌干扰物质等。如果能充分控制高关注度物质的风险，并且在化学品安全报告中加以说明风险控制措施；或者经过社会和经济效益/物质风险权衡分析，认为其益大于弊，而且没有合适的替代物质或技术时，可按某一用途的使用方式给予具体许可。许可物质被列于 REACH 附件XIV中，这些物质只能由获得许可的公司及其客户使用和投放市场，且使用用途和许可中规定的条件必须被严格遵守。

限制 REACH 法规规定对于某些危险物质、配制品和物品的制造投放市场和使用应当限制。欧洲化学品管理局如果认为某种化学物质或其配制品、物品的生产或使用对人类健康和环境的风险不可控制，则限制其在欧盟境内的生产或进口。提议加入XVII的物质必须经过社会和经济效益/物质风险权衡的分析，由欧盟委员会做出最终决议。

物质信息交换论坛 欧盟要求企业对现有化学物质进行预注册，从而便于建立物质信息交流论坛（substance information exchange forum，SIEF），便于同一化学物质的各注册方进行数据分享和讨论。建立该论坛旨在减少社会资源浪费，尤其是减少不必要的动物实验。

化学品安全评估及报告 年产量或进口量大于等于 10 吨且需要注册的物质都需要进行化学品安全评估，并且提交化学品安全报告。化学品安全评估不仅考虑化学品的危害信息，而且考虑其暴露信息，包括危害识别和表征、暴露评估（或预测）、风险表征和风险管理措施。化学品安全评估的输出模式为化学品安全报告，报告中设置的暴露场景及其风险将通过安全数据表向下游产业链传递。

特点 ①REACH 法规涉及面较广。它不仅针对新化学物质而且也管理已有化学物质；不仅管理化学物质本身，而且涉及配制品和物品中所含的其他化学物质。REACH 不仅影响到欧盟境内生产和销售的化学物质，也影响到全球各地进口到欧盟的化学物质。②REACH 法规明确了责任主体为欧盟境内的生产和进口商，要求企业即生产或进口者提供相关信息，其实施有严格的时限，规定各级注册物质的数据必须在规定时间内提交。③要求对管理的化学物质进行充分必要的安全性测试，且随产量/进口量的增加而对要求的数据量也增加。④提倡尽量避免不必要的测试，尤其是动物测试，提出了整合（智能）测试策略，不必盲目地按部就班地进行测试，而应该综合考虑关于该化学物质的已有的信息，分析数据缺口，分阶段、分层级、有策略的进行测试。若数据足以判定该物质的安全性，则不必进行不必要的测试。

实施状况和中国应对措施
2010 年 10 月，欧洲化学品管理局（ECHA）公布了已有注册意向的化学物清单，包括了近 5000 种物质，可大致分为四类，即已提交完整注册卷宗的物质、现场分离中间体、可转移分离中间体和尚未注册的物质。ECHA 网站上公布的数据称，截至 2010 年 11 月 22 日，注册的卷宗总数已经超过 14 000 份，注册较多的国家为德国、英国和荷兰。欧盟自 REACH 法规正式发布实施之后，一直在对其附件进行修订，并发布了多项指南性文件。REACH 的 SVHC 是各国制造出口至欧盟的制造商的关注点之一，ECHA 已先后发布了三批许可候选清单。REACH 法规通过使用 IT 系统来协助其信息的管理和沟通。REACH-IT 系统也有所更新，包括其注册工具 IUCLID，2013 年 9 月已更新至 5.5.1 版。由于 REACH 法规并未规定 SIEF 成员的权利和义务，导致了 SIEF 交流的随意性较强，整个 SIEF 的进程较慢。

REACH 法规对中国的生产、加工企业都有一定的影响，导致企业出口产品到欧盟的成本增加。注册需要的测试费用比较昂贵，而且某些测试项目在国内刚刚起步或者还有待开发。此外，REACH 法规规定，年产量在 10 吨及以上的物质需要提供风险评估报告，而在国内这个领域的专业技术人员十分缺乏。为了更好地应对 REACH 法规，中国还需加大对欧盟 REACH 法规的宣传力度，提高国内企业对欧盟 REACH 法规影响的认知程度和重视度。同时，应该利用合适的国际交流的机会来学习和陈述中国的观点和主张，争取获得相互的理解和沟通。中国也应该抓紧立法，从 REACH 法规的制定和实施中吸取经验教训，制定符合中国国情的化学品管理法规和指南文件；实施良好实验室规范（GLP）认证和化学品危害和风险评估技术储备也是当务之急。

（付立杰　董晶）

bǎqìguān dúlǐxué

靶器官毒理学（target organ toxicology）

研究外源化学物与机体交互作用，导致机体不同组织、器官反应与损害的毒理学分支学科。此处的交互作用既包括外源化学物（或其代谢产物）对机体的作用，也包括机体对外源化学物侵入的应答。靶器官是指化学物或其他环境因子暴露引起机体有害影响的主要器官。例如，马钱子碱中毒可引起抽搐和惊厥，靶器官是中枢神经系统，效应器官是肌肉；致敏原可引起支气管哮喘，导致气道炎症和高反应性，严重时可因急性呼吸衰竭致死，靶器官为免疫系统；有机磷杀虫剂急性中毒引起胆碱能危象，主要死因为肺水肿、呼吸肌麻痹、呼吸中枢衰竭，靶器官为神经系统。因此，靶器官不一定是表现有害效应的器官。靶器官的确定和研究是针对有害效应的表现通过各种医学检查手段和实验来认识疾病内在属性的过程。毒性作用的强弱，主要取决于该物质在靶器官中的浓度。但靶器官不一定是该物质体内浓度最高的场所。例如，铅浓集在骨骼，但其主要毒性器官是中枢神经系统和造血系统。靶器官毒理学是现代毒理学的重要分支学科，也是临床医学、药学的重要组成部分。

简史　靶器官毒理学是伴随着毒理学的发展而发展的。许多靶器官毒理学的知识融合和渗透在一些重要的毒理学专著中，特别是一些国际权威的毒理学专著。作为独立的靶器官毒理学专著，是从 20 世纪下半叶开始出现的。1951 年，艾伯特（Albert）的《选择性毒性》比较全面地阐述化学物在不同器官部位的特异性作用原理。从 20 世纪 70 年代起，国外发达国家器官毒理学的相关专著的出版明显增加，包括一些系列丛书、全书和各不同器官毒理学的单行本。其中，较为著名有 1981 年由海斯（Hayes）等主编的"*Target Organ Toxicology Series*"丛书，1986 年科恩（Cohen）主编的"*Target Organ Toxicity*"第一、二卷，1997 年赛普斯（Sipes）等主编的"*Comprehensive Toxicology*"等。中国靶器官毒理学专著的出版起步相对较晚。20 世纪 80 年代初期，中山医科大学卫生学系为进修生、研究生开设了《系统毒理学》课程并作为本科生选修课，作为内部教材于 1996 年修订。1989 年周炯亮教授出版了《化学性肝损害》、2004 年王翔朴教授的《肾脏毒理学》，是中国较早的靶器官毒理学单行本专著。2006 年，庄志雄教授领衔主编的《靶器官毒理学》正式出版，这是中国第一本系统全面地介绍靶器官毒理学的专著，并利用了 19 章的篇幅对人体各主要毒物靶器官毒性进行了论述。此后，一系列图书相继出版，如 2008 年陆国才、袁伯俊主编的《呼吸系统毒理学基础与临床》，2008 年陈成章主编《免疫毒理学》。2009 年开始，北京大学医学出版社出版了《靶器官毒理学丛书》，已出版了《神经系统毒理学》《皮肤、眼与骨毒理学》《泌尿系统毒理学》《血液毒理学》《消化系统毒理学》《免疫毒理学》《生殖与发育毒理学》等。在学科建设方面，中国毒理学会积极推动靶器官毒理学的科学研究和学术交流，先后成立了免疫毒理、生殖毒理及神经毒理三个靶器官研究的专业委员会。在国际上，《神经化学杂志》（*Journal of Neurochemistry*）、《神经毒性研究》（*Neurotoxicity Research*）、《神经毒理学》（*Neurotoxicology*）、《神经毒理学和畸形学》（*Neurotoxicology and Teratology*）、《内毒素研究期刊》（*Journal of Endotoxin Research*）、《生殖毒理学》（*Reproductive Toxicology*）、《吸入毒理学》（*Inhalation Toxicology*）等靶器官毒理学专业刊物先后创刊，为靶器官毒理学知识的传播提供了平台。

研究内容　①证实外源化学物的靶器官、对靶器官结构/功能影响、毒作用损伤类型和结局。②研究外源化学物对靶器官毒作用的剂量-反应关系。③研究外源化学物作用于靶器官的作用模式/机制。④从毒代动力学和毒效动力学角度阐明外源化学物对靶器官选择性机制。⑤研究和比较化学结构不同的外源化学物引起特定靶器官的毒作用表现，毒作用模式/机制，毒作用事件链和结局，阐明其规律及差别。以上的①～④点是对所研究特定外源化学物靶器官毒理学研究应关注的问题，而第⑤点是靶器官毒性及机制研究结果的总结，也是发展靶器官毒理学的目的。毒理学研究是以化学物对人的有害效应为目的，而在模拟人的暴露条件下研究化学物对实验动物的有害效应来外推到人（中毒模型）。以常规的毒理学试验结果外推到人具有一定的不确定性，在靶器官毒理学研究中必须充分利用人体毒理学和临床观察的研究手段和资料，阐明实验动物与人的物种差异，降低实验动物试验结果外推到人的不确定性。并且，在已知疾病的环境病因探索中，通过靶器官毒理学研究以检验病因假设尤为重要。

研究方法 靶器官毒理学研究往往起始于动物毒理学实验和对人的临床观察/流行病学研究。在靶器官毒理学研究中必须充分利用人体毒理学和临床观察的研究手段和资料，特别是某些毒效应不易在实验动物发现，如眼毒理学等。靶器官毒理学研究将体内研究和体外研究相结合。体内研究是以受试物处理实验动物，采集体液进行有关生物标志检测及详细的靶器官组织病理学检查，包括死后的检查，组织的重量及组织固定后的检查和特殊成分的组织化学或免疫组化染色，病理学切片进行细胞增殖和凋亡研究，靶器官重要化学组成和生物化学研究如重要的酶系；器官和细胞成分的代谢能力和其他功能的研究；暴露生物标志的分析及靶器官有害效应生物标志的分析。有时在传统的毒性研究中不易检出化学物的靶器官毒性。例如，铜和四环素类抗生素对心脏的毒性作用是首先在人体上检出后才在动物身上进行了复制。因此在动物常规实验得到阴性结果，并不能排除潜在的靶器官毒性。为在动物复制和研究这类毒性，可能需要改变常规的试验方法，通常应模拟临床状况，改变染毒方案与饲养条件等。成年健康（雄性和雌性未孕）的实验动物和人可能的暴露途径是基本的选择。

在靶器官毒理学试验中，实验动物不限于成年的健康实验动物，可以利用必要的模型动物（包括转基因动物模型），以发现或证实受试物的靶器官毒效应。此外，还应重视发展靶器官毒性的半体内、体外试验方法，以取代或减少使用整体动物。体外试验可用于进一步检测靶器官中不同细胞的损伤程度、功能状态和对外刺激的反应等，有助于发现在体内试验难以发现的毒效应和毒作用机制研究。半体内试验是受试物对实验动物整体染毒，再分离组织或细胞进行体外研究。体外试验方法包括原位和分离的器官灌注、组织薄片、原代肝细胞、细胞系、转基因/基因敲除细胞系、各种细胞器和细胞液等。在某些情况下，人体细胞也可用作靶器官毒性研究。半体内试验和体外试验方法虽已取得实质性进展，但还有待于系列化、标准化和有效性研究。

靶器官毒理学的研究中除强调体内、半体内、体外试验方法的结合之外，还应强调对靶器官结构和功能的研究。器官是机体的结构和功能单位，对于靶器官毒理学的研究特别重视功能试验，包括多种体内和体外功能试验方法。因此靶器官毒理学往往涉及靶器官生理、生化和分子生物学的详细知识。例如，小分子蛋白质合成和分泌是肾功能的重要方面，肾毒性研究应特别注意这些指标；细胞与细胞的通讯是神经系统功能的基本过程，神经毒性的靶器官研究可以包括详细的神经化学和生物物理测定，如神经递质的合成、吸收、贮存、释放和受体结合，以及电生理学的测定如膜电位的变化。又如，内分泌毒理学中测定在体液（血液、尿液等）中有关激素浓度，如果可能可与特定的形态学或免疫细胞化学参数结合，必要时，进行内分泌器官的特殊功能试验。

同邻近学科的关系 靶器官毒理学是毒理学与临床医学及基础医学的交叉学科，与解剖学、生理学、医学免疫学、病理学、病理生理学、分子生物学、生物化学、细胞生物学、遗传学、药理学、组织胚胎学等基础医学学科，以及临床医学、急救医学、诊断学等临床学科密切相关，对各种外源性毒性物质所导致的各系统毒性的防护具有重要意义。其中基础医学的研究为靶器官毒理学的研究提供了各种理论基础，而临床学科的发展则为各种靶器官毒性的防治提供了重要技术手段。反过来，靶器官毒理学是基础医学、临床医学研究成果在具体毒性相关疾病防治过程中的重要应用和发展。

应用 深入进行靶器官毒理学研究对于各种靶器官毒性特点的认识、防护、管理及相关法规标志的制定等方面都具有重要的意义。在特定器官和器官系统中进行化学物的毒性及其特征的研究，通常是从流行病学资料或从常规急性或慢性毒性研究发现受试物可能的特殊毒效应信息的基础上，或从保护某个器官功能（如对生殖或胎儿发育）特别关注的基础上，进行靶器官毒理学研究。动物毒理学试验已发现受试物的毒作用和靶器官时，靶器官毒理学进一步证实受试物的靶器官和受试物对靶器官作用的剂量-反应关系。而一些化学物通过毒理学安全性评价进入市场后，可能在使用人群中出现在临床前研究未能预测的毒性。这就有必要改变实验动物物种、实验条件或试验方案进行靶器官毒理学研究，以便复制和确认化学物对人体的毒作用。同时，靶器官毒理学的研究强调毒作用模式/机制研究，这种研究有助于发现新的生物标志，以用于高危险人群的筛选，为预防和治疗该化学物中毒提供线索。通过上述研究，可根据化学物对机体各器官系统毒作用性质、剂量-效应关系、作用模式不同和各器官系统在机体生命活动的重要性不同进行分类，并根据靶器官毒理学特点和作用模式，进行安全性评价和危险度评定。

有待解决的重要课题 随着人类基因组计划的研究进展和各类"组学"高端生物技术的应用，生命科学的各个领域包括毒理学研究也发生了革命性的变化，毒理基因组学、毒理蛋白质组学和代谢组学的理论和技术给靶器官毒理学的研究带来了新的生命力。靶器官毒理学的研究呈现以下新的特点：①新的技术手段不断应用于靶器官毒理学研究。现代生物学技术的最新研究成果及新的仪器设备大大方便了靶器官毒理学的研究。例如，小干扰 RNA 技术的应用方便了对特定基因参与靶器官毒性的研究。②新的模式动物不断在靶器官毒理学研究工作中得到应用。各种不同的毒性物质往往具有不同的靶器官特点。而一些模式动物在某一类器官疾病中所具有的独特优势促使其在靶器官毒性研究中得到广泛应用。例如，斑马鱼是模式生物，由于斑马鱼基因与人类基因的相似度达到87%，具有繁殖能力强、体外受精和发育、胚胎透明、性成熟周期短、个体小易养殖等诸多特点，特别是可以进行大规模的正向基因饱和突变与筛选，使其成为功能基因组时代生命科学研究中重要的模式脊椎动物之一。在国际上，斑马鱼模式生物的使用正逐渐拓展和深入到毒理学尤其是靶器官毒理学的研究领域。③对低剂量、超低剂量慢性暴露所导致的毒性效应成为靶器官毒理学研究的一个新方向。以铅毒性研究为例，随着认识的深入，铅毒性没有阈值的观念已经被广为接受，低于传统"安全剂量"的铅暴露所导致的神经系统毒性是一个研究热点。

（陈景元）

gānzàng dúlǐxué

肝脏毒理学（hepatotoxicology）

研究外源性化学物与肝相互作用的规律，探讨影响肝毒性作用的各种因素，阐明中毒性肝损害的特点和作用机制，为中毒性肝病的预防、诊断和治疗提供科学依据的毒理学分支学科。由于肝在解剖上接近来自消化道的血液供应，经消化道吸收的毒物毒首先到达肝，然后进入大循环。肝具有浓聚和代谢转化外来化学物能力，在排泄外来化学物及其代谢产物到胆汁的过程中起重要作用。因此，当机体接触外源性毒物时，肝比其他器官更常发生毒性反应。肝损害过程受许多因素影响，不仅取决于毒物本身的性质，而且也取决于接触时间、途径和个体因素。

肝的结构与功能 肝是脊椎动物维持生命活动和代谢稳态的最重要器官之一，具有肝动脉和门静脉双重血液供应，又有肝静脉和胆道两套输出通路。外来化学物不论是通过胃肠道吸收经门静脉进入肝或来自体循环，都可在肝贮留和转化。肝的基本组织结构有小叶和腺泡两种概念。

经典的观点认为，六边形或六角棱柱形的肝小叶是肝的基本结构单位，小叶由围绕着终末肝静脉（中央静脉）放射状分布的肝细胞索组成，小叶的边角是含有门静脉与肝动脉分支（小叶间动静脉），以及小胆管（小叶间胆管）的汇管区，由门静脉和肝动脉进入汇管区的血液混合后进入窦状隙，沿着肝细胞索渗透过滤，最终汇入终末肝静脉，经肝静脉出肝。肝小叶分为三个区带：小叶中心带、中间带和外周带。进入肝的毒物由小叶外周流向中央区，故首先接触到毒物的是外周带的肝细胞，而缺氧时则对中央静脉附近的肝细胞影响最大。进入肝的毒物或经肝细胞代谢的产物，可通过血液循环经肾排泄，或随胆汁直接流入肠道而排出体外。有些毒物或其代谢产物进入肠道后又可被肠壁重吸收，经门静脉返回肝，形成肝肠循环。

肝腺泡是一个功能肝单位的概念，其基础是由来自汇管区延伸出来的门静脉和肝动脉的终末分支形成，分为三个带：带 1 最接近血液的入口处，带 3 紧邻终末肝静脉，带 2 居二者之间。这种分带主要是依据肝细胞的供血（氧）及细胞内容物的浓度梯度。进入腺泡的血液由含氧量较低的门静脉血（占肝总血流的60%～70%）和富氧的肝动脉血（30%～40%）组成。在血液流经肝腺泡至终末肝静脉的过程中，氧迅速离开血液进入实质细胞以适应其高代谢的需要。另一个腺泡梯度是胆汁酸梯度，生理浓度的胆汁酸在血液流经带 1 肝细胞时被有效地摄取，极少胆汁酸保留在流经带 3 肝细胞的血液中。沿着肝腺泡的肝细胞中蛋白质水平的不均一性反映了其代谢功能梯度，含有丰富线粒体的带 1 肝细胞在脂肪酸氧化、糖原合成、氨解毒形成尿素过程中占有显著优势。

肝窦状隙是肝细胞索之间的通道，在其通往终末肝静脉时血液发生渗透过滤，窦状隙比正常毛细血管大且不规则，窦状隙中的主要细胞是内皮细胞、肝巨噬细胞和贮脂细胞，由一层薄的不连续的具有大小不等膜孔的内皮细胞排列而成，肝细胞与内皮细胞之间几乎无基膜分隔，这种结构有利于体液和大分子如白蛋白在血液与肝细胞之间的交换，但却阻止大于 $1000\mu m$ 残留物颗粒移动。内皮细胞在清除脂蛋白和变性蛋白质方面是十分重要的，且能分泌细胞因子。肝巨噬细胞位于窦状隙内腔中，其主要功能是消化和降解颗粒性物质，同时也是细胞因子的来源，并能作为抗原提呈细胞。贮脂细胞又称"脂肪储存细胞"和"星状细胞"，定位于内皮细胞与肝细胞之间的狄氏腔中，贮脂细胞合成胶原，是机体维生素 A 储存的主要部位。肝也是胆汁代谢和转运的主要器官。胆汁是一种含有胆汁酸、谷胱甘肽、磷脂、胆固醇、胆红素等有机阴离子、蛋白质、金属、离子和其他外源化学物的黄色液体。这种液体的形成是肝的一种特化功能。合适的胆汁形成对小肠摄取脂质营养物和外源及内源的化学物的排泄是必不可少的。胆小管腔胆汁通过胆小管周细胞骨架 ATP 依赖的动态浓缩作用推进到较大的管道中，胆汁在胆管运行时通过主动的吸收和分泌过程而发生改变。

肝具有多方面的重要功能，一旦这些功能受到损害，就会造成严重的后果（表），这些损害不仅表现在肝本身，而且可罹及全身其他器官和系统。

中毒表现及类型 凡能导致肝损害的化学物均可称之为肝毒物，实际上，许多全身性毒物在损害其他器官系统损害的同时也能引起不同程度的肝结构或功能改变，但有些毒物对肝有特殊的亲和力，对机体的损失主要表现在肝，这类毒物称为趋肝毒物。肝对化学物损害的反应取决于损害的强度、受影响的细胞群及暴露的性质（急性或慢性）等。例如，四氯化碳（CCl_4）急性中毒往往在坏死出现前先引起脂肪的迅速蓄积。有些化学物只产生某种特殊的损害，而另外一些化学物如乙醇却可产生连续的不同类型的损害或同时出现几种不同类型的联合损害。某些类型的肝损害是可逆的，而另外一些则引起持久性的器官紊乱。不同类型的肝损害的死亡率不同，损害的发生率随着动物种属的不同而不同。

肝实质细胞损害 由趋肝毒物引起的肝损害的表现多种多样，急性暴露后，通常出现肝细胞脂肪的蓄积、细胞坏死或肝胆功能障碍，而肝硬化和肿瘤通常认为是慢性暴露的结果。

变性 ①肝脂肪变性：脂肪肝是指肝脂肪含量增加超过肝重的5%。在石蜡包埋和溶剂抽提的组织学切片中，含过量脂肪的肝细胞呈现多个圆形的空泡，冷冻切片特殊染色可证实空泡内容物为脂肪。肝脂肪变性是许多肝毒物急性暴露后最常见的反应，但其表现千差万别，一些毒物（如元素磷、二巯丙醇）所引起的脂肪积聚先见于或主要发生于周边带，而另一些毒物（如四环素、乙醇）则先见于或主要发生于中央带。肝脂肪变性可有两种表现，有些化学物（如四环素、乙硫氨酸）产生小泡性脂变，肝细胞充满许多微小脂滴，细胞核不受挤压；而另一些化学物（如乙醇）则引起大泡性脂变，肝细胞含很大的脂滴，并把细胞核挤压至边缘。肝脂肪变性转氨酶升高程度较坏死时轻微很多，胆红素水平仅呈少量增高，其较有特征性的改变是血浆脂质减少及凝血酶原时间延长。急性中毒的一个突出方面是出现明显的低血糖，有些化学物引起的慢性肝脂肪变性甚至未见明显的生化证据。②磷脂沉积：是由两亲药物（如氯苯丁胺）引起的一种独特的肝脂质积聚，这类毒物能结合于磷脂而抑制其分解代谢。损害包括肝细胞、肝巨噬细胞和肝外细胞肿大，泡沫状胞质，类似于遗传性代谢性脂质沉积。在电子显微镜下，受

表 肝的主要功能及肝损害的后果

肝功能种类	例子	功能损害的后果
营养稳态	葡萄糖合成与贮存	低血糖、意识模糊
颗粒滤过	肠道细菌产物，如内毒素	内毒素血症
蛋白质合成	凝血因子	出血
	白蛋白	低白蛋白血症、腹水
	转运蛋白（如极低密度脂蛋白）	脂肪肝
生物转化与解毒	胆红素和氨	黄疸、高血氨肝昏迷
	类固醇激素	男性第二性征丧失
	外来化学物	药物代谢减低
胆汁形成与排泄	胆汁酸依赖性食物脂质和维生素摄取	脂肪泻、营养不良、维生素缺乏
	胆红素与胆固醇	黄疸、高胆固醇血症
	金属如铜、锰	金属（铜、锰）诱发的神经毒性
	外来化学物	药物清除迟缓

影响细胞中扩张的溶酶体内可见结晶状和薄片状的包涵物。③其他类型的变性：包括水样变性或空泡变性，以及嗜酸性变性。后者在肝细胞质内出现嗜酸小体。嗜酸小体是病毒性肝炎的特点之一，而在少数化学物所致的肝实质损害中也有发生。

肝细胞死亡　有两种不同的模式，即坏死与凋亡。坏死过程中往往出现细胞肿胀、渗漏、核崩解和周围炎症细胞浸润，而凋亡则主要表现为细胞皱缩、核片段化、凋亡小体形成，但无炎症细胞浸润。凋亡在组织学上比坏死更难检测，因为受影响的细胞迅速被清除。而当大量细胞坏死时，溶解的坏死细胞碎片可持续保留数天。肝坏死可分为带状、块状或弥漫型三类。带状坏死一般又分为小叶中央带，周边带和中间带，视何种化学物导致损害而定。趋肝毒物如 CCl_4、三氯甲烷（$CHCl_3$）、碘仿、溴苯、鞣酸等能引起小叶中央带坏死，常伴发肝静脉和小静脉乃至肝窦的损害，使坏死兼有出血。有些化学物能产生周边带（门脉周围）坏死，如丙烯醇和元素磷等。少数毒物如铍及甲状腺功能亢进动物接触 CCl_4 和 $CHCl_3$，能产生小叶中间带坏死。有些毒物如三硝基甲苯、氯联苯及氯萘等能产生大块状而不是带状坏死。CCl_4 及溴苯的损害部位在中央带可归因于转化这些化学物为肝毒性代谢物的有关酶集中于该带；丙烯甲酸酯之所以产生周边带坏死，也是因为把它转化为肝毒性代谢物乙烯醛的酶系位于边缘。大块状肝坏死，指整个肝小叶被破坏，应与带状肝坏死相鉴别，两者发病机制不同，致损害的毒物也有其专一性。凡产生带状坏死者很少

致大块状坏死，反之亦然，例如人 CCl_4 中毒常导致肝中央带坏死，只有在门脉区直接注入毒物，才会引起大块状坏死。带状坏死与大块状坏死的结局也不同。中央带和中间带坏死，通常能愈合，无明显瘢痕、结构扭曲和大结节性硬化；周边带坏死可能是被称为"慢性活动性肝炎"的一种慢性肝疾患的前驱，如对某些药物发生过敏反应所致的周边带坏死常是如此。弥漫变性伴多发性小灶性坏死则与病毒肝炎有些相似，严重者可发展为大块状或次块状坏死，多半不会呈带状坏死。肝细胞发生坏死时，通过测定血浆或血清中来源于肝细胞的胞质酶活性包括乳酸脱氢酶（LDH）和转氨酶如丙氨酸氨基转移酶（ALT）和天冬氨酸氨基转移酶（AST），可反映出与损伤有关的质膜渗漏。

胆汁淤积　生化特征为胆汁中浓缩的化学物，特别是胆汁酸和胆红素在血清中浓度的升高。带黄色的胆红素沉积在皮肤和眼中，形成黄疸，溢入尿中，使尿带亮黄色或暗棕色。胆汁淤积的组织学特征可能非常细微，往往需要进行超微结构研究才能检测出来，结构的改变包括胆小管扩张及胆管和胆小管中胆栓的存在。化学物诱发的胆汁淤积可能是一过性的或慢性的。当数量多时，可能伴有细胞的坏死。许多不同类型的化学物，包括金属、激素和药物可引起胆汁淤积，这种损害与肝外阻塞性黄疸相似，生化特点包括 AST 与 ALT 的相对增高。对肝细胞-胆小管性黄疸及单纯胆小管性黄疸两种损害来说，转氨酶水平不易区别，但碱性磷酸酶和胆固醇水平则有不同。大多数肝细胞-胆小管性黄疸患者的

碱性磷酸酶活性可增高 3 倍以上，胆固醇水平也明显增高，但胆小管性黄疸患者能见到这类增高的不到 10%。单次胆管损害剂染毒后的最初损害包括胆管上皮肿胀，管腔内损害细胞碎片，肝门区域炎症细胞浸润；慢性摄入胆管破坏的毒物能导致胆管增生和纤维化，类似于胆汁性肝硬化。

肝纤维化与肝硬化　肝硬化是慢性肝损害的最终阶段，大量的纤维组织特别是胶原纤维在对直接损害或炎症的反应时出现，可能还与非实质细胞如贮脂细胞和肝巨噬细胞损害有关，组织纤维化可在中央静脉或静脉周围发展，也可能沉积在狄氏腔，限制了物质从窦状隙扩散。重复化学物侵袭时破坏的肝细胞由纤维瘢痕取代。随着持续的纤维化，肝的结构由相互连接的纤维瘢痕而变得混乱，肝被围绕着的再生肝细胞小结节的瘢痕组织再分割时，就称为硬化。肝硬化是不可逆的，对生存的预后差，硬化通常是重复接触化学物的结果。

肿瘤形成　化学诱发的肿瘤包括最常见的来源于肝实质细胞的肝细胞肿瘤及较罕见的来源于窦状隙壁血管内皮细胞、恶性程度极高的血管肉瘤。雄激素和黄曲霉毒素可引起肝细胞肿瘤；而氯乙烯、砷、和二氧化钍的职业接触已证实与血管肉瘤密切相关。啮齿动物肝实质细胞癌主要表现为小梁型、腺泡型和未分化型。由几种不同的肝致癌物，如黄曲霉毒素、乙酰氨基芴、二甲基氨基偶氮苯、乙硫氨酸和二甲基亚硝胺诱发的肿瘤在超微结构水平上不存在明显的差异。除了上述两类肿瘤外，几种化学致癌物包括偶氮染料、呋喃类和某些亚硝胺如 N-亚硝基吗啉也可引起胆管

肿瘤。啮齿动物肝胆管肿瘤主要有胆管癌、胆管瘤和胆管纤维瘤三种组织学类型。

非实质细胞损害　虽然肝主要由肝细胞组成，但几种其他类型的细胞（内皮细胞、贮脂细胞和肝巨噬细胞）也在肝中存在。肝毒物对非实质细胞的影响虽不及肝细胞明显和常见，但有时也参与毒性反应，非实质细胞损害明显时，常与肝细胞损害相联系。窦状隙细胞的活化也是肝对化学毒物暴露引起的纤维化和硬化性反应的因素之一。毒性化学物直接或间接经其他肝细胞或淋巴细胞释放的细胞因子刺激贮脂细胞的胶原合成，因而贮脂细胞成为过量胶原纤维的主要来源。

炎症与免疫反应　中性粒细胞、淋巴细胞和其他炎症细胞迁移到损害的肝区是许多化学物引起肝毒性的一个特征性改变。酒精引起的肝脏疾病的进展期称为酒精性肝炎，多次接触麻醉剂氟烷后出现的肝损害称为氟烷肝炎。免疫反应是某些化学物特别是药物重复暴露偶尔出现肝毒性的一种因素。例如，多次暴露于卤烷时，生物转化后导致卤烷与肝蛋白质之间加合物的形成，这些加合物漏出损害的肝细胞，作为抗原导致抗体的形成。再次接触卤烷时，加合物再次形成。加合物到达肝细胞质膜上时，这样的细胞易于受到抗体介导的免疫溶解损害。

肝细胞的适应性反应　肝接触外源性毒物可引起肝结构和功能上的适应性反应，这种反应有别于毒性效应。虽然许多适应性反应主要表现在代谢特征上，但在显微镜下也往往可见形态学上的改变，有时甚至出现大体的变化，表现为增加或减少特定酶的产生、增加特定细胞器（如滑面内质网、过氧化小体和线粒体）的数量和肿大，肝细胞增生，DNA 合成增加，有丝分裂活跃，一般不伴有肝细胞变性。

中毒机制　中毒性肝损害的发生机制错综复杂，不同的生化改变可导致相同的终点，没有哪一种单一的机制能完全解释肝细胞功能改变、变性或死亡。化学毒物诱导肝细胞死亡的可能机制：①自由基和脂质过氧化，如 CCl_4 等化学毒物在细胞色素 P_{450} 系统作用下，产生三氯甲烷自由基，后者可使细胞质膜或亚细胞结构膜脂质发生过氧化，引起膜通透性增加，最终导致细胞死亡。②毒物及其代谢产物与生物大分子发生结合，如 CCl_4 体内产生的三氯甲烷自由基可以与生物大分子如蛋白质和不饱和脂质发生共价结合，使生物大分子功能丧失，导致细胞死亡。③损伤肝细胞线粒体，影响细胞呼吸链中酶蛋白的合成。由于肝细胞线粒体 DNA（mtDNA）编码电子传递链所需的酶蛋白，化学毒物如乙肝治疗药物非阿尿苷可插入 mtDNA 链中，使其错误编码呼吸链中酶蛋白，或终止其酶蛋白合成，导致肝细胞呼吸链中酶蛋白的合成发生障碍，肝细胞内呼吸停止，细胞死亡。④细胞骨架损伤，细胞膜通透性改变，钙稳态失调，引起肝细胞死亡。

研究与评价方法　肝对化学毒物的毒性反应的评价是随着整个生命科学新技术的发展而发展的，经历了从整体动物到器官→细胞→亚细胞→分子水平的转变，这些方法各有其优缺点，必要时应采取整体与离体、宏观与微观相结合进行综合评价。

整体动物实验　毒物的整体动物染毒大多是模拟人类和家养动物的暴露，可通过各种不同的途径，其中经口染毒最为常见。利用整体动物进行肝毒性评价包括形态和功能两部分，①形态学分析在评价肝毒性中十分重要。光学显微镜在传统上用于显示及确定中毒性肝损害的类型，仅有生化异常而无组织学证据，往往不能贸然下肝损害的结论，形态计量分析可用于定量光学显微镜水平的改变。研究超微结构异常是实验性肝毒性研究的一个重要方面，它能提供早期仍然处于可逆阶段的肝细胞损害及光学显微镜无法辨认的微细变化，同时亦有助于鉴别两种光学显微镜下呈相似形态的损害；有助于确定始发损害部位，从而可为损害的生化机制提供研究线索。细胞器数量和大小的改变可从电子显微镜照片来定量。②实验动物肝损害的功能评价试验主要分为三大类。

血清酶技术　由损害的肝释放进血液的肝酶活性是研究肝毒性最有用的工具之一，根据它们对不同类型肝损害特异性和敏感性将血清酶分为四大类。第一组酶包括碱性磷酸酶、5′-核苷酸酶和γ-谷氨酰转肽酶等，这类酶的血清中活性升高在反映胆汁淤积性损害方面比反映坏死性损害更有效。第二组酶包括了那些反映细胞毒性肝损害更敏感的酶，又可进一步分为三个亚类：①器官特异性较差，可反映肝外组织损害的酶如 AST 和 LDH。②主要在肝中存在的酶如 ALT。③几乎是肝独有的酶如鸟氨酸氨甲酰基转移酶和山梨糖醇脱氢酶，此类酶在研究未知肝毒潜力的毒物时特别有价值。第三和第四组酶分别为对肝损害不敏感但在肝外疾病时升高的酶（如磷酸肌酸激酶）和肝脏疾病时其活性抑制的酶（如胆碱酯酶）。

肝排泄功能测定 进入大循环的化学物可未改变或经肝细胞修饰后从肝排泄，大多数有机酸如胆红素和磺溴酞钠（BSP），通过肝的普通转运系统来排泄，而胆汁酸则可能存在着一个独特的转运系统。BSP 用于评价肝功能是基于观察到肝功能障碍时这种染料从血液中清除时间延长。选择最适的 BSP 剂量对正确解释功能损害是必要的。其余几种根据染料清除原理测定肝功能的化合物也已应用于临床，如玫瑰红和吲哚氰绿（ICG）。ICG 的灵敏度与特异性与 BSP 相似，最大优点是排泄前不需经代谢、皮下注射，无刺激性，单次或多次静注亦无不良反应，并可直接作血浆测定。其缺点是价格昂贵，在水溶液中不稳定，在测定时应引起注意。胆红素为血红蛋白的崩解产物，亦作为检测肝排泄功能的一项指标，但灵敏度不足，血清胆红素浓度增高往往出现在严重肝实质损害时。胆汁酸是另一种正常排泄进胆汁的内源性化合物，也已用于评价某些肝毒物。与血清胆红素不同，血清胆汁酸浓度的升高推测是由于胆汁分泌减少，似乎是肝胆功能障碍的高度敏感的指标。氯仿和四氯化碳处理的大鼠，当血清酶活性和胆红素浓度尚无变化的剂量下即可出现血清胆汁酸的升高。

肝组织化学成分分析 可进一步定量肝损害，并有助于阐明肝损害机制，包括肝脂质含量、脂质过氧化物、蛋白质合成、DNA 合成与复制和高性代谢产物的测定。

体外实验及评价 体外实验系统提供了在缺乏肝外因素情况下评价肝损害的可能性，排除了吸收、分布、化学物的肝外代谢、体液因素和其他部位产生的毒效应的影响。基于这个原因，体外系统在研究化学物引起的肝损害的特定机制方面特别有价值。可应用于评价化学毒物肝毒性的方法包括了几个不同水平的实验：从分离的肝细胞和细胞培养到精密切割的肝切片和分离的肝灌流。在这四种体外系统中，肝细胞的组织结构没有受破坏，由某种化学物引起的损害是 I 相和 II 相生物转化反应、防御和修复体系及细胞过程的总体效应引起的。肝的带状结构、肝细胞的正常极性（胆汁面和血浆面），以及所有肝类型的存在仅见于肝切片系统和分离的肝灌流。然而，分离的肝细胞具有下述优点：相对容易制备而无须复杂的设备；用一个动物的肝能进行大量的实验并能作自身对照；整个实验采样方便。

防治措施 凡患有肝脏疾病或对肝有不良影响、能促进肝损害的疾病（如糖尿病、甲状腺功能亢进等）和酗酒、体弱多病、营养不良者，以及妊娠期、哺乳期、更年期妇女不宜从事接触肝毒物的作业；就业前健康检查应包括肝功能和乙肝表面抗原（HBsAg），异常者应考虑不能从事接触亲肝毒物的工作；接触亲肝毒物的工人，应定期检查体格及肝功能和 B 超，异常者应调离并予以适当处理；接触亲肝毒物的工人，应禁用有肝损害及对肝药物代谢酶如混合功能氧化酶系有诱导作用的药物，避免接触滴滴涕等杀虫剂；接触亲肝毒物的工人应禁酒，膳食中适当增加蛋白质含量及维生素 B 和维生素 C。中毒性肝病是化学毒物引起肝脏损失的疾病。急性重度中毒性肝病较为少见，但一旦发生，预后险恶，故早期诊断、早期治疗至为重要。治疗中毒性肝病大体上有以下几个原则：①病因治疗。及早进行病因治疗，如应用络合剂、特效解毒剂或血液净化疗法等。②对症及支持治疗。卧床休息，给予富含维生素、易消化的清淡饮食；静注或静滴葡萄糖、维生素 C 等；适当选用治疗急性肝脏疾病的中西药物；针对全身及其他系统损害情况，予以其他合理的治疗。③重点是针对肝损害进行治疗，防治其并发症，采取相应的积极措施，阻断肝细胞坏死，促进肝细胞再生，争取早日恢复；可应用糖皮质激素，根据病情及时调整剂量及疗程，严密观察，预防各种副作用，特别注意上消化道出血。

随着现代生物科学特别是细胞与分子生物学理论和技术的飞速发展，赋予肝脏毒理学研究新的启迪和手段，在中毒机制和防治理论方面不断取得一些新的突破。外来化学物对肝损害研究已由组织病理学、细胞形态学、生理生化功能的毒理学研究扩展到了细胞分子基因与蛋白质组学的分子毒理学研究水平。其中人类肝脏蛋白质组学研究是继人类基因组计划之后的重大生命科学研究内容，是第一个人类器官或组织的蛋白质组学研究计划。通过肝脏蛋白质组学研究，将揭示肝蛋白质的"基因规律"与化学性肝毒物所致的个体毒性差异，能为人类化学性肝损伤的分子毒作用机制探讨、早期生物标志物检测及新药开发等提供科学依据。

（庄志雄）

shènzàng dúlǐxué

肾脏毒理学（nephrotoxicology）

研究理化因素对机体肾产生的

毒作用及其机制的毒理学分支学科。肾的结构和功能都极为复杂，它的正常运转是保证机体内稳态的重要条件，肾在排泄废物、调节细胞外液容量、电解质和酸碱平衡上起了很重要的作用，也参与一些激素的合成和释放，如肾素和红细胞生成素，以及维生素D的活化。毒物不但直接影响肾功能，同时也间接影响全身生理功能。肾有较强的代偿功能和多种解毒功能。所以，从毒理学的角度上讲，肾是毒物重要的靶器官之一。

肾的结构与功能　肾是实质器官。外层为皮质，内层为髓质。髓质由肾锥体组成，开口于肾小盏，肾小盏合成肾盂，肾盂向下逐渐缩小续于输尿管。肾单位是肾结构和功能的基本单位，它与集合管共同完成泌尿功能。每个肾单位由肾小体和肾小管组成。肾的血液供应十分丰富。肾的解剖和生理特性决定了它对毒物的易感性。虽然两肾重量还不到体重的1%，但为了维持肾的功能，需要大量的氧和营养物质，20%～25%的心脏静息搏出量进入肾，1/3的血浆经肾滤过，由此肾尤其是肾小管对能造成细胞窒息的因素特别敏感，如血压降低（休克）、血容量下降（大出血）。肾皮质接受了肾总血流量的94%，由此大量的化学物可随血流到达肾皮质；化学物重吸收后在肾小管中被浓缩，使某些在血浆里无毒的化学物在肾小管内达到有毒的浓度水平；肾小球滤过的毒物在肾小管内不断的浓缩，使一些相对不可溶的化学物在肾小管的管腔内沉积而引起阻塞，进而产生急性肾衰竭；加之许多有机物能在皮质中活化转运。髓质与皮质相比，经髓质的血流量低得多，

到达髓质的化学物与代谢物也相对少。但是髓质中的逆流机制能使化学物在髓质中浓缩，肾乳头中化学物浓度可高出血浆中化学物浓度几倍。肾基本生理功能包括排泄废物、调节体液及酸碱平衡、分泌激素，其结果是维持机体的内环境稳定，保证新陈代谢正常进行。

常见肾性毒物　引起肾毒性的化学物很多，主要有以下几类。①金属和类金属：镉、铋、锂、汞、铊、金、镓、铟、铅、镍、铬、锑、硅、砷，以及砷化氢等。②有机溶剂：卤代烃类（溴二氯甲烷、四氯化碳、氯仿、二溴氯丙烷、1,2-二溴乙烷、1,2-二氯乙烷、环氯丁二烯、戊氯乙烷、三氯乙烯、四氯乙烯、四氟乙烯等）、芳香烃类（甲苯、二甲苯、三甲苯、乙苯、联苯等）、脂肪烃类（汽油、煤油、柴油等）、脂环烃类（润滑油、松节油、环乙烷等）。③农药：五氯苯酚、百草枯、敌草快、氯丹、甲醚菊酯、氟乙酰胺等。④生物毒物：黄曲霉毒素B、桔霉素、细菌内毒素、蛇毒等。⑤药物：庆大霉素、万古霉素、头孢菌素、甘露醇、丝裂霉素、非那西丁等。⑥其他毒物：苯酚、乙烯二乙二醇、二乙烯乙二醇、乙醛、环氧丙烷、腈化物、亚硝胺等。

中毒表现及类型　许多外来化合物通过各种途径进入体内，对肾产生直接或间接毒性，肾性毒物在肾组织都有主要的作用部位。抗生素常作用于肾近曲小管，免疫复合物往往在肾小球，氟在髓袢和集合管，解热镇痛药在髓质和肾乳头。这种选择性原因尚不是很清楚，许多学者认为，这种选择性可能与外来化合物对肾小球的损伤、肾细胞因子和生长

因素的分泌、外来化合物在肾的生物转化和膜转动等因素有关。

肾小球损伤　虽然肾小球是肾最先接触毒物的部位，但很少有毒物能引起肾小球结构的损伤。肾小球损伤主要是小球膜上的一些成分与毒物间相互作用的结果，如庆大霉素造成肾小球滤过率的减少是由于氨基糖苷的阳离子和内皮细胞的阴离子部位的静电相互作用，改变了肾小球的带电状态，影响了内皮细胞滤膜的大小与数目。有些毒物可以直接损伤肾小球上皮细胞和肾小球毛细血管膜。免疫复合物可以掺入到小球内部与补体相结合。毒物也可以作为半抗原，与小球蛋白相结合成为全抗原，从而刺激抗体的产生。抗体与细胞表面抗原结合，在小球中形成免疫沉积物。

肾近曲小管损伤　近端小管只存在于肾的皮质区和近皮质区。解剖上，近端小管可分为近曲小管和一部分直而短的降支，继续延伸为髓袢降支；还可再根据许多形态学和功能上的特性细分为三段，即S_1、S_2和S_3。近端小管在保持体内电解质平衡中起着决定性的作用，控制钠和氯从肾小管腔到管周毛细血管，包括非特异性的电生理梯度和选择性的活性转运机制。水是根据离子的渗透效应而分布的。同时由蛋白质和黏多糖共同存在所产生的流体静力压推动水从上皮细胞流至间质组织，流入毛细血管腔。从肾小管囊腔流出的蛋白质在近端小管又被重吸收，这是通过刷状缘微绒毛的吞饮作用进入肾小管上皮细胞的。这些吞饮形成的囊泡继而相互融和，形成充满蛋白质的液泡，又与吞噬体融和，这样蛋白质的消化产物最终被运输至毛细血管系统或被用于细胞代谢

过程。另外还有一些其他的吸收和分泌机制，包括葡萄糖的重吸收和酸性碱性有机物的分泌等同相转运过程。

肾近曲小管是肾性毒物引起肾损伤最常见的部位，主要与毒物在近曲小管内选择性蓄积有关，由于近曲小管上皮细胞不够紧密，毒物易渗入到近曲小管细胞内。更重要的是有机离子、低分子量蛋白、多肽、谷胱甘肽结合物和金属都集中在近曲小管内转运和蓄积。毒物在肾中的转运和蓄积是引起肾毒性的必要条件，还可能取决于细胞靶部位的反应能力。此外，细胞色素 P_{450} 和胱氨酸结合 β-溶酶的活性也是增加肾近曲小管易感性的一个因素，这两个酶只在肾近曲小管内催化毒物代谢转化。

髓袢、远曲小管及集合管损伤 肾髓质可分为外髓质和内髓质两部分，外髓质是由髓袢降支细段和升支粗段、集合管、远曲小管和密集的毛细血管网所组成，内髓质的游离端被称作"肾乳头"，包括髓袢细支、集合管、远曲小管和较稀疏的毛细血管网。充填这些结构间隙的是间质细胞和黏多糖的底物。集合管以肾直小管围绕肾乳头尖端的方式终止。远端小管将髓袢升支粗段连接到起源于肾皮质的集合管部分。远端小管的功能主要是离子和水的重吸收，与近曲小管相比，化学物造成其他一些片段的损伤较少见，主要表现为浓缩和酸化能力受损，而造成多尿的机制也不尽相同。顺铂在引起髓袢和集合管的浓缩功能损伤，造成对抗利尿激素的耐受。

毒作用机制 化学物在肾中浓缩后可直接或经代谢作用于肾细胞。直接作用可干扰重要代谢过程如抑制线粒体功能或抑制能量代谢酶的功能。在肾中化学物（或是在其他脏器中代谢的代谢产物）可转化成活性基团，与蛋白质发生共价结合或启动脂质过氧化，造成细胞损伤。肾中外源性化学物代谢酶（如细胞色素 P_{450}、谷胱甘肽硫转移酶）比肝中少。但是肾细胞的异源性，使酶在肾不同节段中有很大差异，所以往往在一些节段中酶的作用有较强的活性。另外，化学物通过不同节段时，可以进行不同的代谢过程。所以肾的损伤部位既代表了化学物蓄积的部位，也代表了这些活化化学物的酶的定位。

细胞死亡 肾细胞损伤最终导致细胞死亡，可以是坏死，也可以是凋亡，两者在形态和生理上有很大的差别。凋亡是一个有严密调控的过程，往往影响散布的个别细胞，细胞保持完整而细胞容积减少，最终细胞变成小碎片，并被毗邻的细胞和吞噬细胞所吞噬，无炎症反应。坏死常累及一大团细胞，细胞肿胀，容积增大，细胞破裂，内容物溢出，伴有炎症。一般肾性毒作用都是由细胞坏死而引起细胞死亡。

活性中间代谢产物 毒物引起细胞损伤可有不同的机制，有些毒物能直接与细胞大分子相结合而造成毒作用，如汞和细胞的巯基相结合。但有些化学物本身并无毒性，只有生物转化成活性中间代谢产物才有毒性。生物活性中间代谢产物如烷化剂，是亲电子物质，可以与细胞成分相结合。例如，乙酰氨酚和氯仿在小鼠肾内通过细胞色素 P_{450} 的作用代谢为活性中间代谢产物 N-乙酰-邻-苯喹啉胺和光气。活性中间代谢产物和靶细胞大分子共价结合，影响大分子的正常生物活性，从而造成细胞损伤。毒物也可以通过增加活性氧（reactive oxygen species，ROS），如超氧化物阴离子自由基（$O_2^- \cdot$）、过氧化氢（H_2O_2）和羟基自由基（$\cdot OH$），诱导氧化应激。ROS 可以和一些细胞成分反应诱发毒性，如脂质过氧化，影响细胞膜的流动性、酶的活力、膜的通透性和转运能力；通过氧化靶蛋白的巯基或氨基使细胞酶失活；诱导 DNA 链或染色体断裂。这些都可以造成细胞损伤和死亡。

细胞容积和离子内稳态 二者有密切联系，对于肾小管上皮的重吸收也至为重要。毒物一般都是通过与细胞膜作用，增加离子通透性和抑制能量产生而影响细胞容积和离子内稳态。正常情况下膜的转运可维持细胞内离子的平衡和跨膜离子运动，ATP 的失代偿可以抑制膜的转运。随着 ATP 的耗竭，钠钾 ATP 酶活性受抑制，引起钾外流，钠、氯内流，细胞肿胀，最终细胞溶解。

细胞骨架和细胞极性 毒物可以引起一些早期膜完整性的变化，如刷状缘的丧失、浆膜变性和细胞极性的改变。这可能与毒物诱发的细胞骨架的改变有关。近曲小管有明显的极性，在毒物作用下，由于能量代谢紊乱，骨架的重排，导致近曲小管的极性破坏。

钙的内稳态 钙作为第二信使在很多细胞功能中起到了很重要的作用。钙离子在肾细胞内的分布很复杂，它不但可以与大分子相结合，也可存在亚细胞房室中。最重要的细胞钙调节库是胞质中的游离钙离子，浓度大约是 100nmol/L，依靠存在于浆膜和内质网上的各种泵和通道，克服细胞内外的浓度梯度（1∶10 000），维持胞质内游离钙离子的水平。另外的 50%~60% 从肾小球中滤过的钙由肾近曲小管重吸收，大量钙进入细胞以维持胞质内钙离子水平。细胞内游离钙水平的升高能活化一些钙离子依赖性酶，如磷脂酶和蛋白酶造成细胞骨架和一些与收缩有关成分的功能。

研究与评价方法 单独使用体内或体外的方法研究化学物的毒性是不能解决所有问题的。肾毒性评价的整体性方法也要求与离体研究相结合。不仅用不同种系的动物，也要结合人群临床及流行病学研究。

整体实验 肾是动物的主要排泄器官之一，尿液中各种物质排泄的量在生理情况下是较为恒定的，如果排泄量过多或过少往往表示肾功能异常。同时结合血液生化的改变，可以得到初步的评价。值得注意的是，在反映尿中某物质的含量时，以 24 小时尿中的含量最理想，因尿量的多少受饮水量的多少影响较大，只测定一次随机尿样中物质的含量，不太能反映真实的情况。在收集 24 小时尿量有困难时，一般用尿肌酐来校正尿量。

肾浓缩-稀释试验 反映肾浓缩功能。在生理情况下，限制饮水则远曲小管及集合管对水分的重吸收增多，尿量减少，比重上升，大量饮水则尿量增多而比重下降。如果远曲小管及集合管的重吸收功能障碍，可导致肾浓缩-稀释功能下降或丧失。此项功能测定一般先做浓缩试验，再做稀释试验，两项试验的间隔时间需 24 小时。对人体做试验时，在禁水一定时间后，尿比重应在 1.020 以上，而稀释试验至少应有一次尿液比重低于 1.003。如果某种化学物引起尿量增多伴尿比重下降，

提示肾浓缩功能受到损害，可能是由于抗利尿激素分泌不足或释放障碍。动物试验中，尤其是小动物实验，因尿量少不便测定尿比重，可粗略地用尿量来反映其浓缩能力。

尿蛋白测定 生理情况下，尿蛋白的来源是原尿中未被肾小管完全吸收的少量小分子蛋白质，部分来自肾小管脱落的细胞等。若尿中以大分子蛋白（如白蛋白）为主或出现大量蛋白质，提示肾小球的选择性滤过功能障碍或结构不完整；若以小分子蛋白（常见的如 β_2-微球蛋白和视黄醇结合蛋白）为主，则提示损伤部位主要在近曲小管，但要除外血中小分子蛋白异常增高的可能性。因此，有条件的情况下，测定蛋白含量的同时最好测定蛋白的分子量。此外，不同动物间尿蛋白的排泄量可相差很大，实验组和对照组动物间的比较很重要。

尿糖测定 生理情况下，原尿中葡萄糖的浓度未超过肾阈时，能被肾小管全部吸收。因此，如果血糖不高而出现尿中葡萄糖浓度增高，提示肾小管功能障碍。

尿酶测定 正常情况下尿酶主要来自于：①血浆中的酶，一般分子量低，经肾小球滤过后，其中极少数未被肾小管吸收，可在尿中检出。②肾单位各部分细胞的脱落、溶解，尤其是富含酶的肾小管上皮细胞，这是尿酶的主要来源。③泌尿道上皮细胞内含的酶。尿酶是肾损害早期和敏感的指标之一。不同的酶来自于肾的不同部位，可以作为肾损害的标志酶。碱性磷酸酶和 γ-谷氨酰转移酶活性增高，是刷状缘受到损害的标记酶。而其他的一些酶，如乳酸脱氢酶和谷氨酸脱氢酶分别存在于细胞质和线粒体，

如果它们的活性增高则提示可能有广泛的细胞损伤。值得注意的是，在化学性损害时，细胞内的酶大部分在早期即排出，尿酶常常是一过性的，因此如果尿酶没有增高并不一定表示没有肾损害。急性肾损害时尿酶增高比慢性肾损害更有价值。

肾小球滤过率（glomerular filtration rate，GFR）**测定** GFR 可直接通过测定菊糖或内生肌酐清除率来反应，也可间接地用测定血中肌酐或血尿素氮（blood urea nitrogen，BUN）来反应。①菊糖清除试验：菊糖是一种多糖，分子量为 5200，它能从肾小球滤过，但不被肾小管重吸收或分泌，在体内既不与血浆蛋白结合，又不被机体代谢，是测定 GFR 较好的方法。②内生肌酐清除率：肌酐为肌酸的代谢产物。肌酐被肾小球滤过后，肾小管无任何吸收而全部从尿中排出，只有在血浆中浓度较高时，有小部分由肾小管排泄。内生肌酐清除率比较接近菊糖清除率，且更实用，因为不仅可以免除静脉注射，而且血浆肌酐浓度甚为稳定。收集尿液可延长为 24 小时，同时测定血浆肌酐浓度。③血清肌酐和 BUN 测定：测定血清肌酐和 BUN 可间接反应 GFR，但没有上述两项试验灵敏，在 GFR 下降 50%~70% 的情况下血清肌酐和 BUN 才会增高。它们增高可继发于脱水、少尿和（或）蛋白分解代谢。在考虑是否存在肾损害时，应考虑肾外的因素。④肾对氨基马尿酸（p-aminohippuric acid，PAH）清除试验：血中 PAH 几乎全部通过肾分泌这一途径清除。血中 PAH 经过肾时，被清除的量与肾血浆流量密切相关，故它的清除值一般就看作是有效肾血流量（effective renal plasma flow，ERPF)，用血细胞比容校正，就可得出肾血流量。

形态学和酶组织化学检查 急性或慢性毒性试验结束时，需常规称量肾和体重，计算脏器系数。脏器系数改变，提示可能有肾脏损害。此外，大体检查还能发现肾有无充血、水肿、纤维化等病理改变。光镜和电镜检查能发现肾在组织学及亚细胞水平上损害的部位、范围、性质、形态学特征及严重的程度。酶组织化学检查能对某些病损或某些功能（如一些酶活性）进行定位研究，在肾脏毒理学研究中具有很重要的意义。

离体试验 肾小管功能阻断-流动技术和微穿刺技术等方法，使得对肾功能和肾毒性检测可在肾单位，甚至某部分肾小管的水平进行，更有利于对毒作用机制的阐明。但这些技术复杂，设备条件要求高，普及应用还有困难。

肾皮质薄片或肾组织片段培养 肾皮质薄片技术是将肾皮质用组织切片机，切成 0.2~0.5mm 的薄片，然后放入一定的培养基中培养，培养基中加入待测定的化学物，经过一定时间后，测定培养基和薄片中化学物的比值。该技术特别适宜研究有机物的转运，还能用于检测组织中钾、钠浓度、组织总水分和细胞内外水的分布。这项技术相对较为简单，易于施行。

离体灌注肾小管技术 此项技术就是将肾小管分离出来后，再进行灌注试验。这项技术最复杂和困难的是肾小管的制备，需在显微镜下人工完成，最好的动物是兔子，微量加样器用于灌注。分离出的肾小管基本保持其正常的生理功能，在药理学和毒理学

中都有广泛的应用。

其他 离体肾灌注、原代肾细胞培养、亚细胞器分离及建立肾细胞株等方法都已较成熟，在肾脏毒理学中得到应用。体外研究方法具有实验周期短、一个模型可以用于测试多种化学物、免去动物饲养的麻烦等优点，但也有它的缺陷。例如，新鲜制备的离体灌注肾、肾切片、肾小管和细胞等虽在功能上与在体类似，但体外存活的时间只有 2~24 小时。与此相反，肾原代或细胞株存活时间可达 2 周以上，但在功能上与在体的情况下的功能的相似性方面不如上述的几项技术，在肾毒性测试时根据情况选用。

防治措施 ①离开现场，停止接触毒物。②促进毒物的排泄，可输液，应用解毒药物，必要时予以透析治疗，凡分子量小、与蛋白结合少、在体内分布均匀者，可通过血液透析排出；凡与蛋白结合率高者腹膜透析效果好，应慎用血浆置换疗法。③根据肾损害的类型采取措施，对症治疗。

（金泰廙）

hūxī xìtǒng dúlǐxué

呼吸系统毒理学（respiratory toxicology）

研究外源化学物对呼吸系统的损害作用及其机制，探讨评价方法，为外源化学物引起的呼吸系统疾病的诊断、治疗、预防提供科学依据的毒理学分支学科。呼吸系统作为气体进入机体的门户，是机体首先接触气态毒物的器官。其后果不仅是直接损伤呼吸道和肺，这些有毒外源化学物经呼吸道吸收后也可以到达其他组织或器官，引起全身损害；同时，经其他途径进入机体的外源化学物也可经血流到达肺，引起肺的损伤。

呼吸系统的结构与功能 呼

吸是维持机体新陈代谢和其他功能活动所必需的基本生理过程，在新陈代谢过程中，呼吸系统不断地从外界吸入氧，由循环系统将氧运送至全身的组织和细胞，同时将细胞和组织所产生的二氧化碳再通过循环系统运送到呼吸系统排出体外。呼吸道由鼻、咽、喉、气管、支气管和肺所组成。从鼻到喉这一段称上呼吸道；气管、支气管及肺内的各级支气管的分支这一段为下呼吸道。肺是机体内气体交换的主要部位。它由呼吸性支气管、肺泡管和肺泡组成。肺泡是肺气体交换的功能单位，通过具有六层结构的呼吸膜来完成：含肺泡表面活性物质的液体分子层、肺泡上皮、上皮基底膜、间隙、毛细血管基膜和毛细血管内皮。氧气通过肺泡上皮和内皮毛细血管膜从吸入的空气中扩散到血液后进入红细胞，在红细胞中与血红蛋白结合，然后运输到全身；同时二氧化碳也通过这种方式从体内排出。呼吸系统存在自身防御系统，对抗外来化学物对机体造成损伤。鼻咽部及气管支气管区的黏液纤毛系统、肺泡区的巨噬细胞，它们在抵御颗粒物、细菌及其他有害物侵入时发挥着不同的作用；呼吸系统存在有氧化及抗氧化性物质，发挥氧化和抗氧化的作用而保护呼吸系统；呼吸系统内还存在对外源性化学物具有高代谢活性的细胞，如鼻子、呼吸性细支气管、末端细支气管和肺泡等存在有将底物活化为亲电子物质的 I 相酶和水解亲电子物质或与其结合促进排泄进入尿液的 II 相酶。肺中存在的某些受体，如肺 C-纤维受体，可感受肺泡壁毛细血管内和周围所受的刺激，参与肺炎、肺水肿和有毒气体吸入的呼吸困难

的感应。外源化学物对这些细胞或受体的损伤和刺激将直接影响肺的功能。

肺中能够成为呼吸系统毒物作用的靶细胞主要有以下几种。①Ⅰ型肺泡上皮细胞：约占肺泡区结构细胞的1/10，此类细胞呈扁圆形，胞质少，细胞器少，代谢相对不活泼。但其具有光滑、巨大的表面积，肺泡表面90%～95%的面积被此种细胞覆盖。其功能是为肺泡提供一个完整而薄的表面，使气体易于通过，便于进行气体交换；另外，也具有防止组织液体也可透过肺泡壁进入肺泡腔功能。由于Ⅰ型肺泡上皮细胞具有较大的表面积，极易受到吸入气中各种有害物质的损害；又由于这类细胞内与能量和大分子合成有关的细胞器较少，其受损后修复能力有限，不易修复。②Ⅱ型肺泡上皮细胞：占肺泡区结构细胞的12%～16%，散在于Ⅰ型肺泡上皮细胞之间，向肺泡腔突起，游离面有散在的微绒毛。此型肺泡上皮细胞含有发达的内质网、线粒体和高尔基复合体及丰富的游离核糖体。Ⅱ型肺泡上皮细胞胞质内含有一种嗜锇性板层小体的结构，其内含有磷脂、黏多糖和蛋白质，可以形成肺表面活性物质，故具有降低肺泡表面张力、增加肺泡弹性的功能。Ⅱ型肺泡上皮细胞的内质网含有各种酶系统，如微粒体多功能氧化酶系，具有代谢外源性化学物的能力；线粒体所含有的催化氧化磷酸化过程的酶系，具有氧化供能作用。Ⅱ型肺泡细胞还可作为Ⅰ型肺泡细胞的前体细胞，Ⅰ型肺泡上皮细胞受到毒物作用而发生破坏脱落时，Ⅱ型肺泡上皮细胞可以分化转变为Ⅰ型肺泡上皮细胞。一般在Ⅰ型肺泡细胞受损后48～96小时，这种转变即可完成，其后果是造成气血屏障的增厚，致使气体弥散功能发生障碍。③毛细血管内皮细胞：占肺泡区结构细胞组成的30%～42%，与其他细胞或结构等一起构成呼吸膜结构。其主要功能是进行气体交换，同时也可以转运水和某些溶质；它还作为外部水和大分子物质进入间质的屏障，当其受外源性化学物作用发生损伤后，可引起间质水肿。④肺泡巨噬细胞：存在于肺泡腔或肺泡隔上，是一类体积较大、外形不规则的细胞。胞质内含有较发达的滑面内质网、高尔基体和线粒体。这种细胞主要是具有防御功能，通过吞噬作用来杀死、清除细菌等微生物，同时对进入肺内的颗粒物质也具有清除作用。肺泡巨噬细胞的吞噬作用可以引发细胞因子、趋化因子、氧自由基及参与炎性反应的某些酶的释放，进而吸引或激活其他细胞，引起炎症反应、纤维化或肺气肿等病理性改变。此外，它还参与肺内的特异性免疫反应。⑤间质细胞：约占肺泡区细胞组成的35%，多为成纤维细胞。此外，间质中还有间质巨噬细胞、淋巴细胞、浆细胞和肥大细胞，这些细胞可因炎症的发生而增加。间质中除上述细胞外，其中的胶原纤维和弹性纤维对维持肺的功能也至关重要，这些成分的改变也会引起肺纤维化或肺气肿的发生。

呼吸系统毒物　呼吸系统毒物最常见形态是气体或蒸气，通常直接经呼吸道穿过肺泡毛细血管膜复合体进入肺血流，气体和蒸气的吸收方式是简单扩散。另一类呈固体颗粒或液滴状态或其混合状态的粒子，称为气溶胶，包括经燃烧和升华等过程产生的烟尘、有机物燃烧产生的烟、水凝结于一定的附着物形成的雾，以及气体和固体颗粒混合生成的烟雾。纤维是一种特殊的气溶胶，按其来源可分为自然的、人工合成的无机纤维和人工合成的有机纤维三种。气溶胶的沉积受其本身物理化学特性及由粒子的大小、形状、密度决定的空气动力学的影响，还和机体呼吸道的解剖特点及呼吸方式有关，这两方面因素决定气溶胶粒子沉降的部位和数量。粒径小于0.1μm超细微粒子和纳米粒子对人类健康的影响越来越引起人们的关注。

中毒表现及类型　呼吸系统毒物按其来源可分为来源于空气的和来源于血液的两种。①经呼吸道吸入的毒物：这类呼吸系统的毒物很多，其中代表性的毒物有石棉、铝尘、氨、砷、铍、氧化镉、钨钛钽碳化物、氯、铬（六价）、煤尘、棉尘、氟化氢、氧化铁、异氰酸盐、白陶土、锰、镍、氮氧化物、臭氧、光气、过氯乙烯、硅、二氧化硫、滑石、锡、矾等。②经血液到达肺的毒物：又称呼吸道外毒物，主要有农药、药物及其他一些有机或无机化学物。呼吸系统受到外来化学物刺激后，可引起呼吸系统急性反应和慢性疾病。

急性反应　①刺激反应：某些刺激性气体如甲醛、氨、氯气等水溶性气体，极易被鼻、鼻窦及气管、支气管黏膜中富含水分的黏液吸收，并与其中的蛋白质、多糖物质结合，破坏黏液-纤毛的清除机制，表现出明显的局部刺激症状。轻者为鼻、咽喉的刺激，出现支气管痉挛、呛咳、黏膜充血和水肿；重者发生肺水肿，导致呼吸困难。②急性炎症：可发生于呼吸道的任意部位，由吸入物质的沉积方式所决定。水溶性和（或）活性刺激性颗粒物或气体可引起鼻黏膜炎症，导致鼻炎。吸烟和氧化性气体吸入可引起支气管炎和细支气管炎。能在肺泡沉积的过敏原、放射性颗粒物、毒性颗粒物及感染性因子可导致肺泡炎或肺炎。毒理学实验常用呼吸道急性炎症来确定吸入性气态或液态毒物的肺毒性。肿瘤坏死因子 α 和白介素-1（IL-1）及由巨噬细胞释放的促进炎性细胞到内皮细胞上定居的细胞因子，是肺炎早期的生化介质。这些细胞因子促使趋化因子如 IL-8（灵长动物中中性粒细胞的主要趋化因子）、巨噬细胞炎症蛋白-2（啮齿动物中的中性粒细胞的趋化因子）、IL-6 和巨噬细胞趋化蛋白-1 的释放，后者诱导炎性细胞进入肺泡。③肺水肿：中毒性肺水肿是指肺损伤后的急性渗出，使呼吸膜增厚，致使肺脏间质和实质有过量水分潴留。肺水肿改变了通气-血流关系，限制氧气和二氧化碳的交换，几乎所有的肺毒物对肺的急性损害都可引起肺水肿，是肺急性损伤的标志。中毒性肺水肿的后果不仅仅是导致肺结构和功能的急性改变，而且水肿消除后的一些后果也不容忽视。这是因为，严整的肺水肿往往伴有明显的炎性损害，肺间质和肺泡的炎性渗出是通过纤维化来消除的，这虽然可使肺水肿得到消除，却增加了肺纤维化的机会。④变态反应：外源性化学物如某些粉尘、工业毒物（如甲苯二异氰酸酯、苯二胺）可引起变态反应，一般认为这是外源性化学物与血或肺中的蛋白质结合形成完全抗原后，进而刺激抗体产生。抗原抗体发生免疫反应的结果，使支气管痉挛而引发过敏性哮喘。临床表现为气管支气管对各种刺激因子的高敏性反应，引起各种气道阻塞。呼吸困难和哮鸣等气道梗阻表现是哮喘的典型表现。有些患者咳嗽，伴有感染性痰液的产生。这些症状是由 IgE 介导的过敏反应所致支气管痉挛，支气管壁水肿及黏液腺分泌过剩引起的。哮喘发生时，Th2 细胞因子（IL-4、IL-5、IL-13）、嗜酸性粒细胞、淋巴细胞（主要为 CD4 型）、肥大细胞、平滑肌细胞过度增生，而且中性粒细胞的数目增加。另外，吸入霉菌可产生的过敏性肺炎，吸入某些植物粉尘可产生的类似的肺部疾病，以及吸入金属铍可产生的肺肉芽肿。

慢性呼吸道疾病 ①慢性炎症和肺纤维化：可分为肺泡内纤维化和间质纤维化。间质纤维化是慢性间质水肿和炎症引起的，其特点是肺泡间质染色的胶原纤维数量增多，其生化指标是胶原蛋白数量增加。毒物引起的肺纤维化与慢性间质性纤维化相似，但与成年人或新生儿的呼吸窘迫综合征更相似。典型的肺毒物百草枯经口摄入体内后，经血循环转运到肺，经过一系列的氧化还原反应，导致肺泡上皮细胞的大量坏死和炎症，引起肺纤维化。硅沉着病（矽肺）是长期吸入大量含游离二氧化硅（SiO_2）的粉尘而引起的以肺组织纤维性病变为主的全身性疾病，是中国患病人数最多、危害最大的一种职业病。矽肺的发病与吸入粉尘中硅的含量、SiO_2 的类型、粉尘浓度、分散度、接触时间、接触者身体素质等因素有关，若持续接触高浓度游离 SiO_2 粉尘，1～2 年即可发病。其临床表现可有不同程度的咳嗽、咳痰、胸痛、胸闷、气短等症状，易并发肺结核。②肺气肿：是指终末细支气管管腔异常增大，并伴有腔壁的破坏性改变而无明显纤维化的一种病理状态。吸烟和化学毒物均可引起人类的肺气肿，但以吸烟引起的肺气肿更多见。毒物引起肺气肿的一个显著特征是反复发生的严重炎症，特别是涉及白细胞释放的蛋白水解酶参与的肺泡炎。毒物引起肺气肿的机制很复杂，一般认为与肺的中性粒细胞（或肺泡巨噬细胞）的弹性蛋白酶破坏肺的弹力蛋白有关。毒物引起炎性细胞的流入，使肺的中性粒细胞中弹性蛋白酶增加，进而使更多的弹性蛋白受到破坏。③慢性阻塞性肺疾病：表现为慢性支气管炎、慢性细支气管炎或肺气肿等引起的通气障碍；气道梗阻通常进行性发展，可能伴有不可逆性气道高敏症。排除其他引起慢性咳嗽的原因，一个人连续 2 年中每年有 3 个月出现慢性咳嗽的话，就可诊断为慢性支气管炎。④肺部肿瘤：肺作为呼吸性毒物进入机体的通道而直接暴露于致癌物或前致癌物中。吸烟是肺癌最主要的危险因素，职业性危险因素砷、石棉、氯甲基甲醚、铬、镍、多环芳烃、氡及氯乙烯等也是引起肺癌的原因。肺癌在男女之间死亡率的差异主要在于吸烟。女性烟民的增加使女性肺癌死亡率增加了一倍，而男性烟民的下降则使男性肺癌死亡率有轻微下降。各种研究表明大量吸烟男性比非吸烟男性患肺癌的危险性高。化学致癌物引起的肺癌在人类和动物有所不同。人类呼吸道肿瘤主要发生在中央肺组织、支气管内或周围；而啮齿类动物的肺癌主要发生在肺实质，这种差异可能是由于人类和啮齿类动物间的解剖、生理及代谢的差异所引起。

肺癌一般原发于气管支气管的内皮细胞，说明气管支气管上皮对化学致癌物敏感，但在周围型肺癌中的腺癌也明显增加。与肺癌相比，上呼吸道癌症并不常见。鼻部的恶性肿瘤常见于动物实验中。鼠类肺部的肿瘤大多发生于肺泡Ⅱ型细胞或细支气管的克拉拉细胞（Clara cell），一般呈良性腺瘤，但能发展成为腺癌并侵入淋巴管和血管；大鼠暴露于空气中的致癌物时发生的肺部肿瘤主要为周围型腺癌和鳞状细胞癌。

毒作用机制 无论何种途径进入到呼吸系统的外源性化学物，均可引起呼吸系统的损伤。除了某些刺激性毒物可直接对呼吸道的作用外，肺也存在代谢毒物的酶系统，因此同样存在着毒物在肺的代谢活化作用。经代谢活化的活性代谢产物，一方面可以与肺细胞的生物大分子发生共价结合，导致急、慢性损伤，如坏死、纤维化及肿瘤等；另一方面，肺毒物代谢可以产生自由基，消耗掉大量的细胞辅助因子如还原型烟酰胺腺嘌呤二核苷酸磷酸，破坏了肺的抗氧化保护机制，自由基引发肺细胞膜的脂质过氧化，进而损伤细胞的结构和功能。一般情况下，呼吸系统毒物首先损害Ⅰ型肺泡细胞，然后再由Ⅱ型肺泡细胞分化增殖替代Ⅰ型肺泡细胞，细胞损害所产生的各种细胞因子，从而表现出各种各样的病理学改变如坏死、肺水肿、肺纤维化、肺气肿、哮喘等。

研究与评价方法 根据研究目的的不同，可采用不同的研究方法。

整体试验 主要有呼吸道吸入染毒试验、肺功能检查、在体支气管肺泡灌洗。

呼吸道吸入染毒试验 在进行化学物呼吸系统毒效应评价时，根据观察的目的不同，可将吸入染毒试验分为急性、亚慢性、慢性三类，受试物不同可采用的染毒方式也有不同（如经鼻染毒、整体染毒、头部染毒）。吸入毒性试验关键的问题是如何控制和确定染毒剂量，较其他毒理学实验更难确定剂量。暴露危险度评价多用内剂量进行确定，由于颗粒物的暴露内剂量与受试物的浓度、染毒时间、实验动物个体的呼吸量和呼吸次数及沉积效率有关，多用公式 $D = E_d V_m CT$ 进行描述，其中 D 为沉积量（mg），E_d 为某化学物在呼吸道内的沉积效率，V_m 是每分钟容量（mg/min），C 为受试物的浓度（mg/L），T 为染毒时间（分钟）。而气态化学物的内剂量则是通过检测呼出气中受试物的净减量进行确定。另外，还可使用生物组织/体液中代谢物、DNA 或蛋白质加合物的水平开展化学物内剂量的评价。

肺功能检查 对于评价化学物的呼吸系统毒性也非常重要。化学毒物作用呼吸系统，可改变呼吸道的紧张度而改变通气量，损伤肺深部功能完善的肺泡/毛细血管屏障从而影响气体交换，导致组织损伤，从而引起肺部持久的结构改变、肺容量的改变（吸入或呼出气体量的改变）、肺的机械性能异常（弹性程度），或者气体在肺内分布的改变。肺功能检查常用的指标主要有肺活量、肺总量、呼吸频率、潮气量、每分通气量、余（残）气量、功能余（残）气量、弥散量和血气分析等。在毒理学上肺活量测量主要用来判断肺部结构变化的程度（纤维性或肺气肿性）是否足以引起肺功能的改变，而呼吸频率、潮气量、每分通气量则用于评价气源性化学物或混合气对呼吸道的刺激性。气体在肺中分布的均一性能反映出肺病理学损伤的均一性，多次呼吸或单次呼吸的气体流动曲线可用来评估该特性。电极技术检测动脉血气分压可用于评价肺泡-毛细管气体交换功能，肺毛细管壁气体交换损伤的一种更灵敏的指标是肺动脉中氧气和二氧化碳（CO_2）的分压差，压力差的增大反映出扩散屏障仍能通过增加供氧而保持正常的血气水平；另一种测量方法是对 CO_2 扩散能力进行测定，这种方法是检测肺泡毛细管间气体转运能力损伤的最灵敏的方法之一。

在体支气管肺泡灌洗 用等渗的盐溶液在体冲洗和灌注气管和肺泡区表面的过程，是一种采集支气管和肺泡表面脱落细胞和液体的方法。不论是人还是实验动物，其支气管肺泡灌洗液（bronchoalveolar lavage fluids, BALF）都有其固定的细胞和液体组成，当人或实验动物接触外源化学物后，其细胞和液体成分将发生变化，而且这种变化通常是发生在形态学变化之前，故通过对 BALF 细胞组成特点及生化参数的分析，可以了解呼吸道毒物对呼吸系统的损伤作用和引起疾病的变化情况，进一步估计疾病的进展并判断预后和阐明中毒机制。

体外试验 主要有体外肺灌流、肺切片、肺细胞原代培养。

体外肺灌流 在呼吸机的维持下，将实验动物肺分离出来保存在特殊的保护液中，使其仍具备活力。经过一定时间后，注入同一动物的自体血液（或灌注液）。此方法用以研究在体外情况下，通过对肺保护、灌注和对灌注液成分进行分析，以了解呼吸毒物对呼吸系统的损伤情况。

肺切片　将呼吸道或肺实质切片用于检测肺的生化或形态学改变的方法。这种方法不受肺内细胞迁移所带来的一些变化的干扰。如果肺是首次用琼脂充满，则在这样的肺切片中的肺泡处于开放状态，以这种方式制备的肺切片何以存活几周，从而可以方便地进行毒物对肺引起的慢性损伤的进展情况。

肺细胞原代培养　此试验的目的是通过对实验动物肺细胞的分离与原代培养，使之在体外接触呼吸毒物，用以研究呼吸毒物对呼吸系统的损伤及机制。离体的实验动物肺细胞在体外条件下，经合适的培养条件（营养、温、湿度等）可以生长。将实验动物的肺经合适的酶（一般为胰蛋白酶）消化后，可以将肺细胞分散为各种不同的细胞成分的单个细胞的混合体，然后再经过分离纯化步骤即可以得到所需的细胞成分，用于研究各种呼吸毒物对肺的作用。

防治措施　对生产、运输、使用单位或个人要牢固树立有毒气体泄漏事故防范安全意识。要做好安全培训，提高中毒事故中职工救人与自救的能力。生产场所建立安全操作规程和检查制度，生产流程应做到密闭化，车间要有效的通风系统，防止跑、冒、滴、漏事件。操作人员应配备有效的防护装备。对易发生事故的场所，要配备急救设备。做好上岗前和在岗期间的健康监护，定期查体，建立健康档案。

现场处理与治疗原则，对中毒患者的处理除脱离接触、清理污染、静养、对症治疗等基本原则外，针对中毒性呼吸系统损伤特点，还应注意：①及早纠正缺氧，控制病情进展。②必要时应用肾上腺糖皮质激素，以阻断肺水肿所致进一步的病理生理发展，以达到减轻肺部和全身损害，此外还可应用氧自由基消除剂、钙离子通道阻滞剂等。③维持良好的循环功能，保持适宜的血容量，改善心功能，纠正微循环障碍，预防微血栓形成。④纠正酸碱和电解质紊乱。⑤采取措施预防继发性感染，并严密监护。⑥营养支持与加强护理，及时补充足够的热量、维生素及蛋白质。

（庄志雄　黄海燕）

shénjīng dúlǐxué

神经毒理学（neurotoxicology）研究外源化学物对神经系统各部分所引起的结构和功能损害作用的毒理学分支学科。它主要应用神经解剖、神经病理、神经生理、神经生化、神经药理和分子生物学等学科的理论和技术，研究神经毒物在机体内的代谢、主要临床表现及其中毒机制，为中毒防治提供科学依据。

神经系统的结构与功能　神经系统包括中枢神经系统和周围神经系统，中枢神经系统由大脑和脊髓组成；周围神经系统则由进入（传入纤维）和起源于大脑和脊髓（传出纤维）的神经组成。神经系统主要由神经元和神经胶质细胞组成。神经元是神经系统的基本结构和功能单位，形态多种多样，但都可分为胞体和突起两部分。中枢神经系统存在血-脑屏障、血-脑脊液屏障，而周围神经系统存在血-神经屏障系统，这些结构在保护神经组织方面发挥了重要作用。大部分神经系统通过血-脑/神经/脑脊液屏障，避免来自血液和脑脊液中的化学物的直接暴露。调节血-脑/神经之间物质相互交换是神经组织的毛细血管的主要作用，毛细血管壁结构的特异性是相邻的内皮细胞紧密连接，形成一个扩散屏障。它允许内皮细胞调节从血液到脑或从脑到血液的选择性的转运和物质的代谢。虽然气态物质（氧、一氧化碳、氮氧化物）能自由穿过毛细血管壁，但是毛细血管屏障排斥或阻止许多物质进入神经组织。分子的大小和亲脂性是穿过血-脑屏障的决定因素。凡未同血浆蛋白结合的非极性脂溶性化合物均容易透过血-脑屏障。绝大多数麻醉剂、止痛剂、安定剂和一些亲神经的毒物都属于容易透过的物质。大脑需要的重要营养素和大分子物质可经易化扩散和特殊载体通过屏障。在脉络丛，构成血-脑脊液屏障的内皮细胞连接通透性较高，允许较多的药物和毒物进入包绕脑组织的脑积液。许多金属元素能够通过血-脑屏障和血-脑脊液屏障。然而，过多的金属离子可能蓄积在毛细血管内皮细胞中，产生对细胞屏障的损害。已知有几种金属在两个屏障中都可以蓄积，如铅、汞、砷和锰。铅蓄积在脉络丛，改变其分泌功能，包括改变甲状腺素转运蛋白分泌。高浓度铅能损害血-脑屏障，引起血管渗漏，还可导致脑肿胀伴随脑疝、脑室受压、淤斑出血。血-脑屏障在人和动物出生时尚未完全形成，故小儿中枢神经系统对某些药物或毒物远较成年人敏感。例如，无机铅化合物容易在儿童中枢神经系统蓄积并引起中毒性脑病，而在成年人则主要引起周围神经病，重症时亦可引起脑病。大脑的有些区域（如下丘脑）和周围神经系统（脊髓背根和自主神经节）缺乏毛细血管屏障，因此直接暴露于血液循环中的化学物。对下丘脑的损害可以产生机体代谢、生殖功能和生长方面的远期效应。出生后经谷氨酸钠处理的大鼠成年肥胖就是一个例子，并且对人类出生后发育期接触富含谷氨酸盐食物是否对健康有影响提出了疑问。在周围神经系统，由于脊髓背根神经节缺乏毛细血管屏障的保护，经多柔比星处理的大鼠会出现选择性的感觉神经元丢失。另外某些物质（破伤风毒素）经由轴突远端进入直接到达神经细胞。破伤风毒素被转运到脊髓前角细胞，随后转移并结合在与运动神经细胞紧密接触的突触前抑制（甘氨酸能）神经末端，因此抑制了运动神经元的抑制作用而导致高度兴奋，一有刺激可导致激烈而持续的肌肉收缩（手足抽搐）。另一个由周围神经进入中枢神经系统的例子是金属（锰、铝），可从实验动物的鼻腔沿着嗅神经元到达大脑。

中毒表现及类型　神经毒性是指外源性的物理、化学或生物等因素对生物体神经系统功能或结构损害的能力。

损伤分型　神经系统对外来化学物的反应是外来化学物毒作用的结果。根据机体神经系统的不同反应，神经系统损伤可分为结构改变、功能改变和行为改变。

结构改变　神经毒物作用后神经组织的细胞、轴索、髓鞘及细胞内超微结构发生的病理改变，可分为缺氧性损害和毒物特异性损害。

缺氧性损害：中枢神经系统对缺氧最为敏感，很多毒物可通过引起大脑缺氧而导致大脑器质性损伤。单纯性大脑缺氧可见于吸入高浓度的二氧化碳、氮气、甲烷等气体；神经肌肉阻断剂箭毒碱引起的呼吸肌麻痹；一氧化碳、亚硝酸盐、苯的氨基和硝基化合物等亲血红蛋白毒物使红细胞携氧能力损失等。细胞毒性缺氧是指供氧、供血充足但细胞能量代谢过程被阻断。这类缺氧可见于氰化物、叠氮化物、二硝基苯酚、丙二腈等中毒。缺血性缺氧是由于供血不足导致的缺氧。能引起心搏骤停的毒物或急性中毒合并心力衰竭时均可发生缺血性缺氧，导致神经细胞损伤。缺氧时神经细胞的损伤过程可分为两个阶段，第一阶段是细胞质内容物的肿胀，先是溶酶体，然后是线粒体肿胀和高尔基复合体破裂；第二阶段是胞质皱缩，尼氏体消失，核固缩和核仁模糊。中毒引起的缺氧经及时抢救，预后较好。如果缺氧较久，可引起急性中毒性脑病或后遗症。

毒物特异性损害：包括中枢神经系统特异性损害、周围神经系统特异性损害和中枢周围混合型特异性损伤。能引起中枢神经系统损伤的毒物很多。铅中毒可引起智力低下和中毒性脑病；汞及其有机化合物可导致情绪不稳定、易激惹、思维紊乱、震颤、弱视、听力丧失、共济失调、瘫痪等；1-甲基-4-苯基-1，2，3，6-四氢吡啶（MPTP）是合成海洛因的副产品，可引起一种不可逆的类似帕金森病样的症状；接触锰会产生类似帕金森病和运动障碍；妊娠期使用可卡因的妇女，其婴儿神经系统对外界刺激的反应和其他认知能力均有下降；孕妇大量饮酒会使她们的子代产生颅面畸形和智力低下。兴奋性氨基酸等神经递质类毒物、铝、有机溶剂等也均可引起中枢神经系统损伤。能引起周围神经系统特异性损害的毒物有有机磷、丙烯酰胺、正己烷、氯丙烯、铅、砷、二硫化碳等。临床表现均有不同程度的感觉和运动功能障碍，可出现四肢远端麻木、疼痛、烧灼感或其他感觉异常，继而显示四肢远端感觉减退或消失，呈典型的手套和袜套样分布。运动障碍表现为不同程度的下运动神经元瘫痪，肌力减退甚至完全瘫痪。运动障碍、肌肉萎缩以四肢远端明显，深反射减弱或消失。有些有机磷化合物急性中毒一周后可出现周围神经损伤，又称迟发性神经毒性。铊、砷、铅中毒与有机磷相似，是急性中毒损伤效应；而正己烷、二硫化碳等有机溶剂引起的周围神经损伤，多因长期反复接触，起病隐匿，神经变性呈渐进性效应。二硫化碳除引起周围神经损伤外，还可引起中枢损伤，可出现精神失常和震颤；除二硫化碳以外，能引起中枢周围混合型损伤的神经毒物还有铅、汞等。

功能改变　在神经毒物引起神经细胞的结构和生化改变的基础上而引起感觉、运动功能紊乱。感觉、运动功能紊乱可通过临床检查、肌电图、感觉和运动神经传导速度进行确定。

行为改变　中枢神经系统的综合功能改变。神经毒物可引起脑的各种精神活动能力改变，如抽象思维、记忆与学习、情绪表现、觉醒状态、感觉的感受能力、注意力等的改变。由于这些精神活动能力改变，从而出现各种精神障碍或行为缺陷。这些改变涉及大脑网状结构、基底节、边缘系统和大脑皮质等结构。这些结构受累，将导致意识丧失、学习记忆下降、兴奋或抑制、情绪性格等改变。这些改变可以用行为毒理学的方法去检查（见行为毒理学）。

临床分型　以上这些改变，在临床上常可根据起病缓急和发病部位分为以下几种。

中毒性神经衰弱综合征 绝大多数毒物的全身性慢性作用所引起的早期症状是神经衰弱综合征。这是中枢神经系统对毒物作用的一种非特异性反应,在接触亲神经毒物时更易发生。主要表现为精神活动功能轻度紊乱,但自觉症状有很大的个体差异。原有神经症性障碍者,接触毒物后这方面的症状往往更加明显,脱离接触后亦不易迅速恢复。

急性中毒性脑病 常发生于重金属有机化合物(有机锡)、一氧化碳、二硫化碳、溴甲烷、三氯乙烯、有机氯农药等急性中毒。神经和精神症状较严重。病情发展迅速,由于脑内出现弥漫性病变和脑水肿所致。应早期积极治疗,以控制脑水肿的发生与发展。

慢性中毒性脑病 引起此病的常见毒物有锰、汞、有机汞、四乙铅等。一般为长期接触毒物引起。病程较长,病情逐渐加重。脑内病变广泛,出现明显的精神障碍和运动障碍。疗效不理想。

中毒性多发性神经病 对周围神经系统具有选择毒性作用的常见化合物为二硫化碳、溴丙烷、丙烯酰胺、正己烷、氯丙烯、某些有机磷化合物、铊、砷、铅等。此病可发生于慢性或急性中毒后。感觉和运动障碍常同时存在,多数情况下合并有中枢神经系统症状。经过合理治疗一般可以恢复。

毒作用机制 主要与神经递质、离子通道、受体、信号转导因子、神经胶质细胞及细胞骨架有关。

神经递质 其释放依赖于许多生物化学和电化学活动的协调作用,不仅与突触前神经元的动作电位有关,还包括钙动员和突触前神经末梢递质储存囊泡与质膜的融合、融合后囊泡中的神经递质被释放到突触间隙、与突触后膜上高度特异性受体结合将化学信息再转换成电信号或调控其他神经化学活动等一系列活动。毒物可以通过干扰递质合成酶的活性或递质前体物质的利用从而影响神经递质的合成;可以通过影响囊泡中神经递质的储存或释放、影响神经递质灭活及清除(重摄取或递质分解酶),或干扰神经递质与受体作用或毒物本身直接与受体结合等作用影响神经系统正常功能。例如,有机磷和氨基甲酸酯类杀虫剂能选择性抑制乙酰胆碱酯酶活性,从而抑制乙酰胆碱递质的灭活,造成突触间隙大量乙酰胆碱的堆积,过度刺激突触后膜上的相应受体,使突触后神经元正常活动受到影响,产生一系列中毒症状。黑寡妇毒素是最强的脊椎动物神经递质释放激动剂之一,它可引起囊泡内的神经递质暴发性非特异释放,随之破坏神经末梢。另一些化合物如脱氧麻黄碱、苯丙胺、麻黄碱、苯丙胺衍生物、甲基汞等,能增加儿茶酚胺类递质的释放。而可卡因和它的同类物通过抑制多巴胺和其他单胺的突触重吸收,提高突触间隙多巴胺递质浓度。酒精也影响儿茶酚胺类递质释放、吸收和代谢,并激活 γ-氨基丁酸。慢性酒精摄入已经证明与单胺氧化酶活性下降有关,并在长期的酗酒者血液中发现多巴胺水平进行性的升高。大脑多巴胺水平增加已被假设与酒精成瘾、戒断妄想和生理依赖有关。肉毒毒素能阻断神经肌肉接头处的神经递质乙酰胆碱的释放,引起迟缓性瘫痪。破伤风毒素则阻断脊髓抑制性神经元产生的氨基酸类神经递质释放,导致肌肉强直。β-金环蛇毒素能作用于突触前通过特异地减少递质的释放以阻断神经肌肉传递。

离子通道 ①钠通道:河豚毒素是来自河豚鱼卵巢和肝脏中的一种毒物。它能阻断钠通道电导的升高,从而破坏动作电位的形成。石房蛤毒素及其相关化合物与河豚毒素相似,能阻断神经膜上的钠通道。拟除虫菊酯类杀虫剂和滴滴涕,主要是干扰钠通道的功能。某些临床治疗药物,如局部麻醉药普鲁卡因和可卡因对钠通道和钾通道均有阻断作用。阻断钠通道引起神经传导性障碍,是局部麻醉药作用的分子基础。②钙通道:在神经和肌肉活动中(包括神经递质和激素释放、动作电位的生成和兴奋收缩偶联等)发挥着重要作用,因此是许多治疗药物、神经毒素和神经毒物的潜在作用靶部位。传统上,电压依赖性钙通道可分为四型,即T-型、L-型、N-型和P-型。杀虫剂胺菊酯能阻断神经母细胞瘤细胞和窦房结细胞的 T-型钙通道。辛醇对钙通道的作用则具有一定的选择性,在下橄榄体神经元能阻断 T-型钙通道,在神经母细胞瘤细胞则阻断 T-型和 L-型两类钙通道。其他非特异阻断 T-型钙通道的物质包括乙醇和多价阳离子如 La^{3+}、Pb^{2+}、Cd^{2+}、Ni^{2+} 和 Co^{2+}。铅是一种较强的 N-型钙通道非选择性阻断剂。许多化学物质可阻断 L-型钙通道,如苯烷基胺类(如维拉帕米)、双氢吡啶类(如尼非地平、尼莫地平和尼群地平)等。此外,苯二氮䓬类安定药物、苯巴比妥类药物、乙醇、多价阳离子及氯丙嗪等也可以非选择性地阻断 L-型钙通道。

受体 谷氨酸是一种兴奋性神经递质,突触后结合导致去极化或兴奋性效应。因此，由谷氨酸传递的神经毒性被称为兴奋性毒性。谷氨酸受体在中枢神经系统有两种类型：离子性谷氨酸受体和代谢性谷氨酸受体。离子性谷氨酸受体包括卡因酸受体、N-甲基-D-天冬氨酸（N-methyl-D-aspartate，NMDA）受体和α-氨基羟甲基异噁唑丙酸受体。兴奋性毒性主要由 NMDA 受体介导。代谢性谷氨酸受体是一组 G 蛋白偶联的受体家族，该受体与许多中枢神经系统疾病发病机制有关，不同的报道认为该受体分别与兴奋性毒性的诱导和兴奋性毒性的保护作用相联系。

NMDA 受体是钙通道复合体中能与谷氨酸、NMDA 和其他某些化合物结合的部位，这一结合位点能调节通道的活性。内源性谷氨酸的释放、突触吸收机制障碍或者外源性 NMDA 或谷氨酸的应用均可能导致 NMDA 受体的过度刺激，大量的 Ca^{2+} 通过钙通道进入神经元内，钙稳态失衡，从而引起细胞的继发性改变。离子失衡可导致急剧的 Na^+ 和 Cl^- 内流，产生细胞内高渗，并最终发生细胞坏死。另外，Ca^{2+} 过多可使线粒体内过多的 Ca^{2+} 聚集，氧化磷酸化被解偶联，导致 ATP 的合成降低和线粒体氧自由基的释放。同时升高的胞质 Ca^{2+} 能影响多种 Ca^{2+} 依赖性蛋白激酶，包括蛋白水解酶和一氧化氮合成酶（NOS），活化的 NOS 将增加神经元内 NO 水平，NO 与超氧自由基相互作用生成高浓度反应性过氧亚硝酸盐。过氧亚硝酸盐与酪氨酸残基相互作用而改变这些蛋白激酶，并使这些激酶进一步消耗烟酰胺腺嘌呤二核苷酸和（或）ATP。当 ATP 进一步耗尽时，线粒体上的渗透性转移孔开放，引起线粒体膜电位进一步崩溃及细胞色素 c 的释放。细胞色素 c 被认为是凋亡信号起始的重要启动促进剂，引发胱天蛋白酶的活化、细胞骨架蛋白水解及核降解。

信号转导因子　神经毒物除了可以影响受体外，还可以影响细胞内信号转导系统中的多种信号转导因子，如 Ca^{2+}、肌醇磷酸酯、蛋白激酶、NO 等。Ca^{2+} 在多种化学物神经毒性中发挥着重要作用，去除胞外 Ca^{2+} 可阻止神经毒性发生。多种神经毒物可引起胞内 Ca^{2+} 水平升高，如兴奋性氨基酸、汞、甲基汞、三乙基铅、三甲基锡、某些有机磷杀虫剂、氰化物和拟除虫菊酯类杀虫剂等。Ca^{2+} 短暂增高对细胞正常功能必不可少，但是持续升高却会导致蛋白酶、磷脂酶和内切酶活化，引起蛋白、磷脂和 DNA 损伤。受体特异激动剂可刺激肌醇磷酸酯代谢，这种作用与刺激胞质 Ca^{2+} 浓度升高有关。当一种激动剂与其受体（如胆碱能毒蕈碱 M_1 或 M_3 受体、α_1 肾上腺能受体或代谢型兴奋性氨基酸受体）结合后，激活磷酸肌醇酶（磷脂酶 C），将磷酸肌醇 4,5-二磷酸酯（PIP_2）水解成 1,4,5-三磷酸肌醇（IP_3）和 1,2-二酯酰甘油（DAG）。细胞内质网和细胞器钙小体膜上的特异性结合位点与 IP_3 结合，可引起胞质 Ca^{2+} 动员，激活多种蛋白激酶，产生相应的生物学效应。同时，IP_3 能在磷酸酶作用下脱磷酸逐步生成肌醇 1,4-二磷酸酯（IP_2）、肌醇 1-磷酸酯（IP_1）和肌醇。锂离子能够抑制这一过程，进而干扰肌醇磷酸酯循环，这可能是锂盐抗躁狂作用的机制。

神经胶质细胞　神经胶质细胞的数量约为神经元的 10 倍，而从体积上来看，两者所占比例近似相等。胶质细胞直径为 8～10μm，与最小的神经细胞大小相近。周围神经系统的胶质细胞包括神经节细胞周围的卫星细胞和形成神经纤维髓鞘的施万细胞，中枢神经系统胶质细胞有星形胶质细胞、少突胶质细胞、小胶质细胞和室管膜细胞等。星形胶质细胞在许多神经毒性损伤中既有防御作用又有促进作用，可直接引起中枢神经系统损伤。星形胶质细胞中的谷氨酸-谷氨酰胺通路是脑组织中谷氨酸递质的微型储备库，在创伤性脑水肿、长时间缺氧、高碳酸血症、急性缺氧、实验性脑损伤、脑缺血、低甘油三酯血症和肝性脑病发生时，星形胶质细胞可发生肿胀，会引起递质（如谷氨酸、天门冬氨酸、牛磺酸和其他一些氨基酸）释放或重摄取减少，活化兴奋性氨基酸受体，引起中枢神经系统损伤。星形胶质细胞还具有高亲和性谷氨酸递质摄取系统，它们可通过谷氨酸重摄取或经谷氨酰胺合成酶催化作用将谷氨酸代谢为谷氨酰胺，调节控制细胞外谷氨酸水平。星形胶质细胞还与退行性神经疾病发生有关。喹啉酸是色氨酸的正常代谢产物，喹啉酸的合成酶和降解酶主要存在于星形胶质细胞。这两种酶活性的异常改变可导致喹啉酸的过度堆积，作用于突触前受体引起兴奋性递质释放，这些递质或喹啉酸本身与靶细胞 NMDA 受体结合就会引起神经元退行性改变，产生类似亨廷顿病的临床表现。星形胶质细胞具有参与中枢神经系统免疫反应的能力。将活性 T 淋巴细胞引入神经组织后，中枢神经系统可产生抗病毒所必需的局部炎性反应因子。

细胞骨架　真核细胞中的蛋

白纤维网络结构，除维持细胞形态、保持细胞内部的有序性外，还与细胞的物质能量转换、信息传递及细胞分裂、分化等密切相关。神经组织细胞骨架主要由中间丝、微管和微丝三种成分组成。其中，神经丝属于Ⅳ型中间丝纤维。抗肿瘤药物长春新碱、秋水仙碱能与微管结合抑制细胞有丝分裂来治疗白血病或淋巴瘤，但可并发感觉运动性神经病。神经丝是细胞骨架的另一种结构成分，被认为是环境中几种神经毒物的作用靶点。暴露于正己烷、二硫化碳、丙烯酰胺等神经毒物可导致神经元和轴突内神经丝的局部聚集，导致神经丝含量下降。正己烷的代谢物在体内和体外均可和蛋白质赖氨酸的 ε-氨基部分反应而产生吡咯加合物，进而发生自动氧化交联。这种神经丝吡咯加合物的生成可能是正己烷神经病中的起始反应。

研究与评价方法　神经毒理学的研究方法很多，可以说任何研究神经科学的方法如神经生物学、神经生理学、神经生化学、神经病理学、神经药理学、分子神经生物学等方法都适用于研究神经毒理学。

利用高尔基体和其他金属浸渗、嗜碱性尼氏体染色、魏格（Weiger）髓鞘方法等组织的常规制备和不同的染色，给病理学研究提供了最初的、简单的描述神经毒物效应的方法，并与生物学知识结合提供了许多有关神经毒物的证据。随后，电镜的应用又提供了一个新的研究方向。随着现代免疫组化方法、放射自显影方法和细胞化学方法和分子生物学方法的发展，对细胞内的小分子、蛋白质和核酸进行定位和定量已成为可能。新的方法甚至允

许对于整个机体进行更为敏感的功能性研究。例如，对 MPTP 诱导的神经毒性的研究，主要包括神经化学（纹状体、黑质末端区域的多巴胺数量降低）、生物化学（与多巴胺相关的酶的相对活性如何）和神经病理学（黑质含有黑色素的神经元丢失）；还可以对这些组织提出更为深入细致的问题，比如什么类型的细胞受影响并且以什么方式受影响（如特定标记的细胞丢失，或在存活的细胞中出现代偿性改变）等。同时，探查活体组织的能力有了极大的进步。在体外，人们可以建立特定类型的细胞系，利用电生理学方法、图像和分子终点法来阐明神经毒理学机制。此外，随着化学采样（如体内微透析、电化学及荧光化学）和非侵入成像如正电子发射断层成像（PET）、单光子发射计算机断层成像（SPECT）和磁共振成像（MPI）的发展，研究通常也可以扩展到体内。由此，人们可得出多巴胺载体蛋白的密度（多巴胺由突触内吸收的位点）与多巴胺神经元的密度比例。因此，利用对多巴胺载体特异的 PET 或 SPECT 放射配体可以评估出帕金森病、MPTP 中毒等患者中黑质多巴胺神经元受损害的程度。

作为上述方法的补充，一组以行为学指标为终点的方法也被用于反映神经毒性。行为测试方法（见行为毒理学）作为神经系统功能的敏感测量方法，能反映神经系统整合的输出情况。行为方法多是运用运动行为和一组被称作功能观测组合的试验来进行，这些检测终点的改变有助于评价毒物引起的广泛的、综合的行为学改变，有针对人体的学习记忆、人体运动协调、注意力集中的组

合。从实验毒理学方面，则以实验动物为观察对象，观察分析实验动物在接触外来化学物之后的应答性行为。所用方法以条件反射方法为基础，在试验前先经过训练，使实验动物建立获得性行为。有对动物的学习记忆的组合；有观察动物的运动、活动组合；也有超过 24 种参数组成的总的功能观测组合，其中包括水平、垂直和总的活动，痉挛、震颤、刻板（重复的）行为、呼吸方式、步态、排尿、应激反应、立毛反应、瞳孔大小和对光反应、流涎、过多的发声、流泪、握力、肌张力等。分析在小剂量长期外来化合物作用下，这些条件反射的潜伏时和反应幅度等变化，以评定该外来化合物对机体的毒性效应。尽管这些方法在反映毒性方面具有较强的说服力，但是在实际应用上仍然存在一些内在的困难，如剂量选择和所用的动物等。功能观测组合通常能提供神经毒物作用机制的重要的线索。如果一种毒物最初影响一种神经元系统（如使用特定递质的神经元），它通常就像已知的治疗性药物一样引起可以预期的改变。例如，有机磷杀虫剂可以引起胆碱能刺激样症状（瞳孔散大、流涎、排尿等）。这是由于乙酰胆碱酯酶抑制/失活而导致的突触内乙酰胆碱浓度升高而引起的。

（谢克勤）

xíngwéi dúlǐxué

行为毒理学（behavioral toxicology）　运用心理学、行为科学和神经生理学方法研究环境中物理性的、化学性的有害因素对生物机体的行为产生影响的行为医学的分支学科。又称神经行为毒理学。行为医学是行为科学和医学科学的交叉学科。它研究和发展

了行为科学中与健康、疾病有关的知识和技术，并把这些知识技术应用于疾病预防、诊断、治疗和康复当中从而形成行为医学学科。人或动物的行为是机体运动或内分泌系统对机体本身内或外环境改变引起的综合协调的应答反应。例如，周围环境温度的增高或降低，使机体产生一系列反应，或者寻找庇护场所或增减衣物来维持体温平衡。这些反应可以是简单的也可以是复杂的，可以是本能的也可以是通过学习获得的，但都与神经、内分泌、免疫、运动系统有关，特别是神经系统在整个综合协调的应答反应中占有主导地位。

行为毒理学开始于 20 世纪 30 年代，以苏联生理学家巴甫洛夫的条件反射学说为基础，逐渐开始研究外来化学物对神经系统的影响，并逐渐形成一门独立的学科。由于行为是受机体各器官、系统，尤其是神经系统的生理和功能状态的影响和制约，因此，又有学者称之为神经行为毒理学。行为毒理学是从毒理学角度出发，研究机体接触低剂量的外来有害因素之后，引起各系统尤其是神经系统的综合协调和应答反应改变。由于有害因素引起的机体行为改变还没有达到临床"疾病"的程度，只是在神经功能、行为和心理方面产生反映。因此，利用行为毒理学的概念和方法研究外来有害因素对机体的损害作用，并且以此确定其阈剂量，为制定卫生限量标准提供较为灵敏的、早期的、严格的检测手段和试验依据。

行为异常　环境中的有害因素引起的机体行为改变可表现为反应差、易激惹、过度兴奋、注意力不集中、自我控制能力差、多动、丢三落四、无目的、不自主地重复抽动为主、焦虑、哭闹、常常烦躁不安、自我感觉心慌、爱大喘气、手脚发凉、出虚汗、对许多事情不感兴趣、无愉快感、不爱说话、不爱参加人多的活动、动作慢、爱发脾气、体重食欲下降、出现头晕、疲乏、胸闷、情绪过分紧张、恐惧等，有记忆力减退、逻辑思维混乱、概念不清、对光反应迟钝、视觉手反应敏捷度降低、操作速度减慢等认知、运动、思维、智能、记忆、性格多方面的改变（见神经毒理学）。

研究与评价方法　行为毒理学的研究方法可分为动物实验和对人的直接观察。前者预先给予动物以各种形式及程序的训练，以建立获得性行为，如条件反射及各种操作活动——压杆、奔跑、觅食、踩轮等；然后使其接触低剂量有害因素，再通过观察行为的改变，判定神经系统受损情况，并揭示剂量-效应关系。也可给怀孕动物接触低剂量有害因素，随后观察子代行为功能发育及成熟过程有何异常。后者是通过一些量表来测试人的认知和记忆的能力，测试人体的运动功能。

学习和记忆功能测试　以人体试验与动物实验测试毒物对认知和记忆力的影响。

人体试验　韦克斯勒记忆量表、韦克斯勒成人智力量表和临床记忆量表主要用来测试人的认知和记忆的能力，一般分为听觉记忆测试和视觉记忆测试。内容主要包括：①数字广度试验。取自韦克斯勒成人智力量表，反映即时听觉、记忆及注意力集中的能力。②指向记忆。也反映即时听觉、记忆及注意力集中的能力。③联想学习。同数字广度试验相似，反映即时听觉、记忆及注意力集中的能力。④数字译码试验。取自韦克斯勒成人智力量表，可测试视觉感知、记忆、模拟学习及手部反应的能力。⑤视觉保留试验。反映大脑几何图形组织和即时视觉记忆能力。⑥图像自由回忆。同视觉保留试验，反映大脑对图形的即时视觉记忆能力。⑦无意义图形再认。同视觉保留试验。⑧人像特点联系回忆。同视觉保留试验，反映大脑对图形的即时视觉记忆能力。记忆量表都有各自的记分方法。根据这些分值，计算出总量表分，然后按照不同的年龄组的总量表分的等值记忆商数换算表，即可查得记忆商数作为衡量人的记忆水平的指标。

动物试验　毒物对动物记忆力的影响，可以作为毒物是否引起大脑皮质功能障碍的客观指标。一般采用动物迷路试验来观察毒物对记忆力的影响，这也是条件反射实验方法的一种。迷宫试验方法甚多，有莫里斯水迷宫、T 型迷宫、Y 型迷宫、八臂迷宫等，但是最经典的还是莫里斯水迷宫。①大鼠莫里斯水迷宫实验：主要由两部分组成，即内含平台的圆形水池和影像采集装置。水池直径 150cm、高 50cm。池壁为黑色，平均划分为Ⅰ、Ⅱ、Ⅲ、Ⅳ 4 个象限，各象限分别标记白色的不同几何图形，作为大鼠寻找平台的参照物，周围设有黑色幕帘以减少外界活动对大鼠判断的影响。池内第Ⅰ象限放置一直径约 14cm、高 20cm 的平台。实验时，水面超过平台 1～2cm，水温 28℃ 左右。影像采集系统采集、跟踪动物的游泳轨迹，并记录时间。测试内容包括定位航行实验和空间探索实验。定位航行试验记录大鼠入水至找到平台所需时间（逃避潜伏期）、路程等指标。空间探索试验是将实验大鼠从相同位置入水，记录其在 90 秒内穿越原来平台所在位置的次数及平台周边活动时间等指标，以检测大鼠对平台空间位置准确记忆保持能力。②小鼠跳台实验：是将动物放置反应箱内的铜栅上，立即通以 36V 的交流电。动物受到电击，其正常反应是跳回平台（绝缘体），以躲避伤害性刺激。将动物放在反应箱内的平台上，记录小鼠跳下平台的错误次数和第一次跳下平台的潜伏期，以此作为记忆获得。24 小时或 48 小时后进行重测验，作为记忆巩固。5 天后（包括第 5 天）可以再进行一次实验为记忆再现。若染毒组与对照组比较，潜伏期、错误次数或跳下平台的动物数差异有显著性，表明毒物引起动物记忆力改变。③小鼠避暗实验：是利用小鼠嗜暗的习性设计一个装置，一半是暗室，一半是明室，中间有一小洞相连。暗室底部铺有通电的铜栅，并与一计时器相连，计时器可自动记录潜伏期的时间。小鼠进入暗室即受到电击，计时自动停止。记录每鼠从放入明室至进入暗室遭电击所需的时间和电击次数。24 小时或 48 小时后重作测验作为记忆巩固。5 天后再测定，表示记忆再现。④大鼠穿梭箱实验（双向回避实验）：也是了解毒物对动物记忆力的影响。若实验组主动和（或）被动回避时间与对照组相比，差异有显著性，可判定毒物对动物记忆力有影响。

感觉运动功能测试 以人体试验与动物实验测试毒物对感觉运动的影响。

人体试验 在世界卫生组织 1983 年选出的神经行为核心测试组合的 7 个试验中，手提转速度试验、目标瞄准追击试验、简单反应时间试验为测试人体的运动功能。①手提转速度试验：测试手部操作敏捷度及眼-手快速协调的能力。测试器材为一木板（或有机玻璃板），板上横向排列 12 个方孔，纵向排列 4 个方孔，总计 48 个孔。孔中嵌进一底方上圆的小栓，栓子漆为半白半黑色。受试者用利手（如右手）及非利手（如左手）分别在 30 秒内，以尽快速度从孔中取出栓子，然后快速将栓子水平提转 180°，再插入原孔中。分别记录利手及非利手两次正确提转数之和，作为评价依据。②目标瞄准追击试验：为测试手部运动速度及准确能力。测试工具为一幅测试图，图上有 60 个约 1mm 直径的圆圈。用铅笔在圆圈内打点，但打点不能触及圆圈的边，根据打点数的总和进行评价。③简单反应时间试验：测定视觉感知及手部运动反应时间。试验包括视觉及运动两种功能成分。一般用简单反应时测定仪测定。方法是受试者见到测试仪上信号红灯闪亮时，以尽快速度按相应开关，使红灯熄灭。信号红灯不定时闪亮，受试者看到红灯闪亮就马上关掉相应的开关，如此在规定的时间内反复多次。记录仪可自动记录出正确反应的次数、错误与漏失反应的次数。根据记录求出平均反应时间与标准差、最快反应速度等。

动物试验 对动物的运动功能测试可包括动物的体格发育，如体重、张耳、出牙、开眼、睾丸下降、阴道张开等；动物的反射及感觉功能如平面翻正；神经运动协调如空中翻正；听觉、视觉、嗅觉、痛觉；躯体感觉运动如断崖回避、负趋地性；运动发育如转体；耐力如前肢悬挂、爬绳；神经肌肉成熟如转棒、游泳、足展开；活动度如开阔场地、踏轮等。①活动度测定：已能进行定量评价。最常用的方法是按照美国环境保护署的方法进行评价。此方法为在一特定环境装有定位的红外线光束，记录动物于固定的时间内活动时切断光束的数次。它可监测垂直的及水平位的动物活动次数，每 10 分钟测一次，计 3 次，合计 30 分钟。正常的啮齿类动物典型表现为活动度逐渐减少。②运动协调功能测试：a. 转棒实验是根据小鼠跌落转棒时的转速或某一转速时跌落转棒的时间，来反映动物神经肌肉协调能力。若染毒组跌落转棒时的转速或时间明显小于对照组，且差异有显著性，表明毒物对运动功能有影响。b. 游泳耐力实验是选用成年小鼠，末次染毒 30 分钟后，置小鼠在游泳箱中游泳。记录小鼠从游泳开始沉入水底的时间，作为小鼠游泳时间。游泳时间的长短可以反映动物运动耐力的程度。若染毒组游泳时间明显小于对照组，且差异有显著性，表明毒物对运动功能有影响。c. 倒挂网格实验选用大鼠，用大小为 50cm×50cm、网孔大小为 1cm^2 的金属网格，将网格平举，距地面 1m 高处，将动物平放在网格上。然后将网格翻转 180°，使动物倒挂在网格上，同时按下秒表计时。根据动物从网格上摔下的时间判断动物神经系统受损和肌力情况。若染毒组明显小于对照组，且差异有显著性，表明毒物对运动功能有影响。d. 后肢撑力实验是通过测定大鼠落地后后爪间的距离的变化，了解大鼠给予神经毒物后后肢运动神经损伤情况。导致后肢瘫痪时，从高空落下后肢不能支撑，后爪间的距离变大。根据对照组和处理组的结果进行统计分析。③痛觉测定：可用于了解毒物对中枢神经系统的兴奋和抑制或麻醉作用的程度，也可揭示某些毒物（如二硫化碳）引起周围神经损害而使某些区域的皮肤痛觉过敏、减退或消失的程度。痛觉测定方法较多，比较常用的有小鼠"热板"法、大鼠鼠尾热刺激法、兔扬爪和缩肢反应测定法等，此外还有化学、机械和电刺激方法，均引起实验动物对疼痛的反应。根据刺激强度、反应时间、反应强度三个指标来分析痛觉损伤程度。

研究神经毒物如杀虫剂（有机磷、有机氯等）、溶剂（二硫化碳、汽油等）、重金属（铅、汞等）、工业废气（一氧化碳等）及刺激性气体等对机体的影响时，行为毒理学具有一定的实用价值。在制订化学物最高容许浓度时，通过行为毒理学研究，找出高等动物行为功能（如反射和条件反射活动）改变的阈剂量，也具有重要参考价值。例如，有人对接触铅污染的空气平均达 6.6 年的一组儿童，应用一般智能成套测验进行研究，结果表明该组儿童虽无任何临床症状，但其智商明显低于对照组；指叩速度也明显减慢。因此认为，长期接触低浓度铅可引起儿童神经功能改变。许多学者还采用类似方法，观察一氧化碳对动物及人的行为功能的影响，发现行为改变远比症状出现早。例如，人接触一氧化碳或二氯甲烷（可在体内转化生成一氧化碳），当体内碳氧血红蛋白浓度达 5% 时，采用听觉警觉作业方法，测验其对不同强度（分别为 40、44.5 及 33.5 分贝）声音的鉴别能力，发现对照组鉴别正确率平均为 63%；一氧化碳及二氯甲烷接触者均降到 40%，而且鉴别反应的潜伏时间也明显延长。行为毒理学为探索毒物对机体的早期可逆性影响开辟了新的途径，但很多问题还有待进一步研究，以期更好地为早期健康监护、卫生标准的制订及防治措施的改进提供依据。

（谢克勤）

pífū dúlǐxué

皮肤毒理学（dermatotoxicology）

研究外源性化学、物理和生物因素对皮肤的直接损伤和通过皮肤吸收引起局部或全身毒性作用及其机制的学科。它主要应用毒理学的基本方法和技术，研究毒物经皮吸收、代谢、皮肤毒作用类型及相应机制，为毒物的危险度评价和制定防治措施提供科学依据。

皮肤的结构与功能 皮肤覆盖整个体表，是防御外来物侵袭的第一道防线，其天然屏障在保护机体方面发挥了重要作用。但由于皮肤直接暴露于环境之中，经皮吸收也是外来物进入机体的主要途径之一。皮肤由表皮和真皮组成。①表皮由角化复层鳞状上皮细胞组成，由外到内依次分为角质层、透明层、颗粒层、棘层和基底层，其中角质层和透明层细胞结构致密，构成了表皮的天然屏障。此外，皮肤表面有一层脂质膜，对水溶性化学物质有阻滞作用。表皮中散在分布着黑色素细胞和朗格罕细胞。黑色素细胞具有分泌黑色素的功能，可保护皮肤免受紫外线伤害。②真表皮交界部位为胶原结构的基底膜，对化学物质也具有选择性屏障作用。真皮约占皮肤全层的95%，由致密结缔组织、网状纤维、胶原纤维和弹性纤维组成，分为乳头层和网织层，其中乳头层含有丰富的毛细血管，是营养吸收和废物代谢的主要场所。朗格罕细胞具有抗原识别和提取功能，在皮肤免疫反应中起着重要作用。真皮中含有巨噬细胞和肥大细胞，与皮肤的炎性反应机制有关。

皮肤的附属结构主要包括毛发、毛囊、皮脂腺和汗腺等。外来化学物的皮肤穿透能力和其毒性密切相关。角质层在抵抗化学物穿透中起着关键作用，当角质层破损时，进入真皮的物质很容易被吸收进入血液循环，因此，保持皮肤的完整性对阻止毒物的吸收非常重要。身体不同部位由于角质层的厚度不同，化学物的穿透能力也存在差异，通常脚掌和手掌的穿透时间较长，腋窝、前额、腹部等穿透时间较短。脂/水分配系数和分子大小与化学物穿透皮肤的能力密切相关，通常来说，脂溶性低分子量物质比高分子量物质或水溶性物质更容易穿透皮肤。此外，影响化学物穿透能力的因素还有化学物浓度、pH 值、接触时间、接触面积和真皮血供等。皮肤生物转化能力在皮肤毒性研究中具有重要作用，皮肤含有细胞色素 P_{450} 及其他 I 相、II 相代谢酶系统，可对外源性化学物进行代谢转化，多数物质转化为毒性低的物质，但也有部分物质转化后可产生致敏性或致癌性如苯并[a]芘，对机体产生损害。皮肤还被认为是一种独特的免疫器官，朗格罕细胞、角质形成细胞、T 细胞及局部淋巴结组成了皮肤免疫系统，调节皮肤免疫反应。

中毒表现及类型 外源性物理、化学或生物因素均可导致皮肤损害，其中化学因素造成的损伤占90%。根据引起的原因及机体反应的不同,常见中毒表现为接触性皮炎、光毒反应、皮肤肿瘤及其他。

接触性皮炎 最常见,按发生机制不同分为刺激性皮炎和变态反应性皮炎,二者临床症状很相似,典型表现为红斑、硬结、鳞屑和囊疱。

刺激性皮炎 外源性物质直接接触皮肤引起的非免疫反应。物质浓度、pH 值、温度、接触时间与次数、环境封闭状况等对其的产生具有重要影响。强酸、强碱、不稳定或反应性化学物质易引起刺激性皮炎。强腐蚀性物质一次接触即可引起皮肤腐蚀反应,轻度表现为皮肤疼痛、发热、红斑和水肿,重度表现为皮肤坏死、焦痂、溃疡等,常见的物质有硫酸、硝酸、氨水、氢氧化钠、氧化钙、氧化乙炔、氟化氢、过氧化氢、磷和苯酚等。中等刺激性物质,又称边缘刺激物,常反复暴露后引起皮肤损伤,表现为湿疹性皮炎、皮肤增厚、纤维化和色素沉着等,在刺激性皮炎的发生中占多数,许多工业化学物质可引发这种反应。

变态反应性皮炎 又称过敏性皮炎或变应性接触性皮炎,是外源性物质激发免疫细胞介导的异常免疫反应所引起的损伤。与刺激性皮炎不同的是,仅少量的致敏物质即可引起明显的反应。发病过程通常为初次接触某种化合物产生致敏反应,再次或重复接触时引发典型临床症状和病理学改变。发病机制复杂,认为接触物质作为变应原或半抗原,可与表皮载体蛋白共价结合形成抗原,经朗格罕细胞处理并提呈于 T 淋巴细胞,从而产生 T 细胞介导的变态反应性组织损伤。急性变态反应性皮炎典型临床表现为皮肤瘙痒明显,出现红斑、湿疹及水疱;多次反复接触致敏因子可导致慢性变态反应性皮炎,表现为水疱减少,鳞状或苔藓样硬化物增加。全身变态反应性皮炎可出现迟发型过敏反应和皮肤免疫球蛋白与补体沉积。化学物质的致敏性是发病的决定性因素,发病的严重程度则与机体本身的过敏性体质、年龄、接触部位及服用药物等有关。环境中已知的致敏原有几千种,包括工业毒物(如对苯二胺)、金属及其化合物(如镍及其化合物)、化妆品和家用化学品(如苯胺类染发剂)、消毒剂(如甲醛)、药物(如青霉素)、橡胶产品、树脂、食品添加剂、黏合剂和农药等,其中一些金属致敏原镍、铬、钴及一些食品添加剂还常经消化道引起变态反应,临床症状除典型皮肤炎症外,还常伴有头痛、精神萎靡和关节疼痛等全身反应。

光毒反应 皮肤暴露于特定波长的光辐射时,可对机体局部或全身产生损伤。按照发生机制不同可分为直接不良反应和光敏作用。

光辐射的不良反应 到达地面的太阳辐射直接作用于皮肤,可产生一定的不良反应,急性暴露可引起皮肤潮红、水疱、水肿、溃疡和疼痛等;慢性暴露可导致皮肤变薄、斑点、血管扩张和难愈合溃疡等。其中紫外线(UV)的生物学效应最强,急性暴露于 UV 后的皮肤表现主要为红斑,有时会伴有热射病的全身症状,如发热、寒战和不适,诱发人体红斑作用最强的是中波紫外线 UV-B(290~320nm)。慢性暴露于 UV 可引起皮肤色素改变,角质层皮肤增厚,表现为皮肤颜色加深、雀斑、皱纹、毛细血管扩张和皮肤弹性降低等。慢性暴露还可导致朗格罕细胞减少,机体的免疫监视功能下降,光化性角化病和恶性肿瘤发病增加。影响因素有肤色、暴露季节和时间、暴露部位,通常肤色浅的人种更易受到损伤。

光敏作用 特定波长的光辐射通过激活内源性或外源性化学物质引起的机体局部或全身损伤作用。遗传或化学因素均可导致个体对光敏感性增强,最常见的是光毒性皮炎和光变态反应性皮炎。①光毒性皮炎为光诱导皮肤里的光毒性化学物产生的非免疫性的皮炎。光毒性化学物吸收光子后被激发或活化,形成单线态氧和高活性自由基(如卟啉),或与 DNA 形成共价结合(如补骨脂素),从而造成皮肤损害和光毒反应。急性损伤表现为红斑、水疱,慢性损伤表现为色素沉着和皮肤变厚。和光毒性皮炎有关的常见物质包括卟啉衍生物(如血卟啉)、呋喃并香豆素类(如补骨脂素)、染料(如吖啶橙和伊红)、多环芳烃类(如蒽和菲)、抗生素(如四环素类、磺胺类)、安定药(如氯丙嗪)等。②光变态反应性皮炎为 T 细胞介导的 IV 型迟发型过敏反应,发病机制与变态反应性皮炎相似,区别在于前者需要光照引发皮肤里的光敏性化学物转变成致敏原,产生变态反应。临床表现以湿疹为特征,伴有脱屑、结痂,慢性暴露表现为苔藓样皮肤增厚。化妆品添加剂常引起该种疾病。和光变态反应性皮炎有关的常见物质包括化妆品中的防晒剂(如对氨基苯胺衍生物)、香料(如葵子麝香)、药物和染料成分(如苯胺)、抗凝剂(如香豆素)、抗生素(如磺胺类)、安定药(如吩噻嗪)等。

皮肤肿瘤　人类最常见的肿瘤，多起源于表皮的角朊细胞和黑色素细胞，也可起源于真皮、皮下组织及皮肤附属结构。不同来源肿瘤表现多样，良性和恶性病程及预后差别很大。最常见的为基底细胞癌和鳞状细胞癌，其次为恶性黑色素瘤。电离辐射和部分化学物质（如多环芳烃、砷等）可导致皮肤肿瘤的发生。日光中的 UV 辐射是引起皮肤癌的重要原因，头、颈部等太阳辐射暴露最多的部位也是鳞状细胞癌的好发部位。户外职业人群的发病率高于一般人群，浅肤色人群发病率高于深肤色人群。1775 年，波茨（Potts）等首先报道了扫烟囱接触煤烟和阴囊癌发病有关，此后，煤焦油、煤烟和沥青等被认为可引发人和动物的皮肤癌，而多环芳烃类是其中最主要的致癌物质。此外，多环芳烃和紫外线同时暴露时危险性更高，如煤焦油结合紫外线照射被用于治疗严重的银屑病（牛皮癣），但是长期应用增加了皮肤癌的危险性。流行病学调查显示，长期暴露于高浓度的砷可引起皮肤角化、黑脚病、皮肤及其他组织器官（膀胱、肺和肝）鳞状细胞癌，但剂量-反应关系难以确定，因此致癌危险性仍难以估计。

其他常见皮肤损伤　包括痤疮、荨麻疹、色素异常、肉芽肿、毒性表皮坏死等。

痤疮　皮脂腺增殖或皮脂排出不畅形成的病变。激素、细菌感染、遗传因素和化学物质等均可引起痤疮，主要表现为开放型粉刺（黑头）或闭合型粉刺（白头），可伴有丘疹、脓疱、囊肿和瘢痕等，多发生于面部、背部和上胸部。化妆品使用过多或不当，可增加堵塞毛囊的机会，形成痤疮，如面霜、粉底和油彩等。中毒性痤疮中最具代表性的疾病为氯痤疮，是接触卤代多环芳烃所引起的一种可严重损坏皮肤的痤疮，典型症状为眼周、耳后、肩、背和外生殖器出现粉刺和脓疱，还可伴有结膜炎和眼分泌物增多、多毛症、色素沉着、指甲棕色变等表现，严重时病程可长达几十年，难以预防和治疗，是多氯联苯、二噁英等暴露的可靠指标。

荨麻疹　俗称风团，是由组胺和血管活性物质引起的速发 I 型过敏反应，主要表现为界限清楚的皮肤刺痒、水肿、发红，一般几小时后即可消退。天然橡胶中存在一种性质未完全明确的水溶性蛋白，可引起敏感个体的 I 型变态反应，严重时可引起全身性荨麻疹、哮喘甚至过敏性死亡。其他可引起荨麻疹的物质还有阿司匹林、肉桂醛、青霉素、海鲜、动物内脏等。

色素异常　许多化学物质和药物可干扰色素的正常形成，引起色素异常。过度接触日光、煤焦油和沥青等可促进黑色素生成增多，形成内源性的色素沉着过度，某些金属和药物在真皮组织中沉积可引起外源性的色素沉着过度。酚类和儿茶酚胺类物质可影响酪氨酸合成，抑制黑色素的形成，导致色素沉着减少，甚至完全丢失。

肉芽肿　皮肤肉芽肿性炎症组织病理学改变，是机体的一种免疫反应。进入真皮的异物如滑石粉、二氧化硅或木屑可引起异物反应产生肉芽肿。皮肤感染性疾病（如麻风病、结核）中也可见到该病变。

毒性表皮坏死　常由药物或化学物引起，发生迅速，可危及生命。典型表现为表皮全层坏死伴随广泛性脱落。病因不清，可能和免疫代谢机制有关。

毒作用机制　直接损伤多通过破坏皮肤屏障产生刺激反应。原发性刺激物可改变细胞膜和酶体系功能，引起组织损伤和炎症细胞浸润；强腐蚀性物质可破坏角蛋白的超微结构，直接损伤角质层，引起凝固坏死；有机溶剂可使角化细胞脱脂，引起皮肤脱屑和皲裂；金属盐可通过变性皮肤蛋白造成皮肤损伤；光毒性物质吸收光子后可通过形成自由基或活化中间产物造成皮肤损害。化学物还可通过作用于免疫系统造成皮肤损害，激发和扩大炎症反应的过程中，角化细胞、朗格罕细胞、淋巴细胞和肥大细胞等起到重要的调节作用。角化细胞和朗格罕细胞可通过产生细胞因子如生长因子、细胞趋化因子和黏附因子等触发皮肤炎症反应，其中肿瘤坏死因子 α（TNF-α）和白细胞介素 1（IL-1）是两个重要的调节分子。TNF-α 和 IL-1 能进一步活化各类细胞因子，促进 T 细胞迁移和增殖。在免疫介导过程中能产生记忆性 T 细胞，当再次接触抗原时，将迅速引起级联反应，产生变态反应性皮炎。皮肤肿瘤多由于致癌剂引起角化细胞突变所致。UV-B 可损伤细胞的 DNA，诱导嘧啶二聚体的形成，引发 p53 等肿瘤相关基因的突变，此外还可通过免疫抑制增加细胞癌变概率。多环芳烃可在体内被代谢活化形成亲电子物质产生毒性作用。砷可能通过抑制 DNA 修复和取代 DNA 中的磷引起染色体断裂、诱导细胞恶性转化和促进肿瘤发生发展。

研究与评价方法　分为体内评价方法和体外评价方法。

体内评价方法　又可分为动

物试验和人体试验。①皮肤刺激试验：首选实验动物为家兔，德莱兹（Draize）皮肤刺激试验是应用最广泛的皮肤原发性刺激试验方法，重复刺激试验检测受试物多次染毒对动物皮肤的刺激性。人体皮肤刺激试验包括一次性刺激斑贴试验和重复刺激斑贴实验。此外，改良后的皮肤刺激试验有皮肤划痕试验、肥皂小室试验和前臂洗涤试验等（见皮肤刺激试验）。②皮肤致敏试验：首选实验动物为豚鼠，常用评价方法包括德莱兹法、弗氏完全佐剂法、最优化法、表皮涂布法、局部封闭涂皮法、破损皮肤佐剂法和豚鼠最大值试验法等，其中豚鼠最大值试验法是使用最为广泛且相当灵敏的方法。此外，小鼠致敏试验已经成为研究的热点，常用方法包括局部淋巴结检测法和小鼠耳肿胀试验。人体皮肤致敏试验包括激发斑贴试验和人体试用试验。皮肤光毒试验方法和皮肤光变态反应试验主要用于评价化学物是否可引起光敏反应（见致敏试验）。③皮肤吸收试验：常使用放射性同位素标记法进行测定，通过检测皮肤表面放射性标记物的减少量、组织或体液中的放射性标记物的含量来评价不同化学物经皮吸收能力的大小。④其他：为了减少试验主观评分的影响，还发展了一些比较客观的体内评价方法，包括接触式温度记录法、激光多普勒血流法，以及利用皮肤分光光度测量仪测量皮肤颜色，蒸发计测量表皮流失的水蒸气，组织切片观察病理改变等评价皮肤的刺激反应。

体外评价方法 发展迅速，主要是利用计算机和生化模型来预测化学物的皮肤效应，以及建立体外皮肤模型检测化学物对皮肤的刺激性和致敏性。

防治措施 对接触各种化学、物理或生物性因素后因刺激而形成的病变，应积极寻找发病原因，及时清除有害物质，改善环境条件，加强自我防护。尤其是职业性接触，要结合实际，制定切实可行的防治方案。对因致敏而形成的病变，除采取必要的药物对症治疗外，及时去除及避开致敏原是防治的重要措施。避免阳光过度照射是预防皮肤肿瘤的有效办法之一。此外，定期体检时，应注意皮肤的检查，及早发现和处理皮肤肿瘤是提高预后的最佳办法。随着科学的进步，皮肤毒理学的理论知识及评价方法正在不断地丰富和完善，但作为应用性较强的学科，其发展仍然面临巨大的挑战，实验方法的标准化、规范化、准确度和快捷高效性仍然有待不断完善。

（浦跃朴 梁戈玉）

xuèyè dúlǐxué

血液毒理学（hematotoxicology）

研究药物、非治疗性化学物及其他环境因素对血液和造血器官有害效应、作用机制及实验治疗的学科。血液毒理学是随实验血液学的发展而迅速发展起来的毒理学分支。

血液与造血系统的组成和功能 血液是在循环系统中，心脏和血管腔内循环流动的一种组织。血液组织是结缔组织的一种，由血浆和血细胞组成。血浆内含血浆蛋白（白蛋白、球蛋白、纤维蛋白原）、脂蛋白等各种营养成分，以及无机盐、氧、激素、酶、抗体和细胞代谢产物等。血细胞有红细胞、白细胞和血小板。造血系统包括血液、骨髓、脾、淋巴结及分散在全身各处的淋巴和单核吞噬细胞系统，重量约占体重的8%。血液作为物质的主要转运方式，为各器官之间营养物质、代谢产物等交换所必需。同时各种外源性化学物进入机体后，也随血液系统转运到全身各处，血液系统在机体的免疫、防御和修复中起着关键性作用。同时，血液系统本身也是某些外源性化合物毒作用的靶器官，经常受到活性化学物的直接损害。血液毒性可分为原发性和继发性两类。如果一种或多种血液成分直接受到外源因素的损伤，则称之为原发性血液毒性效应，多见外源化学物，尤其是药物所致的严重毒作用；而继发性血液毒性效应是指外源因素对机体其他组织或系统损伤的后果，间接影响血液成分。血细胞通常可以反映出许多外源因素对其他组织的局部和全身作用，所以继发性血液毒性较原发效应更常见。血液样本易于采集，外周血样作为最重要的生物样本，在毒理学研究中具有重要作用，血液学和血液生物化学检测不仅是血液系统本身损害的指标，还可作为暴露、效应和易感生物学标志物，用于评价其他器官系统功能状态。

毒作用机制 外源因素造成血液毒性的结局大致可分为三类：①血细胞生成异常，表现为外周血中某种细胞减少或增多，如巨幼红细胞贫血、粒细胞缺乏症、再生障碍性贫血、血细胞增多症和白血病等。②血红蛋白（Hb）异常和溶血，如高铁血红蛋白血症、硫化血红蛋白血症、碳氧血红蛋白血症、海因茨（Heinz）小体、溶血性贫血等。③出血性疾病，如血小板减少症、凝血机制障碍而发生的出血等。

红细胞毒性 外源化学物可能影响红细胞的生成、功能和存活期，导致红细胞数量减少，产生贫血；有时，某些外源化学物也可影响 Hb 对氧气的亲和力，从而导致红细胞增多症，但较少见。

对红细胞生成的影响　①铁粒幼细胞贫血：是血红素合成障碍引起的不同程度小细胞低色素性贫血。Hb 合成需铁结合至卟啉环上，任何可致出血的外源化学物都可增加缺铁性贫血发生的危险性。一些外源化学物如乙醇、氯霉素、异烟肼、铜的螯合/铜缺乏、吡嗪酰胺、锌中毒、环丝氨酸、铅中毒可干扰血红素合成过程中的一个或多个步骤而导致铁幼粒红细胞贫血。②巨幼细胞贫血：是指人体内的遗传物质 DNA 合成障碍而发生的贫血，绝大多数巨幼细胞性贫血是因为叶酸或维生素 B_{12} 缺乏所致。引起维生素 B_{12} 降低的外源因素有对氨基水杨酸、秋水仙碱、新霉素、乙醇、奥美拉唑、血液透析、齐多夫定和鱼绦虫；引起叶酸降低的外源因素有苯妥英、朴米酮、卡马西平、苯巴比妥、磺胺嘧啶、考来烯胺、氨蝶呤、吸收不良综合征及抗代谢药物。③再生障碍性贫血：是各种原因引起的造血干细胞数量和（或）功能异常，以致全血细胞（红细胞、血小板、白细胞）减少而引起的一种综合征。其特征是外周血中全血细胞数目减少、网织红细胞数目减少及骨髓细胞再生不良。苯、氯霉素、抗代谢药物、烷化剂（芥子气）、乙内酰脲衍生物、吡唑酮、金盐、三硝基苯、砷复合物、吩噻嗪（抗螨虫药）、甲巯咪唑（抗甲状腺药）、磺胺类等数十种药物、毒物和电离辐射可引起再生障碍性贫血。苯在肝细胞色素 P_{450} 混合功能氧化酶催化生成苯酚、氢醌、儿茶酚、三羟基苯、黏糠

醛等活性亲电子代谢产物，从而与骨髓血细胞中 DNA、RNA、蛋白质共价结合，引起骨髓血细胞损伤。氯霉素抑制线粒体亚铁螯合酶，减少亚铁血红素合成，红细胞系前体细胞对氯霉素存在特殊敏感性的原因也在于此。氯霉素所致再生障碍性贫血似乎与其剂量、疗程无关，但可能与遗传易感性有关。

对 Hb 呼吸功能的影响　Hb 对于肺与组织之间有效运输氧气和二氧化碳是必需的。外源化学物可通过影响 Hb 结构和与氧结合的亲和力，从而影响 Hb 呼吸功能。①高铁血红蛋白血症：在正常情况下红细胞内 Hb 呈亚铁状态（Fe^{2+}），能与氧结合或分离；当 Hb 中的铁被氧化成为高铁状态（Fe^{3+}）时，即形成高铁血红蛋白，这种 Hb 不能与氧结合和分离。在正常生理条件下，人体高铁血红蛋白占 Hb 总量 0.5% ~ 2%，如果超过这个数值即成为高铁血红蛋白血症。具有氧化作用的外源化学物使红细胞氧化作用超过红细胞内的抗氧化和还原能力，则产生高铁血红蛋白血症。可引起高铁血红蛋白血症的外源化学物很多，可分为直接氧化剂和间接氧化剂，前者在体内或体外加入红细胞中都能诱导生成高铁血红蛋白形成，如氰化物、亚硝酸盐、一氧化氮、二氧化氮、硝普钠、铜盐（Ⅱ）、三氟化氮、过氧化氢、四硝基甲烷、氯酸盐、苯醌、苯醌（二酰）亚胺、醌类染料（维生素 K_3、甲苯胺蓝、甲基蓝）、铬酸盐、苯胺等，它们氧化脱氧血红蛋白的速率较氧合血红蛋白更快；后者在体外加到红细胞中不能诱导生成高铁血红蛋白形成，只有在体内经代谢修饰后才可生成高铁血红蛋白，如苯

的氨基、硝基化合物中的苯胺、间苯二胺、甲苯二胺、氨基酚、硝基苯、三硝基甲苯、间苯二酚等及苯肼，其在体内需通过代谢产生苯基羟胺才有较强的氧化作用。高铁血红蛋白血症以血氧运输异常、组织氧释放降低为特征，其主要表现为缺氧和发绀。临床症状与血中高铁血红蛋白浓度平行：高铁血红蛋白高达 5% 即呈现发绀；达 35% 以上出现头痛、呼吸困难；超过 60% ~ 70% 时，发生呕吐、嗜睡、昏迷、循环衰竭以至死亡。大多数能引起高铁红蛋白血症的外源化学物能使红细胞产生海因茨小体。②硫化血红蛋白血症：硫化血红蛋白是一种结构尚不完全清楚的 Hb 与硫结合的稳定化合物，占 Hb 总量 0 ~ 2%，血液中硫化血红蛋白含量超过 2% 即为硫化血红蛋白血症。三硝基甲苯、乙酰苯胺、代森锌、亚乙基双硫代氨基甲酸锌均能引起硫化血红蛋白血症。由于硫化血红蛋白不能携氧，故硫化血红蛋白血症的临床表现也为发绀或缺氧，与高铁血红蛋白血症症状相似，但在一般情况下，其症状较轻。③碳氧血红蛋白血症：一氧化碳（carbon monoxide, CO）主要与血液中的 Hb 结合形成碳氧血红蛋白（carbonylhemoglobin, HbCO），还可与其他卟啉蛋白，如细胞色素 a_3、肌红蛋白结合。CO 与 Hb 结合的亲和力比氧与 Hb 结合的亲和力大 240 倍，故其与氧竞争，形成 HbCO；而 HbCO 的解离速度比氧合血红蛋白慢了 3600 倍，从而干扰氧的传递。当血中 HbCO 含量达到 30% 时，可出现明显中毒症状；超过 50% 时则发生昏迷、抽搐等严重症状，甚至死亡。

对红细胞存活期的影响　正

常红细胞在外周血中的寿命约为120 天，在此期间，红细胞可能受各种因素影响而改变存活时间。外源化学物所致的任何一种对红细胞损害，如氧化损伤、代谢障碍及细胞膜改变等都可能导致红细胞减少，引发贫血，其特征是外周血中网织红细胞数增加和骨髓红系细胞增生活跃。网织红细胞增多时外周血中的中幼红细胞数增加。视红细胞破坏的位置，结合珠蛋白浓度可能下降，血浆乳酸脱氢酶值升高，血浆中游离珠蛋白链增多。溶血性贫血的发病取决于红细胞破坏、Hb 降解过程（分为血管内溶血和血管外溶血）和红系细胞造血代偿能力。引起红细胞破坏的原因很多，其可分为非免疫性和免疫性两类。非免疫性红细胞破坏主要是氧化应激引起的中毒性溶血，红细胞的氧化性损伤不仅仅表现为高铁血红蛋白的形成。三氢化砷中毒大多数病例只出现轻微的高铁血红蛋白血症，却可引起严重的血管内溶血。蛇毒素可能含有转化卵磷脂为溶血卵磷脂的酶类，因而可引起溶血。曾被用于制造肥皂的去污剂和皂角苷也是众所周知的溶血性物质。除上述两种氧化应激类型的红细胞损伤形式外，外源化合物或其蛋白加合物可诱导产生的 IgM 抗体附着于红细胞形成免疫复合物后，与补体结合，最终导致细胞溶解。弟波芬（治血吸虫病药）、奎宁（抗疟疾药）、奎尼丁（抗心律失常药）、氯磺丙脲（降血糖药）、利福平（抗结核药）、安他唑啉（抗组胺药）、甲氨蝶呤（细胞生长抑制剂）等均可引起这种现象。青霉素、头孢菌素、四环素类抗生素、卡波麻（镇静催眠药）等均可通过 IgM 抗体所识别的形成于红细胞外膜的稳定复合物引起溶血。

白细胞毒性　白细胞系包括粒细胞、单核细胞和淋巴细胞，粒细胞再分为中性粒细胞、嗜酸性粒细胞和嗜碱性粒细胞。粒细胞和单核细胞均是具有吞噬作用的有核变形虫样细胞，它们在炎症反应和宿主反应中发挥重要作用。与只存在于血液中的红细胞不同，粒细胞和单核细胞可通过血液循环而转移到血管外组织。

对粒细胞生成和功能的影响　与其他造血组织一样，中性粒细胞的高度增殖使它们的祖细胞与前幼粒细胞对有丝分裂抑制剂特别敏感，往往是非特异性作用，损伤程度与剂量有关。外周血中白细胞数持续低于 $4 \times 10^9/L$ 时，称为白细胞减少。当外周血中性粒细胞绝对计数，在成年人低于 $2.0 \times 10^9/L$，在儿童 ≥ 10 岁低于 $1.8 \times 10^9/L$ 或 < 10 岁低于 $1.5 \times 10^9/L$ 时，称为中性粒细胞减少，此时，患者容易发生感染；当外周血中性粒细胞低于 $0.5 \times 10^9/L$ 时，称粒细胞缺乏症，此时，患者极易发生严重感染。粒细胞减少症是外源化学物诱导骨髓损害的最常见的表现，也可由电离辐射所致。烷化剂（如氮芥、白消安、苯丁酸氮芥和环磷酰胺）和抗代谢类药物（如甲氨蝶呤和 5-氟尿嘧啶）是引起白细胞减少和粒细胞缺乏症的最常见药物。在大鼠，长期经口摄入无机铅导致早期髓系细胞和红系细胞的不同步增殖改变，白细胞总数减少，而粒细胞数接近正常。甲氨蝶呤、阿糖胞苷、柔红霉素、环磷酰胺、顺铂和亚硝基脲对静止期和分化期的白细胞有毒性，通常发生在用药 7～14 天后；异丁烯酸甲酯单体在临床浓度范围内也对中性粒细胞和单核细胞有毒性。某些外源化学物如乙醇、糖皮质激素和碘克酸等可损害粒细胞的吞噬作用及对微生物的摄取。服用海洛因的患者，以及长期用美沙酮维持戒毒的阿片滥用者体内超氧化物生成减少，而超氧化物具有杀伤微生物的能力和趋化作用。抗痤疮药物中的锌盐也可损害粒细胞趋化性。

白血病　一类起源于骨髓造血组织某一细胞系的增殖疾病。白血病细胞具有增殖能力，但失去了分化成熟的能力，因此白血病细胞在骨髓内积聚，抑制正常的造血，而发生贫血、出血和感染；白血病细胞还可浸润体内其他器官和组织。根据白血病细胞的成熟程度和自然病程，将白血病分为急性和慢性两大类。急性白血病的细胞分化停滞在较早阶段，多为原始细胞及早期幼稚细胞，病情发展迅速。慢性白血病的细胞分化停滞在较晚阶段，多为较成熟幼稚细胞和成熟细胞，病情发展较缓慢。白血病通常分为慢性淋巴细胞白血病、慢性髓细胞性白血病（chronic myeloid leukemia, CML）、急性淋巴细胞白血病（acute lymphoblastic leukemia, ALL）、急性髓细胞性白血病（acute myelogenous leukemia, AML）和骨髓增生异常综合征（myelodysplastic syndrome, MDS）五类疾病。在癌症化疗中使用的多数烷化剂包括环磷酰胺、左旋溶肉瘤素、白消安、苯丁酸氮芥和亚硝基脲复合物如卡莫司汀均能引起 MDS 和（或）AML。在芳香烃中，只有苯已被证明可导致白血病，仍没有实验证据表明含取代基的苯能引起白血病。高剂量 γ 射线或 X 射线与 ALL、AML 和 CML 有关。某些外源因素如 1,3-丁二烯、非电离辐射（电磁波、微波、红外线、紫外光谱的高频端）和吸烟等是否与白血病发生有关，尚有争议。

血小板及凝血系统毒性　凝血系统的功能是防止血液因血管受损流出并使循环中的血液保持流动状态。凝血系统主要成分包括循环中的血小板、多种血浆蛋白和血管内皮细胞，这些成分的变化或系统活性变化都会导致凝血系统紊乱的临床现象，包括流血过多和血栓形成。凝血系统包括三个基本过程即受伤的小血管收缩、血小板血栓形成和纤维蛋白凝块的形成和维持，有多种凝血因子参与，形成凝血酶原酶、凝血酶原和纤维蛋白。体内存在抗凝和纤溶机制，能预防正常时血管内血液凝固，并且适当限制和调节血凝反应。止血系统是多种外源化学物毒性作用的靶系统之一。

对血小板生成的影响　正常人外周血中血小板数量为（150～350）×10^9/L，血小板必须达到一定数量才能维持正常的止血功能。血小板低于 50×10^9/L 时，可出现小的皮下出血、淤斑和齿龈、胃肠道或尿道出血等症状。外源性化学物通过引起血小板减少和损害血小板功能来干扰血小板在止血过程中的作用：①一些药物如青霉素、利尿药（噻嗪类化合物、呋塞米），抗菌药（如磺胺类、链霉素、利福平）、奎宁、抗炎药（如保泰松），或镇痛解热药（如非那西丁）等作为半抗原与血小板膜成分结合，引起特有的免疫反应。相应的抗体结合到血小板膜的半抗原上，从而使被抗体包被的血小板从循环中清除。②某些外源化学物引起血小板膜糖蛋白的改变，然后结构改变的蛋白质产生抗体反应，抗体结合

到改变的血小板抗原上，导致血小板被单核吞噬细胞从循环中移走。③某些外源化学物改变凝血因子结构，引起与内源性抗体产生反应的因子某些肽链结构暴露出来，从而导致这些因子被吞噬。④某些外源化学物如肝素作为抗原与某些凝血因子结合后，暴露出一个新的抗原决定簇，然后就会产生针对这种新抗原决定簇的免疫反应，导致血小板凝集，从而导致血栓形成，血凝块脱落，堵塞微血管，损害微循环。

对血小板功能的影响　血小板功能依赖于许多生化途径的协调，已经发现，多种外源化学物能在体内外抑制血小板功能。影响血小板功能的主要药物包括非甾体抗炎药、含 β-内酰胺的抗生素、心血管药物（特别是 β 阻滞剂）、治疗精神病的药物、麻醉剂、抗组胺剂和一些化疗药物。某些药物如非甾体抗炎药可抑制磷脂酶 A_2/环氧化酶途径及血栓烷 A_2 的合成；另一些药物如抗生素、血小板抑制剂、氯吡格雷可影响血小板及其受体的相互作用；由于血小板反应依赖胞质钙的迅速增多，所以任何干扰钙转运的因素可能都会抑制血小板功能，如钙通道抑制剂。

对凝血因子的影响　凝血因子合成异常，尤其是肝内合成受损时，可引发凝血障碍。除了一些凝血因子合成的特殊抑制剂如维生素 K 拮抗剂外，外源化合物所致严重的肝损伤也可减少凝血因子的合成。凝血系统和纤溶系统的完全激活需要血栓因子的无限循环，临床上表现为凝血因子消耗所致严重出血的消耗性凝血病，及终末血管血小板消耗的血栓形成。

研究与评价方法　外周血液

学和骨髓组织学分析是判断和评价外源化学物对造血系统、血细胞功能完整性和凝血机制的毒性效应的主要方法，可在整体动物和体外细胞模型中进行。

整体动物实验　常选择动物模型评价外源化学物的血液毒性，理想的动物模型是其毒效学与人相似，通常使用的动物是大鼠和小鼠，也可使用较大型的动物如犬、猴，各有一定的优缺点。选用动物模型评价血液毒性，除了要考虑一般毒理学实验中遵循的原则外，还应特别注意各种动物造血系统的特性。

用来评价外源化学物血液和骨髓毒性的试验包括红细胞参数（红细胞、Hb、血细胞比容、平均血细胞容积、平均血红蛋白浓度）、白细胞参数（白细胞和绝对分类计数）、血小板计数、凝血试验（凝血酶原时间、活化部分凝血活酶时间）、外周血细胞形态和骨髓细胞学、组织学检查。还应该用其他试验来检查潜在血液毒性特征，这些试验包括网织红细胞计数、海因茨小体、细胞相关抗体试验（红细胞、血小板、中性粒细胞）、红细胞渗透脆性试验、红细胞动力学/铁循环分析、细胞化学/组织化学染色、电子显微镜、体外造血生成试验、血小板聚集、血浆纤维蛋白原浓度、凝血因子试验、凝血时间和出血时间。而涉及的分析检测技术包括化学、生物化学、组织化学、免疫细胞化学、细胞生物学、细胞遗传学、分子生物学、基因组学等。

体外骨髓细胞培养　外源化学物诱导的骨髓抑制，是由于他们对特异造血干细胞或对造血微环境的效应所导致的。分别用短期的生成实验和长期的功能试验

可以分辨并明确这些效应。前者包括红细胞刺激生成单位、红细胞集落生成单位、粒细胞-单核细胞集落生成单位、巨核细胞集落生成单位，和粒细胞、红细胞、巨核细胞、单核细胞集落生成单位。骨髓毒理学检测包括骨髓细胞学检查、外源性脾结节测定、体内扩散盒琼脂培养技术和骨髓微循环观察。体外骨髓干细胞试验的其他优点包括能够检测外源化学物及其代谢物对血清及其他细胞成分（如淋巴细胞）的效应，其能在临床前情况下直接测试人类造血干细胞，由此避免外推因素的影响。通过细胞培养，利用 S9 混合物或用分离的干细胞或其他类型表达 CYP450 的细胞对代谢系统进行研究可阐明其可能的代谢活动及其效应。

（庄志雄 杨淋清）

miǎnyì dúlǐxué

免疫毒理学（immunotoxicology）

研究外源化学物、物理因素和生物因素等对机体免疫系统的损害效应、生物学机制、安全性评价及其危险度评估与管理的毒理学分支学科。免疫毒理学是在免疫学和毒理学的基础上发展起来的，它应用免疫学和分子生物学技术与方法，重点研究外源化学物对机体免疫系统结构与功能的毒性作用及其毒作用机制，并试图通过该毒物的免疫毒性的安全性评价与危险度评估，为其免疫毒性作用的预防与控制提供科学依据。

环境外源化学物、物理因素及生物因素等引起免疫异常的现象早已引起人们的关注，如青霉素等药物引起的过敏性休克、紫外线照射引发的日光性皮炎，以及尘螨、花粉引起的支气管哮喘等。20 世纪初，人们就开始了乙醇影响机体对链球菌抵抗力的动物实验研究，但自 20 世纪 70 年代起，免疫毒理学才开始逐渐形成并迅速发展。1979 年，迪安（Dean）等提出研究化学物对免疫系统作用的分级实验程序，并且用此程序研究环磷酰胺的免疫毒性作用。1982 年，美国国家毒理学规划机构（National Toxicology Program，NTP）启动了 B6C3F1 小鼠的实验室间验证工作方案。1983 年，第一本免疫毒理学专著问世。80 年代后期起，免疫毒理学研究除了免疫抑制外，还关注到了自身免疫、超敏反应和免疫低下等新的问题，并扩展到了临床免疫毒理学、免疫毒性安全性评价与危险度评估等新的领域。1989 年卡米勒（Kammuller）等发表了专著《自身免疫和毒理学》。2002 年 10 月，欧洲的专利医药产品委员会发布的多次给药毒性的注意事项的附件中，有专门的免疫毒理学的内容，在欧洲第一次提出新化学物的分级评价及其所用的免疫毒性指标。2002 年，新的欧盟免疫毒理学指引公布。2002 年 10 月，美国食品与药品管理局（FDA）发布了"工业指引：新药的免疫毒理学评价审查"。同时，引入风险评估的概念到免疫毒理学领域。

免疫系统的结构与功能 高等动物体内存在完整的免疫系统，由免疫器官和组织、免疫细胞及免疫分子所组成。免疫系统的基本功能是识别自身和非己抗原，对自身耐受，且清除非己，从而维持机体内环境的稳定，表现为免疫防御、免疫自稳和免疫监视三大功能。人类免疫器官和组织包括中枢免疫器官和周围免疫器官。中枢免疫器官包括骨髓和胸腺，是造血干细胞分别分化为 B 细胞和 T 细胞的场所；周围免疫器官包括脾、淋巴结、淋巴小结及全身弥散的淋巴组织，它们是成熟的 T 细胞和 B 细胞定居及对抗原应答的场所。免疫细胞广义上指对抗原物质产生特异性和非特异性免疫应答的各种细胞，大体上分为免疫活性细胞、辅佐细胞和其他细胞三类。免疫应答是机体非特异性和特异性的识别并排除异己成分以维持自身稳定的全过程，可分三个阶段，即启动阶段、诱导阶段和效应阶段。外源化学物和物理因素可以直接损伤免疫细胞的结构和功能，或影响免疫分子的合成、释放和生物活性，也可以通过干扰神经内分泌网络等间接作用而使免疫系统对抗原产生不适当的应答，即过高或过低的应答或对自身抗原的应答，都会导致免疫病理过程并可发展为免疫性疾病。

毒作用类型与机制 外源化学物等引起的免疫毒性作用主要有免疫抑制、超敏反应、自身免疫和免疫缺陷等，其毒作用机制多数还不完全清楚。

免疫抑制 外源化学物等导致机体出现的体液免疫和（或）细胞免疫功能的抑制状态。

主要表现 为抗感染能力降低和肿瘤易感性增加。例如，存活 10 年的肾移植患者中（长期使用免疫抑制剂）癌症发生率可高达 50%，且出现的肿瘤是异质的，包括皮肤癌和唇癌、非霍奇金淋巴瘤、卡波西肉瘤和宫颈癌，发病率比普通人群分别高 21 倍、28～42 倍、400～500 倍和 14 倍。非霍奇金淋巴瘤的病因可能与接触二噁英、多氯联苯、氯丹、氯酚等环境污染物有关。

外源化学物 具免疫抑制作用的化学物种类繁多，研究较充分、结论比较肯定的物质就有上百种。常见的主要有：①药物，肿瘤细胞减灭剂（化疗药等）、组织和器官移植用药物、麻醉药、抗艾滋病药。②工业化学物，有机溶剂、多卤代芳烃、多氯联苯、多环芳烃、乙二醇醚类。③环境污染物，重金属及其化合物、空气污染物、紫外线、粉尘（二氧化硅、石棉等）、农药、霉菌毒素。④嗜好品，乙醇、烟草（香烟）、大麻、鸦片、可卡因等。

作用机制　化学物免疫抑制作用的机制较为复杂，仅就其作用方式而言通常分为直接作用和间接作用两大类。外源化学物可以直接作用于不同的免疫器官、免疫细胞和免疫分子而影响正常的免疫应答，如改变抗体介导的反应、改变细胞介导的反应、改变组胺等介质的释放、改变宿主抵抗力，或一种或多种细胞不能发挥产生抗、释放细胞因子、处理和提呈抗原、增殖和分化、受体介导的信号传导等功能，或表面受体或配体改变、受体或配体的表达改变、淋巴器官的组织病理学改变，或改变脾淋巴细胞 $CD3^+$、$CD4^+$、$CD8^+$、$B220^+$ 和（或）免疫球蛋白、改变胸腺淋巴细胞 $CD4^+$、$CD8^+$、$CD4^+/CD8^+$ 和（或）$CD4^-/CD8^-$、改变血液细胞学参数、改变循环免疫球蛋白、改变骨髓祖细胞集落组成等；化学物也可以通过影响神经内分泌系统的调节功能，造成免疫功能紊乱，或者继发于其他靶器官毒性而引起免疫损伤，如转化为活性代谢产物、肝损伤诱导的急性期反应蛋白（如C反应蛋白）、肾上腺释放皮质激素增加、改变神经内分泌调节、改变中枢神经系统的自律性输出、改变性腺释放的甾体激素等。

免疫系统是与神经系统和内分泌系统相互联系、相互作用、相互调节，共同构成了维持机体自身稳态的复杂网络，这对于发挥免疫系统正常的功能具有十分重要的意义。例如，慢性疲劳综合征或多化学物敏感综合征就被认为是神经-内分泌-免疫系统网络功能紊乱所致。此外，随着分子生物学、分子免疫学和分子遗传学的发展，人们对外源化学物免疫损伤的分子机制也有了一定的认识。

超敏反应　外源化学物等引起的一种较为常见的机体异常免疫应答病理过程。超敏反应同样涉及Ⅰ、Ⅱ、Ⅲ和Ⅳ型反应类型（表1）。

主要表现　接触外源化学物引起的超敏反应主要有接触性皮炎（包括光敏性皮炎）和过敏性哮喘。此外，尚有过敏性鼻炎、过敏性肺炎、肺部肉芽肿等。同一化学物在不同的条件下引起的超敏反应类型可以不同，甚至多种超敏反应同时存在。例如，青霉素通常引起Ⅰ型超敏反应，表现为过敏性休克、哮喘和荨麻疹，但也可以引起阿蒂斯（Arthus）反应和关节炎等Ⅲ型超敏反应；长期大剂量静脉注射还可以引起Ⅱ型超敏反应，而反复多次局部涂抹则可引起Ⅳ型超敏反应所致的接触性皮炎。

外源化学物　能引起超敏反应的外源化学物或混合物达数百种，来自食物、药物或职业、生活性环境接触等。依据来源分类，主要有：①药物，青霉素类、磺胺类、新霉素、哌嗪、螺旋霉素、盐酸安普罗铵、抗生素粉尘、抗组胺药、奎尼丁、麻醉药、血浆替代品。②食品，蓖麻子、生咖啡豆、木瓜蛋白酶、胰腺提取物、谷物和面粉、食品添加剂、霉菌。③化妆品，美容护肤品、香水、染发剂、脱毛剂、指甲油、除臭剂。④工业化学物，乙（撑）二胺、邻苯二甲酸酐、偏苯三酸酐、二异氰酸酯类、金属盐类、有机磷、染料（次苯基二胺等）、重金属（镍、汞、铬酸盐等）、抗氧化剂、增塑剂、鞣革制剂（甲醛等）。⑤植物，毒常青藤、橡树、漆树、豚草、樱草、花粉等。⑥混合物有机体，棉尘、木尘、动物产品（如骨粉、鱼粉、饲料等）。

作用机制　外源化学物引起超敏反应机制的研究较少。一般认为，外源性化学物本身可作为抗原或半抗原而引发超敏反应。

表1　外源化学物引起超敏反应的类型

反应类型	参与细胞和分子	反应机制	临床表现
Ⅰ型速发型	IgE、肥大细胞、嗜碱性粒细胞	致敏细胞释放血管活性物质等，使毛细血管扩张、通透性改变，导致腺体分泌增加、平滑肌收缩	哮喘、鼻炎、特应性皮炎、胃肠变态反应、荨麻疹、过敏性休克等
Ⅱ型细胞毒型或细胞溶解型	IgG 或 IgM、补体、Mφ、K细胞	IgG 或 IgM 与靶细胞结合，活化补体，Mφ 吞噬、K细胞抗体依赖性细胞介导的细胞毒作用之杀伤作用	溶血性贫血、粒细胞减少、血小板减少性紫癜、输血反应等
Ⅲ型免疫复合物型或血管炎型	IgG、IgM 或 IgA、补体、中性粒细胞、嗜碱性粒细胞	抗原抗体复合物在组织中沉淀引起细胞浸润、释放水解酶等	慢性肾小球肾炎等自身免疫性疾病、超敏性肺炎等
Ⅳ型迟发型	T_D 亚群细胞	致敏 T_D 释放淋巴因子吸引 Mφ 并发挥作用	接触性皮炎、湿疹、移植排斥等

例如，异种血清蛋白、洗涤剂中添加的酶、动物毛发和皮片、植物、花粉、微生物、尘螨等化学物本身可作为完全抗原，而如氯乙烯、二异氰酸甲苯酯、三硝基氯苯、重金属镍、铂等多数小分子化学物可作为半抗原，它们进入机体后可与某些蛋白或其他大分子载体结合形成复合物后则具有抗原性；化学物也可能改变抗体免疫应答的敏感性或强度而导致超敏反应。有的外源化学物可以调节机体识别、处理抗原的能力或免疫应答的强度，使机体处在高敏感状态，可以对更多的物质过敏或使超敏反应的强度增加，如职业性接触铅的工人过敏者血清 IgE 抗体高于非过敏者。汽车尾气、石英、炭黑等粉尘还能作为佐剂，刺激针对其他抗原的免疫反应。

自身免疫 机体免疫系统对自身抗原发生免疫应答，产生自身抗体和（或）自身致敏淋巴细胞，从而引起机体病理损害甚至导致疾病的过程。自身免疫性疾病的本质是超敏反应，但引发超敏反应的抗原是自身组织和细胞。

外源化学物 很多能诱发 II 型、III 型和 IV 型超敏反应的外源化学物都可以引起自身免疫，尤以药物多见（见表2）。

作用机制 外源化学物引起自身免疫的机制尚不清楚。可能的机制有：①引发机体针对自身抗原产生自身抗体，其免疫应答机制类似于 II 型、III 型和 IV 型超敏反应。例如，甲苯多巴、苯妥因等可引发产生抗血细胞表面抗原的抗体；多氯联苯、碘、锂等可引发产生抗促甲状腺激素受体的自身 IgG 抗体；青霉胺、氯丙嗪、异烟肼等可引发产生抗肾小球基底膜 IV 型胶原抗体等。②引发机体产生针对自身抗原的自身应答性 T 细胞进行免疫应答。例如，肼屈嗪、氯丙嗪等可能导致系统性红斑狼疮，多属 III 型超敏反应。③造成自身隐蔽抗原的暴露或释放、改变自身抗原或形成新的自身抗原，从而引起自身免疫。例如，吸烟损伤肺泡毛细血管内皮细胞，使肺泡间隔基底膜暴露，血液中的抗基底膜 IV 型胶原抗体得以结合在基底膜上，产生免疫损伤性炎症，引起肺出血。④改变血细胞或其他组织细胞的抗原性，这种改变了的抗原刺激机体产生自身抗体。例如，甲基多巴能改变红细胞膜上 Rh 系统的 e 抗原，使机体产生抗红细胞抗原。⑤影响正常的免疫调节功能。例如，激活对自身抗原处于耐受态的 T 细胞，或通过抗原提呈细胞表面辅助刺激因子异常表达，或引起 Th1 和 Th2 功能失衡，引起自身免疫。此外，许多细胞因子，如肿瘤坏死因子 α、干扰素、多种白细胞介素，以及一氧化氮等前炎症因子在自身免疫性疾病的发病机制中也有重要作用。虽然自身免疫疾病是免疫系统疾病，但也受许多非免疫因素的影响，包括 T 细胞受体多态性、药物代谢表型等遗传因素和感染、应激、膳食等非遗传因素。例如，汞及其化合物引起的自身免疫性肾小球肾炎具有明显的遗传特异性，在实验动物主要表现为敏感性的种属差异。

免疫缺陷 因先天性或继发性免疫系统功能不全的疾病，主要源于抗体缺陷、细胞免疫缺陷、巨噬细胞缺陷或补体系统缺陷。发生免疫缺陷的主要原因是先天性免疫系统遗传基因异常如常染色体隐性遗传或 X 连锁隐性遗传等。此外，感染（如人类免疫缺陷病毒）、药物作用、外源化学毒物接触、罹患疾病（如恶性肿瘤等）、营养不良等也可导致其发生。婴儿在出生前已形成或存在免疫系统功能不全即为免疫出生缺陷。免疫出生缺陷除了先天性遗传基因异常外，也可因妊娠期（出生前）接触外源性理化因素所引起。后者导致的免疫缺陷可以是可遗传的，也可能是非遗传性的。胎儿免疫缺陷的作用又常被称为免疫致畸作用。

外源化学物引起的免疫出生缺陷的研究逐渐引起了人们的关注。妊娠期或围生期接触等外源化学物会严重影响胎儿出生后 T 细胞、B 细胞、吞噬细胞的发育、迁移、归巢及其功能可能暂时或永久性地损伤机体的免疫系统。例如，接触氯氰菊酯可诱导胸腺细胞的分布和功能的改变，干扰某些细胞因子（如 IL-2 等）的产生与释放并因此导致胸腺细胞增殖障碍，引起子代胸腺细胞减少。

表2 引起人群自身免疫性疾病的常见外源化学物

自身免疫性疾病	外源化学物
系统性红斑狼疮/免疫复合物型肾小球肾炎	肼屈嗪、青霉胺、氯丙嗪、抗惊厥药、异烟肼、普鲁卡因胺、紫花苜蓿芽、重金属、有机溶剂
溶血性贫血	甲基多巴、青霉素、甲芬那酸、苯妥英、干扰素-α、磺胺药
血小板减少症	乙酰唑胺、氯噻嗪、利福平、奎尼丁、氨基水杨酸、金盐
硬皮病类	氯乙烯、石英、L-色氨酸
天疱疮	青霉胺、吡啶硫胺素
甲状腺炎	多氯联苯、多溴联苯、碘、锂、IL-2

动物实验已证实妊娠期（尤其是围生期）接触能引起子代肿瘤高发的外源化学物（称发育致癌物）已有 30 余种。这些儿童高发肿瘤如急性淋巴细胞性白血病、神经母细胞瘤、胚性腺瘤等的发生除了与处于围生期的细胞增殖快、药物代谢酶活性发育不全等外，与化学物导致机体免疫监视功能低下或缺陷有关。

研究与评价方法 由于免疫系统组成、结构、功能及其功能调节的高度复杂性，以及外源化学物免疫毒作用靶器官、靶细胞、靶分子的广泛多样性，仅依据一种免疫毒理试验方法去确定和评价外源化学物的免疫毒性作用尚十分困难，需要制定一整套的程序，通过一系列试验组合来加以实现。例如，美国 NTP 免疫毒性二级检测方案（表 3）、世界卫生组织（WHO）外源化学物人群免疫毒性检测方案（表 4）、美国 FDA 及其药品评价和研究中心的新药免疫毒理学评价规范等。

几乎所有的化学物都可影响机体的免疫功能，引起的免疫功能变化往往出现在其他毒性效应之前，且免疫毒性作用在机体出现的其他毒性效应机制中往往具有重要的意义。但是，免疫系统组成和功能十分纷繁复杂，外源化学物的免疫毒性作用常表现出双向性、选择性、多样性等特点，因此，外源化学物免疫毒性作用评价问题也颇具复杂性。从国内外发展趋势来看，免疫毒理学未来的研究范畴和内容将可能出现一些明显的变化，如化学物和药物的非临床免疫毒性评价的规范或内容不断得到完善或更新；随着新技术，特别是分子免疫生物学技术的广泛应用，免疫毒性机制的研究会不断深入；临床免疫

毒理学和人群免疫毒理学研究可能受到更多的关注；免疫毒性危险度评估和野生动物的免疫毒性评价工作广泛开展。

（张文昌）

xīnxuèguǎn dúlǐxué

心血管毒理学（cardiovascular toxicology） 研究外源性化学物及物理和生物因素对心血管系统的损害作用及其机制的毒理学分支学科。心血管疾病是严重影响人类健康的一类疾病。阐明毒物对心血管系统的毒性作用及其机制，对采取有效防治措施、降低毒物对心血管的毒性作用及心血管疾病发病率都有重要意义。但由于心血管毒性在环境健康、临床实践，以及药物发现和发展中的意

表 3　美国 NTP 推荐的小鼠免疫毒性检测方案（1988 年）

检测项目	检测内容
筛选（一级）	
免疫病理	血液学—白细胞总数及分类 脏器重量—体重、脾、胸腺、肾、肝 细胞学—脾 组织学—脾、胸腺、淋巴结
体液免疫	对 T 淋巴细胞依赖抗原（红细胞）IgM 抗体生成细胞数 对有丝分裂原脂多糖的反应
细胞免疫	对有丝分裂原伴刀豆球蛋白的反应及混合淋巴细胞反应
非特异性免疫	NK 细胞活性
全面试验（二级）	
免疫病理	脾脏 T、B 淋巴细胞数
体液免疫	对 T 淋巴细胞依赖抗原 IgG 抗体生成细胞数
细胞免疫	细胞毒 T 细胞的溶细胞作用 迟发型超敏反应（DTH）
非特异性免疫	巨噬细胞功能
宿主抵抗力	对不同肿瘤和感染因子的抗性（选择 2～3 种）

表 4　WHO 推荐的人群免疫毒性检测方案（1992 年）

检测项目	检测内容
全血细胞计数及分类	
体液介导免疫（检测一项或多项）	对蛋白抗原的初次抗体反应 血清中免疫球蛋白水平（IgM、IgA、IgG、IgE） 对蛋白抗原的二次抗体反应（白喉、破伤风或脊髓灰质炎） 对回忆抗原的增殖反应
细胞免疫	用试剂盒检测皮肤迟发型过敏反应 对蛋白抗原钥孔戚血蓝素的初次 DTH 反应 对血型抗原的天然免疫（如抗 A、抗 B） 自身抗体和炎症 C 反应蛋白 自身抗体滴度 对过敏原产生的 IgE 水平
用流式细胞仪分析淋巴细胞的表型	分析淋巴细胞表面标记 CD3、CD4、CD8、CD20
非特异性免疫的检测	NK 细胞数（CD56 或 CD60）或对 K52 细胞的溶解活性 吞噬作用（硝基四氮唑或化学发光） 临床化学指标检测

义一直被低估，心血管毒理学尚未得到应有的重视和发展。而心血管毒性已经成为临床实践、环境医学及药物研发中日益关注的问题。

心血管系统的结构与功能

心脏主要由心肌细胞组成。心肌细胞是心脏收缩的初始收缩单位，具有自律性、兴奋性、传导性和收缩性。心肌细胞的收缩是通过兴奋-收缩偶联过程产生的。心肌收缩涉及氧化代谢的能量释放、腺苷三磷酸和磷酸肌酐的能量储存和收缩蛋白对能量的利用，故影响心肌收缩的机制可能与能量的利用和细胞内钙离子的移动有关。心脏结构性组织对毒物敏感，因而毒性损伤主要集中在心肌、心内膜、心内外壁组织血管、心外膜、心包囊、淋巴管和神经系统或传导系统等组织。血管系统由动脉、小动脉、毛细血管、静脉和小静脉组成。各类血管因其所处的部位不同具有不同的功能特点，动脉将心脏输出的血液运送到全身各器官，静脉则将血液从全身器官带回心脏。心血管系统的能量代谢、氧化磷酸化、离子平衡、兴奋-收缩、儿茶酚胺的释放代谢及细胞的缝隙连接均为毒物的主要作用位点。

中毒表现及主要的代表性毒物

心血管毒物是指能引发心血管系统损伤和导致心血管疾病的物质，种类很多，尚无统一的分类方法。根据来源，心血管毒物可分为环境心血管毒物、工业心血管毒物、药物、具有心血管毒性的内源性物质和天然物质；也有分成药物、天然物质、工业化学物和其他物质三类；根据毒作用部位，分为心脏毒性物质和血管毒性物质两大类。心脏及其细胞的毒性损伤依毒物接触时间分为急性和慢性损伤。多数情况下，急性损伤为致命性的，而慢性损伤多为非致命性的。急性损伤可能伴随着坏死，因此称为急性致死性损伤。心肌细胞坏死的两种基本形式是收缩带坏死和凝固性坏死。亚急性损伤可产生各种形态学改变。急性毒性心肌炎的发生多伴有细胞间隙水肿及心肌细胞的坏死，超微结构上出现肌细胞大面积溶解。有机磷酸盐慢性接触引起心肌细胞膜改变，这是磷脂被修饰的结果，还引起慢性心肌损伤。慢性损伤常可使心肌纤维化，表现为间质纤维化，单个肌细胞被纤维化间质所包绕形成毛细血管基底膜和肌细胞基底膜之间的胶原纤维束。胶原（主要是Ⅲ型胶原）快速增生是损伤的早期反应。心肌细胞肥大、萎缩，肌纤维溶解，肌细胞形成包涵体并储存是心肌适应性损伤的特征性改变。急性、亚急性、慢性心肌损伤均可出现肌纤维化改变，但存在许多不同的形式。一些急性损伤表现为局限性溶解，而亚慢性肌纤维缺失可能是慢性代谢或毒性应激状态下肌丝含量降低的结果。心肌纤维缺失是心肌病变的一个重要特征，与任何非特异的病因都无关。外源性化学物对心血管系统的损害可引起复杂的病理生理过程，产生一系列以心肌损害为主或以血管为主的毒性改变。

心肌毒作用的表现 ①心肌炎：指由各种原因引起的心肌的局限性和弥漫性炎症。病变主要累及左心室、室间隔、常为间质性心肌炎，使心肌细胞坏死、淋巴细胞、浆细胞和嗜酸性粒细胞的浸润。某些化学物和药物可引起变态反应性心肌炎，如多种抗生素、保泰松、吲哚美辛、阿米替林及苯妥英钠等。②心包炎：指由各种原因引起的心脏外面脏层和壁层心包膜的炎症。能引起心肌炎的化学物也可能引起心包炎，如普鲁卡因胺、肼屈嗪、异烟肼、甲基麦角胺、苯妥英钠及青霉素过敏等。③心肌病：是指伴有心肌功能障碍的心肌疾病。最常见的临床表现是充血性心力衰竭。病理改变是非特异性的，主要表现为两侧性室性肥厚、扩张、间质纤维化、灶性心内膜增厚和附壁血栓。长期大量饮酒，出现酒精依赖者可呈现酷似扩张型心肌病的表现。有心肌细胞及间质纤维化，线粒体变性，左心室腔扩大，射血分数降低，可伴有各型心律失常，称为酒精性心肌病。尚不能确定乙醇是直接或是间接致病作用。多柔比星、三环类抗抑郁药等可引起药物性心肌病。④心脏停搏和心脏性猝死：心脏停搏是指心脏射血功能突然终止，常是猝死的直接原因。心脏性猝死是指急性症状发作后1小时内发生的以意识骤然丧失为特征的、由心脏原因引起的死亡。化学毒物引起的心脏停搏和心脏性猝死主要有两类：一类是直接或间接作用于心脏的化学物引起的，如有机磷农药中毒在恢复期可发生，苯、汽油、氯仿、氟代烃类中毒，奎尼丁、洋地黄、依米丁、巴比妥类、氯喹、普鲁卡因胺、麻醉剂、安眠药、氨茶碱、氯化钡、碳酸钡等药物引起。另一类是反射性的呼吸、心脏停搏，吸入二氧化硫、砷化氢、二硫化碳和氯气等导致呼吸中枢麻痹，或刺激迷走神经致反射性心脏停搏。长期吸入高剂量的苯、甲苯、四氯化碳、三氯乙烯等可导致骤发的严重心律失常而致死。但二氧化碳等化学物主要通过造成缺氧环境、窒息而导致猝死。⑤心瓣膜损害：是指炎症、黏液样变性、退行性变等原因引起单个或多个瓣膜功能或结构异常。甲基麦角胺长期给药除可致心肌梗死外，还可致心内膜纤维化、心瓣膜损害等。芬氟拉明、芬特明可致二尖瓣、主动脉瓣、三尖瓣疾病。⑥心肌缺血与心肌梗死：硝酸甘油用量过大可加剧心绞痛，长期或大量使用骤然减量或停药可诱发心绞痛、急性心肌梗死和猝死；钙拮抗剂长期应用可使细胞内钙耗竭，突然停药可使钙进入细胞内增加，引起冠状动脉及全身血管痉挛；血管扩张药双嘧达莫、普尼拉明、罂粟碱、氨茶碱、维拉帕米等对正常小动脉扩张较缺血区小动脉明显，能诱发或加重心绞痛；阿司匹林大剂量时有促凝和促血栓形成作用；抗高血压药肼屈嗪、哌唑嗪、二氮嗪可反射性引起交感神经兴奋性增强、降低冠状动脉灌注压，引起心肌缺氧，从而诱发或加重心绞痛；冠状动脉含有大量的 α 肾上腺素受体，兴奋此类受体的药物可卡因、苯丙胺、多巴胺能引起冠状动脉收缩，而诱发或加重心绞痛；抗交感胺药普萘洛尔突然停药时引起心率加快，可使供氧相对不足，导致心绞痛、心肌梗死、猝死；洋地黄类、雌激素、吲哚美辛等也可以引起心绞痛。⑦心律失常：是指心脏冲动的频率、节律、起源部位、传导速度或激动次序的异常，如急性酒精中毒可以引起心房扑动或心房颤动。凡有电生理作用的药物，如抗心律失常药、洋地黄毒苷、抗胆碱酯酶药及抗精神病药均可致心律失常。药物致心律失常是许多药源性猝死事故的重要原因。

血管毒作用的表现 ①动脉

粥样硬化：主要指主动脉、冠状动脉、脑动脉、肾动脉和四肢动脉的粥样硬化。二硫化碳可引起全身动脉粥样硬化，主要是由于脂质代谢紊乱，使血液中胆固醇浓度升高所致。长期慢性暴露一氧化碳也可引起。大剂量儿茶酚胺可使不同种属的动物发生动脉粥样硬化；几种啮齿类动物和鸟类暴露于苯并芘或 7,12-二甲基苯蒽可在不改变血清胆固醇水平下，引起动脉粥样硬化。氯乙烯、砷、电离辐射等引起的血管毒性也与动脉粥样硬化有关。②血管病变：几种暴露于 CO 的动物种系中均可观察到血管损伤，短期暴露主要造成血管内层损伤。麦角碱、口服避孕药、吲哚洛尔和氧烯洛尔、氯丙嗪等也能引起血管病变。③高血压：是指以血压升高为主要临床表现的综合征。血管收缩药用量和滴速不当可导致高血压；甲基多巴、胍乙定、异喹胍和苄胍等降压药，静注产生降压作用前血压会暂时升高。实验动物长时间暴露于低水平的镉，可引起主动脉粥样硬化和（或）高血压。④低血压：治疗心血管疾病的药物是临床最常见的致低血压的药物，其次是中枢和周围神经抑制药，急剧降低血容量和引起过敏反应的药物也可引起。很多种重金属如钙、镁、硒、镉、铜、锌、铬、铅、汞、钒、铅都对心血管系统具有潜在毒性，但在心血管疾病发展中的作用尚不确定。丙烯胺可直接损害心肌，而血管平滑肌细胞对丙烯胺的毒作用也很敏感。

毒作用机制 心血管系统的中毒性损害可分为原发性和继发性两种。前者指毒物直接损害心血管系统，如锑、砷、钡、汞、氯甲烷、溴甲烷、三氟甲烷及八

氟异丁烯等；后者指毒物先作用于其他器官系统，然后间接作用于心血管系统。

毒性的亚细胞靶点 ①肌纤维膜：其毒作用易感位点是脂质双分子层、不同的跨膜酶和结构，包括转运结构和受体。一些能诱发氧化反应的物质，可引起膜的脂质过氧化。维拉帕米（异搏定）和地尔硫䓬（硫氮䓬酮）可抑制钙离子在慢通道中转运，这种阻滞对曾有一定程度心力衰竭的心脏可产生副作用。钙离子通道的阻滞可以解释许多 I_A 类抗心律失常药物（如奎尼丁和普鲁卡因胺）的治疗作用和毒性作用。许多局麻药、一些三环类抗抑郁药及河豚毒素和贝类毒素，有钠离子通道阻滞作用，并由此产生心脏毒性作用。洋地黄、毒毛旋花子、夹竹桃植物和某些蟾蜍、火蜥蜴的皮肤，其毒作用归因于直接抑制肌纤维膜的钠钾 ATP 酶（钠泵），以及同时增加交感神经和迷走神经的兴奋性。另一种膜性传导机制对毒性干扰很脆弱，即肌纤维膜的钠钙交换载体。它有助于终止将钙离子转运至细胞外的收缩，阿米洛利及其衍生物是该转换的抑制剂，其结果是细胞外钙离子的超载。作用于膜表面受体的物质也会产生中毒，如儿茶酚胺作用于心脏 β 受体的反应。②线粒体：某些毒物可以引起线粒体结构及功能改变，影响细胞呼吸链电子传递，使氧化磷酸化异常、能量代谢障碍。代谢过程中产生的活性氧可以造成细胞氧化应激。另外，经线粒体途径可以导致细胞凋亡和坏死。③糖酵解酶：收缩的触发需要大量的 ATP，它们来自线粒体。另一方面，肌纤维泵功能消耗的 ATP 来源于糖酵解。这种 ATP 合成功能

的分工对心脏毒性有着重要意义。④肌纤维膜的网状组织：其一项基本功能是控制细胞内自由钙离子以备收缩。对肌纤维膜网状组织的毒效应也许在中断钙离子处理过程中起作用。这些毒作用过程绝大多数是非特异性的，并伴有其他亚细胞结构的改变。⑤收缩装置：原肌球蛋白和肌钙蛋白是调节蛋白，本身不起收缩作用，但能调节肌动蛋白与肌球蛋白的联结，而使心肌纤维发生收缩和舒张。在血管平滑肌细胞，肌动蛋白和肌凝蛋白的相互作用由钙调蛋白调节。心脏和血管平滑肌细胞收缩功能在结构和功能上的差异使得它们对毒物的敏感性有所区别。⑥溶酶体："自杀袋假说"认为在细胞损伤的起始阶段，毒物破坏溶酶体膜，受损的溶酶体释放及其破坏性的酶（蛋白水解酶、磷脂酶、核酸酶等）到细胞液，破坏细胞内的重要结构和细胞器。多柔比星导致的溶酶体改变几乎和心脏的脂质体过氧化物同步。因此，溶酶体变化可能是多柔比星导致的心肌细胞损伤的一个早期事件。

毒性生化机制 ①离子紊乱：心血管毒物只要能够影响离子转运和离子稳态，都可造成心血管的毒性和损伤。在细胞不可逆性损伤或细胞死亡中，细胞内钙离子积聚是共同的最后阶段的一项主要作用。毒物损伤首先是破坏胞质膜，导致细胞膜完整性的丧失，随后通过膜的裂隙发生细胞液钙离子的积聚。细胞液钙离子的增加，有可能激活几种降解酶的活性，从而促使细胞膜的崩溃，包括蛋白水解酶和磷脂酶。此外，线粒体内钙离子的积聚引起氧化磷酸化解偶联和储备能量衰竭。尽管钙离子过载是不可逆性损伤

的共同特征，但尚未证明细胞液钙离子的增加是细胞死亡的原发因素，有可能是其他细胞内致命性改变的后果。一些心血管毒物的毒理效应选择性地干扰细胞内的钠离子动态平衡。促使钠流入细胞内的物质，如藜芦碱和海洋毒物能引起肌细胞的去极化和增加心血管肌细胞的伸缩性。这些作用物诱导的内向通量抑制剂如河豚毒素、贝类毒素和存在于一些海洋动物如鱼、章鱼、青蛙等体内的痉挛毒素，可封锁钠通道以阻止钠离子内流。②能量代谢紊乱：毒物可通过线粒体功能直接或间接的改变而影响心脏能量的获得性反应。研究资料表明特异性的糖酵解的抑制也可能与心脏毒性有关。过度的胞质体钙可以导致线粒体聚集及氧化磷酸化解偶联。多种调查表明，线粒体钙化和 ATP 损耗是多种毒物引起细胞死亡的重要途径。二硝基苯酚可导致氧化磷酸化反应解偶联，可对高需氧组织包括心脏和中枢神经系统产生损伤。③氧化应激：是指活性氧自由基导致的氧化损伤。在正常生理状态下体内抗氧化剂可及时清除自由基，防止氧化损伤。当发生心肌缺血时，心肌细胞由于缺氧而发生一系列的代谢改变，抗氧化剂减少，氧自由基的生成相对增多，造成一定的心肌损害。④防御紊乱：抗氧化防御机制包括谷胱甘肽/谷胱甘肽过氧化物酶系统、超氧化物歧化酶、过氧化氢酶、维生素 C 和 α-维生素 E。一些毒物直接或间接地压制了心血管细胞的内源性抗氧化能力而导致广泛的氧化损伤。⑤基因调控机制紊乱：毒物引导的紊乱在控制心脏新陈代谢和功能的基因调控机制中备受关注。细胞凋亡与坏死是心肌损伤

过程中常见的细胞结局，越来越多的研究在探索缺血、去甲肾上腺素、可卡因、氧化的低密度脂蛋白、多柔比星和其他蒽环霉素相关化合物的心脏凋亡效应。阻止应激蛋白的产生能在心脏的其他组织中导致微弱的毒性效应。⑥内皮作为心脏毒性靶目标：内皮受与其邻近的心脏平滑肌的应力控制。衍生于内皮松弛因子一氧化氮的产生可以和不适当的凋亡联系在一起。

研究与评价方法 可利用体内试验（整体动物或特殊病理状态的动物）和体外试验进行心脏毒性的测定。

体内试验 心血管毒性的检测可分为形态学检测和功能学检测。两者相互联系，细胞形态学的改变可能体现出功能变化，如心肌细胞凋亡和坏死可采用形态学方法检测，但实质反映心肌细胞功能和改变。反之，心肌细胞损伤后某些标志物在血中含量的变化，也可反应心肌梗死的形态学和病理学改变。①形态学检测：判断心脏毒性的最可靠标准是组织病理学。利用免疫组化方法可对心血管细胞中的抗原抗体反应进行检测。分子杂交及原位杂交方法可以证实样品组织和细胞总特异性 DNA 或 RNA 序列的存在。图像分析技术可采集心血管系统损伤的形态学数据并加以量化处理。激光共聚焦扫描显微技术则可对心脏和血管细胞进行动态观察，三维断层扫描与重组及 DNA、RNA、抗原、抗体、酶等生物大分子在细胞内的定性、定量和定位分析。②功能学检测：心血管功能检测可采用血压、心率及心电图、心电向量图、心阻抗血流图、超声心动图及磁共振技术进行。同时，可利用生物化学和细

胞生物学及分子生物学技术对心肌和血液的生物化学、心血管损伤的特异生物标志进行检测。细胞功能的检测可从细胞、亚细胞及分子层面进行，比如细胞膜结构功能的改变、酶活性变化、线粒体等细胞器的功能改变、细胞氧化损伤、细胞凋亡和坏死、DNA损伤与修复、基因结构功能改变、信号转导过程及分子调控过程等。

体外试验 离体心脏灌流是研究化学物质对心脏收缩强度，心率和冠状动脉血流速率影响的常用模型，以检查毒物对心肌的作用。另外，体外培养心肌细胞、胚胎心肌原代细胞和血管平滑肌和内皮细胞等试验可用于检测心血管毒性效应。

心血管毒理学的进展得益于分子生物学、先进手段和技术在心血管系统中的应用。随着科学的进步，心血管毒理学的理论知识及评价方法正在不断地丰富和完善，但其发展仍然面临巨大的挑战。大气颗粒物中空气动力学直径≤2.5μm的细颗粒物与心血管系统疾病的关联性已在流行病学的研究中得到了一定的论证，但在毒理学的研究中尚未得到相关的系统论证，其对心血管系统影响的作用机制提出了炎症反应、心脏自主神经功能改变及动脉粥样硬化加速进展等假说，尚未阐明。空气暴露的纳米材料可能对心血管系统造成影响，有待开展深入研究。对药物所致的心血管毒性有赖于临床前安全性评价和临床试验质量的提高，更有赖于两者之间转化毒理学的研究。随着实时xCELLigence细胞分析技术、微电极阵列技术、扫描离子电导显微镜技术、新型线粒体膜电位检测、心血管器官或类器官

培养等新技术和表遗传等早期损伤生物标志的应用，将有力地推进心血管毒理学研究更快地发展。

（张天宝）

nèifēnmì dúlǐxué

内分泌毒理学（endocrine toxicology）

研究环境化学、物理和生物因素，特别是环境内分泌干扰物对生物体内分泌系统的损害效应、毒作用机制和防治措施的学科。内分泌毒理学是现代毒理学的一门重要分支学科，也是临床内分泌学的重要组成部分。

内分泌系统的组成与功能
内分泌系统是由经典（固有）的内分泌腺和分布于其他器官的内分泌细胞组成，并通过激素传输信息调节靶细胞活动的系统，其对内、外环境的变化可产生快速应答。化学性损害最常发生于肾上腺，其后依次为甲状腺、胰腺、垂体和甲状旁腺。由无管腺组成的固有内分泌器官，包括垂体、甲状腺、甲状旁腺、肾上腺、胰岛、性腺、松果腺（体）和胸腺等，其分泌的主要激素及其化学性质与主要功能见表；由包括下丘脑-垂体及松果体细胞在内的中枢部和分散在胃肠道、肺、心肌、血管、肝、泌尿生殖道、胎盘、血液等处内分泌细胞在内的周围部组成弥散神经内分泌系统，其分泌的激素主要有下丘脑的释放激素（因子）、抑制激素（因子）等，胃肠道的促胃液素、缩胆囊素、促胰液素、肠高血糖素、血管活性肠肽等，肺的铃蟾肽、多巴胺等，心、血管的心房钠尿肽、一氧化氮、内皮素等，泌尿生殖道的5-羟色胺、红细胞生成素、1,25-二羟胆钙化醇等，肝的胰岛素样生长因子-1、25-羟胆钙化醇等，胎盘的人绒毛膜促性腺激素等，以及其他部位的前列腺素、

表皮生长因子、细胞因子、血管紧张素、瘦素等。根据化学性质，上述激素可分为含氮激素（如蛋白质类、胺类、肽类）和类固醇激素两大类。含氮激素在胞质内的粗面内质网中合成，在高尔基复合体中包装成颗粒以便在胞内储存和转运；类固醇激素在胞质内的滑面内质网和线粒体持续合成，以保证所需激素的正常分泌速率。内分泌系统是机体的重要调节系统，它与神经系统、免疫系统（神经-内分泌-免疫网络）相互调节，共同维持机体的正常状态。

中毒表现、机制与代表性毒物
以影响固有内分泌器官的中毒表现为主。

垂体 许多化学毒物或药物可抑制内源性激素的生物合成。例如，二噁英类（TCDD）可抑制成年雄性大鼠T的合成，芳香化酶抑制剂氯苯嘧啶醇和三丁基锡则抑制E_2的生物合成。无论是E_2还是T，都能直接或通过改变LH和FSH的糖基化而影响垂体激素的合成。多巴胺和促性腺激素释放激素（GnRH）也可通过改变糖基化作用而影响垂体激素的生物效能。二硫化碳等可通过改变下丘脑神经递质而影响GnRH的分泌和垂体功能。低剂量己烯雌酚、o,p'-DDE、辛基酚、甲氧氯、十氯酮等，可通过改变GnRH、LH和FSH的释放速率而影响啮齿类动物的下丘脑和垂体功能。α受体拮抗剂苯氧苄胺由于阻断了α肾上腺素能受体介导的儿茶酚胺对GnRH释放的刺激效应，从而使垂体LH的分泌下降；重金属镉（Cd）可蓄积于下丘脑和垂体中，对下丘脑-垂体-性腺轴有一定的影响，可导致血浆FSH和LH水平显著下降。垂体功能或垂体

表 经典（固有）内分泌腺分泌的主要激素及其化学性质与主要功能

内分泌腺	主要激素	化学性质	主要功能
垂体			
腺垂体	生长激素（GH）	191 肽	促进机体生长，调节代谢
	催乳素（PRL）	199 肽	刺激乳腺的成熟与分泌
	促甲状腺激素（TSH）	糖蛋白	促进甲状腺发育、甲状腺激素的合成和释放
	促肾上腺皮质激素（ACTH）	39 肽	刺激肾上腺皮质细胞生长、激素合成分泌
	卵泡刺激素（FSH）	糖蛋白	刺激卵巢卵泡生长和睾丸精子发生
	黄体生成素（LH/ICSH）	糖蛋白	刺激卵巢排卵、黄体形成和睾丸分泌睾酮
	促黑激素（β-MSH）	18 肽	刺激黑色素细胞合成黑色素
神经垂体	血管升压素/抗利尿激素（VP/ADH）	9 肽	保留细胞外液
	缩宫素（OT）	9 肽	引起子宫平滑肌收缩，促进乳腺分泌
甲状腺			
滤泡细胞	甲状腺素/四碘甲腺原氨酸（T_4）	糖蛋白	全面调节机体的新陈代谢活动，促进机体的生长发育
	三碘甲腺原氨酸（T_3）	糖蛋白	
C 细胞	降钙素（CT）	32 肽	参与钙、磷稳态和骨代谢调节
甲状旁腺（主细胞）	甲状旁腺激素（PTH）	84 肽	调节血钙和血磷水平
肾上腺			
皮质	盐皮质激素：主要是醛固酮（ALD）	类固醇	保钠、保水、排钾
	糖皮质激素：主要有皮质醇、皮质酮	类固醇	参与糖、脂肪、蛋白质代谢，调节免疫反应和应激反应
髓质	肾上腺素（A）	儿茶酚胺类	使心输出量增加，肝脏和骨骼肌血管扩张
	去甲肾上腺素（NA）	儿茶酚胺类	使心率加快，全身器官的血管收缩，血压升高
胰岛			
B 细胞	胰岛素	蛋白质	降低血糖，抑制脂肪组织动员，促进蛋白质合成代谢，促进生长
A 细胞	胰高血糖素	29 肽	促进分解代谢，动员机体储备能源
D 细胞	生长抑素（SS）	14 肽	对机体多种功能具有广泛抑制效应
睾丸			
间质细胞	睾酮（T）	类固醇	维持生精作用和正常性功能，促进雄性第二性征出现
支持细胞	抑制素	糖蛋白	反馈抑制腺垂体 FSH 的分泌
卵巢			
	雌二醇（E_2）	类固醇	刺激子宫、阴道、乳腺的生长发育和第二性征的出现并维持在正常状态
	孕酮（P）	类固醇	使子宫内膜增厚，准备受精卵着床，促进乳腺发育，准备授乳
松果腺（体）	褪黑素（MT）	胺类	参与下丘脑-垂体-性腺轴的调节，具有抑制生殖作用
胸腺	胸腺素	肽类	参与细胞免疫反应

激素合成的改变，最终均可影响睾丸和卵巢功能。持续的非代偿性激素紊乱可致垂体激素合成和分泌增加而引起垂体肿瘤。垂体细胞的负反馈抑制消失则可致垂体的无限制增生（初期增生，后期肿瘤），电离辐射和化学致癌物可增强这些效应。大、小鼠饲喂大马哈鱼降钙素 1 年，可使垂体灶样增生和腺瘤的发生率增高。免疫组化分析和血清激素水平测定，都证实长期给予降钙素可诱导垂体肿瘤。这些垂体瘤中可分泌糖蛋白激素（LH、FSH 和 TSH）中的 α 亚单位，是人类垂体瘤中最重要的类型。咖啡因、N-甲基亚硝基脲、舒必利等，也与大鼠垂体瘤的发生有关。

肾上腺皮质　易受外源化学物或药物的影响而发生变性和增生损害。多数肾上腺皮质毒物是亲脂性的，可在富含脂质的肾上腺皮质细胞中蓄积，肾上腺皮质细胞含有包括细胞色素 P_{450} 家族在内的代谢酶，某些外源化学物可被代谢为活性毒物，与细胞内高分子共价结合或通过产生自由基发生氧化反应，从而造成直接损害作用；通过影响皮质类固醇的生物降解及转运，或影响下丘脑-垂体-性腺轴，干扰神经-内分泌-免疫调节网络，而造成间接损害作用。对肾上腺皮质有毒性作用的外源化学物主要有 3C 或 4C 的短链脂肪族化合物、脂沉积诱导物和两亲化合物等，肾上腺皮质的网状带和束状带可能是这些化合物共同的主要靶点。活性最强的脂肪族化合物是两末端均带有负电基团的 3C 化合物，如丙烯腈、3-氨基丙腈、3-溴基丙腈、1-丁烷乙硫磷、1,4-丁烷双硫醇等，这些化合物常引起束状带和网状带坏死；脂沉积诱导物常引起中性脂肪的结合与蓄积，使细胞器功能降低和损失，最终导致细胞死亡，引起脂质沉积的化合物主要有氨鲁米特、氨苯丁酮和苯胺等，磷酸三甲酚和其他三芳基磷酸盐通过同时阻断从血清和储藏途径摄取胆固醇而致胆固醇代谢缺损；氯喹、三苯乙醇、对氯苯丁胺等两亲化合物，主要在束状带和网状带引起普遍的磷脂质病，镜下可见磷脂质包涵体，这些化合物影响溶酶体功能的完整性，其超微结构膨大并充满膜性板和髓磷脂体。类固醇激素是另一类可影响肾上腺皮质的化合物。使用类皮质酮可致肾上腺皮质功能活性丧失及促激素源性萎缩。试验动物使用 E_2 和 T 可引起肾上腺皮质的增生性损害。许多抗类固醇化合物（如脱氧皮质醇和螺内酯），通过与类固醇竞争或结合到类固醇激素受体上，从而减少可利用的受体位点或改变与受体的亲和力而影响肾上腺功能；某些外源化学物通过改变类固醇生成，并使肾上腺皮质细胞组织学和超微结构发生改变而影响肾上腺功能。肾上腺皮质化学性损害最常见的超微结构变化有：内皮损伤（如丙烯腈），线粒体损伤（如四氯化碳、o,p'-DDD、氨苯丁酮），内质网破裂（如三苯乙醇），脂质聚合（如苯胺），溶酶体磷脂聚合（如氯苯丁胺），髓质细胞栓塞所致继发效应（如丙烯腈）。

肾上腺髓质　实验动物（尤其是大鼠）肾上腺髓质增生性损害有多种不同的作用机制。腺垂体激素和肾上腺髓质增生损害存在相关性，长期使用 GH 与嗜铬细胞瘤及其他部位的肿瘤发生率增加相关。在多种大鼠品系中颇为常见的分泌 PRL 的垂体肿瘤，常伴有肾上腺髓质增生性损害。尼古丁和利血平都可引起大鼠肾上腺髓质增生损害发生率的增加。尼古丁直接刺激烟碱型乙酰胆碱受体，而利血平则促使肾上腺胆碱能神经末梢活性反射性地增加。成年大鼠短期给予利血平能刺激嗜铬细胞增生，其机制可能是基于内脏神经刺激反射性增加。能增加肾上腺髓质增生性损害发生率的其他药物主要有：非类固醇消炎药佐美酸、促黄体素释放素类似物那法瑞林、β-肾上腺素能阻滞剂阿替洛尔、α-肾上腺素能阻滞剂特拉唑嗪、抗病毒药利巴韦林、二膦酸盐帕米膦酸钠及异利血平等。与遗传因素相比，环境和饮食因素更易引起大鼠肾上腺髓质增生性损害。在大鼠的慢性毒性试验中，发现三种饮食因素可增加肾上腺髓质增生损害的发生率：无限制状态下大量摄入食物；过多摄入富含钙、磷的市售食物；过多摄入含有能增加钙离子吸收的其他食物如维生素 D 和不易吸收的碳水化合物。肾上腺髓质的系列增生改变包括从弥漫性过度增生到良性或恶性肿瘤的形成。许多实验大鼠品系增生损害的发生率较高，这些损害变化的发生依品系、年龄、性别、饲料、药物暴露和各种环境变化的不同而改变。雄性大鼠一般比雌性大鼠嗜铬细胞瘤发生率高，大鼠比小鼠发生率高，小鼠品系比人类发生率高。人类除遗传性多发性内分泌瘤临床综合征外，嗜铬细胞瘤并不多见。

甲状腺　甲状腺激素合成的起始步骤是从血循环中吸收碘，然后逆浓度梯度转运到滤泡腔内的滤泡细胞中。一些阴离子（如 ClO_4^-、SCN^- 等）是甲状腺碘主动转运的竞争性抑制剂，可导致血中 T_4 和 T_3 水平降低，垂体分泌 TSH 代偿性升高，持久暴露可引起滤泡细胞肥大增生、甲状腺重量增加和甲状腺肿的形成。许多外源化学物或药物能影响甲状腺激素合成的第二步，这些化学物中很多是通过抑制甲状腺过氧化物酶（可将无机碘化物氧化为分子态碘）发挥作用的，这类化学物或药物主要有硫脲、硫脲嘧啶、丙硫氧嘧啶、甲巯咪唑、卡比马唑、磺胺、对氨基苯甲酸、间苯二酚、间苯三酚、2,4-二羟苯甲酸、氨基三唑等。过多的碘能抑制甲状腺激素的分泌，偶尔会导致动物和患者甲状腺肿和甲状腺功能低下。高碘抑制甲状腺激素分泌的作用机制包括：降低人甲状腺溶酶体蛋白酶的活性；抑制大、小鼠甲状腺胶滴的形成；抑制犬甲状腺 TSH 调节的 cAMP 水平升高。苯巴比妥是已被深入研究的肝微粒体诱导剂的范例，其能诱导一系列细胞色素 P_{450} 同工酶。在大鼠肿瘤的启动-促进模型中，苯巴比妥是甲状腺肿瘤的促进剂。亚硝胺处理后再给予苯巴比妥能使血中 TSH 浓度升高，甲状腺重量增加，甲状腺滤泡细胞肿瘤发生率增加，这些效应均可被同时给予外源性甲状腺素降低，且与给予的剂量有关。能诱导大鼠肝微粒体酶并干扰甲状腺功能的外源化学物主要包括中枢神经系统作用药物（如苯巴比妥、苯并二氮䓬类化合物）、钙通道阻滞剂（如尼卡地平、苄普地尔）、甾类化合物（如螺内酯）、视黄醛、氯化烃（如氯丹、DDT、TCDD）和聚卤代联苯（如多氯联苯、多溴联苯）等。许多外源化学物或药物干扰甲状腺素合成与分泌的一个或多个环节，使 T_4 和 T_3 水平低于正常，导致腺垂体代偿性增加 TSH 的分泌。当用大、小鼠测试这些化学物时，早期出现滤泡细胞肥大/增生，甲状腺重量增加；长期试验时它们可通过与激素失调相关的继发机制使甲状腺肿瘤发生率升高。在啮齿类动物甲状腺肿瘤发生的继发机制中，特定的外源化学物或自身生理紊乱可激发其他的刺激信号（如长期分泌过多的 TSH），从而促进起源于滤泡细胞的结节性增生的发展，即起初肥大，其后增生，继而腺瘤，偶见癌变。化学物对甲状腺的"无效应"阈值（安全值）可通过该化学物不引起 TSH 循环水平升高的剂量来确定。通过激素水平失衡这种继发机制的化学物常常不具有或很少具有致突变或致 DNA 损伤作用。研究表明，TSH 长期刺激人类甲状腺诱发肿瘤只有在特定的情况下才会发生，其可能是与其他代谢或免疫异常共同作用的结果。许多品系的高龄实验大鼠及某些物种和人类，在长期高血钙条件下会出现结节性和（或）散在性 C 细胞增生。放射线和抗甲状腺药甲巯咪唑可导致大鼠 C 细胞和滤泡细胞的增生及腺瘤。

甲状旁腺 吸入一定剂量的臭氧后，初期许多主细胞发生代偿性肥大和增生，晚期甲状旁腺出现萎缩和主细胞坏死。铝可抑制甲状旁腺分泌并降低主细胞甘油二酯的水平，其作用的分子机制与钙离子相似，即能降低甘油二酯的合成，并能在相应的磷脂酰胆碱和甘油三酯的合成减少中反映出来。服用 L-天冬酰胺酶的家兔可选择性损伤甲状旁腺主细胞，并可发生严重的低钙血症和手足强直，某些患者服用该药后也出现低钙血症。甲状旁腺主细胞的增生损害可发展为主细胞腺瘤。7 周龄时切除性腺，可降低受辐射雄性大鼠甲状旁腺瘤的发生率，而雌性大鼠则无变化。外源化学物很少引起甲状旁腺瘤，成年大鼠慢性毒性/致癌性试验中出现的腺瘤通常无功能（无内分泌活性）。辐射可显著增高近交系 Wistar 大鼠甲状旁腺瘤的发生，而高维生素 D 饮食和血浆钙水平增高的受辐射大鼠，其甲状旁腺瘤的发生率下降。

胰岛 外源化学物或药物毒作用的靶器官。四氧嘧啶可破坏胰岛 B 细胞而导致实验性糖尿病，这是由于四氧嘧啶对 B 细胞有高亲和性并很快被代谢成 5-羟巴比妥酸，其经自氧化作用而产生大量过氧化物、超氧阴离子及自由基；烷化剂链霉素对 B 细胞损伤与其特异性结构 N-亚硝基正甲基尿素有关，其诱导的实验性糖尿病可使内皮受体上调，并经垂体降低 LH 分泌而损伤生殖系统。赛庚啶及其类似物是一组抗组胺和 5-羟色胺药物，可导致胰岛素合成和释放的可逆性抑制；二氮嗪和苯妥因通过阻断外周葡萄糖的作用而抑制胰岛素的分泌。

睾丸 在啮齿类动物慢性毒性和致癌性研究中，睾丸间质细胞瘤是最常发生的内分泌肿瘤。啮齿类动物的睾丸肿瘤一般分为 5 类，即分别源于性腺间质细胞、生殖细胞、睾丸附件结构或浆膜、支持结缔组织和睾丸血管的肿瘤。间质细胞瘤在老龄鼠中的发生率随其品系的不同而各异。Fischer344 鼠和 Wistar 鼠间质细胞瘤发生率较高，而 SD 鼠、OM 鼠及 BN 鼠则较低。与啮齿类动物相比，人类间质细胞瘤的发生则非常罕见，且多为良性。引起间质细胞增生性损害的发生机制包括辐射、物种和品系的差异，以及暴露于某种特定的化学物如镉盐、2-乙酰氨基芴等。其他主要原因包括隐睾病、睾丸供血不足或脾异体移植等生理功能紊乱。激素水平失衡也是致间质细胞增生性损害的主要因素，如雌激素增高、雄激素降低和垂体促性腺激素（如 LH）增高。许多外源性化学物或药物在慢性作用下可干扰大鼠的下丘脑-垂体-睾丸轴的某个环节，影响其反馈调节而生成过多的 LH，引起间质细胞的增生性变化（增生，腺瘤）。

卵巢 啮齿类动物卵巢肿瘤可分为 5 种类型，即上皮细胞瘤、性索间质瘤、生殖细胞瘤、卵巢非特异性软组织瘤和转移性卵巢肿瘤。因暴露于外源性化学物、衰老或遗传缺失而引起的各种内分泌紊乱，可使上皮细胞瘤（如管状腺瘤）发生率升高。因功能紊乱、辐射、卵细胞毒性化学物或新生期胸腺切除等因素造成的长期内分泌功能紊乱，可使性索间质瘤发生率升高。暴露与未暴露于外源化学物的遗传变异的不育小鼠都能产生相同的卵巢管状腺瘤，与卵巢肿瘤只发生在不孕小鼠、下丘脑-垂体-卵巢轴功能正常、外源性雌激素可阻止肿瘤形成等机制有关。

研究与评价方法 对内分泌系统功能的研究与评价主要还是集中在测量体内生物参数、血液和尿液中激素及其代谢物水平、激素受体在相应组织器官表达（mRNA）及激素与受体结合后的信号转导。

体内生物测定 可用以检测激素在活体动物或离体器官内的生物活性。放射免疫法（radioimmunoassay，RIA）尽管可以更精确地测量激素水平，但是无法区分活性或非活性的激素代谢物或前体。生物测定法用血糖水平（如低血糖）测量胰岛素，用骨骼生长测量生长激素，用卵巢重量变化测量促性腺激素。体内生物测定的最大缺点是不太敏感、特异性不强。

体外生物测定 主要用有内分泌反应的组织细胞培养系来观察血清中具有生物活性的激素水平。通过测量细胞对激素的反应得到血清中激素的活性。传统上，测量激素引起的腺苷酸环化酶（cAMP）活性，但通过测量细胞内钙离子水平、肌醇磷脂代谢物和蛋白质磷酸化水平等来研究激素活性。其他的体外生物测定主要是检测远端靶器官受体和信号转导机制、酶活性及类固醇激素合成的变化，还有观察特定激素

引起的有丝分裂的应答。体外生物测定法的缺点是在血清中可能存在具有刺激性或抑制性物质干扰所观察到的反应。因此，可靠的体外生物测定需要分馏过的血清和充分了解其内分泌反应特性的细胞系。

激素水平测定 RIA 是用来测定激素水平最常见的方法，可用于检测达不到检测限的激素或有交叉反应的激素。RIA 分竞争性抑制法和非竞争性抑制法。前者是激素与带有放射性物质的激素类似物竞争同一个抗体，当未与抗体结合的激素类似物被清洗后，所测得的标记与已结合的激素成负相关。样品中激素水平很高时，所测到的放射性便降低。后者是用两种特殊抗体（捕获抗体和标记抗体）同时与激素结合，清洗后，所测得的放射性标记与激素的水平成正比。竞争性抑制RIA 适用于大多数激素，尤其是低分子量激素的测定。通常一旦标准曲线建立后，RIA 就可检测血清和尿液中的激素含量。用RIA 测得的激素值比较精确，但是 pH 值或离子强度会影响抗体和抗原的结合，所以标准曲线的建立和样本测定必须在相同条件下进行。酶联免疫吸附法是 RIA 的第二代技术。该技术中，抗体尾部连着的不是放射性标记而是酶，产生的终产物可以用分光光度计来分析。激素和酶标记的抗体结合，冲洗掉多余的抗体并加入各种反应物质后，酶的活性可以被看到并记录。所以，激素的水平和所记录的酶活性呈正相关。这种方法的敏感性可以通过延长培养时间得到提高。

基因表达分析 一些内分泌调节剂或内分泌干扰物（endocrine disrupting chemicals，EDC）

可通过提高或降低基因转录的速率、控制基因的表达从而改变内分泌的功能。基因转录的测量终点一般是量化关键基因的信使核糖核酸（mRNA）。因为 mRNA 是细胞内相对小的 RNA 片段，所以检测方法非常敏感，特异性强。主要检测手段有 Northern 印迹法、核糖核酸酶保护法等。常用的是定量逆转录多聚酶链反应（RT-PCR），这种方法对极少量的 mRNA 有扩增作用，提高其敏感性。如果要检测在不同激素或环境下组织或细胞中差异表达的 mRNA，可以用消减杂交技术。原位杂交采用标记的核酸探针（DNA 或 RNA）检测并定位组织样品中的 mRNA，与目标基因互补的核酸探针尾部带有抗原、荧光或具有放射活性的标签，故可精确地对留在组织中的基因探针进行定位和定量分析。其中，测大量 mRNA 应使用带放射标记的基因探针，即放射自显影术。如果想重点检测并定位染色体上某个特殊的 DNA 片段，则用荧光原位杂交法。当 mRNA 量非常少的时候，需要扩增组织中目标核酸的量，应当用原位 PCR。免疫组织化学（immunohistochemistry，IHC）是用抗体来检测和定位组织切片细胞中基因产物（如蛋白）。这些抗体上都带有显色的标记，如碱性磷酸酶或辣根过氧化物酶。为了看到标记的蛋白，第一单克隆或多克隆抗体可被用来与激素或激素受体结合，再加入第二抗体标记物如荧光染料共轭二抗或链亲和素-生物素标记。最后根据显微镜的波长和滤镜、信号的稳定性、所观察组织的种类，以及是否是双重标记来选择荧光染料。非荧光染料，如免疫过氧化物酶或胶体金结合物，都适用于明视野观察，

可以用来在组织的不同部位区分和定位生物标记物。IHC 是原位杂交的强有力的补充，只是有时缺乏与激素、激素受体及相关蛋白对应的抗体、样本准备中抗原变性反应、细胞膜通透性不强等问题，使该方法的应用受到限制。

信号转导通路分析　生物信号转导是生物体将一种信号转变成另一种信号的过程。这一过程有几个共同的特征：酶催化、反应迅速（1 秒钟内）、第二信使介导。化合物对激素受体信号转导的影响可以通过信号通路和产生的第二信使加以分析。经常研究的内分泌信号转导的机制有 cAMP 活化、鸟苷酸环化酶（cGMP）活化、细胞内激酶（丝氨酸/苏氨酸激酶和酪氨酸激酶）活化、磷脂酶（磷酸肌醇）活化、细胞内钙离子释放、受体操作的离子通道等。因此，根据信号通路和第二信使的产生，可以分析某种化合物对激素受体信号转导的作用。很多技术，包括高效液相色谱、蛋白质印迹法、蛋白激酶法等，都可以用来检测有毒物质对激素信号转导通路的作用。

防治措施　见生殖毒理学。

虽然在内分泌毒理学研究方面取得了显著成果，但由于这是一个非常复杂、深奥的领域，许多科学问题亟待系统深入的研究。①总体研究思路、策略和方法见生殖毒理学。②揭示 EDC 的作用模式，尤其是对发育过程的影响，修正传统毒理学中的阈值概念，评价外源化学物及其复合暴露对生物体内分泌系统的损害作用。③研究 EDC 在母体中生物积累后经行为、表遗传等非遗传方式放大，导致后代在形态学和生理学上的发育异常并产生传代效应。④加强 EDC 非生殖终点的监测，发现 EDC 作用的靶窗期及靶窗期的低剂量效应。⑤阐明外源化学物长期暴露下生物体基因所发生的适应性改变，使合成的类固醇激素受体可以识别内源性激素和 EDC，从而保证种群在化学物污染环境下的长期生存。⑥通过大量的体内外试验、人体观察和流行病学研究，以充分的数据证明外源化学物所致内分泌系统改变可影响人类男女性生殖健康。

（王心如）

shēngzhí dúlǐxué

生殖毒理学（reproductive toxicology）　研究环境化学、物理和生物因素，尤其是外源化学物对生物体生殖系统的损害作用与机制的学科。目的旨在对这些因素进行安全性评价和危险度评定，为生殖危害的防治提供科学依据。生殖毒理学是现代毒理学的一门重要分支学科，也是临床生殖医学的重要组成部分。

生殖系统的组成与功能　生殖系统是生物体内与生殖紧密相关的器官成分的总称，是对外源化学物的侵害十分敏感的系统。男（雄）性生殖系统包括内生殖器睾丸、输精管道（附睾、输精管、射精管、尿道）、附属腺（精囊、前列腺、尿道球腺）和外生殖器阴囊及阴茎；女（雌）性生殖系统包括内生殖器卵巢、生殖管道（输卵管、子宫、阴道）、附属腺（前庭大腺）和外生殖器（女阴）。睾丸能产生精子并分泌睾酮（T）等性激素，精子暂存于附睾内，射精时经输精管、射精管和尿道排出体外，精囊、前列腺和尿道球腺的分泌液共同构成精浆（营养精子并促进精子成熟），精浆与精子构成精液，阴囊容纳睾丸和附睾，为精子发生提供适宜温度，阴茎有勃起功能，是性交器官；卵巢能产生卵子并分泌雌二醇（E₂）等性激素，输卵管是输送生殖细胞的管道和受精部位，子宫是产生月经和孕育胎儿的器官，分娩时胎儿出子宫口，经阴道娩出。可见，生殖系统的主要功能是产生生殖细胞，繁殖新个体，分泌性激素，形成并维持第二性征。

生殖危害与代表性毒物　全球性环境问题中，约有 70% 与化学物污染有关。美国《化学文摘》登记注册的有机和无机化学物已逾 1 亿种，每年约新增 500 余万种，已进入环境的常见化学物有 10 万余种。20 世纪 90 年代以来，日益增多的研究资料表明，人类多种生殖系统疾病与外源化学物（或药物）有关。其中，环境内分泌干扰物（endocrine disrupting chemicals，EDC），尤其是持久性有机污染物（persistent organic pollutants，POP），可导致性分化异常、生殖道畸形、生精障碍、性功能异常、生育力下降、不孕不育、死胎或畸胎、自然流产、恶性肿瘤、多囊卵巢综合征（polycystic ovary syndrome，PCOS）、神经系统病变、出生缺陷等。EDC（含 POP）污染已成为全球共同面临的重大公共卫生问题，环境与人类生殖健康是 21 世纪生命科学和环境科学领域亟待研究和解决的重大科学问题。①滴滴涕（DDT）及其衍生物、狄氏剂、多氯联苯（PCB）、毒杀芬等，可致雄性性征丧失和雄性动物雌性化，雄性动物比例下降，二噁英（TCDD）、二甲基汞等高暴露人群，其子代男婴出生比例显著下降，表明某些 EDC 可引起性分化异常。②己烯雌酚（DES）、双酚 A（BPA）可致女性生殖道畸形，DDT 可致隐睾症和男性生殖道畸形，林丹、灭蚁灵、邻苯二甲酸二丁酯（DBP）等可致尿道下裂，患有隐睾症或尿道下裂新生儿的母体胎盘中 o,p′-DDE、p,p′-DDE、林丹和灭蚁灵的水平均显著高于正常新生儿。③DDT 和三氯杀螨醇可诱发睾丸组织损害和小阴茎，铅（Pb）、镉（Cd）、2,5-己二酮（2,5-HD）、邻苯二甲酸单（2-乙基己基）酯（MEHP）、二甲磺基乙烷（EDS），以及壬基酚（NP）和辛基酚（OP）等烷基酚类化合物暴露，可致睾丸发育障碍，提示某些 EDC 可引起生精障碍。④DDT、PCB 等暴露人群的病例-对照研究发现，勃起功能障碍的发生率明显增高，BPA 职业暴露人群的队列研究发现，发生性欲减退、勃起功能障碍和射精障碍的风险明显增高，表明某些 EDC 暴露可造成性功能障碍。⑤邻苯二甲酸酯（PAE）、PCB、多环芳烃（PAH）等可致精子密度下降、精子畸形率增高，BPA、氰戊菊酯等可致精子 DNA 损伤，二溴氯丙烷（DBCP）、邻苯二甲酸二(2-乙基己基)酯（DEHP）、DDT 等可致精子染色质缺损、睾丸细胞凋亡增加，表明某些 EDC 与人类生育力下降及不孕不育有关（半个世纪以来，人类精液质量明显下降）。⑥病例-对照研究和队列研究结果表明，BPA、PCB、多氯二苯并呋喃（PCDF）、DDT 等暴露，均可增加发生自然流产、死胎的风险。⑦巢式队列研究和病例-对照研究结果表明，DDT 暴露可增加罹患乳腺癌的风险，十氯酮暴露可增加罹患前列腺癌的风险，PCB 暴露可增加子代罹患睾丸癌的风险。⑧PCOS 患者血清中 BPA 水平明显高于正常对照女性，胚胎期暴露于雄激素过多环境的雌性恒河猴，成年后出现高

雄激素血症，提示某些 EDC 暴露可增加 PCOS 的发病风险。⑨氨基甲酸酯类、PCB、橙剂、TCDD 等暴露，可明显增加胎儿的神经管缺陷、无脑或尖颅畸形、脊柱裂、唇腭裂、先天性心脏病等出生缺陷的发病风险。

毒作用机制 主要有以下几个方面。

改变激素受体的识别、结合、跨膜信号转导及活化　激素可通过与核受体（胞内受体）或非核受体（膜受体）的交互作用而引起靶组织反应。天然配体与其受体的特异性结合是发挥激素功能的关键步骤。许多外源化学物可模拟天然配体作为激动剂，或抑制配体-受体结合作为拮抗剂，从而产生拟激素或抗激素作用。外源化学物如甲氧氯、染料木黄酮、DBP、DES、BPA、NP、OP 等与雌激素受体（ER）结合后，可表现为拟雌激素效应，而农药乙氰菊酯、醚菊酯、氟氯氰菊酯、氯氰菊酯等，则表现为抗雌激素效应；乙烯菌核利的代谢产物 M1 和 M2，p,p′-DDE、2,2-二 (4-羟基苯基)-1,1,1-三氯乙烷（HPTE）、杀螟硫磷、利谷隆等与雄激素受体（AR）结合后，可产生抗雄激素效应；多溴联苯醚（PBDE）、BPA 及其衍生物等能与甲状腺激素受体（TR）结合，产生拟/抗甲状腺激素活性；二噁英类（如TCDD）、PCB、PAH 等可与芳烃受体（AhR）结合，产生多种神经内分泌系统干扰效应。

许多外源化学物抑制配体与核受体结合的类型不止一种。例如，NP、HPTE 等均能抑制内源性配体与 ER、AR、孕酮受体（PR）的结合，且 NP 和 HPTE 对这三种受体具有相似的亲和力。蛋白激素受体定位于细胞膜，当

该类激素与相应受体结合时，由于第二信使系统的活化，跨膜信号转导介入配体-受体结合过程，这可以导致 G-蛋白偶联的蛋白激酶 A 通路发生改变，磷脂酰肌醇4,5-二磷酸（PIP_2）的调控发生改变，酪氨酸蛋白激酶（TPK）活化，胞内钙离子（Ca^{2+}）浓度升高等。许多外源化学物可通过干扰膜的第二信使系统或改变激素受体的活化而诱导系列细胞反应事件。林丹等可减少膜内 PIP_2 的转换，因而可降低蛋白激酶 C（PKC）活化，他莫昔芬也可抑制PKC 的活性，而佛波醇酯则可模拟二酯酰甘油增强 PKC 活性。TCDD 暴露后，可通过 ER、PR 和糖皮质激素受体（GR）等受体下调（暂时降低对配体的敏感性）的间接机制而改变类固醇激素受体的活化。

由于存在多种内分泌干扰途径和方式，有关外源化学物的任何评价都必须整体考虑对激素受体功能多重影响的结果及其反馈调节。

干扰内源性激素的合成、分泌、代谢、排泄和生物利用度　许多外源化学物具有抑制内源性不同激素生物合成的能力。例如，TCDD 可抑制成年雄性大鼠 T 的合成；硫丹可降低雄性大鼠血浆中 T、卵泡刺激素（FSH）、黄体生成素（LH）等的浓度；芳香化酶抑制剂氯苯嘧啶醇和三丁基锡（TBT）可抑制雌激素的合成；无论是雌激素还是 T，都能直接或通过改变 LH 和 FSH 的糖基化而影响垂体激素的合成；某些 EDC 可影响作为神经递质的肾上腺素和褪黑素等非肽类、非类固醇激素的合成；许多二硫代氨基甲酸酯、二硫化碳（CS_2）等暴露，可改变去甲肾上腺素和肾上腺素的

合成。儿茶酚胺类激素贮存于肾上腺髓质嗜铬细胞的颗粒泡内和中枢神经系统的突触前端，这种贮存机制对于维持正常的激素浓度并按生理需要快速释放是十分重要的，否则就容易被单胺氧化酶脱氨基，利血平和苯丙胺是影响这种贮存过程的代表性化合物。类固醇激素则并不贮存于胞内膜分泌颗粒中。例如，睾丸间质细胞（LC）合成 T 并根据 LH 受体的活化程度而释放。因此，凡是阻断 LH 受体或抑制 cAMP-依赖的级联反应的化学物，都能快速改变 T 的分泌。

许多糖蛋白激素的释放取决于第二信使系统 cAMP、三磷酸肌醇（IP$_3$）、TPK 及 Ca^{2+} 的活化。干扰这些过程将会改变许多激素的血清水平和生物利用度。许多金属阳离子如 Pb、Cd、锌（Zn）等，可通过干扰胞内 Ca^{2+} 浓度而影响垂体激素的释放。血中激素以游离或结合状态被转运。类固醇激素结合球蛋白或睾酮-雌激素结合球蛋白（TEBG）能与 T 或雌激素结合而转运；糖皮质激素与皮质类固醇结合球蛋白结合而转运；T$_3$ 和 T$_4$ 与甲状腺结合球蛋白（TBG）、前白蛋白及白蛋白结合而转运。调控血中结合球蛋白的浓度具有重要意义，因其浓度的增加或减少可影响类固醇激素的生物利用度。水杨酸盐和苯妥英钠（二苯乙内酰脲）通过改变 TBG 而影响血中 T$_4$ 水平；雌激素可增加血中 TEBG 浓度；而雄激素和治疗剂量的糖皮质激素则可降低 TEBG 浓度。能改变肝某些酶活性的化学物可影响激素的清除或排泄。PCB 和 TCDD 通过提高肝 UDP-葡萄糖醛基转移酶的活性及增加 T$_4$-葡萄糖醛酸结合物从胆汁排泄，从而降低血浆 T$_4$ 水平，

PCB 浓度与母乳和血浆中 T$_4$ 水平呈负相关。

对靶性腺睾丸和卵巢细胞的直接或间接损伤　多种外源化学物能通过由支持细胞（SC）-SC 连接形成的血-睾屏障而代谢，睾丸中存在细胞色素 P$_{450}$、环氧化物分解酶、芳烃羟化酶等多种代谢酶。类固醇合成通路中也含有许多可受到化学物或药物影响的酶。无论是母体化合物还是其代谢产物都可能对性腺产生有害影响。无论生物转化发生在性腺内或性腺外，最终结果可能是干扰精子发生和（或）类固醇合成。外源化学物 Cd、顺铂、棉酚等可破坏血-睾屏障，对近腔室的生精细胞产生选择性损害，生殖细胞（GC）依靠与 SC 的紧密连接维持早期发育，SC-GC 连接发生障碍，最终可导致 GC 从生精上皮释放到近腔室的数量减少，严重者可引起睾丸萎缩，这一过程称为 GC 脱落。GC 脱落是许多 SC 毒物如 PAE、2,5-HD、1,3-二硝基苯等引起的一种生殖毒性反应。SC 分泌生精管液（STF）是一种微管依赖过程，STF 为 GC 的生长和发育提供大量重要因子，抑制 STF 是 2,5-HD 引起急性 GC 脱落的主要机制之一。2,5-HD 可干扰依赖微管的囊泡运输，从而抑制 STF 分泌。PAE 和秋水仙素等也可抑制 STF 分泌。DEHP 的代谢产物 MEHP 和 δ-9-四氢大麻酚可增加体外培养大鼠 SC 乳酸盐的分泌并抑制 FSH 连接的信号转导，这可能是 SC 分裂减少的机制之一。多柔比星（阿霉素）可杀伤精原干细胞；博来霉素可杀伤分化过程中的精原细胞；丙烯酰胺是 GC 遗传毒物，可致附睾成熟精子和睾丸后期精子细胞的显性致死突变。许多外源化学物或药物可导

致睾丸 LC 损伤和死亡，或引起 LC 肥大/增生甚至肿瘤。例如，雄激素受体拮抗剂氟他胺、5α-还原酶抑制剂非那雄胺、T 合成抑制剂西咪替丁、芳香化酶抑制剂福美坦、多巴胺激动剂二甲基硫醚、雌激素激动剂 DES、雌激素拮抗剂他莫昔芬、GnRH 激动剂亮丙瑞林及钙通道阻滞剂伊拉地平等，作用方式截然不同。

卵巢卵泡生命历程中，有三个易受外源化学物损伤的阶段。9,10-二甲基苯并蒽（DMBA）、3-甲基胆蒽（3-MC）和苯并芘（BaP）等可特异性杀伤大小鼠和人类的原始卵泡；3-MC 和 BaP 等可以破坏初级卵泡，此类化学物往往导致不育；DMBA、3-MC、DEHP 和环磷酰胺可损耗卵巢中次级卵泡的数量，加速卵泡闭锁，结果可导致卵巢早衰、闭经乃至不育；某些 PAE 等可破坏成熟卵泡，其主要机制可能是改变了成熟卵泡的生化过程或抑制了卵母细胞释放和成熟的能力。外源化学物暴露对排卵的不良影响可能包括一种或多种卵巢功能的改变。例如，氨基苯乙吡啶酮可抑制类固醇合成而阻断排卵，Cd 可造成大鼠和仓鼠卵巢血管损伤而阻断排卵；排卵后，受精窗口期卵母细胞的成熟和受精程度极易受到外源化学物的侵害，可造成纺锤体结构和功能异常（如秋水仙素、诺卡达唑、Cd、Pb 等）、DNA 损伤和染色体畸变（如多柔比星、顺铂、丙烯酰胺、烷化剂等）、氧化损伤（如谷胱甘肽氧化剂二酰胺等）和细胞周期紊乱（如 6-二甲基氨基嘌呤等）。

研究与评价方法　主要有雄性、雌性生殖毒性检测与评价，以及生殖毒性综合评价。

雄性生殖毒性检测与评价

许多试验已被推荐或用于评价雄性生殖毒性。雄性生殖毒性的特异性观察终点主要包括体重，睾丸、附睾、精囊、前列腺和垂体等器官的重量及其大体检查和组织病理学分析，精子数量（计数）和质量（形态、活率、活力）评价，交配行为，GnRH、LH、FSH、T、E_2、催乳素（PRL）等激素水平，睾丸下降、包皮分离、精液产量、肛门-生殖器间距和外生殖器结构等。大多数试验都是损伤性的，因而仅限于动物而通常不能用于人。用于人的非损伤性方法包括精子计数、激素水平测定、生育史研究等。睾丸活检可选择性用于评价精子生成情况（如不孕/不育）。采用连续的交配试验以评价精子细胞生物学状态的生育研究，对于显性致死、致突变和雄性生殖能力一直是有用的试验。睾丸组织学评价可提供有关靶细胞形态学的信息，生精小管的组织学评价可了解细胞的完整性并提供有关生精过程的信息。通过测定雄激素水平，有助于判断间质细胞功能，通过测定雄激素结合蛋白（ABP）水平，则可评价支持细胞功能。计算机辅助精子分析系统可用于精子形态、生理、活力和鞭毛的分析。精子染色体结构分析可用于评价毒物诱导的精子核和膜的完整性，以及精子线粒体活性、精子的染色质结构异常和DNA损伤、精子的正常发育状态和受精能力，并可预测人的不育情况。检测人和啮齿动物精子DNA损伤的其他方法还有彗星试验（Comet assay）、TUNEL检测及氧化性DNA加合物测定。检测精子非整倍体和染色体断裂的新方法荧光原位杂交亦已用于精子评价。流式细胞术分析可用于评价睾丸特殊的细胞群，

能快速分辨不同细胞类型的相互关联或特性。细胞大小和形状、胞质颗粒和色素沉着、表面抗原、凝集素结合、DNA/RNA和染色质结构的测量都是可用于评价的体内、外参数。AR由三个功能区构成，天然存在的两个主要配体是T和DHT。T和DHT的AR也已被用于评价不同性腺毒物的作用。许多二价金属离子能抑制啮齿类动物前列腺中雄激素-受体结合。除了能干扰雄激素结合的重金属外，DDT及其主要代谢产物p,p'-DDE也是潜在的AR拮抗剂，不仅能抑制雄激素与AR结合，而且能抑制雄激素诱导的转录活性，从而影响雄性生殖。

人们一直致力于研究睾丸标志酶以期作为性腺细胞分化是否正常的指标。至少有八种酶的作用已被研究并作为性腺毒性的预测指标，即透明质酸酶、乳酸脱氢酶同工酶-X、山梨醇脱氢酶、α-甘油磷酸脱氢酶、葡萄糖-6-磷酸脱氢酶、苹果酸脱氢酶、3-磷酸甘油醛脱氢酶和异柠檬酸脱氢酶。支持细胞的许多分泌物对于评价雄性生殖功能具有某些潜在的价值。在这些分泌物中，ABP作为检测性腺损伤的潜在指标可能是最受关注的。间质细胞培养也可考虑作为评价性腺内分泌功能的潜在指标。此外，将精原干细胞进行体外培养，诱导其定向分化，也可作为评价男性生殖能力的潜在方法。

雌性生殖毒性检测与评价 对雌性生殖过程的评价要比雄性复杂得多。常用的雌性生殖毒性观察终点包括体重，卵巢、子宫、阴道、垂体等器官的重量及其组织病理学分析，动情周期、卵泡发育、排卵、交配行为，性激素的合成和分泌，生育力、孕期长

度、黄体数、着床前/后丢失、分娩、哺乳及育幼行为，子宫蜕膜、胚胎的植入和形成、衰老等。对雌性生殖道干扰作用的毒理学评价与致畸和致突变评价的试验方法相互重叠。发育毒性观察终点主要包括Ⅰ型和Ⅱ型改变，Ⅰ型表现为同窝仔活产数减少、死产数增加、同窝仔存活率下降、吸收胎数增加和畸胎儿数增加等；Ⅱ型表现为出生体重下降、出生后存活率下降、出生后生长发育和生育能力下降，以及发育迟缓胎儿数增加等。大体病理学和组织病理学对生殖毒性评价很重要，光镜和电镜在观察卵巢和垂体的超微结构方面同样很有价值。与雄性一样，评价雌性生殖系统毒性也有许多有用的试验，例如，Ⅲ段生殖毒性试验、一代和多代生殖毒性试验等。直接评价受试化学物对卵子发生和（或）卵泡形成影响的方法包括对卵母细胞的组织学检查和（或）卵泡数的测定。有关动物卵巢毒性的间接检查包括阴道开放时间、生殖退化开始的时间和总的生殖能力。形态学检查能够定量评价原始生殖细胞数、干细胞迁移、卵原细胞增殖和尿生殖嵴发育。

体外试验技术可用于评价原始生殖细胞增殖、迁移、卵巢分化和卵泡形成。连续的卵母细胞计数可以监测实验动物卵母细胞和（或）卵泡破坏情况。根据实验动物^{3}H-胸核苷的摄入、卵巢对促性腺激素的反应和卵泡动力学，可分析卵泡的生长情况，可鉴定对卵泡生长的直接和间接作用，也可鉴定药物和其他对卵子有毒性作用的环境化学物。许多化学物和药物都可影响受精和着床过程，妊娠是对生殖能力最好的评价，用鼠进行的交配试验是判断

总生殖能力的基本方法。血清雌激素水平或对靶器官的雌激素效应是评价卵泡正常功能的指标。组织和器官的反应包括未成熟大鼠阴道开口时间、子宫重量、子宫内膜形态学变化和（或）血清 FSH 和 LH 水平。颗粒细胞培养技术为评价化学物抑制细胞增殖和（或）雌激素合成的能力提供了直接筛选模型。此外，以植入前胚胎和胚胎干细胞为模型开展体外染毒试验，也成为化学物胚胎毒性评价的有力模型。E_2 的生物合成及其通过卵巢代谢为雌酮和雌三醇，是评价生殖过程的另一指标。这些类固醇激素在外周组织中的分解代谢是肝的重要功能。核和胞质中的雌激素/孕酮在毒理学研究中有重要用途。由于某些化学物（如 DDT 和其他有机氯农药）可竞争性结合 E_2 及孕酮受体并可能改变他们的分子构象，故这些受体显得尤为重要。

生殖毒性综合评价 研究者们模拟人群暴露的测试程序一直致力于生殖和发育毒性实验方法的标准化。根据 2007 年化学品注册、评估、许可和限制制度（REACH 法规），Ⅲ段和多代生殖毒性试验的实验方法、内容和要求需标准化，应按人用药品注册技术要求国际协调会（ICH）修订并提出的新的指导原则执行。同时，应在传统的整体和细胞水平基础上，引入系统毒理学和生物信息学理论、技术和方法，通过计算毒理学定量描述和预测生物功能、表型和行为等。研究表明，许多危险因素可影响人类的生育力。多种外源化学物已显示出对人类生殖过程的有害效应，而且人类男性对环境和职业性生殖毒物比其他哺乳动物敏感。已有报道指出，某些 EDC 的亲代暴露可以导致传代效应，造成其后多代的生殖能力降低。因此，生殖毒性的综合评价也应重视该类由于表观遗传机制所致的传代效应。许多慢性病也可对性腺功能造成不良影响。例如，甲状腺病变、肾衰竭、流行性腮腺炎等可减少精子发生；许多非内分泌系统疾病同样可降低血清中 T 及促性腺激素的水平；衰老、营养缺乏、肥胖等都能影响生育力。有鉴于动物实验结果外推到人存在某种不确定性，职业暴露危害很难精确评价，环境污染危害甚至更难证实（危险因素复合暴露），宏观和微观流行病学研究在环境危险因素和生殖危害因果关系的建立中显得尤为重要。

防治措施 为预防和控制环境有害因素对生物体生殖系统的损害作用，首先要制定、完善并严格实施环境保护法律、法规，依法进行预防性卫生监督和经常性卫生监督；加强工业"三废"治理技术的研究，减少污染物的排放量和处理量，并使之达标排放；开展环境教育，积极预防生活性和交通性污染。坚持"三级预防"原则是预防和控制生殖系统职业性损害的有效方法。①病因预防：通过改革生产工艺和改进生产设备，合理利用防护设施及个人防护用品，制订职业接触限值或卫生标准，使劳动者尽可能不接触或少接触职业性有害因素，同时对高危险人群进行职业禁忌证筛检。②临床前期预防：对作业人群进行职业健康监护，早期发现职业损害，及时合理处理并进行有效治疗。③临床预防：对已产生职业性损害的患者应及时作出正确的诊断和处理，如脱离接触，实施合理有效的治疗，预防并发症，促进患者尽快康复等。建立并完善 EDC（含 POP）的筛选评价体系，深入系统地研究 EDC 对生殖系统的损害作用与机制，确立科学、合理的 EDC 名单；监测饮用水、食品、新物质（新材料）中 EDC 含量，调查环境中 EDC 污染状况，积极开展环境风险评估，努力做好 EDC 危险性管理与交流工作。

生殖毒理学研究在医药、农药、食品、工业化学物和环境污染物的生殖健康风险评估中发挥了重要作用。未来的研究重点将聚焦在以下六个方面：①构建并完善环境 EDC 筛选评价体系和外源化学物生殖毒性危险度评定体系。②遵循 REACH 法规和体内试验的"3R"原则，验证并发展生殖毒性试验替代法。③运用系统毒理学和计算/预测毒理学的基本原理与方法，深入研究外源化学物/环境应激因素对生物体生殖系统的有害效应，阐明毒作用通路与生物学机制，确定并定量表征生殖毒物暴露的危险度，实现外源化学物生殖毒性的快速筛选、预测与分类。④长期、低剂量、联合（复合）暴露所致生殖健康效应。⑤人类生精障碍和不良生殖结局的环境-遗传-表观遗传交互作用与机制，以及暴露、效应和易感生物标志（开展出生队列研究和职业暴露队列研究是关键）。⑥辅助生殖技术、药物干预等对生殖发育结局的潜在危害。

（王心如）

yíxiàn dúlǐxué

胰腺毒理学（pancreatic toxicology） 研究外源化学物所引起的胰腺结构和功能损害，探讨外源化学物及氧自由基等对胰腺的作用机制、病理变化和毒性表现等，为中毒防治提供科学依据的毒理学分支学科。

胰腺的结构和功能 胰腺是人体第二大消化腺,形态细长,可分为胰头、胰体和胰尾三部分。胰头部宽大,与十二指肠中部相邻。胰腺与一些重要血管紧密联系:后有大动脉,前有腔静脉,上有肠系膜动脉和门静脉;与胰体上界伴行的还有肝动脉和脾动脉。众多的血管围绕也是胰腺对各种损伤易感的原因之一。胰腺表面的淋巴管形成一个复杂的淋巴结系统。此外,胰腺还有众多的内外支配神经,包括来自迷走神经的传入和传出副交感神经及复杂的交感神经纤维网。胰腺实质由外分泌部和内分泌部两部分组成。外分泌部分泌含有多种消化酶的胰液,胰液经导管排入十二指肠,在食物消化中起重要作用。内分泌部是散在于外分泌部之间的细胞团,称胰岛,它分泌的激素进入血液或淋巴,主要参与调节碳水化合物的代谢。人体的胰腺每天可以分泌 $0.7 \sim 2.5L$ 胰液,其 pH7.5 ~ 8.8,与血浆等渗。消化酶是胰液中最主要的蛋白成分,其中包括活化的丝氨酸蛋白酶前体、外肽酶、脂肪酶、胆固醇酯水解酶、淀粉酶、RNA酶、DNA酶等。

相对于其他组织器官来说胰腺对外来毒物的损伤作用更为敏感,胰腺丰富的动脉血流可能是其对通过吸入途径进入机体的外来化学物质易感的关键原因。胰腺腺泡细胞对氧化应激反应非常敏感,这种易感性在各种获得性胰腺疾病的发生过程中起着重要作用。氧化应激反应在这些疾病中的致病机制与一些胰腺自发性疾病中的相似。从系统发生的角度看,细胞色素 P_{450} 大量存在是自由基活性过度活跃的主要原因。毒物代谢过程引起的胰腺损伤与抗氧化能力不足导致的胰腺损伤的特征相似,如机体接触多种毒物或微量金属元素缺乏,均可引起胰腺细胞出现胞质空泡、内质网肿胀等毒性症状,并且所有这些过程均可以促进氧化应激反应。这些现象提示机体的抗氧化能力、酶诱导能力,以及对那些具胰腺毒性的各种药物/化学物质的接触程度在胰腺的毒性过程中起着重要的作用,并且是胰腺疾病的主要病因。通过吸入接触外来化学物质是引起酶诱导及化学药物接触过程的主要途径,而如何调动机体的抗氧化应激能力则在预防和治疗胰腺疾病中具有不可忽视的作用。

中毒表现及类型 急性胰腺炎、慢性胰腺炎和胰腺癌是外分泌胰腺的主要获得性疾病。恶性营养不良、衰老、遗传性囊性纤维化、遗传性金属聚积性疾病、血色素沉着症及肝豆状核变性等均可以对胰腺产生影响。一般认为,胰腺炎意味着胰腺内活化酶对胰腺的自身消化,其中以弹性蛋白酶的作用最为显著,可引起胰腺大出血,而磷脂酶 A_2 的作用则是引起胰腺点状坏死的主要原因。在出血性胰腺坏死动物模型的胰腺和腹水中可以检测到自消化酶。慢性胰腺炎是酗酒综合征的表现之一,但相关研究证明酒精在慢性胰腺炎发病中所起到的作用受很多因素影响。甲状旁腺功能亢进、慢性肾衰竭、肾移植、肠炎等疾病,以及接触某些药物/化学物质也是引起慢性胰腺炎的危险因子。慢性胰腺炎持续进展可发展成为胰腺癌。

急性胰腺毒性 外源化学物与急性胰腺炎的因果关系常会因一些疾病的并发症和其他类型的胰腺联合损伤所混淆。例如,硝基咪唑硫嘌呤与克罗恩病(节段性肠炎)和胰腺炎三者之间的联系,人类免疫缺陷病毒(HIV)感染、胰腺损伤和使用戊烷脒或双脱氧肌苷治疗三者之间的关系。此外,缺血再灌注损伤胰腺和环孢霉素A类药物对胰腺腺泡细胞毒性之间的相互作用也很难分辨。药源性急性胰腺炎发病率虽然较低,但作为药物不良反应也逐渐受到发达国家的关注。其中呋塞米、门冬酰胺酶、巯嘌呤、阿糖胞苷、去羟肌苷、磺胺类抗生素、舒林酸、喷他脒和雌激素等被报道与急性胰腺炎明确相关。外源化学物的代谢活化可能对胰腺造成损伤,在对乙酰氨基酚或四氯化碳有关的急性肝毒性中,对细胞色素 P_{450} 早期的诱导在急性胰腺炎的发病过程中起着相当重要的作用。很多挥发性的脂肪族/卤化碳氢化合物可经体内代谢酶途径活化,同时这些物质可以产生酶诱导,增加其对组织的损伤程度。

慢性胰腺毒性 酒精中毒、氰基苷、硝基咪唑硫嘌呤类药物、雌激素和2-丙基戊酸钠及高脂肪/蛋白饮食都是慢性胰腺炎的危险因素。每天饮用中等量的酒精可使患病危险性的对数直线上升。使用大鼠胃灌注模型可以区分酒精和高脂肪饮食的作用,前者导致低颗粒化和胰腺腺泡细胞凋亡,而脂肪过剩可增强这种作用。化合物还会影响随后胰腺对缩胆囊素反应的途径,抑制激素与受体的结合,减少分泌反应。缩胆囊素是外分泌胰腺主要的有丝分裂原,对其的干扰作用可以抑制胰腺细胞损伤后的再生。大量的病例对照研究证实职业接触挥发性油漆、溶剂和稀释剂、柴油/汽油发动机尾气、除油剂、染料等化学物质,与慢性胰腺炎发病有关。

有证据表明丙烯醛是引起胰腺毒性损伤的重要物质，乙醛和烯丙醇也可产生相应的毒性损伤。

胰腺癌　主要发生在发达国家，高龄、高脂肪/蛋白质饮食及吸烟是胰腺癌发病的确证危险因素，一些挥发性化学物质也可能引起胰腺癌发病危险性增高。饮酒和饮用咖啡是否可以增加胰腺癌的发病危险性仍然在研究中，但还没有明确的证据表明二者之间有任何联系。对美国黑种人胰腺癌易感性的研究，及对患者的家族成员中遗传性慢性胰腺炎的发病情况调查发现，遗传因素在胰腺癌的发病过程中发挥一定的作用。流行病学研究发现某些职业场所，尤其是化学和石化工业的有毒化学物质在胰腺癌症发展中起作用。实验研究发现，在加热器中含煤油的气体颗粒具有诱变性，因此在热带地区如果吸烟和接触煤油烟气会增高慢性胰腺炎患者进展为胰腺癌的危险性。因为不同状态的脂肪族/芳香族卤化碳氢化合物（如在溶剂、脱脂剂、油漆稀释剂等）均可产生相似的作用，而且这些具有遗传毒性的碳氢化合物在工业化和交通拥挤的城市空气中普遍存在。通过流行病学研究发现胰腺细胞色素 P_{450} 在人类胰腺肿瘤的发生过程中发挥着重要作用，能促进细胞色素 P_{450} 活性的因素都可能是胰腺癌的危险因素，美国黑种人细胞色素 P_{450} 固有的高水平可能是其易发胰腺癌的原因之一。遗传和环境因素的相互作用可影响细胞色素 P_{450} 系统，因此有遗传性慢性胰腺炎和家族性胰腺癌现象。酒精可以影响细胞色素 P_{450} 2E1 的活性，是可能引起胰腺癌发生的危险因素之一。不同的物质对细胞色素 P_{450} 系统的影响不同，应该将

人体接触的不同物质的作用联合考虑，同时机体早先接触酶诱导剂或体内抗氧化剂水平也可以影响胰腺癌的发病进程。高脂肪饮食与人群胰腺癌发病之间有一定相关关系。含氟氯的碳氢化合物，1,1-二氯-2,2,2-三氟乙烷是损耗臭氧的碳氢化合物的替代品，给大鼠吸入暴露 2 年可诱导外分泌胰腺癌。N-亚硝基二 (2-羟丙基) 胺 (BOP) 可诱导仓鼠产生导管型胰腺肿瘤，这是一种常用的胰腺癌动物模型。使用 O-重氮乙酰基-L-丝氨酸可诱导大鼠产生腺泡型肿瘤。

糖尿病　胰腺还有非常重要的内分泌功能。胰腺 β 细胞损伤，胰岛素分泌不足，将导致人体糖代谢紊乱。胰腺内分泌腺发生损伤将导致糖尿病。研究表明，链霉素被 β 细胞摄入后，通过烷基化 DNA 上特定位点引起 DNA 损伤，从而损伤 β 细胞。四氧嘧啶也能特异性损伤 β 细胞，但作用机制不同，它主要是和葡萄糖激酶的巯基作用来影响 β 细胞功能。

研究与评价方法　胰腺具有多种生理功能。它分泌的胰液，除含有胰蛋白酶、淀粉酶和脂肪酶外，还含有钠、钾、钙、镁及碳酸氢根等许多重要的电解质，在食物的消化方面发挥着巨大作用；胰腺所分泌胰岛素和胰高血糖素，对于维持正常的代谢、保持血糖正常水平具有重要意义。胰腺发生病变时，可以通过检测上述各项指标的改变，来了解胰腺的功能状态，并估计胰腺损害的程度。

胰腺外分泌功能检查　从生理角度研究和诊断胰腺疾病的方法。胰腺外分泌功能试验方法不断创新、发展完善，为胰腺疾病的诊断提供了新途径。胰腺外分

泌功能不足的主要原因是慢性胰腺炎和胰腺肿瘤。胰腺外分泌功能试验分为直接分泌试验和间接分泌试验。直接分泌试验是利用胃肠激素直接刺激胰腺测定胰液和胰酶的分泌量作为判断胰腺疾病的参数。间接试验是应用试餐刺激胃肠分泌胃肠激素进而测定胰腺外分泌功能，或者基于胰腺功能降低使粪中未吸收食物（蛋白、脂肪）增加，血、粪中酶含量降低，一些合成物质［N-苯甲酰-l-酪氨酰-对氨基苯甲酸（NBT-PABA）、月桂酸荧光素、同位素标记底物］在肠腔被胰酶分解，通过测定血、尿、粪、呼气中被水解物质的浓度降低程度来评估胰腺外分泌功能。

胰岛功能检测　包括 C-肽、糖化血红蛋白、血清糖化蛋白、胰岛素、胰岛素原、胰高血糖素等。胰岛素释放试验是令患者口服葡萄糖或用馒头餐来刺激胰岛 B 细胞释放胰岛素，通过测定空腹及服糖后 1 小时、2 小时、3 小时的血浆胰岛素水平，来了解胰岛 B 细胞的储备功能，也有助于糖尿病的分型及指导治疗。其次，C 肽是胰岛 B 细胞的分泌产物，它与胰岛素是等同分泌的，而且 C 肽不被肝破坏，所以 C 肽水平更能反映胰岛 B 细胞合成与释放胰岛素的功能，进而有助于糖尿病的临床分型、了解患者的胰岛功能、鉴别低血糖的原因，对胰岛细胞瘤的诊断及判断胰岛素瘤的手术效果也极其有意义。

形态学检查　超声、X 线检查、计算机断层成像、磁共振成像、超声内镜、磁共振胰胆管成像作为影像学检查，以其无创、无辐射、安全、简便、不需要对比剂、成功率高等优点，在检查胰胆管疾病中的应用越来越普及。

经内镜逆行胰胆管造影作为胆胰系疾病的诊断金标准已在临床应用。在体表超声或超声内镜的引导下，对病变部位行穿刺活检，取得的标本做组织病理学或细胞学检查，可有助于确定胰腺癌的诊断。

随着组织干细胞工程的兴起，体外分离、克隆胰腺干细胞，并定向诱导其分化为胰岛 B 细胞、移植 B 细胞根治 1 型和部分 2 型糖尿病已成为又一研究热点。有关胰腺干细胞的分布、活性表现、相关标记物，以及胰腺干细胞分离、培养及定向诱导分化为胰岛 B 细胞等领域的研究都取得了重要进展。

(庄志雄　杨淋清)

wèichángdào dúlǐxué

胃肠道毒理学（gastrointestinal toxicology）

研究外源化学物所引起的各种胃肠道疾病和发生、发展过程及其机制和预防、治疗措施的科学。涉及临床医学、流行病学、药理学、营养学、细菌学、免疫学、放射学、肿瘤学等多个领域。

胃肠道的结构和功能　胃肠道是消化系统的重要器官，其主要生理功能是摄取食物，进行物理或化学性消化，吸收分解营养物质，排出消化吸收后剩余的食物残渣。此外，胃肠尚有清除有毒物质和致病微生物的能力，参与机体的免疫功能，分泌多种激素参与消化系统和全身生理功能的调节。这些功能有赖于整个胃肠道结构的完整和功能的协调。胃肠壁可分为四层，从内到外依次为黏膜层（黏膜上皮、固有层和黏膜肌层）、黏膜下层、肌层和外膜。外源化学物在胃肠道吸收的主要部位是小肠，其次是胃，主要是通过简单扩散，部分可以通过吸收营养素或内源性化合物的专用主动转运系统进入血液，少数物质经滤过、吞噬作用和胞饮作用被吸收。在进化过程中，肠道形成了前上皮扩散屏障、肠黏膜层的再生等保护机制，使肠道免受有毒食物成分的影响。除了这些非特异性的保护机制，肠道还有特异解毒作用系统。代谢外源化学物质的酶系主要位于小肠上部绒毛顶端（也就是肠上皮细胞暴露于高浓度外源物质的地方），该区细胞属非分裂细胞，即使受到被活化化学物质的作用也不会导致遗传损伤。胃肠道的疾病能改变营养素和药物的吸收，这种改变同样影响外源食物污染物吸收。年龄也是影响肠吸收的主要因素之一，儿童吸收食物中大约 50% 的铅，而在成年人吸收降低到约 10%。此外，铅的生物利用度还受饮食成分的影响，1 ~ 12 岁的儿童，铁缺乏（转铁蛋白饱和度低于 10%）儿童的血铅浓度可能是正常转铁蛋白饱和度儿童的 3 倍多。钙抑制铅的吸收，低铁和高脂肪含量促进乳汁中铅的吸收。

胃肠道是毒物吸收的三大途径之一，与皮肤、呼吸道相比，胃肠道在毒理学具有以下特点：胃肠道内含有大量的细菌和丰富的消化酶，由此可改变外源化学物的毒性（增毒或减毒）；环境化学物质损害肠上皮屏障，可激发一系列的病理反应；外源化学物在体内的代谢转化，除肝肾代谢外，肠上皮也起着重要的作用；许多环境化学物质经胃肠道消化吸收和肝的初次代谢后，再随胆汁分泌至肠腔，这些中间产物可在肠腔内产生局部毒效应，如被重吸收，则可产生全身毒效应；外源化学物在肠腔内的停留时间较长，即暴露时间延长，增加吸收机会；胃肠上皮代谢旺盛，对环境诱变剂特别敏感；被吸入的外源化学物清除至咽部后，可再进入肠腔吸收入人体；外源化学物经肠黏膜吸收入人体的通道的特异性不强，使得有害物质更容易经肠入血或淋巴循环。

中毒表现及其机制　很多外源化学物质能通过直接或间接机制对胃肠道造成损伤，包括直接损伤黏膜层细胞、与胃肠道受体交互作用、影响胃肠蠕动和致癌作用。许多药物（如非固醇消炎药、一些抗生素、环磷酰胺、秋水仙碱和 5-氟尿嘧啶）、大量的家用化学物、工业和环境化学物及金属均可能产生这些损害。

直接的黏膜和细胞损害　溃疡是有毒物质直接局部作用而引起的胃肠道损伤，在小肠近端，局部产生溃疡开始于绒毛顶端，可导致绒毛的丧失，进一步可引起肠壁的出血和穿孔。腐蚀性物质如钠和钾氢氧化物、氨水、各种碳氢化合物或磷酸盐是局部活性物质，在摄食后会引起呕吐、腹痛和出血性腹泻。酸性腐蚀物和氧化剂主要通过蛋白质沉淀作用破坏黏膜层。碱性物质，如家用洗洁剂，主要是通过水解作用发挥损害作用，导致组织出现凝胶状的外观。醛类，如甲醛和丙烯醛，是另一种强烈的局部刺激物，能够在蛋白质的功能基团（如氨基），与氢氧根和巯基之间形成永久的交联物而损伤胃肠道的黏膜层。第四类腐蚀性物质是酚，能引起口腔、食管、胃和肠的组织损伤。乙醇、烷烃、一些芳香族化合物和化学溶剂也能导致溃疡。高浓度具有氧化性的金属离子，如铁和汞，会导致胃肠黏膜的溃疡和坏死。药物的铁制剂由于黏膜层受刺激能诱导恶心、胃灼热和腹痛。过量的铁中毒开始出现胃肠道上部严重的溃疡和坏死,导致出血性腹泻和呕吐,还可并发全身症状。除了能产生溃疡,乙醇、烷烃、一些芳香族化合物和有机溶剂还会引起呕吐、腹痛性痉挛、腹泻和便秘,这些效应与化学结构无关。这种肠道效应可能是由于化学物质的非特异性膜效应和对钠钾 ATP 酶的抑制。急性氟化物中毒会导致食欲减退、严重呕吐、腹泻和腹痛,可能伴随有炎症、出血和胃肠黏膜的坏死,氟化物皮下给药后也可观察到胃肠的症状。全身效应与肠液体转运的抑制有关,还可能与乙酰胆碱酯酶和腺苷酸环化酶被氟化物抑制有关,这些都影响肠液体吸收和运动。环氧化物如狄氏剂和异狄氏剂、烷化剂如氮丙啶、顺铂、N-甲基-亚硝基脲会导致恶心、呕吐、腹泻和体重下降。这些物质表现出抑制细胞生长和细胞毒性作用,最为强烈的是快速分裂细胞影响组织,导致胃肠道黏膜显著变平。小剂量的卤化脂肪族能引起人恶心,高剂量就会有食欲减退、呕吐、腹泻、腹痛和肠出血。卤化芳香族碳氢化合物如氯苯或溴苯也能引起肝和肠道的损伤如黏膜的过度增生,这些影响具有很强的种属特异性。

与胃肠道受体交互作用 胃肠功能可受化学物与细胞受体交互作用影响,由乙酰胆碱酯酶抑制剂(有机磷杀虫剂和氨基甲酸酯)和尼古丁和阿片戒断引起的胆碱能毒蕈碱类受体的刺激,会导致胃肠道运动和分泌的增加,这个过程会导致腹痛、腹部绞痛、腹泻症状。同样,服用阻断胆碱能毒蕈碱类受体的药物(如阿托品、三环类抗抑郁药、鸦片制剂、镇静安眠药物)可以延缓蠕动导致便秘。化学物如糖苷类、鸦片类物质、烟碱、可能还有一氧化碳与第四脑室中枢化学受体区或呕吐中心的相互作用可间接导致呕吐。胃肠道也是超敏反应发生的部位,几种药物使用包括血管紧张素转换酶抑制剂可引起口咽部的血管神经性水肿,该反应通过免疫球蛋白 E(IgE)介导。

致癌作用 胃肠道的各个部位均可能发生肿瘤。

口腔和咽部肿瘤 口腔肿瘤最重要的影响因素是烟草,酒精也是明确的危险因素。吸烟和饮酒协同作用比单个的危险因素增加 4~7 倍的危险度,如果同时间吸烟饮酒可增加 25~40 倍的危险度。在动物试验中,由烟草诱发的口腔癌症的危险度可因为之前感染疱疹单纯病毒而增高。除了诱发其他肿瘤之外,二噁英可增加大鼠腭和舌头肿瘤的发生率。

食管肿瘤 吸烟和饮酒也是食管癌症重要的危险因素,还有营养状况也对食管癌症有影响。中国一些区域,由霉菌串珠镰刀菌产生的亚硝胺是食管肿瘤发生率上升的原因。在动物试验中,食管是亚硝胺最重要的靶器官,有着独立的作用途径。

胃部肿瘤 营养习惯的改变可能是降低胃肿瘤发病率的主要因素。亚硝胺、亚硝酸盐在胃里的浓度,pH 值,胃里增加的内源性营养物亚硝化反应被认为是胃部肿瘤的危险因素。感染幽门螺旋杆菌也是远端胃腺癌的一个危险因素,可能是慢性炎症导致细胞增生和产生自由基、N-亚硝基化合物。

结肠直肠肿瘤 结肠肿瘤的一个重要危险因素是家族息肉病,如果不治疗会导致 40 岁之前患结肠癌危险性显著增加。动物实验证明化学致癌剂如杂环芳香胺(heterocyclic aromatic amine,HAA)可诱发结肠癌,虽然在食物中的数量比在动物试验中有效致癌剂量低约 1000 倍,然而,不同的 HAA 间有明显协同作用,而且并不是所有的 HAA 致癌能力都做过检验并得到证实。流行病学研究支持 HAA 是结肠癌重要的危险因素。胆汁酸分泌的增加,特别是脱氧胆酸和石胆酸,也可以增加结肠癌的危险性。直肠癌一个特异的危险因素是饮用啤酒,可能是因为乙醛蓄积导致生成 DNA 加合物。

胃肠道肿瘤的发生率受到食物中组成成分的影响。许多蔬菜和水果汁可以降低癌症的危险性,在体外致突变试验中表现出降低了 HAA 的致癌作用。高纤维含量的食物可加快食物在结肠消化的过程,因而减少了暴露于有害食物组成成分的时间,降低了 HAA 的生物利用度。高纤维食物降低了结肠癌的危险,甚至是有前致癌作用的结肠息肉的人。胃肠道癌症危险性也会受到食物中天然抗癌剂的影响。经常大量食用含有抗氧化维生素的水果和蔬菜可降低人群食管癌发病危险性。大量食用洋葱和大蒜等含有丰富硫基的食物可降低人群胃癌的危险性。在地中海国家结肠癌的低危险性可能是由于大量使用含有不饱和脂肪酸的橄榄油。

研究与评价方法 胃肠道结构和功能完整性的评价包括组织病理学检查、粪便便血检查、胃肠腔内脱落细胞率是定量检测、黏膜细胞增生的动力学分析、胃分泌活性的测定、肠道吸收和推进功能的评价。试验方法分为体内试验和离体试验，根据研究目的选择。①体内试验：可测量胃肠道吸收总量，是全面评价胃肠道吸收功能的方法，它是根据经口染毒后，测定体液中毒物的有效浓度，是评价外源性化学物利用度的最好尺度，也可评价影响全身吸收的动力因素，还可作为研究外源性化学物能否引起营养成分吸收障碍的筛选方法。因影响因素太多，该法对胃肠动力学研究不够精确。②离体试验：避免了体内试验的影响因素太多的缺点，可对某一特定因素进行研究，但只能在动物进行。翻囊技术是离体试验的一种，它将肠腔翻过来，两端结扎，囊内充满受试液，其吸收程度可通过测定囊内受试物量的变化来定量。此法缺点是试验时间不能太长。③其他：研究化学物在机体吸收时的相互影响，还有化学平衡法、中子活化法等；肌细胞的分离技术及单个肌细胞收缩能力的测定技术，排除了神经因素的影响，可直接分析化学物质对这些细胞的作用，阐明化学物对细胞膜受体、离子通道和兴奋收缩偶联机制的影响。

(庄志雄　杨淋清)

yǎn dúlǐxué

眼毒理学 (ophthotoxicology)

研究外源物质对眼的有害效应及其机制的毒理学分支学科。许多化工产品和日常生活用品，作用于眼后，均能对眼造成损伤。用于眼表面的大多数物质（如药物）一般不引起全身毒性，这主要是由于眼表面和结膜囊内提供的接触面积小，且流泪和眼睑痉挛可降低眼内毒物的浓度。若大量吸收强毒性物质，则会引起全身毒性。化学物引起眼出现损伤的部位及表现多种多样，有些物质具

有高度特异性的作用位点，而有些则作用位点广泛，可同时作用于眼内及眼相关部位。眼毒性作用的大小取决于物质的总吸收剂量、接触频率、持续时间，以及接触环境中浓度、相关的代谢产物、眼的生物转化能力等。

眼的结构和功能　眼睛是人类感官中最重要的器官，大脑中约有一半的知识和记忆都是通过眼睛获取的。眼睛能辨别不同的颜色、不同的光线，再将这些视觉、形象转变成神经信号，传送给大脑。人的眼睛近似球形，位于眼眶内。正常成年人其前后径平均为 24mm，垂直径平均23mm。最前端突出于眶外 12～14mm，受眼睑保护。眼球包括眼球壁、眼内腔和内容物、神经、血管等组织。

眼球壁主要分为外、中、内三层。外层由角膜、巩膜组成。前 1/6 为透明的角膜，其余 5/6为白色的巩膜。眼球外层起维持眼球形状和保护眼内组织的作用。角膜是接受视信息的入口，光线经此射入眼球。角膜稍呈椭圆形，略向前突。横径为 11.5～12mm，垂直径 10.5～11mm，周边厚约1mm，中央为 0.6mm。角膜前的一层泪液膜有防止角膜干燥、保持角膜平滑和光学特性的作用。角膜含丰富的神经，感觉敏锐。因此角膜除了是光线进入眼内和折射成像的主要结构外，也起保护作用，并是测定人体知觉的重要部位。巩膜为致密的胶原纤维结构，不透明，呈乳白色，质地坚韧。中层又称葡萄膜、色素膜，具有丰富的色素和血管，包括虹膜、睫状体和脉络膜三部分。虹膜呈环圆形，在葡萄膜的最前部分，位于晶体前，有辐射状皱褶，表面含不平的隐窝。不同种族人

的虹膜颜色不同。中央有 2.5～4mm 的圆孔，称瞳孔。睫状体前接虹膜根部，后接脉络膜，外侧为巩膜，内侧则通过悬韧带与晶体赤道部相连。脉络膜位于巩膜和视网膜之间。脉络膜的血循环营养视网膜外层，其含有的丰富色素起遮光暗房作用。内层为视网膜，是一层透明的膜，也是视觉形成的神经信息传递的第一站，具有很精细的网络结构及丰富的代谢和生理功能。视网膜的视轴正对终点为黄斑中心凹。黄斑区是视网膜上视觉最敏锐的特殊区域，直径 1～3mm，其中央为一小凹，即中心凹。黄斑鼻侧约 3mm处有一直径为 1.5mm 的淡红色区，为视盘，是视网膜上视觉纤维汇集向视觉中枢传递的出眼球部位，无感光细胞，故视野上呈现为固有的暗区，称生理盲点。视神经是中枢神经系统的一部分。视网膜所得到的视觉信息，经视神经传送到大脑。视路，是指从视网膜接受视信息到大脑视皮层形成视觉的整个神经冲动传递的径路。

眼内腔包括前房、后房和玻璃体腔。眼内容物包括房水、晶体和玻璃体。三者均透明，与角膜一起共称为屈光介质。房水由睫状突产生，有营养角膜、晶体及玻璃体，维持眼压的作用。晶体为富有弹性的透明体，形如双凸透镜，位于虹膜、瞳孔之后、玻璃体之前。玻璃体为透明的胶质体，充满眼球后 4/5 的空腔内，主要成分为水。玻璃体有屈光作用，也起支撑视网膜的作用。

眼附属器包括眼睑、结膜、泪器、眼外肌和眼眶。结膜是一层薄而透明的黏膜，覆盖在眼睑后面和眼球前面。按解剖部位可分为睑结膜、球结膜和穹隆结膜

三部分。由结膜形成的囊状间隙称为结膜囊。

中毒表现及毒性物质 作用于眼的外源化学物,首先通过接触结膜血管,然后通过鼻泪管排入鼻腔,并通过鼻咽部吸收。外源物质在眼睛、鼻黏膜和消化道的吸收剂量的大小随化学物种类和状态而变化。通过结膜血管吸收的物质,易使结膜充血,从该部位吸收的物质受流泪、眼睑痉挛和鼻泪管排泄系统开放的影响。鼻黏膜具有表面积大、血管丰富的特点,可能是眼部作用物质吸收的主要部位。眼部外源物质可通过检测体液中该物质或其代谢物,来定量估计其吸收情况。

许多化学物都可能产生眼损害,且其损伤位点和严重程度明显不同。眼可因直接接触化学物质而成为外源化学物的毒作用靶器官或吸收途径,引起眼损害,如刺激性炎症、过敏反应、白内障、视网膜毒性等。酸和碱、有机溶剂、甲醇等主要引起眼急性毒性,表现为角膜和结膜化学感受器受刺激将引起局部疼痛或不适、增加流泪和睑痉挛反射,急性毒性伴随着泪液减少,可引起溃疡,甚至角膜脱落和失明;敏感的眶周皮肤特别易于发生炎症反应,眼部美容致敏物,如苯基乙酸汞、对羟苯甲酸酯等均可直接或间接对眼睛致敏,诱发眶周过敏性接触性皮炎,特异质患者表现尤为明显;白内障是物质作用于眼后引起全身毒性的一种表现,眼部外用物质由于其穿透作用可扩散至眼前房,或眼睛吸收未直接接触的物质或其代谢物,均能诱发白内障,现已经确定和可能致白内障物质有硫代二苯胺吩噻嗪、烷化剂、金属、局部麻醉滴眼液、缩瞳药、苯并二氮䓬

类、苯妥英、氧化补骨脂素、别嘌呤醇、全氯五环癸烷、硫唑嘌呤、胺碘酮和口服避孕药等;此外,部分眼毒物还可引起视网膜毒性作用,且此毒性有高度的选择性,如二硫化碳、铊奎宁、氯喹、驱虫药等可致视网膜和视神经的损害。

需要特别指出的是,眼毒物可通过母体摄入而传给胎儿,导致胎儿发育缺陷。眼毒物羰化镍,能透过肺泡膜和血-脑屏障、胎盘屏障。可卡因可引起母体出现眼发育不全、缺失,视网膜发育不全和视网膜神经胶质增生,视网膜间质水肿,坏死,神经节细胞着色过深,视网膜细胞数量减少,以及感受器和双极细胞层发生变化等;而子代则出现结构和功能异常,包括围生期死亡率增加、颅骨异常、脑梗死、运动障碍、癫痫发作等。

毒作用机制 化学物的眼毒性作用机制非常复杂且尚未明确。对眼急性毒性的研究多是描述性的,一般均为直接的刺激和腐蚀作用,如酸和碱、去垢剂、有机溶剂、胺类化合物等,其病理机制因不同化学物而不同。对于化学物引起的白内障的机制报道较多,此类白内障的严重程度和潜伏期长短均与物种的种属有关,推测可能是由于母体毒物直接吸收(或透过)或远端器官(如肝)产生的代谢物分布到眼睛所致;有学者认为化学物引起的白内障与Ca^{2+}依赖的钙激活蛋白酶的激活有关,该酶的激活将蛋白质水解成小片段,从而降低晶体的透明度,导致白内障形成。研究较为深入的化学物甲醇,经过机体代谢可转变成甲醛、甲酸和二氧化碳,而体内甲酸的蓄积可能是甲醇引起眼及全身毒性包括

酸中毒的主要原因;甲醇的视网膜毒性则可能与视神经水肿、视网膜局部缺血有关;但甲醇诱发视网膜毒性的因果关系尚不清楚,同时视神经和视网膜毒性的内在联系还未明确。

研究与评价方法 主要有眼刺激试验、绒毛膜尿囊试验、细胞毒性分析及其他评价方法。

眼刺激试验 该方法检测的是眼及周围组织炎症和(或)损害,是化学物对眼损害能力测定最简单的方法。但是,肉眼观察眼结膜刺激试验结果的评价是主观的,因而来自不同实验室的相同实验资料,其结果可能有很大的差别;用德莱兹(Draize)评分系统来解释眼损伤,获得的检查结果是带有偏倚的算术均数,不同的眼损伤也可能会得出相同的评分。针对此缺陷,已建立了一些减少德莱兹评分系统仅就单一数值来评价刺激分级的方法,通过使用更复杂的评分计算,排除动物的生物学反应,从而减少结果的偏倚(见眼刺激试验)。

为了对眼损伤特征进行更准确评价,多采用一些辅助技术,如使用荧光素染色、角膜通透性研究发现早期的角膜损伤;裂隙灯检查眼可早期发现细微的角膜改变,并对角膜、虹膜、晶体和房水的结构状况进行更准确的评价;通过检查角膜厚度和修复率发现可能眼刺激物质;在观察后期,取受试眼组织标本进行组织病理学检查用于研究眼损伤发病机制等。

由于传统眼刺激试验引起受试动物不适和伤害,国外明令禁止使用动物进行化妆品毒性和过敏实验,已尝试改变传统方法使用替代试验进行眼刺激试验,可分为整体动物体内替代方法、体

外替代方法和用非生物模型，其中倍受推崇的有鸡蛋绒毛膜试验和细胞毒性分析。

尿囊绒膜试验 采用新鲜蛋做实验，具体操作是将鸡蛋孵育10天，让蛋壳与周围气腔分离，通过去除内层蛋膜暴露血管尿囊绒膜（chorioallantoic membrane，CAM），然后将受试物滴入CAM上，观察血管和蛋清的变化以评价其刺激作用（充血、出血、凝固）。其评分标准与德莱兹刺激评分有良好相关。该方法对没有被稀释的物质非常敏感，稀释10倍后，与眼刺激结果也有良好相关性，在这种情况下能很好区分轻、中、重刺激物，且具有敏感性高、特异性好和有预测价值等优点。

细胞毒性分析 可检测到一些细胞或细胞内结构和（或）功能的丧失，包括细胞死亡，其优点是操作简单、重现性好和有明确试验终点。许多研究者已用这种方法，作为预测眼刺激研究的候选方法。常采用的细胞系有角膜上皮细胞、肺成纤维细胞、中国仓鼠卵巢细胞、犬肾细胞、海拉（HeLa）细胞等。但是，在与体内标准眼刺激试验相比较，其结果可能有差异，这是因为体内标准眼刺激试验是在连续暴露下进行且机体存在保护机制。

其他方法 可使用裂隙灯生物显微镜、特殊染色和组织化学标本的光镜观察、透射或扫描电镜检查、眼底的血管造影术、压力测量法、视网膜电流图检查、视觉诱发电位、眼动电图描记法等。视网膜电流图检查法是研究视网膜毒性组织病理学的有价值的辅助方法，也使用组织分离如视网膜和晶体等组织标本的方法。特殊损害可能需要组合几种实验方法。例如，晶体毒性研究可使

用显微镜检查、生化检测和代谢物研究。利用磁共振成像、分光镜检查、晶体扫描，可连续观察晶体的形态变化；晶体生化改变则包括醛糖还原酶、山梨醇脱氢酶、磷酸果糖激酶、谷胱甘肽还原酶、谷胱甘肽、还原型烟酰胺腺嘌呤二核苷酸、还原型烟酰胺腺嘌呤二核苷酸磷酸、钙离子、胆固醇、磷脂和蛋白质的变化。

尚未发现单独使用一种试验或结合几种试验就能完全正确预测所有可能眼刺激物的。联合运用几种方法，有助于预测潜在的眼刺激，但对高危状况，最后结果的确定仍需通过体内实验。根据受试物的理化特性及方法的敏感性和特异性选择不同的试验方法，重复多次对动物进行眼刺激试验，并与其他方法进行对比，找到可接受的替代方法或"试验组合"，是毒理学专家比较关心的问题。

(庄志雄　黄海燕)

ěr dúlǐxué

耳毒理学（ototoxicology） 研究外源化学物对内耳外周终末器官的影响及其作用机制的学科。耳是专司听觉和平衡觉的外周器官。一般意义上，耳毒理学是研究某些外源化学物对内耳听觉和（或）平衡觉造成的损害及可能机制的学科。但由于外源化学物的耳毒性，主要是由内耳中感受听觉和（或）平衡觉的外周终末器官的特异性损害引起，故耳毒理学更为确切的定义是研究外源化学物对内耳外周终末器官的影响及其作用机制的学科。

耳的结构和功能 耳按其解剖结构可分为外耳、中耳、内耳。从听觉角度来看，外耳和中耳具有导音作用，故合称为导音系，而内耳则是听觉和位觉（平衡觉）

的感受装置。外耳指耳郭及外耳道，中耳包括鼓室、咽鼓管、鼓窦及乳突，但耳毒物主要作用于内耳。内耳包括前庭、半规管和耳蜗三部分，由结构复杂的弯曲管道组成，所以又叫迷路。迷路里充满了淋巴，前庭和半规管是位觉感受器的所在处，与身体的平衡有关。前庭可以感受头部位置的变化和直线运动时速度的变化，半规管可以感受头部的旋转变速运动，这些感受到的刺激反映到中枢以后，就引起一系列反射来维持身体的平衡。耳蜗是听觉感受器的所在处，与听觉有关。毛细胞（hair cell，HC）是听觉感受细胞，它们能将机械性声音刺激转化为神经冲动。HC自耳蜗底至顶逐渐变长，且其基侧面受神经支配。当外界声音由耳郭收集以后，从外耳道传到鼓膜，引起鼓膜的振动。鼓膜的振动再引起三块听小骨的同样频率的振动。振动传导到听小骨以后，由于听骨链的作用，大大加强了振动力量，起到了扩音的作用。听骨链的振动引起耳蜗内淋巴的振动，刺激内耳的听觉感受器如HC，听觉感受器兴奋后所产生的神经冲动沿位听神经中的耳蜗神经传到大脑皮层的听觉中枢，产生听觉。位听神经由内耳中的前庭神经和耳蜗神经组成。

中毒表现及作用机制 已知具有明确的耳毒性的物质种类繁多（表），如氨基糖苷类抗生素、顺铂、卡铂、水杨酸盐、奎宁、祥利尿剂、甲苯、三氯乙烯、二甲苯、苯乙烯、二硫化碳、三甲基乙烯及重金属（铅、汞和砷）等。由于这些毒物具有不同的化学结构、毒作用机制，因此也就具有不同的毒作用表现。根据耳毒物作用部位和作用特点，将其

表　耳毒物及与耳毒性相关的化学物

分类	毒物	耳毒效应
氨基糖苷类抗生素	阿米卡星、地贝卡星、链霉素、新霉素、庆大霉素、卡那霉素、单霉素、核糖霉素、西索米星、链霉素、妥布霉素	永久性听力丧失、前庭功能失调
大环内酯类抗生素	红霉素、阿奇霉素、克拉霉素	暂时性听力丧失
其他抗生素	氨苄西林、卷曲霉素、氯霉素、黏菌素、米诺环素、多黏菌素 B、利福平、万古霉素、紫霉素	暂时性听力丧失
抗肿瘤药	顺铂、卡铂、放线菌素、博来霉素、氮芥、米索硝唑	永久性听力丧失
抗炎药	非诺洛芬、布洛芬、吲哚美辛、萘普生、保泰松、柳氮磺胺吡啶	暂时性听力丧失和耳鸣
抗疟疾药	氯喹、奎宁	暂时性听力丧失
祥利尿剂	布美他尼、依他尼酸、呋塞米（速尿）、吡咯他尼	暂时性听力丧失
铁螯合剂	去铁胺	暂时性听力丧失
β受体阻滞药	普拉洛尔、普萘洛尔	暂时性听力丧失
避孕药	甲羟孕酮	暂时性听力丧失
工业化学物	三甲基锡、甲苯、三氯乙烯、苯乙烯、二甲苯	永久性听力丧失

粗分为三类。

作用于离子转导上皮、耳蜗血管纹及前庭暗细胞的耳毒物，如祥利尿剂，主要影响内淋巴的组成及血管纹的蜗内电位。内耳组织完全封闭于颅骨内，毒物必须通过中耳道，穿过耳蜗基底部的蜗窗膜方能到达内耳。绝大多数耳毒物进入内耳主要通过血液循环途径。鼓阶外淋巴中的毒物很容易穿过基底膜到达 HC 基底部的突触和外侧膜，并且毒物还可穿过内、外淋巴间的界限进入内淋巴，然后到达 HC 顶端，这均表明毒物对 HC 的损伤与其进入外淋巴密切相关。它们虽能引起永久性耳聋，但单次给药造成的急性损伤完全可逆。利尿剂对耳通常表现为急性毒性，可直接作用靶部位，如边缘细胞的基侧膜。祥利尿剂首先引起边缘细胞结构改变，然后抑制细胞基侧膜两种主要酶（钠钾 ATP 酶和腺嘌呤环化酶）的活性。血管纹在机体内的氧化代谢率最高，所需的氧主要来自上皮组织的血供，诱发心绞痛或心肌缺血的药物可明显影响血管纹。延长氨基糖苷类

抗生素和顺铂的用药时间，血管纹却会出现永久性的病理改变。

作用于 HC 引起暂时性听力丧失的毒物，如水杨酸盐，能直接影响外毛细胞（outer hair cells，OHC），可逆性抑制 OHC 对正常刺激的反应（可能与侧脑池系统的可逆性膨胀有关）。机体灌注水杨酸盐后，OHC 基侧膜的通透性增加、K^+ 内流、Cl^- 电导率降低、膜电位改变、细胞活性抑制。水杨酸盐影响 OHC 活性的同时，能引起听力丧失，推测可能与水杨酸盐影响 OHC 与内毛细胞（inner hair cells，IHC）间的排列、激活耳蜗基底末端的 IHC 有关。

造成永久性听力丧失和（或）平衡障碍的毒物有氨基糖苷类抗生素、顺铂、卡铂、三甲基锡及有机溶剂。氨基糖苷类抗生素是研究最多且最彻底的一类耳毒物，对所有脊椎动物的 HC 都有毒性，其造成永久性听力损伤主要与 HC 缺失有关。虽不同药物和物种的毒作用表现不同，但基本上都是螺旋器基底管第一层的 OHC 首先出现损害，然后逐渐侵入其他内层及耳蜗顶端的 OHC。氨基糖苷

类抗生素能干扰螺旋器内葡萄糖的吸收和（或）代谢，耳蜗基底部的 OHC 与顶端的 HC 相比，糖原含量较少，对氨基糖苷类药物敏感。氨基糖苷类抗生素能对 HC 的顶体产生急性毒性，出现两种明显不同的表现：①静纤毛硬度增加，这需要 Ca^{2+} 参与并涉及与膜表面 Ca^{2+} 作用。②静纤毛尖端的转导通道阻塞，这种阻塞可被 Ca^{2+} 抑制。除 HC 外，血管纹也是氨基糖苷类抗生素的作用位点。氨基糖苷类抗生素可改变血管纹厚度，引起边缘细胞萎缩、血管纹变薄。

绝大多数耳毒性药物需要重复多次给药，但氨基糖苷类抗生素，单次中耳道局部给药就能引起内耳感觉上皮损害，临床表现与多次投药类似，如利用局部给予氨基糖苷类抗生素治疗梅尼埃病（耳性眩晕病）的严重病例时，会出现前庭功能损害。

耳毒物之间还存在明显的交互作用，流行病学研究和动物实验研究均表明噪声和耳毒物的联合作用明显大于毒物的独立作用，多种毒物联合作用较单独使用将

产生更加严重的耳毒性。噪声或耳毒物单独作用时不会出现类似于两种毒物引起的听力损害和 HC 丢失，减少动物饲养间的噪声会降低庆大霉素的吸收。祥利尿剂和氨基糖苷类抗生素合用能引起明显的耳蜗损害。依他尼酸或呋塞米单次静脉注射后，再合用低剂量（不具耳毒性）的卡那霉素，能迅速出现永久性的耳蜗功能抑制，并伴广泛性的 HC 损害。布美他尼与吡咯他尼合用能加大它们各自的耳毒性，顺铂与氨基糖苷类抗生素及祥利尿剂也会产生交互作用。新霉素与依他尼酸合用，可能增加依他尼酸进入耳蜗及内淋巴；依他尼酸和氨基糖苷类抗生素的合用能引起复合动作电位（compound action potential, CAP）阈值升高。虽不同药物及溶剂之间出现交互作用的机制还不明确，但这种交互作用的确存在，故临床用药时须非常谨慎。

研究与评价方法 耳损害的检测主要包括内耳结构和功能的检测，其中结构的检测在耳毒理学研究中十分重要，内耳功能的检测主要侧重于检测耳蜗本身的电生理和生化活动。

内耳结构检测 可直接通过光学显微镜和电镜对固定标本进行观测。使用荧光显微镜观察带有荧光标记的组织标本，可见被标记的毛细胞、静纤毛、小皮板及 HC 和支持细胞表面的边界，螺旋器和前庭中的每个毛细胞，这对耳蜗生理功能的研究非常实用；借助扫描电镜术既能清楚的显示耳蜗细胞的结构，还可检测 HC 的早期损伤、HC 的微小改变及普通光学显微镜下未能见到的静纤毛束，即使静纤毛不发生明显的改变，高分辨率的扫描电子显微镜也能判断静纤毛间的"顶

端连接"是否缺失。整个耳蜗进行脱钙后，光学显微镜和电镜可清晰显示组织间的结构排列，为判断组织是否出现排列紊乱提供依据。耳蜗组织的连续切片能显示耳蜗细胞的结构、耳蜗螺旋管的长度及 HC 顶端到基底部的距离。与固定标本相比，组织切片的制作过程较为复杂，但后者不仅能观测到组织表面的变化，还能检测组织内部的损伤及对损伤进行定位。

内耳功能检测 可通过行为听力敏度图、特异性大脑反射、脑干神经信号传导通道的电活动、耳蜗本身的电生理和生化活动进行监测。

常见耳毒物毒效应评价大都通过临床给药方式，然后再进行功能和结构检测，但这种方式较难区分毒物的始动效应与继发效应。通过直接将毒物注入内耳淋巴来研究其直接效应，具体做法：麻醉动物，暴露耳蜗，在覆盖前庭阶和鼓阶的骨壁上分别弄出一小孔，然后向其中一孔缓慢注入与外淋巴成分相似但含待研究毒物的溶液，让其从另一孔流出，记录耳蜗振电压、CAP 和（或）耳声发射及其他反应终点来评价注入物质的毒性效应。细胞水平上评价耳毒物的直接效应，可先分离出 HC，再将其直接暴露于所研究毒物数小时，检测它们的形态学和生理学变化。利用培养器官进行体外试验，也可评价毒物对神经上皮的影响，培养的螺旋器中分化的 HC 接受声音或毒物刺激后，反应与体内成年的 HC 相似；培养数周的前庭器官，其对耳毒物的反应也与体内相似。利用培养器官进行试验，为耳毒理学研究提供了一条新思路。

（庄志雄 黄海燕）

gǔgéjī dúlǐxué
骨骼肌毒理学（skeletal muscle toxicology） 研究外源性化学物对肌肉组织损害及运动功能影响的毒理学分支学科。此学科主要关注两个突出的领域，即药物使用不当引起的医源性肌病，以及日常生活和生产环境中某些具有神经肌肉毒性的化学物暴露。肌肉的独特结构、Ca^{2+} 对肌肉收缩的重要作用和骨骼肌极大的代谢需求使得肌肉对毒物损害高度敏感，在某些情况下，骨骼肌介导的其他远方器官损害可以造成全身多器官损害，主要是由于氧化的坏死肌细胞经外膜释放的肌红蛋白引起的肌红蛋白血症有关。由于肌肉组织数量巨大，即使较小分量的肌肉毒性损害也能导致临床上明显的肌红蛋白血症和肾小管毒性。

骨骼肌的结构与功能 骨骼肌是所有肢体和组织自主运动的执行者，成年男性占体重的 45%，女性为 35%，人体大致有 630 条骨骼肌，骨骼肌也是机体中代谢需求最旺盛的器官，大约消耗机体所有能量的一半。由于这一特性，肌肉疾病能导致各种有害的代谢紊乱、甚至造成威胁生命的后果。骨骼肌是由数以千计的纵向排列的肌纤维聚集而成，肌纤维（肌细胞）为多核细胞，外被浆膜（肌膜，即肌细胞膜），其外层为基膜。细胞核位于肌膜下沿纵向排列，其数目可多达数千。肌纤维的长度为数毫米至数厘米，直径在 $10 \sim 100\mu m$。肌纤维内含有肌质，肌质内有肌原纤维和纵向排列的纵管，以及线粒体、核糖体、溶酶体等细胞器。肌原纤维由许多纵向排列的含有收缩蛋白和调节蛋白的粗、细肌丝组成，粗肌丝含肌球蛋白，细肌丝含肌

动蛋白。这两种蛋白均为收缩蛋白。骨骼肌有兴奋性、传导性和收缩性等生理特性。兴奋性是一切活组织都具有的共性，传导性是肌肉组织和神经组织的共性，而收缩性是肌肉组织独有的特性。骨骼肌的兴奋性显著高于心肌和平滑肌，在正常情况下，它接受躯体运动神经传来的神经冲动而兴奋，发生兴奋后出现较短的不应期。骨骼肌兴奋后，外形上表现缩短现象，称为收缩性，其特点是速度快、强度大，但持续时间短。

中毒表现及类型　引发肌肉病变的药物和毒物可分为两大类：①引起骨骼肌崩解或横纹肌溶解的物质。②引起收缩功能障碍的物质。收缩毒性主要是外源化学物引发的外周神经或与运动控制有关的中枢神经部分的损害引起的，从而间接影响肌肉。但是，继发于神经毒性的骨骼肌毒性使肌肉病变复杂多样，因为运动神经元对肌肉的特有支配对肌肉的发育和生长是必不可少的，同时，在维持骨骼肌结构和功能方面也是必要的。肌病最重要和最明显的临床症状是肌肉疼痛和（或）疲弱，患处的疼痛或压痛，在多数骨骼肌毒性时可见这种症状。受影响的区域可以是一个肌肉群，也可发生在局部区域，四肢和腰背部最常见。

最常见的药物引起的直接肌肉毒性表现是横纹肌溶解，一种弥漫性的、非炎性的骨骼肌崩解。在大多数情况下，外源化学物或激素引起的骨骼肌崩解的精确机制尚未阐明，但线粒体功能障碍、能量（ATP）损耗和离子梯度（如钙、质子、钾、钠）促成绝大多数肌病的反应。无论发生何种细胞内毒性信号事件、诱发横纹

肌溶解的毒物最终引起肌纤维膜的破坏，导致肌细胞内容物溢出细胞进入血液。细胞内骨骼肌酶如肌酸激酶（creatine kinase，CK）及肌红蛋白的血清水平是有用的肌肉损伤的定量标志物，无论是在临床或在肌肉毒性的实验动物模型。此外，肌红蛋白血症是骨骼肌毒物引起肾功能衰竭和死亡的主要原因。一系列不同的化合物诱发肌肉崩解常与高热症同时存在，二者互为因果。从临床来看，常见的肌肉毒性与那些诱发高热的毒物暴露有关，依据是否与高热有关，一些重要的肌肉毒性物质分为两类（表）。

毒作用机制　药物和化学物引起的肌肉结构和功能损害的机制十分复杂，不同化学物可有不同，但也有一些共同点：①干扰正常的膜功能。②线粒体损伤导

致能量代谢的改变。③蛋白质周转的改变。④干扰细胞的物质转运与代谢。⑤继发性血管病变。这些改变是相互联系的。肌肉纤维膜的损伤可能通过去极化而损害肌肉活动，去极化导致电压依赖的钠通道的失活，提高激活阈，阻断神经肌肉传导。正常的神经肌肉所存在的动作电位以宽广的频率范围从神经到肌肉进行一对一的传导。阈电位改变时，传导亦发生改变。肌膜的损伤导致细胞外 Ca^{2+} 的内流，引起线粒体的损伤，导致 ATP 产生的抑制，从而降低转运 Ca^{2+} 进出细胞的钙泵活性，这进一步使细胞内 Ca^{2+} 浓度增加。肌质 Ca^{2+} 调节许多过程，其中某些是对酶活性、肌肉收缩和蛋白质及磷脂周转的调节，肌质 Ca^{2+} 稳态的改变可导致这些过程的失控。肌质 Ca^{2+} 增加可导

表　诱导肌肉毒性的物质

类型	毒性物质
横纹肌溶解与高热症共同诱导物	
细菌致热原	脂多糖、内毒素
肾上腺素能药物（间接线粒体解偶联剂）	苯（基）乙胺包括安非他命、3,4-亚甲二氧基甲基苯丙胺（MDMA）、可卡因、单胺氧化酶抑制剂
直接线粒体解偶联剂	水杨酸盐、五氯酚、二硝基酚
安定药恶性（有害）综合征	增加血清素的药物如三环抗抑郁药、多巴胺调节剂如奥氮平、甲氧氯普胺、氯丙嗪
抗胆碱能高热	植物颠茄生物碱类、抗痉挛药物、抗溃疡药物、乙酰胆碱受体的拮抗剂
恶性高热	挥发性麻醉剂、去极化肌肉松弛剂
血清素综合征	致幻剂、5-羟色胺再摄取抑制剂
甲状腺功能亢进	甲状腺素、左旋甲状腺素
与高热症无关的肌病诱导物	
内分泌干扰物	同化类固醇、地塞米松、维生素 D、甲状旁腺；激素失调、生长激素中毒
降血脂药	他汀类药物、贝特类降血脂药、烟酸
酒精中毒	急性或慢性酒精摄入
破坏溶酶体的药物	氯喹、胺碘酮
影响钾平衡的药物	乙酰胆碱酯酶抑制剂、利尿药
破坏微管的毒物	秋水仙素、长春新碱、鬼笔环肽
神经肌肉阻断剂	乙酰胆碱酯酶抑制剂

致磷脂酶 A 的激活，从而引发导致肌膜损伤的类二十碳酸的级联反应，同时蛋白酶的激活引起肌纤维的损伤。这些机制的研究才刚刚开始，可能有助于发现新的治疗肌中毒的方法。蛋白质周转的改变在某些激素水平升高的患者中特别普遍，如皮质醇增多症和甲状腺功能亢进的患者。继发性的血管病变主要在住院患者中可见，通常是多因素的。

研究与评价方法 用于评估血清生化检测样本的骨骼肌酶已在大多数临床实验室应用。许多酶包括乳酸脱氢酶、谷草转氨酶和谷丙转氨酶，可因骨骼肌的损害升高，但是，骨骼肌损伤的最好的生物标志物是 CK。暴露于外源化学物引起的骨骼肌肉的收缩和神经传导的变化可用肌电图来检测，通过比较脉冲的幅度、数量和时间来评价计算肌肉的电活动。使用光学显微镜、电子显微镜和免疫组化等组织学分析是得到确认的评价肌活检样本的技术。完整骨骼肌组织或分离的肌细胞培养已常规地应用于肌病的研究。已经建立了许多骨骼肌相关疾病状态的动物模型以更好地了解肌肉损伤和疾病的病理机制。

（庄志雄）

ruǎngǔ hé gǔdúlǐxué

软骨和骨毒理学（cartilage and bone toxicology） 研究外源性化学物对骨与软骨的有害效应及其机制的毒理学分支学科。

骨和软骨的结构与功能 骨和软骨是高度特化的组织，是机体重要的结构基础，对保持机体刚性和韧性、骨骼肌行使伸缩功能起重要作用。软骨和骨共同起源于早期胚胎的中胚层。在骨和软骨细胞间基质中合成的重要大分子在早期发育中可能相似，但随着年龄的增长，两种组织中大分子相对的量明显不同。软骨由软骨组织及其周围的软骨膜构成。软骨组织由软骨细胞、纤维和基质构成。在胚胎发生时期，软骨作为临时性骨骼，成为身体的支架。随着胎儿发育，软骨逐渐被骨所代替。成年人体内仍保留一些软骨，具有支持和保护功能。根据软骨组织内所含纤维的成分不同，成年人软骨可分为三种类型，即透明软骨、弹性软骨和纤维软骨。骨是由骨组织、骨膜、骨髓及关节软骨所构成。骨组织构成骨的主要成分，其特点是在间质中有大量的钙盐沉着，使之成为体内最硬的组织。体内 99% 的钙是以羟基磷灰石的形式贮存于骨内，因而骨成为体内最大的钙库，与磷、钙代谢有着密切关系。骨内含有骨髓，执行造血功能。骨组织是由骨细胞、骨基质、矿物盐和纤维构成。骨的细胞成分包括成骨细胞、骨细胞和破骨细胞。骨细胞埋置于骨基质中，骨基质为有机的胶原纤维，有矿物盐沉积。在机体发育过程中，骨骼组织有序地进行有丝分裂、细胞分化、大分子物质合成、重吸收并且在内源性因子（如生长因子、激素）控制下进行重塑及循环矿物质浓缩，这些过程可能会被疾病或环境中的毒物因素所改变。

中毒表现与毒作用机制 许多环境外源化合物、农业化学物和药物可在特定的个体发育阶段影响骨和软骨，随着毒物的作用特征、毒物数量及在暴露时组织发育和功能状态的不同，毒性改变的表现也不同，导致轻微的、短暂的或严重的不可逆的损伤。

早期发育毒性 胚胎形成期间能够引起骨骼异常的毒性物质可能作用于骨发生的任一阶段，在软骨形成和骨形成前引发间充质细胞聚集是早期胚胎的一个基本特征，骨形成并随着骨塑造和重塑，可能会在个体生长期的任一阶段发生。①在诱发阶段，氧张力在成骨细胞分化中起着重要的作用。低氧可以引起循环障碍，导致阳离子-阴离子平衡的改变，从而引起糖、乳酸盐和游离氨基酸浓度的改变。在低氧状态下，钙更容易被软骨细胞吸收，导致成熟前软骨周的改变，引起成熟前的矿化，骨的生长受到损害，导致出生前骨畸形。能影响氧张力的环境物质包括锥虫蓝、二硝基苯酚、乳酸盐和氯化钙。②氮芥可以引起胚胎更多的特异性缺陷，这一高毒的烷化剂选择性地作用于间充质组织，损害有丝分裂活性、导致染色体损伤和软骨前体细胞的坏死，从而导致四肢、脊柱和肋骨的畸形。③维生素 A 过量特异性地影响间充质组织，并引起细胞代谢、细胞迁移和有丝分裂活性的不同缺陷。不同的胚胎组织中，显示维生素 A 过量引起脑和脊柱软骨萎缩，从而引起露脑、脊柱裂，也发现引起细胞萎缩和水肿。维生素 A 致畸的机制可能是通过对黏多糖合成的作用，或参与多糖的磺化。实验性研究已证实维生素 A 的浓度与靶组织的发育敏感性和个体的表型有很强的关系。在致畸研究中，腭裂通常与过量的维生素 A 相关，其原因可能是由于黏多糖合成的不足和细胞运动的缺陷，试验动物暴露于其他致畸物（如 X 线、可的松、地塞米松等）也可引起腭裂，但其发生机制可能与前者不同。④水杨酸盐可以引起软骨萎缩和骨骼异常，它们能抑制几种酶系统，对参与软骨形成过程中多糖磺化酶的影响尤为明显。在实验研究中发现，出生前接触水杨酸盐引起的骨骼异常与浓度、胚胎的受孕年龄、物种及表型相关。在脊椎和长骨中由于水杨酸盐而引起的软骨形成的损害与随后骨化模式中的损伤有关。在胚胎形成的后期，骨化模式进一步受到过量水杨酸盐的干扰，并且在某些情况下，出现转移性矿物质化。虽然水杨酸盐对牙本质细胞的作用机制还不清楚，但有证据显示其可以损伤牙齿发育。服用超大剂量的阿司匹林母亲所生婴儿中也可发现骨骼畸形。

胚胎形成后期和出生后的毒性改变　能够影响后期软骨和骨发育的毒物常通过破坏基本营养物的利用及其代谢途径、干扰营养素或矿物质平衡或者抑制基本的生物合成过程等发挥毒性作用。个体发育阶段及在成长过程中的生物合成过程的不同，营养素的重要性也是不同的，如果过量或未被代谢也会产生有害效应。

蛋白质和氨基酸　蛋白质营养不良可引起所有的器官系统生长迟滞，严重缺乏可能致死。许多研究利用婴儿和实验模型来阐明蛋白质和（或）能量不足引起长骨和头盖骨的骨化缺陷及胶原合成障碍的机制。通常出生前晚期或出生后早期诱发的损伤是不可逆的，即使在后期给予充足的蛋白质和生长激素补充供应，也不能完全恢复。出生前蛋白质不足还可引起明显结构异常，即使在出生后营养素水平充足也不能使之正常生长。许多氨基酸在正常骨生长过程中发挥重要作用，特别是含硫氨基酸的蛋白。另外，关键氨基酸的缺乏与蛋白质缺乏同样有害，如乙基硫氨酸为蛋氨酸的拮抗剂，能使胚胎的骨生长发育明显减慢。

维生素　维生素 A、D、烟酸、叶酸和核黄素是对软骨和骨生长作用的最重要的维生素。许多实验和致畸研究显示，特异的维生素抑制剂，如 6-氨基烟酰胺等，可以引起腭裂、异常融合、小颌、异常矿物质化及骨骼缺失等骨发育缺陷。过量维生素 A 对骨发育有不良的影响，孕中期接触维生素 A 可引起的多种骨骼缺陷，以头盖骨畸形最为常见。在啮齿动物中的研究发现视黄酸可通过增加溶骨活性来激活骨重吸收，从而导致软组织的转移性矿物质化。不同物种对视黄酸类物质的敏感性似乎有差异，大鼠组织比小鼠组织更敏感。接触视黄酸的骨骼对射线透射性增加，骨干变窄并且更易骨折，组织学部分显示骨膜的破骨细胞活性增加并且在骨内矿物化倾向增加，干骺端板区域显示有骨成熟前的骨化。视黄酸还可引起僵直性脊椎炎和骨质增生等骨损伤表现。维生素 A 和相关的视黄酸化合物引起骨变性的作用机制可能通过对稳定性溶酶体酶（特别是磷酸酶和水解酶）的作用。

维生素 D 或麦角钙化醇最主要的功能是防止儿童佝偻病，其通过调节钙和磷酸盐的摄取和代谢而发生作用。低维生素 D 血症通常引起骨生长缓慢，这些骨包括长骨、头盖骨和肋骨。低磷血症和低钙血症导致长骨矿物质化的降低和骨干发育不良。婴儿牙釉质发育不全也是缺钙症状之一。虽然维生素 D 在钙和磷酸盐的代谢过程中发挥重要作用，但其作用机制仍不完全清楚。有研究报道其可以通过影响甲状旁腺及其分泌发挥作用，从而影响碱性磷酸酶的和柠檬酸盐的代谢。充足的维生素 D 对骨发育起重要的作用，但浓度过高也会产生维生素 D 中毒症，X 线检查可见长骨干骺端钙化带增宽（>1mm）致密、骨干皮质增厚、骨质疏松或骨硬化、颅骨增厚，呈现环形密度增深带，重症时大脑、心脏、肾、大血管、皮肤有钙化灶，可出现氮质血症、脱水和电解质紊乱，肾 B 超示肾萎缩。此外，高维生素 D 也可能降低镁的摄取。

矿物质　至少有 21 种作为微量元素和营养素的矿物质在哺乳动物发育过程中起着重要的作用，其中一半以上是软骨和骨结构及功能发育所必需的，它们可能作为组织结构的成分、在生理功能中起作用或参与金属酶系统。不同年龄、健康、发育及内分泌状态的个体，对矿物质的需要量不同。当骨骼中软骨形成逐渐减少，骨化成为主要的发育形式，矿物质的需要模式也发生改变，主要是对钙、锌和磷酸盐的需求。存在于环境和食物中可以阻碍基本营养素利用的物质是异常骨发育和毒性的潜在原因。这些物质是通过螯合营养素或损害营养素在肠黏膜的吸收而阻碍它们的利用，植酸、草酸、脂肪、某些氨基酸和乙二胺四乙酸都属于此类物质。

铅通过肠黏膜吸收入血，首先至软组织包括肝和肾，一部分铅通过毛发、汗腺、指甲和小肠被排泄，但大部分被骨细胞摄取，约90%以上聚集在骨中。一般认为，在一定的条件下，铅可以从这一贮存库中释放，并对脑、肾和其他组织产生毒性作用，其毒性可能会通过与其他微量元素如锌、铜、铁和镁作用而加强。机体没有反馈机制发生来限制铅的进一步摄取，因此机体内铅的总量不会影响铅的进一步吸收。动物实验表明，某些食物成分结合铅可增加其溶解性而促进其吸收，这些饮食成分包括柠檬酸钠、抗坏血酸、某些氨基酸、维生素D、蛋白质、乳糖和脂肪等。铅毒性的影响范围广泛而复杂。

氟、磷酸盐等阴离子过量也会损伤成长骨的代谢。正常的钙-磷酸盐平衡对于成长骨有重要的意义，这一平衡在骨生长的不同阶段有不同的模式。氟可增加稳定骨的结构，增加其张力强度，但过量的氟可影响了细胞的功能并可作用于骨骼的磷灰石取代其羟基，因而影响骨代谢，造成骨质疏松、骨硬化，或两者的混合型，使骨骼疼痛、骨折、变形，称为氟骨症。牙齿在生长期间易受氟的影响，引起氟斑牙。痛痛病是因受镉污染危害而产生的人体病症，主要表现为镉对骨中钙的置换使骨质软化，发生骨折，患者全身骨节疼痛难忍，最早发现于日本富山县神通川流域一带。

环境化学物可影响骨钙吸收，在某些情况下有毒性作用。茜素、钙黄绿素和四环素等容易被骨吸收，高剂量的四环素能抑制成长骨的骨化模式并产生异常。通过破骨细胞和骨细胞的作用，四环素能增加细胞内钙的摄取，导致未成熟骨的骨化；在骨的体外培养中，四环素通过抑制脯氨酸的摄取和原胶原的形成而抑制胶原形成，可能是由于在氧化过程中与铁相互作用的结果。

研究与评价方法　化学毒物引起的骨和软骨损害的评价主要包括影像学、生物化学检测的组织病理学检查。

影像学检查　X线、计算机断层成像（CT）和磁共振检查各有其优点和不足。作为历史最悠久、最简便、最廉价的影像学检查手段，传统X线检查在骨关节系统疾病的诊断中仍起着不可替代的作用，并且在缺乏大型设备的基层医院也可以进行，普及率高。CT属于传统X线的进一步检查手段，其断层显像的特点可以更清晰地显示病变情况，尤其是较小的病变。CT多平面重建和三维重建技术使得CT对病变的显示更加立体和直观。仍以骨折为例，CT可以清晰显示邻近关节受累情况，可为治疗方案和预后判断提供重要信息。磁共振检查则主要用于观察软组织和骨髓的病变。尽管磁共振检查对大多数病变的显示都较敏感，但由于其对于骨结构的显示较差，因而无法替代X线和CT。一般来说，如果怀疑是骨本身的病变，应首选X线和CT检查；如果怀疑韧带、肌肉、关节软骨、椎间盘等软组织病变，则应首选磁共振检查。骨矿含量或骨矿密度的测量对代谢性、内分泌性及营养障碍性骨疾患的诊断及疗效判断上都是非常重要的。

生物化学检测　生物化学指标由于能反映短期内骨代谢状况，具有简便、快速、无创伤性的特点，在预防性诊断、指导治疗、流行病学调查和长期跟踪监测独具优势。这些指标包括：①血、尿的骨矿物质成分如血清总钙和血清无机磷、血清镁和尿钙、磷、镁。②骨形成指标，血清碱性碱酸酶、骨钙素、血清I型前胶原羧基端前肽和I型前胶原氨基端前肽。③骨吸收指标，尿钙、尿羟脯氨酸、尿羟赖氨酸糖苷和I型胶原交联氨基末端肽。

骨组织病理形态学检查　骨组织的病理学和细胞学诊断非常重要，为诊断过程的最后一环，对确诊病变不可缺少的步骤。

（庄志雄）

gōngyè dúlǐxué

工业毒理学（industrial toxicology）　探索工业生产中有毒物质与生物体之间的反应、作用规律及防治措施等的学科。工业毒理学是应用毒理学的一个重要分支学科，属于职业卫生与职业医学研究范畴。研究工业毒理学的目的在于认识工业生产过程中的有毒物质对人体的毒性作用特点及其机制，提出相应的防治措施，以期改善劳动条件，防治职业性危害，保护人群健康，提高劳动生产率。

简史　工业毒理学的发展历程可以追溯到2千多年前。公元前370年以前，希腊名医希波克拉底（Hippocrates）就描述了一位接触金属的工人发生铅中毒的症状。1775年，珀西瓦尔·波特爵士（Sir Percival Pott）证实了烟灰是导致烟囱清扫工人阴囊癌发生的罪魁祸首；1977年，通过对接触杀虫剂工人的研究发现，暴露于二溴氯丙烷可以导致男性不育。在中国，早在公元七、八世纪即开始出现较为系统的有毒气体的地点、浓度变化规律、测知方法及消除措施的文献记载。例如，隋代巢元方著《诸病源候论》（公元610年）中记载："凡古井、冢及深坑中多有毒气，不可辄入……必须入者，先下鸡鸭毛试之，若毛旋转不下，即是有毒，便不可入。"唐代王焘所著《外台秘要》（公元752年）引"小品方"，认为可采用置动物于有毒气体场所做检验，提出"若有毒其物即死"。明代李时珍在《本草纲目》（公元1593年）一书中，对铅的工业毒理和职业中毒做了详细描述，"铅生山穴石间，……其气毒人，若连月不出，则皮肤萎黄，腹胀不能食，多致疾而死"。此外，明代宋应星所著的《天工开物》（公元 1637 年）更是介绍了职业性汞中毒等的预防方法。

1950 年，中国制定了《工厂卫生暂行条例草案》，1951 年及 1952 年曾对这一条例草案作了修订补充。1956 年，国务院通过了《工厂安全卫生规程》，同年颁布了《工业企业设计暂行卫生标准》。1962 年，《工业企业设计卫生标准》正式公布，以后历经多次修订。现行的《工业企业设计卫生标准》于 2010 年颁布。该标准与其他一系列卫生标准包括《环境空气质量标准》（2012 年）、《大气污染物综合排放标准》（1996 年）、《工作场所防止职业中毒卫生工程防护措施规范》（2007 年）等，在减少、消除环境有毒物质对工业职业暴露人群的危害，维护工人健康方面发挥了重要的作用。同时，中国还制订和颁布了 100 多项更加细致的工业毒理相关卫生标准、规范，涵盖了主要工业毒物的危害分级、诊断方法、治疗措施及防护手段等方面。

1954 年，中央卫生研究院劳动卫生研究所正式成立，以后几经变迁，先后经历了中国医学科学院、中国预防医学科学院及中国疾病预防控制中心等不同的历史时期，并在 2001 年成立了中国疾病预防控制中心职业卫生与中毒控制所。该所在开展工业毒理学研究方面开展了卓有成效的工作。中国已经形成了具有一定规模的工业毒理学研究队伍，各主要的医学院校开展了一系列的工业毒理学相关研究。1994 年，中国毒理学会工业毒理学专业委员会在广州成立，该专业委员会对于促进工业毒理学人才培养、科研工作及学术交流发挥了重要的作用。

研究内容 根据工业毒理学的任务和要求而定，主要研究工业化学物质的代谢特点、毒性效应、作用机制及防治措施，为制订劳动卫生标准、防治职业中毒提供科学依据。①毒物的特性和毒性：首先要掌握品名、化学结构、形态、熔点、沸点、燃点或闪点、比重、蒸气压、挥发度、溶解度等理化特性，其次根据需要或要求进行动物实验，测定急性、亚急性和慢性毒性，观察其吸收、分布、排出、蓄积等过程，必要时还须进行联合毒性、作用机制及实验治疗等的研究。②毒物的作用条件：在生产和使用过程中有关毒物的毒作用，除通过实验室的动物实验外，更重要的是进行现场卫生学调查研究即严密观察接触方式、浓度（或剂量）与反应间的关系，特别是某些致敏性物质或致癌性物质更不能仅以动物实验的资料作为唯一依据。③研究毒物对人体的影响：运用临床医学、流行病学的研究方法，研究毒物对人体的作用特点，观察其临床表现、病变转归、诊断指标及治疗效果等，并提供有效防治措施。

研究方法 工业毒理学是一门综合性学科，研究过程中需借助多学科的成就和研究方法。例如，研究毒性和作用条件时，需要运用生物学、化学、物理学、生理学、生物化学、病理学、卫生检验、数理统计等方法；研究毒物对人体的影响，尚须运用临床医学有关各科和流行病学的方法；而研究预防措施还应掌握一些生产工艺和工程技术的基本知识。①早期的工业毒理学研究主要以临床医学、流行病学的研究方法为主。尽管研究成果可以为特定化学物质的健康危害提供有力的证据，然而涉及职业暴露限值及其他保护措施时，这些研究结果则不足以提供相应的证据。因此，许多职业暴露卫生标准及保护措施的制订需要借助毒理学研究的数据。②毒理学研究主要将实验动物、组织器官、细胞等暴露于不同剂量的外源性化学物并观察可能的反应，动物实验是传统的建立卫生标准的主要方法。经典的毒理学研究可以阐明毒物可能导致的毒性效应类型，可帮助研究人员确认是肿瘤、神经毒性还是器官损害。③分子毒理学研究主要探讨导致经典毒理学研究中观察到的各种生理反应的分子机制，并明确参与毒性过程的关键分子和细胞过程，从而有助于明确动物中所观察到的效应是否同样发生在人体。例如，$\alpha_{2\mu}$ 球蛋白在 D-柠檬烯所诱导的肾肿瘤发生过程中发挥着重要作用。成年雄性大鼠能够大量合成这种蛋白质，然而人体则不能，因此，尽管 D-柠檬烯参与成年大鼠肾肿瘤发生过程，但它却并不在人体产生相同的效应。确定外源化学物质的分子靶点也能够为相关毒性的防治及解毒药物的开发提供参考。例如，有机磷农药可导致乙酰胆碱酯酶活性的失活而产生神经毒性，而解磷定可以重新活化该酶从而作为一种解毒剂。分子毒理学的研究还有助于发现和确定新的生物学标志，如外源性物质与 DNA 或蛋白质的结合产物、异常的大分子，或者基因表达的改变等有关。

同邻近学科关系 工业毒理学是毒理学与劳动卫生学、环境卫生学、医学统计学、流行病学等的一门交叉学科，是毒理学在职业卫生领域不断发展、细化的产物。其目的是要解决工业环境中出现的各种毒理学相关问题。医学统计学、流行病学等学科为工业毒理学的研究提供了主要的研究方法。此外，工业毒理学还与解剖学、生理学、医学免疫学、病理学、病理生理学、分子生物学、生物化学、细胞生物学、遗传学、药理学、组织胚胎学等基础医学，以及临床医学、急救医学、诊断学等临床学科密切相关。更为重要的是，工业毒理学研究过程中发现的一系列新问题也推动了相关的基础医学、预防医学、临床医学学科的发展。

应用 ①通过调查研究工业生产中化学物质的毒性、进入机体的途径、体内代谢过程和作用特征等，为制订卫生标准和防护措施提供依据。在此过程中，毒理学基本资料一般都先从动物实验获得，也有从临床观察和现场调查所提供。②通过检测操作场所空气中有毒物质的品种和浓度，接触者血、尿、粪或其他方面的毒物含量及有关代谢产物，摸清劳动场所和周围环境中的毒物来源，掌握其分布规律，为消除毒害因素和改善劳动条件制定有效措施。③通过运用临床医学或实验室检查观察生产中有毒物质对人体的影响，探索其病因、发病机制、临床表现、诊断、治疗和预防措施，为防治工作提供理论依据，更好地保护劳动者的安全和健康。

有待解决的重要课题 工业毒理学的研究表现出以下特点：①分子机制的研究越来越受到重视，尤其是分子生物学、细胞生物学等领域的研究成果迅速在工业毒理学的研究中得到应用。工业毒理学的研究从群体水平向个

体、器官、组织、细胞、分子水平不断深入，尤其是一些新的分子生物学的研究技术在工业毒理学的研究中得到了广泛的应用。②工业毒理学的研究对象不断丰富。随着现代工业的发展，越来越多的化学物质尤其是人工合成化学物质不断进入人们的生产生活。这些物质在给人类的生活带来便利的同时，也不可避免地对人类健康产生各种潜在的危害。例如，纳米技术在工业领域中的广泛应用也使人们越来越多的关注纳米材料职业暴露的毒性效应。③新的生物标志不断发现。生物标志是指外源化学物通过生物学屏障并进入组织或体液及其代谢产物后，对该外源化学物或其生物学后果的测定指标，可分为暴露生物标志、效应生物标志及易感生物标志。生物标志可能成为评价外源化学物对人体健康状况影响的有力工具，成为工业毒理学的一个研究热点，尤其是新型效应生物标志和易感生物标志不断涌现。但是生物标志的特异性、经济型、敏感性是现有的各种生物标志实际应用过程中遇到的主要问题。

(陈景元)

qiān

铅（lead，Pb） CAS 号 7439-92-1，原子序数 82，原子量 207.2。铅是一种以神经系统毒性为主要特征的非人体必需化学元素。

理化特性 单体铅为带蓝色的银白色重金属，熔点 327.502℃，沸点 1740℃，相对密度 11.3437。单质铅质地柔软，抗张强度小，在空气中表面易氧化而失去光泽，变灰暗，其表面会很快生成氧化保护薄膜。在加热下，铅能很快与氧、硫、卤素化合。铅溶于硝酸、热硫酸、有机酸和碱液，不

溶于稀酸和硫酸。铅在地壳中的含量为 0.0016%，主要存在于方铅矿（PbS）及白铅矿（PbCO₃）中，经煅烧得硫酸铅及氧化铅，再还原即得金属铅。

环境来源和分布 含铅汽油曾经是空气中的主要铅来源，汽车排气中的四乙基铅是剧毒物质，但含铅汽油已经逐步在国际范围内禁止使用。室内环境铅污染主要有室内某些装饰品（如使用含铅油漆或涂料进行住房墙壁、地板和家具等装饰）、煤及煤制品的燃烧、室内吸烟，以及外界空气污染（如在铅作业工厂或交通繁忙路段附近居住）。食品中也发现铅的残留如罐头皮的铅污染罐头食品、皮蛋和膨化食品。铅的另外一个重要来源是铅管。20 世纪及其以前建筑住宅时用铅管或铅衬里管道，夏天的天然冰箱也用铅衬里，已经禁用，改用塑料或其他材料。铅在环境中无法再降解，一旦排入环境很长时间仍然保持其可用性。

用途 在工业领域，铅主要用作电缆、蓄电池、铸字合金、武器（枪弹和炮弹）、巴氏合金、建筑材料、颜料、汽油抗爆剂、防 X 射线等的材料。公众接触铅有许多途径。

暴露途径 在家庭生活中，住房内装饰所用的含铅涂料，尤其在老化、剥脱后为儿童误食；或风化后污染室内环境，间接为儿童所摄取，儿童的玩具和学习用品多有含铅涂料，可造成铅中毒。此外，铅很容易通过胎盘由母体向胎儿转移。体内铅负荷较高的孕妇（如从事铅作业劳动或其他暴露于铅污染环境者）可通过这种方式将体内过多的铅经胎盘传递给胎儿，导致先天性母源性铅负荷增高或产前铅暴露。

$CAS号7439-92-1$

代谢特征 人体主要通过呼吸道和消化道摄入铅。消化道是非职业性铅暴露时铅吸收的主要途径。成年人消化道对铅的吸收率为 5%~10%；儿童为 42%~53%，甚至高达 90%~98.5%。铅进入消化道以后首先要在肠腔内成为游离铅离子才能被小肠吸收，因此其吸收率的高低与铅在肠腔内的溶解度密切相关。进入血液的铅 95% 以上存在于红细胞中，会与血红蛋白结合，离子钙能置换红细胞膜中的铅。吸收后 70%~90% 的铅最终以磷酸铅（$PbHPO_4$）形式沉积并附着在骨骼组织上，多余部分会自行排出体外。铅的主要排出途径为尿和肠道，其余则通过出汗、脱皮和脱毛发以代谢的最终产物排出体外。钙与铅的代谢有平行关系，凡能影响体内钙代谢的因素也能影响铅的代谢。鱼类对铅有很强的富集作用，部分沿海受污染地区甲壳动物和软体动物体内含铅量甚至高达 3000mg/kg 以上。

毒性 急性铅暴露会致肾毒性。醋酸铅对啮齿类动物急性腹腔注射的 LD_{50} 是 100~200mg/kg。醋酸铅口服毒性较低，大鼠 LD_{50} 为 44g/kg。四乙基铅的啮齿类动物急性经口 LD_{50} 是 10~100mg/kg。急性有机铅暴露会使中央神经系统多巴胺能神经传递敏感。铅是诱变剂、生殖和发育毒物。慢性暴露可能导致动物的神经、肾和血液毒性。多个研究表明，口腔接触某些铅化合物能够诱导大鼠和小鼠肾肿瘤。基于这样的动物实验数据，一些机构包括美国环境保护署（EPA）将铅归为一种可能的人类致癌物。犬、绵羊、山羊和牛，均有接触环境铅导致毒性的报告。暴露来源包括铅盐、含铅油漆、废油。铅可能干扰成

年动物的学习行为，以及某些年幼动物学习和记忆。年幼的动物更易受铅的影响。对猴子进行的研究表明铅接触之后出现脑病和后代神经行为发育的异常。

毒作用机制 ①血液系统：铅抑制δ氨基乙烯丙酸脱水酶（δ-ALAD），使δ氨基乙烯丙酸（δ-ALA）转化成原卟啉的过程受损，血红蛋白合成减少。同时，δ-ALA 在体内堆积，其具有神经毒性作用，可能与神经系统功能紊乱和智力行为异常有关。在血液中铅还可抑制铁络合酶，阻止铁与原卟啉的络合过程，使得原卟啉在体内堆积，同时血红蛋白的合成更加减少。②神经系统：铅可迅速进入神经组织，其机制与其破坏血-脑屏障有关，进入中枢神经系统后可其内蓄积。儿童处于大脑发育时期，血-脑屏障不及成年人健全，铅容易通过此屏障而进入大脑；同时，儿童脑部铅蓄积引起的毒性比成年人敏感。铅是一种强烈亲神经性毒物，铅对神经毒性明显高于其他系统。慢性低水平铅暴露可以引起中枢神经系统内神经递质活动的改变如乙酰胆碱释放减少。啮齿类动物经慢性铅暴露后，铅可以选择性地蓄积于海马区域内，引起苔状纤维变细、变短和局部突触发育落后，锥体细胞层变薄，齿状颗粒细胞树状结构紊乱等。铅还可对神经元形态结构、再生、突触可塑性及凋亡等产生影响。铅可抑制海马神经元轴突的发生而增加树突的数目，减少神经元发生的数量，并引起海马椎体神经元突起缠结，还可导致海马神经元电生理功能异常、钙浓度异常增高、线粒体、内质网应激，钙超载和细胞色素 C 释放等。多条信号通路参与了铅的神经毒性过程。铅

能抑制腺苷酸环化酶的活力，使从腺苷三磷酸转化为 cAMP 的过程受阻，从而影响细胞功能。铅能与钙竞争性结合钙调蛋白中的结合位点而干扰神经细胞正常代谢活动。此外，丝裂原活化蛋白激酶、细胞周期依赖性蛋白激酶等信号通路的异常激活均参与了铅诱导的神经细胞损伤及突出性的改变。③心血管系统：铅中毒可导致心肌呈弥漫性退行性变，收缩力降低，蛋白磷酸化和高能磷酸化过程受阻。基础和临床研究表明，血铅过高与高血压之间有明确的因果关系。在对大鼠的动物实验中发现，血铅水平在 400μg/L 左右时可使血压（尤其是舒张压）升高。可能的机制是过多的铅摄入使血管平滑肌细胞内钙离子蓄积，细胞内外钙平衡失调，对 α 肾上腺素能收缩血管效应的反应增强；铅能激活蛋白激酶 C，后者能增加缩血管效应。这些因素可参与铅诱导的血压升高。④肾：铅可导致 1,25-二羟胆钙化醇的合成障碍，抑制肾素-血管紧张素系统的正常功能。铅对肾的毒性作用分急性期和慢性期两个阶段。在急性期，病变主要发生在近曲小管，形态学的特征是核内包涵体形成和线粒体、溶酶体肿胀变性；功能方面主要表现为近曲小管的重吸收障碍（氨基酸尿、糖尿等）和肾代谢功能的障碍（1,25-二羟胆钙化醇的合成障碍，肾素-血管紧张素系统抑制）。在该期内，功能的改变是可以逆转的。发展到慢性期后，肾小球的形态和功能均受累及，甚至有肾盂肾小管的损害，表现为肾小球间质纤维化，肾小管上皮萎缩；功能上出现肾小球滤过率降低，甚至氮质血症，此种功能改变已不可逆转。由于铅对肾慢

性毒性作用的发展需要若干年的时间，故有学者认为对儿科临床并不太重要。⑤免疫系统：铅作用的重要靶系统。铅中毒时宿主对许多病原的抵抗力下降，易感性增高。有研究提示，铅能抑制体液、细胞免疫和吞噬细胞功能。而且，铅对免疫功能的抑制作用在尚未出现临床表现和亚临床期已经存在，应引起高度警惕。⑥内分泌系统：铅影响维生素 D_3 的代谢，垂体-甲状腺素内分泌系统也受铅毒性作用的影响，铅影响甲状腺素合成中碘浓集过程，使合成减少；另一方面，铅使得促甲状腺素对促甲状腺素释放激素的反应降低。铅能直接抑制人类生长激素和胰岛素样生长因子 I 的释放。所有这些内分泌变化可能和铅毒性引起身材矮小有关。

中毒临床表现 人体急性铅中毒症状主要有胃痛、头痛、颤抖、神经性烦躁，在最严重的情况下，可能意识障碍，直至死亡。铅的慢性健康效应则较为多样，胃肠道的紊乱如食欲减退、便秘（有时为腹泻），由于小肠痉挛而发生铅绞痛，齿龈及颊黏膜上由于硫化铅的沉着而形成的灰蓝色铅线等。神经系统受侵犯可发生头痛、头晕、疲乏、烦躁易怒、失眠、多梦，晚期可发展为铅脑病，引起幻觉、谵妄、惊厥，甚至失明、神志模糊、昏迷，最后因脑血管缺氧而死亡等；外周可发生多发性神经炎，出现铅毒性瘫痪。中毒早期，血液中出现大量含嗜碱性物质的幼稚红细胞，如点彩红细胞、网织红细胞、多染色红细胞等，一般认为这是骨髓中血细胞生长障碍的表现，晚期可抑制骨髓及破坏红细胞而产生贫血。儿童是铅中毒的主要易感人群，长期铅暴露可导致生长

发育障碍、学习记忆能力下降等表现。研究结果显示，城市儿童血样即使铅的浓度保持可接受水平，仍然可以明显影响到儿童智力发育。

诊断标准 2006 年，卫生部发布了《儿童高铅血症和铅中毒分级和处理原则（试行）》，根据该文件，儿童高铅血症和铅中毒分级原则为儿童高铅血症和铅中毒要依据儿童静脉血铅水平进行诊断。①高铅血症：连续两次静脉血铅水平为 100 ~ 199μg/L。②铅中毒：连续两次静脉血铅水平等于或高于 200μg/L；并依据血铅水平分为轻、中、重度铅中毒。③轻度铅中毒：血铅水平为 200 ~ 249μg/L。④中度铅中毒：血铅水平为 250 ~ 449μg/L。⑤重度铅中毒：血铅水平等于或高于 450μg/L。儿童高铅血症及铅中毒的处理应在有条件的医疗卫生机构中进行。医务人员应在处理过程中遵循环境干预、健康教育和驱铅治疗的基本原则，帮助寻找铅污染源，并告知儿童监护人尽快脱离铅污染源；应针对不同情况进行卫生指导，提出营养干预意见；对铅中毒儿童应及时予以恰当治疗。

中毒临床处理 分级针对性措施包括：①高铅血症，脱离铅污染源，卫生指导，营养干预。②轻度铅中毒，脱离铅污染源，卫生指导，营养干预。③中度和重度铅中毒，脱离铅污染源，卫生指导，营养干预，驱铅治疗。铅中毒的药物治疗主要是以螯合剂为主的驱铅治疗，只用于血铅水平在中度及以上铅中毒。常用的螯合剂包括 $CaNa_2$ 乙二胺四乙酸、二巯丙醇（BAL）、二巯丁二酸等。对于对高铅血症和轻度铅中毒的儿童应及时进行营养干预，

补充蛋白质、维生素和微量元素，纠正营养不良和铁、钙、锌的缺乏等。

美国疾病控制与预防中心的《儿童铅中毒指南》指出，血铅水平超过或等于100μg/L，无论是否有相应的临床症状、体征及其他血液生化变化即可诊断为铅中毒，并且把儿童的血铅水平分为五级，用以表示不同的铅负荷状态。①Ⅰ级：<100μg/L，相对安全，但已具胎儿毒性，易使孕妇流产、早产，胎儿宫内发育迟缓。②Ⅱ级：100 ~ 199μg/L，可影响神经传导速度和认知能力，使儿童易出现头晕、烦躁、注意力涣散、多动。③Ⅲ级：200 ~ 449μg/L，可引起缺钙、缺锌、缺铁，生长发育迟缓，免疫力低下，运动不协调，视力和听力损害，反应迟钝，智商下降，厌食、异食，贫血，腹痛等。④Ⅳ级：450 ~ 699μg/L，可出现性格改变，易激惹，攻击性行为，学习困难，腹绞痛，高血压，心律失常和运动失调等。⑤Ⅴ级：≥700μg/L，可导致多脏器损害，铅性脑病，瘫痪，昏迷甚至死亡。对于60μg/L以下铅中毒儿童，以预防为主。Ⅱ ~ Ⅲ级必须在医生指导下以国家认定驱铅食品做驱铅治疗，才能使铅中毒儿童尽快康复。Ⅳ ~ Ⅴ级应当于48小时内复查血铅，如获证实，应立即予以驱铅治疗，同时进行染铅原因的追查与干预。

预防控制措施 铅中毒的职业防护措施主要包括佩戴防尘口罩、安全面罩，穿工作服，戴防护手套；工作现场禁止吸烟、进食和饮水；工作后，淋浴更衣；实行就业前和定期的体检。职业性急性铅中毒，皮肤接触时应当脱去污染的衣着，用肥皂水及流动清水彻底冲洗；眼睛接触时应

当翻开上下眼睑，用流动清水或生理盐水冲洗并就医；吸入接触时应当迅速脱离现场至空气新鲜处，保持呼吸道通畅，呼吸困难时给输氧，呼吸停止时立即进行人工呼吸；食入铅应当给饮足量温水，催吐，就医。儿童铅中毒的预防措施主要有减少铅对环境的污染（避免过度装修、使用合格的装修材料、加强房间的通风换气、避免室内吸烟）、避免儿童直接接触铅源（如不使用不合格油漆的玩具，减少膨化食品、皮蛋等的食用）、定期筛查（血铅、骨铅测定等）、养成良好的卫生习惯（如勤洗手、勤剪指甲）等。

卫生标准　中国职业卫生标准《工作场所有害因素职业接触限值　化学有害因素》（GBZ 2.1-2007）的规定，铅及其无机化合物（按Pb计）的职业接触限值时间加权平均容许浓度（PC-TWA）分别为 0.05mg/m^3（铅尘）和 0.03mg/m^3（铅烟）；《生活饮用水卫生标准》（GB 5749-2006）规定的水质常规指标及限值中铅为 0.01mg/L。

（陈景元）

gǒng

汞（mercury, Hg）

CAS 号 7439-97-6，常温下为银白色液态金属，又称水银，原子序数 80，原子量 200.59，比重 13.6。

理化特性　金属汞具有易蒸发特性，熔点 - 38.9℃，沸点 356.6℃。汞蒸气比重 6.9。在零度下，空气中汞蒸发到饱和浓度（2.18mg/m^3）时已超过卫生标准 200 多倍。汞的表面张力大、黏度小，易流动，在生产和使用过程中流散或溅落后即形成很多小汞珠，且可被泥土、地面缝隙、衣物等吸附，从而增加蒸发表面积并成为作业场所的二次污染源。汞不溶于水和有机溶剂，可溶于热硫酸、硝酸和类脂质。

暴露途径　人体暴露汞及其化合物的机会主要是汞矿开采，汞合金冶炼，金和银提取，汞整流器，以及真空泵、照明灯、仪表、温度计、补牙汞合金、雷汞、颜料、制药、核反应堆冷却剂和防原子辐射材料等的生产工人。在这些人中要特别预防急性汞中毒。有机汞化合物以往主要用作农业杀菌剂，但毒性大，中国已不再生产和使用，汞广泛存在于自然界，各种自然现象可使汞从地表经大气、雨雪等环节不断循环，并可为动植物所吸收。人类的生产活动可明显加重汞对环境的污染。此种人为污染比重虽不很大，但排放集中，故危害远较自然污染严重。含汞污水对江河湖海的污染即可引起公害病，如水俣病。经食物摄入人体的汞量每日已达到 20 ～ 30μg，严重污染地区甚至每日高达 200 ～ 300μg，这给人类健康构成严重威胁。

代谢特征　汞及其化合物可通过呼吸道、消化道和皮肤进入人体内。汞蒸气是非极性物质，具有高度弥散性和脂溶性，因此汞蒸气易于透过肺泡膜迅速扩散，并以汞元素的形式大部分被吸收。元素汞进入体内后由红细胞进行转运，迅速弥散到全身各器官。元素汞能迅速通过血-脑屏障，元素汞进入脑组织的量可高出汞离子 10 倍。汞在灰质中比白质中多，脑干中含量最高，而后依次为小脑、大脑皮质和海马回。人脑中以小脑贮存汞最多，大脑白质中含汞量最低，临床上汞中毒患者以小脑病损症状为多见。同时，甲状腺及垂体中汞浓度较高。汞亦分布到口腔及肠黏膜、唾液腺及皮肤，临床上可有口腔炎及直肠炎等表现。元素汞进入体内后，在细胞中的过氧化氢酶的作用下立即被氧化为二价汞，进而产生毒作用。

中毒表现及作用机制　二价汞离子在血液和组织中能与蛋白质的巯基，形成结合型汞；与含巯基的低分子化合物，如半胱氨酸、还原型谷胱甘肽、辅酶 A、硫辛酸等及体液中的阴离子结合，形成可扩散型汞。这两种形式的汞随血流分布到各组织中去，以后逐渐转移至肾。在哺乳动物的组织中，有机汞尤其是烷基汞，会被转化为无机汞，反之，机体并不能将无机汞转化为有机汞。汞在体内可诱导金属硫蛋白的生成。金属硫蛋白在肝内合成，经血液运输到达肾组织，是肾组织中与汞结合的主要成分，对汞在肾内蓄积起主要作用。金属硫蛋白分子量为 6000 ～ 7000，含巯基高，其组成中的 1/4 ～ 1/3 为胱氨酸，而无芳香族氨基酸，它和汞结合的能力约为 1：10。反复接触汞后，肾内金属硫蛋白及汞的含量均增加，汞浓度超过一定的阈值时，即出现肾损害。另一方面，反复接触汞并不导致肝中金属硫蛋白及汞含量的增加。汞的神经毒性的破坏性很大，尤其是对儿童的中枢神经系统和周围神经系统。中枢神经系统缺陷、异常兴奋、心律失常、心肌炎和肾损伤都有可能与汞暴露有关。中枢神经系统的症状包括记忆缺失、兴奋、发热和局部震颤，并可发展为全身震颤。由吸入汞蒸气引起的支气管坏死和肺炎可以导致呼吸衰竭。根据暴露的剂量和个体易感性的不同，汞可以有力地刺激或者抑制免疫系统功能，产生许多病理改变，包括淋巴细胞增殖、高丙型球蛋白血症和免疫系统的过度或过低反应。其他临床指征包括口腔和牙龈炎症（齿龈炎）、震颤、牙齿松动、步伐不稳、人格改变、抑郁、易激惹和紧张。

无机汞 环境中的汞大多是无机汞（元素汞和无机汞化合物），通过从汞矿、煤和垃圾的燃烧、工厂排放等途径进入空气。无机汞也可以从含有汞的岩石进入水和土壤。无机汞中的汞有一价、二价两种形态，各种无机汞的用途有所不同，但这些无机汞对人体的危害基本相同，其急救措施和预防措施也很相似。无机汞在肾富集，为体内总含汞量的70%~80%。肾内汞含量在皮质中较高，其中以近端肾小管细胞内最高。汞离子在体内可使含硫基的酶丧失活性，失去功能，还能与氨基、二巯基、羧基、羟基及细胞内的磷酰基结合，引起相应的损害。肾炎也是比较多见的症状，如果肾小管广泛受损，还可能导致尿毒症。肾功能衰竭发生地非常迅速，即使患者生存下来，也必须依赖透析治疗。一些肾脏细胞可能可以再生，但是肾损伤通常是永久的。

有机汞 种类较无机汞为多，有机汞中的汞以共价键与碳原子相连接，以 RHg^+ 和 $RHgR'$（R 和 R' 表示有机基团）的形式存在。由于汞和氧原子之间的亲和力很低，所以碳-汞共价键的结合十分稳定。汞和硫及巯基的亲和力很高，这也是决定汞和汞的化合物的生物化学性质的主要因素。常为烷基汞化合物、苯基汞化合物、烷氧基汞化合物。甲基汞（CAS号 22967-92-6）和二甲基汞（CAS 号 593-74-8），通过食物链的一系列生物富集作用之后进入人体。经食物进入动物体的汞，

90%为甲基汞。苯基汞和烷氧基汞在人体内易分解成无机汞化合物，而烷基汞键稳定，在体内不易分解。无机汞通过自然界细菌的转化作用可以形成有机汞，是汞污染环境造成危害的原因所在。汞可以在海洋生物中蓄积并且通过食物链逐级放大。小鱼和水中的其他生物可以摄取甲基汞和其他无机形式的汞。当大鱼捕食含有甲基汞的小鱼或其他生物时，原来在小鱼体内的甲基汞大部分储存在大鱼的体内。因此，生活在汞污染水域的大鱼将会积聚大量的甲基汞。与普通的植物相比，在含有汞的土壤中种植的植物的无机汞浓度要高得多。虽然哺乳动物组织并不能把元素汞转化为有机汞，然而，许多海洋或者河流的浮游生物可以将元素汞转化为脂溶性甲基汞。浮游生物被鱼捕食之后，甲基汞可以在鱼的肌肉和肝中大量存在，食用这些受到汞污染的鱼可导致汞接触。有机汞可通过呼吸道、消化道、皮肤吸收，且吸收率很高。有机汞进入人体后，主要存在于红细胞内。苯基、烷氧基汞进入人体后，迅速分解为无机汞，在体内分布与无机汞同。烷基汞在体内分解很慢，分布在脑、肾、肝、毛发及皮肤内，慢性接触者以脑中含量为较高。元素汞和无机汞离子不易通过胎盘屏障，但甲基汞却较易通过。甲基汞中毒的临床表现包括脑炎、感觉功能的缺陷或丧失，此外也可能导致行走困难、共济失调等。儿童比成年人对甲基汞的毒性更为敏感。甲基汞可以穿透胎盘屏障，没有任何汞中毒症状的妇女可生出有缺陷的婴儿，包括智障儿和瘫痪儿等。

汞污染危害历史事件 水俣病是汞污染引起的疾病，1953 年

首先在日本九州熊本县水俣镇发生，由于病因不明，故称之为水俣病。1950 年在水俣湾附近渔村中，发现一些猫步态不稳，抽筋麻痹，最后跳入水中溺死，当地人谓之"自杀猫"。1953 年水俣镇发现一个生怪病的人，开始只是口齿不清，步态不稳，面部痴呆，近而耳聋眼瞎，全身麻木，最后精神失常，一会酣睡，一会兴奋异常，身体弯弓，高叫而死。1956 年在这个地区又发现 50 多人患有同样症状的病。经过对病的调查和研究，到 1962 年才确定水俣病的发生是汞的环境污染，特别是长期食用被污染的鱼和贝类引起的甲基汞慢性中毒。从水俣镇的工厂排放的氯化甲基汞污染海域，使鱼和贝类中毒造成的。20 世纪 70 年代中国在东北松花江中、下游地区的渔民中也曾发现过类似水俣病的病例。

急救措施 包括脱去污染的衣着，用大量流动清水彻底冲洗皮肤。误服者应要立即漱口，用清水或 2% 碳酸氢钠溶液反复洗胃，给饮牛奶蛋清或豆浆以吸附毒物。需要注意的是，切忌用盐水，否则，即有增加汞吸收的可能。吸入中毒者，迅速脱离现场至空气新鲜处。保持呼吸道通畅注意保暖，必要时进行人工呼吸。呼吸困难时给吸入氧气。眼睛接触时，立即提起眼睑，用大量流动水或生理盐水冲洗。二巯丙醇肌内注射是常用的汞中毒解毒剂。轻症患者也可以口服青霉胺。N-乙酰衍生物经测试有较好的疗效。

预防控制措施 用无毒或低毒原料代替汞，如用电子仪表代替汞仪表，用酒精温度计代替元素汞温度计，冶炼或灌注汞时应设有排气罩或密闭装置以免汞蒸气逸出。及时清除和回收流散残

留在桌面、地面、墙壁上的汞。定期测定车间空气中汞浓度。汞作业工人应每年体格检查一次，及时发现汞吸收和早期汞中毒患者，以便及早治疗，含汞废气、废水、废渣要处理后排放。生产过程严加密闭，加强局部排风和全面通风。作业工人接触较高浓度作业时，应戴碘化活性炭口罩，必要时戴空气呼吸器；穿聚乙烯薄膜防毒服，戴防化学品手套；工作现场严禁吸烟、进食和饮水；工作后淋浴、更衣。对作业工人进行就业前和定期体检。

职业禁忌证：患有明显口腔炎，慢性肠炎，肝、肾、精神、神经等患者。妊娠期及哺乳期应暂时脱离接触汞的作业。

卫生标准 中国颁布的《食品安全国家标准 食品中污染物限量》（GB 2762-2017）中规定，谷物及其制品中的总汞限量为0.02mg/kg，水产动物及其制品中的甲基汞限量为0.5mg/kg，其中肉食性鱼类及其制品中的甲基汞限量为1.0mg/kg。《职业接触汞的生物限值》（WS/T 265-2006）中指出，接触6个月后工作班前尿总汞职业接触生物限值为20μmol/mol肌酐（35μg/g肌酐）。《地表水环境质量标准》（GB 3838-2002）中提到，汞Ⅰ、Ⅱ类标准，Ⅲ类标准，Ⅳ、Ⅴ类标准分别为0.00005mg/L、0.0001mg/L、0.001mg/L。《生活饮用水卫生标准》（GB 5749-2006）指出，生活饮用水中的汞含量为0.001mg/L。《土壤环境质量标准》（GB 15618-1995）指出，土壤中汞含量的一级、二级、三级标准分别0.15mg/kg、0.30～1.0mg/kg、1.5mg/kg。《工作场所有害因素职业接触限值 化学有害因素》（GBZ 2.1-2007）中规

定，汞-金属汞（蒸气）的时间加权平均容许浓度为0.02mg/m³，短时间接触容许浓度为0.04mg/m³。

（金泰廙）

měng

锰（manganese，Mn） CAS号7439-96-5，原子序数25，原子量54.938。锰是一种过渡金属，也是机体必需的一种微量元素。

理化特性 单质锰是为钢灰色有光泽的硬脆性金属，熔点1244℃，沸点1962℃，密度7.2g/cm³。重要的矿物是软锰矿、辉锰矿和褐锰矿等。锰的化合价+2、+3、+4、+6和+7。其中以+2（Mn²⁺的化合物）、+4（二氧化锰，为天然矿物）、+6（锰酸盐，如 K_2MnO_4）和+7（高锰酸盐，如 $KMnO_4$）为稳定的氧化态。在固态状态时它以四种同素异形体存在，α锰（体心立方）、β锰（立方体）、γ锰（面心立方）、δ锰（体心立方）。电离能为7.435电子伏特。在空气中易氧化，生成褐色的氧化物覆盖层。它也易在升温时氧化。氧化时形成层状氧化锈皮，最靠近金属的氧化层是 MnO，而外层是 Mn_3O_4。在高于800℃的温度下氧化时，MnO 的厚度逐渐增加，而 Mn_3O_4 层的厚度减少。在800℃以下出现第三种氧化层 Mn_2O_2。在约450℃以下最外面的第四层氧化物 MnO_2 是稳定的。能分解水，易溶于稀酸，并有氢气放出，生成 Mn^{2+}。可用铝热法还原软锰矿制得。

用途 冶金工业中用来制造特种钢（锰钢）；钢铁生产上用锰铁合金作为去硫剂和去氧剂。锰钢可用于制造钢磨、滚珠轴承、推土机与掘土机的铲斗等经常受磨的构件，以及铁锰轨、桥梁等。在军事上，用高锰钢制造钢盔、

坦克钢甲、穿甲弹的弹头等。

暴露途径 职业性锰中毒是长期吸入含锰深度较高的锰烟及锰尘所致，多见于锰铁冶炼、电焊条的制造与电焊作业及锰矿石的开采、粉碎或干电池的生产等作业的工人。而普通人群接触则主要由于饮水中含有过量的锰及取代四乙基铅的含甲基环戊二烯三羰基锰的无铅汽油，以及含锰农药（如代森锰）的推广使用。

代谢特征 锰的摄入以呼吸道和消化道为主。在正常情况下，锰经胃肠道吸收，其速度很慢，吸收率也很低，一般不超过进入胃肠道锰量的3%，系因食物中所含锰的化合物在胃液中溶解度低的缘故。吸收部位主要在十二指肠。呼吸道是工业生产中锰吸收的主要途径，空气中锰尘浓度达到0.247mg/m³时，近1/3的锰尘被滞留在上呼吸道，进入肺泡的仅占一小部分。此时进入肺泡壁的锰尘被巨噬细胞吞噬后，经淋巴管进入血液。锰经皮肤的吸收量很少的，仅少量有机锰可经皮吸收。吸收入血液的锰，与血浆中β1球蛋白结合为转锰素分布到全身，小部分进入红细胞形成锰卟啉，并迅速从血液转移到富含线粒体的细胞中，以不溶性磷酸盐的形式蓄积于肝、肾、小肠、内分泌腺、脑、骨骼肌及毛发中。细胞内的锰约有2/3贮留于线粒体内。早期脑内锰含量较低，吸收过量的锰后可在中枢神经系统内蓄积，其生物转化率较其他组织低，故晚期脑内锰含量反而远远超过其他组织。锰在人体内的生物半衰期约为40天。芬利（Finley）的研究认为，锰在男性体内的生物半衰期为18～48天，女性为12～34天。锰在脑内保留时间较长。静脉注射⁵⁴Mn，其后

15~60天^{54}Mn从脑内各区域逐渐减少，生物半衰期为51~74天，丘脑下核和丘脑的生物半衰期最长。不同器官和组织对锰贮留量的多寡取决于：①该器官的胞质内是否含有丰富的线粒体，如肝、胰腺、肾和脑含有丰富的线粒体，其锰含量也较高。②该器官和组织具有丰富的毛细血管，并对锰粒的过滤作用强。③锰进入机体的途径，如口服或静脉注射，肝贮留锰多，吸入时肺锰量高，由肾动脉注入时则肾锰高。经各种途径进入体内的锰，主要经胆汁、肠道、尿汗腺排泄。当锰在消化道被吸收，即通过门静脉进入肝，约50%经肝分泌到胆汁，再随胆汁排入粪中，10%左右经肾随尿排出。

生理功能　作为机体的必需微量元素，锰是体内多种酶的活性基团或辅助因子，又是某些酶的激活剂，参与人体糖、脂肪代谢，并为维持体内某些生理功能所必需。凝血机制、生长发育、神经及内分泌系统等都与锰生物学作用有关。锰的生理功能主要：①参与许多酶的合成及激活。锰参与精氨酸酶、脯氨酸肽酶、丙酮酸羧化酶、超氧化物歧化酶、羧化酶、磷酸化酶、醛缩酶、磷酸葡萄糖变位酶、异柠檬酸脱氢酶、胆碱酯酶、多糖聚合酶、半乳糖转化酶、腺苷三磷酸酶等的组成及激活。②对物质代谢的影响。锰参与了体内的物质代谢，并维持着广泛的生理功能，如糖代谢、脂肪代谢、蛋白质代谢。体内锰的缺乏或过多，都会对有关的生理功能产生不良的影响。③对造血功能的影响。锰与造血功能密切相关，贫血的动物施以小剂量的锰盐或锰蛋白复合物，可见血红蛋白、红细胞增加，中幼红细胞增多。锰刺激造血的机制尚不清楚，可能与锰能改善机体对铜的利用和刺激促红细胞生成素产生有关。④对心血管系统的影响。锰是对心血管有益的元素，它对血糖、血脂和血压维持正常水平有良好的影响。长寿老年人心血管疾病发病率低，而心血管疾病的发生与锰的吸收不足有关。⑤对生殖功能与生长发育的影响。锰不但参与蛋白质的合成，还与遗传信息的传递及甲状腺和性腺的分泌有关。缺锰可影响动物的生殖功能，表现为输精管退行性变、精子减少、卵巢功能障碍、睾丸变性、性周期紊乱、乳汁分泌不足、习惯性流产及幼畜死亡率升高。

中毒表现及作用机制　急性锰中毒可由口服高锰酸钾（浓度>1%）引起，口、咽呈褐色或紫褐色、流涎、灼痛、恶心、呕吐、腹痛。浓度更高时，胃肠有腐蚀性损害，口腔及咽喉肿胀、糜烂、蜂窝织炎，严重者可引起窒息、胃穿孔乃至于休克死亡。在工业生产中，吸入大量的锰烟可引起"金属烟热"，出现头晕、头痛、恶心、寒战、高热，以及咽痛、咳嗽、气喘等急性肺炎、支气管炎症状。

长期接触较低水平的锰尘则会导致慢性锰中毒，主要毒性：①神经系统损害。早期表现为类神经症和自主神经功能障碍，如嗜睡、失眠、头痛、乏力、精神萎靡、注意力涣散及记忆力减退等。部分患者易激惹、恶心、流涎增多、性欲减退、多汗及不自主的强迫动作。随着病情的发展，可出现锥体外系损害的症状和体征，表现为帕金森样症状，如肌张力增强、震颤、两腿沉重、走路速度减退、易跌倒、口吃、语言低沉、举止缓慢、感情淡漠或冲动，后退极易跌倒，坐下时有顿挫现象，书写时下笔迟疑、智能下降，少数患者有冲动行为。慢性锰中毒还可引起免疫功能的紊乱和生殖能力的下降。锰中毒的神经系统的机制尚不完全清楚，可能与以下相互关联的几方面的因素有关：自由基介导的神经细胞变性；干扰神经细胞线粒体能量代谢；干扰铁、钙等元素在中枢神经系统的平衡状态等；引起神经细胞中多巴胺和5-羟色胺含量减少；影响胆碱酯酶合成，使乙酰胆碱蓄积，此与锰中毒时出现震颤麻痹有关；诱导小胶质细胞的激活进一步诱导神经元的损伤；通过诱导α共核蛋白的蓄积、蛋白酶体功能下降及τ蛋白的磷酸化诱导神经元损伤。②肺部损害。锰作业工人吸入的锰烟和锰尘不仅可导致慢性锰中毒，而且由于锰尘吸入聚集，可刺激肺泡上皮导致纤维化形成尘肺病。③生殖功能的损害。人群的流行病学调查表明，接触锰的女工可出现月经周期缩短，经期延长，痛经率上升；还可出现性交次数减少，性交时间缩短，性欲减退。男性生殖功能影响主要表现为性欲异常、射精困难、阳痿、早泄的出现率增高。男性、女性长期的锰暴露都可以导致后代畸形率增高。

诊断标准　2006年3月，中国卫生部发布了修订后的《职业性慢性锰中毒诊断标准》（GBZ 3-2006）。根据该标准，职业性慢性锰中毒是长期接触锰的烟尘所引起的以神经系统改变为主的疾病，尤以锥体外系损害最为明显，并可伴有精神情绪障碍。在诊断过程中，根据密切的职业接触史和以锥体外系损害为主的临床表现，参考作业环境、工作场所空气中锰浓度测定等资料，进行综合分析，排除其他类似疾病，方可诊断。其中观察对象确定标准为具有头晕、头痛、易疲乏、睡眠障碍、健忘等神经症症状，以及食欲减退、流涎、多汗、心悸、性欲减退等自主神经功能紊乱的表现，同时可有肢体疼痛、下肢无力和沉重感等；同时，提出以下标准。①轻度中毒：除上述观察对象症状外，具有下列情况之一者，可诊断为轻度中毒，即肌张力增高不恒定，手指明显震颤，并且有情绪低落、注意力涣散、对周围事情缺乏兴趣或易激动、多语、欣快感等精神情绪改变。②中度中毒：在轻度中毒基础上出现恒定的四肢肌张力增高，常伴有静止性震颤。③重度中毒：在中度中毒基础上具有以下情况之一者，可诊断为重度中毒，a. 明显的锥体外系损害，全身肌张力明显增高；四肢出现粗大震颤，震颤可累及下颌、颈部和头部；步态明显异常。b. 严重精神障碍，有显著的精神情绪改变，如感情淡漠、反应迟钝、不自主哭笑、强迫观念、冲动行为、智力障碍等。

预防控制措施 主要处理原则为早期可用金属络合剂如依地酸二钠钙等治疗，并适当给予对症治疗。出现明显的锥体外系损害或严重精神障碍时，治疗原则与神经-精神科相同。在预防方面，锰生产、粉碎、过筛、搅拌的工作场所应加强防尘措施。尽量用湿法或密闭操作。电焊作业，在不影响质量的条件下，尽可能采用无锰焊条。操作人员应戴送风口罩或面具。加强就业前和定期体检。有神经精神疾患、明显肝肾功能障碍及内分泌系统疾患者不应从事锰作业。

卫生标准 中国职业卫生标准《工作场所有害因素职业接触限值 化学有害因素》（GBZ 2.1-2007）中规定，锰及其无机化合物（按 MnO_2 计）的时间加权平均容许浓度（PC-TWA）为 $0.15mg/m^3$。《生活饮用水卫生标准》（GB 5749-2006）规定的水质常规指标及限值中锰为 $0.1mg/L$。

（陈景元）

gé

镉（cadmium，Cd） CAS 号 7440-43-9，原子序数 48，原子量 112.41，相对密度 $8.64g/ml$，为银白色富有延展性金属，略带淡蓝光泽，常与铅、锌矿共生，与锌有不少相近处。

理化特性 熔点 320.9℃，沸点 765℃，蒸气压 1.4mmHg（400℃）、16mmHg（500℃）。镉性质较活泼，可与氧、硫、卤素等化合，易被水蒸气、二氧化碳、二氧化硫、硫化氢等氧化；易与各种金属形成合金；常见的镉化合物有醋酸镉、硫化镉、磺硒化镉、硫硒化镉、氯化镉、氧化镉、碳酸镉和硫酸镉。大部分无机镉都溶于水，但氧化镉和硫化镉几乎不溶，可能溶于胃酸。

用途 镉可保护金属免受锈蚀，大量应用于电镀工业，约占总用量 8%；镉的化合物如硫化镉、磺硒化镉等常用于制作塑料、油漆颜料；硬脂酸镉常用作塑料稳定剂，约占总用量 11%；镉还用以制备光电池及镍-镉或银-镉电池，因此类电池体积小、电能容量大，故用量日益增加，是镉的主要用途之一，约占总用量的 77%。制造合金，铜镉合金用于汽车冷却器材料；银铟镉合金用作原子反应堆控制棒；其他如各种钎焊合金、易熔合金等；制造

焊条或焊接电极、电池电极等。

暴露途径 除生产和应用镉过程有接触机会外，镉对环境的污染自人类开始冶炼金属就发生了，随着应用增加而日趋严重，已成为威胁健康的重要环境卫生问题。美国毒物管理委员会将镉列为第六位危害人体健康的有毒物质，而联合国环境规划署和国际职业卫生重金属委员会把它作为重点研究的环境污染物。20 世纪末全世界每年生产约 22 000 吨镉，镉常与锌共生，两者的比例为 1/1000 ~ 1/100。镉遇高温很快逸出金属蒸气，并且在空气中迅速形成红棕色氧化镉烟尘。镉主要是有色金属（锌、铜、铅）冶炼厂的副产物，如湿法炼锌的锌浸液净化置换渣，或锌精矿焙烧的含镉烟尘中提取，常用酸浸后电解或精馏方法制备精镉。镉可通过食物链为人体摄入，主要是由于含镉废水污染了水源和农田土壤，人长期食用含镉的食物和饮用含镉的水。用含镉容器盛装酸性食物，可引起经口急性镉中毒. 产生剧烈呕吐。在非污染区人体摄入量为每日 10 ~ 60μg，污染地区的摄入量每日可达 200 ~ 400μg。

代谢特征 镉及其无机化合物可经呼吸道和消化道吸收，不能经皮吸收；成年人比儿童吸收多，胃肠道吸收率在 4% ~ 7%，皮下和肌内注射后组织吸收很缓慢。低钙、低铁或低蛋白饮食能增加镉的吸收；锌是镉的拮抗剂能减少镉的吸收；经肺吸收的镉取决于镉化合物的颗粒大小和可溶性，沉积在肺中的氧化镉及可溶性镉盐有 15% ~ 30% 可被吸收。进入体内的镉可迅速转移到血液，在红细胞中与血红蛋白结合。由肺和肠道吸收的镉在血中与血浆

蛋白和红细胞内类似于金属硫蛋白（metallothionein，MT）样的低分子蛋白结合，也可能与低分子量富含硫的化合物（谷胱甘肽和胱氨酸）相结合，二者呈动态平衡，分布到全身组织器官。镉与MT结合主要贮存于肾、肝、肺、胰、甲状腺、睾丸、唾液腺、毛发中也有镉蓄积；但镉不易透过血-脑屏障及胎盘屏障。贮留在肾的镉主要位于肾皮质内，髓质内很少。人体内镉的含量与食物、水和其他环境中镉（如烟草中含镉）的吸收情况有关。一般成年人体内有镉 5～40mg，血液中镉浓度在 1μg/100ml 以下（通常为 0.1μg/100ml 左右）。毛发中镉含量很低，一般为 0～0.5μg/g。镉排出很慢，在体内存留时间长，生物半衰期为 10 年以上。正常成人肾皮质镉浓度为 15～50μg/g；镉作业工人可高达 300μg/g，而其肝镉浓度约为 150μg/g。但在摄入镉浓度过高，引起肾损害时，肾皮质镉浓度反见下降，这是因为此时肾内镉经尿排出增加，同时肾小管对原尿中滤出镉的重吸收能力下降之故。肝、肾及其他组织中的镉主要与MT结合，形成低毒复合物转运或蓄积。MT分子量较低，6000～8000，含有大量硫基，对镉、汞、锌等金属均有很强的结合能力，是重金属在体内的重要解毒机制之一。

毒性 金属镉属微毒类，镉化合物中的硫化镉、硝酸镉等属中等毒类。较高浓度的镉化合物（饮料中镉超过 16mg/L）经口摄入即刻发生催吐作用，表现为胃肠道刺激作用，并可引起腹泻、休克和肾功能障碍。氯化镉对猫的最小催吐剂量为 4mg/kg，家兔经口致死量为 150～300mg/kg。氧化镉烟尘急性吸入毒性以致死浓度（mg/m³）和时间（分钟）乘积，即 LCt 值表示如下：小鼠 700，大鼠 500，豚鼠 3500，兔 2500，犬 4000，猴 1500。吸入镉烟中毒死亡的患者，估计其 LCt 值为 2500～2000。急性吸入毒性比经口大 60 倍，吸入数小时后出现支气管和肺刺激症状，也可引起化学性肺炎和肺水肿，导致死亡。饮用含镉水的大鼠可引起心肌电生化的改变；大鼠慢性吸入氧化镉时，可见血红蛋白和红细胞数减少，白细胞数增加，血清蛋白下降，硫胺素代谢障碍，间质性肺炎和局灶性肺气肿。家兔慢性喂饲试验，可见生长迟缓，低血色素性贫血，中性粒细胞增加，血浆白蛋白降低，血浆球蛋白特别是 β_1 球蛋白增高，尿中有蛋白和管型。病理解剖发现肾间质纤维化伴有肾小球纤维化和肾皮质凝固性坏死，肝坏死及炎症细胞浸润，脾大，肺气肿，心脏肥大。

镉还可使动物产生以下慢性损害：①高血压，排镉后可恢复正常。②睾丸损害，可能继发于血管损害，引起精原上皮细胞和间质破坏，出现去睾丸现象，甚至缺血坏死。⑧致癌作用，可引发睾丸肿瘤。④胚胎毒性和致畸作用，小鼠畸形数增加，主要表现为生殖器小，裂腭和棒状眼。⑤贫血。

毒作用机制 动物实验证实，微量镉能干扰大鼠肝线粒体中氧化磷酸化过程。离体实验发现，镉可抑制各种氨基酸脱羧酶、组氨酸酶、淀粉酶、过氧化酶等的活性。特别是抑制亮氨酰基氨酰酶，该酶含锌，锌被镉置换后酶失去活性，结果使蛋白质的分解和再吸收减少。由此推测，其部分毒作用机制，可能是镉与含羧基、氨基，特别是含硫基的蛋白分子结合，而使许多酶系活性受到抑制。例如，镉离子可与组织蛋白的羧基形成不溶性金属蛋白盐，也可与硫基形成稳定的金属硫醇盐，从而使肾、肝等组织中的酶系功能受损。此外，镉还可干扰铜、钴和锌在体内的代谢而产生毒作用。镉主要损害肾小管而干扰肾对蛋白质再吸收的作用，并可影响近端肾小管功能，引起蛋白尿、糖尿、氨基酸尿，尿钙及尿磷增加。尿蛋白主要是低分子量（20 000～30 000D）蛋白，如 β_2-微球蛋白、视黄醇结合蛋白质、溶菌酶和核糖核酸酶等。测定尿中低分子量蛋白可作为镉中毒的一种早期诊断指标。这种蛋白用一般临床常规方法不能检出。镉还可以干扰免疫球蛋白的产生和排列，因为镉引起的蛋白尿与免疫球蛋白有关；可能对控制不同分子白蛋白及其他蛋白的合成有一定作用；可能抑制骨髓内血红蛋白的合成。

中毒临床表现 人长期吸入镉尘或镉烟可损害肾和肺。镉对肾的慢性损害主要在近端肾小管，肾小球很少受累。电子显微镜下见近端肾小管上皮细胞出现线粒体肿胀变形，溶酶体增多、增大，滑面内质网增生，并出现核内包涵体。呼吸道损害主要表现为上呼吸道刺激和肺气肿、肺纤维化。镉可引起骨质疏松，重度中毒时可能发生骨软化症。镉还可能直接引起心血管损害。

食入镉盐或用镀镉器皿贮放的酸性食物或饮料，可以导致急性镉中毒，潜伏期甚短，食后 10～20 分钟即可出现恶心、呕吐、腹痛、腹泻，重者可有大汗、虚脱、眩晕甚至抽搐、休克；由于剧烈的呕吐，胃内容物吐出，使镉吸收少，经治疗可较快康复。10～20mg 可溶性镉盐即可引起中毒，0.5g 以上可致死。

吸入镉的烟雾或蒸气（多氧化为氧化镉）之后，经 2～10 小时潜伏期，常引起呼吸道刺激症状，如鼻部和咽部干燥、流涕、咳嗽、胸闷、胸痛，并有头痛、头晕、乏力、倦怠、四肢酸痛、寒战、发热、口中有金属甜味，极似金属烟雾热或流感；少数患者可出现急性胃肠炎症状。严重者在 24～36 小时后可发生化学性肺炎或肺水肿，患者咳嗽加重，胸痛、咳泡沫痰、发绀、呼吸困难；听诊可有干湿啰音；X 线胸片示两肺有广泛分布的斑片状阴影；病程可持续 3～5 日，数月方能完全康复。个别患者尚可发生急性肝、肾损伤而有黄疸、肝功异常及急性肾衰竭表现。尿镉有明显增高，重者可达 50μg/L。吸入氧化镉、烟雾，浓度 1mg/m³，8 小时可致中毒；浓度达 5mg/m³ 时，吸入 8 小时常可致死。

慢性镉中毒多由长期接触较高浓度的镉引起。早期主要表现为神经衰弱综合征及上呼吸道慢性炎症，可有嗅觉减退或丧失，并可在门齿及犬齿颈部出现黄色"镉环"。慢性镉中毒的靶器官是肾，典型表现为近端肾小管功能障碍，表现为低分子蛋白尿，如 β_2-微球蛋白、视黄醇结合蛋白质、N-乙酰-β-D 葡萄糖苷酶及其同工酶等在尿中排出增加入、氨基酸尿、糖尿，也可伴有肾小球损伤，造成高蛋白尿；晚期由于肾发生结构损伤，而导致慢性间质性肾炎。接触浓度稍高，还可引起肺气肿，患者往往有干咳、气短、心悸、活动后呼吸困难；肺功能检查可有残气量增加、最大通气量降低等表现。慢性镉中毒还可出现骨软化病，表现为背和四肢疼痛、行路困难、自发性骨折；X 线检查示肩胛骨、盆骨、股骨、胫骨等有明显骨质疏松。日本 1955 年发现环境污染可引起类似改变，称之为痛痛病。严重病例尚可见肝功能异常、黄疸、缺铁性贫血、高血压。长期接触镉者，前列腺癌及肺癌的发病率亦见增高。流行病学调查表明接触镉的工人前列腺癌及肾癌发病率比对照组高。应当指出的是镉还具有潜在的致癌性，如肺癌和前列腺癌。流行病资料证实镉能在接触人群诱发肺癌，国际肿瘤研究机构（IARC）于 1993 年将 Cd 定为 I 级致癌物，即人类致癌物。美国国家工业卫生会议列为可疑致癌物。

诊断标准 根据中国的《职业性镉中毒诊断标准》（GBZ 17-2002），职业性镉中毒主要是吸入镉化合物烟、尘所致的疾病。急性中毒以呼吸系统损害为主要表现；慢性中毒引起以肾小管病变为主的肾损害，亦可引起其他器官的改变。标准适用于因职业接触镉化合物烟、尘而发生的急性和慢性中毒，其中慢性中毒部分在非职业中毒的诊断与治疗中亦可参照执行。根据短时间高浓度或长期密切的职业接触史，分别以呼吸系统或肾损害为主的临床表现和尿镉测定，参考现场卫生学调查资料，经鉴别诊断排除其他类似疾病后，可作出急性或慢性镉中毒的诊断。

预防控制措施 慢性中毒以对症支持治疗为主。急性中毒应迅速脱离现场，保持安静及卧床休息。急救原则与内科相同，视病情需要早期给予短程大剂量糖皮质激素。观察对象应予密切观察，每年复查一次。慢性镉中毒应当调离接触镉及其他有害作业的环境。轻度中毒患者可以从事其他工作；重度中毒患者应当根据病情适当安排休息或全休。急性镉中毒轻度中毒患者病情恢复后，一般休息 1～2 周即可工作。重度中毒患者休息时间可以适当延长。急性和慢性镉中毒均以对症支持治疗为主。由于依地酸钙钠驱镉效果不显著，在慢性中毒时尚可引起镉在体内重新分布后，使肾镉蓄积量增加、肾病变加重，因而多不主张用依地酸钙钠等驱排药物。

镉作业工人每年应坚持健康检查（包括尿镉和尿中低分子蛋白分析）；查出的镉中毒患者应调离镉作业并进行治疗。应坚持就业前体检，各种肾脏疾病、慢性呼吸系统疾病、肝脏疾病、贫血、高血压、软骨病等应列为职业禁忌证。

卫生标准 中国的《生活饮用水卫生标准》（GB 5749-2006）中规定，饮用水中镉不得超过 0.01mg/L。《食品安全国家标准 食品中污染物限量》（GB 2762-2017）中规定，稻谷、糙米、大米的限量为 0.2mg/kg，谷物及碾磨加工品、肉及肉制品（除畜禽内脏外）、鱼类中为 0.1mg/kg，新鲜蔬菜、水果、蛋及蛋制品中为 0.05mg/kg。《工作场所有害因素职业接触限值 化学有害因素》（GBZ 2.1-2007）中规定，工作场所空气中镉及其化合物（以 Cd 计）的时间加权平均容许浓度为 0.01mg/m³。世界粮农组织和世界卫生组织食品添加剂联合专家委员会认为，镉在米中最高限量为 0.4mg/kg，海产品中最高限量为 2mg/kg；美国政府工业卫生学家协会规定的阈限值平均时间加权浓度为 0.01mg/m³（包括元素镉和无机镉化合物粉尘和颗粒)和0.002mg/m³(可吸入性粉尘)。

(金泰廙)

gè

铬(chromium, Cr)

CAS号7440-47-3,原子序数24,原子量51.996,银白色金属,有光泽,质硬而脆,具有耐腐蚀性。

理化特性 单质铬密度7.19g/cm³,熔点1907.0℃,沸点2761.0℃。铬有四种稳定的同位素即^{50}Cr、^{52}Cr、^{53}Cr、^{54}Cr。铬不溶于水,高温下,铬与卤素、硫、氮、碳等元素发生化合反应。铬能缓慢地溶于盐酸与硫酸,生成二价铬盐(蓝色),但不溶于硝酸。铬化合物种类众多,无机铬化合物有氯化铬、三氧化铬、铬酸钾、铬酸铵、铬酸铅、重铬酸钾(钠)等;有机铬化合物有烟酸铬、吡啶羧酸铬、葡萄糖酸铬、氨基酸螯合铬等。

环境来源和分布 铬是自然界中广泛存在的一种金属元素,分布于岩石、土壤、大气、水及生物体中。在未污染的情况下,铬在空气中浓度一般<0.1μg/m³,水体1μg/L至数μg/L,天然岩石5~1800mg/kg,土壤260~4000mg/kg,植物0.19mg/kg。铬以单质铬[Cr(0)]和含铬化合物形态存在,铬化合物中铬有二价、三价、六价三种价态即Cr(Ⅱ)、Cr(Ⅲ)、Cr(Ⅵ)。不同价态铬化合物其稳定性存在明显差异,Cr(Ⅱ)不稳定,易氧化为Cr(Ⅲ),后者是环境中最稳定的价态;Cr(Ⅵ)具有强氧化性和腐蚀性,其化合物在自然界中可被还原为Cr(Ⅲ)。在酸性条件下Cr(Ⅵ)容易还原为Cr(Ⅲ),在碱性条件下低价铬可氧化成高价铬。自然环境中的铬化合物主要是以Cr(Ⅲ)形式存在。在铬化合物中,Cr(Ⅲ)

与Cr(Ⅵ)有较大的生物学意义。一般来说,Cr(Ⅵ)的毒性远比Cr(Ⅲ)大。铬一般以含铬化合物形式进入大气、水体、土壤环境。环境中铬以两种状态存在,即Cr(Ⅲ)与Cr(Ⅵ)。二者的分布比依赖于环境的氧化还原势能、pH及氧化剂与还原剂的存在。铬可在大气、水体和土壤环境中随水循环发生转移。空气中铬主要以细微粉尘颗粒或气溶胶存在,最后逐渐随自身沉降作用与雨水冲洗沉积于土壤和水体中。动物通过陆生食物链或水生食物链将环境铬转移到自身生物体内。农作物可从铬污染的水体和土壤中吸取大量的铬,用含铬废水灌溉土地,农作物铬含量显著高于对照区。

用途 金属铬用于制造硬化钢制品、不锈钢及其他合金。无机铬化合物用于制革、印染、电镀,以及颜料、油漆、化学防腐涂料与石油产品生产等工业过程。有机铬化合物主要用作动物饲料与食品添加剂、医用保健品等。

暴露途径 人体暴露铬及其化合物的机会主要是居住在铬污染的大气环境,或饮用被铬污染的自来水,或摄入被铬污染的食物,或在职业环境中吸入铬尘及皮肤接触铬等。铬及其化合物可通过呼吸道、消化道和皮肤进入人体内,并可在肝、肾、心脏和肺等组织中蓄积。在普通的人群中,消化道是摄入铬的主要途径。正常情况下,铬在蔬菜、水果、谷物、蛋类、肉类及鱼类中的含量在一般为20~520μg/kg。痕量的三价铬是食物中必需的微量元素,过量三价铬的暴露常见于摄入用含有机铬饲料添加剂饲养的动物性食品或摄入含铬食品添加剂的保健食品或含铬医用药品等。平均每天从食物中摄入的铬大约

为60μg,从空气中进入体内的铬一般为0.2~0.6μg,从饮用水中摄入的铬小于4μg。居住在铬矿或铬盐厂污染区附近或含铬废弃物场所附近的居民,铬暴露水平远远高于普通居民。高浓度的铬暴露主要见于职业性暴露,发生于不锈钢制造、焊接、铬酸盐生产、镀铬、铁铬合金制造、铬颜料及皮革制造等工业企业。

代谢特征 机体对铬的吸收率可因暴露途径、铬化合物的价态及种类不同而异。经消化道暴露,无机铬吸收率小于5%,而食物中结合型铬吸收率可达10%~20%。Cr(Ⅵ)进入胃内可被胃酸还原为Cr(Ⅲ),导致消化道的铬吸收量显著减少。铬较易从呼吸道吸收,其吸收率大约为40%,铬的颗粒大小、氧化价态、溶解性及肺巨噬细胞的活性均可影响铬的呼吸道吸收效率。铬也可经皮肤吸收,其吸收程度与皮肤的完整性有关,破损皮肤较易吸收。一般来说,无论何种接触途径,Cr(Ⅵ)的吸收率比Cr(Ⅲ)大。铬及其化合物在体内的代谢动力学取决于摄入铬离子的价态和其配体的性质。进入血液的Cr(Ⅲ)被捆绑到转铁血浆蛋白上而运输,与此相反,Cr(Ⅵ)在血液中则以CrO_4^{2-}形式通过红细胞膜SO_4^{2-}/HPO_4^{2-}离子通道选择性地吸收,继之在细胞内很快被还原剂如谷胱甘肽、抗坏血酸等还原成Cr(Ⅲ),后者与血红蛋白结合而运输,分布于肝、肾、脾、肺和骨骼等组织。妊娠妇女体内的铬可通过胎盘到达胎儿体内,通过母乳传递给婴儿。进入体内的铬从尿液、粪便、乳汁、指甲、毛发离开机体,其中尿液是体内铬的主要排泄途径。尿铬与发铬分别是评价污染性铬暴露的常用生物

学指标。

毒性 ①急性毒性：给动物染毒 Cr（Ⅵ）的急性毒性大于 Cr（Ⅲ），不同铬化合物、不同途径染毒其急性毒性存在差异。大鼠经口染毒的半数致死剂量（LD_{50}）Cr（Ⅱ）为 791～3114mg/kg，Cr（Ⅲ）为 140～422mg/kg，Cr（Ⅵ）为 20～250mg/kg。小鼠腹腔注射 Cr（Ⅵ），LD_{50} 为 16.1～19.7mg/kg。小鼠静脉注射羰基铬［Cr（Ⅲ）］，LD_{50} 为 30mg/kg，猫从摄食中摄入羰基铬，每天 1g，连续 3 个月，未观察到毒性反应。有机铬化合物经口毒性较低，大鼠经口染毒烟酸铬［Cr（Ⅲ）］，$LD_{50} >$ 5000mg/kg，经皮大于 2000mg/kg。而小鼠经口染毒葡萄糖酸铬［Cr（Ⅲ）］，$LD_{50} >$ 5000mg/kg。铬酸及铬酸盐等无机铬化合物对皮肤与黏膜有刺激性与腐蚀性。②亚慢性与慢性毒性：Wistar 雄性大鼠腹腔注射重铬酸钾 7.35mg/kg，每天 1 次，连续染毒 7 天，停止染毒后再继续观察 7 天，受试动物肾、肝出现明显的形态和功能异常，并随染毒时间延长肾、肝病变程度及范围加重。肾损害主要为肾小管功能障碍，染毒后期累及到肾小球。肝损伤的特征为中央静脉区肝细胞的浊肿变性和点片状坏死，血清谷草转氨酶、谷丙转氨酶显著升高。染毒停止后，体内铬负荷下降，病理形态学检查提示中央静脉区肝细胞增生活跃，显示肝的代偿修复功能恢复。用喂饲法给小鼠重铬酸钾［Cr（Ⅵ）］染毒 9 周，在每天 24mg/（kg·d）剂量水平，动物红细胞平均容积（MCV）与红细胞平均血红蛋白量（MCH）轻微降低，其未观察到有害作用剂量为 6mg/（kg·d）。在饮水中加入重铬酸钾［Cr（Ⅵ）］，浓度相当于

2.5mg/（kg·d），给 SD 大鼠染毒 1 年，除饮水消耗量大约降低 20% 外，受试动物的外观、体重、食物消耗量、血液生化及组织病理学未观察到明显改变。用含有 11.2mg/kg 铬酸钾［Cr（Ⅵ）］的饮用水给犬染毒 4 年，未观察到尿液生化、脏器重量（脾、肝与肾损害）、组织病理学等方面的改变。给 5 周龄 Wistar 雄性大鼠暴露吸入浓度在 0.025～0.2mg/m³ 的重铬酸钠［Cr（Ⅵ）］气溶胶，每天 22 小时，连续染毒 28 天，与对照组比较肺泡巨噬细胞及其免疫功能、总血清免疫球蛋白含量受到明显影响。Cr（Ⅵ）在小于 0.05mg/m³ 浓度水平，肺巨噬细胞活性增加；超过 0.1mg/m³，含铬气溶胶可以引起免疫系统激活的抑制作用，对 β 细胞依赖性抗原绵羊红细胞的初级抗体反应增加，铬含量与时间-剂量存在着依存关系。另外，呼吸道给予重铬酸钠气溶胶，动物可出现阻塞性呼吸困难、体重减轻、血液白细胞数增加等。小鼠暴露三氧化铬（CrO₃），浓度在 1.81～3.63mg/m³，连续 1 年，动物出现鼻隔膜穿孔、睫毛脱落及肺、气管、支气管组织心态学改变等。③致癌性与生殖发育毒性：试验表明某些六价铬化合物对动物具有致癌性。给大鼠气管滴入铬酸钙、铬酸锶、铬酸锌、重铬酸钠等六价铬化合物，可诱导支气管癌症或肿瘤。注射给予铬酸铅、氧化铬酸铅与钴铬化合物可引起局部肉瘤。经口给予三价铬化合物未观察到动物发生肿瘤。经口给小鼠染毒六价铬化合物可引起产仔数降低、精子数减少、输精管外层细胞退化等。给雄性小鼠腹腔以一次注射 20mg/kg 或每天注射 2mg/kg 的重铬酸钾后，连续

21 天，交配受孕的雌性小鼠的胚胎存活率减少。在小鼠妊娠期给予含 500～700mg/kg 重铬酸钾的饮用水可产生明显的胎儿发育迟缓与胚胎-胎儿毒性，包括胎儿体重减轻、每窝胎儿数减少、胚胎着床后丢失、死产率增加等。④生态毒性：铬及其化合物过量进入环境，对自然界水生生物与陆生生物可产生明显生态毒性。尽管 Cr（Ⅲ）在低浓度对玉米、萝卜、水稻等农作物生长有促进作用或刺激作用，但铬浓度达到 5mg/L 对作物有害，10mg/L 可使作物出现严重的萎黄病，15～50mg/L 则可抑制植物的生长。生态毒理学研究表明，水生动物包括水生脊椎动物与无脊椎动物对 Cr（Ⅵ）的蓄积性有一定限制。大多数淡水无脊椎动物短期暴露（24～48 小时）含铬化合物，其 LC_{50} 在 2～60mg/L。甲壳类特别是水蚤类无脊椎动物对六价铬的毒性最敏感，其 LC_{50} 在 0.01～0.5mg/L。一般来说，鱼类对 Cr（Ⅵ）的毒性不如无脊椎动物与水藻敏感。鱼类对含铬化合物的急性毒性，LC_{50} 在 3～190mg/L。非生物性因素如水的硬度与 pH 值能明显影响 Cr（Ⅵ）的急性毒性。

毒作用机制 在体外细胞试验中，Cr（Ⅵ）的细胞毒性明显大于 Cr（Ⅲ）。Cr（Ⅵ）能对细胞生物大分子（如脂质、蛋白质与核酸）产生氧化损伤，明显降低机体的抗氧化能力，损害线粒体结构与功能，破坏生物膜的通透性和稳定性，导致钙稳态失调，干扰细胞的物质代谢与能量代谢，诱导细胞程序性死亡（凋亡）与遗传毒性等。铬的毒性主要由六价铬化合物引起，主要原因是 Cr（Ⅵ）比 Cr（Ⅲ）更容易透过细胞膜。Cr（Ⅲ）透过被动扩散或吞噬机制进

入细胞，Cr（Ⅵ）则较容易以铬酸根离子[（CrO$_4$)$^{2-}$]通过细胞非特异性阴离子通道（如硫酸根离子、磷酸根离子）进入细胞内，并很快地被细胞还原剂如维生素C与谷胱甘肽、黄素酶如细胞色素P$_{450}$谷胱甘肽还原酶及核黄素还原为Cr（Ⅲ）。Cr（Ⅵ）在还原过程中产生五价铬与四价铬中间体及活性氧如羟自由基（·OH）与单线氧离子（O$_2^1$），继之诱导一系列DNA损伤，包括DNA单链断裂、碱基变位、DNA-蛋白质或DNA-DNA交联，以及DNA氧化损伤如8-巯基脱氧鸟嘌呤，最终可导致DNA合成的保真性降低与非程序DNA合成，使原代细胞或细胞株发生恶性转化。短期致突变试验结果证实，Cr（Ⅵ）可引起多种遗传学损伤，包括DNA损伤与DNA转录中碱基配对错误。在哺乳动物细胞的体外试验中，Cr（Ⅵ）具有致突变性，并可引起染色体畸变与姊妹染色单体交换。在缺乏外来代谢活化系统时，对细菌与真菌也具有致突变性。

中毒临床表现 Cr（Ⅲ）是人体必需的微量元素，过量暴露Cr（Ⅲ）也可对生物机体带来危害。常见高浓度铬的暴露方式为职业性暴露，无论是急性或慢性暴露对人类健康造成损害的主要是Cr（Ⅵ）。急性接触高浓度铬酸或铬酸盐可引起刺激呼吸道黏膜，导致黏膜灼伤、充血、鼻充血等。慢性接触铬化合物，可发生鼻黏膜糜烂、溃疡、鼻中隔穿孔、肺功能容量改变、呼吸道肿瘤与肺癌等。皮肤接触铬酸或铬酸盐可引起刺激性皮炎、铬疮、过敏性皮炎等。经口摄入含铬化合物可出现口腔溃疡、腹泻、腹痛、消化不良、呕吐、血白细胞增多，并出现未成熟中性粒细胞等症状。

长期接触铬酸盐，还可导致味觉和嗅觉减退以至消失、手掌皮肤干裂等。

铬污染危害历史事件 日本1975年7月的"化学铬劳灾事件"是一个典型的Cr（Ⅵ）污染公害事件。日本化学工业株式会社下属工厂冶炼铬矿石及生产铬酸化合物[Cr（Ⅵ）]，职业性暴露工人出现皮肤与鼻黏膜溃疡、鼻中隔穿孔、过敏性接触性皮炎，以及呼吸系统疾患包括上呼吸道癌症与肺癌等。其东京分厂小松川工厂461人，其中62人发现鼻中隔穿孔，几乎所有工人发生皮肤铬疮溃烂与消化道症状等。同年8月下旬，展开全面调查，铬污染涉及9个工厂，共排放铬渣1153吨。铬废查污染区土壤中铬浓度高达4000mg/kg，地下水铬高达1965mg/L。铬中毒死亡达37名，其中24人患有肺癌、胃癌与上呼吸道癌症。

20世纪80年代中期，中国某地由于电镀厂废水污染地下井水引起居民慢性铬中毒，发病人数606名，发病率达57.3%。患病者出现鼻塞、鼻黏膜干燥及刺激感、鼻炎、鼻腔充血或出血、咽炎、咽痛、口腔溃疡及消化道症状等，其中67名血清谷丙转氨酶异常。调查发现，该厂排放的废水含铬浓度高达400mg/L，超过国家规定的污水综合排放标准800倍；铬中毒患者所用井水铬含量达1.92mg/L，超过国家规定的生活饮用水卫生标准8000倍。

中毒临床处理 铬中毒暂无特异解毒药。对从消化道摄入铬的中毒患者，先用温水洗胃，然后给50%硫酸镁导泻，再服用牛奶或蛋清以保护胃黏膜，其处理能获得较好疗效。呕吐严重者应输液，注意保持体内水和电解质

平衡。呼吸道吸入者应迅速脱离中毒环境，吸氧，保持呼吸道通畅。皮肤污染应及时用清水清洗。慢性鼻黏膜与皮肤溃疡患者可用10%抗坏血酸溶液湿敷铬溃疡处，然后用10%依地酸二钠软膏涂抹。可用解毒剂二巯丙磺钠、二巯丁二钠促进铬的排出。对症治疗，注意保护肝、肾功能，保持水、电解质平衡，呼吸道刺激症状显著者可用3%～5%碳酸氢钠超声雾化吸入，每隔2～3小时一次，每次持续10～20分钟，亦可使用镇咳剂和支气管舒缓剂。

预防控制措施 在生产铬酸及其盐类的车间，应尽量采用密闭设备。电镀槽上须装置侧方抽风罩，以减少铬酸雾逸出。铬接触者工作前皮肤涂防护油膏，皮肤暴露部可用凡士林3份和无水羊脂1份混成的油膏，或用其他柔和的防护油膏等涂抹。皮肤有铬酸或铬化合物接触污染时，应及时清洗，并用1%依地酸二钠油膏涂抹。工作时应戴橡皮手套，穿工作服加围裙，必要时，应戴防护口罩和防护眼镜，特别是暴露在含铬粉尘较多的环境下，应加强个体防护。定期进行铬暴露的职业卫生监督和健康检查，在铬暴露者的定期体检中，如发现有急性或亚急性咽炎、气管炎、支气管炎、皮肤化脓性感染（手指或甲沟的感染）、溃疡时，应考虑暂时调离铬接触工作环境，发现就业禁忌证时，应建议调离铬接触作业环境。另外，要禁止在生产劳动环境中摄食与饮水，克服不良卫生习惯，尽量减少皮肤与铬化合物的接触机会。

卫生标准 中国颁布的《职业接触可溶性铬盐的生物限值》（WS/T 266-2006）中规定，尿总铬为65μmol/mol肌苷；车间空气

暴露时间加权平均容许浓度为 0.05mg/m³。《地表水环境质量标准》（GB 3838-2002）中规定，Cr(Ⅵ) Ⅰ类标准、Ⅱ至Ⅳ类标准、Ⅴ级标准分别为 0.01mg/L、0.05mg/L、0.1mg/L。《生活饮用水卫生标准》（GB 5749-2006）中规定，Cr(Ⅵ)为 0.05mg/L。《土壤环境质量标准》（GB 15618-1995）中规定，铬在水田一级、二级、三级标准分别为 90mg/kg、250～350mg/kg、400mg/kg；旱地一级、二级、三级标准分别为 90mg/kg、150～250mg/kg、300mg/kg。《污水综合排放标准》（GB 8978-1996）中规定，Cr(Ⅵ)的最高允许排放浓度为 0.5mg/L。中国营养学会推荐的成年人铬的安全适宜摄入量为 50μg/d。美国职业安全与卫生管理局规定铬化合物的允许空气暴露时间加权平均值，铬及其盐类为 1.0mg/m³；Cr(Ⅱ)和 Cr(Ⅲ) 为 0.5mg/m³。美国政府工业卫生学家协会对 Cr(Ⅵ)的空气暴露时间加权平均值定为 0.01mg/m³。美国国家环境保护局规定水中的铬污染物最大值为 0.1mg/L。美国营养标准推荐委员会建议成年人铬的安全适宜摄入量为 50～200μg/d。世界卫生组织规定 Cr(Ⅲ) 摄入量不低于 33μg/d。

（庄志雄　钟才高）

pī

铍（beryllium, Be） CAS 号 7440-41-7，原子序数 4，原子量 9.01，灰白色轻金属。

理化特性 熔点 1287℃，沸点 2469°C，20℃ 时单质密度 1.85g/cm³。铍为密排六方晶体结构，常见化合价为 +2。铍的硬度比同族金属高，具有质轻、坚硬、张力强、耐高温、不易被腐蚀、不受磁力影响、撞击碰撞时不发

火花等特性。铍有 4 种同位素，⁷Be、⁸Be、¹⁰Be 为不稳定性同位素，具有放射性；而 ⁹Be 则是稳定性同位素。铍的化学性质较活泼，能形成致密的表面氧化保护层，即使在红热时，铍在空气中也很稳定。铍既能和稀酸反应，也能溶于强碱，表现出两性。铍不与浓硝酸和冰醋酸发生反应；铍的氧化物、卤化物都具有明显的共价性，铍的化合物在水中溶解度各异，如氧化铍和氢氧化铍在水中的溶解度小，氟化铍和氯化铍易溶于水。铍还能形成聚合物及具有明显热稳定性的共价化合物。常见的铍化合物有硫酸铍、硝酸铍、氯化铍、氢氧化铍、氧化铍、氟化铍、磷酸铍、草酸铍、碱性醋酸铍等。

用途 铍是原子能、火箭、导弹、航空、宇宙航行及冶金工业中不可缺少的金属材料。金属铍透过 X 射线的能力最强，故可用于制造 X 射线管小窗口不可取代的材料。铍是核反应堆中最好的中子反射体与减速剂材料。铍铜合金被用于制造不发生火花的零件如航空发动机的关键运动部件与精密仪器等。铍由于质量轻、强度大、弹性模数高和热稳定性好，已成为飞机和导弹的结构材料。铍的化合物用途广泛，氧化铍用于生产玻璃、陶瓷、塑料的添加剂，硝酸铍用作化学试剂及气灯和乙炔灯罩的硬化等。

暴露途径 日常生活中，除了摄入被铍及其化合物污染的食物及饮用水外，其他途径接触的机会较少。铍及其化合物的暴露途径主要是职业性暴露，以蒸气、烟雾、粉尘形式透过呼吸道或有破损的皮肤进入人体引起健康危害。其主要接触作业有铍冶炼、铍合金制造、铍加工、铍化合物

的应用（如制造氧化铍陶瓷、X 射线管球，以及电力、电子、宇航、原子能工业等）和铍的科研实验等过程中产生的含铍烟、尘、雾，进入生物机体的主要途径为呼吸道。铍不易经完整皮肤吸收，但经破损皮肤进入机体的量比完整皮肤大 50 倍。

代谢特征 经消化道进入铍的吸收率很低，一般认为吸收量低于口服量的 1%。由于难溶性铍盐不能被胃液溶解，而可溶性铍盐又在消化道内易与磷酸盐、蛋白质作用而沉积。铍能与血液中或淋巴液中的蛋白质结合。动物实验表明，铍在体内的分布，视化合物的溶解度而异。铍进入人体后主要积蓄于肺、肝、胃、骨及淋巴结等处。吸入可溶性铍盐（如氟化铍、硫酸铍）时，主要沉积于骨骼系统，而吸入不溶性铍盐（如氧化铍）时，则主要滞留于上呼吸道和肺；静脉或肌内注射胶体铍时，首先沉积于肝，然后部分随胆汁、尿液排出体外，部分转移至骨骼中。特定条件下甚至可通过胎盘屏障。铍在大鼠血液中的半衰期小于 3 小时。

毒性 ①急性毒性：氯化铍大鼠经口 LD_{50} 为 9.7mg/kg。硫酸铍大鼠静脉注射的 LD_{50} 为 0.51mg/kg。氟化铍小鼠经口 LD_{50} 为 100mg/kg，静脉注射 LD_{50} 为 1.8mg/kg，皮下注射 LD_{50} 为 20mg/kg；大鼠经口 LD_{50} 为 98mg/kg。②亚慢性与慢性毒性：大鼠经口摄入含铍饮用水 3 个月，结果发现在浓度为 1.6mg/L 染毒组，大鼠单核细胞高于对照组，血清碱性磷酸酶活性低于对照组；在浓度为 0.2mg/L 染毒组与对照组比较未见明显差别，未观察到有害效应水平（NOAEL）为 0.2mg/L。大鼠每隔 1 天腹腔注射氯化铍，

染毒剂量为 1.2mg/kg，分别连续染毒 1、2、3 个月，结果与对照组比较，氯化铍染毒组动物体重增长明显受到抑制；在 3 个月染毒组，大多数动物出现上皮细胞肉芽肿，在 1、2 个月染毒组，部分动物出现肝淤血与窦状腺淋巴细胞浸润；注射的铍主要蓄积于脾、肝、肾、心、肺等组织。铍也可诱导动物红细胞、血红蛋白、血细胞容积等参数降低。③致突变性（遗传毒性）：铍能与 DNA 结合，从而造成 DNA 损伤。在中国地鼠 V79 细胞试验系统，铍能引起哺乳动物细胞的基因突变。在叙利亚地鼠胚胎细胞试验系统中，铍能引起细胞染色体畸变率增加。用较低剂量的硫酸铍加入外周血淋巴细胞或叙利亚仓鼠胚胎细胞培养物中，观察到染色体结构畸变的细胞数明显增加，同时发现姐妹染色单体交换呈明显剂量-效应依赖性增加。铍可以抑制体内胸腺嘧啶核苷掺入到肝细胞的 DNA 中，且能阻断大鼠肝细胞中 DNA 合成所需的某些酶（如 DNA 聚合酶、胸腺嘧啶核苷激酶、胸苷激酶、脱氧胸苷酸脱氨酶、胸苷酸合成酶）的合成，而不是直接抑制 RNA 和蛋白质的合成。因此，铍具有一定的遗传毒性。在细菌回复突变试验中，使用多种菌株均未观察到铍的致突变性。④致癌性：世界卫生组织国际癌症研究中心关于人类化学致癌物质的研究报告中已将铍和某些铍化合物列入"可能致癌物"，即铍对人类可能具有致癌性，铍诱导人类癌症的危险性评价定为二级。铍的动物致癌证据充分，静脉注射铍可诱发动物骨肉瘤，从呼吸道吸入金属铍、氧化铍、硅酸铍等铍化合物可引起肺癌。铍对动物的致癌能力强、

发病率高、潜伏期短、恶性程度高、有转移性，但铍的致癌性具有种系特异性，铍诱导小鼠及豚鼠肿瘤未获得充分的试验证据。另外，铍及铍化合物对人类的致癌性证据有限。⑤生殖毒性、胚胎毒性和致畸性：文献中未见经口染毒对生殖毒性、胚胎毒性和致畸性的研究报道。胃肠道外染毒可观察铍的生殖毒性和胚胎毒性。在小鼠妊娠期腹腔注射硫酸铍，观察对子代行为的影响，发现染毒小鼠的后代出现行为改变。⑥免疫毒性：接触低浓度铍具有免疫毒性，主要表现为与细胞介导的免疫应答有关的以弥漫性间质性类上皮细胞的肉芽肿为主的慢性铍中毒症。铍活化的巨噬细胞刺激 B 细胞增殖、分泌，使血清 Ig 值升高。铍的免疫毒性无剂量-效应关系，免疫毒性反应的轻重存在个体差异，与个体遗传因素密切相关。其易感性一般与人类白细胞抗原系统有关。

毒作用机制　急性铍中毒主要由高浓度铍引起的对呼吸系统的直接化学毒性刺激和肝肾等脏器的损害，表现为呼吸道炎症及化学性肺炎为特征的组织病理学改变，同时可见到中毒性肝小叶中央带肝细胞的坏死及肾曲管上皮细胞脱落坏死，急性铍中毒存在着剂量-效应关系。慢性铍中毒的发病机制尚未彻底阐明，主要有免疫病理假说、酶系统扰乱假说等。多数学者认为，慢性铍中毒是一种迟发型细胞免疫性疾病。难溶性氧化铍吸入后与体内的蛋白结合形成特异性铍抗原，并诱导产生抗铍特异抗体，再次接触铍时（即使铍暴露浓度很低）引起铍抗原-抗体反应。铍对呼吸系统的慢性损伤是肺间质纤维化和肉芽肿的形成，导致铍肺。另外，

铍还可以抑制锰、钙依赖性酶的活性，活化琥珀酸脱氢酶活性。慢性铍中毒的发病无明显的剂量-反应关系。在体外试验中，铍还可诱导染色体畸变与有丝分裂延迟，细胞 DNA 损伤。

中毒临床表现　铍是一种全身性毒物，毒性的大小，取决于入体途径、不同铍化合物的理化性质。铍及其盐类的毒性较大，特别是氟化铍和氧化铍的毒性。铍及其化合物对人体的主要危害可表现为急性中毒、慢性铍病、肿瘤及接触性皮肤炎和眼结膜炎等。急性铍中毒一般由呼吸道吸入大量铍化合物引起，主要表现为金属烟热症状，乃至诱发化学性肺炎和肺水肿等。在接触较大量的铍毒物之后，经几小时的潜伏期，然后出现铸造热样症状即发冷、发热等，并有头痛、无力、全身酸痛、胸部紧迫感和咳嗽。轻者有全身不适、疲乏、头昏、头痛、低热、鼻咽刺痒灼热，有咳嗽和呼吸困难，胸部压迫感等。重者症状严重，呼吸困难，甚至窒息。除呼吸系统症状外，常有消化系统症状、肝脏肿大等。慢性铍中毒主要是吸入难溶性金属铍及其氧化物等所引起的肺部弥漫性肉芽肿性病变，病程很长，最终可影响呼吸功能，导致呼吸衰竭。慢性铍肺患者潜伏期较长，一般为 10～15 年。铍及其化合物可引起接触性皮炎和眼结膜炎等如经破损皮肤侵入可导致难以治愈的皮肤溃疡或皮下肉芽肿。经消化道摄入铍及其化合物引起中毒少见。铍可影响免疫系统功能，职业医学调查发现铍作业工人及铍病患者的血清 γ-球蛋白和免疫球蛋白水平发生改变。

中毒临床处理　急性铍中毒应卧床休息，并给予解痉止喘、

镇咳、吸氧等对症处理。急性铍中毒用泼尼松治疗，症状好转，逐渐减量，疗程2～4周。对于慢性铍中毒患者，泼尼松30～45天为1个疗程，每年2个疗程，连续2～5年。铍接触性皮炎用炉甘石洗剂或肾上腺皮质激素软膏。铍溃疡的主要处理是清洁创面。皮肤接触铍后脱去被污染的衣着，用清水彻底冲洗皮肤。眼睛接触后提起眼睑，用流动生理盐水冲洗，就医。从呼吸道吸入铍化合物后应迅速脱离现场至空气新鲜处，保持呼吸道通畅，如呼吸困难，给予输氧。误食铍化合物应洗胃、催吐。

预防控制措施 生产环境应加强生产管理，改革工艺，采用密闭化生产方式，严防含铍蒸气、烟雾、粉尘泄漏，加强通风排毒与消烟除尘措施。对职业性铍暴露劳动者应加强个人防护、职业卫生监督与健康监护，对有过敏反应史、皮肤疾病的可疑就业人员应严格就业前的健康检查。发生铍泄漏事故时应迅速撤离至安全区，隔离泄漏污染区，限制出入。应急处理人员佩戴自给正压式呼吸器，穿防毒服。避免直接接触铍泄漏物。避免扬尘，小心清理，转移回收。对受铍污染的水体，可投加石灰乳中和，调pH 8.5～9.5，使可溶性铍生成氢氧化铍沉淀，加聚合氯化铝可提高沉淀净化效率。铍作业工人应注意呼吸系统防护，佩戴头罩型电动送风过滤式防尘呼吸器。

卫生标准 中国颁布的《工作场所有害因素职业接触限值 化学有害因素》（GBZ 2.1-2007）中规定，工作场所空气中铍及其化合物暴露的时间加权平均容许浓度为0.0005mg/m³，短时间接触容许浓度为0.001mg/m³。《地表水环境质量标准》（GB 3838-2002）中"集中式生活饮用水地表水源地特定项目标准限值"，铍为0.002mg/L。《生活饮用水卫生标准》（GB 5749-2006）中"水质非常规指标限值"，铍为0.002mg/L。《污水综合排放标准》（GB 8978-1996）中总铍为0.005mg/L。

（庄志雄 钟才高）

xīn

锌（zinc，Zn） CAS号7440-66-6，原子序数30，原子量65.409，纯锌呈蓝白色金属，有光泽。

理化特性 25℃时单质密度7.14克/cm³，熔点419.53℃，沸点907℃，莫氏硬度2.5。锌（^{65}Zn）的半衰期为243.8天。锌是一种盐基性很强的元素，传热性和导电性好。锌在干燥的空气中稳定，遇到潮湿的空气表面形成一层白色的碱性碳酸盐。锌易失去电子形成Zn^{2+}。锌溶于强酸与碱液，不溶于水，可被硫酸或盐酸缓慢溶解，能与氨水和醋酸缓慢反应，与硝酸反应迅速，与碱性氢氧化物反应形成锌酸盐[$(ZnO_2)^{2-}$]类化合物。在潮湿的空气中形成氧化锌保护膜，在酸性溶液中，锌是强还原剂。常见的含锌化合物有硫酸锌、碳酸锌、硝酸锌、铬酸锌、磷化锌、氧化锌、氯化锌、硫化锌、醋酸锌、葡萄糖酸锌等。

环境来源和分布 锌是自然界中分布较广的金属元素。主要以硫化锌与氧化锌状态存在。含锌矿物有闪锌矿、菱锌矿、硅锌矿、水锌矿等。中国是世界上最早发现并使用锌的国家，大规模生产锌始于10～11世纪。锌几乎存在于地壳中所有的矿石中，其锌的平均含量大约为70mg/kg。在自然界中分布广泛，地面水锌的背景浓度一般不超过50μg/L。锌是所有生物机体的一种必需微量元素。锌在矿石中常与其他金属共存，从硫化锌矿提炼锌或冶炼有色金属（如炼铜）时，生产过程可释放大量锌蒸气，后者在空气中迅速成为氧化锌烟尘。锌在自然环境中不以元素状态形式存在，而常以正二价氧化态形式的化合物存在，如硫化锌、氧化锌等。自然界中锌有5种稳定的同位素即^{64}Zn、^{66}Zn、^{674}Zn、^{68}Zn、^{70}Zn。

环境中锌的主要污染来自于有色金属矿石开采与冶炼、钢铁生产、煤的燃烧、锌合金与镀锌产品制造、含锌化合物生产与应用（如油漆涂料、陶瓷、橡胶、木材防腐剂、染料、医药）等企业排出的工业三废。在空气中，锌主要以微小尘粒存在，由于尘粒的自然沉降作用与雨雪水的冲洗作用可降落到陆地与水体中。水体中的锌大部分沉积于底泥，只有少量溶解或悬浮于水体。

用途 金属锌的主要用途是制造锌合金如黄铜，并用作其他金属的保护层如电镀锌等。锌粉是有机合成工业的重要还原剂。氧化锌用于油漆、涂料、外用药膏等；氯化锌用作木材防腐、电镀、制造干电池等；硫酸锌、葡萄糖酸锌、苯妥英锌等可用作医用药物；铬酸锌用于制造颜料、油漆；磷化锌用于灭鼠杀虫等。

暴露途径 人体接触锌及其化合物主要有两条暴露途径，其一是呼吸道，主要为职业暴露方式，即含锌矿石提炼或有色金属冶炼或镀锌管焊接或锌合金材料制造等生产过程，均可吸入空气中的氧化锌烟雾及含锌金属粉尘。另外，居住在有色金属冶炼的工业区周围环境的居民，由于含锌废气的污染，亦可从呼吸道暴露锌。其二是消化道，在有色金属冶炼的工业企业污染区，居民可摄入含锌过高的农作物或水体；或由于居民饮用镀锌铁皮容器中的含有机酸饮料，也可经口摄入过量的锌。另外，由于含锌化合物在医药上可作为皮肤外用药如磺胺嘧啶锌软膏、氧化锌软膏、锌铜软膏等，故可通过皮肤接触锌。另外，儿童过量补锌也是锌危害的一个不可忽视的暴露途径。

代谢特征 锌是机体的一种必须微量元素。人体内含锌量 2~3g，成年人每日需锌量 15~20mg。锌可以作为酶的辅因子，体内许多酶的活性依赖于锌，如羧肽酶、碳酸酐酶、乙醇脱氢酶、DNA 与 RNA 聚合酶等。锌的缺乏可影响生长发育过程、脱发、导致皮疹、损害或延缓性成熟过程等。经口给予锌，胃肠道均可吸收，但吸收的主要部位为小肠。锌与金属硫蛋白结合或与其他锌蛋白结合而进行跨膜转运。摄食中锌在小肠的吸收率为 20%~30%，可溶性的锌盐在哺乳动物胃肠道内的吸收程度有较大差异，其大小依赖于食物中锌的含量，一般来说，摄食中少量锌吸收率较高。食物中营养成分可影响锌的吸收，缺乏维生素 B_6 或色氨酸可降低锌的吸收。进入血液后，锌与血浆中金属硫蛋白、清蛋白或运铁蛋白结合而运输至全身。肝、胰腺、肾及前列腺是锌的主要贮存器官。锌可诱导肝及其他组织金属硫蛋白合成，继之与金属硫蛋白捆绑而存在于组织。静脉注射给予锌，锌主要分布在红细胞、血浆与白细胞内。血液中约 80% 的锌在红细胞内，12%~20% 在血浆中，约 3% 在白细胞内。锌在红细胞与血浆之间存在

动态平衡。从呼吸道吸入含锌粉尘，锌在进入血液循环以前可暂时蓄积于肺部。锌及其盐类很少经皮肤吸收。锌主要从胰液、胆汁排出，肠道外给予锌，80% 的锌从粪便排出体外。锌在肠道内可少量重吸收，即锌存在肝肠循环。约 20% 的锌从尿液排出，气温过高或体力活动可从汗液排出较多的锌。头发与乳汁可排泄锌，锌也可从胎盘转移至胎儿。

毒性 ①急性毒性：哺乳动物给予含锌化合物的 LD_{50} 因其化合物种类、受试动物物种、染毒途径不同而异。经消化道给药主要表现为急性金属中毒症状如剧烈呕吐、腹泻、嗜睡、虚脱等，急性吸入中毒症状表现为呼吸窘迫、肺水肿，肺部并有白细胞渗透。磷化锌经口染毒大鼠 LD_{50} 为 21mg/kg（13~35mg/kg），绵羊 LD_{50} 为 60~70mg/kg；兔经皮染毒 LD_{50} >2000mg/kg。硫酸锌经口染毒小鼠 LD_{50} 为 57mg/kg，大鼠 LD_{50} 为 623mg/kg；经皮染毒大鼠和兔 LD_{50} 均 >2000mg/kg；腹腔注射染毒小鼠 LD_{50} 为 71.1mg/kg，大鼠 LD_{50} 为 258mg/kg；静脉注射染毒大鼠 LD_{50} 为 40mg/kg。醋酸锌经口染毒大鼠 LD_{50} 为 237mg/kg，小鼠 LD_{50} 为 86mg/kg；腹腔注射染毒小鼠 LD_{50} 为 57mg/kg。氯化锌经口染毒大鼠 LD_{50} 为 350mg/kg，小鼠 LD_{50} 为 350mg/kg，豚鼠 LD_{50} 为 200mg/kg；腹腔注射染毒大鼠 LD_{50} 为 58mg/kg，小鼠 LD_{50} 为 24mg/kg；小鼠皮下注射染毒 LD_{50} 为 330mg/kg。氧化锌大小鼠经口染毒 LD_{50} 均 >5000mg/kg；大鼠腹腔注射 LD_{50} 为 240mg/kg；小鼠吸入 LC_{50} >5000mg/（$m^3 \cdot 4h$）。②亚慢性与慢性毒性：用喂食法给 SD 大鼠染毒含锌化合物，饲料中受试物浓度分别为 0、0.05%、

0.2%、1%，染毒 13 周。最高浓度组受试动物出现严重中毒症状，摄食量显著降低，染毒 64 天处死动物，检测发现小细胞低色素性再生型贫血，表现为血红蛋白降低、红细胞容积降低、平均红细胞血红蛋白量降低、红细胞计数及网织红细胞比例增高等特征。肠系膜淋巴结肿大，肾表面出现斑点。脾、肾、眼睛与骨骼出现严重病理改变，胰腺腺泡严重变性等。所有雄性动物睾丸输精管、精囊、前列腺发育不全。其余各组动物在染毒 13 周处死，0.2% 浓度组雄性动物血浆 α-丙氨酸转移酶、碱性磷酸酶、肌酸激酶和雌性动物血浆肌酸激酶增加。雌雄动物总胆固醇降低。雄性动物腹部脂肪量明显降低，所有受试动物肠系膜淋巴结显著扩大，胰腺细胞坏死等。试验结果表明，未观察到损害效应浓度为 0.05%，换算为未观察到有害效应剂量为 31.52mg/kg。③致癌性与生殖发育毒性：锌的动物致癌性未获得试验证据。每天按 250mg/kg 剂量锌染毒大鼠 14~17 周，死胎数明显高于对照组，以 500mg/kg 剂量锌染毒大鼠 5 个月，失去生殖能力。在大鼠孕期给予含锌量为 1mg/g 以上的饲料（对照组饲料含锌 0.05mg/g），可诱导继发性母鼠与胎儿铜缺乏症，后者可能引起原发性铜缺乏样胎儿畸形。给小鼠孕期与哺乳期给予锌含量为 2000mg/kg 的饲料，其仔鼠断乳后继续给予母鼠含锌饲料 8 周，仔鼠血浆铜浓度、体重与血细胞容积显著减少，毛发生长受到影响。④遗传毒性：锌可以诱导低钙饲料饲养的小鼠骨髓细胞染色体畸变，单细胞凝胶电泳检测发现锌能引起小鼠 DNA 单链断裂。通过饮水给大鼠染毒锌，剂量为

17.5mg/（kg·d），观察到锌可导致姊妹染色单体交换频率增加。

毒作用机制 不同含锌化合物的毒作用及其机制存在明显差异。磷化锌对人类的经口急性毒性属高毒类化学物，其机制是磷化锌进入胃内与胃液中的盐酸作用生成剧毒的磷化氢，后者作用于细胞线粒体呼吸电子传递链，抑制细胞色素氧化酶活性，使细胞发生内窒息，从而产生细胞代谢障碍，损害中枢神经系统及肝、肾、心脏等实质脏器损害。另外，过量的锌进入机体可与血浆中金属蛋白、白蛋白及红细胞结合，亦可干扰铁、铜的代谢，铜代谢紊乱引起铜缺乏性贫血。氧化锌烟雾的毒作用主要是呼吸道黏膜的刺激作用，产生肺水肿与金属烟热样危害。急性锌中毒亦可引起肾小管坏死与间质性肾炎，慢性锌中毒可导致肝损害等。过量的锌可蓄积于胰腺、前列腺，并对其产生毒作用；还可使胰腺酶、血清淀粉酶、脂肪酶等增加。慢性皮肤锌接触主要引起湿疹性皮炎或皮肤过敏。另外，纳米微粒的氧化锌可导致细胞DNA损伤。

中毒临床表现 人体急性经口发生锌中毒的机会较少。但由于使用镀锌容器存放酸性食品与饮料，可经口摄入过量的锌而引起急性锌中毒，其症状主要表现为上腹部疼痛、恶心、呕吐、腹泻等，临床表现一般在24小时内出现。人的锌中毒量为0.2～0.4g，一次摄入80～100mg以上的锌盐即可引起急性中毒。氯化锌的致死量为3～5g，硫酸锌的致死量为5～15g。儿童对锌盐毒性敏感，易发生中毒。长期摄入较多的锌，机体血浆与红细胞铜浓度及高密度脂蛋白浓度降低，免疫功能抑制，体内铜、铁离子浓

度与血清铜蓝蛋白含量降低，由于铜缺乏可导致贫血等。人体经口一次摄入25～50mg锌（约0.5mg/kg锌剂量）时，锌可抑制肾上腺皮质激素分泌。在生产环境场所从呼吸道吸入氧化锌烟雾可以引起肺水肿与金属烟热，一般在4～6小时内出现明显症状，包括咽喉干燥、头晕、口中金属味、发热、寒战、多汗、无力、咳嗽、肌肉和关节疼痛等，可持续1～2天，有类似"流感"过程表现。锌盐如氯化锌、硫酸锌对皮肤与胃肠道具有腐蚀作用。

中毒临床处理 误食大量锌盐引起的中毒者可用1%鞣酸液或1∶2000高锰酸钾溶液洗胃。如果呕吐物带血，应避免用胃管及催吐剂。可酌情服用硫酸钠导泻，口服牛奶以沉淀锌盐。用巯基解毒剂治疗，必要时输液纠正水盐电解质紊乱。吸入氧化锌烟雾（尘）引起的急性氧化锌中毒，按照金属烟雾（尘）热对症治疗。

预防控制措施 预防职业性呼吸道暴露氧化锌烟（尘）危害，主要对策是改革工艺，加强局部通风，严格密闭化生产，杜绝跑、冒、漏、滴等现象，职业者应加强个人防护，事故抢修应佩戴防毒防尘面具，以减少氧化锌烟雾（尘）的接触机会。严格预防皮肤直接接触含锌化合物。禁止使用镀锌容器盛装酸性食物与食醋等。补锌产品的服用应在医生的指导下进行，不能过量摄入。氧化锌烟（尘）职业暴露环境要加强职业卫生监督与监测，对职业接触工人应加强就业前的健康检查与健康监护。

卫生标准 中国颁布的《工作场所有害因素职业接触限值 化学有害因素》（GBZ 2.1-2007）中规定，工作场所空气中氧化锌

烟和氧化锌暴露的时间加权平均容许浓度分别为1.0mg/m³、3.0mg/m³，短时间接触容许浓度2.0mg/m³、5.0mg/m³。《地表水环境质量标准》（GB 3838-2002）中规定，锌I类标准、II与III类标准、IV与V类标准分别为≤0.05mg/L、1.0mg/L、2.0mg/L。《生活饮用水卫生标准》（GB 5749-2006）中规定，生活饮用水中锌的限值为1.0mg/L。中国营养学会推荐锌摄食参考摄入量，成年男性锌的可耐受最高摄入量为45mg/d，女性为37mg/d。

美国职业安全与健康管理局规定，容许暴露限值的8小时时间加权平均值（TWA），空气中总氧化锌尘为15mg/m³，其中可吸入氧化锌尘为5mg/m³。美国国家职业安全与健康研究所推荐，10小时工作日、40小时工作周空气中总氧化锌尘的TWA为5mg/m³，15分钟最大暴露限值为15mg/m³。美国政府工业卫生学家协会推荐的空气中阈限值-时间加权平均值，氯化锌烟雾为1.0mg/m³，氧化锌烟雾为5mg/m³。

（庄志雄 钟才高）

tóng

铜（copper，Cu） CAS号7440-50-8，原子序数29，原子量63.546，红棕色金属，有光泽。

理化特性 单质铜密度8.94g/cm³，熔点1083℃，沸点2595℃。铜有两种稳定的天然同位素即⁶³Cu与⁶⁵Cu。铜在干燥空气中稳定，在含有二氧化碳的潮湿空气中易生成碱式碳酸铜，俗称铜绿。加热时与氧生成氧化铜，与卤素反应生成卤化铜，与硫反应生成硫化亚铜。铜不与水反应，易溶于硝酸和热浓硫酸，微溶于盐酸，缓慢溶于氨水，易被碱与乙酸等有机酸侵蚀。铜具有负电

性，在铜化合物中有两种价态正离子即 Cu^{1+} 与 Cu^{2+}。铜有良好的延展性、传热性与导电性，抗张强度大，抗蚀性强，易焊接；纯铜可拉成微细铜丝，制成很薄的铜箔；易与锌、锡、铅、锰、钴、镍、铝、铁等金属形成合金，黄铜即铜锌合金，青铜即铜锡合金，白铜即铜钴镍合金。常见的含铜化合物有硫酸铜、碳酸铜、硝酸铜、磷酸铜、草酸铜、醋酸铜、氧化铜、氯化铜、氢氧化铜等。

环境来源和分布　铜是人类最早发现的金属之一，在 3000 多年前人类就开始生产和使用铜。铜在自然界中主要以硫化铜矿与氧化铜矿形式存在。自然铜及氧化铜的储量少，世界上 80% 以上的铜是从硫化铜矿精炼获得，硫化铜矿含铜量极低，一般在 2%～3%。铜在自然界中分布广泛，地壳含量 70mg/kg，土壤 22mg/kg，海水 0.001～0.02mg/L，河水 0.01mg/L，植物 0.9～27.2mg/kg。土壤环境中铜主要来自于地壳岩石。含铜工业废水与废渣排放、含铜农药化肥的使用等均可污染土壤。铜在岩石与土壤中平衡受风化程度、土壤形成的性质与密度、土壤的水体径流、pH、氧化还原势能及有机物质的含量等的影响。岩石中的铜在酸性条件比碱性条件更易移动。因此，pH 对土壤中铜的存在至关重要。土壤和地表水的碱性条件有利于铜的沉淀。酸性条件可增进铜化合物的溶解性，增加离子铜的浓度，以致改变微生物与其他水生生物群落组成。

用途　铜是最常见的导电材料如电线、开关等，广泛用于电力、电子与电器工业。铜可用于制造各种合金，如黄铜、青铜等。铜及铜的合金在机械、仪器、仪表、冷冻设备等工业上用来制造各种零配件；国防工业上用来制造枪弹与炮弹等；日常生活中，铜广泛用于制作生活用具和各种乐器等。铜化合物在工业上广泛用作玻璃、陶瓷、水泥、搪瓷的着色剂，木制品和帆布等织物的防腐剂，橡胶、石油和人造纤维生产过程中的化学催化剂等。在农业上可用作灭菌剂和杀虫剂，如硫酸铜和石灰混合可作为一种农药使用。铜化合物也用于畜禽饲料与人类食品添加剂及医用药物等。

暴露途径　职业性铜接触是最主要的铜暴露途径。在以铜化合物作为催化剂（如氧化亚铜、溴化铜）、染料（如硫化铜）、防腐剂（如铬化砷酸铜与柠檬酸铜）、电解液（如硫酸铜）等工艺过程，以及铜的冶炼、电镀与铜焊接、铜合金与铜化合物生产（如环烷酸铜与硫酸铜杀虫剂）过程中，均可接触含铜化合物及含铜烟尘。日常生活铜接触方式有镀铜自来水管与水龙头提供的饮用水，铜矿开采与冶炼工业区周围环境被污染的饮用水、农作物、水果等，含铜饲料饲养的畜禽动物食品及含铜保健食品等。另外，女性子宫内铜制避孕用具也可增加体内铜的负荷量。

代谢特征　铜及其化合物均可通过呼吸道、消化道与皮肤进入人体。正常情况下，从呼吸道与皮肤吸收量极少，体内铜主要来自胃肠道的吸收，其中胃是铜的重要吸收部位。铜首先扩散到胃黏膜细胞内与金属硫蛋白结合形成复合物，然后由胃黏膜细胞释放到血浆中。铜离子在胃肠道的初级吸收率约为 30%，实际上，铜进入血液的有效纯吸收率仅为 5%。因为铜在肝中可被分泌到胆汁，胆汁中的铜被捆绑到蛋白质上，其捆绑结合物不被肠道重吸收。许多因素影响铜的吸收，包括铜的化合状态，如铜的氧化物、氢氧化物、碘化物、谷氨酸盐、柠檬酸盐、焦磷酸盐及铜与某些氨基酸的络合物容易被吸收，而铜的硫化物及非水溶性盐类较难吸收。肠道内容物化学成分也可以影响铜的吸收，如 L-氨基酸可以促进铜的肠道吸收。另外，铜的给予剂量也影响吸收率，大鼠实验表明，从胃肠道少量给予铜（<1μg），铜的吸收率超过 50%；而大量给予铜，其吸收率降低。铜在血清中以两种形式存在，一种是铜与血清白蛋白松散地结合，约占 7%，这种结合形式与铜从胃肠道转运到组织或从一个组织扩散到另一个组织密切相关；另一种是铜被紧密捆绑在血清铜酶即血浆铜蛋白上，约占 93%。铜的吸收受血浆铜蓝蛋白的调控，血浆铜蓝蛋白减少时机体组织铜吸收增加。正常人体总血清铜浓度约为 114μg/100ml，成年人肝中铜含量为 18～45ng/g 干重，如果肝突然释放大量的铜，则可被红细胞摄取。铜在生物机体组织内与蛋白质、肽、氨基酸及其他有机物形成复合物而存在，铜仅在酸度较高的胃内以离子形式存在。铜在体内主要贮留于肌肉、骨骼、肝、脑、肾等组织。其中肝中可溶性铜的 65% 存在于肝细胞内，8% 在线粒体内。组织中的铜贮存蛋白有红细胞铜蛋白、肝铜蛋白、脑铜蛋白、线粒体铜蛋白等。铜在人体、动物与鸟类内的主要排泄途径是经胆汁从粪便排出，肠道吸收的铜大约 80% 由胆汁排出，仅 2%～4% 从尿液排出，极少量的铜可经汗液排出。静脉注射的铜不会增加尿液的排出量。铜可

通过胎盘屏障进入胎儿肝而贮存。其他的金属如锌、铁、钼与铜相互作用而影响铜的吸收、分布、代谢与利用。

毒性 ①急性毒性：过量摄入铜及其化合物可引起急性中毒。动物铜化合物急性中毒症状主要表现为不规则发热、心动过速、血压降低、溶血性贫血、少尿、昏迷直至死亡。吸入铜粉尘与铜烟，可引起鼻黏膜充血、溃疡、鼻中隔穿孔、咽部充血等呼吸道刺激症状，甚至出现肺水肿。不同铜化合物不同动物种类其急性毒性存在较大差异。氧化铜对成年绵羊经口 LD_{50} 为 1170～1800mg/kg，大鼠经口 LD_{50} 为470mg/kg。醋酸铜，大鼠经口 LD_{50} 为 595mg/kg（相当于铜208mg/kg）。硫酸铜大鼠经口 LD_{50} 为300mg/kg，兔经口 LD_{50} 为125mg/kg，小鼠经口 LD_{100} 为50mg/kg。氢氧化铜，大鼠经口 LD_{50} 为1000mg/kg，兔吸入 LC_{50} > 1303mg/m³。②亚慢性与慢性毒性：哺乳动物慢性铜中毒症状表现为反胃、呕吐、黄色水样便腹泻、黄疸、绿色唾液与呕吐物、肝功能损害、食欲减退、尿中血红蛋白增加、出现血尿等。小牛每天摄入含 20～125mg/kg 铜的饲料 20 周后可出现黄疸、肝损伤、溶血，血清乳酸脱氢酶、谷草转氨酶、谷丙转氨酶活性增加等。雄性大鼠每天经口摄入含 0.1g/kg 硫酸铜的饲料 30 天，受试动物血红蛋白、血浆红细胞容积、平均红细胞容积、总红细胞数、总蛋白、酸性磷酸酶、葡萄糖等显著降低，而谷草转氨酶、谷丙转氨酶、乳酸脱氢酶、胆固醇、尿素氮、胆红素、谷氨酸脱氢酶等显著增加。猪连续摄取含铜 500～700mg/kg 的饲料，可引起食物摄入量减少、生长速度减慢、血红蛋白降低、肝肾脾等组织退行性改变，指示组织损伤程度的天门冬氨基酸转移酶、鸟氨酸氨基甲酰转移酶活性增加。实验性动物可耐受 100 倍正常铜的摄入量，但动物肝中的铜含量约增加 14 倍，如果铜摄入量继续增加，可出现坏死性肝损伤；动物肝组织中铜可释放到血液，引起溶血性贫血，并伴有高铁血红蛋白症、黄疸与血红素尿等。③致癌性与生殖发育毒性：铜的动物致癌性与生殖发育毒性未见充分证据。

毒作用机制 铜是人体的必需微量元素之一。人体铜含量为 100～150mg，而 50%～70% 在肌肉和骨骼组织，20% 在肝，5%～10% 在血液。铜构成体内许多酶的辅基，如细胞色素氧化酶、单胺氧化酶、超氧化物歧化酶等含有铜，但铜过量进入机体可危害健康。一般说来，可溶性铜盐对人体的毒性比不溶性或微溶的铜盐大。铜离子的价态即正二价或正一价没有明显的毒理学差异。不同的铜化合物对人体的致死剂量存在较大不同。铜可降低正常细胞生存所必需的谷胱甘肽。当过量铜存在的情况下，氨基酸转移酶被抑制，并有脂质过氧化。铜也可和硫醇基结合，使铜的氧化状态从 Ⅱ 降低为 Ⅰ，并且将硫醇基氧化为二硫化物，尤其是在细胞膜。有学者认为铜与红细胞膜的巯基结合使红细胞内谷胱甘肽减少，铜还可严重抑制戊糖代谢途径的关键酶即 6-磷酸葡萄糖脱氢酶活性。由于红细胞内存在的抗氧物质减少，氧自由基可对血红蛋白及红细胞膜造成损伤，使红细胞可变形性降低、膜渗透性增加，因而使红细胞寿命缩短。

中毒临床表现 在金属冶炼或铜焊接过程中吸入铜烟可引起典型的金属烟热，主要症状有寒战、肌肉疼痛、恶心、发热、咽部干燥、咳嗽、疲乏无力等，并伴有眼、鼻及咽部黏膜的刺激症状。慢性长期接触可出现黏膜溃疡并伴有鼻中隔穿孔。如果从消化道摄入高浓度铜盐，可引起急性铜中毒，临床表现主要有金属味、流涎、恶心、呕吐、胃痛、出血性胃炎、腹泻、血压降低、黑色大便、昏迷、黄疸等。急性铜中毒还可引起溶血性贫血、肝肾损害与中枢神经系统功能异常等症状。循环性休克和血管内溶血可导致肾小管损伤，最终以肾衰竭而死亡。急性铜中毒的肾损害可引起血尿、蛋白尿、尿少或尿毒症等。正常人慢性摄入过量铜盐不易引起肝损害，因为大量铜可从胆汁排泄，且铜可在细胞内以无毒形式存在。铜及铜盐对敏感性个体可引起接触性过敏性皮炎，出现皮肤瘙痒、红肿等。人的一次经口致吐剂量为 500mg/kg，致死量为 10～20g。一般正常人血液中铜浓度平均参考值 0.8～1.75mg/L，急性经口铜中毒血液铜浓度可达 2.86mg/L，血液铜浓度在 8mg/L 以上可出现严重的临床症状，如黄疸、肾损害、休克等。正常人尿液铜含量参考范围 3～35μg/24h 或 12～80μg/L。患有肝豆状核变性（一种遗传性铜代谢障碍疾病）的患者尿液中铜浓度高于正常人。

中毒临床处理 急性经口引起的铜中毒，迅速口服 120～240ml 水稀释，减慢铜吸收。摄入非腐蚀性含铜化合物，可用水、牛奶、碳酸氢钠溶液及 0.1% 氰亚铁酸钾溶液进行洗胃处理，但摄入腐蚀性含铜化合物如硫酸铜不宜洗胃，可用 2,3-二巯基丙醇和亚甲基钙二胺乙酸脂酸联合治疗急性铜中毒。洗胃后给予牛奶、鸡蛋清口服保护胃黏膜。若严重铜中毒出现休克、低血压、水盐电解质紊乱、肝肾损害等需对症治疗。肝豆状核变性合并溶血，其发作通常是短暂的，并且有自限性，但个别患者溶血表现严重，并反复发作，治疗可用以促进铜排泄及终止溶血发作。

预防控制措施 职业环境接触铜烟或铜粉尘，工作人员需佩戴防毒防尘面具，严格预防皮肤直接接触铜化合物；克服劳动过程中的个人不良卫生习惯，严禁在车间内喝水、膳食、吸烟等。另外，要预防含铜化合物的误食发生。

卫生标准 中国颁布的《工作场所有害因素职业接触限值 化学有害因素》（GBZ 2.1-2007）中规定，工作场所空气中铜尘与铜烟暴露的时间加权平均容许浓度分别为 $1.0mg/m^3$、$0.2mg/m^3$，短时间接触容许浓度分别为 $2.5mg/m^3$、$0.6mg/m^3$。《地表水环境质量标准》（GB 3838-2002）中规定，铜Ⅰ类标准、Ⅱ至Ⅴ级标准分别 $\leq 0.01mg/L$、$1.0mg/L$。《生活饮用水卫生标准》（GB 5749-2006）中规定，生活饮用水中铜的限值为 $1.0mg/L$。《渔业水质标准》（GB 11607-89）中规定，渔业水质中的铜 $\leq 0.01mg/L$。《土壤环境质量标准》（GB 15618-1995）中规定，铜在农田一级、二级、三级标准分别为 $\leq 35mg/kg$、$50 \sim 100mg/kg$、$400mg/kg$；果园土壤二级、三级标准分别为 $150 \sim 200mg/kg$、$400mg/kg$。《污水综合排放标准》（GB 8978-1996）中规定，总铜的一级、二级、三级允许排放标准分别为 $0.5mg/L$、$1.0mg/L$、$2.0mg/L$。中国营养学

会推荐的成年人铜的安全适宜摄入量为 $2.0mg/d$，可耐受最高摄入量为 $8mg/d$。美国职业安全与健康管理局规定容许暴露限值的 8 小时时间加权平均值，铜烟为 $0.1mg/m^3$，铜粉尘为 $1mg/m^3$。美国环境保护署规定，铜的饮用水阈值为 $1.3mg/L$。

（庄志雄 钟才高）

niè

镍（nickel，Ni） CAS 号 7440-02-0，原子序数 28，原子量 58.69，银白色金属。

理化特性 密度 $8.9g/cm$，熔点 $1455℃$，沸点 $2730℃$，质坚硬，具有磁性和良好的可塑性及耐腐蚀性，在空气中不被氧化，又耐强碱。在稀酸中可缓慢溶解，释放出氢气而产生绿色的 Ni^{2+}；对氧化剂溶液包括硝酸在内，均不发生反应。镍是一个中等强度的还原剂。镍不溶于水，Ni^{2+} 可能是主要生物类型，在生物体内能与很多物质络合、螯合或结合。

环境来源和分布 工业生产过程中相关的镍化合物包括氧化镍（NiO）、硫化镍、二硫化三镍（Ni_3S_2）和金属镍。一些更专业化的企业，还包括硅酸镍、硫酸镍（$NiSO_4$）、羰基镍[$Ni(CO)_4$]、氯化镍（$NiCl_2$）。镍存在于大气、水、土壤、食物、特定工作环境和特定产品中。低浓度的镍在植物和动物组织中发现。镍可能通过特定工业程序排放的废气和煤及石油产品燃烧的烟释放到周围的大气中。每支香烟排放的烟可能含有高达 $3\mu g$ 的镍。

用途 镍及其化合物广泛应用于金属涂料、电镀、镍镉电池、颜料、陶瓷釉、工业及实验室催化剂，如制造环己烷时，就要用红热（约 $250℃$）的镍催化苯蒸气和氢气的加成反应，Ni_3S_2 用于

特定矿物的提炼和冶炼、镍经常用于制造合金，如不锈钢、合金钢和非铁合金、钱币、人造珠宝、给排水器具和设备以及各种电极，经常是由含镍的合金制造。镍多用于铸币，首个纯镍币则于 1881 年出厂。

暴露途径 镍及其化合物的暴露途径包括消化道摄入、呼吸道吸入或者皮肤接触。化学物本身的特殊性质决定了通过某种暴露的可能性和通过此途径进入机体的量。镍通常经由食物摄入并且在饮用水中发现低水平的镍的存在。元素镍，镍的氧化物和 Ni_3S_2 可能作为微粒或者吸附在其他微粒上而存在于周围大气中。$Ni(CO)_4$ 是一种具有强烈反应性的气体，它在空气中的半衰期约是 100 秒，因此暴露仅仅出现在突发泄漏毒气的环境。皮肤暴露可能在接触含镍化学物产品的时候发生。

代谢特征 镍及其化合物的毒物代谢动力学依赖于它们在水和生物体液中的溶解性。$NiSO_4$ 和 $NiCl_2$ 水溶性高，而 NiO 是不溶于水的，Ni_3S_2 水溶性极差，但它在生物液体中有较高的溶解性，这可能是受蛋白质和其他细胞成分影响。镍和无机镍化学物不能较好地经皮肤和胃肠道吸收。镍以可溶性的形式施入饮用水或者给予空腹者时，比加入食物中会有较高的吸收。吸入性镍微粒的吸收依赖于微粒的粒径大小和水溶性，可溶性的镍化合物能快速吸收和分布，而不溶性的则长时间滞留在呼吸道。$Ni(CO)_4$ 能被肺快速的吸收，通常镍化合物的吸收性依次为 $Ni(CO)_4 >$ 可溶解镍 $>$ 不溶性镍。镍一旦被吸收，就会随着血浆运输，以各种形式结合到血浆白蛋白、氨基酸、多肽

和其他小有机分子，且在肾、肝和大脑中镍含量水平较高，在脂肪组织中镍已经被发现。镍的作用可能发生在接触部位（如皮肤或肺）或是全身其他器官。镍在镀镍工人（主要暴露于 $NiSO_4$）的体内的半衰期，在血浆中是 20～34 小时，在尿中是 17～39 小时。在精炼厂的工人（暴露于可溶性和不溶性镍混合物），在鼻黏膜的半衰期为数年。镍排泄的主要途径是经尿排出。动物研究表明经注射入的镍 60% 由尿排泄，小量的经胆囊由粪便排出，一些镍经汗液排出。而经口摄入的镍大部分经粪便排出，仅仅有 10% 由尿排泄，镍也能通过胎盘。

毒性 在人类镍的急性毒性主要的靶器官是皮肤和呼吸道。$Ni(CO)_4$ 的活性很强并且有很强的急性毒性。$Ni(CO)_4$ 对呼吸道有很强的刺激性，暴露可导致肺水肿、肺炎和死亡。暴露于其他形式镍的危害效应可能发生在接触部位（皮肤、呼吸道和消化道）或其他器官系统（心脏、血液和肾）。已证实可溶性和不可溶镍能造成动物肺损伤。慢性吸入性研究表明能导致肺部炎症，损伤呼吸道黏膜和上皮细胞。动物经注射和灌胃染毒具有致癌性。$NiSO_4$ 和 $Ni(CO)_4$ 被证实经呼吸摄入有致癌性，但是吸入 NiO 对大鼠有致癌性，对小鼠却没有。在大鼠实验中已证实，镍有血液危害（如严重的红细胞增多症）。可溶性镍经口暴露能导致流产率和初生仔鼠死亡率增加。镍及其化合物是人类皮肤致敏剂，导致疼痛、湿疹、变应性接触性皮炎。对敏感性体质的人经口暴露可引起变应性皮炎。变应性哮喘和皮肤反应（镍痒症和接触性皮炎）和暴露有关联。皮肤敏感性可能与含

有镍合金的珠宝和钱币接触有关。在普通人群中有 2.5%～5% 的人可能对镍敏感，女性的敏感性比男性要高些，可能是与镀镍的珠宝直接接触有关。皮肤过敏能发展成红斑、丘疹，在一些更严重的案例中能发展成脓包和溃疡。严重的皮肤反应最可能发生在高水平暴露的职业环境中。暴露于特定的镍化合物与癌症的发生具有关联。在工作场所暴露后，镍颗粒物（如镍和 Ni_3S_2）和鼻癌、肺癌相关。淋巴细胞中的染色体畸变已被作为职业个体暴露的指标。美国政府工业卫生学家协会（ACGIH）把吸入性不溶性镍化合物归为确认的人类致癌物（A1）。美国环境保护署（EPA）把精炼厂镍尘和 Ni_3S_2 划归为已知的人类致癌物（A），把 $Ni(CO)_4$ 归为可能的人类致癌物（B）。国际癌症研究机构（IARC）把镍及其化合物划为有充分证据的人类致癌物（Ⅰ类）。体外毒性研究表明，镍化合物在细菌基因突变试验中一般是阴性的，但在体外哺乳动物细胞实验经常发现阳性反应。

毒作用机制 皮肤致敏是镍和蛋白质（特别是细胞表面蛋白）结合并形成半抗原所致。实际上，机体把镍蛋白复合物作为外来物进行识别，并且启动针对此复合物的免疫反应。例如，汗液可以与皮肤接触的电镀珠宝上的镍发生反应，溶解的金属可以穿透皮肤并和皮肤中的蛋白反应导致免疫过敏。镍可替代依赖金属的酶类中的金属（尤其是锌），引起蛋白质功能改变。在血浆和组织的高浓度镍可以干扰铜和锌的代谢，也可以经钙离子通道穿过细胞膜并和钙竞争特殊相关受体。$Ni(CO)_4$ 和氨基酸结合并与 DNA 发生交联，$Ni(CO)_4$ 也能导致活

性氧的形成。镍也可以抑制自然杀伤细胞的活性并且干扰某些干扰素的产生。镍的致癌机制是存在争议的，并且很可能与镍的形式有关。镍作为一类典型的重金属致癌物，在多数情况下，直接诱发 DNA 突变的活性却相对较低，它在影响基因表达时并不直接作用于编码基因，而经常是通过表观遗传效应，即编码基因调控区 DNA 的甲基化或抑制组蛋白乙酰化等作用间接抑制基因的表达，导致包括 Rb、p16 在内的众多抑癌基因表达的沉默以发挥致癌效应。镍在植物和某些动物种属（如大鼠和鸡）是必需的微量营养素，但仍然没有证实镍是人类必需的物质。

预防控制措施 生产车间，严格执行规章制度和机械操作规程，加强通风排气及个人保护；高浓度环境中，工作人员应穿防护服装，戴防护眼镜和手套，佩戴供气式呼吸器。工作现场严禁吸烟。对于吸入性暴露[特别是 $Ni(CO)_4$]，应当尽快把受害者从暴露源转移到新鲜空气处，脱掉污染的衣服，冲洗污染的皮肤。血液、尿和粪便镍的水平可以用来作为最近暴露水平的标志。螯合剂可减轻暴露后身体镍的负荷，二乙基二硫代氨基甲酸盐是首选的螯合剂。青霉胺和乙二胺四乙酸盐也可增加镍的排泄。镍元素的口服毒性是非常低的。治疗吸收性镍盐引起的疾病，通常是限制严重呕吐和腹泻患者的补液。一旦过敏发生，应当严格按规定杜绝镍的接触，因为在暴露非常低水平的情况下反应也可能发生。在高水平暴露的工作场所，隔离尤其重要，因为发生反应的可能性更大。

卫生标准 中国职业卫生标

准《工作场所有害因素职业接触限值　化学有害因素》（GBZ 2.1-2007）中规定，镍及其化合物（按 Ni 计）、金属镍与难溶性镍化合物（按 Ni 计）的时间加权平均容许浓度为 $1mg/m^3$，可溶性镍化合物为 $0.5mg/m^3$，$Ni(CO)_4$ 的最高容许浓度（MAC）为 $0.002mg/m^3$。美国职业安全与健康管理局规定镍（镍金属和其他镍化合物，按镍计）的时间加权平均容许接触限值（PEL-TWA），是 $1mg/m^3$；$Ni(CO)_4$ 是 $0.007mg/m^3$。美国国家职业安全与卫生研究所提出的推荐性 TWA 为 $0.015mg/m^3$；美国政府工业卫生学家协会规定的镍、镍不溶性化学物、可溶性镍化合物、$Ni(CO)_4$、$NiSO_4$（所有转换成金属镍计）的阈值分别是 $1.5mg/m^3$、$0.2mg/m^3$、$0.1mg/m^3$、$0.12mg/m^3$、$0.1mg/m^3$。除 $Ni(CO)_4$ 外，上述的阈值都表示为可吸入颗粒。

（庄志雄）

tài

钛（titanium，Ti）　CAS 号 7440-32-6，原子序数 22，原子量 47.87，难熔稀有金属，灰色。

理化特性　钛的密度为 $4.506 \sim 4.516g/cm^3$（20℃），能在氮气中燃烧。熔点（1668 ± 4℃）。沸点（3260 ± 20℃）。钛的导热性和导电性能较差，近似或略低于不锈钢。钛具有可塑性，高纯钛的延伸率可达 50%～60%，断面收缩率可达 70%～80%，但强度低，不宜作结构材料。

用途　钛的强度大，纯钛抗拉强度最高可达 $180kg/mm^2$。有些钢的强度高于钛合金，但钛合金的比强度（抗拉强度和密度之比）却超过优质钢。钛合金有好的耐热强度、低温韧性和断裂韧性，故多用作飞机发动机零件和火箭、导弹结构件。钛合金还可作燃料和氧化剂的储箱及高压容器。在石油工业上主要作各种容器、反应器、热交换器、蒸馏塔、管道、泵和阀等。钛可用作电极和发电站的冷凝器及环境污染控制装置。钛镍形状记忆合金在仪器仪表上已广泛应用。钛还是炼钢的脱氧剂和不锈钢及合金钢的组元。钛白粉是颜料和油漆的良好原料。碳化钛、碳（氢）化钛是新型硬质合金材料。氮化钛的颜色近于黄金，在装饰方面应用广泛。

钛和钛合金大量用于航空工业，有"空间金属"之称；另外，在造船工业、化学工业、制造机械部件、电讯器材、硬质合金等方面有着日益广泛的应用。此外，由于钛合金还与人体有很好的相容性，所以钛合金还可以作人造骨。金属钛在高温环境中的还原能力极强，能与氧、碳、氮及其他许多元素化合，还能从部分金属氧化物（如氧化铝）中夺取氧。常温下钛与氧气化合生成一层极薄致密的氧化膜，这层氧化膜常温下不与绝大多数强酸、强碱反应，包括王水。它只与氢氟酸、热的浓盐酸、浓硫酸反应，因此钛体现了抗腐蚀性。二氧化钛，是雪白的粉末，是最好的白色颜料，俗称钛白。钛白的黏附力强，不易起化学变化，永远是雪白的，且无毒。它的熔点很高，被用来制造耐火玻璃、釉料、珐琅、陶土、耐高温的实验器皿等。二氧化钛还可以加在纸里，使纸变白并且不透明。此外，为了使塑料的颜色变浅，使人造丝光泽柔和，有时也要添加二氧化钛。在橡胶工业上，二氧化钛还被用作为白色橡胶的填料。四氯化钛（$TiCl_4$）是液体，有股刺鼻的气味，在湿空气中会大冒白烟，水解变成白色的二氧化钛的水凝胶。在军事上，可作为人造烟雾剂。在农业上，人们利用 $TiCl_4$ 来防霜。钛酸钡晶体受压力而改变形状的时候，会产生电流，一通电又会改变形状。于是，人们把钛酸钡放在超声波中，它受压便产生电流，电流的大小可以测知超声波的强弱。相反，用高频电流通过它，则可以产生超声波。正常人体内含有微量钛，但其作用未能肯定。

代谢特征　大鼠急性吸入 $TiCl_4$ 中毒后早期，钛离子主要滞留在肺，但几天后即排除。主要排出途径是肠道，部分可随尿排出。大鼠静脉注射二氧化钛后，75% 分布于肝，仅 3% 在脾，而上腹部肝区附近的淋巴结中浓集量最高。人体一般饮食中每日约摄入 300μg 钛，大部分从粪排出，其中约 3% 吸收入血液。进入体内的钛蓄积于脾、肾上腺、横纹肌、肺、皮肤及肝等部位。吸收入体内的钛主要由尿排出。正常人血浆中钛浓度约 30μg/L，尿钛浓度为 10μg/L 左右。

毒性　金属钛、氧化钛和碳化钛属低毒类。大鼠一次气管内注入 20～50mg 二氧化钛和兔注入 400mg 后肺部无特异反应。用氧化钛饲养大鼠 16 个月，未见器官病理改变。但豚鼠反复吸入二氧化钛观察到纤维化效应和嗜酸性粒细胞浸润。气管内注入金属钛无肺纤维化发生。以金属钛植入犬的肌肉内 7 个月，只见金属被纤维组织包围，未见病理反应。移去金属块后，伤口愈合良好。动物吸入钛的不溶性化合物，包括金属钛、氧化钛和碳化钛等，肺组织未见特殊毒性反应，致纤维化作用甚弱。因而，一般认为金属钛及其氧化物无毒。但亦有报告，反复吸入氧化钛尘可使某些种类动物的肺部发生纤维化；动物吸入碳化钛气溶胶 5 个月，肺部也发生类似尘肺的病变，因此，仍应予以注意。$TiCl_4$ 及其水解物则具有毒性。由于 $TiCl_4$ 在潮湿空气中水解形成 $TiCl_2(OH)_2$ 和 $TiCl(OH)_3$ 能进入肺深部，进一步水解为 HCl 而产生有害作用。狗吸入 $TiCl_4$ 烟雾后数小时可发生严重支气管炎和肺水肿，甚至引起虚脱和死亡。肺部见局灶性充血和出血。此外，还发现四氯化硅（$SiCl_4$）和 $TiCl_4$ 共存时，有协同作用。大鼠肌内注射溶于三辛酸甘油酯的钛金属粉，引起纤维肉瘤和淋巴肉瘤增加。注射有机钛，注射部位出现纤维肉瘤，发生肝细胞瘤和脾的恶性淋巴瘤。用含钛饮水长期饲养动物，未见对生长发育有影响，也未见肿瘤发生。

中毒临床表现　钛和钛类化合物可通过吸入、食入进入人体。金属钛、氧化钛、碳化钛等不溶性钛口服吸收量少，不显示毒性反应。钛和钛类化合物吸入后对上呼吸道有刺激性，引起咳嗽、胸部紧束感或疼痛。长期吸入钛的不溶性化合物，未见肺部有严重损害，其致纤维化作用甚微。在生产钛金属过程，接触 $TiCl_4$ 及其水解产物对眼和上呼吸道黏膜有刺激作用。长期作用可形成慢性支气管炎。$TiCl_4$ 遇水产热并生成盐酸，溅于皮肤会引起热灼伤，入眼可致化脓性结膜炎和角膜炎，进而产生角膜混浊。故接触 $TiCl_4$ 及其水解产物的工人，应注意皮肤、黏膜和呼吸道的防护。二氧化钛曾用作闪光灼伤的皮肤防护剂，未见产生接触性皮炎、变态反应和经皮吸收。100℃氯氮

化钛的飞溅和吸入钛酸及氯氮化钛烟引起皮肤烧伤并致瘢痕形成和咽、声带、气管黏膜充血，由于形成瘢痕引起喉狭窄。眼短期接触氯氮化钛引起结膜炎和角膜炎。此外，$TiCl_4$ 吸入可引起弥散性支气管内息肉。

卫生标准　中国职业卫生标准《工作场所有害因素职业接触限值　化学有害因素》（GBZ 2.1-2007）中规定，工作场所空气中二氧化钛粉尘总尘的时间加权平均容许浓度为 $8mg/m^3$。美国工业卫生协会推荐 $TiCl_4$ 车间暴露水平，8 小时时间加权平均阈限值为 $500mg/m^3$。

（谢克勤）

fán

钒（vanadium，V）　CAS 号 7440-62-2，原子序数 23，原子量 50.941，高熔点银白色稀有金属。

理化特性　在元素周期表中属 VB 族，常见化合价为 +2、+3、+4、+5，分别与氧结合，形成四种氧化物，即一氧化钒（VO）、三氧化二钒（V_2O_3）、二氧化钒、五氧化二钒。钒的熔点 1919℃ ± 2℃，沸点 3000 ~ 3400℃，密度为 $6.11g/cm^3$，常与铌、钽、钨、钼并称为难熔金属。钒在空气中不被氧化，不被盐酸、稀硫酸侵蚀，但能溶于硝酸、氢氟酸、浓硫酸中。

用途　主要用于合金制造和化学工业。钒能与钢铁中的碳元素生成稳定的碳化合物（V_4C_3），可以细化钢的组织和晶粒，提高晶粒粗化温度。显著提高改善钢铁的性能。加大钢的强度、韧性、抗腐蚀能力、耐磨能力和承受冲击负荷的能力。钒的氧化物已成为化学工业中最佳催化剂之一，有"化学面包"之称。

钒的盐类五光十色，有绿的、

红的、黑的、黄的，化合价是二价的钒盐一般都是紫色的，三价钒盐是绿色的，四价钒盐是浅蓝色的，而五氧化二钒常是红色的。钒的化合物可以用来制造各种各样的颜料。加入玻璃中，可生产出彩色玻璃。

生物学效应　钒是人体必需的微量元素。在人体内含量约为 25mg，在体液 pH 4 ~ 8 条件下，钒的主要形式为 VO_3^-，即亚钒酸离子；另一为五价氧化形式 VO_4^{3-} 即正钒酸离子。由于生物效应相似，一般钒酸盐（Va）统指这两种五价氧化离子。VO_3^- 经离子转运系统或自由进入细胞，在胞内被还原型谷胱甘肽还原成 VO^{2+}（四价氧化态），即氧钒根离子。由于磷酸和 Mg^{2+} 离子在细胞内广泛存在 VO_3^- 与磷酸结构相似，VO^{2+} 与 Mg^{2+} 大小相当，因而二者就有可能通过与磷酸和 Mg^{2+} 竞争结合配体干扰细胞的生化反应过程。例如，抑制 ATP 磷酸水解酶、核糖核酶磷酸果糖激酶、磷酸甘油醛激酶、6-磷酸葡萄糖酶、磷酸酪氨酸蛋白激酶。所以，钒进入细胞后具有广泛的生物学效应。钒化合物又具有合成相对容易、价格较低廉的优势，因此研究钒化合物的降压机制有利于对钒的开发和利用。

代谢特征　人的膳食中每天可提供 30 ~ 15μg 的钒，每天从膳食中摄取 10μg 钒就可以满足需要。一般不需要特别补充。人口服钒后，约有 12% 可被吸收。排出途径主要经粪便，小部分经尿液。摄入的钒于小肠与低分子量物质形成复合物，然后在血中与血浆运铁蛋白结合，血中钒很快就运到各组织，通常大多组织每克湿重含钒量低于 10ng。吸收入体内的 80% ~ 90% 由尿排出，也

可以通过胆汁排出，每克胆汁含钒为 $0.55 \sim 1.85ng$。V_2O_5 和钒酸铵经口进入时，沉积于骨骼的钒只占进入量的 0.07%。组织沉积量的比例如以肝为 1，则骨骼为14，肾为 7，脾和肺各为 4。大鼠吸入 V_2O_5 粉尘时，沉积量依次为肺＞肾＞脾＞肝。吸入的钒排泄较慢。停止接触后 40 天，肺中钒含量为最后接触时的 10%，肾为 60%，脾为 50%，肝无变化。反复静脉注射钒，一部分钒沉积于肝、肾内。静脉注射和膜腔注射钒酸钠时，主要经肾排泄，24 小时内约排出 60%。注射的钒，$10\% \sim 12\%$ 由肠道排出。

毒性 钒化合物经口毒性低，经呼吸道毒性较高，注射毒性更高。大鼠吸入 V_2O_5 气溶胶 1 小时引起急性中毒的最低浓度为 $80mg/m^3$，LC_{100} 为 $700 \sim 800mg/m^3$。吸入 V_2O_5 凝聚气溶胶 2 小时引起急性中毒的最低浓度为 $10mg/m^3$，LC_{100} 为 $70mg/m^3$。钒酸铵（NH_4VO_3）气溶胶的 LC_{100} 为 $1000 \sim 1300mg/m^3$。

毒作用机制 钒及其化合物的中毒机制，尚未充分阐明。钒作业工人的血中胆固醇降低，可能是钒有抑制羟基戊二酸转化为甲基丁烯酸的作用。钒可增加肝内磷脂脂肪酸的氧化，因而可降低肝内磷脂。钒还可影响硫的代谢，减少肝巯基含量，表现为动物毛发及人的指甲中胱氨酸含量减少。偏钒酸钠可以使偏多酰半胱氨酸脱羧阻滞而减少辅酶 A 的合成。

钒对单胺氧化酶有双重作用，低浓度可促进其活力；高浓度则有抑制作用，可使循环中 5-羟色胺、肾上腺素、去甲肾上腺素等增高。钒中毒时，肾、脾、肠出现严重的血管痉挛，并有支气管痉挛、胃肠蠕动亢进。

中毒临床表现 动物急性钒中毒时出现明显神经障碍、出血性小肠炎、体温下降。急性吸入 V_2O_5 时，可发生支气管肺炎，甚至肺水肿。慢性吸入时，表现为神经系统和呼吸系统损害、中毒性肾病、蛋白代谢障碍等。但对肺部无致纤维化作用。人吸入大量 V_2O_5 粉尘时，可先后出现黏膜刺激症状及消化系统和神经系统症状，有墨绿色舌苔。个别病例在痊愈后仍会后遗哮喘样支气管炎。此外，钒还可引起一时性胆红素尿和蛋白尿，尿中酮酸增加，表明钒可改变肾小管对氨基酸的转运。钒作用于心肌细胞膜，减少钾离子进入细胞内，致使血清钾增高，故心电图可相应出现高血钾改变。至于有无慢性中毒尚有争论。

中毒临床处理 尿钒可用作接触指标。大剂量维生素 C 和依地酸二钠钙对钒中毒有一定疗效。用氯化铵酸化尿液，可以促进钒的排出。

卫生标准 美国政府工业卫生学家协会规定五氧化二钒的时间加权平均容许浓度为 $0.05mg/m^3$。中国职业卫生标准《工作场所有害因素职业接触限值 化学有害因素》（GBZ 2.1-2007）中规定，工作场所空气中五氧化二钒烟尘的时间加权平均浓度（PC-TWA）为 $0.05mg/m^3$，钒铁合金的 PC-TWA 为 $1mg/m^3$。

（谢克勤）

tiě

铁（iron，Fe） CAS 号 7439-89-6，原子序数 26，原子量 55.845，有光泽的银白色金属，硬而有延展性。

理化特性 熔点 1535℃，沸点 2750℃，有很强的铁磁性，并有良好的可塑性和导热性。铁的密度为 $7.8g/cm^3$。铁活泼，为强还原剂，化合价有 0、+2、+3、+6，最常见的价态是 +2 和 +3。在室温下，铁可缓慢地从水中置换出氢。铁在干燥空气中很难与氧发生反应，但在潮湿空气中很容易发生电化学腐蚀，若在酸性气体或卤素蒸气中腐蚀更快。铁可以从溶液中还原金、铂、银、汞、铜或锡等离子，能溶于酸。常见的铁矿有磁铁矿、赤铁矿、褐铁矿和菱铁矿。

生物学效应 铁是人体必需元素之一，成年人体内有 $4 \sim 5g$ 铁，其中 72% 以血红蛋白、3% 以肌红蛋白、0.2% 以其他化合物形式存在，其余为储备铁。储备铁约占 25%，主要以铁蛋白的形式储存在肝、脾和骨髓中。成年人摄取量是 $10 \sim 15mg$。妊娠期妇女需要 $30mg$。1 个月内，女性所流失的铁大约为男性的 2 倍，吸收铁时需要铜、钴、锰、维生素 C。妇女特别是孕妇需要补充铁质，但要注意妊娠期妇女服用过多铁剂会使胎儿发生铁中毒。服用非甾体抗炎药或每天服用阿司匹林，需要补充铁。饮用大量的红茶和咖啡会阻碍铁的吸收。铁在代谢过程中可反复被利用。除了肠道分泌排泄和皮肤、黏膜上皮脱落损失一定数量的铁（1mg/d），几乎没有其他途径的丢失。

铁是血红蛋白的重要部分，而血红蛋白功能是向细胞输送氧气，并将二氧化碳带出细胞。血红蛋白中 4 个血红素和 4 个球蛋白链接的结构提供一种有效机制，即能与氧结合而不被氧化，在从肺输送氧到组织的过程中起着关键作用。肌红蛋白是由一个血红素和一个球蛋白链组成，仅存在于肌肉组织内，基本功能是在肌肉中转运和储存氧。细胞色素是一系列血红素的化合物，通过其在线粒体中的电子传导作用，对呼吸和能量代谢有非常重要的影响，如细胞 a、b 和 c 是通过氧化磷酸化作用产生能量所必需。其他含铁酶中铁可以是非血红素铁，如参与能量代谢的中性粒细胞碱性磷酸酶脱氢酶和琥珀脱氢酶，含血红素铁的对氧代谢副产物分子起反应的氢过氧化物酶，还有多氧酶（参与三羧酸循环）、磷酸烯醇丙酮酸羟激酶（糖产生通路限速酶）、核苷酸还原酶（DNA 合成所需的酶）。铁还可催化促进 β-胡萝卜素转化为维生素 A、嘌呤与胶原的合成，抗体的产生，脂类从血液中转运及药物在肝的解毒等。铁与免疫的关系也比较密切，铁可以提高机体的免疫力，增加中性粒细胞和吞噬细胞的吞噬功能，同时也可使机体的抗感染能力增强。乳酸亚铁是很好的二价补铁制剂，市场上很多补血产品将它们单独作为配方来用。

毒性 纯铁无毒理学意义。其化合物属低毒或微毒，一般无明显经口毒性，如大鼠经口致死量氯化铁为 984～1986mg/kg，硫酸亚铁则为 1389～2778mg/kg。可溶性三价铁化合物是皮肤刺激物，且其气溶胶对呼吸道有刺激作用。经口进入时，只有二价铁被吸收，并呈现全身毒性。以大量硫化铁经口给予大鼠和兔，可产生呼吸麻痹和抽搐致死。小儿顿服硫酸亚铁 2～4g，成年人顿服 6～12g，曾引起急性中毒。估计小儿口服致死量为 5～10g，成年人为 50g 左右，氯化铁的成年人口服致死量为 30g 左右。静脉注射时，高铁毒性更大。例如，兔的致死量，三氯化铁为 7.2mg/kg，硫酸亚铁为 99mg/kg，乳酸亚铁

为 287mg/kg。铁的毒性是铁转运蛋白释入血液循环而引起血管性休克所致。

铁化合物的危害性因结合基团的不同而有差异。羰基铁是有较大危险性的一类物质，包括五羰基铁 $[Fe(CO)_5]$、四羰基铁 $[Fe(CO)_4]$、三羰基铁 $[Fe(CO)_3]$ 及九羰基二铁 $[Fe_2(CO)_9]$。在工业上最常见的是前两者。$Fe(CO)_5$ 主要用于有机合成、制造合金、染料、炸药和碳素钢，用作汽油抗震剂和制备纯铁的中间产物。它易燃和高毒，毒性类似羰基镍，但较弱，仅为后者的 1/3 左右；可经呼吸道、消化道和无损皮肤吸收。兔经皮 LD_{50} 为 0.24ml/kg。吸入 571mg/m³ 时，45 分钟死亡。吸入其蒸气 30 分钟的小鼠 LC_{50} 为 2190mg/m³，大鼠为 910mg/m³。

中毒临床表现 铁缺乏症可有贫血，严重时可增加儿童和母亲死亡率；可引起心理活动和智力发育的损害及行为改变；还可损害儿童的认知能力，而且在以后补充铁后也难以恢复。长期铁缺乏会明显影响身体耐力。人及动物实验皆证实缺铁可使抗感染能力降低，会增加铅的吸收。妊娠早期贫血与早产、低出生体重儿及胎儿死亡有关。

进入体内的铁量的增加，可使铁在人体内贮存过多，因而可引致铁在体内潜在的有害效应，体内铁的贮存过多与多种疾病如心脏和肝脏疾病、糖尿病、某些肿瘤有关；肝是铁储存的主要部位，铁过量也常累及肝，成为铁过多症诱导损伤的主要靶器官。肝铁过载可导致肝纤维化甚至肝硬化、肝细胞瘤；铁过量与心脏疾病关系的探讨，已见诸多报道。许多学者认为，铁通过催化自由基的生成、促进脂蛋白的脂质和

蛋白质部分的过氧化反应、形成氧化低密度脂蛋白等作用，参与动脉粥样硬化的形成；铁过多诱导的脂质过氧化反应的增强，导致机体氧化和抗氧化系统失衡，直接损伤 DNA，诱发突变，与肝、结肠、直肠、肺、食管、膀胱等多种器官的肿瘤有关。吸入氧化铁的烟尘或粉尘可引起铁尘肺（铁沉着病）。肺部除有铁末沉着外，可有间质纤维化改变。一般认为吸入纯氧化铁并不导致肺部纤维性变，而吸入混有杂质的氧化铁时才会引起这类改变。电焊工吸入高浓度电焊烟尘后，可发生类似金属烟尘热的发热反应，长期吸入者可发生电焊工尘肺。与上相似，这类尘肺，并非单纯由于铁末沉着，而是一种混合性尘肺。

根据流行病学材料，接触赤铁矿粉尘的井下工人肺癌发生率增高，井上工人则未见此现象。是否由于赤铁矿粉尘、矿内氡、氧化铁或二氧化硅，或这些因素的联合作用，或还有其他因素的联合作用，尚未能肯定。右旋糖酐铁可能在注射局部引起肿瘤。

$Fe(CO)_5$ 以各种途径进入机体，均可引起急性肺充血和肺水肿。在 4～11 天内可因肺炎、肝损害、血管损害及中枢神经系统变化而死亡。皮肤接触可以引起灼伤。尚未见羰基铁中毒的临床报道。

中毒临床处理 尚无特效治疗，中毒时可用依地酸二钠钙，但以喷替酸钙钠或去铁胺疗效较好。忌用二巯丙醇，因其能在体内与铁形成更毒的铁盐。

卫生标准 中国职业卫生标准《工作场所有害因素职业接触限值 化学有害因素》（GBZ 2.1-2007）中规定，工作场所空气中

五羰基铁（以 Fe 计）的时间加权平均浓度为 $0.25mg/m^3$，短时间接触容许浓度为 $0.5mg/m^3$。美国政府工业卫生学家协会提出氧化铁烟尘的 8 小时时间加权平均阈限值是 $5mg/m^3$。美国环境保护署联邦饮用水标准铁为 $300\mu g/L$。

（谢克勤）

gǔ

钴（cobalt，Co） CAS 号 7440-48-4，原子序数 27，原子量 58.93，具有光泽的钢灰色金属。

理化特性 熔点 1493℃，沸点 2900℃，比重 8.9。比较硬而脆，有铁磁性。在硬度、抗拉强度、机械加工性能、热力学性质的电化学行为方面与铁和镍相类似。加热到 1150℃ 时磁性消失。钴的高温性能和抗腐蚀性能好，能与多种金属组成合金。钴的化合价为 +2 和 +3。在常温下不和水作用，在潮湿的空气中也很稳定。在空气中加热至 300℃ 以上时氧化生成 CoO，在白热时燃烧成 Co_3O_4。氢还原法制成的细金属钴粉在空气中能自燃生成氧化钴。

用途 长期以来钴的矿物或钴的化合物一直用作陶瓷、玻璃、珐琅的釉料。20 世纪，钴及其合金在电机、机械、化工、航空和航天等工业部门得到广泛的应用，并成为一种重要的战略金属，消费量逐年增加。钴的放射性同位素钴-60 在机械、化工、冶金等方面都有广泛的应用，在医疗上可以代替镭治疗癌症。

暴露途径 接触钴及其化合物的工种有采矿、冶炼、玻璃、陶瓷和化学（用作催化剂）等工业，以及制造各种钴合金、焊条和切削工具等。此外，还有八羰基二钴、十二羰基四钴、氢化四羰基钴等三种羰基钴化合物，主要用于提炼纯金属钴、金属表面的覆盖物和化学合成的催化剂。在生产条件下，钴主要通过呼吸道进入人体，亦可通过胃肠道吸收。钴及其盐类进入胃肠道后，小剂量几乎完全吸收，较大剂量时则吸收较少；动物缺铁时吸收增加。

代谢特征 钴可经消化道和呼吸道进入人体，一般成年人体内含钴量为 $1.1 \sim 1.5mg$。经口摄入的钴在小肠上部被吸收，并部分地与铁共用一个运载通道，在血浆中是附着在白蛋白上。吸收率可达到 63% ～ 93%，铁缺乏时可促进钴的吸收。钴最初贮存于肝和肾，然后贮存于骨、脾、胰、小肠及其他组织。钴主要通过尿液排出，少部分由肠、汗、头发等途径排出，一般不在体内蓄积。动物染毒后全身器官都有钴的蓄积，主要以骨、肝、脾、胰为主。大鼠用 $CoCl_2$ 腹腔注射后，观察 72 天，含钴量依次为肝 > 股骨 > 肌肉 > 胃肠道 > 毛发 > 肾。但 460 天后，肝内贮留减少，60% 贮留于骨骼内。吸入钴金属和氧化钴尘后从肺部清除极慢，估计其生物半衰期达 5 ～ 17 年。钴的排出途径因进入途径不同而异。动物经口摄入放射性钴时，40% 随粪便排出，18% 经尿排出；腹腔注射后，开始主要经尿排出，以后经尿和粪排出大致相等。钴亦可经汗液及乳汁排出。

生物学效应 钴是人和动物的必需微量元素，是维生素 B_{12} 和一些酶的重要成分。反刍动物可以在肠道内将摄入的钴合成为维生素 B_{12}，而人类与单胃动物不能将钴在体内合成 B_{12}。尚不能确定钴的其他功能，但体内的钴仅有约 10% 是维生素的形式。已观察到无机钴对刺激红细胞生成有重要的作用。有种贫血用叶酸、铁、B_{12} 治疗皆无效，有人用大剂量的二氯化钴可治疗这类贫血。然而，这么大剂量钴反复应用可引起中毒。钴对红细胞生成作用的机制是影响肾释放促红细胞生成素，或者通过刺激鸟氨酸循环。钴可使血管扩张，这是肾释放舒缓肌肽所致。动物实验结果显示，甲状腺素的合成可能需要钴，钴能拮抗碘缺乏产生的影响。钴可使血清 α 球蛋白增多。钴量增多，可破坏兔胰腺 α 细胞而使胰岛素不足，血糖暂时增高。

钴能激活或抑制某些酶。例如，低浓度时激活磷酸酶、精氨酸酶和肽酶，而大剂量时则相反。钴对过氧化氢酶、琥珀酸脱氢酶、胆碱氧化酶和细胞色素氧化酶呈抑制作用，因而影响细胞的氧化过程。钴对酶系的作用和它与含巯基的酶形成络合物有关。

毒性 钴及其化合物属低毒至中等毒类。个别化合物如三氧化二钴和环烷酸钴属微毒类。腹腔注射金属钴的 LD_{50} 为 100 ～ 200mg/kg。水溶性钴盐毒性大，如二氯化钴（$CoCl_2$）的大鼠经口 LD_{50} 为 175 ～ 288mg/kg。非水溶性钴盐如碳酸钴毒性较小，氯化高钴毒性更小。

中毒临床表现 经常注射钴或暴露于过量的钴环境中，可引起钴中毒。儿童对钴的毒性敏感，应避免使用每千克体重超过 1mg 的剂量。在缺乏维生素 B_{12} 和蛋白质及摄入酒精时，毒性会增加，酗酒者中常见。

急性钴中毒可引起组织缺氧，呼吸困难，这可能与形成钴-血红蛋白有关。钴对皮肤和黏膜有刺激作用。它可作为过敏反应的半抗原，钴、镍和铬共存时，还可发生交叉过敏现象。钴还能引起甲状腺功能和结构的改变、心肌病变、周围血管扩张等。

吸入钴尘可以引起哮喘样疾患，伴发咳嗽和呼吸困难，并可以发展为纤维化明显的间质性肺炎。生产碳化钨切削工具（用钴作黏合剂）的工人有发生尘肺的报道。钴尘常混有其他粉尘，但钴在尘肺形成中起什么作用仍未完全清楚。接触金属钴粉尘和钴盐能够引起过敏性接触性皮炎。有些钴矿和钴盐粉尘能够引起结膜炎和角膜损伤。吸入无水醋酸钴[CO(C_2H_3O_2)_2]粉尘可引起胃肠道刺激症状。

与羰基镍相比，羰基钴的毒性不大。但动物吸入氢化四羰基钴能引起肺充血、出血和水肿；它还有刺激血红蛋白合成的作用，仍应注意预防。

中毒临床处理 半胱氨酸能减低钴的毒性。二巯丙醇可拮抗钴中毒。

卫生标准 美国政府工业卫生学家协会规定，钴和钴的无机化合物的时间加权平均阈限值是$0.02mg/m^3$。中国职业卫生标准《工作场所有害因素职业接触限值 化学有害因素》（GBZ 2.1-2007）中规定，钴及其氧化物的时间加权平均容许浓度为$0.05mg/m^3$，短时间接触容许浓度为$0.1mg/m^3$。

（谢克勤）

yín

银（silver，Ag） CAS号7440-22-4，原子序数47，原子量107.87，银白色贵金属。

理化特性 熔点960.8℃，沸点2212℃。银具有很好的延展性，其导电性和传热性在所有的金属中都是最高的。常温下，甚至加热时银也不与水和空气中的氧作用。银易溶于硝酸和热的浓硫酸，微溶于热的稀硫酸而不溶于冷的稀硫酸。银具有很好的耐碱性能，不与碱金属氢氧化物和碱金属碳酸盐发生作用。银对硫有很强的亲和力，加热时可以与硫直接化合成硫化银（Ag_2S）。银有4种氧化态（0、+1、+2、+3），特征氧化态为+1，主要化合物有氯化银（AgCl）、硝酸银（AgNO_3）、氰化银（AgCN）。

环境来源和分布 银广泛存在于环境中，分为自然和人为来源。银主要以细颗粒或吸附于大气颗粒物形式存在于大气中，并可随气流远距离迁移，随着大气湿性或干性沉降物降落到地表。水体和土壤中的银主要来自工业废水和废弃物的排放，银在土壤中富集明显。土壤中的银可以经渗漏进入地下水，酸性条件有利于其渗漏。水体中银可被水生生物蓄积。

用途 银在工业上有三项重要的用途，即电镀、制镜与摄影。银主要用于制造合金、焊接材料、感光材料、催化剂和制银币、银饰等。银离子和含银化合物可以杀死或者抑制细菌、病毒、藻类和真菌，医学上用作杀菌剂、防腐剂。纳米银因电学、光学、催化等方面的优异性能而被广泛应用于各领域并由于其超强的抗菌能力而应用于医学领域。

暴露途径 吸入、摄入和皮肤黏膜接触银或含银化合物是银暴露的主要途径。在极少数用银净化水的地区，饮水也是银暴露途径之一。

代谢特征 银及其水溶性化合物为中等毒性。各种银化合物均有强蓄积性，排出缓慢，主要经消化道排出，经尿排出很少。纳米银和微米银以62.8mg/kg的皮下注射到大鼠体内，利用电感耦合等离子体质谱测定组织中银含量，结果证明纳米银颗粒可以通过血液循环系统迁移并在体内分布，而微米银基本不能迁移到体内。肾、肝、脾、脑、肺是纳米银作用的靶器官，纳米银可以在这些脏器中蓄积。

毒性 按作用对象不同，从以下几方面论述。

整体动物毒性 给犬静脉注射硝酸银或胶体碘化银，可产生肺水肿、贫血、溶血和骨髓增生等变化。银离子可影响延髓中枢，先兴奋后抑制，最后因呼吸衰竭死亡。慢性作用时，银在动物体内可沉着于肾，可使肾小球基底膜增厚，而引起血压增高，还可抑制动物条件反射能力和免疫力。

体外毒性 粒径不同的银粒子的体外细胞毒性有较大差异。同等剂量下，纳米级的银粒子和粒径较小的微米级银粒子，比粒径较大的微米级银粒子的体外细胞毒性更大。纳米银聚集沉积在细胞膜周围，影响细胞膜的流动性和细胞膜的完整性，从而产生细胞毒性。纳米银颗粒可以通过多种途径引起细胞凋亡，而具体是哪种途径为主，则受到纳米银颗粒的粒径、粒径分布、形状、表面性质等众多因素的影响。体外研究还表明纳米银具有遗传毒性，可造成染色体损伤。

人体毒性 急性摄入硝酸银可引起消化道腐蚀与刺激症状，出现腹痛、腹泻、呕吐、痉挛甚至休克、死亡。吸入银或硝酸银可引起呼吸道刺激症状。硝酸银对皮肤黏膜、眼有强刺激作用，引起化学性灼伤。大剂量经静脉给予胶体银可因肺水肿、出血和骨髓、肝、肾坏死而死亡。不溶性的银化合物则毒性相对轻微。银或银化合物职业慢性暴露可导致银中毒，主要表现是银沉着症。

患者体内的银可终身沉积，不一定有症状，但皮肤及眼结膜永远呈灰黑色。接触量越大，颜色越深。银沉积于肺部时，称为银尘肺。长期使用某些含银药物也可引起银沉着症。

生态毒性 银及其水溶性化合物可引起海洋无脊椎生物和淡水无脊椎生物中毒、死亡。硝酸银使虹鳟鱼繁殖力明显下降，幼鱼每日死亡数增加，生长迟缓。

毒作用机制 银的中毒机制尚不明确。超细微粒的银是潜在的脂质过氧化诱导剂，可启动自由基的形成，损伤细胞膜，导致细胞毒性。纳米银颗粒通过影响细胞内不同信号通路引起细胞凋亡。银纳米颗粒沉积在 DNA 上导致细胞周期阻滞在 G_2/M，使细胞不能正常进入分裂周期。

预防控制措施 银中毒无有效的治疗方法，主要采取支持疗法。银沉着症禁用二巯丙醇。职业接触银或银化合物者应进行从业前体检和定期医学监护。

卫生标准 中国《生活饮用水卫生标准》（GB 5749-2006）规定，饮用水中银的最高允许浓度为 0.05mg/L。美国政府工业卫生学家协会规定吸入银颗粒的 8 小时阈限值（TLV）为 0.1mg/m³，吸入可溶性银化合物（以银计）的 TLV 为 0.01mg/m³。美国职业安全与健康管理局规定银的 8 小时 TLV 为 0.01mg/m³。

（张文昌 陈 华）

xī
锡（tin，Sn） CAS 号 7440-31-5，原子序数 50，原子量 118.71，为质地较软的银灰色金属，柔软有光泽。

理化特征 锡的熔点较低，可塑性强。熔点 231.89℃，沸点 2602℃，溶于稀酸及强碱，拥有

良好的伸展性能，在空气中不易氧化。锡有二价和四价，但重要无机锡化合物均为二价。有机锡化合物种类很多，通常有四种类型：一烃基锡化合物（$RSnX_3$）；二烃基锡化合物（R_2SnX_2）；三烃基锡化合物（R_3SnX）；四烃基锡化合物（R_4Sn）。其中，R 代表烃基团，可为烷基或苯基等；X 代表无机或有机酸根，或卤素、氧原子等。有机锡化合物多为挥发性固体或油状液体，常温下容易升华或蒸发，易溶于有机溶剂。

环境来源和分布 锡是土壤中的常见元素成分，自然条件下锡以无机或有机锡化合物存在。土壤中锡随沙尘暴、道路交通、农业活动等扬尘进入大气，也可因森林大火、火山喷发等释放入环境。燃烧固体燃料、石油制品及工业排放也是大气中锡的来源。锡不易溶于水，大多沉积于土壤或底泥中，可被水生生物富集。在环境中无机锡化合物可经化学或生物学转化形成更具毒性的有机锡化合物。

用途 金属锡主要用于制造合金。锡常被用来作为其他金属的防腐层，食品工业普遍使用的锡为容器和包装材料，特别是罐头。锡化合物常用作颜料、制造搪瓷、白釉、乳白玻璃和催化剂。有机锡化合物可作聚乙烯塑料和合成橡胶的稳定剂，在农业上作为杀菌剂和杀螺贝剂，在造船业用作船体防污涂料。

暴露途径 经食物和饮用水摄入是普通人群锡暴露的主要途径，使用镀锡容器，可使食物中含锡。供水管网使用 PVC 管材可导致饮用水中有机锡浓度升高。人群经空气环境锡暴露的量极少。职业接触锡及其无机化合物的工种有采矿、冶炼、制造镀锡的白

铁皮、焊锡、合金、电镀、化工、玻璃、搪瓷、抛光粉以及染料等工业。

代谢特征 锡及其无机化合物大多数属低毒或微毒类。动物和人经口摄入锡，胃肠道吸收甚少（<5%）。经呼吸道吸入可引起锡末沉着，当持续吸入时，肺部可见明显的进行性 X 线改变，但无明确的纤维化，无功能丧失的表现。动物长期慢性经口给予无机锡盐类（如氯化亚锡），吸收入体的锡主要分布储存于骨骼和肾、肝，对存活率、生长、血尿成分、血清生化指标、脏器重量未发现明显影响，未见致癌、致畸作用，但肝脂肪变性和肾小管空泡变性发生率增加。体内有机锡主要分布在肝、肾、脑和血液中，在体内有蓄积作用，主要经肾和胃肠道排出，部分可经胆汁由胆道排出，还可以从唾液、乳汁及呼吸道黏膜排出。

毒性 按作用对象不同，从以下几方面论述。

整体动物毒性 无机锡盐经口急性中毒表现为神经系统症状如全身抑制、共济失调、肌无力、松弛性麻痹等，并有恶心、呕吐、腹泻、厌食等胃肠道刺激症状。少数锡的无机盐类对动物有明显毒性。例如，犬进食含大量氯化亚锡（500mg/kg）的牛奶后，出现瘫痪。急性吸入四氯化锡主要作用于中枢神经系统，可致强烈的痉挛。豚鼠吸入四氯化锡，可引起暂时性的眼、鼻刺激症状。兔静脉注射柠檬酸锡盐的致死量为 100mg/kg。有机锡化合物具有高度或中度毒性，依其化学结构不同，毒性差异较大，毒性大小的一般顺序为 $R_3SnX > R_2SnX_2 > RSnX_3$；$R_4Sn$ 在体内可经肝转化为 R_3SnX，故毒性与之相似。在

同类中，一般以甲基和乙基化合物毒性最大，毒性随碳链的延长而减低。有机锡中，二烃基锡主要影响肝和胆道，表现为厌食、呕吐、腹泻、消化道出血、胆管炎症等；而三、四烃基锡则造成神经系统损害，表现为脑和脊髓白质的严重间质性水肿。有机锡具有环境内分泌干扰作用，可导致动物不孕、着床前后流产、胚胎吸收和死亡。有机锡有明显的免疫毒性，使动物胸腺萎缩、外周血淋巴细胞减少。

体外毒性 10～50μmol/L 二氯亚锡、四氯亚锡可抑制人淋巴细胞 DNA 合成，引起染色体断裂、畸变，形成微核细胞。二氯亚锡引起 K562 细胞呈剂量效应关系的 DNA 损伤和死亡。有机锡化合物可引起细胞 DNA 损伤和染色体损伤，还可抑制人 T、B 淋巴细胞和 NK 细胞的免疫功能，降低细胞增殖与存活率。体外实验显示，有机锡化合物能降低人细胞色素 P_{450} 芳香酶对雌酮的亲和力，影响雌激素的代谢。

人体毒性 食入或者吸入过多的无机锡及其化合物，可出现腹胀、腹痛、腹泻、恶心、头晕、胸闷、呼吸急促、口干等症状，并且导致血清中钙含量降低，严重时还有可能引发麻痹。人群流行病学研究显示，锡暴露与缺血性心脏病和高胆固醇血症有关。工业上无机锡及其化合物的危害，主要是由吸入锡的烟尘或粉尘引起锡末沉着症或锡尘肺。此外，四氯化锡可引起呼吸道刺激症状和消化道症状，亦可引起皮肤溃烂和湿疹。慢性职业锡中毒，则会导致神经系统、肾功能、肝功能、皮肤黏膜等损害。大多数有机锡化合物对眼、皮肤、呼吸道黏膜有明显的刺激性，摄入有机锡会出现恶心、呕吐、腹痛、头晕等中毒症状。三乙基氯化锡等挥发性高的有机锡化合物，可使接触者引起吸入性中毒。生产二丁基和三丁基锡的工人，可发生皮肤灼伤和接触性皮炎，亦可产生过敏性病变。工业生产中曾发生呼吸道吸入和皮肤大片污染后引起的三乙基硫酸锡中毒事故。事故性吸入有机锡蒸气，还可出现脑水肿和中毒性脑病。有机锡可干扰内分泌，抑制雌激素的合成，导致生育力下降、新生儿畸形率增加、生长发育迟缓。

生态毒性 无机锡对水生生物的毒性与其水溶性相关，水溶性的氯化亚锡对水生生物有轻微毒性。有机锡对海洋生物危害极大，三丁基锡（TBT）在环境中难于降解，即使在停用相当长时间后，海水，尤其是底泥中仍长期存在，海洋生物对有机锡化合物有很强的富集能力，富集倍数在 5000～10000 倍，在浓度很低的情况下就能引起海洋生物蓄积性中毒，使鱼类、甲壳类等性成熟和繁殖推迟，幼体成活率降低，特别像牡蛎、螺类等这样的底栖或固着生活的软体动物则更易受到污染物的毒害，引起性畸变，导致种群衰亡。

毒作用机制 无机锡中毒机制的研究资料很少，锡可改变体内铜的状态而升高血中胆固醇的水平，锡抑制体内某些关键酶，如抑制肝超氧化物歧化酶、诱导血红素加氧酶进而产生相应毒性。有机锡中毒作用机制尚未完全阐明，有机锡通过抑制细胞线粒体氧化磷酸化过程的磷酸化环节，影响腺苷三磷酸形成，改变线粒体膜的渗透性，影响线粒体内钙稳态，启动细胞凋亡信号分子级联反应，引起细胞凋亡。TBT 能破坏牡蛎机体内的钙代谢，使得贝壳畸形加厚，使雌性螺体内 P_{450} 酶系偏离正常雌性螺的水平，在一定程度上与雄性螺更为接近，进一步导致雌性螺类出现异常的雄性特征，即性畸变现象。

预防控制措施 尽可能减少有毒物质吸入，减少有毒物质与皮肤的直接接触及接触时间；对职业接触者而言，改善生产条件和劳动环境，保证车间空气流通，定期为一线工人检查身体，发现问题及时休息治疗，对毒性比较大的岗位采取定期轮换制度，避免长期接触。锡中毒无特效治疗方法，主要采用对症支持疗法。

卫生标准 中国的《车间空气中二氧化锡卫生标准》（GB 16216-1996）中规定，车间空气中的二氧化锡（按锡计）最高容许浓度为 2mg/m³。《食品安全国家标准 食品中污染物限量》（GB 2762-2017）规定，采用镀锡薄板容器包装的食品中锡的限量为 250mg/kg，饮料类为 150mg/kg，婴幼儿配方食品、辅助食品为 50mg/kg。美国政府工业卫生学家协会规定锡、氧化锡、锡无机化合物（除 SnH_4）的时间加权平均阈限值（TLV-TWA）为 2mg/m³；锡的氧化物为 1mg/m³；有机锡化合物为 0.1mg/m³。联合国粮农组织和世界卫生组织（WHO）规定 TBT 的每日允许摄入量为 0.5μg/kg。WHO 和日本卫生福利部分别规定人体每天的 TBT 摄入量不得超过 1.3μg/（kg·d）和 0.6μg/（kg·d）。

（张文昌 陈 华）

bèi

钡（barium, Ba） CAS 号 7440-39-3，原子序数 56，原子量 137.327。

理化特性 银白色金属，略

具光泽，质坚硬，焰色为黄绿色，有延展性，位于化学元素周期表第6周期ⅡA族，密度 3.51g/cm³，熔点 725℃，沸点 1640℃，是碱土金属的成员。钡于 1774 年由瑞典化学家舍勒（Scheele）在软锰矿中发现，1808 年英国化学家戴维通过电离分解出金属钡。在室温下，钡与水剧烈反应，生成强碱氢氧化钡，放出氢气。钡溶于酸，生成钡盐，钡盐除硫酸钡外都有毒性。钡与卤素在室温下即可发生反应，生成卤化物。钡可还原若干金属氧化物、卤化物和硫化物，生成相应的金属。由于钡易氧化，需浸于矿物油和液体石蜡中保存。

环境来源和分布　钡在地壳中的含量为 0.05%，在自然界中以重晶石（$BaSO_4$）和毒重石（$BaCO_3$）的形式存在。钡在自然界分布广泛，如动植物的组织内，在巴西坚果中含量很高（3000～4000mg/kg）。机体钡的日摄入量约为 750μg，主要来自食物。由于钡是活泼金属，因此在自然界中都以化合物的形式存在，种类繁多。常见的钡盐有硫酸钡、碳酸钡、氯化钡、硫化钡、硝酸钡、氧化钡等。其中，硫酸钡和碳酸钡不溶于水。

用途　金属钡用途广泛，主要用于制造各种合金，如轴承合金；可用作消气剂，除去真空管和电视显像管中的痕量气体；还用作球墨铸铁的球化剂。此外，钡的化合物也应用甚广，用于颜料、玻璃、造纸、纺织、热处理、橡胶、医药、农药、陶瓷等工业。例如，硫酸钡可作为胃肠造影剂；而与硫化锌和氧化锌混合形成的锌钡白是一种常用的白色颜料；氯化钡可用于制作钡盐及钢材淬火；碳酸钡常用于陶瓷、搪瓷和玻璃工业；硝酸钡、钛酸钡则用于制造焰火和信号弹。

暴露途径　人体接触钡及其化学物主要通过食物、饮水及空气等途径，工人在钡矿开采、冶炼、制造、使用钡化合物过程中也有机会接触钡或钡化合物。职业性急性钡中毒多发生于生产和使用过程中的意外事故，如碳酸钡烘干炉维修时违反操作规程，淬火液爆溅灼伤皮肤，掉入硫化钡或氯化钡池内等。生活性钡中毒大多由误食引起，如将钡盐误作发酵粉、碱面、面粉、明矾等食入。液态可溶性钡化合物可经创伤皮肤吸收导致中毒。

毒性　钡盐的毒性与其溶解度有关，溶解度越高，毒性越强。钡及其可溶性化合物中以氯化钡、硝酸钡、氯酸钡、醋酸钡、过氧化钡、氧化钡、氢氧化钡、碳酸钡、硫化钡及草酸钡等的毒性较强。碳酸钡虽不溶于水，但食入后与胃酸反应，变为有毒的氯化钡，引起钡中毒。纯硫酸钡不溶于水，一般无毒性作用。氯化钡、氢氧化钡、碳酸钡的大鼠经口半数致死量（LD_{50}）均 <400mg/kg，小鼠静脉注射氯化钡 LD_{50} 为 19.2mg/kg，硝酸钡为 20.1mg/kg，醋酸钡为 23.3mg/kg，皮下注射氯化钡 6.0mg/kg 可引起家兔死亡。可溶性钡盐如氯化钡、醋酸钡、硝酸钡等为剧毒。碳酸钡的致死剂量在 1～15g。成年人氯化钡经口中毒量为 0.2～0.5g，致死量为 0.8～0.9g。一次性大量摄入（超过 200mg）的可溶性钡盐可导致急性中毒。

毒作用机制　钡离子是一种极强的肌肉毒剂，大量钡离子进入机体后，对骨骼肌、平滑肌、心肌等各种肌肉组织产生过度的刺激和兴奋作用。兴奋心肌使心肌的应激性和传导性增强，心跳加快，严重时转为抑制，产生传导阻滞，或异位心率和心室颤动，以至心室停搏。兴奋血管平滑肌，使血管收缩，尤使小动脉痉挛性收缩，使血压明显升高，晚期可因血管麻痹而出现休克。兴奋胃平滑肌，使其蠕动亢进，严重出现肠麻痹。子宫平滑肌的收缩可引起流产。兴奋骨骼肌产生搐搦和颤动，最后导致麻痹性瘫痪。

钡离子可阻滞细胞内钾流出的钙依赖性钾通道。钡离子可进入细胞内，改变细胞膜的通透性，使钾离子透过细胞膜大量进入细胞内，细胞内钾升高、血清钾降低，从而出现低钾血症。如抢救不及时，死亡率很高。钡对中枢神经系统可有短暂的兴奋作用，而后产生抑制。此外，钡还可刺激肾上腺髓质分泌儿茶酚胺。

中毒临床表现　急性钡中毒以误服可溶性钡盐为主，在粉碎和包装钡及其可溶性化合物时，也可引起急性中毒。急性中毒潜伏期为数分钟至数小时，主要表现为肌束颤动和惊厥，口服中毒有明显胃肠道症状，吸入中毒时则有咽痛、咽干、咳嗽、胸闷、气短等症状，同时出现渐进性心血管功能异常。重症患者可发生急性肾功能衰竭，死亡原因多为心律失常及呼吸肌麻痹。长期接触钡化合物的工人可产生慢性中毒的症状，主要表现为口周黏膜肿胀糜烂、鼻炎、咽炎、结膜炎。接触氯化钡或碳酸钡的工人可发生高血压和心脏传导功能障碍。经常接触重晶石（$BaSO_4$）粉尘，可引起钡尘肺。但一般无自觉症状，脱离环境后，其肺内阴影可逐渐消退。

中毒的临床处理　钡中毒的治疗原则为立即脱离现场，尽快清除毒物，特别接触高浓度钡化合物烟尘的工人，应及时撤出现场，反复漱口。漱口后，口服适量的硫酸钠。急性经口中毒时，先用温水或5%硫酸钠洗胃，然后口服硫酸钠20~30g，使与胃肠道内尚未被吸收的可溶性钡盐结合为硫酸钡。但不宜使用硫酸镁等导泻。高浓度钡化合物溶液灼伤皮肤者先用2%~5%硫酸钠局部冲洗，再按《职业性皮肤灼伤诊断标准及处理原则》进行处理。有低血钾者应迅速补钾，并在心电图和血钾监测下进行补钾。同时对心律失常、休克、呼吸肌麻痹、心脏骤停给予相应处理。

治疗着重于清除毒物和解毒，应尽早洗胃。尚无钡离子络合解毒药物。对口服中毒病儿，立即探咽导吐；或插入胃管，速将钡剂吸出，并用2%~5%硫酸钠溶液洗胃（如无呼吸抑制，也可用硫酸镁），直至澄清为止；继给牛奶、生蛋清等辅助治疗。解毒药物中还可酌用二巯丁二钠、二巯丙磺钠或青霉胺等，但疗效都不如硫酸钠确切。在中毒过程中，根据缺钾情况，适当补钾甚为重要。必要时供氧和进行人工呼吸。

预防控制措施 职业接触中应该注意采取预防保护措施，生产设备密闭化，建立车间清扫制度，安装通风除尘设备；严格操作规章制度，工人要有自身防护措施，如佩戴防护面具；培训自救知识，出现症状应迅速脱离现场等；严格设备检修制度，车间内应有冲洗设备，以备灼伤时及时冲洗，生产设备故障维修时，工人必须佩戴防护用品；禁止在车间内吸烟、进食、饮水，班后漱口、换工作服；上岗前要作健康体检，如有神经、肌肉、心血管系统疾病等职业禁忌证者，不

得从事钡作业。孕妇及哺乳期妇女应脱离钡作业；可溶性钡盐要加强保管，容器上要有明显的有毒警告标识，绝对不许与面粉、食用碱等食品放在一个仓库内保管，以杜绝误食。

卫生标准 中国职业卫生标准《工作场所有害因素职业接触限值 化学有害因素》（GBZ 2.1-2007）中规定，钡及其可溶性化合物（按 Ba 计）的时间加权平均容许浓度为 $0.5mg/m^3$，短时间接触容许浓度为 $1.5mg/m^3$。美国职业安全与健康管理局规定时间加权平均容许接触限值是 $0.5mg/m^3$；美国国立职业安全与卫生研究所提出的推荐性时间加权平均接触限值为 $0.5mg/m^3$。

（陈 雯 林忠宁）

tī

锑（antimony，stibium，Sb）CAS 号 7440-36-0，原子序数 51，原子量 121.76。

理化特性 银白色金属，化学稳定性好，常温下在空气中不易氧化，熔点 630℃，沸点 1380℃，比重 6.68。在元素周期表的 VA 位置；原子价为 +2、+3 或 +5；于 1450 年左右发现。在元素周期表中与砷同组，有相同的氧化态。常见的化合物有三氧化二锑、五氧化二锑、三硫化二锑、三氯化二锑、锑化氢等。锑有灰锑、黄锑、黑锑 3 种同素异形体。锑在地壳中质量比含量约为 $5×10^{-5}$%，排在 93 种天然元素的第 64 位。自然界中很少有纯净的锑，通常以硫化物或氧化物、锑赭石或锑华的形式存在。含锑矿物以辉锑矿为主，其次是方锑矿。

环境来源和分布 中国是世界上锑矿资源和产量最多的国家。其中湖南锑矿分布较广，且含量

丰富，锡矿山的储量最为丰富，有世界"锑都"之称。在中国锑矿床中发现的锑矿物约有 32 种，主要以四种形式存在：①自然金属和金属互化物。②硫化物与硫盐矿物。③卤化物或含卤化物。④氧化物与氢氧化物。已知锑矿物和含锑矿物有 120 多种，但是具有工业利用价值的矿物仅有 10 种。锑矿石往往与金、钨、铅、锌、汞，以及锡、铜、铋、砷、硫、铁、镍、镉、钴、锰、铂、钯、钌、硒等相伴生。

用途 锑及其化合物的用途广泛，主要用于生产陶瓷、合金、玻璃、电池、油漆、烟火材料、阻燃剂、橡胶、颜料制造等工业。锑还用于生产半导体、红外线检测仪、两极真空管及媒染剂、乳白剂等，锑的化合物酒石酸锑钾和锑-273（次没食子酸锑钠）在临床上被用于治疗血吸虫病和利什曼病。锑是军工、半导体、制药工业中重要原材料。锑是电和热的不良导体，在常温下不易氧化，有抗腐蚀性能。锑氧化物用作祛斑遮光剂和玻璃脱色剂。锑在常温下是一种耐酸物质。锑是用途广泛的金属，被誉为"灭火防火的功臣"、"战略金属"、"金属硬化剂"、"荧光管"、"电子管的保护剂"。

暴露途径 在工业生产中，锑矿的采掘和冶炼、合金的制造、橡胶、燃料、搪瓷、蓄电池、红色玻璃、火柴、焰火的生产，以及医药、铸字、化学工业等部门都可接触锑及其化合物，引起中毒。锑及其化合物可以蒸气或粉尘状态（锑化氢呈气体）经呼吸道或消化道及皮肤接触吸收。分布于各组织器官，其中以肝较多。大气、水体、土壤、植物体中的锑，通过皮肤接触、呼吸、食物

链等途径最终将进入人体及动物体内。但是普通人群主要通过食物接触。通过食物和水的平均日摄入量为 5μg 左右。

代谢特征 锑是中等毒性元素,锑对成年人的致死剂量为 97.2mg,对儿童为 48.6mg。锑在体内的分布与砷类似。它在肺中的清除率估计为几天到几周,从大多数化合物来看,消化道吸收率约为 1%。锑化合物毒性差异很大,元素锑毒性大于无机锑盐,三价锑毒性大于五价锑,水溶性化合物的毒性较难溶性化合物大。三价锑广泛分布于肝、骨骼、胰腺、甲状腺、心脏等器官中。五价锑主要分布在血浆中。各种锑化合物排出途径不完全相同。锑可由粪及尿中排出,三价锑 50% 由粪中排出,并贮存在于肝;其余大部分由尿中排出。

毒作用机制 锑中毒的机制复杂,尚不完全明了。除直接刺激作用外,锑中毒可能是由于锑与巯基结合,抑制琥珀酸氧化酶活性,破坏细胞内离子平衡,引起细胞内缺钾,造成体内代谢紊乱和神经系统及其他器官损害。锑在体内有蓄积作用,可在肝蓄积,造成肝损害。锑在体内还可与巯基结合,抑制某些酶如琥珀酸氧化酶的活性,干扰体内蛋白质及糖的代谢,损害肝、心脏及神经系统,还对黏膜产生刺激作用。另外,慢性锑中毒产生的肝损伤,可促使肝纤维化形成。许多研究者认为,锑化合物对人体的免疫、神经系统、基因、发育等都具有潜在的毒性。锑化合物具有致突变性的证据不足。发现锑具有致癌性的大多数研究,是因为接触锑化物的同时伴随有其他已证明致癌物和可能致癌物。三氧化锑和三硫化锑是两个例外,

它们分别被国际癌症研究中心划分为致癌性证据充分和有限。一般而言,锑化合物的致突变、致癌和致畸危险性如果存在的话,也不如砷、铬和镍等金属重要。

中毒临床表现 职业性急性锑中毒主要发生在锑矿开采、矿石冶炼、粉碎等作业。口服锑化合物或接触、吸入高浓度的锑尘与烟雾会引起急性锑中毒,接触锑及其化合物粉尘及蒸气后,出现眼结膜和呼吸道刺激症状,较重者表现为急性支气管炎。吸入高浓度锑化氢后,可发生化学性肺炎、致急性溶血性贫血和急性肾衰竭。氯化锑具高毒性,可刺激和腐蚀皮肤。特别是吸入接触五氯化锑和三氯化锑后可产生急性毒性反应,导致鼻炎甚至急性肺水肿。三氯化锑尚可引起皮肤灼伤。熔炼时,锑蒸气氧化成氧化锑,吸入后可引起金属烟尘热。口服中毒有胃肠道症状,类似急性胃肠炎,并有肝和心肌损害。静脉注射后主要累及心肌引起心源性晕厥。此外尚可发生黄疸及其他肝功能损害表现。

最常见的是慢性锑中毒,长期在低浓度锑环境下(锑金属粉末及锑化合物粉尘或烟尘)作业者(空气锑浓度为 1.47mg/m³)的皮肤、上呼吸道、心、肝、肺等组织存在明显损害,引起慢性中毒症状;慢性长期刺激鼻黏膜可发生鼻黏膜溃疡,甚至鼻中隔穿孔,慢性接触锑化合物的工人在接触部位会出现一过性皮疹(锑斑)。长期吸入低浓度锑粉尘及锑烟雾可产生锑尘肺病,肺癌发生率高,其潜伏期近 20 年。另外,长期锑接触者也会出现机体铜、锌、铁等微量元素的代谢失常,如尿铜、锌和发铜含量明显降低,而发铁含量则显著增加,

发铜/锌比值也出现异常。也有研究报道,含锑化合物还可能导致心脏功能的改变。而小儿锑中毒大多是由于误用大量锑剂如酒石酸锑钾、没食子锑酸钠(锑-273)、葡萄糖酸锑钠、抗癌锑(锑 71),以及误食含锑染料、安全火柴头(含三硫化二锑)等所引起;亦有因食入用含锑器皿盛放的酸性食物或饮料及被锑剂污染的食物导致中毒。重者可发生中毒性脑病,出现惊厥等。少数患者可出现中毒性肝炎、肝坏死;严重者出现腹水、肝昏迷,甚至死亡。

中毒临床处理 吸入高浓度锑化氢时,可致急性溶血性贫血和急性肾衰竭。吸入锑化氢应及早处理,防治溶血及肝、肾损害等;巯基类解毒药有驱锑作用。对口服中毒者于催吐后立即用 1:2000 高锰酸钾溶液、清水等洗胃,以后给予蛋清、牛乳或豆浆等,导泻,静脉输液促进已吸收的锑排泄及纠正水和电解质失衡;适当加用高渗葡萄糖溶液,并可治疗酒石酸锑钾中毒所致的低血糖症。二巯丁二钠治疗锑中毒效果甚好,其效力比二巯丙醇约大 10 倍而副作用较小。二巯丙磺钠及二巯丙醇亦十分有效。溴苄胺治疗锑剂所致的各型室性心律失常,效果较好,以葡萄糖溶液稀释后缓慢静脉注射,亦可肌注或口服。出现阿-斯综合征时,应明确病因,对症治疗。有肝大、黄疸者给予保肝治疗。应用肾上腺皮质激素有助于改善溶血、高热及中毒症状;溶血严重者可输血或换血,其他疗法属于对症处理。

预防控制措施 作为与砷同族的稀有金属锑,由于人类活动的影响及锑化合物的广泛使用,锑对环境的污染越来越严重。由

于锑潜在的慢性毒性及被证实具有致癌性，国外对锑污染的研究越来越重视。防止锑污染对动植物危害最根本的办法就是要在锑的生产过程中严格控制其污染物排放，制定环境中锑的最大允许浓度标准；从食品卫生学角度进行锑残留检验和质量评价，不允许含量超标的食品出售。另外，还应注意改进生产工艺，尤其是硫化锑矿石破碎、筛选、锑氧粉等的焙烧、出料、包装过程应注意密闭化、机械化及自动化。夏季应注意防暑降温、车间内应增设通风排毒设施。车间应设置浴室，以便清除污染，减少接触性皮炎的发生。在劳动生产过程中应加强劳动现场的环境改善，加强个人防护，要加强对工人进行卫生常识宣教工作，上班时注意做好自身防护，尤应扎紧袖口、库管口、戴手套。尽量减少锑的接触和吸入，养成良好的卫生习惯，做好健康监护工作，建立健康档案。对从事锑生产的人员要定期进行检查，发现病情及时治疗。对于慢性锑中毒患者，可检测血清中肝纤维化指标来判断其对肝损害程度及范围，为慢性锑中毒的职业病防治提供依据。医用锑剂应严格掌握适应证、剂量。含锑染料、杀虫剂等应妥善保管，以防误食。加强科普教育，不用含锑器皿盛放酸性食物或烹煮加热食物，不用含锑餐具。

卫生标准 土壤中锑的最大允许浓度为 $3.5 \sim 5mg/kg$，人体每日平均吸锑量为 $23\mu g$，欧盟规定饮用水中锑的最大允许浓度为 $5\mu g/L$，世界卫生组织基于从家鼠身上观测到的 $0.43mg/(kg \cdot d)$ 的致病含锑量，规定饮用水中的锑含量应低于 $5\mu g/L$，中国也对环境中的锑作了相应的限值规定。

中国的《地表水环境质量标准》（GB 3838-2002）和《生活饮用水卫生标准》（GB 5749-2006）中均将锑的限值定为 $< 0.005mg/L$。2002 年 9 月，世界卫生组织规定，对水中锑含量和日摄入量应小于 $0.86\mu g/(kg \cdot d)$。欧盟则规定，食品中的锑含量应小于 $0.2mg/kg$，环保极 PET 纤维中的锑含量不得大于 $260mg/kg$。中国《工作场所有害因素职业接触限值 化学有害因素》（GBZ 2.1-2007）中规定，钡及其化合物（按 Sb 计）的时间加权平均容许浓度为 $0.5mg/m^3$，短时间接触容许浓度为 $1.5mg/m^3$。

（庄志雄 林忠宁）

wū

钨（tungsten，wolfram，W）

CAS 号 7440-33-7，原子序数 74，原子量 183.84。

理化特性 纯钨呈银白色，粉末或丝状呈灰黑色。熔点 $3410℃$，大气压 760mmHg 时沸点 $5900℃$。密度大，达 $19.35g/cm^3$（20℃）。氧化态 +2、+3、+4、+5、+6。常温下，钨在干燥空气中化学性质稳定。钨可被蒸汽氧化成二氧化物，但在酸中十分稳定，但室温下可被氟腐蚀。红热时才会在空气中氧化或与水蒸气起反应氧化成三氧化物。$250 \sim 300℃$ 在密闭条件下可与氯发生反应产生六氯化合物，在有氧条件下生成三氧化物和氯氧化物。它与三氟化溴和三氟化氯发生强反应，在有氟的情况下该反应可发出蓝光。与王水、氢氟酸和硝酸的混合液发生反应。

环境来源和分布 钨是稀有金属，1781 年由瑞典化学家舍勒从当时称为重石（白钨矿）的矿物中发现的。钨在地球表层的分布和镍、铜类似，受地球化学模式影响。地壳中钨的平均含量为是 0.006%。钨在自然界中以钨酸盐的形式存在于钨矿和白钨矿之类的化合物中。钨的主要化合价是 +6，通常以 WO_4^{2-} 或各种多酸阴离子的形式存在。

用途 钨化合物（如钨的氧化物和硫化物）用作催化剂，增加钢铁的硬度、强度、弹力和拉力。钨钢和钨合金常用作灯丝，如白炽灯。钨（有机钨）用作染料和颜料。碳化钨还用作切割和塑形工具，如电钻和器械。钨是人体必需元素，也是具有生物活性的微量生命元素。

暴露途径 钨和钨化合物的生产及应用可能引起钨通过钨蒸气的形式释放到环境中。已发现工业废气和核辐射尘中非常少量的钨（$<1.5ng/m^3$），主要是三氧化钨（WO_3），排放到外界环境中。钨化合物的职业暴露可通过在含钨化合物的生产和应用过程中经呼吸道和皮肤接触途径产生。在金属的生产过程中，可同时暴露于其他相关的有害金属，如砷、锑、铋、铜、铅、锰、钼和锡。尽管钨电极广泛应用于焊接，一般认为钨并不是工人暴露的重金属。一般人群可通过摄食含有钨及其化合物的产品暴露于钨。饮品（如白酒、矿泉水、啤酒、饮茶、速溶咖啡）可显著引起钨的总膳食摄入。

代谢特征 金属钨和阳离子钨不易由消化道吸收，但可溶性钨化物可经消化道吸收。其经呼吸道及皮肤吸收的情况尚不明了。钨吸收后主要贮存在骨骼，其次是脾，肝、肾中较少。血液中只有微量钨，主要经粪、尿排出体外。吸入的钨主要分布在肝和肾、骨骼和骨骼肌。约 75% 摄入量由尿排泄。给予雄性、妊娠小鼠注射 ^{185} W-钨酸盐，发现骨骼、肾、肝和脾中钨水平增加；然后随尿和粪便快速排泄。高浓度的钨还可在甲状腺、肾上腺、脑垂体、雄鼠的储精囊和雌鼠卵巢的卵泡中观察到。研究发现，钨可从母亲转移给子代尤其是在妊娠后期，化合物显著沉积在母亲的骨骼、肾、脾和卵黄囊上皮细胞，子代的骨骼中。

毒性　钨及其化合物属微毒及低毒类，钨盐被认为具有中等毒性。在钨的各种化合物中，钨酸钠（$Na_2WO_4·2H_2O$）毒性最大，氧化钨（WO_2、WO_3）次之，仲钨酸铵 [$(NH_4)_2WO_4$] 最小。钨酸钠经口 LD_{50} 小鼠为 240mg/kg，大鼠为 1190mg/kg，豚鼠为 1152mg/kg，兔为 875mg/kg。体重为 68kg 人的经口致死剂量可能为 0.5～5g/kg（3～27mmol/kg）。给大鼠腹腔注射 5g/kg（0.03mol/kg）的钨，引起局部或广泛的血管膨胀、肝损伤和血液改变。密闭钨尘暴露动物仅产生轻微变化。膳食减少到包含相当于 0.5% 的钨时，在 70 天暴露期后有 75% 的大鼠死亡。间歇经喂饲或饮水给予兔子钨酸钠 1214mg/kg（4.132mmol/kg），可引起胆碱酯酶和磷酸酶发生生化改变。钨元素具有皮肤、眼和呼吸道刺激性。钨经消化道吸收量极微，仅引起胃肠功能紊乱。钨化合物较钨更为有害。钨或炭化钨尘，可致上呼吸道刺激及哮喘。碳化钨作业工人的肺间质纤维化，称为硬金属病，一般认为系由于吸入含钴的炭化钨粉尘所致。尚不知其是否具有诱变性、致癌性或发育/生殖毒性。研究发现，钨化钙尘对石英致肺纤维化的早期具有明显的延缓作用，但产生这种生物作用的原理尚不清楚。此外，钨还具有生态毒性，抑制对钼的应用，而后者为诱导硝酸盐还原所必需。

毒作用机制　钨及其化合物中毒机制尚不很清楚。钼与钨在元素周期表中同族，具有相同的价态，当动物饲料中含有大量钨时，钨与钼可发生竞争性抑制作用，使钼酶活性降低至消失。应用大鼠、鸡、羊、牛的研究发现，钨是钼的拮抗剂，钨能降低亚硫酸盐和黄嘌呤氧化酶的活性及肝钼水平。钨酸钠作为黄嘌呤氧化酶的金属载体拮抗钼酸盐。当维持大鼠低钼膳食时给予钨，黄嘌呤氧化酶减少活性降低，动物对亚硫酸盐毒性更敏感。此外，化合物还抑制大鼠黄嘌呤氧化酶在肠内的沉积。另外，它活化大脑谷氨酰胺酶和使肝谷氨酰胺酶失活的能力表明，它能在多于一种酶位点起作用。钨和钼一样也能替代骨中的磷酸酶。钨对硒也有拮抗作用。在 0.02mmol/kg 水平，钨能降低硒的毒性作用。饮水中小剂量的金属钨、钼、镍、铅和铜能够引起代谢过程的非特异性变化。应用鼠生殖细胞进行的体外试验表明，在与研究发现的体内浓度相似的培养中，钨抑制间叶细胞骨芽的产生。

中毒临床表现　接触钨粉尘可引起轻度上呼吸道刺激症状，干咳、呼吸困难、发热、心悸、头晕、头痛、食欲减退和嗅觉障碍等；至第 10 天左右可出现高热、皮疹及蛋白尿；原因可能与吸入钨酸酐有关。辅助检查无特异指标。熔炼钨铜时产生的 WO_3，吸入后可致疲乏、头痛、嗜睡、腹泻、麻疹样皮疹和蛋白尿，短期可自愈。羰基钨可使指甲变厚而脆，皮肤脱屑。钨酸酐可刺激皮肤。

中毒临床处理　主要是对症治疗。应用糖皮质激素有减轻呼吸系统病变作用。二巯丙醇为有益螯合剂。

卫生标准　中国《工作场所有害因素职业接触限值　化学有害因素》（GBZ 2.1-2007）中规定，钨及其不溶性化合物（按 W 计）的时间加权平均容许浓度为 5mg/m³，短时间接触容许浓度为 10mg/m³。美国政府工业卫生学家协会制定了钨金属和不溶钨化合物 8 小时时间加权均值（TWA）阈值为 5.0mg/m³ 和 15 分钟短期暴露限值（STEL）为 10.0mg/m³；可溶性钨化合物 TWA 为 1mg/m³ 和 STEL 为 3mg/m³。美国职业安全与卫生研究所提出，钨和不溶钨化合物的 15 分钟 STEL 为 3.0mg/m³，钨 TWA 为 5mg/m³，可溶性钨化合物 TWA 为 1mg/m³。正常人的血液中平均钨浓度是（5.8±3.5）μg/L。

（庄志雄　林忠宁）

tā

铊（thallium，Tl）　CAS 号 7440-28-0，原子序数 81，原子量 204.38。

理化特性　略有淡蓝色的银白色柔软金属，不溶于水和碱溶液，易溶于硝酸和硫酸，其水溶液无色、无味、无臭，其熔点（302.5℃）、沸点（1457℃）较高；蒸气压 0.13kPa（825℃）；相对密度 11.85。铊位于元素周期表的第六周期ⅢA 族，主要价态为 +1 和 +3，主要的化合物有氧化物、硫化物、卤化物、硫酸盐、碳酸盐及醋酸盐等。铊盐一般为无色、无味的结晶，溶于水后形成亚铊化物。

环境来源和分布　作为地壳的天然组成要素，铊几乎存在于各种自然环境介质中。在地壳中铊含量为 0.1～1.7mg/kg，平均值为 0.7mg/kg。铊为伴生元素，其矿物很少，大多数以分散状态同晶形杂质存在于铜、锌、铅的硫化物矿物和煤矿中。黄铁矿中铊含量均较高。在没有受到铊污染的自然环境中，人体通过食物链平均摄入的铊含量少于 $5\mu g/d$。因此尽管铊不是人体生长的必需微量元素，但它却广泛地分散于环境当中。土壤中铊含量为 $0.1 \sim 1.0mg/kg$。未受铊污染的地区，大气中的铊含量通常小于 $1ng/m^3$；水体中的铊含量小于 $1\mu g/L$，而在水体沉积物中的铊含量小于 $1mg/kg$。通过工业生产过程而释放的铊，是自然环境中主要的铊人为来源。火力发电厂和水泥厂向大气中排放大量的铊，在高温条件下释放的铊重新冷凝吸附在飞灰的固体表面上，随排出的烟气进入并悬浮于大气中。飞灰中的铊含量与飞灰的颗粒半径呈负相关的关系，飞灰的颗粒越小，则所含的铊就越多。在铅、锌和铜矿（伴生有铊）的冶炼过程中，铊以气体的形式被释放出来，其释放的铊含量与原料中的铊含量相关。

用途 铊是高度分散的稀有重金属元素，广泛应用于化工、电子、医药、航天、高能物理和超导材料等行业，日常生活中的许多原材料（煤、石油）中均含有微量的铊。用于制光电管、低温计、光学玻璃，也用于制铊的化合物。同时铊又是生理毒性大于汞和砷的元素。随着铊矿床和含铊矿产资源开发活动的不断拓展，其带来的环境污染也越来越严重。进入环境中的铊通过表生地球化学循环及生物循环，对包括人在内的各种生物体都有严重危害；由于铊的环境背景值很低，其生理毒性往往被人们忽略。

暴露途径 铊可通过消化道、呼吸道及皮肤直接接触进入人体，急性铊中毒主要见于误食铊盐、自杀、谋杀、非法流产或职业性大量吸入铊蒸气、烟尘等，尤其可溶性铊盐，口服 $0.5 \sim 1g$ 即可致命。环境铊污染对人体健康的影响主要表现为慢性铊中毒，是由食用铊污染区土壤生长的粮食、蔬菜和水果或职业性缓慢接触工业铊等引起的。随工业"三废"排放到环境中的铊不仅可通过直接暴露途径危害各种生物体，还可通过生物富集作用和食物链危及人类的健康。

代谢特征 正常人体中铊含量极微，铊的成年人致死量 $6 \sim 40mg/kg$。铊是人体内非必需元素，每日可经饮食摄入约 $2\mu g$，随新鲜蔬菜和水果摄入和经呼吸道吸收是铊进入人体内的主要途径，成年人每人每日铊排泄量约 $1\mu g$。铊及铊化合物可由食物链、皮肤接触、飘尘烟雾经由呼吸系统、消化系统、皮肤等途径快速进入体内，但主要是经消化道进入，其次是呼吸道。可溶性的铊可被胃肠道吸收后，以离子形式进入血液，存在于红细胞中并随血液到达全身的器官和组织，易透过血-脑屏障。组织对铊的吸收类似于钾离子，肾中铊含量最高，其次是睾丸，其他依次为肌肉、淋巴结、胃肠、心脏、脾、肝。铊从血液中消失较快，分布于体内各器官，尤集中在肾和唾液腺内，逐渐再分布时，蓄积在骨骼和头发中。人体铊中毒后无论是急性还是慢性，其血、尿、发中铊含量均较正常人显著升高，慢性铊中毒患者还表现为指（趾）甲的含铊量较高。铊在大鼠和人的首选蓄积部位是睾丸，动物试验证明铊可使睾丸发生形态学改变，主要是精子细胞释放入管腔

增加，生精上皮在成熟前脱落和生殖细胞间有大量的小泡状空隙。电镜观察，支持细胞出现胞质空泡和滑面内质网肿胀、β-葡萄糖醛酶活性明显下降，该酶主要存在于支持细胞和生精细胞。铊在肾内也有明显的蓄积作用，长期低水平接触易损伤肾。动物和人体内的铊可经泌尿道和胃肠道排出体外，有一小部分则通过毛发、指甲、乳汁等途径排出。另外，铊也可经唾液分泌。由于受许多因素影响，人体铊的排泄不同于动物，总体上看人的排泄率要比动物低许多。另一个不同是各排泄途径的作用大小多，但由于没有足够的人体铊代谢资料，肾在人体铊排泄中的作用还未能确切评价。此外，排泄情况还会受到与铊的接触水平、接触持续时间、排泄器官的功能状况、钾的摄取量，以及急性中毒后的治疗措施等方面的广泛影响。铊在实验动物体内的生物半衰期为 $3 \sim 8$ 天，而在人体的半衰期则为 10 天左右，最长半衰期达 30 天。

毒性 铊属高毒类，具有蓄积毒性，为强烈的神经毒物。铊中毒的小鼠睾丸受到严重损害，曲细精管排列紊乱，精子生成受阻。铊中毒的大鼠还表现为性欲丧失、睾丸萎缩、生殖细胞在成熟前脱落等特征。在动物的整个妊娠期，铊均可透过胎盘屏障进入胚胎和胎儿体内而影响胎儿的生长发育，导致动物畸胎，尚无其致癌性报道。

毒作用机制 关于铊的毒作用机制，尚未完全阐明。有学者认为，铊可通过干扰依赖钾的关键生理过程、影响钠钾ATP酶的活性、特异性与巯基结合而发挥其毒性作用。①铊离子与细胞器及蛋白质或酶的巯基结合，破坏

其生物活性，干扰硫代谢，抑制线粒体的氧化磷酸化过程，干扰能量产生，干扰含硫氨基酸合成又与核黄素结合，致核黄蛋白合成减少，生物氧化受影响，能量代谢障碍，引起多脏器损害，其中神经系统首先受到影响。②铊离子有明显的细胞毒性，抑制细胞有丝分裂，造成细胞代谢紊乱，对脑和周围神经系统糖代谢影响最大，因而多发性神经病等神经系统表现突出。③铊离子与钾离子的互相作用，大量进入细胞，作用于钠钾 ATP 酶，影响细胞内环境稳态，又因患者不能进食，严重腹泻，致低血压、心肌损害等。④铊离子与半胱氨酸上的巯基结合，影响毛囊角质蛋白合成及棘层的生长，引起脱毛发。

中毒临床表现　铊对人体的危害主要表现为急性和慢性铊中毒。急性铊中毒多见于误食、口服、他人投毒或生产中大量吸入或皮肤接触等情况，有一定潜伏期，长短与剂量有关，一般接触 12~24 小时出现症状，早期为消化道症状，数天后出现明显的神经系统障碍。急性铊中毒早期临床表现主要有：①消化道症状，是最早期症状，但无特异性，诊断价值不大。②皮肤黏膜症状，早期表现为口唇干裂，双颊皮肤抓痕样色素沉着及口腔炎，一般中毒少有类似表现，临床容易被忽略。③以下肢肌肉为主的剧痛，伴明显痛觉过敏，且逐渐加重并可向上肢发展，是突出且严重的症状和体征。④束状脱发，具有特异性，有较高的提示诊断价值；尿铊、血铊对急性铊中毒的诊断有重要帮助。10~12 天之后，常可出现失眠、抑郁、幻觉、昏睡、谵妄、惊厥、昏迷甚至死亡。存活超过 1 周者可发生累及脑神经

的运动性和感觉性神经病变、球后神经炎等，循环功能紊乱也常出现，如高血压、心动过速、心脏缺血改变等。中毒 2 周后常出现头发和体毛脱落，3~4 周指甲可出现弧状条纹等营养不良表现。病情恢复需数月时间，偶有部分神经系统障碍和精神紊乱长期存在，若有球后视神经炎和视神经萎缩则会发生永久性失明。

慢性铊中毒多见于生产和加工铊的工人，工业含铊废水污染水及土壤，人们食用该土壤生长的蔬菜、瓜果或饮用污染水后可以发病。临床表现较急性中毒缓和，先见于神经系统症状如倦怠、头痛、失眠、头晕、乏力、食欲减退、恶心呕吐、心慌、肢体疼痛、手指颤动、肌肉无力、眼睑下垂、视物模糊、脱发等，还可有贫血，齿龈炎症、肝肾损害，皮肤可有皮疹、出血点；另外还可有痴呆、发育迟钝等，尤其严重影响小儿智力发育。而脱发是铊中毒的最典型的症状，失明是铊中毒的特殊症状。除脱发外，慢性铊中毒患者呈进行性视力障碍，与中毒时间及体内铊蓄积量成正比。不同程度的视力损害，甚至出现神经萎缩及黄斑区光反射消失。脱发及晶体、眼底视神经的损害是慢性铊中毒的重要体征。铊能引起周围神经炎，患者四肢麻木，下肢疼痛、无力、全身肌肉疼痛，有的出现肌肉萎缩，消瘦，劳动力受到不同程度损害，甚至完全丧失。胃肠炎、多神经病变和脱发三联症被看作铊中毒的典型症状。此外，铊对人类生殖功能亦有影响，可降低性欲和男性性交能力。

中毒临床处理　铊属于高毒类，但铊中毒从毒物摄入到症状出现有一段潜伏期。急性中毒临

床表现，特别是早期无特异性症状和体征，因此诊断时必须根据确切的职业接触史和能引起中毒的劳动环境条件，结合临床表现及特殊化验检查综合诊断，并注意与相应疾病鉴别。尚未找到理想的治疗铊中毒的药物。治疗铊中毒的原则在于脱离接触，其中包括阻止消化道的继续吸收，加快毒物由尿液或其他途径的排泄。①普鲁士蓝给药，每次都溶解在 50ml 20% 的甘露醇中，再辅以硫酸镁导泻，以促进铊随胆汁经粪便排泄，减少毒性。②持续性进行血液滤过或血液透析，促进血铊的排出。③口服氯化钾，加速肾对铊的清除作用。④肌注二巯丙磺钠、二硫腙、硫代硫酸钠等金属络合剂，络合血液中的铊，从而降低毒性和利于铊的清除。⑤采取利尿方法，加快肾排铊，减轻毒性。⑥辅助治疗，还原性谷胱甘肽、B 族维生素等。上述方法应综合使用，尤其是对于急性、重度患者。

预防控制措施　①控制污染源：加强矿物原材料中铊含量的检测和含铊废弃物中铊的回收利用，严格禁止含铊矿渣直接用于水泥制造，减小铊的环境负荷。②修复铊污染土壤：利用超积累植物提取和富集土壤中的铊，或通过翻土、换土、去表土及加入石灰等方法进行土壤修复，减轻土壤的铊污染。③治理铊污染水：可以使用石灰等碱性改良剂来抑制生物对铊的吸收，同时采用活性铝净化法、离子交换法等来防止饮用水的铊危害。④调控食物链中铊的迁移：选用对铊的富集系数小的作物种类或品种，降低农产品中的铊含量，减少人体通过食物链途径的铊暴露。⑤加强对接触含铊物质工作人员的劳动

保护，减少含铊化肥的生产量等；并对铊污染严重地区人群进行筛查和健康教育。铊的毒性大，循环时间长，蓄积性强，具有广泛的毒作用，且由于铊不被转移和生物降解，因而在环境中十分稳定。铊污染对环境、生态和人类健康造成了严重的毒害效应，应从铊的环境地球化学、富集机制、迁移转化形式、不同形态致病机制、铊业工人的防护措施、合理有效的解毒方式等方面加强对铊的预防与控制。

卫生标准　中国《工作场所有害因素职业接触限值　化学有害因素》（GBZ 2.1-2007）中规定，铊及其可溶性化合物（按 Tl 计）的时间加权平均容许浓度为 $0.05mg/m^3$，短时间接触容许浓度为 $0.1mg/m^3$；《生活饮用水卫生标准》（GB 5749-2006）将铊的限值定为 $0.0001mg/L$。美国政府工业卫生学家协会推荐的 8 小时时间加权平均阈限值，铊元素和可溶性铊化合物为 $0.1mg/m^3$；1982 年联邦德国车间空气中有害物质的最高容许浓度 $0.1mg/m^3$（可溶性铊化合物）。

（庄志雄　林忠宁）

bì

铋（bismuth, Bi）　CAS 号 7440-69-9，原子序数 83，原子量 208.98。

理化特征　铋为低熔点、灰白色并带有粉红色的脆性金属，熔点 271℃，沸点 1560℃，大部分与铜、铅、锡、钨等金属矿共生；常温下稳定；不溶于水，溶于硝酸、热硫酸和王水，加热则发生淡蓝色火焰。自然界中铋以单质和化合物两种状态存在，矿物有辉铋矿、硫铋铜矿、铋华等。铋在化合物中的价态有 +1、+3 和 +5，主要形成 +3 和 +5 价化合物。铋常温下稳定，不受环境中空气、水分的影响，在碳酸存在的条件下，铋的表面可形成一层氧化铋（Bi_2O_3）。

用途　铋及其化合物主要用于制造低熔点合金，最常用的是铋同铅、锡、锑、镉等金属组成的合金，在消防和电气工业上，用作自动灭火系统和电器保险丝、焊锡。铋合金及其化合物还可用于铸铁、钢和铝合金、电子仪表的辅助电极、发光剂、玻璃、釉料、化妆品和药物制造等方面。碳酸氧铋和硝酸氧铋用于治疗皮肤损伤和肠胃病。超高纯铋用作原子反应堆中载热体或冷却剂。

暴露途径　使用药物或化妆品是普通人群接触铋化合物的主要暴露途径。

代谢特征　铋属微毒类。铋化合物的毒性与其水溶性有关。铋吸收后分布于身体各处，以肾最多，肝次之。铋在体内的代谢与铅相似。在酸中毒时，组织可将积存的铋释放。铋与铅可互相影响。在体内，铋化合物能形成不易溶于水和稀酸的硫化铋，沉淀在组织中或栓塞在毛细血管中，发生局部溃疡，甚至坏死。硝酸铋在肠道内细菌的作用下，可还原为亚硝酸铋，吸收后引起高铁血红蛋白血症。

毒性　按作用对象不同，从以下几方面论述。

整体动物毒性　铋的三甲基或三乙基化合物对大鼠、兔子皮肤、眼结膜有强刺激作用，引起局部炎症、水肿甚至坏死。动物急性吸入烷基铋可引起呼吸道刺激症状及肺水肿。动物急性经口给予铋盐主要损害肾和肝，引起氨基酸尿、磷酸盐尿和糖尿；肝出现散在坏死灶，肝细胞水肿、细胞核崩解。铋在靶细胞内能与金属硫蛋白样蛋白结合形成核内包涵体，其毒理学意义尚未明确。亚慢性、慢性消化道给予铋主要引起肾毒性和神经毒性。经口给予小鼠 Bi_2O_3 21 天，出现骨髓细胞染色体畸变。

体外毒性　体外给予靶细胞亚硝酸铋 1 小时，引起细胞线粒体血红素合成通路中相关酶剂量-抑制效应，导致线粒体肿胀、变形。铋在体外遗传毒性试验中可引起哺乳动物细胞染色体畸变。

人体毒性　局部接触铋盐有轻度刺激作用，皮肤有损伤者要避免直接接触可溶性铋盐。对铋盐过敏者，肌注后可出现发热、皮疹、急性溶血，偶见剥脱性皮炎。职业性铋中毒多为意外事故，接触史比较明确。铋中毒的主要靶器官为脑、肾和骨骼，出现中毒性脑病、肾病、骨病。此外，还可出现肝炎、胃炎、结肠炎、齿龈炎等。生活中铋中毒多为误服大量、医疗用量过大或长期应用铋剂均所致。口服急性中毒者，可有恶心、呕吐、流涎、舌及咽喉部疼痛、腹痛、腹泻、粪便黑色，并带有血液，还有皮肤、黏膜出血，头痛、痉挛等。严重者可致肝、肾损害，出现肝大、黄疸，尿内出现蛋白及管型，甚至发生急性肝、肾功能衰竭。用大量次硝酸铋医治腹泻，由于肠道细菌作用，次硝酸铋可被氧化为亚硝酸盐，故可出现铋和亚硝酸盐双重中毒症状，小儿口服次硝酸铋的致死量为 3～5g。不溶性铋盐（如次碳酸铋等）常为治疗胃肠道疾病的内服药物或外用制剂，虽然被吸收量很少，但若大量或长期应用亦可导致铋中毒。长期应用铋剂可致多发性神经炎、口炎、口腔黏膜的色素沉着及牙龈上发生"铋线"。严重慢性中毒时，可出现严重肾炎，其中以肾小管上皮细胞的损害最重，肝亦可累及。铋慢性中毒患者长骨端的 X 线片可见白色带，与铅中毒病例所见相仿。

生态毒性 环境中铋的含量很低，缺乏环境铋及其化合物影响人类、动物、植物的资料。该物质对环境可能有危害，在地下水中有蓄积作用。

毒作用机制 铋的中毒机制十分复杂、尚未明确。铋明显抑制靶细胞线粒体血红素生物合成通路而影响细胞功能，是其中毒机制之一。

预防控制措施 口服急性中毒者，催吐后立即洗胃，并用盐类泻剂导泻，以后内服牛乳或蛋清等，同时选用二巯丁二钠、二巯丙磺钠或二巯丙醇等等作解毒剂。因高铁血红蛋白形成而出现青紫时，可用亚甲蓝及维生素 C 治疗。其他情况对症处理。

卫生标准 中国国家职业卫生标准《工作场所有害因素职业接触限值 化学有害因素》（GBZ 2.1-2007）中规定，工作场所空气中化学物质容许浓度，碲化铋（按 Bi_2Te_3 计）时间加权平均容许浓度为 5mg/m³。美国政府工业卫生学家协会和国家职业安全与卫生研究所推荐碲化铋时间平均加权阈限值（TLV-TWA）为 10mg/m³，掺杂硫化硒的碲化铋 TLV-TWA 为 5mg/m³。美国职业安全与健康管理局推荐碲化铋容许接触限值为 15mg/m³，呼吸道吸入为 5mg/m³。

（张文昌 陈华）

tǔ

钍（thorium，Th） CAS 号 7440-29-1，原子序数 90，原子量 232.04。

理化特征 钍为银白色重金属，熔点 1690 ~ 1750℃，沸点 3500 ~ 4200℃，化学活性与镁相似，与稀酸及苛性碱不起反应，部分溶于盐酸。钍为放射性元素，可发生 α 衰变，^{232}Th、^{238}Th 的物理半衰期分别为 1.4×10^{10} 年、1.92 年。钍的衰变过程中会生成一系列具有不同半衰期的子体，其辐射效应不仅取决于其自身的辐射作用，而且在很大程度上与其子体的辐射作用有关。钍化合物挥发性弱，溶解度小，这种性质对其在体内的生物转运有很大影响。钍易与某些酸、蛋白质及氨基酸形成复盐或络合物而增加其水溶性，故钍盐在体液和胃酸中其溶解度明显增高。

钍是天然放射性核素，在自然界中分布广泛，共有天然的和人工的放射性同位素 23 种。天然钍主要由 ^{232}Th、^{238}Th 组成，其中 ^{232}Th 占绝大部分比例。钍在水溶液中通常以 4 价状态存在，并易发生水解和络合反应。主要的钍化合物有二氧化钍（ThO_2）、硝酸钍 [Th（NO_3）$_4$] 和氯化钍（$ThCl_4$）等。

环境来源和分布 钍主要来源是独居石，独居石系稀土元素的混合磷酸盐矿，含二氧化钍 1% ~ 15%。生产排放或使用钍而释放到大气中的钍被颗粒物吸附，可随干性、湿性沉降物降落到地面，进入水体。

用途 钍是除铀以外的第二种原子能工业原料。钍经中子轰击成为 ^{235}U，可作为次级核燃料。钍及其化合物在工业上用途较广，在电子和照明工业，用于生产大功率电子管、磁控管、长寿命白炽灯及电真空管的吸气剂；在冶金工业，用于生产钨钍合金、不锈钢焊条及镁钍合金；在耐火材料方面，用于制造高级耐火坩埚

和其他高温耐火材料；钍及其化合物还广泛用于化学工业各种合成脱氧过程的催化剂。

暴露途径 钍的暴露途径有经口摄入、吸入和皮肤接触，接触钍的工种有钍的开采、冶炼，含钍合金的加工，钍化合物的制备和使用等。由于稀土矿物中含一定量的天然钍，在稀土开采、冶炼与应用过程中也有可能接触钍。在钍矿开采、冶炼及加工等生产条件下，钍进入人体的主要途径是经呼吸道，钍化合物经呼吸道吸收的量与其化合物形式、溶解度及颗粒分散度有密切相关。

代谢特征 金属钍及其化合物是低毒物质，但其化合物毒性随其阴离子和进入途径而异。除柠檬酸钍外，氯化钍和硝酸钍等有强烈的刺激性。钍化合物可经呼吸道吸收。吸入不溶性的二氧化钍粉尘，在肺及淋巴结滞留量可达 78%，骨内 2%，其他组织不到 0.1%。钍经口进入时，绝大部分不吸收而随粪排出。可溶性钍盐静脉注射后 6 小时，血内约保留注入量的 30%，其余部分则进入肝、脾、骨骼等单核吞噬细胞系统。钍在体内主要贮存于肺、骨和富有单核吞噬细胞组织的实质性器官，一旦贮存，即不易排出。由于钍及其化合物同时具有放射毒性，故其衰变产物在这些部位具有远期辐射作用。吸收进入血液的钍可经肠道和肾排出，沉积于单核吞噬细胞系统的钍，易经肝胆系统排入肠道，再随粪排出，但极为缓慢。

毒性 按作用对象不同，从以下几方面论述。

整体动物毒性 实验动物吸入钍可造成肺部损伤，经饮水摄入大量钍可引起动物中毒死亡。动物慢性钍中毒的晚期，表现为

活动能力减弱、精神萎靡、食量减少、毛松乱易脱落、黏膜出血、血压下降、易感染等；注射部位局部坏死、肉芽肿和纤维化，吸入染毒可致慢性化脓性支气管炎、支气管周围炎及肺硬化、肺肿瘤；静脉注入染毒可致造血功能不全。

体外毒性 体外实验显示钍为细胞毒物，可杀灭淋巴瘤细胞。二氧化钍可诱导金黄地鼠胚胎细胞恶性转化。

人体毒性 钍及其衰变产物能引起造血器官、神经系统及单核吞噬细胞系统的改变，以及肺和骨组织的功能和形态损害，后期出现典型的慢性放射病症状。经一定时期后还可发生肿瘤，免疫力下降。二氧化钍用作造影剂时，曾使患者受严重辐射损害并发生骨、血管、肝脏及其他器官的肿瘤。在考虑钍的化学毒性的同时，需考虑钍及其衰变产物所引起的各种类型电离辐射的联合作用。钍化合物是低毒物质和低活度放射性核素，在通常情况下，一次较大量的暴露，如人体血管内注入钍照影剂，除引起短暂性发热、恶心、呕吐、上腹部不适及外周血一过性白细胞减少外，一般不易引起近期损伤或急性中毒。人群慢性暴露研究发现钍可引起肺纤维化、造血功能降低、肝细胞坏死及纤维化、肝硬化、肝肿瘤、外周血淋巴细胞染色体畸变等变化。钍的远期损伤效应主要是钍及其子体的辐射作用所致，而钍的化学毒性及其作为异物而产生的长期刺激作用也有一定的生物学意义。

1928～1952 年期间，许多国家把钍造影剂作为诊断药物，用于肝、脾、血管及气管造影，每次用药量为 10～100ml，相当于 2～20g 二氧化钍。20 世纪 60 年代以后，各国学者都非常重视对已往接受钍造影剂人群的流行病学调查，葡萄牙、丹麦、瑞典、联邦德国、日本及美国学者对接受钍造影剂人群的随访观察结果表明，钍造影剂所致的致癌效应主要为肝脏恶性肿瘤、骨肉瘤、肺癌、白血病等。这种辐射致癌的平均潜伏期为 15～20 年。

毒作用机制 钍的急性中毒主要是钍与骨组织和其他糖蛋白结合产生化学毒性所致。慢性中毒则主要来自辐射作用，钍蓄积于肝、脾、淋巴结和骨髓，导致多种细胞长期暴露于辐射引起慢性辐射损害。

预防控制措施 对职业暴露者，应定期进行医学体检，以及时发现早期患者。改善钍作业场所卫生防护条件，特别应强调作业场所粉尘的控制。必要时测定从业人员尿和粪中钍及其衰变产物的含量，并测定呼出气中钍的含量。钍中毒的治疗，促排治疗具有一定疗效，喹胺酸、苯羟基煌酸氨类络合剂、二亚乙基三胺五乙酸、乙二胺四乙酸对体内钍有较好的促排作用。

卫生标准 中国国家职业卫生标准《稀土生产场所中放射卫生防护标准》（GBZ 139-2002）中规定，稀土生产工作场所空气中含铀、钍等天然放射性核素的粉尘浓度应低于 $2mg/m^3$。中国国家标准《食品中放射物质限制浓度标准》（GB 14882-1994）中规定天然钍年摄入量限值，成年人为 347mg，儿童为 297mg，婴儿为 206mg。

（张文昌 陈 华）

yóu

铀（uranium，U） CAS 号 7440-61-1，原子序数 92，原子量 238.03。

理化特征 铀为银白色重金属，极易氧化而失去光泽，熔点 1135℃，沸点 4131℃。铀是重要的天然放射性元素，天然铀是三种同位素的混合体，其中 ^{238}U 占 99.28%，^{235}U 占 0.714%，^{234}U 占 0.006%。铀可发生 α 衰变，^{234}U、^{235}U、^{238}U 的物理半衰期分别为 $2.48×10^5$ 年、$7.13×10^8$ 年、$4.49×10^9$ 年。铀的化合物价态有 +3、+4、+5、+6 价，以 +6 价最稳定，其次是 +4 价铀。铀的化学性质极为活泼，在酸性和中性介质中，易生成铀酰阳离子，在碱性介质中，易生成铀酸根或重铀酸根阴离子。铀的氧化物、多数的卤化物和铀酰盐均难溶于水。常见的易溶性铀化合物有氟化铀酰（UO_2F_2）、硝酸铀酰 $[UO_2(NO_3)_2 6H_2O]$、六氟化铀（UF_6），难溶性铀化合物有三氧化铀（UO_3）、四氟化铀（UF_4）、四氯化铀（UCl_4）和八氧化三铀（U_3O_8）等。铀矿中提炼出的氧化铀混合物被称之为"黄饼"，是铀浓缩的原料。

环境来源和分布 铀是天然放射性核素，在自然界中分布广泛，土壤、岩石、水体中存在一定的本底值。在铀工业污染地区，周围土壤、地表水中的铀浓度明显高出本底值，最高可达本底的 100 倍。

用途 铀是原子能工业的最基本原料。^{235}U 是核反应堆和核武器的主要原料。铀浓缩的副产品-贫铀（含 ^{235}U 0.3% 以下）被用于制造"贫铀弹"，曾造成了海湾地区、巴尔干地区环境污染和人员大量的吸入和伤口沾染污染。在一些工业及化学、医学和生物学方面，铀及其化合物被制成特殊合金、着色剂、触媒剂及试剂。

暴露途径 在工业生产中，

铀及其化合物以经呼吸道吸入为最重要，其次是胃肠道、伤口及皮肤黏膜；日常生活中则主要为经口暴露。

毒性 按作用对象不同，从以下几方面论述。

整体动物毒性 铀及其化合物的毒性相差悬殊。天然铀为高毒物质，大鼠致死量为 1mg/kg，兔为 0.1mg/kg；成年人的致死量约为 60mg。铀化合物的毒性受其理化特性、进入途径、作用时间，以及实验动物的种类、年龄、性别等因素影响。水溶性或易溶于体液的铀化合物远较不溶性铀化合物毒性大。不同的化合物经呼吸道吸入的毒性差异较大，空气中含铀量为 20mg/m³ 的六氟化铀时，大鼠、小鼠 100% 死亡；而吸入二氧化铀，含铀量为 22mg/m³ 时，接触时间相同，却无一死亡。铀化合物的经口毒性一般较低，如四氧化铀的大鼠经口毒性仅为吸入毒性的 1/30。铀急性中毒主要出现可逆性的肾损害、肾功能障碍。此外，还观察到对肝、血液、肺、神经系统的损害效应，如肝细胞变性、坏死；骨髓细胞核肿胀、固缩和核溶解；白细胞开始时升高，随后波动下降，中性粒细胞和酸性粒细胞分类升高，红细胞和血红蛋白下降；高剂量组出现呼吸道炎症和步态不稳、行动困难、肌力下降等。动物经口暴露高剂量铀化合物，表现出生殖发育毒性。孕鼠胚胎着床率、平均活胎数，仔鼠 21 天生存率降低，胎鼠畸形率升高；雄鼠精子数减少，运动能力降低。铀慢性中毒可出现耐受现象，主要诱发实验动物肉瘤、骨肉瘤及肺癌，但多归因于辐射效应。

体外毒性 体外实验显示铀化合物有明显的细胞毒性，是遗传毒物、免疫毒物，可使体外培养细胞微核率、染色体畸变率和姐妹染色单体交换率升高；使细胞核 DNA 链断裂；引起大鼠肺泡巨噬细胞、小鼠腹腔巨噬细胞和脾 T 淋巴细胞凋亡/坏死，降低细胞免疫功能。

人体毒性 铀化合物急性中毒时，临床上表现为复杂的肾病、肾炎综合征，出现尿蛋白、尿过氧化氢酶、尿氨基酸氮、尿碱性磷酸酶升高，早期尿量增多，随后减少，直至少尿或无尿。由于肾小管重吸收功能障碍，血液中碱储备减少，可致酸中毒症状。铀中毒时，可继发出现肝细胞变性坏死并伴有不同程度的肝功能变化。铀慢性吸入中毒可产生铀尘肺，血液系统改变，并引起肝、骨骼等损害。吸入难溶性铀化合物后，铀主要对肺和肺门淋巴造成辐射损伤，可引起支气管上皮细胞增生和化生、肺及肺门淋巴结纤维增生、肺腺瘤和肺癌。一般认为，铀的早期毒作用主要是化学毒性，后期则主要是放射毒性。天然铀化合物及低浓缩铀对机体损伤以化学损伤为主，浓缩²³⁵U 的含量超过 10% 时，主要是放射损伤作用。辐射效应早期表现为机体的代谢变化，如血清尿素氮升高，并持续较长时间。晚期则表现为辐射致癌效应，引起骨肉瘤、肺癌。但铀及其化合物的化学毒性和放射毒性难以截然区分。

毒作用机制 肾是铀化学毒性的靶器官，对细胞的损害，主要由扩散形式的离子状态铀所致。铀阳离子与近曲小管细胞膜刷状缘结合，通过细胞内吞作用进入细胞内，与细胞内成分络合。结合于上皮细胞的铀改变了细胞膜渗透性和转运功能，影响了上皮细胞膜的钠依赖的磷酸盐和葡萄糖转运系统功能，减少肾小管对葡萄糖、氨基酸、蛋白质、水及其他物质的重吸收，出现蛋白尿、氨基酸尿和葡萄糖尿，继而引起细胞坏死、肾炎、肾功能衰竭。铀引起细胞内过氧化，造成细胞氧化应激损伤，改变细胞信号传导通路相关基因的表达、药物代谢酶相关基因表达，使 DNA 链断裂，被认为是其引起多种组织细胞毒性效应的主要分子机制。

预防控制措施 急性中毒推荐静脉用碳酸氢钠以碱化尿液，能有效地增加尿铀的排出，减轻肾损害。用喹胺酸、氨烷基次膦酸型络合剂对体内铀也有较好的促排作用。职业监护可用尿铀作为接触指标。铀职业防护除遵守一般金属毒物的常规预防措施外，还必须采取放射防护措施。

卫生标准 中国国家标准《食品中放射物质限制浓度标准》（GB 14882-1994）中规定天然铀年摄入量限值，成年人 551mg，儿童 358mg，婴儿 142mg。美国环境保护署建议水源水中铀的限值为 20μg/L，经口每日耐受摄入量为 0.6μg/（kg·d）；美国职业安全与健康管理局规定空气中铀的允许值（时间加权平均值），可溶性铀为 0.05mg/m³，难溶性铀为 0.25mg/m³。世界卫生组织建议饮用水中铀的限值为 15μg/L。

（张文昌　陈　华）

guī

硅（silicon, Si） CAS 号 7440-21-3，原子序数 14，原子量 28.09。深灰色且具有金属光泽的类金属元素，旧称矽。

理化特性 硅密度 2.23g/cm³，熔点 1410℃，沸点 2355℃。硅有两种同素异构体，一种为黑褐色无定形粉末，另一种为理化性质稳定的晶体。硅有 ^{28}Si、^{29}Si、^{30}Si 三种稳定同位素和 ^{31}Si、^{32}Si 两种放射性同位素，有 -4、-2、0、$+2$ 和 $+4$ 价五种价态，其中以 $+4$ 价最常见。常温下硅的化学性质具有一定惰性，高温时能与多种元素化合，易溶于氢氟酸和碱液，生成硅酸盐和氢气，不溶于水、硝酸和盐酸。元素硅的化合物种类较多，常见的有二氧化硅（SiO_2）、正硅酸（H_4SiO_4）、硅烷（$SiCl_4$）、硅胶（$mSiO_2 \cdot nH_2O$）及硅酸盐等，其中以 SiO_2 最常见。SiO_2 呈结晶形或无定形，不溶于水，可与气态氟化氢或氢氟酸反应生成气态四氟化硅，与碱溶液反应生成硅酸盐和水，与金属氧化物在高温下反应生成硅酸盐。

环境来源与分布 硅是地球上丰度第二的化学元素，在地壳中的含量仅次于氧。自然界中硅多以 SiO_2 或硅酸盐的形式存在并分布于各种矿物质、土壤、水和动植物组织内。环境中硅主要来源于组成地壳的矿石如石英、长石和云母等，不同的岩石含硅量差别较大，其中石英中游离 SiO_2 含量可达 99%。硅易从矿物质游离到土壤和水中，土壤中硅的浓度取决于土壤性质和气候因素；水中的硅含量取决于水的矿化度、pH 值及水流经的岩石类型和岩石中石英的含量。植物以水溶性硅酸的形式从土壤中吸收硅，进入植物体内的硅主要以固体的水合氧化物 $SiO_2 \cdot nH_2O$ 形式沉着于植物组织中。植物死亡后，经微生物分解，硅重新返回土壤。

用途 高纯的单晶硅是半导体、金属陶瓷和宇航的重要原料；SiO_2 主要用于制造玻璃、光导纤维、耐火材料、光学仪器和工艺品等；有机硅广泛应用于密封、黏合、润滑、涂层、表面活性、防水和防潮等材料中。

暴露途径 硅主要经呼吸道、消化道进入生物体。凡从事矿石采掘中的凿岩、掘进、爆破、运输等工作，建筑、冶金、制造、加工业中的原料破碎、研磨、筛分、配料等工作，均可接触大量含游离 SiO_2 的粉尘（矽尘）。生活中主要通过饮食和使用含硅药物或生物材料接触硅。

代谢特征 进入人体的硅一般有无机硅化合物、有机硅化合物和络合物及不溶解的硅聚合物三种形式。摄入机体内的硅易被肠壁吸收，通过淋巴和血液输送到全身各组织。人体中的硅主要集中于骨骼、肺、胰腺、肾上腺、淋巴结、指甲、头发中，是体内结缔组织与骨骼构成必不可少的成分。硅在血浆中不与蛋白质结合，绝大多数以未解离的单体硅酸形式存在，而被机体吸收的硅主要通过尿液以正硅酸镁的形式排出体外，仅有极微量的硅能够被肾小管重吸收。

毒性 按作用对象不同，从以下几方面论述。

整体动物毒性 硅的毒性作用与其直径大小、理化状态、染毒途径和动物种属有关。一般认为，SiO_2 颗粒越小毒性越大，胶状比固体毒性更大。一次性静脉注射无定形 SiO_2（直径 $0.025 \sim 0.05 \mu m$）和石英（直径 $100 \sim 200 \mu m$），大鼠的 LD_{50} 分别为 15mg/kg 和 500mg/kg。一次性静脉注射细小胶状 SiO_2 颗粒（直径 $0.002 \mu m$），小鼠和家兔的致死剂量分别为 $1 \sim 2mg$ 和 $30 \sim 70mg$；一次性腹腔注射细小胶状 SiO_2 颗粒（直径 $0.002 \mu m$），小鼠、大鼠和豚鼠致死剂量分别为 $1 \sim 2mg$、50mg 和 30mg。无定形 SiO_2 经呼吸道染毒，家兔的致死剂量

为 $300mg/m^3$。啮齿类动物长期吸入石英粉尘后，可引起脾来源的 T 细胞增生和 B 细胞生长抑制，并有浆细胞、肥大细胞和白细胞浸润。长期给家兔和大鼠大剂量的 SiO_2 除可引起硅沉着病外，还可引起以肝、肾为主的大部分组织发生纤维玻璃样变性。已有较多证据表明结晶形 SiO_2 对动物有致癌作用，而无定形 SiO_2 的致癌性尚不确定。

体外毒性 SiO_2 能增加体外培养的啮齿类动物肺细胞或腹腔巨噬细胞胶原纤维形成，巨噬细胞与石英粉尘同时培养的提取液，可刺激体外培养的大鼠成纤维细胞胶原形成。

人体毒性 硅是人体必需元素之一，其摄入和代谢不平衡与心血管、骨、肾疾病及衰老有关。硅缺乏可引起骨质发育不良、动脉粥样硬化、冠心病等。过量硅可引起人体急性和慢性中毒。急性硅中毒主要表现为眼和上呼吸道的刺激症状，如流泪、畏光、结膜充血、咽痛、咳嗽、胸痛、胸闷、心悸，严重者可引起角膜溃疡、肺炎和肺水肿。慢性硅中毒主要表现为职业性肺部疾患，如硅沉着病、硅沉着病结核、慢性支气管炎、慢性阻塞性肺部疾病等。其中硅沉着病（矽肺）是由于长期吸入大量含游离 SiO_2 的粉尘而引起的以肺组织纤维性病变为主的全身性疾病，是中国患病人数最多、危害最大的一种职业病。硅沉着病的发病与吸入粉尘中硅的含量、SiO_2 的类型、粉尘浓度、分散度、接触时间、接触者的身体素质等因素有关，若持续接触高浓度游离 SiO_2 粉尘，$1 \sim 2$ 年即可发病。其临床表现可以有不同程度的咳嗽、咳痰、胸痛、胸闷、气短等症状，易并发

肺结核。

毒作用机制 硅的毒作用机制十分复杂，以 SiO_2 引起的硅沉着病机制研究最多也最为深入。硅沉着病的发病机制研究从最初的机械刺激学说发展到化学溶解学说、硅酸聚合学说、表面活性学说和免疫学说等，但仍未完全明了。普遍认为矽尘被巨噬细胞吞噬后，其表面附有的硅烷醇基团与次级溶酶体膜上脂质蛋白中的受氢体形成氢键，损伤次级溶酶体膜，引起水解酶释放，使细胞水解死亡；矽尘可直接损伤巨噬细胞膜，改变细胞膜的通透性，促使细胞外 Ca^{2+} 内流，激活钙依赖性蛋白酶等，造成巨噬细胞损伤及功能改变；巨噬细胞受损后释放的各种细胞因子参与刺激成纤维细胞增生或网织纤维及胶原纤维的合成，释放的脂蛋白等可成为自身抗原，刺激产生抗体，形成抗原-抗体复合物沉积在胶原纤维上发生透明变性；矽尘还可损伤肺泡Ⅰ型上皮细胞，使之坏死、脱落，引起肺间质暴露，激活成纤维细胞增生。硅沉着病纤维化发病的分子机制研究发现，矽尘颗粒、效应细胞（巨噬细胞、淋巴细胞、成纤维细胞等）、活性分子（细胞因子、生长因子、细胞黏附分子等）之间相互作用，构成复杂的细胞分子网络，通过多种信号传导途径，激活胞内转录因子，调控胶原蛋白等的合成，最终形成肺纤维化。硅沉着病发生后，患者抵抗力降低，SiO_2 可增加结核菌的毒力和活性，肺组织广泛纤维化导致的局部缺血、缺氧环境有利于结核杆菌的生长和繁殖等是硅沉着病并发结核的主要机制。

预防控制措施 硅中毒以职业性硅暴露所致的硅沉着病最为严重和普遍，硅沉着病可防难治，故重在预防。中国主要采取"革、水、密、风、护、管、教、查"的"八字"方针对硅沉着病进行综合性预防，即改革工艺过程、革新生产设备；采用湿式作业；密闭尘源；通风除尘；加强个人防护和个人卫生；加强防尘制度化管理；积极开展宣传教育；对作业工人进行就业前、定期和离岗后体检。此外，应常规性对生产环境空气中矽尘浓度进行监测，及时控制矽尘浓度。急性硅中毒时，应立即将患者移至新鲜空气处，保持呼吸道通畅，进行对症治疗。硅沉着病尚无根治措施，患者应立即调离粉尘作业，根据病情进行综合治疗，并积极预防和及早治疗呼吸道感染、肺结核及其他并发症。临床上主要采用克矽平、柠檬酸铝和粉防己碱等治疗硅沉着病，可在一定程度上减轻患者症状和延缓病情进展；也有采用大容量肺泡灌洗术来治疗，可排除一定数量沉积于呼吸道和肺泡中的粉尘，但由于其具有创伤性、可发生并发症等，应用价值还有待于深入探索。

卫生标准 中国颁布的《大气污染物综合排放标准》（GB 16297-1996）规定，含 10% 以上游离 SiO_2 的玻璃棉尘、石英粉尘、矿渣棉尘最高允许排放浓度为 $80mg/m^3$；《工作场所有害因素职业接触限值 化学有害因素》（GBZ 2.1-2007）中规定，总尘中含 10% ~ 50%、50% ~ 80% 和 80% 以上的游离 SiO_2，其时间加权平均允许浓度（PC-TWA）的接触上限值分别为 $1mg/m^3$、$0.7mg/m^3$ 和 $0.5mg/m^3$，短时间接触限值（PC-STEL）分别为 $2mg/m^3$、$1.5mg/m^3$ 和 $1.0mg/m^3$；呼吸性粉尘中含 10% ~ 50%、50% ~ 80% 和 80% 以上的游离 SiO_2，其 PC-TWA 的接触上限值分别为 $0.7mg/m^3$、$0.3mg/m^3$ 和 $0.2mg/m^3$，PC-STEL 分别为 $1.0mg/m^3$、$0.5mg/m^3$ 和 $0.3mg/m^3$。美国政府工业卫生学家协议推荐的石英粉尘时间加权平均阈限值为 $0.05mg/m^3$。

（张爱华 胡勇）

shēn

砷（arsenic，As） CAS 号 7440-38-2，原子序数 33，原子量 74.92。

理化特性 砷是类金属元素，有灰砷（金属砷）、黄砷和黑砷三种同素异形体。常温下灰砷最稳定，具有金属性，质脆而硬，不溶于水，密度 $5.73g/cm^3$，熔点 814℃，沸点 615℃，可升华。砷以三价和五价状态广泛存在于自然界中。砷的氧化物主要为三氧化二砷（As_2O_3）和五氧化二砷（As_2O_5）。As_2O_3 俗称砒霜，为白色粉末，微溶于水，剧毒。As_2O_5 又称砷酐，为白色无定形固体，高毒，易溶于水，在空气中易潮解，315℃时分解为 As_2O_3 和 O_2。砷的硫化物主要为三硫化二砷（As_2S_3）和五硫化二砷（As_2S_5）。As_2S_3 为黄色或红色单斜晶体，微溶于水，溶于乙醇。As_2S_5 为黄色或橘黄色粉末，不溶于水，溶于碱可生成砷酸盐及硫代硫酸盐。

环境来源与分布 砷在地壳中的平均丰度约 1.5mg/kg。自然界中砷极少以单质状态存在，多以砷化物存在于岩石、煤炭、空气、土壤、地面和地下水中。在岩石和煤炭中主要以砷黄铁矿（FeAsS）、雄黄（As_4S_4）和雌黄（As_2S_3）等硫化物形态存在；空气、土壤、沉积物、水及陆生植物中主要以亚砷酸盐、砷酸盐等形态存在；在海产品中则以砷甜菜碱、砷胆碱、砷糖和砷酯等形态存在。空气中砷主要来源于砷矿开采冶炼、含砷材料焚烧和含砷尘土，通过降水到达地面，并随水流迁移。水中的砷主要是砷酸盐，可被水生微生物转化为亚砷酸盐和有机砷。土壤中的砷主要为无机砷，大部分是交换态及难溶性砷，吸附于黏粒表面的交换性砷可被植物吸收，而难溶性砷很难被吸收，累积在土壤中。

用途 砷及其化合物用途广泛。砷可作为合铸剂用于增加铸件的硬度、韧性和防腐能力；有机和无机砷农药用于杀虫、杀菌、除草和灭螺等；As_2O_3 用于玻璃脱色剂、皮毛消毒防腐剂等；砷化钠用于木材防腐；雄黄用于制造鞭炮、焰火及油漆和颜料。临床上将砷用于治疗白血病、带状疱疹、溃疡性黑色素瘤、淋巴结炎等多种疾病。

暴露途径 凡与砷及其化合物有关的冶金、有色金属冶炼、轻工业、农药、医药等领域，在作业、贮存、运输及使用过程中均可接触到砷及其化合物。砷及其化合物可通过呼吸道、消化道和皮肤等途径进入生物体。特定地理环境下的居民由于长期饮用高砷水或敞灶燃用高砷煤，可从饮用水、砷污染的食物或空气中摄入过量砷化物而发生中毒，即地方性砷中毒。

代谢特征 砷以无机砷和有机砷两种形式进入生物体。无机砷一般以正三价和正五价形态存在。五价砷在低氧分压（即在厌氧环境下，如肠道中）或 $pH \leq 2$ 条件下还原 2 个电子形成三价砷，该过程可在大多数器官和组织中进行；三价砷随后以 S-腺苷甲硫氨酸（S-adenosine methionine，SAM）为甲基供体，在谷胱甘肽（glutathione，GSH）的作用下发生氧化甲基化反应，依次形成五价单甲基胂酸（MMA^{5+}）、三价单甲基胂酸（MMA^{3+}）、五价二甲基胂酸（DMA^{5+}）、三价二甲基胂酸（DMA^{3+}）、氧化三甲基胂（TMAO）和三甲基胂（TMA），该过程主要发生在肝脏。无机砷经代谢后大部分以 MMA 和 DMA 的形式经尿液排出。生物体暴露有机砷化合物包括砷甜菜碱、砷胆碱和砷糖等，经消化道吸收后大部分以原型随尿液排出。

毒性 按作用对象不同，从以下几方面论述。

整体动物毒性 砷的急性毒性可因砷化合物、染毒途径和动物种系的不同而存在较大差异。As^{3+} 对野生挪威大鼠、Sheman 大鼠、SD 大鼠、CD 大鼠、瑞士小鼠、C57H48 小鼠和 Dba$_2$ 小鼠的经口 LD_{50} 分别为 104mg/kg、44mg/kg、15mg/kg、23mg/kg、39mg/kg、26mg/kg 和 32mg/kg。DMA 经呼吸道染毒 2 小时，雌性大鼠 LC_{50} 为 2117mg/m^3，而雄性大鼠在 3746mg/m^3 剂量下仅有少数动物死亡。As^{3+} 对皮肤有腐蚀作用，低浓度 As_2O_3 可延缓创面愈合。As^{3+} 和 As^{5+} 还能导致皮肤过敏及接触性皮炎。亚慢性和慢性实验中，砷可对实验动物多系统产生损害作用，如神经、呼吸、心血管、消化、血液、生殖等系统。砷被国际癌症研究机构（IARC）列为第 I 类人类致癌物，但尚未复制出公认的砷致癌动物模型。砷暴露可引起哺乳动物微核率、姐妹染色单体交换及染色体畸变率增加，并可增强其他 DNA 损伤物质的致突变能力等。砷对实验动物生殖系统的损害主要表现为雄性动物睾丸萎缩或坏死、精子数目减少；雌性动物排卵规律改变、卵巢萎缩、受孕减少、胚胎死亡、生殖能力降低、流产、死胎等；对子代的影响主要表现为发育迟缓、结构畸形和功能异常等。

体外毒性 各种砷化合物对大鼠肝细胞、正常人肝细胞、表皮角质细胞、支气管上皮细胞和膀胱细胞均有毒性，影响细胞形态和存活率。其对人肝细胞的毒性从大到小依次为 MMA^{3+}、As^{3+}、As^{5+}、MMA^{5+}。砷化合物及其代谢物 DMA 能明显诱发非整倍体的产生；可诱导人成纤维细胞染色体缺失和断裂，其诱变能力依次为亚砷酸盐 > 砷酸盐 > DMA > MMA；砷尚可引起细胞 DNA 单双链断裂、DNA-蛋白质交联、氧化损伤及基因表达异常等。

人体毒性 主要有急性中毒和慢性中毒。急性砷中毒常见于急性职业暴露、食源性或医源性暴露，多表现为消化系统和神经系统症状，如呕吐、腹痛、腹泻、四肢无力、麻痹等，严重砷中毒者可发生昏迷并伴发中毒性心肌炎、心脑综合征、中毒性肝病和急性肾功能衰竭等，如不及时抢救可在短期内死亡。典型的慢性砷中毒以职业性和地方性砷中毒最为常见，除常见的多发性神经炎、肝脏损害外，主要表现为皮肤损害，包括躯体色素沉着或缺失、掌跖皮肤角化、赘状物增生、皲裂、经久不愈的溃疡，甚至可转变为皮肤癌。

砷中毒历史事件 20 世纪 80 年代以来发生在孟加拉国和印度西孟加拉邦的饮水型砷中毒，被世界卫生组织称为"人类史上最严重的大规模中毒事件"。由于孟加拉地区饮用的地表水受大量微生物污染致当地肠道传染病发病率居高不下，多个国际机构在当地推行手压井，建议人们饮用地下水防止传染病。然而孟加拉地区的深层土壤中含砷量非常高，其中许多井的砷含量高达 $0.5 \sim 1.0 mg/L$。孟加拉人因长期饮用及使用含砷量高的地下水而导致慢性砷中毒，患者主要表现为皮肤症状，包括显著的皮肤色素沉着或脱失、过度角化，甚至皮肤癌，约有 80% 孟加拉人处于砷相关疾病危害中。

毒作用机制 砷的毒作用机制复杂，且尚不完全清楚。急性砷中毒时，砷可直接损害毛细血管及作用于血管舒缩中枢，引起血管壁平滑肌麻痹、血管壁通透性增高、细胞代谢障碍、营养缺乏，造成组织损伤。慢性砷中毒的作用机制一直受到广泛关注，尚不能用一种理论完全解释其毒作用机制，较为成熟的学说有砷的甲基化代谢、影响酶活性、诱导氧化应激、引起细胞及分子遗传学改变、影响细胞信号转导通路等。无机砷进入人体后主要在肝脏进行甲基化代谢，其主要过程为 $As^{5+} \rightarrow As^{3+} \rightarrow MMA^{5+} \rightarrow MMA^{3+} \rightarrow DMA^{5+} \rightarrow DMA^{3+}$，传统毒理学认为这是一解毒过程，但研究发现甲基化砷具有更强的细胞毒性和遗传毒性。砷是一种原浆毒，对蛋白质的巯基有强大的亲和力，进入体内的砷可与酶蛋白分子上的巯基结合形成稳定的络合物或环状化合物，干扰酶活性。砷在较早期即可引发脂质过氧化反应，过多的活性氧自由基攻击靶器官可造成组织细胞和生物大分子损伤。砷可诱导染色体畸变和 DNA 损伤，并通过抑制 DNA 修复酶活性降低 DNA 修复能力；亦可引起基因组低甲基化和某些基因启动子区高甲基化，增加基因组的不稳定性、影响基因

表达调控。砷还可通过影响信号传导通路，调控细胞周期、分化与细胞凋亡，最终引起一系列生物学效应。

预防控制措施 职业性砷中毒的预防需杜绝土法冶炼及手工操作；加强砷作业场所通风防尘防毒；加强卫生监督和作业场所的定期监测；搞好个人防护。地方性砷中毒可防难治，应积极开展环境砷的监测，改用低砷水源，饮水除砷，禁用高砷煤，改良炉灶及加强对病区的健康教育与健康促进工作。工业生产中若发生急性中毒应立即脱离现场，衣物若被砷化物污染，应立即脱除，被污染的皮肤用肥皂水或清水洗净，静卧保暖。砷中毒尚无理想治疗药物，常用的排砷药物为巯基类化合物，如二巯丙磺钠、二巯丁二钠等，但此类化合物均有一定毒副作用。

卫生标准 中国《居住区大气中砷化物卫生标准检验方法二乙氨基二硫代甲酸银分光光度法》（GB 8912-88）规定，砷日均容许浓度为 $0.003 mg/m^3$。《食品安全国家标准 食品中污染物限量》（GB 2762-2017）中规定，谷物及其制品中总砷（以 As 计）允许限量为 $0.5 mg/kg$，稻谷、糙米、大米中无机砷的限量为 $0.2 mg/kg$。《土壤环境质量标准》（GB 15618-2008）中规定，居住用地、商业用地和工业用地的总砷标准分别为 $50 mg/kg$、$70 mg/kg$ 和 $70 mg/kg$。《生活饮用水卫生标准》（GB 5749-2006）中规定，水砷标准为 $0.01 mg/L$，农村小型集中和分散式供水为 $0.05 mg/L$。《污水综合排放标准》（GB 8978-1996）中规定，砷的最高允许排放浓度为 $0.5 mg/L$。《工作场所有害因素职业接触限值 化学有害因素》

（GBZ 2.1-2007）中规定，砷及其无机化合物（按 As 计）时间加权平均容许浓度为 $0.01 mg/m^3$，短时间接触容许浓度为 $0.02 mg/m^3$；砷化氢最高容许浓度为 $0.03 mg/m^3$。世界卫生组织及美国饮水砷卫生标准为 $0.01 mg/L$，许多发展中国家的饮水砷卫生标准仍为 $0.05 mg/L$。

（张爱华）

lín

磷（phosphorous，P） CAS 号 7723-14-0，原子序数 15，原子量 30.97。

磷及其化合物 磷有三种同素异形体，其中黄磷毒性大，红磷和黑磷毒性很小。黑磷在工业上少用。在磷的无机化合物中，磷化氢的毒性剧烈。

黄磷（白磷） 黄白色蜡样固体，熔点 44.1℃，沸点 280℃，蒸气比重 4.3，燃点为 30℃。在空气中能自燃，易氧化成三氧化二磷及五氧化二磷，故必须保存在水中。磷蒸气有大蒜臭气，在湿空气中形成次磷酸（H_3PO_2）和磷酸（H_3PO_4）。在黑暗中发淡绿色荧光，系磷蒸气氧化所致。黄磷易溶于二硫化碳、氯仿及苯，也溶于松节油、油脂及胆汁。工业上用于制造磷酸、红磷、三硫化四磷、有机磷酸酯、炸药、燃烧弹、曳光弹、烟幕弹、化学试剂、杀鼠剂、磷青铜等。

黄磷属高毒类。动物经口最小致死剂量（MLD），兔为 0.21g，猫为 $0.01 \sim 0.03g$，犬为 $0.05 \sim 0.1g$。大鼠 LC_{50} 为 $150 \sim 160 mg/m^3$。人中毒剂量为 15mg，致死量为 50mg（1 mg/kg）。

磷从呼吸道、消化道或皮肤进入机体后，大部分以元素磷，小部分被氧化为磷的低氧化物，循环于血液中，并逐渐贮存于肝和骨组织，主要以结合的磷酸盐

形式自尿、粪和汗缓慢排出；也有很少量的元素磷从呼气、汗和粪中排出，但尿中则未发现。

误服磷后很快产生严重的胃肠道刺激腐蚀症状。大量摄入可因全身出血、呕血、便血和循环衰竭而死。呕吐物在暗处发磷光，并有大蒜臭气。若患者得以存活，亦可由于肝、肾、心、血管的功能不全而最终导致死亡。皮肤被磷灼伤面积达7%以上时，可引起严重急性溶血性贫血，以至死于急性肾功能衰竭。磷蒸气、烟的吸入可引起肺组织刺激及急性肺水肿。生产劳动中，长期吸入磷蒸气浓度为 0.078 ~ 0.160mg/m³ 时，除可致气管炎和肺炎外，常伴有严重骨骼损害，以下颌骨坏死最常见，称为磷毒性颌骨坏死。这是全身性病变（骨骼脱钙和代谢障碍）的一种表现，也可能因黄磷作用于骨的哈佛管管壁，使其变厚而压迫血管，致骨质缺乏营养而坏死。

磷引起急性肝坏死和脂肪肝的机制尚不太明确，有人认为是由于磷作用于肝细胞的内质网和线粒体所致。

体检时应注意龋齿和肝情况，还应作颌骨 X 线摄片检查。尿中氨基酸氮与肌酐比值增高者可作为磷吸收的指标。

接触磷屑的皮肤创面，可于冲洗后，用2%硝酸银轻抹，再用3% ~ 5%碳酸氢钠液湿敷，效果较好；应避免用油脂性敷料。经口中毒时，尽快用 0.2%硫酸铜或 1 : 5000 高锰酸钾溶液低压洗胃，注意防止胃肠穿孔或出血。

红磷 由黄磷加热（250 ~ 270℃）转化而成。不活泼、毒性很低。吸入红磷粉尘仅对呼吸道引起轻微刺激，长期接触也能引起上呼吸道炎症和皮炎。

磷化氢 无色有烂鱼臭气体，比重 1.17，燃点 40 ~ 65℃。受热易分解，易氧化亦易自燃。粮仓熏蒸剂磷化铝、灭鼠药磷化锌、含磷金属或磷蒸气等遇水或酸均可产生磷化氢。

磷化氢属高毒类。小鼠的 LC_{50} 为 0.85mg/m³。人接触浓度为 1.4 ~ 4.2mg/m³ 时即可嗅到其气味；10mg/m³ 浓度下接触6小时出现中毒症状；在 409 ~ 846mg/m³ 浓度下，0.5 ~ 1 小时致死。吸入磷化氢能引起咳嗽和呼吸困难。急性毒作用是中枢神经系统抑制、肺部刺激、肝及其他器官损害，可因肺水肿及心搏骤停而死亡。低浓度磷化氢对人的慢性作用基本上似黄磷，但因有强烈刺激症状，又能代谢形成无毒的磷酸盐，加上用途不广，故一般不致造成慢性中毒。

磷化氢可经呼吸道吸入或以磷化物形式在胃内发生磷化氢而经胃肠道吸收，不经皮肤吸收，在体内作用于细胞的酶，影响细胞代谢而致内窒息。急性中毒时应注意预防并及时处理脑水肿、肺水肿。

五氯化磷 淡黄色发烟性固体，有刺激难闻臭气，常压下于100℃左右升华而不熔融，蒸气比重7.2。在水中分解为三氯氧磷（$POCl_3$）、磷酸和盐酸。工业上用作氯化剂和催化剂。其蒸气和烟尘对黏膜有刺激作用，可引起眼结膜刺激、咽喉刺激、失音、吞咽困难、支气管炎，甚至肺炎和肺水肿；皮肤沾染五氯化磷时，应先用干布抹去，再用水冲洗，以免在皮肤上形成磷酸和盐酸，而致更严重的灼伤。

三氯化磷（PCl_3） 无色发烟性液体，比重 1.574（21℃），沸点 75.5℃，蒸气比重 4.8。在水中形成磷酸和盐酸，在空气中形成酸雾。工业上用作氯化剂、催化剂和溶剂。急性中毒与五氯化磷相似，但毒性比后者大 5 倍。长期接触时，鼻咽部有刺激感，可引起支气管炎及呼气性痉挛，甚至发展成肺气肿。皮肤沾染 PCl_3 后的处理法，同五氯化磷。

五氧化二磷（P_2O_5） 白色绒毛状粉末，347℃时升华，易溶于水，放出大量热而生成磷酸。具有强烈吸水性。用作干燥剂、脱水剂及制备高纯度磷酸。对眼、呼吸道和口腔黏膜及皮肤都有腐蚀性刺激作用，严重时可引起肺炎、肺水肿。P_2O_5 有时含有游离磷，可致磷中毒。皮肤沾染 P_2O_5 后的处理法，同五氯化磷。

磷酸（H_3PO_4） 无色无臭糖浆状液体，或易吸湿的晶体（$H_3PO_4 \cdot 1/2H_2O$），熔点 42.3℃，沸点 213℃，溶于水或醇，同时放热。用作化学试剂、制造磷肥和清洗金属。H_3PO_4 是一种较弱的酸，对皮肤、黏膜有刺激性。其主要危害是与金属共热时，能与其中杂质作用产生新生态氢，而形成磷化氢。

三硫化四磷（P_4S_3） 黄色晶体，熔点 172.5℃，100℃ 以上易自燃，在热水中分解。用于制造安全火柴。P_4S_3 属低毒类。兔经口 MLD 为 100mg/kg，皮下注射则为 200 ~ 600mg/kg。粉尘和烟对眼、呼吸道黏膜及皮肤有刺激作用。皮肤接触可有瘙痒、水肿、丘疹、湿疹、疱疹、糜烂或毛囊病变。常发生眼结膜炎，偶发角膜溃疡，亦有发生周围神经炎者。

五硫化二磷（P_2S_5） 淡黄色似硫化氢气味的结晶，熔点 280 ~ 283℃。遇水分解，产生硫化氢和磷酸。毒性与三硫化四磷相似。

三氯氧磷（POCl₃） 无色发烟液体，比重 1.675，沸点 105.3℃，蒸气比重 5.3。其蒸气在空气中被水蒸气分解成磷酸和氯化氢，呈烟雾状。大量水骤然倒入 POCl₃ 时，反应剧烈，可造成事故。用于化学、制药、塑料、染料及电子工业。对机体作用与五氯化磷、三氯化磷相似。POCl₃ 与光气有类似之处。人接触 70mg/m³ 可发生急性中毒，潜伏期 2～6 小时。POCl₃ 液体可引起眼和皮肤灼伤。长期接触 10～20mg/m³ 可发生慢性影响。

卫生标准 美国职业安全与健康管理局规定黄磷的 8 小时时间加权平均阈限值是 0.1mg/m³。美国环境保护署在联邦饮用水标准中规定白磷为 0.1µg/L。中国职业卫生标准《工作场所有害因素职业接触限值　化学有害因素》（GBZ 2.1-2007）中规定，磷酸的时间加权平均容许浓度为 1mg/m³，短时间接触容许浓度为 3mg/m³；磷化氢的最高容许浓度为 0.3mg/m³。

（谢克勤）

liú

硫（sulfur，S） CAS 号 7704-34-9，原子序数 16，原子量 32.065。硫是一种常见的无味无嗅的非金属，纯的硫是黄色的晶体，又称硫磺。

硫及其化合物 硫能升华，在空气中能燃烧，下限浓度为 3～5g/m³，燃点 190℃。运输及加工时易产生静电，静电放电时可使硫燃烧。在空气中可缓慢放出二氧化硫及硫化氢。硫有许多不同的化合价，常见的有 -2、0、+4、+6 等。在自然界中它经常以硫化物或硫酸盐的形式出现，尤其在火山地区纯的硫也在自然界出现。对所有的生物来说，硫都是一种重要的必不可少的元素，它是多种氨基酸的组成部分，由此是大多数蛋白质的组成部分。它主要被用在肥料中，也广泛地被用在火药、润滑剂、杀虫剂和抗真菌剂中。

硫的毒性甚低，吸入时主要为呼吸道的刺激作用，大量吸入时的急性作用为鼻黏膜刺激所致炎症及气管支气管炎；长期小量吸入时主要引起支气管和肺的慢性炎症，数年后可合并肺气肿及支气管扩张。颌窦及额窦也可受损，有时发生全窦炎。眼接触硫时除有刺激外，晶状体可发生混浊，甚至白内障和局灶性脉络膜视网膜炎。皮肤接触可出现红斑及湿疹，以至溃疡。

硫的化合物有无机和有机的两种。无机硫化合物中硫化氢及二硫化碳有特殊毒性，其余大多数仅具刺激性。有机硫化合物种类繁多，常用作橡胶硫化促进剂、药品、农业杀虫剂、杀菌剂及除草剂。

硫化氢 CAS 号 7783-06-4，分子式 H_2S，分子量 34.08，比重 1.19，易溶于水，燃点 292℃，可燃范围为 4.3%～45.5%。一般为某些化学反应和蛋白质自然崩解过程的产物，以及某些天然物质（天然气、石油等）的成分和杂质，故在石油或煤矿开采时，或进入粪窖、下水道和人工沼气池等的时候易遇到高浓度的硫化氢。

在浓度为 1000mg/m³ 下，小鼠吸入 15～35 分钟即可引起死亡；190mg/m³ 能使猫产生明显的黏膜刺激；人接触浓度 1400mg/m³ 可在极短时间内出现电击样昏迷，并因呼吸麻痹而死亡；接触 760mg/m³ 也能很快引起急性中毒。硫化氢浓度为 0.0001% 时，就能嗅到臭鸡蛋味，达到 0.02% 时，强烈刺激眼睛及喉咙黏膜，并感到头痛、呕吐、乏力；达到 0.05% 时，经 0.5～1.0 小时就会严重中毒，失去知觉，抽筋、瞳孔变大，甚至死亡。

硫化氢经呼吸道很快吸收，经皮吸收意义不大。吸收后在血中一部分很快氧化为无毒的硫酸盐和硫代硫酸盐等，随尿及粪便排出，并可与血红蛋白结合为硫血红蛋白；一部分游离的硫化氢可经呼气排出。无蓄积作用。

急性作用的特点是先对呼吸道及眼有局部刺激；高浓度下，全身作用明显，表现为中枢神经系统症状和窒息症状。刺激作用可能是由其本身的酸性及与黏膜接触时和组织碱性物质发生反应而产生的硫化钠（钾）所致。

吸入的硫化氢，先在血液中起直接化学反应；当过量时，游离硫化氢进入组织细胞，引起全身中毒反应。这是由于硫化氢与细胞色素氧化酶及这一类酶中的二硫键（—S—S—）作用或与三价铁结合，以致抑制细胞的氧化还原过程，造成组织缺氧。由于中枢神经系统对缺氧最为敏感，因此首先受到影响。

吸入硫化氢后，主要通过颈动脉窦区的化学感受器的反射作用，出现兴奋期；表现为呼吸增强、血压升高、红细胞增多和血糖升高。这些都能部分地代偿组织缺氧。若继续吸入硫化氢则转入抑制期，此时呼吸中枢及血管运动中枢直接受抑制而出现各种衰竭症状。更高浓度时也可直接使呼吸中枢麻痹而立即引起窒息，造成"电击式"中毒。

以硫化氢的臭味作为引起警觉的依据是不可靠的。虽然人的嗅觉阈为 0.012～0.03mg/m³ 或 0.14mg/m³，远低于引起危害的浓度；但长期接触后嗅觉可发生迟钝，或浓度高于 $10mg/m^3$ 时则随着浓度增高而嗅觉减弱，以至丧失。所以可以在一切可能发生或存在硫化氢的生产现场，放养小动物或使用半定量试纸及报警器，应使急性中毒患者迅速脱离现场，对窒息者立即实行人工呼吸；并给亚硝酸钠以产生高铁血红蛋白血症，使硫化氢与三价铁结合，从而保护细胞色素氧化酶，起解毒作用。

硫酸 CAS 号 7764-93-9，分子式 H_2SO_4，分子量 98.1，无色、透明、油状、强酸性液体。有强烈的吸水及吸湿性能，并且与水混溶时放出大量的热量。加热到 30℃ 以上放出蒸气，在空气中又凝成硫酸雾。加热到 200℃ 以上时放出三氧化硫。发烟硫酸中含有 1∶1.2 的三氧化硫。硫酸是基本工业原料，用途甚广。

吸入硫酸雾 3~5 分钟，小鼠 LC_{50} 为 280~320mg/m^3，大鼠为 450~540mg/m^3，并能经黏膜和皮肤迅速吸收。硫酸对皮肤和黏膜的强烈腐蚀，是由于其对有机物的脱水作用，和溶于水时放出的大量热同时起作用而造成的。它使蛋白质凝固成为不溶性的酸性蛋白，以致形成局限性灼伤和坏死。硫酸雾滴大小不同，在呼吸道阻留的位置不同，毒性反应也不同。吸入高浓度时，直径 $7\mu m$ 的雾滴多为上呼吸道阻留，故作用最轻；而 $2.5\mu m$ 的雾滴使较大支气管发生炎症；$0.8\mu m$ 大小的虽能进入呼吸道深部，只引起单纯的支气管收缩，但浓度很低时（$2mg/m^3$ 左右），所引起的生理反应相对地比 $2.5\mu m$ 的雾滴明显。

误服时宜立即用氧化镁悬浮液、牛奶、豆浆、鸡蛋白或食油进行洗胃，同时应密切观察有否胃穿孔出现。忌用碳酸氢钠洗胃，以免产生二氧化碳而增加胃穿孔的危险。忌用其他碱性药物，以免与酸中和时产热。污染皮肤时立即用大量水冲洗，或将污染部分浸入大量水中。

二氧化硫 CAS 号 7446-09-5，分子式 SO_2，分子量 64.1，无色气体，具辛辣及窒息性气味，沸点 -10℃，在水中溶解 8.5%（25℃）。广泛应用于制造硫酸、亚硫酸盐，以及一些有机合成、硫化橡胶、漂白纸浆、羊毛、丝、冶炼镁、精炼石油等。由于燃烧含硫的煤、石油、天然气、熔炼或焙烧硫化矿石等过程都产生大量含二氧化硫的废气，所以是大气的主要污染物之一。

小鼠吸入二氧化硫 1 小时的 LC_{50} 为 $1600mg/m^3$。二氧化硫易被黏膜的湿润表面吸收而生成亚硫酸，一部分进而氧化为硫酸。对呼吸道及眼具有强烈刺激作用，引起支气管和肺血管的反射性收缩，也引起分泌增加及局部炎症反应。少量吸入时，主要经上呼吸道，尤其通过鼻黏膜吸收。大量吸入时，引起喉头水肿、声带痉挛而窒息。但对呼吸道的刺激作用远较硫酸雾为弱。纱布口罩中夹以饱和碳酸钠溶液及 1% 甘油湿润的纱布可吸收二氧化硫。

氯化及氟化硫化合物 包括一氯化硫（S_2Cl_2）、二氯化硫（SCl_2）、氯化砜（SO_2Cl_2）、氯化亚砜（$SOCl_2$）、四氟化硫（SF_4）、五氟化硫（SF_5）、六氟化硫（SF_6）、十氟化硫（S_2F_{10}）等。它们对机体的作用决定于化学稳定性，不稳定者易于水解，释出盐酸、氟氢酸或二氧化硫等而刺激皮肤及黏膜。例如，一氯化硫易水解，并释出二氧化硫与盐酸；氯化亚砜遇潮湿空气即分解产生二氧化硫、硫、氯、一氯化硫和盐酸。又如，四氟化硫及五氟化硫均易于水解释出氟氢酸，故比氯化硫化合物更毒；尤以十氟化硫最不稳定，其毒作用与光气相似，还具有形成高铁血红蛋白的作用；六氟化硫极其稳定，毒性很低，但有杂质混入时，即具有毒性。

硫化羰（COS） 又名碳酰硫。主要作用于中枢神经系统，严重时引起抽搐乃至呼吸麻痹而死亡。湿空气中分解为二氧化碳和硫化氢。

多硫化钡（$BaS \cdot S_x$） 其粉尘有强烈刺激作用，在黏膜表面能析出硫。

硫醇类（R—SH） 为石油中常见的有机硫化合物。多系易挥发，具强烈臭气的无色液体。沸点低，比重轻。难溶于水，易溶于醇类及醚类。分子中合碳越多，臭气越轻，月桂基硫醇（含十二个碳）基本无臭味。甲硫醇，大鼠吸入的 LC_{50} 为 $1325mg/m^3$；小鼠吸入 2 小时 LC_{50} 为 $6.5g/m^3$。乙硫醇，犬吸入 $3.5g/m^3$ 时无危害。丙硫醇，大鼠经口 LD_{50} 为 $2.36g/kg$。丁硫醇，大鼠经口 LD_{50} 为 $2.58g/kg$，狗吸入 30 分钟的 LC 为 $2.7g/m^3$。月桂基硫醇，大鼠吸入饱和蒸气 6 小时 20 次无毒性反应，剖检未见异常。

此类物质主要作用于中枢神经系统，低浓度引起头痛、恶心，较高浓度时有麻醉作用，高浓度可引起呼吸麻醉致死。

单氟烃基硫醇 [$F(CH_2)_nSH$] 硫醇的末位碳原子上的一个氢被氟取代，为高沸点液体。大多数品种中，当碳原子数为偶数时毒性高，为奇数时毒性低。例如，6-氟己基硫醇 [$F(CH_2)_6SH$] 及硫代醋酸-4-氟丁酯 [$F(CH_2)_4SAc$]

的小鼠腹腔注射 LD_{50} 分别为 1.25mg/kg、1.8mg/kg；而 5-氟戊基硫醇 $[F(CH_2)_5SH]$ 及 3-氟丙基硫醇 $[F(CH_2)_3SH]$ 则均大于 100mg/kg。碳原子为偶数时，可在体内经转硫基化反应，生成相应的氟醇，并最终释出氟乙酸，故毒性高。但同样含偶数碳的"倍半氟氢" $[F(CH_2)_2S(CH_2)_2F]$，毒性低，小鼠腹腔注射 LD_{50} 大于 100mg/kg，不引起氟乙酸样症状，说明含硫醚键（R—S—R'）的某些氟化合物在体内是稳定的。

多氟烃基硫化物　此类化合物中的氢有多个或全部被氟取代，如五氟硫乙烯（ CH_2CHSF_5 ）、五氟-2-氯乙基硫（ $ClCH_2CH_2SF_5$ ）、五氟-2-氯-四氟乙基硫（ $ClCF_2-CF_2SF_5$ ）等。化学活性大，在体内能水解生成卤化氢（如 HCl 、 HF ），故对黏膜有强烈刺激作用。某些品种如五氟硫乙烯，还具有肝、肾毒性。

卫生标准　美国职业安全与健康管理局规定硫化氢的最高容许接触限为 30.4mg/m³， 76.1mg/m³ 容许接触 10 分钟。美国政府工业卫生学家协会规定的阈限值为 14mg/m³，短期接触限为 21mg/m³。中国职业卫生标准《工作场所有害因素职业接触限值　化学有害因素》（GBZ 2.1-2007）规定硫化氢的最高容许浓度为 10mg/m³；二氧化硫的时间加权平均容许浓度为 5mg/m³，短时间接触容许浓度为 10mg/m³。

（谢克勤）

xī

硒（selenium，Se）　CAS 号 7782-49-2，原子序数 34，原子量 78.96。

理化特性　非金属元素，化学性质与硫相似，有多种同素异形体。常见的化合价为 −2、+4、+6。二氧化硒及三氧化硒稳定，可溶于水；二甲基硒 $[(CH_3)_2Se]$、硒化氢（ H_2Se ）及六氟化硒（ SeF_6 ）则为挥发性气体。

用途　元素硒有三种存在形式，红色无定形硒粉、灰色硒和单斜形红色结晶。灰色硒（六角形结构）用于电子工业作整流器、光电池、太阳能电池、硒静电摄影。红色单斜形硒用于玻璃、陶瓷、橡胶、冶金、石油等工业。在化学工业中，二氯氧化硒可用作增塑剂和溶剂。此外，硒也曾用作杀霉菌剂、杀虫剂、驱虫剂及医用抗头屑剂。大多数含铜、金、镍和银的硫化物矿石均混有硒，冶炼时均可与硒接触。

代谢特征　硒化合物经呼吸道吸收很快，一般不易经完整皮肤吸收。但有些硒化合物，特别是二氧化硒及二氯氧化硒，是强起疱剂，甚至洗发剂中的硫化硒能从完整皮肤吸收。胃肠道对可溶性亚硒酸盐、硒酸盐及含硒有机化合物吸收快而有效，主要在小肠下段吸收。

在血液中，硒与红细胞及血浆中的白蛋白和球蛋白结合。血清硒的正常值为 1.3～4.3μmol/L。血浆白蛋白是硒的中间受体，能将硒转运至组织中更稳定的结合部位。血中的硒很快分布于全身各组织，尤其是肝、肾、骨、指甲及头发。硒能通过胎盘进入胎儿体内。细胞内的分布则随组织含硒量而异；在肝中的硒，50%在可溶成分中，25%在线粒体中，11%在微粒体中，2%在核中。

硒在组织中滞留量决定于饮食中硒摄入量、硒化合物的性质及体内硒负荷量。有机硒，如硒蛋氨酸和硒半胱氨酸，比亚硒酸盐及硒酸盐贮留时间长。硒在哺乳动物中贮留可能与其置换胱氨酸及蛋氨酸中的硫有关。

硒在体内主要的转化方式是甲基化，但机制未详。用各种硒化合物喂养大鼠，其排泄物中可检出三甲基硒。可挥发的二甲基硒是甲基化过程的中间产物，在硒过量的情况下，它转化为三甲基硒的速度受限制，因而多从肺排出，使呼气出现大蒜臭气，这是硒吸收的最早特征。

一般情况下硒主要从尿中排出，小部分随粪、呼气、汗液及乳汁排出。硒化合物的类型以及砷、汞、镉、铊等离子的存在对其排出有影响。砷、镉对硒有拮抗作用。有机硒的排出缓慢，亚硒酸盐则快。砷、汞、铊可抑制呼吸道排出挥发性硒化合物。汞使血、肾及脾中硒浓度增高。铊使肾及肝中硒的滞留增加。砷使胆汁中硒的排出增加，组织中硒含量降低，并防止硒损害肝，后者可能因亚砷酸盐与硒结合后从胆汁排出。硫酸盐可促进硒酸盐的排出。

不接触和不摄入硒的人，尿硒正常范围是 0.13～1.27μmol/L。土壤和饮水含硒量高的地区，人尿硒含量为 2.54～13.97μmol/L。提炼和处理硒的工人，尿中硒可达 63.5μmol/L。

生物学效应　硒是动物体内必需的微量元素，也是人体的必需元素。正常情况下，人每日由自然界摄入硒量为 60～150μg，几乎完全来自食物，来自水和空气的仅约 1μg。缺硒引起动物白肌病、心肌病、营养性坏死及小鸡的脑软化和肌萎缩。中国克山病已证明与缺硒有关。人类硒中毒多由于食用含硒量较高地区的谷类、蔬菜、肉和奶，以及受污染海域中的虾，有脱发和脱指甲表现。土壤中硒是美国地方病

"碱土病"的病因。

毒性 硒及其化合物均有毒性,毒作用性质似砷。元素硒难溶,刺激性较小,毒性显然比硒的化合物小。在硒化合物中,亚硒酸和亚硒酸盐的毒性比硒酸和硒酸盐大。大鼠静脉注射元素硒的 LD_{50} 为 6mg/kg,硒酸钠为 8.5mg/kg,亚硒酸钠为 l.6mg/kg。

硒及其化合物均对黏膜有局部刺激作用,可使毛细血管扩张,渗透性增加,引起肺和胃肠道充血甚至肺水肿。还能引起接触性皮炎。对二氧化硒过敏者,能发生"玫瑰眼",眼睑呈粉红色(结膜炎)。二氧化硒还能从指甲边缘透入,引起甲沟炎。

硒及其化合物所引起的全身症状无特异性。但动物实验提示,肝、肾可能受损。对动物有致癌、抗癌和致畸胎作用,但在人均未确定。

毒作用机制 硒及其化合物的全身毒性,与硒能通过氧化作用置换含硫氨基酸中的硫有关。硒可以影响与细胞呼吸有关的酶,在某些脱氢酶系统中的巯基可被—SeH 基团所取代,从而脱氢酶活性受抑制。亚硒酸盐亦可与巯基结合,形成稳定的三硫化硒,使半胱氨酸或辅酶 A 失去作用,从而引起氧化还原过程的障碍。亚硒酸基是一种氧化剂,若积累过多,可干扰谷胱甘肽代谢。硒还能使生长期中牙釉及牙髓的蛋白成分和骨骼的钙化过程发生改变,致儿童龋齿率增高。

预防控制措施 呼气大蒜气味和尿硒可作为接触指标。硫代硫酸钠能将二氧化硒及亚硒酸钠还原成红色硒而解毒。皮肤或眼污染或皮肤灼伤时也可试用。谷胱甘肽的解毒作用尚待证明。维生素 E、抗氧化剂、高蛋白饮食、亚麻油饲料、含硫氨基酸、赖氨酸等均能降低硒的毒性。

卫生标准 美国政府工业卫生学家协会规定的硒和它的化合物的时间加权平均阈限值(TLV-TWA)为 0.2mg/m³,硒化氢的 TLV-TWA 为 0.05mg/m³。中国职业卫生标准《工作场所有害因素职业接触限值 化学有害因素》(GBZ 2.1-2007)中规定,硒化氢的时间加权平均容许浓度(PC-TWA)为 0.15mg/m³,短时间接触容许浓度(PC-STEL)为 0.3mg/m³;硒和它的化合物的 PC-TWA 为 0.1mg/m³。

(谢克勤)

péng

硼(boron,B) CAS 号 7440-42-8,原子序数 5,原子量10.81。

理化特性 为黑色或银灰色固体。晶体硼为黑色,熔点约 2300℃,沸点 3658℃,密度 2.34g/cm³,硬度仅次于金刚石,较脆。硼在常温下相当稳定,能与多种金属、氧、氮、碳等化合。硼酸酐、硼酸、硼砂和碳化硼均为粉末或结晶;三氟化硼为无色刺激性窒息气体,在水中水解为硼酸和氟硼酸;二氯化硼为无色发烟液体,遇水或乙醇分解。

环境来源和分布 硼的主要来源是斜方硼砂($Na_2B_4O_7·4H_2O$)和硼砂($Na_2B_4O_7·10H_2O$)矿。人通过食物和水,每日平均摄入硼 10～20mg。正常人血硼为 3.9～36.5μg/100ml,尿硼为 40～6600μg/L。但硼在体内的功用不清楚。除硼矿石(不包括硼砂)和某些难溶化合物(硼化钛、硼化铌)无毒外,多数硼化合物均有毒。

用途 硼及其化合物的用途广泛。元素硼用于冶金及原子能工业。无机硼化合物如硼酸、硼砂和氧化硼除作为制备其他硼化合物的原料外,主要用于制造玻璃、陶器、搪瓷等。硼的许多有机化合物应用于塑料、橡胶、原子能等工业和用作高能燃料等。

毒性 硼及其无机化合物、硼有机化合物的毒性不同。

硼及其无机化合物毒性 特点可归纳为三类。

硼酸酐(B_2O_3)、硼酸(H_3BO_3)和硼砂的毒性 基本相同,均属低毒类。经口 LD_{50},硼酸为 2.66g/kg(大鼠);硼酸酐为 3.16g/kg(小鼠);硼砂为 2g/kg(大鼠)。工业生产中,除了可能引起皮肤、黏膜刺激外,一般不发生中毒。误服可引起急性中毒。医疗中作为外用药,可因过量吸收而中毒;据推算人的内服致死量,成年人为 15～20g,婴儿为 5～6g。

此类物质能以粉尘、烟雾或水溶液等形态经呼吸道、消化道及受损的皮肤进入体内。完整皮肤仅能吸收微量。吸收后,脑脊液中硼酸浓度增高,脑、肝和脂肪组织中浓度也较高。硼有蓄积作用,以骨组织中最高,尤以成年动物更明显。主要经尿以原样缓慢排出,一次剂量的 50%～80% 在最初 24 小时排出,5～9 天全部排尽;少量经大便、乳汁和汗液排出。

中毒机制较复杂,对神经系统、酶活性、糖代谢、激素功能和氧化过程都有作用,也与过敏性有关。实验发现硼酸能与肾上腺素络合而阻止其氧化过程,硼酸及偏硼酸钠使大鼠脑组织的氧消耗明显抑制。此外,硼酸还能抑制碱性磷酸酶、黄嘌呤氧化酶、糜蛋白酶、淀粉酶等的活性。

三氟化硼(BF_3)、三氯化硼(BCl_3)的毒性 主要由于其水解产物——盐酸、氢氟酸或氟硼酸所致。以三氟化硼为例，急性作用主要为呼吸道和眼黏膜剧烈刺激。豚鼠较敏感，LC_{50}为 $1050mg/m^3$。工人长期接触 $90mg/m^3$，出现鼻黏膜干燥出血。

金属硼化物和碳化硼（B_4C）、氮化硼（BN）的粉尘毒性　可致实验性尘肺。其中碳化硼致纤维化活性较大，而氮化硼仅有微弱活性。

硼有机化合物毒性　比无机化合物的毒性强。硼氢化合物统称硼烷（$B_nH_{n+4(6)}$），有剧毒。与空气或氧混合后极易燃，可自燃或爆炸。在室温下遇水分解，释放氢。硼烷可与烃基、氨基、卤素及金属结合而生成多种衍生物，与乙基、丁基、苯基等结合即形成液态有机硼化合物。硼烷及其衍生物在现代工业和国防上有重要用途。除用作火箭和导弹的高能燃料外，还用于金属或陶瓷的表面处理、橡胶硫化及多种有机合成等生产。硼烷均溶于烃类溶剂。水解的最终产物为硼酸和氢。燃烧的最终产物是氧化硼。硼烷中有二硼烷（乙硼烷，B_2H_6）、四硼烷（丁硼烷，B_4H_{10}）、五硼烷（戊硼烷，B_5H_9）、六硼烷（己硼烷，B_6H_{10}）及十硼烷（$B_{10}H_{14}$）。工业上最常见的是二硼烷、五硼烷和十硼烷，五硼烷的毒性最大，属剧毒类。它们的毒作用特点与各自在体内的水解速度及其产物的性质有关。

二硼烷为无色气体，具有难闻臭味，熔点 $-165.5℃$，沸点 $-92.5℃$，比重 0.955，数秒钟可溶于水。二硼烷水解甚快，吸入后直接损害呼吸道和肺，引起呼吸障碍，其毒性类似光气，还可出现中枢神经系统症状，从兴奋转入抑制，并有血压下降、心动

徐缓、心室纤颤等全身反应。

五硼烷为无色低黏度液体，有极难闻臭味，熔点 $-46.6℃$，沸点 $58.4℃$，比重 0.635（$10.3℃$），蒸气压 $185mmHg$（$25℃$），数小时可完全溶于水。五硼烷在体内水解较慢，水解中间产物仍有很高毒性，主要表现在中枢神经系统；大鼠 LC_{50} 为 $46mg/m^3$，对人中毒浓度为 $2.5mg/m^3$。大鼠在 $2.58mg/m^3$ 浓度下反复染毒，每天 5 小时，4 周后开始有小部分动物死亡；如在 $9mg/m^3$ 时，则第 4 天开始出现死亡。存活动物易兴奋，可出现震颤和抽搐。五硼烷具有蓄积作用，主要影响大脑皮质功能。

十硼烷又名癸硼烷，为白色结晶，略有刺激性臭味，熔点 $99.7℃$，沸点 $213℃$，比重 0.94（室温），蒸气压 $0.05mmHg$（$25℃$），30 天可完全溶于水。十硼烷的中毒表现基本上与五硼烷相似，但水解更慢，毒性也相对较低。大鼠对十硼烷的耐受性甚高，$385 \sim 476mg/m^3$ 浓度下吸入 4 小时，可发生抽搐，但无死亡。猴一次注射 $2mg/kg$ 或 $4mg/kg$ 可引起条件反射改变，若每日连续注射 $1mg/kg$，7 天后动物出现呆滞状态，经长时间僵卧后，恢复正常。

长期接触硼烷对肝、肾有损害。死亡动物可见肝淤血、脂肪肝及肾小管充血等。硼烷可经呼吸道、消化道和皮肤迅速吸收，吸收后在血中贮留较长时间。血中含量与中毒程度有关，但它们在体内的分布和代谢了解不够，只知其最终产物均为硼酸。反复接触硼烷能产生蓄积作用；但十硼烷蓄积时间不长。一般说，反复接触较低浓度所引起的亚急性中毒要比一次接触引起的急性中

毒更为严重。二硼烷、五硼烷最终分解产物主要从尿中排出，而十硼烷的代谢产物则主要经胆汁随粪排出。

猴十硼烷中毒时，由脑电图表明，其主要作用部位为视丘下邻近区域，尤其是内囊。十硼烷能引起动物一些器官组织中的去甲肾上腺素、多巴胺、5-羟色胺、组胺等物质的含量降低，而且与合成上述物质有关的几种脱羧酶的活性也同时明显下降。十硼烷的水解中间产物能作用于几种脱羧酶的共同辅酶——磷酸吡哆醛，抑制其活性，从而影响肾上腺素等物质的合成。十硼烷具有高度脂溶性，不仅能经血浆中的类脂质将其输往全身各组织，且易通过血-脑屏障，在神经细胞中对需磷酸吡哆醛的各种酶产生抑制作用，这可能是硼烷引起神经系统症状的机制。

选择防毒面具滤料时，活性霍布卡拉特对二硼烷、活性炭对五硼烷、硅胶加活性炭对十硼烷均有暂时防护效果。

预防控制措施　大剂量维生素 B_6 及亚甲蓝持续静脉滴注对中毒有预防或保护作用。去甲肾上腺素可有一定疗效。

卫生标准　美国环境保护署在联邦饮用水标准中规定硼为 $0.29mg/m^3$。中国职业卫生标准《工作场所有害因素职业接触限值　化学有害因素》（GBZ 2.1-2007）规定，癸硼烷的时间加权平均容许浓度为 $0.25mg/m^3$，短时间接触容许浓度为 $0.75mg/m^3$；三氟化硼最高容许浓度为 $3mg/m^3$。

（谢克勤）

dì

碲（tellurium，Te）　CAS 号 13494-80-9，原子序数 52，原子量 127.6。

理化特性 非金属元素，有结晶形和无定形两种同素异形体。结晶碲具有银白色的金属外观，密度 $6.25g/cm^3$，熔点 $452℃$，沸点 $1390℃$，硬度是 2.5（莫氏硬度）；不溶于同它不发生反应的所有溶剂，在室温时它的分子量尚不清楚。无定形碲为黑色粉末，密度 $6.00g/cm^3$，熔点 $449.5℃±0.3℃$，沸点 $989.8℃±3.8℃$。碲在空气中燃烧带有蓝色火焰，生成二氧化碲；可与卤素反应，但不与硫、硒反应；溶于硫酸、硝酸、氢氧化钾和氰化钾溶液；易传热和导电。除兼具金属和非金属的特性外，碲比碘的原子序数低，却具有较大的原子量。

用途 碲在地球上的含量较硒少。元素碲更少见。碲常与硒共存于各种碲化矿石中，是精炼金属时的副产品。碲主要用来添加到钢材中以增加延性，电镀液中的光亮剂、石油裂化的催化剂、玻璃着色材料，以及添加到铅中增加它的强度和耐蚀性。碲及其化合物又是一种半导体材料。

乳制品、坚果、大蒜和鱼中均含有碲。食物中的碲可能以碲酸盐形式存在。对哺乳类动物来说碲不是必需元素，但却是刺激剂。人体中含碲平均为 $600mg$，大部分在骨中，其次在肾和肝。

代谢特征 金属碲和二氧化碲在胃肠道中吸收很少，摄入水溶性亚碲酸盐和碲酸盐时约有 25% 被吸收。皮下或肌内注射碲和二氧化碲后，可在注射部位贮留，引起脓肿和蓝黑色变色；注射的亚碲酸盐和碲酸盐都易被吸收。金属碲烟（TeO_2）和碲化氢气体也能经呼吸道吸收一部分。在血中，碲与血清蛋白质结合而分布到全身，主要蓄积在肾、心、肺、脾、骨、肝中。新陈代谢活性高的组织能使亚碲酸盐还原为碲化物，一部分被甲基化为易挥发的二甲基碲 $[(CH_3)_2Te]$，具有大蒜臭气，从呼气中排出；大部分转变为 $(NH_4)_2TeO_4$ 的形式从小便中排出，部分亚碲酸盐经氧化还原为元素碲，它能穿透血-脑屏障和胎盘屏障，对动物神经系统产生毒作用，而致脑积水、行为缺陷和四肢麻痹等。碲的排泄取决于进入途径、碲化物的性质和水溶性。当经胃肠外的途径给予时，尿中的排泄量较多；口服碲盐则主要随粪便排出；少量经呼气排出。

毒性 元素碲和二氧化碲难溶于水和体液，经口毒性很低。食物中含碲 $1500mg/kg$ 对大鼠无毒，同量的二氧化碲仅能抑制大鼠生长和引起肝、肾变性；但静脉注射元素碲能使犬（LD_{100} 每只为 $500mg$）和豚鼠（LD_{100} 每只为 $75mg$）致死。亚碲酸盐的毒性远比碲酸盐为大。例如，亚碲酸钠（Na_2TeO_3）大鼠经口 LD_{50} 为 $83mg/kg$，静脉注射 LD_{50} 为 $2.4mg/kg$；而碲酸钠（Na_2TeO_4）大鼠经口 LD_{50} 为 $385mg/kg$，静脉注射 LD_{50} 则为 $55mg/kg$。

碲化氢（H_2Te）气体有硫化氢样臭气，对黏膜有刺激性，能引起与硒化氢相似的呼吸道和心脏症状。动物实验发现它能引起肺部刺激及红细胞破坏，但由于其易分解为元素碲和氢，因而毒性较砷化氢和硒化氢为小。动物实验还表明，六氟化碲能刺激呼吸道，引起肺水肿，而金属碲则对大鼠胎仔有致畸作用。

碲化铋（Bi_2Te_3）是一种灰色的粉末，是半导体材料，具有较好的导电性，但导热性较差。此种材料即可允许电子在室温条件下无能耗地在其表面运动，将给芯片的运行速度带来飞跃，甚至可大大提高计算机芯片运行速度和工作效率。犬、兔和鼠暴露在碲化铋粉尘中有肺部反应，体重增加，而血液中的血清和器官中的碱性磷酸酶活性均未变化。

预防控制措施 工业上尚未见严重的急、慢性碲中毒或碲化氢中毒报告。对碲化氢和六氟化碲作业工人要注意呼吸道防护。对呼气有明显大蒜臭气或尿碲超过 $0.05mg/L$ 的工人，应轮换工作。有轻度症状和尿碲高的工人应脱离接触。忌用二巯丙醇治疗碲中毒，以免增加肾的损伤。脱离接触后，用大剂量维生素 C 可减少呼气大蒜臭气和防止肾损伤，但不应以维生素 C 作为预防性用药，以免造成假性安全感。

卫生标准 美国政府工业卫生学家协会规定的碲及其化合物的时间加权平均阈限值是 $0.1mg/m^3$。中国职业卫生标准《工作场所有害因素职业接触限值 化学有害因素》（GBZ 2.1-2007）中规定，碲化铋（按 Bi_2Te_3 计）的时间加权平均容许浓度为 $5mg/m^3$。

（谢克勤）

fú

氟（fluorine，F） CAS 号 7782-41-4，原子序数9，原子量18.998。

理化特性 氟有气态、液态、固态三种状态，气态氟呈浅黄绿色，具有强烈助燃性和刺激性，液态氟为淡黄色，固态氟为乳白色。单质氟密度 $1.696g/L$，熔点 $-219.62℃$，沸点 $-188.1℃$，原子体积 $12.6cm^3/mol$。氟是最活泼的非金属元素，能与大多数含氢化合物（如水、氨）和除氦、氖、氩外的所有气态、液态或固态化学物反应生成氟化物。无机氟化物主要有氟化氢、氟化钠、三氟化硼、氟硅酸钠、四氟化硅、氟化钙、冰晶石、氟磷灰石等，有机氟化物主要有氟乙酰胺、氟乙酸钠、甘氟、氟乙酰苯胺和氟乙酸等，大多数可被溶解。

环境来源和分布　自然界中氟以单质和化合物形式存在，广泛分布于岩石、矿物、土壤、大气、水体、植物和生物体内。地球岩浆熔化过程中形成的氟磷灰石是生物界氟的主要来源。岩浆及含氟矿物中部分氟溶于水，直接或通过土壤进入生物圈，其他随地表水流入海洋；植物在吸收土壤中的水及养分时吸收氟，动物可从水或食物中摄入氟并沉积于硬组织中；植物和动物死亡后，经微生物分解，氟又重新返回土壤，长时期作用后形成氟磷灰石。工业生产过程中产生的大量含氟烟尘、气体以及含氟废水亦进入环境参与循环。在无污染情况下，土壤含氟（全氟）$0 \sim 184000 mg/kg$，江、河水氟 $0.01 \sim 0.5 mg/L$，海水氟 $1.0 mg/kg$，空气氟一般小于 $0.01 \mu g/m^3$，植物氟 $1 \sim 15 mg/kg$。

用途　氟及无机氟化物广泛用于制造药物、农药、灭菌剂、杀虫剂、冷冻剂、有机反应催化剂、木材防腐剂、氟塑料、玻璃、搪瓷和釉料、建筑材料、火箭系统的高能燃料以及有色金属冶炼、生产特殊焊药、焊条。有机氟主要用于制造氟氯烷及代用品、氟树脂、氟橡胶、氟涂料等。

暴露途径　凡从事与氟及其化合物有关的化工业、轻工业、冶金等行业者，在作业、贮存、运输等过程中均可接触氟及氟化物。生活中使用含氟的日用品和药物也可接触氟及氟化物。氟主要经消化道，其次经呼吸道进入人体，经皮吸收甚微。特定地理环境下的居民由于长期饮用高氟水、高氟砖茶或敞灶燃用高氟煤，可从饮用水、砖茶、氟污染的食物或空气中摄入过量的氟化物而发生中毒，即地方性氟中毒。

毒性　按作用对象不同，从以下几方面论述。

整体动物毒性　实验动物、染毒途径不同，氟及氟化物的毒性亦不同。单质氟、氟化氢及部分有机氟对呼吸道、皮肤和黏膜有刺激性与腐蚀性。吸入单质氟 30 分钟，小鼠 LC_{50} 为 $350 mg/m^3$，大鼠和家兔 LC_{50} 为 $420 mg/m^3$。小鼠、大鼠、豚鼠和家兔摄入氟化钠的 LD_{50} 分别为 $141 mg/kg$、$203 mg/kg$、$115 mg/kg$ 和 $200 mg/kg$。亚慢性或慢性氟中毒可引起实验动物骨相和非骨相损害，还可使大鼠学习记忆能力明显降低、家兔精子活动力下降、数量减少等。氟化钠对实验动物染色体畸变率及微核率的影响随染毒剂量增加而增高。研究表明，氟化钠可诱发 F334/N 雄性大鼠 5 种骨肉瘤，但证据还不充分。

体外毒性　有研究表明，$0.02 mg/L\ F^-$ 可影响体外培养长骨细胞的细胞周期。高剂量氟化物可使成骨细胞、神经细胞、大鼠骨肉瘤细胞等多种细胞凋亡率增加，并可抑制细胞蛋白质合成、ATP 水平及线粒体活性。标准的细菌试验系统未发现氟化物具有致突变性，但有研究表明在培养的哺乳类动物细胞中，氟化物可引起染色体畸变和基因突变。

人体毒性　氟是人体必需微量元素之一，与机体的生长发育、繁殖、骨骼代谢等生理功能和代谢过程密切相关。摄氟不足可导致龋齿、骨质疏松、骨折、贫血并影响生长发育和生殖能力。过量氟暴露可对人体产生全身性危害。皮肤、黏膜接触高浓度的氟化氢可引起严重灼伤；吸入较高浓度的气态氟化物立即产生眼、呼吸道黏膜刺激症状，出现流泪、咳嗽、咽痛、胸闷等，重者发生化学性肺炎、肺水肿，甚至出现喉痉挛、喉水肿。经口摄入过量氟化物可引起恶心、呕吐、腹泻等症状，重者尚可出现肌肉痉挛、心律失常、昏迷、甚至死亡。慢性氟中毒主要表现为以氟斑牙和氟骨症为主的骨相损害，同时伴有骨骼肌、神经系统、肝、肾、甲状腺及生殖系统等非骨相损害。氟斑牙是慢性氟中毒最敏感的早期流行病学监测指标，以牙釉质白垩、着色、缺损改变为主；氟骨症是慢性氟中毒的严重损害，以腰、腿、脊椎和膝关节固定性疼痛，关节活动受限或强直为特征，重者出现骨骼硬、弯、残、瘫等典型症状，X 线检查有骨质硬化或疏松表现。尚无氟致人体癌症发生的确切证据。

生态毒性　过量氟及氟化物进入环境可产生明显生态毒性。植物受到氟化物损害的一般特征是叶枯萎和坏疽，同时发生生长抑制和种子发芽率降低。土壤中氟含量大于 $100 mg/kg$ 时，微生物量显著降低；土壤中氟含量达到 $189 mg/kg$ 时，微生物活动度为未受污染土壤的 $5\% \sim 20\%$。

氟中毒重要历史事件　20 世纪 30 年代发生在丹麦的冰晶石中毒事件是工业氟污染造成人体健康损害的重要事件。20 世纪利用冰晶石制铝工业在丹麦迅速发展，冰晶石工厂长期笼罩在浓浓的冰晶石尘土中，工厂里的工人被咳嗽、骨骼硬化、腿瘸等多种疾患困扰。丹麦学者弗莱明·默勒（Flemming Moller）教授怀疑此现象与氟化物有关（冰晶石中含有 50% 以上的氟化物），并将此病称为"冰晶石中毒"。随后，丹麦的卡伊·罗霍尔姆（Kaj E Roholm）博士（氟化物研究的先驱者）通过对工人进行访谈、X 射线检查和动物实验，证实氟化物对冰晶石厂工人有不利影响：经消化道进入人体的尘氟可沉积在工人的牙齿与骨骼中，也可进入肾与肺中；半数工人有肺纤维化与肺气肿；84% 的工人有骨骼硬化、脊柱活动受限、膝关节与骨盆变形等症状；很多工人在雇佣停止后仍有神经功能紊乱症状。

毒作用机制　氟中毒发生机制十分复杂，对氟中毒骨相损害机制研究较为系统和深入，主要围绕成骨、破骨和骨转换等关键环节进行。大量研究表明，过量氟进入机体后与钙结合形成难溶的氟化钙，沉积于骨组织和正在发育的牙组织中，其是氟骨症及氟斑牙发生的基础；成骨细胞成骨活跃以及与此密切相关的骨转换加速是氟骨症进展期的重要特征，是形成病变多样的病理基础；整体低钙与靶细胞内 Ca^{2+} 升高的"钙矛盾"参与了氟骨症的发病机制；过量氟干扰骨代谢调控网络，破坏成骨与破骨的动态平衡。氟对非骨相损害机制研究相对较少，研究显示，氟可破坏细胞原生质的结构和功能并抑制多系统酶活性；摄氟量过高可引起自由基增多和机体抗氧化能力降低；大剂量氟对人体免疫系统有明显抑制作用。氟的神经毒性日益受到重视，研究认为过量氟可引起脑的应激反应和过氧化性损伤，可通过抑制脑组织中多种酶活性以及激活 G 蛋白，导致脑组织能量代谢、离子通道、神经递质及第二信使系统的失调和紊乱。此外，氟尚可引起人体姐妹染色单体交换、微核率增加、DNA 损伤，以及基因表达异常。

预防控制措施　生产环境中，应加强通风排毒和个人防护、改善卫生条件、加强健康监护，早期发现和治疗。地方性氟中毒可防难治，应重点加强健康教育，改变不良生活习惯，高氟饮水地区以改水或饮水降氟为主，高氟煤烟污染病区则以改炉改灶防污染为主。急性氟中毒需及时催吐、洗胃、吸氧、输液、补钙，口服牛奶或氧化镁溶液并及早使用肾上腺糖皮质激素、静脉注射 10% 葡萄糖酸钙；皮肤和眼睛暴露者立即用流动清水或生理盐水冲洗。慢性氟中毒尚无特效治疗方法，原则是减少摄入、促进排泄、拮抗毒性及对症处理。常用药物有钙剂、维生素 D、氢氧化铝凝胶和蛇纹石等。

卫生标准　中国颁布的《生活饮用水卫生标准》（GB 5749-2006）中氟化物标准为 1.0mg/L。《人群总摄氟量》（WS/T 87-2016）中规定，8～16 周岁（包括 16 周岁）人群每人每日总摄氟量 ≤2.4mg；16 周岁（不包括 16 周岁）以上人群每人每日总摄氟量 ≤3.5mg。《工作场所有害因素职业接触限值　化学有害因素》（GBZ 2.1-2007）中规定，氟化氢（按 F 计）的最高容许浓度为 $2mg/m^3$，氟化物（不含氟化氢）（按 F 计）时间加权平均容许浓度为 $2mg/m^3$。《职业接触氟及其无机化合物的生物限值》（WS/T 240-2004）规定尿氟职业接触限值班前、班后分别为 24mmol/mol 肌酐和 42mmol/mol 肌酐。美国政府工业卫生学家协会规定的氟化物暴露时间加权平均阈限值为 $2.5mg/m^3$，氟为 $0.9mg/m^3$；氟的短时间接触容许浓度为 $1.7mg/m^3$，氟化氢为 $2.7mg/m^3$。

（张爱华）

铝

氯（chlorine, Cl）　CAS 号 7782-50-5，原子序数 17，原子量 35.45。

理化特性　氯为异臭并且具有强烈刺激性的黄绿色气体，密度 3.214g/L（0℃），溶解度 0.9972g/100ml（10℃），熔点 -100.98℃，沸点 -34.6℃。高压下液化为琥珀色的液氯，可溶于水和碱溶液，易溶于二硫化碳和四氯化碳等有机溶剂。氯化学性质活泼，易燃易爆，高热条件下与一氧化碳接触形成光气。天然氯有 ^{35}Cl 和 ^{37}Cl 两种稳定的同位素。氯有 -1、+1、+3、+4、+5、+6 和 +7 价七种价态。常见的无机氯化物有氯化钠、氯化钾、氯化氢、氯的氧化物、硫化物和氯酸盐类等；有机氯化物有三氯乙烯和氯乙酸甲酯等。

环境来源和分布　氯主要以单质和化合物形式存在于空气、土壤和水体中。自然界中氯大部分分布于硅酸盐、磷酸盐等造岩矿物中，在风化作用与溶滤作用下，释放出大量的氯离子进入地下水，并以氯离子或络合物形式存在与迁移。

用途　氯常作为原料用于生产食盐、制造漂白剂、消毒剂、杀虫剂、塑料、合成橡胶、染料、药品及合成纤维等；作为消毒剂广泛用于自来水、医院、游泳池消毒等。氯化硅和氯化锗是生产半导体硅和半导体锗的重要材料；盐酸用途广泛，常用于冶金、有机合成、漂染工业、金属加工、食品工业和药物生产等。

暴露途径　氯及其化合物可经呼吸道、消化道、眼睛和皮肤等进入生物体。凡从事与氯及其化合物有关的领域，在作业、存储、运输及使用过程中若操作不当、设备管道密闭不严或检修时均可接触氯。生活中常通过食盐、食物和饮用水接触氯。

毒性 按作用对象不同，从以下几方面论述。

整体动物毒性 氯气经呼吸道染毒，小鼠暴露 30 分钟和 1 小时，LC_{50} 分别为 370mg/m³ 和 137mg/m³；在 29mg/m³ 浓度下每天暴露 8 小时，连续 3 天小鼠全部死亡。大鼠暴露 1 小时，LC_{50} 为 239 mg/m³；在 41～97mg/m³ 浓度下每天暴露 1～2 小时，3～4 周内多次重复染毒，则出现了非致死性肺部和气管病变。家兔在 300mg/m³ 的浓度下可立即死亡，而在 2～5mg/m³ 浓度下每天暴露 5 小时，1～9 个月内，多数动物体重减轻，易发生呼吸道和肺部疾患。猫在 900mg/m³ 浓度下，部分于 1 小时内死亡，多数观察到明显的呼吸道症状。有关氯对动物的致突变、致畸变或致癌变作用报道较少。大鼠经消化道饲以含氯水（100mg/L），观察 7 代未见不良影响。

体外毒性 在人淋巴细胞培养体系中，氯能诱导染色体出现断裂、易位、双着丝粒等异常改变。三氯乙烯是工业上广泛应用的有机溶剂，其代谢物三氯乙醇和三氯乙酸在未加 S9 的细菌回复突变试验中，可引起移码突变和碱基置换突变；但在加 S9 后改变较弱。动物实验已证实三氯乙烯可诱发小鼠肝癌、肺癌及大鼠肾癌，但存在种属和性别差异。

人体毒性 氯气主要引起急性中毒，以呼吸系统损害为主，损伤部位及程度随吸入浓度大小而异，低浓度主要引起上呼吸道黏膜损伤，高浓度损伤深部小气道和肺泡。按损伤程度可分为刺激反应、轻度、中度和重度中毒。氯气刺激反应主要表现为一过性眼和上呼吸道黏膜刺激症状；轻度中毒为支气管炎或支气管周围炎；中度中毒为支气管肺炎或肺水肿；重度中毒症状加重，出现呼吸困难，明显发绀，严重者可昏迷、窒息或猝死。长期暴露一定浓度的氯气，常有疲乏、头昏等神经衰弱综合征；可产生上呼吸道、眼结膜及皮肤刺激症状；慢性支气管炎患病率增高，可观察到早期气道阻塞性病变倾向。皮肤接触液氯或高浓度氯气，可引起灼伤或急性皮炎。

毒作用机制 氯主要经呼吸道吸收，在呼吸道黏膜表面与水反应生成盐酸和次氯酸，后者迅速分解成氯化氢和新生态氧。氯化氢对黏膜有刺激和灼伤作用，可穿透细胞膜，破坏膜的完整性与通透性，引起组织炎性水肿、充血甚至坏死。新生态氧对组织有强烈的氧化作用，并在氧化过程中产生臭氧，对组织细胞产生毒作用。上述作用使肺泡壁毛细血管通透性增加，致肺泡壁气-血、气-液屏障破坏，大量浆液渗向肺间质及肺泡，形成肺水肿。呼吸道黏膜末梢感受器可因受刺激造成局部平滑肌痉挛，加剧通气障碍，导致缺氧和窒息。

预防控制措施 氯气的生产、装卸、运输、储存和使用过程，尽量做到密闭化、管道化和自动化；设备和管道应定期检查、维修和更新，防止跑、冒、滴、漏。氯作业人员应配备个人防护用品，作业现场应设置防毒器具，并有标识清楚的安全通道。若发生氯气泄漏，污染区人员应迅速撤离，应急处理人员戴正压自给式呼吸器，穿化学防护服，切断气源，喷雾状水稀释、溶解，然后室内抽排或室外强力通风。若发生急性氯气中毒，应立即将患者移至新鲜空气处，静卧、保温、早期给氧；保持呼吸道通畅，及时使用支气管解痉剂、镇咳剂和镇静剂，忌用抑制呼吸中枢的药物；早期、足量、短程应用糖皮质激素；皮肤或眼暴露者，用大量清水或 2%～4% 碳酸氢钠溶液冲洗；给予对症支持处理。慢性氯气中毒所致的慢性支气管炎及肺损伤等，主要采取对症治疗，患者须调离氯作业岗位。

卫生标准 中国的《生活饮用水卫生标准》（GB 5749-2006）规定，氯化物限值为 250mg/L，氯气及游离氯制剂（游离氯）与水接触时间至少 30 分钟、出厂水中限值为 4mg/L，出厂水中余氯量 ≥0.3mg/L，管网末梢水中余氯量 ≥0.05mg/L。《工作场所有害因素职业接触限值 化学有害因素》（GBZ 2.1-2007）中规定，氯的最高容许浓度（MAC）为 1mg/m³，氯化氢及盐酸 MAC 均为 7.5mg/m³。美国职业安全与健康管理局规定氯允许接触限值为 3mg/m³；美国国家职业安全与卫生研究所和美国政府工业卫生学家协会建议氯短时间接触阈限值为 2.9mg/m³，时间加权平均阈限值为 1.5mg/m³。

(张爱华)

xiù

溴（bromine，Br） CAS 号 7726-95-6，原子序数 35，原子量 79.904。又称溴素。

理化特性 溴是常温常压下唯一的非金属液态元素，密度 3.119g/cm³，熔点 −7.2℃，沸点 58.8℃。溴有固态、液态和气态三种形态，固态溴为带有金属光泽的黄绿色晶体，微溶于水，易溶于乙醇、乙醚、氯仿、苯和二硫化碳等有机溶剂，也溶于盐酸、氢溴酸和溴化钾溶液；液态溴为暗棕红色，室温时易挥发，具有独特的窒息臭味，有强刺激性和腐蚀性；气态溴为红棕色，易挥发。自然界中溴有^{79}Br和^{81}Br两种稳定的同位素。溴有-1、+1、+3、+4、+5和+7价六种价态，其中以-1价和+5价最稳定。常见的溴化物有溴化氢、溴化钾、溴化钠和溴化银等。溴的有机化合物多溴联苯醚（PBDE）是一类环境中广泛存在的全球性有机污染物，具有难降解性、环境稳定性和高脂溶性。

环境来源和分布　溴是一种海洋元素，地球上99%的溴元素以Br⁻的形式存在于海水中；陆地上溴的储量仅占地球上溴总储量的1%，主要以溴盐的形式存在并分布于盐湖、矿泉水、土壤及淤泥中。溴不易形成矿物堆积，易与碱金属、碱土金属形成溶于水的化合物，还能以配位体的形式与金属形成稳定的络合物，故在自然界具有较强的迁移能力。土壤溴元素及其含量直接影响作物、地下水和地表水溴元素含量，其通过食物链进入人体。

用途　溴主要用于制造染料、熏蒸剂、化学试剂、抗生素、农业杀虫剂及作为合成溴化物的原料等。溴化物用途十分广泛，溴化氢是制造各种无机溴化物和某些烷基溴化物（溴甲烷，溴乙烷）的基本原料；溴化银是重要的感光材料，常用于制造感光胶片；溴化锂制冷技术是使用广泛的环保空调制冷技术；溴钨灯成为取代碘钨灯的新光源；溴化钾、溴化钠和溴化铵常配成"三溴片"，用以治疗神经衰弱和癫症；二溴乙烯是抗爆汽油的重要组分；灭火器中加入溴，能扑灭泡沫灭火器无法熄灭的火险，如油火；PBDE作为溴化阻燃剂广泛应用于电子设备、塑料制品、家具和纺织品等消费品中。

暴露途径　溴及其化合物可经呼吸道、皮肤和消化道进入人体。职业环境中，在作业、存贮、运输及使用过程中设备管道泄漏、操作不当等均可接触溴。生活中，常通过含溴空气、食物和饮水而接触溴及其化合物。

毒性　按作用对象不同，从以下几方面论述。

整体动物毒性　溴经呼吸道染毒30分钟、3小时和6小时，小鼠LC_{50}分别为1158mg/m³、266mg/m³和133mg/m³；家兔在1200mg/m³的浓度下，出现角膜浑浊、严重呼吸道刺激症状，部分家兔迅速死亡；豚鼠在2000mg/m³的浓度下3小时，可致中枢神经系统紊乱，很快死亡。动物尸检可见气管及支气管黏膜出血、局灶性肺炎和肺出血等。PBDE可破坏动物甲状腺和肝脏功能，削弱学习和记忆能力，抑制免疫功能，降低精子数，造成胎儿畸形，甚至引发肿瘤。

体外毒性　体外培养中国仓鼠FAF细胞试验观察到三氯溴甲烷能使姐妹染色单体交换频率增加；鼠伤寒沙门氏菌回复突变试验观察到溴仿有基因突变作用。

人体毒性　溴对眼、皮肤和黏膜有强烈刺激性。吸入低浓度溴蒸气，可引起鼻黏膜分泌物增加、咽充血、腭垂水肿，也可引起干咳、胸闷、恶心、呕吐等全身不适症状。吸入高浓度溴蒸气，可引起剧烈咳嗽、支气管哮喘、呼吸困难，甚至窒息，鼻咽部和口腔黏膜可呈褐色，呼出气中有特殊臭味。急性口服中毒可出现急性腐蚀性胃肠炎症状。眼部接触可引起球结膜充血、水肿、角膜上皮脱落等眼损害。皮肤接触可引起灼伤，甚至溃疡，创面愈合较慢。长期暴露低浓度溴，可有蓄积性，引起黏膜刺激和神经系统紊乱，表现为嗜睡、记忆力下降、表情淡漠，甚至出现视、听觉异常。PBDE可通过食物、母乳和大气等在人体内蓄积，其健康危害包括肝脏毒性、内分泌干扰作用、生殖和神经发育毒性、免疫毒性及致癌作用。

毒作用机制　溴的中毒机制与氯相似，但对组织损害程度较氯明显。

预防控制措施　溴及其化合物相关的生产设备需用耐腐蚀材料制成，管道采用陶瓷或玻璃材料，防止泄漏；加强局部通风，注意个人防护；运送溴及其化合物需用加压惰性气体或用真空法，以防止爆炸。溴急性中毒时需迅速将患者移离现场，静卧，保温，早期吸氧；保持呼吸道通畅，及时使用支气管解痉剂、镇咳剂和镇静剂；早期、足量、短程应用糖皮质激素；眼部灼伤者，立即用2%碳酸氢钠液冲洗眼睛；皮肤污染或灼伤者，立即用大量清水冲洗，再用5%碳酸氢钠液湿敷；严格控制感染并进行对症治疗。溴及其化合物慢性中毒，主要采取对症治疗，中毒者须调离原作业岗位。

卫生标准　中国颁布的《生活饮用水卫生标准》（GB 5749-2006）中规定，溴酸盐限值为0.01mg/L，溴氰菊酯为0.02mg/L，溴甲烷为0.1mg/L，二溴乙烯为0.00005mg/L。《工作场所有害因素职业接触限值　化学有害因素》（GBZ 2.1-2007）中规定，溴时间加权平均容许浓度（PC-TWA）为0.6mg/m³，溴甲烷PC-TWA为2mg/m³，溴化氢最高容许浓度为10mg/m³。美国职业安全与健康管理局规定溴时间加权平均容许接触限值为 $0.7mg/m^3$；美国国家职业安全与卫生研究所建议溴时间加权平均推荐接触限值为 $0.7mg/m^3$，短时间接触推荐限值为 $2mg/m^3$；美国政府工业卫生学家协会建议溴短时间接触阈限值为 $2mg/m^3$，时间加权平均阈限值为 $0.66mg/m^3$。

（张爱华）

diǎn

碘（iodine，I）

CAS 号 7553-56-2，原子序数 53，原子量 126.904。

理化特性 碘有固态、液态和气态三种形态，固体碘为紫黑色片状晶体，有金属光泽，液体碘为红色，气体碘为紫色。单质碘密度 $4.93g/cm^3$（20℃），熔点 113.5℃，沸点 184.35℃，蒸气压 0.41kPa（25℃）。室温下碘为固体，能缓慢升华，加热升华明显，有刺激性气味。碘微溶于水，易溶于乙醇、氯仿、二硫化碳和苯。碘的化学性质活泼，为强氧化剂，与乙炔或氨等接触可发生爆炸。游离碘的化合价可为 -1、+1、+3、+5、+7。常见的无机碘化合物有碘化钾、碘化氢、氯化碘、三氯化碘、溴化碘、碘酸钾、碘酸钠等；有机碘化合物有碘伏、碘甲烷等。已发现碘的同位素有30 种。

环境来源和分布 自然界中碘主要以碘酸盐和碘化物形式存在，溶于水并随地理位置迁移。海洋是自然界含碘量最丰富的区域，碘通过海水蒸发进入大气层，随降水过程返回陆地，由于碘的化学性质活泼、分散度大、溶解度高、迁移性强，随降水补充入土的碘又随水流进入海洋形成大循环。地面碘含量呈山区＜平原＜沿海的分布趋势，一般内陆山区水中碘含量可少于 $5\mu g/L$，而沿海低洼地水中碘含量可大于 $200\mu g/L$。

用途 碘及其化合物用途广泛，可作为食物补碘剂、消毒剂；可与有机化合物（苯甲酸类、脂肪类）形成有机碘化物，作为临床诊断的造影剂，^{131}I 常用于甲状腺疾病的诊断和治疗；碘还可用于制作照相材料、染料、分析试剂、感光材料和试纸等。

暴露途径 生活中过量碘暴露主要来自含碘药物和放射性碘。职业环境中，碘暴露主要发生于医药、照相材料、化学试剂合成染料等化工原料生产过程。碘可通过消化道、呼吸道、皮肤进入人体，以消化道吸收为主。

毒性 按作用对象不同，从以下几方面论述。

整体动物毒性 碘对呼吸道、眼睛和皮肤等的黏膜有强刺激性。2% 的碘酒可以造成兔眼可逆性损害，7% 的碘酒会对兔和猴的眼睛造成严重损害。碘的小鼠和犬经口 LD_{50} 分别为 $2.0g/kg$ 和 $200 \sim 500mg/kg$。碘的小鼠蓄积试验结果显示为弱蓄积性。碘伏，大鼠经口连续给药 30 天，未观察到明显毒性效应，最大无作用剂量为 $1000mg/kg$。动物碘缺乏，可发生碘甲状腺肿大、动物生长受阻和繁殖力下降。碘化物对小鼠骨髓细胞无致突变作用，未发现引起小鼠精子畸形，未观察到有诱发细菌基因突变的作用。

体外毒性 碘对人甲状腺细胞生长、增殖和分泌有一最佳浓度范围，超过或低于这一范围，甲状腺细胞凋亡、DNA 和蛋白质合成及甲状腺激素的分泌均受到抑制。适量碘（$2\mu g/ml$）可降低人淋巴细胞姐妹染色单体交换（SCE）频率和微核率，而 $20\mu g/ml$ 以上碘可显著增高 SCE 频率和微核率。

人体毒性 急性吸入碘蒸气可引起流泪、流涕、咽干、咳嗽、胸闷等眼和上呼吸道黏膜刺激症状；重者可发生肺炎或肺水肿、喉痉挛或喉水肿、哮喘样发作甚至休克。长期在含碘 12.1 ~ 61.0mg/m³ 空气环境中除有眼结膜和呼吸道慢性炎症外，尚有记忆力减退、精神萎靡等中枢神经系统抑制和甲状腺功能紊乱表现。口服大量碘后可出现腐蚀性胃肠炎样症状，口腔黏膜呈蓝色，重者可出现发热、休克、谵妄甚至死亡。人误服 2 ~ 4g 碘可致死。皮肤直接接触碘液可致灼伤，甚至形成溃疡，但个体不同，皮肤的反应差别很大。碘是人体必需微量元素之一，一般认为成年人需碘量为 $150\mu g/d$，孕妇和哺乳期妇女为 $175 \sim 200\mu g/d$，碘的供给量在 $150 \sim 200\mu g/d$ 较为适宜。成年人体内 80% 以上的碘贮存于甲状腺中。碘缺乏与碘过量均会影响甲状腺的形态和功能。碘缺乏可导致甲状腺肿、甲状腺自主功能增强及甲状腺癌；碘过量则可致高碘甲状腺肿、甲亢和甲状腺功能减退等。因自然环境缺碘而致的机体碘摄入不足，可引起碘缺乏病，包括地方性甲状腺肿、克汀病，以及缺碘引起的早产、死产、先天性畸形、单纯聋哑等。

生态毒性 植物体内碘含量随外源碘浓度的增高而增加，叶菜类对碘的累积能力最强，其次为茎菜类，而根菜类较弱。不同植物对不同剂量碘的反应不一样。碘浓度过高可引起植物生长矮小、产量减少等，甚至诱发植物病害的发生。

毒作用机制 碘是合成甲状腺激素的主要原料，当碘摄取不足时，甲状腺激素合成下降，经下丘脑-垂体-甲状腺轴的反馈调节，刺激垂体分泌促甲状腺素增多，进而刺激甲状腺组织增生导致甲状腺肿大。由于外环境缺碘，胚胎期和出生后的甲状腺激素合成不足，导致胎儿中枢神经系统发育分化障碍及体格发育特别是骨骼发育障碍。高碘甲状腺肿的发病机制还不十分清楚，多数学者认为与碘阻断效应有关。

预防控制措施 生产环境中，应加强生产设备的密闭和局部通风，注意个人防护。在碘缺乏地区开展健康教育是对碘缺乏病行之有效的预防措施；普及加碘食盐是消除碘缺乏病的根本措施，也是最经济有效、简单可行的方法。中国以碘酸钾作为食盐中碘强化剂，规定食盐中碘含量的平均水平（以碘元素计）为 20 ~ 30mg/kg。高碘及碘中毒的防治策略主要是限制人群的高碘摄入，不食用碘盐，加强环境中碘的监测。吸入中毒者应迅速脱离碘暴露环境，保持安静及保暖。出现刺激反应者，至少严密观察 12 小时，并给予对症处理；经口摄入过量碘者，尽快予以大量清水、淀粉液或米汤洗胃，腐蚀症状明显者洗胃需慎重；眼和皮肤灼伤按化学性眼灼伤和皮肤灼伤处理。

卫生标准 世界卫生组织推荐碘摄入量的安全范围为 50 ~ 1000μg/d，可接受的碘营养状态为尿碘 300μg/L（最佳水平为 100 ~ 200μg/L）。中国国家职业卫生标准《工作场所有害因素职业接触限值 化学有害因素》（GBZ 2.1-2007）中规定，碘的最高允许浓度为 1mg/m³，碘仿和碘甲烷的时间加权平均允许浓度均为 10mg/m³。

（张爱华）

jiǎnxìng wùzhì

碱性物质（alkaline substance）

根据酸碱电离理论，在水溶液中能够电离产生氢氧根负离子的物质。而能电离产生氢离子的物质叫作酸性物质。

理化特性 此类物质在标准条件下水溶液的 pH 值大于 7；使酸碱指示剂发生变化，例如使红色石蕊变蓝，酚酞溶液变红，甲基橙变黄等；浓度大并且强度大的碱性物质对有机物具有很强的腐蚀性；能与酸性物质发生中和作用；可以和非金属氧化物、盐等发生反应；用手指摸起来有滑腻的感觉，这是因为碱和手指上的脂类发生了皂化反应。

pH 值和碱性强弱：溶液酸碱性的判断依据是 $[H^+]$ 和 $[OH^-]$ 的浓度的相对大小。在任意温度时溶液 $[H^+]$ > $[OH^-]$ 时呈酸性，$[H^+]$ = $[OH^-]$ 时呈中性，$[H^+]$ < $[OH^-]$ 时呈碱性。在标准温度（25℃）和压力（一个标准大气压）下，pH = 7 的水溶液（如纯水）为中性。强碱是指溶于水并完全电离的碱性物质，如氢氧化钠等，它能使水溶液的 pH 值上升接近 14。浓的强碱溶液一般具有很强的腐蚀性，活泼的金属对应的碱一般是强碱，弱碱则指在水溶液中不完全电离的碱性物质，一般属于不活泼金属形成的碱，如 $Fe(OH)_2$、氨水等。

碱性物质与酸性物质的中和：在水溶液中，碱性物质电离出氢氧根离子，如 $NaOH→Na^+ + OH^-$；酸性物质电离出氢离子，如 $HCl→H^+ + Cl^-$。这两种溶液混合时，带负电的氢氧根离子和带正电的氢离子发生反应生成水 $H^+ + OH^- →H_2O$，并且放出大量热，这种反应称为中和反应。若等当量的氢氧化钠和盐酸溶液反应生成水和氯化钠，这时溶液呈中性。

分类和常见物质 碱性物质有三种分类方法，根据物质特性分为有机碱和无机碱；根据物质能够接受质子的多少分为一元碱、二元碱、三元碱、多元碱等；根据物质的碱性强弱分为强碱和弱碱。常见的碱性物质有金属氢氧化物如氢氧化钠、氢氧化钾、氢氧化钡等，金属氧化物如氧化钙、氧化钠等，盐类如碳酸钠、磷酸氢二钠、碱式碳酸铜等，其他碱性物质如氨水、胺类等。

毒性 强碱性物质如氢氧化钠、生石灰等对组织蛋白具有很强的变性和溶解能力，对皮肤、黏膜等具有很强的腐蚀性。如果皮肤黏膜直接接触可造成化学性烧伤，眼结膜或角膜接触可造成永久性伤害甚至失明。误服可造成口腔、食管和胃的烧伤、水肿、出血、穿孔、狭窄等，甚至致死。强碱性物质溶于水后能释放大量热量，甚至使水沸腾溅出，造成人体烫伤。因此，操作时，必须小心谨慎，有保护性措施，如穿戴橡皮手套、护目镜等。

急救处理 吞食时，迅速饮服 500ml 稀的食用醋（1 份食用醋加 4 份水）或鲜橘子汁进行中和；沾着皮肤时，立刻脱去衣服，尽快用水冲洗至皮肤不滑为止。若沾着生石灰时，应先除去生石灰，再用大量水冲洗，接着用稀释的醋酸或硼酸溶液等进行中和；进入眼睛时，就地用净水清洗眼部，尽量减轻烧伤程度，然后尽快到医院就医。

（陈 雯）

yǎng

氧（oxygen，O）

CAS 号 7782-44-7，英文名称 oxygen 是由希腊文 oxus（酸）和 geinomai（源）组成，即意为"成酸的元素"。

1774 年瑞典无机化学家卡尔·威廉·舍勒在其实验过程中发现了氧，并将这种物质命名为"燃素"，并提出了著名的"燃素学说"。直到 1777 年法国化学家安托万·洛朗·拉瓦锡才正式将这种新发现的物质命名为氧。

理化特性　氧的化学符号为 O，位于元素周期表第二周期第ⅥA 族，原子量为 15.9996。氧气（O_2）的化学结构式为 O＝O，摩尔质量为 32g/mol。在常温下是无色、无味的气体，标准状况（0℃，101.325kPa）下密度为 1.429g/L，比空气重，溶解度是 0.049，即 1 体积水中能溶解 O_2 0.049 体积，熔点 -218.8℃，沸点 -182.962℃；液态的氧气呈天蓝色，密度为 1.149g/ml（标准状况下）；固态氧是蓝色晶体，密度为 1.426g/ml。氧在常温下化学性质不活泼，在高温下能与多种物质发生氧化反应。氧是地壳上含量最多且分布最广的元素，约占地壳总质量的 46.6%，在大气中的含量为 21%。

用途　O_2 是生物界除少数厌氧微生物外的所有生物赖以生存的物质，是人类生命活动所必需的气体。除此之外，O_2 还广泛应用于工业生产、航天航空、医疗等领域。例如，在炼钢过程中通入高纯度的 O_2 能使原料中的碳、磷、硫、硅等物质发生氧化反应，不但能降低钢的含碳量，还有利于清除磷、硫、硅等杂质；液态氧能作为高能燃料的氧化剂、火箭推进剂；供给呼吸：用于缺氧、低氧或无氧环境，例如：潜水作业、登山运动、高空飞行、宇宙航行、医疗抢救等时。

暴露途径　氧在大气中主要以单质氧气（O_2）的形式存在，O_2 是地球生物圈中绝大多数有机生命体维持生命活动所必需的物质，人们无时无刻不暴露在富含 O_2 的环境中。自然界中 O_2 主要由植物的光合作用产生，依靠氧循环维持平衡。氧虽对身体有益，含量过高时也会发生氧中毒；氧元素也可以通过臭氧（O_3）的形式对人体产生危害。

毒性　O_2 分压过高或过低都会导致健康损害，主要发生在一些特殊职业或特殊人群中，如潜水员、航空员、医院中给予氧疗的患者等。以下分氧中毒和缺氧分别阐述健康损害、损伤机制及其救治。

氧中毒　在常压下呼吸纯氧超过 4 小时即出现上呼吸道刺激现象；呼吸高压氧超过一定的时间即出现氧中毒。1878 年保罗·伯特（Paul Bert）首先发现动物在 200～300kPa 的环境中吸纯氧较短的时间即发生抽搐，当时称之为"Paul Bert 效应"。1899 年洛林·史密斯（Lorrin Smith）发现，动物在 160～200kPa 环境中较长时间吸氧，会出现肺水肿、肺不张等损害，称之为"洛林效应"。后来证实，这两种效应均是机体吸入高浓度、高分压的氧或者长时间吸高浓度氧所造成的机体功能性或器质性损害，即氧中毒。

健康损害　在 1 个大气压（标准状况下 101kPa）的纯氧环境中，人只能存活 24 小时左右，死亡的原因是肺炎、呼吸衰竭或窒息死亡。氧中毒作用的靶器官主要是肺、脑及眼等，临床上将氧中毒分为肺型、脑型及眼型氧中毒三种类型。肺型氧中毒常见于潜水或加压治疗重型减压病时吸氧时间过长，在 100kPa 氧分压暴露 72 小时或 200kPa 氧分压暴露 12 小时即可发生；在 83kPa、100kPa、200kPa 氧压下分别暴露 6、4、3 小时即出现临床症状，并随着暴露时间的延长，症状不断加重。脑型（惊厥型）氧中毒是吸入 2～3 倍大气压的 O_2 所致，患者主要出现视觉和听觉障碍、恶心、抽搐、晕厥等神经症状，严重者可出现昏迷，甚至死亡。眼型氧中毒较少见，但危害严重，是长时间吸入 70～80kPa O_2 所致，主要表现为视网膜萎缩。

氧中毒机制　氧中毒取决于混合气体中氧气所产生的压力，即氧分压，而不是氧浓度。氧中毒作用机制较为复杂，包括高压氧对组织器官的直接损伤作用、对生物膜的损伤、对神经-体液因素及生物酶的影响等。关于氧中毒作用机制的学说有多种，包括氧自由基学说、酶抑制学说、神经-体液学说。

氧自由基学说：机体暴露在高分压氧下使体内氧张力增高，氧代谢增强，机体产生的氧自由基增多，而体内抗氧化酶系统包括维生素 C、维生素 E、半胱氨酸等固有抗氧化剂和超氧化物歧化酶、过氧化氢酶、谷胱甘肽过氧化物酶等不能将这些骤增的氧自由基全部清除，而导致细胞及细胞器膜脂发生过氧化反应，损伤细胞结构和功能。

酶抑制学说：高压氧对机体内多种酶的活性产生抑制作用，尤其是含有巯基的酶类。在高压氧条件下，体内包括三羧酸循环在内的多种代谢通路的酶活性受到抑制。三羧酸循环抑制干扰葡萄糖有氧代谢，代谢活跃的组织和器官如心、肝、肾等能量供给障碍，功能受损。

神经-体液学说：高压氧对神经内分泌系统的影响由高分压氧和高气压双重作用引起。高分压氧可以使细胞过氧化作用增强、甲状腺素分泌减少；高气压还可以使机体产生应激反应，激活下丘脑-垂体-肾上腺皮质系统，糖皮质激素分泌增加，血糖增高，促进蛋白和脂肪的分解，增加能量的供应。但是长期处于应激状态，会使机体耗能过度，糖代谢紊乱，增加炎症反应，诱发高血压等。动物实验观察到小鼠经 0.25MPa，99.2% O_2 暴露后，血清皮质醇含量明显升高，电镜观察到肾上腺皮质细胞处于分泌旺盛状态。

缺氧 机体在从大气中吸入 O_2 后，经肺泡、肺泡壁毛细血管进入血液，由红细胞中的血红蛋白携带并运输到体内各组织，被细胞吸收利用。当吸入的空气中氧压降低至 18.7kPa 时即出现轻度的缺氧反应，因吸入过低氧分压气体所引起的缺氧，称为大气性缺氧（atmospheric hypoxia）。缺氧是临床各种疾病中极常见的一类病理过程，是导致机体器官损害和死亡的重要原因。由于缺氧可导致动脉血氧含量明显降低，又称低氧血症（hypoxemia），可导致组织供氧不足，影响组织的代谢、功能和形态结构发生异常变化。

健康损害 缺氧对机体功能和代谢的影响是广泛的、非特异的，严重程度取决于缺氧的原因，缺氧发生的速度、程度、部位、持续时间及机体的功能代谢状态。轻度缺氧主要引起机体代偿性反应，如动脉血氧分压（PaO_2）低于 8kPa 时可刺激颈动脉体和主动脉体化学感受器，反射性地引起呼吸加深加快、心输出量增加；严重缺氧如低张性缺氧者 PaO_2 低于 4kPa（30mmHg）时，出现肺动脉高压、心律失常、静脉血回流减少，组织细胞发生严重的缺氧性损伤，器官发生功能障碍甚至功能衰竭；中枢神经系统对缺氧最为敏感，对氧的供给需求高，临床上脑组织缺氧 5～8 分钟后即发生不可逆的损伤，严重缺氧可导致昏迷、死亡。

缺氧主要的临床症状和体征 急性缺氧可引起头痛、情绪激动、思维能力、记忆力、判断力降低或丧失及出现运动失调等。慢性缺氧者则有易疲劳、思睡、注意力不集中及精神抑郁等症状。严重缺氧可导致烦躁不安、惊厥、昏迷甚而死亡。正常人脑静脉血氧分压约为 4.53kPa（34mmHg），当降至 3.73kPa（28mmHg）以下可出现神经错乱等，降至 2.53kPa（19mmHg）以下可出现意识丧失，低至 1.6kPa（12mmHg）时危及生命。

缺氧引起器官损害的机制 主要体现为细胞膜、线粒体、溶酶体的变化。缺氧使细胞膜通透性增高，钠离子内流，导致细胞水肿；钾离子外流，细胞内缺 K^+ 导致代谢障碍，影响 ATP 的生成和离子泵的功能；钙离子的内流，Ca^{2+} 增多可抑制线粒体的呼吸功能，膜磷脂分解，引起溶酶体的损伤及其水解酶释出，增加自由基的形成，加重细胞的损伤。细胞内的氧约有 80%～90% 在线粒体内用于氧化磷酸化生成 ATP，轻度缺氧或缺氧早期线粒体呼吸功能代偿性增强，严重缺氧影响线粒体功能，干扰能量生成和许多生物转化过程。当线粒体的氧分压降到临界点即 0.1kPa（<1mmHg）时，呼吸功能降低，ATP 生成明显减少，严重时线粒体可出现肿胀、嵴崩解、外膜破裂和基质外溢等。此外，缺氧时糖酵解增强、乳酸生成增多、脂肪氧化不全酮体增多，可导致酸中毒。pH 降低可引起磷脂酶活性增高，分解溶酶体膜磷脂，膜通透性增高，导致溶酶体肿胀、破裂，和大量溶酶体酶的释出，细胞本身及其周围组织出现溶解、坏死。

预防控制措施 氧中毒和缺氧多发生在较为特殊的场合。因此氧中毒和缺氧的救治关键在于及时发现并尽快脱离高压氧环境或缺氧环境，并及时采取对症治疗措施。对于肺型氧中毒，轻度中毒者脱离高压氧环境后数小时可以自行恢复，重度中毒者可使用抗生素预防肺部感染，同时加强监护；脑型氧中毒的治疗原则是镇静、抗惊厥和催眠；眼型氧中毒，一旦发现眼底改变立即停止吸氧，对于不能停止吸氧的患者可以降低氧压至 50kPa 以下或采用 2%～4% CO_2-O_2 混合气间歇性吸入。在氧疗过程中，可通过加强对氧疗患者的安全教育、严格控制氧压、采用间歇性吸氧和增加吸氧时间间隔的方法来防止氧中毒的发生。

缺氧的救治 各类缺氧的治疗，除了消除引起缺氧的原因以外，均可给患者吸氧。但氧疗的效果因缺氧的类型而异，氧疗对低张性缺氧的效果最好，由于患者 PaO_2 及血氧饱和度（SaO_2）明显低于正常，吸氧可提高肺泡气氧分压，血氧含量增多，对组织和细胞的供氧增加。但因静脉血分流入动脉引起的低张性缺氧，分流的血液未经肺泡直接掺入动脉血，故吸氧对改善缺氧的作用不大。血液性缺氧、循环性缺氧和组织缺氧者，吸入高浓度氧或高压氧使血浆中溶解氧量增加从而改善组织的供氧。

（陈 雯）

chòuyǎng

臭氧（ozone，O_3） CAS 号 10028-15-6，英文名 ozone 源自希腊语 ozon，意为"嗅"。又称为超氧，是氧气（O_2）的同素异形体，分子式为 O_3，摩尔质量为 47.998g/mol。1785 年，一名荷兰化学家在使用电机时发现电机放电时会产生一种带有异味的气体，直到 1840 年，德国科学家舒贝因（Schonbein）才将这种带异味的物质正式命名为臭氧。

理化特性 其分子结构呈等腰三角形，三个氧原子分别位于三角形的三个顶点（图）。O_3 性质不稳定，在高温（164℃以上）、紫外照射（25nm）或者使用催化剂的条件下，快速分解为 O_2。O_3 在常温下为无色或淡蓝色气体，有一股特殊的鱼腥味，标准状况（0℃，101.325kPa）下的密度为 2.144g/L（常温常压下密度为 1.658g/L），溶解度为 0.494，即 1 体积水中能溶解 0.494 体积 O_3，熔点 –193℃，沸点 –112℃。液态呈深蓝色，密度为 1.614g/ml，易爆炸；固态 O_3 呈蓝黑色，熔点为 –251℃。O_3 具有极强的氧化能力，在较低温度下也可发生氧化反应，在常温能将银氧化成过氧化银，将硫化铅氧化为硫酸铅。O_3 主要存在于大气层上的平流层之中，在离地面垂直高度 15 ~ 25km 处形成臭氧层，臭氧层能吸收太阳光中的紫外线，使地球上的生物免受过多紫外线伤害，并将其转换为热能加热大气，因此被称为"地球上生物的保护伞"。

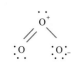

图　臭氧分子结构

用途 在实际生活应用中，O_3 主要用于杀菌消毒，杀菌能力不受 pH 值变化和氨的影响。在水中的浓度达到 0.3 ~ 2mg/L 时，0.5 ~ 1 分钟内就可致死细菌，杀菌能力是氯气的 600 ~ 3000 倍，能快速杀灭细菌和病毒。因此 O_3 可以应用于食品加工保鲜，降解食物中残留的化肥、农药等有毒物质、饮用水消毒、空气净化等方面。此外，广泛应用于工业、生活及医院污水的净化处理。液态 O_3 还可以用作火箭燃料的高能氧化剂。

暴露途径 O_3 在大气中的含量很低，生活中所接触的过高浓度 O_3 主要源自人类活动，在产生 X 线、紫外线的生产过程中，如焊接切割、高压放电、炭精棒电弧、电火花、光谱分析发光、漂白等，都会产生微量的 O_3，生产环境若通风不良便会使 O_3 累积，对工人产生健康危害。汽车排放的氮氧化物和碳氢化合物，在阳光辐射及适合的气象条件下可转化生成臭氧，通过呼吸道进入机体。室内紫外灯照射、激光复印机、电视机也会产生微量的 O_3。

毒性 O_3 主要经呼吸道吸入，是刺激性气体中的一种，且具有强氧化性，对眼结膜及整个呼吸道产生直接刺激作用。大量的研究显示 O_3 暴露可损害人呼吸系统，出现咳嗽、咳痰、胸部紧缩感等症状，高浓度吸入时可出现肺水肿等严重症状；长期接触引发支气管炎、哮喘或其他慢性肺部疾患。此外 O_3 暴露还与出生缺陷、心血管、神经、免疫系统等损害密切相关。以下按作用对象不同分别阐述其毒性。

动物毒性 大鼠急性吸入 O_3 的半数致死浓度（LC_{50}）为 4 小时 10.3mg/m³，小鼠急性吸入 LC_{50}

为 3 小时 26.9mg/m³。大鼠急性吸入 1.7mg/m³ O_3 引起气道和肺泡细胞中脂质过氧化物的生成增加，急性暴露 24 小时引起支气管肺泡灌洗液（BALF）中总蛋白量升高，中性粒细胞和成熟巨噬细胞的数目增加，伴随活性氧（ROS）的升高。小鼠多次重复吸入 0.2mg/m³ O_3 后，肺的终末支气管管壁变厚、气道变窄，还观察到纤维化组织的形成，最终导致小鼠的肺通气能力下降。此外，长期吸入 O_3 还能加速动物衰老，如使胸骨和胸肋骨过早钙化、降低血液的输氧功能使组织缺氧、引起甲状腺功能损害等。

人体毒性 人类接触 O_3 浓度在 0.2 ~ 2.4mg/m³，会导致眼肌平衡失调，视觉敏感度和暗适应下降；暴露于 1.3mg/m³ O_3 中 3 小时，肺泡巨噬细胞活性下降；暴露于 1.9mg/m³ O_3 中 3 小时，中性粒细胞功能降低。一项儿童研究发现，O_3 浓度每周升高 0.02mg/m³，连续 5 周，会引起肺功能（FEV1 和 FVC 指数）的下降；健康成年人暴露于 0.47mg/m³ O_3 135 分钟，24 小时后可引起 FEV1 和 FVC 指数急剧下降，同时气道反应性增高，呼吸上皮完整性受到破坏。O_3 长期暴露会引起呼吸系统疾病及心血管疾病发病率的升高。此外，O_3 对淋巴细胞的免疫功能也产生损害作用，这可能与 O_3 能氧化细胞表面的-SH 及影响细胞代谢有关。O_3 的暴露还与早产发生及认知能力下降相关。

生态毒性 O_3 是光化学烟雾中的主要成分（占光化学氧化剂的85%）。早在 20 世纪 40 年代初期，美国洛杉矶每年的 5 ~ 8 月，在强烈阳光的照射下，城市上空常常出现迷漫天空的浅蓝色烟雾，致使整座城市变得浑浊不清。这种烟雾能直接刺激喉、鼻，引发咽喉炎、头痛等许多症状，并能使远在一百公里之外高山上的柑橘减产、松树枯黄。最终发现事件的罪魁祸首是城市交通产生的大量汽车尾气。洛杉矶三面环山，市区大气的水平流动相对缓慢，成分复杂的汽车尾气在强烈阳光的照射下产生 O_3，并引发一系列化学反应，继而危害人群健康。

毒作用机制 O_3 对人体的健康有害效应是多因素相互作用的结果，对于其作用机制，普遍接受的包括形成自由基、与蛋白质和氨基酸反应、氧化硫氢基化合物和嘧啶核苷酸、影响多种酶的活性。O_3 可以直接氧化细胞膜磷脂、蛋白质等，并能产生有机自由基，如 RO-或 ROO-等，也可以直接氧化脂肪酸和多不饱和脂肪酸而形成有毒的过氧化物，从而损害细胞膜的结构或功能，改变其通透性，使细胞内酶外漏，引起组织损伤。动物实验表明，缺乏维生素 C 和维生素 E 的动物对 O_3 的敏感性增加，可能与这两种维生素的抗氧化作用有关。O_3 与蛋白质和氨基酸相互作用，引起蛋白结构和功能变化，从而影响其正常的生物学功能。当个体暴露于光化学烟雾时，眼泪中的溶菌酶要比正常的低60%，这种溶菌酶的减少会降低眼睛对外界刺激的防御能力；动物暴露于 $2mg/m^3$ O_3 中8小时后，其肺部的硫氢基蛋白质和非蛋白质硫氢基的含量下降；暴露于 $2mg/m^3$ O_3 中 4~8 小时后，葡萄糖 6-磷酸脱氢酶、谷胱甘肽还原酶活性和琥珀酸盐细胞色素还原酶活性下降，而 6-磷酸葡萄糖酸脱氢酶和异柠檬酸酶活性增加，影响机体细胞正常的物质氧化还原代谢。

防治措施 O_3 所致健康损害的治疗原则与刺激性气体的治疗原则相同，即对症治疗刺激性气道或肺部炎症；积极防治肺水肿和急性呼吸窘迫综合征；积极防治各种并发症。治疗的关键在于防治肺水肿的发生。在生产中可以通过工程操作控制和管理控制等方面来预防 O_3 所致的健康损害，如生产过程中采用自动焊接技术、工作场所全面通风并局部安装排气装置、加强个体防护等。

卫生标准 O_3 的浓度在 $0.04mg/m^3$ 时，嗅觉灵敏的人可察觉，称之为感觉临界值；浓度在 $0.32mg/m^3$ 时，一般人都能嗅出，称之为嗅觉临界值。浓度 2.1~$21.4mg/m^3$ 为刺激范围；超过 $21.4mg/m^3$ 时，能产生中毒损伤，称为中毒限值。为此，各国的臭氧工业协会制定了人在臭氧化气体环境下的安全卫生标准：国际臭氧协会为 $0.21mg/m^3$，接触时限 10 小时；美国为 $0.21mg/m^3$，接触时限 8 小时；德、法、日等国为 $0.21mg/m^3$，接触时限 10 小时；中国为 $0.32mg/m^3$，接触时限 8 小时，其浓度与接触时间的乘积可作为基准点。中国国家标准《室内空气中臭氧卫生标准》（GB/T 18202-2000）中规定，室内空气中臭氧的最高容许浓度为 $0.1mg/m^3$。美国环境保护署于 2010 年 1 月 7 日公布的空气质量标准提案中，规定了空气中的 O_3 浓度上限为 0.13~$0.15mg/m^3$。使用 O_3 净化自来水时，国际常规标准为 $0.4mg/L$ 的溶解度保持4 分钟。

（陈雯）

yīyǎnghuàtàn

一氧化碳（carbon monoxide）

CAS 号 630-08-0，分子式 CO，结构式 C≡O，分子量 28.010。

理化特性 常温常压下，CO 为无色、无嗅、无味气体。标准状况下气体密度为 1.25g/L，熔点 −205℃，沸点 −191.5℃，自燃点 608.89℃，与空气混合的爆炸极限为 12.5%~74%。在常温下 CO 化学性质稳定，几乎不溶于水，但易溶于氨水，可溶于氯仿、乙醇和氢氧化物等；CO 具有可燃性，能够在空气或氧气中燃烧，生成二氧化碳，燃烧时发出蓝色火焰，放出大量热；也具有还原性，高温时能将许多金属氧化物还原成金属单质；在加热加压的条件下 CO 能和一些金属单质（如镍、铁）反应，形成不稳定化合物如四羰基镍 $[Ni(CO)_4]$、五羰基铁 $[Fe(CO)_5]$。

环境来源和分布 CO 是一切含碳物质不完全燃烧的产物，环境中 CO 主要来源于以下四个方面：①自然界产生的，如对流层的光化学反应、火山喷发、森林火灾等。②工业生产的排放，如炼焦、炼钢、炼铁、炼油及制造石墨电极、煤气等生产工艺过程中废气的排放。③汽车尾气也是 CO 的重要来源。④生活中，吸烟、家用煤炉、燃气热水器的使用也会产生 CO。环境中的 CO 在大气中循环，最终被氧化成二氧化碳，生成的二氧化碳通过光合作用变成糖类，供给能量，同时产生氧气。

用途 工业生产中，CO 常被作为有机合成的原料，制备羰基金属、光气、硫氧化碳、芳香族醛、甲酸、苯六酚、氯化铝、氨、甲醇和甲醛等；也被广泛地用作气体燃料，因具有还原性用于金属的冶炼和提纯。此外，CO 还能参与氢化甲酰化作用，用于制备合烃（合成汽油）、合醇（羧酸、乙醇、醛、酮及碳氢化合物的混合物）、锌白颜料等。

暴露途径　CO 中毒多见于职业暴露和生活接触。生产性中毒主要见于钢铁和化工企业，以小化肥厂较为多见，主要原因：违章作业或意外事故，使生产废气或含高浓度 CO 的燃料气泄漏于作业区；在通风不良的环境中调试内燃机或长时间在汽车内开空调避暑，引起汽车废气中毒（因为以汽油或柴油为燃料的内燃机废气中，CO 含量高达 4%～7%，可引发中毒）。生活性中毒多发于冬季，主要使用煤炭、家用煤气、石油液化气、煤油、柴油、沼气、柴草、木炭等作燃料，用于烹调、取暖、燃气热水器沐浴等，因通风不良、烟囱堵塞、倒烟、排气管漏气或安装不规范等，致使室内大量 CO 积聚而导致中毒。另外，吸烟时，烟气中 CO 含量高达 4%，因此吸烟是人体长期接触 CO 的重要来源。

毒性　CO 暴露达到一定浓度时对动物、人类产生毒性作用，还对生态环境造成影响。

急性毒性　CO 属于窒息性气体，通过呼吸道进入机体，易造成急性中毒。其对人体的危害主要取决于空气中 CO 的浓度、接触时间和接触者血液中碳氧血红蛋白（HbCO）的饱和度（即 Hb-CO 占总血红蛋白的百分比）。空气中 CO 浓度为 0.0035% 时，连续接触 6～8 小时，会出现头痛、头晕等轻微中毒症状。随着空气中 CO 浓度的升高，达到中毒症状所需的时间也越短，而中毒症状的轻重取决于体内 HbCO 的饱和度，当饱和度 >11%，就会出现中毒症状，饱和度在 10%～20% 时，出现头痛、头晕、失眠、视物模糊、耳鸣、恶心、呕吐、全身乏力、心动过速、短暂昏厥等症状；饱和度在 30%～40% 时，

除上述症状加重外，中毒者口唇、指甲、皮肤黏膜出现樱桃红色，多汗，血压先升高后降低，心率加速，心律失常，烦躁，一时性感觉和运动分离（即尚有思维，但不能行动），若症状继续加重，可出现嗜睡、昏迷；饱和度大于 50% 时，会出现深昏迷或植物状态，常见瞳孔缩小，对光反射正常或迟钝，四肢肌张力增高，大小便失禁，病情加重可并发脑水肿、休克或严重的心肌损害、肺水肿和呼吸衰竭、上消化道出血、脑局灶损害如锥体系或锥体外系损害。空气中的 CO 浓度达 0.5% 时，只需 20 分钟，HbCO 饱和度可达到 70% 左右，出现脉弱、呼吸衰竭等急性中毒症状，解救不及时，则衰竭致死。部分急性中毒的患者在昏迷苏醒 2～30 天后发生迟发型脑病，表现为记忆障碍、表情淡漠、行为失常等急性痴呆木僵型精神病症状，或出现帕金森病（肌张力增高、静止性震颤等）。

亚慢性与慢性毒性　CO 也具有慢性毒性，主要表现为长期低浓度接触 CO 对神经行为影响和心血管系统造成的损伤。动物实验研究：家兔暴露于含 CO 的空气中，血中 HbCO 达 15%，持续 8～10 周，可以观察到血管壁胆固醇沉积及血管硬化。人群长期接触低浓度 CO，可以造成心肌损害，冠状动脉粥样硬化的发病率升高，心肌梗死和心绞痛发病时间提前，高血压发生的危险度增加，且随接触时间的增加，CO 对心血管系统的影响也相应增加。此外，低浓度 CO 暴露也可对神经系统造成损伤，最常见为神经衰弱综合征，如头晕、头痛、乏力、睡眠障碍、记忆力减退等，或影响自主神经功能，出现皮肤

划痕症阳性、收缩压升高、心悸、多汗等临床症状。

生殖发育毒性　CO 能够穿过胎盘屏障，对胎儿生长发育造成不良影响。女性妊娠期如果发生 CO 急性中毒，胎儿会由于缺氧而死亡；孕期暴露于 CO 会影响子代神经系统发育，产生行为发育的缺陷，甚至导致情感状态改变、学习能力下降。

生态毒性　CO 暴露除对人体和动物造成损伤外，大气中的 CO 会抑制绿色植物的光合作用，阻碍 CO_2 等气体的吸收和循环，造成大气污染，加速温室效应，直接或间接地影响着人类的生产、生活和健康。

毒作用机制　CO 急性中毒的机制主要是导致机体缺氧。一方面，CO 经呼吸道吸收，进入血液循环，80%～90% 与血红蛋白发生可逆性结合，形成 HbCO，由于它与血红蛋白的亲和力比氧与血红蛋白的亲和力大 300 倍，故 CO 占用了大量血红蛋白，致使血携氧能力下降；另外，HbCO 的离解速度仅为氧合血红蛋白的 1/3600，所以 HbCO 的存在影响氧合血红蛋白的解离，阻碍了氧的释放，导致低氧血症，引起组织缺氧。另一方面，进入血液的 CO 其中 10%～15% 与细胞色素氧化酶中的二价铁相结合，影响氧从毛细血管弥散到细胞内的线粒体，损伤线粒体功能；同时 CO 使血小板大量释放一氧化氮，抑制线粒体酶的活性，二者共同作用，抑制细胞内呼吸，引起细胞缺氧，造成内窒息。机体中枢神经系统和心肌对缺氧特别敏感。CO 的双重作用导致组织严重缺氧，对神经系统和心脑循环造成损伤，从而出现相应的中毒症状。CO 引起慢性中毒可能是其作用于细胞色

酶系统，破坏线粒体功能，影响脂肪酸代谢，造成脂质过氧化引起的。

预防控制措施 预防 CO 中毒事件的发生及其造成的慢性损伤有以下措施：①在工业生产中，定期检修和维护各类燃气输送管道和设备、废气排放设施，保持管道通畅，防止泄漏；注意隔离防护，企业内工作人员的休息室、控制室应与燃气或燃煤等设施单独隔离设置。②在生活中，规范使用燃气灶具，防止熄火，在缺乏有效废气排放的室内，禁止使用煤球炉等土制取暖设施；保持室内通风，可以有效降低室内 CO 浓度；禁止在公共场所吸烟，开展健康宣传教育，提倡戒烟。③为了防止 CO 对环境的污染，应该改进工业生产的工艺流程，改进汽车燃料与燃烧系统，使其燃烧完全，减少 CO 的排放量。④治疗急性 CO 中毒，应立即将患者移至空气新鲜处，松解衣领，保持呼吸道通畅，密切观察患者意识状态，及时给氧治疗，注意保暖，同时预防并发症。

卫生标准 中国《室内空气质量标准》(GB/T 18883-2002) 中规定，CO 1 小时均值为 $10mg/m^3$。《工作场所有害因素职业接触限值 化学有害因素》(GBZ 2.1-2007) 中规定，非高原地区 CO 时间加权平均容许浓度为 $20mg/m^3$，短时间接触容许浓度为 $30mg/m^3$；海拔 2000m 的地区最高容许浓度 (MAC) 为 $20mg/m^3$，而海拔 3000 米以上 MAC 为 $15mg/m^3$。

（陈 雯）

èryǎnghuàtàn

二氧化碳（carbon dioxide）

CAS 号 124-38-9，分子式 CO_2，结构式 $O=C=O$，分子量 44.01。别名碳酸气、碳酸酐。

理化特性 常温常压下，CO_2 为无色、无嗅气体，标准状况下气体密度为 $1.977g/cm^3$，熔点 $-78℃$，沸点 $-57℃$ ($5.2×10^5Pa$)。固体 CO_2 呈白色雪花状，密度为 $1.562g/cm^3$，在常压下气化时可使周围温度降到 $-78℃$ 左右，并且不会产生液体，故称为"干冰"。CO_2 化学性质稳定，无可燃性，但活泼金属如钾、钠、镁、锌等可在 CO_2 中燃烧，如点燃的镁条可在 CO_2 中燃烧生成氧化镁和碳。CO_2 略溶于水，可与水反应生成碳酸；CO_2 为酸性氧化物，可跟碱或碱性氧化物反应生成碳酸盐，如和氨水反应生成碳酸氢铵。

环境来源和分布 在自然界中二氧化碳含量丰富，为大气组成的一部分。大气中的 CO_2 主要来源于各种含碳物质的燃烧，如交通尾气的排放；人和动物新陈代谢过程通过呼吸呼出 CO_2；有机物（包括动植物）在分解、发酵、腐烂、变质的过程中都可释放出 CO_2。各种途径产生的 CO_2 被绿色植物、藻类及蓝藻细菌吸收，通过光合作用将其转化为糖类，提供能量，同时释放出氧气。

用途 CO_2 在化工产业中应用于制碱、制糖、合成尿素、碳酸盐及进行铅白的制造；炼钢工业中被广泛用于钢铸件淬火和焊接；作为灭火剂和干冰制冷剂应用于生产、生活中；在农业生产中作为温室 CO_2 肥料；CO_2 可注入饮料中，使饮料中带有气泡，增加饮用时的口感；医疗救治中低浓度的 CO_2 可作为呼吸兴奋药。

暴露途径 CO_2 急性中毒多为生产性中毒事故，在通风不佳或者未通风的条件下进入煤矿井、油井、船舱底、下水道、发酵池，或储藏蔬菜、水果、谷物的地窖，或仓库作业所致。

毒性 正常大气中 CO_2 含量为 0.036%～0.039%，不会对机体产生有害作用。CO_2 浓度升高到一定浓度，就会对机体健康产生不良的影响。动物实验表明，吸入含 11% CO_2 的低氧（O_2 5%）空气时，动物于 60 分钟内全部死亡，而单纯吸入含 O_2 5% 的空气，相同时间内只有 10% 动物死亡，说明高浓度的 CO_2 会对机体造成严重的伤害。

急性毒性 CO_2 对人体的危害主要是在通风不良的空间内造成急性中毒，中毒症状的轻重取决于接触的浓度和持续时间。室内空气中 CO_2 浓度 < 0.07% 时，人体无不适感觉；CO_2 浓度达到 0.07%～0.1% 时，少数敏感者感觉有不良气味并有不适感，对眼、鼻、口等器官有刺激症状；浓度达到 0.15% 时，刺激作用明显；达到 3% 时，呼吸加深，出现困倦、血压升高、脉搏加快、听力减退等症状，体力劳动耐受力降低；达到 4%～5% 时，会刺激呼吸中枢，30 分钟后出现头晕、意识模糊、耳鸣、视物模糊、头痛和呼吸困难；达到 8%～10% 时，除了头昏、头痛、视物模糊、耳鸣外，还有气急、脉搏增加、无力、精神兴奋、肌肉抽搐等表现，时间延长时还引起肌肉痉挛、神志丧失等；当机体进入更高浓度 CO_2 环境（达 30%），在几秒钟内迅速昏迷，出现反射消失、瞳孔扩大或缩小、大小便失禁、呕吐等症状，严重者出现呼吸暂停及休克，甚至窒息死亡。

亚慢性及慢性毒性 CO_2 对人体的亚急性或慢性毒性不明显，人们进行中等活动量时，较长时间（30 天）接触 1% 浓度的 CO_2 除引起肾和呼吸系统代偿性变化外，不造成明显病理改变。长期接触较高浓度 CO_2 的工人，可出现头痛、头昏、失眠、易兴奋、无力等神经功能紊乱表现，但未见明显脏器损害。固态（干冰）和液态 CO_2 在常压下迅速汽化，能造成 $-80℃ \sim -43℃$ 低温，引起皮肤和眼睛严重的冻伤。尚未有研究显示 CO_2 对人体有致癌或致畸的作用。

生态毒性 CO_2 是主要的温室气体。大气中的 CO_2 含量过高，会对生态环境产生不利影响。当大气中 CO_2 浓度达到 $600mg/m^3$ 以上时，阻止地面的热量向外层空间散发，使地球表面和大气层下沿温度升高，导致所谓"温室效应"。温室效应引起的全球气候变暖破坏整个生态系统，直接或间接影响人类的健康，具体表现：气温上升，冰川融化，导致海平面升高，一些沿海城市和地势较低的岛屿国家被淹没；改变河口形状及海洋水文特征，增加洪涝和风暴潮的危害；气温升高使土地的蒸发量增加，造成土壤和空气干燥，影响农业生产；大气 CO_2 增高导致气候变化，影响植物的正常生长、再生和迁移；气温升高，气候改变，对病原体繁殖限制减弱，导致如致病菌、病毒、媒介昆虫的大量繁殖生长，使得各种传染病、寄生虫病等发病率明显上升，对人体健康造成严重的影响。

毒作用机制 CO_2 中毒是呼吸性酸中毒和缺氧同时存在而造成脑水肿所致。CO_2 是人体内有氧氧化和脱羧反应的产物，在血液中贮藏于碳酸盐、碳酸氢盐这一对缓冲系统和碳酸血红蛋白内，是一个不断产生并需要不断排出的废气，同时在兴奋呼吸中枢及保持血液中酸碱平衡中起着重要作用。CO_2 透过肺泡膜的能力较氧大 25 倍，当空气中 CO_2 浓度升高时，机体通过呼吸道吸入的 CO_2 增加，大量 CO_2 通过肺泡膜进入血液蓄积，加上 CO_2 的弥散阻碍了氧气透过肺泡膜，肺通气量降低，蓄积的 CO_2 无法及时排除，在血液中与水结合形成大量碳酸，使周围血管扩张，内脏血管收缩，回心血量增多，心律增快，脑血管扩张，脑血流淤滞，引起颅内压升高。此外，空气中 CO_2 浓度升高往往伴随着氧气的缺乏，缺氧和 CO_2 蓄积同时存在，使得脑组织内 pH 值下降，影响三羧酸循环，ATP 生成缺乏或不足导致钠泵运转失灵，致使脑细胞内 K^+ 外移，Na^+ 移入细胞内，形成脑细胞内水肿。这些变化使患者出现头痛、头晕、脉搏增加，昏迷等中毒症状。

预防控制措施 对居室而言，住宅地应选择在大气质量良好的地区，注意通风换气，保持室内空气清洁；进入密闭和长时间不开放的地窖等处，应当先作测试，可放入小动物进行观察或者先放入明火，如果熄灭，表示含有高浓度 CO_2（使蜡烛熄灭的浓度约8%，油灯约10%，酒精灯为 $12\% \sim 14\%$），这时不宜贸然进入，应先打开门窗通风或使用通气设备，抽风排气相当时间，抽风管应该放到底层，或者戴上供给新鲜空气或氧的呼吸器，才能进入。此外避免皮肤、眼睛直接接触固态和液态 CO_2，防止冻伤。

为遏止温室效应，主要从两方面进行控制。①减少 CO_2 的排放，节约能源，改良工艺提高燃烧效率，减少矿物燃料的消耗；降低能源消费规模，提高能源利用率；积极开发和应用新能源。②加强 CO_2 的吸收和循环，以降低大气中的 CO_2 浓度，主要通过保护天然植被，加强绿化，扩大森林种植面积来实现。

卫生标准 CO_2 含量常作为评价室内空气污染的指标，室内 CO_2 浓度 $<0.07\%$ 时，空气质量良好；$0.07 \sim 0.1\%$ 时，尚可；1.0% 以上时，有危险。中国《室内空气质量标准》（GB/T 18883-2002）中规定，CO_2 日均值为 0.1%。《工作场所有害因素职业接触限值 化学有害因素》（GBZ 2.1-2007）中规定 CO_2 时间加权平均容许浓度为 $9000mg/m^3$，短时间接触容许浓度为 $18000mg/m^3$。

（陈 雯）

dànyǎnghuàwù

氮氧化物（nitrogen oxides） 氮和氧化合物的总称。分子式 NO_x。它包括一氧化二氮（N_2O，又称氧化亚氮、笑气、连二次硝酸酐，CAS 号 10024-97-2）、一氧化氮（NO，又称氧化氮，CAS 号 10102-43-9）、二氧化氮（NO_2，又称过氧化氮，CAS 号 10102-44-0）、三氧化二氮（N_2O_3，又称亚硝酸酐）、四氧化二氮（N_2O_4）、五氧化二氮（N_2O_5，又称硝酐）。

理化特性 氮氧化物除 N_2O_5 为固体外，其余均为气体；除 NO_2 外，其余的氮氧化物均不稳定。NO 为无色气体，分子量 30.01，熔点 $-163.6℃$，沸点 $-151.8℃$，相对密度（水 $=1$）1.27（$-151℃$），蒸气压 $101.31kPa$（$-151.7℃$）；临界温度 $-93℃$，临界压力 $6.48Mp$；微溶于水，易溶于乙醇、二硫化碳；不燃，具强氧化性，与易燃物或有机物接触易着火燃烧；遇氢气会发生爆炸，接触空气会散发出棕色有氧化性的烟雾。NO 较不活泼，在空气中易被氧化成 NO_2。NO_2 比较稳定，棕红色气体，有刺激性气味，分子量 46.01，熔点 -9.3℃，沸点 22.4℃，相对密度（水 = 1）1.45，相对蒸气密度（空气 = 1）3.2，饱和蒸气压 101.32kPa（22℃）；微溶于水，溶于碱、二硫化碳和氯仿；不燃，可助燃，具强氧化性，遇衣物、锯末等可燃物立即燃烧，与一般燃料、氯化烃类等猛烈反应引起爆炸；遇水有腐蚀性。N_2O_3 遇湿后分解为 NO_2 和 NO。N_2O_4 是 NO_2 的二聚体，为淡黄色气体，两者处于平衡状态，呈可逆性反应。N_2O_5 为晶状体，遇光则分解为 N_2O_3，后者遇水又可分解为 NO_2 和 NO。NO_2、NO 和 N_2O_4 常共同存在。

环境来源和分布　氮氧化物为最常见的刺激性气体之一。在生产和使用硝酸，以硝酸制取苦味酸、硫酸、砷酸、乙二酸、硝酸铵、硝基盐、硝基化合物的过程中，有氮氧化物产生；苯胺染料重氮化、用硝酸清洗金属部件、卫星发射、火箭推进等可释放大量氮氧化物；在农业生产中硝酸铵化肥保管不当或遇火燃烧时，可产生大量的硝烟；谷物或青储饲料堆放过久，硝酸盐发酵生成亚硝酸盐和氧，亚硝酸盐与谷物和青储饲料中的有机酸相结合，生成亚硝酸，当谷仓内温度升高时，亚硝酸盐可分解为氮氧化物和水，即所谓"谷仓气中毒"；其他含氮物质分解时，如以硝石（$NaNO_3$）和氟硅酸钠（Na_2SiF_6）制取 NO_2；制造硝基炸药或爆炸时的炮烟；硝基塑料制品、电影胶片、赛璐珞等遇火燃烧时；煤炭、木材、棉织物被硝酸浸蚀；电焊、氩弧焊、气焊、气割及电弧发光产生的高温等使空气中的氧和氮结合，均可产生大量氮氧化物。此外，在汽车、内燃机排放的尾气中也有氮氧化物气体。

毒性　大鼠 4 小时吸入 NO 的 LC_{50} 为 1068mg/m³。NO 40mg/m³ 致突变性（细菌回复突变试验）；大鼠连续 3 小时吸入 36mg/m³ 的 NO，可引发体细胞突变。美国职业安全与健康学会（NIOSH）危险浓度为 134mg/m³。

NO_2 的毒性为 NO 的 4～5 倍。小鼠 4 小时吸入 NO_2 的 LC_{50} 为 126mg/m³，NO_2 12mg/m³ 致突变性（细菌回复突变试验）；大鼠连续 3 小时吸入 31mg/m³ 的 NO_2，可引起体细胞突变。大鼠吸入最低中毒浓度（TC_{Lo}）8.5μg/m³，24 小时（孕 1～22 天），引起胚胎毒性和死胎。人体暴露接触 70mg/m³ 的 NO_2，会产生黏膜刺激；140mg/m³，可引发支气管炎和肺炎；220～290mg/m³，立刻发生危险，可致肺水肿；560～940mg/m³，引起致命性肺水肿、窒息；1460mg/m³，迅速导致死亡。NIOSH 危险浓度为 41mg/m³。

毒作用机制　氮氧化物由肺部吸收的速度要比胃黏膜快 20 倍左右，通过呼吸道吸入中毒，损伤呼吸道，引起肺水肿及化学性肺炎。氮氧化物致肺水肿的发病机制是由于呼吸道吸入的氮氧化物缓慢溶解于肺泡表面的液体和含有水蒸气的肺泡气中，并逐渐与水作用，生成硝酸和亚硝酸，对肺泡 I 型细胞和支气管纤毛细胞产生明显的毒性，广泛损伤细支气管及肺泡上皮组织，使肺泡和毛细血管通透性增加。因此，大量水分从细胞及血管内外渗，引发肺水肿，并易发细支气管闭塞症。同时，在终末细支气管引发自由基产生，导致蛋白氧化、脂质过氧化及细胞膜损伤；并损害肺泡表面活性物质，使肺泡萎缩，肺泡压明显降低，与肺泡压

抗衡的毛细血管流体静压增高，液体由血管内大量外渗。此外，氮氧化物还使细胞内环磷酸腺苷含量下降，降低了生物膜的功能。

氮氧化物引发高铁血红蛋白血症。因为 NO 经肺部吸收，易与血红蛋白结合形成亚硝酰基血红蛋白，NO 与血红蛋白的亲和力是一氧化碳的几千倍。亚硝酰基血红蛋白进一步氧化为高铁血红蛋白。当体内高铁血红蛋白含量达 15% 以上时，即出现发绀，影响红细胞携带氧的功能，加重机体缺氧，伤者很快出现酸中毒，综合因素性休克，心肌收缩力下降，呼吸循环衰竭而死亡。

中毒临床表现　临床上见到的急性氮氧化物中毒，以 NO_2 为主要成分时，肺组织损害明显；NO 为主要成分时，高铁血红蛋白血症和中枢神经系统损害明显。此外，长期吸入氮氧化物，会使支气管和细支气管上皮纤毛脱落，黏液分泌减少，肺泡吞噬细胞吞噬能力降低，使机体对内源性或外源性病原体易感性增加，抵抗力降低，呼吸道慢性感染发病率明显增加。N_2O_4 和发烟硝酸均是强氧化剂，具有强烈腐蚀性，能腐蚀大部分金属及人的皮肤、黏膜、牙釉质和眼，引发局部化学性烧伤。

急性肺水肿：①刺激期。接触氮氧化物后有眼、鼻、咽喉刺激性症状，如流泪、眨眼、流涕，甚至由于痉挛性阵咳而引起呕吐。②潜伏期。脱离接触后，刺激症状缓解或消失，即进入潜伏期。潜伏期通常为数小时，最长可达 24～48 小时。潜伏期内多数人无明显症状，少数人有轻微症状如头昏、无力、烦躁、失眠、食欲减退等。③肺水肿发作期。首先出现严重呼吸困难，伴有咳嗽、

多痰，咯血痰或泡沫状痰，也可呈柠檬黄或粉红色；呼吸浅快，每分钟超过 35 ～ 40 次；可有发绀；巧克力样血、血浓缩、酸碱度发生变化，血液中高铁血红蛋白含量升高；双肺呼吸音低，满布粗糙的干啰音及大、中、小湿啰音，捻发音；心动过速，成年人心率每分钟 125 次左右，患儿每分钟为 140 ～ 160 次，部分患者心电图示肺性 P 波及多导联 ST 段下移；胸片发现双肺透光度降低，肺纹理粗乱，有斑点状小片云絮状阴影；在高浓度吸氧下，动脉血氧分压 5.3 ～ 7.9kPa。随着病情的发展，肺通气换气功能损害加剧。缺氧情况越来越重，引起脑及心肌受损，出现呼吸循环进行性衰竭、血压下降、神志不清而死亡。④恢复期。中度肺水肿一般在 24 小时内，有的在 48 小时内症状好转，进入恢复期，经 1 周左右可基本痊愈。重度肺水肿经积极救治后，症状逐渐好转。但恢复较慢，需经半个月至 1 个月才能痊愈。慢性氮氧化物中毒主要表现为神经衰弱综合征及慢性呼吸道炎症。个别病例出现肺纤维化，可引起牙齿酸蚀症。

中毒临床处理 氮氧化物中毒尚无特效疗法，临床上仍采用综合对症支持治疗。急性氮氧化物中毒的治疗原则是迅速脱离现场至空气新鲜处；保持呼吸道通畅，给予合理氧疗，积极防治肺水肿；应用支气管解痉剂，肺水肿发生时给去泡沫剂如消泡净，必要时作气管切开、机械通气等；及时观察胸部 X 线变化及血气分析；早期、适量、短程应用糖皮质激素；短期限制液体入量；合理应用抗生素。慎用脱水剂及吗啡，减量应用强心剂。出现高铁血红蛋白血症时用 1% 亚甲蓝 5 ～ 10ml 缓慢静注。

卫生标准 根据中国《工作场所有害因素职业接触限值》（GBZ 2-2002）规定，作业场所 NO_2 时间加权平均容许浓度（PC-TWA）为 5mg/m³，短时间接触容许浓度（PC-STEL）为 10mg/m³；NO 时间加权平均容许浓度为 15mg/m³，短时间接触容许浓度为 30mg/m³。美国政府工业卫生学家学会（ACGIH）推荐的 NO_2 时间加权平均值为 6mg/m³，短时间暴露接触限值为 10mg/m³；NIOSH 推荐的接触极限为 2mg/m³，危险浓度为 41mg/m³。

（张天宝　沈春琳）

guāngqì

光气（phosgene）　CAS 号 75-44-5，化学名碳酰氯。分子式 $COCl_2$，分子量 98.92。

理化特性 相对密度，水和空气分别为 1.37 和 3.42，熔点 −127.8℃，沸点 7.56℃，饱和蒸气压 161.6kPa（20℃）。光气常温下为无色有腐草气味的气体，低温加压时为黄绿色液体；300℃以上分解为一氧化碳（CO）和氯气；易溶于苯、甲苯、氯仿等溶剂；微溶于水，可迅速水解成二氧化碳和氯化氢，因此，光气遇水后有强烈腐蚀性。光气不易燃，化学性质活泼，易与碱生成盐；与氨反应生成氯化铵；与乌洛托品作用生成无毒的加成物；与带氨基、羟基和疏基等基团的有机物能迅速结合反应生成酰化衍生物，亦可与伯醇等生成氯仿。

环境来源和分布 四氯化碳、二氯甲烷、三氯乙烯和丁基氯甲酸酯燃烧时也会产生光气。大气中的光气主要来自游离的散射、氯化烃热分解和氯乙烯光氧化，平均浓度 80 ～ 130ng/m³，大气中的光气通过气相水解作用缓慢的降解。

用途 工业生产中的光气，大都以活性炭为催化剂，由 CO 和氯气反应制成。主要用于聚氨酯生产，也用于聚碳酸盐和氨基甲酸酯生产，以及相关的杀虫剂、染料、香水、制药和异氰酸盐。

暴露途径 呼吸道吸入是光气的主要暴露途径，也可经皮肤暴露吸收。人类光气每日摄入量 1.6 ～ 2.6μg。高温作业环境下，接触有机氯溶剂或氯化聚合物的工人，光气接触水平可超过阈限值 0.4mg/m³。

代谢特征 光气吸入后迅速与肺组织细胞成分发生酰化、氯化反应和水解。部分光气以原型由呼吸道排出，其代谢产物由肾和肺排出，水解产物盐酸被肺组织所缓冲。光气在肺部代谢、排泄很快，一般在吸收进入血液前就基本消失，故认为无吸收和体内蓄积作用。

毒性 属高毒类。大鼠 30 分钟吸入光气的 LC_{50} 为 1400mg/m³。急性吸入毒性以致死浓度（mg/m³）和时间（分钟）乘积，即 LCt_{50} 值表示，小鼠为 900mg/（m³·min），猴子为 1920mg/（m³·min）。大鼠实验吸入 4000mg/（m³·min）光气，30 分钟内发生肺泡壁间质水肿，电镜可见高度水肿间质推压内表皮细胞胞质层，连同基底膜形成"大疱"状突入毛细血管腔，细支气管纤毛细胞和分泌细胞出现胞质空泡。生产环境中浓度 5mg/m³ 可嗅出烂苹果味；10 ～ 20mg/m³ 可引起人眼和上呼吸道刺激症状，较长时间接触 5 ～ 10mg/m³ 光气，可引起肺严重损伤，出现肺水肿；> 40mg/m³，接触 1 分钟，对支气管黏膜和肌层有局部刺激作用，可引起支气管痉挛，在肺水肿之前就发生窒息；$20 \sim 50 mg/m^3$ 时可引起急性中毒；$100 \sim 300 mg/m^3$ 时，$15 \sim 30$ 秒可引起重度中毒，甚至死亡。光气吸入量超过 $100 mg/(m^3 \cdot min)$，导致肺生化功能改变；超过 $600 mg/(m^3 \cdot min)$ 引起明显的肺泡性肺水肿；超过 $1200 mg/(m^3 \cdot min)$ 可引起重度中毒，甚至死亡；LCt_{50} $2000 mg/(m^3 \cdot min)$。

毒作用机制 光气致肺损伤主要表现为肺组织细胞内的蛋白、酶受损，纤毛细胞纤毛断裂、脱失、倒伏，细胞坏死和脱落，使正常黏液-纤毛系统的保护作用受到破坏，并且呼吸道黏膜杯状细胞明显增多，分泌亢进，黏液量增加。同时肺部毛细血管通透性显著增加，大量蛋白质和红细胞渗入肺组织间隙和肺泡内；并导致肺泡壁表面活性物质受损和减少，使肺泡表面张力增加，造成肺泡萎陷，引起肺水肿。接触高浓度光气（$>883 mg/m^3$）时，吸入的光气可透过气-血屏障直接进入肺毛细血管，与血液成分发生反应，形成正铁血红素并引起溶血，红细胞碎片等可导致肺毛细血管栓塞和循环阻滞，患者可在数分钟内死于急性肺心病。光气吸入中毒的主要病变是中毒性肺水肿。其发病机制可能是由于光气分子中的羰基与肺组织细胞蛋白质、各种酶及类脂中的氨基、羟基、巯基等功能基团结合发生酰化反应，引起肺酶系统的广泛抑制，细胞糖酵解和利用氧能力下降，使细胞内 ATP 和 cAMP 水平下降，造成肺上皮细胞、间质和内皮细胞内水分增多，肺气-血屏障受损，肺毛细血管通透性增高。同时，肺泡 II 型上皮细胞凋亡，细胞形态和结构发生改变，导致其功能异常，肺泡表面活性物质分泌减少，炎性细胞浸润等因素共同作用引发肺水肿。

光气耗竭亲核成分，中毒后机体总抗氧化力显著下降，机体丙二醛和氧化型谷胱甘肽显著增加，谷胱甘肽显著减少。谷胱甘肽耗竭时，光气与细胞大分子结合，导致肝肾组织细胞坏死。在此过程中大量中性粒细胞等有吞噬能力的细胞聚集，同时释放氧自由基等毒性产物。光气引起肺水肿的其他机制：①组织细胞损伤使细胞膜磷脂被分解生成花生四烯酸类化合物，能舒张小血管，增加微血管通透性，促进水肿形成，并吸引大量中性粒细胞向损伤部位集中。②肺神经内分泌细胞明显减少，且细胞内含生物活性物质的颗粒数目也明显减少，提示在光气中毒性肺水肿的进展过程中，存在肺神经内分泌细胞大量释放生物活性物质的现象。③光气中毒后可使肺内血管紧张素转化酶活力升高，致使肺内血管紧张素 II 浓度升高，肺毛细血管收缩，削弱了机体对光气的水解解毒作用。④光气可水解为盐酸，对呼吸道引起损伤。⑤光气中毒后交感神经兴奋，导致右淋巴导管痉挛，引起淋巴循环梗阻，组织内液体潴留，加重了肺水肿。

中毒临床表现 光气轻度中毒表现为咳嗽、气短、胸闷或胸痛，肺部散在干、湿啰音；X 射线胸片表现为肺纹理增强或伴边缘模糊；呈支气管炎或支气管周围炎表现。中度中毒是在以上基础上可再有痰中带血；胸部 X 线表现为两中、下肺野可见点状或小斑片状阴影；血气分析常为轻、中度低氧血症；呈急性支气管肺炎或急性间质性肺水肿表现。重度中毒的胸部 X 线表现为两肺野有大小不一、边缘模糊的小片状、云絮状或棉团样阴影，有时可融合成大片状阴影或呈蝶形分布；血气分析显示氧合指数（PaO_2/FiO_2）$\leq 300 mmHg$；呈现弥漫性肺泡肺水肿或中央型肺泡肺水肿表现。若进一步进展，甚至出现急性呼吸窘迫综合征、窒息、并发气胸及纵隔气肿、严重心肌损害、休克或昏迷。

中毒临床处理 光气中毒引起的急性呼吸窘迫综合征治疗参照《职业性急性化学物中毒性呼吸系统疾病诊断标准》（GB 73-2009）。光气中毒无特效疗法，采用综合对症支持治疗。治疗原则是迅速脱离光气污染；保持安静减少耗氧、合理用氧（吸入氧浓度不宜超过 60%）；保持呼吸道通畅，给予药物雾化吸入；防治肺水肿，早期、足量、短程糖皮质激素应用；控制液体进入，改善微循环；防止肺部感染、酸中毒、休克等并发症。

卫生标准 中国《工作场所有害因素职业接触限值 化学有害因素》（GBZ 2.1-2002）中规定，作业场所光气最高容许浓度（MAC）为 $0.5 mg/m^3$。美国政府工业卫生学家协会推荐的时间加权平均值为 $0.4 mg/m^3$。美国职业安全与卫生研究所推荐的接触极限为 $0.4 mg/m^3$，危险浓度为 $8 mg/m^3$。美国职业安全和健康管理局（OSHA）公布了 8 小时可容许接触极限为 $0.4 mg/m^3$。

（张天宝 沈春琳）

guòyǎnghuàwù

过氧化物（peroxide） 一类含有过氧基（—O—O—）的化合物。可看作是过氧化氢（又称双氧水，H_2O_2）的衍生物。1798 年德国科学家洪堡（Humboldt）首先制造出过氧化钡，1818 年法国化学家泰纳尔（Thénard）合成 H_2O_2，1858 年布鲁迪（Brudie）合成有机的过氧化苯甲酰。

分类 过氧化物可分为有机与无机两大类。无机过氧化物，包括 H_2O_2、过氧酸盐和金属过氧化物，元素周期表中ⅠA、ⅡA、ⅢB、ⅣB族元素以及某些过渡元素（如铜、银、汞）能形成金属过氧化物。有机过氧化物通式为 R-O-O-R'。R 与 R' 都为氢时得到 H_2O_2，有一个为氢时得到氢过氧化物。过酸、过酸酯与过氧化醚分别是羧酸、羧酸酯与醚的衍生物，也属于有机过氧化物的范畴。很多有机化合物（尤其是醚类）在储存时都会发生自动氧化，生成有机过氧化物。

理化特性 过氧化物对重金属、光、热及胺类都是敏感的，分解反应为爆炸性的自催化反应。有机过氧化物分子中的—O—O—过氧链一般不稳定，有很强的氧化能力，容易发生断裂生成两个自由基 RO·，蒸气与空气会形成爆炸性的混合物，是一类不稳定的易燃易爆化合物。绝大多数的有机过氧化物为无色到淡黄色的液体，或者为白色粉末状态到结晶状态的固体。一般具有弱酸性，多数不溶于水，易溶于邻苯二甲酸和二甲酯等有机溶剂。在较低温度下（或受到污染、摩擦、振动等）就可能发生分解，进行强放热反应，使温度更高，进而促进分解，易燃易爆。

用途 过氧化物在工业生产和人们生活中有广泛的用途。例如，H_2O_2 是合成许多重要的无机和有机过氧化物及精细化工产品的原料，3% 的 H_2O_2 用于医疗杀菌，> 10% 作为漂白及去味剂，也是染发剂的成份之一，还用作金属表面处理剂、聚合引发剂以及火箭推进剂等；广泛用于纸塑无菌包装材料在包装前杀菌和工

业污水、污泥处理，是生态业理想的污染控制剂。金属过氧化物用于纺织、造纸工业做漂白剂。碱土金属的过氧化物可用于制造烟火等。有机过氧化物如过碳酸钠是洗涤助剂，还可用作急救供氧剂、杀菌消毒剂、食品保鲜剂、金属表面处理剂、电镀洗涤剂、污水处理和高分子聚合控制剂等。过碳酰胺是土质改良剂、水产养殖给氧剂和饲料添加剂及固体消毒剂。过氧化钙用于漂白剂、杀菌剂和防腐剂、橡胶硫化促进剂、树脂交联剂和饲料添加剂等，作为供氧剂用于水产养殖和水果及蔬菜保鲜等。过氧化甲乙酮在聚酯及丙烯酸高聚物生产中作催化剂，在强化聚酯玻璃纤维生产中作硬化剂，还用作有机合成的引发剂以及作漂白剂和杀菌剂等。

毒性及临床表现 由于过氧化物的用途广泛，人们可以经口、呼吸道、皮肤和黏膜等途径暴露，有造成多种危害的潜在危险。①H_2O_2：大鼠经口 LD_{50} 为 1518mg/kg（8%～20%），小鼠经口 LD_{50} 为 2g/kg（90%）；女性经口最低中毒剂量（TDL_0）为 1200mg/kg（30%），男性经口 TDL_0 为 1429mg/kg（30%）。3% 的 H_2O_2 常规使用未发现明显的毒性作用，浓度 >10% 有较强的氧化性和腐蚀性。口服大量的 3% H_2O_2 可发生呕吐和腹泻；口服浓度 >10% 时口腔、咽喉、食管和胃有烧灼感，出现消化道溃疡出血甚至穿孔，严重者可昏迷、抽搐、休克。> 10% 可引起眼睛、皮肤的灼伤，出现水疱、角膜水肿甚至溃疡穿孔。吸入 >10% 浓度的蒸气可以引起咳嗽、气喘、呼吸困难，甚至化学性肺水肿。②过氧乙酸：大鼠经口的 LD_{50} 为 1540μl/kg，吸入的 LC_{50} 为

450mg/m³，小鼠经口的 LD_{50} 为 210mg/kg，兔经皮的 LD_{50} 为 1410μl/kg。动物实验显示为可疑致癌物。正常使用可有呼吸道和眼刺激症状。皮肤接触高浓度溶液可出现局部水疱、红肿、皮炎、溃疡等。眼睛溅入，可出现疼痛、畏光、流泪等症状，严重者出现角膜水肿、溃疡穿孔甚至失明。口服可出现恶心、呕吐、出血，严重者溃疡穿孔、休克等。吸入出现咳嗽、气喘、呼吸困难等，严重者可出现化学性支气管炎、肺炎，甚至肺水肿。③二氧化氯，大鼠经口 LD_{50} 为 292mg/kg，吸入最小致死浓度（LC_0）为 2 小时 783mg/m³。正常使用时可出现轻微呼吸道刺激症状，少数人有眼睛刺激症状。皮肤接触高浓度溶液可出现局部水疱、红肿、皮炎等。口服可出现恶心、呕吐、消化道出血等。吸入可出现咳嗽、气喘、呼吸困难等，严重者出现化学性支气管炎、肺炎，甚至肺水肿。眼睛溅入，可出现疼痛、畏光、流泪等症状。

有机过氧化物对人的危害性主要表现为眼睛损伤，如过氧化环己酮、叔丁基过氧化氢、过氧化二乙酰等，都可对眼睛角膜造成有损害作用。大气中的过氧乙酰硝酸酯有强烈眼刺激作用，使眼睛红肿、流泪；还可引起喉疼、喘息、咳嗽、呼吸困难，头痛、胸闷、疲劳感、皮肤潮红、心肺功能障碍等症状。对面粉等食品中使用过氧化苯甲酰和过氧化钙受到公众的质疑和关注。过氧化苯甲酰毒性很低，大鼠经口 LD_{50} 为 7710mg/kg；国际食品法典委员会和美国、加拿大、日本等国家和中国台湾、香港地区允许在面粉加工中使用；联合国粮农组织和世界卫生组织联合食品添加

剂专家委员会评估，过氧化苯甲酰在面粉中 75mg/kg、在乳清粉中 100mg/kg 的使用限量，不会对人体健康造成危害。欧洲经济合作与发展组织的评估报告（2002 年），也认为对人体没有危害。尽管过氧化苯甲酰按照规定使用中尚未发现安全性问题，但由于面粉加工行业已无使用的技术必要性，中国自 2011 年 12 月 1 日起禁止在面粉生产中使用过氧化苯甲酰和过氧化钙。

中毒事件 大气中的氮氧化物和碳氢化合物等污染物在紫外线作用下可发生光化学反应产生光化学烟雾，其中臭氧、过氧酰基硝酸酯是主要成分。很多过氧化物是易燃易爆物，可造成爆炸等事故。1990 年日本板桥区在生产过氧化苯甲酰过程中爆炸，造成 9 人死亡，19 人受伤。1993 年 4 月 29 日，山西太原某校实验室在研制过氧化甲乙酮过程中，造成死亡 4 人，重伤 2 人，40 多人受伤的爆炸事故。1996 年 10 月，台湾桃园某树脂涂料公司由于过氧化丁酮反应槽发生爆炸，造成了死亡 10 人、重伤 8 人、轻伤 39 人。在环境污染事件方面，从 20 世纪 40 年代起，美国洛杉矶发生了多次光化学烟雾事件，大批居民发生眼睛红肿、喉痛、咳嗽、皮肤潮红等症状，严重者心肺功能衰竭导致死亡，称为洛杉矶光化学烟雾事件。此后，美国加利福尼亚、日本东京和大阪、英国伦敦、澳大利亚、德国等大城市及中国北京、南宁、兰州均发生过光化学烟雾事件。

预防控制措施 对过氧化物可能的潜在危害性，一方面需全面实施危险化学品统一分类标签的管理体系，防止发生爆炸事故等。联合国 2002 年 12 月通过了《全球化学品统一分类和标签制度》，中国颁布了《化学品分类和标签规范 第 2 部分：爆炸物》（GB 30000.2-013），规定了爆炸物的术语和定义、分类标准、判定逻辑和指导、标签。另一方面，对人体暴露可能的毒作用危害，需进一步研究长期低剂量暴露的危害，特别是早期毒性的生物标志；加强汽车尾气的治理和消毒剂等安全使用的管理，以预防对人体可能的危害。

（张天宝）

yàxiāo'ànlèi huàhéwù

亚硝胺类化合物（nitrosamine compound） 属亚硝基化合物，包括亚硝胺与亚硝酰胺两类，均含有 N-亚硝基基团。亚硝胺的基本结构为 R1（R2）N—N=O，式中 R1、R2 可以是烷基或环烷基，也可以是芳香环或杂环化合物。R1 及 R2 相同者称为对称的亚硝胺，如 N-亚硝基二甲胺又称 N-二甲基亚硝胺（dimethylnitrosoamine，DMNA）。R1 及 R2 不相同者称为不对称的亚硝胺，如甲基苯基亚硝胺；R1 及 R2 为环状或杂环化合物者称为环状亚硝胺，如 N-亚硝基吡咯烷、N-亚硝基吗啉。亚硝酰胺的基本结构为 R1（R2CO）N—N=O，式中 R1 和 R2 可以是烷基或芳基，R2 也可以是 NH2、NHR、NR2（称为 N-亚硝基脲）或 RO 基团（即亚硝基氨基甲酸酯）。

理化特性 亚硝胺由于分子量不同，可表现为蒸气压不同，能够被水蒸气蒸馏出来并不经衍生化直接由气相色谱测定的为挥发性亚硝胺，否则称为非挥发性亚硝胺。低分子量的亚硝胺（如 DMNA）在常温下为黄色液体。高分子量的亚硝胺多为固体。除了某些 N-亚硝胺（如 DMNA、N-亚硝基二乙胺、N-亚硝基二乙醇胺及某些 N-亚硝基氨基酸等）可以溶于水及有机溶剂外，大多数亚硝胺都不溶于水，仅溶于有机溶剂中。亚硝胺在紫外光照射下可发生光解反应，通常条件下在中性和碱性环境中不易水解、氧化和转为亚甲基等，化学性质相对稳定。而亚硝酰胺的化学性质活泼，在酸性或碱性条件下均不稳定。

来源与暴露途径 亚硝胺可在人体内外环境中合成，是由其前体物质亚硝酸盐和二级胺在一定条件下通过亚硝基化反应生成的。自然界存在的亚硝胺类化合物不多，但其前体物质亚硝酸盐和胺类却普遍存在。例如，亚硝酸盐广泛存在于土壤、水域及多种植物蔬菜中，也可由硝酸菌将在腌腊肉制品时用作增色剂和防腐剂的硝酸盐还原而来。而胺类化合物是生物界蛋白质代谢的中间产物，常存在于加工贮存过程中的动物性食品中。亚硝酸盐与胺相遇时，在一定条件下，即可在腌腊制品、烟熏制品及发酵食品合成一定量的亚硝基化合物。啤酒中的亚硝胺问题备受关注。尽管在啤酒中检出 DMNA 多在数个微克/千克范围内，但饮用量大，通过蓄积作用使其含量升高。黑曲霉、串珠镰刀菌、扩张青霉等霉菌导致玉米面霉变时，其中硝酸盐可代谢还原为亚硝酸盐，仲胺含量也增高，在适宜条件下可直接形成亚硝胺。除食品外，哺乳动物和人胃、肠、膀胱及口腔也可合成亚硝胺，而且环境中亚硝酸盐含量的升高将刺激人体内的 N-亚硝基化合物的生成。内源性形成亚硝胺的主要机制，一是二级胺与亚硝酸盐的直接化学反应，这种反应是 pH 依赖性的，

pH 值每降低 1 个单位，亚硝胺生成增加 5 ~ 10 倍；二是细菌亚硝胺合成酶催化反应，该反应在中性 pH 值时生成亚硝胺最多；维生素 C、酚类和硫磺类化合物可以抑制亚硝胺的合成；500mg 维生素 C 可以使人胃内亚硝胺生成减少 99%。健康人胃内几乎没有亚硝胺合成菌，而平衡膳食几乎阻断了亚硝胺的直接形成。另外，胃内酸性环境很快将亚硝酸盐还原为 NO 释放出去。但患萎缩性胃炎的患者由于胃中某些具有催化 N-亚硝基化合物合成作用的微生物数量增多，胃内亚硝基化合物的总含量明显升高。

在烟草和烟气中存在有 4 类 N-亚硝胺化合物：挥发性 N-亚硝胺化合物（VNA）、不挥发性 N-亚硝胺化合物（NVNA）、由烟草中残留的农用化学品形成的 N-亚硝胺化合物及烟草特有 N-亚硝胺化合物（TSNA）。20 世纪 70 年代初，霍夫曼（Hoffmann）等人首次在烟草制品中发现了 N-亚硝基降烟碱（NNN），这种物质在食品和饮料中的质量分数很少超过 0.1×10^{-6}，而在烟草中可达 $(1.9 \sim 88.6) \times 10^{-6}$。除 NNN 外，TSNA 还包括 4-(N-甲基亚硝基)-(1-3-吡啶基)-1-丁酮（NNK）、N-亚硝基假木贼碱（NAB）和 N′-亚硝基新烟草碱（NAT）等。

代谢特征 在饮用水中发现亚硝基二甲胺、亚硝基吡咯烷、亚硝基哌啶、亚硝基二苯胺等消毒副产物，已被美国、加拿大列入监测污染物。由于食物、化妆品、啤酒、饮用水和香烟中都含有亚硝酸胺，人们可能同时经多种方式摄入。因此，亚硝胺对人体健康的危害受到人们的关注。N-亚硝胺在体内一般需要在细胞色素 P_{450} 相关酶的作用下代谢激活，使 α-位的烷基羟化，然后失去一分子的醛，生成具有亲电活性的重氮羟化物。而当 R1 和 R2 中的一个为多碳取代基时，可以发生 β-位或 ω-位的代谢活化，生成 β-位或 ω-位的羟化中间体，然后在磺基或磷酸基转移酶的作用下生成亲电活性的酯（图）。

毒性 弗罗因德（Freund）于 1937 年首次报道了 2 例职业接触 DMNA 中毒的案例，患者表现为中毒性肝炎和腹水，其后以 DMNA 给小鼠和犬染毒也出现肝坏死。巴梅斯（Bames）和马吉（Magee）分别于 1954 年和 1956 年揭示了 NDMA 不仅是肝毒物，也是强致癌物，可以引起肝肿瘤。

亚硝胺类化合物的急性中毒主要表现在肝脏损伤及血小板破坏两个方面，有黄疸及出血倾向。病理剖检显示，肝组织严重坏死，胆汁溢出。此外，还有肾、肺、睾丸、胃等部位的损伤。有研究者经饮水染毒 0.1mg/ml 二乙基亚硝胺（diethylnirtosamine，DEN）溶液作为大鼠肝硬化模型的诱导剂，在第 11 周肝硬化率达 86.67%。一些亚硝胺类化合物对大鼠经口的 LD_{50} 分别为 DMNA 27 ~ 41mg/kg，DEN 216 ~ 280mg/kg，二正丙基亚

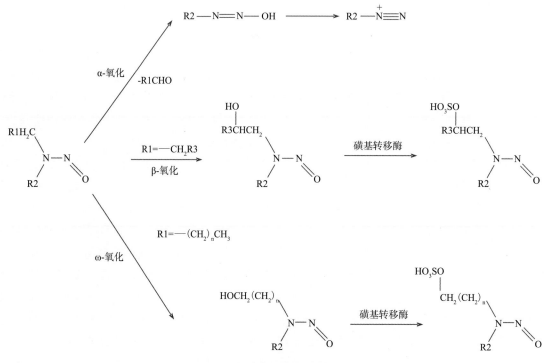

图 亚硝胺的活化代谢过程

硝胺 >400mg/kg，乙基丁基亚硝胺 380mg/kg，甲基苄基亚硝胺 18mg/kg，甲基亚硝基脲 180mg/kg，二甲基亚硝基脲 240mg/kg，亚硝基吗啉 280～320mg/kg，亚硝基吡咯烷 900mg/kg，亚硝基哌啶 200mg/kg。对于对称性烷基亚硝胺，碳链越长，急性毒性越低。慢性中毒以肝硬化为主，患者呈肝病面容，有一定程度恶病质腹水，并常伴发腹痛、腹胀、便秘等，其他可有食欲减退、体重减轻、乏力、失眠健忘等症状。亚硝酰胺是直接致突变物，能引起细菌、真菌及多种哺乳动物发生突变；而亚硝胺是间接致突变物。亚硝胺类化合物具有强烈的致癌性。在已检测的 300 种化合物中，已证实有 90% 至少可诱导一种动物致癌，但其致癌强度可相差约 1000 倍，如 DEN 平均诱癌量约 0.0006mol/kg，而二乙醇亚硝胺为 1mol/kg。其中乙基亚硝胺、DEN 和 DMNA 至少对 20 种动物具有致癌活性。同一化合物在不同动物可能诱发不同的肿瘤，如 N-亚硝基吗啉可诱发大鼠肝及鼻胭肿瘤，而小鼠只为肝肿瘤，而地鼠则为气管肿瘤，已证明诱发肿瘤以肝、食管、胃等器官为主，但也可诱发其他器官的肿瘤。致癌性存在着器官特异性，并与其化学结构有关，如 DMNA 是一种肝致癌物，同时对肾也有一定的致癌性；DEN 对肝和鼻腔有一定的致癌性。一些化合物对大鼠经口的致癌性：DMNA（肝癌、鼻窦癌），DEN（肝癌、鼻窦癌），二正丙基亚硝胺（肝癌、膀胱癌），乙基丁基亚硝胺（食管癌、膀胱癌），甲基苄基亚硝胺（食管癌、肾癌）甲基亚硝基脲（前胃癌、脑癌、胸腺癌），二甲基亚硝基脲（脑癌、神经癌、脊髓癌），

亚硝基吗啉（肝癌），亚硝基吡咯烷（肝癌），亚硝基哌啶（食管癌）。已知某些亚硝胺还可通过胎盘、乳汁使子代接触，如甲基及乙基亚硝基脲可诱致大鼠、小鼠、仓鼠等实验动物子代畸形，特别是中枢神经系统和骨骼系统畸形，还可引起子代的肿瘤。

人类的鼻咽癌、食管癌、胃癌、肝癌及膀胱癌等可能与环境中硝酸盐和亚硝酸盐的含量有关。日本胃癌的高发可能与日本人喜食含亚硝酸盐高的海鱼有关。智利的研究认为，胃癌的高发可能与大量使用硝酸盐肥料，从而造成土壤和蔬菜中硝酸盐和亚硝酸盐的含量过高有关。米塔切克（Mitacek）等报道泰国肝癌与胃癌发生的地理分布与当地居民日常饮食中硝酸盐、亚硝酸盐及 NDMA 的摄入量有明显的相关性。中国胃癌死亡率最高的福建长乐市，居民的传统调味品鱼露的摄入水平与胃癌流行呈正相关。研究发现鱼露由小海鱼与食盐长期发酵而成，富含肌酸、肌酐等亚硝化胺类，在类似人胃内条件下亚硝化时能够形成 N-亚硝基化合物，这些化合物具有致突变和致大鼠胃腺癌作用。河南比较了食管癌高发地区林县和相邻的食管癌低发地区范县的食品，发现林县食品中亚硝胺检出率高达 23.2%，而范县仅为 1.2%。亚克申（Jakszyn）等分析了 1985～2005 年所有已发表的队列和病例-对照研究，结果显示胃癌与亚硝胺化合物摄入有关。罗好曾等在探讨武威居民胃癌高发的原因时，认为饮食中缺乏新鲜蔬菜和过高的亚硝酰胺摄入是造成胃癌高发的主要原因。这些研究为 N-亚硝基化合物对人体的致癌说提供了证据。但尚未发现人的肿瘤和亚

硝基化合物直接有关的可靠证据。国际癌症研究所（IARC）将 DMNA、DEN 列为人类很可能的致癌物（ⅡA）。

致癌机制 N-亚硝基化合物所导致的 DNA 烷化主要是由代谢物，如 N-亚硝胺经 α-位活化产生的烷基羟化物和经 β-位或 ω-位代谢产生的活性酯，以及由亚硝基脲分解产生的氯乙基或羟乙基，与 DNA 碱基上的亲核位点简单加合而形成。DNA 的烷化反应具有一定的区域选择性，鸟嘌呤的 O^6 和 N^7 位点最容易被加合，这是因为 O^6 和 N^7 位点具有最较强的亲电性。也有实验发现，N-亚硝胺 α-位代谢的副产物醛和由亚硝基脲分解产生的异氰酸也都能导致 DNA 的烷化。尽管 N-亚硝基化合物能够以很大比例生成亲电子剂使 DNA 烷化，但人们普遍认为 DNA 链间交联的形成是致癌的决定性因素，因为它能够干扰 DNA 的复制与转录，并可能导致基因的移码突变。菲什哈贝尔（Fischhaber）等证明了氯化亚硝脲与合成的寡核苷酸反应的序列特异性及 DNA 链间交联所导致损伤的共价结构，确定了鸟嘌呤的 N1 和胞嘧啶的 N3 位形成链间交联，交联的效率与单加合物形成的效率成正比，且交联多发生在 G—C 富集的部位，尤其是含有连续鸟苷酸的位点，但交联并无明显的序列特异性。硝酸盐和癌症的关系一直受到人们的关注，大量的研究认为亚硝酸盐在体内与胺类物质结合生成 N-亚硝胺化合物，和刺激细胞内一氧化氮含量的上升是诱发癌症的主要原因，此外肿瘤组织中新血管的形成与癌细胞利用亚硝酸盐作为糖酵解的氢受体也对癌症的形成和发展产生了重要的作用。但对致癌的作用

机制还有很多问题待深入研究。

卫生标准 中国已对海产品和肉制品中亚硝胺的含量制定了限量标准。海产品和肉制品中 DMNA 限量标准分别为 ≤4μg/kg 和 ≤3μg/kg；DEN 分别为 ≤7μg/kg 和 ≤5μg/kg。不同国家啤酒中 DMNA 的限量标准（μg/L）从 0.5～5.0，中国为 3.0。中国制定《食品安全国家标准 食品中 N-亚硝胺类化合物的测定》（GB 5009.26-2016），规定了用气相色谱-质谱法与气相色谱-热能分析仪法测定肉及肉制品、水产动物及其制品中 DMNA 的含量。

（张天宝）

zhīfángzú tīnglèi huàhéwù
脂肪族烃类化合物（aliphatic hydrocarbon compound） 包括饱和烃（烷烃）和不饱和烃（烯烃和炔烃），以及它们的环状类似物脂环烃的一类碳氢化合物。简称脂肪烃。主要用于制造燃料、化工用品和医用高分子材料。低碳不饱和烃（C_2～C_4）是单纯窒息性和弱麻醉性的气体；中碳不饱和烃除麻醉作用外，尚有对黏膜轻度刺激和致痉挛作用。经口摄入液态烷烃，可引起恶心、呕吐、腹痛等胃肠道症状。不饱和脂肪烃毒性低微，但比烷烃略高。常见脂肪烃见表，并以丙烷、正己烷和丁二烯为例，介绍该类化合物的毒性。

（童 建）

表 常见的脂肪烃类化合物

中文名	英文名	CAS 号	常用别名	分子式
甲烷	methane	74-82-8	无	CH_4
乙烷	ethane	74-84-0	无	C_2H_6
丙烷	propane	74-98-6	无	C_3H_8
正己烷	hexane	110-54-3	无	C_6H_{14}
1,3-丁二烯	1,3-butadiene	106-99-0	丁间二烯	C_4H_6
正辛烷	octane	111-65-9	无	C_8H_{18}

bǐngwán
丙烷（propane） CAS 号 74-98-6，相对分子质量 44.096，分子式 C_3H_8。

理化特性与接触机会 丙烷在常温下为无色、无臭气体，易燃、易爆、化学性质稳定，熔点 -187.65℃，沸点 -42.17℃，蒸气密度 1.52g/L，在 650℃时分解为乙烯和乙烷。完全燃烧生成二氧化碳和水；溶于乙醇和乙醚，微溶于水。丙烷主要存在于油田气和天然气，用于制造乙烯、丙烯、含氧化合物和低级硝基烷，也可用作冷冻剂和燃料。在上述生产或使用过程中均有机会接触。

动物毒性 浓度 <3.6g/m³ 时无明显急性毒性。1% 浓度使犬血流动力学改变，3.3% 时可降低心肌收缩力，心搏出量减少，肺血管阻力增加。10% 浓度影响猴心肌功能，20% 时出现呼吸抑制。大鼠和小鼠吸入混合气体（丙烷占 50.15%，乙烷占 19.3%，丙烯占 15.1%）50g/m³，未出现明显中毒症状；65g/m³ 时条件反射异常；110～126g/m³ 时轻度麻醉，而 400～500g/m³ 时部分动物深度麻醉，但无死亡。慢性染毒时，每日暴露于丙烷为主的混合气体 8.5～12.16g/m³，2 小时，连续 6 个月，除体重略低于对照组外，动物一般情况尚好。神经行为早期（2 个月）以抑制为主，后期以兴奋为主。血红蛋白轻度减少，

脱离接触后可以恢复。组织学仅有轻微变化，表现为肺少量出血，肝肾组织轻度变性。

人体毒性 丙烷属微毒类，为单纯麻醉剂，对眼和皮肤无刺激，直接接触可致冻伤。人短暂接触 1% 的丙烷，不引起症状；2% 以下觉察不到气味；10% 浓度接触数分钟，可有轻度的头晕。接触较高浓度丙烷、丁烷的混合气，可以出现头痛头晕、兴奋或嗜睡、恶心呕吐、流涎、血压降低、神经生理反射减弱，严重时可出现麻醉状态和意识障碍。极高浓度下可发生窒息。丙烷中毒主要见于生产泄漏。

毒作用机制 丙烷对人体基本无毒，只有在极高浓度时会成为单纯窒息性气体，导致人体缺氧。经呼吸道吸入后大部分以原型呼出。

预防控制措施 丙烷的生产过程应密闭且全面通风；高浓度环境中，穿防护服，佩戴供气式呼吸器，戴安全防护眼镜；工作现场严禁吸烟；避免长期反复接触；进入罐内或其他高浓度作业区，须进行监护。接触丙烷的生产环境，特别是矿井中，要加强井下通风，采用各种通风措施，保证井下瓦斯不超过规定含量。

（童 建）

zhèngjǐwán
正己烷（hexane） CAS 号 110-54-3，分子量 86.17，分子式 C_6H_{14}。

理化特性与接触机会 常态下为无色、微有异味的液体，沸点 68.74℃，熔点 -95℃，蒸汽压 17kPa，相对密度 0.66，几乎不溶于水，但溶于醚和醇。正己烷为有机溶剂，常用于橡胶、制药、制鞋、皮革、纺织、家具和油漆等生产过程。作为稀释剂用于黏

合剂生产，或作为有机清洁剂使用，使职业性接触机会增多。

动物毒性 大鼠口服 LD_{50} 为 15～30g/kg，LC_{50} 为 271g/m³。动物中毒后首先出现呼吸道刺激症状，继而发生麻醉，最终呼吸衰竭而死亡。慢性毒性最初表现为周围神经远端感觉运动功能障碍，继续接触则病变向近端发展。雄性大鼠暴露于 1760mg/m³ 浓度的正己烷，每天 22 小时，每周 7 天，2 个月后动物胫神经和脑桥可以观察到轴索肿胀，6 个月后可见胫神经、坐骨神经、腰髓和脑桥有明显的轴索变性和消失。体外实验可导致外周血淋巴细胞 DNA 损伤。

人体毒性 急性吸入高浓度可引起眼与呼吸道刺激及中枢神经系统麻醉症状，摄入约 50g 可致死。长时间低浓度接触可引起多发性周围神经病，起病隐匿而缓慢。较轻者可出现肢体远端感觉异常和减退，肌肉疼痛明显，肌反射减弱。感觉减退一般呈手套、袜套样分布，但上肢较少受累。周围神经病也以运动障碍为主，触、痛觉消失限于四肢远端，严重者出现下肢瘫痪及肌肉萎缩。1957 年意大利首先报道了制鞋工人中出现中毒性周围神经损害的病例，1968 年日本报道塑料凉鞋生产工人因接触正己烷导致近百人的周围神经损害群体发病。此后美国、加拿大、巴西、南非，以及中国的台湾、香港等地也相继有慢性中毒的报道。自 20 世纪 80 年代以来，中国的群体正己烷慢性中毒报道多是在制鞋、电子元件生产、箱包生产等领域。

代谢与中毒机制 正己烷可经呼吸道、消化道、皮肤进入机体，在体内主要分布于脂肪含量高的器官，如脑、肾、肝、脾、睾丸等。生物转化主要在肝进行，微粒体细胞色素 P_{450} 及细胞色素 C 直接参与其氧化代谢。代谢产物有 2-己醇、3-己醇、2-己酮、2,5-己二酮等。正己烷中毒机制还有待进一步阐明。它可影响全身多个系统，主要与其代谢产物 2,5-己二酮有关，如诱发的周围神经病变是由于 2,5-己二酮与神经微丝蛋白中的赖氨酸共价结合，生成 2,5-二甲基吡咯加合物，导致神经微丝积聚，引起轴突运输障碍和神经纤维变性；可以抑制血胆碱酯酶，可用解磷定复能。2,5-己二酮可透过血-眼房水/视网膜屏障，引起光感细胞的丢失。

预防控制措施 为预防正己烷中毒，作业车间应安装有效通风装置。若使用含正己烷的溶剂，应尽量保持密闭，以减少其蒸气逸出。个人防护方面，工作中应穿适当的防护服，防止皮肤反复或长期接触；戴护目镜以保护眼睛；若防护服潮湿后应立即脱去，以免引起燃烧；高浓度环境中，应该佩戴防毒面具；皮肤污染后应当立即用清水冲洗干净，饭前要注意洗手。积极进行工艺改革，尽可能以无毒或微毒溶剂代替正己烷。

卫生标准 中国职业卫生标准《工作场所有害因素职业接触限值　化学有害因素》（GBZ 2.1-2007）中规定，正己烷的时间加权平均容许浓度为 100mg/m³，短时间接触容许浓度为 180mg/m³。《职业接触正己烷的生物限值》（WS/T 243-2004）中指出，班后尿中正己烷的代谢产物 2,5-己二酮的浓度限值为 35.0μmol/L（4.0mg/L）。美国职业安全和健康管理局规定的正己烷时间加权平均容许接触限值是 1800mg/m³；美国职业安全与卫生研究所提出的推荐性接触限值为 180mg/m³，立即威胁生命和健康的浓度为 353mg/m³；美国政府工业卫生学家协会推荐正己烷的阈限值为 180mg/m³，周末班后尿生物接触指数为 4.0mg/L；德国科学研究联合会提出的工作场所正己烷最高容许浓度为 80mg/m³。

（童　建）

1,3-dīng'èrxī

1,3-丁二烯（1,3-butadiene）

CAS 号 106-99-0，分子量 54.09，分子式 C_4H_6。

理化特性与接触机会 1,3-丁二烯常态为无色、略具甜味和芳香气味的气体，熔点 –108.9℃，沸点 –4.4℃；水中溶解度为 0.38%，可溶于有机溶剂，易燃，为合成丁苯橡胶、丁腈橡胶的主要单体或原料，也是生产 ABS 树脂、锦纶-66、己二腈和聚氯乙烯增塑剂癸二酸的重要原料。

动物毒性 低毒，进入的途径为吸入。大鼠经口的 LD_{50} 为 5.48g/kg，吸入 4 小时的 LC_{50} 为 285g/m³；吸入 81 天 30mg/m³，造血功能亢进，心肌和肾出现轻度退行性变。

人体毒性 人吸入 1% 浓度可引起头晕头痛、恶心口干、嗜睡等，并伴有上呼吸道刺激症状。在 30%～35% 浓度下，除上述症状外，还出现耳鸣、胸闷、全身无力、口有甜味、皮肤苍白、呼吸困难和表浅脉速，后转入意识丧失和抽搐。脱离接触后迅速恢复，但头痛和嗜睡有时可持续一段时间。长期慢性接触，可引起失眠、记忆力减退、注意力不集中、头痛头晕、全身乏力、易激惹或表情淡漠、鼻及咽喉不适、恶心嗳气、胃烧灼感、心悸和嗅觉减退等症状。常伴有角膜反射迟钝、腱反射亢进及眼睑、舌和手震颤。偶可引起接触性皮炎，液体接触可造成皮肤冻伤。1,3-丁二烯作业工人中淋巴细胞及其他造血细胞的肿瘤发生率增高，已确定为人类致癌物。

毒作用机制 主要经呼吸道进入体内，在体内以脂肪组织和神经组织含量较高。在体内首先生成1,2-环氧丁烯和二环丁烷两个中间产物，再进一步转化。由于中间产物的毒性和刺激性均明显高于丁二烯，而且二环氧丁烷还具有拟放射作用，因此环氧化中间产物可能是引起慢性毒作用的主要物质。

预防控制措施 生产过程应实行自动化，并定期检修生产设备，防止跑、冒、漏、滴。生产车间应全面通风。高浓度环境中，应穿防护服装，戴防护眼镜和手套，佩戴供气式呼吸器。工作现场严禁吸烟。进入罐内或其他高浓度作业场所时，须进行监护。发生中毒后应迅速将患者移离中毒环境，吸氧和对症处理后一般可很快恢复。

卫生标准 中国职业卫生标准《工作场所有害因素职业接触限值 化学有害因素》中规定，工作场所空气中1,3-丁二烯的时间加权平均容许浓度为5mg/m³。

(童 建)

zhǐhuántīnglèi huàhéwù

脂环烃类化合物（alicyclic hydrocarbon compound） 具有脂肪族烃类（开链烃）性质的环烃。分子中含有三个以上碳原子连成的碳环，环内两个相邻碳原子之间可以是单键、双键或三键，环的数目可以是一个或多个。在室温和常压下，环丙烷和环丁烷为气体，环戊烷到环十一烷为液体，环十二烷以上为固体。常见的脂环烃见表。

(童 建)

huánjǐwán

环己烷（cyclohexane） CAS号110-82-7，分子量84.16，分子式C_6H_{12}。环己烷是汽油样味的无色易燃液体，熔点6.5℃，沸点80.7℃，相对密度0.7785（20/4℃）；不溶于水，能与乙醇、乙醚等有机溶剂混溶；用于制造环己醇、环己酮及锦纶-6，并用作橡胶、树脂、石蜡及沥青的溶剂。生产和使用环丙烷过程中均有接触机会。

动物毒性：主要经呼吸道、消化道吸收，属低毒类化学物。大鼠经口LD_{50}为12.7g/kg，小鼠经口LD_{50}为813mg/kg，兔经皮LD_{50}大于180mg/kg。高浓度吸入对中枢神经系统有麻醉作用，并可引起肝、肾损害。蒸气对皮肤黏膜有一定的刺激作用。

人体毒性：对中枢神经系统有麻醉作用，可引起心动过速及喉痉挛，增加心肌对肾上腺素的敏感性。吸入高浓度环己烷可致吸入性肺炎、肺水肿，并出现兴奋、平衡失调、麻醉、昏迷等症状。大量经口摄入可引起腹泻，并可出现心、肺、脑病变。人的嗅觉阈为1.75mg/m³，当浓度超过1g/m³以上时对眼及呼吸道黏膜有刺激作用。长期反复接触可引起皮肤瘙痒、脱水、脱脂和皮炎。1976年意大利塞维索工厂环己烷泄漏事故造成30多人死亡，迫使20余万人紧急疏散。

毒作用机制：经肺吸收的量约占总吸入量的23%，经口可完全吸收。在体内可诱导细胞色素P_{450}及肝微粒体羟化酶活性，使一位或邻位发生羟化，进一步与葡萄糖醛酸或有机硫酸结合成酯，经尿排出。部分可代谢为二氧化碳经肺排出。

预防控制措施：生产及使用环己烷的场所应加强局部通风和个人防护。对作业工人定期测定血、尿中环己烷、尿中环己醇及硫酸物的浓度，以了解接触程度。急性吸入中毒者应迅速脱离现场，并按一般原则处理。

卫生标准：中国职业卫生标准《工作场所有害因素职业接触限值 化学有害因素》（GBZ 2.1-2007）中规定，工作场所空气中环己烷的时间加权平均容许浓度为250mg/m³。

(童 建)

jiǎjīhuánjǐwán

甲基环己烷（methylcyclohexane） CAS号108-87-2，分子量98.19，分子式C_7H_{14}。甲基环己烷为无色易燃液体，熔点−126.3℃，沸点101℃，不溶于水，溶于乙醇和乙醚。甲基环己烷蒸气与空气可形成爆炸性混合物，爆炸极限为1.2%；主要用作纤维素醚的溶剂和有机合成原料，生产工人通过蒸气吸入接触。

动物毒性：主要经呼吸道吸入，毒性低于环己烷，但麻醉作用比环己烷强。小鼠经口LD_{50}为2.25g/kg，吸入2小时LC_{50}为41.5g/m³。吸入11.35mg/m³会引

表 常见脂环烃类化合物

中文名	英文名	CAS号	常用别名	分子式
环丙烷	cyclopropane	75-19-4	三亚甲基	C_3H_6
环己烷	cyclohexane	110-82-7	六氢化苯	C_6H_{12}
甲基环己烷	methylcyclohexane	108-87-2	环甲基甲烷	C_7H_{14}
萘	naphthalene	91-20-3	无	$C_{10}H_8$

起肝、肾细胞轻度损害；60g/m³ 时出现抽搐、呼吸困难、流涎及结膜充血，70 分钟导致死亡，死亡前发生全身强直性痉挛。

人体毒性：吸入甲基环己烷蒸气可刺激黏膜和上呼吸道，引起头晕、昏睡和呕吐，浓度高时可致意识丧失和死亡。经口摄入则可引起腹痛和呕吐。呼吸道吸入可致肺部严重病变。皮肤接触可引起皮肤刺激症状如发红、瘙痒和疼痛。慢性接触主要引起皮肤的各种刺激症状。

毒作用机制：进入体内的甲基环己烷部分以原型经呼出气排出，大部分转移至肝、肾，经肝微粒体酶等羟化，与葡萄糖醛酸或硫酸结合，经尿排出，部分也可直接经尿排出。

预防控制措施：见环己烷。

卫生标准：美国政府工业卫生学家协会推荐甲基环己烷的时间加权平均阈限值为 1610mg/m³。

（童 建）

nài

萘（naphthalene） CAS 号 91-20-3，分子量 128.16，分子式 $C_{10}H_8$。

理化特性与接触机会 萘为白色鳞片状晶体，具有特殊的煤焦油样气味，密度 1.15g/m³（25/4℃），熔点 80.6℃，沸点 219.9℃，闪点 87.8℃，蒸气压 0.011kPa（25℃）；空气中饱和浓度 0.01%（101.31kPa，25℃）。萘难溶于水，溶于乙醇，易溶于乙醚等；在某些燃料、染料、润滑剂、苯酐、农药及其他有机合成物生产过程中，以及毛织品、皮货和木材等的保存过程中均有接触机会。

动物毒性 低毒。小鼠大量摄入可致溶血性贫血，血红蛋白尿、肾功能损害、视神经炎和白内障。小鼠吸入 60 ~ 500mg/m³

5 个月，条件反射发生紊乱，尸检见支气管黏膜损害，肺泡上皮增生，淋巴细胞浸润和血管周围水肿。小鼠连续 14 天每日灌服 267mg/kg，体重下降且有少量动物死亡。兔每日经口摄入 1000mg/kg，3 天后晶体出现轻度浑浊和周边水肿，20 天后形成白内障，并伴有眼内氨基酸、抗坏血酸、蛋白质和碳水化合物的代谢障碍及草酸钙结晶出现。氧化萘灌注离体小鼠肺，肺中还原型谷胱甘肽降低 42 ~ 62%，灌注肺 4 小时后组织病理学检查可见 Clara 细胞（无纤毛支气管上皮细胞，即透明细胞）空泡和坏死，数目明显减少，空泡细胞增多。

人体毒性 吸入高浓度萘蒸气可引起眼和呼吸道刺激、出现头痛、恶心、呕吐、多汗、食欲减退、腰痛、尿频、眼结膜刺激等症状。严重时昏迷和抽搐，蛋白尿及尿胆原阳性，心电图示窦缓和窦性心律不齐及 ST 段抬高，可发生血管内溶血。其溶血作用主要是由代谢产物萘醇和萘醌所致。长期接触可引起乏力、头痛、恶心呕吐、血红蛋白降低、出现多染性红细胞及嗜碱性颗粒等。萘还可引起角膜溃疡、晶体浑浊、白内障、视神经炎和视网膜脉络膜炎等眼部病变。皮肤接触可引起皮炎和湿疹样表现。

毒作用机制 经呼吸道吸收较快，经皮肤和消化道吸收较差，油脂对其吸收有明显的促进作用。萘进入机体后，经过血液运输，迅速分布到肝、生殖系统和肌肉组织。主要代谢途径是经微粒体混合功能氧化酶催化，生成的产物再在谷胱甘肽转移酶作用下，与谷胱甘肽发生加合反应，或在环氧化物水化酶的作用下，转化为二氢二醇或重新排列为单羟基

化合物。主要代谢产物包括萘酚、萘醌、二氢二醇及与葡萄糖苷酸及硫酸的结合物，可随尿排出。萘酚及萘醌等代谢产物可引起血管内溶血。

预防控制措施 见苯。

卫生标准 中国职业卫生标准《工作场所有害因素职业接触限值 化学有害因素》（GBZ 2.1-2007）中规定，工作场所空气中萘的时间加权平均容许浓度为 50mg/m³，短时间接触容许浓度为 75mg/m³。

（童 建）

fāngxiāngtīnglèi huàhéwù

芳香烃类化合物（aromatic hydrocarbon compound） 具有单环或多环的碳氢化合物。简称芳香烃。此类化合物是芳香族化合物的母体。苯是最简单的芳香烃，具有苯环结构的称为苯型芳香烃，不含有苯环而具有芳香性的称为非苯型芳香烃。稠环芳香烃是由两个或两个以上苯环共用两个相邻碳原子稠合而成的多环芳香烃，如萘、蒽、菲等。常见的芳香烃见表。

（童 建）

běn

苯（benzene） CAS 号 71-43-2，分子量 78.11，分子式 C_6H_6。

理化特性与接触机会 苯是常温下具有特殊芳香气味、无色透明的易燃液体，沸点 80.1℃，极易挥发，熔点 5.5℃，沸点 80.1℃，蒸气相对密度为 2.77；易溶于乙醇、氯仿、丙酮、乙醚和二硫化碳等有机溶剂，微溶于水。苯由煤焦油提炼或石油裂解而得，在工农业生产中被广泛使用。①作为有机化学合成中常用的原料，如制造苯乙烯、苯酚、药物、农药、合成橡胶、塑料、洗涤剂、染料、化肥、炸药等。

表 常见芳香族烃类化合物

中文名	英文名	CAS 号	常用别名	分子式
苯	benzene	71-43-2	无	C_6H_6
甲苯	toluene	108-88-3	甲基苯	C_7H_8
二甲苯	xylene	邻 95-47-6 间 108-38-3 对 106-42-6	无	C_8H_{10}
乙苯	ethyl benzene	100-41-4	无	C_8H_{10}
异丙苯	isopropyl benzene	98-82-8	枯烯	C_9H_{12}
苯乙烯	styrene	100-42-5	乙烯苯	C_8H_8
联苯	biphenyl	92-52-4	苯基苯	$C_{12}H_{10}$

②作为溶剂、萃取剂和稀释剂，用于生药的浸渍、提取、重结晶，以及油漆、油墨、树脂、人造革、黏胶和喷漆制造。③苯的制造，如焦炉气、煤焦油的分馏、石油的裂化重整与乙炔合成苯。④用作燃料，如工业汽油中苯的含量可高达 10% 以上。在上述生产和使用过程中均有接触机会。

动物毒性 属中毒类。大鼠经口 LD_{50} 为 930mg/kg，吸入 7 小时 LC_{50} 为 3479g/m³；小鼠经口 LD_{50} 为 4.7g/kg；兔经皮 $LD_{50} > 9400\mu l/kg$。苯对原代大鼠肺成纤维细胞的半数抑制浓度（IC_{50}）为 1.674g/L，与甲醛联合毒性表现为协同作用。

人体毒性 短时间吸入大量苯蒸气可导致急性中毒，主要表现为中枢神经系统的麻醉作用。轻者出现兴奋、欣快感、步态不稳，以及头晕、头痛、恶心、呕吐和轻度意识模糊。重者意识模糊加重，可出现深度昏迷和抽搐。严重者可导致呼吸、心跳停止而死亡。长期低浓度接触可发生慢性中毒，多数患者出现头痛、头昏、失眠、记忆力减退等类神经症，有的伴有自主神经系统功能紊乱；还可引起造血系统功能损害，出现白细胞减少、血小板减少，患者因此出现容易感染、发热和齿龈、鼻腔、黏膜与皮下出血倾向，重者可出现造血功能障碍，表现为再生障碍性贫血和骨髓增生异常综合征。长期接触苯作业工人外周血淋巴细胞染色体总畸变率及细胞畸变率均高于对照组，畸变类型以染色体裂隙和断裂为主，微核率和微核细胞率均增高。国际癌症研究机构（IARC）已确认苯为人类致癌物，可引起各种类型的白血病。

毒作用机制 苯在生产环境中以蒸气状态存在，主要经呼吸道进入体内，经皮肤仅吸收极少量。经消化道能完全吸收，但在职业性接触中意义不大。进入体内的苯，约 17% 以原型从呼吸道排出，苯的代谢物主要经尿排泄。存留在体内的苯主要分布于富含类脂质的组织，如脂肪组织和骨髓，其含量约为血液中的数十倍。苯在肝内的生物转化过程可分为氧化相和结合相。经肝微粒体混合功能氧化酶作用而氧化成活性很高的环羟基化物，主要是酚，其次是邻苯二酚、对苯二酚等。骨髓中的混合功能氧化酶也可使苯发生生物转化。大部分代谢物分别与硫酸根和葡萄糖醛酸结合而随尿排出。苯中毒的发生机制尚未完全阐明，一般认为主要是由多种代谢物的联合作用所致。

①在肝内形成的苯代谢物被转运到骨髓，然后与细胞膜上的原型苯共同作用于骨髓中的干细胞、各系母细胞及基质细胞等靶细胞，从而引起骨髓抑制。②酚在骨髓中被代谢并抑制巨噬细胞的 DNA 合成，干扰造血因子的生成。③苯或其代谢物可引起外周血淋巴细胞和骨髓细胞染色体畸变，姐妹染色单体交换及含微核嗜多染红细胞数增多。④苯或其代谢物可抑制 B、T 淋巴细胞增殖。

预防控制措施 空气中浓度超标时，应该佩戴过滤式防毒面具，紧急事故抢救或撤离时，应该佩戴空气呼吸器或氧气呼吸器；戴化学防护眼镜，穿防毒渗透工作服，戴橡胶手套；工作现场禁止吸烟、进食和饮水；实行就业前和定期体检。在生产和使用苯的场所，要加强局部通风和个人防护。生物监测应注意接苯工人的血象改变，防止造血系统损害。急性中毒患者应立即移至空气新鲜处，脱去被苯污染的衣服，安静保暖。忌用肾上腺素。静脉注射大剂量维生素 C 和葡萄糖醛酸，有辅助解毒作用。慢性苯中毒治疗的关键是升白细胞，可根据中医辨证采用补气补血、和营利血及温补肾阳等法施治，并与增白细胞的药物联合治疗，早期治疗效果较好。

卫生标准 中国职业卫生标准《工作场所有害因素职业接触限值 化学有害因素》（GBZ 2.1-2007）中规定，工作场所空气中苯的时间加权平均容许浓度为 6mg/m³，短时间接触容许浓度为 10mg/m³（皮肤）。

（童 建）

jiǎběn

甲苯（toluene） CAS 号 108-88-3，分子式 C_7H_8。甲苯为无色、

透明、有芳香气味液体，沸点110.6℃，易挥发、可燃和易爆。甲苯在工业上被广泛用于替代苯作为溶剂，可作为橡胶和树脂的溶剂，油漆和油墨的稀释剂及航空汽油的掺加剂，用作制造炸药、苯甲酸、合成涤纶及某些树脂的原料。由于用途较广，生产工人的接触机会较多，中毒事件多见于使用甲苯作为溶剂或化工原料的工厂如制鞋厂、橡胶厂、化工厂等。

动物毒性：甲苯大鼠经口LD_{50}为636mg/kg，吸入4小时LC_{50}为49mg/m³；小鼠吸入24小时LC_{50}为1.64g/m³；兔经皮LD_{50}为14.1ml/kg。甲苯染毒SD大鼠胚胎肢芽细胞5天后，半数抑制浓度（IC_{50}）为45.58mg/L，联合毒性类型为相加作用。

人体毒性：①轻度中毒，出现头晕、头痛、恶心、呕吐、胸闷、憋气、四肢无力、黏膜刺激等表现，并有意识模糊或步态蹒跚。②重度中毒，在轻度中毒基础上，出现躁动、抽搐或昏迷。长期吸入甲苯可出现不同程度的神经衰弱综合征，并可有黏膜、皮肤刺激及炎症。对血液系统的损害往往是由于混杂少量的苯所致。吸入高浓度甲苯后有中枢神经系统麻醉作用，并对黏膜有刺激作用。

毒作用机制：甲苯蒸气主要经呼吸道进入体内，液体也可经皮侵入。进入体内后在肝内代谢转化，甲苯主要氧化成苯甲酸，与甘氨酸结合，生成马尿酸而随尿排出，在停止接触18～24小时内几乎全部排尽。工人下班时尿中的马尿酸含量可反映甲苯的接触程度。

预防控制措施：见苯。
卫生标准：中国职业卫生标准《工作场所有害因素职业接触限值 化学有害因素》（GBZ 2.1-2007）中规定，工作场所空气中甲苯的时间加权平均容许浓度为50mg/m³，短时间接触容许浓度为100mg/m³（皮肤）。

（童 建）

èrjiǎběn
二甲苯（xylene）
CAS号95-47-6，108-38-3，106-42-6；分子式C_8H_{10}。二甲苯为无色、透明、有芳香气味液体，沸点140℃，易挥发、可燃和易爆。二甲苯在工业上被广泛用于替代苯作为溶剂，用于合成纤维和染料，也作为溶剂用于油漆、喷漆、农药和橡胶等工业生产。由于用途较广，生产工人的接触机会较多，中毒事件多见于使用二甲苯作为溶剂或化工原料的工厂如制鞋厂、橡胶厂、化工厂等。

动物毒性：二甲苯大鼠经口LD_{50}为4.3g/kg，吸入4小时LC_{50}为23.64g/m³；兔经皮LD_{50} > 1.7g/kg。二甲苯染毒SD大鼠胚胎肢芽细胞5天后，半数抑制浓度（IC_{50}）为37.12mg/L，联合毒性类型为相加作用。

人体毒性：二甲苯的人体毒性与甲苯急性中毒的临床表现极为相似，见甲苯。

毒作用机制：二甲苯蒸气主要经呼吸道进入体内，液体也可经皮侵入。进入体内后在肝内代谢转化，二甲苯则氧化成甲基苯甲酸，与甘氨酸结合，生成甲基马尿酸而随尿排出，在停止接触18～24小时内几乎全部排尽。工人下班时尿中的甲基马尿酸含量可反映二甲苯的接触程度。

预防控制措施 见苯。
卫生标准 中国职业卫生标准《工作场所有害因素职业接触限值 化学有害因素》（GBZ 2.1-2007）中规定，工作场所空气中二甲苯的时间加权平均容许浓度为50mg/m³，短时间接触容许浓度为100mg/m³（皮肤）。

（童 建）

běnyǐxī
苯乙烯（styrene）
CAS号100-42-5，分子量104.14，分子式C_8H_8。

理化特性与接触机会 苯乙烯为无色透明、有芳香味的油状液体，熔点 - 30.63℃，沸点145.2℃，闪点34.4，易燃易爆；微溶于水，溶于二硫化碳、乙醇、甲醇及丙酮等多数有机溶剂，并可以任意比率溶于苯及石油醚；对铜等金属有腐蚀性，能与生物大分子的亲核基团结合。苯乙烯是合成聚苯乙烯的单体，在工程塑料、丁苯橡胶、离子交换树脂、陶器、油漆、某些药品和香料的生产过程中均用到苯乙烯。日常生活中，香烟烟雾和汽车废气中都可检测到苯乙烯。用于包装食品的聚苯乙烯材料，在一定条件下可释放苯乙烯，在食品中积累并污染食品。

动物毒性 属低毒类，大鼠经口LD_{50}为2.65g/kg，吸入4小时LC_{50}为12g/m³。体外用苯乙烯或其中间代谢产物7,8-氧化苯乙烯（7,8-SO）染毒外周血淋巴细胞1小时后，碱性单细胞凝胶电泳检测细胞的遗传毒性，结果显示苯乙烯及7,8-SO均可致淋巴细胞DNA的断裂，SO的作用强于苯乙烯。

人体毒性 吸入苯乙烯浓度达3400mg/m³时，能引起眼、呼吸道黏膜刺激症状，出现流泪、结膜充血、喷嚏、咳嗽。重者有眩晕、头痛、恶心、呕吐、食欲减退、步态蹒跚等症状。眼部接触可致灼伤。极高浓度的苯乙烯蒸气有麻醉作用。长期低浓度接触的工人，可出现神经衰弱综合征，同时伴有多汗、手指震颤、腱反射亢进等；可有消化系统症状，如恶心、食欲减退、腹胀、右季肋部疼痛等。严重时可出现周围神经病变，肝胆疾患发病率增高，血中粒细胞减少、淋巴细胞增多。女工可出现月经周期紊乱，经量过多。

毒作用机制 主要的职业暴露途径为呼吸道吸入。进入体内的苯乙烯可经三条通路代谢，其中主要在肝由细胞色素 P_{450} 酶系统催化，以苦杏仁酸和马尿酸形式经尿排出；还可生成 3,4-氧化苯乙烯（3,4-SO），重排为乙烯基苯酚（4-PV）后，在尿苷二磷酸葡糖醛酸转移酶作用下生成硫化葡萄糖苷酸。另外还有谷胱甘肽结合途径。苯乙烯在体内代谢较快，排泄迅速，少部分可蓄积于富含脂肪的组织器官。国际癌症研究机构（IARC）把苯乙烯列为 2B 类物质，将其主要活性代谢产物 7,8-SO 列为 2A 类物质。虽然有致突变和致畸作用的报道，但是证据还不充分。

预防控制措施 防治措施与中毒处理见苯。

卫生标准 中国职业卫生标准《工作场所有害因素职业接触限值 化学有害因素》（GBZ 2.1-2007）中规定，工作场所空气中苯乙烯的时间加权平均容许浓度为 $50mg/m^3$，短时间接触容许浓度为 $100mg/m^3$。

（童 建）

lǔdàitīnglèi huàhéwù

卤代烃类化合物（halogenated hydrocarbon compound）

烃类分子中的一个或多个氢原子被卤素原子取代后生成的化合物。简称卤代烃。其结构通式为 R—X。根据取代卤素的不同，分别称为氟代烃、氯代烃、溴代烃和碘代烃；根据分子中卤素原子的多少，分为一卤代烃、二卤代烃和多卤代烃；也可根据烃基的不同分为饱和卤代烃、不饱和卤代烃和芳香卤代烃等。此外，还可根据与卤原子直接相连碳原子的不同，分为一级卤代烃 RCH_2X、二级卤代烃 R_2CHX 和三级卤代烃 R_3CX。

物理性质方面，一卤代烃没有颜色，多为液体。多卤代烃具有强烈的气味，室温下 15 个碳原子以上的卤代烷为固体。卤代烃的比重一般比水大，难溶于水但溶于乙醇等多种有机溶剂。卤代烃的化学性质比较活泼，容易发生亲核取代反应、金属反应、消除反应等。反应主要由卤原子引发。卤代烃的毒作用程度与化学结构间无明确规律。一般情况下，卤素取代位置在侧链上的化合物，对皮肤、眼和呼吸道的刺激作用较取代位置在环上的化合物要强烈得多。主要的临床表现是中枢神经系统的抑制症状，可对肝、肾功能和造血系统产生损害作用。常见的卤代烃类化合物见表。

（童 建）

lùjiǎwán

氯甲烷（methyl chloride）

CAS 号 74-87-3，分子量 50.49，分子式 CH_3Cl。氯甲烷为无色易液化气体，加压液化储存于钢瓶中；具乙醚气味和甜味，液体密度 $0.92g/cm^3$（$20/4℃$），气体密度 $1.785g/L$，沸点 $-23.76℃$；微溶于水，易溶于氯仿、乙醚、乙醇、丙酮；不易燃烧和爆炸，无腐蚀性；高温时（$400℃$以上）和强光下分解成甲醇和盐酸，加热或遇火焰生成光气。在氯甲烷生产过程和使用过程（作为溶剂、甲基化剂和氯化剂），聚硅氧烷和泡沫塑料制备中均可接触。

动物毒性：属低毒类化学物，主要经呼吸道吸收。大鼠经口 LD_{50} 为 $1800mg/kg$，吸入 4 小时 LC_{50} 为 $5300mg/m^3$，小鼠吸入 6 小时 LC_{50} 为 $6.6g/m^3$。

人体毒性：氯甲烷主要作用于中枢神经系统，也可累及肝、肾。急性中毒发生在吸入浓度超过 $1.0g/m^3$，潜伏期数分钟到数小时。轻者有头痛、头昏、恶心、呕吐、视物模糊、步态蹒跚、精神错乱，一般 1~2 日可恢复。重者呈现谵妄、躁动、抽搐、震颤、视力障碍、昏迷，呼出气中有酮体味，尿中可检出蛋白、细胞、甲酸盐和丙酮；部分患者可伴有肺水肿。长期接触可发生慢性中毒，轻者困倦、嗜睡、头痛、烦躁不安、易激惹、情绪不稳定、感觉异常，重者步态蹒跚、视力障碍、震颤。职业中毒者主要见

表 常见的卤代烃类化合物

中文名	英文名	CAS 号	常用别名	分子式
氯甲烷	methyl chloride	74-87-3	甲基氯	CH_3Cl
溴甲烷	methyl bromide	74-83-9	甲基溴，溴代甲烷	CH_3Br
四氯化碳	carbon tetrachloride	56-23-5	四氯甲烷	CCl_4
二氯乙烷	dichloroethane	107-06-2 75-34-3	对称二氯乙烷 亚乙基二氯	$C_2H_4Cl_2$
氯乙烯	vinyl chloride	75-01-4	乙烯基氯	C_2H_3Cl
氯丁二烯	chloroprene	126-99-8	2-氯-1,3 丁二烯	C_4H_5Cl
二氯代乙炔	dichloroacetylene	7572-29-4	二氯乙炔	C_2Cl_2

于化工厂的工人。国际癌症研究机构（IARC）认为氯甲烷对人没有致癌作用。

毒作用机制：经呼吸道吸收后，70%的氯甲烷很快进行代谢转化，先水解为甲醇和氯化氢，再经氧化为甲醇和甲酸。60%以二氧化碳形式排出，35%从尿排出，极少量以原型从肺排出，其余部分存留于脑、心、肝、肾、胃、肌肉、脾等组织中。

预防控制措施：生产工序应密闭，生产车间应提供充分的局部排风和全面通风。戴防护眼镜，穿防护服。工作场所禁止吸烟、进食和饮水。工作后淋浴更衣，注意个人清洁卫生。尚无特殊的解毒剂，主要是对症治疗和支持疗法。

卫生标准：中国职业卫生标准《工作场所有害因素职业接触限值 化学有害因素》（GBZ 2.1-2007）中规定，工作场所空气中氯甲烷的时间加权平均容许浓度为 $60mg/m^3$，短时间接触容许浓度为 $120mg/m^3$。

（童建）

sìlǜhuàtàn

四氯化碳（carbon tetrachloride）

CAS 号 56-23-5，分子量 153.84，分子式 CCl_4。

理化性质与接触机会 四氯化碳为无色透明的油状液体，易挥发，不易燃烧，有类似氯仿的微甜气味；密度 $1.595g/m^3$（20/4℃），沸点 76.8℃，蒸气压 15.26kPa（25℃），蒸气密度 5.3g/L；微溶于水，可与乙醇、乙醚、氯仿及石油醚等混溶，遇火或炽热物可分解为二氧化碳、氯化氢、光气和氯气。四氯化碳进入大气层后，成为消耗臭氧层的主要物质之一。四氯化碳用途广泛，主要作为化工原料，用于制造氯氟甲烷、氯

仿和多种药物。车间通风不良或设备管道泄漏，可以造成高浓度四氯化碳吸入。用四氯化碳灭火器灭火，或用四氯化碳熏蒸、干洗、擦洗机器等，均可能吸入四氯化碳。

动物毒性 在氯代甲烷中四氯化碳毒性最强，属高毒类，可经呼吸道、消化道及皮肤吸收。大鼠经口 LD_{50} 为 2.35g/kg，吸入 4 小时 LC_{50} 为 $54.8g/m^3$。小鼠经口 LD_{50} 为 12.8g/kg，吸入 8 小时 LC_{50} 为 $63.3g/m^3$。四氯化碳对大鼠原代肝细胞毒性呈剂量依赖关系，染毒 6 小时后细胞上清液中谷草转氨酶、谷丙转氨酶活性明显升高，山梨糖醇脱氢酶活性和葡萄糖-6-磷酸酶活性下降，糖原含量减少。

人体毒性 ①急性中毒：潜伏期一般为 1～3 天，也有短至数分钟者。经呼吸道或胃肠道吸收中毒的临床表现类似，均可出现中枢神经系统麻醉及肝、肾损害症状，如头晕、头痛、乏力、精神恍惚、步态蹒跚、短暂意识障碍或昏迷等。极高浓度吸入时，可抑制延髓而迅速出现昏迷、抽搐，甚至突然死亡。经口中毒时消化系统症状明显，出现肝功能异常等中毒性肝病征象，严重者可发生暴发性肝功能衰竭。另外，还可出现蛋白尿、红细胞尿、管型尿，严重者出现少尿、无尿、氮质血症等急性肾功能衰竭的表现。少数可有心律失常。心室颤动及呼吸中枢麻痹多为致死原因。②慢性中毒：报道较为少见，长期反复接触四氯化碳，可有头晕、乏力、失眠、记忆力减退、食欲减退、恶心、腹泻、腹痛等。严重者可有肝大、肝区疼痛、肝功能异常，甚至发展为门静脉硬化。少数可发生球后神经炎，出现视

野缩小，视力减退。此外，还可引起听力和前庭系统功能障碍和再生障碍性贫血等。长期皮肤接触，可因脱脂而出现干燥、脱屑和皲裂等。

毒作用机制 可经呼吸道、皮肤及胃肠道吸收，其中经呼吸道吸收迅速。乙醇可促进吸收。四氯化碳在体内代谢迅速，一次吸入后 48 小时血中已不能检出。吸收后广泛分布于体内各组织脏器，以脂肪组织和骨髓为主，其次为骨、肺、肌肉、脾、心、肾和脑等。四氯化碳是典型的肝毒物，在微粒体混合功能氧化酶作用下，特别是细胞色素 P_{450} 的作用，使碳-氢键断裂，产生三氯甲基自由基（$\cdot CCl_3$）和三氯甲基过氧自由基（$\cdot OOCCl_3$）。四氯化碳主要排泄途径是肺，体内吸收量的 51% 以原型从肺排出，其余部分从尿和粪便排出。

预防控制措施 生产过程应密闭并加强通风。做好个人防护。发生中毒后，应将患者迅速移出现场，脱去被污染的衣物。皮肤受污染时可用清水或2%碳酸氢钠溶液冲洗，至少 15 分钟以上。口服中毒者必须及早洗胃，洗胃前先用医用液体石蜡或植物油以溶解四氯化碳。尚无特效解毒剂，一般采取对症支持治疗，如补液，吸氧。

卫生标准 中国职业卫生标准《工作场所有害因素职业接触限值 化学有害因素》（GBZ 2.1-2007）中规定，工作场所空气中四氯化碳的时间加权平均容许浓度为 $15mg/m^3$，短时间接触容许浓度为 $25mg/m^3$。

（童建）

lǜyǐxī

氯乙烯（vinyl chloride） CAS 号 75-01-4，分子量 62.5，分子式

C_2H_3Cl。

理化特性与接触机会 氯乙烯为无色气体，略呈芳香气味，相对密度 0.9106（20℃/4℃），凝点 –159.7℃，沸点 –13.37℃，蒸气压 403.5kPa（25.7℃）；微溶于水，可溶于乙醇、乙醚、四氯化碳、二氯乙烷和轻汽油；易燃，遇热源和明火有爆炸的危险，燃烧分解产物有氯化氢、一氧化碳、二氧化碳等。急性中毒主要见于聚合釜清釜工和设备维修工，慢性中毒主要发生在合成或聚合工段的离心、干燥、清洗等工序。使用黏合剂、涂料、冷冻剂，化学中间体或溶剂等也会有接触的机会。

动物毒性 属低毒类，其蒸气主要经呼吸道吸收，液体可以经皮肤吸收。大鼠经口 LD_{50} 为 500mg/kg。短期较高浓度吸入后，因其麻醉作用而产生中枢神经抑制。实验动物可见肺水肿、肝大或纤维化，脾和肾肿胀、内脏器官广泛充血。氯乙烯及其代谢物在体外测试系统中，均会诱发细菌、酵母及仓鼠细胞的基因突变。1%～20%氯乙烯气体可诱发果蝇隐性致死频率和微核率增加。

人体毒性 主要经呼吸道进入人体。空气中氯乙烯浓度超过 2.5% 时可致中毒，超过 12% 可致死。急性中毒主要表现为对中枢神经的麻醉作用。早期表现为一过性上呼吸道黏膜刺激症状，眼球结膜充血、咽部充血、轻咳等，继而呈现麻醉前期症状，出现眩晕、头痛、无力、恶心、胸闷、嗜睡、步态蹒跚等，并可出现心率减慢、血压降低等体征。若及时脱离现场，呼吸新鲜空气即可恢复。继续接触上述症状加重，出现意识障碍，甚至昏迷、抽搐、躁动、血压下降等，可因呼吸、

循环衰竭而死亡。长期接触低浓度的氯乙烯可出现神经衰弱综合征、消化功能障碍、肝大、肝功能异常。可伴有指端动脉痉挛，雷诺血管病变，此种病症是肢端溶骨症的早期表现。长期皮肤接触可出现干燥、皲裂、脱屑、湿疹等。氯乙烯的致癌靶器官是肝脏，可引起肝血管肉瘤，国际癌症研究机构（IARC）已将其列为人类致癌物质。聚氯乙烯单体还有致畸胎作用。

毒作用机制 体内吸收的氯乙烯大部分经呼吸道排出，部分代谢产物与谷胱甘肽结合形成 S-羧甲基谷胱甘肽，或与半胱甘酸结合形成 S-烷基半胱氯酸随尿排出。一般认为氯乙烯致肝血管肉瘤是由氯乙烯的代谢产物氧化氯乙烯和 2-氯乙醛引起。低浓度的氯乙烯先经肝微粒体水解成氯乙醇，再经醇脱氢酶作用代谢为氯乙醛。高浓度的氯乙烯则由肝细胞微粒体混合功能氧化酶在还原型辅酶 I 参与下，直接氧化成氧化氯乙烯，再重组为氯乙醛。氧化氯乙烯和氯乙醛均有强烈的烷化作用，与细胞内 DNA 或 RNA 分子共价结合后，形成胞苷和胞嘧啶苷的乙烯基衍生物。或形成羟乙基使鸟嘌呤核苷烷化，引起脱嘌呤作用并导致细胞突变。肝细胞内的代谢产物通过弥散作用渗入到肝窦，引发肝血管肉瘤。

预防控制措施 生产工序全程密闭，生产场所全面通风。清釜工应佩戴送气式防毒面具，清釜前先进行釜内通风换气。进入

罐、釜或其他高浓度区作业时，须有安全监护。慢性中毒者可采取对症处理。有肝病史或肢端溶骨症的患者，须及早调离工种。对雷诺病、皮肤病患者可采用糖皮质激素或其他免疫抑制剂类药物对症处理。肝血管肉瘤患者由肿瘤专科进行治疗。

卫生标准 中国职业卫生标准《工作场所有害因素职业接触限值 化学有害因素》（GBZ 2.1-2007）中规定，工作场所空气中四氯化碳的时间加权平均容许浓度（PC-TWA）为 $10mg/m^3$，聚氯乙烯粉尘的 PC-TWA 为 $5mg/m^3$。

(童 建)

lǔdàihuántīnglèi huàhéwù
卤代环烃类化合物（halogenated cyclic hydrocarbon compound）

芳烃分子中的一个或几个氢原子被卤素原子取代后生成的环烃化合物。简称卤代环烃。其中最重要的两大类是卤代联苯和萘的化合物，被广泛应用于工业部门及农药等生产中，是在环境中广泛存在的污染物。对实验动物可引起致畸、致突变、致癌毒性，是公认的人类可能致癌物，并有肝毒性、免疫毒性、发育毒性、甲状腺毒性、生殖毒性、酶及卟啉诱生等多种毒性作用。由于性质稳定，不易分解，可在环境中长期存在，并可通过食物链进行富集，且可通过乳汁引起婴幼儿的超常量蓄积，故其对人体健康的影响值得关注。常见的卤代环烃类化合物见表。

(童 建)

表 常见的卤代环烃类化合物

中文名	英文名	CAS 号	常用别名	分子式
氯苯	chlorobenzene	108-90-7	一氯代苯	C_6H_5Cl
多氯联苯	chloridate diphenyl	1336-36-3	氯化联苯	$C_{12}H_{10-x}Cl_x$
氯化萘	chloronaphthalene	90-13-1	1-氯化萘	$C_{10}H_7Cl$

duōlǜliánběn

多氯联苯 (polychlorinated biphenyl, PCB) CAS 号 1336-36-3，分子式 $C_{12}H_{10-x}Cl_x$，又称氯化联苯。

理化特性与接触机会 PCB 系无色或微黄色，透明黏稠的液体或白色结晶固体或非结晶性树脂；沸点 340 ~ 375℃，密度 1.44g/cm³（30℃）；饱和蒸气压三氯联苯为 4kPa（200℃），五氯联苯为 1.2kPa（200℃）；不溶于水，溶于油或有机溶剂；在 100℃ 时，6 小时内挥发部分不超过 0.2%。PCB 主要用于蓄电池、电容器或变压器的绝缘剂，合成树脂的增塑剂，墙壁防水涂料的黏合剂，纺织品表面处理，木料、金属、混凝土等的表面涂料等。有时与氯化萘混合使用。PCB 是抑菌剂、霉菌抑制剂和杀虫增效剂。在生产和使用过程中均有机会接触。PCB 在环境中难于降解，受污染的水体和土壤也很难得到恢复，且容易造成二次污染。

动物毒性 PCB 的 LD_{50} 为 1900mg/kg（小鼠经口），三氯联苯 LD_{50} 为 4250mg/kg（大鼠经口），四氯联苯 LD_{50} 为 11000mg/kg（大鼠经口），五氯联苯 LD_{50} 为 1295mg/kg（大鼠经口），六氯联苯 LD_{50} 为 1315mg/kg（大鼠经口）。对大鼠、小鼠都能产生致癌，靶器官均为肝。慢性染毒后肝出现脂肪变性和中央性萎缩。经皮肤染毒后，表皮增厚，毛囊肿胀。体外实验 PCB 对人胚肺细胞、人肝肿瘤细胞 HepG2 无明显 DNA 损伤作用，但可增强苯并比的遗传毒性。

人体毒性 最低致死剂量为 500mg/kg（经口）。急性中毒症状主要为醉酒感、食欲减退、恶心呕吐、腹痛、视力减退、水肿、黄疸等。主要病变特征是皮肤、指甲、眼结膜和口腔等部位的色素沉着和痤疮，并伴有肝损害，可死于肝硬化、肝癌。PCB 可通过胎盘进入胎儿体内，母亲中毒后所产新生儿具有特殊的"胎儿 PCB 综合征"，表现为黏膜黑色素沉着，牙龈增生，面部水肿，眼球突出，体重轻和骨骼异常钙化。除了职业慢性中毒外，PCB 还可通过污染食物如油类、奶制品及其容器而进入人体，引起消化系统症状如饭后腹部不适、上腹痛、厌食脂肪、肝大和肝功能异常等。国际癌症研究机构（IARC）已将 PCB 列为人类可能致癌物。长期皮肤接触可引起痤疮、毛囊炎、油性皮炎等损害。

毒作用机制 职业性接触的主要途径是皮肤，其次是呼吸道。PCB 进入体内后，主要蓄积在脂肪组织和内脏，血液中也可检出。毒性作用与含氯量有关，氯化程度越高毒性也越大。PCB 可通过血-脑屏障，极低浓度就能阻碍大脑蛋白质的合成，影响智力发育。肝是 PCB 的主要靶器官，中毒后引起肝大、肝功能异常，包括谷丙转氨酶在内的多项肝酶活性指标呈阳性改变，血浆中安替比林半衰期显著缩短，提示肝混合功能氧化酶活性被诱导。很多 PCB 中毒的患者容易感染呼吸道与皮肤疾病，表明中毒患者的免疫系统可能受到了抑制。

预防控制措施 全部工序密闭操作，工作场所加强通风措施，特别是在高温环境下。设备检修或遇有泄漏危险时，操作者必须佩戴防毒面具及手套，防止经皮肤和呼吸道接触。工作场所禁止吸烟、进食和饮水。工作后淋浴更衣，保持良好的卫生习惯。实行就业前和定期体检。加强对产品的管理，防止污染食品酿成中毒事故。中毒后尚无特效解毒剂，主要是对症治疗，特别要注意保护肝功能，防止感染。

卫生标准 中国《食品安全国家标准 食品接触材料及制品 食品接触用纸中多氯联苯的测定》（GB 31604.39-2016）中，用气相色谱法、气相色谱-质谱法测定食品接触用纸中 8 种 PCB 的定量限均为 0.01mg/kg。

(童 建)

lǜhuànài

氯化萘 (chloronaphthalene) CAS 号 90-13-1，分子式 $C_{10}H_7Cl$，又称多氯化萘，简称氯萘。氯化萘为氯取代萘的苯环上氢原子所形成的各种化合物的总称，通式 $C_{10}H_{8-n}Cl_n$（n = 1 ~ 8）。通常以各种不同含氯原子数及异构体的混合物形式存在；无色或浅黄色油状液体，熔点 -20℃，沸点 259.3℃，相对密度 1.19，燃点 557℃；不溶于水，溶于苯、醇、石油醚等有机溶剂。氯化萘可作添加剂、润滑剂、绝缘剂及合成染料的原料；在环境中较稳定，不易挥发，燃烧后分解产生有毒的烟气，包括一氧化碳、二氧化碳、氯化氢。美国指定为有毒污染物，制定了工业排放限制和处理标准。

动物毒性：大鼠经口 LD_{50} 为 1540mg/kg。

人体毒性：急性主要引起中毒性肝炎和皮肤损害。含氯原子数越多，损害越严重。由于氯化萘易经皮肤吸收，且有光敏作用，在职业工人中常发生氯痤疮。吸入燃烧的气体可产生呼吸道刺激性症状。

预防控制措施：密闭操作，加强通风，严格遵守操作规程。操作人员佩戴过滤式防毒面具，戴化学防护眼镜，穿防渗透工作服，戴橡胶耐油手套。远离火种、热源，工作场所严禁吸烟。皮肤和面部接触后立刻用大量流动清水冲洗，脱离现场至空气新鲜处。若呼吸困难，可输氧。经口食入可饮大量温水，催吐洗胃和导泻。

卫生标准：中国职业卫生标准《工作场所有害因素职业接触限值 化学有害因素》（GBZ 2.1-2007）中规定，工作场所空气中氯萘的时间加权平均容许浓度为 $0.5mg/m^3$。

（童建）

zhīfáng'ànlèi huàhéwù

脂肪胺类化合物 （aliphatic amine compound）

氨分子上的一个或者多个氢原子被烷基或者烷自由基取代后形成的产物。简称脂肪胺。根据氨分子上的氢原子被取代的数目，有伯胺、仲胺和叔胺三种。

理化特性 脂肪胺的状态与所含的碳原子数有关，碳数较低的是气体，具有类似氨的气味；中等碳数的是液体；碳数较高的是固体，具有极微弱的气味或无气味。低分子量的脂肪胺类化合物为气体并且溶于水，类似于氨；随着分子量的增加，它们的密度增大，沸点升高，水溶性减低。所有的脂肪胺类化合物溶液均为碱性，化学性质与氨很相似。其碱性比氨大，能与酸形成盐，与盐酸和醋酸形成的盐能溶于水。脂肪胺类物质没有气味，不具有挥发性。

用途 脂肪胺类化合物是广泛使用的阳离子表面活性剂和其他表面活性剂的原料，广泛应用于化工、制药、橡胶、塑料、燃料、纺织、化妆品及冶金工业。此类化合物常在这些工作中作为中间产物、溶剂、橡胶促进剂、催化剂、乳化剂、合成润切液、缓蚀剂及浮选剂等。此外，还有一些脂肪胺类化合物被用作生产除草剂、杀虫剂及染料。在摄影器材生产行业，三乙胺和甲胺被用于生产显影加速剂。二乙胺是一种用于金属行业的缓蚀剂及石油工业的溶剂。在制革和皮革工业，六亚甲基四胺是常见的皮革防腐剂。而甲胺、乙醇胺及二异丙醇胺则是皮革工业的柔软剂。二甲氨乙醇可用于沸水的酸度对照剂。三乙醇胺、异丙醇胺、环己胺及双环戊二烯可用于生产干洗肥皂。三乙醇胺在工业中被广泛应用于生产表面活性剂、蜡除草剂及切削油等，还被用于从天然气及原油中还原硫化氢。乙醇胺可以从天然气中提取二氧化碳和硫化氢。乙胺可作为橡胶的稳定剂及燃料的中间产物，而氨基丁烷可作为杀虫剂及塑料工业中的碱性液体。

毒性 由于脂肪胺类化合物为碱性并且可以形成强碱性溶液，因此当溅入眼或者与皮肤沾染时可产生损伤效应。除此之外它们没有特异性的毒性效应。低分子脂肪胺类化合物是机体组织的组成成分，因此可出现于多种食物中，如鱼类。在这些食物中，脂肪胺类化合物是特征性气味的重要来源。曾经有脂肪胺引起食物中毒的报道。一些脂肪胺类化合物可以在体内与硝酸盐或者亚硝酸盐反应形成亚硝基化合物，而这些化合物具有强烈的致癌作用。

（陈景元）

zhīhuán'ànlèi huàhéwù

脂环胺类化合物 （alicyclic amine compound）

脂环族化合物的一个或多个氢原子被氨基取代所形成的化合物。简称脂环胺。

用途 脂环胺是重要的有机化工和精细化工中间体，广泛用于橡胶助剂、食品添加剂、制药、防腐、造纸、塑料加工及纺织工业等领域，也是合成异氰酸酯的重要原料。由于脂环族异氰酸酯结构中不含苯环，因此对光的作用稳定，可用来制备不变黄的聚氨酯制品。随着聚氨酯产品种类增多及对其质量要求的增高，对脂环族异氰酸酯的需求就越来越大，因此脂环胺的生产和运用日益广泛。

常见化合物 ①环己胺（cyclohexylamine）：分子式 $C_6H_{13}N$，具有氨的臭味，为无色透明的液体，呈强碱性（pH 10.5，0.01% 的水溶液）。环己胺能与空气中的 CO_2 反应生成白色结晶的碳酸盐，可与水及普通的有机溶剂互溶，与水蒸馏可形成共沸物（沸点为 96.4℃）；易燃液体。环己胺是重要的有机化工和精细化工中间体，用于生产石油产物添加剂、锅炉水处理剂、金属缓蚀剂、杀菌杀虫剂、抗静电剂、橡胶促进剂和防老剂、食物和饲料添加剂、合成气脱硫剂等。②邻甲基环己胺（o-methyl-cyclohexylamine，OMCHA）：分子式 $C_7H_{15}N$，具有氨的臭味，为无色透明的液体，呈强碱性，能与空气中的 CO_2 反应生成白色结晶的碳酸盐。可与水及普通的有机溶剂互溶，沸点为 149～150℃。OMCHA 主要用于橡胶和塑料的陈化阻聚剂、纺织印染助剂、农作物保护剂等。③1,3-环己二胺（m-cyclohexanediamine，1,3-DACH）：又名 1,3-二氨基环己烷，分子式 $C_6H_{14}N_2$，是一种环状脂肪族二胺，具有广泛的用途，包括氨基甲酸酯、环氧树脂类生产。市场上的商品主要是顺反异构体的混合物，室温下是一种清澈、透明的液体，略带类似氨气味道。1,3-DACH 主要作为螯合剂应用于制药、油田、纺织、水处理、洗涤剂领域；作为环氧树脂固化处理剂用于复合材料领域；可以作为除草剂中间体；聚酰胺树脂应用于黏合剂、涂装、胶片、塑料、油墨领域；聚氨基甲酸酯用作膨胀剂、催化剂等；还可用作污垢和腐蚀的抑制剂。④2,4(2,6)-甲基环己烷二胺（methylcyclohexanediamine，MCHD）：分子式 $C_7H_{16}N_2$，是重要的有机化工和精细化工中间体，可用于生产粉末涂层硬化剂、陈化阻聚剂、耐光表面涂层树脂、环氧树脂的固化剂，同时它还可以作为洗涤剂、化妆物等日常精细化学物的原料，最重要的可用于制备甲基环己基二异氰酸酯（HTDI）。

毒性 脂环胺类化合物的毒性类似于脂肪胺类化合物。

（陈景元）

zhīfángzú xiāojī huàhéwù

脂肪族硝基化合物（aliphatic nitro compound）

硝基与脂肪族烃基直接相连的化合物。包括硝基甲烷（CH_3NO_2）、硝基丙烷（$CH_3CH_2CH_2NO_2$）等。

用途 脂肪族硝基化合物常常作为溶剂、炸药、火箭推进剂、熏剂及汽油添加剂。多种脂肪族硝基化合物应用于橡胶、纺织、染料及油漆工业中。戊四硝酯、乙二醇二硝酸酯（EGDN）、四硝基甲烷、硝酸甘油及2-硝基丙烷是炸药的常见组分。在临床上，硝酸甘油常常被用于治疗冠状动脉痉挛。硝酸甘油、硝基乙烷、2-硝基丙烷、四硝基甲烷及硝基甲烷常常被用于火箭推进剂。1-硝基丙烷和2-硝基丙烷可作为溶剂及汽油添加剂，四硝基甲烷是一种柴油增效剂。2-硝基丙烷被用作柴油机的去烟剂，还可被用于赛车燃料、油漆的成分，还可被用于油漆清除剂的生产。氯化苦（硝基氯仿）是一种杀鼠剂，可作为化学战剂。次氮基三乙酸在水处理、纺织工业、橡胶工业、造纸工业等领域具有广泛的用处。经过氯化处理的硝基链烷类常被用作化学及合成橡胶工业的溶剂及中间体，还可被用于农药，尤其是熏剂和蚊虫杀卵剂的生产。

毒性 脂肪族硝基化合物可通过多种途径进入人体，包括呼吸道、消化道、皮肤。皮肤接触可产生刺激反应。而在职业条件下，最重要的暴露条件为蒸气的吸入。暴露于高温、撞击等条件时，一些特定的脂肪族硝基化合物具有爆炸的危险性。暴露后的毒性效应包括黏膜刺激、恶心、呕吐、头痛、呼吸困难或者头晕。慢性暴露可具有致癌效应，同时缺血性心脏病及猝死的发生危险性也增高。

预防控制措施 最重要的安全防护措施是有效的通风措施，促进工作场所空气的更新，以及相应有毒物质浓度的降低。在可能的情况下，可以使用低毒的材料替代氯化苦等高毒性材料。除了环境措施外，还有必要采取个体防护措施，如配备足够的眼、呼吸道、皮肤防护设备。在可能的情况下，可以采取自动化生产、远程控制及闭路电视监控的措施减少工人与这些化学物质的直接接触。生产和存放这些化合物的装置应当有有效密封，同时，防火、防爆措施同样必要。医学防护措施包括工作前的体检，尤其是心血管系统（心电图）、神经系统、泌尿系统及血液的检查。心脏收缩压高于150mmHg或者低于100mmHg，以及心脏舒张压高于90mmHg或者低于60mmHg者不得从事接触硝化甘醇的作业。同时，孕妇不得接触相关的生产。做好定期的体检，至少每年进行一次心电图的检查。所有具有心脏病、高血压、肝脏疾患、贫血及神经系统功能异常尤其是血管舒张功能异常者不得从事暴露与硝酸甘油/EGDN 的工作。同时，在相关环境中工作 5~6 年后，应当考虑改变工种。

（陈景元）

xiāosuānzhǐlèi huàhéwù

硝酸酯类化合物（nitrate ester compound）

硝酸与醇类酯化形成的一类含氮有机化合物。简称硝酸酯。通式为 $R—ON_2O$。醇和硝酸发生反应生成硝酸某酯的方程式为：$R—OH + HO—NO_2 = R—O—NO_2 + H_2O$，即醇脱羟基，硝酸脱氢，生成水。

用途 硝酸酯可用作爆炸剂和火箭推进器原料、柴油添加剂及药物或医药中间体。同时硝酸酯药物在临床上具有重要临床应用价值。传统的有机硝酸酯类药物有机硝酸酯类是最早发现的一氧化氮（NO）供体药物，是经典的血管扩张剂，主要有硝酸甘油（NTG）、二硝基山梨醇酯（ISDN）和5-单硝酸异山梨酯（5-ISMN）。在临床上常用于治疗冠心病、充血性心力衰竭等疾病。硝酸酯的临床应用指征包括：①缺血性心脏病，如稳定型心绞痛、不稳定型心绞痛、冠状动脉痉挛、无痛性心肌缺血、急性心肌缺血、急性心肌梗死。②充血性心力衰竭，扩张血管，降低前后负荷。③各种原因引起的急性高血压。在具体用药过程中，需要根据硝酸酯的不同特性及临床治疗和预防的需要，决定不同的给药途径。

作用机制 作为血管平滑肌的松弛剂，硝酸酯其具有扩张血管和改善血流动力、解除和预防心绞痛的发作、改善心肌供血的特点。在细胞机制方面，硝酸酯在血管平滑肌与细胞内的巯基结合，产生NO，形成硝基硫醇激活鸟苷酸环化酶，使鸟苷酸生成增加，促使平滑肌钙离子内流减少，血管平滑肌松弛使血管扩张。另外，硝酸甘油在体内有抑制血小板活化作用，机制为在代谢过程中产生一氧化氮通过与血小板膜上特异硝酸酯受体巯基结合，激活鸟苷酸环化酶，使磷酸鸟苷转化为环磷酸鸟苷，使血小板内游离钙减少从而抑制血小板功能。当内皮细胞功能受损时血栓素、5-羟色胺等释放失调，触发血小板聚集。硝酸酯与内皮依赖性释放前列腺素有关，所以也具有抗血小板聚集作用。

耐药性 硝酸酯的耐药性是指连续使用硝酸酯后血流动力学和抗缺血效应的减弱乃至消失的现象。硝酸酯类药物耐药机制复杂，学术争论颇多，如巯基耗竭学说、神经激素激活学说和氧自由基学说等。由于硝酸酯类是一种前药，其在机体内需经过一系列过程最终转化为NO而发挥作用，因而硝酸酯类的生物转化障碍被认为是该类药物容易产生耐药的重要机制之一。硝酸酯类的生物转化硝酸酯类的生物转化包括酶和非酶途径，已知有多种酶包括谷胱甘肽转移酶、细胞色素P_{450}酶系统、黄嘌呤氧化酶和线粒体醛脱氢酶等与硝酸酯类的代谢和生物转化密切相关。线粒体内活性氧簇的产生和继发乙醛脱氢酶2的氧化失活，在硝酸酯耐药和交叉耐药产生过程中起重要作用。

毒副作用 ①头痛：是硝酸酯最常见的不良反应，呈剂量和时间依赖性，减小初始剂量可明显减少头痛的发生率。阿司匹林亦可使之有效缓解。头痛的消失并不意味着抗心肌缺血效应的减弱或缺失。②面部潮红。③低血压：可伴随出现头晕、恶心、心悸等。④舌下含服硝酸甘油可引起口臭。⑤少见皮疹。⑥长期大剂量的使用可罕见高铁血红蛋白血症。

（陈景元）

yàxiāosuānzhǐlèi huàhéwù

亚硝酸酯类化合物（nitrite ester compound）

亚硝酸与醇类酯化形成的一类含氮有机化合物。简称亚硝酸酯。通式为R—ONO。硝酸酯类一般由醇与亚硝酸钠在硫酸中反应制备，也可由二级溴代烷与亚硝酸银反应而得。亚硝酸根离子有双位反应性能，如果以一级溴代烷为原料，则与卤代烃在氮上反应，主要产物为硝基化合物。这个反应称为迈耶（Meyer）合成。亚硝酸甲酯、亚硝酸乙酯在通常条件下为气体。较低级的亚硝酸酯为有特殊果香的挥发性液体。不稳定，缓慢分解为氮氧化物、水、相应的醇，以及相应醛的聚合产物。主要亚硝酸酯类的毒性特点如下。

亚硝酸乙酯（ENO） 一种广泛存在于食品中的人工合成的有机物，是有机化学工艺中常见的中间产物，在自然界中无天然存在的状态。ENO主要使血管扩张，引起血压降低及心动过速。大剂量可引起高铁血红蛋白血症。人急性中毒的特点为头痛、心动过速、高铁血红蛋白血症，可致死。研究发现ENO可以通过诱导消耗细胞内的谷胱甘肽导致细胞凋亡。

亚硝酸甲酯 主要使血管扩张，引起血压降低及心动过速。大剂量可产生高铁血红蛋白血症。人接触亚硝酸甲酯后，初期症状有眩晕，后期为头痛、心悸等。急性亚硝酸甲酯中毒可导致严重的呼吸系统损伤，镜下可见支气管及肺上皮细胞坏死，肺泡肿胀破裂。严重时可导致严重弥漫性充血、水肿、出血以致死亡。

亚硝酸正戊酯 急性接触亚硝酸正戊酯后可引起皮肤潮红、搏动性头痛、头晕、血压下降、脉快，继续接触出现精神错乱、虚脱、休克。亚硝酸正戊酯为高铁血红蛋白形成剂，干扰血液的携氧能力，引起头痛、头晕、发绀等。眼接触出现流泪、红肿、视物模糊。对皮肤有刺激性。慢性影响有贫血、皮肤过敏。长期接触可对其产生耐受性，若突然停止接触，可发生心绞痛。

亚硝酸异戊酯 抗心绞痛药物，作用较硝酸甘油快的硝酸盐制剂，为易气化的液体装药物，装入玻璃管内，需用时裹在手帕里挤破，经鼻孔吸入。10～15秒内发生作用，持续几分钟，轻易产生较重的头痛及脸红发热等药品副作用，有时会使血压明显下降，故很少使用。亚硝酸异戊酯可以将血红蛋白中的二价铁（Fe^{2+}）氧化成高铁血红蛋白三价铁，进而与氰离子结合成无毒的氰化高铁血红蛋白。亚硝酸异戊酯是内科治疗心绞痛最常用的一种急救药，也是治疗氰化物中毒最常用的一种急救药。用于解救氰化物中毒，吸入后迅速发挥作用，15秒即生效，维持时间短，只3～10分钟。亚硝酸异戊酯常见副作用为头痛、低血压、也可发生晕厥，心电图有S-T段压低及其他心血管效应。大剂量接触可产生高铁血红蛋白血症。大剂量吸入后，出现颜面潮红、搏动性头痛、心动过速、发绀、软弱、躁动、昏厥、虚脱等。

（陈景元）

芳香族氨基化合物（aromatic amino compound）

fāngxiāngzú ānjī huàhéwù

芳香烃类（如苯、甲苯、萘、蒽及联苯）氢原子被氨基（—NH_2）所取代形成的化学衍生物。有一个自由氨基的称为伯胺；氨基的一个氢原子被烷基或者芳香基团取代时生成的化合物称为仲胺；两个氢原子都被取代时，则生成叔胺。一个烃分子可以含有一个或者两个（三个较少见）的氨基基团，因此可以产生为数众多的化合物。苯胺是最简单的芳香族氨基化合物，其特征是苯环上的一个氢原子被氨基所取代，其他常见的单环类化合物还包括二甲基苯胺和二乙苯胺、氯苯胺、硝基苯胺、甲苯胺类、苯二胺类和乙酰苯胺。联苯胺、o-二甲基二氨基联苯、邻联二茴香胺、3,3'-二氯联苯胺及4-氨基联苯是职业卫生中最重要的联苯化合物。

用途 芳香族氨基化合物的主要用途是作为染料、药物、皮革、如美容产品、纺织及摄影材料生产过程中的中间产物。

暴露途径 芳香族氨基化合物多为脂溶性，主要的吸收途径为皮肤接触，然后是呼吸道和消化道。当职业接触者营养不良、卫生设备简陋或者卫生习惯差时，消化道可成为吸收的途径。

毒性 芳香族氨基化合物的主要活性产物是其代谢物，一些代谢物可诱导高铁血红蛋白血症，而其他一些物质则具有致癌效应。这些代谢产物通常可以从羟胺（R—NHOH）转变为氨基苯酚（H_2N—R—OH）最后解毒。芳香族氨基化合物具有多种健康效应，

其的毒性效应与其化学特点也有关。例如，虽然胺盐与胺类本身具有非常相似的毒性，但是胺盐不溶于水和酯类，因此不被皮肤或者消化道吸收。因此，职业性胺盐暴露所导致的中毒很少。此类物质绝大多数能将血红蛋白中结合的二价铁氧化成三价铁，因此中毒临床常表现为高铁血红蛋白血症。高铁血红蛋白血症的主要表现为发绀与缺氧。发绀的特点是颜色呈紫色或蓝褐色，称化学性发绀。缺氧症状首先是出现中枢神经兴奋症状，继而头痛、头晕、全身无力，甚至心悸、胸闷、气急等，重者步态不稳、恶心、呕吐甚至昏倒。极重者可有休克、心律失常、抽搐、昏迷甚至死亡等。溶血性贫血表现为溶血性黄疸、外周血红细胞系统减少，并常有肾受损的表现，其程度与红细胞溶血的程度有关。常可见到蛋白尿、血红蛋白尿，严重者可有少尿甚至无尿。早期的肝损伤常与溶血有关，表现为肝大、压痛、黄疸、肝功能异常等，常在中毒后2、3天内即可出现。氨基苯类化合物及其代谢产物可以引起化学性出血性膀胱炎，如邻甲苯胺、对甲苯胺、邻氯甲苯胺等。其中以邻氯甲苯胺最为突出，对苯二胺和对氨基酚及其氧化产物是强烈的皮肤致敏物。苯二胺被证实与大量的哮喘病例有关。国际癌症研究机构（IARC）将芳香族氨基化合物归为2B类，即可能的人类致癌物，也就是具有足够的动物学证据但是人类证据不足。

预防控制措施 急救时应当脱离接触，脱去污染的衣服、鞋袜，彻底清洗被污染的皮肤。口服中毒者应予洗胃。采取针对高铁血红蛋白血症的对症治疗措施。

为纠正缺氧，应使患者静卧，可给吸氧。溶血对肾功能有程度不同的影响。中毒后在严密监测尿中变化时注意严格掌握液体入量，记录尿量，注意监测电解质及血气分析的变化。必要时适量应用糖皮质激素以减轻中毒症状。对出血性膀胱炎的主要治疗原则为碱化尿液，必要时予5%碳酸氢钠静脉输注。在防护方面，最重要的预防手段是通过工业设计防止工业环境中的泄漏及沾染，加强通风。通过健康教育使所有的工人和管理人员了解这些物质的毒性，养成良好的卫生习惯。职业接触人员需要每天更换工作服，工作结束后淋浴。发生皮肤或者衣物沾染时应当迅速脱掉并且彻底清洗并全身淋浴，包括头发和指甲都必须用肥皂和温水仔细清洗。同时，洗衣房的工作人员也要采取完善的预防措施避免沾染。职业健康机构应当具有足够的装备，相应的人员应当具有处理这些紧急状况的能力，同时加强职业卫生监护。

（陈景元）

芳香族硝基化合物（aromatic nitro compound）

fāngxiāngzú xiāojī huàhéwù

苯及其同系物（甲苯、二甲苯）、萘、蒽的一个或多个氢原子被硝基取代所形成一类化合物。

用途 在工业上重要的芳香族硝基化合物，包括硝基苯、二硝基甲苯、三硝基甲苯（TNT）、三硝基苯甲硝胺、单硝基氯苯、硝基苯胺、硝基萘、二硝基酚、2,4,6-三硝基苯酚（苦味酸）及二硝基甲酚等。这些物质常作为爆炸物及溶剂，其胺类衍生物常用于生产炸药、燃料、色素、杀虫剂、纺织物、塑料、树脂、聚氨基甲酸酯、药物、植物生长调

节、汽油添加剂、橡胶增效剂及抗氧化剂等。二硝基甲苯是最为常用的一种芳香族硝基化合物，常常用于有机合成、燃料、炸药及推进剂的生产。硝基甲苯可用于生产燃料、炸药、洗涤剂、浮选剂、轮胎、防晒剂、汽油蒸发抑制剂的生产。TNT 是军事和工业中常用的一种炸药。硝基苯被用于苯胺的生产，被作为纤维素醚类的溶剂及金属、地板、鞋油、肥皂的添加剂，还作为润滑油的炼制，以及异氰酸盐类、农药、橡胶及药物的生产。在皮革工业，m-硝基酚是一种杀菌剂，而对硝基苯酚是用于皮革防腐的一种化学中间体。2,4-二硝基苯酚可用于显影剂的生产，还可被用于木材防腐剂及杀虫剂的生产。2-硝基-p-苯二胺和 4-氨基-2-硝基酚则是染发剂和皮革染料的成分。对亚硝基二苯胺可作为橡胶硬化的加速剂，并在乙烯基单体的成产过程中作为阻聚剂。2,4,6-三硝基苯酚（苦味酸）在皮革、防治及玻璃工业等领域都有广泛的用处，同时在炸药、燃料、杀虫剂、杀菌剂、电池及火箭燃料的生产中均有广泛的利用。三硝基苯甲酸胺被用于起爆剂的生产并在军事上用于生产传爆药。

常见化合物的毒性 芳香族硝基化合物最主要的急性健康危害为发绀，而其慢性毒性的主要表现为贫血。脂溶性的硝基化合物能够快速地被皮肤所吸收，进入人体后的一部分以原型通过肾排出，而更多的则通过还原生成原氨基苯酚或者对氨基苯酚，并从尿液排出。3/4 的发绀者表现出典型的蓝色或者灰色的表现，然而只有 1/3 的患者会出现缺氧症状，如头痛、疲劳、恶心、眩晕、胸痛、麻木、全身酸痛、心

悸、神经过敏、空气缺乏及行为异常。在红细胞中可检测到海恩茨（Heinz）体。芳香族硝基化合物还可具有皮肤刺激毒性，可诱导产生敏感性皮炎。长期的慢性暴露所导致的毒性具有隐匿性，不容易被发现，只有通过定期的血液检查可发现贫血等异常表现。

二硝基甲苯 可以影响肝微粒体的药物代谢酶活性，可诱导大鼠肝癌的发生，但还没有证据表明二硝基甲苯可诱导人类的肿瘤发生。1-硝基萘胺和 2-硝基萘胺作为 1-硝基苯和 2-硝基苯的代谢产物，具有重要的致癌效应。

二硝基酚（DNP） 具有急性毒性效应，可影响细胞代谢，其机制可能与其干扰氧化磷酸化过程有关。DNP 可以从呼吸道进入人体。它还可以渗透皮肤，使皮肤表现为黄色。在 DNP 的生产和使用过程中都可以产生全身性的毒性。首先是出汗增多，同时伴随发热、身体衰弱及疲劳感。严重时，即使静息状态下也会出现呼吸加快及心动过速，同时可伴随体温的升高。发生猝死时，尸僵几乎立即出现。DNP 可在人体内广泛分布并影响细胞代谢，因此抢救过程中有必要持续供氧以促进脑、心、肌肉 ATP 的合成。在体内，DNP 可以被还原为毒性相对较轻的氨基苯酚，后者可从尿液排出。DNP 的代谢速度及排出速度较快，因此一般不会出现组织结构的破坏及慢性或者蓄积性效应。检测尿液中的 DNP 及氨基苯酚有助于诊断。

硝基苯 可通过呼吸道或者皮肤进入机体，具有多系统毒性，可影响中枢神经系统、血液、肝、心血管系统、眼睛，还可诱导发生严重的贫血，最重要的毒性是可以引起高铁血红蛋白血症。这

种毒性效应具有隐匿性，只有高铁血红蛋白的达到 15% 时才会出现发绀的表现。在晚期，可出现低血压、头痛、恶心、眩晕、四肢麻木、全身无力甚至出现皮质功能异常，这些都与高铁血红蛋白血症有关。硝基苯也是一种中枢神经系统毒物，可产生兴奋性毒性及震颤，并伴随抑郁、意识丧失及昏迷状态。当导致肝损害时，可出现黄疸及不同程度的贫血，同时红细胞中出现海恩茨体。硝基苯还可通过其刺激作用诱导皮炎的发生。

2,4,6-三硝基苯酚（苦味酸）及其衍生物 其毒性主要发生于皮肤接触及呼吸摄入苦味酸及其盐类。皮肤接触可出现皮肤刺激表现及皮肤过敏症状，尤其是口周、鼻周部位，主要的表现为水肿、丘疹、小囊泡及最后的脱屑；此外还可出现皮肤、头发的黄染等，可以导致鼻黏膜的刺激表现。在摄入数克的苦味酸之后，可发生急性胃肠炎、肝损伤、肾炎、血尿及其他泌尿道症状。皮肤和眼结膜发黄大部分是由于苦味酸本身，同时部分原因是黄疸，可出现黄视症。肾功能不全或者无尿出现时可出现死亡。皮肤摄入后可出现恶心、呕吐并伴随头痛、眩晕。长期连续吸入高浓度的苦味酸尘可以引起一过性的意识障碍，并可伴随虚弱、肌肉疼痛、无尿及随后的多尿。苦味酸对眼睛的刺激症状包括刺激、角膜损伤、黄视症及组织的黄染。

三硝基苯甲硝胺 其毒性症状有黏膜刺激表现、着色，以及皮肤、头发的脱色、皮炎。慢性长期反复暴露时，还可出现全身中毒症状。在早期暴露时，三硝基苯甲硝胺可产生鼻、咽喉黏膜的刺激表现。在数天内，暴露者

的手、脸、头皮及头发出现黄染。严重暴露时，结膜可受到影响并出现充血表现，眼睑和眼窝可出现水肿。在开始暴露 2 ~ 3 周，工人可出现红斑性皮炎，尤其是在颈部、胸部、背部及前臂内侧。数天后红斑可消退，出现中度脱屑。即使在出现皮炎后仍然继续工作的工人可出现耐受。然而，严重暴露情况下或者卫生习惯不好的情况下，皮炎可以向机体其他部位扩散，可出现广泛的丘疹、囊泡和湿疹。在高浓度三硝基苯甲硝胺灰尘暴露后 3 ~ 4 天，工人可出现周期性的鼻出血（鼻衄）。上呼吸道刺激症状明显而下呼吸道症状少见，主要原因是由于体积较大，三硝基苯甲硝胺结晶一般不到达下呼吸道。皮肤刺激可出现过敏性皮炎，其机制与局部组胺的释放有关。在严重、持续暴露时，三硝基苯甲硝胺可导致消化道慢性毒性如食欲减退、腹痛及呕吐，并出现体重减轻、慢性肝炎、中枢神经系统刺激症状如失眠、过度反射及兴奋过度等表现；还有贫血并伴随白细胞增多的病理报告。此外，妇女可出现月经不调。动物实验发现还可出现肾小球损伤等改变。

三硝基甲苯（TNT） 一种高铁血红蛋白诱导剂。长期暴露可致严重的肝损伤及贫血等表现，其他症状还包括月经不调、尿道刺激症状及白内障等。

预防控制措施 有效的预防芳香族硝基化合物健康损伤效应的措施包括控制暴露，以及加强医学监护措施。在工作场所，可以改善操作程序，优化操作设计，加强通风以最大限度地减少暴露量。自动化、完全密封的操作流程最值得推荐，湿式生产工艺等都可以用于减少空气中的含量。

在可能的情况下，可加强空气质量的检测，但检测结果可能会产生误导，因为硝基苯类物质的蒸气压一般较低，在空气中检测不到污染的状况下工人可能就已经受到了皮肤暴露接触。同时，还需要加强管道、设备的维护以防止各种泄漏的发生。由于 1-硝基萘、2-硝基萘具有致癌效应，这些物质的职业暴露应当控制在尽量低的水平。在可能的情况下，可以用其他无害、低毒的物质代替苦味酸及其衍生物。针对个体的保护措施包括呼吸防护、职务轮换、减少暴露时间，使用合理的衣服防护或者全身防护设备。在卫生习惯方面，工作结束后，可用大量热水淋浴，辅以肥皂的使用。

（陈景元）

chúnlèi huàhéwù
醇类化合物（alcohol compound）

脂肪烃分子中的氢原子被羟基（—OH）取代后生成的一类化合物。简称醇。常用 ROH 表示。根据烃基是否饱和，可分为饱和醇与不饱和醇；根据与烃基相连的碳原子类型，可分为伯醇、仲醇、叔醇；根据所含羟基数目，可分为一元醇、二元醇和多元醇。甲醇又称木精、木甲醇，CAS 号 67-56-1，分子式 CH_3OH，分子量 32.04；乙醇即酒精，CAS 号 64-17-5，分子式 C_2H_5OH，分子量 46.07；乙二醇又称甘醇，CAS 号 107-21-1，分子式 $C_2H_6O_2$，分子量 62.07；二甘醇，CAS 号 111-46-6，分子式 $C_4H_{10}O_3$，分子量 106.11。

理化特性 在直链饱和一元醇中，含 4 个以下碳原子的醇为有酒味的流动液体，含 5 ~ 11 个碳原子的醇为具有不愉快气味的油状液体，含 12 个碳原子以上的

醇为无臭无味的蜡状固体，多元醇（如甘油）为糖浆状物质。醇类化合物易溶于多种有机溶剂，含 3 个碳原子以下者可溶于水。醇类化合物化学性质活泼，以羟基为中心可进行氢-氧键断裂和碳-氧键断裂反应。另外，与羟基相连的碳原子容易被氧化，生成醛、酮或酸。

环境来源和分布 甲醇具有低蒸气压，可挥发至空气中与气源性羟基反应并降解，也可随降雨离开大气，进入水体或土壤后降解。乙醇可分布到土壤、水和大气中，但其生物浓缩和生物富集能力很低，生物降解和挥发是其重要的转归途径。进入环境介质的二甘醇和乙二醇，可经光化学反应和（或）生物降解被快速清除。

用途 醇类化合物大多用作溶剂及工业原料。甲醇广泛应用于染料、树脂、橡胶、喷漆工业来制造甲醛、塑料、摄影胶片等。乙醇在工业中常作为溶剂、防冻剂和燃料，医药上可作外用消毒剂，生活中见于各种酒类饮料。乙二醇是抗冻剂、除冰剂、烘干剂和墨水的主要成分，并用于制造塑料和聚酯纤维。二甘醇为工业溶剂，也可作为除冰剂、墨水、油漆、化妆品、制动液的添加剂和纺织品软化剂。

暴露途径 醇类化合物可经呼吸道、胃肠道和皮肤吸收。甲醇职业性中毒是因吸入大量甲醇蒸气所致，生活性急性中毒则多因误服。人接触乙醇的主要方式是经口摄入，职业暴露则是通过吸入和皮肤接触。乙二醇的主要暴露途径是经皮和口服，职业接触时也可经呼吸道吸入。二甘醇中毒多是因为服用了被其污染的药物制剂所致。

代谢特征 甲醇易于经肺和完整皮肤吸收，然后分布到全身的组织器官中。甲醇的代谢涉及几个酶促反应：首先经过氧化氢酶/过氧化物酶（大鼠）或乙醇脱氢酶（人或猴体内）催化形成甲醛，再与谷胱甘肽（GSH）形成几种结合物，最后被硫解酶水解为甲酸。甲酸进入肝内经与四氢叶酸结合而氧化，生成 CO_2 排出体外。少量甲醇（约3%）以原型经呼出气和尿液排泄。乙醇代谢主要在肝内进行，首先被醇脱氢酶代谢为乙醛，再被醛脱氢酶代谢为乙酸，最终被氧化为 CO_2 和水。由于醛脱氢酶基因编码区有一个单碱基变异，致有50%的亚洲人该酶活性较低，饮酒后发生"红晕综合征"。此外，乙醇还可为过氧化氢酶/过氧化物酶和微粒体 CYP2E1 酶所氧化。仅有吸收总量5%~10%的乙醇以原型经肾和肺排泄。乙二醇吸收后在全身分布，主要在肝、肾代谢，分别形成二醇醛和二醇酸，再转变为羟乙酸，最后形成草酸等产物。乙二醇原型及其代谢物经尿液排出体外。二甘醇易于经胃肠道吸收，并且快速分布至全身，以肾内含量最高，主要以原型随尿液排泄。

毒性 过量摄入醇类化合物对于实验动物、人类均有毒性。

急性毒性 甲醇对于实验动物的急性经口 LD_{50} 为7（猴）~14.4mg/kg（兔）；急性经皮致死剂量为20mg/kg（兔）；急性吸入致死剂量为40623（连续18小时，大鼠）~70763mg/m³（连续54小时，小鼠）。亚致死剂量可致中枢神经系统异常，代谢性酸中毒和眼、肝损害。乙醇的急性毒性很低，各种实验动物的经口 LD_{50} 在6~18g/kg，吸入 LC_{50} 在22611~94213mg/m³；实验动物吸入乙醇蒸气后，出现兴奋、运动失调、嗜睡、衰竭、麻醉、全身瘫痪等表现，偶有因呼吸衰竭致死者。乙二醇的急性毒性较强，猫尤为敏感。中毒表现包括急性肾小管坏死、肾衰竭、局部神经麻痹、心肌功能紊乱、肺、脑水肿、低钙血症、共济失调、嗜睡、昏迷、呼吸暂停等。二甘醇的急性毒性低，对大鼠腹腔注射的 LD_{50} 为7.7g/kg，对家兔的经口 LD_{50} 为26.9g/kg，中毒表现包括口渴、厌食、尿量减少、蛋白尿、体温下降、呼吸困难，严重者可发生昏迷和死亡。

亚慢性与慢性毒性 乙醇的主要靶器官是肝，可引起肝脂肪变性、局部坏死、纤维化和肝硬化。大鼠经饮水或摄食长期接触二甘醇可致体重下降，膀胱结石，肝、肾损伤，严重者死亡。乙二醇的情况与二甘醇相似。

生殖发育毒性与致癌性 大鼠妊娠期空气暴露于26209mg/m³甲醇，每周7天，可致胎鼠发生骨骼、心脏和泌尿系统畸形；小鼠孕6~15天暴露于5242mg/m³、6552mg/m³甲醇，每周7天，可致胚胎毒性和脑病。乙醇对于大鼠和雄性小鼠有生殖毒性，可损害睾丸和其他生殖组织；妊娠大鼠饮用含有15%乙醇的水可致母体毒性和胎仔体重减轻。二甘醇对于啮齿类动物具有母体毒性、生殖毒性和发育毒性，可使个别动物形成膀胱肿瘤。

体外毒性 甲醇在果蝇伴性隐性致死试验中为阳性。

毒作用机制 甲醇在肝中代谢为甲酸，继而通过依赖四氢叶酸的代谢反应转化为 CO_2，此为解毒过程。由于人类肝中的甲酰四氢叶酸脱氢酶活性较低，致使四氢叶酸的供应量不足，影响甲酸的清除速度，因而导致其蓄积而引起代谢性酸中毒和视觉障碍。乙醇所致的中枢神经系统抑制可能与其干扰神经轴突的离子转运，及其直接与 γ-氨基丁酸受体结合有关。CYP2E1 在乙醇所致的肝损伤中起重要作用，可增加活性氧的生成，攻击膜脂质和多种酶分子，导致脂质过氧化。乙醇代谢形成的羟乙基自由基可与微粒体蛋白共价结合，与 α-维生素 E、GSH 和维生素 C 反应，降低肝的抗氧化水平。此外，乙醇还可作用于肠道中的革兰阴性杆菌，使其释放内毒素至肝，激活库普弗细胞大量释放白介素、前列腺素、肿瘤坏死因子 α 和自由基等具有细胞毒性的化学介质和中性粒细胞趋化因子，加重肝的损伤。乙醇导致胎儿酒精综合征（fetal alcohol syndrome，FAS）的机制则与其影响胚胎组织蛋白与 DNA 合成、必需营养素的吸收以及激酶偶联的信号转导通路有关。乙二醇的代谢产物乙醇酸堆积是人体发生代谢性酸中毒的主要原因，另一代谢产物草酸可与 Ca^{2+} 螯合形成草酸钙晶体，在肾小管和大脑小血管中析出和沉积并导致这些器官的损害。

中毒临床表现 甲醇对视神经和视网膜有特殊的选择作用，可引起视细胞损伤、视神经萎缩，严重者可致失明。甲醇引起的代谢性酸中毒可致多器官衰竭，是造成死亡的主要原因。此外，大量甲醇暴露可引起肝损伤。乙醇进入人体后首先作用于大脑皮质，表现为兴奋作用，之后可使皮质下中枢和小脑受累，患者表现为步态蹒跚、共济失调等运动障碍，最后由于延髓血管运动中枢和呼吸中枢受到抑制，出现虚脱、呼吸浅表等症状，严重者可致死。慢性乙醇中毒可致肾上腺明显萎缩、硬化、重量减少，肝、心肌脂肪浸润，慢性软脑膜炎和慢性胃炎。怀孕期间摄入乙醇会造成胎儿先天畸形，即 FAS，主要表现为精神缺陷和小头畸形。国际癌症机构（IARC）认为乙醇导致人类口腔癌、咽喉癌、食管癌和肝癌的证据充分。乙二醇对人的急性毒性要比其他物种（猫除外）高 2～5 倍，主要引起心、肺和肾损害。二甘醇在历史上曾引起几次严重的人类中毒事件，肾功能衰竭是致死的主要原因；此外，肝炎、胰腺炎和严重的神经症状也比较常见。

重要中毒事件 1937 年，美国一位药剂师将二甘醇加入磺胺药中上市出售，致 105 人死亡；1986 年在印度，二甘醇被加入甘油中，致 21 人死亡；1990～1992 年在孟加拉，二甘醇被加入对乙酰氨基酚中，致 339 人发生肾功能衰竭；1995～1996 年在海地，对乙酰氨基酚糖浆被二甘醇污染，致 88 名儿童死亡。

中毒临床处理 ①一次经口大量摄入甲醇，应立即洗胃，并给予甲吡唑阻断其体内代谢。对于甲醇中毒的患者，可给予甲酰四氢叶酸以解除甲酸盐的毒性作用。血液透析可清除甲醇及其代谢产物，纠正酸、碱平衡紊乱，是最有效地治疗手段。②乙醇中毒患者的治疗以支持疗法为主，针对呼吸抑制、低血压、葡萄糖和硫胺素（维生素 B_1）水平的改变进行对症治疗。③乙二醇的治疗包括给予甲吡唑、碳酸氢钠、硫胺素、维生素 B_6，进行血液透析等。④二甘醇的急性期治疗包括催吐、洗胃、给予活性炭吸附及促进腹泻将其排除等，并针对

临床症状进行对症治疗。

预防控制措施 生产过程应密闭、通风。操作人员需佩戴化学安全防护眼镜和防化学品手套，穿相应的防护服。可能接触其蒸气时，须佩戴防毒面具；紧急事态抢救或撤离时，佩戴正压自给式呼吸器。工作场所严禁吸烟、进食和饮水，工作后淋浴更衣。

卫生标准 中国职业卫生标准《工作场所有害因素职业接触限值 化学有害因素》（GBZ 2.1-2007）中规定，甲醇（皮）的时间加权平均容许浓度（PC-TWA）为 $25mg/m^3$，短时间接触容许浓度（PC-TSEL）为 $50mg/m^3$；乙二醇的 PC-TWA 为 $20mg/m^3$，PC-TSEL 为 $40mg/m^3$。美国职业安全与健康管理局规定，甲醇和乙醇的职业允许接触限值分别为 $260mg/m^3$ 和 $1000mg/m^3$；二甘醇的工作环境接触限值为 $10mg/m^3$。

（蔡 原 杨敬华）

fēnlèi huàhéwù
酚类化合物（phenol compound）

芳香烃环上的氢原子被羟基（—OH）取代所生成的一类芳香族化合物。根据酚类化合物分子中所含有的羟基数目，可分为一元酚、二元酚和多元酚；根据母体芳环的不同，又可以分为苯酚和萘酚等。苯酚是最简单的酚，又称石炭酸，CAS 号 108-95-2，分子式 C_6H_5OH，分子量 94.11；甲酚，又称煤酚、甲基酚或甲苯酚，CAS 号 1319-77-3，分子式 $CH_3C_6H_4OH$，分子量 108.15；五氯酚，CAS 号 87-86-5，分子式 C_6Cl_5OH，分子量 266.32。

理化特性 酚类化合物具有特殊气味，无色或呈黄色、棕黄色和粉红色。除少数烷基酚是液体外，其他均为固体。酚类化合物的沸点较高，能溶于乙醇、乙

醚等有机溶剂，在水中溶解度小。酚类化合物呈弱酸性，易发生硝化、卤代、磺化等亲电取代反应。

环境来源和分布 酚类化合物一次、少量进入大气，1 天内即可清除。光和大气中存在的其他杂质均可加速其氧化。进入土壤和水体的酚类化合物，可在数小时至数天内完全降解，但五氯酚在土壤中的存留时间较长，半衰期可达 45 天。

用途 酚类化合物是重要的工业原料，可用于制造炸药、肥料、塑料、橡胶和人造树脂等，医药上用作消毒剂、杀菌剂、驱虫剂和防腐剂，还广泛用于灭螺和除莠等。

暴露途径 酚类化合物的暴露途径包括呼吸道、胃肠道、皮肤和（或）眼睛直接接触。酚的急性中毒多由误服所致，五氯酚中毒主要源自职业性皮肤接触。

代谢特征 酚类化合物吸收后可分布到各组织器官。苯酚可经过氧化物酶依赖的前列腺素 H 合成酶代谢为酚氧基，这是一个活性中间产物。未被生物转化的苯酚可与醚、硫酸或葡萄糖醛酸形成结合物，其毒性较原型低，主要经肾排泄，少量可经肺清除。甲酚的主要代谢方式是与葡萄糖醛酸、硫酸结合，主要经肾排出体外。五氯酚在肝、肾中的浓度较高，在血中有 90% 以上与血浆蛋白结合，80% 以上随尿排泄。

毒性 过量摄入酚类化合物对于实验动物、人类均有毒性。

急性毒性 酚类化合物经各种途径暴露均表现为高毒。苯酚对大鼠的 LD_{50} 分别是 384mg/kg（经口）、669mg/kg（经皮）和 250mg/kg（腹腔注射），LC_{50} 为 316mg/m³（吸入）；兔经皮 LD_{50} 为 35～200mg/kg。甲酚对家兔、

大、小鼠的皮肤和眼有强刺激性，吸入可致呼吸道刺激症状、肺出血、心肌、肝、肾、神经细胞变性；经口摄入导致动物体重下降、呼吸道和胃肠道病变，小鼠暴露于高浓度甲酚可致死。五氯酚对大、小鼠和兔的急性经口 LD_{50} 为 30~200mg/kg，对大鼠的急性经皮 LD_{50} 为 100~300mg/m³。

亚慢性和慢性毒性　实验动物长期吸入苯酚对肝、肾、呼吸系统、心血管系统和中枢神经系统均有损害作用。吸入甲酚造成体重下降、运动神经元活性减弱、鼻黏膜与皮肤炎症、肝损伤，大、小鼠和仓鼠经口染毒甲酚 13 周导致震颤、出血、鼻和胃贲门上皮增生、死亡率增加。

生殖发育毒性与致癌性　苯酚可降低大鼠胎仔体重和存活率。口服或吸入甲酚可使大、小鼠的动情周期延长、子宫和卵巢发生病变，并具一定的胚胎毒性。五氯酚妊娠期暴露具有胚胎毒性，可致畸形。甲酚、二甲基酚和一卤代酚等可诱发动物皮肤乳头瘤和皮肤癌。

体外毒性　苯酚对人类结肠上皮细胞具有直接毒性作用，能造成培养的动物细胞 DNA 损伤。苯酚和甲酚均可引起培养细胞的姐妹染色单体交换率升高。

生态毒性　苯酚可使被污染水体的感官性状明显恶化，产生异臭和异味；还可使鱼贝类水产品带有异臭异味，降低其经济和食用价值。水中的苯酚超过一定浓度时可影响水生动植物的生存，其对水生生物的 LC_{50} 为 12~68mg/L。高浓度的苯酚能抑制水中微生物的生长繁殖，影响水体的自净作用。

毒作用机制　酚类化合物具弱酸性，易与酶蛋白的碱性基团

作用，使蛋白变性、沉淀，从而干扰代谢过程。苯酚为细胞原浆毒物，被氧化为活性亲电子剂后，可与蛋白质和 DNA 结合，损害其结构和功能，如苯酚与肝、肾蛋白质结合后，可导致肝小叶和肾髓质损伤。五氯酚可使氧化磷酸化过程解偶联，明显增加代谢率并导致高热，损伤以心血管系统最为明显。

中毒临床表现　接触高剂量苯酚可严重损伤黏膜组织、上呼吸道、皮肤和眼，可使神经末梢和组织坏死而致感觉缺失和瘫痪，还能引起胃肠道、心血管系统和肺部的损害。接触少量苯酚则会导致类似水杨酸盐中毒样的呼吸性碱中毒，继而出现酸中毒。长期接触苯酚可以损害肝、肾及其他主要系统，增加缺血性心脏疾病的危险性。甲酚急性暴露时，可严重烧灼皮肤黏膜，并累及血液、肾、肺、肝、心脏和中枢神经系统，造成全身中毒而死亡；慢性中毒则表现为呕吐、吞咽困难、流涎、腹泻、食欲减退、头痛、眩晕、昏厥、神志紊乱、皮疹，可因肝、肾严重损害而致死。五氯酚急性中毒症状包括高热、多汗、胃肠不适、头痛、眩晕，严重者发生心力衰竭、昏迷和死亡；职业长期接触可致氯痤疮、溶血性贫血和再生障碍性贫血。苯酚是已知的致突变物，并有致畸作用和生殖毒性，但其致癌性的证据尚不充分；五氯酚在国际癌症机构（IARC）分类中为 2B 类（人类的可能致癌物）。

中毒临床处理　酚类化合物污染皮肤，应立即用浸过甘油、聚乙二醇或聚乙二醇与乙醇混合液（7：3）的棉花搽去，之后用清水冲洗。经口摄入者，应给予牛奶、橄榄油、蓖麻油、聚乙二

醇等延缓其吸收，之后反复洗胃。对于眼睛接触者，要立即用大量清水冲洗，并迅速就医。吸入中毒者，迅即移至新鲜空气处，必要时进行人工呼吸和心肺复苏，如有肺水肿和酸中毒发生，需尽快就医。对于五氯酚中毒者，除应迅速清除污染外，还需针对高热、体液丢失和电解质平衡紊乱等进行对症治疗。

预防控制措施　应严加密闭，提供充分的局部排风和全面通风，尽可能采用隔离式操作。操作人员需佩戴化学安全防护眼镜和防化学品手套，穿相应的防护服。空气中浓度较高时，须佩戴防毒面具；紧急事态抢救或撤离时，佩戴自给式呼吸器。工作场所严禁吸烟、进食和饮水。工作后彻底清洗，单独存放被毒物污染的衣服。

卫生标准　中国职业卫生标准《工作场所有害因素职业接触限值　化学有害因素》（GBZ 2.1-2007）中规定，酚（皮）和甲酚（全部异构体，皮）的时间加权平均容许浓度（PC-TWA）均为 10mg/m³；2-萘酚的 PC-TWA 为 0.25mg/m³，短时间接触容许浓度（PC-TSEL）为 0.5mg/m³。《地表水环境质量标准》（GB 3838-2002）中规定，挥发酚Ⅰ类标准、Ⅱ~Ⅳ类标准、Ⅴ级标准限值分别为 0.002mg/L、0.002mg/L、0.005mg/L、0.01mg/L、0.1mg/L。《生活饮用水标准》（GB 5749-2006）中规定，生活饮用水中五氯酚的限值为 0.009mg/L。美国职业安全与健康管理局规定，苯酚的职业允许接触限值为 19mg/m³（皮）（8 小时 TWA）；甲酚为 22mg/m³（8 小时 TWA），五氯酚为 0.5mg/m³（8 小时 TWA）。

（蔡　原　杨敬华）

kūnlèi huàhéwù

醌类化合物 (quinone compound)

一类特殊的环酮、羰基与烯键共轭化合物。主要分为苯醌、萘醌、菲醌和蒽醌四种类型。苯醌是最简单的醌，有三种异构体，主要为对苯醌（1,4-苯醌），CAS号 106-51-4，分子式 $C_6H_4O_2$，分子量 108.09。氢醌又称对苯二酚，CAS号 123-31-9，分子式 $C_6H_6O_2$，分子量 110.11。

理化特性 醌类化合物具有颜色，对苯醌、萘醌及蒽醌为黄色，邻苯醌为红色。醌类化合物都是固体，对苯醌具有与氯相似的刺激性气味。醌分子中具有羰基和碳-碳双键，能发生与之相关的反应。醌还能发生 1,2-加成反应或 1,4-加成反应。醌经还原得到酚。

环境来源和分布 光降解是苯醌在各种环境介质中的重要清除形式。此外，进入土壤的苯醌可被土壤表层滤掉，也可挥发至大气；进入水体者可通过生物降解清除；进入空气的，可与羟基和臭氧发生快速反应。土壤和水中的氢醌可经有氧或无氧方式降解，在空气中主要经光化学反应降解。

用途 苯醌可以用作化学中间体、显影剂、聚合作用阻聚剂、氧化剂、光化学剂、制革剂及化学试剂。蒽醌是染料工业的重要原料。氢醌可作为染料中间体、油漆稳定剂、油脂抗氧化剂、显影剂和聚合作用阻聚剂，还可用于治疗皮肤色素沉着症。

暴露途径 醌类化合物的暴露途径包括呼吸道、胃肠道、皮肤和（或）眼睛直接接触。

代谢特征 在人肝中，对苯醌和邻苯醌可分别在羰基还原酶的作用下生成相应的氢醌和邻苯二酚，后者可进一步为儿茶酚-o-甲基转移酶代谢，小部分与硫酸结合。氢醌在体内先氧化为醌，之后与葡萄糖醛酸和硫酸形成结合物，由尿排泄。氢醌的排泄速度较吸收速度慢，易于在体内蓄积而产生潜在危害。

毒性 醌类化合物对于实验动物和人均有毒性。

急性毒性 苯醌对大鼠的急性经口 LD_{50} 为 103mg/kg，属高毒类。实验动物经消化道染毒可通过影响血红蛋白功能及造成肺部损害而导致窒息，也可直接作用于延髓而抑制生命中枢。其蒸气可引起眼角膜损伤，与皮肤接触可导致皮炎、黑色素减少症和迟发型色素沉着，甚至红肿、坏死。氢醌对于大鼠、小鼠、豚鼠、猫、狗的急性经口 LD_{50} 为 70~550mg/kg，猫最为敏感。中毒表现包括高度兴奋、反射亢进、流涎、呕吐、震颤、惊厥、瘫痪，数小时内即可死亡。氢醌对于兔眼的损害与苯醌相似。

慢性毒性 实验动物慢性暴露于醌类化合物，可导致瘫痪、昏迷、蛋白尿和血尿，也可造成皮肤刺激症状。

生殖发育毒性与致癌性 氢醌对家兔有母体毒性和轻微的发育毒性。对雌性大鼠可引起卵巢、输卵管和月经周期的改变，增加着床后死亡率；对雄性大鼠可致睾丸、附睾、曲细精管、前列腺、精囊、尿道球腺和生育指数改变；还可诱发胎仔眼畸形（兔）和骨骼畸形（鸡和兔）。醌类化合物可以引起实验动物的肾小管腺瘤、肝细胞肿瘤、膀胱癌和单核细胞白血病，但证据尚不充分。

体外毒性 对苯醌可以抑制晶状体的阳离子转运和糖酵解过程。氢醌可在有或无体外代谢活化系统的条件下诱导小鼠淋巴瘤细胞 L5178Y 对三氟胸苷的抗性，可使中国仓鼠卵巢（CHO）细胞的姐妹染色单体交换率升高。在活化状态下，可诱导染色体畸变。

生态毒性 醌类化合物如过量进入环境，可对自然界水生植物和浮游动物产生明显的毒性作用。苯醌可与斑马鱼胚胎细胞内的组蛋白 H1 发生共价结合，造成心脏和骨骼畸形。

毒作用机制 醌类化合物的毒作用可能与其在生物转化过程中生成的不稳定的活性中间产物有关。例如，醌可在还原型烟酰胺腺嘌呤二核苷酸磷酸-P_{450} 还原酶催化下发生单电子还原，形成半醌自由基，然后经过自氧化，生成具有细胞毒性的超氧化物阴离子、过氧化氢、羟自由基等活性氧，导致氧化应激，可造成DNA 和组织细胞的损伤。氢醌可抑制 DNA 拓扑酶 II 活性、上调凋亡抑制基因 bcl-2 的表达，可能与其致突变与致癌作用有关。

中毒临床表现 急性接触苯醌可致呕吐和胃肠道刺激，造成非特异性肝损害和黄疸，引起眩晕、头痛、谵妄、呼吸困难、窒息、呼吸衰竭和肺部损害，还可使高铁血红蛋白水平明显升高，引起发绀和心血管系统衰竭。长期接触苯醌粉尘或蒸气可致眼刺激、角膜炎、角膜溃疡、结膜变色、视力严重下降及明显的皮肤刺激作用，并使头发呈红色。成年人经口摄入 1g 氢醌，即可引起耳鸣、头痛、恶心、呕吐、心动过速、震颤、肌肉抽搐、眩晕、呼吸困难、发绀、谵妄、虚脱等中毒症状，高铁血红蛋白水平明显升高、血细胞脆性增加、白细胞和网织红细胞增多，发生溶血性黄疸、贫血和低血糖症，尿液呈绿或棕绿色；还可导致皮炎、皮肤色素脱失、眼结膜炎和角膜炎。长期接触氢醌可引起胃肠道症状如恶心、呕吐、腹绞痛、角膜混浊和视觉障碍；此外，可使接触工人头发变红，指甲呈褐色或橙褐色，手、脚掌呈红色。苯醌和氢醌的致癌性证据尚不充分。

中毒临床处理 对经口摄入的中毒者，应给予活性炭膏剂。如果摄入醌类化合物的数量大，且摄入时间不超过 1 小时，应进行洗胃。眼接触后，要立即用大量温水冲洗（灌洗）。如有刺激、疼痛、肿胀、流泪、持续畏光等症状，应立即就医。发生皮肤接触时，要立即用肥皂和清水冲洗污染部位。对于大量吸入者，应迅即转移至空气新鲜处，并保持呼吸道畅通。对呼吸困难者输氧，对呼吸停止者进行人工呼吸，尽快就医。

预防控制措施 应采用密闭操作，提供充分的局部排风。操作人员需佩戴自吸过滤式防尘口罩、化学安全防护眼镜和橡胶手套，穿防毒物渗透工作服。工作地点应远离火种、热源，严禁吸烟。使用防爆型的通风系统和设备。避免产生粉尘或与氧化剂、酸类、碱类接触。

卫生标准 中国职业卫生标准《工作场所有害因素职业接触限值 化学有害因素》（GBZ 2.1-2007）中规定，氢醌的时间加权平均容许浓度（PC-TWA）为 $1mg/m^3$，短时间接触容许浓度（PC-TSEL）为 $2mg/m^3$。美国职业安全与健康管理局规定，苯醌的职业允许接触限值为 $0.44mg/m^3$（8 小时 TWA）；氢醌的职业允许接触限值为 $2mg/m^3$（8 小时 TWA）。

（蔡 原 杨敬华）

mǐlèi huàhéwù
醚类化合物（ether compound）

由两个烃基通过氧原子连接起来的一类化合物。通式为 R—O—R′，其结构中，两个烃基可以相同，也可不相同。烃基相同者称为简单醚，不相同者称为混合醚。R′和 R 均为脂肪烃基者为脂肪醚，R 或 R′为芳香烃基者为芳香醚。烃基可为芳烃基或脂肪烃基。两个烃基可以彼此相连，形成环醚，如环氧乙烷。多个氧原子分别与碳原子相连而形成的环状醚称为大环醚或冠醚。一般醚以与氧相连的烃基加醚字命名，如 C_2H_5—O—C_2H_5 称二乙基醚，简称乙醚；CH_3—O—C_2H_5 称甲基乙基醚，简称甲乙醚。

理化特性和用途 常温下甲醚和甲乙醚为气体，大多数醚为易燃液体；醚有特殊气味，相对密度小于1。低级醚沸点比相对分子质量相近的醇沸点低，水中溶解度与等相对分子量的醇相近。醚有弱极性，易溶于有机溶剂，是良好的有机溶剂。醚与碱、氧化剂、还原剂均不反应，与金属钠也不反应，故常用金属钠干燥醚。醚可与强酸生成盐，与缺电子化合物生成络合物；高温条件下强酸可使醚键断裂。醚在避光情况下与氯或溴反应，可生成氯代醚或溴代醚，醚在光助催化下与空气中的氧作用，生成过氧化合物。过氧化物不稳定，受热时易分解而发生强烈爆炸。醚类一般存放在深色的玻璃瓶内，或加入阻氧剂如对苯二酚等。醚的化学性质不活泼，是良好的溶剂，可溶解多种化合物，常用来提取有机物，高沸点醚可用作反应介质。一般醚类蒸气与空气可形成爆炸性混合物，接触热、火星、火焰或氧化剂易燃烧爆炸，接触空气或在光照条件下可生成具有潜在爆炸危险性的过氧化物。醚燃烧后分解为一氧化碳、二氧化碳，氯代醚或溴代醚燃烧后可产生有毒刺激性氯化物或溴化物烟气。废弃物一般用焚烧法处置，不含过氧化物废料液应控制燃烧速度，含过氧化物废料在安全距离以外敞口燃烧。氯代醚应同其他燃料混合后再焚烧，燃烧要充分、防止生成光气。

毒性 醚类对中枢神经具有麻醉作用，早期多出现兴奋症状，很快转入抑制表现。停止接触后，麻醉作用很快消失。各种醚的麻醉作用程度相差很大，无规律性。一般不饱和醚强于饱和醚，卤醚强于脂肪醚，小分子醚强于大分子醚。醚类对皮肤和黏膜有一定的刺激作用，其中卤代醚刺激性最大。随着卤原子和不饱和程度增加其刺激性和毒性相应增强。大多数醚类中存在的过氧化物对人体也会造成毒性。高分子纤维素醚类则多呈粉末状固体，经口毒性小，无经呼吸道和皮肤吸收的危险。醚类品种特别多，但烷基醚、不饱和烃醚、不对称构造的烃醚等多数醚类物质一般人接触机会少。多数醚类不引起明显急性中毒症状。

防护措施与急救治疗 佩戴过滤式防毒面具、化学安全防护眼镜，穿防静电工作服或相应的化学防护服，佩戴橡胶或防苯耐油手套等防化学品手套，工作现场严禁吸烟，注意个人清洁卫生。中毒者应脱离接触，对症治疗；用肥皂水和清水彻底冲洗皮肤，用流动清水或生理盐水冲洗眼睛；吸入者迅速脱离现场至空气新鲜处，保持呼吸道通畅，输氧或人工呼吸；食入者饮足量水催吐。

（徐德祥 张 程）

jiǎmí

甲醚（methyl ether） CAS 号 115-10-6，分子式 C_2H_6O 或 CH_3OCH_3。又称二甲醚。①理化性质：熔点 -141.5℃，沸点 -23.7℃，蒸气压 533.2kPa（20℃），闪点 -41℃，液态相对密度 0.66，气态相对密度 1.62；无色气体，有醚类特有的气味，稳定，溶于水、醇、乙醚，易燃，与空气混合能形成爆炸性混合物。②主要用途：制冷剂、溶剂、萃取剂、聚合物的催化剂和稳定剂。③接触途径：甲醚一般经呼吸道侵入体内，是弱麻醉剂，对中枢神经系统有抑制作用，吸入后可引起麻醉、窒息感，对呼吸道和皮肤有刺激作用。④急性毒性：大鼠吸入 LC_{50} 为 308000mg/m^3；人吸入 154.24g/$m^3$30 分钟，轻度麻醉。

（徐德祥 张 程）

yǐmí

乙醚（diethyl ether） CAS 号 60-29-7，分子式为 $(CH_3CH_2)_2O$ 或 $C_4H_{10}O$。又称二乙（基）醚。①理化性质：熔点 -116.2℃，沸点 34.6℃，蒸气压 58.92kPa（20℃），闪点 -45℃，液态相对密度 0.71，气态相对密度 2.56；无色透明液体，有芳香气味，极易挥发，稳定，微溶于水，溶于乙醇、苯、氯仿等多数有机溶剂，低闪点易燃液体。②主要用途：溶剂，医药上用作麻醉剂。乙醚一般经吸入、食入与经皮吸收等方式侵入机体，主要作用为全身麻醉。③中毒表现：急性大量接触，早期出现兴奋，继而嗜睡、呕吐、面色苍白、脉缓、体温下降和呼吸不规则，而有生命危险。急性接触后的暂时后作用有头痛、易激惹或抑郁、流涎、呕吐、食欲减退和多汗等。液体或高浓度蒸气对眼有刺激性。长期低浓度吸入，有头痛、头晕、疲倦、嗜睡、蛋白尿、红细胞增多症，长期皮肤接触可发生皮肤干燥、皲裂。④急性毒性：大鼠经口 LD_{50} 为 1215mg/kg；大鼠吸入 LC_{50} 为 221190mg/m^3，2 小时；人吸入最小中毒浓度为 662mg/m^3，人经口最小致死剂量为 420mg/kg。⑤刺激性：家兔经眼重度刺激、家兔经皮开放性的刺激试验，为轻度刺激。

（徐德祥 张 程）

èrlǜyǐmí

二氯乙醚［dichloroethyl ether, bis-（2-chloroethyl）ether］ CAS 号 111-44-4，分子式 $C_4H_8Cl_2O$ 或 $ClCH_2CH_2OCH_2CH_2Cl$。又称 β，β'-二氯代二乙醚、2，2'-二氯乙醚。①理化性质：熔点 -52℃，沸点 178.5℃，蒸气压 0.10kPa（20℃），闪点 55℃，液态相对密度 1.22（20℃），气态相对密度 4.93；为带有辣味和水果味的无色透明液体，稳定，不溶于水，可混溶于乙醇、醚、多数有机溶剂，遇明火、高热易燃，受热或遇水分解放热，放出有毒的腐蚀性烟气，燃烧分解产生有毒刺激性氯化物烟气，与氧化剂接触会猛烈反应。②主要用途：用于溶剂、土壤熏蒸杀虫剂，是有机合成的原料。③急性毒性，大鼠经口 LD_{50} 为 110mg/kg，小鼠经口 140mg/kg，对眼睛、呼吸道黏膜有明显刺激作用。④致突变性：细菌回复突变试验阳性。⑤致癌性：国际癌症研究机构（IARC）致癌性评定为动物致癌物。

（徐德祥 张 程）

běnjiǎmí

苯甲醚（phenyl methyl ether, anisole） CAS 号 100-66-3，分子式 C_7H_8O 或 $C_6H_5OCH_3$。又称茴香醚、甲氧基苯。①理化性质：熔点 -37.3℃，沸点 153.8℃，蒸气压 1.33kPa（42.2℃），闪点 41℃，液态相对密度 1.00，气态相对密度 3.72；无色液体，有芳香气味，稳定，不溶于水，溶于乙醇、乙醚等有机溶剂，易燃。②主要用途：溶剂、香料、有机合成中间体。③接触途径：一般经吸入、食入与经皮吸收等方式侵入机体。④急性毒性：大鼠经口 LD_{50} 为 3700mg/kg，小鼠经口为 2.8g/kg。⑤刺激性：中度刺激。⑥致突变性：人淋巴细胞 DNA 抑制。

（徐德祥 张 程）

lǜjiǎmí

氯甲醚（chloromethyl methyl ether） CAS 号 107-30-2，分子式 C_2H_5ClO 或 $ClCH_2OCH_3$。又称氯甲甲醚、二甲基氯醚。①理化性质：熔点 -103.5℃，沸点 59.5℃，蒸气压 34.66kPa（20℃），闪点 15.5℃，相对密度 1.06；无色或微黄色液体，有刺激性气味，稳定，溶于乙醇、乙醚等有机溶剂，易燃。②主要用途：氯甲基化剂，制造离子交换树脂、防水剂和纺织品处理剂。③接触途径：经吸入、食入与经皮吸收等方式侵入机体。④急性毒性：吸入为高毒，经口为低毒，经皮属中等毒类；大鼠经口 LD_{50} 为 500mg/kg，兔经皮 LD_{50} 为 280mg/kg，大鼠吸入 LC_{50} 为 182mg/m^3；对呼吸道有强烈刺激性，少数可发生化学性肺炎、肺水肿，甚至死亡；眼及皮肤接触可致灼伤。⑤致突变性：人淋巴细胞发生 DNA 抑制，仓鼠胚胎肿瘤转化。⑥致癌性：国际癌症研究机构（IARC）将工业级氯甲醚评定为人类致癌物，靶器官为肺部。

（徐德祥 张 程）

érlǜjiǎmí

二氯甲醚 [bis（chloromethyl）ether] CAS 号 542-88-1，分子式 $C_2H_4Cl_2O$ 或 $ClCH_2OCH_2Cl$。又称双氯甲醚、二氯二甲醚、对称二氯（二）甲醚。①理化性质：熔点 $-41.5℃$，沸点 $104℃$，相对密度 1.32；无色液体，有刺激性气味，易挥发，稳定，可混溶于乙醇、乙醚等有机溶剂，遇水分解成氯化氢和甲醛。②主要用途：甲基化剂，药物消瘤芥、八氯二丙醚、双解磷和维生素 B_2 的中间体，合成 3,4-二甲基苯胺的原料。③接触途径：经吸入与食入方式侵入机体。④急性毒性：小鼠经口 LD_{50} 为 $210mg/kg$；小鼠吸入 LC_{50} 为 $33mg/m^3$；对眼、皮肤和黏膜有强烈刺激作用；浓度为 $470mg/m^3$ 时，1～2 分钟即可引起致死性肺损害。⑤刺激性：家兔经眼中度刺激，经皮重度刺激。⑥致癌性：IARC 致癌性评定为人类致癌物质，有强致癌性，靶器官为肺部。

（徐德祥 张 程）

quánlèi huàhéwù

醛类化合物（aldehyde compound） 由醛基（—CHO）和烃基（或氢原子）连接而成的化合物。通用结构式见图。按照烃基的不同，醛可分为脂肪醛、芳香醛和萜烯醛。芳香醛的羰基直接连在芳香环上，芳基可作为取代基来命名。按照羰基的数目，醛可以分为一元醛和多元醛。多元醛命名时，应选取含羰基尽可能多的碳链作主链，并标明羰基的位置和羰基的数目。按烃基是否饱和，醛可以分为饱和醛和不饱和醛，不饱和醛的命名除羰基的编号应尽可能小以外，还要表示出不饱和键所在的位置。

理化特性：醛类蒸气比空气重，能在较低处扩散到相当远的地方，蒸气与空气可形成爆炸性混合物。醛类通常具有较强的还原性与一定的氧化性质，与氧化剂接触会猛烈反应，接触空气或在光照条件下可生成具有潜在爆炸危险性的过氧化物，部分醛类受热可发生剧烈的聚合反应，或受高热分解放出有毒的气体。

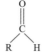

图 醛类化合物通用结构式

毒性：醛类对眼和呼吸道黏膜有刺激作用，对中枢神经系统有麻醉作用，对皮肤有刺激性和致敏性，引发接触性皮炎。醛类刺激程度随碳原子数增多而减弱；麻醉作用随碳原子数增多而增强。脂肪醛和芳香醛在体内代谢速度快，一般不会造成蓄积性组织损害。

防护措施与急救治疗：佩戴过滤式防毒面具、化学安全防护眼镜，穿防静电工作服或相应的化学防护服，佩戴橡胶或防苯耐油手套等防化学品手套，工作现场严禁吸烟，注意个人清洁卫生。中毒者应脱离接触，对症治疗；用肥皂水和清水彻底冲洗皮肤，用流动清水或生理盐水冲洗眼睛；吸入者迅速脱离现场至空气新鲜处，保持呼吸道通畅，输氧或人工呼吸；食入者饮足量水催吐。

甲醛（formaldehyde） 见消毒防腐药下级条目甲醛的论述。

（徐德祥 张 程）

yǐquán

乙醛（acetaldehyde） CAS 号75-07-0，分子式 C_2H_4O 或 CH_3CHO。又称醋醛。①理化性质：熔点 $-123.5℃$，沸点 $20.8℃$，蒸气压 $98.64kPa$（20℃），闪点 $-39℃$，液态相对密度 0.78，气态相对密度 1.52；无色有强烈刺激臭味的液体，极易燃，稳定，溶于水，可混溶于乙醇、乙醚。②主要用途：制造醋酸、醋酐和合成树脂。③接触途径：经呼吸道、消化道、皮肤等途径进入体内。④急性毒性：大鼠经口 LD_{50} 为 $1930mg/kg$；LC_{50} 为 $37000mg/m^3$，1/2 小时；人低浓度吸入引起眼、鼻及上呼吸道刺激症状及支气管炎，高浓度吸入还有麻醉作用，重者引发肺水肿、腹泻、蛋白尿、肝和心肌脂肪性变，甚至死亡；误服出现胃肠道刺激症状、麻醉作用及心、肝、肾损害；对皮肤有致敏性，反复接触蒸气引起皮炎、结膜炎。⑤慢性中毒：类似酒精中毒，表现为体重减轻、贫血、谵妄、视听幻觉、智力丧失和精神障碍。⑥致突变性：鼠伤寒沙门菌阳性，人淋巴细胞姐妹染色单体交换阳性。⑦生殖毒性：诱发胚泡植入后死亡率增高的小鼠静脉最低剂量为 $120mg/kg$。

（徐德祥 张 程）

zhèngdīngquán

正丁醛（butyraldehyde） CAS 号123-72-8，分子式 C_4H_8O 或 $CH_3(CH_2)_2CHO$。又称丁醛。①理化性质：熔点 $-100℃$，沸点 $75.7℃$，蒸气压 $12.20kPa$（20℃），闪点 $-22℃$，液态相对密度 0.80，气态相对密度 2.5；无色透明液体，有窒息性气味，易燃，稳定，微溶于水，溶于乙醇、乙醚等多数有机剂。②主要用途：制造树脂、塑料增塑剂、硫化促进剂和杀虫剂等的中间体。③接触途径：经呼吸道、消化道、皮肤等途径侵入体内。④急性毒性：属低毒类。大鼠经口 LD_{50} 为 $5900mg/kg$；兔经皮为 $3560mg/kg$；大鼠吸入 LC_{50} 为 $174000mg/kg$；人接触对眼、呼吸道黏膜及皮肤有强烈刺激性；吸入可引起喉和支气管的炎症、水肿和痉挛、化学性肺炎、肺水肿等疾病；个别敏感者长期或反复接触可引起变态反应。

（徐德祥 张 程）

2-dīngxīquán

2-丁烯醛（2-butenal, crotonaldehyde）

CAS 号 4170-30-3，分子式 C_4H_6O 或 $CH_3CHCHCHO$。又称巴豆醛。①理化性质：熔点 −76℃，沸点 104℃，蒸气压 4.00kPa（20℃），闪点 13℃，液态相对密度 0.85，气态相对密度 2.41；无色或淡黄色液体，有室息性刺激臭味，易燃，稳定，微溶于水，可混溶于乙醇、乙醚、苯、甲苯等多数有机溶剂。②主要用途：制造正丁醇、正丁醛和硫化促进剂。③接触途径：经呼吸道、消化道、皮肤等途径进入体内。④急性毒性：小鼠经口 LD_{50} 为 240mg/kg；兔经皮为 380mg/kg；大鼠吸入 LC_{50} 为 4000mg/m³，0.5 小时。⑤刺激性：家兔经皮轻度刺激；人接触对眼结膜及上呼吸道黏膜有强烈刺激作用；长期接触引起慢性鼻炎和神经系统功能障碍。⑥致突变性：鼠伤寒沙门菌阳性；精子形态学阳性。

（徐德祥 张 程）

kāngquán

糠醛（furfural）

CAS 号 98-01-1，分子式 C_4H_3OCHO 或 $C_5H_4O_2$。又称呋喃甲醛。①理化性质：熔点 −36.5℃，沸点 161.1℃，蒸气压 0.33kPa（25℃），闪点 60℃，液态相对密度 1.16，气态相对密度 3.31；无色至黄色液体，有杏仁样的气味，易燃，稳定，微溶于冷水，溶于热水、乙醇、乙醚、苯，受高热分解放出有毒的气体。②主要用途：溶剂，以及合成香

料、糠醇和四氢呋喃的中间体。③接触途径：经呼吸道、消化道、皮肤等途径侵入体内。④急性毒性：大鼠经口 LD_{50} 为 65mg/kg；大鼠 4 小时吸入 LC_{50} 为 656mg/m³；人经口最小致死剂量为 500mg/kg；人吸入、经口摄入或经皮肤吸收均可引起急性中毒，引发强烈的刺激性和麻醉作用，出现呼吸道刺激、肺水肿、肝损害、中枢神经系统损害和呼吸中枢麻痹症状，严重者致死。⑤亚急性和慢性毒性：犬长期吸入引发肝脂肪变性；人长期吸入发生黏膜刺激、结膜炎、流泪和头痛。⑥致突变性：鼠伤寒沙门菌阳性，仓鼠卵巢细胞遗传学分析阳性。

（徐德祥 张 程）

suōquánlèi huàhéwù

缩醛类化合物（acetal compound）

由一分子醛与两分子醇缩合形成的产物。结构式见图。

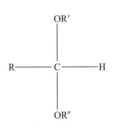

图 缩醛类化合物通用结构式

理化特性：缩醛是具有水果香味的液体，蒸气比空气重，能在较低处扩散到相当远的地方，蒸气与空气可形成爆炸性混合物。性质稳定，许多能与醛反应的试剂如格利雅试剂、金属氢化物等，均不与缩醛反应；对碱、氧化剂、还原剂稳定，但在稀酸中温热，会发生水解反应，生成原来的醛和醇。

毒性：缩醛类化合物对眼和呼吸道黏膜有刺激作用，对中枢神经系统有麻醉作用，对皮肤有刺激性和致敏性，可引发接触性

皮炎。

防护措施与急救治疗：佩戴过滤式防毒面具、化学安全防护眼镜，穿防静电工作服或相应的化学防护服，佩戴橡胶或防苯耐油手套等防化学品手套，工作现场严禁吸烟，注意个人清洁卫生。中毒者应脱离接触，对症治疗；用肥皂水和清水彻底冲洗皮肤，用流动清水或生理盐水冲洗眼睛；吸入者迅速脱离现场至空气新鲜处，保持呼吸道通畅，输氧或人工呼吸；食入者饮足量水催吐。

（徐德祥 张 程）

jiǎquánsuō'èrjiǎchún

甲醛缩二甲醇（dimethoxymethane）

CAS 号 109-87-5，分子式 $CH_3OCH_2OCH_3$ 或 $C_3H_8O_2$。又称甲缩醛、二甲氧基甲烷、甲撑二甲醚。①理化性质：熔点 104.8℃，沸点 42.3℃，蒸气压 43.99kPa（20℃），闪点 −17℃，液态相对密度 0.86，气态相对密度 2.63；无色液体，有类似氯仿的气味，易挥发，易燃，稳定，微溶于水，可混溶于乙醇、乙醚等多数有机溶剂。②主要用途：用作溶剂和分析试剂。③接触途径：经呼吸道、消化道和皮肤等途径侵入体内。④急性毒性：兔经口 LD_{50} 为 5708mg/kg；大鼠吸入 LC_{50} 为 46650mg/m³；人接触对黏膜有刺激性和麻醉作用，对眼有损害作用。⑤亚急性和慢性毒性：对豚鼠眼有中等刺激作用；人长期接触可致皮肤干燥，对黏膜有明显刺激作用。

（徐德祥 张 程）

1,1-èryǐyǎngjīyǐwán

1,1-二乙氧基乙烷（1,1-diethoxyethane）

CAS 号 105-57-7，分子式 $CH_3CH(OCH_2CH_3)_2$ 或 $C_6H_{14}O_2$。又称乙缩醛、乙叉二乙基醚、乙醛缩二乙醇。结构式见

图。①理化性质：熔点 - 100℃，沸点 102.7℃，蒸气压 1.33kPa（8.0℃），闪点 - 21℃，液态相对密度 0.83，气态相对密度 4.08；无色易挥发液体，有芳香气味，易燃，稳定，溶于水、乙醇和乙醚。②主要用途：溶剂，有机合成、化妆品与香料制造的原料。③接触途径：经呼吸道、消化道、皮肤等途径进入体内。④急性毒性：大鼠经口 LD_{50} 为 4600mg/kg，兔经口为 2582mg/kg，人经口最小致死剂量为 500mg/kg。⑤刺激性：家兔经皮轻微刺激；人接触对皮肤和眼均有刺激作用，吸入高浓度蒸气有麻醉作用。

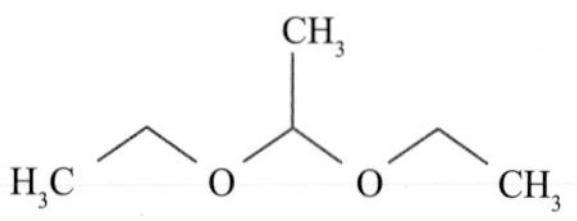

图 1,1-二乙氧基乙烷结构式

（徐德祥 张 程）

běnjiǎquánsuō'èrjiǎchún

苯甲醛缩二甲醇（benzaldehyde dimethyl acetal） CAS 号 1125-88-8，分子式 $C_6H_5CH(OCH_3)_2$ 或 $C_9H_{12}O_2$。又称苯甲醛二甲基缩醛。①理化性质：沸点 87~89℃，闪点 69℃，液态相对密度 1.025；无色液体，有醚样的杏仁香气，易挥发，易燃，对氧化剂或还原剂稳定，酸性条件下易水解生成苯甲醛。②主要用途：食用香料和日化香精的原料。③接触途径：经呼吸道、消化道和皮肤等途径侵入体内。④急性毒性：兔子经皮 LD_{50} > 5g/kg，大鼠急性经口 LD_{50} 为 1220mg/kg；人接触对眼睛、呼吸道和皮肤有刺激作用。

（徐德祥 张 程）

èrjiǎjīlǜyǐsuōquán

二甲基氯乙缩醛（dimethylchloroacetal） CAS 号 97-97-2，分子式 $ClCH_2CH(OCH_3)_2$ 或 $C_4H_9ClO_2$。

又称 2-氯-1,1-二甲氧基乙烷。①理化性质：熔点 - 73℃，沸点 128~130℃，闪点 29℃，液态相对密度 1.094，气态的相对密度 4.3；无色液体，有刺激性臭味，易燃，稳定，溶于乙醇、乙醚、苯。②主要用途：医药中间体。③接触途径：经呼吸道、消化道、皮肤等途径侵入体内。④急性毒性：大鼠经口 LD_{50} 为 726mg/kg；人接触对眼、黏膜和上呼吸道有刺激性，对皮肤有刺激性。

（徐德祥 张 程）

tónglèi huàhéwù

酮类化合物（ketone compound） 羰基的两个单键分别与两个烃基相连接的一类化合物通式为 R—C(O)—R'。根据分子中烃基的不同，可分为脂肪酮（含两个脂肪烃基的酮）和芳香酮（含两个芳香烃基的酮）、饱和酮和不饱和酮。羰基嵌在环内的，称为环内酮，如环己酮。分子中的两个烃基相同的酮称为简单酮，如丙酮和二苯甲酮；两个烃基不相同的酮称为混合酮，如甲基乙基酮和 2-丁酮。按羰基数目又可分为一元酮、二元酮和多元酮。

理化特性：低碳数酮为液体，溶于水，沸点低于相应的醇；高碳数酮是固体；酮蒸气比空气重，能在较低处扩散；酮类易燃，其蒸气与空气可形成爆炸性混合物。酮化学性质活泼，能和氢、氨、亚硫酸氢钠起加成反应，易与氢氰酸、格利雅试剂、羟胺、醇等发生亲核加成反应；可还原成醇；受羰基的极化作用，α-H 酮可发生卤代反应；在碱性条件下，含甲基的酮可发生卤仿反应；与氧化剂能发生强烈反应。

毒性：酮类化合物的饱和蒸气一般具有麻醉作用，经呼吸道吸入和对皮肤、眼有刺激，其刺

激性和麻醉作用随分子量增加而增大，长期反复地与皮肤接触可造成皮炎，对中枢神经系统有抑制作用，严重中毒者可产生心力衰竭。酮类物对眼、鼻和喉均有害，需特别注意甲基（正）丁基酮对末梢神经的影响。酮类物质多有明显气味，因此较长时间接触高浓度酮类物质者较少见，在脱离接触后常迅速恢复。

防护措施与急救治疗：佩戴过滤式防毒面具、化学安全防护眼镜，穿防静电工作服或相应的化学防护服，佩戴橡胶、乳胶或防苯耐油手套等防化学品手套，工作现场严禁吸烟，注意个人清洁卫生。中毒者应脱离接触，对症治疗；用肥皂水和清水彻底冲洗皮肤，用流动清水或生理盐水冲洗眼睛；吸入者迅速脱离现场至空气新鲜处，保持呼吸道通畅，输氧或人工呼吸；食入者饮足量水催吐。

（徐德祥 张 程）

bǐngtóng

丙酮（acetone） CAS 号 67-64-1，分子式 CH_3COCH_3 或 C_3H_6O。又称二甲（基）酮、阿西通。①理化性质：熔点 - 94.6℃，沸点 56.5℃，蒸气压 53.32kPa（39.5℃），闪点 - 20℃，液态相对密度 0.80，气态相对密度 2.00；无色透明易流动液体，有芳香气味，极易挥发，易燃，稳定，比较活泼，能起卤代、加成和缩合等反应，与水混溶，可混溶于乙醇、乙醚、氯仿、油类、烃类等多数有机溶剂。②主要用途：广泛用于清洗溶剂、有机原料和低沸点溶剂。③接触途径：经吸入、食入与经皮吸收等方式侵入机体。④急性毒性：大鼠经口 LD_{50} 为 5800mg/kg，兔经皮为 20000mg/kg；家兔眼黏膜刺激试

验为重度刺激；家兔经皮开放性刺激试验为轻度刺激。人4小时吸入最小中毒浓度为31.1g/m³；急性中毒主要表现为对中枢神经系统的麻醉作用；对眼、鼻、喉有刺激性。⑤慢性毒性：长期接触引起眩晕、灼烧感、咽炎、支气管炎、乏力、易激惹；长期经皮肤接触可致皮炎。

（徐德祥 张 程）

2-dīngtóng

2-丁酮（2-butanone） CAS号78-93-3，分子式CH₃COCH₂CH₃或C₄H₈O。又称甲基乙基酮、甲乙酮、甲基丙酮。①理化性质：熔点-85.9℃，沸点79.6℃，蒸气压9.49kPa（20℃），闪点-9℃，液态相对密度0.81，气态相对密度2.42；无色液体，有似丙酮的气味，易燃，稳定，溶于水、乙醇、乙醚，可混溶于油类，对油溶性有机化合物有较强的溶解能力。②主要用途：用于溶剂、脱蜡剂，也是多种有机合成、香料和医药的原料。③接触途径：经吸入、食入与经皮吸收等方式侵入机体。④急性毒性：大鼠经口LD₅₀为3400mg/kg，兔经皮为6480mg/kg，大鼠8小时吸入LC₅₀为23520mg/m³。⑤刺激性：家兔经眼有刺激性，经皮轻度刺激。人接触对眼、鼻与喉等黏膜有刺激性；长期接触可致皮炎。⑥致突变性：啤酒酵母菌出现性染色体缺失和不分离。⑦发育毒性：诱发胎鼠发育异常的最低浓度为3000mg/kg，主要引起胎鼠颅面部、泌尿生殖系统和凝血功能发育异常。

（徐德祥 张 程）

2-wùtóng

2-戊酮（2-pentanone） CAS号107-87-9，分子式CH₃COCH₂CH₂CH₃或C₅H₁₀O。又称甲基丙基酮。①理化性质：熔点-77.5℃，沸点102.3℃，蒸气压3.59kPa（20℃），闪点7℃，液态相对密度0.81，气态相对密度3.0；无色液体，有丙酮气味，极易挥发，易燃，稳定，微溶于水，溶于醇、乙醚。②主要用途：溶剂。③接触途径：经吸入、食入与经皮吸收等方式侵入机体。④急性毒性：大鼠经口LD₅₀为3700mg/kg，兔经皮LD₅₀为6500mg/kg。⑤刺激性：家兔经皮轻度刺激。人吸入后引起上呼吸刺激、头痛、头晕、恶心、呕吐、嗜睡、昏迷；对眼及皮肤有刺激性，长期接触可致皮炎。

（徐德祥 张 程）

2-jǐtóng

2-己酮（2-hexanone） CAS号591-78-6，分子式CH₃CO（CH₂）₃CH₃或C₆H₁₂O。又称甲基丁基甲酮。①理化性质：熔点-55.8℃，沸点127.2℃，蒸气压1.33kPa（38.8℃），闪点23℃，液态相对密度0.81，气态相对密度3.45；无色液体，有丙酮的气味，易燃，稳定，微溶于水，可混溶于乙醇、甲醇、苯。②主要用途：溶剂。③接触途径：经吸入、食入与经皮吸收等方式侵入机体。④急性毒性：大鼠经口LD₅₀为2590mg/kg，兔经皮为4800mg/kg，大鼠4小时吸入LC₅₀为35.8g/m³。人吸入对眼和上呼吸道有黏膜刺激和麻醉作用，慢性作用出现周围神经炎症状。

（徐德祥 张 程）

4-jiǎjī-3-wùxī-2-tóng

4-甲基-3-戊烯-2-酮（methyl isobutenyl ketone） CAS号141-79-7，分子式（CH₃）₂CCHCOCH₃或C₆H₁₀O。又称甲基异丁烯甲酮异丙叉丙酮、异亚丙基丙酮。①理化性质：熔点-59℃，沸点130℃，蒸气压1.3kPa（25℃），闪点30.6℃，液态相对密度0.85，气态相对密度3.38；无色、透明的有强烈气味的油状液体，易燃，稳定，微溶于水，易溶于多数有机溶剂。②主要用途：用于制造聚氯乙烯、高分子聚合树脂、染料、油墨时的溶剂和矿物浮选，也用作有机化学产品的中间体和防虫剂。③接触途径：经吸入、食入与经皮吸收等方式侵入机体。④急性毒性：大鼠经口LD₅₀为1120mg/kg，兔经皮为1000mg/kg，大鼠吸入LC₅₀为11g/m³。人接触对眼睛、皮肤和呼吸道黏膜有刺激作用，高浓度时对肺、肝、肾有损害。

（徐德祥 张 程）

huánjǐtóng

环己酮（cyclohexanone） CAS号108-94-1，分子式（CH₂）₅CO或C₆H₁₀O。①理化性质：熔点-45℃，沸点115.6℃，蒸气压1.33kPa（38.7℃），闪点43℃，液态相对密度0.95，气态相对密度3.38；无色或浅黄色透明液体，有强烈的刺激性臭味，易燃，稳定，微溶于水，可混溶于醇、醚、苯、丙酮等多数有机溶剂。②主要用途：用作溶剂和制造己内酰胺和己二酸，对环境有危害，应特别注意对水体的污染。③接触途径：经吸入、食入与经皮吸收等方式侵入机体，具有麻醉和刺激作用。④急性毒性：大鼠经口LD₅₀为1535mg/kg，兔经皮为948mg/kg，大鼠4小时吸入LC₅₀为32080mg/m³；人吸入最小中毒浓度为219mg/m³。⑤刺激性：家兔经皮有轻度刺激；人接触对眼、鼻、喉黏膜和皮肤有刺激作用，眼接触可以造成角膜损害。⑥亚急性和慢性毒性：家兔吸入12.39g/m³，每天6小时，3周，1/2

死亡；$5.68g/m^3$，10周，轻微黏膜刺激。人长期反复接触可致皮炎。⑦致突变性：细菌回复突变试验阳性，人淋巴细胞细胞染色体畸变实验阳性。⑧生殖毒性：损害大鼠胚胎着床的最低浓度为$105mg/m^3$。⑨发育毒性：孕期暴露诱发新生小鼠生长发育异常的最低剂量为$11g/kg$。⑩致癌性：国际癌症研究机构（IARC）致癌性评定为动物可疑阳性。

(徐德祥 张 程)

huányǎng huàhéwù

环氧化合物 （epoxy compound）

由一个或多个氧原子和二个相邻碳原子所构成的环型醚或环型链烯的氧化物。在常温下除氧化乙烯为气体外，大多是液体，少数为固体，易溶于一般有机溶剂。工业上用作表面活性剂、溶剂、黏合剂、合成树脂，也用作熏蒸杀虫和杀菌剂，并可作为增塑剂、稳定剂、纺织品处理剂、涂料等。在生产环境中对人体的影响，主要由皮肤接触，也可由呼吸道吸入引起危害。意外事故如管道破裂，造成大量氧化乙烯吸入，可致严重急性中毒。环氧树脂未固化前挥发性不大，故在常温下并无明显吸入危害；但在固化时，挥发增加。固化时所加入的固化剂（如乙二胺）、增塑剂（如苯二甲酸丁二酯）、稀释剂（如丙酮）、低分子量环氧醚等也有危害，主要是皮肤刺激，偶有过敏。

毒性 不同品种环氧化物对动物的毒性差别较大，如兔经皮吸收 LD_{50}，二氧化丁二烯为$86mg/kg$，1-烯丙氧基-2,3-环氧丙烷为$2.55g/kg$，而氧化丁烯经皮吸收极微，不足以引起全身中毒。此类化合物毒性基本上可归纳为三方面。①中枢神经系统作用：低分子量烃类一环氧化物是一种弱麻醉剂。某些一环氧醚类具较明显的中枢神经系统作用，在被苯基取代后可有类似神经元间阻滞的作用。大多数一环氧化物在大剂量时能产生非特异性抑制，反复吸入氧化乙烯可造成大鼠后肢可逆性瘫痪。②刺激作用：吸入大量蒸气或气溶胶可引起化学性肺炎，甚至发生急性肺水肿。但蒸气在低浓度时具有特殊臭气，故一般均能避免急性中毒。大部分低分子量的脂肪族环氧化物、二环氧化物及在分子另一端带有活性基团的一环氧化物，对皮肤和黏膜均有强烈的刺激作用。以环氧树脂而言，其刺激性取决于树脂中含有的环氧基数目，环氧基越多，刺激性越大。环氧基团位于分子末端的化合物尚可引起皮肤过敏。多数环氧化物对眼有刺激性，可引起眼睑水肿、结膜充血，甚至角膜损伤。③拟放射作用：一些活泼的二环氧化物在体内可能具有烷化作用。丁二烯同系物中，此活性与分子量呈相反关系。含六个碳原子时最高，超过九个碳原子时迅速下降。在一环氧化物中，这一作用不明显。有些结构不太复杂的多环氧化物和带有辅助活性基团的一环氧化物对造血系统有毒作用，可能这些化合物对血细胞的影响类似苯，但不同于氮芥和其他较活泼的烷化剂。此作用在数周内即可恢复。给动物反复涂皮或皮下注射可诱发实验性肿瘤。但在接触环氧化物的人群中，尚未发现任何肿瘤与职业有关。此外，少数环氧化物对肾有一定毒作用，如环氧氯丙烷，大鼠吸入浓度$60.48mg/m^3$时，90天后肾明显肿大。环氧化物在体内的代谢途径尚不太清楚。在生产中应着重注意皮肤污染和呼吸道吸入所引起的危害。

卫生标准 中国职业卫生标准《工作场所有害因素职业接触限值 化学有害因素》（GBZ 2.1-2007）中规定，工作场所空气中环氧丙烷的时间加权平均容许浓度（PC-TWA）为$5mg/m^3$；环氧氯丙烷PC-TWA为$1mg/m^3$，短时间接触容许浓度（PC-STEL）为$2mg/m^3$；环氧乙烷的 PC-TWA 为$2mg/m^3$。

(谢克勤)

huányǎngyǐwán

环氧乙烷 （ethylene oxide）

CAS号75-21-8，分子量44.05，分子式C_2H_4O。又称氧化乙烯。①理化性质：常温常压下为无色易燃气体，在$4℃$下时是无色易流动液体；有乙醚气味，高浓度有刺激臭味；密度$0.8711g/cm^3$，熔点$-111.3℃$，沸点$10.73℃$；易燃、易爆，自燃点$429℃$，爆炸极限$3.0\%\sim100\%$；有高度化学活性，能和许多化合物起加成反应，能还原硝酸银；久储会起聚合反应，易溶于水和有机溶剂。②主要用途：环氧乙烷是重要的有机合成原料之一，用于制造乙二醇、合成洗涤剂、乳化剂、非离子型表面活性剂、抗冻剂、增塑剂、润滑剂、杀虫剂及用作仓库熏蒸剂。环氧乙烷是广谱、高效的气体杀菌消毒剂，对消毒物品的穿透力强，可达到物品深部，可以杀灭数种病原微生物，包括细菌繁殖体、芽胞、病毒和真菌。③接触途径：环氧乙烷主要经呼吸道和皮肤吸收，以生产性中毒为主。④毒性：属中等毒类。大鼠经口LD_{50}为$0.33g/kg$。高浓度蒸气吸入对黏膜有明显刺激，并可引起瘫痪，特别是后肢。动物急性死亡常由于肺水肿，后期死亡则常由于肺部继发感染。环氧乙烷还能诱发大鼠生殖细胞突变，对眼和皮肤有严重刺激，并可引起皮肤过敏。⑤中毒临床表现：临床上曾有环氧乙烷急性中毒致中枢性瘫痪的病例。吸入大量蒸气后可致全身急性中毒，表现为剧烈头痛、眩晕、口中有特殊甜味、恶心、频繁呕吐、腹痛、腹泻、咳嗽、呼吸困难、心动过缓及不齐、步态不稳、言语困难及睡眠障碍等，严重者可致肺水肿或脑水肿。有些急性中毒患者出现心肌损害，可见一过性视网膜血管痉挛和肝损害，并有手足感觉减退、闭目难立试验和指鼻试验阳性。环氧乙烷蒸气对眼及上呼吸道黏膜有刺激作用，可造成角膜损伤；皮肤接触可发生红肿，经数小时后有大疱形成，反复接触可致湿疹样皮炎；外周血淋巴细胞增高。⑥中毒临床处理：急性中毒无特效解毒药物，按一般急性中毒原则处理，积极防治脑水肿和肺水肿。皮肤污染者立即去除污染衣物，用肥皂水清洗皮肤；皮肤损害早期可用炉甘石洗剂，渗液多时宜用苦参洗液或3%的硼酸溶液湿敷，以后按病情可用糊剂或软膏类。

（谢克勤）

huányǎngbǐngwán
环氧丙烷（propylene oxide）

CAS 号 75-56-9，分子量 58.08，分子式 C_3H_6O。又称氧化丙烯、甲基环氧乙烷。环氧丙烷是非常重要的有机化合物原料，是仅次于聚丙烯和丙烯腈的第三大丙烯类衍生物。①理化性质：环氧丙烷在常温常压下为无色透明低沸易燃液体，具有类似醚类气味；环氧丙烷工业产品为两种旋光异构体的外消旋混合物；熔点 $-112.13℃$，沸点 $34.24℃$，密度 $0.830g/cm^3$（$20℃$）；与水部分混溶，$20℃$ 时水中溶解度 40.5%

（重量），水在环氧丙烷中的溶解度 12.8%（重量）；与乙醇、乙醚混溶，并与二氯甲烷、戊烷、戊烯、环戊烷、环戊烯等形成二元共沸物。环氧丙烷化学性质活泼，易开环聚合，可与水、氨、醇、二氧化碳等反应，生成相应的化合物或聚合物。在含有两个以上活泼氢的化合物上聚合，生成的聚合物通称聚醚多元醇。②主要用途：环氧丙烷常用于制造丙二醇、丙醛、异丙醇胺、聚醚、石油破乳剂、消泡剂、合成甘油、有机酸等，可作为合成树脂、泡沫塑料、增塑剂及表面活性剂等化工原料；亦可作硝酸纤维素、氯乙烯、醋酸乙烯、氯丁二烯等树脂和有机物质的低沸点溶剂等。③毒性：生物作用类似环氧乙烷，但毒性仅为后者的 1/3，大鼠经口 LD_{50} 为 1.14g/kg。液态的环氧丙烷会引起皮肤及眼角膜的灼伤，其蒸气有刺激和轻度麻醉作用，长时间吸入环氧丙烷蒸气会导致恶心、呕吐、头痛、眩晕和腹泻等症状。

（谢克勤）

yǎnghuàdīngxī
氧化丁烯（butylene oxide）

又称环氧丁烷。氧化丁烯有二种异构体，以 1,2-氧化丁烯为主。①理化性质：氧化丁烯为白色水样液体，带香气味，化学活性较氧化丙烯低；沸点 $62.0 \sim 64.5℃$，水中溶解度约 8.24%（$25℃$ 时），能溶于一般有机溶剂。②毒性：属中等毒到低毒类。大鼠经口 LD_{50} 为 0.5g/kg，皮肤吸收不引起全身中毒。在室温下吸入饱和蒸气，几分钟内可产生麻醉作用，持续 12 分钟即致死。氧化丁烯对动物的皮肤、黏膜有一定刺激作用。

（谢克勤）

huányǎnglǜbǐngwán
环氧氯丙烷（epichlorohydrin）

CAS 号 106-89-8，分子量 92.52，分子式 C_3H_5ClO。又称 γ-氧化氯丙烯、3-氯-1,2-环氧丙烷、表氯醇。①理化性质：熔点 $-25.6℃$，沸点 $117.9℃$，无色不稳定油状液体，有氯仿样刺激气味；水中溶解度为 6.48%，可与有机溶剂混溶。②接触途径：环氧氯丙烷可经呼吸道、胃肠道和皮肤吸收。③毒性：属中等毒类，有强烈刺激作用，经口 LD_{50} 大鼠为 90mg/kg，小鼠为 305.4mg/kg。动物急性中毒死亡原因系由于中枢神经系统抑制，特别是呼吸中枢抑制。不同途径给药，均可见类似症状，但发作时间不同。大鼠昼夜吸入 $0.20g/m^3$，98 天发现动物行为及全身状况有改变，体重增长减慢，运动防御反射潜伏期延长，血中核酸含量减少，尿粪卟啉排出量增加，以及中枢神经系统和内脏（肺、心、肾）形态学改变。可致基因突变，小鼠淋巴肉瘤细胞阳性；可使体外细胞遗传损伤，啮齿动物骨髓细胞染色体畸变阳性。小鼠皮下最小中毒剂量 720mg/kg（78 周，间断），致肿瘤阳性。④中毒临床表现：蒸气对呼吸道有强烈刺激性，反复和长时间吸入能引起肺、肝和肾损害；高浓度吸入致中枢神经系统抑制可致死；蒸气对眼有强烈刺激性，液体可致眼灼伤。皮肤直接接触液体可致灼伤；口服引起肝、肾损害，可致死。长期少量吸入可出现神经衰弱综合征和周围神经病变；急性或亚急性中毒均以神经系统病变为主。此外，还可见有肺、肝、肾充血。环氧氯丙烷原液和蒸气对皮肤和眼有强烈刺激。⑤预防控制措施：在生产环氧氯丙烷过程中，空气中还有原料氯丙烯蒸气，二者毒性相似，故在操作中应加强防护。

(谢克勤)

yǎnghuàběnyǐxī
氧化苯乙烯 (styrene oxide)

CAS 号 96-09-3，分子量 120.15，分子式 C_8H_8O。又称 1,2-环氧乙基苯、环氧苯乙烷、苯基环氧乙烷。①理化性质：氧化苯乙烯是有芳香气味的无色液体，沸点 194.2℃，水中溶解度 0.28%（25℃），难溶于水，溶于甲醇、乙醚、四氯化碳、苯、丙酮。②主要用途：用作乙烯基苯二醇及其衍生物生产的中间体及环氧树脂稀释剂。③毒性：属低毒类。大鼠、豚鼠经口 LD_{50} 约为 2.0g/kg。大鼠吸入 4 小时最小致死浓度为 2682mg/m³。原液对中枢神经有抑制作用，对眼有严重刺激，对皮肤有中度刺激，并能引起皮肤过敏。氧化苯乙烯可致大鼠前胃乳头瘤及鳞状上皮癌，致小鼠恶性淋巴瘤，并有经胎盘致癌作用。多种致突变试验出现阳性结果。

(谢克勤)

suōshuǐgānyóu
缩水甘油 (glycidol)

分子式 $C_3H_6O_2$。又称 2,3-环氧-1-丙醇。①理化性质：无色并近于无臭的液体，略带黏性；沸点 160℃，熔点 -53℃；能与水、低碳醇、乙醚、苯、氯仿等混溶；部分溶于二甲苯、四氯乙烯、1-三氯乙烷，几乎不溶于脂肪族。②主要用途：主要用作环氧树脂稀释剂、塑料和纤维改性剂、食品保藏剂、杀菌剂、制冷系统干燥剂。缩水甘油的衍生物是树脂、塑料、医药、农药和助剂等工业的原料。③接触途径：可通过皮肤吸入人体，与其接触能引起皮肤、眼、呼吸道、胃肠道黏膜的腐蚀。④毒性：属低毒类。缩水甘油是中枢神经

系统的兴奋剂和抑制剂，大鼠经口 LD_{50} 为 0.85g/kg。吸入蒸气可引起肺刺激、肺气肿和肺炎，大鼠吸入 8 小时 LC_{50} 为 1.76g/m³；无蓄积毒性及拟放射作用。原液对眼和皮肤有严重刺激。长期接触将造成皮肤坏死和严重危害眼角膜。

(谢克勤)

xībǐngjīsuōshuǐgānyóumí
烯丙基缩水甘油醚 (ally glycidyl ether)

CAS 号 106-92-3，分子量 114.2，分子式 $C_6H_{10}O_2$。又称 1-烯丙氧基-2,3-环氧丙烷。①理化性质：无色透明液体，有特殊臭味；沸点 153.9℃，熔点 -100℃；水中溶解度 14.1%，易与丙酮、苯、四氯化碳、醇、甲苯和辛烷混溶。②毒性：属低毒类，是中枢神经系统抑制剂。大鼠经口 LD_{50} 为 1.60g/kg，吸入 8 小时 LC_{50} 为 3.12g/m³。动物经口急性中毒时，因中枢神经系统抑制而死。吸入则引起肺水肿或继发性肺炎。大鼠每日吸入蒸气 1.21~4.19g/m³，每次 7 小时，50 次，可见动物体重异常、不同程度的支气管肺炎、严重肺气肿、支气管扩张，偶有肾上腺肿大。烯丙基缩水甘油醚具有一定的拟放射作用，对眼有严重刺激，对皮肤有中度刺激，且易致过敏。

(谢克勤)

yǒujīsuānlèi huàhéwù
有机酸类化合物 (organic acid compound)

分子结构中含有羧基（—COOH）、磺酸（—SO₃H）、亚磺酸（RSOOH）、硫羧酸（RCOSH）等的有机化合物。最常见的有机酸是羧酸。羧基是羧酸的官能团，除甲酸（H—COOH）外，羧酸可看做是烃分子中的氢原子被羧基取代后的衍生物，可用通式 (Ar) R—COOH 表示。

来源 有机酸在中草药的叶、根、特别是果实中广泛分布，如乌梅、五味子、覆盆子等。植物中常见的有机酸有酒石酸、草酸、苹果酸、枸橼酸、抗坏血酸（即维生素 C）等，亦有芳香族有机酸如苯甲酸、水杨酸、咖啡酸等。除少数以游离状态存在外，一般都与钾、钠、钙等结合成盐，有些与生物碱类结合成盐。脂肪酸可与甘油结合成酯或与高级醇结合成蜡。有的有机酸是挥发油与树脂的组成成分。羧酸分子中羟基上的氢原子被其他原子或原子团取代的衍生物为取代羧酸。重要的取代羧酸有卤代酸、羟基酸、酮酸和氨基酸等。

理化特性 饱和脂肪族一元酸结构通式为 $C_nH_{2n}O_2$，10 个碳原子以下者常温下为液态，可溶于水，溶解度随链长度增加而降低。自然存在的不饱和脂肪酸常温下亦为液态，一般不溶于水，多元酸含一个以上的羧基，二羧酸类在室温下为结晶，熔点较高。

毒性 有机酸的毒作用可概括为三方面。①原发性刺激作用：持续接触一定浓度的脂肪酸对皮肤和黏膜有刺激作用，可致皮肤灼伤或腐蚀，引起结膜炎和角膜水肿，上呼吸道分泌物增加，严重可致肺水肿。刺激作用与酸的离解度、水溶性、蒸气压和对皮肤及黏膜的渗透力有关。碳链越长，酸性越弱，刺激作用也越弱。碳链上有取代基团时，一般都使解离度增大而局部刺激作用增加，如三氯乙酸比乙酸强，氯丙酸比丙酸强。②致敏作用：羧酸很少有致敏作用，但某些取代基有机酸如碘乙酸及酸酐则可有致敏作用。③抑制酶的作用：某些酸或其衍生物对酶有抑制作用，以碘乙酸和氟乙酸最突出。前者能与

磷酸丙糖脱氢酶中的巯基结合，使糖酵解过程不能正常进行。

脂肪族单羧酸类化合物 常见的有甲酸（HCOOH）、乙酸（CHCOOH）、丙酸（CHCHCOOH）等饱和单羧酸（包括异构体），以及异丁烯酸、丙烯酸等不饱和单羧酸，均属于低毒类，大鼠急性毒性经口 LD_{50} 均在 400mg/kg 以上；对皮肤和黏膜有不同程度的刺激作用。

卤代羧酸类化合物 ①急性毒性属低毒类的有二氯乙酸和三氯乙酸，大鼠经口 LD_{50} 为 3～4.5g/kg，主要对皮肤刺激作用；三氯乙酸为强酸，对组织有灼伤作用。②属中等毒的有氯乙酸、溴乙酸、碘乙酸和三氟乙酸等，大鼠经口 LD_{50} 分别为 76mg/kg、100mg/kg、83mg/kg 及 200～400mg/kg。毒作用均以刺激作用及皮肤灼伤为主。氯乙酸及碘乙酸能与某些酶的巯基结合，从而抑制该酶的活性。动物实验，三氟乙酸引起肝脂肪变性及肝糖原和某些酶活性降低。③属高毒类的有氟乙酸，系无色固体，易溶于乙醇；其钠盐氟乙酸钠为白色粉末，溶于水；均为杀鼠剂。尸体解剖所得剩余毒物不易分解破坏，长时间内仍有毒。氟乙酸钠，大鼠腹腔注射 LD_{50} 为 5mg/kg，小鼠 LD_{50} 为 7mg/kg；对人估计致死量为 2～10mg/kg。氟乙酸的毒作用主要是由于体内致死合成（见卤代烃类化合物）。动物实验中，主要引起中枢神经系统和心脏损害，表现有进行性抑制和心室纤维性颤动，可因反复抽搐和对呼吸中枢缺氧性损害而致死。醋精（甘油醋酸脂）或乙酰胺对氟乙酸中毒有一定疗效，其作用是释放大量的乙酸，与氟乙酸进行竞争，防止形成氟乙酰辅酶 A，故应及早应用。④单氟羧酸及其衍生物，在体内经 β-氧化降解。碳原子为奇数者，经 β-氧化生成氟丙酸或其他低毒代谢物，毒性较低。碳原子数为偶数者，经 β-氧化生成氟乙酸，毒性增高，即引起致死合成。但长链氟羧酸的脂溶性大，易透过细胞膜，在细胞内形成更高浓度的氟乙酰辅酶 A，干扰相应的非脂肪酸的代谢，故毒性往往比氟乙酸更大。

脂肪族多羧酸类化合物 多为低毒或实际无毒。许多品种在体内参与正常代谢，长期接触并无危害。大鼠经口 LD_{50} 为 1g/kg 以上，仅在高浓度时对皮肤和黏膜有刺激作用。①草酸（乙二酸）溶液或粉尘可引起皮肤和黏膜严重刺激；长期接触 5%～10% 草酸溶液有刺激性；口服可致胃肠道炎症反应，肾损害，肾小管腔内有草酸钙沉着；草酸根存在于正常代谢过程中；食品中存在的量无害。②酒石酸的酸性较强，能引起局部损害，并对牙齿有腐蚀作用。③顺丁烯二酸（马来酸）除对皮肤有刺激作用外，还可抑制含巯基的酶。④环烷酸类为石油中各种环烷衍生物，通式是 $C_nH_{2n-2}O_2$ 到 $C_nH_{2n-10}O_2$，商品通常是黏滞液状。粗制品有强烈气味，精制后气味降低。从粗煤油衍生而得到的环烷酸，大鼠经口 LD_{50} 为 3g/kg；粗混合酸大鼠经口 LD_{50} 为 5.2g/kg。环烷酸金属盐（钴、铜、钙、铅和锌）的大鼠经口 LD_{50} 为 4～6g/kg 以上。环烷酸苯基汞毒性较高，大鼠经口 LD_{50} 为 0.4g/kg。未见有对人体损害的报道。

芳香族酸类化合物 属低毒类。在一般情况下接触，无明显的危险性，有的甚至是相对惰性的。其进入机体能以原型或与甘氨酸、葡糖醛酸结合的形式很快从尿中排出，无蓄积作用；对皮肤渗透力弱，一般不引起过敏反应；有一定的刺激作用，其中邻-羟基苯甲酸、苯磺酸及其衍生物对皮肤、眼睛有强烈刺激；热的蒸气或升华的蒸气对上呼吸道、眼睛和皮肤也产生刺激。

（石 年）

xiān'ànlèi huàhéwù
酰胺类化合物（amide compound） 羧酸中的羟基被氨基（或胺基）取代而生成的化合物。此类化合物也可看成是氨（或胺）的氢被酰基取代的衍生物，为一种很弱的碱。除甲酰胺外，大部分具有 $RCONH_2$ 结构的酰胺均为无色固体。许多生物碱如秋水仙碱、常山碱、麦角碱等分子结构中都含有酰胺键。一般可经呼吸道、消化道和皮肤吸收。各类酰胺的毒性差别亦大。简单的羧基酰胺除甲酰胺外，对皮肤黏膜有刺激。在生产环境中以任何形式接触，均无明显危害，无蓄积和其他毒作用，代谢过程是在肝内经非特异性的酰胺酶作用，水解为相应的酸或以原型从尿中排出。甲酰胺对皮肤有刺激性，偶可引起过敏，并能经皮肤吸收。有些不饱和酰胺和 N 取代酰胺虽属低毒类，但对皮肤有刺激，并能经皮肤吸收，对中枢神经系统、肝或肾产生毒作用，如 N-苯乙酰胺在高剂量时可形成高铁血红蛋白和骨髓增生。芳香族羧酰胺和磺酰胺属低毒化合物，简单的未被取代的芳香族酰胺和苯酰胺、α-苯基乙酰胺能在体内水解成相应的酸，并与甘氨酸结合，以马尿酸或苯乙酰尿酸从尿中排出。某些环上被甲基取代所形成的化合物如邻甲苯酰胺比同类物的毒性较大，N,N-二甲基甲苯酰胺高浓度溶液对皮肤和眼睛在初接触时有轻微刺激外，其他未发现有特殊的毒作用。

（石 年）

bǐngxīxiān'àn
丙烯酰胺（acrylamide） CAS 号 79-06-1，分子量 71.08，分子式 $CH_2=CHCONH_2$。

理化特性：丙烯酰胺为不饱和酰胺，其单体为无色透明片状结晶，能溶于水、乙醇、乙醚、丙酮、氯仿，不溶于苯及庚烷中，在酸碱环境中可水解成丙烯酸。丙烯酰胺单体在室温下很稳定，但当处于熔点或以上温度、氧化条件以及紫外线的作用下易发生聚合反应。当加热使其溶解时，丙烯酰胺释放出强烈的腐蚀性气体和氮的氧化物类化合物。

毒性：属中等毒性物质，大鼠、小鼠、豚鼠和兔的经口 LD_{50} 为 150～180mg/kg，主要引起神经毒性、生殖及发育毒性。①神经毒性主要表现：周围神经退行性变化和脑中涉及学习、记忆和其他认知功能部位的退行性变。大鼠 90 天喂养试验，以神经系统形态改变为终点，最大未观察到有害效应的水平（NOAEL）为 $0.2mg/(kg \cdot d)$。②生殖毒性：雄性大鼠精子数目和活力下降及形态改变和生育能力下降。大鼠生殖和发育毒性试验的 NOAEL 为 $2mg/(kg \cdot d)$。③遗传毒性：在体内和体外试验，丙烯酰胺均有致突变作用，可引起哺乳动物体细胞和生殖细胞的基因突变和染色体异常，如微核形成、姐妹染色单体交换、多倍体、非整倍体和其他有丝分裂异常等，显性致死试验阳性。丙烯酰胺的代谢产物环氧丙酰胺是其主要致突变活性物质。④致癌性：动物试验研究发现，丙烯酰胺可致大鼠多种器官肿瘤，包括乳腺、甲状腺、睾丸、肾上腺、中枢神经、口腔、子宫、脑下垂体等。国际癌症研究机构（IARC）1994 年对其致癌性进行了评价，将丙烯酰胺列为 2 类致癌物（2A）即人类可能致癌物，其主要依据为丙烯酰胺在动物和人体均可代谢转化为其致癌活性代谢产物环氧丙酰胺。

人体毒性：对接触丙烯酰胺的职业人群和因事故偶然暴露于丙烯酰胺的人群的流行病学调查，均表明丙烯酰胺具有神经毒性作用，但还没有充足的证据表明通过食物摄入丙烯酰胺与人类某种肿瘤的发生有明显相关性。

（石 年）

nèizhǐlèi huàhéwù
内酯类化合物（lactone compound） 同一分子中既含有羧基，又含有羟基，二者脱水而结合成的酯。羧酸分子中的羟基（—OH）和羧基（—COOH）脱去一分水生成环状结构的酯，常见的内酯为 x＝2,3 或 4，分别称为 β-、γ-或 δ-内酯。①理化性质：低级（环较小）内酯为具有香味的液体，易溶于水、乙醇及乙醚；性质与开链羧酸酯相似，与水（酸或碱存在下）、醇或氨反应，生成相应的羟基酸、羟基酸酯或羟基酰胺。②主要用途：用作香料的香豆素是一种重要的芳香族内酯；药物 D-葡糖醛酸-γ-内酯（肝泰乐）、大环内酯抗生素（如红霉素等）和食品添加剂葡萄糖酸内酯（内酯豆腐）。③毒性：除 β-丙内酯属中等毒类外，余均属于低毒类。例如，ε-己内酯大鼠经口 LD_{50} 为 4290mg/kg，兔经皮 LD_{50} 为 5.99ml/kg；α-戊内酯小鼠经口 LD_{50} 为 3200～6400mg/kg、大鼠 LD_{50} 为 8800mg/kg；α-丁内酯大鼠经口 LD_{50} 为 800～1600mg/kg，腹腔注射 LD_{50} 为 200～400mg/kg；γ-丁内酯腹腔注射小鼠 LD_{50} 为 1100mg/kg、大鼠 LD_{50} 为 1000mg/kg；兔静脉注射 LDL_0 为 500 mg/kg。β-丙内酯、γ-丁内酯对皮肤有较强的刺激作用，并能经皮肤吸收。其余则否。δ-己内酯可致眼严重损害。δ-丙内酯对小鼠是一种皮肤致癌物或协同致癌物，并对某些实验生物可致突变作用和染色体畸变。

（石 年）

β-bǐngnèizhǐ
β-丙内酯（β-propiolactone） CAS 号 57-57-8，分子量 72.07，分子式 $C_3H_4O_2$。β-丙内酯呈液态，作为中间产品或溶剂，用于香料、制药业；溶于水，与乙醇混溶。β-丙内酯属于中等毒类，大鼠经口最小致死剂量（MLD）为 50mg/kg，小鼠腹腔注射 MLD 为 3mg/kg；可经皮吸收，具有刺激性；动物急性毒性表现对肝和肾损害；有致突变性，小鼠肝原细胞非程序 DNA 合成试验阳性，果蝇隐性伴性致死试验阳性，中国地鼠细胞染色体畸变试验阳性，细菌回复突变试验阳性等。小鼠经皮给予最低中毒剂量（TDL_0）为 8100mg/kg，27 周；小鼠皮下注射 TDL_0 为 350mg/kg，43 周；大鼠皮下注射 TDL_0 为 20mg/kg，34 周；豚鼠经皮给予 TDL_0 为 56400mg/kg，141 周，均致皮肤癌。美国职业安全与卫生研究所将其列为可疑的职业性致癌物。β-丙内酯可引起过敏性支气管哮喘。应防止皮肤接触及吸入。

（石 年）

qíng hé jīnglèi huàhéwù
氰和腈类化合物（cyanides and nitriles compound） 氰化物指带有氰基的化合物，分为无机氰化物和有机氰化物。无机氰化物，

俗称山奈，是包含有氰根离子的无机盐，亦称为氢氰酸（HCN）的盐，如氢氰酸、氰化钠、氰化钾、铁氰化钾、亚铁氰化钾、亚硝基铁氰化物、氯化氰、溴化氰、硫氰酸及其盐类等。有机氰化物又称腈化物，是由氰基通过单键与另外的碳原子结合而成。视结合方式可以为腈（C—CN）和异腈（C—NC），如腈类（乙腈、丙腈、丙烯腈）、异腈类（甲胩、乙胩）、氰酸酯类（氰酸甲酯、氰酸乙酯）、异氰酸酯类（甲苯二异氰酸酯）、硫氰酸酯类（硫氰酸甲酯、硫氰酸乙酯）、异硫氰酸类（异硫氰酸甲酯、异硫氰酸乙酯）等。

用途 氰和腈类化合物是重要的化工原料，广泛用于制造药物、合成纤维、塑料、电镀、钢的淬火和选矿等工业。

暴露途径 职业性氰化物中毒主要是通过呼吸道，其次在高浓度下也能经皮肤吸收。生活性氰化物中毒以口服为主，口腔黏膜和消化道能充分吸收。氰离子在体内多数形成硫氰酸盐随尿排出，还可以转化为氰化氢随呼气排出。

毒性 氰和腈类化合物毒性的种属差异很大，犬和豚鼠最为敏感，小鼠和兔次之，大鼠最不敏感。人属中度敏感。氰化物的蓄积作用较弱，长期接触一定剂量的氰化物可出现神经衰弱综合征，并且伴有眼及上呼吸道刺激症状。

毒作用机制 氰化物分子中都有 CN 基团，其毒性和毒作用特征很大程度上取决于代谢过程中析出氰离子的速度和量。氰化钾、氰化钠、氰化氢和丙烯腈等在体内迅速析出氰离子，因此毒性高，易造成急性中毒。亚铁氰化物和铁氰化物，在一般条件下是低毒的，但与酸或酸性盐相互作用，并加热至 40～50℃ 时即可析出剧毒的氰化氢。进入机体后氰化物析出氰离子，氰离子能与线粒体内细胞色素氧化酶的三价铁结合，阻止其还原，阻断了氧化过程中的电子传递，妨碍细胞正常呼吸，造成组织缺氧，导致内窒息。但小剂量慢性毒性不是氰离子所致，某些腈类化合物的分子本身具有直接对中枢神经系统的抑制作用。

急救与治疗 及时中断氰和腈类化合物的侵入，皮肤和眼接触者用流动清水彻底冲洗。误服的尽快洗胃。吸入者保持呼吸道通畅，吸氧。尽快用高铁血红蛋白形成剂和硫代硫酸钠进行解毒治疗。

卫生标准 中国国家标准《地表水环境质量标准》（GB 3838-2002）中规定，Ⅰ类标准地表水中氰化物不得超过 0.005mg/L，Ⅱ类标准地表水中不得超过 0.05mg/L，Ⅲ～Ⅴ类标准地表水中不得超过 0.2mg/L。《工作场所有害因素职业接触限值 化学有害因素》（GBZ 2.1-2007）中规定，工作场所空气中氰化物（按 CN 计）的最高容许浓度为 1mg/m^3。《工业废渣中氰化物卫生标准》（GB 18053-2000）规定的浸出实验法，所得废渣浸出液中，氰化物（以 CN$^-$ 计）卫生标准规定为 ≤1.5mg/L。

（石年 严红）

qínghuànà

氰化钠（sodium cyanide） CAS 号 143-33-9，分子量 49.01，分子式 NaCN。又称山奈钠、山奈、山埃钠。氰化钠为白色或灰色粉末状结晶，有微弱的氰化氢气味；溶于水，微溶于液氨、乙醇、乙醚、苯。氰化钠水溶液是强碱。

动物毒性：急性毒性属高毒。大鼠经口 LD$_{50}$ 为 6mg/kg，大鼠腹腔注射 LD$_{50}$ 为 4.3mg/kg。呼吸困难是急性中毒的主要表现。

人体毒性：人口服致死量为 1～2mg/kg。由呼吸道吸入氰化钠的粉尘或蒸气可引起职业性急性中毒，也可由消化道和皮肤吸收而发生中毒。非猝死中毒轻者有头痛、头晕、乏力、胸闷、流泪、流涕、恶心、呕吐、呼吸困难、口中有苦杏仁味；重者气急、胸部紧迫感、心律失常、烦躁不安、抽搐、意识障碍、昏迷、血压下降、呼吸变浅、变慢以致完全停止。长期食入可出现神经损伤效应，长期接触可出现皮肤黏膜刺激症状。

生态毒性：当水中氰化物浓度达到 0.5mg/L 时，在 2 小时内鱼类死亡 20%，1 天内全部死亡。氰化物废水处理排放的废水易造成水体透明度下降，溶解氧降低，水质发臭出现"赤潮"。

（石年 严红）

bǐngxījīng

丙烯腈（acrylonitrile） CAS 号 107-13-1，分子量 53.06，分子式 C$_3$H$_3$N。又称乙烯基氰。

动物毒性：①急性毒性属高毒类，其急性毒性资料见表。动物急性中毒后出现呼吸加快、呕吐、痉挛、发绀、麻痹、昏迷、呼吸停止。②亚急性和慢性毒性，大鼠饮水含 0.1% 的丙烯腈 13 周，生长减慢，萎靡；大鼠吸入 40mg/m^3 丙烯腈，每天 4 小时，每周 6 天，连续 40 天，肝坏死。③大鼠长期致癌试验结果，饮水、灌胃或吸入染毒，均能引发肿瘤，主要诱发中枢神经胶质细胞瘤、乳腺瘤、小肠癌、耳道腺癌和前胃鳞状细胞乳头状瘤等。但对人

表　丙烯腈急性毒性资料

实验动物	经口 LD_{50}（mg/kg）	经皮 LD_{50}（mg/kg）	吸入 LC_{50}（mg/m³）
大鼠	67.4~93	148	425（4小时）
小鼠	25~28.9	–	510~600（2小时）
豚鼠	50~56	370	1364（4小时）
兔	93	225~250	590（4小时）
犬	250	–	220（7小时）

类致癌性的资料尚不充分。国际癌症研究机构（IARC）将丙烯腈归为2A类致癌物即人类可能致癌物。④具有胚胎毒性和致畸性。大鼠受孕后每日给予65mg/kg能引起明显的母体毒性和胚胎毒性，仔鼠畸形率增加。

人体毒性：急性中毒人群中，轻度时表现为乏力、头晕、头痛、恶心、呕吐等，并伴有黏膜刺激症状；严重中毒时除上述症状外，可有胸闷、心悸、烦躁不安、呼吸困难、发绀、抽搐、昏迷，甚至呼吸停止。急性中毒是以中枢神经损害为主，伴黏膜刺激的全身性病变。部分患者有肝损害，严重者可遗留感觉型多发性神经炎或脊髓前角损害引起的肌肉萎缩和肌震颤。长期接触者一般表现为低血压和神经衰弱综合征。此外，丙烯腈可致接触性皮炎，表现为红斑、疱疹及脱屑，愈后可有色素沉着。

（石　年　严　红）

záhuán huàhéwù

杂环化合物（heterocyclic compound）　分子中含有杂环结构的有机化合物。其构成环的原子除碳原子外，还至少含有一个杂原子。杂原子包括氧、硫、氮等。最常见的杂环化合物是五元和六元杂环及苯并杂环化合物等。五元杂环化合物有呋喃、噻吩、吡咯、噻唑、咪唑、吡唑等，六元杂环化合物有吡啶、吡嗪、嘧啶等，稠环杂环化合物有吲哚、喹啉、蝶啶、吖啶等。杂环化合物中，最小的杂环为三元环，最常见的是五、六元环，其次是七元环。杂环化合物广泛存在于自然界，与生物学有关的重要化合物多数为杂环化合物，如核酸、某些维生素、抗生素、激素、色素和生物碱等。此外，合成了多种多样具有各种性能的杂环化合物，可作药物、杀虫剂、除草剂、染料及塑料等。但杂环化合物的生产与应用过程会产生大量"三废"，尤其是废水污染严重。杂环化合物一般结构稳定，因此此类化合物在环境中性状稳定，难以降解。

（石　年　陈　丹）

fūnán

呋喃（furan）　CAS 110-00-9，分子量68.08，分子式 C_4H_4O。

理化特性：呋喃是最简单的含氧五元杂环化合物，无色液体，有特殊的气味，微溶于水，溶于乙醇和乙醚，易挥发，易燃。呋喃环具芳环性质，可发生卤化、硝化、磺化等亲电取代反应，主要用于有机合成或用作溶剂。

代谢特征：呋喃可经呼吸道、消化道及皮肤吸收。动物试验表明，吸收后的呋喃有14%~16%以原型经肺呼出，其余84%~86%在体内代谢。呋喃的生物转化主要在肝进行。由 CYP2E1 催化，呋喃环打开，生成有毒的活性中间代谢产物顺式2-丁烯-1,4-二醛。此代谢过程需消耗谷胱甘肽，并可能引起细胞死亡。顺式2-丁烯-1,4-二醛进一步氧化生成终代谢产物 CO_2 而排出体外。

毒性：小鼠吸入 LC_{50} 为120mg/m³（1小时）。在体外试验中，呋喃可致培养的肝细胞死亡，随着剂量增加，肝细胞死亡时间缩短。大鼠和小鼠经口给予一定剂量的呋喃，可明显增加肝细胞癌和胆管癌的发生率。由于呋喃不是致突变物，也不与 DNA 反应，其致癌机制可能与反复的肝细胞毒性和细胞致死性及再生细胞的不断增生有关。

中毒临床表现：呋喃有麻醉和弱刺激作用，长期接触者，其手、足可出现黄褐色色素沉着，吸入后可引起中枢神经系统抑制症状，过量接触可出现疲劳、头痛、头晕、恶心、血压降低、胃肠道充血、肝损害、呼吸衰竭等。

卫生标准：中国职业卫生标准《工作场所有害因素职业接触限值　化学有害因素》（GBZ 2.1-2007）中规定，工作场所空气中呋喃的时间加权平均容许浓度为0.5mg/m³。

（石　年　陈　丹）

sìqīngfūnán

四氢呋喃（tetrahydrofuran）　CAS 号109-99-9，分子量72.1，分子式 C_4H_8O。又称氧杂环戊烷、氧戊环。

理化特性：四氢呋喃为无色透明液体，有醚样气味；溶于水、乙醇、乙醚、脂肪烃、芳香烃、氯化烃、丙酮、苯等有机溶剂；高度易燃，燃烧生成 CO_2，因此应避免受热和接触空气。

代谢特征：四氢呋喃可通过呼吸道、消化道和皮肤吸收。进入机体后可维持较高血浓度。其具体代谢机制尚未阐明，推测其体内代谢产物有草酸、1,4-丁二醇等，也可进一步氧化为酒石酸。

毒性：急性毒性属低毒类。大鼠经口 LD_{50} 为 1650mg/kg；吸入 LC_{50} 为 67594mg/m³（3 小时）。小鼠吸入最小致死浓度（LCL_0）为 24000mg/m³（2 小时），豚鼠腹腔 LCL_0 为 500mg/kg，人经口 LCL_0 为 50mg/kg。对皮肤和黏膜有刺激作用，高浓度时有麻醉作用，高剂量时可观察到肝毒性。大鼠吸入 590mg/m³ 时，可出现眼睑及鼻黏膜发红等眼和呼吸道刺激症状；当达到 14750mg/m³ 时，刺激症状明显加重，出现角膜水肿和混浊、流涎、流涕和鼻出血等。在兔，以 20% 水溶液直接涂布于皮肤，仅引起轻微的皮肤刺激，50% 水溶液可引起皮肤严重腐蚀性损害。口服可引起出血和溃疡性胃肠炎。动物实验长期接触可见肝脂肪浸润和细胞溶解性肝炎、血压下降和肾损伤。有一定的致突变作用，可造成 DNA 损伤，对哺乳动物淋巴细胞的致突变剂量为 100mmol/L。

中毒临床表现：人体吸入高浓度四氢呋喃后，可出现头晕、头痛、胸闷、胸痛、咳嗽、乏力、口干、恶心、呕吐等症状，可伴有眼刺激症状，部分患者可发生肝功能障碍。女性长期接触，可导致不孕。

卫生标准：中国职业卫生标准《工作场所有害因素职业接触限值 化学有害因素》（GBZ 2.1-2007）中规定，工作场所空气中四氢呋喃的时间加权平均容许浓度为 300mg/m³。

（石 年 陈 丹）

sāifēn

噻吩（thiophene） CAS 号 110-02-1，分子量 84.14，分子式 C_4H_4S。噻吩是含硫原子的五元杂环化合物，无色液体，有类似苯的芳香刺激性气味；不溶于水，高度易燃。存在于褐煤、泥煤、页岩、煤和原油中，由煤焦油分馏得到的粗苯和粗萘中，含少量噻吩。噻吩主要用于有机合成，生产塑料、硫化促进剂、阻氧化剂、染料、药剂和杀虫剂等；通过呼吸道、消化道和皮肤吸收，噻吩可进入机体。

急性毒性：大鼠经口 LD_{50} 为 1400mg/kg，小鼠吸入 LD_{50} 为 4500～9500mg/m³（2 小时），或数小时至一昼夜后，有少数死亡。中毒表现与苯相似，先兴奋、全身颤抖、尾巴强直，继之四肢抽搐、侧倒，死于呼吸衰竭。噻吩对造血系统亦有毒性作用，如小鼠每日吸入噻吩蒸气 2 小时，共 67 天，造成部分动物死亡，尸检可见有些脏器充血，实质细胞坏死，脾淋巴细胞生成受到抑制，淋巴组织明显萎缩。犬每日注射噻吩 2g，可致运动性共济失调和瘫痪。对人体眼和呼吸道有刺激作用，进入人体将影响造血系统。

（石 年 陈 丹）

bǐluò

吡咯（pyrrole） CAS 号 109-97-7，分子量 67.09，分子式 C_4H_5N。又称氮（杂）茂、一氮二烯五环、二乙烯亚胺、一氮唑。吡咯为含有氮杂原子的五元杂环化合物。新品是无色液体，渐变为浅黄色或棕色油状液体，具有类似苯胺气味；微溶于水，易溶于乙醇、乙醚、苯、丙酮等有机溶剂，易燃，具刺激性，用于化工合成及化学试剂。

吡咯可经呼吸道、消化道及皮肤吸收。排泄可以原型，或转变成尿素和吡啶从尿中排出。吡咯蒸气具有麻醉作用并可引起体温持续升高，受高热分解释放出高毒的氮氧化物烟雾，有刺激性。

吡咯属于低急性毒类，对中枢神经系统有抑制和麻醉作用；注射染毒，可损伤肝与肺。

（石 年 陈 丹）

kuílín

喹啉（quinoline） CAS 号 91-22-5，分子量 129.17，分子式 C_9H_7N。又称苯丙吡啶、氮杂萘。吡啶与苯并联的化合物，有两种并合方式，分别称为喹啉和异喹啉。喹啉存在于煤焦油和骨焦油中，由煤焦油制得的粗喹啉约含 4% 的异喹啉。喹啉为无色液体，具有特殊气味，遇光变棕色；微溶于水，易溶于乙醇、乙醚等有机溶剂。喹啉主要作为溶剂，用于制造染料、防腐剂、杀菌剂及药物等。

喹啉通过呼吸道、消化道和皮肤进入人体。其蒸气对鼻、喉有刺激性，吸入后引起头痛、头晕、恶心；对皮肤、眼睛有刺激性，可引起严重的持久性的角膜损伤；口服刺激口腔和胃。

急性毒性属中等毒。急性毒性大鼠经口 LD_{50} 为 460mg/kg，兔经皮 LD_{50} 为 590mg/kg。中毒表现为昏睡、呼吸困难、虚脱和昏迷等症状，最后因呼吸肌麻痹而死亡；对皮肤有刺激性，对视网膜及视神经有损害。大鼠长期接触可导致肿瘤检出率明显增高。

（石 年 陈 丹）

bǐdìng

吡啶（pyridine） CAS 号 110-86-1，分子量 79.11，分子式 C_5H_5N。又称氮三烯六环。

理化特性与接触机会 吡啶是含氮六元杂环，为无色易燃液体，有恶臭、强刺激性；溶于水和醇、醚等有机溶剂；呈弱碱性，在火焰中释放出刺激性或有毒烟雾。吡啶及其衍生物在药物、农业及工业化学中占有重要地位。吡啶生产、使用过程中随污水或废气进入环境。在土壤中，吡啶的迁移率很高，8 天即可快速降解；在无污染的大气中其半衰期为 32 天；在水中，通过生物降解、感光氧化和挥发等被降解清除。环境中的吡啶经呼吸道、皮肤和胃肠道进入人体，部分在氮位被甲基化、羟基化和氧化，部分以原型从尿中排出。

动物毒性 吡啶的急性毒性属低毒类。大鼠急性经口 LD_{50} 为 1580mg/kg，家兔急性经皮 LD_{50} 为 1121mg/kg，豚鼠腹腔注射 LD_{50} 为 870mg/kg，急性中毒死亡主要原因是呼吸中枢麻痹。大鼠吸入 32.3mg/m³，每天 7 小时，每周 5 天，历时 6 个月，出现肝系数增加。豚鼠吸入 1g/m³，每天 3 小时，历时 4 个月，出现体温下降、低血色素贫血、体重降低、精神萎靡；部分雌性豚鼠出现死胎或产后死亡；病理检查发现肝硬化、坏死性病兆和脂肪肝。

人体毒性 有强烈刺激性，对眼及上呼吸道有刺激作用；皮肤接触可引起原发性刺激或光敏性皮炎，出现皮疹、灼痛、皲裂、湿疹样改变。吡啶熏蒸可出现眼刺激症状，眼睑水肿、痉挛、结膜水肿、充血、角膜上皮脱落、水肿浑浊、睫状体充血。急性吸入蒸气后，轻者有眼及上呼吸道刺激症状，伴有口苦、咽干、面色潮红、脉搏与呼吸加快、头痛、头晕、恶心、呕吐。重者出现呼吸困难、意识丧失、大小便失禁、强直性痉挛、昏迷、血压下降。长期吸入 20 ~ 40mg/m³ 吡啶，可出现头晕、头痛、失眠、记忆力下降、多汗、手指震颤、步态不稳、食欲减退、恶心、腹痛、腹泻。少数人还出现肝肾损害，或者多发性周围神经炎和支气管哮喘。急性口服中毒与吸入中毒表现相似，眼与上呼吸道症状不明显，消化道症状明显，如呕吐、恶心、腹痛、腹泻。严重者可伴肝肾功能损害。吡啶能麻醉中枢神经系统。吡啶中毒无特效解毒药物，以对症支持治疗为主。皮肤接触者应用肥皂和水彻底清洗，眼部损伤者冲洗后给予激素和抗生素眼膏交替滴眼。

生态毒性 水生动物 LC_{50}（96 小时）为 100 ~ 1000mg/L，四膜虫 LC_{100}（24 小时）为 113.8mmol/L，蟾蜍（卵孵化 3 ~ 4 周）LC_{50}（48 小时）为 1500mg/L。

卫生标准 《工作场所有害因素职业接触限值 化学有害因素》（GBZ 2.1-2007）中规定，工作场所空气中时间加权平均容许浓度为 4mg/m³。

（石年 严红）

pàidìng

哌啶（piperidine） CAS 号 110-89-4，分子量 85.17，分子式 $C_5H_{11}N$。又称氮己环、氮六环、六氢吡啶。哌啶属于含氮六元杂环类化合物，室温下为无色、发烟液体，有类似氨、胡椒的刺激性气味，溶于水、乙醇、乙醚；呈强碱性，具有高度易燃性，蒸气-空气的混合物有爆炸性；加热或燃烧生成氮氧化合物有毒气体。哌啶环存在于很多生物碱中，广泛应用在有机合成，尤其是药物的合成，如局部麻醉药、镇痛药；还可用作溶剂、有机合成中间体、环氧树脂交联剂、缩合催化剂等。环境中的哌啶经呼吸道、消化道和皮肤进入机体。正常人每天尿液中可排除哌啶 3 ~ 20mg。

动物毒性：中等急性毒性。大鼠经口 LD_{50} 为 400mg/kg，腹腔注射 LD_{50} 为 245 ~ 331mg/kg。小鼠腹腔注射 LD_{50} 为 285.3mg/kg，多在注射后 15 ~ 30 分钟内死亡，主要中毒表现有呼吸加快、阵发抽搐、杆状尾、青紫及深度抑制，最后呼吸停止而死亡。小剂量中毒可引起交感和副交感神经兴奋的症状，大剂量反而表现出抑制效应。吸入高浓度的蒸气可引起肺水肿。狗或猫静脉注射 5 ~ 10mg/kg 可引起血压明显持续性升高、呼吸加快、肌无力、抽搐和瘫痪。哌啶对接触部位有腐蚀性。其中毒机制与烟碱相似，作用与剂量关系明显。小剂量可刺激交感和副交感神经，刺激呼吸并引起肌肉收缩；大剂量则是阻碍神经节的传导。无明显的蓄积毒性作用。

人体毒性：在人误服 30 ~ 60mg/kg 哌啶可引起急性中毒，表现为全身乏力、恶心、呕吐、流涎、瘫痪、呼吸困难甚至窒息。长期慢性接触可出现皮肤、黏膜的刺激作用。哌啶还有明显升压作用。

预防控制措施：工程控制要求有密闭系统和通风，注意防火与防爆，储存于阴凉干燥处，与强氧化剂与强酸分开存放。个人防护包括通风、局部排气或使用呼吸防护用具、戴防护手套、穿防护服、戴安全护目镜或面罩防护眼睛。

（石年 严红）

jǐng

肼（hydrazine） CAS 号 302-01-2，分子量 32.05，分子式 H_4N_2。又称联氨。

理化特性与接触机会 肼为无色发烟、吸湿液体，有刺鼻气味。肼与水能按任意比例互相混溶，形成稳定的水合肼（$N_2H_4·H_2O$）和含水 31% 的恒沸物。肼能与甲醇、乙醇互溶，但不溶于乙醚、氯仿和苯。肼是一种中强碱，有强还原性和腐蚀性；有易燃性。通常由水合肼脱水制得，用作塑料、冶金、燃料、农药、橡胶、照相、制药等工业原料，并用作火箭推进剂和喷气发动机的燃料部分。环境中的肼能经皮肤、消化道、呼吸道迅速吸收进入人体。

动物毒性 中等急性毒性。大鼠急性经口 LD_{50} 为 60mg/kg，吸入 LC_{50}（4小时）为 816mg/m³；小鼠急性经口 LD_{50} 为 123mg/kg，急性经皮 LD_{50} 为 250mg/kg，吸入 LC_{50}（4小时）为 361mg/m³。急性中毒主要表现为食欲减退、体重下降、极度兴奋、强制性痉挛、血压降低等。肼致突变性：5～40mg/kg 小鼠骨髓细胞微核试验和染色体畸变试验结果为阴性。在加 S9 或不加 S9 条件下，浓度为每皿 0.1～100μg，细菌回复突变试验结果均为阴性。5～10mg/kg 经腹腔注射，表现出胚胎毒作用，妊娠母鼠体重降低，吸收胚胎和晚期死亡胚胎率升高，但未观察到致畸作用。在终生饮用含肼水的小鼠或长期灌胃的大鼠和慢性吸入小鼠试验中，实验动物肺腺瘤和肝肿瘤发生率增高，未见流行病学证明对人的致癌性。

人体毒性 急性口服中毒者有上消化道刺激症状，可出现频繁的恶心、呕吐，暂时性的中枢性呼吸障碍和心律失常及嗜睡、意识蒙眬、麻木、共济失调等神经系统症状。直接接触可引起皮肤和眼的严重损伤，能引起延迟性发炎，对皮肤和黏膜也有强烈的腐蚀作用。吸入高浓度的肼蒸气，可迅速产生中枢神经系统症状，先兴奋，后抑制。吸入肼气体经数小时潜伏期后，可出现头晕、头痛、恶心、呕吐、腹泻、咽喉痛、咳嗽伴呼吸困难，严重可引起肺水肿。长期接触可有神经衰弱综合征，肝脾肿大，肝功能异常。皮肤还可出现接触性皮炎、过敏性湿疹等。肼急性中毒的主要靶器官是中枢神经系统，表现为神经细胞内 γ-氨基丁酸含量升高，但突触间隙内 γ-氨基丁酸含量并不升高。维生素 B_6 对肼所致的痉挛具有特效止痉作用。肼急性中毒也损害肝，肼是单胺氧化酶抑制剂，能扰乱氨代谢的重要通路鸟氨酸循环。

卫生标准 中国国家标准《居住区大气中肼卫生标准》（GB 18060-2000）中规定，居住区大气中肼的卫生标准值日平均最高容许浓度为 0.02mg/m³，一次最高容许浓度为 0.05mg/m³。《水源水中肼卫生标准》（GB 18061-2000）规定生活饮用水源水中肼的最高容许浓度为 0.02mg/L。中国职业卫生标准《工作场所有害因素职业接触限值　化学有害因素》（GBZ 2.1-2007）中规定，工作场所空气中肼的时间加权平均容许浓度为 0.06mg/m³，短时间接触容许浓度为 0.13mg/m³。

（石　年　严　红）

wújī fěnchén

无机粉尘（inorganic dust） 长时间飘浮在空气中的无机颗粒物或微滴。无机粉尘是空气污染物的主要成分，是各类无机物颗粒的总称，种类繁多，来源非常广泛，可以是自然环境中天然生成，也可以是工业生产或日常生活的各种人为或机械活动形成。无机粉尘的性质主要由组成其的无机物决定。

环境来源和分布 无机粉尘的来源十分广泛。自然环境的粉尘来自火山喷发、沙尘暴和森林火灾等，生活粉尘主要来自煤炭燃烧和汽车尾气等，工业生产是无机粉尘的最主要来源。传统工业行业如矿山开采、隧道开凿、建筑、运输等工业过程中都会产生大量粉尘。冶金工业中的原料准备、矿石粉碎、筛分、选矿、配料、运输等；机械制造工业中原料破碎、配料、清砂等；耐火材料、玻璃、水泥、陶瓷等工业的原料加工、打磨、包装；皮毛、纺织工业的原料处理；化学工业中固体颗粒原料的加工处理、包装等过程；工艺的需要和防尘措施的不完善，均会产生大量粉尘，造成生产环境中粉尘浓度过高。

新化学物质的开发和生产使用带来了新型粉尘，新型纤维材料如高性能的由碳化硅、硼、碳、氧化锆和氧化铝等制成的陶瓷纤维，具有高熔点、耐用性好的特点，可作为高温绝缘材料。随着纳米材料的广泛使用，以纳米材料为代表的超细无机粉尘也越来越多。随着工业生产规模的不断扩大，生产性无机粉尘的种类和数量也在不断地增多，同时，许多生产性粉尘在形成之后，表面往往还能吸附其他的气态或液态有害物质，成为其他有害物质的载体。

分类 按粉尘的化学性质和毒作用特点，无机粉尘可分为几类。①游离二氧化硅粉尘：又称石英或矽尘，在自然界分布很广，在 16km 以内的地壳内约占 5%，95% 的矿石中均含有数量不等的游离二氧化硅。动物实验证实，各种不同异构体游离二氧化硅的致纤维化能力不一致，由强到弱依次为鳞石英＞方石英＞石英＞柯石英＞超石英；游离二氧化硅晶体结构不同，致纤维化能力也不一样，依次为结晶型＞隐晶型＞无定型。最常见的来源如矿山开采、冶炼、隧道挖掘、筑路及建筑、机械铸造和陶瓷生产等。矽尘的毒性和致纤维化能力强，对人体健康危害大。②硅酸盐尘：由二氧化硅、金属氧化物和结晶水组成，石棉、滑石、云母、高岭土粉尘均属此类，其中以石棉粉尘健康危害最大。石棉分蛇纹石类和闪石类，蛇纹石类只有温石棉，闪石类包括青石棉、铁石棉、直闪石、透闪石和阳起石。动物实验显示，按粉尘的细胞毒性排序，从大到小依次为游离二氧化硅＞青石棉＞温石棉。③含碳粉尘：包括煤尘、炭黑、石墨、活性炭等粉尘，煤炭是中国主要能源，煤矿粉尘暴露人数众多。④金属粉尘：主要是金属冶炼、电焊时产生的烟雾，含有铁、锡、铅、锌、铍、铜等金属及其氧化物粉尘。⑤人工无机粉尘：如金刚砂、水泥、玻璃等。

暴露途径 无机粉尘主要随气流进入呼吸道，不同粒径的粉尘粒子进入人体呼吸道的深度和在呼吸道的沉积部位不同，研究表明空气动力学直径小于 $10\mu m$ 的粉尘粒子可以进入呼吸道，又称为可吸入粉尘；空气动力学直径小于 $5\mu m$ 以下的粒子可到达呼吸道深部和肺泡区，进入气体交换的区域，称为呼吸性粉尘。纤维状无机粉尘的直径 $<3\mu m$，长度 $\geqslant 5\mu m$ 为可吸入性纤维。机体对进入呼吸道的粉尘有排出能力，鼻腔、喉、气管支气管树阻留粉尘颗粒；呼吸道上皮黏液纤毛系统能吸附颗粒，通过纤毛向咽喉方向的摆动向外移出粉尘颗粒；进入肺泡的粉尘被肺泡巨噬细胞吞噬后，转移至纤毛上皮表面，通过纤毛运动而清除。人体可排出进入肺内 97%～99% 的粉尘，阻留在肺内的粉尘只有吸入量的 1%～3%，但长期吸入较大量粉尘可削弱机体清除功能，导致粉尘过量沉积，引发病变。

危害 长期和（或）大量吸入无机粉尘直接影响机体健康，主要健康危害有肺尘埃沉着病（尘肺）、粉尘性支气管炎、肺炎、哮喘性鼻炎、支气管哮喘、粉尘沉着症等，吸入混合铅、砷、锰等粉尘可引起中毒，含有石棉、游离二氧化硅、镍、铬酸盐的粉尘具有致肿瘤作用。此外，无机粉尘接触还可引起接触性皮炎、毛囊炎、结膜炎等损害。

无机粉尘最严重的健康损害是引起职业病——尘肺病，根据中国国家标准《职业性尘肺病的诊断》（GBZ 70-2015），尘肺病是在职业活动中长期吸入生产性矿物性粉尘并在肺内潴留而引起的以肺组织弥漫性纤维化为主的疾病。中国 2013 年实施的《职业病分类和目录》"职业性尘肺病及其他呼吸系统疾病"中明确的有十二种尘肺，依据吸入粉尘的性质有可具体分为矽肺、石棉肺、煤工尘肺、石墨尘肺、炭黑尘肺、滑石尘肺、水泥尘肺、云母尘肺、陶工尘肺、铝尘肺、电焊工尘肺及铸工尘肺，另外还有根据《尘肺病诊断标准》和《尘肺病理诊断标准》可以诊断的其他尘肺病。不同类型无机粉尘致纤维化能力不一，游离二氧化硅粉尘致纤维化能力最强，其次是硅酸盐尘。

作用机制 无机粉尘致肺纤维化的机制尚不完全清楚，研究认为无机粉尘的致病过程大致是：粉尘吸入肺内后，绝大部分经纤毛黏液系统排出体外，进入到呼吸交换区如肺泡的粉尘，能在肺泡长时间沉积，沉积后，首先引起肺泡巨噬细胞聚集和吞噬，巨噬细胞吞噬尘粒后成为尘细胞，多数尘细胞随纤毛黏液系统排出，部分尘细胞可以通过淋巴管进入淋巴结，也可以进入肺间质，甚至扩散至胸膜。由于粉尘本身产生的活性氧等物质的毒作用，部分尘细胞功能改变、崩解死亡，释放出吞噬的粉尘和细胞内容物，吸引更多的巨噬细胞产生和积聚，粉尘又被吞噬，形成循环往复。在这一过程中，造成肺泡结构及肺泡上皮细胞等受损破坏，吸入成纤维细胞聚集，分泌纤维局限粉尘和修复损伤，导致肺组织纤维化病变。

从尘细胞死亡到肺纤维形成的过程涉及众多的细胞因子、蛋白和介质，经过它们的互相激活和介导，最后刺激成纤维细胞增生，分泌胶原纤维。其路径可能有：①粉尘自身或巨噬细胞功能改变及受损后，启动免疫系统，形成抗原抗体复合物，激活后续炎性免疫反应；或者巨噬细胞受损后，释放出多种细胞因子，包括 Nalp3 炎性体、白细胞介素 1、肿瘤坏死因子、纤维粘连蛋白、转变生长因子 β 等，后者吸引更多巨噬细胞和成纤维细胞聚集，进而胶原纤维增生。②肺泡 I 型上皮细胞在粉尘作用下，变性肿胀，崩解脱落，当肺泡 II 型上皮细胞不能及时修补时，基底膜受损松解，暴露间质，激活成纤维细胞增生。

病理改变 尘肺病病理形态可分为结节型、弥漫性间质纤维化型、矽性蛋白沉积和团块型（进行性大块纤维化型）。其中，游离二氧化硅粉尘引起矽肺的最典型病理改变是矽结节，硅酸盐肺的病理改变主要表现为弥漫性肺间质纤维化，煤工尘肺多兼有弥漫性纤维化及结节型特征，主要病理改变还有煤尘斑和灶周肺气肿。

临床表现 尘肺病患者早期

或相当长时间内无明显自觉症状，随病情进展，或有合并症时，患者出现气短、胸闷、胸痛、咳嗽、咳痰等症状，无特异性。症状可逐渐加重，常与胸片改变不一定平行。胸闷、气急程度与病变范围及性质有关，这是由于肺组织的广泛纤维化，使肺泡大量破坏、支气管变形、狭窄、痉挛及胸膜增厚和粘连，增大了肺通气时的阻力，使通气及换气功能损害。患者活动或病情加重时，呼吸困难可加重。早期患者多数无明显的阳性体征，少数患者两肺可听到呼吸音粗糙、减弱或干啰音；支气管痉挛时可听及哮鸣音，合并感染可有湿啰音，若有肺气肿，则呼吸音降低。尘肺的主要并发症有肺结核、肺及支气管感染、自发性气胸及肺心病等。

诊断 尘肺病诊断根据可靠的生产性粉尘接触史、现场劳动卫生学调查资料，以技术质量合格的高千伏 X 线后前位胸片表现为主要依据，诊断和分级依据《职业性尘肺病的诊断》（GBZ 70-2015）执行。少数生前有较长时间矽尘接触职业史，但未被诊断为尘肺者，根据本人遗愿或死后家属提出申请进行尸体解剖诊断者，由具有诊断权的职业病理医师按照相关规定，参考患者生前接尘史和历次拍摄的 X 线胸片，综合判断做出诊断，该诊断可作为享受职业病待遇的依据。

治疗 尘肺病尚无根治办法，提出数种治疗药物，但使用疗效仍不明确，有待继续观察和评估。临床上尘肺病主要以综合治疗为主，进行对症治疗和积极预防并发症最为重要，原则是提高患者的抗病能力。同时，应配合增强营养和适当体育锻炼以增强体质，消除和改善症状，减轻患者痛苦，延长寿命。

致癌性 含石棉、游离二氧化硅、镍、铬酸盐的粉尘具有致肿瘤作用。石棉是国际癌症研究中心（IARC）报告的人类肯定致癌物。石棉纤维在肺中沉积可导致肺癌和恶性间皮瘤。研究认为石棉导致细胞染色体畸变和 DNA 氧化性损伤，是肿瘤发生的启动阶段和基础。石棉的致癌作用与几方面有关：①石棉纤维的特殊物理性能。②吸附于石棉纤维的多环芳烃物质。③石棉中所混杂的某些稀有金属或放射性物质。④吸烟的协同作用。石棉诱发肺癌发病潜伏期一般是 15～20 年。不同类型石棉致癌作用不同，一般认为青石棉的致癌作用最强，其次是温石棉、铁石棉。

1997 年，IARC 报告认为游离二氧化硅是人类肯定致癌物。游离二氧化硅接触体液和巨噬细胞吞噬后产生自由基和活性氧，后者引起氧化损伤，可能是其致突变的基础。同时，IARC 的报告也指出游离二氧化硅的致癌性并未在所有工业行业证实。

预防控制措施 根据《中华人民共和国职业防治法》的要求，存在生产性粉尘的企业应采取措施控制作业场所生产性粉尘浓度，并为劳动者提供呼吸防护用品。

从事粉尘作业应坚持就业前体检，活动性肺结核、严重的慢性呼吸道疾病、严重影响肺功能的胸部疾病和严重心血管疾病患者不得从事接尘作业。从事粉尘作业的劳动者应坚持定期体检，发现不宜从事粉尘作业的疾患者和尘肺病时，应当立即调离接尘岗位。

卫生标准 控制工作场所空气中无机粉尘的浓度是降低粉尘健康危害的关键，世界各国均对工作场所粉尘浓度进行了限定，不少国家还制订了环境空气颗粒浓度的标准。中国职业卫生标准《工作场所有害因素职业接触限值 化学有害因素》（GBZ 2.1-2007）中规定，呼吸性游离二氧化硅粉尘的时间加权平均容许浓度（PC-TWA）为 $0.7mg/m^3$（游离 SiO_2 介于 10%～50%）、$0.3mg/m^3$（游离 SiO_2 介于 50%～80%）、$0.2mg/m^3$（游离 SiO_2 高于 80%）；石棉粉尘 PC-TWA 为 $0.8mg/m^3$。美国职业安全与健康管理局规定的游离二氧化硅限值是时间加权平均浓度，为 $10/(\% SiO_2 + 2)$ mg/m^3。美国和欧盟国家则禁止生产和使用石棉原料。中国国家标准《环境空气质量标准》（GB 3095-2012）中规定，二类地区（居住区、商业交通居民混合区、文化区、工业区和农村地区）可吸入颗粒物年平均浓度限值为 $70\mu g/m^3$，24 小时平均浓度限值为 $150\mu g/m^3$。

（金泰廙　陈卫红）

yǒujī fěnchén
有机粉尘（organic dust）
在空气中飘浮的有机物颗粒，包括植物、动物和微生物源性的颗粒和微滴。其成分以有机物质为主，具有一定生物活性，吸入后可能引起一系列反应。有机粉尘是各类有机物颗粒和微滴的总称，常见的有机粉尘有谷物粉尘、木尘、棉尘、皮毛尘、合成纤维粉尘等。有机粉尘的性质取决于组成它的有机物的特性。

环境来源和分布 生产和生活环境均有机会接触有机粉尘，生产性有机粉尘接触主要来源于农业生产、工业生产、废物处理等。农业生产活动如农作物的栽培、管理、收获、运输、贮藏及农产品的加工，家禽、家畜的饲养等都可产生有机粉尘。产生有机粉尘的工业生产可分为以农业产品为原材料的工业生产，主要是植物纤维和动物皮毛的纺织与加工制造业，木材生产和加工业，纸浆生产和造纸业，制糖业，面粉加工及食品制造业，动物的饲养、屠宰和动物性食品制造业等；工业生产的机械化则使粉尘的分散度远远大于农业生产过程中产生的粉尘，以生物学为基础的工业生产，如疫苗及酶产品的生产、发酵工业、制药工业等也产生有机粉尘。此外，废物处理及加工业包括家庭生活废物的收集和处理及生物性废物的处理，成为有机粉尘接触的重要途径。

分类 有机粉尘按照其来源可以分为植物性粉尘、动物性粉尘、微生物性粉尘和人工合成有机粉尘。

植物性粉尘 在处理植物时，由植物本身破碎所形成的粉尘，主要有：①谷物粉尘，如麦、稻谷等在运输过程中由于谷间摩擦产生粉尘；麦、稻糠、米糠等在加工过程中产生的粉尘；面粉、玉米面等在加工过程或使用过程中产生的粉尘。②植物纤维尘，如棉尘、麻尘、蚕丝尘等，是原棉等分选处理和纺织过程中产生的粉尘。③木粉尘，如木尘、桦木尘、椴木尘和松木尘等，主要是在锯、磨、钻、刻和砂磨等加工过程中产生。④茶叶粉尘，红茶、绿茶和茶砖尘等，是在茶叶烘干、分装、风选和包装等加工过程中产生。⑤蔗渣粉尘，在蔗渣加工使用过程中产生的粉尘。⑥咖啡粉尘，在咖啡加工、包装时产生的粉尘。

动物性粉尘 对动物皮毛、骨质加工时所产生的粉尘。主要有：①皮毛尘，皮毛混合尘、毛

粉尘。②猪鬃尘、羽毛尘。③角质尘、骨质尘、蛋白质粉尘，如乳酪粉尘、垂体粉尘、酶制剂粉尘、血清蛋白或鸟类排泄物等形成的粉尘。

微生物性粉尘 广泛分布在人们周围的环境中，粉尘内携带各种细菌、病毒、内毒素等，空调器及通风管道中的微生物尘受到关注。制药业及食品工业中使用的酶也可形成有机尘。

人工合成有机粉尘 主要有合成纤维尘和合成树脂纤维尘。

暴露途径 有机粉尘主要随气流进入呼吸道，人体对吸入的粉尘有排出能力，呼吸道通过鼻腔、喉、气管支气管树阻留粉尘颗粒；呼吸道上皮黏液纤毛系统能吸附颗粒，通过纤毛向咽喉方向的摆动移出粉尘颗粒；进入肺泡的粉尘被肺泡巨噬细胞吞噬后，转移至纤毛上皮表面，再通过纤毛运动而清除。人体通过各种清除功能，可排出进入呼吸道的97%～99%的粉尘。如果长期吸入粉尘可削弱机体清除功能，导致粉尘过量沉积，形成肺组织病变。

作用机制 有机粉尘种类繁多，成分复杂，多数粉尘含有一些特异性的物质具有明显的生物学作用，可能是其致病的主要原因。已知的生物活性物质有动物性蛋白、植物中所含的尼古丁、组胺、鞣酸、松胞菌素，以及微生物产生的内毒素、1-3-L-D 葡聚糖、蛋白酶、霉菌毒素等。

动物蛋白 不直接作用于细胞反应过程，但引起易感人群的致敏，再次接触时发生速发型过敏反应。

鞣酸 广泛存在于木本植物的叶子和茎秆中的一种聚合物，其生物学活性和聚合物的长度有关。体内外研究表明，鞣酸可抑

制肺泡巨噬细胞的吞噬能力，刺激化学性趋向物质及炎性细胞因子和花生四烯酸的释放，从而加强炎症反应，产生发热等。

内毒素 革兰阴性细菌外膜的组成成分，是复杂的脂多糖，其脂质部分和内毒素的毒性有关，而多糖部分则和血清学特异性有关，并促进内毒素在水中的溶解。内毒素作用的靶细胞主要是巨噬细胞，激活巨噬细胞使其产生氧自由基和大量的趋化因子而引起肺组织的急性细胞反应即中性粒细胞浸润。此外，内毒素也能激活血小板、上皮及内皮细胞使其产生炎症介质，并且可影响中枢神经系统儿茶酚胺和5-羟色胺的代谢。

蛋白酶 许多有机粉尘中存在水解蛋白和肽类的酶，蛋白酶暴露可能和免疫或非免疫介导的症状均有相关。例如，洗涤剂制造主要使用的枯草杆菌蛋白酶，是一种细胞外蛋白酶，可引起接触性皮炎，对肺组织有刺激作用并可引起炎症反应。食品工业和制药工业中产生的植物蛋白酶如木瓜蛋白酶、凤梨蛋白酶、胰蛋白酶、糜蛋白酶等都和有机粉尘所致疾病有关。

1-3-L-D 葡聚糖 广泛存在于植物和微生物的细胞壁中，是一种葡萄糖的多聚体，放线菌、链霉菌及许多霉菌均产生葡聚糖。巨噬细胞表面有特异性的葡聚糖受体，在受到葡聚糖刺激后可分泌介质因子，特别是白介素 1（IL-1）和 IL-2。由葡聚糖介导的炎症反应和由内毒素介导的不同，在暴露葡聚糖 4～24 小时之后，肺组织和呼吸道免疫中性粒细胞浸润，相反可见巨噬细胞和淋巴细胞减少。由于葡聚糖是巨噬细胞、T 淋巴细胞和细胞因子的激

活因子，葡聚糖和其他环境因素如内毒素相互作用，可能和职业性哮喘及肺组织肉芽肿性病变都有相关。

霉菌毒素　霉菌产生的一种低分子化合物。试验研究表明，霉菌毒素可抑制肺泡巨噬细胞的吞噬作用。棒曲霉素可干扰 RNA 合成的转录，并引起 DNA 链的断裂，对大鼠具有致癌作用，也抑制肺泡巨噬细胞的吞噬功能。青霉酸对大鼠有致癌作用和细胞毒性作用，抑制有丝分裂。大鼠吸入黄曲霉毒素后肺泡巨噬细胞吞噬能力降低可持续 1 周。霉菌孢子亦可影响肺泡巨噬细胞的吞噬功能，并受到霉菌毒素的调控。

危害　有机粉尘种类繁多，对人体的危害程度上也有很大的差别，主要健康损害包括棉尘病、过敏性肺泡炎、非特异性呼吸道刺激、呼吸道炎症（鼻炎、咽炎、支气管炎）哮喘等，被细菌内毒素污染的有机粉尘可引起有机粉尘毒性综合征，被真菌或血清蛋白等污染的有机粉尘可致职业性变态反应性肺泡炎。有机粉尘接触体表还可引起过敏性皮炎，木尘被国际癌症研究中心（IARC）于 1980 年确定为肯定致癌物。此外，植物尘中的某些生物碱或化学物质，可引起吸入性中毒，出现中毒症状，如头痛、厌食、恶心、呕吐、呼吸困难、心动过缓和嗜睡等。

根据《职业性棉尘病的诊断》（GBZ 56-2016），职业性棉尘病是长期接触棉、麻等植物性粉尘引起的具有特征性呼吸系统症状和急性或慢性肺通气功能损害的疾病，常见于休息后再上班的纺织工人，主要症状是胸部有紧束感、胸闷、气短，随着病情进展而逐渐加重。世界各地棉纺织和其他纺织工人中均有报道。

外源性过敏性肺泡炎是吸入有机粉尘引起的肺泡过敏性炎症反应，常见病因是异种蛋白或霉菌等抗原物质，如蔗渣、血清蛋白、鸟类排泄物等，主要症状为发热、咳嗽、气急、呼吸困难等，该病涉及肺实质的免疫学反应，长期反复发作可使病变不可逆转，在组织学上出现结节样肉芽肿，在血清学上出现特异性抗体。对急性或亚急性过敏性肺炎病例，可使用肾上腺皮质激素，大多数患者经过及时而适当的治疗后可以痊愈。

有机尘肺是长期吸入有机粉尘引起粉尘在肺泡腔沉积，某些有机粉尘如木尘、茶尘、合成纤维尘等引起的肺间质纤维化。接触早期症状不明显，长期接触可出现咳嗽、咳痰、呼吸困难等。长期接触合成纤维粉尘，胸部 X 线表现为明显的网状阴影；酚醛树脂尘肺主要表现为进行性无力和呼吸困难及其他呼吸系统症状，胸部 X 线表现为细小颗粒状阴影，见小结节形成；聚氯乙烯尘肺早期改变是炎症变化，而后以肉芽肿损害为特点，最后发生以肺纤维化为主的尘肺病变，不过病变较轻且局限，进展较缓慢。肺纤维化病例的治疗则相对困难，主要是对症治疗。在病变继续进展的慢性病例可能同时也伴有急性病理损害。

预防控制措施　控制有机粉尘引起的各种健康危害最根本的预防措施是控制接触浓度和减少接触时间，接尘劳动者应坚持就业前体检和定期体检。

卫生标准　根据有机粉尘的健康危害，中国职业卫生标准《工作场所有害因素职业接触限值　化学有害因素》（GBZ 2.1-2007）对多种有机粉尘的接触进行了限定，如棉尘时间加权平均容许浓度为 1mg/m³，木粉尘为 3mg/m³，茶尘为 2mg/m³，谷物尘为 4mg/m³。

（金泰廙　陈卫红）

shípǐn dúlǐxué

食品毒理学（food toxicology）应用毒理学的基本原理和方法研究食品中有毒有害物质（包括天然存在、污染和食品加工烹调过程中产生的）对人体健康的不良影响及其作用机制，评价这些物质的安全性并确定其安全限量，提出预防管理措施的学科。食品毒理学的研究对象主要包括食品中的有毒有害物质，如化学性污染物（农药残留、兽药残留、食品加工过程中形成的污染物、食品中天然存在的有毒有害物质）、生物性污染物等，也包括食品添加剂、食品包装材料；此外，一些食品如新食品原料（新资源食品）、保健（功能）食品和转基因食品等也是食品毒理学重要的研究对象。

简史　食物是人类赖以生存的基础，含有机体生长发育所必需的营养物质。人类每天通过食物摄入各类营养素，以维持正常的生命活动。然而，食物的成分是复杂的，其中可能含有非人体必需甚至是危害健康的物质。人类对毒理学的认识最早开始于发现食物中的有毒物质。人们在长期的实践活动中，通过经验积累，试图将食物分为安全和有害两大类，然而从严格的科学意义而言，这种分类方法是无法保证的，因为任何物质的毒性大小与其摄入量密切相关。400 年前瑞士医学家帕拉塞尔苏斯（Paracelsus）指出"任何物质都是有毒的，不存在完全无毒的物质，剂量决定其是否成为毒物"。人们日常饮食均会接触有害物质，然而极少显示出中毒迹象，可能与食物中一些有害物质含量低，必须经过长期反复摄入才有可能引起中毒效应有关。随着社会经济的迅速发展和全球生态环境的剧烈变化，食物中有害物质的种类、数量不断扩大，包括食物本身含有的毒素（真菌毒素和动、植物源性的天然毒素），大气、水、土壤或食物链进入食品中的环境污染物（如铅、镉、汞、放射性核素、多氯联苯、二噁英等），食品在生产、加工、储存和运输过程中混入或新产生的有毒物质（如多环芳烃、亚硝酸盐等），在动植物养殖、种植过程中农药、兽药的使用可能在食品中造成的农药、兽药残留（如有机磷农药、抗生素、激素等），违规使用食品添加剂及食品中的非法添加物，营养素的不合理食用，食品接触材料的溶出物等，可能使人类健康遭受威胁；另外，新技术的使用（转基因食品、纳米食品等）也引起人们对食品安全问题的关注，这些都极大拓展了食品毒理学的范围，推动了该学科的发展。

研究内容 ①食品中有毒有害物质的性质、来源与形成、进入途径和方式、吸收、分布、代谢和排泄规律，阐明影响毒作用发生和发展的各种条件。②评价食品生产、加工、保藏、运输和销售过程中涉及的可能对健康造成危害的化学、物理和生物因素的安全性，包括有毒有害物质的一般毒性及其致突变、致畸、致癌等特殊毒性。③制定食品污染物、农残、兽残、食品添加剂等的健康指导值，为食品安全风险评估和制修订相应的安全限量标准提供科学依据。

食品安全风险评估 食品安全已成为全球面临的共同挑战。食品安全风险评估是国际上普遍使用的用于解决食品安全问题的科学方法，亦称危险度评定。国际食品法典委员会（CAC）对风险评估的定义是对人体暴露于食源性危害，产生已知或潜在的健康不良作用的可能性及其严重程度所进行的一个系统的科学评价程序。风险评估的四个步骤包括危害识别、危害特征描述、暴露评估和风险特征描述。食品安全风险评估主要通过毒理学的研究资料包括结构活性关系、体内试验、体外试验和人群流行病学资料获得物质的毒性大小和剂量-反应关系特征，从而评定出人体的安全接触水平和制订健康指导值，结合人群的暴露水平对人群摄入该类物质的风险进行评估，作为制定标准和安全监管的科学依据，这是国际上食品毒理学研究的主要工作内容，因此食品毒理学的主要任务之一就是作为风险评估的基础。食品安全风险评估是在毒理学安全性评价的基础上发展起来的，其中危害识别和危害特征描述属于毒理学范畴。

危害识别 对某种食品中可能产生不良影响的生物、化学和物理性质的确定，是进行全面风险评估的第一个关键步骤，并由此启动了专门针对该危害所引起风险的评估过程。危害识别的目的是基于已有的资料和作用模式来评价对人有害作用的证据充分性，其目的在于确定人体暴露后引起的不良影响，以及可能处于风险之中的人群的类型（年龄组、性别等）和范围。进行危害识别的主要方法是证据权重法。此法需要对来源于适当数据库、经同行专家评审的文献及诸如企业界

未发表的研究报告的科学资料进行充分的评议。此方法对不同研究的权重按流行病学研究、体内试验（动物毒理学研究）、体外试验以及定量构效关系的顺序进行。一般难以获得来自于流行病学研究的人类资料，因此危害识别的资料往往来自体内试验、体外试验以及结构-活性关系的毒理学研究结果。

危害特征描述 对食品中生物、化学和物理性因素产生的不良健康影响进行本质上的定性和（或）定量分析，包括剂量-反应关系评定及其伴随的不确定性。通过剂量-反应关系评定确定外源化学物暴露水平与有害效应发生频率间的关系。它是描述并评价现有资料中最敏感之不良作用的剂量-反应关系，其中包括机制方面的内容。如果是非致癌物，其毒性作用机制是有阈值的，那么危害特征描述通常可确定其安全摄入水平，如每日允许摄入量（acceptable daily intake，ADI）或污染物的耐受摄入量（tolerable intake，TI）、急性参考剂量（acute reference dose，ARfD）等。计算ADI或TDI时，需要在各种试验或流行病学研究中了解未观察到有害效应的水平（no observed adverse effect level，NOAEL）或观察到有害效应的最低水平（lowest observed adverse effect level，LOAEL）中应用了默认的"不确定系数"，来说明从动物模型外推到人类的内在不确定性以及个体间的变异性。不确定系数用于弥补人群中的差异，但无法保证每一个个体的绝对安全。在对非致癌物的风险评估中还提出了参考剂量（reference dose，RfD）和参考浓度（reference concentration，RfC）的概念。RfD和RfC为日平均暴露

剂量或浓度的估计值，人群终身暴露于该水平，预期发生非致癌或非致突变的有害效应的危险度可以忽略。确定有阈值的 RfD 可用下式计算：RfD = NOAEL 或 LOAEL/（UF × MF），UF 为不确定系数，MF 为修正系数。不确定系数包括人群个体敏感性变异、动物资料外推到人、由人或动物亚慢性暴露 NOAEL 结果推导慢性暴露的不确定性、由 LOAEL 代替 NOAEL、数据库不完整；MF 则是由专家判断的其他不确定性。在资料不充分的情况下，应该使用较大的不确定因子。此外还有用基准剂量（benchmark dose，BMD）代替 NOAEL（或 LOAEL）作为外推起始点，来推导 RfD。而对于遗传毒性致癌物，一般不能用 NOAEL-不确定系数法来制定 ADI 或 TDI，因为即使在最低摄入量时，仍然有致癌危险性。因此，对遗传毒性致癌物有两种管理办法：禁止商业化使用该种化学物，或制定一个极低的、对健康影响可忽略不计或者社会可接受的该化学物的风险水平。后一种管理方法的实施推动了致癌物定量风险评估方法的建立和发展。

食品安全性毒理学评价　由于食品本身组成成分的复杂性及有毒化学物通过食品进入人体后产生的各种毒性效应的复杂性、种属和人类个体差异带来的试验数据的不确定性、分子生物学等实验新技术的尚未完善和普及等因素决定了食品安全性毒理学评价是一项复杂的工作。各国政府发布食品毒理学安全性评价的技术规范、标准或指导原则，这些规范及指导原则作为安全性管理的技术支持，一般是原则性的，容许研究者或生产者在安全性评价中根据具体情况有一定的灵活性。食品安全性毒理学评价程序用于评价食品生产、加工、保藏、运输和销售过程中所涉及的可能对健康造成危害的化学、生物和物理因素的一般毒性、诱变性和（或）致癌性。评价对象包括食品及其食品原料、食品添加剂、新食品原料（新资源食品）、辐照食品、保健（功能）食品、食品相关产品（用于食品的包装材料、容器、洗涤剂、消毒剂和用于食品生产经营的工具、设备），以及食品污染物等。食品安全性毒理学评价试验内容包括急性经口毒性试验、遗传毒性试验（组合）、28 天经口毒性试验、90 天经口毒性试验、致畸试验、生殖发育毒性试验、毒物动力学试验、慢性毒性和致癌合并试验等。对不同受试物选择的毒性试验组合不同。在进行最后评价时，必须综合考虑受试物的理化性质、结构、毒性大小、代谢特点、蓄积性、接触的人群范围、食品中的使用量与使用范围、人的可能摄入量等因素，在受试物（食品）可能对人体健康造成的危害以及可能的有益作用之间进行权衡。对于已经在食品中应用了相当长时间的物质，对暴露人群进行流行病学调查具有重大意义，然而一般不易获得剂量-反应关系方面的可靠资料。对于新的受试物质，则只能依靠体内（动物）试验、体外试验和其他研究资料如 QSAR。然而，即使有了完整的动物试验资料和一部分人类接触者的流行病学研究资料，也很难做出保证每个人都安全的评价。所谓绝对的安全实际上是不存在的。因此根据资料进行最终评价时应全面权衡和考虑实际可能，在确保发挥食品最大的效益以及对人体健康和环境造成最小损害的前提下做出结论。

研究方法　根据采用的方法不同，主要包括化学物的结构-活性关系研究、体外试验、体内（动物）试验，必要时和条件允许时也可开展人体观察和流行病学调查。

结构-活性关系研究　计算机模拟实验不断发展，目前包括许多不同的方法，包括从简单的定量结构-活性关系（QSAR）到复杂的多参数模拟，以及基于量子化学和其他基础方法所进行的预测。

体外试验　近年国际倡议在可行的情况下尽可能减少、优化和替代动物试验（3R 原则），由此促进了替代试验方法的应用。利用离体器官、细胞、生物标志等进行研究来替代一部分动物实验。体外试验主要用于毒性筛选、预测以及积累更全面的毒理学资料等。体外试验的局限性在于缺乏整体的毒物动力学过程，但是体外方法在提供对实验动物和对人毒性作用机制的信息方面具有重要意义。由于国际社会动物保护意识的提高以及 3R 原则的推进，体外替代方法逐步取代整体动物试验的趋势越发明显。目前食品毒理学常用的体外试验研究包括细胞毒性、细胞反应、毒物代谢动力学模型和代谢等。

体内试验　又称为整体动物试验。通过借助各类动物模型模拟引起人体中毒的各项条件，观察化学物在实验动物中所引起的毒性效应，再根据动物实验的结果外推到人。常用的整体动物试验包括急性经口毒性试验、遗传毒性试验（哺乳动物红细胞微核试验、哺乳动物骨髓细胞染色体畸变试验、小鼠精原细胞或精母细胞染色体畸变试验等）、28 天经口毒性试验、90 天经口毒性试验、慢性毒性和致癌合并试验等。神经毒性、免疫毒性与致敏性、内分泌干扰作用等特殊毒性评价方法日益受到关注，并取得较大进展，已在食品毒理学安全性评价中逐步应用。

人群研究 食品毒理学的人群数据来源主要是人体食物中毒数据、志愿者参与的临床试验和人群流行病学调查。临床试验仅限于对食品中一些低毒性、短时间、低水平暴露，并且不会在人体内蓄积、毒作用可逆的化学物的评价。人群流行病学研究包括队列研究、横断面调查、病例对照研究等。在人群流行病学研究中，以生物标志为手段的监测已成为食品毒理学研究的一个热点。

同邻近学科的关系 食品毒理学是现代毒理学的一个分支学科，属于预防医学的范畴，与食品卫生学、食品科学、卫生毒理学等学科关系密切。食品毒理学的发展已与生命科学（如生物化学、生物物理学、遗传学和分子生物学）的发展紧密相连，生命科学领域中新的理论和技术日益渗透到食品毒理学科，使其越发成为一门重要的多学科紧密相联的交叉学科。

应用 全球正面临着有史以来最为复杂的食品安全挑战，没有一个国家可以独善其身，食品安全成为各国面临的共同挑战。食品安全问题的解决过程有赖于科学的方法和手段。食品安全风险评估作为食品安全体系中重要的组成部分，是国际上普遍用于解决食品安全问题的科学方法，食品安全风险评估中的危害识别、危害特征描述、暴露评估、风险特征描述四个步骤中的前两个步骤——危害识别、危害特征描述

均属于毒理学的范畴，因此食品毒理学是食品安全风险评估的基础，是评估食品安全与否的关键技术手段和重要数据基础。食品新产品的大量涌现，包括新食品原料（新资源食品）、保健食品、转基因食品和纳米食品等，也需要运用食品毒理学的研究方法进行毒理学安全性评价。

有待解决的重要课题 食品毒理学正处在迅速发展时期，其学术意义和实际应用不断扩展，研究进展和发展趋势主要包括以下方面：①建立有效的替代方法以逐步取代传统的动物毒理学试验方法。②建立有效的食品安全风险监测和风险干预系统。③功能食品、营养健康食品、特殊膳食食品、食品中的活性成分、代餐以及食品强化剂的健康效应和安全性的评价。④食品中的有害物质和环境、遗传因素的联合或交互效应研究。⑤食品中的特殊材料如纳米材料等安全性毒理学评价。

（杨杏芬）

shípǐnzhōng huánjìng wūrǎnwù

食品中环境污染物（food contaminants from environment） 食品在生产、加工、包装、贮藏、运输和销售过程中非故意加入的环境来源的污染物。随着全球工业化和城市化进程的快速发展，环境污染物的种类和数量正在不断增多，这些污染物可以通过大气、水体、土壤或食物链等各种途径污染食品而导致其质量下降，并对人体健康造成不同程度的危害，甚至引发食品的公共卫生及安全问题。

种类 包括化学性污染物、放射性污染物和生物性污染物。化学性污染物有：①无机污染物，如重金属（汞、镉、铅、铬、镍、

砷等）及其盐类、氰化物、氟化物、亚硝酸盐等。②有机污染物，归属于酚类、醛类、胺类、多环芳烃和各种人工合成有机化合物，如有机农药（有机磷、有机氯）、亚硝胺、多氯联苯、二噁英等。放射性污染物有天然放射性核素和人工裂变核素，如碳-14（^{14}C）、氢-3（^{3}H）、铀-238（^{238}U）、铀-235（^{235}U）、钍-232（^{232}Th）、钾-40（^{40}K）、铷-87（^{87}Rb）、镭-226（^{226}Ra）、氡-222（^{222}Rn）、锶-90（^{90}Sr）、铯-137（^{137}Cs）、碘-131（^{131}I）、钚-239（^{239}Pu）、铁-55（^{55}Fe）、锌-65（^{65}Zn）等。生物性污染物包括细菌、真菌、病毒性污染物及寄生虫、昆虫等。

来源 ①工业对自然资源的过度开采，工业化学品的广泛使用，能源和水资源的超量消耗与利用，以及生产过程中产生的工业"三废"（废气、废水、废渣），不经过无害化处理或处理不彻底，造成环境污染。②农业用化学物质（农药、化肥、兽药等）的广泛应用和使用不当。③食品加工工具、包装材料或容器的质量不符合卫生要求，其可溶性有害物质在接触食品时可迁移至食品。④自然环境的特殊地质条件，造成生长其中的动植物重金属含量高于一般地区。

特点 尽管食品中环境污染物种类繁多，但它们一般具有下列特点：①危害范围广泛，工业"三废"排入环境后可随大气、水体迁移，容易造成全球性的环境和生态威胁。②在环境中性质极其稳定，不易降解破坏，一旦摄入生物体内也难以分解排泄，只能随食物链不断传递，某些化学污染物还可在传递过程中转化为毒性更强的化合物，如汞的甲基化作用。③危害潜伏期长，它们

具有蓄积性，即使浓度极低也可在人体的某些器官中积蓄起来，使人在不知不觉的情况下威胁突然降临和暴发。

（杨杏芬　陈壁锋）

fàngshèxìng hésù
放射性核素（radionuclide）

能发生放射性衰变的核素。放射性衰变是指一种元素的原子核自发地释放出某种射线而转变成另一种元素的过程。放射性核素共有2300多种，可分为天然放射性核素和人工放射性核素两大类。

理化特性　放射性核素本质上就是不稳定同位素，它们的原子核在衰变过程中伴有各种辐射线（α、β 和 γ 射线）的产生，俗称辐射性。放射性核素的原子核衰变掉一半数量所需的时间，称为半衰期，它是放射性核素的固有特性，不会随外部因素而发生改变。放射性核素在自然界中广泛分布于矿石、土壤、水体、大气和动植物组织中，常见的有碳-14（^{14}C）、氢-3（^{3}H）、铀-238（^{238}U）、铀-235（^{235}U）、钍-232（^{232}Th）、钾-40（^{40}K）、铷-87（^{87}Rb）、镭-226（^{226}Ra）、氡-222（^{222}Rn）等，从毒理学意义上来讲，其中 ^{40}K、^{226}Ra 与人体的关系较为密切。

用途与污染　放射性污染是指由放射性核素造成的污染，食品中放射性物质污染与多种因素有关，其中工业放射性"三废"的污染是一个不容忽视的问题。随着核能在民用工业与军事工业上的应用越来越多，由矿产开采、核事故、核废弃物及核爆炸试验所带来的污染也日益增多，如 ^{235}U、锶-90（^{90}Sr）、铯-137（^{137}Cs）、碘-131（^{131}I）、钚-239（^{239}Pu）等；磷酸盐矿、煤矿、稀土矿等其他矿产资源的开发和人

工裂变核素的应用也会给环境带来超过常规水平的放射性核素。现代农业中大量使用磷肥和钾肥等及粉煤灰等土壤改良剂，而这些物质中常含有放射性核素，它们的长期使用成为土壤中放射性核素污染的来源之一。环境中放射性核素可通过动物或植物富集而污染食品，如鱼类能富集金属同位素 ^{137}Cs、铁-55（^{55}Fe）、^{90}Sr 等，软体动物能富集 ^{90}Sr，牡蛎能富集大量锌-65（^{65}Zn）；^{131}I 可能飘落在牧草上被牛食入，并伴随牛奶分泌，也可能落在带叶蔬菜上或聚集到海鱼和淡水鱼体内，最终对人体健康造成危害。

代谢特征　一般情况下，放射性核素主要经消化道进入人体，而通过呼吸道和皮肤进入的较少，大多数核素不能溶解，难于吸收。放射性核素吸收后一部分分布于全身，而另一部分则积聚于某一器官。^{137}Cs 化学特性与 K 相似，极易吸收进入血液，且生物半衰期长达 27 年；^{239}Pu、^{226}Ra、^{90}Sr 等半衰期较长，代谢途径与钙相似，多富集于骨组织中，而且不易排出，对机体的造血器官产生一定的影响。此外，甲状腺对 ^{131}I 的蓄积能力也较强，^{40}K 主要储存于软组织中。

毒性　放射性核素通过污染的食物进入人体内，当达到一定剂量后就会产生毒性作用，引起放射病的症状，如疲劳、失眠、头晕、头痛、食欲减退、呕吐、腹泻、脱发等症状，并常伴有甲状腺功能减退、白细胞和血小板减少、出血等体征。如果超剂量的放射性物质长期作用于人体，就会增加罹患癌症的风险，特别是人体内部分容易聚集放射性核素的组织器官。例如，^{226}Ra 和 ^{239}Pu 都是亲骨性核素，但前者大

多沉积在骨的无机质中，而后者主要沉积在骨小梁中，对骨髓细胞出现很强的辐射毒性，更易诱发白血病及骨髓造血功能障碍，特别是 10 岁以下的儿童危险性更大。^{131}I 摄入人体后，主要积聚在甲状腺处，除可导致甲状腺激素分泌减少、甲状腺增生或萎缩、甲状腺结节外，还会使甲状腺癌的发生率明显增加，生长发育期的儿童尤为敏感。此外，在电离辐射的影响下，可引起基因突变和染色体畸变；生殖细胞中的DNA受到损伤时，可产生有遗传性疾病或身体缺陷的后代，甚至影响几代人的健康。国际辐射防护委员会提出正常人（全身）允许一年接触有效剂量限制量为1mSv，在特殊情况下，只要 5 年内平均不超过 1mSv，单独 1 年中可以有较高的有效剂量，而职业工作人员每年最大允许剂量是50mSv。

作用机制　放射性核素进入人体后，既具有生物化学毒性，又能以它的辐射作用造成人体损伤，放射性核素能在衰变过程中发射 α 射线、β 射线或 γ 射线。其中，α 射线能量最强，高达400 多万电子伏特，β 射线次之。放射性核素的内辐射可使受辐照体产生不同程度的电离作用，在体内直接破坏组织细胞和生物大分子；对人体水分子的电离作用，会使其产生多种自由基和活化分子，并间接导致细胞或机体的损伤。DNA 是辐射作用于细胞最基本的靶分子，直接或间接的电离辐射可造成 DNA 链的断裂性损伤，引致细胞染色体的重排、原癌基因的激活或抑癌基因的缺失，从而产生致癌生物效应。

核事故　全世界已发生多起严重的核事故，如美国三里岛核

电站事故（1979 年）、苏联切尔诺贝利核电站事故（1986 年）、日本福岛核电站事故（2011 年）等，它们均为人类及其环境带来灾难性后果。1986 年 4 月 25 日，苏联切尔诺贝利核电站发生核泄漏事故，放射性核素超量释放。这次事故造成的放射性污染遍及苏联 15 万平方公里的地区，在长达半个世纪的时间里，10 公里范围以内将不能耕作、放牧；10 年内 100 公里范围内被禁止生产牛奶，在各种食物中 ^{90}Sr、^{137}Cs、^{131}I 活性高，儿童甲状腺癌、白血病的数量迅速增加，新生儿生理缺陷者剧增。相邻国家检测到超常规的放射性尘埃，致使粮食、蔬菜、奶制品的生产都遭受了巨大的损失。

（杨杏芬　陈壁锋）

èr'èyīng

二噁英（dioxin）

一类氯代含氧三环芳烃类化合物。此类物质主要为多氯代二苯并二噁英（polychlorinated dibenzo-p-dioxins，PCDD），与其共存的常有多氯代苯并呋喃（polychlorinated dibenzofurans，PCDF）。

理化特性　二噁英类化合物物理化学性质十分相近，具有很强的热稳定性，700℃以上才开始分解，耐酸碱且不易氧化，难溶于水，而脂溶性极强。按苯环上氯原子数目和位置不同，PCDD 共有 75 种同系物，PCDF 共有 135 种同系物。其中，有 17 种化合物（7 种 PCDD，10 种 PCDF）的毒性极强且在自然环境中非常稳定，对人类和生物危害最为严重。

用途与污染　二噁英并非故意生产的化学物，而是各种含氯有机化合物合成过程的副产品或杂质，含有机氯或无机氯的物质在高温（200～600℃）燃烧时也可产生。中国二噁英来源于化学品杂质、造纸行业的纸浆加氯漂白、氯酚制造、苯氧酸型除草剂的使用、城市垃圾（尤其是塑料袋）和危险废物（如医疗废弃物）焚烧、汽车尾气排放等。二噁英对食物的污染主要是由农田里的各种沉积物引起的，如废水灌溉与淤泥的不恰当使用，随意放牧，奶牛、鸡和鱼食用污染饲料，食品加工及氯漂白包装材料的迁移。

代谢特征　人体暴露的二噁英 90% 以上是通过膳食接触，而动物性食品（如牛肉、鸡肉、牛奶与奶制品、鱼及鸡蛋）是其主要来源。二噁英经消化道进入人体后，主要分布在肝和脂肪中，在肝内部分代谢转化而生成羟基化或甲氧基化的衍生物，这些物质以葡萄糖醛酸和硫酸盐结合物形式从粪便、尿液排出，人血清和脂肪组织中二噁英的生物半衰期为 7.0～8.2 年。由于二噁英化合物具有极强的稳定性和亲脂性，它们也可以经胎盘或哺乳的方式造成胎儿和婴幼儿的暴露。

毒性　二噁英由于苯环上氯原子的数目和位置不同，其毒性存在着极大的差异性。在 210 种同系物和异构体中，含有 4～8 个氯原子，并在 2,3,7,8 位置上均已被氯取代的化合物毒性最强，这些化合物包括 7 种 PCDD 和 10 种 PCDF。其中，最有代表性的是 2,3,7,8-四氯代二苯并 [b,e][1,4]-二噁英（2,3,7,8-tetrachlorodibenzo [b,e][1,4] dioxin，2,3,7,8-TCDD）。环境中的二噁英常以混合物形式存在，其毒性并非各种成分含量的简单相加，为了方便评价二噁英对环境及人体健康的影响，根据其毒作用特性提出了毒性当量（toxic equivalents quotient，TEQ）的概念，以毒性最大的 2,3,7,8-TCDD 的毒性当量系数（toxic equivalency factor，TEF）定为 1，其他同系物和异构体在相同浓度下相对于 2,3,7,8-TCDD 的毒性即为 TEF 值。TEF 值与其浓度或含量相乘就可换算成毒性当量含量。1997 年世界卫生组织发布了 29 种二噁英类化合物（7 种 PCDD，10 种 PCDF，12 种共平面 PBC）的 TEF 值，由此构成评价二噁英和二噁英类似物毒性当量的基础，该 TEF 值被称为 WHO-TEF。

二噁英急性毒性分级属于剧毒物质，2,3,7,8-TCDD 啮齿动物半数致死剂量（LD_{50}）是 0.6μg/kg，慢性毒性试验未观察到有毒效应的水平（NOAEL）为 1ng/kg。人体经口急性中毒的案例极为罕见，一次性较大剂量摄入二噁英可使动物中毒死亡，与其他急性毒物不同的是这种致死作用在染毒后数周才能表现出来，即所谓的延迟性致死作用。在此期间机体表现为"耗竭综合征"，其特点为染毒几天之内便出现严重的体重下降，体重下降程度与染毒剂量具有剂量-效应关系，并伴随有肌肉和脂肪组织的急剧减少。二噁英微量摄入不会立即引发人体病变，但其稳定性极强，长期暴露就会在体内慢慢蓄积下来，最终造成对人体的严重危害。临床上慢性中毒者呈现特征性的皮肤损害，如氯痤疮、角化过度、色素沉着等。氯痤疮形成的潜伏期为 1～3 周，大部分病例消除氯痤疮需 1～3 年。此外，中毒者还可有肝损害、神经内分泌功能紊乱、免疫抑制等表现。

二噁英是一种环境内分泌干扰物质，可以干扰雌、雄性体内激素水平，严重影响内分泌系统和生殖系统的正常功能，主要表现为雄性睾丸形态发生改变、生精能力降低、精子数量减少、性功能降低、激素和行为反应女性化等；女性卵巢出现功能障碍、月经周期和排卵周期改变、输精管精母细胞和成熟精子退化、受孕率降低、流产率增加等。二噁英接触还可能引起男女性别比例的失衡，一项针对1976年意大利塞维索农药厂爆炸事件暴露者的调查显示，男性接触环境污染物后确实影响了当地出生孩子的性别比率。

二噁英是一种极强的促癌剂，2,3,7,8-TCDD可以在实验动物诱发出多系统多部位的恶性肿瘤，小鼠的致肝癌剂量低至10ng/kg。流行病学研究也表明，二噁英暴露可增加人群患癌症的危险度。国际癌症研究机构（IARC）在1997年将2,3,7,8-TCDD定为人类I级致癌物。WHO规定二噁英类化合物人类每日容许摄入量为1~4pg TEQ/kg。

作用机制　二噁英主要通过芳香烃受体（aryl hydrocarbon receptors，AhR）介导基因表达来发挥其毒性作用。二噁英与AhR结合形成复合物后被转运到细胞核内，由此诱导一系列的基因表达及蛋白酶合成，如细胞色素P_{450}异构酶（CYP1A1）、芳烃羟化酶、还原型烟酰胺腺嘌呤二核苷酸磷酸氧化还原酶、谷胱苷肽硫转移酶、葡萄糖醛酸转移酶等，而CYP1A1的诱导反过来可促进有毒或致癌代谢产物的形成；二噁英通过激酶途径诱发各种生物学活性反应，AhR使细胞内的cAMP依赖的蛋白激酶激活，从而使细胞内Ca^{2+}水平增高，细胞分泌功能加强，对糖原分解和合成途径及葡萄糖的摄取产生影响，这对

二噁英导致的机体进行性耗竭可能起着关键性的作用。此外，AhR复合物还可影响生长、发育、凋亡之类的其他生理过程。二噁英也是一种强力的免疫抑制剂，通过损伤胸腺而减少淋巴细胞的产生。

二噁英被确认为环境内分泌干扰物，具有与内分泌激素类似的结构，对内分泌激素的正常功能起拮抗作用；与此同时，二噁英还能间接破坏体内内分泌激素及其受体的合成与代谢过程，如通过诱导肝细胞酶的活性，使雌醇羟化代谢增加，从而导致血中雌二醇的水平下降，表现为抗雌性激素作用。由此引起的一系列内分泌紊乱，可对生物体精子生成、性行为及生殖功能产生有害的作用。

中毒事件　二噁英类化合物已引发广为人知的公害事件，如比利时二噁英污染事件（1999年）、巴西柑橘果肉产品二噁英污染事件（1997~1998年）、德国氯化胆碱污染事件（2000年）等。1999年1月，比利时养鸡户发现他们饲养的鸡群约1/4在成熟期前死亡，母鸡出现神经系统异常症状，一些鸡蛋不能孵出小鸡。实验研究发现鸡脂肪及饲料中的二噁英含量约为正常本底值的1000倍，而这起事件的源头就是，在鸡饲料中掺入变压器工业用油而引起二噁英严重污染。

（杨杏芬　陈壁锋）

shípǐn shēngchǎn、jiāgōng、chǔcún hé yùnshūzhōng dúwù

食品生产、加工、储存和运输中毒物（poison in food manufacture，processing，store and transportation）　食品在生产、加工、烹调过程中，不当的制作过程会产生一些有毒物质。主要包

括可致癌的多环芳烃、杂环胺、丙烯酰胺、氯丙醇和N-亚硝基化合物等。一些微生物污染食品后，在一定条件下繁殖产生毒素，是造成食物中毒的主要发病机制。食品中也存在一些天然毒素物质，对健康造成不良影响。

（杨杏芬　李宁）

duōhuánfāngtīng

多环芳烃（polycyclic aromatic hydrocarbon，PAH）　由各种有机物如煤、汽油及香烟等不完全燃烧而产生含有一个苯环以上的芳香化合物。其中苯并[a]芘（BaP）是食品中检出的比较普遍且检出量高的PAH。

含量及污染来源　①食品在加工及储存过程中受到的污染：食品在烟熏、烧烤或烘焙过程中与燃料燃烧产生的有害物质直接接触而受到污染；烹调加工食品时，食品中的脂肪在高温下热解热聚形成的PAH。②工业三废污染：在工业生产中，有机物的不完全燃烧会产生大量的PAH并排放到环境中，废气中大量的PAH随灰尘降落到农作物或土壤中，农作物直接吸收造成污染；农民在柏油马路上晾晒粮食、油料种子时，柏油在高温下蒸发出的PAH可以污染粮食；用不合格的包装材料包装食品而污染食品。③自身合成：某些植物和微生物可合成微量的PAH。

代谢活化　多数PAH为前致癌物，本身不具有生物活性，须在生物体内经过代谢酶的作用，被活化后再转化成有反应活性的亲电子终致癌物，并与细胞内大分子如DNA、RNA和蛋白质结合后才表现出致癌性。

毒性和致癌性　PAH的急性毒性为中等或低毒性，动物实验发现其毒性作用主要为血液系统

的副作用，大多数的PAH具有遗传毒性或可疑遗传毒性，并有致癌和可疑致癌性，其中研究最确定的是BaP的致癌作用，发现其并可通过胎盘使子代发生肿瘤。PAH的致癌机制主要是在体内细胞色素P_{450}（CYP）1A1或CYP1A2作用下发生环氧化，形成的终致癌物7,8-二氢二醇-9,10环氧化物（BPDE）与DNA结合形成加合物，导致基因突变，从而诱导肿瘤的发生。经口给予BaP的动物实验中，在肝、肾、结肠和小肠均检出BPDE-DNA加合物，并可导致肺癌、食管癌、胃肠癌和乳腺癌的发生。人群摄入炭烤羊排后，其血中PAH-DNA加合物水平显著增加，同时发现尿中1-羟基芘-G水平增加，可作为PAH内暴露水平标志物。

防止食品污染及去毒措施
①改进食品加工方法，防止食品加工过程中造成的污染。②避免食品直接与炭火接触，避免温度过高使脂肪裂解形成PAH。③避免在柏油路上翻晒粮食以防沥青污染，另外机械化生产的食品要防止润滑油污染食品。④加强环境污染的处理和监测工作，认真作好工业三废的综合利用及治理工作，减少环境有害物质向食品的污染和迁移。⑤去毒措施，有的食品被BaP污染后，可用活性炭去除。⑥制定食品中限量标准：中国《食品安全国家标准 食品中污染物限量》（GB 2762-2017）中规定，熏、烧、烤肉类食品中BaP限量为5.0μg/kg，油脂及其制品中BaP限量为10μg/kg。

（杨杏芬 李 宁）

záhuán'ān

杂环胺（heterocyclic amine）
在高温烹调加工蛋白质含量丰富的食品过程中产生的强致癌、致突变活力的物质。1977年，日本的学者杉村（Sugimura）和长尾（Nagao）等研究发现部分烤得很熟的鱼和牛排含有很强的致突变物质，而这些致突变物质不能被多环芳烃来解释。这类物质具有芳香胺，在芳香骨架结构有氨基酸环和氮原子，因此命名为杂环胺。从烹调食物中分离出的杂环胺类化合物有20多种，主要分为两大组，即氨基咪唑氮杂芳烃类主要包括喹啉类、奎喔啉类和吡啶类（PhIP），以及氨基咔啉类主要包括α-卡啉、δ-卡啉和γ-卡啉。

形成及含量 不同食品和加工方式及条件均影响其食品中杂环胺的形成和含量。研究已发现所有高温烹调的肉类食品均含有杂环胺类物质，食品中形成的杂环胺的前体物质主要为肉类组织中的氨基酸和肌酸或肌酸酐。除前体物质外，烹调温度和时间也是杂环胺形成的最关键因素，煎、炸和烤的温度越高，其产生的杂环胺越多。此外，食物水分对杂环胺的生成也有一定影响，当水分减少时，表面受热温度上升，杂环胺形成量明显增高。

代谢活化 所有的杂环胺都是前体致突变物，必须经过代谢后才有致癌和致突变作用。杂环胺在体内的代谢活化可能有肝内和肝外两种途径。肝内途径主要在I相代谢酶细胞色素P_{450} 1A2作用下羟化形成N-羟基-PhIP，再在N-乙酰转移酶（N-acetyltransferase，NAT）、磺基转移酶作用下酯化形成亲电性和亲核性终致癌物后与DNA形成加合物导致基因突变。肝外途径主要在前列腺素合成酶的催化下失去一个电子形成氧自由基，两种途径虽然形成不同的初产物，但可能有相同的活性前体，最后均与DNA形成

加合物产生遗传毒性效应。杂环胺的代谢解毒主要包括P_{450}催化的环氧化，以及随后发生的各种结合反应，如在II相代谢酶如葡萄糖苷转移酶作用下，与葡萄糖醛酸、硫酸或谷胱甘肽的结合解毒排出体外。

毒性 杂环胺在细菌回复突变试验中显示在S9代谢活化系统中有较强的致突变性。除诱导细菌突变外，还可诱导哺乳类动物细胞的DNA损害，包括诱发基因突变、染色体畸变、姐妹染色单体互换、DNA链断裂和程序性DNA合成等。所有的杂环胺对啮齿类动物均有不同程度的致癌性，从膳食中已经确定有十余种杂环胺在动物实验研究发现有致癌性，可诱发肺、前胃、肝、大小肠、乳腺、皮肤、膀胱、前列腺、口腔和淋巴结等不同器官癌症。PhIP致癌的靶器官主要为结肠、前列腺和乳腺。对杂环胺与机体交互作用的生物标志物研究发现，尿杂环胺代谢产物可反映机体内暴露水平，其中II相代谢酶催化产物是比较理想的反映内暴露水平的标志物，如N-OH-PhIP-N-葡萄糖苷为表示PhIP激活的标志物，而N-PhIP-N2-葡萄糖苷为解毒的标志物。代谢产物往往反映的是致癌物近期暴露水平，而内源性大分子加合物是反映长期暴露水平的理想标志物。研究表明，杂环胺在体内可与蛋白和DNA形成加合物，并且蛋白加合物的水平和DNA加合物的水平高度相关。因此DNA加合物和白蛋白加合物通常作为杂环胺暴露的效应标志物和接触标志物。

控制食品中杂环胺形成的方法 ①改变不良烹调方式。②改变不良饮食习惯，不要食烧焦的食品或应该将烧焦部分去掉后再

食用。③烧烤肉类时避免食品与明火直接接触，用铝箔烧烤可有效防止烧焦从而减少杂环胺的形成。④增加蔬菜和水果摄入量，膳食纤维有吸附杂环胺并降低其活性的作用，蔬菜和水果中某些成分有抑制杂环胺的致突变性和致癌性的作用。⑤制定食品中允许限量标准。

（杨杏芬　李　宁）

lǜbǐngchún

氯丙醇（chloropropanol）　植物蛋白质在酸水解过程中产生的污染物。凡是以酸水解植物蛋白质为原料的食品中都会存在不同水平的氯丙醇，包括酱油、醋、鸡精调料等调味品及某些保健食品。氯丙醇有多种同系物，包括单氯取代 3-氯-1,2-丙二醇（3-MCDP）和 2-氯-1,3-丙二醇（2-MCDP）及双氯取代的 3-二氯-丙醇（1,3-DCP）和 2,3-二氯-丙醇（2,3-DCP），其中 3-氯丙醇在食品中污染量大，毒性强，因此常作为氯丙醇的代表和毒性参照物。

形成及含量　食品在加工、生产和储存过程中，食物中的氯离子在一定的条件下与食物中的蛋白质可形成 3-MCDP 和 1,3-DCP，在许多食品和食品成分中，特别是水解蛋白产物的酱油中均能检出氯丙醇。3-MCDP 是 1,3-DCP 的前体物，其含量远远高于后者。

代谢特征　3-MCDP 可通过血-睾屏障和血-脑屏障在全身分布，并可在小鼠附睾中蓄积。3-MCDP 在体内主要通过与谷胱甘肽结合进行解毒，产生 2,3-二羟基半胱氨酸和硫醚氨酸，此外在体内可代谢为 β-氯乳醛-β-氯乳酸-草酸和二氧化碳，因此尿中 β-氯乳酸可作为机体接触氯丙醇的标志物。2-MCDP 在体内代谢途径和

产物与 3-MCDP 相似。

毒性　①急性毒性：3-MCDP 的急性毒性 LD_{50} 为 150mg/kg，根据急性毒性分级，该化合物属中等毒物质。②亚慢性和慢性毒性：氯丙醇的作用靶器官主要为肾和生殖系统，此外还可损害肝和神经系统，主要表现为肝、肾损害，并出现蛋白尿和葡萄糖尿。③遗传毒性：细菌回复突变试验中尽管发现 3-MCDP 有致基因突变作用，但所用剂量较高。④对人体健康潜在的影响和评价：联合国粮农组织/世界卫生组织食品添加剂联合专家委员会第 57 次会议（2001 年）对 3-MCDP 和 1,3-DCP 的毒性进行了全面的评价。根据日本学者砂原（Sunahara）等对大鼠 2 年慢性毒性试验研究结果，以肾小管增生作为评价 3-MCDP 最敏感的毒性终点，以有作用剂量 1.1mg/kg 来计（接近于无作用剂量），并且考虑安全系数为 500，提出 3-MCDP 每天最大耐受摄入量为 2μg/kg。

预防控制措施　由于氯丙醇形成的机制是酸水解植物蛋白，此外油和脂肪也可与热酸在高温条件下形成氯的醇类化合物。因此降低终产品中氯丙醇的措施和方法主要是改进食品生产加工工艺。降低原料中脂肪和油的含量；控制酸水解过程，以减少产品中氯丙醇含量；在酸水解过程中加碱处理以除去氯离子。

（杨杏芬　李　宁）

N-yàxiāojī huàhéwù

N-亚硝基化合物（N-nitroso compound）　一类具有 N—N≡O 结构的化合物。此类化合物对动物有较强的致癌性，300 多种亚硝基化合物中发现 90% 具有致癌性。根据其结构可分为亚硝胺和亚硝酰胺。

形成及含量　食品中天然存在的 N-亚硝基化合物的含量甚微，一般在 10μg/kg，但其前体物质亚硝酸盐和胺类物质广泛存在，在适宜的条件下，可形成 N-亚硝基化合物。亚硝胺是通过硝酸盐和仲胺或叔胺相互作用而形成的，特别是在酸性条件下更易形成。季胺也能参与亚硝酸盐反应而生成亚硝胺，但生成量要低得多，亚硝胺的生成与胺的碱度、反应物的浓度、pH 值、温度和催化剂有关。

食品中 N-亚硝基化合物形成的前体物是硝酸盐和亚硝酸盐。①许多蔬菜均能从土壤中富集硝酸盐，如芹菜、大白菜、韭菜、萝卜和菠菜等，一般主要是从施用含氮肥料的土壤中富集而来，蔬菜腐烂，蔬菜中的亚硝酸盐含量会大幅增高。②蔬菜在腌制过程中，亚硝酸盐的含量会增加。③有些地区农村的苦井水中硝酸盐含量很高。④在肉制品加工生产过程中，为了增强和固定肉的红色，硝酸盐和亚硝酸盐常用作发色剂。

胺是食品中合成亚硝胺的另一个前体物质。对食品中胺的含量研究最多的是鱼，鱼中所测定的胺非常高，有二甲胺和三甲胺等，特别是海产鱼类，三甲胺及氧化三甲胺的浓度相当高。此外，其他肉类、水果、蔬菜、面包、烟草、饮料、饮用水和调味品中均可检出胺类，在调味品中检出吡咯烷、哌啶、N-甲基苄胺及其他的一些胺类。

在肉制品中、一些乳制品中如干奶酪、奶粉和奶酒等存在着微量的亚硝胺。在世界各国的啤酒中，几乎都检出微量的二甲基亚硝胺；霉变食品而使食品中仲胺和亚硝酸盐含量增高，在适宜

的条件下，而形成亚硝胺。

人体除了通过食物、烟叶等摄入亚硝胺外，在体内适宜条件和适宜场所也可以合成亚硝胺，如在胃、口腔和膀胱均可合成亚硝胺，特别是胃酸缺乏和胃炎患者，胃内细菌增加，亚硝酸盐和胺类增加，在适宜的条件下，合成亚硝胺。口腔也是亚硝胺合成的场所。

毒性　①一般毒性：N-亚硝基化合物的一般毒性作用与种属有关，牛羊比一般实验动物对亚硝基化合物更为敏感，各种 N-亚硝基化合物的毒性作用相差很大。②致癌：N-亚硝基化合物为强致癌物，能诱发各种试验动物肿瘤，可对大鼠、小鼠、地鼠、豚鼠、兔、猴子等多种动物致癌；能诱发多种组织器官的肿瘤，N-亚硝基化合物可诱发动物几乎所有组织和器官肿瘤；多种途径给予均可诱发肿瘤，经呼吸道、消化道和皮下注射给予均可致癌；一次大剂量给予和多次长期小剂量的慢性作用均可产生肿瘤；还可通过胎盘使大鼠、小鼠、猴子的胎仔致癌。③致畸：研究发现，亚硝酰胺对动物具有致畸作用，给妊娠动物甲基亚硝基脲或乙基亚硝基脲，发现胎仔出现无眼、脑积水、脊柱裂或少趾等。④致突变：N-亚硝基化合物具有致突变作用。亚硝酰胺是直接致突变物，能引起细菌、真菌、果蝇和哺乳类动物发生突变，而亚硝胺需经混合功能氧化酶代谢活化后才有致突变性。

预防措施　①改进食品加工过程。肉制品加工研制过程中严格控制硝酸盐和亚硝酸盐的使用量，并且控制其在肉类食品中的残留；在工艺允许的情况下，寻找合适的替代品进行加工。②防止食物霉变及其他微生物污染。施用钼肥，避免长期施用氮肥。③农村一些苦水地区应当进行水质处理，避免摄入较多的硝酸盐增加在体内合成亚硝胺的机会。④多食用抑制亚硝胺形成的食物。提倡居民多食蔬菜，尽量少食腌菜，增加维生素 C 含量。⑤制定标准并加强监测。中国《食品安全国家标准　食品中污染物限量》（GB 2762-2017）中规定，亚硝酸盐（以 $NaNO_2$ 计）腌渍蔬菜中的限量为 20mg/kg，生乳中为 0.4mg/kg；肉制品（肉类罐头除外）中的 N-二甲基亚硝胺的限量为 3.0μg/kg，水产制品（水产罐头除外）中的 N-二甲基亚硝胺的限量为 4.0μg/kg。

（杨杏芬　李　宁）

shípǐnzhōng xìjūn dúsù

食品中细菌毒素（bacteriotoxin in food）　污染食品的细菌在代谢过程中产生的有毒化学物质。细菌毒素属细菌的代谢产物。例如，金黄色葡萄球菌产生的葡萄球菌毒素，主要引起胃肠炎症状；肉毒杆菌产生的神经毒素，作用于神经肌肉接头，阻遏神经冲动的传递。

葡萄球菌毒素　由金黄色葡萄球菌产生，为一种肠毒素，在 100℃ 条件下 30 分钟不被破坏，并能抵抗胃肠道酶的水解作用，肠毒素的形成与温度、食品污染程度和食品的种类和性状密切相关。一般来说，食物存放的温度越高，产生肠毒素的时间越短，在 20～37℃ 经 4～8 小时可产生肠毒素。食物受金黄色葡萄球菌污染的程度越重，繁殖越快越易形成肠毒素。含有蛋白质丰富、水分较多、同时淀粉含量较多的食物易受金黄色葡萄球菌污染并形成肠毒素。

中毒机制　肠毒素主要引起胃黏膜充血、水肿，甚至糜烂等，电解质紊乱，出现腹泻，刺激迷走神经的内脏分支可引起反射性呕吐。

临床表现　葡萄球菌毒素引起食物中毒潜伏期短，一般为 2～5 小时，起病骤急，有恶心、呕吐、中上腹痛和腹泻，以呕吐最为显著。儿童对肠毒素比成年人敏感，发病率较成年人高，病情也较成年人重。

诊断和治疗　符合金黄色葡萄球菌食物中毒流行病学特点。实验室诊断以毒素鉴定为主，以患者吐泻物标本和食品中检出肠毒素及确定型别为准。治疗以一般急救原则为主，以补充水分和电解质平衡对症治疗为主。

肉毒毒素　由肉毒梭菌产生，是一种强烈的神经毒素。

中毒机制　经消化道吸收进入血液后主要作用于神经系统的脑神经核，神经肌肉接连部位和自主神经末梢，抑制神经末梢乙酰胆碱的释放，导致肌肉麻痹和神经功能的障碍。

临床表现　以运动神经麻痹的症状为主，潜伏期数小时到数天，潜伏期越短，死亡率越高。临床表现为对称性脑神经受损的症状，早期表现为头痛、头晕、乏力、走路不稳，以后出现视物模糊、眼睑下垂、瞳孔散大等神经麻痹症状，逐渐发展为语言不清、吞咽困难、声音嘶哑等，严重出现呼吸衰竭而死亡。病死率为 30%～70%。

诊断和治疗　符合肉毒梭菌食物中毒流行病学特点；中毒多发生在冬春季，中毒食品多为家庭自制发酵豆类食品，其次为肉类和罐头食品。临床表现有对称性脑神经受损的症状。实验室诊断以从食品中检出肉毒毒素并确定其类别为主。早期使用多价抗肉毒毒素血清，并及时应用支持疗法和有效的护理，以预防呼吸肌麻痹和窒息。

（杨杏芬 李宁）

shípǐnzhōng zhēnjūn dúsù
食品中真菌毒素（mycotoxin in food）

真菌毒素是真菌在代谢过程中产生的具有生物毒性的次级代谢产物。早在公元前 1 世纪就有腐败的谷物可引起人和动物的某些疾病、导致妊娠妇女流产或出现畸胎的报告。但直到 1960 年在英国发生 10 万火鸡死亡事件后，真菌毒素对动物和人体的不良影响才真正受到重视，并开展了逐渐深入的研究。已发现的真菌毒素已达 300 余种，常见的食品中的真菌毒素有黄曲霉毒素、赭曲霉毒素、柄曲霉毒素、玉米赤霉烯酮、烟曲霉毒素、脱氧雪腐镰刀菌烯醇、T-2 毒素等，可能污染食品的真菌毒素还包括伏马菌素、展青霉素、岛青霉素、黄绿青霉素、桔青霉素、黄天精等。

食品中真菌毒素对人体健康的危害主要是导致慢性中毒和"三致（致突变、致癌、致畸）"效应。食品中真菌毒素共同暴露的联合毒性包括相加效应、协同效应、增效效应和拮抗效应等，以相加效应和协同效应最常见。例如，在黄曲霉毒素和 T-2 毒素同时暴露的研究中发现，二者的作用可以相互累加，即表现为相加效应。黄曲霉毒素 B_1 和伏马菌素 B_1 对 SD 大鼠联合毒性的研究结果表明，二者对动物的生长发育、食物利用率、血生化指标、肝重及其组织病理学、肾重的影响等方面均表现为协同作用或相加作用。在大鼠实验中还发现，二者共同存在明显增加了肝癌的

发生率。但对真菌毒素之间相互作用和联合毒性及其作用机制方面的研究还有待进一步深入。

（张立实）

huángqūméi dúsù
黄曲霉毒素（aflatoxin，AF）

一类由黄曲霉和寄生曲霉的部分产毒菌株产生的有毒代谢产物。1960 年英国发生的火鸡死亡事件，经调查研究发现是饲料花生粉中含有的一种荧光性物质所致，随后证实该物质是黄曲霉的代谢产物，故将其命名为黄曲霉毒素。已分离鉴定并明确其结构的 AF 有 AFG_1、AFG_2、AFM_1、AFM_2 等，其基本信息见表 1。

理化性质与体内代谢 AF 的化学结构为二氢呋喃杂萘邻酮的衍生物，即由双呋喃环和氧杂萘邻酮（香豆素）构成，几种常见 AF 的结构式见图 1。AF 的毒性与其结构有关，凡二呋喃环末端有双键者（如 AFB_1、AFG_1、AFM_1）毒性较强。AF 易溶于某些有机溶剂，如氯仿、甲醇、丙酮、乙醇等，不溶于水、乙烷、石油醚和乙醚，其性质稳定，280℃才发生裂解，低浓度时可被紫外线部分降解。AF 在中性和酸性溶液中稳定，但在强碱性溶液中，其内酯环易被破坏，形成水溶性的香豆素钠盐。AF 经消化道吸收后，主要分布于内脏、肌肉等组织中，以肝内分布最多，奶中含量也较多。AF 如不连续摄入，一般不在

体内长期积蓄，停止食用 1 周后即可从粪和尿中完全排出。AFB_1 在体内的主要生物转化见图2。

在生物体内的 AFM_1 约占总 AF 代谢物量的 2%。AFB_1-血清白蛋白加合物和 AFB_1-DNA 加合物可作为其生物学标志物，可反映 AFB 的暴露程度。

分布和食品污染 黄曲霉菌是空气和土壤中普遍存在的微生物，绝大多数食品原料和制成品均有不同程度的污染，尤以花生和玉米的污染最为严重。亚热带和热带地区的 AF 污染较严重，在中国长江沿岸及长江以南地区较北方各省污染严重。人类接触 AF 的主要途径是摄入被污染食物，如被 AF（主要为 AFB_1）污染的植物性食物，以及奶和奶制品（主要为 AFM_1 污染，AFM_1 是通过饲料进入动物体内的 AFB_1 的代谢产物）。

毒性 AF 对人和多种动物都有较强的急性毒性、慢性毒性和致癌作用。

急性毒性 AF 为剧毒物质，其急性毒性（LD_{50}）大小顺序为 $AFB_1 > AFM_1 > AFG_1 > AFB_2 > AFG_2$。AF 对人和多种动物的急性毒性主要表现为肝损伤，可致肝细胞坏死，胆管上皮增生，肝脂肪浸润及肝内出血等病变。临床可表现为黄疸、肝区痛、呕吐、发热等症状。AFB_1 对动物的急性毒性见表2。

表 1 常见黄曲霉毒素的基本信息

名称	CAS 号	分子式	分子量
黄曲霉毒素（AF）	1402-68-2		
黄曲霉毒素 B_1（AFB_1）	1162-65-8	$C_{17}H_{12}O_6$	312
黄曲霉毒素 B_2（AFB_2）	7220-81-7	$C_{17}H_{14}O_6$	314
黄曲霉毒素 G_1（AFG_1）	1165-39-5	$C_{17}H_{12}O_7$	328
黄曲霉毒素 G_2（AFG_2）	7241-98-7	$C_{17}H_{14}O_7$	330
黄曲霉毒素 M_1（AFM_1）	6795-23-9	$C_{17}H_{12}O_7$	328

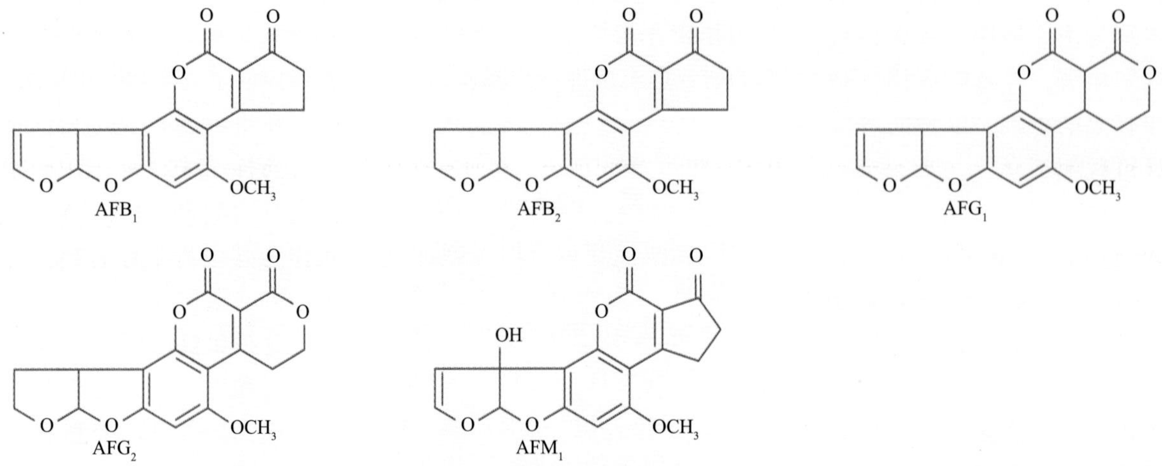

图1 常见黄曲霉毒素的结构式

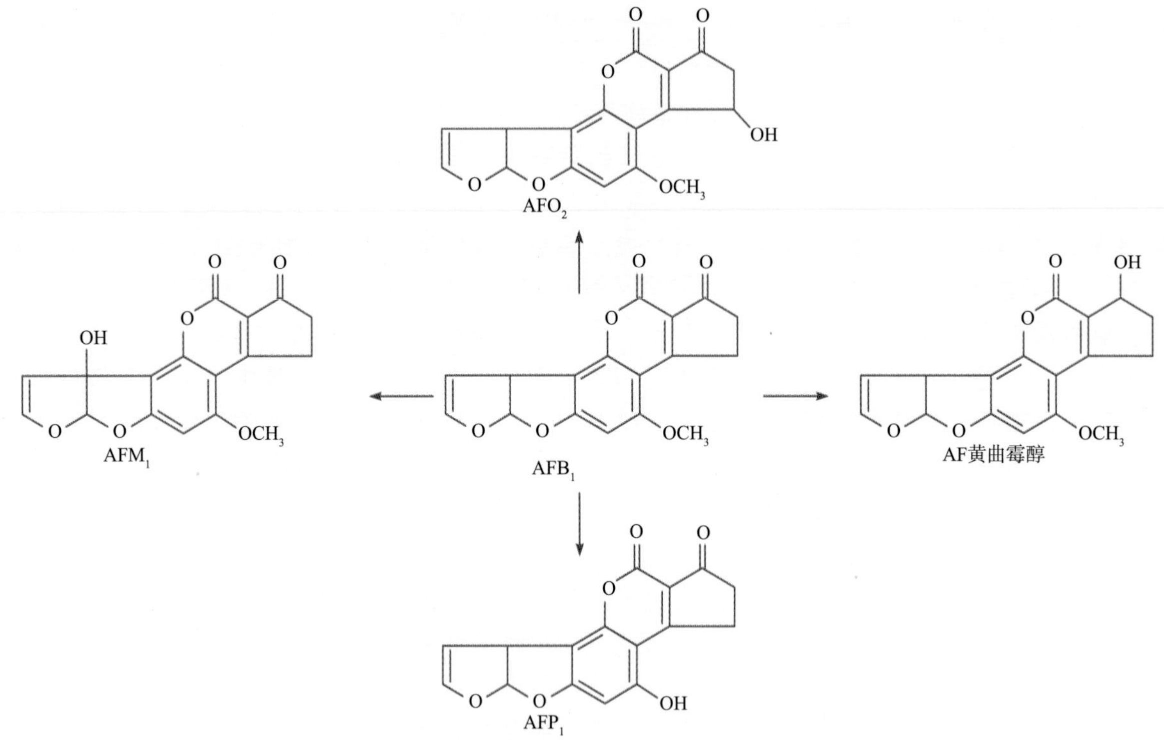

图2 黄曲霉毒素在体内的生物转化

表2 AFB₁对不同动物的LD₅₀ （mg/kg）

动物	年龄	LD_{50}
雏鸭	1天	0.24 ~ 0.3
小鼠	1天	1.0
小鼠	21天	5.5
兔	—	0.3 ~ 0.5
猫	—	0.55
犬	—	0.62
恒河猴	—	2.2 ~ 3
人	成年	10.0

慢性毒性 长期低剂量摄入AF，可导致生长障碍、发育迟缓、亚急性或慢性肝硬化，还可导致动物食物利用率下降、体重减轻、产奶量减少、产仔率降低等。

致突变性和致癌性 研究证实AFB_1可致动植物细胞染色体畸变和DNA断裂，在加S9活化系统的细菌回复突变试验中呈阳性结果。试验结果表明，AFB_1对大鼠的经口致癌剂量为$10\mu g/d$，而二甲基亚硝胺为$750\mu g/d$，奶油黄为$9000\mu g/d$。1988年国际癌症研究机构（IARC）将AFB_1列为1A类致癌物质，即确定的人类致癌物。除主要诱发实验性肝癌外，根据染毒途径的不同，AFB_1还可引起肾、胃、支气管、腺体和皮下组织的肿瘤，且长期低剂量作用和一次性冲击剂量均可致癌。全球大部分地区的流行病学调查也表明，AF污染程度及人群AF

膳食暴露水平与原发性肝癌的发生有不同程度的正相关关系。AF的致癌机制尚未完全阐明，一些研究表明AFB₁为间接致癌物，在体内通过代谢活化（主要是通过脱甲基、羟化和环氧化反应）形成终致癌物并与细胞大分子（如DNA或蛋白质）结合而导致肿瘤的发生。

生态毒性 AF对植物、微生物、两栖动物、鸟类、甲壳动物、软体动物、昆虫等都有毒害作用。用AFB_1 42μg/L浓度喂饲虹鳟鱼28天，其肝癌发生率为75%；1μg/mL浓度喂饲金鱼虫1天，100%死亡；1μg/ml浓度喂养海虾，90%死亡。

脱毒方法 ①物理方法：较传统的方法有筛选法（利用机械或人工方法对污染粮食进行剔除）、漂洗法（对玉米、大豆等粮食作物，可在粉碎后用清水或2%石灰水反复漂洗）、热处理法、脱壳法、高压蒸煮法等。在动物饲料中可加入活性炭、钠钙硅磷酸盐、磁性纳米吸附材料等去除其中的AF。②化学方法：碱处理可降解粮食中的AF，使用氨水可有效去除玉米中的AF，植物油精炼（碱炼＋水洗）能有效降低其中AF含量。③生物方法：在作物收获前利用微生物间的自然竞争可抑制产毒菌株的繁殖；利用微生物发酵法可去除部分毒素；选取特定的微生物或酶制剂可降解毒素等。

卫生标准 中国《食品安全国家标准 食品中真菌毒素限量》（GB 2761-2017）中对AFB₁限量规定见表3；对乳及乳制品（折算为生乳计）中AFM₁的限量为0.5μg/kg。世界卫生组织推荐食品、饲料中AF最高允许限量为15ng/kg。欧盟规定，在一般食品

中，总AF残留限量为4μg/kg，AFB₁残留限量为2μg/kg；在包括谷类食品在内的婴幼儿食品及特殊医疗目的食品中AF限量为0.1μg/kg。美国规定，在所有食品中，总AF的残留限量是15μg/kg。

表3 食品中AFB₁限量指标

食品类别	限量（μg/kg）
玉米、花生及其制品	20
糙米、大米、植物油脂（玉米油、花生油除外）	10
其他粮食、豆类、发酵食品	5
婴幼儿配方食品	0.5

（张立实）

zhěqūméi dúsù

赭曲霉毒素（ochratoxin，OT）

赭曲霉、炭黑曲霉、疣孢青霉、纯绿青霉等产生的一类代谢产物。

理化性质 OT是异香豆素连接L-苯丙氨酸的一系列衍生物，已发现7种结构类似物，其中以赭曲霉毒素A（OTA）毒性最强。OTA的CAS号303-47-9，分子式$C_{20}H_{18}ClNO_6$，分子量为403.8。赭曲霉毒素B（OTB）的CAS号4825-86-9，分子式$C_{20}H_{19}NO_6$，分子量为369.37，其毒性只有赭曲霉毒素A的1/20。赭曲霉素C（OTC）被认为没有毒性或毒性很小。OTA的结构式见图。

OTA易溶于极性溶剂和碳酸氢钠溶液，微溶于水，对光照和空气不稳定，在潮湿环境中，短暂光照即可使之分解，对热不稳定，在紫外灯下发绿色荧光。

分布和食物污染 OTA污染范围较广，主要污染谷类、大豆、绿豆和坚果，在咖啡豆、葡萄酒、调味品中也有污染。

毒性 OTC毒作用的主要靶器官是肾。①急性毒性：OTA对雏鸭的经口LD₅₀为0.5mg/kg，对大鼠的经口LD₅₀为20mg/kg，主要致死原因是肝、肾的坏死性病变。②慢性毒性：动物实验表明，饲料中OTA低剂量长期摄入，对大鼠和猪等动物均有肾毒性作用。OTA还具有一定的免疫毒性和神经毒性作用。③致畸、致癌、致突变作用：实验表明，OTA对大小鼠和仓鼠有一定的致畸性，可致其胚胎大脑积水、额小、心脏缺损等。OTA可引起实验动物的DNA单链断裂；细菌回复突变试验结果阳性。动物实验还证明OTA可诱发大鼠多发性肾腺瘤和肾癌，雄性动物较雌性敏感。国际癌症研究中心（IARC）把OTA列为2B类致癌物，即人类可能的致癌物。OTA污染与巴尔干地区的地方性肾病有一定正相关关系。

卫生标准 联合国粮农组织/世界卫生组织食品添加剂联合专家委员会（JECFA）暂定OTA对人每日最大耐受量为0.17ng/kg，世界卫生组织建议谷物中OTA浓度最高限量为5μg/kg；欧盟对OTA最大限量定为谷物原料5μg/kg，谷物加工制品3μg/kg，婴幼儿食品和特殊医疗目的食品

图 赭曲霉毒素A的结构式

$0.5\mu g/kg$。中国《食品安全国家标准 食品中真菌毒素限量》（GB 2761-2017）中规定，谷类、豆类、烘焙咖啡中 OTA 限量为 $5\mu g/kg$，速溶咖啡中 OTA 限量为 $2\mu g/kg$。

（张立实）

bǐngqūméisù

柄曲霉素（sterigmatocystin, ST）

主要由杂色曲霉、构巢曲霉、离蠕孢霉产生的毒素。又称杂色曲霉素。可产柄曲霉素的真菌广泛在于土壤和农作物中，小麦、大米、玉米、花生等食物中较常见。

理化性质 ST 基本结构为一个双呋喃环和一个氧杂蒽酮，已证实其在一定条件下可转化为黄曲霉毒素。ST 由日本学者首先于 1954 年从杂色曲霉中分离并命名，其 CAS 号 10048-13-2，分子式为 $C_{18}H_{12}O_6$，结构式见图。ST 是浅黄色针状结晶，熔点为 $246℃$，可溶解于绝大多数非极性有机溶剂，易溶于氯仿、乙腈、吡啶和二甲亚砜，微溶于甲醇、乙醇等极性溶剂，在紫外线照射下具有砖红色荧光。

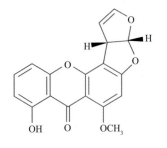

图 柄曲霉毒素的结构式

毒性 ST 是具有肝毒性的重要真菌毒素之一，其毒性比黄曲霉毒素 B_1 弱，大剂量也可对肾造成损害。①急性毒性：雄性大鼠经口染毒 LD_{50} 为 $166mg/kg$，雌性大鼠 LD_{50} 为 $120mg/kg$，小鼠的 LD_{50} 大于 $800mg/kg$。猴对 ST 较啮齿类动物敏感，腹腔注射的 LD_{50} 为 $32mg/kg$。ST 急性中毒时主要以肝、肾坏死为主要病变特征。②致突变性和致癌性：细菌回复突变实验结果阳性；ST 对枯草杆菌重组缺陷突变型可恢复其修复 DNA 的能力。经口给予大鼠可诱发肝癌；局部给予主要引起局部组织的肿瘤（如皮肤癌和间皮瘤）；经口给予小鼠可诱发肝和脂肪组织的血管肉瘤；皮下注射则诱发肺和肝癌。

中毒事件 国外有关柄曲霉毒素引起家畜自然中毒的病例报道仅见于被污染的饲料引起鸡和奶牛的中毒。中国有报道表明，宁夏马属动物发生的一种以肝硬变为特征的"黄肝病"与食用被柄曲霉毒素污染的霉变饲料有一定的相关性。

（张立实）

yùmǐchìméixītóng

玉米赤霉烯酮（zearalenone, ZEA）

主要由禾谷镰刀菌和三线镰刀菌等霉菌污染玉米、大麦和小麦等作物后产生的毒素。又称 F-2 毒素。

理化性质 ZEA 是一类 2,4-二羟基苯甲酸内酯类化合物，其 CAS 号 17924-92-4，分子式为 $C_{18}H_{22}O_5$，结构式见图，其结构与雌激素类似。不溶于水、二硫化碳和四氧化碳，溶于碱性水溶液、乙醚、苯、氯仿、二氯甲烷、乙酸乙酯和酸类，微溶于石油醚，在碱性条件下酯键可被打开，故碱溶液可破坏部分毒素，在紫外光下呈蓝绿色荧光。ZEA 耐热性较强，$110℃$ 下处理 1 小时才被完全破坏。

毒性 ZEA 对人和动物的毒性主要表现为内分泌干扰毒性。①急性毒性：ZEA 对动物的急性毒性作用很低，$20g/kg$ 一次经口灌喂小鼠和大鼠，或 $15g/kg$ 经口灌喂鸡均未见急性毒性。②致癌性：国际癌症研究中心（IARC）评价了 ZEA 的潜在致癌性，结论是其对实验动物的致癌性证据不足。③内分泌干扰毒性：动物食用被污染粮食后可引起雌激素综合征，猪对其最为敏感，饲料中 $1\sim5mg/kg$ 的污染量即可引起猪的临床症状和仔猪的高雌激素血症。高浓度的 ZEA 对反刍动物的影响主要表现在生殖紊乱、受胎率下降和不孕症状。

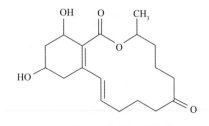

图 玉米赤霉烯酮的结构式

中毒机制 ZEA 与内源性雌激素在结构上相似，故其在体内的作用是通过与雌激素受体的竞争性结合，激活雌激素反应元件，继而引发一系列拟雌激素效应。此外，ZEA 还可能存在非雌激素受体途径的作用，如通过 DNA 损伤、氧化损伤等途径引发动物的其他症状。

卫生标准 中国《食品安全国家标准 食品中真菌毒素限量》（GB 2761-2017）中规定，小麦、小麦粉、玉米及玉米面（渣、片）中 ZEA 的限量是 $60\mu g/kg$。

（张立实）

yānqūméisù

烟曲霉素（fumagillin）

主要由烟曲霉产生一类真菌毒素。又称烟曲霉震颤素。包括烟曲霉素 $A\sim N$ 等一系列结构相似的化合物。烟曲霉素 A 的 CAS 号 12626-18-5，分子式为 $C_{32}H_{41}N_3O_7$。烟曲霉素为无色针状结晶，熔点

211～212℃，可溶于大多数有机溶剂，微溶于乙醚，不溶于饱和烃；在碱性溶液里不稳定，在酸性溶液里微溶，不溶于蒸馏水。其结构式见图。

烟曲霉素 A 作用于小鼠、大鼠、家兔、蟾蜍、猪、羊都能引起剧烈的痉挛。小鼠腹腔注射烟曲霉素 A 的 LD_{50} 为 177μg/kg，小鼠静脉注射烟曲霉素 A 的 LD_{50} 为 185μg/kg。烟曲霉素 A 的毒性作用与多巴胺受体和 γ-氨基丁酸受体有关，毒作用位点在棘上中枢神经系统，可激活中脑的神经元，引起周围末梢运动神经递质瞬间大量释放，从而出现中毒症状。中国曾发现与烟曲霉有关的鸡中毒，主要表现为痉挛症状。尚未见到对人体健康有直接危害的报告。

（张立实）

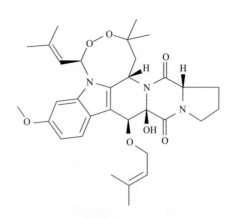

图　烟曲霉素 A 的结构式

dānduānbāoméixīzú dúsù

单端孢霉烯族毒素（trichothecene toxin，TCTC）

由雪腐镰刀菌、禾谷镰刀菌、梨孢镰刀菌、拟枝孢镰刀菌等多种镰刀菌在特定条件下产生的一类毒素。而脱氧雪腐镰刀菌烯醇（deoxynivalenol，DON，又称呕吐毒素）、雪腐镰刀菌烯醇（nivalenol，NIV）和 T-2 毒素等广泛存在于各种谷物及其制品中。

理化性质　DON 的化学结构为 3,7,15-三羟-12,13-环氧单端孢霉-9 烯-8 酮，分子量为 296.32，分子式为 $C_{15}H_{20}O_6$，易溶于水、乙醇等溶剂，有较强的热抵抗力和耐酸性，碱性条件下高温加热处理方可破坏，其熔点为 151～153℃。NIV 系倍半萜烯类结晶状化合物，其结构为 3,4,7a,15-四羟基-12,13-环氧单端孢烯-9 烯-8 酮，分子量 312，熔点为 222～223℃，易溶于水、乙醇等溶剂。

T-2 毒素的化学结构为 4,15-二乙酰氧基-8-异戊酰氧基-12,13-环氧单端孢霉-9-烯-3-醇，其中的氧环和双键是其活性部位。T-2 毒素为白色针状结晶，分子量 466.51，在室温条件下稳定，用碱处理后可水解为相应的醇。

毒性　在此类毒素中，以 T-2 毒素的急性毒性最强，其急性中毒主要表现为体重减轻、拒食、恶心、呕吐、倦怠等。DON 最显著的特点是引起动物呕吐，但动物对 DON 的反应有种属和性别差异，非反刍动物较敏感，雄性动物较雌性敏感。1998 年，国际癌症研究中心（IARC）将 DON 定为第三类致癌物。DON 还具有一定的胚胎毒性和致畸作用。T-2 毒素也具有致畸性和致突变性，细菌回复突变试验结果阳性，但对动物的致癌活性较弱。

食物中毒性白细胞缺乏症（alimentary toxic aleukia，ATA），又称败血病疼痛，是一种由霉菌中毒引起的严重疾病。患者可出现发热，鼻、喉及齿龈出血，坏死性咽炎和进行性白细胞减少等症状，严重时可导致败血症。其原因主要是食用了被三线镰刀菌和拟枝孢镰刀菌等污染的谷物所致。用含 T-2 毒素的镰刀菌提取物喂饲小鼠，可产生具有 ATA 特征的中毒症状，而从镰刀菌提取物中去除 T-2 毒素后，此提取物的毒性完全消失，说明 T-2 毒素可能是 ATA 的主要致病因子。

中毒机制　TCTC 对体内许多组织器官具有广泛的生物学效应，免疫系统、造血系统、消化系统和心血管系统等均可受其影响。分裂旺盛的组织细胞和蛋白质合成效率高的细胞，如胃肠道和淋巴细胞等对其尤为敏感，其毒性效应类似于放射性损伤。

卫生标准　欧盟制定的 DON 限量标准见表。中国《食品安全国家标准　食品中真菌毒素限量》（GB 2761-2017）中规定，DON 在大麦、小麦和玉米及其制品中的限量均为 1000μg/kg。

表　欧盟对食品中 DON 限量标准

谷物种类	限量（μg/kg）
未加工谷物（硬质小麦、燕麦和玉米除外）	1250
未加工硬质小麦、燕麦	1750
谷粉、玉米粉	750
加工谷物为主的婴儿食品	200

（张立实）

fúmǎjūnsù

伏马菌素（fumonisin）

一类主要由串珠镰刀菌产生的多氢醇和丙三羧酸的双酯化合物。伏马菌素为水溶性，对热较稳定，有多种结构类似物，其中以伏马菌素

B_1（FB_1）最为重要。主要污染粮食类，与黄曲霉毒素共同污染的现象较为严重。FB_1 的毒性作用具有种属特异性，可引起马脑白质软化症和神经性中毒，对猪可引起肺水肿，对鸡胚具有致病性和致死性；可诱发动物肝、肾肿瘤。人群流行病学研究显示，FB_1 暴露是食管癌发生的危险因素之一。1993 年国际癌症研究中心（IARC）将 FB_1 列为 2B 类物质，即人类可能致癌物。

(张立实)

huángbiànmǐ dúsù
黄变米毒素（yellow rice toxin）

在黄变米中分离出的真菌毒素。20 世纪 40 年代，日本从本国生产及从东南亚进口的大米中发现部分米粒受真菌污染而变黄，称之为"黄变米"。包括岛青霉毒素、黄绿青霉毒素、桔青霉毒素等。

桔青霉素：可由青霉属、曲霉属和红曲霉属产生。桔青霉素可引起犬、猪、鼠、鸟类等多种动物肾脏病变，与其他真菌毒素（如赭曲霉毒素、展青霉素等）有协同作用。欧盟规定食物中桔青霉素的限量为 $100\mu g/kg$。

岛青霉素：岛青霉可产生多种真菌毒素，如黄天精、环氯素、岛青霉素、红天精等。研究表明，岛青霉素和黄天精均有较强的致癌活性；黄天精的结构与黄曲霉毒素相似，毒性和致癌活性也与黄曲霉素相当。环氯素为含氯环结构的肽类，对小鼠的经口 LD_{50} 为 $6.55mg/kg$，摄入后短时间内即可引起肝的坏死性病变，小剂量长期摄入可引起癌变。

(张立实)

shípǐnzhōng dòngwùyuánxìng dúsù
食品中动物源性毒素（toxins in food of animal origin）

一些动物本身含有某种天然有毒成分或动物源性食品由于贮存条件不当形成的某种有毒物质。简称动物毒素（zootoxin）。

在某些地区，有些贝类可被毒化，食用后可引起中毒，即贝毒中毒。引起贝毒中毒的有毒成分主要有石房蛤毒素及其衍生物、冈田酸及其衍生物、软骨藻酸及其异构体、短裸甲藻毒素等。贝毒主要来源于海水中的藻类。双壳贝类可通过食物链在体内富集大量藻毒素，如贻贝、蛤蜊、扇贝和牡蛎等。藻毒素在贝体内呈结合状态，对贝类本身没有毒性，当人食用带毒贝类后，毒素可迅速从贝肉中释放出来，对人呈现毒性作用。因含有毒成分不同，贝类中毒的表现也各不相同，故可将贝毒分为麻痹性贝毒、腹泻性贝毒、神经性贝毒和记忆丧失性贝毒。

有些鱼类本身会产生有毒成分或通过生物链富集海洋生物生成的毒素，被人食用后可引起中毒，如河豚毒素、雪卡毒素。

(张立实 王 茵 张 岭)

mábìxìng bèidú
麻痹性贝毒（paralytic shellfish poison，PSP）

贝类大量摄食膝沟藻、裸甲藻等毒藻而在体内积累的四氢嘌呤毒素。食后可以引起肢体麻木，以至死亡。PSP 是世界上分布最广、事故发生频率最高、危害最大的赤潮生物毒素之一。

理化性质　PSP 至少有 30 种以上的类似物，包括石房蛤毒素（saxitoxin，STX）、新石房蛤毒素、膝钩藻毒素等。其中最常见的是 STX，CAS 号 35523-89-8，分子量 299，分子式 $C_{10}H_{17}N_7O_4$，结构式见图。STX 是一种白色、水溶性、小分子量的非蛋白质毒素，易经胃肠道吸收，不被人的消化酶破坏；在酸性溶液中很稳定，但在碱性条件下极不稳定，易被破坏；该毒素耐热，一般烹调温度很难将其破坏。STX 的生物来源主要是甲藻中的亚历山大藻、链状裸甲藻和巴哈马盾甲藻，最常见的是亚历山大藻中的毒膝沟藻，引起中毒的贝类主要为贻贝、牡蛎和扇贝。中国染毒贝类主要是虾夷扇贝和华贵栉孔扇贝，尤其是虾夷扇贝，对 PSP 有很高的积累。

图　石房蛤毒素的结构式

毒性和中毒表现　STX 属麻痹性神经毒素，毒性远远超过其他神经性毒剂，相当于眼镜蛇毒素的 80 倍。小鼠 LD_{50} 静脉途径为 $10\mu g/kg$，经口途径为 $382\mu g/kg$，家兔经静脉 LD_{50} 为 $3\sim4\mu g/kg$。推算人的口服致死量是 $1.0\sim5.0mg$，LD_{50} 为 $10\sim20\mu g/kg$。除了食物途径，人体还可通过呼吸道接触 STX，吸入中毒的 LC_{50} 为 $1\sim5mg/m^3$。除了导致人类中毒外，还可引起海洋动物的中毒。人体中毒潜伏期短，仅数分钟至 20 分钟。开始为唇、舌、指尖麻木，随后腿、颈部麻痹，然后运动失调。患者可伴有头痛、头晕、恶心和呕吐，最后出现呼吸困难。膈肌对此毒素特别敏感，重症者常在 $2\sim24$ 小时因呼吸麻痹而死亡，病死率为 5%～18%。病程超过 24 小时者，则预后良好。

中毒机制　STX 主要作用于突触前膜，与膜表面毒素受体结合，阻断突触后膜的钠离子通道，产生持续性去极化作用，特异性干扰神经肌肉的传导过程，使随意肌松弛麻痹，导致一系列的中毒症状，特别是呼吸肌麻痹，这也是致死的主要原因。STX 在很低的浓度下（3×10^{-7} mol/L）即可阻断钠离子通道，而对钾离子通道则毫无影响。STX 主要作用位点是外周神经系统。

防治措施 对贝类中毒尚无有效解毒剂，有效的抢救措施是尽早采取催吐、洗胃、导泻，设法去除毒素，同时对症治疗。预防措施的重点是进行预防性监测，当发现贝类生长的海水中有大量海藻存在时，应测定当时捕捞的贝类所含的毒素量。

卫生标准 国际上规定，每 100g 贝肉中 PSP 的含量不得超过 400MU（鼠单位），相当于 80μg/kg 的 STX，但菲律宾将国内限量规定为 40μg/kg。中国农业行业标准《无公害食品 水产品中有毒有害物质限量》（NY 5073-2006）中规定，贝类中 PSP 的含量不超过 400MU/100g。

（张立实 王 茵 张 岭）

fùxièxìng bèidú
腹泻性贝毒 （diarrhetic shellfish poison, DSP）
贝类大量摄食鳍甲藻、原甲藻等毒藻而在体内积累的冈田酸之类的聚醚毒素。食后可引起呕吐、腹泻。DSP 所致中毒主要发生于欧洲和日本，但随着环境污染和地球气候改变，

有向全球蔓延的趋势。

理化性质 导致 DSP 的毒素为冈田酸（又称冈田软海绵酸，okadaic acid，OA）及其衍生物——鳍藻毒素（DTX 1～4），是一类多聚醚大环内酯类化合物。OA 的 CAS 号 78111-17-8，分子量 805，分子式 $C_{44}H_{68}O_{13}$，结构式见图。此类毒素不溶于水，能溶于甲醇、乙醇、乙醚、丙酮和氯仿等有机溶剂，属脂溶性物质，紫外线不吸收，对一般加热稳定。这些毒素主要来源于甲藻中的鳍藻和原甲藻，同一种藻类在不同环境下可产生多种毒素。在欧洲，DSP 毒素主要是 OA 和 DTX2；在日本，主要为 DTX1 和 OA 甲基化衍生物。染毒贝类品种丰富，至少有 11 种。引起人类中毒的主要有贻贝、扇贝、牡蛎和蛤。

毒性和中毒表现 OA 的毒性较其他贝类毒素低，动物实验（小鼠）表明，OA 经口致死剂量为 200mg/kg。据估计，引起人类腹泻的 OA 剂量为 40μg。人体中毒潜伏期短，30 分钟～12 小时。主要表现为胃肠道症状，最常见的症状是腹泻，其次为恶心与呕吐，并伴有腹绞痛，病情较轻。症状持续时间较短，可在 3 天内完全恢复。由于临床上缺乏特异性的检查指标，DSP 中毒常被误认为细菌肠毒素中毒。DSP 中毒为自限性腹泻疾病，未见慢性后遗症，未见明显的神经毒性。尚未见死亡病例。

中毒机制 OA 为一种蛋白磷酸酶抑制剂，对蛋白磷酸酶 1 和蛋白磷酸酶 2A 有显著抑制作用。该毒素可通过增加肠道细胞内信号分子的磷酸化水平，引起细胞通透性增加，最终引起剧烈腹泻和脱水。

防治措施 对于短期腹泻伴随体液和电解质流失者，采取对症治疗和支持治疗。通常不需要住院，可口服补水和电解质。定期对贝类生长区域的海水进行检测，鉴定藻类的种类。定期检测贝类的毒物蓄积情况。

卫生标准 日本政府规定，食品中 DSP 的限量为 0.05MU/g，世界各国几乎都采纳了这一限量，仅有瑞典将国内限量定为 0.1MU/g。中国农业行业标准《无公害食品 水产品中有毒有害物质限量》（NY 5073-2006）中规定，DSP 毒素在贝类中不得检出。

（张立实 王 茵 张 岭）

shénjīngxìng bèidú
神经性贝毒 （neurotoxic shellfish poison, NSP）
贝类大量摄食短裸甲藻后在体内积累的短裸甲藻毒素。食后可引起神经中毒。

理化性质 短裸甲藻毒素（brevetoxin，BTX）包括 10 种以上的环聚醚化合物，分子中不含氮，CAS 号 98225-48-0，分子量约 900，分子式 $C_{50}H_{70}O_{14}$。结构式见图。毒素呈高度脂溶性、耐热、耐酸、高稳定性。现已发现裸甲藻毒素存在多种类似物和代

图 冈田酸的结构式

谢产物,但其毒性均低于母体化合物。产生BTX的海藻只有1种,即甲藻门中的裸甲藻。最常见的中毒贝类为蛤、牡蛎和贻贝。NSP较为罕见,只局限于墨西哥湾、加勒比海岸和新西兰。人类可通过食物和毒气溶胶接触BTX。

毒性和中毒表现 BTX可通过机体的重要屏障系统,呈全身分布。吸收、代谢速度快,在大鼠中的血清半衰期约为30分钟。主要经肝代谢,经胆汁和尿液排泄。在小鼠中,BTX经腹腔注射的LD_{50}为0.170mg/kg;经口LD_{50}为0.520mg/kg。BTX引起人体中毒的剂量为nmol级。BTX的慢性毒性和亚慢性毒性作用不明。人体中毒平均潜伏期为3~4小时,症状包括胃肠炎和神经症状。胃肠道症状主要有恶心、呕吐和腹泻;神经系统症状表现为唇部、面颊部和四肢麻木和麻刺感,类似"神经灼烧感、蚁走或蚁啮感",症状有重有轻;同时伴有共济失调、肢体麻痹、冷热感倒错等。严重情况会出现支气管痉挛、癫痫发作、昏迷等。胃肠道症状和神经症状一般同时出现,但后者持续时间更长。患者一般于2~3天内痊愈。

中毒机制 BTX对电压依赖性钠离子通道有高亲和性,毒素与离子通道结合后,可促进细胞的钠内流,导致细胞膜去极化。神经、骨骼肌和心脏细胞均可能受BTX的影响,BTX会持续促发这些组织的动作电位,导致细胞持续兴奋,最终引起细胞麻痹和疲劳。

防治措施 针对BTX尚无特异性解毒药,主要依靠支持治疗,包括补液、呼吸监控、镇静药使用等。BTX无法通过漂洗、烹饪或冷冻去除,也不能通过味觉和

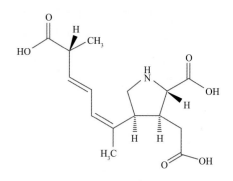

短裸甲藻毒素A

短裸甲藻毒素B

图　短裸甲藻毒素结构式

嗅觉进行辨别。在预防措施中,要着重加强贝类采集地区的监管,防止含毒贝类进入人类食物中。

卫生标准 美国食品与药品管理局的NSP限量标准为0.8 mg/kg(20MU/100g)。

(张立实　王　茵　张　岭)

jìyì sàngshīxìng bèidú

记忆丧失性贝毒(amnesic shellfish poison, ASP) 贝类大量摄食伪菱形藻而在体内积累的有毒软骨藻酸。食后可引起暂时性记忆丧失,以至死亡。1987年,加拿大爱德华王子岛海岸发生因食用紫贻贝而造成的中毒事件,部分幸存者出现永久性短时记忆丧失,因此导致该中毒的毒素称为记忆丧失性贝毒。

理化性质 ASP为软骨藻酸(domoic acid, DA),属于一种环状基氨基酸,CAS号14277-97-5,分子量311,分子式$C_{15}H_{21}NO_6$,结构式见图。由于含有三个羧基,DA的水溶性和极性较高;分子中含有共轭双键,故对光敏感。DA存在多种同分异构体和类似物,不过只有DA及其C_5-非对映体才具有毒性。DA的来源藻类为伪菱形藻,呈世界性分布。该毒素最

早发现于北美,后来陆续在欧洲、新西兰、澳大利亚、智利发现了该毒素,只是鲜有人类中毒发生。引起ASP中毒的主要是贻贝、扇贝、蛏子及甲壳类海洋动物。

图　软骨藻酸结构式

毒性与中毒表现 DA的LD_{50}为6.0mg/kg(小鼠腹腔注射)。人体中毒潜伏期为数小时。最早出现的是胃肠道症状,包括恶心、呕吐、腹绞痛和腹泻。接着会有神经症状,通常发生于48~72小时内,包括头痛、意识错乱、定向障碍、癫痫发作和昏迷,神经症状可持续数周或数月。严重中毒可导致死亡。幸存患者会出现记忆紊乱,表现为短时记忆丧失。一般40岁以下中毒者主要表现为胃肠道症状,而50岁以上者则更

可能发生记忆丧失。男性较女性易发神经症状。

中毒机制 DA 可损伤血-脑屏障，促进毒物进入脑组织。DA 在结构上与谷氨酸相似，与谷氨酸受体有高度亲和力，其结合强度是谷氨酸的 100 倍。在与神经系统的谷氨酸受体结合后，DA 可促进细胞钠内流，导致细胞膜去极化，引起持续性神经兴奋；同时，还可促进细胞外钙离子内流和胞内钙贮存库的钙释放，造成细胞钙超载，细胞膨胀、解体。谷氨酸受体在大脑海马区分布较密集，故 DA 引起的记忆力丧失可能与海马区神经元损伤有关。此外，DA 可与谷氨酸、天冬门氨酸等发生协同作用，由于贝类中谷氨酸和天冬门氨酸含量比较高，所以更容易引起中毒。

防治措施 尚无特异性药物，只能做对症治疗和支持治疗。静脉滴注地西泮和苯巴比妥可部分缓解惊厥症状。动物实验表明，谷氨酸受体拮抗剂对 DA 引起的中毒有一定的效果。预防措施重点在于加强贝类捕捞海域的监测。

卫生标准 加拿大规定，贝类软组织的 DA 的安全限值为 $20\mu g/g$，一旦检测到贻贝及蛤中的 DA 含量超过安全限量，立即关闭捕捞区。

（张立实 王 茵 张 岭）

hétún dúsù

河豚毒素（tetrodotoxin，TTX）

由鱼类分离提取的非蛋白剧毒毒素。TTX 最早发现的海洋生物毒素之一。

理化性质 TTX 是一种毒性很强的氨基氢化喹啉化合物，主要包括河豚素和河豚酸。TTX 的 CAS 号 4368-28-9，分子量 319，分子式 $C_{11}H_{17}N_3O_8$，结构式见图。TTX 为无色针状结晶，微溶于水，

易溶于稀醋酸，对热稳定，煮沸、盐腌、日晒均不能将其破坏。河豚体内 TTX 的生物起源尚不明确，大多数研究者认为，TTX 是受食物链和微生物双重影响的结果。一方面，河豚可通过食物链富集海洋生物体内的 TTX；另一方面，河豚体内的肠道细菌也可产生 TTX。TTX 主要存在于肝、脾、肾、卵巢、卵子、睾丸、皮肤、血液及眼球中，其中以卵巢毒性最大，肝次之。每年春季 2~5 月为河豚鱼的繁殖产卵期，此时毒素含量最多，因此春季最易发生中毒。除了鲀毒鱼，在其他多种生物体内也发现了 TTX 或 TTX 类似物，包括毛颚类、腹足类、软体动物、棘皮类、两栖类、纽虫、海藻等。仅中国、日本、韩国三国有进食河豚的习惯，其他国家和地区鲜有食用，故中毒事件也几无发生。中国每年均有多起的 TTX 中毒发生，死亡人数居中国各类食物中毒死亡人数之首。除鲀毒鱼之外，织纹螺中毒也是中国频发的特有 TTX 中毒。

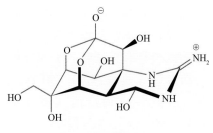

图 河豚毒素结构式

毒性和中毒表现 TTX 的毒性极强，经静脉注射的 LD_{50}（小

鼠）为 $8.7\mu g/kg$，比氰化钠强 1000 倍。TTX 对人的致死剂量为 $6~7\mu g/kg$ 体重。它是有效的呼吸抑制剂，在 $0.5~3\mu g/kg$ 时，就可使动物突然出现呼吸停止。临床症状的严重程度和出现时间取决于摄入毒素的剂量。最早出现的症状是感觉异常，一般会在 1 个小时内发生，由舌尖、口腔波及至四肢；有时可见消化道症状，包括恶心、呕吐，少数病例会有腹泻。随后，还会出现肌肉无力、头痛、共济失调、头晕、尿潴留等症状与体征，患者会有死亡恐惧感。随着病情发展，会出现弛缓性麻痹，表现为出汗、胸痛、瞳孔固定放大、吞咽困难、失音、抽搐、心动过缓、低血压和心传导阻滞。最后出现呼吸肌麻痹和心律失常，数小时内会出现死亡。经临床治疗后，轻度中毒患者症状可缓解，但重度中毒者在数日内难以痊愈。根据症状严重程度，可以将 TTX 中毒分为 4 级（表）。

中毒机制 TTX 的毒作用机制为阻遏神经和肌肉的传导。TTX 除直接作用于胃肠道引起局部刺激症状外，进入血液后，能迅速使神经末梢和神经中枢发生麻痹，继而各随意肌的运动神经麻痹；毒量增大时毒及迷走神经，影响呼吸，导致脉搏迟缓；严重时体温和血压下降，最后导致血管运动神经和呼吸神经中枢麻痹而引起迅速死亡。对 TTX 的作用机制已研究得十分清楚，TTX 可

表 河豚毒素中毒分级

分级	临床表现
1 级	口周麻木、感觉错乱，伴有或不伴有胃肠道症状
2 级	舌尖、面颊和四肢末端麻木；早期运动麻痹和共济失调；言语不清；但反射正常
3 级	全身性弛缓性麻痹、呼吸衰竭、失声、瞳孔固定放大；但患者尚有意识
4 级	重度呼吸衰竭并伴有缺氧、低血压、心动过缓、心律失常，有时会出现意识不清

选择性地抑制可兴奋膜上电压依赖性钠通道的开放，从而阻止神经冲动的发生和传导，使神经肌肉丧失兴奋性。

防治措施 TTX 中毒尚无特效解毒药，一般以排出毒物和对症处理为主。排出毒物的方法主要是催吐、洗胃和泻下。对症处理时，如出现呼吸困难则可用山梗菜碱、尼可刹米等药物注射；肌肉麻痹可用士的宁（番木鳖碱）；另外可用高渗葡萄糖液保护肝脏，并促进排毒。TTX 食物中毒的预防通路明确-避免人类经口暴露含有 TTX 的生物物种。所以，要大力开展宣传教育，加深人们对河豚鱼和 TTX 中毒的认识；同时，要加强对河豚鱼的监督管理，防止有毒物种进入食物中。

（张立实　王茵　张岭）

xuěkǎ dúsù

雪卡毒素（ciguatoxin，CTX）

鱼类大量摄食甲藻中的冈比尔盘藻而在体内产生的一类聚醚类毒素。雪卡中毒（又名西加中毒）是热带和亚热带珊瑚礁发达海域有毒鱼类引起的食物中毒。最初因人食用加勒比海一带名为"cigug"的海生软体动物引起中毒而得名，此类中毒泛指雪卡毒素、刺尾鱼毒素和鹦咀鱼毒素引起的中毒。

理化性质 CTX 又称西加毒素，是一类聚醚类毒素，CAS 号

11050-21-8，分子量 1112，分子式 $C_{60}H_{86}O_{19}$，结构式见图。CTX 为无色、耐热、非结晶体，极易被氧化的物质，能溶于极性有机溶剂如甲醇、乙醇、丙酮，但不溶于苯和水，属脂溶性毒素，其生物来源为甲藻中的冈比尔盘藻。冈比尔盘藻能耐受高温，主要分布于热带和亚热带海域的珊瑚礁附近，也可附着在其他海藻上，主要分布于太平洋、西印度洋和加勒比海。含有 CTX 的鱼类，以聚居于珊瑚礁一带觅食的海鱼为主，主要为双棘石斑鱼、鲷等深海鱼。毒素主要存在于鱼肉、内脏，尤其是生殖腺的鱼卵中。

毒性和中毒表现 CTX 为神经毒素，LD_{50} 可达 $0.45\mu g/kg$（小鼠腹腔注射），毒性比河豚毒素（TTX）强 20 倍。CTX 中毒主要涉及消化系统、心血管系统和神经系统；潜伏期为 2～10 小时，表现为恶心、呕吐、腹痛、腹泻，部分患者口中有金属味。CTX 中毒易误诊为急性胃肠炎或食物中毒；口唇、舌、咽喉发麻或有针扎感，2～3 天后身体感觉异常即蚁爬感、瘙痒、痛温感觉倒错，严重者有抽搐、动作失调。温度感觉倒错具有特征性；出现窦性心动过缓（每分钟 40～50 次）、休克，或有心动过速（每分钟 100～200 次）、血压降低等。大多数中毒者可在 2～3 周内康复，

但少数患者在数年内处于"过敏状态"，进食无毒海鱼甚至饮酒都能引起症状复发。CTX 中毒死亡原因为血液循环破坏或呼吸衰竭。自然死亡率为 17%～20%，经积极抢救死亡率不足 1%。凡发病后 24 小时仍存活者预后较好。

中毒机制 主要毒作用机制为在神经和肌肉细胞膜上选择性地增加钠离子的通透性，促使 Na^+ 大量流入细胞内，该作用恰与 TTX 相反，并对其有拮抗作用。

防治措施 治疗以排出毒物、支持治疗和对症处理为主，排毒包括催吐、洗胃、导泻、活性炭吸附；对症处理包括镇痛、抗抑郁药及抗过敏。为防止中毒事件的发生，建议采取以下的措施：①避免食用 115kg 以上的深海鱼。②不要进食鱼头和内脏。③在食用深海鱼前应将其放养 15 天左右，使毒素自然排出体外，减少中毒机会。④不要在进食鱼时饮酒或进食果仁，因为这会使中毒症状加重。⑤曾有中毒经历者应忌食该类鱼种，并忌食花生、果仁和芝麻等，因该类食品会使中毒症状复发。

（张立实　王茵　张岭）

shípǐnzhōng zhíwùyuánxìng dúsù

食品中植物源性毒素（toxins in food of plant origin）

一些植物本身含有某种天然有毒成分或植物源性食品由于贮存条件不当形成

图　雪卡毒素的结构式

的某种有毒物质。简称植物毒素（phytotoxin）。不包括那些污染的和吸收入植物体内的外源化合物，如农药残留和重金属污染物等。植物是人类最重要的食品资源。食品中植物源性毒素是人类食源性中毒的重要因素之一，对人类健康和生命有较大的危害。植物的毒性主要取决于它所含有的化学成分，生态环境等因素对植物毒性成分影响很大，但植物物种仍是毒性成分存在的决定性因素。某一确定种的植物具有相同或相似的毒性成分。由于有毒植物的种间差异、生长阶段以及环境因素的不同，毒性物质的含量也不相同；同一植株中的不同部位，其含量也不尽相同。植物毒素包括有高生物活性的各类次级代谢物，如生物碱、酚类、氰苷和毒蛋白等。

（杨杏芬　么春艳　王茵）

shípǐnzhōng wàiyuán níngjísù

食品中外源凝集素（lectin in food）　食用植物合成的一类对红细胞有凝聚作用的糖蛋白。又称植物性血细胞凝集素。除红细胞外，还能凝集淋巴细胞、纤维细胞、精子等。外源凝集素广泛存在于800多种植物（主要是豆科植物）的种子和荚果中，其中有许多种是人类重要的食物原料，如大豆、菜豆、刀豆、豌豆、小扁豆、蚕豆和花生等。此类毒素现已发现10多种，通常以其提取的植物命名，包括蓖麻毒蛋白、巴豆毒蛋白、相思豆毒蛋白、大豆凝血素、菜豆毒素、刀豆素A、麦胚凝集素、花生凝集素等。

毒性与中毒表现：来源于不同种子的植物凝集素的毒性有很大差别。蓖麻毒蛋白的毒性非常高，其 LD_{50}（腹腔注射）为 0.05mg/kg。大豆凝集素的毒性相

对较小，但以1%的含量喂饲小鼠也可引起其生长迟缓，其 LD_{50} 约为 50mg/kg。

中毒机制：外源凝集素产生毒性的机制尚在争论中。研究表明，外源凝集素摄入后与肠道上皮细胞结合，减少了肠道对营养素的吸收，从而造成动物营养素缺乏和生长迟缓。

防治措施：去除豆类中凝集素的最简单有效的办法是湿热处理方法，一般100℃、30分钟持续一定时间可以达到去除目的。

（杨杏芬　么春艳　王茵）

shípǐnzhōng méiyìzhìjì

食品中酶抑制剂（enzyme inhibitor in food）　食用植物中可降低酶的活性甚至使酶完全丧失活性的物质。在自然界的许多植物中都发现了酶抑制剂的存在，比较重要的有胰蛋白酶抑制剂、胰凝乳蛋白酶抑制剂和α-淀粉酶抑制剂。从生物进化的角度讲，这类物质是植物为繁衍后代，防止动物啃食的防御性物质。但从营养角度来说，酶抑制剂同人体消化酶具有很强的专一性结合，抑制了人体对营养素的消化吸收，因而限制了人体对营养物质的正常摄入，降低了蛋白利用率，甚至会对人体健康不利。

已从多种豆类（大豆、菜豆和花生等）及蔬菜种子中纯化出各种胰蛋白酶及胰凝乳蛋白酶的抑制剂。多数豆类种子的蛋白酶抑制剂占其蛋白总量的8%~10%，占可溶性蛋白量的15%~25%。α-淀粉酶抑制剂主要存在大麦、小麦、高粱等禾本科作物的种子中，是一种耐热的小分子量蛋白质，其含量与植物中淀粉含量具有强烈的相关性，即淀粉含量越高的植物果实中，其所含有的α-淀粉酶抑制剂也越高。

毒性与中毒表现：豆类中的胰蛋白酶抑制剂和α-淀粉酶抑制剂是营养限制因子。用含有胰蛋白酶抑制剂的生大豆脱脂粉饲喂实验动物可造成其明显的生长停滞。给小鼠及其他动物饲喂具胰蛋白酶抑制活性的植物蛋白可明显抑制其生长，并导致胰腺肥大、增生及胰腺瘤的发生。

中毒机制：酶抑制剂能抑制消化道内相关酶的活性，使食入的蛋白或淀粉不能消化水解，阻断了主要能量的来源；同时，刺激消化腺过量分泌消化酶，从而产生厌食反应，导致发育不良或死亡。

防治措施：去除蛋白酶抑制剂的简单有效的办法是高温加热钝化，常压蒸气加热30分钟或0.1MPa压力加热10~25分钟。

（杨杏芬　么春艳　王茵）

shípǐnzhōng shēngwùjiǎn

食品中生物碱（alkaloid in food）　存在于植物中的含氮碱性化合物。它们大多具有毒性，同时也是植物的重要药用成分。存在于食用植物中的主要是吡咯嗪生物碱、龙葵素、黄嘌呤类生物碱等。含有生物碱的植物一般不作为人类的食品，对人类影响最重要的是土豆中的龙葵碱。

（杨杏芬　么春艳　王茵）

bǐluòqín shēngwùjiǎn

吡咯嗪生物碱（pyrrolizidine alkaloid，PA）　由具有双稠吡咯啶环的氨基醇和不同的有机酸两部分缩合形成的生物碱。又称吡咯里西啶生物碱。其醇部分叫裂碱，酸部分叫裂酸。

PA存在于紫草科（聚合草属和天芥菜属）、菊科（千里光属、狗舌草属、橐吾属及泽兰属）和豆科（野百合属）植物中。人们把含有PA的植称为PA植物。PA

植物广泛分布在世界各地海拔800~4000m条件适宜的山坡、路旁阴湿处、草地及灌木丛中。PA是植物的次生代谢产物，对植物来说具有化学防卫的功能，在一定程度上可抵御草食动物、昆虫和植物病原的侵害。已分离并定出结构的超过150种。基本环状结构见图。

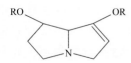

图　吡咯嗪生物碱的基本结构

毒性与中毒表现：各种动物对PA植物的敏感性有明显差异。动物摄入PA后，会在其产品（如奶、蜂蜜和肝）中残留，虽然含量很低，但也足以引起人们的警惕，因其有致癌、致突变和致畸毒性。

中毒机制：PA及其氮氧化物自身对机体并不会造成损害，但两者均可在体内被代谢，形成代谢吡咯，而发挥毒性作用。

防治措施：尚无特效解毒药，但有一些研究表明，饲料中加入含硫氨基酸可能提高家畜对PA的抵抗力。很少有关于人食入含PA的动物产品而中毒的报道，但PA中毒是一个慢性过程，不易引起人们的注意，且其侵害是不可逆的，故对采食了PA植物的动物生产出的产品的安全性投入更多的关注是很有必要的。

（杨杏芬　么春艳　王　茵）

lóngkuísù
龙葵素（solanine）　一类由葡萄糖残基和茄啶组成的胆甾烷类生物碱。又名马铃薯毒素、龙葵苷、龙葵碱。结构式见图。龙葵素广泛存在于马铃薯、西红柿及茄子等茄科植物中，马铃薯中的龙葵素主要集中在芽眼、表皮和绿色部分，其中芽眼部位的龙葵素数量约占生物碱糖苷总量的40%。发芽、表皮变青和光照均可大大提高马铃薯中的龙葵素含量，可增加数十倍之多。

毒性与中毒表现：一般人只要口服200mg以上的龙葵素即可引起中毒、严重中毒和死亡。食用发芽和绿色的马铃薯引起的中毒症状为胃痛加剧、恶心和呕吐、呼吸困难、急促，伴随全身虚弱和衰竭，从而导致死亡。

中毒机制：主要是通过抑制胆碱酯酶的活性引起毒性反应。但龙葵素并不是食用绿色马铃薯引起中毒的唯一原因，它可能同其他微量的马铃薯成分共同起作用。龙葵素和马铃薯其他成分协同作用的毒理学机制需要进一步研究。

防治措施：马铃薯需贮存在低温、无直射阳光照射的地方，防止其发芽；发芽过多的马铃薯不可以食用；对于发芽少许的马铃薯，应当深挖掉发芽部分及芽眼周围，然后浸泡半小时以上，弃去浸泡水，再加水煮透才可以食用；在烹调时可以适当加些食醋，以加速龙葵碱的破坏，变为无毒。

（杨杏芬　么春艳　王　茵）

huángpiàolìnglèi shēngwùjiǎn
黄嘌呤类生物碱（xanthine alkaloid）　含有嘌呤母核或黄嘌呤母核的生物碱。在植物界分布较广，天然存在于多种饮料植物如茶树、咖啡树和可可树，其中咖啡因、可可豆碱和茶碱，均为黄嘌呤的甲基取代物。

毒性与中毒表现：咖啡因、可可豆碱和茶碱与核酸的组成成分及代谢产物如黄嘌呤、次黄嘌呤、尿酸的结构相似，因此毒、副作用较低。但咖啡因对胎儿有致畸作用。

（杨杏芬　么春艳　王　茵）

shípǐnzhōng zhíwù cíjīsù
食品中植物雌激素（phytoestrogen in food）　一类天然存在于植物、水果和蔬菜中，能结合并激活哺乳类动物及人类的雌激素受体，从而具有雌激素样和或抗雌激素活性的植物活性成分。人们在1928年首次从植物中分离出具有雌激素活性的化学组分。在人类饮食中，植物雌激素主要来自豆类食物及豆制品（豆粉、豆腐、豆奶等）。植物雌激素为杂环多酚类化合物，依据分子结构的不同主要包括三类：①异黄酮类，研究较多的有染料木黄酮和大豆黄酮，主要存在于黄豆、鹰嘴豆、小扁豆和蚕豆类食品中。②木酚

图　龙葵素的结构式

素类，包括肠内酯和肠二醇，主要存在于亚麻子、小扁豆、玉米、蚕豆、水果和蔬菜中。③香豆素类，主要存在于处在发芽阶段的植物中。此外，α-玉米赤霉醇则是一种植物雌激素。

植物雌激素的有益作用：研究证实，植物雌激素对心血管具有潜在的保护作用，其保护作用是通过影响血脂水平、血管平滑肌收缩及血小板聚集来实现的；大豆异黄酮具有明显的抗肿瘤作用，特别是与激素相关的肿瘤，如乳腺腺癌和前列腺癌；对围绝经期妇女植物雌激素能有效控制绝经后潮热症状，改善围绝经期妇女血管舒缩紊乱的情况，并且不会引起子宫内膜增厚；同时，植物雌激素还能防止绝经后骨质疏松症。植物雌激素对慢性肾病有益，摄入大豆蛋白可以减轻蛋白尿对肾结构和功能的损害；植物雌激素可改善大脑功能，有神经保护的作用，在防止和延缓女性阿尔茨海默病方面具效果，但这方面的报道不多。

植物雌激素的有害作用：虽然植物雌激素对人体益处多多，但也有一些负面报道，如植物雌激素可能对动物的生殖系统及生长发育造成不利的影响，可诱发生殖障碍、肿瘤形成及其他病变；用香豆雌酚处理哺乳大鼠，显著影响仔鼠的性成熟和性行为；雌激素在抑制卵巢肿瘤方面也存在一些异议；暴露于植物雌激素环境下可能提高乳腺癌的发病率。

（杨杏芬 么春艳 王 茵）

shípǐnzhōng dúxìng zhīlèi

食品中毒性脂类（toxic lipids in food） 一类天然存在于植物中或植物源性食品由于贮存条件不当形成的有毒脂肪酸。主要包括芥子酸、苹婆酸、锦葵酸、多不饱和脂肪酸等。

芥子酸：又称白芥酸、3,5-二甲氧基-4-羟基肉桂酸，CAS 号 530-59-6。天然地存在于十字花科芸薹属植物白芥子及黄芥子的种子中。

图 芥子酸的结构式

苹婆酸和锦葵酸：锦葵属植物种子油的天然成分苹婆酸和锦葵酸，是两种环丙烯脂肪酸，苹婆酸的毒力大于锦葵酸。这两种脂肪酸也会部分地改变类脂物、蛋白质和糖代谢，影响动物的肝氧化酶系统。

多不饱和脂肪酸：又叫多烯酸，系指分子结构中含有两个或更多个双键，且碳原子数为 16 ～ 22 的直链脂肪酸，双键越多，不饱和度越高，营养价值也越高，是人体不可缺少的营养物质，主要包括亚油酸、亚麻酸、花生四烯酸、二十碳五烯酸、二十二碳六烯酸等。多不饱和脂肪酸不能在体内合成，必须由食物供给，可调节人体的脂质代谢、治疗和预防心脑血管疾病、抗癌、对抗肥胖、促进生长发育和提高幼体的成活率等。当多不饱和脂肪酸摄入过多，则会因其结构中的不饱和双键发生过氧化反应，产生过氧化脂质。血中过氧化脂质的升高，比胆固醇的升高对动脉硬化的形成危害更大。人们在日常生活中，在保证摄取食物品种多样化的前提下，还应注意脂类营养的膳食平衡，以防出现新的营养失调。

（杨杏芬 么春艳 王 茵）

shípǐnzhōng qínggān

食品中氰苷（cyanogenetic glycoside in food） 食用植物中含有由氰醇衍生物的羟基和 D-葡萄糖缩合形成的糖苷。其结构中有氰基，水解后产生氢氰酸（HCN），从而对人体造成危害。氰苷广泛存在于豆科、蔷薇科、禾本科 1000 余种植物中。含有氰苷的食源性植物有木薯和豆类及一些果树的种子如杏仁、桃仁、枇杷仁、亚麻仁等。杏仁中含有苦杏仁苷，木薯和亚麻子中含有亚麻苦苷。

毒性与中毒表现：苦杏仁氰苷为剧毒，对人的最小致死量 0.4 ～ 1mg/kg，相当于 1 ～ 3 粒苦杏仁。氰苷的毒性甚强，对人的致死量为 18mg/kg。氰苷中毒后的临床症状表现为恶心、呕吐、软弱无力、头痛、头晕、食欲减退、嗜睡、烦躁，个别发生昏迷、呼吸困难、无节律性运动；严重时可产生重度呕吐、面色苍白或青紫、发绀、呼吸困难、心律失常、抽搐、四肢冰冷；极重者可有中枢抑制现象，如深度昏迷、面色呈灰色、手足厥冷、瞳孔散大、对光反射迟钝或消失、呼吸衰竭、心律失常。

中毒机制：在食品本身酶的作用下氰苷在体内水解为 HCN。HCN 被机体吸收后，氰离子与细胞色素氧化酶的铁辅基结合，从而破坏细胞色素氧化酶传递电子的作用，导致细胞呼吸停止，使组织丧失能量供应。

防治措施：在食用各种水果及其加工品时，不直接食用各种生果仁，对杏仁、桃仁等果仁及豆类在食用前要反复用清水浸泡，充分加热，以去除或破坏其中的氧苷。若如用苦杏仁治疗疾病，应在医生指导下进行。在习惯食用木薯的地方，要注意饮食卫生，严格禁止生食木薯，食用前去掉木薯表皮，用清水浸泡薯肉，用水煮熟，煮木薯时一定要敞开锅盖，使氧苷溶解出来。

(杨杏芬 么春艳 王茵)

shípǐnzhōng mógū dúsù

食品中蘑菇毒素 （mushroom toxins in food）

存在于各种蕈类中的毒素。蘑菇（蕈类）是人们喜食的一种美味，属真菌，已知约有 3250 种蘑菇。菌菇的生长环境多种多样，几乎在能生长绿色植物的地方都可以找到一定种类的菌菇。草原和树林中菌菇生长较为集中。毒蘑菇又称毒蕈，中国约有 100 种有毒的蘑菇，引起人严重中毒的约有 10 种。蘑菇中毒一年四季都有，以 8、9 月份最为多见。

毒性及中毒表现 由于每种毒蕈含有一种或多种毒素，中毒症状因所含的毒素而异。

蝇蕈毒素：毒蕈种类不同，其含毒成分也极为复杂多样，但蝇蕈毒素可能存在于所有的毒蘑菇中。蝇蕈是最毒的一个品种，每克干蘑菇中含 2～3mg 蝇蕈毒素，是一种细胞蛋白质合成的抑制剂，主要损害器官为肝、肾等。误食毒蕈的致死原因主要是肝性脑病、急性肾功能衰竭、呼吸衰竭，中毒的严重程度取决于毒蕈的种类、毒素性质和进食量等。

蕈毒碱：又称蝇蕈碱，天然存在于伞蕈科植物蝇蕈、桑科植物大麻雌花花穗分泌的树脂等植物中。蕈毒碱具有类似乙酰胆碱样作用，专属地作用于节后副交感效应器，引起心跳减慢、血管扩张、血压下降、平滑肌痉挛、腺体分泌增加、胃肠蠕动增强及瞳孔缩小等。

异噁唑：含异噁唑类衍生物的毒蘑菇中毒，主要作用于中枢神经系统，出现精神错乱、幻视等症。

其他蘑菇毒素：毒肽主要损害肝，毒伞肽引起肝肾损害，光盖伞素引起幻觉和精神症状，鹿花毒素导致红细胞破坏等。

防治措施 防止毒蘑菇中毒，要掌握毒蘑菇与普通蘑菇的形态特征，提高辨别毒蘑菇的能力。不随意采集野外蘑菇食用，尤其对一些色泽鲜艳、形态可疑的蘑菇应避免食用。已经确认为毒蘑菇时，决不能食用，也不要将其饲喂给畜禽，以免引起食物中毒。当发生中毒时，迅速排出毒素、对症处理。

(杨杏芬 么春艳 王茵)

shípǐnzhōng mǒuxiē zhǒnglèi zhíwùyuán dúsù

食品中某些种类植物源毒素 （some kinds of phytotoxin in food）

在人类或者畜禽常食用的植源性食物中还存在一些其他毒素，如以下几种（氟乙酸盐、欧洲蕨毒素、皂苷、木藜芦毒素），还有葡萄糖异硫氰酸盐、香豆素、草酸盐、毒性氨基酸等。

欧洲蕨毒素：欧洲蕨或简称蕨，在全球分布广泛，常被人们当做蔬菜食用。蕨毒素有蕨素、蕨苷、异槲皮苷、紫云英苷等，此类毒素在植物菜叶中的浓度很高，但根茎比主茎和叶子的致癌作用强其毒性作用可在烹饪加工中减少或除去。另外，蕨毒素可引起反刍动物以骨髓损害为特征的全身出血综合征，以及以膀胱肿瘤为特征的地方性血尿症等多种疾病，同时摄入的毒素以低剂量（1.2%～8.6%）被分泌到乳中。有研究数据表明用高浓度的欧洲蕨饲喂奶牛，其乳汁可使小鼠发生癌症，用此类奶粉饲喂大鼠，可诱发肠癌、膀胱癌及骨癌，对照组均未见有肿瘤发生。中国南部和亚洲一些地区分布的毛叶蕨也具有与欧洲蕨相似的毒性作用。这些毒素具有"拟放射作用"或具有一种"再生障碍性贫血因子"，但其在蕨中毒发生上的意义尚不能肯定。

皂苷：又称碱皂体、皂素、皂甙或皂草苷，存在于植物的以多环式化合物为配基的配糖体的总称。但只有 28 种植物经常作为人类的食物，如大豆、鹰嘴豆、花生、菠菜等。根据已知皂苷元的分子结构，可以将皂苷分为两大类，一类为甾体皂苷，另一类为三萜皂苷。食物中的皂角苷对人畜经口服用多数是无毒的（如大豆皂角苷）；少数则有剧毒（如茄苷）。

木藜芦毒素：隶属于木藜芦烷类毒素，是一种由杜鹃花属及部分杜鹃花科（如月桂、马醉木、绊足花）植物产生的毒素，在其蜂蜜中也可找到，主要产自土耳其黑海及尼泊尔喜马拉雅山脉一带。当人类过量食用含毒素的蜂蜜，会出现严重晕眩、胸腹痛、出汗、呕吐、视物模糊、低血压等中毒症状，称为狂蜜病（mad honey disease）。因中毒事例较少，这方面研究不多。为防止中毒，不要乱采山草药，以免误采剧毒草药。如有误食，必须入院治疗。

(杨杏芬 么春艳 王茵)

shíwù guòmǐnyuán

食物过敏原 （food allergen）

食物中能诱导 I 型超敏反应的抗原。致敏原大多是分子量较小的蛋白质，它们的分子量为 10 000～70 000u。

毒理学效应 食物过敏通常

是指非毒性的食物不良反应，是一种免疫作用介导的食物不耐受反应。食物过敏反应包括免疫球蛋白 E（IgE）介导、非 IgE 介导、IgE 和非 IgE 混合 3 种类型的反应。由食品成分引致的免疫反应主要是由 IgE 介导的速发过敏反应。其过程首先是 B 淋巴细胞分泌致过敏原特异的 IgE 抗体，敏化的 IgE 抗体和致过敏原在肥大细胞和嗜碱细胞表面交连，使肥大细胞释放组胺等过敏介质，从而产生过敏反应。速发过敏反应的症状往往在摄入致过敏原后几分钟内发作，不超过 1 小时。影响的器官主要包括皮肤、嘴唇、呼吸道和胃肠道，甚少影响中枢神经。过敏的主要症状为皮肤出现湿疹和神经性水肿、哮喘、腹痛、呕吐、腹泻、眩晕和头痛等，严重者可能出现关节肿和膀胱发炎，较少有死亡的报道。产生特定的过敏反应与个体的身体特质和特殊人群有关，例如在美国，花生制品无论对成人还是儿童都是主要的过敏食品，而对中国人则不然。一般而言，儿童对食物过敏的种类和程度都要远比成人强。在日常食用植物中有 8 种主要的致敏性食品，即花生、大豆、奶、蛋、鱼、贝类、谷类和树果等，导致的过敏反应超过全部食物过敏的 90%。

种类　8 种主要的致敏食品的致敏原各不相同，有的只含有一种，有的含有多种致敏原。花生中为 7S 及 11S 种子储蓄球蛋白和 2S 清蛋白，大豆中为 7S 及 11S 种子储蓄球蛋白、Bet v 1 同源蛋白和非活性木瓜蛋白酶相关硫醇蛋白酶，牛奶中为酪蛋白、α-乳清蛋白和 β-乳球蛋白，鸡蛋中为卵类黏蛋白和卵清蛋白，鱼类中为小清蛋白，贝类及海产品中主

要为原肌球蛋白，谷类中为种子储蓄醇溶谷蛋白、α-淀粉酶/胰蛋白酶抑制剂和糖基化过氧化物酶，树果中为 2S 清蛋白、7S 及 11S 种子储蓄球蛋白、非特异性脂质转移蛋白和 Bet v 1 同源蛋白。

致敏性评价　由于对过敏反应中激发异常 IgE 反应的分子机制还不完全清楚，此外该反应还受诸多重要因素影响，包括个体年龄、个体过敏的基因因素、个体黏膜屏障状态、致敏原剂量、致敏原引起易感个体过敏反应的结构特点，以及能够削弱个体消化代谢过程和某致敏原之间相互作用的环境因素，所以还无法完全地预测某食品的致敏性，也使得关于致敏性的危险性评价不得不依靠多方面的证据综合判断。致敏性评价过程应采用一套综合考虑多方面信息、逐步、视具体情况而异的方法。这套综合方法应该包括以下信息：①新蛋白质和已知致敏原间的关系，即与已知致敏原氨基酸序列的同源性和相似程度，使用生物信息学工具来鉴定。②交叉反应性，使用过敏患者血清鉴定。③体外蛋白质的热稳定性和抗消化能力测定。④使用动物模型的体内致敏试验。

（杨杏芬　么春艳　王茵）

shípǐnzhōng nóngyào cánliú

食品中农药残留（pesticide residues in food）　农药使用后残存于食品中的微量农药原体、有毒代谢物、降解物和杂质的总称。残存数量称为残留量，表示单位为 mg/kg。农药过量或长期施用导致食品中农药残留数量超过最大残留限量（maximum residue limit，MRL）时，将对人和动物产生不良影响。农药残留引起的食物中毒主要方式：①农药在储存、运输过程中污染食品。②误

食准备用于播种的种子。③不安全使用农药导致食物和水的污染而引发的中毒。

农药污染食品途径　①对作物的直接污染：农药对作物的污染程度取决于农药品种、浓度、剂型、施药方式、次数及土壤和气象条件等。每种农药在作物不同部位和不同时期内的残留形式和残留量不同。稳定、耐光、耐氧化而不易破坏的农药种类其残留量较高，不稳定、易分解的农药种类其残留量低。②来自种植环境的污染：农田喷洒的农药大部分散落于土壤中被作物吸收，不同种类作物从土壤中吸收农药的能力不同。③部分进入大气中的农药可漂浮迁移降落于附近作物上。④农药可间接通过生物富集和食物链而蓄积于动物性食品中。⑤为防虫和保鲜在食品贮存、运输过程中使用农药造成污染。⑥其他如厩舍和牲畜卫生用药。⑦错用、乱放农药等事故性污染。

食品中常见农药毒性及毒作用机制　根据用途和化学结构，食品中常见残留的农药分为杀虫剂、杀菌剂、杀螨剂、除草剂、脱叶剂、杀鼠剂、熏蒸剂和植物生长调节剂等。

有机氯农药　包括滴滴涕（DDT）、六六六、艾氏剂、狄氏剂、毒杀芬、氯丹等，主要用作杀虫剂，也有些用作杀螨剂或杀菌剂。有机氯农药具有高效性和高残留性，能在人体和环境中长期蓄积，在农业生产中已停止使用。须关注的是由于其性质稳定，停用后仍会在较长时间内继续影响食品安全和人类健康。有机氯农药可在动植物（包括哺乳动物、蔬菜、禽蛋类、水产品等）体内蓄积和富集，并通过食物链进入人体，经消化吸收后，主要分布

在脂肪组织中，尤以肾周和大网膜脂肪中含量最多，其次是骨髓、肾上腺、卵巢、脑、肝、肾等，在这些部位蓄积。有机氯农药在体内代谢后，经尿、粪、乳汁等排出，也可经胎盘传递给胎儿，少量随乳汁分泌。有机氯农药通过诱导肝滑面内质网微粒体混合功能氧化酶和具有雌激素样作用在体内发挥毒作用。有机氯农药急性毒性较小，如六六六，大鼠经口 LD_{50} 值为 600mg/kg，随食物摄入后可引起胃肠道和中枢神经系统刺激症状（兴奋、抽搐）；长期接触可导致神经衰弱和胃肠道症状，严重时损害肝、肾。有机氯杀虫剂是否具有致癌作用未有明确的结论。

有机磷农药 包括对硫磷、内吸磷、敌敌畏、敌百虫、乐果、马拉硫磷等，主要用作杀虫剂或杀菌剂，也可用作杀鼠剂、除草剂、脱叶剂或植物生长调节剂。有机磷农药具有毒力大、杀虫谱广的特点，但用药量小，易于分解，环境残留期较短。有机磷农药在体内主要通过氧化、水解、脱氨、脱烷基、还原及侧链变化等进行生物转化。各种有机磷农药的分解产物可与葡萄糖醛酸等结合，主要由尿排泄，通常在几天内大部分排出，在体内没有明显蓄积。根据大鼠急性经口 LD_{50}，有机磷农药可划分为下列几类：①剧毒类（$LD_{50} < 50mg/kg$），如对硫磷、内吸磷、甲拌磷、甲胺磷等。②高毒类（LD_{50} 为 50～100mg/kg），如敌敌畏、甲基内吸磷等。③中等毒类（LD_{50} 为 100～500mg/kg），如敌百虫、乐果、杀螟松等。④低毒类（$LD_5 > 500mg/kg$），如马拉硫磷、辛硫磷、双硫磷等。有机磷农药的急性毒性在实验动物间的种属差异

不大，但人较为敏感。人大量接触或摄入后可引发急性中毒，主要表现为中枢神经系统功能紊乱。有机磷农药的毒作用主要通过抑制胆碱酯酶的活性，导致神经递质乙酰胆碱大量蓄积，从而阻断了神经传导，引起中枢神经系统中毒的临床表现，有些中毒者还出现迟发性神经毒作用表现。人群流行病学调查和动物实验资料显示，有机磷农药具有慢性毒性和特殊毒性作用，如肝功能障碍、糖代谢紊乱、白细胞吞噬能力减退等。有些有机磷农药具有胚胎毒性，可引起胚胎畸形、生长发育不良甚至死亡。

氨基甲酸酯农药 分为 N-烷基化合物（用做杀虫剂）和 N-芳香基化合物（用做除草剂）两类。杀虫剂主要有西维因、涕灭威、速灭威、克百威、抗蚜威、异丙威、仲丁威等，除草剂有灭草灵、灭草猛等，它们均具有高效、低毒、低残留、选择性强的特点，是应用广泛的一类农药。氨基甲酸酯农药在体内易分解，排泄较快。一部分在肝经水解、氧化或与葡萄糖醛酸结合而解毒，一部分以原型或代谢物形式迅速经肾排出。氨基甲酸酯类农药对哺乳动物、鸟类和蜜蜂毒性较强，对鱼类毒性较低。这类农药属中等毒或低毒类，其中毒性最强的农药是涕灭威，经口 $LD_{50} < 1mg/kg$。由于该类化合物在立体构型上与乙酰胆碱相似，可与胆碱酯酶活性中心的负矩部位和酯解部位结合，形成复合物，进一步成为氨基甲酰化酶，使其失去水解乙酰胆碱的活性，因此氨基甲酸酯类农药主要通过抑制血中胆碱酯酶，引起胆碱能神经兴奋症状，其症状及表现与酶的抑制程度相平行。然而大多数氨基甲酰化酶较磷酰

化酶（胆碱酯酶与有机磷酸酯结合后的产物）易水解，水解后可复原成胆碱酯酶和氨基甲酸酯，使酶很快恢复原有活性，因此这类制剂对胆碱酯酶的抑制能力较弱，是可逆和暂时的，其中毒症状消失快，且无迟发性神经毒性。但值得注意的是，氨基甲酸农药具有强的诱变性，涕灭威、呋喃丹、灭多虫、残杀威为人类可能致癌物。鉴于有机氯农药在人体和环境中的长期蓄积特性和潜在健康威胁，已被有机磷和氨基甲酸酯类农药取代。这两类农药虽然来源于两类完全不同的化合物家族（硫代磷酸和氨基甲酸），却拥有相同的毒作用机制即通过抑制昆虫和哺乳动物胆碱酯酶发挥作用。有机磷和氨基甲酸酯类农药的急性毒性比有机氯农药大，但这两类农药在环境中的残留期却相对较短。

拟除虫菊酯农药 一类模拟天然除虫菊酯的化学结构进行合成的杀虫剂和杀螨剂，具有高效、广谱、低毒、低残留的特点。常用的品种有溴氰菊酯、杀灭菊酯、氯氰菊酯、二氯苯醚菊酯、甲氰菊酯等。拟除虫菊酯类农药对温血动物的毒性相对较低，生物降解快，生物富集作用也相对较快，除了对昆虫有杀灭作用外，对一些鱼类、贝类和有益的昆虫易产生有害作用。拟除虫菊酯类农药一般经皮肤或口服吸收，也有些种类可经呼吸道吸收引起中毒。拟除虫菊酯农药在人体内代谢与排泄较快，部分在肝酶的作用下水解和氧化，代谢产物可迅速由尿液排出，部分也可以原型随粪便排出。拟除虫菊酯类农药多属于低毒或中等毒性，在生物体内不产生蓄积效应。这类农药一般用量低，对人的毒性不强。这类

农药急性毒性主要作用于中枢神经系统，使神经传导受阻，出现痉挛和共济失调等症状，其对胆碱酯酶并无抑制作用。动物实验显示，大剂量氰戊菊酯饲喂动物可出现诱变性和胚胎毒性。有研究发现拟除虫菊酯农药可引起发育神经毒性，其代谢产物可导致神经元死亡。

除草剂 按作用范围分为广谱性和选择性两类。广谱除草剂包括马来酸氯苯那敏片、硫酸亚铁、氰氨化钙等；选择性除草剂有植物生长调节剂，如氨基甲酸、尿素衍生物、三嗪（西玛津）、吡啶（百草枯和敌草快）等。除草剂大多在作物生长的初期使用，通过直接干扰植物代谢如阻断植物光合作用而发挥除草作用。食品中除草剂残留极低，其危害可被忽略，加之绝大多数除草剂对温血生物的毒性也很低，因此未见因常规使用除草剂引发的人类中毒事件。然而，除草剂对土壤中微生物群和节肢动物的影响则不容忽视。除草剂在土壤中很难迁移，可由于直接喷洒出现在水体中。除了用于液化地表所有植被的有毒广谱除草剂吡啶（百草枯和敌草快）外，大多数除草剂不在环境中蓄积，也不含高毒性的杂质。然而，吡啶可导致人类中毒，对人的 LD_{50} 非常低，为 3～5mg/kg。大剂量百草枯可危害人体所有器官并威胁生命。百草枯具有很强的肺毒性，一些患者还由于摄入大剂量的百草枯，48小时内因循环衰竭而死。敌草快为中等毒性化合物，可经消化道和皮肤吸收，人类经皮吸收可能引起致命危险。百草枯残留一般在食物中难以检测到，除非在收割前作为农作物（谷类）的干燥剂使用，且用量达到 0.2mg/kg 作

物。百草枯推荐的每日允许摄入量（acceptable daily intake，ADI）值是 0.0004mg/（kg·d）。

杀菌剂 用于杀灭真菌和防治真菌性疾病如土豆、番茄的枯萎病、水果的霉病和斑点病。重要的杀菌剂分为两类：无机成分如氯氧化铜、硫黄及有机成分如二硫代氨基甲酸盐和有机金属。大多数的杀菌剂不在环境中蓄积，对人也几乎没有毒性。但一些杀菌剂如五氯（苯）酚和含有汞的有机成分可在环境中长久存留，并可对人体造成损害。汞剂通过对机体酶的非选择性抑制发挥毒性作用，尤其是含铁和巯基部位。含有机汞的杀菌剂常用于防止储存的种子发霉，因误食消毒过的谷类种子而引发食物中毒的事件时有发生。

残留限值 维持经济发展和保障人类健康离不开农药，而农药在使用中不可避免要与食物原料或成品接触，绝大多数农药都是有毒物质，使用不当会引起人类中毒。对农药使用的管理是基于深入了解农药毒性与毒理学机制的基础上，以风险评估为科学依据，制定农药的各种限量标准，将农药对人类的危害及生态系统的影响控制在可接受的范围内。

每日允许摄入量（acceptable daily intake，ADI） 人体长期每天摄入某一农药，对健康无不良影响的剂量。它是对膳食或食品中农药残留安全性评价的科学依据，也是制定食品中农药 MRL 的毒理学基础。ADI 值是通过动物的慢性毒性试验求得的最大无作用剂量即未观察到有害效应的水平（NOAEL），除以不确定系数，用相当于人体每千克体重每日允许摄入农药的毫克数表示，单位是 mg/（kg·d）。计算公式为：

ADI = NOAEL/不确定系数。因为人与动物间，以及人群个体之间对毒物反应敏感性的差异，所以用动物试验求得的农药的 NOAEL，一般除以 100 的不确定系数，对一些可能有特殊毒性的农药，该系数可定为 500～1000。国际农药残留联席会议（Joint FAO/WHO Meeting on Pesticide Residues，JMPR）评估组在制定农药的 ADI 时需要的资料包括生化研究、毒理学研究和人群观察三方面数据，以期获得 NOAEL 对应的每日剂量水平。在总体考虑毒理学数据的基础上，选择合适的不确定系数，确定 ADI 值。

最大残留限量（maximum residue limit，MRL） 农畜产品中农药残留法定的最大允许浓度。它是根据人体对农药的 ADI、人体膳食结构中每日进食各种食物的数量及平均人体重等参数计算获得，MRL 单位为 mg/kg。计算公式为：MRL = ADI × 人体平均体重（kg）/进食量（kg）。中国人的人体平均体重一般以 60kg 计，进食量因食物对象的不同而变异。有了农药在各种农产品上的 MRL 标准以后，就可以通过田间的农药残留试验，求得农药的安全使用条件，制定出农药的合理使用标准。

急性参考剂量（acute reference dose，ARfD） 机体在 24 小时内通过食物或饮水摄入某种物质后，在评价期间内未出现已知任何可以观察到的健康损害的剂量。ARfD 通常以体重为基础，建立时需考虑与急性毒性相关的血液毒性、免疫毒性、神经毒性、肝肾毒性、内分泌毒性、发育毒性。由于制定 ADI 时一般不考虑潜在的急性毒性作用，JMPR 于 1994 年设立该指标用于准确评价

短时间急性暴露所造成的健康损害。不需要建立 ARfD 的情况包括：①受试物剂量（以体重计，下同）大于 2000mg/kg 时，没有出现毒理学效应（包括行为毒性、临床症状和病理改变等）。②根据现有毒理学资料，受试物实际上或推断不具有急性神经毒性。③重复染毒实验表明，受试物急性暴露之后不产生急性毒效应。④在不引起母体毒性的剂量水平不会产生胚胎和发育毒性。如果某一农药不能满足上述任何一个条件，则应建立 ARfD。

对于确定要建立 ARfD 的受试物，需要按下列程序进行：①选择与急性暴露相关的敏感的毒理终点。②选择最佳实验方案。③确定相关毒理学终点的 NOAEL 和观察到有害效应的最低水平（LOAEL）。④计算 ARfD。需要指出的是，为了确定 ARfD 所选定的观察终点与确定 ADI 所选定的观察终点完全不同，建立 ARfD 的过程和数值也可以完全独立于 ADI。

（杨杏芬　赵　敏）

shípǐnzhōng shòuyào cánliú

食品中兽药残留（residues of veterinary drugs in food）

任何可食动物源性食品中所含有的药物原型和（或）其代谢产物及与药物有关的杂质残留。兽药用于防治动物疾病、可促进动物生长、增加产量、改善饲料转化效率和提高畜禽繁殖性能等，机制可能涉及以下四个方面：①促进生长抗生素如青霉素可抑制许多革兰阳性菌的生长，引起大肠埃希菌和其他肠道益生菌群的生长，这些细菌可合成许多重要的维生素和氨基酸。兽药长期在饲料中给予可导致肠壁结构变薄、适应能力增强，因此吸收和利用营养素的能力加强。②提高代谢效率，

兽药可以改变代谢反应的模式，如四环素可影响水和氮的排泄。③节省营养素，抗微生物制剂抑制肠道微生物，通过螯合作用增加养料的吸收。④预防疾病，给予亚治疗剂量抗微生物制剂对于饲养环境差的动物效果尤其明显。兽药可抑制微生物引起的轻微但却是不可忽视的感染，微生物产生的生长抑制毒素也相应减少。兽药和饲料添加剂的广泛使用给生产者和消费者带来显著的经济利益，但同时这些物质都有可能在动物源性食品中发生残留，对人类健康带来潜在危害。

有关概念　兽药指用于预防、治疗、诊断动物疾病或有目的地调节动物生理功能并规定用途、用法、用量的物质（含饲料药物添加剂），包括：①血清、菌（疫）苗、诊断液等生物制品。②兽用的中药材、中成药、化学原料药及其制剂。③抗生素、生化药品、放射性药品。

残留总量指对动物用药后，任何可食动物源性产品中某种药物残留的原型和（或）全部代谢产物的总和。最大残留限量（maximum residue limit，MRL），是对动物用药后产生的允许存在于表面或内部的该兽药残留的最高量或浓度（以鲜重计，表示为 mg/kg 或 μg/kg）。休药期，又称停药期，指动物从停药到允许被屠宰或其产品（如乳、蛋）被允许上市的间隔时间，经过休药期动物食品中的兽药残留降到 MRL 水平以下。因兽药品种、兽药剂型、动物种类、使用途径、使用剂量和使用时间不同，休药期长短不同。休药期应被严格记录，制定休药期在兽药许可程序中至关重要。药物饲料添加剂是指为达到防治动物疾病或促进动物生

长等目的而掺入饲料中的药物，包括抗球虫药、驱虫剂、抑菌剂或促生长剂等。

动物性食品中兽药残留的来源　主要包括以下几方面。

动物防治用药　为防治动物疾病，需通过口服、注射或局部涂药等方法给动物用药。若用药不当或不遵守停药期，药物在动物体内发生超过标准的残留而污染动物源性食品。

饲料添加剂中兽药的使用　为预防动物疫病，促进生长（表现为体重增长加快和饲料利用率提高），在饲料中加入一些药物，如低于治疗剂量使用的抗生素和其他化学治疗药物、驱寄生虫剂、激素及其他生长促进剂等。尽管在宰杀前已经停止用药，但由于长时间使用，药物仍可能残留于动物体内，从而使动物源性食品受到污染。

食物保鲜中引入药物　为了食物保鲜，某些抗微生物制剂直接添加到食品（牛奶、鲜鱼）中可抑制微生物生长繁殖，保持食物新鲜，但不可避免地造成不同程度的药物污染。

未遵守推荐休药期　这是导致兽药残留最主要的原因。如果药物按照规范要求合理使用，食物中残留的兽药浓度可能没有或可被接受。若出于故意或偶然因素，不遵守推荐的休药期，或对药物的休药期不明确，且没有休药期的完整记录等，都可导致食物中的兽药残留。

无意带入的污染　食品作业人员自身预防和控制疾病的目的而使用某些药物，也可无意造成食物污染。

屠宰过程的失误　当个别接受治疗的动物未做好治疗记录，可能导致其他正常动物的污染。

这种现象在奶牛比较常见。

饲料污染 家禽饲料被治疗用的伴有抗球虫药、硝卡巴嗪、拉沙洛西的兽药污染是很普遍的现象。

使用长效药物 如注射用苄星青霉素，即使推荐较长的休药期，在注射部位周围区域的兽药残留仍可能超过 MRL 值。

有些兽药残留出现"结合残留"现象 兽药及其代谢产物可能与内源性物质如氨基酸、脂肪酸、核酸等生物大分子结合。这种结合物可能难以通过正常的化学分析方法进行萃取，因此无法被检测到。

使用违禁兽药 不是引起兽药残留的主要原因。

食品中常见兽药毒性及毒作用机制 许多兽药和饲料添加剂出于防治疾病、促进生长等目的而常规应用于畜牧生产，种类包括抗微生物制剂（抗生素和合成抗菌药物）、抗真菌剂、抗寄生虫剂（抗球虫药和驱虫剂）、激素（生长激素、类固醇激素、甲状腺素、人工合成的蛋白质同化激素、糖皮质激素）、非类固醇抗炎药、β受体激动剂、微量元素、农药（有机氯、有机磷、氨基甲酸酯类）和染料等。常见兽药的使用浓度包括治疗浓度、预防浓度和亚治疗浓度。治疗剂量（每吨饲料 200～1000g 药物）用于疾病治疗；预防剂量（每吨饲料 100～400g 药物）用于预防细菌或原虫引起的感染性疾病；而亚治疗剂量用于增加饲料利用率和促进增长。美国食品药品管理局（FDA）定义的亚治疗剂量，为每吨饲料≥200g 药物，使用期限为 2 周或更长时间。

抗微生物制剂 主要用于防治动物传染性疾病和作为生长刺激因子。抗菌药物包括：①青霉素类，如青霉素、氨苄西林、阿莫西林、苯唑西林钠、氯唑西林钠、双氯青霉素等。②头孢菌素类，如头孢氨苄、头孢噻呋、吡硫头孢菌素等。③四环素类，包括天然的四环素、金霉素、土霉素和半合成的甲烯土霉素、多西环素、米诺环素等。④氨基糖苷类，如链霉素、双氢链霉素、新霉素、庆大霉素、林可霉素、班贝霉素、卡那霉素、大观霉素、越霉素等。⑤大环内酯类，如红霉素、罗红霉素、乙酰螺旋霉素、吉他霉素、泰乐菌素等。⑥多肽类，如维吉尼亚霉素、杆菌肽。⑦氯霉素。⑧磺胺类，如磺胺嘧啶、磺胺甲基嘧啶、磺胺二甲基嘧啶、磺胺间甲氧嘧啶、磺胺二甲氧嘧啶、磺胺地索辛、磺胺甲噁唑、磺胺喹噁啉等。⑨呋喃类。⑩喹诺酮类，萘啶酸等。⑪氟喹诺酮，环丙沙星、恩氟沙星、达氟沙星等。

抗微生物制剂残留可能引起的毒性和毒作用机制：①超敏与过敏反应。与兽药残留相关最重要的问题是敏感个体的超敏反应和过敏反应。人群中存在为数不少的对抗生素过敏者，症状包括荨麻疹、斑疹、表皮脱落性皮炎、光敏性皮炎、发热、支气管痉挛、血清病、血管性水肿、休克和死亡。过敏反应的特点是即使残留量非常低，如果过敏者不能耐受就会发生严重的甚至是致命的过敏反应。兽药的过敏反应也存在剂量-反应关系。引起过敏反应所需的剂量与暴露个体的敏感程度有关。青霉素是引起过敏反应最常见的抗生素。除青霉素外，其他动物性食品中的抗微生物制剂引起的人类免疫反应并不常见。②其他毒性。氯霉素能够引起人的再生障碍性贫血；氨基糖苷类最严重的毒性是内耳前庭毒性，如链霉素等可以引起药物性耳聋，同时该类药物也具有肾毒性和中耳毒性；磺胺类药物特别是乙酰化磺胺在酸性尿中溶解性降低，析出结晶后可引起肾的毒副作用，此外氨苯磺胺、硝基呋喃具有致癌性。③增加革兰阴性杆菌的致病性。若长期使用抗生素作为畜禽饲料药物添加剂，可以使某些细菌菌株突变为耐药菌株，对抗生素产生抗性，而耐药菌株又可以通过质粒将耐药因子传递给其他敏感菌株，使其变成耐菌株。由于抗生素的抗药性可在感染人群的细菌间发生传递，使许多种细菌对抗生素具有抗药性而使治疗中的抗生素效果减弱甚至失效。许多具有抗生素抗性的微生物可以引起人畜疾病。带有抗生素抗性的致病菌及非致病菌都十分危险，因为它们可以将耐药性传递给致病菌，从而给人畜的某些感染性疾病的预防和治疗带来困难。④改变肠道菌群的微生态环境。抗生素的使用，不仅使人和畜肠道中具有抗生素抗性的细菌增加，同时可以杀灭肠道中其他敏感细菌，包括有益的细菌。长期食用含有抗生素残留的食品有可能造成肠道细菌菌群失调，改变肠道的微生态环境。由于正常人体肠道中存在的正常菌群具有抑制其他细菌的生长作用，如果发生菌群失调，就会发生致病菌感染。此外，肠道中的正常菌群还产生许多有益于机体的物质（如维生素 K），如果这些细菌被杀灭，就有可能造成某些营养素和活性物质的缺乏而产生生理功能的紊乱，甚至导致疾病的发生。

抗寄生虫剂 用于杀灭或驱除体内、体外寄生虫的药物，包括抗球虫剂和驱虫剂等。侵犯动物的寄生虫中数量最多的是体内寄生虫，球虫病是养禽业中造成损失最大的疾病。人工合成的抗球虫剂有拉沙洛西、氨丙啉、二甲硫胺、氯羟吡啶（克球酚）、尼卡巴嗪、二硝托胺、氯苯胍、常山酮、苄氧喹甲酯、磺胺喹噁啉、磺胺氯吡嗪、乙氧酰胺苯甲酯等几十种。驱虫剂最主要的用途是驱除蠕虫，特别是蛔虫、吸虫和绦虫等。驱虫剂包括：①苯并咪唑类，如噻苯咪唑、丙硫苯咪唑、康苯咪唑、苯硫咪唑、氟苯咪唑、甲苯咪唑、氧苯咪唑、丁苯咪唑、磺唑氨酯、苯硫脲酯等。②吩噻嗪、哌嗪、咪唑并噻唑，如苯硫氨酯、左旋咪唑、噻吩嘧啶、甲噻嘧啶等。这些化合物的毒性较大，只能作为发病时的治疗药短期使用，不能长期加在饲料中作为药物添加剂使用。临床上兽医常用的广谱抗蠕虫药苯并咪唑类和硝基呋喃（包括呋喃唑酮）类驱寄生虫剂，可持续地残留于肝脏内并对动物具有潜在的致畸性和致突变性。

激素　①生长激素：由动物脑垂体分泌的蛋白质激素，主要通过促进蛋白质合成和脂肪分解来促进动物生长。②类固醇激素：包括天然激素如睾酮和雌二醇，人工合成的活性物质如雌二醇、睾酮、去甲雄三烯醇酮、己烯雌酚酯类，右环十四酮酚等。③甲状腺素、类甲状腺素及抗甲状腺素：硫脲衍生物如硫脲嘧啶、甲巯咪唑、甲基硫氧嘧啶、丙硫氧嘧啶等。④人工合成的蛋白质同化激素：可促进动物脑下垂体生长激素的分泌。⑤糖皮质激素。动物源性食品中激素的残留可能会危及消费者的健康，其中类固醇激素和甲状腺素类促生长激素对人类健康危害最大，而目前使用较多的也是这两类激素。儿童食用含有促生长激素和己烯雌酚的食品可导致性早熟，另外激素通过食物链进入人体会产生一系列的其他健康效应如导致内分泌相关肿瘤、生长发育障碍、出生缺陷和生育缺陷等，给人体健康带来深远影响。己烯雌酚被国际癌症研究机构判定为对人有致癌作用，已证实妇女在妊娠期使用己烯雌酚增加罹患乳腺癌的风险，所生女儿成年后罹患阴道癌的风险也增加。美国已禁止在畜牧生产中使用己烯雌酚。国际机构对食用动物使用促生长激素尚无统一规定。欧洲国家严格禁用促生长激素，美国则允许在正确掌握使用方法的前提下使用规定的品种。由于天然激素在动物体内可以代谢到本底水平，难以区分是否是外来添加的，也没有证据证明使用天然激素生产的食品构成对人体的危害，因此美国仍然有两类激素在畜牧业中使用，一类是生长激素，如牛生长激素和猪生长激素；另一类是天然激素，包括雌二醇、孕酮等。糖皮质激素如可的松在应激条件下可以在家畜中使用，但该类药物药效广泛，因此禁止其未经控制自由进入食物链中。硫脲衍生物作为兽药使用具有致癌性，在欧盟国家被禁止或者仅允许作为治疗目的使用。

β受体激动药　如克仑特罗、莱克多巴胺。β受体激动药可使动物组织发生重新分布，特别是精瘦肉增加和脂肪减少，肉的品质增加；然而这些物质作为药物有明确的适应证，如果在动物性食品中残留就有可能对机体造成损害。中国、欧盟国家禁止将β受体激动剂作为生长促进剂使用，

美国FDA于1999年底批准将盐酸莱克多巴胺添加于猪饲料中。克仑特罗化学性质比较稳定，需加热到172℃时才开始分解，在油温260℃时破坏一半需5分钟，普通的烹调加热方法不能将其破坏。克仑特罗在胃肠道吸收快，人或动物服后15~20分钟即起作用，2~3小时血浆浓度达峰值，作用时间比较持久。急性克仑特罗毒性与其他β_2肾上腺素能激动剂相似。大多数中毒患者是由于食用了违法使用克仑特罗治疗的家畜，症状表现为窦性心动过速、低血钾、低磷酸盐血症、低镁血症。西班牙首先报道了因使用克仑特罗饲养动物而导致食用牛肝发生中毒的案例，涉及43个家庭成员；其后在法国也发生类似食物中毒。中国1998年在香港首先发现因食用猪内脏引起的中毒事件，中毒者竟达800多人。

控制措施　为控制动物性食品中的兽药残留，各国采取的措施主要有：①制定各种兽药管理办法，禁止使用未经批准的药物。②允许使用的兽药和饲料添加剂必须严格按休药期使用。③制定各种动物性食品中兽药残留最高限值，加强兽药残留监控。④建立简便、快速、灵敏的兽药残留检测方法，降低市场零售动物食品的兽药残留。为便于动物源性食品的流通，国际上协调食品中兽药残留毒理学试验方法与评价程序，成立了一个国际协作组，其推荐的兽药安全性评价试验包括以下几个试验。

基础试验　用于评估应用于动物性食品的新型兽药的安全性而开展的毒性试验。①重复剂量毒性试验：该试验用于确定重复和（或）累积暴露该药物和（或）其代谢产物而产生的毒性效

应（发生率和严重性）、毒性剂量和最大无作用剂量即未观察到有害效应的水平（NOAEL）。②生殖毒性试验：多代生殖毒性试验被推荐用于检测任何与哺乳动物生殖有关的毒性效应，包括两性生育力、交配、怀孕、着床、维持足孕的能力、分娩、哺乳、存活、子代从出生到断奶、性成熟和繁衍后代期间的生长和发育状况。③发育毒性试验：用于检测从雌性受孕、胚胎发育到胎儿出生整个孕期的毒性效应。④遗传毒性试验：用于识别具有破坏细胞遗传信息的化合物。遗传毒性物质通常为潜在致癌物，对生殖细胞具有遗传毒性的化合物可能引起生殖和发育毒性。

附加试验 为推荐项目，取决于药物结构、药物种类和作用方式是否引起特殊的毒性作用。①肠道菌丛效应试验：针对某些抗微生物制剂可能对人肠道菌群产生的不良作用。②药物毒性试验：一些兽药在未见明显毒性的剂量下可产生某些药理学作用。在制定兽药的每日允许摄入量（ADI）时应考虑药理学的NOAEL值。③免疫毒性试验：前期毒性试验结果显示该药物具有潜在免疫毒性时需开展此项研究。④神经毒性试验：前期毒性试验表明该药物具有潜在神经毒性时需开展此项试验。⑤致癌试验：怀疑具有潜在致癌风险的化合物，需开展此项试验。致癌试验推荐采用经口给药方式。进行致癌毒性试验与否取决于遗传毒性试验、构效关系信息、重复剂量试验和机制研究的结果；从慢性和致癌联合毒性试验中获取的信息也可被采纳。

特殊试验 为推荐项目，用于了解药物的作用方式，有助于解释或评估相关基础试验和（或）附加试验获得的数据。这些安全性评价资料将为食品中兽药残留最大限量标准的制定提供科学的依据。

（杨杏芬 赵 敏）

chāoliàng chāofànwéi shǐyòng shípǐn tiānjiājì

超量超范围使用食品添加剂

（overdose and overrange of food additive） 食品添加剂是指为改善食品品质、色、香、味及防腐和加工工艺的需要加入食品中的化学合成物质或者天然物质。只有列入中国《食品安全国家标准 食品添加剂使用标准》（GB 2760-2014）和国家卫生和计划生育委员会批准公告列入名单的食品添加剂方可使用。在食品添加剂使用卫生标准中规定了食品添加剂的使用种类、使用食品范围和使用量，但在食品生产加工过程中，食品添加剂超范围、超量使用仍然存在，给食品安全带来隐患。

（杨杏芬 李 宁）

fángfǔjì

防腐剂

（preservative） 防止食品腐败、变质，延长食品保存期，抑制食品中微生物繁殖的化学物质。常用的防腐剂有苯甲酸及其钠盐和山梨酸及其钾盐。

苯甲酸及其钠盐 苯甲酸及其钠盐经口摄入后在24小时内会迅速吸收、代谢并排出体外，在体内不蓄积。苯甲酸的大鼠和小鼠经口急性毒性，LD_{50}分别为2565mg/kg和2250mg/kg，苯甲酸钠的大鼠经口急性毒性，LD_{50}为4070mg/kg。致突变试验，包括细菌回复突变试验、大肠埃希菌回复突变试验、中国仓鼠卵巢细胞染色体畸变试验均为阴性，骨髓染色体畸变试验和显性致死试验均未见有致突变作用。生殖发育毒性试验，未发现对繁殖能力有影响，未见致畸作用；亚慢性毒性试验，给予大鼠640mg/kg、1280mg/kg、3145mg/kg，以及6290mg/kg苯甲酸钠90天，在最高剂量组表现为肝重和肾重增加，肝细胞增大、坏死和空泡形成，靶器官主要为肝和肾。慢性毒性和致癌合并试验，未发现苯甲酸钠有致癌作用。

山梨酸及其钾盐 山梨酸大鼠经口急性毒性LD_{50}为7360mg/kg；山梨酸钾大鼠经口急性毒性LD_{50}为4920mg/kg，小鼠腹腔注射山梨酸钾急性毒性LD_{50}为1300mg/kg。给予小鼠40mg/kg山梨酸进行四代繁殖试验，未见对生殖能力、胎鼠存活、骨骼和内脏有不良影响。亚慢性毒性试验，给予大鼠含10%山梨酸的饲料120天，除动物肝相对重量增加外，动物生长发育、摄食量和血液学检测及病理组织学检测均未见异常。慢性毒性试验，给予小鼠皮下注射31mg/kg的山梨酸40周，未见山梨酸引起动物肿瘤发生率的增加。给予小鼠喂饲40mg/kg的山梨酸连续2年，未见致癌作用，动物生长、体重均未见异常。给予大鼠40mg/kg的山梨酸18个月，动物生长和血液学未见异常，未见致癌作用。

（杨杏芬 李 宁）

tiánwèijì

甜味剂

（sweetener） 赋予食品以甜味的食物添加剂。

糖精钠 人体经口摄入糖精钠吸收和排泄均较快，在体内不蓄积。小鼠经口和静脉注射糖精钠急性毒性LD_{50}分别为7200mg/kg和570mg/kg，小鼠腹腔注射糖精钠急性毒性LD_{50}为17 500mg/kg，兔经口摄入糖精钠急性毒性LD_{50}为5000~8000mg/kg，狗静脉注射糖

精钠急性毒性 LD_{50} 为 2500mg/kg。生殖发育毒性试验，给予小鼠喂饲 42~168mg/kg 进行糖精钠三代繁殖试验，未见糖精钠对雌性小鼠交配、受孕、产仔数和子代存活率有影响，于小鼠受孕后第 1~21 天灌胃给予 6000mg/kg 糖精钠，未见糖精钠对雌性小鼠产仔数、子代存活率和胎鼠体重有影响，无致畸作用。慢性毒性试验，给予大鼠喂饲含 0、0.01%、0.1%、0.5%、1.0% 和 5.0% 糖精钠饲料 2 年，在最高剂量组大鼠生长发育稍有迟缓外，其他剂量组动物体重增加、死亡率、血液学检测、脏器重量和病理组织学检测均未见异常，未见致癌作用。人体一次性摄入 5~10g 糖精钠未见不良影响。每日摄入糖精钠 1~1.5g 连续 2 个月，每日摄入 0.15~0.3g 连续 1.3 个月，除尿量增加外未发现其他不良影响。

环己基氨基磺酸钠 经口给予大鼠环己基氨基磺酸钠后，75%~80% 未被吸收并经粪便排出体外，吸收后的环己基氨基磺酸钠大部分经尿液排出，经腹腔注射和静脉注射给予兔环己基氨基磺酸钠后 80%~90% 以原型经尿液排出，人体口服环己基氨基磺酸钠 24 小时后约 26% 经尿液排出，7 天后约 79.5% 经尿液排出体外。小鼠经口急性毒性 LD_{50} 为 10 000~17 000mg/kg。大鼠经口急性毒性 LD_{50} 为 12 000mg/kg 和 17 500mg/kg。亚慢性毒性试验，每日给大鼠喂饲含 0、1%、55 和 10% 甜蜜素的饲料连续 22 周和喂饲含 0、1%、2% 和 3% 甜蜜素的饲料连续 11 个月，动物生长、脏器相对重量和病理组织学均未见异常，对其子代生长发育也未见有影响。致畸试验，分别灌胃给予小鼠 0、5g/kg 和 10g/kg 环己

基氨基磺酸钠和灌胃给予大鼠 50mg/kg、100mg/kg 和 150mg/kg 环己基氨基磺酸钠，未见对孕鼠、胎鼠有不良影响。人体资料，给 32 位肝病患者和 30 位肾病患者每日补充 2g 和 5g 环己基氨基磺酸钠连续 6~6.5 个月，未见对疾病的病程有影响。

天门冬酰苯丙氨酸甲酯 进入人体后，在肠道酯酶和肽酶的作用下生成 3 种常见的代谢产物天门冬氨酸、苯丙氨酸和甲醇。天门冬氨酸和苯丙氨酸参与正常氨基酸代谢过程。大鼠经口急性毒性 $LD_{50} > 5000mg/kg$。细菌回复突变试验未见有致突变作用。显性致死试验，给大鼠喂饲 2g/kg 的天门冬酰苯丙氨酸甲酯未对母鼠的受孕率及早期或晚期胚胎死亡率有影响。大鼠体内细胞遗传学研究发现，天门冬酰苯丙氨酸甲酯对骨髓细胞染色体和精原细胞染色体均未见不良影响。分别于大鼠受孕前、怀孕过程中，以及哺乳时给予喂饲 2g/（kg·d）和 4g/（kg·d）的饲料，未见天门冬酰苯丙氨酸甲酯对母鼠生存率、交配、产仔数、体重增重有影响，未见致畸作用。大鼠两代繁殖试验也发现，给予动物 4g/（kg·d）的天门冬酰苯丙氨酸甲酯，除第二代断乳小鼠的体重较对照组显著降低外，天门冬酰苯丙氨酸甲酯对母鼠生存率、交配、产仔数、体重增重均未见不良影响，也未见对胎鼠存活率、子代外观、行为及生长和体格发育有不良影响。慢性毒性和致癌试验，给予雌雄大鼠 0、1g/（kg·d）、2g/（kg·d）和 4g/（kg·d）剂量的天门冬酰苯丙氨酸甲酯 104 周，未见天门冬酰苯丙氨酸甲酯诱发脑肿瘤及其他肿瘤作用。

人群资料，儿童每日给予

34mg/kg 的天门冬酰苯丙氨酸甲酯连续 2 周，对神经行为和认知功能未发现有任何不良影响；每日给予 72mg/kg 的天门冬酰苯丙氨酸甲酯 24 周，虽然可引起苯丙氨酸的水平发生显著性增加，但未见对行为、情绪和脑电图有明显的影响；每日给予苯丙酮尿症患者补充 15mg/kg 和 45mg/kg 的天门冬酰苯丙氨酸甲酯，持续 12 周，虽然可引起体内苯丙氨酸的水平显著性增加，但未见对行为、情绪和认知有明显的影响，头痛症状在试验组和对照组之间无显著性差异。法国和美国关于天门冬酰苯丙氨酸甲酯进入市场后人群脑瘤发生情况进行了分析，均未发现摄入天门冬酰苯丙氨酸甲酯与癌症的发生有显著相关性。

（杨杏芬 李 宁）

kàngyǎnghuàjì

抗氧化剂（antioxidant） 能防止或延缓食品成分氧化变质的食品添加剂。抗氧化剂主要用于防止油脂及富脂食品的氧化酸败，是一类能与自由基发生反应的物质，但不是驱除剂和吸附剂。其功能为与自由基发生反应，终止氧化过程。只能防止氧化的过程，不能使已经氧化的产物复原。

丁基羟基茴香醚 给予大鼠丁基羟基茴香醚后，48 小时内从尿液排出 41%，从粪便排出 53%；比格犬腹腔注射丁基羟基茴香醚 48 小时后从尿液排出 50%~80%，从粪便排出 15%~30%。大鼠经口急性毒性 LD_{50} 为 2000mg/kg、腹腔注射 LD_{50} 为 2200mg/kg；小鼠经口雌性 LD_{50} 为 1100mg/kg、雄性 LD_{50} 为 1300mg/kg；兔子经口 LD_{50} 为 2100mg/kg。鼠伤寒沙门菌细菌回复突变试验、果蝇和中国仓鼠细胞染色体畸变试验均未见致突变作用。分别给予雄性

大鼠剂量为0、0.1%、0.25%、0.5%和2%的丁基羟基茴香醚13周，结果发现2%剂量组体重显著降低，前胃鳞状内皮显著增生。比格犬（无前胃）给予剂量分别为0、1.0%或1.3%的丁基羟基茴香醚180天，肝光滑内质网增生、肝细胞浸润，胃和下消化道的光镜和电镜观察未见异常。分别喂饲雄性小鼠含有0、0.5%、1%丁基羟基茴香醚饲料104周。高剂量组暴露64周后30%小鼠开始出现前胃损伤，第80周后两个高剂量组都出现多发性乳头瘤。分别给予雄性大鼠剂量为0、0.1%、0.25%、0.5%、1%和2%丁基羟基茴香醚104周，结果发现所有动物除了前胃以外其他组织都未见损伤，2%剂量组全部动物可见前胃增生和多发性乳头瘤，22%出现鳞状细胞癌。国际癌症研究机构将丁基羟基茴香醚定为2B类致癌物。

二丁基羟基甲苯 给予大小鼠二丁基羟基甲苯后，可在多个组织中分布，体内排泄快，不蓄积，代谢途径主要是被氧化后与葡萄糖醛酸结合，然后从尿液排出，或者以游离酸的形式从粪便排出，这两种途径排出大约90%的二丁基羟基甲苯，少量从呼吸道排出。二丁基羟基甲苯在人体内吸收和排泄迅速，24小时从尿液中排出50%。二丁基羟基甲苯进入体内后经氧化与葡萄糖醛酸结合，尿液中的代谢产物主要为游离和结合型二丁基羟基甲苯酸。大鼠经口急性毒性 LD_{50} 为1700～1970mg/kg；小鼠腹腔注射 LD_{50} 为138mg/kg；兔子经口急性毒性 LD_{50} 为2100～3200mg/kg。分别给予小鼠二丁基羟基甲苯含量为0.25%、0.5%、1%、2%和4%的饲料10周，病理学检查脾、

心脏和肾出现萎缩，其他各剂量组未见异常。大鼠分别喂饲含有0、6200mg/kg、12 500mg/kg、25 000mg/kg和50 000mg/kg二丁基羟基甲苯饲料7周，高剂量组除体重降低外，其余未见不良影响。慢性毒性和致癌试验，小鼠分别给予二丁基羟基甲苯含量为0、200mg/kg、1000mg/kg、5000mg/kg的饲料96周，未见致癌作用。小鼠分别给予二丁基羟基甲苯含量为0、1%、2%的饲料104周，雄性大鼠肝细胞腺癌的发生率显著高于对照组，具有明显的剂量-反应关系。

没食子酸丙酯 急性毒性，小鼠经口 LD_{50} 为2000～3000mg/kg，大鼠经口 LD_{50} 为3800mg/kg、腹腔注射 LD_{50} 为380mg/kg。细菌回复突变试验、骨髓细胞微核试验和显性致死试验结果均为阴性。亚慢性毒性试验，大鼠分别喂饲含有没食子酸丙酯0、490mg/kg、1910mg/kg和7455mg/kg的饲料13周，高剂量组血红蛋白、红细胞指标及脾组织出现病理异常，给予犬含0.01%的饲料喂养14周未见异常不良影响。大鼠两代繁殖试验，以含没食子酸丙酯0.035%、0.2%和0.5%的饲料分别喂养大鼠连续两代，未见异常不良影响。慢性毒性和致癌试验，小鼠喂饲含有0、6000mg/kg和12 000mg/kg的饲料105～107周，试验结束两个剂量组雌雄小鼠体重均低于对照组，未见致癌作用。大鼠喂饲含有0、6000mg/kg和12 000mg/kg的饲料105～107周，试验期间两个剂量组雌雄大鼠体重均低于对照组。

（杨杏芬 李 宁）

zhuósèjì

着色剂（colorant） 以给食品着色为主要目的添加剂。又称食用

色素。着色剂使食品具有悦目的色泽，对增加食品的嗜好性及刺激食欲有重要意义，按来源可分为人工合成着色剂和天然着色剂。

胭脂红 进入体内代谢为对氨基萘磺酸和7-羟基-8-氨基-萘-1,3-二硫酸，在体内不易蓄积。主要通过尿液和粪便排泄，其中90%通过粪便排泄，无致敏性。小鼠急性毒性经口 LD_{50} 为8000mg/kg、腹腔注射 LD_{50} > 1750mg/kg；经口大鼠 LD_{50} > 8000mg/kg。枯草杆菌重组修复缺陷型菌株和重组修复野生型菌株致突变性试验为阴性。生殖发育毒性试验，掺入饲料给予大鼠三代繁殖试验，浓度为0、50mg/（kg·d）、500mg/（kg·d）或1250mg/（kg·d），除解剖显示肠道呈粉红染色外，其他未见与受试物有关的异常。小鼠致畸试验，每天灌胃分别给予7.5mg/kg、30mg/kg和100mg/kg剂量的胭脂红，灌胃时间为孕期的0～7天或6～18天，结果未观察到与受试物相关的毒性反应。孕期全程喂饲大鼠含0、0.01%、0.1%和1%胭脂红的饲料，未观察到该剂量下胭脂红对胎鼠有任何毒性反应。亚慢性毒性试验，分别给大鼠喂饲含胭脂红0、0.5%、1%和2%的饲料90天，未见任何不良影响。慢性毒性试验，给予小鼠含0.01%、0.05%、0.25%和1.25%胭脂红饲料82周，未发现胭脂红对小鼠有致癌作用。人群资料未发现有任何不良影响。

赤藓红 体内吸收较低，即使吸收进入体内排泄也快。急性毒性，小鼠经口 LD_{50} 为6800mg/kg、腹腔注射 LD_{50} 为360mg/kg，静脉注射 LD_{50} 为370mg/kg；大鼠经口 LD_{50} 为1840～7100mg/kg，腹腔注射 LD_{50} 为300～350mg/kg；兔静

脉注射LD$_{50}$为200mg/kg。无致敏性。细菌回复突变试验、小鼠淋巴细胞L5178Y TK + / - 正向突变试验、DNA修复试验和小鼠微核试验均显示赤藓红不具有致突变性。赤藓红无生殖发育毒性。亚慢性毒性试验，给予大鼠含0、0.25%、0.5%、1.0%和2.0%的赤藓红饲料90天，未观察到受试物对体重增长率、进食量、血常规、血生化和肾功能有任何影响，对甲状腺功能也未见不良影响。慢性毒性试验，给予小鼠含赤藓红0、0.3%、1.0%和3.0%的饲料24个月，除3%剂量组小鼠体重降低外，其余检测指标包括死亡率、进食量、血液学、病理学和组织病理学均未见与赤藓红相关的毒性反应。分别给予大鼠0、0.5%、1.0%、2.0%和5.0%的赤藓红饲料2年，5%剂量组观察到轻微的生长抑制，0.5%以上剂量组动物出现盲肠扩张，但组织学检查未见异常。分别给予大鼠0、0.5%、1.0%、2.0%和5.0%的赤藓红饲料2年，5%剂量组大鼠出现生长抑制，所有受试物剂量组雄性大鼠和5%剂量组雌性大鼠脾重减轻，出现呈剂量-反应关系的盲肠肥大，但组织学检查未见异常，亦未见其他与赤藓红相关的组织病理学改变。大小鼠致癌试验均未发现有致癌作用。人群资料也未发现对人群有任何不良影响。

日落黄 急性毒性，小鼠经口LD$_{50}$ > 6000mg/kg、腹腔注射LD$_{50}$为5000mg/kg，大鼠经口LD$_{50}$ > 2000mg/kg或 > 10 000mg/kg、腹腔注射LD$_{50}$为3800mg/kg，豚鼠致敏试验未发现日落红有致敏性。鼠伤寒沙门菌回复突变试验未见致突变作用。生殖发育毒性试验，在大鼠孕期6～15天，家

兔孕期6～18天给予100mg/kg、300mg/kg和1000mg/kg落日黄未见致畸作用。亚慢性毒性试验分别给予大鼠含日落黄0、0.5%、1.0%、2.0%和3.0%的饲料90天，未对生长和进食量产生影响。慢性毒性试验，给予小鼠含0.2%、0.4%、0.8%和1.6%日落黄饲料80周，受试物各组死亡率、体重增长率、脏器重量和血液学指标较对照组均无差异，亦未发现受试物引起的组织病理学改变和肿瘤发生率的增高。给予SD大鼠高达4%的日落黄饲料18个月，除部分大鼠出现前胃和小肠染色及脏器色素沉着外，未见肿瘤发生。

靛蓝 从消化道吸收较低，经口给予靛蓝后，主要从粪便中排泄。急性毒性，小鼠经口LD$_{50}$ 为 2500mg/kg、皮下注射LD$_{50}$为405mg/kg；大鼠经口LD$_{50}$为2000mg/kg、静脉注射LD$_{50}$为93mg/kg。豚鼠皮肤致敏试验未发现其具有致敏性。大肠埃希菌回复突变试验未发现其有致突变性。生殖发育毒性试验，在大鼠孕期6～15天分别灌胃给予0、25mg/kg、75mg/kg和250mg/kg的靛蓝，未观察到与受试物相关的行为、外观和体重异常改变，未观察到致畸作用。孕期6～18天分别灌胃给予家兔0、25mg/kg、75mg/kg和250mg/kg剂量的靛蓝，在第29天处死动物，母兔行为、外观、体重增重、母兔和胎兔的其他指标也未见异常，未见受试物引起的子代畸形。亚慢性毒性试验，犬分别给予含1%和2%饲料2年，未观察到与受试物相关的组织病理学改变。慢性毒性试验，给予小鼠含0.2%、0.4%、0.8%和1.6%靛蓝的饲料80周，除0.8%和1.6%剂量组小鼠出现轻微贫血外，未发现受试物对死亡

率、体重增重、脏器重量和组织病理学检查有任何不良影响，未见致癌作用。分别给予大鼠含0、0.5%、1.0%、2.0%和5.0%靛蓝的饲料2年，除2.0%和5.0%组雄性大鼠生长出现抑制外，死亡率、脏器重量、血液学检查、大体观察和微观组织病理学检查均未见受试物引起的改变。

亮蓝 动物试验发现经口给予大鼠、家兔和犬亮蓝，大部分从粪便排泄，仅有极少量出现在尿和胆汁中。急性毒性，小鼠皮下注射LD$_{50}$为4600mg/kg，大鼠经口LD$_{50}$为 > 2000mg/kg。慢性毒性试验，给予犬含亮蓝1%和2%的饲料1年，病理检查未见任何相关改变。分别给予0、0.5%、1%、2%和5%大鼠亮蓝饲料2年，未观察到与受试物有关的任何毒性反应，未见致癌作用。分别给予大鼠含0、0.03%和0.3%亮蓝的饲料75周，大鼠生长、进食量、食物利用率未见降低，血液学检测未见异常。皮下注射亮蓝会在注射部位产生纤维肉瘤，但未引起其他脏器肿瘤。

(杨杏芬 李 宁)

hùsèjì

护色剂（color fixative） 能与肉及肉制品中呈色物质作用，使之在食品加工、保藏等过程中不致分解、破坏，呈现良好色泽的物质。为了使肉制品呈现鲜艳的红色，在食品加工过程中允许添加护色剂，在肉类腌制中最常用的护色剂是硝酸盐和亚硝酸盐，在实际生产过程中存在硝酸盐和亚硝酸盐过量使用和超范围使用的现象。

硝酸钠 大鼠经口急性毒性LD$_{50}$为3236mg/kg，亚慢性毒性试验，分别给两种犬喂饲含2%硝酸钠的饲料105天和125天后未见

有任何副作用。慢性毒性试验，大鼠随机分为 4 组，每组 20 只，分别喂饲含 0.1%、1%、5% 和 10% 亚硝酸钠的饲料 2 年，除了 5% 剂量组出现生长轻度迟缓外，其他未见异常。人群资料，有人群饮用含亚硝酸盐的井水后中毒的报告。

亚硝酸钠/钾 急性毒性，亚硝酸钠/钾小鼠经口 LD_{50} 为 220mg/kg，大鼠 LD_{50} 为 85mg/kg。细菌回复突变试验表明亚硝酸钠有致突变性，小鼠微核试验结果阴性。亚慢性毒性试验，大鼠分别饮用含 0、12mg/L、25mg/L、50mg/L、100mg/L 或 3000mg/L 的亚硝酸钾水 13 周，最高剂量组体重和饮水量及进食量均轻微降低，所有试验组高铁血红蛋白浓度在 4 ~ 12 周升高，高剂量亚硝酸盐组肾体比升高，组织学检查发现 100mg/L 或 3000mg/L 的亚硝酸钾组有轻度肾上腺肥大。慢性毒性和致癌试验，小鼠分别饮用含亚硝酸钠剂量 0、750mg/L、1500mg/L 或 3000mg/L 的水和大鼠分别饮用含亚硝酸钠剂量 0、750mg/L、1500mg/L 或 3000mg/L 的水 2 年，没有致癌作用。发育和繁殖毒性，动物饮用亚硝酸钠含量分别为 0、0.06%、0.12% 和 0.24% 的水，未观察到亚硝酸钠有生殖发育毒性。人群观察，在美国进行的一项病例对照试验发现亚硝酸盐与食管癌正相关，另一项在意大利进行的试验发现亚硝酸盐和胃癌正相关。而在法国和芬兰等地进行的类似试验没有发现相关性。

（杨杏芬 李 宁）

piǎobáijì

漂白剂（bleaching agent） 通过还原等化学作用消耗食品中的氧，破坏、抑制食品氧化酶活性和食品的发色因素，使食品褐变色素褪色或免于褐变的物质。漂白剂除可改善食品色泽外，还具有抑菌等多种作用。

二氧化硫是一种无色，有刺激气味的气体，二氧化硫进入体内后生成亚硫酸盐，并由组织细胞中亚硫酸氧化酶将其氧化为硫酸盐，通过正常解毒后最终由尿排出体外，因此少量的二氧化硫进入机体可以认为是安全无害的。二氧化硫的毒性主要为职业接触经呼吸道吸入所引起的急慢性危害。急性中毒可引起眼、鼻、黏膜刺激症状，严重时产生喉头痉挛、喉头水肿，支气管痉挛及窒息感，大量吸入可引起肺水肿、窒息、昏迷甚至死亡。人对二氧化硫的嗅觉阈为 0.03mg/L，刺激阈为 0.01mg/L、0.03mg/L 只能耐受 1 分钟。慢性毒性，即长期小剂量接触空气中的二氧化硫，会导致嗅觉迟钝、慢性鼻炎、支气管炎、肺通气功能下降、免疫功能受损等表现，严重者引起肺部弥漫性间质纤维化和中毒性肺硬变；此外，其经口摄入毒性主要表现为对胃肠道刺激作用，引起恶心和呕吐，另一方面过量摄入二氧化硫，可影响钙吸收，并可促进机体尿钙和粪钙排泄增加，引起机体钙丢失。

（杨杏芬 李 宁）

wēiliàngyuánsù bùhélǐ shǐyòng

微量元素不合理使用（inappropriate use of trace element） 主要介绍砷、硒、氟三种微量元素的不合理使用后的毒性特点、中毒机制及防治措施。

砷（arsenic，As） CAS 号 7440-38-2，常用别名有高纯砷、海绵状砷。砷分子量 74.92，银灰色半金属，具有两性元素性质，砷有三种形态：元素砷、三价砷（亚砷酸）盐、五价砷（砷酸）盐。元素砷有灰、黄和黑三种同分异构体，灰色晶体具有金属性，质硬而脆，相对密度 5.73，熔点 814℃（2.5MPa），在 615℃ 下升华，元素砷不溶于水和多数有机溶剂，溶于硝酸和王水。砷在空气中很快被氧化，自然界中砷主要以砷化物存在。砷主要用于制造硬质合金、玻璃、医药、颜料和农药等。

毒性特点和中毒机制 元素砷无毒，但砷的化合物均有剧毒。砷是一种细胞原生质毒，在体内砷是亲硫元素，三价砷极易与巯基结合，从而引起含巯基的酶、辅酶和蛋白质生物活性及功能改变，尤其是甲基化三价砷毒性最强。吸收入血的砷化物主要与血红蛋白结合，随血液分布到全身各组织和器官，并沉积在肝、肾、肌肉、骨、皮肤、指甲和毛发。砷与酶作用可有单巯基反应和双巯基反应两种方式，前者主要形成 As-S 复合物，使酶中活性巯基消失而抑制酶的活性；后者是砷与酶或蛋白中的两个巯基反应，形成更稳定的环状化合物。大量吸入砷化物可致急性砷中毒，主要表现为呼吸道症状（如胸痛、呼吸困难），消化道症状出现晚。口服砷化物中毒可在摄入后数分钟至数小时发生，主要表现为恶心、呕吐、血样腹泻等，严重者脱水、尿少和循环衰竭，并出现神经系统症状。砷可通过胎盘屏障，具有生殖毒性。无机砷化物是人类致癌物。砷容易发生水流迁移，砷可以在生物中蓄积，但是一般都积累在表层，向下迁移困难。

防治措施 砷主要通过消化道、呼吸道和皮肤进入体内。为预防砷中毒，生产设备应采取密闭、通风等技术措施，减少工人对含砷粉尘的接触，同时也应加强个人防护。含砷化合物农药须专人保管，单独贮存，喷药及拌种用的容器应专用。砷酸钙和砷酸铅等农药用于防止蔬菜、果树的害虫时，必须在收获前30天使用。食品加工过程中所使用的酸、碱、添加剂等，含砷量不得超过国家标准。《生活饮用水水质标准》（GB 5749-2006）规定生活饮用水中砷含量不能超过 0.01mg/L。

硒（selenium, Se） CAS 号 7782-49-2，常用别名有硒粉、高纯硒。硒分子量78.96，具有金属光泽，相对密度 4.81，熔点 217℃，沸点 684.9℃，不溶于水、乙醇，溶于硝酸和碱，较稳定。硒主要用于开采、冶炼、制造光电管、玻璃、塑料、橡胶、涂料、医药等工业。

毒性特点和中毒机制 硒及其化合物均具有毒性，可通过呼吸道、消化道、损伤的皮肤和眼吸收。不同物种动物的经口 LD_{50} 在 2.3～13mg/kg。硒对皮肤黏膜有较强的刺激性，急性吸入硒及其化合物烟尘时可引起严重的呼吸道刺激症状，重者可发生化学性肺水肿，并引起神经、肝、肾损害。长期大量接触时可导致衰弱、胃肠道症状、接触性皮炎及毛发和指甲脱落等。氧化硒可引起严重的皮肤灼伤。大量硒进入机体后，主要在肝脏和红细胞中还原并甲基化，甲基化后的硒代谢产物毒性大大降低。当摄入过量硒（如 Na_2SeO_3）时，可使蛋氨酸腺苷转移酶失活及肝内活性蛋氨酸（S-腺苷蛋氨酸）含量降低，可利用的甲基减少，硒甲基化程度受限，解毒机制受到破坏，大量硒则以未解毒的高毒形式存留于体内而导致中毒，使组织器官受损，多种生化反应和物质代谢障碍。

防治措施 土壤中的硒以溶解度很低的亚硒酸铁形态束缚在土壤中，一般累积在富铁层中，可转移至水稻或其他农作物中。可能接触含硒粉尘时戴防毒面罩及防护手套，工作后单独存放被毒物污染的衣服等措施可预防硒中毒。海产品、动物内脏、谷类含硒较多，蔬菜、水果含量较少。硒的推荐摄入量成年人为 0.05mg/d。《生活饮用水水质标准》（GB 5749-2006）规定生活饮用水中硒含量不能超过 0.01mg/L。

氟（fluorine, F） CAS 号 7782-41-4，常用别名氟气、氟石。分子量18.998，常温下为淡黄色气体，有强烈的刺激性气味，相对密度 1.31，−187℃时蒸汽压为 101.32kPa，熔点 − 219.6℃，沸点 −188℃，溶于水，不稳定，是最活泼的非金属元素，属于强氧化剂，几乎可以与所有的物质（如水）发生剧烈反应而燃烧。氟主要用作含氟塑料、氟橡胶等的制造。

毒性特点和中毒机制 主要通过呼吸道吸入途径侵入人体。高浓度的氟有强烈的腐蚀作用，可使眼和上呼吸道出现强烈的刺激症状，重者引起肺水肿、肺出血、喉及支气管痉挛。氟对皮肤、黏膜有强烈的刺激作用，高浓度可引起严重灼伤。大量的氟进入体内后，可从血液中夺取钙、镁离子，使血钙、血镁降低。氟蓄积的部位主要在骨骼，故慢性中毒以骨和牙齿受损最为突出。慢性氟中毒可引起氟骨症和氟斑牙，长期接触高浓度氟还可引起慢性鼻炎、咽炎、自主神经功能紊乱和食欲下降等。

防治措施 急性氟中毒多见于特殊职业环境，为预防氟中毒，正常工作情况下应佩戴过滤式防毒面具；高浓度环境中必须佩戴氧气呼吸器。工作现场严禁吸烟、进食和饮水，工作毕完毕淋浴更衣。慢性中毒主要为高氟地区居民长期摄入含氟高的饮水引起，改变高氟水源是主要的防治措施。均衡饮食，防止从高氟地区生产的蔬菜和水果中摄入过多的氟。《生活饮用水水质标准》（GB 5749-2006）规定生活饮用水中氟化物含量不能超过 1.0mg/L。

（杨杏芬 徐海滨）

wéishēngsù bùhélǐ shíyòng

维生素不合理食用（unreasonable consumption of vitamin）

维生素作为营养物质具有明确的生理作用，通过膳食和营养素补充剂摄入多种维生素对保持人体的健康和预防疾病有充足的科学文献依据。随着科学的进步，有些传统的维生素被发现有一些新的功能，发挥这些功能往往需要比预防和纠正维生素缺乏更大的剂量，但是过量的补充维生素，会给机体带来不良反应，甚至引起中毒。如何科学、有效和合理的食用维生素，需要了解维生素的理化性质、中毒特点和中毒机制及安全食用量和防治措施。

（杨杏芬 徐海滨）

wéishēngsù A

维生素A（vitamin A）

CAS 号 68-26-8，分子式 $C_{20}H_{30}O$，分子量 286.44，结构式见图。维生素 A 为白色或淡黄色棱柱形结晶，熔点 62～64℃，沸点 120～125℃（0.67Pa），溶于无水乙醇、甲醇、氯仿、醚、脂肪和油类，几乎不溶于水或甘油。容易氧化成维生素 A 醛（视黄醛），油溶液则相当稳定。

毒性和中毒机制：维生素 A

是维持人体生长、发育所必需的脂溶性维生素。维生素 A 中毒分为急性型与慢性型。急性毒性产生于一次或多次连续摄入大量的维生素 A，其早期症状为头痛、恶心、呕吐、视物模糊、肌肉失调，当剂量更大时可出现嗜睡、厌食、少动，一旦停止服用，症状会消失。极大剂量的维生素 A 可致命。慢性中毒比急性中毒常见，表现为头痛、食欲减退等。孕妇在妊娠早期每天大量摄入维生素 A，可导致胚胎吸收、流产或出生缺陷。中国有多起关于因食用犬肝或鲨鱼肝而引起中毒的报道，但是维生素 A 的中毒机制不明。

防治措施：摄入普通食物一般不会造成维生素 A 中毒，但食用动物肝、鱼卵等富含维生素 A 的食物时应适量，特别是对维生素 A 敏感的个体更应注意。绝大多数中毒是由于摄入过多维生素 A 浓缩制剂，为预防维生素 A 中毒，应注意按照说明书或医嘱服用营养素制剂。推荐的维生素 A（不包括胡萝卜素）的最高限值为 $3000\mu g/d$。

(杨杏芬　徐海滨)

wéishēngsù B_3

维生素 B_3（vitamin B_3）　CAS 号 98-92-0，分子式 $C_6H_6N_2O$，分子量 122.13，结构式见图。包括烟酸、烟酰胺。其提纯物为白色或浅黄色针状晶体或晶体性粉末，无臭或稍带气味，味苦，易溶于水和乙醇，不溶于乙醚，在酸、碱、光、氧或加热条件下不易被破坏，熔点 128~131℃，沸点 150~160℃，是水溶性维生素中最稳定的一种，一般烹调加工损失极小。

毒性和中毒机制：维生素 B_3 动物经口 LD_{50} 在 2000~3100mg/kg，经皮 LD_{50} >2000mg/kg。维生素 B_3 为水溶性维生素，易于吸收并可广泛分布于体内，过量部分迅速以代谢产物或原型从尿排出，因此食物中的维生素 B_3 过量并没有毒性。若一次服用片剂超量，副作用主要表现为局部皮肤瘙痒发红、灼热和刺痛感，血糖升高、眼部不适、消化溃疡活化、恶心和呕吐等，但停药后可消失。若维生素 B_3 显著过量或长期大量服用会出现高尿酸血症和肝损伤。维生素 B_3 对鱼类、水蚤、藻类和微生物具有极低的毒性，对生态影响极小。未发现有关于维生素 B_3 中毒的报道，亦没有关于烟酰胺中毒机制的研究。

防治措施：缺乏维生素 B_3 会出现烟酸缺乏症即糙皮病，正常饮食一般不会出现维生素 B_3 缺乏，不需要特意补充，需要补充维生素 B_3 的人群在服用片剂前应仔细阅读说明书并按照要求的剂量服用。根据《中国居民膳食营养素参考摄入量》（2013 年），烟酸的推荐摄入量为半岁以下适宜摄入量 2mg；一岁以下适宜摄入量 3mg；1~3 岁 6mg；4~7 岁 8mg；11~13 岁男性 14mg，女性 12mg；14~17 岁男性 16mg，女性 13mg；18~49 岁男性 15mg，女性 12mg；50~79 岁 14mg。

(杨杏芬　徐海滨)

wéishēngsù E

维生素 E（vitamin E）　CAS 号 1406-18-4，分子式 $C_{29}H_{50}O_2$，结构式见图。又称生育酚。维生素 E 类是指含苯并二氢吡喃结构，具有 α-生育酚生物活性的一类物质。它包括八种化合物，四种生育酚和四种生育三烯酚，其中 α-生育酚的生物活性最高，故通常以 α-生育酚作为维生素 E 的代表进行研究。α-生育酚为黄色油状

图　维生素 A 结构式

图　维生素 B_3 结构式

图　维生素 E 结构式

液体，溶于乙醇、脂肪和脂溶剂；对热及酸稳定，对碱不稳定，对氧极为敏感，对热不敏感。食物中维生素E在一般烹调时损失不大，但油炸时维生素E活性明显降低。在空气中经光照或用化学试剂都可将它氧化成醌的衍生物。

毒性和中毒机制：维生素E的毒性相对较小。中毒机制尚不明确。动物中毒主要表现在造成其他脂溶性维生素的缺乏，无生殖毒性、致畸性和基因毒性。人体摄入大剂量维生素E有可能出现中毒症状，如肌无力、视物模糊、复视、恶心、腹泻等。维生素E>1000mg/d时的最明显的毒性作用。

防治措施：大剂量口服或注射维生素E制剂容易导致维生素%中毒。中国现行成年人的维生素E适宜摄入量为每天14mg总生育酚。补充维生素E制剂，应以每天不超过400mg为宜。正常膳食可以从植物性食品中获得，如油、坚果、全麦、蔬菜等。对于特殊人群和老年人，适当补充维生素E营养素补充剂。

(杨杏芬　徐海滨)

wéishēngsù K

维生素K（vitamin K）

CAS号12001-79-5，分子式$C_{31}H_{46}O_2$。维生素K是一个家族，包括维生素K_1、K_2、K_3。维生素K为黄色晶体，呈油状液体或固体；不溶于水，能溶于油脂及醚等有机溶剂。维生素K化学性质较稳定，能耐热耐酸，但易被碱和紫外线分解。

毒性和中毒机制：维生素K具有防止新生婴儿出血疾病、预防内出血及痔疮、减少生理期大量出血、促进血液正常凝固的作用；并能维持健康的骨骼和受损骨能复原、增加肠道蠕动和分泌功能。动物整体毒性资料较少，

体外毒性显示，在哺乳动物细胞中，维生素K_3能够破坏DNA，个别报道显示能够引起染色体异常和姐妹染色单体交叉。人体毒性资料较少，人体进食大量富含天然维生素K_1的膳食也未发现有产生毒性反应者，但服用超过药理剂量的维生素K_2能导致新生儿溶血性贫血、高胆红素血症和肝中毒。孕妇服用大剂量维生素K可以造成新生儿黄疸；服用含维生素K量高的多种维生素亦影响口服抗凝剂的效果。中毒机制不明确，对肝功能造成损害。

防治措施：大剂量注射或口服会造成中毒。建议每天摄取量是成年女性为60~65µg，男性为70~80µg。美国食品与药品管理局建议维生素K的每日需要量约为每公斤体重1µg。维生素K_2在膳食中普遍存在，并能被人体肠道菌群合成，因而缺乏维生素K的现象很少发生。多食用菠菜和动物肝可以补充维生素K。商品维生素K_1强化剂主要用于保健食品和婴儿食品的强化。中国《食品安全国家标准　食品营养强化剂使用标准》（GB 14880-2012）中规定，维生素K_2的使用范围为儿童、孕产妇用的调制乳粉，其使用量分别为420~750µg/kg、340~680µg/kg。

(杨杏芬　徐海滨)

wéishēngsù B_6

维生素B_6（vitamin B_6）

CAS号65-23-6。维生素B_6包括三种天然存在形式，即吡哆醛、吡哆胺和吡哆醇，这三种形式性质相近且均具维生素B_6活性。在植物体内多以吡哆醇形式存在，在动物体内多以吡哆醛和吡哆胺形式存在。维生素B_6为无色晶体，易溶于水及乙醇，微溶于有机溶剂，在空气和酸性条件下稳定，但易被碱

破坏，各种形式对光均较敏感。

毒性和中毒机制：大剂量摄入维生素B_6对大鼠生殖功能有影响。人体毒性相对较低，经食物来源摄入大量维生素B_6无不良反应，中毒常见高剂量口服摄入，高剂量静脉注射。营养补充剂中的高剂量（500mg/d）可引起严重不良反应，表现为神经毒性和光敏感性反应。中毒机制尚不明确。

防治措施：缺乏维生素B_6时出现多发性神经病。维生素B_6适宜摄入量，成年人为1.2mg/d；最大使用量为4~50mg。多食用富含天然维生素B_6的鱼、肉、禽、坚果、谷物和蛋，在谷物、面粉、大米、糖果和粉状食品中有强化维生素B_6。

(杨杏芬　徐海滨)

shípǐn róngqì hé bāozhuāng cáiliào wùzhì róngchūwù

食品容器和包装材料物质溶出物（dissolved matter of food containers and packaging materials）

食品容器和包装材料是指包装、盛放食品或者食品添加剂的纸、竹、木、金属、搪瓷、陶瓷、塑料、天然纤维、化学纤维、玻璃等制品和直接接触食品或食品添加剂的涂料。包装材料的溶出物包括有单体和重金属物质，可能对食品安全产生影响。其中纸质包装材料、金属包装材料、玻璃制品、搪瓷和陶瓷制品等常见铅、镉等重金属的溶出；高分子有机材料如塑料和橡胶等主要是单体和添加剂的溶出（见氯乙烯、邻苯二甲酸酯）；脲醛树脂和纸质包装材料中可能溶出甲醛；双酚A广泛应用于金属涂层的食品罐头内包装、食品包装材料与饮料容器、餐具、婴儿用瓶的生产，也获得重点关注。

(杨杏芬　徐海滨)

línběn'èrjiǎsuānzhǐ

邻苯二甲酸酯（phthalate esters，PAE）

邻苯二甲酸形成的酯类的统称。又称酞酸酯。包括邻苯二甲酸二辛酯（DEHP）、邻苯二甲酸二丁酯（DBP）、邻苯二甲酸二乙酯（DEP）等。结构式见图，其中 R 和 R′为 4～15 个碳的烷基。

图　邻苯二甲酸酯的结构式

理化特性　邻苯二甲酸酯的挥发性很低、稳定性高，在水中溶解度很小，易溶于多数有机溶剂；存在状态为无色具有芳香气味的黏稠液体；是塑料工业中最常见的增塑剂，广泛添加于日常及工业的高分子塑胶产品的生产，它被普遍应用于玩具、食品包装材料、医用血袋和胶管、清洁剂、润滑油、个人护理用品、乙烯地板和壁纸等很多材料之中。一般人易通过塑料包装材料暴露，加工、加热、包装、盛装过程可能造成邻苯二甲酸酯溶出到食品中。邻苯二甲酸酯已成为地球上最广泛存在的环境污染物，在大气、土壤、水体及沉积物中均能检测到该类物质。

毒性　邻苯二甲酸酯的急性毒性较低，细菌回复突变试验阴性，但大剂量时对动物有致畸、致突变和致癌作用，并且显示较强的内分泌干扰性。体外毒性资料显示 DBP 对人上呼吸道黏膜细胞及淋巴细胞有遗传毒性。邻苯二甲酸酯类属于环境雌激素，同时也是一种重要的内分泌干扰物，

可使男性精子数量减少、活动能力低下，干扰男性生殖道的正常发育，并能增加女性患乳腺癌的风险等。人体长期暴露 PAE 可导致肾功能下降，病灶性肾囊肿数量增加及肾小管色素沉着，还可产生肝、肺、心脏毒性和生殖系统毒性，以及多发性神经炎和感觉迟钝、麻木等症状。

中毒机制　研究表明邻苯二甲酸酯可能抑制内源性雌激素与雌激素受体结合、抑制睾酮合成中所需关键酶的表达，从而达到内分泌干扰作用，影响内分泌系统与神经系统、免疫系统的综合效应。

防治措施　目前中国没有对邻苯二甲酸酯制定限量标准。欧盟 2005/84/EC 号指令对儿童玩具及其他用品中邻苯二甲酸酯含量进行了限制。

（杨杏芬　徐海滨）

shuāngfēn A

双酚 A（bisphenol A，BPA）

CAS 号 80-05-7，分子式 $C_{15}H_{16}O_2$，结构式见图。又称 2,2-双(4-羟基苯基)丙烷、二酚基丙烷。

图　双酚 A 的结构式

理化特性　双酚 A 在常温下是白色固体，形状有粉状、粒状、结晶状和片状等；可燃，微带苯酚气味；熔点 157.2℃，沸点 250～252℃（1.733kPa），密度 1.195（25℃），闪点 5℃；常态下几乎不溶于水，溶于乙醇、丙酮、乙醚、苯及稀碱液等，微溶于四氯化碳。双酚 A 是制造聚碳酸酯、环氧树脂、聚树脂、聚酚

氧树脂、抗氧化剂等的前体物质，广泛应用于金属涂层的食品罐头内包装、食品包装材料与饮料容器、餐具、婴儿用瓶的生产。双酚 A 可通过皮肤、呼吸道、消化道等途径进入人体。双酚 A 在生产、使用和处置过程中通过废水或废物进入水环境，主要存在于水体、污泥及沉积物中，由于它属于难挥发性化学物，故在大气中的存在性很小。

毒性　双酚 A 属低毒性化学物，大鼠经口 LD_{50} 为 3250mg/kg，吸入暴露 LD_{50} 为 0.02%，小鼠经口 LD_{50} 为 2400mg/kg。双酚 A 对皮肤、呼吸道、消化道和角膜均有中等强度刺激性；具有雌激素效应，可对生殖发育产生不良影响，即使很低的剂量也能使动物产生雌性早熟、精子数下降、前列腺增长等作用；长期摄入可能对遗传物质产生损害，造成致突变、致畸和致癌等效应；还能对非特异性免疫防御系统产生不良影响。人体细胞试验显示，双酚 A > 8mol/L 时就能在很大程度上增加人体乳腺癌细胞中 6-磷酸葡萄糖脱氢酶活性。人体毒性资料不多，有专门针对双酚 A 对男性内分泌的影响研究提示，暴露于双酚 A 环境中的男性工人发生勃起功能障碍的风险是对照组的 4 倍，且出现射精困难的可能性是对照组的 7 倍。

中毒机制　①模仿天然雌激素与雌激素 α 受体结合从而产生雌激素效应。②抑制微管聚合，诱导非整倍性分裂。③与 DNA 共价结合生成 DNA 加合物。④干扰与受体无关的细胞信号转导途径。

防治措施　欧盟委员会发布的 2002/16（EC）指令《关于某些环氧衍生物在食品包装中的使用》，规定成员国从 2005 年 12 月

31 日起禁止生产含有双酚 A 类物质的食品罐内涂料和食品包装用黏合剂，也禁止含有这类成分的产品进到欧盟市场。美国和日本等国家也严格限制双酚 A 这类化合物在包装材料、有机涂层和黏合剂中使用。加拿大政府已于 2008 年 10 月 18 日宣布双酚 A 是一种危险化学品，并正式将其列入有毒化学品名单，禁止在制造婴儿奶瓶的过程中添加双酚 A。2011 年 1 月欧盟发出禁令，禁止生产含有双酚 A 的塑料奶瓶。中国尚未制定双酚 A 的卫生标准，但 2011 年 5 月提出婴幼儿奶瓶生产将不能使用双酚 A。

（杨杏芬　徐海滨）

shípǐnzhōng fēifǎ tiānjiāwù

食品中非法添加物（illegal additives in food）

国家食品安全标准规定添加范围之外而添加到食品中的物质。判定一种物质是否属于非法添加物，根据相关法律、法规、标准的规定，可以参考以下原则：不属于传统上认为是食品原料的；不属于批准使用的新资源食品的；不属于国家卫生和计划生育委员会公布的食药两用或作为普通食品管理物质的；未列入中国《食品安全国家标准　食品添加剂使用标准》（GB 2760-2014）及增补公告、《食品安全国家标准　食品营养强化剂使用标准》（GB 14880-2012）及增补公告的；其他中国法律法规允许使用物质之外的物质。

三聚氰胺　用途广泛的基本有机化工中间产品，最主要的用途是作为生产三聚氰胺/甲醛树脂的原料，普遍应用于建材、灭火剂、纺织、皮革、造纸等行业。

食品中的非法使用　三聚氰胺常被不法商人用做食品添加物，加入牛奶、奶粉、奶制品以提升食品检测中的蛋白质含量指标。

毒性　三聚氰胺是一种低毒化学物质，它在动物体内代谢很快，不在体内蓄积，无遗传毒性，主要毒性作用靶器官是泌尿系统，动物和人大量摄入后会形成泌尿系统结石。人体摄入三聚氰胺后是否会造成健康危害，取决于三聚氰胺的摄入量，即食品中的三聚氰胺含量及含有三聚氰胺食品的消费量。国际上通常用每日耐受摄入量（TDI）来表示人群对化学物质的安全摄入限量，以每人每日每公斤体重摄入化学物质的毫克数表示，只要低于此摄入量，即使终身每日都摄入同样量的化学物质一般也不会对健康造成不良影响。2008 年三鹿牌婴幼儿奶粉人为违法添加三聚氰胺事件，造成 29.6 万婴幼儿患泌尿系统结石。此事件后，世界卫生组织（WHO）组织各国专家就三聚氰胺的健康危害进行了评估，提出人群的 TDI 为 0.2mg/kg，即每人终身每日摄入低于 0.2mg/kg 的三聚氰胺是安全的。人们长期摄入三聚氰胺会造成生殖、泌尿系统的损害，引发膀胱、肾部结石。

苏丹红　人工合成的红色染料，作为工业染料被广泛用于如溶剂、油、蜡、汽油的增色，以及鞋、地板等增光方面。

食品中的非法使用　由于苏丹红是人工合成的工业染料，1995 年欧盟（EU）等国家已禁止其作为色素在食品中进行添加，对此中国也明文禁止。但由于苏丹红染色鲜艳、用后不容易褪色，一些不法商贩为了弥补辣椒放置久后变色的现象，保持辣椒鲜亮的色泽而在辣椒粉中加入苏丹红；还有一些不法企业将玉米等植物粉末用苏丹红染色后，混在辣椒粉中，以降低成本牟取利益。苏丹红可能出现在辣椒粉、调味酱、香肠、泡面、熟肉等产品中。

毒性　苏丹红具有一定的代谢毒性，在人体或动物机体内还原酶的作用下生成相应的胺类与萘酚类等致癌物质。其代谢产物苯胺有毒，接触机体皮肤或进入消化道后，可以作用于肝细胞，引起中毒性肝病，还可能诱发肝癌的发生，依据其对血红蛋白毒性作为敏感终点，其观察到有害效应的最低水平（LOAEL）为 7mg/（kg·d），但在慢性毒性试验中尚未求出未观察到有害效应的水平（NOAEL）。其代谢产物 1-氨基-2 萘酚可以引起鼠伤寒沙门菌 T100 基因突变，可诱发小鼠膀胱肿瘤。国际癌症研究机构（IARC）将苏丹红 I 归为 3 类致癌物，即动物致癌物，主要基于体外和动物试验的研究结果，尚不能确定对人类有致癌作用。苏丹红 I 还具有致敏性，可引起人体皮炎。如果食品中的苏丹红含量很低（仅几毫克），即使按照最坏的假设即最大可能摄入的食品进行评估，苏丹红诱发动物肿瘤的剂量是人体最大可能摄入量的 100 000～1 000 000 倍，对人体的致癌可能性极小。但是，如果食品中的苏丹红含量较高，达上千毫克，则苏丹红诱发动物肿瘤的剂量就是人体最大可能摄入量的 100～10 000 倍。

工业用甲醛　俗称福尔马林。甲醛广泛用于工业生产中，是制造合成树脂、油漆、塑料及人造纤维的原料。甲醛还有凝固蛋白质的作用，因而有杀菌和防腐的能力，常用作农药和消毒剂。

食品中的非法使用　不法商贩主要用甲醛浸泡海参、鱿鱼等水产品，以改善水产品的外观和质地，泡出的水产品不仅保质期长，看上去也很新鲜，成色饱满。

毒性 据急性经口毒性分级属中等毒物质。人误服 10～20ml 的甲醛溶液，就可导致死亡。美国环境保护署建议的每日耐受摄入量为 0.2mg/(kg·d)，由于甲醛能凝固蛋白质，与蛋白质的氨基酸结合，使蛋白质变性，扰乱人体细胞的代谢，因此对细胞具有极大的破坏作用。急性经口中毒后可损伤人的口腔、咽、食管和胃的黏膜，并会直接产生中毒反应，轻者头晕、咳嗽、呕吐、上腹疼痛，重者会出现昏迷、休克、肺水肿、损伤人的肝肾功能，导致肝出血、肾衰竭和呼吸衰竭而死亡。人长期接触低浓度的甲醛也可出现头晕、头痛、乏力、嗜睡、食欲减退、视力下降等，并可引起神经系统、免疫系统、呼吸系统和肝的损害。此外研究表明，甲醛还易与细胞内亲核物质反应形成加合物，导致 DNA 损伤，因此 IARC 已将甲醛定为 Ia 类致癌物，认为高浓度的甲醛能导致耳、鼻和喉癌，同时指出高浓度甲醛可能导致白血病。摄入甲醛浸泡后的食品，可引发胃痛、呕吐、呼吸困难，甚至死亡。

孔雀石绿 1936 年以来，许多国家就广泛将孔雀石绿用作水产养殖工业中的杀虫剂和杀菌剂，用来杀灭体外寄生虫和鱼卵中的霉菌。在非洲一些国家还用来控制细菌、绦虫、线虫和吸虫等的感染。此外在纺织工业中还广泛用做丝绸、羊毛、皮革和纸张的染料。

毒性：孔雀石绿盐酸盐对小鼠经口急性毒性属中等毒物质。孔雀石绿草酸盐在 S9 作用下可致鼠伤寒沙门菌 T98 基因突变，并可致中国仓鼠肺细胞损伤。孔雀石绿可导致新西兰妊娠白兔胎儿发育毒性，子代出现骨骼、心、肝和肾发育异常，结果表明孔雀石绿有致畸作用。美国国家毒理学研究中心的最新研究结果发现孔雀石绿可致大鼠甲状腺肿瘤、肝肿瘤、和乳腺肿瘤有增高趋势。孔雀石绿可致雄性大鼠甲状腺瘤、睾丸癌和雌性大鼠肝肿瘤增高趋势，并可显著诱发小鼠肝肿瘤增加。此外，孔雀石绿还是作用于机体多器官的毒物，动物试验发现可引起肝、肾、心脏、脾、皮肤、眼睛、肺等多脏器毒性。欧盟、美国、加拿大和中国等许多国家均禁止在水产养殖业中使用孔雀石绿。

工业硫黄 主要用来生产硫酸等，还可用于军工、医药、农药等部门。

食品中的非法使用 工业硫黄利用它燃烧产生的二氧化硫气体对食品进行熏蒸处理起到漂白、杀菌、防霉、抗氧化作用。经硫黄熏蒸后，酶被杀死，不会氧化变质。

毒性 硫黄因制造工艺不同，往往含有微量砷、硒等有害杂质，在熏蒸时变成氧化物，随二氧化硫气体进入食品中。二氧化硫及其衍生物对人体的各种系统、器官、组织都会产生不利的影响。二氧化硫进入上呼吸道后，因其易溶于水，所以大部分被阻塞在上呼吸道，在湿润的黏膜上生成具有腐蚀性的亚硫酸、硫酸和硫酸盐，使刺激作用增强，损害支气管和肺。进而可以诱发各种呼吸道炎症。二氧化硫还能通过血液吸收，对全身产生毒副作用。通过破坏酶的活力，从而明显的影响碳水化合物及蛋白质的代谢，对胃肠道及肝、肾等器官组织有一定的损害。根据资料报道二氧化硫每人每日以千克体重计算，

摄入量不得超过 0.7mg 是安全的，食品中的二氧化硫残留量是有限的，而且时间长了还会减少。过量时能闻出二氧化硫的气味。

甲醛合次硫酸氢钠 俗称吊白块、雕白粉，印染工业用作拔染剂和还原剂，生产靛蓝染料、还原染料等；还用于合成橡胶、制糖及乙烯化合物的聚合反应。

食品中的非法使用 一些不法商贩在面粉、粉丝、腐竹、竹笋等食品中，使用吊白块作为增白剂以达到增白、保鲜、增加口感和防腐的作用。

毒性 吊白块有较高毒性，大鼠经口的 LD_{50} 为 2g/kg，人体摄入 10g 即可致死。吊白块的分解产物还有大量甲醛，甲醛属于有毒物质，甲醛可通过凝固蛋白质、干扰细胞正常代谢、诱发 DNA 损伤等途径造成细胞损伤。高浓度的甲醛能导致耳、鼻和喉癌及白血病。食用掺有吊白块的食品，可引起过敏、肠道刺激等不良反应，轻者头晕、咳嗽、呕吐、上腹疼痛等症状，严重者可出现中毒现象，产生肾、肝受损等疾病。根据收集到的资料，面粉及粉丝中检测出的甲醛浓度虽尚不足以引起使用者发生严重的急性中毒，但其长期、潜在的影响应引起人们的高度重视。

硼酸钠 俗称硼砂，广泛用于玻璃、搪瓷、陶瓷、医药、冶金、染料等工业，农业上用做微量元素肥料。

食品中的非法使用 硼砂具有增加食物韧性、脆度及改善食物保水性及保存度等功能，常被不法商贩添加到腐竹、肉丸、凉粉、粽子、年糕、油面、鱼丸等。

毒性 硼砂对人体健康的危害性很大，经由食品摄取后，在胃酸作用下转变为硼酸，长期少

量摄入在人体内有蓄积性，影响消化道酶的作用，会引起食欲减退、消化不良、抑制营养素吸收、促进脂肪分解、体重减轻，其急性中毒症状为呕吐、腹泻、红斑、循环系统障碍、休克、昏迷等所谓硼酸症，因为毒性较高，世界各国多禁用为食品添加剂。人体若摄入过多的硼，会引发多脏器的蓄积性中毒。硼砂的成年人中毒剂量为 1~3 克，成年人致死量为 15g，婴儿致死量为 2~3g。

酸性橙 俗称金黄粉，为一类化工染料，属于常用酸性水溶液性染料，主要用于蚕丝和羊毛的染色，广泛用于毛线的染色，还可用于羊毛、蚕丝和锦纶织物的直接印花，皮革和纸张着色。

食品中的非法使用 由于酸性橙具有色泽鲜艳、着色稳定、价格低廉、经长时间烧煮、高温消毒而不分解褪色等特点，有不法商贩将其用于食品生产与加工。其中最常用的酸性橙为酸性橙Ⅱ。

毒性 大小鼠急性经口毒性 $LD_{50} > 10 000mg/kg$，急性经口毒性 LD_{50} 为 1000mg/kg，无致敏性。人食用了添加酸性橙Ⅱ的食品以后可能会引起食物中毒。酸性橙的毒作用靶器官为血液系统，可诱导高铁血红蛋白产生及红细胞更新加快，虽然细菌遗传毒性检测为阴性，但细胞试验和体内哺乳动物试验均发现有遗传毒性作用，提示在哺乳动物细胞中酸性橙可能产生具有遗传毒性作用的代谢产物。此外，关于致癌作用的资料尚不充足。

溴酸钾 用作面粉处理剂，面粉品质改良剂。1992 年，联合国粮农组织/世界卫生组织食品添加剂联合专家委员会（FAO/WHO JECFA）第 39 次会议对溴酸钾再评估，认为溴酸钾能够诱发大鼠肾细胞肿瘤、腹膜间皮瘤和甲状腺滤泡细胞肿瘤，并可使得地鼠肾细胞肿瘤发生率略微上升。结合体内、体外基因突变的试验结果，认为溴酸钾是一种遗传毒性致癌物。基于以上发现，JECFA 认为使用溴酸钾作为面粉处理剂是不恰当的，决定撤销之前制定的在面粉中允许使用 60mg/kg 溴酸钾的限量水平。1995 年 JECFA 第 44 会议上，根据面包中新的溴酸钾的残留资料，委员会仍坚持第 39 次会议评估的结果。之后世界上大多数国家也因此禁止了溴酸钾在面粉中的使用。中国卫生部 2005 年 5 月 30 日也发布公告，取消溴酸钾作为面粉处理剂在小麦粉中的使用。然而，溴酸钾在一些国家中的使用仍然是合法的，但规定在终产品完成之前溴酸盐必须被分解或去除，在终产品中不得检出。

毒性：大鼠、小鼠和地鼠急性毒性试验结果表明溴酸钾属中等毒性物质。遗传毒性结果表明体外细胞染色体畸变试验、体内染色体畸变试验和微核试验结果均为阳性。慢性和致癌性试验结果发现，经水给予大鼠、小鼠和地鼠出现肾、甲状腺滤泡和腹膜肿瘤。对人体毒性资料，均为意外摄入和自杀服用的报道，溴酸钾对人类的致死量报道在 5~500mg/kg，中毒主要症状主要表现在呕吐、腹泻和腹部疼痛，进而发展为少尿、无尿、耳聋、眩晕、血压过低、中枢神经系统抑制和血小板减少，并可能出现急性肾功能衰竭，组织病理学观察显示其肾脏有明显的毒性病理改变。另外也有溴酸钾引起心脏毒性和肝毒性的报道。IARC 将其列为 2B 类致癌物，即人类可能致癌物。

盐酸克仑特罗 俗称瘦肉精。盐酸克仑特罗原是平喘药，具有较强的直接松弛气管平滑肌的作用。它既不是兽药，也不是饲料添加剂，而是肾上腺素类受体激动剂（神经兴奋剂）。

食品中的非法使用 由于动物食用了含有盐酸克仑特罗的饲料，能够改善养分的代谢途径，促进动物肌肉，特别是骨骼肌蛋白的合成，抑制脂肪的合成，从而加速动物生长，瘦肉相对增加；屠宰后的肉色比较鲜红，脂肪较薄、不易有渗出液。因此为谋取暴利，国内一些饲料加工企业、饲料添加剂企业及养猪饲料业主，在利益驱动下违反国家规定，在饲料中任意滥施"瘦肉精"谋求猪肉瘦肉率的提高。考虑到长期使用的安全性问题，欧盟禁止盐酸克仑特罗物质的使用，认为该物质虽然能提高畜牧业产量，但却降低了肉制品质，激素残留和致癌作用对人类健康构成很大的威胁。中国农业部严令禁止 β 肾上腺素类激素在饲料和畜牧生产中使用。

毒性 盐酸克仑特罗属于非蛋白质激素，化学性质稳定，加热到 172℃ 时才分解，一般烧煮加热方法不能将其破坏。将盐酸克仑特罗作为饲料添加剂饲养肉猪后，会在肉猪组织中形成残留，其中在肝、肺、眼球、肾中残留量较高。人摄入含盐酸克仑特罗的猪肉及内脏后，通过胃肠道快速吸收，食用 15~20 分钟即起作用，2~3 小时血浆浓度达峰值，一般摄入 20μg 就可以出现症状，会造成群体性的恶性食物中毒事故。急性中毒表现为心率加速，特别是原有心律失常的病例更易发生心脏反应，可引起心室期前收缩，还会发生肌肉震颤，引起四肢及面部骨骼肌震颤，使交感神经功能亢进，引起代谢紊乱，导致心律失常、腹痛头晕，同时有呼吸困难、恶心、呕吐等症状，中毒严重的可致人死亡。对原有交感神经功能亢进的患者，如有高血压、冠心病、甲状腺功能亢进者更能诱发病情，危险性更大。慢性中毒可致染色体畸变，诱发恶性肿瘤，还会导致儿童性早熟。

硝基呋喃类药物 此类药物是一类人工合成的化学药物，常见的有呋喃妥因、呋喃唑酮和呋喃西林，其中呋喃唑酮为呋喃类药物中最具代表性的一种。呋喃类药物具有抗菌谱广，抑菌和杀菌作用不受脓液和组织分解产物的影响，不易产生耐药性，口服吸收迅速，与磺胺药和抗生素无交叉耐药性，使用方便等特点，在兽医临床上常用的一类光谱抗菌药物。

食品中的非法使用 由于价格较低且效果好，广泛用于畜禽及水产养殖业，以治疗由大肠埃希菌或沙门菌引起的肠炎、赤鳍病、溃疡病等。但是由于呋喃类药物及其代谢物对人体有危害作用，欧盟和美国已经全面禁止将呋喃类药物用于食源性动物，并严格执行对水产中呋喃的残留检测。中国也将呋喃类药物列为禁用兽药。

毒性 摄入超量呋喃类药物残留污染的食品后，对人体造成的危害主要是导致多发性神经炎，肾功能不全者更易发病，主要表现为周围神经炎、耐热、嗜酸性粒细胞增多、溶血性贫血等。长期摄入可引起不可逆性神经损害，如感觉异常、疼痛及运动障碍等。

荧光增白剂 又称荧光剂或荧光漂白剂。荧光增白剂是荧光染料（白色染料），也是复杂的有机化合物，能提高物质的白度和光泽，主要用于纺织、造纸、塑料及合成洗涤剂工业。荧光增白剂的增白作用是利用光学上的补色原理，使泛黄物质经荧光增白剂处理后，不仅能反射可见光，还能吸收可见光以外的紫外光并转变为具有紫蓝色或青色的可见光反射出来。黄色和蓝色互为补色，抵消了物质原有的黄色，使之显得洁白。

食品中的非法使用 部分经销商为了使一些价值较高的食用菌（如双孢蘑菇）增白、护色，延长货架期，在销售前违法使用荧光增白剂或含有该成分的保鲜剂，造成浸染污染。

毒性 荧光增白剂是一类精细化工产品，严禁在食品加工中使用。它被人体吸收后，在人体内蓄积，大大削弱人体免疫力，加重肝负担，同时还可导致细胞畸变。如果接触过量，毒性累计在肝或其他重要器官，就会成为潜在的致癌因素，危害人体健康。

（杨杏芬 李宁）

zhuǎnjīyīn shípǐn

转基因食品（genetically modified food） 利用基因工程技术改变基因组构成的动物、植物和微生物生产的食品。包括：①转基因动植物、微生物产品。②转基因动植物、微生物直接加工品。③以转基因动植物、微生物或其直接加工品为原料生产的食品和食品添加剂。

转基因技术 将所需要的某种生物体（植物、动物和微生物等）细胞中某种基因从 DNA 链中分离，再植入宿主细胞的染色体中，这时外源基因就能随着细胞的分裂而增殖，宿主表现导入基因所表达的特性，并能稳定地遗传给后代。这样的生物体能有效地表达出相应的产物（如蛋白质等）。主要有根癌农杆菌、基因枪、基因注射、花粉管导入法等多种，其中最常用的是通过根癌农杆菌转化的共转化方式。转基因植物包括单性状转基因植物和复合性状转基因植物，单性状转基因植物即只将一个目的基因转入受体植物中；复合性状转基因植物是相对于单性状转基因植物而言的，即将两个或两个以上的外源有效基因（在植物体能够实现相应性状的基因）整合到植物基因组中，并使多个目的基因在植物体表达获得多个在后代稳定遗传的新性状。复合性状基因的转化有杂交、再转化、共转化三种方式。杂交是两个亲代转基因植物通过遗传规律使子代具有复合性状转基因成分并能稳定表达和发挥作用；再转化是指植物先转化单个基因后，在此基础上再转化新基因，所以至少需要通过两次转化事件；共转化是植物通过一次转化事件实现，有两种形式，一种是多个不同的转基因构建在不同的质粒载体上通过一次转化事件实现，另外一种是几个不同转基因构建在同一个质粒载体上进行转化。

转基因技术在农作物上的应用：第一代转基因作物是用于抗虫、抗病和耐除草剂的，主要性状以耐除草剂草甘膦和草胺磷。抗虫转基因食品主要采用来自土壤的芽胞杆菌属苏云金菌（Bt）中编码一大家族的蛋白毒素的基因，还有一些如胰蛋白酶抑制剂等。Bt 植物对鳞翅目昆虫有杀灭作用。抗病毒转基因植物中表达病毒的包被蛋白使西红柿和烟草可以抵御烟草镶嵌病毒、马铃薯抵御马铃薯卷叶病毒、白苜蓿抵抗紫花苜蓿镶嵌病毒。天然植物中分离的抗病基因也可以用于转基因植物。第二代转基因作物以改善农艺特性和改变作物的成分，提高营养品质，如富含赖氨酸的玉米，富含β-胡萝卜素的大米等。第三代转基因作物可利用转基因植物或动物表达功能成分、生产药物原料等。近年，作为生物反应器的转基因动物和植物也有迅猛的发展，中国研究成功了高效表达人乳清白蛋白、人乳铁蛋白的转基因牛、高效表达人乳铁蛋白的水稻。

种类　自1983年世界上第一例转基因作物（烟草和马铃薯）问世以来，转基因植物的研究得到了迅速发展。1994年延熟保鲜转基因番茄在美国批准上市，转基因大豆、玉米、油菜、棉花等大量转基因品种的商业化。转基因作物种植的国家有13个，其中美国、阿根廷、加拿大分列前3位，中国的转基因作物种植面积名列世界第4位，约占全球转基因作物面积的3%。中国种植的作物主要为转基因抗虫棉。已近获得中国农业部批准的生物安全证书的自主研发的抗虫转基因作物有水稻和植酸酶玉米。作为中国发放的进口转基因作物安全证书有转基因大豆、转基因油菜籽、转基因的棉花、转基因甜菜和转基因玉米等，每年进入中国用于加工原料转基因大豆和玉米已经超过2000多万吨。

管理　转基因技术在农业上的应用被认为是解决人口剧增所导致的食品资源匮乏的最有前途的方法之一。然而，转基因技术在给人们带来巨大的经济与社会效益的同时，其食用安全性也引起了争议。人们对转基因食品的认识时间比较短，各国政府和科学界为保护消费者健康，许多国家均进行立法以加强转基因食品安全管理，尽管不同国家由于不同文化背景和生物技术需要采取不同的管理方法和模式，但各国对转基因食品在商业化之前，要求经过严格的风险评估。

美国负责生物技术产品管理的部门涉及美国农业部下属的动植物物卫生检验检疫局（USDA-APHIS），美国环境保护署（EPA）及美国食品药品管理局（FDA）。各个部门分工明确，职责相互没有交叉，形成了一个高效而严密的安全保证体系。USDA主要职责是对转基因植物研发进行管理，负责转基因田间和环境释放的许可。EPA则要负责生物工程体对环境的安全，规范其杀虫剂使用、环境影响评估及制订食物中杀虫剂的残余量。FDA的任务是负责对转基因食用和饲用的安全性进行评估，其审批将覆盖国内生产和进口的食品和饲料。

欧盟相关法规规定，转基因食品上市前必须进行严格的食用安全和环境安全性的风险评估并获得批准。欧盟转基因食品的管理机构包括两个层面，第一，在欧盟层面，主要有欧洲食品安全局（EFSA）及欧盟委员会负责；第二，在欧盟各成员国层面，主要是各国卫生部或农业部及国家食品安全相关机构。在欧盟，首先成员国负责对申请的转基因食品的安全性作出评估。之后该成员国就将申请材料上报欧盟的管理机构欧盟委员会，并由欧洲食品安全局对其食用安全性和环境安全性进行风险评估，欧盟委员会再根据EFSA的评估意见，决定该转基因作物是否获得批准。

中国农业部负责转基因生物的安全管理工作。国家层面设有部际联席会议制度，组成单位有农业部、国家发展和改革委员会、科学技术部、国家卫生和计划生育委员会、对外贸易与经济合作部、国家质量监督检验检疫总局、环境保护部等，决定、协调转基因产业发展方面的重大问题。作为国家主管部门，农业部成立农业部转基因生物安全管理领导小组，在各省农业厅（局、委）内设有转基因生物安全管理机构，具体管理本辖区内的转基因生物安全管理工作。在农业部科学教育司内成立转基因生物安全管理办公室，作为主要的行政管理部门；在农业部科技发展发展中心内设立基因安全管理处、转基因生物安全检定处，具体落实和处理日常的转基因安全管理和法规工作。全国农业转基因生物安全管理标准化技术委员会作为转基因安全管理技术标准的技术支撑和咨询机构在建立和完善中国自己的转基因标准方面发挥了重要作用。国家农业转基因生物安全委员会由从事农业转基因生物研究、生产、加工、检验检疫、卫生、环境保护等方面的专家组成，委员会制订了委员会章程和工作程序，负责农业转基因生物的安全评价工作。中国制定了转基因标识的管理制度，大豆、番茄、棉花、玉米、油菜等5种农作物及其产品（如大豆油）需要标识销售。

安全性评价　世界各国开展转基因植物食品安全性评价主要参照国际食品法典委员会（CAC）提出的《现代生物技术来源的食品风险评估指南》。据此，CAC分别发布了《转基因植物食品安全性评价指南》《转基因微生物食品的安全性评价》和《转基因动物食品安全性评价指南》。

基本原则　主要包括以下六

原则。

科学原则 此原则为第一要遵循的原则。转基因技术是新生事物，基于科学基础的食品安全性评价会对整个技术的进步和产业的发展起到关键的推动作用。由于在长期的科学实践过程中积累起来的科学理论和技术已经为转基因食品的安全性评价打下了比较好的基础，针对生物技术本身带来的安全问题有个科学的认识，及时的完善评价的科学体系，可以有助于转基因食品的安全性评价。

实质等同性原则 1993年经济发展合作组织（OECD）推荐将新食品与同类传统食品进行比较的实质等同性原则，即如果某个新食品或食品成分与现有的食品或食品成分大体等同，那么它们是同等安全的。实质等同性分析本身不是安全性评价和危险性分析的全部工作，而是安全性评价的起点，对新食物与市售作物相对的安全比较，是一种动态过程。实质等同性的核心是"相互比较"，比较包括表型性状、分子特性、主要营养成分及抗营养因子、毒性物质及过敏原等营养和安全方面的异同等。

个案原则 不是特别针对转基因食品的，但是转基因食品的安全性评价必须遵守个案分析的原则。转基因食品的研发是通过不同的技术路线、选择不同的供体、受体和转入不同的目的基因，在相同的供体和受体中也会采用不同来源的目的基因，因此，供体、受体和目的基因的各种组合构成了转基因丰富的多样性产品，用个案原则分析和评价食品安全性可以最大限度地发现安全隐患，保障食品安全。

逐步原则 可以理解为在两个层次上进行，其一是在转基因食品的研发阶段，转基因点的研发和生产大国对转基因的管理都是分阶段审批的，在不同的阶段要解决安全问题不同；其二是由于转基因食品的不同转入目的基因可能存在的安全风险是分不同方面的如表达蛋白质的毒性、致敏性、标记基因的毒性、抗营养成分或天然毒素等，就是某一毒性的安全性评价也要分步骤进行。安全性评价分阶段性的进行可以提高筛选效率，在最短的时间内发现可能存在的风险。

预防为主原则 对于转基因食品的安全性评价预防为主原则是可以采用的，由于转基因食品是现代生物技术在农业生产中的应用，发展的历史和总结的经验不多，供体、受体和目的基因的多种多样也给食品安全带来了许多不确定因素。随着转基因技术的发展，预防为主的安全性评价原则可以在遵行科学原则的基础上把转基因食品可能存在的风险降到最少。

重新评价原则 转基因技术在农业领域的广泛应用在发展的过程中会出现现不能预计的情况。随着整体科学技术的发展，现代医学、预防医学和现代食品工业技术的进步，消费者对健康意识的不断更新，转基因食品的安全性评价也会随之而发展变化，对一些认识和方法会提出新的看法，评价技术和手段也会发展。同时，由于市场后监控过程的深入，对长期观察的资料深入分析，也会对不能解答或解答不了的问题作出科学的解释，如果有必要，对已经经过安全性评价的转基因食品还可能再次提出安全性评价的要求。

评价内容 转基因植物食品安全性需要逐一收集的信息有转基因植物概述、受体植物及其在食品中的作用描述、供体生物描述、基因修饰描述及鉴定。进一步的安全性评价包括表达物质（非核酸）的安全性评价、关键组分的组成成分分析、代谢物评价、食品加工过程、营养素改变。其他需要考虑的因素包括对人类健康有重要影响的物质潜在积累（如农药、重金属等）、抗生素抗性标记基因的应用等。安全性评价应首先对转基因植物进行描述，包括农作物的识别；转基因过程、基因修饰类和目的描述等。

对于以改变营养素的品质和功能为目的的转基因动物食品，除了在食品成分分析时对其关键营养素和抗营养素进行评价外，还需要采取额外的营养学评价。结合该转基因食品在人群中的消费情况分析这些营养学改变对人群健康的影响。进行营养学评价时不仅要分析对一般人群的健康效应，还应充分考虑其对某些特殊人群，如婴幼儿、孕产妇、老年人等的影响。

对于致敏性评价，国际上已经形成了比较成熟的转基因食品致敏性评价策略，主要依据国际食品生物技术委员会和国际生物技术研究所于1996年发展的树形判定法，以及FAO/WHO先后于2000年和2001年发布的改进后的转基因食品潜在致敏性评价的判定树。具体评价方法可参照CAC于2008年发布的《评价潜在致敏性的附件》，初步评价项目包括蛋白质来源；与已知致敏氨基酸序列同源性；蛋白质的结构特性，包括热稳定性、胃蛋白酶抗性和抗酸性等。根据初步评价结果确定是否采用特异性血清筛查实验，以及致敏动物模型等进一步的评价方案。

转基因动物食品的安全性评价与转基因植物食品和转基因微生物食品相比，转基因动物食品的安全性评价起步较晚。进行安全性评价之前，应详细了解待评价转基因动物的具体信息，主要包括以下几个方面：受体动物家系的特征及食用史，供体生物的特征，重组 DNA 结构的分子特征（包括序列、纯度、预期功能、各组件来源等）和构建过程，基因重组的方式（包括载体情况）和目的，基因重组的最终结果（即转基因动物体内最终携带的重组 DNA 结构的实际位置、序列、拷贝数等），重组 DNA 结构的稳定性和表达情况（表达产物的性质和表达水平），以及特异性检测该重组 DNA 结构的方法等。对转基因动物食品的安全性评价通常包括以下内容，①转基因动物的健康状况。与植物不同，具有安全食用史的动物通常不含编码毒性物质的基因，其健康状况可以有效反映衍生食品的安全性，因此对转基因动物健康状况的评价是确保其衍生食品安全性的关键步骤之一。包括一般的健康或性能参数，如行为表现、生长发育情况、解剖学改变及生殖能力等；生理学指标，如生化、血液学和组织病理学变化等；其他的物种特异性指标。②基因表达产物（非核酸物质）的安全性。这方面的评价指标和方法与转基因植物食品相同。

（杨杏芬　徐海滨）

xīnshípǐn yuánliào

新食品原料（new food raw materials）

在中国无传统食用习惯的物品，包括动物、植物和微生物，从动物、植物和微生物中分离的成分，原有结构发生改变的食品成分，以及其他新研制的食品原料。又称新资源食品。即以非大众常规消费的原材料生产的食品或用以前在食品生产过程中未使用过的新工艺严格改良的食品。依中国有关管理规定，传统食品习惯是指省辖区域内、30 年以上使用历史、未载入《中华人民共和国药典》和以定型或非定型包装进行生产经营的食品。

基本特征　新食品原料具有三个方面的基本特征：①来源于非传统的食品资源，缺乏安全食用的历史记载。②是食品的一个类别，符合食品的基本属性，即具有营养价值和感官（色、香、味）功能；同时它们也是一类特殊的食品，大多数具有一定的养生保健功效，对人体健康具有一定的改善作用。③对人体不得产生任何急性、亚急性、慢性或其他潜在性健康危害。

分类　新食品原料种类繁多，可归纳四类。①中国无食用习惯或仅在个别地区有食用习惯的动物、植物和微生物。它们属于非传统的食品资源，经研究认为对人体无毒无害的可以食用的物品。其中，动物是指禽畜类、水生动物类或昆虫爬虫类，如乌骨鸡、牡蛎、海马、蚂蚁、蝎子、蛇胆等；植物是指中药类、茶类、瓜果菜类，如人参、西洋参、红景天、短梗五加、枸杞子、百合、菊花、夏枯草、布渣叶、鸡蛋花、凉茶、金花茶、苦丁茶、大枣、山楂、猕猴桃、罗汉果、仙人掌、库拉索芦荟等；微生物是指菌类、藻类，如酵母、紫红曲、灵芝、蛹虫草、盐藻、螺旋藻等。②从动物、植物、微生物中分离的在中国无食用习惯的食品原料。通过新技术和新工艺加工，从动、植物中分离、提取出来的对人体

有一定作用的成分，如植物甾醇、叶黄素酯、透明质酸钠、糖醇、L-阿拉伯糖、低聚木糖、氨基酸、初乳碱性蛋白、乳矿物盐、地龙蛋白、DHA 藻油、杜仲籽油等。③在食品加工过程中使用的微生物新品种。如加入到乳制品中的双歧杆菌、嗜酸乳杆菌、植物乳杆菌、副干酪乳杆菌等。④因采用新工艺生产导致原有成分或者结构发生改变的食品原料。例如，共轭亚油酸、共轭亚油酸甘油酯、植物甾烷醇酯、异麦芽酮糖醇、γ-氨基丁酸、低聚半乳糖、多聚果糖及转基因食品等。

安全性评价　由于新的食品生产和加工工艺、新的生物技术的迅猛发展，大量无食用习惯或仅具有区域性食用习惯的食品新资源不断地被开发利用。作为无安全食用历史的非传统食品，人们对其安全性的认识非常不足，中国为此于 2007 年制定了相应的《新资源食品管理办法》。随着《中华人民共和国食品安全法》2009 年颁布和 2015 年修订，中国出台了一系列的新食品原料安全性审查管理的法规和规定，逐步理顺管理部门、机构和程序，建立了一套完善的上市流通前的安全性评估和管理体系，以确保新食品原料的食用安全。

评价原则　新食品原料评估主要采用危险性评估和实质等同原则。安全性评估内容包括申报资料审查和评价、生产现场审查和评价、人群食用后的安全性评价，以及安全性的再评价。危险性评估是对人体摄入含有危害物质的食品所产生的健康不良作用可能性的科学评价，包括危害识别、危害特征的描述、暴露评估、危险性特征的描述四个步骤。实质等同是指如某个新食品原料

与传统食品或食品原料或已批准的新食品原料在种属、来源、生物学特征、主要成分、食用部位、使用量、使用范围和应用人群等方面比较大体相同，所采用工艺和质量标准基本一致，可以视为它们是同等安全的，具有实质等同性。

毒理学评价规程 毒理学试验是评价新食品原料安全性的必要条件之一，根据新食品原料在国内外安全食用历史和各个国家的批准应用情况，并综合分析其来源、成分、食用人群、食用习惯和食用量等特点，开展不同的毒理学试验。①国内外均无传统使用习惯的（不包括微生物类）的动物、植物和从动物、植物及其微生物分离的以及新工艺生产的导致原有成分或结构发生改变的食品原料，原则上应当评价急性经口毒性试验、三项遗传毒性试验（细菌回复突变试验、小鼠骨髓细胞微核试验、小鼠精子畸形试验或睾丸染色体畸变试验）、90天经口毒性试验、致畸试验和生殖毒性试验、慢性毒性和致癌试验及代谢试验。②仅在国外个别国家或中国局部地区有食用习惯（不包括微生物类）的动物、植物和从动物、植物及其微生物分离的以及新工艺生产的导致原有成分或结构发生改变的食品原料，原则上评价急性经口毒性试验、三项致突变试验、90天经口毒性试验、致畸试验和生殖毒性试验；但若根据有关文献资料及成分分析，未发现有毒性作用且人群有长期食用历史而未发现有害作用的新食品原料，可以先评价急性经口毒性试验、三项致突变试验、90天经口毒性试验和致畸试验。③已在多个国家批准广泛使用（不包括微生物类）的动物、植物和从动物、植物及微生物分离的以及新工艺生产的导致原有成分或结构发生改变的食品原料，在提供安全性评价资料的基础上，原则上评价急性经口毒性试验、三项致突变试验、28天经口毒性试验。④国内外均无食用习惯且直接供人食用的微生物，应评价急性经口毒性试验/致病性试验、三项致突变试验、90天经口毒性试验、致畸试验和生殖毒性试验；仅在国外个别国家或中国局部地区有食用习惯的微生物类，应进行急性经口毒性试验/致病性试验、三项致突变试验、90天经口毒性试验；已在多个国家批准食用的微生物类，可进行急性经口毒性试验/致病性试验、二项致突变试验（细菌回复突变试验和小鼠骨髓细胞微核试验）；国内外均无使用习惯的食品加工用微生物类，应进行急性经口毒性试验/致病性试验、三项致突变试验和90天经口毒性试验；仅在国外个别国家或中国局部地区有使用习惯的食品加工用微生物，应进行急性经口毒性试验/致病性试验和三项致突变试验；已在多个国家批准使用的食品加工用微生物，可仅进行急性经口毒性试验/致病性试验；以新食品原料申报的细菌应进行耐药性试验。申报微生物为新食品原料的，应当依据其是否属于产毒菌属而进行产毒能力试验。大型真菌的毒理学试验按照植物类新食品原料进行。⑤根据新食品原料可能潜在的危害，必要时选择其他敏感试验或敏感指标进行毒理学试验评价。毒理学试验方法和结果判定原则按照中国《食品安全国家标准 食品安全性毒理学评价程序》（GB 15193.1）的规定进行。

综合评价 根据人群食用习惯、毒理学研究资料、营养和生理及功能作用的动物和人群试验研究资料等进行综合评价，在确保食用安全的前提下，明确规定新食品原料使用范围和剂量、推荐食用量和不适宜人群。随着科学技术的进步、检验水平的提高、安全性评价技术和要求的改变，对已通过评价的新食品原料需定期进行重新评价，并且作出新的结论。

（杨杏芬 陈壁锋）

bǎojiàn shípǐn

保健食品（health food） 具有调节人体生理功能或特定保健功能的特殊食品。又称功能性食品。大多数国家对保健食品尚无明确的官方定义。由于各个国家的历史文化背景、饮食习惯、保健意识和实践等的差异，对保健食品的认识也有所不同，但大都强调保健食品是在食用后能产生除传统的营养功能以外的特殊保健作用或生理有益作用，同时应具有一定的食品属性的物质。许多国家将营养素补充剂、有机食品、特殊营养食品（如低脂、低钠、低糖食品）等也纳入保健（功能）食品的管理范畴。国际食品法典委员会（CAC）将保健食品定义为"一类除了传统的营养功能外，还具有提高机体健康水平和（或）降低疾病风险的一个或多个目标功能的食品"。中国国家食品药品监督管理局（SFDA）2005年发布的《保健食品注册管理办法》中对保健食品的定义是"声称具有特定保健功能或者以补充维生素、矿物质为目的的食品。即适宜于特定人群食用，具有调节机体功能，不以治疗疾病为目的，并且对人体不产生任何急性、亚急性或者慢性危害的食品"。

性质与管理 保健食品是一

类具有特定保健功能的食品，因此，除了要有明确、稳定的保健作用外，还必须要有很高的安全性，即保健食品应强调"安全性第一"，可作为"食品"长期食用。要求生产保健食品的各种原辅料、生产工艺设备及产品都必须符合食品安全卫生要求，无任何急、慢性毒性及三致危害，也不允许有任何危害人体健康的潜在可能性，这是其与药品的最大区别之一，即药品可允许在其疗效与毒性之间作出权衡，而保健食品则不允许进行这样的权衡。世界各国对保健食品的管理模式也不尽一致。美国、英国、澳大利亚等国主要是由食品和药品管理局等相关部门对"保健声称"进行管理。在日本，保健食品被称之为"特殊保健用食品"，由厚生省负责审批。在中国，从20世纪80年代后期以来，保健食品产业得到迅速发展。1995年10月30日颁布的《中华人民共和国食品卫生法》将中国保健食品的管理纳入了法制管理的轨道。该法第六章第二十二条规定："表明具有特定保健功能的食品，其产品及说明书必须报国务院卫生行政部门审查批准，其卫生标准和生产经营管理办法，由国务院卫生行政部门制订"。1996年3月，卫生部发布《保健食品管理办法》。2003年，国家政府机构职能调整，原由卫生部负责的保健食品审批职能转入国家食品药品监督管理局（SFDA）。2005年，SFDA发布了修订后的《保健食品注册管理办法》。2009年，《中华人民共和国食品安全法》正式颁布实施，并于2015年进行了修订，其中第七十四条规定："国家对保健食品、特殊医学用途配方食品和婴幼儿配方食品等特殊食品实行严格监督管理。"2016年，国家食品药品监督管理总局（CFDA）发布新版《保健食品注册与备案管理办法》。

安全性毒理学评价 由于保健食品强调"安全性第一"，故必须对其进行必要的安全性毒理学评价。

中国的发展 2003年之前，对于保健食品的安全性评价，一直是参照《食品安全性毒理学评价程序》（GB 15193-1994）的相关内容进行。2003年，《食品安全性毒理学评价程序和方法》（GB 15193-2003）修订版发布。同年，卫生部发布《保健食品检验与评价技术规范》，其中包括《保健食品安全性毒理学评价程序和检验方法规范》，是中国专门对保健食品作出的安全性评价技术标准。该规范在对受试物处理的要求及对选择毒性试验的原则要求等方面更好地反映了保健食品的特点，但就其他大部分内容（毒理学评价试验的四个阶段、具体试验方法和结果判定等）而言，与GB 15193-2003基本是一样的。2014～2015年，GB 15193-2003再次修订发布为食品安全国家标准GB 15193.1-2014/2015，但对保健食品的安全性毒理学评价目前仍按《保健食品检验与评价技术规范》（2003年版）执行。

存在的问题 由于保健食品固有的不同于普通食品或药品的特殊性质，使得保健食品的安全性毒理学评价方面仍然存在一些问题。①保健食品是具有特定保健功能的食品，因此必然有其特殊的功效成分。《保健食品检验与评价技术规范规范》（2003年）主要是对保健食品的终产品进行安全性毒理学评价，而不是对其功效成分或主要标志性成分进行

评价。对于某些中草药原料或药食两用植物中可能存在的有毒有害成分，甚至是已被证实具有较大毒性的成分（如蒽醌类、马兜铃酸、银杏酸等），由于其在终产品中的含量较低，且可能受到其他成分的作用或影响，加之试验时间有限等，故对终产品的毒理学评价试验可能得不出阳性结果，这可能使得含此类成分的保健食品对人体产生危害的潜在风险增加。②保健食品一般是可用于一定范围的人群和食用较长时间的，而现行安全性毒理学评价仍主要依赖动物/微生物试验和体外试验。由于动物/微生物与人体的差异，体外实验与体内代谢环境的差异，及动物数量和试验时间有限等诸多原因，故将这样的毒理学试验结果外推用于评价人体的食用安全性，即便是考虑了一定的"安全系数"，也可能产生不同程度的误差和"不确定度"。因此，常规安全性毒理学评价试验的阴性结果并不能完全保证在人体长期摄入情况下不会产生不良作用或潜在危害，尤其是对人群中少数"敏感个体"的毒副作用。③具有某些保健功能的食品/功效成分在产生保健功能的同时，在其毒理学评价试验中也可能造成功能相关指标的异常，如具有减肥功能的保健食品在30天/90天喂养试验中可能出现较高剂量组动物的体重（增长）低于对照组；具有降脂、降糖、降压等功能的保健食品也可能影响正常动物的血脂、血糖、血压等。这可使得在对此类保健食品毒理学试验结果进行评价时的复杂性和"不确定度"增加。④保健食品常常由于每日食用量较大，而使其毒理学安全性评价试验的剂量设计不能达到足够高的"安全倍数"，这

也可增加结果评价的误差和"不确定度"。⑤由于不少保健食品/功能性食品并非单一原料/成分制成,而是由多种原料组成的复合配方生产。对许多中草药原料/药食两用原料而言,同种原料由于产地不同、采集时间不同等原因,其质量、成分、污染物和杂质含量等可能有较大差异,造成即使按同一配方生产的保健食品,由于其原料的产地/采集时间/批次等不同,其毒性或安全隐患也可能有所不同。⑥即使在毒理学试验中显示有较大安全性的保健食品,也不能保证其在正式投产后的每一批产品都有同样的安全性。若在生产中人为添加不在已批准保健食品配方中的其他物质(这属于另外的情况,即"非法添加"),则其产品的安全性更难以保证。

进一步提高保健食品安全性的措施 许多发达国都在进一步完善和修订保健食品相关法规、评价标准与规范,并通过加强监管来不断提高其食用安全性。中国亟须采取的措施主要有:①在安全性毒理学评价方面,应及时对现行规范进行修订和完善,以使其更好地适应和反映保健食品的特点。如增加试验项目,尤其是已得到国内外公认的动物替代试验和快速筛检方法等;针对特殊原料/成分进行特殊毒性的检测与评价;使用更敏感的生物标志和分子生物学指标;适当延长试验时间等。此外,还应结合配方和原辅料分析及其化学成分分析、暴露量评估和食品安全风险分析、上市后的人群不良反应观察与分析、相关不良反应文献报告的系统分析等综合手段,对保健食品的食用安全性作出较全面准确的评价。②保健食品的配方组成和用量、原辅料的质量和生产过程的质量控制是保证其安全性的重要前提条件。禁止使用毒性较大或有潜在安全隐患的原辅料;对于允许使用的原辅料,其用量也应控制在安全的范围;保证原辅料的质量、严格控制其杂质和有害成分的含量、必须符合相应的质量标准和卫生要求;生产工艺和条件应符合药品生产质量管理规范(GMP)的要求并推广建立和严格实施危害分析与关键控制点(HACCP)质量管理体系;严禁在保健食品中非法添加药物或其他违禁成分、非食用物质等。

(张立实)

huánjìng dúlǐxué

环境毒理学(environmental toxicology) 研究环境污染物,特别是化学污染物对生物体和生态系统的损害作用及其机制的学科。环境毒理学以对各种生物特别是对人体产生危害的各种环境污染物为研究对象。环境污染物是指人类生产、生活中产生的和自然界释放的各种污染物的总称,种类很多,包括化学类、物理类及生物类。污染物以对数增长方式进入环境,多种污染物同时作用于机体,但接触人群的易感性差异较大。针对复杂的环境污染物的作用特征,环境毒理学主要研究环境污染物在生物体内的吸收、分布、排泄及代谢转化等过程,阐明环境污染物的生物学效应及作用机制,探索可指示早期损害的检测指标,为环境保护工作制定相关标准提供科学依据及防治措施。环境毒理学是环境科学的重要组成部分,也是毒理学的一个重要分支。

简史 环境毒理学是在现代毒理学的发展基础上为解决环境科学的突出问题而逐步形成的。现代毒理学的起源可追溯到西班牙医生马蒂厄·奥尔菲拉(Mathieu Orfila,1787—1853年),他出版了一本综合性论文,探讨了许多被认为较为准确无误的毒理学问题,包括体内存在的化学品与观测到的中毒症状之间的关系,以及将这些化学品从体内排除和用解药处理的机制。另外,生理学家克洛代尔·贝纳尔(Claude Bernard,1813—1878年)开创了利用动物受控实验来探索毒作用机制的实验研究方法。1969年,特吕奥(Truhaut)首次提出了生态毒理学这一概念,将毒理学研究从个体层次提升到群落层次,着重研究自然的和人造的污染物对动物(包括人)、植物和微生物的整个生态系统的毒性效应。随着全球经济的快速发展,大量化学物产生并进入人类环境,带来的环境污染和生态破坏等重大问题威胁着人类的生存与发展。环境毒理学应用现代毒理学的研究方法着重研究环境污染物对人类有机体损害作用及其机制,以及相应的防治措施、危害评价与管理。中国环境毒理学始于20世纪60年代,开展了大气和地面水中环境污染物的毒理学研究并制定了相应的卫生标准;80年代以来,陆续开展了低浓度环境污染物的毒作用机制研究及遗传毒性、生殖毒性、免疫毒性等多种研究方法在环境毒理学中的应用。

研究内容 环境毒理学通过研究环境污染物对人体健康的可能危害及其剂量-反应关系,进行毒性和安全性评价;阐明环境污染物毒性作用及影响其毒性作用的各种因素,探索污染物对人体健康损害的早期检测指标,为制定环境标准、环境卫生标准和防治环境污染物对人体健康的危害提供科学依据和措施。现代环境毒理学还研究环境污染物对动物、植物、微生物等其他生物个体、种群及生态系统等不同生命形式和不同层次的生命系统的危害，研究其损害作用及其机制、早期损害指标及防治理论和措施。其主要研究内容包括：①环境毒理学的概念、理论和方法。②污染物的环境生态行为，包括环境污染物在环境中的分布、迁移和贮留，在生命体内的吸收、分布、转化和排泄，以及对人体和其他生物一般毒性作用与机制。③环境污染物的化学结构和毒性作用之间的关系，影响环境污染物毒性作用的各种有关因素。④环境污染物及其转化产物对人体的致突变、致癌变、致畸变等的特殊毒性作用与机制。⑤环境污染物的毒性评价方法，包括急性、亚急性和慢性毒性试验、致畸变试验等。⑥各种污染物对人体和其他生物毒性作用的早发现、早防治的理论和措施等。

研究方法 在研究环境污染物对动物，尤其是对人体的生物学作用时，常以哺乳动物为主要研究对象进行体内研究。体内实验多在整体动物中进行，也称整体动物实验。一般采用的实验动物有大鼠、小鼠、家兔、豚鼠、仓鼠、犬、猴等哺乳类动物，根据研究目的也可采用鸟类、昆虫、鱼类及其他水生生物等。按人体可能接触的剂量和途径使实验动物在一定时间内接触环境污染物，然后观察动物形态和功能的变化。整体动物实验不仅可以反映环境污染物的综合生物学效应，而且可以反映在动物整体状态下环境污染物的各种生物学效应。

常用的整体动物实验包括：①急性毒性试验。其目的是探明环境污染物与机体短时间接触后所引起的损害作用，找出污染物的作用途径、剂量与效应的关系，并为进行各种动物实验提供设计依据。一般用半数致死量（LD_{50}）、半数致死浓度（LC_{50}）或半数有效量（ED_{50}）来表示急性毒作用的程度。②亚急性毒性试验。研究环境污染物反复多次作用于机体引起的损害。通过这种试验，可以初步估计环境污染物的最大无作用剂量和中毒阈剂量，了解有无蓄积作用，确定作用的靶器官，并为设计慢性毒性试验提供依据。③慢性毒性试验。探查低剂量环境污染物长期作用于机体所引起的损害，确定一种环境污染物对机体的最大无作用剂量和中毒阈剂量，为制订环境卫生标准提供依据。④毒物蓄积研究方法。环境污染物在体内的蓄积作用，是引起亚慢性和慢性毒性作用的基础。因而蓄积毒性作用常是评估环境污染物毒性作用的指标之一，也是制定其环境卫生标准的重要参考依据。⑤致癌试验，是检验环境污染物及其代谢产物是否具有致癌作用或诱发肿瘤作用的慢性毒性实验方法，有时可与慢性毒性实验同时进行。致癌性实验可分为长期动物实验及短期筛检方法，常用的短期筛检有三类，即鼠伤寒沙门菌/哺乳动物微粒体酶实验（细菌回复突变试验）、DNA修复测定和细胞转化试验。⑥致畸试验，是检测环境污染物能否通过妊娠母体引起胚胎畸形的一种动物实验方法。⑦致突变试验，为了确定环境污染物对生物体是否具有致突变作用而进行的实验。致突变试验方法根据终点反应不同，可区分为基因点突变试验、染色体畸变和DNA损伤试验等。这些试验有的在体外进行，有的在体内进行，所使用的生物系统包括细菌、真菌、植物、昆虫、哺乳动物细胞或哺乳动物等。

同邻近学科的关系 随着环境科学中遗留的诸如化学品的安全性、生物降解问题、污染物与污染性疾病等问题的日益突出，应用毒理学的研究方法探讨污染物对人类健康的影响，指导环境污染物的控制与管理措施，成为环境污染控制领域的发展方向。环境毒理学是环境科学和毒理学的交叉学科，与环境医学、环境卫生学、生态毒理学等学科关系密切。

应用 随着环境污染和生态破坏的持续，给人体健康和生产环境带来了严重后果。为实现环境污染控制，促进人类社会持续健康的发展，环境毒理学可在以下方面提供指导或措施：①应用环境毒理学研究方法对环境污染性疾病的可疑病因线索进行毒理学研究，阐明环境污染性疾病病因。②应用环境毒理学的生物测试方法监测和评价环境质量，为进一步的环境污染物治理提供基础数据。③评定环境污染物在生物系统内的毒性，对人群暴露于环境污染物的安全性进行评价，为环境污染物的管理提供依据。④基于环境毒理学研究的毒性试验数据，结合环境污染物在不同环境介质中的分布特征，提出环境中污染物最高容许浓度基准值，可为环境污染物的卫生标准制订提供依据。

有待解决的问题 随着生命科学、物理学、化学、数学及其他基础科学的发展和渗透，环境毒理学的理论和方法也将不断向前发展。随着人工合成的环境污染物种类不断增加和低水平长期暴露的污染特征，环境毒理学的研究重点由单一污染物的传统毒效应评价转为重视多重污染物的环境复合污染效应及残留污染物的远期健康效应评价。现代分子生物学技术的迅速发展使得环境毒理学研究能够在分子水平阐明环境污染物的毒作用特征，并为高通量筛选和识别有效的早期损害生物标志提供了技术上的可行性。此外，通过定量构效/性质关系研究建立化合物分子结构参数与生物活性/性质的关系，预测化合物活性/性质的方法，亦已成为环境毒理学研究的新方向。而基于环境污染物对人群健康的危险度评定管理的管理环境毒理学的发展将有助于规范环境污染物的安全性评价，促进环境污染物的科学治理，并将进一步丰富环境毒理学的理论体系。

（浦跃朴 刘 冉）

dàqì huánjìng wūrǎnwù

大气环境污染物（atmospheric pollutants）

人类活动或自然过程排入大气的并对人或环境产生有害影响的物质。按属性可分为物理性（如噪声、电离辐射、电磁辐射等）、化学性和生物性（经空气传播的病原微生物和植物花粉等）三类；根据污染物在大气中的存在状态，可分为气态污染物和颗粒污染物。

（浦跃朴 刘 冉）

qìtài wūrǎnwù

气态污染物（gaseous pollutants）

常态、常压下以分子状态存在的污染物，包括气体和蒸气。气体是某些物质在常温、常压下所形成的气态形式。蒸气是某些固态或液态物质受热后，引起固体升华或液体挥发而形成的气态物质如汞蒸气等。常见的有五大类：以二氧化硫（SO_2）为主的含硫化合物，以一氧化氮（NO）和二氧化氮（NO_2）为主的含氮化合物（见氮氧化物），碳氧化合物、碳氢化合物，以及卤素化合物等（见一氧化碳、臭氧、铅等）。含硫化合物主要有 SO_2、三氧化硫和硫化氢等，其中 SO_2 的数量最大，危害也最严重。

（浦跃朴 刘 冉）

èryǎnghuàliú

二氧化硫（sulfur dioxide，SO_2）

CAS 号 7446-09-5，分子量 64.06。

理化特性 SO_2 相对密度 1.43g/ml，熔点 - 72.7℃，沸点 - 10℃。SO_2 常温下为无色气体，有刺激性气味，易溶于水、乙醇、甲醇、醚及氯仿中。

环境来源和分布 SO_2 是大气中最常见的污染物，是评价大气环境质量的重要指标。SO_2 主要来自于含硫石油、煤、天然气的燃烧，硫化矿石的熔炼和焙烧，各种含硫原料的加工等过程。由煤和石油燃烧产生的 SO_2 可占到大气中 SO_2 的70%，是历史上曾发生的包括伦敦烟雾事件等多起大气污染事件的主要污染物。大气中 SO_2 的浓度过高还可导致酸雨等环境危害。

暴露途径 SO_2 主要通过呼吸道进入人体，由于 SO_2 易溶于水，可被鼻腔和上呼吸道黏膜吸收，在湿润的黏膜表面生成亚硫酸，一部分进而氧化为硫酸。SO_2 进入血液后可分布于全身，其中气管、肺、肺门淋巴结中含量最高，其次为肝、肾、脾等器官。SO_2 经体内代谢后，以硫酸盐的形式随尿排出。

毒性 研究资料表明，大气中 SO_2 浓度为 290～860μg/m³ 时大多数人不能由嗅觉感知；SO_2 浓度在 1.45mg/m³ 以上时少数人可闻到 SO_2 的刺激性气味；SO_2 浓度在 10mg/m³ 以上多数人可嗅到刺鼻的硫臭味；SO_2 浓度在 14.3mg/m³ 以上时可致被暴露个体呼吸道阻力增加，暴露后 3 小时肺功能轻度减弱，但黏液分泌和纤毛运动功能尚未改变；SO_2 浓度在 28.6～42.8mg/m³ 以上时呼吸道黏液分泌和纤毛运动功能均受到抑制；SO_2 浓度在 57mg/m³ 以上时可显著刺激受暴露个体的鼻腔和上呼吸道，并出现眼睛的刺激症状；SO_2 浓度在 286mg/m³ 以上时支气管和肺组织明显受损，可引起急性支气管炎、肺水肿和呼吸麻痹；SO_2 浓度达到 1142～1428mg/m³ 时可以致受暴露个体死亡。动物实验显示，大鼠 1 小时吸入 SO_2 的 LC_{50} 为 6600mg/m³，高浓度 SO_2 对呼吸道及眼有强烈刺激作用，可以引起气管和支气管的反射性收缩，致分泌物增加和局部炎症反应。大鼠吸入最低中毒浓度（TCL_0）为 4mg/m³，24 小时可以导致雌性大鼠的生殖毒性。体外的毒性研究结果显示，SO_2 的浓度达到 16.3mg/m³ 时可以导致人淋巴细胞 DNA 损伤。

毒作用机制 SO_2 在呼吸道黏膜上生成亚硫酸与硫酸，产生强烈的刺激作用。SO_2 可作用于上呼吸道平滑肌内末梢神经感受器，引起平滑肌反射性收缩，使气管和支气管的管腔缩小，气道阻力增加；SO_2 或 SO_4^{2-} 还可刺激肥大细胞释放组胺，间接激活迷走神经，进一步引起分泌增加及局部炎症反应，甚至坏死。有观察发现 SO_2 可影响肺泡巨噬细胞，显著增强琥珀酸脱氢酶的活性。此外，SO_2 还可通过与血中的硫胺素结合影响其活性而干扰体内维生素 C 的平衡，以及影响蛋白质和糖代谢过程。

防治措施 ①减少 SO_2 排放：采用低硫燃料，研发推广烟气脱硫、燃烧脱硫和燃料脱硫等二氧化硫污染防治技术，有效减少二氧化硫的排放量。②调整煤炭结构，实现煤炭的清洁利用：限制高硫份煤炭的开采，提高原煤入洗率；发展煤炭清洁燃烧技术，建设烟气脱硫设施，关停能耗高、污染重的小火电机组，有效控制 SO_2 排放。③加强监督管理：严格 SO_2 排放标准，加强环境 SO_2 的日常监测工作。

卫生标准 中国国家标准《环境空气质量标准》（GB 3095-2012）规定，空气中 SO_2 的年平均浓度限值，一类地区为 $20\mu g/m^3$，二类地区为 $60\mu g/m^3$；24 小时平均浓度限值，一类地区为 $50\mu g/m^3$，二类地区为 $150\mu g/m^3$；1 小时平均浓度限值，一类地区为 $150\mu g/m^3$，二类地区为 $500\mu g/m^3$。

（浦跃朴　刘　冉）

kēlì wūrǎnwù

颗粒污染物（particulate pollutants）

大气环境中的颗粒物来源很多，分为自然来源和人为来源。自然来源指由于自然因素产生的颗粒物，如火山喷发、森林火灾、宇宙尘埃等；人为来源是指在人类生产和生活活动中所产生的颗粒物，如煤炭、石油及木材的燃烧，汽车和飞机等交通工具排放的颗粒物。

粒径是颗粒物最重要的性质。它反映了颗粒物来源的本质，并可影响光散射性质和气候效应。颗粒物的许多性质如体积、质量和沉降速度都与颗粒物的大小有关。实际的颗粒物由于来源和形成条件不同，其形状是多种多样的，有球形、菱形、方形等等。因此，在实际工作中常使用空气动力学等效直径（Dp）来表示颗粒物的大小。在气流中，如果所研究的颗粒物与一个有单位密度的球形颗粒物的空气动力学效应相同，则这个球形颗粒物的直径就定义为所研究颗粒物的 Dp。这种表示法可以直接表达出颗粒物在空气中的停留时间、沉降速度、进入呼吸道的可能性，以及在呼吸道的沉积部位等。

分类 从环境与健康的角度，颗粒物按粒径可分为以下几种。①总悬浮颗粒物（total suspended particulates，TSP）：指空气动力学直径 $\leq 100\mu m$ 的颗粒物，包括液体、固体或者液体和固体结合存在的，并悬浮在空气介质中的颗粒。②可吸入颗粒物（inhalable particles，PM_{10}）：指空气动力学直径 $\leq 10\mu m$ 的颗粒物，因其能进入人体呼吸道而命名。③细颗粒物（fine particle，$PM_{2.5}$）：是指空气动力学直径 $\leq 2.5\mu m$ 的颗粒物，在空气中悬浮的时间长，易滞留在终末细支气管和肺泡中，部分组分还可穿透肺泡进入血液，$PM_{2.5}$ 易于吸附有机物和重金属，对健康的危害极大。

环境来源和分布 颗粒物是中国大多数城市大气中的首要污染物，是影响城市空气质量的主要因素。研究发现，不同季节大气颗粒物的来源有所差异。例如，北方城市冬季燃煤排放的烟尘对空气颗粒物的贡献较大，但非采暖期的颗粒物来源中，沙尘暴、公路扬尘、建筑扬尘的贡献却比较高。《2016 中国环境状况公报》指出，338 城市中以 $PM_{2.5}$ 为首要污染物的天数占重度及以上污染天数的 80.3%，以 PM_{10} 为首要污染物的占 20.4%。其中，有 32 个城市重度及以上污染的天数超过 30 天，分布在新疆（部分城市受沙尘影响）、河北、山西、山东、河南、北京和陕西。各指标分析表明，$PM_{2.5}$ 浓度范围为 $12 \sim 158\mu g/m^3$，平均为 $47\mu g/m^3$，比 2015 年下降 6.0%，超标天数比例为 14.7%。PM_{10} 浓度范围为 $22 \sim 436\mu g/m^3$，平均为 $82\mu g/m^3$，比 2015 年下降 5.7%，超标天数比例为 10.4%。

暴露途径 颗粒物主要经呼吸道进入人体，也有一小部分可通过消化道或皮肤进入人体。沉积在人体呼吸道后，它们的清除、滞留和转移与其粒径、沉积部位有关。一般来说，粒径越小、沉积部位越深，所需的清除时间就越长，就越易滞留在人体内，越易使毒性物质转移到身体的其他部位。

毒性 大量的颗粒物进入呼吸道，可以刺激和腐蚀呼吸道黏膜和肺细胞，降低呼吸道防御功能，使呼吸道发病率增加，甚至使死亡率增加。颗粒物可以成为有害物质的载体，吸附有害气体（如 SO_2、NO_2、HF、Cl_2 等）的颗粒物可以刺激或腐蚀肺泡壁，长期作用可使呼吸道防御功能受到损害，发生支气管炎、肺气肿和支气管哮喘等。国内外的研究显示，长期居住在颗粒物污染严重地区的居民，可出现肺活量降低、呼气时间延长，呼吸道疾病的患病率增高。颗粒物还可以增加动物对细菌的敏感性，导致呼吸系统对感染的抵抗力下降。大气颗粒物由于其成分或吸附多种致癌物而有致癌作用。采用不同染毒方式（皮肤涂抹、皮下注射、气管内注入、吸入染毒）进行的研究发现，颗粒物提取物可在大鼠、小鼠诱发皮下肉瘤、皮肤癌及肺癌等。流行病学研究调查表明，城市大气颗粒物吸附的多环芳烃与居民肺癌的发病率和死亡率呈相关关系。另有一些研究发现，大气颗粒物污染可影响人群的死亡率。颗粒物还可引起机体免疫功能下降。此外，大气颗粒物，尤其是 $PM_{2.5}$ 浓度的升高与冠心病患者的心肌梗死发作和房性期前收缩发生有关。

毒作用机制 颗粒物可通过直接或间接的方式激活肺巨噬细胞和上皮细胞内的氧化应激系统，刺激炎性因子的分泌及中性粒细胞和淋巴细胞的浸润，引起动物肺组织发生脂质过氧化等。颗粒物染毒的动物肺泡灌洗液中脂质过氧化物及丙二醛含量增加，乳酸脱氢酶、酸性磷酸酶和碱性磷酸酶活性升高，谷胱甘肽过氧化物酶活性降低、巨噬细胞数减少等。国内外的大量研究表明，颗粒物的有机提取物有致突变性，且以移码突变为主，并可引起细胞的染色体畸变、姐妹染色单体交换，以及微核率增高、诱发程序外 DNA 合成。研究还发现，颗粒物的有机提取物可引起细胞发生恶性转化。

防治措施 ①调整能源结构，减少煤炭的消耗，大力开发可再生能源，倡导使用清洁能源。②加强机动车尾气排放管理。③强化环境监督管理，完善中国大气颗粒物环境质量标准。④加强绿化，改善环境空气质量。

卫生标准 中国国家标准《环境空气质量标准》（GB 3095-2012）规定，空气中总悬浮颗粒物的年平均浓度限值，一类地区为 $80\mu g/m^3$，二类地区为 $200\mu g/m^3$；24 小时平均浓度限值，一类地区为 $120\mu g/m^3$，二类地区为 $300\mu g/m^3$。PM_{10} 的年平均浓度限值，一类地区为 $40\mu g/m^3$，二类地区为 $70\mu g/m^3$；24 小时平均浓度限值，一类地区为 $50\mu g/m^3$，二类地区为 $150\mu g/m^3$。$PM_{2.5}$ 的年平均浓度限值，一类地区为 $15\mu g/m^3$，二类地区为 $35\mu g/m^3$；24 小时平均浓度限值，一类地区为 $35\mu g/m^3$，二类地区为 $75\mu g/m^3$。

（浦跃朴 刘 舟）

shìnèi kōngqì wūrǎnwù

室内空气污染物（indoor air pollutants） 室内环境中产生的，危害人类健康和环境的人为污染物和自然污染物。其来源和种类日趋增多。根据污染物的性质和形成的原因，可分为化学性的、生物性的和放射性的。其中化学性污染物包括一氧化碳、甲醛、挥发性有机物等；生物性污染物主要来源于空气中的微生物，包括细菌、病毒和寄生虫等；放射性污染物包括氡等。各种污染物之间相互关联，共同作用。

（浦跃朴 李云晖）

pēngtiáo yóuyān

烹调油烟（cooking fume） 食用油和食物在高温条件下发生一系列复杂的化学反应所产生的大量热分解产物。主要有醛、酮、烃、醇、酯、芳香族化合物、杂环化合物等，成分极为复杂，多达 300 多种。

环境来源 烹调油烟在中国室内环境中普遍存在，是由食用油在加热烹调时产生的油烟。

暴露途径 烹调油烟主要通过呼吸道途径进入机体，少量可经皮肤进入体内。

毒性 ①脏器毒性：烹调油烟可引起大鼠肺部炎症和组织细胞损伤，还能够导致肝、肾组织的病理学改变。②免疫毒性：烹调油烟对免疫系统的影响是复杂而多方面的，可以明显抑制体液免疫、细胞免疫、巨噬细胞功能、抗肿瘤效应及免疫监视功能，造成免疫功能下降。③生殖毒性：烹调油烟能够造成睾丸重量减轻，干扰精子的发生与成熟，引起雄性小鼠精子畸形、精子数量和质量的异常，并对子代造成不良影响。④致突变性：烹调油烟细菌回复突变试验、DNA 合成抑制试验、大鼠气管上皮转化试验结果均表现为阳性。此外，还可以诱发姐妹染色单体交换率和骨髓嗜多染红细胞微核率的显著增加，可致小鼠明显的畸形。⑤致癌性：烹调油烟中的某些致突变物同时也具有致癌性，如杂环胺类化合物可以导致动物肺、肝、胃、肠等多种器官肿瘤的发生。

人体毒性 烹调油烟对人体主要表现为慢性毒性。大量流行病学调查资料显示，烹调油烟主要影响人体呼吸系统，导致肺活量的改变和呼吸功能的下降，增加呼吸系统疾病的患病率。低剂量长期的烹调油烟暴露可以减少外周血中 T 淋巴细胞的数量，抑制自然杀伤细胞的活性和功能。此外，长期接触烹调油烟还可以表现为慢性眼部刺激、呼吸道刺激和皮肤刺激症状。此外，烹调油烟可以导致基因突变和 DNA 损伤而引起致突变作用。烹调油烟的成分中含有大量的杂环胺和苯并芘等致癌化学物，可以导致人体肿瘤的发生。现代流行病调查结果表明，烹调油烟是肺癌（鳞癌和腺癌）发生的一个重要因素。

毒作用机制 尚不十分清楚，主要有以下观点：①DNA 损伤。烹调油烟含有的多环芳烃类、杂环胺类进入生物体内，被代谢激活后可以攻击 DNA、蛋白质等大分子物质，形成 DNA 结合物、DNA 交联和 DNA 链断裂等多种形式的 DNA 损伤，这使 DNA 损伤后的修复难度加大，增加了 DNA 不可修复性损伤的概率，导致细胞恶性转化。②脂质过氧化。烹调油烟含有的大量醛、酮、芳香化合物及杂环胺类化合物，在体内经代谢转化后，能够产生大量不同形式和种类的自由基，烹调油烟也可损害机体活性氧防卫系统，使超氧化物歧化酶、谷胱甘肽过氧化物酶的活力下降，导致自由基大量积累造成氧化应激。

防治措施 改变不良的烹调习惯，降低烹调用油温度，尽量减少油煎油炸食品；加强厨房通风换气，厨房应安装抽油烟机或排气设备，保持厨房室内清洁空气的循环，减少油烟在室内的逸散；勤打扫卫生，合理选用炉具和灶具，对抽油烟机等设施定期清洗维修，以保证排污效果。加强卫生宣传教育，长期从事烹调工作的职业人员应定期进行体检。

卫生标准 烹调油烟室内污染及其产生的健康效应应该引起重视，尚缺乏切实可行的排放标准。应进一步开展暴露人群的环境流行病学调查，研究实用有效的防治措施，以保障人群健康。

(浦跃朴 李云晖)

dōng

氡（radon，Rn） 无色无味的惰性气体，具有放射性，原子序数86，原子量222。氡共有27种同位素，最重要的是^{220}Rn、^{222}Rn、^{219}Rn，其中^{220}Rn即为通常所指的氡，其半衰期为3.8天，将其衰变过程中产生的一系列放射性核素称为氡子体。氡分子为单原子，在0℃和1个标准大气压下的密度为9.73mg/cm，沸点-62℃，熔点-71℃。氡化学性质不活泼，易溶于水和有机溶剂，其中在脂肪中的溶解度是水中的近120倍，因此容易被黏土、硅胶、石蜡、活性炭等吸附。

环境来源和分布 自然界中的氡是由镭衰变而来。因此，有镭和铀的地方就会产生氡及其子体。室内环境中氡的来源主要有土壤和岩石（地基）、室内建筑材料、室外空气、生活用地下水或地热水和天然气等。

暴露途径 氡的半衰期较短，在空气中传播极快，可经过呼吸道进入体内，少量的氡也可以经消化道进入体内。

人体毒性 氡及其子体容易在呼吸系统截留并不断累积，因此主要损伤呼吸系统，长期吸入较高浓度氡是肺癌发生的一个主要原因。流行病学研究表明，每年美国肺癌患者中，约有2万例与氡的暴露密切相关。此外，氡具有较强的亲脂性，可以造成神经系统的危害；高浓度的氡还能导致机体血细胞的改变。氡在衰变过程中产生的射线，也会对机体产生毒性损伤。

防治措施 尽量选择低放射性的建筑材料和装饰材料，也可在材料表面刷阻挡涂料以减少氡的逸出。加强相关知识的宣传教育，正确认识其危害。

卫生标准 中国《室内空气质量标准》（GB/T 18883-2002）和《室内空气质量卫生规范》中，氡及其子体年平均当量参考值地下建筑为$400Bq/m^2$，室内为$200Bq/m^2$。

(浦跃朴 李云晖)

yāncǎo ránshāo chǎnwù

烟草燃烧产物（tobacco combustion products） 成分复杂，已知的约有3800多种，多以气态和气溶胶等形式存在室内空气中，主要包括碳水化合物、链烷烃、萜烯类、羧酸、类脂物质、少量重金属和其他杂质等。

环境来源和分布 吸烟时，烟草燃烧产生的混合化合物是环境中主要来源。

暴露途径 烟草燃烧产物主要经呼吸道进入体内。

人体毒性 烟草燃烧产物中多种成分可对机体造成损害。CO和CO_2可造成机体缺氧或供血不足。氢氰酸具有腐蚀性，可损伤呼吸道黏膜。烟碱（尼古丁）除了致瘾性，还可造成多脏器的损伤，尤其是对神经系统和内分泌系统，导致生殖毒性和发育毒性。煤焦油含有500多种多环芳烃，包括强致癌物苯并芘。研究证明，吸烟是肺癌发生的主要原因，此外还与咽癌、喉癌、口腔癌、胰腺癌、子宫颈癌等癌症的发生有关。烟草中还含有一些重金属如镉、铅、钋等，可对组织器官造成毒性作用。被动吸烟同样对家庭及周围人群造成危害，对儿童和高危人群尤甚。

毒作用机制 烟草燃烧产物是一种混合物，毒作用机制较为复杂。例如，CO_2可以和O_2竞争血红蛋白，阻碍组织对氧的利用。氢氰酸可抑制纤毛运动，并对呼吸道黏膜产生腐蚀性。烟碱具有亲脂性，可影响体内多种酶的活性和功能。烟焦油中含有苯并芘等数种极强的致癌物。此外，烟草中的放射性物质能够在体内累积并且形成内照射而造成机体的损伤。

防制措施 加强卫生宣传教育和相关法律法规建设，提倡不吸烟，禁止在室内吸烟；严格执行严禁青少年吸烟、严禁在公共场所吸烟等法律和条例。

(浦跃朴 李云晖)

jūntuánjūn

军团菌（legionella） 需氧革兰阴性杆菌，无芽胞，有鞭毛，有多个菌种和血清型，尤以嗜肺军团菌常见。军团菌是一类水生菌群，在水中易存活，嗜热怕冷，外界环境因素对其生存影响较大。适宜生长繁殖的环境温度为 25~42℃，相对湿度为 80%。环境中丰富的有机物有助于军团菌长期生存，某些微生物对军团菌的生长和繁殖也十分重要。常用的杀毒剂，如 1% 的来苏尔、氯均可杀灭军团菌。实验室培养军团菌需要特殊条件。

环境来源和分布　军团菌普遍存在于自然界中，室内环境中的军团菌主要来源于空调系统的冷却水、淋浴设施，以及生活饮用水中。

暴露途径　军团菌主要经呼吸道进入体内，其中气溶胶和原虫是主要传播载体。除暴发性流行外，大多为散发性获得性感染。

人体毒性　军团菌可侵入肺泡组织，导致严重的肺部感染，称为军团菌病。临床上主要有军团菌肺炎和庞蒂亚克热两种类型。其中军团菌肺炎可造成以肺部感染为主要症状的全身多脏器损伤，严重者可出现急性呼吸窘迫综合征、肝肾功能衰竭、中枢神经系统损伤症状，部分可出现并发症。庞蒂亚克热潜伏期较短，主要表现为发热、咳嗽、乏力、恶心、头痛等一般症状，多无肺炎表现，可影响肝肾功能，预后良好。

毒作用机制　发病机制尚不十分清楚，主要有以下几种观点：①胞内寄生，军团菌吸入肺部后可进入肺泡上皮细胞和巨噬细胞内，造成细胞死亡。②破坏细胞的需氧杀菌系统。③通过调节吞噬细胞的 pH 值，阻断吞噬体的正常酸化作用，抑制吞噬体与溶酶体的融合。④作用于肺Ⅱ型细胞可导致呼吸窘迫综合征的发生。⑤军团菌在体内产生多种毒素和酶，诱导前凝血因子活性物质，导致弥散性血管内凝血的发生。

防治措施　尚无有效的防治措施，主要通过早发现、早治疗等预防为主的综合措施，加强水系统的卫生管理和监督。对军团菌病患者，治疗首选红霉素。

（浦跃朴　李云晖）

shuǐtǐ huánjìng wūrǎnwù

水体环境污染物（water body pollutants）进入水体后会使水体的正常组成发生变化，并直接或者间接有害于生物生长、发育和繁殖的物质。污染物的作用对象包括人在内的所有生物。水体是天然或人工形成的水的聚积体，是海洋、河流（运河）、湖泊（水库）、沼泽、冰川、积雪、地下水和大气圈中水的总称。在环境科学中，水体是包括水中悬浮性物质、溶解性物质、底泥和水生生物等完整生态系统或自然综合体。

水体污染是指排入水体的污染物在数量上超过了该物质在水体中的本底含量和水体自净能力即水体的环境容量，从而导致水体及底泥在物理、化学、生物学等方面发生一系列的变化，破坏水体固有的生态系统，破坏水体的功能及其在人类生活和生产中的作用，降低水体的使用价值和功能的现象。

水体污染源包括自然污染源和人为污染源两大类型。自然污染源是指自然界本身的地球化学异常而释放有毒有害物质或造成有害影响的场所；人为污染源是指由于人类活动产生的污染物对水体造成的污染。人为污染源包括工业废水、生活污水和农业污水等。工业废水具有量大、面广、成分复杂、毒性大、不易净化、难处理等特点。生活污水主要成分是无机盐类、需氧有机物类、病原微生物类等。农业污染源包括粪便、农药、化肥等污染物，农业污水中有机质、植物营养素及病原微生物含量高，农药、化肥含量高。

水体自净作用　水体受污染后，污染物在物理、化学、生物学作用下，使污染物不断稀释、扩散、分解或沉入水底，水中污染物浓度逐渐降低，水体最终又恢复到污染前的状态。水体自净的含义有广义与狭义两种。广义的含义是指受污染的水体，经过水中物理、化学与生物作用，使污染物浓度降低，并恢复到污染前的水平；狭义的含义指水体中的微生物氧化分解有机物而使得水体得以净化的过程。水体的自净主要通过三个作用来实现，即物理自净、化学自净、生物自净等。①物理自净作用：当污水或污染物排入水体后，可沉降性固体逐渐下沉，悬浮物、胶体和溶解性污染物通过稀释混合，浓度逐渐降低，其中稀释作用是一项重要的物理净化过程。②化学自净作用：进入水体的污染物质由于氧化与还原、酸碱中和、分解与化合、吸附和凝聚及光化学等作用而使污染物质的存在形态发生变化和浓度降低或毒性降低。③生物自净作用：主要是指水体中有机污染物在水中溶解氧的参与下，通过各种生物（微生物、藻类、水生植物、原生动物等）的活动特别是微生物的作用，使污染物降解为二氧化碳、水、无机盐等稳定的无机物，使水体得到净化。水体中污染物的沉降、稀释、混合等物理过程，氧化还原、分解化合、吸附凝聚等化学过程及生物化学过程往往是同时发生，相互交织进行。一般说来，物理和生物净化过程在水体自净作用中占主要地位。

水体污染物转归 污染物在水环境中的空间位移和形态改变。空间位移是指污染物的迁移，为量的变化；形态改变是指污染物性质的改变，为质的变化。

污染物的迁移 污染物从某一地点转移到另一地点，从一种介质转移到另一种介质的过程。它包括污染物随水流的机械迁移过程、在重力作用下的沉降过程、污染物被固体颗粒物和胶体物的吸附和凝聚过程及通过水生生物吸收、代谢、食物链的传递过程。①生物富集作用：是指生物体摄取环境中某些元素或化合物并在体内逐渐积累，使这些物质在生物体内的浓度超过环境介质中该物质浓度的现象。②生物放大作用：是指生物体从环境中吸收某些元素或不易分解的化合物，这些污染物在体内蓄积，并通过食物链向下传递，污染物在生物体内的含量随营养级的升高而升高的现象。生物放大作用的后果是污染物在高位营养级生物体内达到很高的浓度，从而对最高位营养级的人类构成极大的健康危害。

污染物的转化 污染物在水体中所发生的物理、化学、光化学和生物学作用，通过这些作用，污染物改变了原有的形态或分子结构，以致改变了污染物固有的化学性质、毒性及生态学效应。污染物的物理转化主要是通过挥发、吸附、凝聚及放射性元素的蜕变等作用而完成。化学转化主要是通过水解、化合、氧化还原等作用而实现。光化学转化是指有机化合物在水中吸收太阳辐射大于290nm波长的光能而发生分解反应。生物学转化主要是指水中某些有毒污染物在生物作用下转变成无毒或低毒的化合物。水

中微生物对有机物的生物降解起关键作用，从简单有机物如单糖，到复杂有机物如纤维素、木质素、矿物性有机物、石油或化工产品等，均可在不同条件下被微生物降解，并最终分解成简单的二氧化碳和水等。

水体污染物分类 按其性质可分为三大类，即物理性污染物、化学性污染物、生物性污染物。

物理性污染物 主要包括热污染、固体悬浮物污染、放射性污染等。

热污染 由于向水体排放温水，使水体温度升高到有害程度，引起水质发生物理、化学和生物学变化。热污染的来源主要是火力发电厂、核电站和钢铁厂冷却系统排出的热水，石油、化工、造纸等工厂排出的生产性废水中也含有大量废热。水体热污染的危害主要表现在以下方面：①改变水体物理、化学和生物化学反应过程。例如，水温升高会导致水的黏度降低、密度减小，水中沉积物的空间位置和数量会发生变化，导致污泥沉积量增多。另外，水温升高，化学反应速度加快，水中的有毒物质对水生动物的毒性增强。②影响水生生物繁殖行为。例如，水温升高会导致鱼在冬季产卵及异常洄游；水温升高会使水生昆虫提前羽化，生物种群发生变化，寄生生物及捕食者相互关系混乱，影响生物的生存及繁衍。③易形成富营养化。水温升高，生化作用加强. 有机残体的分解速度加快，植物营养素大量进入水体，引起水生生物大量繁殖、藻类和浮游生物爆发性生长。④造成疫病流行。水温升高为水中的病毒、细菌形成了一个人工温床，使其得以滋生泛滥，引发传染病蔓延。

放射性污染 人类活动排放出的放射性物质，使水体的放射性水平高于天然本底或超过国家规定的标准所造成的污染。放射性污染具有危害大、持续时间长、处理难等特点。水体中的放射性污染分为天然和人为两种。天然的放射性物质主要来自地层中的放射性元素及其衰变产物，部分来自宇宙射线的放射性物质可以通过降水进入水体。人为的放射性污染主要来自核工业废水废渣、核实验沉积物、医疗及科研单位的放射性废水。水体中放射性核素可通过多种途径进入人体，使人受到放射性伤害（近期效应有头痛、头晕、食欲减退、睡眠障碍等；远期效应出现肿瘤、遗传损伤等）。例如，铀-235（^{235}U）对肝、骨髓和造血功能的损害，锶-90（^{90}Sr）可以引起白血病和骨肿瘤等。水生生物对放射性物质具有富集能力，通过食物链进入人体，从而对人体造成伤害。

化学性污染物 主要包括无机非金属类、重金属类、有机污染物等。

无机污染物 颗粒状污染物指砂粒、土粒及矿渣等颗粒状污染物，一般它们和有机性颗粒状污染物混在一起统称悬浮物或悬浮性固体。其主要来源于水土流失、农田排水、水力排灰、选矿、冶金化工、制浆造纸业等污水。在污水中，悬浮物可能处于三种状态：密度轻于水的悬浮物浮于水面，在水面形成浮渣；密度大于水的悬浮物沉于水底，这部分悬浮物又称为可沉固体；对密度接近于水的悬浮物在水中呈真正的悬浮状态。水体被悬浮物污染，可能造成以下危害：①水体中的悬浮物成为各种污染物的载体，可能吸附一部分水中的污染物并

随水流动迁移。②大大降低光的穿透能力，减少水的光合作用并妨碍水体的自净作用。③对鱼类产生危害，可能堵塞鱼鳃，导致鱼的死亡，制浆造纸废水中的纸浆对此最为明显。

酸性污染物 通常是指具有提供质子能力或接受电子能力的物质。酸性物质易导致水体酸化。水体酸化是一个渐进而复杂的过程，引起水体酸化的因素很多，如酸沉降、工农业酸性废水的排放、有机物生化降解、不适当施肥产生的多余含氮化合物的氧化等，其中酸沉降是引起水体酸化的主要原因。酸雨是酸沉降的主要形式，酸雨可直接降入湖水内；也可降入河内再流入湖内；也可落到植被上，雨水冲刷形成径流，注入江河湖泊；也可渗入土壤，进入地下水。酸性降水引起的天然水体酸化改变了水体 pH 值及水体化学状况，其对各种水生生物种群的影响取决于介质 pH 值降低的程度、离子及难降解物的毒性等。研究表明，湖水 pH 在 9.0 ~ 6.5 时，对鱼类无害；在 5.0 ~ 6.5 时，鱼卵难以孵化，鱼苗数量减少；当湖水 pH 低于 5.0 时，大多数鱼类不能生存。另外，水体 pH 降低可改变微生物的组成和代谢活性，使生物分解作用减弱，直接影响系统中碳循环和营养盐的再循环。影响藻类、水生维管植物、浮游动物、软体动物、鱼和两栖动物的生长与发育。

氮、磷等植物营养素 促使水中植物生长，从而加速水体富营养化的各种物质，主要是指氮、磷等。天然水体中过量的植物营养物质主要来源于农田施肥、农业废弃物、城市生活污水和某些工业废水。植物营养素污染的危害主要是引起水体富营养化。在人类活动的影响下，富含氮、磷等植物营养素物质的废水大量排入湖泊、河口、海湾等静态或缓流水体，引起藻类及其他浮游生物的迅速生长繁殖，水体溶解氧量下降，水质恶化，鱼类及其他生物大量死亡的现象。在自然条件下，湖泊也会从贫营养状态过渡到富营养状态，不过这种自然过程非常缓慢。而人为排放含植物营养物质的工业废水和生活污水所引起的水体富营养化则可以在短时间内出现。水体出现富营养化现象时，浮游藻类大量繁殖，形成水华。因占优势的浮游藻类的颜色不同，水面往往呈现蓝色、红色、棕色、乳白色等，这种现象在海洋中则叫作赤潮或红潮。水体富营养化首先会恶化水的感官性状，由于密集的水藻覆盖了水体表层，使水体透明度明显降低，并可以产生异臭异味，湖水感官性状大大下降。水体富营养化对水生生物危害的表现主要在以下几个方面：①水溶解氧急剧下降。由于水体表面覆盖密集的藻类，使阳光难以投射进入水体深层，空气中的氧气难以进入水体。藻类死亡后不断腐烂，会消耗水体中大量的溶解氧，使得水体中的溶解氧含量急剧减少。溶解氧减少导致其他水体生物失去生命，水体的正常生态平衡将被扰乱，生物种群会显示剧烈的波动。②湖泊死亡。水生生物种群的改变，会导致水生生物的稳定性和多样性降低，进而使水体失去以前的功能，藻类死亡后沉入湖底，最终导致湖泊老化和死亡。水体富营养化对人体的危害主要是藻毒素的危害。藻类有很多种，其中在富营养化淡水湖泊中生长的优势藻类是毒性较大的蓝藻，已知的产毒种属有 40 多种，其中微囊藻毒素（microcystins，MC）是含量最多，对人体危害最大的一类毒素。人们直接接触含有毒素的水会出现皮炎、眼睛过敏、急性肠胃炎等症状。MC 是一类肽毒素，肝是其主要的靶器官。饮水中的藻类毒素已被公认为引起肝癌的三大主要环境因素（乙肝病毒感染、黄曲霉毒素、藻类毒素）之一，研究表明 MC 是最强的肝癌促进剂，低剂量就可以导致肝损伤，许多的流行病学和动物实验证实了其与肝癌发生的关系。研究者发现微囊藻毒素的污染不仅与肝癌有关，可能和其他一些癌症也有关系，生态流行病学研究提示微囊藻毒素与男性肿瘤死亡率，尤其是胃癌死亡率上升有关。除与癌症的发生有密切关系外，微囊藻毒素对肾、免疫系统、生殖系统等都有一定的毒性作用。

重金属类 一类具有潜在危害的重要污染物，具有难降解、易积累、毒性大及不能被永久清除等特点。重金属不仅破坏水体生态环境，还可通过食物链发生富集和放大作用，从而危害到水生生物和人类健康。水体中重金属来源包括天然来源和人为来源两类。天然来源包括通过地壳岩石风化、水动力作用、陆地径流、大气沉降等方式使重金属进入水环境中；人为来源包括工业（采矿、冶炼、电镀、化工等）废水、生活污水、农业废水等。重金属进入人体后，不易排泄，易蓄积，对人体健康的危害是多方面、多层次的。重金属可以引起中毒及致畸、致癌、致突变作用。急性中毒表现为呕吐、乏力、嗜睡、昏迷乃至死亡；慢性中毒表现为免疫力长期低下，慢性病多发。重金属对蛋白质有凝固变性的不可逆作用，损坏人的免疫防护能力。对人体影响比较严重的重金属有汞、镉、铅、铬、砷、铜、锌、镍等。

有机污染物　芳香烃中苯环上的氢原子被羟基取代所生成的化合物，根据其分子所含的羟基数目可分为一元酚和多元酚。天然水体中除非遭受人为污染，一般不会含有酚类化合物。地面水体中酚类化合物主要来源于焦化、煤气制造、石油精炼、木材防腐、造纸、石油化工、合成氨等工厂排出的工业废水。其中卫生学上比较有意义的有苯酚、甲酚、氯酚及其钠盐。环境监测常常以对人体危害严重的苯酚和甲酚等挥发性酚作为酚类污染物的监测指标。酚类化合物是一种细胞原浆毒性物质，与细胞原浆中的蛋白质发生化学反应，低浓度时使细胞变性，而高浓度时使蛋白质凝固。酚类化合物对所有生物活性体均能产生毒性作用，具有强烈的刺激作用和腐蚀作用（见酚类化合物）。

多环芳烃（polycyclic aromatic hydrocarbons，PAH）分子中含有两个以上苯环的碳氢化合物，包括萘、蒽、菲、芘等150余种化合物。PAH是一类广泛存在于水体中的污染物，水体中的PAHs可呈三种状态：吸附在悬浮性固体上、溶解于水、呈乳化状态。PAH主要来源于人类活动和能源利用过程，通过地面径流、污水排放及机动车辆等燃料不完全燃烧后的废气随大气颗粒的沉降进入地表水，并发生重悬浮、生物富集、生物降解等一系列反应。随着苯环数量的增加，其水溶性降低，脂溶性增强，致癌性也随之增强（见多环芳烃）。

农药是在农业生产中，为保障、促进植物和农作物的生长，所施用的杀虫、杀菌、杀灭有害动物（或杂草）的一类药物统称。全世界实际生产和使用的农药品种有500多种，年产量达50亿吨左右。中国使用的农药有200多种，主要是有机磷、有机氯、氨基甲酸酯和菊酯类等。农药进入水体环境中主要有以下途径：直接向水体施药；农田施用的农药随雨水或灌溉水向水体迁移；农药生产、加工企业废水的排放；大气中残留农药随降水进入水体；农药使用过程中，雾滴或粉尘微粒随风漂移沉降进入水体及施药工具和器械的清洗等。各种水体受农药污染的程度和范围，因农药品种不同而有所差异，其中农田农药流失最为重要。农药的危害主要包括：①引起急慢性中毒。农药可经口、皮肤、呼吸道进入体内，高剂量短期作用于人体会造成急性中毒，严重时甚至导致死亡，长期接触或食用含有农药残留物的食品，会引发慢性不良影响，如癌症、神经系统失调、出生缺陷等。②致畸、致癌、致突变作用。动物实验表明，有机氯农药具有致畸、致癌、致突变作用，一些研究表明，有机氯农药暴露是导致一些癌症（如乳腺癌）的危险因素，也有研究表明，长期接触低剂量的机磷农药具有致癌作用。另外，水体被农药污染后，会使其中的水生生物大量减少，破坏水生生态平衡；地下水受到农药污染后极难降解，易造成持久性污染，若被当作饮用水水源，将会严重危害人体健康。

石油主要是各种烷烃、环烷烃、芳香烃的混合物。由于石油的开采、石油类化工产品的生产、使用及排放、海上石油泄漏等原因，水体会经常受到石油污染，海洋石油污染最为常见。石油类污染物在进入水体后，会在水面上形成一层油膜。油膜使水面与大气隔绝，使水中溶解氧减少，从而影响水体的自净作用，致使水底质变黑发臭。油膜、油滴还可贴在水体中的微粒上或水生生物上，不断扩散和下沉，会向水体表面和深处扩展，污染范围越扩越大，破坏水体正常生态环境。石油污染物能影响水生植物的光合作用及其生理生化功能，油膜会降低光的通透性，使受污染水域植物的光合作用受到严重影响。石油在植物体内吸收和积累的量随时间的延长而增大，并与时间成指数关系。随时间的延长，植物抵抗力逐渐减弱，最终导致死亡。石油中的一些污染物如苯并芘，有较强的致癌作用，它可以通过富集作用残留在食物中，再通过食物链传给人类。石油污染物主要通过呼吸、取食、体表渗透和食物链传输等方式富集于动物体内。水体中石油类污染物含量为 $0.01 \sim 0.10mg/L$ 时，会对水生动物产生有害影响，导致其中毒。海洋生物的幼体，对石油污染十分敏感，这是因为它们的神经中枢和呼吸器都很接近其表皮，且表皮都很薄，石油污染物很容易侵入体内，而且幼体运动能力较差，不能及时逃离污染区域。石油污染物对人体的危害主要通过呼吸、皮肤接触、食用含污染物的食物等途径进入体内，能影响人体多种器官的正常功能，并引发多种疾病。

生物性污染物　主要指病原微生物、藻类及其毒素等（见饮用水污染物）。

防治措施　①全面规划，合理布局，加强水源保护。②改革工艺，减少有毒物的使用，控制污染物的排放量。③废水循环使用，减少废水排放，甚至不排放废水。④加强监测，全面执行国家水环境保护的法律法规及相应标准。

（浦跃朴　沈孝兵）

yǐnyòngshuǐ wūrǎnwù

饮用水污染物（drinking water pollutants）

存在于饮用水中的有毒有害物。一般来源于水源水、水处理过程、二次污染等。

分类　按其性质可分为物理性污染物、生物性污染物、化学性污染物。常见的为后两类。

生物性污染物　主要是病原微生物和藻毒素。

病原微生物　饮用水中病原微生物主要来源于人畜粪便、生活污水、医院污水、畜牧屠宰场污水，以及食品加工、制革等行业的废水，常见的主要有三大类。①细菌：包括伤寒、副伤寒杆菌，志贺菌属、霍乱弧菌、痢疾杆菌等。②病毒：包括肝炎病毒、脊髓灰质炎病毒、轮状病毒、腺病毒等。③寄生虫：包括血吸虫、溶组织阿米巴原虫、兰氏贾第鞭毛虫等。

饮用水中病原微生物污染的主要危害是导致介水传染病的暴发与流行。所谓介水传染病是指通过饮用或接触受病原体污染的水或食用被这种水体污染的食物而传播的疾病，又称水性传染病。其流行的原因有二：①水源水受病原体污染后，未经妥善处理和消毒即供居民饮用。②处理后的饮用水在输配水和贮水过程中重新被病原体污染。地表水和浅井水都极易受病原微生物污染而导致介水传染病的发生。约有40种传染疾病可以通过水而传播，一般以肠道传染病多见。介水传染病的流行病学特点表现为：①一

次性严重污染可导致传染病呈暴发流行，短期内出现大量的病例，多数患者发病日期集中在一个潜伏期内。②如果水源经常受到污染，则发病者终年不断，呈散发性流行。③病例分布与供水范围一致，患者大多有饮用或接触同一水源的历史。④一旦污染源被控制或处理措施得当，疾病的流行能迅速得到控制。

藻毒素　见水体环境污染物。

化学性污染物　主要有以下几类。

酸碱类污染物　$pH < 6.5$ 或者 > 8.5 时，表示水体受到酸类或碱类物质污染。水中酸性物质主要来自制酸厂、化工厂、酸洗车间等含酸废水，以及矿山污水的排放和酸雨等。水中碱性污染物质主要来自制浆厂、造纸厂、制碱厂、印染厂、制革厂和炼油厂等。饮用水受到酸碱类污染后直接的影响是水 pH 值的改变。水 pH 值过低会增大水体的腐蚀性，从而使输水管道、水工建筑物和船舶等受到损坏；同时，水 pH 值过高或过低对人的眼睛、皮肤、黏膜会产生刺激作用。

无机盐类污染物　饮用水中最常见的无机盐类污染物有硝酸盐、亚硝酸盐、氯化物、硫酸盐等。地表水和地下水中的无机盐类污染物主要来自岩石和土壤中矿物组分的风化和淋溶及生活污水和工矿废水及某些工业废渣的排放。有些盐类一旦超过限值，会引起健康危害，如大量摄入硫酸盐后易出现腹泻、脱水和胃肠道紊乱等生理反应。饮水中硝酸盐含量过高会引起人工喂养婴儿发生高铁血红蛋白血症。大剂量的亚硝酸盐能够引起高铁血红蛋白血症，导致组织缺氧，还可使血管扩张压降低。人体摄入 0.2 ~

0.5g 亚硝酸盐即可引起中毒，3g 可致死。另外，亚硝酸盐在胃肠道的酸性环境中会与仲胺发生作用生成亚硝胺，而亚硝胺是一种在动物实验中确认的致癌物质。

氟　人体必需微量元素之一。环境中氟化物污染主要来自岩石风化、火山喷发等自然因素。人为污染来源主要是钢铁、铝制品、化肥、玻璃、陶瓷等工业三废，高氟煤燃烧过程中也会排放出大量的含氟废气。氟对人体健康具有双重性，饮水中的氟含量低于 0.5mg/L 时，长期饮用易患龋齿病；饮水中的氟含量高于 1.0mg/L 时，长期饮用易罹患氟中毒症。长期饮用高氟水可以导致机体出现慢性全身性疾病，多以牙齿和骨骼病变为主。另外，流行病学资料及实验研究都表明过量的氟可以造成神经系统、生殖系统、免疫系统及肾脏系统等不同程度的损害。

氰化物　含有氰基（—CN）的一类物质，对人体有剧毒。天然水一般不含氰化物，地表水中氰化物主要来自含氰工业废水的排放。炼焦、电镀、选矿、石油化工、有机玻璃制造、农药制造等工业废水中常含有氰化物。当废水偏酸性时，水中的氰化物多以氢氰酸的形式存在，氰化物经口、呼吸道、皮肤进入人体，极易吸收，对温血动物和人的毒性较大。由于中枢神经系统对缺氧特别敏感，且氰化物在类脂中的溶解度较大，所以中枢神经系统首先受到危害，尤其是呼吸中枢更为敏感。呼吸衰竭乃是氰化物中毒致死的主要原因，其对人体的毒性主要是氰化物与高铁红细胞色素氧化酶结合，生成氰化高铁红细胞色素氧化酶而使血红蛋白失去携氧和递氧作用，使细胞

内呼吸链的电子传递过程中断，抑制细胞呼吸，引起组织内窒息性缺氧。另外，氰化物在体内酶的作用下可转化为硫氰酸盐，具有促甲状腺肿作用，因而可以引起甲状腺肿大。氰化物对水生生物的毒性很大。氰离子浓度为 0.02～1.0mg/L 时，就会使鱼类致死。

重金属类 重金属元素作为饮用水源中重要的污染物，具有难降解、易积累、毒性大等特性，不仅破坏湖泊生态环境，还能通过食物链危害到水生生物和人类健康。其污染主要来自矿石风化、泥石流、火山喷发等自然因素，及冶金、电镀、仪表颜料等工业废水。另外重金属可由供水管道的材料及二次供水水箱的材质不佳如铅、砷、镉等含量过多引起。重金属污染可以通过污染水源而引起严重后果。例如，20 世纪日本相继出现的"水俣病"和"痛痛病"，调查发现分别是由于汞污染和镉污染所引起的公害病。长期饮用砷含量较高的水会引起皮肤色素沉着症、角化症、皮肤癌及周围血管疾病，即"乌脚病"或"黑脚病"。重金属除具有急性、慢性毒作用外，部分金属元素及其化合物有致畸、致癌、致突变作用。水体中重金属可通过食物链的富集和放大作用对人类带来健康危害。即使浓度很低也会使处于高位营养级的生物受到伤害，进而威胁到人类健康。因此，重金属已被众多国家列为环境优先污染物，进行优先监测、控制。中国列入环境优先污染物黑名单的重金属及其化合物包括砷、铍、镉、铬、铜、铅、汞、镍和钛等。

多氯联苯（polychlorinated biphenyls, PCB） 国际上最受关注的持久性有机污染物中较为常见的一类污染物。虽然商业上已停止生产 PCB，但由于它们不易降解，仍会长期存在于环境中。PCB 对皮肤、肝、生殖系统及免疫系统均具有损害作用，多表现为亚急性和慢性毒害作用，可以通过胎盘和乳汁进入胎儿或婴儿体内，对儿童的神经毒性作用较为明显。一些 PCB 同系物会影响哺乳动物和鸟类的繁殖，对人类也具有潜在的致癌作用。PCB 具有结构稳定性、高毒性、残留性、亲脂性、难降解性和高富集性等特点，能长期存在于环境介质中，且可通过食物链在生物体内富集和传递，从而对人类健康产生深远的影响（见多氯联苯）。

酚类化合物 见水体环境污染物。

氯化消毒副产物 氯化消毒是城市给水的主要净水工艺，自 20 世纪初以来，氯化消毒技术广泛应用于集中式供水的消毒，为杀灭水中微生物、防止介水传染病的发生和流行发挥了重大作用。但自 20 世纪 70 年代以来，人们逐渐发现，在氯化消毒过程中，氯会与水中某些有机和无机成分发生反应，生成一系列卤代有机副产物，其中大部分副产物对人体健康有潜在的威胁。美国环境保护署（EPA）已在氯化消毒的饮水中检测出了将近 600 种氯化消毒副产物，主要包括三卤甲烷、卤乙酸、卤乙腈、卤代酚、卤代酮、卤代乙醛、卤硝基甲烷，以及卤代羟基呋喃类中的强致诱变化合物 3-氯-4-（二氯甲基）-5-羟基-2（5H）-呋喃酮等。在氯化消毒副产物毒理学的研究方面，挥发性三氯甲烷和难挥发性卤乙酸已被公认为对动物具有致癌作用。在流行病学研究方面，主要围绕在癌症、生殖毒性和心血管疾病三个方面。研究调查表明，氯化消毒副产物与膀胱癌、结肠癌、直肠癌、胰腺癌、脑癌与肺癌等具有一定的相关性；与出生缺陷存在关联，还可增加孕妇早期流产的危险性。

二次供水污染 供水单位将来自集中式供水或自备水源的生活饮用水储存于水箱或储水池里，再通过机械加压或凭借高层建筑形成的自然压差，二次输送到水站或用户的供水系统。随着中国高层建筑的迅速发展，高层建筑二次供水量大幅度增加，由二次供水引起的污染事件也逐渐增多。城市二次供水污染主要有以下原因：①贮水池选材不当或处理不妥，导致有害成分析出或脱落。②贮水设备工艺不合理，如只设一个通气管或不设通气管、进出水管的位置不合适等都会造成水池内出现死水区，致使某些微生物或有机物易于沉积等。③贮水设备选址不当，周围有污染源存在。④管理不善，未定期进行水质检验，未按规范进行清洗、消毒。二次供水污染主要表现为水箱（池）和末梢水浑浊度增加，水中细菌数、大肠菌群数、铁、锰、四氯化碳、亚硝酸盐含量增高，而余氯含量明显降低，甚至测不出余氯。二次供水污染对健康的影响，取决于污染的来源和污染物的性质。生物性污染通常引起肠道传染病如腹泻、痢疾等。水箱材质不佳，从而产生的铅、砷、镉等含量过多，可以导致慢性危害。

防治措施 ①加强水源的管理，在取水点上下游建立保护区。②改良饮用水处理工艺，增加深度处理措施，确保出厂水水质符合中国国家标准《生活饮用水卫生标准》（GB 5749-2006）。③做好配水管网及二次供水卫生防护和消毒工作，防止二次污染。

（浦跃朴 沈孝兵）

tǔrǎng huánjìng wūrǎnwù

土壤环境污染物（soil pollutants）在人类生产和生活活动中产生的对土壤环境和健康造成直接或间接危害的污染物。包括化学性、物理学、生物性和放射性污染物，主要有重金属（类金属）及其化合物、放射性元素等无机污染物，农药、石油、合成洗涤剂等有机污染物，可见镉、铊、铬，以及化学农药如有机磷农药、拟除虫菊酯、氨基甲酸酯等。

（浦跃朴 李云晖）

huīfāxìng yǒujī huàhéwù

挥发性有机化合物（volatile organic compound，VOC）沸点 $50 \sim 260℃$，室温下饱和蒸气压超过 133.32Pa，常温下以蒸气形式存在于空气中的一类有机物。美国环境保护局（EPA）的定义：VOC 是除一氧化碳、二氧化碳、碳酸、金属碳化物、金属碳酸盐和碳酸铵外，任何参加大气光化学反应的碳化合物。国际标准 ISO 4618/1-1998 和德国 DIN 55649-2000 对沸点初馏点不作限定，也不管是否参加大气光化学反应，只强调在常温常压下能自发挥发。

环境来源 在室外，主要来自燃料燃烧和交通运输产生的工业废气、汽车尾气、光化学污染等；而在室内则主要来自燃煤和天然气等燃烧产物、吸烟、采暖和烹调等产生的烟雾，建筑和装饰材料、家具、家用电器、清洁剂等。其中脂肪烃类的多来源于烹调、燃料燃烧、气雾剂推进剂、润滑剂、香水和胶类；芳香烃主要来源于油漆、清漆、胶、清洁剂、定性剂、燃烧产物等；卤代烃多来源于杀虫剂、干洗剂、气雾剂推进剂、脱脂剂、脱漆剂；醇类主要来源于窗户清洁剂、油漆、胶黏剂、化妆品；丙酮主要来源于定型剂、去光水、胶黏剂；萜烯类的主要来源于空气清新剂、抛光剂、织物柔软剂；甲醛主要来源于人造板材、家具、黏合剂及地毯等合成织物。其中室内装饰是室内 VOC 污染的重要来源，主要来自油漆、涂料和胶黏剂。

分类 按化学结构的不同，VOC 可分为八类：脂肪烃类、芳香烃类、烯类、卤烃类、酯类、醛类、酮类和其他。室内污染常见的 VOC 主要有脂肪烃类的丙烷、丁烷、十一烷、戊烷；芳烃类的苯、苯乙烯、甲苯、二甲苯；卤代烃类的氯仿、三氯乙烷、三氯乙烯、亚甲基氯化物、p-二氯代苯；醛类的甲醛；醇类的甲醇、乙醇；酮类的丙酮等。

毒作用机制 VOC 的危害很明显，居室中 VOC 浓度超过一定浓度时，在短时间内人们感到头痛、恶心、呕吐、四肢乏力；严重时会抽搐、昏迷。长期接触 VOC 伤害人的肝、肾、大脑和神经系统、血液系统等。VOC 对人体健康的影响可分为三种类型：①气味和感官刺激。②黏膜刺激和其他系统毒性导致的病态，刺激眼黏膜、鼻黏膜、呼吸道和皮肤等，总挥发性有机化合物（TVOC）很容易通过血液-大脑的障碍，从而导致中枢神经系统受到抑制，产生头痛、乏力、疲倦的感觉。③遗传毒性和致癌性，可引起基因突变，与生物大分子作用使细胞发生恶性转化，发生癌变。

防治措施 ①室外 VOC 的控制措施：合理安排工业布局，完善城市绿化系统；完善减排规章制度，加强监管力度，控制机动车尾气污染；使用先进工艺，发展和应用治理 VOC 污染的技术。②室内 VOC 污染的防治措施：建立健全室内空气质量标准；室内装修设计遵循"低碳环保"的原则，选择环保材料，装修后采取降低室内 VOC 浓度的措施，如通风换气、物理吸附、化学技术及生物治理等；改进个人卫生习惯，提倡不吸烟，禁止室内吸烟；改变烹调习惯，减少煎炸食物，减低用油温度，减少油烟逸散，定期清洗排油烟机等卫生设施。

（浦跃朴 张娟）

sānlǜyǐxī

三氯乙烯（trichloroethylene）CAS 号 79-01-6，分子量131.3。

理化特性 三氯乙烯的相对密度 1.465（20/4℃），熔点 $-73℃$，沸点 86.7℃，闪点 32.22℃（闭杯），自燃点 420℃；为无色液体，气味似氯仿，几乎不溶于水，与乙醇、乙醚及氯仿混溶，溶于多种固定油和挥发性油。

环境来源 三氯乙烯是极佳的脱脂剂，主要用于家电、汽车、精密机械、微电子等行业作金属部件和电子元件的清洗剂；也用来生产氯乙酸、二氯乙酰氯、八氯二丙醚、六氯乙烷等产品，还可以用作溶剂和萃取剂，用于洗衣物、植物和矿物油的提取、制备药物等。

代谢特征 三氯乙烯可经呼吸道、消化道和皮肤吸收。进入体内后，主要蓄积在脂肪和脑组织中。主要在肝代谢，首先转化为环氧化物，然后生成水合氯醛，再进一步氧化成三氯乙酸或还原成三氯乙醇，随尿排出体外。

毒性 三氯乙烯有刺激和麻醉作用。吸入急性中毒者有上呼吸道刺激症状、流泪、流涎，随之出现头晕、头痛、恶心、运动失调及酒醉样症状；出现头晕、头痛、疲倦、嗜睡、恶心、呕吐、腹痛、视物模糊、四肢麻木，甚至出现兴奋不安、抽搐乃至昏迷，可致死。三氯乙烯经皮吸收可引起皮肤特征性改变，除神经系统症状外，在接触3～4周后皮肤可出现红斑、丘疹、水疱，出现顺序为面部、上肢、躯干、下肢，呈多形性并融合成片，7～15天后逐渐消退并留下色素沉着。

国际癌症研究机构（IARC）确认三氯乙烯对人类可能是致癌的，划归为2A类。其毒性作用主要与其活性代谢产物有关。动物试验证明三氯乙烯可诱发小鼠肝肿瘤、大鼠肾肿瘤、小鼠肺部肿瘤的发生。吸入或经口途径暴露三氯乙烯可导致雄性大鼠发生肾肿瘤。经口染毒三氯乙烯可诱导小鼠肝癌的发生，但在大鼠中未能诱导肝癌的发生。吸入暴露三氯乙烯可致小鼠肺癌发病率上升而大鼠则经吸入或喂饲染毒都未见肺癌发病率上升。肺癌的发生与其代谢物三氯乙醛对 Clara 细胞的毒性和空泡样变，这是肺部肿瘤发病的高危因素。人群流行病资料研究认为三氯乙烯和人类致癌性相关性不是很大，结果仍有待进一步研究。

毒作用机制 三氯乙烯长期暴露所作用的靶器官主要是中枢神经系统，特别累及脑干和自主神经系统，对中枢神经系统有强烈抑制作用。对皮肤损伤的机制可能为Ⅳ型迟发型变态反应，三氯乙烯代谢产物可以激活机体免疫反应，引起机体免疫毒性的发生，从而导致皮肤病理性表现。三氯乙烯致癌主要机制可能与其DNA 加合物的生成和基因突变有关。雄性大鼠较雌性大鼠易发生

肾肿瘤原因可能是由于雄性大鼠三氯乙烯代谢中谷胱甘肽代谢通路活性高而产生更多的活性代谢物，尤其是 L-半胱氨酸引起基因突变可能是其发生的关键作用机制。肝癌的发生主要和其代谢产物二氯乙酸和三氯乙酸通过激活肿瘤初始细胞的群落性增生而促使肿瘤的形成有关，DNA 加合物的生成和凋亡障碍可能是其致癌主要机制。

防治措施 使用无毒或低毒物质取代三氯乙烯；使用三氯乙烯的工序必须与其他工序完全隔开，并设立通风装置；做好职业卫生监督与卫生防护，定期体检，避免敏感者从事该工序的工作，若有过敏表现者，应当立即调离岗位。

卫生标准 中国职业卫生标准《工作场所有害因素职业接触限值 化学有害因素》（GBZ 2.1-2007）中规定，工作场所空气中三氯乙烯时间加权平均容许浓度为 30mg/m³。

（浦跃朴 张娟）

chíjiǔxìng yǒujī wūrǎnwù

持久性有机污染物 (persistent organic pollutants，POP)

具有环境持久性、生物蓄积性、半挥发性和高毒性，可通过大气、水体和土壤等环境介质长距离迁移，造成全球性污染，对人类健康和环境生态具有严重危害的有机化合物。

分类 POP 包括数千种化合物，其中许多 POP 为具有某些共同化学结构的同系物或异构体。为了降低 POP 对环境和人类的危害，全球已开始禁止和控制部分 POP 的使用，2001 年 5 月签署的《关于持久性有机污染物的斯德哥尔摩公约》（简称《斯德哥尔摩公约》）中首批确定的受控 POP 有

12 种，包括滴滴涕（DDT）、六氯苯（Hexacholorobenzene，HCB）、艾氏剂、氯丹、狄氏剂、异狄氏剂、七氯、灭蚁灵、毒杀芬、多氯联苯（polychlorinated biphenyls，PCB）、多氯代二苯并二噁英（简称二噁英，polychlorinated dibenzo-p-dioxin，PCDD）和多氯代二苯并呋喃（polychlorinated dibenzo-furans，PCDF）。2010 年 6 月《斯德哥尔摩公约》修正案中新增加了 9 种持久性有机污染物，包括五溴二苯醚、开蓬（十氯酮）、六溴联苯、林丹（γ 体六六六，γ-Hexachlorocyclohexane，HCH）、全氟辛烷磺酸类化合物、八溴二苯醚（商用混合物）、五氯苯、α 体六六六（α-HCH）、β 体六六六（β-HCH），至此《斯德哥尔摩公约》中全球受控 POP 共为 21 种。

环境来源 POP 的主要来源是农药使用，其次是化工污染和废弃物焚烧等。《斯德哥尔摩公约》首批确定的 12 种 POP 中，前 9 种属于有机氯农药，其中DDT 作为杀虫剂在农业上应用最为普遍，HCB 作为杀菌剂常用于防治谷类作物种子真菌危害。PCB 属于化工产品，常作为绝缘剂、阻燃剂、导热剂和增塑剂，应用于变压器、电容器、无碳复写纸、电磁设备、真空泵和电线高温绝缘层等工业生产中；PCDD 和 PCDF 是化学品的衍生物和废物焚烧的副产物，主要来源于固体废弃物的焚烧、木浆和纸漂白生产过程中，不同来源的燃烧产物中也含有 PCDD，如煤或石油燃烧，木材燃烧等。

环境分布与转归 在 20 世纪 70 年代以前，有机氯农药的大量生产使用及工业废物的排放造成了 POP 对环境的严重污染。许多 POP 对自然环境中的微生物代谢、

光降解、化学分解等具有很强的抵抗能力，进入环境后难以降解，在大气、水体、土壤和沉积物中可存留数年甚至数十年或更长的时间，并可长距离迁移使之无处不在。调查和检测报告显示在河水、海水、水体底泥、土壤、大气、水生生物、动植物及人类脂肪，甚至南极的冰川及企鹅体内均检出 POP，因此 POP 污染已成为全球性的问题。多数 POP 属于脂溶性物质，在生物体内有很强的蓄积性，并可通过食物链逐渐被富集，产生生物放大作用。以 PCB 为例，水中含 $0.01\mu g/L$ 的 PCB，在鱼体内的蓄积可高达 20 万倍，而对食物链终端的人类影响则更为严重。人们逐渐意识到 POP 的巨大危害性而逐步禁止和限制生产有关物质。但是，由于 POP 类农药的过度使用，这类物质在环境中依然大量残留。此外，在热带地区的国家，仍然需要大量使用 POP 类农药，部分作为工业原料的 POP 在许多国家也不能够完全禁止，加上新的 POP 类物质的层出不穷，其造成的全球性污染依然持续，对生态和人类健康的威胁形势依然非常严峻。

暴露途径　大气中 POP 主要来源于工厂排放废气的污染，它们通常被吸附在空气中的悬浮颗粒物上，可经过大气沉降作用进入水体和土壤中。水体中的 POP 通常被吸附到底泥中，并可通过食物链及生物放大作用在水生生物体内富集。土壤中的 POP 通常被吸附在表层，可被蒸发到空气中。人类可通过呼吸受到污染的空气、饮用受到污染的水和食品及职业暴露接触到 POP。职业人群暴露主要通过呼吸道吸入和皮肤接触，如从事喷洒农药、焚烧废物等工作。非职业人群暴露主

要是通过摄入食物，如受污染的牛奶、奶制品和牛肉等，尤其是食用污染水体中的鱼类，可因生物放大作用造成 POP 在人体的蓄积，产生慢性中毒。POP 进入体内后主要分布和蓄积在脂肪含量较多的部位，如脂肪组织、骨髓、甲状腺和胸腺等。

动物毒性　POP 进入生物体后可逐渐累积，达到一定程度后可对生物体造成伤害。

生殖毒性　动物实验发现，许多常见 POP 物质具有干扰内分泌系统的作用，称为环境内分泌干扰物或环境雌激素类物质，可引起生殖障碍、出生缺陷和内分泌系统异常等。例如，灵长类动物暴露于 HCB，出现卵巢表皮改变、卵泡细胞恶化、细胞间异常空隙、细胞结构改变等。繁殖实验表明亲代母鼠摄入 HCB 可引起子代死亡，死亡率与接触剂量呈正相关。HCB 还具有胚胎毒性，孕鼠摄入 HCB 对胎鼠的发育产生一定影响。例如，大鼠怀孕 10～13 天经口给予 40mg/kg HCB，可对胎鼠肌肉和骨骼系统产生影响；小鼠经口 1g/kg，对胚胎泌尿生殖系统发育有影响；其他阳性结果还包括引起胎鼠体重降低、腭裂、肾畸形等。PCB 对动物也具有生殖毒性和致畸性，长期喂饲含 PCB 的饲料，可影响雌性大鼠的激素水平，使其生殖功能下降。对孕鼠喂饲不同剂量 PCB，对胎儿的存活率、畸胎率和胎儿发育均有影响，畸胎发生率具有明显的剂量-反应关系。2,3,7,8-四氯代二苯并［b,e］［1,4］-二噁英（TCDD）对雌激素和雄激素具有明显干扰作用，可引起雌性大鼠子宫重量减轻、卵泡发育障碍、受孕或坐窝数减少，引起雄性动物睾丸重量减轻，精子数减少，

精子运动能力下降等。动物在怀孕期间接触 TCDD 会引起胎儿流产、死亡和子代畸形、发育延迟。

致癌性　许多 POP 具有致癌、致畸和致突变作用。《斯德哥尔摩公约》首批控制的 12 种 POP 中，国际癌症研究中心（IARC）于 1997 年将二噁英列为 1 类致癌物，即人类致癌物；其他 11 种 POP 中有 7 种为可能的人体致癌物，如 PCB 为 2A 类致癌物，HCB 为 2B 类致癌物。动物实验证明，TCDD 对小鼠和大鼠均具有致癌性，可诱发多器官肿瘤，如淋巴瘤、纤维肉瘤、肝癌、肺癌和皮肤癌等。PCB 对实验动物主要导致肝癌、胃癌和膀胱癌。体外实验显示，$20\mu mol/L$ HCB 可引起鼠伤寒沙门菌和大肠埃希菌 DNA 损伤。对仓鼠给予 50～200mg/kg HCB 终身染毒，其肿瘤发生率随着染毒剂量的增加而增加，最高达 92%，引发的肿瘤主要为甲状腺滤泡腺瘤、肝细胞腺瘤和肝血管内皮瘤、脾血管内皮瘤。对小鼠以同样剂量长期染毒时，发现肝癌发病率明显增加。研究表明雌性大鼠对 HCB 更敏感，喂以 HCB 90 周后，雌鼠全部产生肝肿瘤，而雄鼠只有 16% 产生肿瘤。

其他系统毒性　长期接触 POP 还可引起皮肤、肝、神经系统和免疫系统等损害。例如，长期接触极低剂量 HCB 可对多种动物产生卟啉症。患有卟啉症的大鼠暴露于紫外线时，可产生特有的皮肤损害，如红斑、疱疹等。较高剂量可引起血象、肝脏酶学和形态学改变。对啮齿类动物可引起神经系统中毒，表现为震颤、兴奋亢进、昏睡、虚弱、瘫痪，甚至惊厥。小鼠实验显示动物对内毒素的敏感性增高，细胞免疫反应增加，对大鼠则刺激体液免

疫反应，对细胞免疫却无作用。TCDD 也可引起氯痤疮、肝中毒、细胞免疫和体液免疫抑制、干扰动物中枢神经系统作用等。

生态毒性　由于 POP 在环境中很难降解，又容易在生物体内蓄积，对生态环境也造成严重的影响。POP 对雌/雄激素系统具有干扰作用，主要影响动物性别分化和发育，甚至引起生殖障碍和死亡等。研究显示，POP 可引起鸥鹬蛋壳的平均厚度降低；狄氏剂、毒杀酚等具有雌激素样作用，使雄性动物雌性化；部分 PCB 对性腺发育和配子分化的影响具有性别差异，可使海龟发生性别逆转；鸟类暴露于 POP，可引起产卵率降低及种群数目的减少；海豹食用受 POP 污染的鱼类，可引起生殖能力下降及免疫系统功能下降；暴露于 TCDD 的鱼和鸟也发现产生发育毒性症状。POP 还可引起遗传毒性改变，HCB 可导致鲫鱼线粒体蛋白质表达出现差异，可能引起线粒体内遗传体系发生改变，PCB 可引起斑鸠胚胎的染色体畸变明显增加。

人类中毒临床表现　人类暴露于 POP 后会产生多种不同的反应，包括对内分泌系统、生殖系统、免疫系统的干扰和致癌作用。POP 可引起内分泌紊乱、子宫内膜移位、性发育异常、甲状腺分泌失常等。流行病学调查显示，接触 TCDD 的男性工人体内睾酮水平降低，而促卵泡素和促黄体素增加；接触 HCB 者血清中 T_4 浓度明显降低，因此 HCB 有可能降低甲状腺功能；婴儿出生时脐带 HCB 含量高者，在 6 岁半前产生肥胖的可能性是正常儿童的 2 倍。另外一些调查显示，孕妇接触 TCDD 类物质易引起早产、宫内发育迟缓和死胎。在"米糠油中毒事件"中，PCB 可通过胎盘屏障，引起新生儿皮肤颜色异常、眼分泌物增多，以及体重减轻、牙龈发育不良、颅骨钙化异常、胎儿死亡等。关于 POP 对人体免疫系统影响的报道较少。越战期间密切接触 TCDD 的美军士兵体内存在免疫系统调节功能障碍，TCDD 可能对细胞免疫、体液免疫、宿主抵抗力等具有抑制作用。许多 POP 可能引起人类癌症的发病率增加。HCB 可能与乳腺癌有一定相关性，乳腺癌患者的乳房脂肪中 HCB 浓度比非乳腺癌者高，且恶性肿瘤者比良性肿瘤者高。另外一些研究显示，暴露于较高浓度 HCB 污染空气的人群的甲状腺癌、软组织肉瘤和脑癌发病率显著增加。电容器工厂职业接触工人的调查显示，PCB 与直肠癌和肝癌的发生有一定的关系。TCDD 和多种肿瘤发生有关，包括血管肉瘤、多发性骨髓瘤、白血病、淋巴细胞组织瘤、乳腺癌和卵巢癌等。POP 对人体还可引起其他一些影响，包括睡眠紊乱、头痛、外周神经痛、卟啉症、肝大、肝功能异常，以及慢性心血管系统疾病、慢性阻塞性肺疾病、糖尿病的发病率增加等。

POP 污染中毒事件　世界各国曾发生过多起 POP 污染事件，大剂量污染时可造成急性中毒，产生严重后果。①1955～1959 年土耳其发生因食用 HCB 污染的小麦而出现大面积中毒，约 600 例患者出现了典型的卟啉症，主要临床表现为皮肤对光和轻微的机械损伤异常敏感，出现色素沉着、水疱、结痂、瘢痕甚至挛缩，以脸部和手部多见，有些患者还出现手指肿大呈纺锤状，常伴有化脓性关节炎和骨髓炎。全身性体征包括肝大、体重下降、肌肉萎缩、局部淋巴结肿大，部分患者还出现甲状腺肿大等。此病暴发 20 年后，跟踪调查显示很多患者还没有完全康复，具有较多的皮肤色素、瘢痕、肝大、甲状腺肿大、关节炎等症状，少数患者卟啉仍然显著升高。②1968 年日本发生"米糠油中毒事件"，受害者食用了被 PCB 污染的米糠油而发生中毒，主要表现为皮疹、皮肤色素沉着、严重痤疮、眼睑水肿、恶心、呕吐和全身肌肉疼痛等，严重者可发生肝损害、肝昏迷甚至死亡。至 1978 年底，日本 28 个县中毒人数达 1600 多名。孕妇食用了被污染的米糠油后，引起"胎儿油症"，追踪调查显示，油症儿童智力发育受到影响，临床表现为迟钝、冷漠、活动力下降、智商降低。③1976 年，意大利的一座化工厂发生二噁英泄漏事故，致使方圆 15 平方公里的 37 000 人遭受暴露。该次事故中未发现死亡病例，但追踪调查显示，暴露者肝、淋巴造血系统、消化道等癌症发病率显著增高。"橙剂事件"也是具有影响的二噁英污染事件。越战期间，美国空军向越南喷洒了约 8000 万升含有大量二噁英的落叶剂，资料显示，曾接触落叶剂的越战退伍士兵存在免疫系统调节功能障碍，软组织癌的发病率有所升高，其后代的先天缺陷病有所增加。

毒作用机制　POP 成分复杂，毒作用广泛，但毒性作用机制认识尚不深入。不同 POP 的毒作用机制存在很大不同，有的毒性是 POP 物质本身引起，如卟啉症是 HCB 而不是它的代谢产物引起的；有的 POP 代谢后毒性更强，如氯丹在人体内代谢后，转化为毒性更强的环氧化物，从而引起损伤；有些 POP 可能通过影响细胞内酶系统发挥作用，如诱导细胞色素 P_{450} 酶活性，引起激素水平的改变。HCB 可引起尿卟啉原脱羧酶下降，有学者认为卟啉症可能是尿卟啉原脱羧酶受抑制的结果，但尚存在质疑。有些 POP 可通过与受体结合介导毒性效应，如部分 PCB 异构体和 TCDD 与芳香烃受体具有高亲和力，与其结合后形成配体受体复合物，进入核内激活下游靶基因表达，产生多种生物效应，如干扰体内类固醇激素分泌，改变遗传信息等。有些结构上与雌激素类似的 PCB 及其羟基代谢产物还可与雌激素受体结合，转移至细胞核后促发基因转录，产生类雌激素效应。其他一些研究显示，TCDD 致畸作用可能是由表皮生长因子受体所介导。此外，POP 还可能作用于细胞信号传导通路，如 TCDD 可能通过影响 NF-κB 信号传导通路的平衡抑制免疫反应。

卫生标准与预防控制措施
中国作为较早签署《斯德哥尔摩公约》的国家，在淘汰、削减和控制 POP 方面已经采取了一系列措施。对于常见 POP 设置了相关控制和卫生标准，如中国《食品安全国家标准 食品中污染物限量》（GB 2762-2017）中规定 PCB 限量为 0.5mg/kg。为了减少焚烧过程中二噁英的排放，中国国家标准《生活垃圾焚烧污染控制标准》（GB 18485-2014）中规定，对生活垃圾焚烧炉排放烟气中的二噁英类的限制为 0.1ng/m³。2007 年国务院启动了《中华人民共和国履行〈关于持久性有机污染物的斯德哥尔摩公约〉的国家实施计划》。中国政府要求自 2014 年 3 月 26 日起，禁止生产、流通、使用和进出口 α-HCH、β-HCH、十氯酮、五氯苯、六溴联苯、四溴联苯醚和五溴联苯醚、六溴联苯醚和七溴联苯醚；禁止林丹、全氟辛基磺酸及其盐类和全氟辛基磺酰氟、硫丹除特定豁免和可接受用途外的生产、流通、使用和进出口。

（浦联朴　梁戈玉）

nèifēnmì gānrǎo huàxuéwù

内分泌干扰化学物（endocrine disrupting chemicals，EDC）环境中天然存在或污染的，可模拟体内激素的生理、生化作用，干扰内分泌系统功能，对亲体或其后代产生不良健康效应的外源化学物。EDC 种类繁多，分布广泛，可导致人类和动物生殖障碍、出生缺陷、发育异常、代谢紊乱、生殖内分泌系统肿瘤、神经系统病变等。

人们对 EDC 的关注，可追溯到 1991 年美国科学家西奥·科尔伯恩（Theo Colborn）博士等提出：人类生产活动释放到周围环境中的很多化学物，能影响野生动物和人类的内分泌系统，由此导致的内分泌干扰作用对机体产生了重大影响。此后，有关 EDC 对人类健康及生物种群的影响，引起了各国政府、科研机构及公众的广泛关注，特别是 1996 年出版的《失窃的未来》（*Our Stolen Future*）一书，很大程度上促进了美、欧、日等发达国家和地区对环境污染物引发的内分泌干扰问题的重视和研究。美国环境保护署（EPA）、欧盟、经济合作与发展组织（OECD）、世界野生动物基金会（WWF）等组织和政府机构都相继发表专题报告，就环境中 EDC 的暴露、对人和野生动物的影响、作用机制及风险评估和风险管理等进行论述，提出研究和控制 EDC 的战略计划和实施方案。美国国会于 1996 年通过食品质量保护法和安全饮水法修正案（SDWA），敦促 EPA 建立一组筛选方案，通过确证的筛选系统和科学的相关信息来评价化学物是否具有干扰内分泌系统的作用和由此引发的危害。EPA 据此建议成立了内分泌干扰物筛选及鉴定咨询委员会（EDSTAC），针对环境中可能干扰内分泌系统的化学物，建立完善的评估体系。欧洲委员会于 1999 年出台了内分泌干扰研究计划，日本、加拿大等国家也相继开展此方面的工作。OECD 内分泌干扰物测试和评价规划委员会在 1998 年制定了研究框架，其主要的目的是建立和发展评价内分泌干扰活性的方法。2001 年，联合国签署了《关于持久性有机污染物的斯德哥尔摩公约》，规定了 12 种持久性有机污染物（POP）的国际控制措施，2009～2015 年陆续增加了 14 种 POP。EDC 与生物体的健康效应关系已成为全球关注问题，研究重点是 EDC 的筛选、机制研究及对内分泌干扰影响的风险评估。此方面的研究从仅关注环境雌激素扩展到对拟/抗雄激素物质、类固醇激素合成抑制剂、抗甲状腺激素物质、视黄酸类激动剂等多种干扰物的广泛关注；从对化学物的筛选扩展到对其作用机制的研究；从单一的检测方法发展为系统的检测体系；某些 EDC 涉及的新领域也正受到重视。

环境来源　EDC 分布广泛，它们可以是自然界天然存在的植物雌激素、真菌性雌激素和动植物体排放出的类固醇物质，而更多的则来源于人类的生产和生活活动，主要存在于石油、电子、塑料、涂料、农药等产品和某些食品中，在造纸、冶炼、化工、垃圾焚烧、汽车尾气排放、吸烟和制药等过程中产生。

分类 根据化学物性质，EDC 大致可分为难降解有机卤素、农药、工业化学物、重金属、有机溶剂、植物和人工合成雌激素；根据生物效应，EDC 主要包括雌激素/抗雌激素类、雄激素/抗雄激素类、孕激素/抗孕激素类、芳香烃受体激动剂，干扰内源性激素合成、代谢和生物利用度的化学物，改变下丘脑神经内分泌功能和神经递质活性的化学物，损伤睾丸和卵巢细胞的化学物，抗甲状腺激素类化学物等。

人们普遍关注的是哪些物质属于 EDC，即拟定 EDC 名单问题。1996 年后，EPA、美国疾病控制预防中心（CDC）及 WWF 都相继公布了计划进行筛选的干扰物名单，其中 EPA 列有 60 种、CDC 48 种、WWF 68 种，累计达 103 种；日本国立环境研究所也公布了 68 种被怀疑具有内分泌干扰作用的化学物。随着研究的深入和新结果的发现，这些 EDC 的名单被不断更新。2009 年 4 月，EPA 公布了 67 种农药类化学物优先进入第一阶段的筛选，2010 年 11 月又确立了第二批共 134 种 EDC 筛选名单。该清单涵盖已被 SDWA 确定为优先评估的物质、可能存在于饮用水中的化学物、部分农药的有效成分及在日用品中大量使用的化学物。已确认的代表性 EDC 有己烯雌酚、乙烯菌核利、双酚 A、滴滴涕（DDT）、二噁英、多氯联苯（PCB）、邻苯二甲酸酯（PAE）等。

己烯雌酚（diethylstilbestrol, DES） 化学名称为 3,4-双（对羟基苯酚）-3-己烯，CAS 号 56-53-1，分子式 $C_{18}H_{20}O_2$，分子量 268.35；结构式见图 1。DES 为无色或白色结晶性粉末，无臭、无味；不溶于水，溶于乙醇、氯仿、乙醚、脂肪油、稀氢氧化钠溶液。大、小鼠经口 $LD_{50} > 3000mg/kg$。DES 是 1938 年人工合成的非甾体雌激素，能产生与天然雌二醇相同的药理与治疗作用，用于雌激素低下症及激素平衡失调引起的功能性出血、闭经等。DES 在 20 世纪作为类雌激素药物广泛运用于口服避孕，以及防止自然流产和早产。20 世纪 70 年代中后期研究发现，孕期服用 DES 的女性后代患阴道透明细胞腺癌、生殖道异常及乳腺癌的比例明显增加；男性后代易发生附睾囊肿、睾丸发育不全、小阴茎、假两性畸形、不育症及睾丸癌等。研究表明，DES 是一种环境雌激素，与雌激素受体结合后会干扰人体的内分泌功能，诱发生殖器病变与肿瘤。

乙烯菌核利 又名农利灵，化学名称为 3-(3,5-二氯苯基)-5-乙烯基-5-甲基-2,4-噁唑烷二酮，CAS 号 50471-44-8，分子式 $C_{12}H_9Cl_2NO_3$，分子量 286.11；结构式见图 2。乙烯菌核利为白色结晶，在室温水及盐酸中稳定，在碱性溶液中缓慢水解。乙烯菌核利是农用广谱杀菌剂，对葡萄、草莓、核果、观赏植物及蔬菜上由灰葡萄孢、核盘菌及链核盘菌属引起的病害有预防和治疗作用。大鼠经口 $LD_{50} > 10000mg/kg$，大鼠经皮 LD_{50} 为 2500mg/kg，大鼠吸入 $LC_{50} > 29.1mg/L$，豚鼠经口 LD_{50} 为 8000mg/kg，对皮肤和眼睛有刺激性，吸入对呼吸道有刺激性，无致突变、致畸、致癌作用。在野生动物中，乙烯菌核利暴露可引起鸟繁殖减弱、产卵率下降、生殖力下降、睾丸发育减慢等。乙烯菌核利具有抗雄激素作用，能引起雄鼠前列腺重量减轻、尿道下裂、睾丸未降、青春期延迟等，孕期暴露会导致子代雄鼠雌性化、雌鼠雄性化、体内雌激素和孕激素数量改变、生育力下降等。在大鼠胚胎早期性腺发育期给予乙烯菌核利，可导致雄性后代（F1 代）精子数量和活力下降、雄性不育的比例提高，且这种生殖能力的下降可通过父系遗传至 F4 代雄性大鼠，此现象可能是由于乙烯菌核利改变了 DNA 甲基化模式造成的。

毒作用机制 内分泌系统是机体的重要调节系统，其中包含许多中枢神经系统-垂体-靶器官反馈途径，调节机体的生长发育和各种代谢，维持内环境的稳定，并影响行为和控制生殖等。环境化学物可通过作用于这些复杂途径中众多位点，干扰内分泌系统的功能。正常的激素分子从内分泌细胞中产生到分解排出体外，经历了一系列的过程，包括激素的生物合成、活化、释放、转运、与受体结合、产生生理效应。这

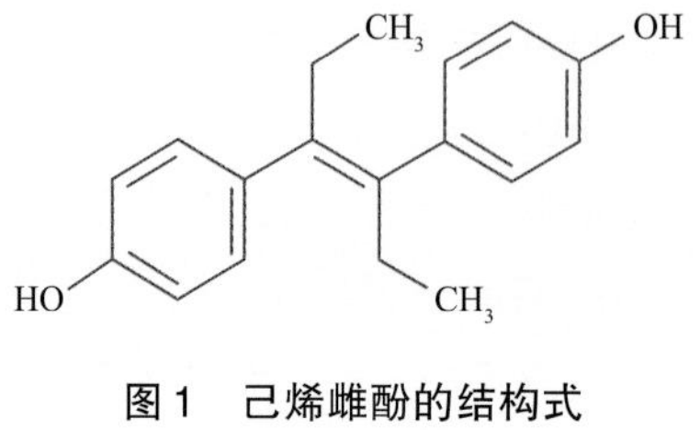

图 1 己烯雌酚的结构式

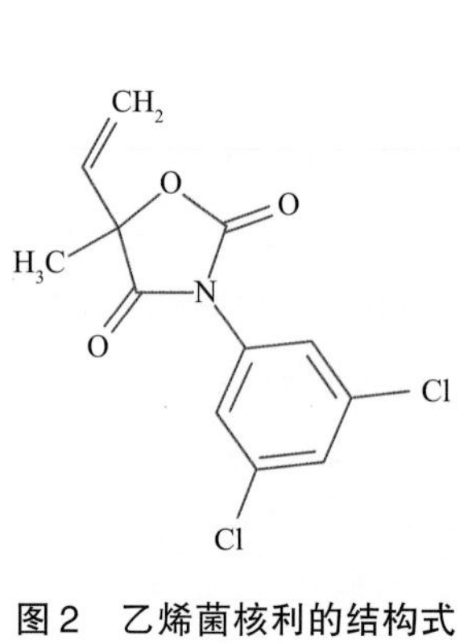

图 2 乙烯菌核利的结构式

一过程中的任何一个环节受到干扰，都会影响激素正常生理效应的发挥。

干扰受体介导途径　正常的激素进入靶细胞与特异性受体相互作用，形成激素-受体复合物，进而调节基因表达，引起相应的生物学效应。化学物与激素受体结合时，会产生两种效应：一种是模拟内源性激素，形成化学物-受体复合物，诱导靶基因的转录，表现为拟激素作用；另一种是与内源性激素竞争靶细胞上的受体，阻碍激素和受体结合，表现为抗激素作用。化学物可以通过核受体如雌激素受体（ER）、雄激素受体（AR）、孕酮受体（PR）、甲状腺激素受体（TR）、过氧化物酶体增殖物激活受体（PPAR）、视黄酸受体（RAR），以及孤儿受体如 AhR 等发挥干扰作用。此外，EDC 还能作用于非核受体（如膜受体 ER）、神经递质受体（如 5-羟色胺受体、多巴胺受体、去甲肾上腺素受体等）产生效应。环境化学物与 ER 结合，表现为拟雌激素效应的有 BPA、DES、o,p'-DDT、辛基酚（OP）、壬基酚（NP）、染料木黄酮、玉米烯酮、甲氧氯、十氯酮等，表现为抗雌激素效应的有 p, p'-DDT、PCB、二噁英等。环境抗雄激素物质主要是杀虫剂和除草剂代谢产物，如乙烯菌核利的代谢产物 M1 和 M2、DDT 的代谢产物 p,p'-DDE、甲氧氯的代谢产物 2,2-二(4-羟基苯基)-1,1,1-三氯乙烷、有机磷农药杀螟硫磷、杀真菌剂腐霉利与利谷隆等都可通过与 AR 结合发挥拮抗作用。PCB、多溴联苯醚、BPA 及其衍生物等能与甲状腺激素竞争结合 TR，表现出拟/抗甲状腺激素活性。三丁基锡、邻苯二甲酸单（2-乙基己基）

酯、全氟辛酸铵等是 PPAR 激动剂。二噁英类（如 TCDD）、PCB、多环芳烃等可以和 AhR 结合。PCB 也可以与神经递质受体结合，干扰神经递质的正常功能。含氮激素（除甲状腺激素外）作为第一信使特异性地与靶细胞膜上的受体结合，通过 cAMP-蛋白激酶、钙依赖性蛋白激酶（PKC）、cGMP-蛋白激酶、酪氨酸蛋白激酶（TPK）等途径，调控细胞的生理活动。环境化学物可与这些膜受体结合，影响第二信使信号转导通路的运行。BPA、染料木黄酮、DES、DDT、OP 能干扰 Ca^{2+}；BPA、DES、阿特拉津、NP 可增强 PKC 的活性；DES、香豆雌酚、NP、DDE、硫丹、狄氏剂可激活受体型 TPK-Ras-MAPK 途径。受体数量的多少与受体合成、代谢速率及机体反馈机制的调控有关。一些外源性化学物可以影响受体的数量，如 TCDD 暴露后会引起 ER、PR、糖皮质激素受体数量的下调。很多核受体超家族通过泛素-蛋白酶体途径发生降解，蛋白酶对受体的降解能减少内源性激素或其他信号对受体造成的过度刺激。EDC 作用于核受体（如 ER、PR、AR 等）或共调节蛋白（如 P160 家族 GRIP1 和 SRC-1）的降解途径，可直接影响激素反应的强度和持久性。

破坏激素的合成、储存、释放、转运和清除　许多化学物可以抑制类固醇激素的合成。芳香化酶抑制剂三丁基锡、DDT 及其代谢物、唑类杀菌剂、三嗪类除草剂、氯苯嘧啶醇农药等抑制雌激素的合成。二噁英、PAE、PCB、全氟辛烷磺酸等抑制睾酮的合成。环境雌激素或抗雄激素物质可以通过改变黄体生成素（LH）、卵泡刺激素糖基化过程来影响垂体

激素的合成。一些二硫代氨基甲酸酯、二硫化碳等能影响去甲肾上腺素和肾上腺素的合成。激素的储存和释放对维持体内激素水平的稳定非常重要。很多含氮激素的释放建立在第二信使通路激活的基础上。金属阳离子如铅、锌、镉等对垂体激素释放的影响与 Ca^{2+} 流通路受到干扰有关。影响睾酮合成过程中 cAMP 依赖的级联反应或阻碍 LH 受体的化学物都可以迅速改变睾酮的释放。环境化学物也可影响激素的运输。激素以游离或结合状态在血液中转运，体内的雌二醇、睾酮及脱氢表雄酮可以和类固醇激素结合球蛋白（SHBG）、睾酮-雌激素结合蛋白（TEBG）、白蛋白结合，糖皮质激素与皮质类固醇结合蛋白结合，T_3 和 T_4 与甲状腺素结合球蛋白、甲状腺素结合前白蛋白等结合。与转运蛋白有一定亲和力的化学物，能够与天然激素竞争结合转运蛋白。DES 可以与 SHBG、白蛋白等结合，PCB、阻燃剂、酚类物质、PAE 能与运输甲状腺激素的蛋白结合，影响激素的运输。体内天然激素可以调控载体蛋白的浓度，如雌激素可以增加血液中 TEBG 的浓度，而雄激素则使之降低；同样，EDC 也能产生相似的效应，通过改变体内载体蛋白的浓度来影响激素的转运。化学物还可以改变肝中酶活性来影响激素的清除。DDT 在体内是肝微粒体单加氧酶活性的诱导剂，可以诱导睾丸中雄激素的降解；林丹会增加雌激素在体内的清除能力。人类固醇异生物受体/孕烷 X 受体（SXR/PXR）和组成性雄烷受体（CAR）是外源性化学物和类固醇激素代谢过程中重要的调控因子，它们在肝和肠管中高表达，能够介导化学

物、激素与受体反应过程中细胞色素 P$_{450}$ 酶（如 CYP3A、CYP2B、CYP2C 等）的诱导作用、连接酶的活性及转运蛋白功能的发挥。化学物通过激活 SXR/PXR、CAR 及上调其靶基因可增加化学物和激素的代谢水平，改变内源性激素的生物活性。有机氯农药、邻苯二甲酸二辛酯、甲草胺、苯甲酮、六六六、甲氧氯、OP、氟乐灵、乙烯菌核利等能激活鼠 PXR 并诱导 CYP3A 的表达；BPA 能激活人 SXR。

改变 DNA 甲基化　在性分化期，DNA 在原始生殖细胞中去甲基化后以一种性别特异的方式重新发生甲基化。EDC 可与核受体如 AR 或 ER 结合，改变基因组 DNA 甲基化模式，从而干扰性别发育过程。胚胎性别分化期短时间暴露于甲氧氯或乙烯菌核利的雄鼠，成年后可观察到精液质量及生殖能力的下降，且这种损害作用能通过男性生殖腺传递四代。进一步的研究证实，化学物对生殖系统产生的影响是通过改变雄性生殖腺中 DNA 甲基化模式来调控的。这些结果提示，EDC 可通过引起表观遗传变异来发挥干扰作用。

影响内分泌系统与其他系统的调控作用　内分泌系统与神经、免疫等系统之间存在复杂的相互作用关系。神经内分泌系统是许多外源化学物作用的靶器官之一，发育中的神经系统对于 EDC 的作用非常敏感，因为大脑是控制内分泌系统的核心部位，所以这些物质可以引起大脑永久性结构及功能的改变，直接影响内分泌功能。胚胎期或者出生早期暴露于外源化学物如 BPA、染料木黄酮等，可直接影响下丘脑的形态、神经通路和类固醇激素受体功能，

而这种早期的作用可对成体动物的生殖行为产生长远影响。大量的动物实验和部分人群研究结果表明，EDC 暴露对机体的免疫系统也产生干扰作用。在免疫细胞的膜或胞内存在多种激素、神经递质受体，化学物可以通过干扰内分泌系统影响机体的免疫功能。

研究方法　如何有效地筛选出具有内分泌干扰效应的化学物受到各国政府、科研机构的广泛关注，成为生态毒理学和环境科学等领域的研究热点。EDSTAC 于 1998 年 8 月的报告中提出了分层方式筛选和测试内分泌干扰物，EPA 根据此建议制定了内分泌干扰物筛选程序（endocrine disruptor screening program，ED-SP），其步骤包括初始分类、优先顺位设定、第一阶段筛选及第二阶段测试。EDSP 一开始的目标设定为评估化学物对雌激素、雄激素、甲状腺激素的影响，因为这三种激素调控生殖、生长和发育等主要过程，然后根据对它们研究所累积的资料，再评估其他激素可能受到的影响，扩大研究范围；评估关注的对象包括人类和野生动物（包括两栖动物类、鱼类、爬行类动物、鸟类、无脊椎动物等）。根据这项计划，87 000 种化学物将被测试内分泌干扰活性。这些物质大致被分为四类：第 I 类，有充分证据表明不可能作用于内分泌系统的物质；第 II 类，没有充分证据表明它们是否作用于内分泌系统的物质；第 III 类，筛查结果显示有内分泌干扰活性但还不能最后确证的物质；第 IV 类，已有充分证据显示有内分泌干扰活性的物质。

全世界登记注册的有机和无机化学物已逾 1 亿种，每年约新增 500 余万种。面对如此多的化

学物，进行分类后，通过优先顺位设定，确定何种物质优先进入筛选。EDSTAC 发展了一套为优先顺位设定的筛选检测方法——高通量预筛技术（high throughput pre-screening，HTPS），用以设定优先进入第一阶段筛选的物质。HTPS 是基于细胞的自动检测系统，能够检测化学物对 ER、AR、TR 的亲和力。利用这项技术可以在相对较短的时间内检测大量样品，得到的数据与其他暴露和效应资料结合，确定何种化学物应该优先筛查及需要进行哪些阶段的筛查和检测。EPA 在 2000 年完成了对 HTPS 的可行性研究，结果表明 HTPS 检测效能虽然较传统方法有所提高，但费用比较高，须配套有相应的仪器设备，难以推广普及，还不能充分满足常规检测的目的，需要采用其他方法来辅助筛选，如定量构效关系（QSAR）模型分析，这是利用电脑模拟化学物的分子结构来预测其与激素受体结合的能力。因化学物除了通过与受体结合，还可以通过其他方式影响内分泌系统，所以 QSAR 分析只能为化学物的筛选提供有限的资料。EPA 于 2007 年开始实施 TOXCast 项目，此计划旨在使用体外研究和高通量筛选方法，预测环境化学物对人类健康的潜在危险性，最终利用建立的模型来确定新化学物的毒性，确定哪些物质需要优先进行毒理学研究。EDSP 承担了杀虫剂与环境污染物的筛选工作，通过 90 种体外试验、化学性质描述和通路分析，评价了化学物对雌激素、雄激素和甲状腺激素相关的生物通路，以及对其他核受体、异生物代谢酶和内分泌介导信号的影响，得到化学物毒性的综合指数，这成为 EDSP 作出化学物

优先筛选决策的有力工具。

快速前筛选结果只是设定哪些物质须优先进入第一筛选阶段，并不能取代该过程。第一阶段筛选试验通过不同的观察终点研究化学物对机体内分泌系统产生影响可能涉及的作用方式，并使用一系列代表不同代谢活性的试验模型，以保证能通过代谢活化或者解毒过程发挥干扰效应的化学物不被遗漏。化学物经过第一阶段筛选认为其具有内分泌干扰作用的可以直接进入第二阶段测试评估，对于那些具有疑似干扰作用的化学物应重复第一阶段试验或接受短期替代试验再次筛选，通过量证分析，确定是否需要进一步的评估。第二阶段的测试用以揭示 EDC 可能的作用途径及剂量-反应关系，试验设计通常包含实验动物生命周期的关键时刻及过程，使用较广泛剂量进行测试，并且对于剂量（进入体内的量）与暴露量（实验环境中所测试的量）作明显区分，为健康风险评估提供参考依据。此阶段测试须耗费较长的观察时间和人力及大量的实验动物。EPA 对已有的 EDC 筛查方法进行规范化和标准化处理，同时建立和发展新的评价方法。

EPA 推荐采用体内和体外试验的组合测试法，EDSTAC 推荐的第一阶段筛选方案中已经得到确证的试验方法包括 5 个体外试验（雌激素受体结合试验、雌激素受体转录激活试验、雄激素受体结合试验、H295R 类固醇合成试验、芳香化酶试验）和 6 个体内试验［子宫增重试验、Hershberger 试验、青春期雄性啮齿类动物试验、青春期雌性啮齿类动物试验、两栖动物变态试验、鱼短期繁殖试验］，通过这些方法的结合可以有效地筛选出化学物的拟（抗）雌激素活性、拟（抗）雄激素活性、对类固醇激素合成的影响，以及对下丘脑-垂体-性腺轴、下丘脑-垂体-睾丸轴正常功能的干扰。第二阶段测试包括：哺乳动物多代生殖毒性试验、鸟类繁殖试验、鱼生命周期试验、无脊椎动物（糠虾）生命周期试验、两栖动物发育和繁殖试验。

防治措施 ①制订化学物的使用和排放标准、法律法规，减少或停止生产、使用已确定的 EDC。②建立并完善 EDC 的筛选方法，深入探讨其健康危害、作用机制等，加强化学物的监测，建立合理的 EDC 名单。③监测饮用水、食品、新物质（材料）中 EDC 含量，调查环境中 EDC 污染状况，开展环境风险评估。④进行环境污染物治理研究，发展控制技术和治理方案，降低环境中 EDC 的残留。⑤广泛开展知识普及，培养公众自我保护意识，在日常生活中自觉采取控制和预防措施以保护环境，保障人群健康。

卫生标准 针对化学物的接触限值、在环境介质和人体中的容许浓度范围等，各国制定了相应的法律法规。① DES：欧盟、美国、中国等国家先后禁止 DES 在畜牧生产中使用，并严格控制 DES 作为治疗药物使用。中国 1999 年发布的《中华人民共和国动物及动物源食品中残留物质监控计划》中规定 DES 在所有食品动物可食组织中的最大残留限量为不得检出。中国农业部发布的《2003 年度动物性产品中兽药残留监控计划》中规定，在动物性食品中不得检出 DES。②乙烯菌核利：中国《食品安全国家标准 食品中农药最大残留限量》（GB 2763-2016）中规定，乙烯菌核利的每日允许摄入量为 0.01mg/kg，番茄、黄瓜上的最大残留限量分别为 3mg/kg、1mg/kg。美国对食物中乙烯菌核利的残留限量标准为黄瓜 1mg/kg、水果 25mg/kg、胡椒 3mg/kg、草莓 25mg/kg；英国对食品中乙烯菌核利残留限量为 0.05～5mg/kg。

（王心如 杜桂珍）

huánjìng diànlí fúshè

环境电离辐射（environmental ionizing radiation） 地球环境中存在的天然或人工源可造成物质电离的辐射。辐射包括无静止质量的电磁波和有静止质量的原子和亚原子运动粒子。电离辐射能使原子的核外电子摆脱原子核束缚或改变能量状态。在人类生存的周围自然环境中，电离辐射无时无处不在，自地球形成以来一直伴随着生命的诞生和发展，称为天然本底辐射。

基本概念 环境电离辐射的来源包括宇宙射线和放射性核素。宇宙射线是从地球外层空间来的辐射。放射性核素是通常条件下原子核不稳定的核素，它通过释放辐射改变自身的组成、结构或能量状态，直至变成稳定核素。稳定核素的原子核状态在未受外力作用时永远保持不变，但当受到满足一定条件的能量或物质作用时，会变得不稳定，导致稳定核素变成放射性核素，然后按一定速度衰变，发出辐射，最终变得稳定。放射性核素发出的电离辐射主要有 α、β、γ 射线、中子。放射性核素包括天然放射性核素和人工放射性核素。天然放射性核素是指本来就存在于形成地球的原材料的放射性核素，有些是宇宙射线轰击地球大气产生的。天然放射性核素包括铀-238、钍-232、铀-235 及其衰变子体系列，还有钾-40 和铷-87 等。这些核素的半衰期很长，如铀-238 的半衰期为 45 亿年，与地球的年龄接近。铀-238、钍-232、铀-235 经历多次衰变变为铅的稳定核素，这三个衰变系列称为天然放射系。天然放射系中一种重要的气体放射性核素就是氡，它占了环境对人类电离辐射照射的一半还要多。镭和钋也是这些子体之一。人工放射性核素是人类活动产生并释放到环境中的放射性核素。宇宙射线和环境中的放射性核素从体外对人们的身体产生电离辐射照射，叫作外照射，包括有 γ 射线、中子等。构成人们身体的材料也含有放射性核素，这些放射性核素通过饮食、呼吸等代谢过程与外界环境保持平衡，并发出射线，从身体内部照射人们。这种由体内放射性核素产生的电离辐射照射为内照射，如 α 粒子、软 β 辐射等。

来源　宇宙射线来自太阳、银河系和河外星系。太阳宇宙射线也叫"太阳风"，主要由电子、质子、氦核、重离子等成分组成，是太阳磁场活动所抛出的高温等离子体。射向地球的等离子体与地球磁场相互作用，形成地球辐射带，并改变地球的磁场分布。太阳风存在变化周期。宇宙射线低能成分的主要部分来自太阳风，其余部分来自银河系和河外星系。宇宙射线的高能成分来自银河系和河外星系中恒星或星系的活动。恒星在接近其生命终点时内部压力降低，无法支撑自身重量而发生引力塌缩，形成白矮星、中子星甚至黑洞，在此过程中释放巨大能量，形成宇宙射线的高能部分。这一过程也被称作超新星爆发。宇宙射线进入地球大气，与地球大气发生作用，部分被大气层吸收，部分到达地球表面。离地表越高，宇宙射线的强度越大。航天员受到的宇宙射线照射，是人类太空探险中的最大限制因素之一。

天然放射性核素也叫作原生放射性核素，主要存在于构成地壳的火成岩和沉积岩中，并不断迁移到水、土、空气环境中。人类活动，如铀矿开采，也会改变环境中天然放射性核素的分布。天体物理学认为，宇宙刚刚形成时主要物质成分是氢、氦等轻元素，较重元素是早期恒星核反应的产物，恒星生命周期结束后将部分物质抛入太空，以这些物质为基础形成了行星。宇宙射线与地球大气中的物质发生作用，产生放射性核素，称为宇生放射性核素。包括氚、铍-7、碳-14、钠-22 等，构成天然放射性核素的重要组成部分之一。

随着天然放射性的发现，原子核及构成原子核的质子和中子也随即被揭示。1911 年卢瑟福发现用 α 粒子轰击氮核会放出质子，实现了首次人工核反应。人工核反应能使原子核发生转变，把稳定核素变成反射性核素，这就是人工放射性核素。核武器爆炸、核电站发电、核反应堆和加速器生产同位素等人类活动都能产生人工放射性核素。这些核素经过各种途径进入环境中，成为环境电离辐射的一个来源。人工放射性核素主要有活化产物和裂变产物。应该指出的是，有些产生人工放射性核素的核反应过程在地球的自然环境中也可以发生，只是其发生概率极低，产生的放射性核素数量极少。因此天然放射性核素与人工放射性核素并没有严格的区分。对于公众来说，所受到环境来源的辐射照射，约有 82% 是天然辐射，18% 是人工辐射。

人体内本身就包含有多种放射性核素。人类通过呼吸、饮食等过程把环境中的放射性核素摄入体内。有些放射性核素在体内某些器官积累，如亲骨核素锶、镭，有些快速排出体外。某些核素通过代谢过程与外界环境保持一致，如氚、碳-14 等。空气和水中的放射性核素主要来自土壤、岩石及由其制造的人工材料等。氡及其子体是空气放射性核素的主要成分。水中主要含有铀、钍及其子体、钾-40，以及其他天然和人工放射性核素。植物从土壤、水、空气中吸收放射性核素，有些植物可富集某些放射性核素，如海带可富集碘。陆地动物的放射性核素摄入方式与人类相似。水生动物则主要从海洋、湖泊、河流等水体中摄取放射性核素。通过生态系统和食物链，环境中的放射性核素通过复杂的多种途径进入人体，从内部对人体产生电离辐射照射。

辐射量　表示放射性核素量的物理量是放射性活度，单位是贝可勒尔（Bq），简称贝可，1Bq 的放射性核素量表示其每秒平均发生一次衰变，对应一定的放射性核素原子数，其数目由放射性核素的半衰期或衰变常数决定。表示物质吸收的电离辐射能量多少的物理量叫作吸收剂量。吸收剂量的国际制单位是戈瑞（Gy），1Gy 相当于每千克物质吸收 1J 能量。由于不同类型、能量电离辐射产生的生物效应存在差异，人所受剂量通常用当量剂量和有效剂量来表示。其国际制单位为希沃特（Sv），1Sv 相当于每千克人体组织吸收 1J 能量。另一个常用单位是雷姆（rem），100rem = 1Sv。

地球居民每年受到的环境电离辐射总剂量平均约为 2.4mSv。不同地区居民所受照射剂量存在差异，最大剂量与最小剂量相差可达 30 倍。宇宙射线约占总剂量的 10%，地球居民所受宇宙射线照射剂量取决于居住地点的纬度和海拔高度，如海拔 1800m 宇宙射线的量是海平面的 2 倍。地球居民所受环境放射性核素外照射剂量不到总剂量的 10%。不同地区所受照射剂量不同。一般情况下，滨海平原地区剂量小于高山地区。环境中放射性核素照射剂量主要来自天然放射性核素，核试验落下灰等人工放射性核素平均来说影响很小。核试验场、切尔诺贝利等核事故周边地区例外。

地球居民吸入、食入放射性核素所受内照射剂量约占总剂量的 80%。空气中氡气及其子体所致剂量超过总剂量的 50%，食物、饮水中所含的铀、钍、镭、钾等放射性核素所致剂量接近总剂量的 10%。

生物学效应和防护措施 见放射毒理学。

(周平坤　曲德成)

huánjìng diàncí fúshè

环境电磁辐射（environmental electromagnetic radiation）

人类在生产和生活过程中对周围产生的电磁辐射与天然来源的电磁辐射。电磁辐射是指能量以电磁波的形式通过空间传播的现象，其本质是以互相垂直的电场和磁场，随时间变化而交变振荡，形成向前运动的电磁波。1864 年，英国科学家麦克斯韦在总结前人研究电磁现象的基础上，建立了完整的电磁波理论，他断定电磁波的存在，推导出电磁波与光具有同样的传播速度。1887 年德国物理学家赫兹用实验证实了电磁波的存在。之后，人们又进行了许多实验，不仅证明光是一种电磁波，而且发现了更多形式的电磁波，它们的本质完全相同，只是波长和频率有很大的差别。

基本概念 把电磁波按照波长或频率的顺序排列起来，就是电磁波谱。电磁辐射按照频率从低到高排列，包括无线电波、微波、红外线、可见光、紫外线、X 射线及 γ 射线等。但只有 X 射线和 γ 射线能引起物质和分子的电离，为电离辐射。其他为非电离辐射，即其能力不足以引起物质分子的电离，只能引起分子振动、转动或电子能级状态改变的现象。

分类 国际上最通用的电磁波频段划分：①超长波，为波长 100 000 ~ 10 000 m，即频率 3 ~ 30kHz 电波。这种电波沿地面传播，损耗很小，还能绕过途中遇到的障碍物，可围绕地球作环球传播。它也善于在海水和土壤中传播，还能够穿过电离层（地球上空 50 ~ 1000km 高处电离了的大气层）。②长波，为波长 10 000 ~ 1000m，即频率 30 ~ 300kHz 的电波。长波既可用地波形式（沿地球表面）传播，也可用天波形式（在大地与电离层之间反复反射）传播。用较大的辐射功率，可以进行较远距离的通信。③中波，为波长 1000 ~ 100m，即频率 300kHz ~ 3MHz 的电波，可用地波和天波的形式传播。④短波，为波长 100 ~ 10m，即频率 3 ~ 30MHz 的电波。短波用地波形式传播距离不能很远，用天波形式由电离层反射则可以传播很远。⑤超短波，为波长 10 ~ 1m，即频率 30 ~ 300MHz 的电波。各国对超短波的叫法尚不统一，有把波长小于短波的电波叫作超短波，包括米波、分米波、厘米波和毫米波。有把分米波、厘米波和毫米波叫作微波。微波的边界是毫米波，频率 30 000 ~ 300 000MHz，与光波的长边界即红外线部分交界。因此，微波的特性也从普通无线电波向光波靠近。毫米波主要是用于波导通信。⑥分米波（300 ~ 3000MHz）和厘米波（3000 ~ 30 000MHz），主要用于微波中继通信、卫星通信、雷达、加热和医疗。

来源 可分为天然和人工两大类。天然电磁辐射是由某些自然现象所引起的，最常见的是雷电、火山喷发、地震及由太阳黑子活动引起的磁暴、新星爆发、宇宙射线等。人工电磁辐射来自广播、电视、雷达发射设施、通信系统、电牵引系统、电气与电子设备及电磁能在工业、科学、医疗中的应用设备等人工制造的系统和设备装置。①广播电视辐射系统：是分布最广的一种辐射源。一个发射塔上有多个电台或电视发射天线，总的辐射功率达到几十到几百千瓦，是城市中最主要的电磁辐射源。②雷达、通信及导航发射设备：该类辐射源数量众多，包括移动通信、微波通信、寻呼通信基站及各种雷达和导航设备，广泛用于日常生活和军事、民航、气象等部门。其频率范围宽，对附近地区电磁辐射环境影响较大。③工业、科技、医疗中的高频设备：该类设备数量多，功率大，增长快，可伴生电磁辐射污染。这类设备把电能转换为热能或其他形式加以利用，但伴有电磁辐射产生和泄漏，可引起工作场所及环境污染，如热合机、高频炉（高频感应炉，高频淬火炉），高频杀菌机、高频理疗机、超短波理疗机、紫外线理疗机及电子加速器、超声波装置、电磁灶等。④交通系统电磁辐射：包括电气化铁路、轻轨及地下铁道、有轨电车、无轨电车等。车身与供电架之间接触不良引起火花和弧光放电，产生辐射，对广播电视、通讯等产生干扰。⑤电力系统电磁辐射：主要指高压输电线之架空输电线和地下电缆；变电站包括发电厂（升压站）和变电站（降压站），以及输电线火花放电产生的电磁辐射。

生物学效应和防护措施 随着电磁技术的进步和日益广泛的应用，环境中人工来源的电磁辐射所占的比重不断增加。在给人类带来利益的同时，环境电磁辐射给人类带来的潜在危害也倍受关注和重视，辐射环境的保护与治理刻不容缓。电磁辐射的生物学效应具有双重性，依频率和波长的不同，有的电磁辐射可能产生有益生物学效应，被用作某些疾病治疗（理疗）或辅助治疗的手段，而更多的研究是电磁辐射的有害生物效应。见电磁辐射毒理学。

（周平坤 谢学军）

nóngyào dúlǐxué

农药毒理学（pesticide toxicology） 研究农药对生物体和生态系统的损害作用及其机制的学科。农药毒理学是现代毒理学的重要分支学科，也是药学、临床医学和环境科学的重要组成部分。

简史 农药毒理学是随着农药和现代毒理学的发展逐步形成的。20 世纪 40 年代以前，农药以无机物和天然植物为主。1939 年瑞士科学家米勒（Müller）发现了有机氯滴滴涕（DDT）的杀虫活性，促使农药进入以有机合成为主的迅速发展阶段。到了 20 世纪 80 年代使用的是有机磷、有机氯和氨基甲酸酯等三类杀虫剂。

在世界各国注册的农药品种已有 1500 多种，其中常用的有 300 余种。农药毒理学是伴随农药的发展，早期农药的广泛应用和使用不当，使人们认识到农药所引起的潜在健康危害，开始农药的毒性测定及农药管理法规等工作。1947 年，作为标志性的立法是美国联邦杀虫剂、杀真菌剂和灭鼠药法。中国的农药毒理学发展与毒理学同步，中国政府在农药的立法和管理方面做了大量的工作，使农药登记注册管理制度更加严格；为开发环境友好的农药作贡献；毒性试验策略的根本性改进，传统毒性试验将被广义的毒性试验取代。

研究对象 在农业生产过程中，农药是防治危害农作物敌害（包括各种害虫、病菌、杂草，也包括如鼠类、藻类和特定情况下的鸟、兽、软体动物等）的天然或人工合成的化学物质。农药是任何用于防范、杀灭、驱除或减少害虫的物质及其混合物，包括用于除草或杀灭有害动物的物理性、化学性或生物类物质，分为两大类：用于农业、园艺、林业、水道、兽用（其中有些也是人用药）与水产用药，称为农用农药；用于木材防腐、水泥砖石建筑、船底防污油漆及公共卫生害虫（蚊、蝇、虱、螨等），称为非农用农药。

分类 ①按来源分为生物源、矿物源及化学合成三大类。②按其所属化合物类型分为无机、有机、抗生素与生物碱（素）等，其中有机合成类型按化学结构有有机氯化合物、有机磷化合物、有机氮化合物、有机硫化合物、氨基甲酸酯类、拟除虫菊酯类、酰胺类、杂环类、苯氧酸酯类、酚类、脲类、醚类、酮类、三氮

苯与二氯苯类、苯甲酸类、脲类、香豆素类以及杂环类化合物等。③按防治对象分为杀虫剂、杀螨剂、杀菌剂、杀线虫剂、杀软体动物剂、杀鼠剂、杀草剂、植物生长调节剂等，个别的尚可兼治几种对象，如可杀虫、治螨、杀菌、杀线虫或低浓度时是生长调节剂，高浓度时可杀杂草。④按农药的作用方式分类，如杀虫剂种类有触杀剂、胃毒剂、内吸剂、熏蒸剂、特异性杀虫剂（如引诱剂、驱逐剂、拒食剂、不孕剂及抑止害虫生长发育的类激素剂等），杀菌剂有保护性（型）杀菌剂、治疗型杀菌剂、铲除型杀菌剂、内吸型杀菌剂、农用抗生素及植物杀菌素和植物防御素等，除草剂有选择性除草剂与灭生性除草剂，输导型除草剂与触杀型除草剂。

生产过程 第一步合成有机化合物，统称为原药，相当于医药的原料药。原药毒性资料是最基本的资料。第二步农药制剂。原药并不能直接施用于农田，因为单位面积农田上需用的原药量甚少，一般每公顷仅需数十至数百克，加之原药中绝大多数不溶于水，又难以被直接粉碎而使用，欲使这样极少的剂量分散到如此大的防治面积上，就必须将原药添加各种物料，加工成制剂或剂型以提高使用的分散性，或增加原药与水的亲水性，或改良它在防治对象与保护对象上的扩散性与渗透性，以及提高贮藏时的稳定性等。常见的加工剂型：固态的有粉剂、可湿性粉剂、可溶性粉剂、颗粒剂；液态的有乳油、浓乳油、水剂、油剂、油悬乳剂、水悬乳剂、微囊剂及烟剂等。农药制剂的毒性实际上是原药、杂质、惰性物质组成的混合物的

毒性。

杂质是农药原药中非本体或赋形剂的其他任何成分，也包括残留的原料、中间体、原料的污染物和它们的降解产物。农药毒理学既要研究原药毒性，还要研究它所含杂质、惰性物质以降解物质的毒性，不但要制订食品中农药残留限量，还要制订出某些杂质的限量与惰性物质的限量，否则对人类的安全性评价是不完整的。

研究内容 ①测试毒性和特殊毒性作用：农药毒性试验是评价是否产生急性效应（如眼与皮肤刺激、死亡）和慢性效应（如肝功能异常、生殖缺陷、癌）的一系列毒性试验，包括各种途径的急性毒性、亚慢性和慢性毒性、蓄积毒性、联合毒性的测试，特殊毒性的检测，包括致癌、致突变、致畸、导致生殖和免疫功能及行为的改变等。②毒作用机制的研究：一方面了解为什么中毒，选用最灵敏的检测指标，确定阈剂量，研制特异解毒药，为农药更安全使用；另一方面更有效地发展选择性强、高效、低毒、低残留的农药，例如，揭示胆碱酯酶被抑制是有机磷酸酯类农药毒作用的关键，可为筛选和发展这类农药及制定防治措施提供科学依据。③探究农药的代谢：广义的代谢包括哺乳动物特别是人、畜体内，植物主要是农作物，危害农作物的微生物、害虫、鼠类等和人类生活环境，以及扩大到整个自然界的分布、进入和转化、贮存和消除的整个过程。其目的是查明农药有无长期蓄积毒性及活化增毒作用。

研究方法 农药毒理学研究主要采用整体动物毒理学的方法，农药对职业人群健康危害的流行病学研究方法包括回顾性和前瞻性研究亦是对农药危险度评定有用的研究方法。体外试验和人体观察目前还是整体动物试验的补充方法。

同邻近学科的关系 农药毒理学是毒理学与农药化学学、生物医学及临床医学的交叉学科，与临床医学、急救医学、诊断学、环境卫生学、农药化学、生态学、分子生物学及生物化学等学科关系密切。

应用及有待解决的问题 农药在作物和农产品中吸收、分布、转归和残留期限，对于制定农药的应用范围，规定施用量、安全间隔期及残留量标准等都是重要依据。①人群资料：主要对农药的接触者进行流行病学调查，不仅可以验证和修正动物实验的资料，而且还可以取得有无致癌、致畸等作用的决定性资料，如能在调查对象中区分出不同剂量作用组，观察到剂量-反应关系，则更有科学价值，有助于得出该农药对人群的阈剂量及无害剂量。②研究和改进农药危害监测方法：从毒理学出发，进行环境化学检测和生物作用指标的研究是很有意义的。例如，为监测滴滴涕（DDT）对人体作用，要采集体内脂肪以测定其中 DDT 含量，现在选用更灵敏的检测方法，测定其在血液、乳汁或盯酐中的含量，更具有实际意义。

生产的农药在上市前需经过农业部农药检定所登记审批，核准它的使用对象、用法、用量，以保证人畜安全和环境不受污染。进口农药同样要进行登记审批。农药的安全性评价，或是危险度评定，是防止农药危害的必不可少的步骤。农药安全性评价主要应根据基础毒性和特殊毒性资料，阐明受试农药的毒性及潜在危害，决定其能否进入市场或阐明安全使用的条件，以达到最大限度地减小其危害。

预防农药危害，应首先对制造、贮运和施用农药者保障其安全生产，规定工作场所空气中最高容许浓度。其次，要防止污染水源和大气，制定水和大气中的卫生标准和三废排放标准。为了控制食品中的残留量，要制定食品的农药卫生标准。后者的制定过程比较复杂，先根据动物长期喂饲实验的无作用剂量，并按安全系数缩小倍数，订出每日容许摄入量；再从各种食品在人的总食品中的比例及进食量，计算出各种食品的容许残留量；还要从植物保护的要求及作物中代谢降解的速度制定施用农药的剂量（浓度 X 次数）和安全间隔期。此外，还有一些特殊要求如水产品养殖用水体的卫生标准等，都要根据具体情况来制定。

研究农药毒性的目的是为了人群风险评估，最终达到控制由农药产生的健康风险。农药毒理学将在绿色化学农药研究，即农药开发方向是生产更安全并与对环境友好、符合可持续发展要求的新农药；毒性试验的策略与方法，农药毒性正在从以疾病模型水平为主的观察向针对毒性通路和依据毒性机制为主的预报科学转变；风险评估及相关法规的不断完善等方面有所作为。

（石 年）

yǒujīlín nóngyào

有机磷农药（organophosphorus pesticide） 含有磷酰（P＝O）或硫代磷酰基（P＝S）的磷酸或膦酸衍生物类杀虫剂。有机磷化合物的研究，最早始于1820年，至1943年第一个有机磷杀虫剂才进入市场。现有的机磷农药已有300多个品种。在有机磷化合物中，农药是主要的品种。中国农药工业的产值中杀虫剂约占化学农药总产量的70%，有机磷杀虫剂约占杀虫剂产量的70%，高毒有机磷农药品种又约占有机磷产量的70%，表明有机磷农药已经成为农业生产中非常有效的用于植物保护的农药化学品，但同时也反映了中国农药产品的安全性问题，其对人类健康的危害也备受关注。

分类 有机磷化合物有两种分类方法，一是根据应用范围分为杀虫剂、杀菌剂、除草剂、杀螨剂、杀鼠剂、杀线虫剂和植物生长调节剂等，这种分类直观，但不能反映其分子结构特征。另一种是根据其中心磷原子连接基团的不同分为磷酸酯、硫代磷酸酯、磷酰胺酯和硫代磷酰胺酯、磷酰卤酯、焦磷酸酯、膦酸酯和次膦酸酯等，这种分类便于了解化合物的结构类型和特征。

代谢特征 有机磷化合物可通过气态、蒸气、气溶胶、液态等不同状态经呼吸道、消化道、皮肤及黏膜吸收进入体内并产生毒性作用。其有较强的脂溶性，易于透过生物膜，故易于被较快吸收而引起中毒。它的吸收机制多为简单扩散或被动转运。进入机体的有机磷化合物能够迅速分布到全身各器官组织。其往往选择性地分布或贮存于某些特定的器官或组织中，且与其引起的毒性作用存在有一定关系。例如，对硫磷在涎腺和肠壁中的分布或贮存较多，故对硫磷中毒早期出现大量流涎、明显的肠蠕动增加和腹部痉挛等体征；在某些事故性中毒病例可见涎腺形态学改变。

肝是有机磷农药生物转化的主要部位，主要通过氧化、水解、脱胺、脱烷基、还原及侧链变化等进行转化，可与特异性蛋白质、乙酰胆碱酯酶（acetylcholinesterase，AChE）结合生成磷酰化胆碱酯酶，导致胆碱酯酶不能分解乙酰胆碱而出现中毒症状；也可与非特异性脂族酯酶结合。有机磷代谢解毒反应有水解、脱胺、脱烷基等，如对硫磷和对氧磷能被硫酸酯酶（A类酯酶）水解为二乙氧基硫酸酯或硫代磷酸酯和对硝基酚；乐果被酰胺酯酶降解脱去一甲胺而成为乐果酸；各种有机磷酸酯的烷氧化都可脱烷基而成为羟基；在哺乳动物体内，甲基比乙基易于脱去，故其毒性较低。还原作用使侧链中的硝基酚成为氨基酚降低毒性。有机磷化合物经代谢后也可毒性增强，氧化产物一般比原型物的毒性增大。例如，对硫磷在肝混合功能氧化酶催化下氧化为对氧磷，乐果氧化为氧化乐果，马拉硫磷氧化为马拉氧磷，内吸磷氧化为砜或亚砜，均使毒性增大。敌百虫的侧链脱去氯化氢转化为敌敌畏使毒性增加。

有机磷农药及其代谢产物从体内排泄的速度很快，多在24小时内排出，通常几天内即可排尽，主要经肾由尿液排出，少量经粪便排出。排出形式多数为体内转化后的代谢产物，少许以原型排出。排出的代谢产物主要是其与特异性和非特异性蛋白质结合后的断裂产物，以及在酶作用下水解或氧化后的产物。因此，可以通过尿液中有机磷农药代谢产物含量的检测，来评估机体内某些有机磷农药的吸收量。例如，尿液中对硝基酚的含量已用于估计对硫磷的吸收量，有助于对硫磷中毒的诊断。

在有机磷农药的生产、贮存、运输和使用等环节及过程中，可经皮肤接触和呼吸道吸入引起职业性有机磷中毒。此外，因误服、误用等可引起生活性有机磷中毒。急性中毒的发生与其接触的途径、种类、剂量及环境和机体健康状况等因素有关。经消化道接触后多在数分钟至1小时内出现中毒，经皮肤接触后多在2~6小时，经呼吸道吸入者中毒时间也较短。一般来说，有机磷农药的吸收量越多，出现中毒时间越短，发病越快，病情越重。

毒作用机制 有机磷农药的毒性作用广泛，可抑制多种酶类，但主要是使神经末梢的AChE磷酸化而失活，使其不能水解乙酰胆碱（ACh），导致ACh蓄积在胆碱能神经效应器接点（毒蕈碱效应），引起神经传导功能的紊乱，出现包括交感神经、副交感神经、运动神经及中枢神经系统方面的毒性效应。过量的ACh可引起肌肉收缩，腺体分泌，神经细胞膜终板去极化，导致肌无力和麻痹。在人体内，AChE除主要分布于神经肌肉组织外，还存在于人红细胞膜、血小板、巨噬细胞及血清等组织中。中枢及外周神经系统的AChE与ACh受体一起参与完成神经-神经及神经-肌肉突触之间动作电位的传递，AChE主要位于突触后膜，邻近胆碱受体，使之能迅速破坏ACh，终止ACh的作用。其水解速率每小时为960mmol/mg蛋白，是效率最高的酶之一。

有机磷农药抑制AChE，都基于与AChE的酯解部位的丝氨酸羟基的共价结合。但胆碱酯酶乙酰胆碱复合体中ACh的酯键断裂释放出胆碱，生成乙酰化胆碱酯酶，后者很容易释出乙酸而使酶复原。整个 ACh 的水解过程不足 0.1 毫秒，从末梢释放的 ACh 在 2 毫秒以内即被 AChE 水解，因此能保持突触传递的灵活性。而有机磷农药与 AChE 相互作用形成的磷酰化胆碱酯酶相当稳定，不易被水解。有机磷农药对胆碱酯酶的磷酰化也有一个对接过程，农药一旦进入胆碱酯酶活性中心峡谷就会发生作用。丝氨酸羟基的磷酰化则是中毒的最终结果。随着中毒时间延长，磷酰化胆碱酯酶可失去重活化的能力，而成为"老化酶"。老化是有机磷农药抑制 AChE 后的一种变化，指中毒酶从可以重活化状态到不能重活化状态。其实质是一种自动催化的脱烷基反应。老化过程开始于磷酰化，烷基脱落后，还会发生一个构象调整过程，在构象调整中，如不能消除磷酰基，则内切酶会把磷酰化的丝氨酸残基切除。酶一旦老化后性质更加稳定，尚没有药物能够使其重活化。

有机磷化合物还能引起迟发性神经毒性（organophosphorus induced delayed neurotoxicity, OPIDN）。OPIDN 的主要特征是在接触有机磷 7～14 天或更长时间出现感觉异常、肌肉疼痛、衰弱、无力、麻痹，甚至瘫痪的症状。神经病靶标酯酶（neuropathy target esterase, NTE）是在研究 OPIDN 发生机制的过程中被发现的，通常认为 NTE 的抑制和老化是 OPIDN 发生的起始因素。NTE 是一种主要存在于神经元内质网上的跨膜蛋白，其本质是具有磷脂酶 B 催化功能的磷脂酶，在细胞内调节磷脂酰胆碱的代谢。NTE 是哺乳动物胚胎发育所必需的蛋白质，脑特异性缺失 NTE 会导致神经退行性症状的出现。NTE 作为有机磷化合物的作用位点，在不同的生物中可能通过不同的机制引发不同的毒性症状。

NTE 主要存在于脑中，脊髓和外周神经中含量相对较少。在神经系统中，NTE 只存在于神经细胞，不存在于神经胶质细胞。在亚细胞定位上，NTE 在哺乳动物细胞 COS-7 中表达并显示定位于内质网膜，不存在于细胞膜。研究表明，NTE 能与多种膜脂成分发生反应，尤其与 1-棕榈酰-溶血磷脂酰胆碱反应速率最快，推测 NTE 可能是一种溶血磷脂酶。NTE 催化磷脂酰胆碱的脱酰基反应，生成甘油磷酰胆碱和脂肪酸。NTE 在哺乳动物体内通过调节细胞内磷酯酰胆碱的变化介导一特殊的信号通路，在调节细胞膜的形成和细胞周期等方面起重要的作用，而这条信号通路受有机磷的影响，并很可能影响细胞内一些重要离子的变化。甲胺磷、对硫磷、乐果、马拉硫磷等引起迟发性神经病的病例已有报道，但不是任何有机磷农药都可产生迟发性神经病效应。

中毒症状 有机磷农药急性中毒是指短时间内接触较大剂量后，引起以神经系统损害为主的全身性毒性，有三种临床表现。

毒蕈碱样、烟碱样和中枢神经症状 ①毒蕈碱样症状与体征：恶心、呕吐、多汗、流涎、腹痛、腹泻、瞳孔缩小、视物模糊、心率减慢、呼吸道分泌物增多等，严重时可出现肺水肿，大小便失禁等。②烟碱样症状与体征：主要表现为肌束震颤，一般多见于面部肌肉、胸大肌和四肢肌肉，重度中毒者可出现全身肌肉强直痉挛。③中枢神经系统症状与体征：头晕、头痛、焦虑、烦躁、乏力、意识模糊，严重的可出现抽搐、昏迷、中枢性呼吸衰竭等。

中间期肌无力综合征 又称中间综合征。因其发生在急性中毒症状消失之后和迟发性周围神经病之前，临床上以肌无力为主要表现，故称之为"中间期肌无力综合征"。一般出现在急性重度或中度中毒后 1～4 天，个别可发生在第 7 天，其急性中毒症状已基本消失，意识清楚，但却出现了以脑神经支配的肌肉、屈颈肌和四肢近端肌肉，以及呼吸肌力弱或麻痹为特征的临床表现，常见乐果、氧乐果、敌敌畏、倍硫磷、马拉硫磷、二嗪磷等中毒所致的病例。若未及时发现并得到迅速救治，病死率极高。其临床症状与体征：①屈颈肌和四肢近端肌肉对称性肌力减弱，肌力常为 2～3 级，平卧时不能抬头，上肢和下肢抬举困难，四肢肌张力偏低或正常，腱反射减弱或消失，不伴有感觉障碍。②脑神经支配的肌肉无力，常可累及第 Ⅲ～Ⅶ 及第 Ⅸ～Ⅻ 对脑神经支配的部分肌肉，出现睁眼困难、眼球活动受限、复视、咀嚼无力、张口困难、面部表情活动受限、吞咽困难、声音嘶哑、转颈和耸肩无力或伸舌困难等运动障碍。③呼吸肌麻痹：出现胸闷、气短、呼吸肌动度减弱、肺部呼吸音减低、并因进行性缺氧而表现焦虑、烦躁不安、大汗和发绀等，常迅速发展为呼吸衰竭。严重的低氧血症可导致意识障碍，甚至死亡。

迟发性神经病 属中枢-周围性远端轴突病，其发生与 AChE 活性的抑制无关。多见于有机磷农药（甲胺磷、敌敌畏、乐果、敌百虫、马拉硫磷、丙氟磷、丙胺氟磷等）急性中毒后 2～8 周，出现肢体远端肌肉麻痹和感觉障碍。临床上，常先感觉四肢远端特别是下肢麻木、刺痛、腓肠肌

酸痛，四肢无力，进而下肢运动力弱，出现对称性弛缓性瘫痪，两上肢也可累及。神经系统检查可见痛觉、触觉减退，呈手套与袜套样分布，下肢肌力、肌张力及腱反射均减弱。中毒者一般可在 6 ~ 12 个月后恢复。少数重者可在发病 2 ~ 3 个月后出现肢体远端肌肉萎缩，双下肢肌张力增高，腱反射亢进，出现病理反射和踝阵挛等锥体束征，其后下肢痉挛性轻截瘫渐趋明显，于 1 年左右病情稳定，但肌肉萎缩和脊髓锥体束损害长期不易恢复，导致终身残疾。

中毒治疗 有机磷农药中毒的治疗应采取综合措施，及时清除已接触的农药和防止农药的继续接触和吸收，及早合理应用特效解毒药物，以及进行积极的对症和支持治疗。①根据接触途径，可选择采用清洗、催吐、洗胃、利尿、血液净化疗法等，彻底清除接触者未被吸收的有机磷农药，并加速排出已吸收的有机磷农药。②根据接触的有机磷农药种类和中毒的严重程度，选用特效解毒剂进行治疗，常用的有抗胆碱药和胆碱酯酶复能剂。抗胆碱药物最常用的是阿托品，是治疗急性有机磷农药中毒的关键药物，它可阻断节后胆碱能神经效应器的毒蕈碱受体，有效地对抗乙酰胆碱的毒蕈碱样作用。胆碱酯酶复能剂，如氯解磷定和碘解磷定等，可使磷酰化胆碱酯酶在未发生老化之前恢复其水解乙酰胆碱的活性。胆碱酯酶复能剂对不同有机磷化合物中毒的解毒效果不尽相同，对复能剂有效的有机磷农药中毒，应尽早应用并根据中毒程度给予合理的剂量。抗中毒复合剂，为抗胆碱能药物与胆碱酯酶复能剂等合成的一种复方制剂。

③对症和支持治疗，急性有机磷农药中毒的主要死因是呼吸衰竭，维持呼吸循环功能是抢救重度中毒者的重要措施，应根据引起呼吸衰竭的病因（如呼吸中枢麻痹、呼吸肌麻痹和肺水肿等），采取有针对性的处置措施。另外，中度和重度中毒者在其临床表现消失后仍应继续观察数天，以防止病情发生突变。

预防措施 有机磷农药在中国应用十分广泛，对人、畜、家禽等均可产生毒性作用。因此，在生产、运输、储存和使用过程中，一定要认真执行国务院《中华人民共和国农药管理条例》，农业部《中华人民共和国农药管理条例实施办法》和国家标准《农药合理使用准则》（GB/T 8321）等一系列相关的法规。具体措施可包括：①加强安全使用和保管农药的宣传教育，严格执行中国农药安全使用管理的有关规定。②严格农药管理，农药应有专人管理、专库存放，工具、容器应专用，用后的空瓶、空罐应回收处理，盛过农药的容器，严禁盛装食品。不能同食品、饲料、日用品等混库存放，食堂、粮仓及一切饮品、食品仓库内禁止存放农药。应当特别防止儿童误食。③加强个人防护，未成年人、体弱多病者、哺乳期妇女、有过敏史和皮肤破损者不要进行农药喷洒工作。从事喷药的人员，要佩戴口罩、穿长袖衣、长裤，尽量减少皮肤暴露。工作时不吸烟、不吃食物、不用手抹汗，按顺风、隔行、单面、早晚进行喷药，喷药后要及时更换衣服，对皮肤及时清洗。④要按规定严格掌握农药使用浓度，喷药时要防止污染水源、家禽、家畜等饲养场地。使用农药防治粮食、蔬菜、果树

害虫时，应根据农药使用范围和农药残留时间进行喷洒和收获。喷药后 3 ~ 5 日内防止人畜进入。不卖、不食喷洒过有机磷农药而未达到规定期限的蔬菜、瓜果。⑤凡因有机磷农药中毒死亡的各种牲畜、家禽和鱼类，必须深埋，严禁食用和贩卖。⑥发现有农药中毒症状的人员，应立即就近送往医院进行检查和治疗。

（石 年 李 龙）

jiǎjīduìliúlín

甲基对硫磷（parathion-methyl）化学名称为 O,O-二甲基-O-（4-硝基苯基）硫代磷酸酯，CAS 号 298-00-0，分子式 $C_8H_{10}NO_5PS$，分子量 263.21，结构式见图。

图 甲基对硫磷结构式

理化性质：甲基对硫磷纯品为白色结晶，工业产品为带蒜臭的黄棕色油状液体，难溶于水，易溶于有机溶剂，加热会异构化，高温或遇碱易分解。

毒性：甲基对硫磷在机体吸收迅速，在体内无蓄积，24 小时可经尿排出。大鼠经口 LD_{50} 为 14 ~ 24mg/kg；大鼠经皮 LD_{50} 为 482mg/kg，家兔的 LD_{50} 为 300 ~ 400mg/kg；大鼠吸入 LC_{50} 为 135mg/m³。甲基对硫磷对家兔皮肤和眼睛有轻度刺激性，对豚鼠皮肤无致敏性；细菌回复突变试验、小鼠骨髓微核试验和显性致死突变试验均为阴性。大鼠繁殖试验可见仔鼠骨化延迟；母体和仔鼠发育的未观察到有害效应的水平（NOAEL）为 1mg/（kg·d）。未发现有迟发性神经毒性。大鼠 2 年致癌试验结果阴性。大

鼠 2 年慢性毒性试验的观察到有害效应的最低水平（LOAEL）为 0.5mg/（kg·d），NOAEL 为 0.1mg/（kg·d）。每日允许摄入量为 0~0.003mg/（kg·d）。

（石年李龙）

lèguǒ
乐果（dimethoate） 化学名称为 O,O-二甲基-S-（甲基氨基甲酰甲基）二硫代磷酸酯，CAS 号 60-51-5，分子式 $C_5H_{12}NO_3PS_2$，分子量 229.12，结构式见图。

图 乐果结构式

理化性质：乐果纯品为白色针状结晶，具有樟脑气味，工业品通常为浅黄棕色乳剂；微溶于水，可溶于大多数有机溶剂，如醇类、酮类、醚类、酯类、苯、甲苯等；在水溶液中稳定，但遇碱液时易水解，加热转化为甲硫基异构体。乐果能较快地被土壤中的微生物分解。乐果在土壤中的残留仅 4 天。

毒性：乐果可经口、经皮和呼吸道快速吸收，24 小时可从人体排出 76%~100%。大鼠经口 LD_{50} 为 320~380mg/kg；大鼠经皮 LD_{50} 为 353mg/kg，小鼠为 700~1150mg/kg，家兔为 750mg/kg；大鼠吸入 $LC_{50} > 2000mg/m^3$（4 小时）。乐果对家兔皮肤无刺激，对眼睛有轻度刺激；细菌回复突变试验、大鼠微核试验、小鼠显性致死突变试验均为阴性。小鼠三代繁殖试验的未观察到效应的水平（NOEL）为 2.5mg/（kg·d），大鼠致畸试验的 NOEL 则为 2.8mg/（kg·d）。迟发性神经毒性试验阴性。大鼠 2 年喂养，有震

颤和兴奋过度症状，未见肿瘤发生率有显著增加。每日允许摄入量 0.01mg/（kg·d）。

（石年李龙）

yǎnglèguǒ
氧乐果（onethoate） 化学名称为 O,O-二甲基-S-（N-甲基氨基甲酰甲基）硫赶磷酸酯，CAS 号 113-02-6，分子式 $C_5H_{12}NO_4PS$，分子量 213.21，结构式见图。

图 氧乐果结构式

理化性质：氧乐果纯品为无色透明油状液体，工业品为黄色液体；不溶于石油醚，微溶于乙醚，可混溶于水乙醇、烃类等。

毒性：氧乐果的大鼠经口 LD_{50} 为 25~50mg/kg，经皮 LD_{50} 为 700mg/kg，吸入 LC_{50} 为 300mg/m³；对家兔的皮肤和眼睛有刺激性；小鼠骨髓微核试验、大肠埃希菌回复突变试验、小鼠淋巴瘤细胞（L5178Y）$TK^{+/-}$ 试验，均为阴性，酵母（S. cerevisiae）细胞株基因转化和有丝分裂重组试验为阳性。家兔繁殖与致畸试验的结果，母体生殖功能无异常，胎仔无畸形，胚胎毒性与致畸效应的未观察到效应的水平（NOEL）为 0.1mg/kg。迟发性神经毒性试验阴性。小鼠 2 年慢性毒性与致癌试验阴性。每日允许摄入量为 0~0.0003mg/（kg·d）。

（石年李龙）

jiǎbànlín
甲拌磷（phorate） 化学名称为 O,O-二乙基-S-（乙硫基甲基）二硫代磷酸酯，CAS 号 298-02-2，分子式 $C_7H_{17}O_2PS_3$，分子量 260.38，结构式见图。

图 甲拌磷结构式

理化性质：甲拌磷为透明、有轻微臭味的油状液体。不溶于水，溶于乙醇、乙醚、丙酮等；在室温下稳定，pH 5~7 时稳定，强酸（pH < 2）或强碱（pH > 9）介质中，能促进水解，其速度取决于温度和酸碱度。

毒性：甲拌磷经皮肤和呼吸道吸收快，在体内残留时间较长。大鼠经口染毒 6 天后，经尿液排出仅 40%。大鼠经口 LD_{50} 为 1.1~3.7mg/kg，经皮 LD_{50} 为 2.5~6.5mg/kg，吸入 LC_{50} 为 60mg/m³。甲拌磷对家兔皮肤无刺激性，对家兔眼睛有刺激性，对豚鼠皮肤无致敏性；大鼠骨髓细胞染色体畸变试验和 CHO HGPRT 基因突变试验均阴性。大鼠两代繁殖试验，其生殖功能的未观察到效应的水平（NOEL）为 2mg/kg，胆碱酯酶抑制效应的 NOEL 为 2mg/kg。大鼠致畸试验，母鼠毒性效应的 NOEL 为 0.3mg/（kg·d）。胎仔发育的 NOEL 为 0.3mg/（kg·d）。迟发性神经毒性试验阴性。大鼠 2 年慢性毒性与致癌试验，全身性 NOEL 为 3mg/kg，胆碱酯酶的 NOEL < 1mg/kg，肿瘤的 NOEL > 6mg/kg（最高试验剂量）。每日允许摄入量为 0~0.0002mg/（kg·d）。

（石年李龙）

shuǐ'ānliúlín
水胺硫磷（isocarbophos） 化学名称为 O-甲基-O-（2-异丙氧基甲酰基苯基）硫代磷酰胺，CAS 号 24353-61-5，分子式 $C_{11}H_{16}O_4NPS$，分子量 289.29，结构式见图。

图　水胺硫磷结构式

理化性质：水胺硫磷纯品为无色片状结晶，原油为浅黄色至茶褐色油状液体（含量 85% ~ 90%）；在常温下放置会有结晶逐渐析出，能溶于乙醚、丙酮、苯、乙酸乙酯等有机溶剂，不溶于水，难溶于石油醚；常温下较稳定。

毒性：水胺硫磷在体内代谢解毒很快，蓄积作用小。大鼠经口 LD_{50} 雄性为 25mg/kg，雌性为 46mg/kg；大鼠经皮 LD_{50} 雄性为 19mg/kg，雌性为 218mg/kg，小鼠经皮 LD_{50} 雄性为 197mg/kg，雌性为 216mg/kg。细菌回复突变试验、显性致死突变试验均为阴性。大鼠致畸试验，母鼠毒性效应的未观察到效应的水平（NOEL）为 10mg/kg，胎仔发育的 NOEL 为 10mg/kg。大鼠 1 年慢性毒性试验，其胆碱酯酶抑制的 NOEL 为 0.3 ~ 0.5mg/kg。

（石年李龙）

dídíwèi

敌敌畏（dichlorvos）　化学名称为 O,O-二甲基-O-（2,2-二氯乙烯基）磷酸酯，CAS 号 62-73-7，分子式 $C_4H_7Cl_2O_4P$，分子量 220.98，结构式见图。

图　敌敌畏结构式

理化性质：敌敌畏纯品为无色至琥珀色液体，微带芳香味；制剂为浅黄色至黄棕色油状液体，在水溶液中缓慢分解，遇碱分解加快，对热稳定，对铁有腐蚀性。敌敌畏为广谱性杀虫、杀螨剂，具有触杀、胃毒和熏蒸作用。

毒性：大鼠经口 LD_{50} 为 25 ~ 80mg/kg，大鼠经皮 LD_{50} 为 70 ~ 250mg/kg，大鼠吸入 LC_{50} 为 200mg/m³（4 小时）。敌敌畏对家兔皮肤有轻度刺激性，对家兔眼睛刺激阴性；细菌回复突变试验阳性；小鼠骨髓细胞染色体畸变试验和中国苍鼠精子细胞染色体畸变试验均为阴性。大鼠三代繁殖试验，剂量达 12mg/（kg·d）时，母鼠的生殖功能和仔鼠的发育状况均无不良效应。家兔致畸试验，在妊娠 6 ~ 11 天，经口染毒剂量达 31mg/（kg·d），吸入剂量达 6.25mg/m³，胎仔的骨骼无异常。迟发性神经毒性试验阴性。大鼠 2 年慢性毒性试验，未观察到效应的水平（NOEL）为 0.25mg/（kg·d）。大鼠 2 年致癌试验，无致癌性，其经口染毒的 NOEL 为 25mg/（kg·d），吸入染毒的 NOEL 为 5mg/m³。每日允许摄入量为 0.004mg/（kg·d）。

（石年李龙）

díbǎichóng

敌百虫（trichlorphon）　化学名称为 O,O-二甲基（2,2,2-三氯-1-羟基乙基）膦酸酯，CAS 号 52-68-6，分子式 $C_4H_8Cl_3O_4P$，分子量 257.45，结构式见图。

图　敌百虫结构式

理化性质：敌百虫纯品为白色结晶，水中溶解度（20℃）120g/L，溶于苯、醇等大多有机溶剂，但不溶于脂肪烃和石油；在常温下稳定，高温下遇水易分解，在碱性溶液中可很快转变成毒性更大的敌敌畏。

毒性：敌百虫的吸收、分布和排泄均十分快速。经口染毒后 12 小时即可排出 70%~80%。大鼠经口 LD_{50} 为 450 ~ 650mg/kg，大鼠经皮 LD_{50} 为 2000 ~ 5000mg/kg，大鼠吸入 LC_{50} 为 500mg/m³（4 小时）。敌百虫对家兔皮肤轻度刺激性，对家兔眼睛刺激阴性；致突变性结果有差异，细菌回复突变试验、大肠埃希菌回复突变试验、小鼠骨髓细胞染色体畸变试验和姐妹染色体交换试验阳性和阴性结果均有报道，中国苍鼠精子细胞染色体畸变试验阴性，大鼠肝细胞期外 DNA 合成试验阳性。大鼠三代繁殖试验，经口染毒剂量达 15mg/（kg·d）时，对母鼠的生殖功能和鼠仔的发育状况均无不良影响。家兔致畸试验，其妊娠期 6 ~ 11 天，经口染毒剂量达 31mg/（kg·d），吸入染毒剂量达 6.25mg/m³，仔胎骨骼无异常。迟发性神经毒性试验阴性。大鼠 2 年慢性毒性和致癌试验胆碱酯酶抑制的未观察到效应的水平（NOEL）为 180mg/kg；剂量达 2500mg/kg 时，可见肺泡/支气管肿瘤、肾脏管状腺瘤发生率上升，但无统计学意义。每日允许摄入量为 0.01mg/（kg·d）。

（石年李龙）

jiǎjīdúsǐpí

甲基毒死蜱（chlorpyrifos-methyl）　化学名称为 O,O-二甲基 O-（3,5,6-三氯-2-吡啶基）硫逐磷酸酯，CAS 号 5598-13-0，分子式 $C_7H_7Cl_3NO_3PS$，分子量 322.5，结构式见图。

图 甲基毒死蜱结构式

理化性质：甲基毒死蜱的纯品为白色结晶，具有轻微的硫醇味；25℃时，水中溶解度为 4mg/L，易溶于大多数的有机溶剂；在一般贮藏条件下稳定，在中性即 pH 6~8 的介质中相对稳定，在酸性介质和碱性介质中易水解，而在碱性条件下水解速度较快。

毒性：甲基毒死蜱可经胃肠道吸收，经皮肤吸收很少，主要以原物的形式从粪便排出，其代谢产物与葡萄糖醛酸结合后经尿排出。大鼠经口 LD_{50} 雄性为 2472mg/kg，雌性为 1828mg/kg；小鼠经口 LD_{50} 雄性为 2254mg/kg，雌性为 2032mg/kg；大、小鼠的急性经皮 LD_{50} 均 > 2800mg/kg，大鼠吸入 LC_{50} > 670mg/m³（4 小时）。甲基毒死蜱对家兔皮肤和眼睛无刺激性，对豚鼠皮肤无致敏性；细菌回复突变试验、小鼠骨髓微核试验、小鼠骨髓细胞染色体畸变试验、大鼠肝细胞期外 DNA 合成试验均为阴性。大鼠繁殖试验，经口染毒剂量达 3mg/(kg·d) 时，对雄性和雌性大鼠的生殖功能均无不良影响。家兔致畸试验为无致畸毒性，剂量达 16mg/(kg·d) 时未见母鼠毒性。迟发性神经毒性试验阴性。大鼠致癌试验阴性，2 年慢性毒性的未观察到有害效应的水平为 0.1mg/(kg·d)。每日允许摄入量为 0~0.01mg/(kg·d)。

（石 年 李 龙）

sānzuòlín

三唑磷（triazophos） 化学名称为 O,O-二乙基-O-(1-苯基-1-氢-1,2,4-三唑-3-基）硫逐磷酸酯，CAS 号 24017-47-8，分子式 $C_{12}H_{16}N_3O_3PS$，分子量 313.34，结构式见图。

图 三唑磷结构式

理化性质：三唑磷纯品为浅棕黄色液体，20℃时水中的溶解度为 35mg/L，可溶于大多数有机溶剂；对光稳定，140℃时分解。

毒性：三唑磷降解快，没有生物蓄积，经尿排出快速，尿中主要代谢物是 ^{14}C-1-苯基-3-羟基 (1H)-1,2,4-三唑及其结合物。大鼠经口 LD_{50} 雄性为 68mg/kg，雌性为 64mg/kg；经皮 LD_{50} 雄性 > 2000mg/kg，雌性为 1100mg/kg；吸入 LC_{50} 雄性为 606mg/m³（4 小时），雌性为 450mg/m³（4 小时）。三唑磷对家兔的皮肤和眼睛无刺激，豚鼠皮肤致敏试验阴性；细菌回复突变试验、小鼠微核试验、人淋巴细胞染色体畸变试验均为阴性。大鼠两代繁殖试验的未观察到效应的水平（NOEL）为 27mg/kg。大鼠致畸试验，最高剂量为 22mg/kg 组的胎仔内脏与骨骼均未见畸形，母鼠尸检未见解剖变化，其 NOEL > 22mg/kg。迟发性神经毒性试验阴性。大鼠 2 年慢性试验，243mg/kg 组雌性的脑组织胆碱酯酶受到抑制，27mg/kg 组胰腺增生率升高，慢性毒性的 NOEL 为 3mg/kg。致癌试验未见致癌性。每日允许摄入量为 0.001mg/(kg·d)。

（石 年 李 龙）

bèiliúlín

倍硫磷（fenthion） 化学名称为 O,O-二甲基-O-(4-甲硫基-间-甲苯基)硫逐磷酸酯，CAS 号 55-38-9，分子式 $C_{10}H_{15}O_3PS_2$，分子量 278.32，结构式见图。

图 倍硫磷结构式

理化性质：倍硫磷为无色油状液体，纯品无臭，工业品则有大蒜气味；溶于甲醇、乙醇、丙酮、甲苯、二甲苯、氯仿，以及其他多种有机溶剂和甘油；水的溶解度为 54~56mg/L（室温）；对光和碱性稳定，热稳定性可达 210℃。

毒性：倍硫磷吸收分布迅速，主要经尿和粪便排出。大鼠的经口 LD_{50} 为 180~298mg/kg，经皮 LD_{50} 为 300~1000mg/kg，吸入 LC_{50} 为 2800~3000mg/m³（1 小时）。倍硫磷对家兔皮肤和眼睛无刺激性，豚鼠皮肤致敏试验结果阴性；细菌回复突变试验、CHO 细胞染色体畸变试验、雄性大鼠肝细胞 DNA 损伤试验均为阴性。大鼠两代繁殖试验，无明显不良生殖效应，其未观察到效应的水平（NOEL）为 2mg/kg，胆碱酯酶（ChE）抑制的 NOEL 为 2mg/kg。大鼠致畸试验无明显不良效应，母鼠 NOEL 为 4.2mg/(kg·d)，仔鼠发育的 NOEL 为 4.2mg/(kg·d)。迟发神经毒性试验结果阴性。大鼠 2 年慢性毒性试验，以脑 ChE 抑制为指标其 NOEL < 5mg/kg。致癌试验未见致癌效应。每日允许摄入量为 0.01mg/(kg·d)。

（石 年 李 龙）

dúsǐpí

毒死蜱（chlorpyrifos） 化学名称为O,O-二乙基-O-（3,5,6-三氯-2-吡啶基）硫逐磷酸酯，CAS号2921-88-2，分子式 $C_9H_{11}Cl_3NO_3PS$，分子量350.59，结构式见图。

图 毒死蜱结构式

理化性质：毒死蜱原药为白色颗粒状结晶，室温下稳定，有硫醇臭味，水中溶解度为2mg/L，易溶于异辛烷、甲醇等有机溶剂。

毒性：毒死蜱吸收分布迅速，其90%经尿、10%随粪便排出，尿中主要代谢物是三氯吡啶醇。一次染毒后，血液中的半衰期为24小时。在脂肪组织中储存的残留物，其半衰期为62小时。大鼠经口 LD_{50} 为90~270mg/kg，经皮 LD_{50} >2000mg/kg，吸入的 LC_{50} >2000mg/m³（4小时）。毒死蜱对家兔的皮肤和眼睛有轻度刺激性，豚鼠皮肤致敏试验结果阴性；细菌回复突变试验、CHO细胞HGPRT基因试验、细胞染色体畸变试验、大鼠淋巴细胞染色体畸变试验、雄性大鼠肝细胞期外DNA合成试验均为阴性结果。大鼠致畸试验，结果为无致畸性。大鼠三代繁殖试验，剂量为1.2mg/（kg·d），其大鼠的生殖功能未见明显不良效应。迟发性神经毒性试验阴性。大鼠2年慢性毒性试验，其1mg/kg和3mg/kg使胆碱酯酶受到中度抑制。2年致癌试验，大鼠染毒剂量可达10mg/（kg·d），小鼠染毒剂量达2.25mg/（kg·d），均未见其肿瘤发

生率明显升高。每日允许摄入量为0.01mg/（kg·d）。

（石 年 李 龙）

shāmíngliúlín

杀螟硫磷（fenitrothion） 化学名称为 O,O-二甲基-O-（4-硝基-3-甲苯基）硫逐磷酸酯，CAS号122-14-5，分子式 $C_9H_{12}NO_5PS$，分子量277.2，结构式见图。

理化性质：杀螟硫磷纯品为白色结晶，原油为黄褐色油状液体，有蒜臭味；不溶于水（14mg/L），可溶于大多数有机溶剂，在脂肪烃中溶解度低。

图 杀螟硫磷结构式

毒性：杀螟硫磷大鼠经胃肠道吸收快速，12小时内可从体内排出，无蓄积性。在体内主要解毒器官是肝和肾，分解反应迅速，主要代谢物为3-甲基-4-硝基酚。大鼠经口 LD_{50} 为250mg/kg，经皮 LD_{50} 为 700mg/kg，吸入 LC_{50} 为5000mg/m³，鲤鱼 TLm（48小时）为8.2mg/L。杀螟硫磷对家兔皮肤有轻度刺激性，对家兔眼刺激阴性，豚鼠皮肤致敏试验阴性；细菌回复突变试验、小鼠微核试验、小鼠程序外DNA合成试验、小鼠淋巴细胞染色体畸变试验、小鼠胚胎细胞姐妹染色单体交换试验均为阴性结果。家兔致畸试验，剂量为0.3~1.0mg/（kg·d），未见致畸作用。大鼠两代繁殖试验，未见明显的生殖发育毒性效应，其未观察到效应的水平（NOEL）为40mg/kg。大鼠2年

慢性毒性试验，剂量为100mg/kg时，脑胆碱酯酶（ChE）受抑制（10%~30%），红细胞 ChE受抑制。大鼠2年致癌试验，其未观察到有害效应的水平（NOAEL）为 0.5mg/（kg·d）。每日允许摄入量为 0~0.005mg/（kg·d）。

（石 年 李 龙）

mǎlāliúlín

马拉硫磷（malathion） 化学名称为 O,O-二甲基二硫代磷酸酯-S-［1,2-双（乙氧基羰基）乙基］，CAS号121-75-5，分子式 $C_{10}H_{19}O_6PS_2$，分子量330.36，结构式见图。

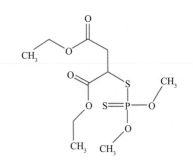

图 马拉硫磷结构式

理化性质：马拉硫磷纯品为无色或淡黄色油状液体，有蒜臭味；工业品为深褐色，有强烈气味；不稳定，在 pH为5.0以下或pH 7.0以上都容易水解失效，pH为12以上时分解迅速；对光和热不稳定。

毒性：马拉硫磷吸收和分布迅速，随尿液排出快，也可经粪便和呼出气排出，半衰期大鼠为8小时，牛约为2天。主要代谢产物为马拉氧磷，其抑制胆碱酯酶活性的能力更强。大鼠经口 LD_{50} 雌性为1751mg/kg，雄性为1635mg/kg；经皮 LD_{50} 大鼠为4000~6150mg/kg，家兔为8790mg/kg；大鼠吸入 LC_{50} >5200mg/m³（4小时）。马拉硫磷对家兔皮肤和眼有刺激性，豚鼠皮肤致敏试验阴

性；细菌回复突变试验、细胞染色体畸变试验、大鼠淋巴细胞染色体畸变试验均为阴性，微核试验为阳性。大鼠致畸试验，可使胎仔的胆碱酯酶（ChE）活性下降，剂量达 240mg/（kg·d），大鼠未显示出致畸性。大鼠两代繁殖试验，妊娠期染毒剂量达 240mg/（kg·d）时，新生仔鼠的死亡率增高，但低剂量并不引起生殖毒性，母鼠毒性的未观察到效应的水平（NOEL）为 375mg/（kg·d），胎仔毒性的 NOEL 为 250mg/（kg·d）。迟发性神经毒性试验阴性。大鼠 2 年慢性毒性试验，染毒剂量达到 5～25mg/（kg·d）时，可使 ChE 受到抑制。大鼠两年致癌试验，染毒剂量达到 500mg/（kg·d）时，未见致癌性，其 NOEL 为 200mg/（kg·d）。每日允许摄入量为 0.02mg/（kg·d）。

（石 年 李 龙）

fúshāliúlín

伏杀硫磷（phosalone） 化学名称为 O,O-二乙基-S-(6-氯-2-氧代苯并噁唑啉-3-基甲基) 二硫代磷酸酯，CAS 号 2310-17-0，分子式 $C_{12}H_{15}ClNO_4PS_2$，分子量 367.81，结构式见图。

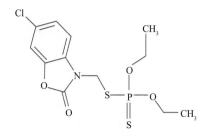

图 伏杀硫磷结构式

理化性质：伏杀硫磷纯品为白色结晶，水溶解度为 10mg/L（室温），不溶于环己烷、石油醚，溶于丙酮、乙腈、苯、氯仿、二噁烷、乙醇（200g/L，20℃）、甲苯和二甲苯（1000g/L，20℃）。

毒性：大鼠染毒 4 天后，有 65.4% 从呼出气中排出，有 32.4% 从尿和粪便中排出。小鼠经口染毒后，其吸收、分布和排泄快速，24 小时内，残留于体内的不到 1%。其代谢产物伏杀氧磷比伏杀硫磷对胆碱酯酶的抑制能力高 2～3 倍。急性毒性大鼠经口 LD_{50} 雄性为 82～205mg/kg，雌性为 90～170mg/kg，小鼠的 LD_{50} 为 180mg/kg，豚鼠为 380mg/kg；大鼠经皮 LD_{50} 为 390mg/kg，家兔为 1000mg/kg；鲤鱼的 TLm（48 小时）为 1.2mg/L。伏杀硫磷对家兔皮肤和眼睛有中度刺激性；细菌回复突变试验、小鼠骨髓多染红细胞微核试验、显性致死突变试验、CHO/K1 细胞染色体畸变试验均为阴性，小鼠 UDS 试验呈弱阳性。大鼠染毒剂量达 50mg/（kg·d）时，未见致畸作用和繁殖毒性。迟发性神经毒性试验阴性。大鼠 2 年慢性毒性试验，其未观察到有害效应的水平（NOAEL）为 0.2mg/（kg·d）。小鼠 2 年致癌试验，剂量在 5～100mg/kg，雌鼠的子宫平滑肌瘤、平滑肌肉瘤和哈德腺瘤的发生率升高。每日允许摄入量为 0～0.02mg/（kg·d）。

（石 年 李 龙）

yǒujīlǜ nóngyào

有机氯农药（organochlorine pesticide） 含有氯元素的烃类、碳环或杂环类农药。生产和使用有机氯农药的历史从 1939 年瑞士科学家保罗·米勒合成滴滴涕（DDT）开始，其在粮食生产及卫生防疫等方面取得了巨大的成功，同时也引起生态损害及全球污染。1970 年前后，许多国家纷纷禁用或限用有机氯农药。常用于农药、化学武器及高分子合成等。

分类 以农药杀虫剂为例，有机氯分为四类：①二氯二苯基乙烷类，或称为 DDT 及其同系物，包括 DDT、滴滴伊（DDE）、杀螨醇（DMC）、滴滴滴（DDD）及甲氧滴滴涕（MXC）等。②六氯环己烷类，如六六六（HCH），包括 α-、β-、γ-、δ- 等八种异构体，其中 γ-HCH 是其活性最高的单体形式，国际标准组织推荐 γ-HCH 和林丹作为其常用名，两者区别在于前者为纯的异构体，而林丹含有 99% 以上的 γ-HCH。③氯化环戊二烯类及有关化合物，包括氯丹、七氯、灭蚁灵、开蓬、硫丹等，另外还有两对立体异构体，即艾氏剂和异艾氏剂、狄氏剂和异狄氏剂。④毒杀芬，是一种氯化莰烯的反应混合物，其工业品中至少有 175 种至 177 种复合物。虽然每类的各个化合物之间化学结构和药理作用具有相似性，但其毒性和在体内蓄积的能力差别却很大，主要取决于其在体内的代谢速度和排泄。

有机氯化学毒剂分为：①糜烂性毒剂，如芥子气（$C_4H_8Cl_2S$）、氮芥（$C_6H_{12}Cl_3N$）等。②刺激性毒剂，如邻-氯代苯亚甲基丙二腈（$C_{10}H_5ClN_2$）、苯氯乙酮（C_8H_7ClO）、吩吡嗪化氯（$C_{12}AsClN$）。③窒息性毒剂，如光气（$COCl_2$）等。有机高分子有机氯的化合物主要存在于塑料、合成纤维及合成橡胶之中，如聚氯乙烯。其他如"氟利昂"，一种透明、无味、低毒、不易燃烧、爆炸和化学性稳定的制冷剂，因可能破坏大气臭氧层，已限制使用。

理化性质 有机氯化合物多为白色、黄褐色结晶或蜡状固体，少数为褐色黏稠液体，一般有特殊臭味，多数化合物对光、热、酸稳定，遇碱分解失效，不溶于水，易溶于有机溶剂、植物油和动物脂肪。由于其不易挥发、具有脂溶性、化学性质稳定、生物转化和降解缓慢的特性，使其杀虫效率极高；同时也是环境中持续存在的原因。另外，食物链中有生物浓缩和生物放大效应，生物活性物质负荷高，也导致其最终被禁用。有机氯农药曾经是中国的主导农药，如DDT、毒杀芬、六六六、氯丹、七氯和灭蚁灵等6种。从1983年起中国全面禁止六六六、DDT等高残留有机氯杀虫剂的使用。在环境中，有机氯农药高度稳定性并能在环境中远距离传播，属于持久性有机污染物，如艾氏剂、氯丹、DDT、七氯等，即使在禁止使用多年以后，虽然水平在不断下降，但在环境中仍然无处不在，从而对全球人类和生态环境造成了危险。硫丹、三氯杀螨醇、三氯杀虫酯、百菌青等对环境相对安全的少数几个品种尚在使用。

代谢特征　有机氯能在动植物体（包括哺乳动物、蔬菜、禽蛋类、奶制品、水产品等）内蓄积和富集，并通过食物链进入机体。可经呼吸道、皮肤和消化道进入机体。主要分布在脂肪组织中，尤以肾周围和大网膜脂肪中含量最多，其次是骨髓、肾上腺、卵巢、脑、肝、肾等。经尿、粪、乳汁等排出体外，还能经胎盘传递给胎儿。不同的种类有机氯在脂肪的蓄积差别很大，如DDT和狄氏剂蓄积高，而MXC和恩德林很少蓄积。在体内清除的半衰期很长且差别大。

各类有机氯在机体内的代谢各有特点，经过机体代谢后形成了水溶性的产物，如游离酚形式、葡萄糖醛酸结合形式及硫尿酸的形式等，然后通过尿液或粪便排出体外。例如，DDT在所有的哺乳类动物（包括人）尿液中最主要的产物是2,2-双(4-氯苯基)乙酸（DDA），它是一种水溶性的代谢产物，可以较快地由尿液中排出体外；再如，α-HCH代谢的一个主要途径是与谷胱甘肽相结合而排出。

毒性　有机氯农药有神经毒性，又有肝毒性。由于化学结构各异，其毒性症状、体征和作用机制也各有不同。几种常见有机氯杀虫剂对人和大鼠经口急性毒性见表。

对于有机氯农药中毒的诊断，可以根据毒物接触史、神经系统损害的症状，更重要的是进行中毒现场的调查，对可疑患者应收集呕吐物或胃内容物、接触物、尿液等进行毒物分析，同时应排除其他能引起类似症状的疾病，如癫痫、感染引起的惊厥及其他化合物中毒等。

动物实验研究结果提示某些具有拟雌激素样活性的有机氯农药可能同样具有致癌效应。其可能毒作用机制：一是具有拟雌激素活性的化合物可以通过简单的受体占领，提高某些乳腺癌相关的促生长基因的功能，启动靶细胞的增殖。例如，o,p'-DDT可促进大鼠乳腺肿瘤生长，其作用可能与雌激素类似，直接与雌激素受体结合而发挥作用。另一方面，许多有机氯化合物本身具有遗传毒性和致癌性，如DDT和毒杀芬等。它们可引起细胞DNA损伤与修复功能的异常及染色体畸变等，从而导致组织的异常增生与肿瘤的发生。国际癌症研究机构（IRAC）对DDT及其同系物的致癌作用评价是"证据不充分"。关于有机氯农药对生殖与发育的影响，并不能排除某些生殖不良结局可能是由于人类暴露于特定农药的缘故。

毒作用机制　有机氯化合物的毒作用机制仍未完全阐明。就有机氯化合物的作用机制而言，中毒的昆虫和哺乳动物最突出的表现是周期性的持续震颤和（或）惊厥，提示神经元重复放电。DDT的中毒机制研究结果表明它的神经毒性至少有4种机制，而且，可能同时存在。①在神经细胞膜水平，DDT可影响钾离子的通透能力，减少钾离子的跨膜转运。②DDT虽不影响钠离子通道的开放，但可延迟钠离子通道的关闭，干扰复极化过程中神经轴

表　有机氯农药大鼠和人经口急性毒性

制剂	大鼠经口 LD$_{50}$（mg/kg）		人经口毒性	
	雄性	雌性	剂量	表现
DDT	113	118	10mg/kg	有不适症状，无抽搐
			16mg/kg	引起抽搐
林丹	88	91	7~15g	成年人口服有一定危险
			0.32g	儿童有死亡可能
六六六	600	600	30g	成年人危险剂量
氯丹	335	430	6~60g	估计致死量
			32g	成年人出现抽搐，可复原
七氯	100	162		
毒杀芬	90	60	2~7g	最小急性致死量
			10mg/kg	引起抽搐，可复原，有人无症状

突内钠离子的主动外流。③DDT可抑制神经元钠钾 ATP 酶和钙 ATP 酶的活性，它们在神经元复极化过程中起着非常重要的作用。④DDT 还可抑制神经元中钙调素对钙离子的转运能力，而干扰神经递质的释放。4 种抑制作用可减慢去极化速度，而增加神经元对刺激的敏感性，平常不能引起神经元充分去极化的微小刺激即可引起神经元的兴奋。

六六六与环戊二烯类有机氯化合物的毒作用机制不同于DDT，其作用部位主要为中枢神经系统，其次为周围神经系统的感觉部分，中毒表现是中枢神经系统兴奋症状。林丹神经毒性主要与 γ 氨基丁酸（GABA）A 受体氯离子通道阻断有关，从而引起突触后膜去极化和过度兴奋了；还可影响钙稳态，增高细胞内钙离子水平而释放神经递质。环戊二烯类有机氯农药的毒性机制有：①可拮抗神经递质 GABA 对大鼠背根神经节 GABAA 受体的作用，通过引起 GABA 受体-通道复合物失敏，而阻断 GABA 诱导的氯离子内向电流。②可强烈抑制钠钾 ATP 酶和钙、镁 ATP 酶，而后者在钙离子的跨膜转运中起着关键作用；钙、镁 ATP 酶的抑制可引起细胞内游离钙的蓄积，增加储存囊泡中神经递质的释放，引起邻近神经元去极化，使刺激扩散至整个中枢神经系统。

预防措施 应制定严格的农药产品和农产品市场准入制度，严格控制禁用农药的使用。在生产和使用过程中，需要认真贯彻《中华人民共和国农药管理条例》（1997 年 5 月 8 日国务院令第 216 号发布，2001 年 11 月 29 日国务院令第 326 号修订）、中华人民共和国农业部 1999 年 7 月 23 日第

20 号令颁布的《中华人民共和国农药管理条例实施办法》和农牧渔业部和卫生部 1982 年 6 月颁发的《农药安全使用规定》，以及国家标准《农药合理使用准则》等法规。对于个人防护与其他农药中毒防护一致。

（石　年）

èrlǜ'èrběnsānlǜyǐwán
二氯二苯三氯乙烷（dichloro-diphenyl-trichloroethane，DDT）

又称二二三、滴滴涕。CAS 号50-29-3，分子式 $C_{14}H_9Cl_5$，分子量 354.5，结构式见图。

理化性质 DDT 为无色晶体或白色粉末，不溶于水，性质稳定，不易分解。

图　二氯二苯三氯乙烷结构式

环境分布与转化 DDT 及相关化合物在环境中持久性很强，在土壤的半衰期为 10 ~ 15 年。环境中的 DDT 经一系列复杂的生物学和环境的降解变化，转化途径包括光解转化、生物转化、土壤转化等，主要反应是脱去氯化氢生成 2,2-双-(对氯苯基)-1-二氯乙烯（DDE）。DDE 对昆虫和高等动物的毒性较低，几乎不为生物和环境所降解，因而 DDE 是贮存在组织中的主要残留物。DDT 的化学性质（低水溶性、高稳定性和半挥发性）使其能够远程迁移，例如北极地区的空气、水和有机体中都已发现有 DDT 及其代谢物。事实上，DDT 在地球环境中无处不在。

毒性 DDT 属中等毒性化合物，对哺乳动物是中枢神经系统

兴奋剂。急性毒性，大鼠经口 LD_{50} 为 150 ~ 180mg/kg；小鼠为 150 ~ 400mg/kg；大鼠经皮 LD_{50} 为 2500mg/kg。以不同剂量 DDT 的饲料喂饲大鼠 2 年，200mg/kg 时极个别动物有震颤，400mg/kg 时偶有震颤、肝脏重量增加，600mg/kg 和 800mg/kg 时有中度震颤，特别在早期。神经系统表现为脑神经细胞弥漫性营养不良与坏死，以大脑运动中枢及小脑为主，有时也波及脊髓。小鼠未见致畸效应，在鼠伤寒沙门菌和大肠埃希菌的回复突变试验、枯草杆菌重组试验中，DDT 均未见阳性结果。小鼠致癌实验，10mg/kg、50mg/kg 及 200mg/kg 的 DDT 组肿瘤发生率分别增加 50%、55% 及 86%，且肝恶性肿瘤发生概率显著增高。国际癌症研究机构（IARC）将 DDT 列为人体可疑致癌物。

DDT 属神经及实质脏器毒物，对人和大多数其他生物体具有中等强度的急性毒性。DDT 急性中毒，无论是职业性的还是生活性的，多数由误服及口服所致；经皮肤吸收或经呼吸道吸入其蒸气和雾，也可导致中毒。DDT 在人体内有蓄积性，长期接触可引起慢性中毒，但并不多见。

DDT 对鱼的毒性很大，并可影响鱼类的行为；DDT 对鹌鹑和野鸡的急性经口 LD_{50} 分别为 595mg/kg 和 1334mg/kg，最为严重的是 DDT 对繁殖产生不利影响，主要是 DDE 造成蛋壳变薄。

卫生标准 中国国家标准《生活饮用水卫生标准》（GB 5749-2006）中规定，生活饮用水水质中DDT限值为 0.001mg/L。《地下水质量标准》（GB/T 14848-93）中规定，Ⅰ类、Ⅱ类、Ⅲ类、Ⅳ类和Ⅴ类地下水质中，

DDT 标准值分别为不得检出、≤0.005μg/L、≤1.0μg/L、≤1.0μg/L 和 >1.0μg/L。《土壤环境质量标准》（GB 15618-1995）中规定，一级标准值≤0.05mg/kg，二级≤0.5mg/kg，三级 ≤ 1.0mg/kg。《食品安全国家标准 食品中农药最大残留限量》（GB 2763-2016）中规定 DDT 再残留限量，稻谷、麦类、旱粮类谷物及蛋类中为 0.1mg/kg，杂粮类、成品粮、大豆、蔬菜、水果中为 0.05mg/kg；哺乳动物肉类及其制品，脂肪含量 10%以下的（以原样计）中为 0.2mg/kg，脂肪含量 10%及以上（以脂肪计）为 2mg/kg；水产品中为 0.5mg/kg；生乳中为 0.02mg/kg。

(石 年)

liùlǜhuánjǐwán

六氯环己烷（hexachlorocyclohexane，HCH）

又称六氯化苯、六六六、666。CAS 号 58-89-9，分子式 $C_6H_6Cl_6$，分子量 290.83，结构式见图。

图 六氯环己烷结构式

理化性质 六氯环己烷为晶体粉末，有特殊气味，不溶于水，不可燃。有 8 种同分异构体，其中 γ-HCH（俗称林丹）杀虫效力最高。对酸稳定，在碱性溶液中或锌、铁、锡等存在下易分解，长期受潮或日晒会失效。

代谢特征 六氯环己烷可从消化道、呼吸道和皮肤吸收，分布到各器官，在血中几乎全部与血浆蛋白结合，蓄积在脂肪组织。它在体内代谢过程极为复杂，以 γ-HCH 为例，在酶的作用下经代谢产生三氯苯，与谷胱甘肽结合后排出；或形成三氯环氧苯，最后产生三氯酚。各种代谢途径均以氯酚化合物作为尿中排泄的主要形式。未经羟化的氯苯类化合物难以随尿排出。环氧化物如三氯环氧苯能与各种大分子物质包括核酸、蛋白质进行共价结合，经尿排泄速度快，在脂肪中很少贮存。

毒性 工业品急性毒性，小鼠经口 LD_{50} 为 700mg/kg，大鼠为 250mg/kg，γ-HCH 大鼠经口 LD_{50} 为 125 ～ 200mg/kg；大鼠经皮 LD_{50} 为 500～1000mg/kg，豚鼠为 400mg/kg，兔为 300mg/kg。中毒症状可见呼吸加快，间歇性肌痉挛、流涎、惊厥、昏迷，常在 1 天内死亡。

长期接触六氯环己烷，大鼠和小鼠的无作用剂量为 1.25mg/kg；犬可耐受剂量 1.25mg/（kg·d）；大鼠在 2.6～5.0mg/（kg·d）剂量下，肝出现轻微病变，更高剂量病变更为广泛。反复高剂量对神经系统有刺激，引起剧烈的癫痫样发作，也可使肾、胰、睾丸出现退行性变。对免疫功能也有抑制作用。未见六氯环己烷致畸效应的肯定报告。每天大于 20mg/kg 经口给予可引发小鼠肝肿瘤，α-HCH 比 β-HCH、γ-HCH 和 δ-HCH 致癌性强。

卫生标准 中国国家标准《生活饮用水卫生标准》（GB 5749-2006）中规定，生活饮用水水质中六六六（总量）限值为 0.005mg/L。《地下水质量标准》（GB/T 14848-93）中规定，Ⅰ类、Ⅱ类、Ⅲ类、Ⅳ类和Ⅴ类地下水质中，六六六的标准值分别为≤0.005μg/L、≤0.05μg/L、≤ 5.0μg/L、≤5.0μg/L 和 >5.0μg/L。《土壤环境质量标准》（GB 15618-1995）中规定，一级标准值≤0.05mg/kg，二级 ≤0.5m g/kg，三级 ≤1.0mg/kg。《食品安全国家标准 食品中农药最大残留限量》（GB 2763-2016）中规定六六六再残留限量，谷物、大豆、蔬菜、水果中为 0.05mg/kg；茶叶中为 0.2mg/kg；哺乳动物肉类及其制品（海洋哺乳动物除外），脂肪含量 10%以下的（以原样计）中为 0.1mg/kg，脂肪含量 10% 及以上（以脂肪计）为 1mg/kg；水产品、蛋类中为 0.1mg/kg；生乳中为 0.02mg/kg。

(石 年)

sānlǜshāmǎnchún

三氯杀螨醇（dicofol）

化学名称为 1,1-双(对氯苯基)-2,2,2-三氯乙醇，又称开乐散、凯尔生、DTMC 等。CAS 号 115-32-2，分子式 $C_{14}H_9Cl_5O$，分子量 370.48，结构式见图。

图 三氯杀螨醇结构式

理化性质 三氯杀螨醇为白色晶体，工业品为油状黏稠液体。难溶于水。

毒性 三氯杀螨醇属于低毒类有机氯杀虫剂。大鼠急性毒性经口 LD_{50} 为 575mg/kg，小鼠经口 LD_{50} 为 420mg/kg；大鼠吸入 LC_{50} >5000mg/m³（4 小时）；兔经皮 LD_{50} 为 1870mg/kg。急性中毒表现主要是中枢神经系统症状，尚可引起肝、肾损害，对皮肤有刺激作用。大鼠饲料中含 1000mg/kg

喂饲 2 年，未观察到实验动物的死亡，但在 250mg/kg（雌）和 500mg/kg（雄）时，观察到生长缓慢。对小鼠无致畸作用，美国宣布其为可疑致癌物。

大多数三氯杀螨醇产品仍以滴滴涕（DDT）为主要中间体，而纯化提炼有不足，导致大批成品中 DDT 含量超标。三氯杀螨醇在中国农药产量居第 13 位，在中国准许使用三氯杀螨醇的作物只有棉花和苹果，但是一些地方随意扩大到茶树等，造成茶叶中农药残留超标。研究结果表明，禁用有机氯农药以来，茶叶和人乳中 DDT、六氯环己烷残留已明显下降，但三氯杀螨醇作为一种高效低毒的重要农药产品，已成为中国茶叶中 DDT 残留、人乳中 DDT 含量的新来源。

卫生标准 联合国粮农组织/世界卫生组织规定，三氯杀螨醇每日允许摄入量为 0.025mg/kg。中国《食品安全国家标准 食品中农药最大残留限量》（GB 2763-2016）规定，三氯杀螨醇最大残留限量，棉籽油中为 0.5mg/kg，水果中为 1.0mg/kg，茶叶中为 0.2mg/kg。

（石 年）

bǎijūnqīng

百菌清（chlorothalonil） 化学名称为 2,4,5,6-四氯-1,3-二氰基苯。CAS 号 1897-45-6，分子式 $C_8Cl_4N_2$，分子量 265.90，结构式见图。

图 百菌清的结构式

理化性质 百菌清为无气味、无色晶体；加热和燃烧时，分解生成腐蚀性氯化氢和氮氧化物。百菌清为人工合成的取代苯类杀菌剂，主要用于蔬菜、果树、茶树、花生、红麻、黄瓜等多种病害的防治。其来源只能是生产或使用过程中对环境的污染。

毒性 百菌清属于低毒类杀菌剂，原药急性毒性大鼠经口 LD_{50} 为 10 000 ~ 12 020mg/kg；兔经皮 $LD_{50} > 10000$ mg/kg；大鼠吸入 LC_{50} 为 4000mg/m³（1 小时）、540mg/m³（4 小时）。急性中毒表现为少动、呼吸急促、鼻腔有血性分泌物、运动失调、侧卧等。百菌清对人皮肤可有明显的刺激作用和致敏作用；对兔眼结膜和角膜有严重刺激作用，可产生不可逆的角膜混浊，但未见对人眼的相同作用。大鼠给予 30mg/kg 百菌清可引发肾肿瘤，并且雄性发生率高于雌性。

卫生标准 中国职业卫生标准《工作场所有害因素职业接触限值 化学有害因素》（GBZ 2.1-2007）中规定，工作场所空气中百菌清的最高容许浓度为 1mg/m³。中国国家标准《生活饮用水卫生标准》（GB 5749-2006）中规定，生活饮用水水质中百菌清限值为 0.01mg/L。《食品安全国家标准 食品中农药最大残留限量》（GB 2763-2016）中规定百菌清最大残留限量，稻谷、绿豆、赤豆、大豆中为 0.2mg/kg，小麦中为 0.1mg/kg，鲜食玉米、蔬菜、西瓜、甜瓜、蘑菇类中为 5mg/kg。

（石 年）

yǒujīgǒng nóngyào

有机汞农药（organic mercury pesticide） 含有汞元素的有机化合物农药。结构通式为 R—Hg—X 的化合物，其中 R 为有机基团，常为烷基（甲基或乙基）、芳基或烷氧基；X 基团为阴离子，常为卤素、乙酸根、磷酸等。有机汞化合物在工农业生产上应用较为广泛，多用于制药、纺织、造纸及军工和农业杀菌剂。1914 年德国首次利用有机汞化合物醋酸苯汞和氯化乙基汞防治小麦黑穗病，从此在农业中主要作为杀菌剂，用于种子处理及防治稻瘟病。其优点是杀菌力高、杀菌谱广，但是由于汞的残留毒性很大，在土壤中的半衰期为 10 ~ 30 年，容易对人体健康造成伤害。在生产、施药，以及包装、运输等过程中由于密闭不严，有毒气体或粉尘大量逸出，麦种拌药后保管不严，发生误食均能引起中毒。1971 年伊拉克曾发生过误食甲基汞农药浸泡过的玉米、小麦种子事件，导致 8 万人中毒，8000 人死亡。

分类 有机汞杀菌剂分为三类，即烷基汞、苯（芳）基汞和烷氧基汞。中国常用的有氯化乙基汞（西力生）、醋酸苯汞（赛力散）、磺胺汞（富民隆）和磷酸乙基汞（谷仁乐生）等。

用途 有机汞农药主要作为杀菌剂，由于其高毒高残留的特性，中国在 20 世纪 70 年代即已禁止在生长期长的作物上喷洒使用，并已停止生产和进口。国外尚用于园林业、造纸、纺织及皮革业等。

暴露途径 有机汞农药是汞污染环境造成危害的原因。进入土壤后有机汞农药逐渐被分解为无机汞，随生产生活废水排入环境水体，沉积于污泥中，经微生物作用转化为甲基汞，并在水草、鱼、贝类中富集，通过食物链致人中毒。职业性中毒常见于生产制造、运输和贮存过程；生活性中毒常因误食被有机汞污染的粮食、水产品等，在食品中的汞90%以上是以甲基汞的形式存在。因此，有机汞农药中毒往往是由甲基汞引起。

代谢特征　有机汞化合物经呼吸道、消化道和皮肤进入体内，95%以上被肠道吸收。吸收后在红细胞内，与含巯基的血红蛋白结合，随血液运送到全身各组织，主要分布于肝、肾。在细胞内，基于对具有巯基配体的特殊亲和力，汞可以和各种酶系统包括微粒体与线粒体内的酶结合，从而引起非特异性细胞损伤甚至细胞死亡。

中毒临床表现　有机汞化合物进入人体的途径不同，致器官损害程度轻重不一，其中以神经系统、消化系统、肾、心脏损害为重。

急性中毒　多因口服引起，职业中毒较为少见。烷基汞中毒较苯基和烷氧基汞中毒严重。主要表现：①消化道症状，主要为恶心、呕吐、口腔内金属味、上腹灼痛、食欲减退、腹泻、血便等。②呼吸道症状，如吸入大量有机汞蒸气或粉尘，可出现上呼吸道症状。③神经精神症状，是有机汞中毒最突出的症状。脑部受损时表现表情淡漠、言语缓慢、重复言语、遗忘、多疑、幻觉、妄想，随着病情加重，可出现不同程度意识障碍，抽搐谵妄以致昏迷；同时可出现锥体外系受损，表现为肢体、舌、下颌部粗大静止性震颤、步态异常、假面具样表情。小脑受损表现为构音不全，谈吐不清，书写困难等共济失调症状。脑神经受损可出现向心性视野缩小（管状视野）、眼肌麻痹、自发性水平性眼球震颤、咀嚼无力、张口困难、听力减退；肌电图检查运动神经元障碍，头

颅 CT 检查可见大、小脑萎缩。在神经症状的基础上，可发展为脑-脊髓-周围神经病，初感舌、口唇麻木，明显四肢无力，尤其是双下肢，行走困难，严重时出现完全性瘫痪。④可伴有肝、肾、心脏、皮肤损害，出现肝大、肝区痛、黄疸，肝功能异常；肾损害，早期多尿，后期少尿、无尿，甚至出现急性肾功能衰竭；有机汞化合物可侵及心脏，出现心律失常，心电图异常；皮肤改变，接触性皮炎、汞毒性皮炎，甚至剥脱性皮炎，危及生命。

慢性中毒　常为职业性接触所致，接触有机汞化合物数月或数年后发病，主要表现为类神经症，出现头痛、头昏、乏力、失眠、健忘、多梦、易激惹、手颤、多汗等。消化道症状可有食欲减退、恶心、流涎等，部分患者可有自主神经功能障碍，突出表现为多汗。病情严重时可出现神经精神症状。

治疗措施　呼吸道中毒者立即脱离中毒环境，皮肤污染时立即用清水彻底清洗；口服中毒者尽快催吐，用2%碳酸氢钠溶液或清水反复彻底洗胃；驱汞药物以二巯丙磺钠或二巯丁二钠为主，在急性病重期，驱汞剂量酌减；对症与支持疗法，应着重保护神经系统、心、肝、肾，纠正低血钾；严重神经精神障碍可考虑高压氧治疗；皮肤损害时对症处理。病情严重者可考虑用肾上腺糖皮质激素治疗。

卫生标准　自然环境中有汞的存在，故在各种食物中均有微量的汞。世界卫生组织（WHO）提出的甲基汞摄入量标准，能引起成年人汞中毒的神经症状的最低汞量，发汞为 $50\mu g/g$，血汞为 $0.4\mu g/g$，每人每周摄取量总

汞为 0.3mg，其中甲基汞不得超过 0.2mg。

（石　年）

jiǎjīgǒng

甲基汞（methylmercury）　CAS号 22967-92-6，分子式 CH_3Hg，分子量 215.63。

理化性质　甲基汞纯品为白色结晶，受高热、明火会产生剧毒的蒸气。

用途　甲基汞主要用于有机化学物的合成，农业上也曾用来拌种杀菌。

代谢特征　从环境健康效应的角度来评价，甲基汞是最重要的一种有机汞化合物。甲基汞在人体肠道内极易被吸收并分布到全身，主要蓄积在肝和肾中，分布于脑组织中的甲基汞约占15%，但脑组织受损害的则先于其他各组织，主要损害部位为大脑皮层、小脑和末梢神经，因此，甲基汞中毒主要为神经系统症状。侵入脑细胞的甲基汞呈原型长期滞留于脑细胞中不易排出，甲基汞在脑组织中的半衰期为 240 天，对神经系统的损害是不可逆的，致使脑细胞出现退行性病变。甲基汞在大脑的感觉区和运动区蓄积量最高，严重影响动物的视觉和感觉。形态学改变主要是神经元核，表现核内有稠密和不规则染色质块、核膜不清、核破裂。锥体细胞也发生染色质溶解以致细胞溶解。软脑膜出现淋巴细胞浸润，基底节和额叶的中央质有散在分布的小血管周围淋巴细胞浸润，并伴有局灶性胶质增生，可能是炎症过程的残余表现。甲基汞随血流渗透过胎盘组织，侵入胎体的脑组织，从而对胎体脑细胞造成广泛的损伤。

毒性　甲基汞引起成年人急性、亚急性中毒的总剂量为

20mg/kg；引起胎儿急性、亚急性中毒的总剂量为 5mg/kg。即使成年人每天摄入甲基汞量 0.005mg/kg，经数年或十数年的不断蓄积，也能引起慢性中毒。甲基汞除具有上述毒性外，还具有致畸、致突变和致癌作用。经甲基汞处理孕小鼠和田鼠对胎鼠具有致畸作用，表现为腭裂、颌裂和面部缺损。在妊娠大鼠和小鼠的器官形成期用甲基汞经口或非肠道染毒，可诱发仔鼠小脑发生明显变化。在致突变实验中，氯化甲基汞可诱发培养的中国地鼠 V79 细胞和人淋巴细胞染色体畸变，还可以导致小鼠显性致死实验阳性。有关致癌实验显示，甲基汞可以引起雄性小鼠肾脏腺癌的发生率增高，国际癌症研究机构（IARC）将甲基汞列为 2B 类，即人体可疑致癌物。

毒作用机制 甲基汞进入体内后可以和各种物质结合，特别是与蛋白质的疏基结合最强，从而破坏蛋白的立体结构，使其丧失本身的功能。但是对人体特殊的毒作用机制尚未完全阐明，多数学者认为甲基汞对神经系统的有害作用之一是影响乙酰胆碱的合成，抑制神经兴奋传导。δ-氨基-γ-酮戊酸脱水酶的疏基是该酶的作用基，参与体内的乙酰基代谢，疏基与汞结合影响乙酰胆碱的合成。另一个原因是甲基汞对细胞膜功能的阻碍作用。进入细胞内的甲基汞对疏水性物质如脂质有较强的亲和性，易集中于细胞膜，对神经系统细胞膜产生溶解作用。其解释一是认为甲基汞与蛋白质中的含硫氨基酸半胱氨酸起反应，从而作用于带 SH 基的酶及蛋白质，使其产生功能障碍；二是认为甲基汞不仅与含 SH 基的蛋白质结合，还能与磷脂的缩醛

磷脂相结合，并对缩醛磷脂的加水分解起触媒作用。脑组织相对其他脏器含较多脂质和缩醛磷脂，所以甲基汞对机体的损害以中枢神经系统最为严重。

尽管甲基汞在肝、肾中蓄积较脑高，但甲基汞对肝、肾的毒性效应较低。大鼠长期摄入甲基汞会出现肾病，病变主要部位在肾小管，可产生坏死、混浊、肿胀及上皮细胞退行性变化。甲基汞还可引起肝的脂肪变性、空泡变性、萎缩、间质淤血等病变。

中毒临床表现 ①一般症状：头痛、疲乏、注意力不集中、健忘和精神异常等。②感觉异常：口周围（鼻、唇、舌）和手、足末端麻木、刺激和感觉障碍，重者可波及上肢和下肢，甚至扩大到躯干。③语言障碍：说话不清楚、缓慢、不连贯等。④运动失调：手动作笨拙，不能做快速或微细的动作，步态不稳，协调运动障碍和震颤等。⑤视野缩小：为双侧向心性视野缩小，而中心视力可保持正常，重者可呈管状视野。⑥听力障碍：为中枢性听觉障碍，听不到声音或听到声音但听不懂所说的话。⑦其他：肌肉萎缩；肌痉挛或僵直、流涎多汗等。其症状出现的顺序为：感觉障碍→运动失调、语言障碍→视野缩小→听力障碍。

中毒事件 日本著名的公害病——水俣病，即为甲基汞慢性中毒。水俣是日本熊本县水俣湾东边的小渔村。从 1932 年开始，此地的日本氮肥公司在氮肥生产中使用含汞催化剂；1949 年后，这个公司开始生产氯乙烯，并把没有经过任何处理的废水排放到水俣湾中。1956 年，水俣湾附近发现了一种奇怪的病。这种病症最初出现在猫身上，病猫步态不

稳、抽搐，甚至跳海"自杀"，因此被称为"猫舞蹈症"。但是不久发现当地有人患上这些病症。患者轻者口齿不清、步履蹒跚、面部痴呆、手足麻痹、知觉出现障碍、手足变形，重者精神失常，直至死亡。研究表明，日本氮肥公司排放的废水中含有大量的汞，当汞离子在水中被鱼虾摄入体内后转化成甲基汞，这些被污染的鱼虾又被动物和人类食用。截至2006 年，先后有 2265 人被确诊患有水俣病，其中大部分已病故。孕妇吃了被甲基汞污染的海产品后，可能引起婴儿患先天性水俣病，就连一些健康者（可能是受害轻微，无明显病症）的后代也难逃厄运。许多先天性水俣病患儿，都存在运动和语言方面的障碍，其病情酷似小儿麻痹症。

防护措施 穿着聚乙烯薄膜防毒服；可能接触其蒸气时，应该佩戴防毒面具；紧急事态抢救或逃生时，建议佩戴自给式呼吸器；戴化学安全防护眼镜和戴防化学品手套；工作现场禁止吸烟、进食和饮水；工作后彻底清洗；工作服不要带到非作业场所，单独存放被毒物污染的衣服，洗后再用。实行就业前和定期的体检。

卫生标准 中国国家标准《地表水环境质量标准》（GB 3838-2002）中规定，集中式生活饮用水地表水源地中甲基汞标准限值为 1.0×10^{-6} mg/L。

（石 年）

lǜhuàyǐjīgǒng
氯化乙基汞（mercuric ethyl chloride） CAS 号 107-27-7，分子式 C_2H_5HgCl，分子量 265.13，化学结构式 $Cl—Hg—CH_2—CH_3$。

理化性质 氯化乙基汞为白色有光泽片状晶体，熔点为 192.5℃；不溶于水，稍溶于冷乙

醇、油和其他有机溶剂,溶于热乙醇和10%氢氧化钠溶液,遇日光分解。

用途 氯化乙基汞主要用作农业杀菌剂。

毒性 ①急性毒性:大鼠经口 LD_{50} 为 30mg/kg,在体内吸收后,对神经系统有明显毒作用,可引起间质性心肌炎及肝、肾损害。大鼠吸入 LC_{50} 为 49.8mg/m³;人经口为 30mg/kg,最小致死剂量。②亚急性和慢性毒性:人吸入 0.2mg/m³×3 周(连续),可引起中毒;人吸入 0.01mg/m³(长期工作),有危险。③致突变性:微生物致突变性,大肠埃希菌为 20nmol/L。④细胞遗传学分析:人海拉(HeLa)细胞为 1mg/L。⑤生殖毒性:大鼠经口最低中毒剂量(TDL_0)为 9mg/kg(交配前 14 天,孕 1~22 天),引起植入前死亡率升高,胚胎毒性和死胎。⑥危险特性:遇高热或光分解,放出有毒气体。

毒作用机制 见甲基汞。

防护措施 作业工人应该穿聚乙烯防毒服,佩戴自吸过滤式防尘口罩,必要时佩戴空气呼吸器、氧气呼吸器或长管面具;还需佩戴化学安全防护眼镜和戴橡胶手套等。工作现场禁止吸烟、进食和饮水。工作毕,淋浴更衣。注意个人清洁卫生,实行就业前和定期的体检。

(石 年)

yǒujīliú nóngyào

有机硫农药(organic sulfur pesticide)

化学结构上以硫为中心元素的有机化合物,可用于杀虫、杀螨、杀菌和除草的农药。有机硫农药常用作杀菌剂,具有高效、低毒、对植物安全,对环境危害较小的特点,特别是能取代有机汞杀菌剂,可减少汞进入

环境的机会。有机硫农药对人、畜毒性低,对农作物药害少,但对鱼类毒性较大。

分类 主要分为二硫代氨基甲酸类农药和其他一些含硫农药,而二硫代氨基甲酸类农药又分为两类,即福美类(二硫代氨基甲酸类)杀菌剂和代森类化合物(乙撑双二硫代氨基甲酸类)杀菌剂。福美类杀菌剂主要有福美锌、福美铁、福美双;代森类杀菌剂主要有代森锌、代森锰锌、代森硫等。

中毒机制 有机硫农药进入机体后,代谢生成的二硫化碳可引起神经损害。有机硫农药在体内可还原为二烃基二硫代氨基甲基功能团,因其具有与金属离子结合的特性,可与一些必需的微量元素结合而抑制有关的酶活性。四乙基秋兰姆抑制肾上腺素合成,并引起贫血;四甲基秋兰姆及二甲基三硫代氨基甲酸钠均是 5-磷酸葡萄糖脱氢酶的强抑制剂,其可干扰氧化转移的主要作用环节;秋兰姆化合物对 α-酮戊二酸氧化物、丙酮酸脱氢酶及琥珀酸胱氨酸均具强抑制作用;有机硫农药通过对需要巯基激活的酶类作用而干扰三羧酸循环。

中毒临床表现 有机硫农药经消化道吸收引起中毒,有恶心、呕吐、腹疼、腹泻、头痛、头晕、乏力等症状;严重中毒者出现心率加快、呼吸加快、血压下降、抽搐、循环衰竭,甚至出现呼吸中枢麻痹而死亡。有机硫农药经呼吸道吸收引起咽炎、慢性鼻炎。皮肤接触有机硫农药可发生皮肤炎,出现水疱、丘疹、糜烂。眼接触有机硫农药引起结膜炎。

急救措施 有机硫农药中毒无特效解毒剂,主要是对症处理。①对误食中毒者,应立即催吐、

洗胃、导泻,用温水或 1:5000 高锰酸钾溶液洗胃,然后用 50% 硫酸镁 40ml 导泻。禁用油类泻剂,以防加速毒物吸收。②及时输液,防止循环衰竭:用 5% 葡萄糖 2000~3000ml 加维生素 C 500g 静脉点滴,以加快排出毒物,并要注意电解质的平衡。③忌油类食物,禁酒,因为饮酒可增加有机硫农药的毒作用。④对症治疗。

预防措施 ①粮食和水果收获前 1 个月不能喷洒有机硫农药,如果果园、菜园施用过农药的水果和蔬菜食用前,最好用清水浸泡 1~2 个小时。②有机硫农药必须存放在安全(专门的仓库或专门的箱柜里)、有锁的地方,由专人保管。③每个有机硫农药容器上都要有明显的标签。④有机硫农药的购买、保管、使用要有严格的制度。⑤有机硫农药不能放在居室、禽畜厩舍里。⑥在田间施用有机硫农药时,要穿好长袖衣服和长裤,戴帽子和乳胶手套。喷药时要站在上风头且倒退着喷洒。⑦身体虚弱、有病、年老者,妊娠期和哺乳期的妇女、未成年人,不能从事管理和使用有机硫农药的工作。

(刘起展)

fúměixīn

福美锌(ziram)

化学名称为二甲基二硫代氨基甲酸锌,CAS 号 137-30-4,分子式 $C_6H_{12}N_2S_4Zn$,分子量 305.83,结构式见图。①理化性质:福美锌为白色粉末;溶于稀碱、二硫化碳、苯、丙酮和二氯甲烷,微溶于氯仿,难溶于乙醇、四氯化碳、醋酸乙酯,不溶于水。②用途:福美锌主要用作杀菌剂和杀虫剂。③毒性:福美锌的大鼠经口 LD_{50} 为 1400mg/kg,属中等毒性的毒物;皮肤接触福美锌可引起皮炎;在

动物体内福美锌可分解为二甲基胺及二硫化碳，从而抑制含巯基的酶，并络合体内微量金属（如铜等），促进其排出。福美锌在体内可分解为二硫化碳，其由肺排出体外。福美锌为叔胺类，其在体内与亚硝酸盐反应而被 N-亚硝化成为二烷基亚硝胺，后者是致癌物。福美锌诱发小鼠骨髓细胞染色体畸变的能力比代森锌和代森锰大；接触福美锌的工人，淋巴细胞染色体畸变率明显升高。④卫生标准：福美锌属于低毒农药，对人、畜低毒，对鱼类高毒。世界卫生组织推荐每日允许摄入量为 0.02mg/kg。

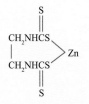

图　福美锌结构式

（刘起展）

fúměishuāng
福美双（thiram）
又称秋兰姆、赛欧散、阿锐生，CAS 号 137-26-8，分子式 $C_6H_{12}N_2S_4$，分子量 240.44，结构式见图。①理化性质：福美双纯品为无色结晶；无臭味；易溶于苯、氯仿、丙酮和二硫化碳等有机溶剂，微溶于乙醚和乙醇，不溶于水，遇酸分解；溶解温度为 155～156 ℃；相对密度 1.29。②用途：福美双属广谱的保护性杀菌剂，残效期达 7 天左右。主要用于处理种子和土壤，防治禾谷类作物的白粉病、黑穗病和稻秧苗的立枯病；也可用于一些果树、蔬菜的病害，如用 50% 可湿性粉剂 500g 拌种，可防治稻瘟病、稻胡麻叶斑病、大麦和小麦的黑穗病。③毒性：福美双原粉的大鼠急性经口 LD_{50} 为 780～865mg/kg；小鼠急性经口 LD_{50} 为 1500～2000mg/kg；福美双对皮肤和黏膜有刺激作用。④卫生标准：福美双属于中等毒农药，中国每日允许摄入量为 0.005mg/kg；美国职业卫生安全法的时间加权平均值为 5mg/m³。

图　福美双结构式

（刘起展）

dàisēnxīn
代森锌（zineb）
化学名称为亚乙基双二硫代氨基甲酸锌，CAS 号 12122-67-7，分子式 $C_4H_6N_2S_4Zn$，分子量 276.78，结构式见图。①理化性质：代森锌为白色粉末，有硫磺气味；室温水中溶解度为 10 mg/L，不溶于大多数有机溶剂；对光、热、湿气不稳定，易分解，遇碱性物质易分解；分解温度为 157 ℃，无熔点；蒸气压 < 0.01 mPa（20 ℃）。②用途：代森锌常用于叶面保护性杀菌剂，主要用于防治麦类、蔬菜、葡萄、果树和烟草等作物的多种真菌病害。代森锌可防治白菜和黄瓜的霜霉病、番茄的炭疽病、马铃薯的晚疫病、葡萄的白腐病和黑斑病、苹果和梨的黑星病等。③毒性：代森锌的大鼠经口 LD_{50} > 5000mg/kg，属于低毒，但对人的皮肤、鼻、咽喉有刺激作用。代森锌或其代谢产物可与辅酶 A、三磷酸甘油醛脱氢酶或含巯基的酶发生作用而抑制其活性；代森锌中的氮原子上有一个氢者，化学活性大，极易形成代谢产物乙撑硫脲（ETU）。大剂量 ETU 对动物有致癌、致突变和致畸作用，如引起大鼠和小鼠的甲状腺癌和肝脏肿瘤、大鼠胎仔的畸形和小鼠的骨髓细胞染色体断裂等。④卫生标准：代森锌属于低毒农药，该农药被药效更好的代森锰锌逐步取代，国内外未见卫生评价标准。

图　代森锌结构式

（刘起展）

dàisēnměngxīn
代森锰锌（mancozeb）
化学名称为乙撑双二硫代氨基甲酰锰和锌的络盐，CAS 号 8018-01-7，分子式 $(C_4H_6N_2S_4MnZn)_x$，分子量 271.2，结构式见图。①理化性质：代森锰锌纯品为白色粉末，工业品为灰白色或淡黄色粉末，有臭鸡蛋味；难溶于水，不溶于大多数有机溶剂，但能溶于吡啶；对光、热、潮湿不稳定，易分解出二硫化碳；遇碱性物质或铜、汞等物质均易分解释放出二硫化碳而减效。②用途：代森锰锌是一种优良的保护性杀菌剂，属低毒农药。由于其杀菌范围广、不易产生抗性，防治效果明显而优于其他同类杀菌剂。代森锰锌对防治梨的黑星病、苹果的斑点落叶病、瓜菜类的疫病、霜霉病等效果显著，不用其他任何杀菌剂完全可有效控制病害的发生，质量稳定、可靠。③毒性：代森锌和代森钠具有致畸作用，其可导致精子畸形；代森锰还可影响生殖结局，如胚胎毒作用：每胎产仔数减少、受孕率下降、雌性动物动情周期改变、胚胎发育受抑制等；代森锰锌可引起小鼠肺部肿瘤，但在大鼠的研究中未获得相同的结果。④卫生标准：美国每日允许摄入量为 0.03mg/kg，参考剂量为 0.003mg/(kg·d)。

图 代森锰锌结构式

(刘起展)

shuāngyèqīng

双叶青（bismerthiazol）

又称叶枯唑，化学名称为 N,N-甲撑双(2-氨基)1,3,4-噻二唑，CAS 号 79319-85-0，分子式 $C_5H_6N_6S_2$，分子量214.2，结构式见图。①理化性质：双叶青纯品为白色短针状结晶；熔点为198 ℃；微溶于水，易溶于苯等芳烃类溶剂，稍溶于异丙醇和冰醋酸等溶剂，还可溶于二甲基甲酰胺和稀盐酸，但在酸性条件下不稳定，其可分解成为二分子敌枯唑和一分子甲醛。②用途：双叶青为高效、安全内吸性杀菌剂，具有良好的预防和杀灭病菌作用。双叶青主要用于防治植物的细菌性病害，药效期长、药效稳定，如双叶青对水稻的白叶枯病、细菌性条斑病和柑橘的溃疡病等防治效果良好，且对农作物无明显毒害作用。③毒性：双叶青小鼠急性经口 LD_{50} 为 3180～6200mg/kg，大鼠急性经口 LD_{50} 为 3160～8250mg/kg，属低毒性杀菌剂；且无致癌、致畸和致突变作用。双叶青在体内竞争性地、可逆地对抗烟酰胺，形成无活性的烟酰胺腺嘌呤二核苷酸（NAD）同型物，从而使 NAD 水平下降，干扰机体和细胞的正常生化过程。中小剂量双叶青的轻度中毒可引起消化道黏膜糜烂、溃疡和出血，以及心肌病变（有可能导致充血性心功能不全）；大剂量双叶青的重度中毒可抑制造血和淋巴系统，并损害肝。动物实验中胚胎毒性和致畸作用严重，其毒作用比敌枯唑大。NAD 本身或其前身如烟酸、烟酰胺、喹啉酸、L-色氨酸等都可对抗这种毒作用，说明致畸作用与抑制 NAD 生成有关。双叶青可能对胚胎细胞也有直接影响。敌枯唑在动物实验中有明显的抗肿瘤作用，可能也是抑制了与 NAD 有关的反应，使次黄嘌呤核苷酸不能转化成黄嘌呤核苷酸，因而影响脱氧核糖核酸和核糖核酸的生物合成。敌枯双也有免疫抑制作用；且人中毒时出现舌炎和皮炎，制造敌枯双的工人可发生严重皮炎，可能与体内烟酰胺水平不足有关；中毒患者血和尿中尿酸量增高。烟酰胺是敌枯唑中毒的特殊解毒剂。④卫生标准：双叶青属于低毒农药，国内外未见卫生评价标准。

图 双叶青结构式

(刘起展)

mièjūndān

灭菌丹（folpet）

又称福尔培，化学名称为 N-(三氯甲硫基)酞酰亚胺或 N-(三氯甲硫基)邻苯二甲酰亚胺，CAS 号 133-07-3，分子式 $C_9H_4Cl_3NO_2S$，分子量300.59，结构式见图。①理化性质：纯品为白色晶体，熔点180 ℃。干燥时稳定，遇水缓慢分解，遇高温或在碱性条件下则迅速分解；无腐蚀性，但其分解产物有腐蚀性。②用途：灭菌丹是一种广谱保护性的有机硫杀菌剂。③毒性：灭菌丹对动物毒性很小，其大鼠经口LD_{50}约为 10 000mg/kg；对黏膜有刺激性；大剂量灭菌丹具有致突变作用。④卫生标准：灭菌丹属于低毒农药，对人、畜低毒。世界卫生组织推荐每日允许摄入量为 0.01mg/kg。

图 灭菌丹结构式

(刘起展)

ānjīyǐjiǎsuānzhǐlèi nóngyào

氨基甲酸酯类农药（carbamate pesticide）

具有 —NH(CO)O— 基团、属氨基甲酸（NH_2COOH）酯类的有机合成杀虫剂。20 世纪70 年代末成为和有机磷、拟除虫菊酯并驾齐驱的三大农药之一。人类发现的第一个天然氨基甲酸酯类化学物，源于1925 年毒扁豆碱的分子结构式的确定。20 世纪40 年代，瑞士嘉基公司合成第一批氨基甲酸酯类农药地麦威及异索威。美国联碳公司1953 年合成甲萘威，因其卓越杀虫活性，迅速发展为年产万吨的商品。20 世纪60 年代后，氨基甲酸酯类农药的新品种不断涌现，在全球得到广泛应用。因具速效性好、击倒快、选择性高、低残留、对人畜低毒等优点，成为继有机磷杀虫剂之后又一重要杀虫剂，商品化品种已有 50 多个。1997 年世界卫生组织提出用于害虫防治的氨基甲酸酯类农药有 4 种：恶虫威、丁硫克百威、残杀威和甲萘威。中国生产的氨基甲酸酯类农药主要有甲萘威、混灭威、残杀威和仲丁威等。

分类 氨基甲酸酯类农药品种较多，其杀虫性能具如下特点：①多数具有速效、内吸、触杀、残留期短及对人畜低毒等优点。②杀虫机制为抑制胆碱酯酶活性，阻断正常神经传导，引起生理生化过程失调，使害虫中毒死亡。③毒性差异大，多数品种如异丙威、仲丁威、混灭威、速灭威等的毒性低，其分子结构接近天然有机物，在自然界易被分解，残留量低，少数品种如克百威、涕灭威等毒性高，可加工成安全的剂型使用，如颗粒剂。④增效性能多样，不同结构类型的氨基甲酸酯类农药的混合使用，对耐药性害虫有增效作用。这类农药也可作为拟除虫菊酯类农药或有机磷农药的增效剂。氨基甲酸酯类农药的结构通式见图。

图 氨基甲酸酯类农药结构通式

根据 R_1、R_2、X 取代基团不同，该类农药主要可分为五大类，除少数品种如呋喃丹等毒性较高外，大多数属中、低毒性。①萘基氨基甲酸酯类：代表性为甲萘威。②苯基氨基甲酸酯类：主要有异丙威、速灭威、残杀威和兹克威等。③氨基甲酸肟酯类：主要有涕灭威、灭多威（万灵）、硫双灭多威（拉维因）等。④杂环甲基氨基甲酸酯类：主要有克百威、猛捕因等。⑤杂环二甲基氨基甲酸酯类：主要有异索威、吡唑兰等。

代谢特征 氨基甲酸酯类农药可经呼吸道、消化道、皮肤吸收，很快分布到肝、肾、脑、脂肪和肌肉组织中。代谢迅速，经水解、氧化和结合，代谢产物主要随尿排出，24 小时一般可排出摄入量的 70%～80%。在大鼠、小鼠、豚鼠和兔体内代谢以氧化为主，在昆虫中以混合功能氧化酶分解为主（非水解酶），而在人体内则以水解和结合为主。代谢产物的毒性大多较原型小，如甲萘威的代谢产物萘酚。少数较原型增强，如涕灭威的代谢产物涕灭威亚砜和涕灭威砜较原型有更强的抗乙酰胆碱酯酶作用。克百威代谢后不易积累，代谢快。

毒作用机制 氨基甲酸酯类农药毒作用机制主要是抑制乙酰胆碱酯酶活性，使酶活性中心丝氨酸的羟基被氨基甲酰化，因而失去酶对乙酰胆碱的水解能力。这种抑制作用是暂时的、可逆的竞争性抑制。氨基甲酸酯类农药和有机磷农药对乙酰胆碱酯酶的抑制作用，区别在于反应中各步的速率不同。有机磷农药是水解后呈磷酰化而抑制乙酰胆碱酯酶，其抑制程度与水解程度成正比，磷酰化的酶较为稳定，水解缓慢。氨基甲酸酯类农药不需代谢活化，即可直接与乙酰胆碱酯酶形成疏松的复合体，这种结合是可逆的，并且很快被水解，乙酰胆碱酯酶活性较易恢复，故其毒性作用较有机磷农药中毒为轻。对被抑制的乙酰胆碱酯酶的恢复期进行比较：氨基甲酸酯类农药半恢复时间 20～60 分钟，全恢复时间为数天；而有机磷杀虫剂的半恢复时间一般为 80～500 分钟，全恢复时间长达几个月，个别品种则不能恢复。

毒性 各种氨基甲酸酯类农药因结构各异，毒性间存在明显差别，大部分经口属中等毒性，经皮属低毒类。动物急性中毒为典型的乙酰胆碱酯酶抑制，表现为流涎、流泪、肌肉抽搐、瞳孔缩小，重者于 2 小时内死亡，轻度中毒多于 1 小时内症状消失。不同品种的急性毒性与各自的抗乙酰胆碱酯酶活性完全平行，且与红细胞乙酰胆碱酯酶受抑制程度呈正相关。大鼠一次静脉注射 9 种一甲基氨基甲酸酯，LD_{50} 与 I_{50} 值（试管内致红细胞乙酰胆碱酯酶抑制 50% 的剂量）高度相关（$r=0.89$）。因此，有学者提出可用试管内抑制乙酰胆碱酯酶活性的程度预测该农药的大鼠急性毒性。该农药的神经毒性亦有报道，在部分实验动物（鸡、兔、猪）染毒后表现为神经生理功能异常，但对犬和大鼠多次染毒未见神经毒效应，人群资料报道了甲萘威、速灭威的神经毒作用。尚无证据表明氨基甲酸酯类农药具有致突变、致癌和致畸作用，但有报道认为，甲萘威在胃内酸性条件下可转变为亚硝基化合物可能具有致癌作用。

中毒临床表现 急性中毒潜伏期短，职业性中毒潜伏期一般为 2～4 小时。临床表现与轻度有机磷农药中毒相似，但一般较轻，表现为轻度中枢神经系统和明显的毒蕈碱样症状，可出现头昏、头痛、乏力、恶心、呕吐、流涎、多汗、视物模糊及瞳孔缩小，全血胆碱酯酶活性轻度受抑制。一般病情较轻，病程较短，复原较快，若停止接触并清除污染，经过 2～3 小时即可恢复。经口重度中毒严重时可发生肺水肿、脑水肿、昏迷和呼吸抑制。中毒后一般不发生迟发性周围神经病。少数品种如残杀威、高浓度甲萘威等可引起接触性皮炎。

治疗措施 阿托品为治疗氨基甲酸酯类农药中毒首选药物，

能迅速控制由胆碱酯酶受抑制所引起的症状和体征，以常规用量口服或肌注为宜，不必应用过大剂量。由于氨基甲酸酯类农药在体内代谢迅速，胆碱酯酶活性恢复很快，肟类胆碱酯酶复能剂需要性不大；有些氨基甲酸酯类农药如急性甲萘威中毒，使用肟类胆碱酯酶复能剂反会增强毒性和抑制胆碱酯酶活性，影响阿托品治疗效果。故氨基甲酸酯类农药中毒一般不使用肟类胆碱酯酶复能剂治疗，若系氨基甲酸酯类农药和有机磷农药混合中毒，可先用阿托品，在中毒一段时间后，可酌情适量使用胆碱酯酶复能剂。

急救措施 ①皮肤接触：立即除去污染衣物，肥皂水及流动清水彻底冲洗污染皮肤、头发、指甲。②眼睛接触：立即提起眼睑，用流动清水或生理盐水冲洗15分钟。③吸入：迅速脱离现场至空气新鲜处，呼吸困难时给输氧，呼吸停止立即进行人工呼吸。④食入：患者清醒时给饮大量温水，催吐，可用温水或2%碳酸氢钠液彻底洗胃。上述急救实施同时，应立即就医。

预防措施 在生产和使用过程中，需要认真贯彻《中华人民共和国农药管理条例》（1997年5月8日国务院令第216号发布，2001年11月29日国务院令第326号修订）、中华人民共和国农业部1999年7月23日第20号令颁布的《中华人民共和国农药管理条例实施办法》和农牧渔业部和卫生部1982年6月颁发的《农药安全使用规定》，以及中华人民共和国国家标准《农药合理使用准则》等法规。控制氨基甲酸酯类农药的接触水平，使其经常保持在卫生标准允许水平以下；加强个人防护，施药人员应穿长袖衣、长裤、鞋套等减少农药经皮肤吸收。使用碱性纱布口罩，减少经过呼吸道吸入。生产及配药过程应戴橡胶手套，工作服和手套先用碱水浸泡后清洗；对于职业人群，应对接触者实行就业前及定期健康检查，通常一年体检一次，除常规项目外，定期检测全血胆碱酯酶活性；普及安全使用农药知识，施药人员每天工作不可超过6小时，连续施药3～5天后要休息1～2天；加强管理，健全医疗预防服务体系。

（王心如　顾爱华）

甲萘威（carbaryl）　又称西维因，苏联曾用 Sevin 为商品名，化学名称为 1-萘基-N-甲基氨基甲酸酯，CAS 号 63-25-2，分子式 $C_{12}H_{11}NO_2$，分子量 201.22，结构式见图。

图　甲萘威结构式

理化性质：甲萘威为白色结晶，熔点 145℃，难溶于水，易溶于丙酮、环己酮、二甲基甲酰胺；对光、热（低于 70℃）稳定，遇碱迅速水解为甲萘酚。

用途：甲萘威具有触杀、胃毒作用，微有内吸性质，能防治 150 多种作物的 100 多种害虫，对有机氯、有机磷有抗性的昆虫有较好的防治效果，用药量每公顷 375～750g 有效成分；不可与碱性农药混配使用。

毒性：大鼠经口的 LD_{50} 为 250～850mg/kg，大鼠、兔经皮 LD_{50} 分别大于 4000mg/kg、2000mg/kg，鸟类经口 LD_{50} 大于 2000mg/kg，鱼类 LC_{50} 为 0.1～1mg/L。甲萘威对家兔皮肤和眼有轻度刺激作用。长期染毒致畸作用证据不完全一致，可能是不同物种体内代谢途径差别所致。甲萘威对豚鼠具有致畸作用（器官形成期给予 300mg/kg 可致畸），仓鼠给予 125～250mg/kg 的致死剂量不产生致畸作用，犬、家兔的母体高剂量染毒（犬为 3128mg/kg，雌兔为 200mg/kg）时，可引起子代畸形，但缺乏剂量-反应关系；大鼠长期高剂量饲喂无繁殖和胎仔毒性效应，恒河猴妊娠期每天经口 2～10mg/kg 染毒，流产率增加，但子代未见畸形。在酸性条件下，甲萘威可转变为具致癌性的亚硝基化合物，但大鼠喂饲含 200mg/kg 甲萘威的饲料两年，未见致癌作用。

卫生标准：中国《食品安全国家标准　食品中农药最大残留限量》（GB 2763-2016）中规定甲萘威最大残留限量，大米、大豆、棉籽、蔬菜（结球甘蓝除外）中为 1mg/kg。

（王心如　顾爱华）

异丙威（isoprocarb）　又称叶蝉散，化学名称为 2-异丙基苯基-N-甲基氨基甲酸酯，CAS 号 2631-40-5，分子式 $C_{11}H_{15}NO_2$，分子量 193.24，结构式见图。

图　异丙威结构式

理化性质：异丙威纯品为白色结晶，熔点 96～97℃；不溶于卤代烷烃和水，难溶于芳烃，可溶于丙酮、甲醇、乙醇、二甲亚砜、乙酸乙酯等有机溶剂；在酸性条件下稳定，在碱性溶液中不稳定。

用途：异丙威是兼有触杀和内吸的杀虫剂，速效，但药效期短；不能与碱性药剂混用，不可与敌稗同时使用，须间隔10天以上。该药剂对芋有药害，不得使用；一般每公顷使用2%粉剂30kg。

毒性：大鼠经口的 LD_{50} 为403～485mg/kg，小鼠经口 LD_{50} 为193mg/kg，大鼠经皮 LD_{50} >500mg/kg。异丙威对兔眼睛和皮肤刺激性极小，无致癌、致畸、致突变作用。大鼠2年喂养试验未观察到有害效应的水平为0.5mg/(kg·d)。异丙威对鱼毒性较低，对蜜蜂有害。

卫生标准：中国《食品安全国家标准 食品中农药最大残留限量》（GB 2763-2016）中规定异丙威最大残留限量，大豆中为0.2mg/kg，黄瓜中为0.5mg/kg。

（王心如 顾爱华）

tìmièwēi

涕灭威（aldicarb） 化学名称为2-甲基-2-(甲硫基)-丙醛-o-（氨基甲酰甲酯）肟，CAS 号 116-06-3，分子式 $C_7H_{14}N_2O_2S$，分子量190.29，结构式见图。

图 涕灭威结构式

理化性质：涕灭威为白色结晶，熔点100℃，室温水中溶解度为6g/L（>33%），几乎不溶于己烷，溶于大多数有机溶剂，如丙酮400g/L，氯仿350g/L，甲苯100g/L（20℃）。涕灭威稳定（除遇强碱外），残效期可长达

10周。

用途：涕灭威为内吸性广谱杀虫剂，主要用于土壤处理，用来杀灭地下害虫，亦可由作物根部内吸，可防治地上部分的多种害虫。该品残效长，最长可达84天。因该品剧毒，只能以颗粒剂形式使用，规格有2%、5%、10%、15%颗粒剂。以颗粒剂形式施用于土壤相对安全，而且药效好，在许多国家广泛使用。

毒性：大鼠经口的 LD_{50} 为0.5～1.5mg/kg，大鼠经皮 LD_{50} 为2.5～3.0mg/kg，兔经皮 LD_{50} 为20mg/kg。家兔皮下施药0.7mg/kg，未见致敏作用。大鼠三代繁殖试验无毒效应，未发现致畸、致癌、致突变作用。大鼠2年喂养试验未观察到有害效应的水平为0.3mg/(kg·d)。涕灭威在土壤中的淋溶与移动性很强，经土壤微生物等作用，可转化为涕灭威亚砜及砜，在酸性和中性的水介质中稳定，一般地下水的环境条件（pH 7，15℃）中涕灭威、涕灭威亚砜及砜的半衰期分别可长达4年、0.9年和2.5年，因而易形成较为持久的残留，对地下水有污染。

卫生标准：《食品安全国家标准 食品中农药最大残留限量》（GB 2763-2016）规定涕灭威的最大残留限量，棉籽、马铃薯、甘薯、山药、木薯中为0.1mg/kg，其他蔬菜中为0.03mg/kg；花生仁、水果中为0.02mg/kg，棉籽油、花生油中为0.01mg/kg。

中国规定禁止使用的地区：地下水埋深不足1.0m的地区；地下水埋深不足1.5m的地区，月降雨量大于150mm的砂性土地区（砂粒含量大于85%）；地下水埋深不足1.5m，月降雨量大于200mm的壤砂土地区（砂粒含量

70%～85%）；地下水埋深不足3.0m，月降雨量大于200mm的砂性土地区（砂粒含量90%）；所用施药区距饮水源的距离必须在30m以上。

（王心如 顾爱华）

kèbǎiwēi

克百威（carbofuran） 又称呋喃丹，化学名称为 2,3-二氢-2,2-二甲基-7-苯并呋喃基-N-甲基氨基甲酸酯，CAS 号 1563-66-2，分子式 $C_{12}H_{15}NO_3$，分子量221.38，结构式见图。

图 克百威结构式

理化性质：克百威为白色结晶，熔点153℃，微溶于水，水中溶解度700mg/L（25～33℃），溶于多数有机溶剂，在丙酮中的溶解度15%，乙腈中14%，苯中4%，环己烷中9%，二甲基亚砜中25%，甲基吡咯烷酮中30%，基本不溶于农业常规使用溶剂。对热、光、酸均稳定，碱性介质中不稳定。

用途：1965年美国FMC公司作为广谱内吸、触杀杀虫剂推出，可用于多种作物防治土壤内及地面上的300多种害虫和线虫。克百威产品有75%可湿性粉剂，2%、3%、5%、10%的颗粒剂，及48%的可流动糊剂。

毒性：大鼠经口的 LD_{50} 为5～13mg/kg，兔经皮 LD_{50} >3000mg/kg，大鼠吸入 LC_{50}（4小时）为0.12mg/L。克百威对眼和皮肤无刺激。大鼠2年喂养试验未观察到有害效应的水平为0.1mg/(kg·d)，未见致畸、致癌、

致突变作用，大鼠三代繁殖试验无毒效应。猛禽类或爬行类动物食入克百威中毒致死的小鸟或昆虫，可引起二次中毒而致死。克百威在土壤中的残留期较长、移动性强（降解半衰期为 1~2 个月），在降水量大、地下水位浅的砂土地区可造成地下水的污染，美国对克百威使用有地区性限制。

卫生标准：中国国家标准《渔业水质标准》（GB 11607-89）中规定，克百威在渔业水质中的标准值 ≤ 0.01mg/L。《食品安全国家标准 食品中农药最大残留限量》（GB 2763-2016）中规定克百威的最大残留限量，糙米、棉籽、马铃薯、甘蔗、甜菜中为 0.1mg/kg，大豆、花生仁中为 0.2mg/kg，蔬菜（马铃薯除外）、水果中为 0.02mg/kg 麦类、旱粮类、杂粮类谷物及油菜籽、茶叶中为 0.05mg/kg。

（王心如　顾爱华）

yìsuǒwēi

异索威（isolan） 又称樱草素，化学名称为 1-异丙基-3-甲基-5-吡唑基-N,N-二甲基氨基甲酸酯；CAS 号 119-38-0，分子式 $C_{10}H_{17}N_3O_2$，分子量 211.26，结构式见图。①理化性质：异索威纯品为无色液体，沸点 103℃（0.7mmHg），易混合于水、乙醇、丙酮和二甲苯。②用途：异索威具有胃毒和内吸作用的杀虫剂，1952 年作为接触杀虫剂、熏蒸剂推广。③毒性：大鼠经口 LD_{50} 为 13~23mg/kg，大鼠经皮 LD_{50} 为 5.6~6.2mg/kg，吸收和作用迅速，动物经上述两种途径染毒后不到 1 小时致死。小鼠实验并未发现异索威的致癌作用。④卫生标准：欧盟已禁止该农药的销售和使用（2004 年 1 月 1 日实施）。

图　异索威结构式

（王心如　顾爱华）

yìnchóngwēi

茚虫威（indoxacarb） 化学名称为 7-氯-2,5-二氢-2-[N-(甲氧基甲酰基)-4-(三氟甲氧基)苯胺甲酰]茚并[1,2-e][1,3,4]噁二嗪-4a(3H)-甲酸甲酯；CAS 号 144171-61-9，分子式 $C_{22}H_{17}ClF_3N_3O_7$，分子量 527.83，结构式见图。美国杜邦公司于 1992 年开发，并于 2001 年登记上市的氨基甲酸酯类杀虫剂。和传统的氨基甲酸酯杀虫剂不同，茚虫威是钠通道抑制剂，而并非乙酰胆碱酯酶抑制剂，故无交互抗性。茚虫威主要通过阻断害虫神经细胞中的钠通道，使靶标害虫出现高度兴奋、不协调运动、麻痹，最终致死，且害虫摄入药物后，很快出现厌食，停止对作物取食和危害。已在美国、澳大利亚、中国等国作为"低风险产品"登记注册。

理化性质：茚虫威有 30% 水分散粒剂、15% 悬浮剂；熔点 139~141℃。溶解度（25℃），水 0.2mg/L、甲醇 103g/L、乙腈 139g/L、丙酮 > 250g/L；水解半衰期 DT_{50} > 30 天（pH 5）、38 天（pH 7）、1 天（pH 9）。

15% 悬浮剂为白色液体，密度 1.039（20℃），常温下贮存稳定，保质期为 2 年。

用途：茚虫威具触杀和胃毒作用，对各龄期幼虫都有效；可通过接触和取食进入昆虫体内，0~4 小时内昆虫即停止取食，随即被麻痹，昆虫的协调能力会下降，一般在药后 24~60 小时内死亡。茚虫威适用于防治粮、棉、果、蔬等作物上的各类虫害。

毒性：30% 水分散粒剂大鼠急性经口 LD_{50} 为 1867mg/kg（雄）、687mg/kg（雌），大鼠急性经皮 LD_{50} > 5000mg/kg；无致癌、致畸和致突变作用，通过阻断昆虫神经细胞内的钠离子通道，使神经细胞丧失功能。

卫生标准：多个国家制订茚虫威最高残留限量（MRL）标准：日本"肯定列表制度"规定在豆类蔬菜中的 MRL 为 0.2mg/kg，青梗菜为 0.01mg/kg，禽类等为 0.01mg/kg；美国牛肉的 MRL 为 0.03mg/kg，牛奶为 0.10mg/kg，蔬菜、水果等为 0.50mg/kg；新西兰食品安全局有关茚虫威的决议草案（G/SPS/N/BRA/288）中规定，茚虫威在葡萄上作为杀虫剂时 MRL 为 0.5mg/kg，玉米为 0.2mg/kg，安全期 30 天。

（王心如　顾爱华）

nǐchúchóngjúzhǐlèi nóngyào

拟除虫菊酯类农药（pyrethroid pesticide） 人工合成的结构上类似天然除虫菊素的农药。1980 年日本学者楢桥（Narahashi）根据

图　茚虫威结构式

昆虫的中毒症状及对神经的作用，将拟除虫菊酯农药分为Ⅰ、Ⅱ型两大类：Ⅰ型主要包括胺菊酯、丙烯菊酯、苄呋菊酯及苯醚菊酯等；Ⅱ型主要包括溴氰菊酯、氯氰菊酯、氰戊菊酯等。自第一个拟菊酯农药丙烯菊酯于1949年首次合成以来，其后20年内共合成了上千个拟菊酯化合物，其中有20余种杀虫效果较好，但都因在日光下或空气中不稳定而影响实际应用。1973年埃利奥特（El-liott）首先合成了耐光、耐热、遇氧不易分解、非菊酸系的二氯苯醚菊酯后，具光稳定性的新拟菊酯杀虫剂不断问世，对棉花、蔬菜、果树、茶叶等多种作物害虫显示高效广谱的杀虫效果和低残留的特点，而且对人畜的毒性比有机磷杀虫剂低，因而大量推广应用于农业生产和家庭生活中。中国自20世纪80年代开始进口、试制和应用这类农药，现商品化的拟除虫菊酯有50多种，使用量仅次于有机磷，其中以溴氰菊酯、氰戊菊酯、氯氰菊酯应用较多。拟菊酯与多种有机磷混配，用以消除具有抗性的棉花害虫；一些低毒拟菊酯作为新型卫生杀虫剂亦被广泛应用。

理化特征 此类农药绝大多数为具有高沸点的黄色或黄褐色黏稠油状液体，也有为白色无味固体结晶，均属脂溶性，分子极性小，难溶于水，易溶于多种有机溶剂中，故市售制剂多制成乳油。大多不易挥发、蒸气压低，在水和空气中不易扩散。在酸性介质中稳定，遇碱易分解失效。拟除虫菊酯绝大多数为酯类化合物，其化学结构有共同的特性。结构中多有不饱和酸的侧链，与二甲环丙烷羧酸盐或3-甲基丁酸结合，结合物再通过羧基与含2-

取代基的醇形成酯键。拟除虫菊酯有多种异构体，根据C2位是否含氰基取代基可将其分为Ⅰ型（不含—CN）和Ⅱ型（含—CN）两大类，使用以Ⅱ型居多。根据几何异构的不同，拟除虫菊酯又可分为顺式和反式异构体。根据旋光性又有左旋和右旋之分。不同的功能基团、不同的异构体其代谢和毒性均有一定的差异。拟除虫菊酯的结构通式见图。

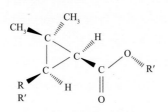

图　拟除虫菊酯结构通式
R与R′为不同的取代基

拟除虫菊酯类农药依其来源及用途不同，其在环境中存在的状态也不同。拟除虫菊酯类农药原型或成品，主要呈固态结晶或乳油状；在农药生产中，主要配成各种液体进行喷洒，在空气中呈气溶胶状态；在日常生活中，如蚊香，在点燃后呈气态或气溶胶。拟除虫菊酯在环境中不稳定，数小时或数天后，在环境中主要以分解产物为主。

环境转归 拟除虫菊酯类农药通过农田喷洒使用进入空气、水体和土壤中，一般很快降解，在环境中残留较低。将甲氰菊酯暴露在水-泥混合系统7小时后，上层水样中的甲氰菊酯含量急剧下降，而底泥中吸附量大量增加。水中残留的甲氰菊酯的半衰期在3～7天，20天后水中已检测不到甲氰菊酯；但其在底泥中降解时间较长，半衰期在7～14天，到45天后也全部消失。

用途 拟除虫菊酯类农药除

防治农业害虫外，在防治蔬菜、果树害虫等方面也有较好的效果；对蚊、蟑螂、头虱等害虫，亦有相当满意的灭杀效果。

暴露途径 从事拟除虫菊酯类杀虫剂的生产、分装、运输、销售，或在施药过程中进行配药、喷洒、修理和清洗药械，以及手洗污染的工作服时，皆有接触的机会。一般通过呼吸道、皮肤黏膜等途径进入人体，也可通过污染的饮水、食品（或残留）、自杀（或误服）经消化道进入人体，产生危害。职业性急性拟除虫菊酯类农药中毒多因田间施用拟除虫菊酯类农药时违反安全操作规程时发生，如配制农药浓度过高，施药器械溢满，徒手或用口吹处理喷管故障，逆风喷洒，未遵守隔行施药，缺乏个人防护，以及衣服和皮肤污染农药后未及时清洗等。生活性拟除虫菊酯类农药中毒多为经口中毒。拟除虫菊酯类卫生杀虫剂的毒性很低，室内使用一般对人比较安全。

代谢特征 此类农药在哺乳动物体内吸收、分布、转化、排泄均非常快。国外志愿者口服[14]C标记的溴氰菊酯，48小时后从体内完全被清除。此类农药可经呼吸道、皮肤及消化道吸收。在田间施药时，皮肤吸收尤为重要。猴经皮肤接触氯菊酯24小时，14天后尿中仍可测到代谢产物。拟菊酯在体内迅速分布到各器官组织。经口给予大鼠溴氰菊酯后，用高效液相色谱法（HPLC）检测其体内的溴氰菊酯原型及其代谢产物4′-苯氧基苯甲酸，发现两者均可进入脑内，主要分布于小脑、额叶皮层、尾状核、延髓等处。拟除虫菊酯在哺乳动物体内被肝的酯酶和混合功能氧化酶的作用而被水解、氧化和结合。降解代谢主要在肝内进行，酯酶将其酯解为醇和酸两大部分，酸的部分以游离酸与葡萄糖酸、甘氨酸及硫酸等结合而排出。醇的部分可被氧化，含氰基者-CN 的排出比较缓慢，最终以硫氰酸盐的形式排出体外。一般反式异构体的代谢主要靠水解反应，顺式异构体的代谢主要靠氧化反应。反式异构体的水解及排泄较快，因此比顺式异构体的毒性要小些。拟除虫菊酯的分子具有一个"酸"的组分和一个"醇"的组分，其生物降解主要通过两个主要途径，即酯的水解和在芳基及反式甲基上发生羟化。排出的代谢物如为酯类，一般皆以游离的形式排出；但若是酸类如环丙烷羧酸或由芳基形成的苯氧基苯甲酸，则以结合物的形式（主要与葡萄糖醛酸结合）排出，粪中还排出一些未经代谢的拟菊酯。许多拟除虫菊酯化合物本身有多个异构体，其水解后的代谢产物甚为复杂。拟除虫菊酯类农药的水解可被有机磷杀虫剂在体内或体外所抑制，因此先后或同时使用这两种杀虫剂能协同增强杀虫剂的效果及其急性毒性。但仅限于对运用较多的少数品种的研究，不同品种和异构体之间，代谢模式及速率均有差别，代谢过程中许多具体环节，尚有不同的看法和争论，有待进一步研究。

毒性 主要有整体动物毒性、体外毒性、生态毒性。

整体动物毒性 主要有以下几方面。

神经毒性 Ⅰ型拟除虫菊酯类农药以产生震颤为主要特征，伴兴奋、多动、尖叫等行为，称"T综合征"。Ⅱ型拟除虫菊酯以产生痉挛、流涎为主要特征，伴咀嚼、抓搔、舔身、钻洞等行为，称"CS综合征"。但分型不是绝对的，有些农药可同时出现上述两种综合症状。

内分泌毒性 ①拟/抗雌激素活性：苄氯菊酯可使雌性大鼠子宫干重显著增加，且这种增加可被雌激素拮抗剂 ICI 1821780 抑制。②拟/抗雄激素活性：苄氯菊酯可使去势雄性 SD 大鼠出现雄激素依赖的附属性器官的重量减轻。③拟/抗甲状腺素活性：氰戊菊酯、苄氯菊酯、溴氰菊酯、联苯菊酯、高效氯氟氰菊酯等可引起动物血清 T_3、T_4 水平及肝 5'端氨甲酰磷酸合成酶Ⅰ活力降低，脂质过氧化的水平增加，上述改变可通过给予 T_3 得到修复。

生殖和发育毒性 ①对精子表型的影响：氰戊菊酯、氯氰菊酯可引起大鼠精子日生成量明显减少，且随染毒剂量增加而下降，有明显的剂量-效应关系，溴氰菊酯可增加小鼠初级精母细胞染色体畸变率。②对精子运动能力的影响：氯氰菊酯可以引起大鼠附睾尾精子活率下降，精子活动度明显降低。③对生精调节的影响：氰戊菊酯可以影响血清及睾丸性激素卵泡刺激素、黄体生成素、睾酮水平，从而引起精子调节受损。④对仔代发育的影响：溴氰菊酯通过妊娠期母鼠可引起仔鼠出生体重、出生存活率、哺育存活率及空中翻、地面翻正反射阳性的下降，表明母鼠妊娠期接触溴氰菊酯可引起仔代生长发育及神经发育迟缓；氰戊菊酯可引起雄性仔鼠成年后的性发育变化，输精管、睾丸及血清中睾酮水平均降低，对雌性仔代可造成性成熟延迟、性行为减少、动情周期异常等。

免疫毒性 研究发现拟除虫菊酯类农药能够通过影响免疫系统的昼夜节律及细胞因子而发挥作用。氯氰菊酯可通过改变 T 淋巴细胞内 cAMP 和 cGMP 的含量及破坏其生理昼夜节律，导致免疫功能的降低。氰戊菊酯可使小鼠外周血白介素-26、肿瘤坏死因子 2α 水平下降，IgG 增高，从而影响体液免疫系统。

遗传毒性 溴氰菊酯可引起小鼠骨髓细胞染色体核内复制，干扰有丝分裂；可致小鼠骨髓细胞染色体畸变率、微核细胞率和精子畸变率增加，且存在一定的剂量-反应关系；雌性大鼠经口或腹腔注射溴氰菊酯可导致骨髓细胞嗜多染红细胞微核率显著增加、骨髓细胞染色体畸变增加。

体外毒性 主要研究有神经毒性与内分泌干扰效应。

神经毒性 ①对神经膜钠离子通道的影响：拟除虫菊酯类农药可以影响果蝇钠离子通道的激活与失活，表现为通道开放延迟和延长，从而造成神经兴奋性传导障碍，出现中毒症状，同时可作用于鱼类的神经膜钠通道，干扰神经传导功能。②对神经系统钠钾 ATP 酶和钙镁 ATP 酶的影响：氯氰菊酯和氯戊菊酯的不同异构体对这两种 ATP 酶均有抑制作用，并且不同异构体对两种酶的抑制力有差异显著，提示这两种 ATP 酶可能是拟除虫菊酯类杀虫剂的重要靶标，甲氰菊酯能明显抑制鱼类鳃、肾组织中钠钾 ATP 酶和脑组织中钙镁 ATP 酶的活性。③诱导神经细胞凋亡：溴氰菊酯可使分离的神经细胞 DNA 受到损伤，出现类似细胞凋亡时 DNA 的梯状条带，同时溴氰菊酯和氯菊酯可使大鼠大脑皮层、海马和小脑部位 DNA 片段化的细胞数明显增加，提示拟除虫菊酯可以损伤神经细胞的 DNA，有可能诱发神经细胞的凋亡。

内分泌干扰效应 ①拟/抗雌激素活性：CaBP29k 基因是一种细胞内钙离子结合蛋白，在子宫内对雌激素敏感，苄氯菊酯可使 CaBP29k 基因的 mRNA 表达增加，多种拟除虫菊酯能够与大鼠胞质雌激素受体结合且随着农药剂量而上升，可引起人类乳腺癌 MCF-7 细胞不同程度的增殖，苯醚菊酯和氰戊菊酯在纳摩尔的剂量水平即能引起 pS2 略高于基础水平的表达，在微摩尔的剂量水平可引起相当于 10nmol 的雌激素引起的 pS2 表达水平；溴氰菊酯在 α 受体转活试验中表现出抗雌激素活性。②拟/抗雄激素活性：氰戊菊酯可引起体外精子的顶体反应和获能下降，其抑制小鼠精子顶体反应的作用途径之一可能是抑制钙调神经磷酸酶。

生态毒性 拟除虫菊酯类杀虫剂存在于自然环境如湖泊、河流、稻田、土壤中，在表层水体中的浓度为 0.05 ~ 2.5μg/L。在水环境中，由于拟除虫菊酯类农药具有亲脂和环境持久性，会导致水生态系统结构改变和功能破坏。对鱼、藻和大型溞等水生生物具有高毒性。氯氰菊酯可对小型富营养化湖泊生态种群结构的产生影响，研究发现，含有 0.13mg/L 以上氯氰菊酯的湖泊中，由甲壳动物、轮虫、固着生物和浮游植物组成的群落发生了明显改变；甲壳类和浮游动物快速减少，桡足类无节幼体对氯氰菊酯最敏感。拟除虫菊酯类农药对所有试验水生动物均具有很高的毒性，属剧毒，但不同农药品种、试验动物及发育时期的毒性或敏感性有所不同。对鱼类的 LC$_{50}$ 常在几个 μg/L 水平，含有 α-氰基和卤元素的拟除虫菊酯类农药毒性较强。甲氰菊酯对鱼类的作用机制与钠通道的改变、鱼体离子平衡和渗透压调节的失控、ATP 酶的抑制及鳃组织病理学损伤密切相关。这种杀虫剂不会在鱼体内造成持久性的残留毒性，在水体中也会很快被底泥吸附，水体内的残毒在数天内就可完全降解，吸附在底泥中的甲氰菊酯一段时间后也完全降解。

毒作用机制 主要有以下三个方面。

对钠通道的作用 拟除虫菊酯与钠通道的相互作用是钠通道活化与失活的缓慢效应，引起持久的过度兴奋，这种效应能被大多数兴奋性细胞内钠通道的高表达所放大，其意味着仅有 0.1% 的钠通道被拟除虫菊酯修饰，即可产生整个细胞的过度兴奋。钠通道的不同形式对拟除虫菊酯化合物的敏感性不尽相同，其中最易受影响的是钠通道河豚毒素抵抗亚型，它主要在发育中脑或成年的背根神经节表达。一般抗河豚毒素通道要比同细胞中河豚毒素敏感型通道敏感 10 倍，而昆虫钠通道要比大鼠脑内钠通道敏感 100 倍。这说明哺乳动物对拟除虫菊酯有部分的抵抗力。大鼠脑中钠通道 II α 型对拟除虫菊酯 II 型更为敏感，而 I 型则不敏感。如果有附属的 β$_1$ 亚单位，可使其敏感性增加 20 倍，如通道仅有 α 亚单位的表达，可表现出拟除虫菊酯修饰的所有特征，但是需要相对较高的浓度。

对中枢神经系统信号转导的作用 ①对神经递质的影响：针对拟除虫菊酯类农药兴奋性神经毒性，选择兴奋性神经递质谷氨酸（Glu）、天冬氨酸（Asp），运用 HPLC 和流式细胞仪的技术，发现拟除虫菊酯类农药可使脑组织内 Glu 增加，如 HPLC 测定 Glu 的含量增加及流式细胞仪测定 Glu 阳性细胞率升高，而流式细胞仪测定的细胞内 Glu 的平均荧光强度未见增加，则表明拟除虫菊酯造成脑内组织 Glu 的合成增加，且多在细胞间隙。②对 Glu 递质传递过程的影响：拟除虫菊酯的神经毒性与干扰哺乳动物中枢神经兴奋性神经递质谷氨酸的传递有关，其表现为明显提高大脑皮层、海马和小脑的部位的 Glu 和 Asp 的含量，流式细胞仪检出 Glu 阳性细胞率增加，主要在大脑皮层和海马，而细胞内 Glu 平均荧光强度未见增加，增加高钾去极化状态下 Glu 的释放，抑制突触体对 Glu 的重摄取，其部位是大脑和海马，抑制大脑组织谷氨酸脱羧酶的活性，说明拟除虫菊酯对哺乳动物神经毒性不仅与神经元钠通道的变化有关，而且可能与中枢神经系统兴奋性氨基酸递质的传递紊乱有关。③对中枢系统信号转导过程的影响：溴氰菊酯可与突触体膜作用，使配基受体亲和力或结合位点增多，造成谷氨酸与受体结合量明显增加，可使细胞内 Ca^{2+} 浓度明显增高，主要来源于胞外的 Ca^{2+} 内流，而与胞内 Ca^{2+} 库的释放无关，且主要通过 N-甲基-D-天冬氨酸受体依赖钙通道，与电压依赖性钙通道无关，可使大脑皮层、海马等部位一氧化氮合酶有不同程度的表达，海马的 CA1、CA3 区比较明显，溴氰菊酯和氯氰菊酯可明显提高海马、纹状体和皮层等部位的 c-fos 和 c-jun 的表达，可能的机制与兴奋性氨基酸诱导的信号转导有关。

对神经细胞凋亡的诱导作用 溴氰菊酯或氯菊酯暴露后，大鼠大脑皮层和海马出现大量散在分布、具有凋亡形态学特征的细胞，表现为核凝结、染色加深、胞质浓缩，呈深红色。经尼氏染色，可发现许多尼氏体缩小，染色加深，呈深紫色。流式细胞仪分析显示，大鼠脑组织中皮层、海马及小脑等部位出现明显的亚G1峰，DNA呈片段化，即凋亡细胞有显著增加，表明拟除虫菊酯类农药可诱发神经细胞的凋亡。

中毒临床表现 拟除虫菊酯类农药可引起急性中毒，尚未见有接触者慢性中毒的报道，亦无有关致癌的证据。生产性中毒多数为轻度中毒病例，口服拟除虫菊酯类农药可致严重中毒。中国报道千例以上的急性拟除虫菊酯类农药中毒，其中70%为口服中毒者，引起中毒的主要品种为溴氰菊酯、氰戊菊酯、氯氰菊酯等。生产性中毒为经皮吸收或经呼吸道吸入，部分伴有眼部污染；生活性中毒主要为有意吞服或误服，极少数为氰戊菊酯安瓿剂误作医用药物注射中毒，个别病例为吞服卫生杀虫剂而中毒。生产性中毒者多在田间施药后出现症状；潜伏期，短者1小时，长者可达24小时，平均6小时。主要临床表现为皮肤、黏膜明显的刺激症状，体表污染区（颜面、上身、阴囊及肢体裸露处）感觉异常，包括皮表麻木烧灼感、瘙痒、针刺麻木或蚁行感等，并常有面红、流泪和结合膜充血，用热水洗感觉异常加重，部分病例局部有红色丘疹样皮损，眼内污染者立即引起眼痛、畏光、流泪、眼睑红肿及球结膜充血水肿，呼吸道吸收可刺激鼻黏膜、咽充血及流涕、咳嗽等。全身中毒症状相对较轻，多为头昏、头痛、疲乏、肌肉跳动、恶心、呕吐等一般中毒症状，但严重者也有流涎、肌肉抽动甚

至抽搐及意识障碍与昏迷等；呼吸系统表现有胸闷和呼吸困难，少数病例有中毒性肺水肿；神经系统有头昏、头痛、乏力、多汗、流涎、口唇及肢体麻木，以及肌肉颤动，重症则抽搐比较突出，抽搐时上肢屈曲痉挛、下肢挺直、角弓反张、意识丧失，持续30～120秒，出现短暂的定向力障碍后恢复，但可反复发作，频者每天可达10～30次。反复抽搐后常体温增高且陷入昏迷，亦有无抽搐即意识障碍直至昏迷。对心血管的影响一般是先抑制后兴奋。开始心率减慢，血压偏低，随后转为心率增快和血压升高，可伴发各类心律失常。急性中毒患者经对症及支持治疗后，一般预后较好，多于数天内痊愈，且无明显后遗症状。

诊断及鉴别诊断 根据《职业性急性拟除虫菊酯中毒诊断标准》（GBZ 43-2002），短期内密切接触较大剂量拟除虫菊酯的历史，出现以神经系统兴奋性异常为主的临床表现，结合现场调查，进行综合分析，在排除其他有类似临床表现的疾病后，可以做出诊断。对仅有面部皮肤烧灼感而无全身症状者，不宜做出急性中毒的诊断。重度中毒者应注意与有机磷农药中毒鉴别。急性拟除虫菊酯类农药中毒者全血胆碱酯酶大都正常，多不能耐受10mg以上的阿托品，且预后较好。诊断还应与中暑、食物中毒、感冒等疾病鉴别。接触后1～2天内尿中检出拟除虫菊酯代谢物，可提供毒物接触的线索。

防治措施 主要包括以下几方面。

急救方法 ①立即将中毒者从污染现场移至温暖而空气新鲜的地方，脱掉工作服，洗净身体

接触药部分，另换干净衣服，注意不要让患者着凉。②若误食溴氰菊酯，立即用食盐水催吐、洗胃，然后口服活性炭，进一步吸收毒物，若吸入溴氰菊酯，可以用半胱氨酸衍生物雾化吸入治疗15分钟。③对症治疗：若眼睛受到污染，可用大量清水冲洗；皮肤受到污染刺激时，应在阴凉地方，用清水冲洗干净后，涂抹润肤膏；如果中毒严重并伴有神经症状者，可肌内注射异戊巴比妥1支，若患者严重呼吸困难，应立即输氧，并采取措施保障呼吸通畅。④对有机磷农药和溴氰菊酯混用而引起的中毒患者，应先按有机磷农药中毒处理，可以先用阿托品和胆碱酯酶复能剂抢救，以后根据病情再给予对症治疗解毒。

治疗 拟除虫菊酯类农药急性中毒，除了清除毒物和对症处理外，尚无特效解毒疗法。①清除毒物：脱去污染衣物，经皮中毒者体表作淋浴式冲洗，应特别注意对毛发、指甲、前后阴部等难以洗净处作反复清洗，经口中毒早期插胃管彻底洗胃，洗胃液一律用碱性液体（如2%～4%的碳酸氢钠液等），洗胃后可由胃管注入活性炭或通用吸收解毒剂（活性炭2份，鞣酸及氧化镁各1份），吸收毒物，同时注入硫酸镁，忌用油类泻剂，个别严重病例，可考虑作脂质透析或血液灌流活性炭吸收治疗，以清除血中毒物。②对症治疗：口腔分泌物增多或流涎可用阿托品作肌肉或皮下注射，肺水肿者阿托品可增至1～2mg/次，但总量不宜大，不宜阿托品化，达到控制症状即可；抽搐可用地西泮、巴比妥类、美索巴莫、丙戊酸钠或麦酚生，择其一作肌内或静脉注射，均常

规止痉剂量，及时控制抽搐是重症病例急救成功的关键之一；肺水肿或心血管损害明显者，可加用糖皮质激素；缺氧者应高浓度供氧，呼吸衰竭必要时可气管切开。含氰基的拟除虫菊酯类农药中毒，静脉硫代硫酸钠，可能有所裨益；皮肤局部刺激可用含局部麻醉剂（异喹卡因等）的油膏或香霜作局部治疗，忌用肥皂加热水擦洗。③防治并发症：输液量及速度宜谨慎，以防诱发肺水肿，随时注意防治肝、肾损害及脑水肿，注意水、电解质和酸碱内环境平衡。④混合中毒治疗：与有机磷混合中毒者按有机磷中毒处理。

预防 ①从农药的源头设计开始，通过改变相关结构或基团，进一步提高拟除虫菊酯的杀虫毒性，降低残留量。②加强生产制造设备密闭和包装机械化与自动化，加强车间通风，防止拟除虫菊酯蒸气和液体跑、冒、滴、漏。③生产个人和使用者应遵守安全操作规程，防止生产环境和体表受污染，制药、配药、装药、喷药均应加强个人防护，工前用20%维生素E油剂（玉米油配制）先涂擦皮表可防止拟除虫菊酯类农药的皮肤毒作用，如已有污染，应及时清洗，并更换污染衣服。④加强此类农药的保管和使用前后的管理，防止误服、误用中毒。⑤鉴于杀灭菊酯的安瓿剂与医用安瓿无区别，已发生多起误注射中毒，故建议用异型、异色、易区别的安瓿做包装，防止类似事故重演。⑥就业前和定期体检，常年作业者每年1次，季节作业者结束后体检，凡周围及中枢神经器质性疾病和暴露部位慢性皮肤病或有严重皮肤病史者，应列为从事拟除虫菊酯作业的就业禁忌者。

卫生标准 中国国家标准《生活饮用水卫生标准》（GB 5749-2006）中规定，溴氰菊酯的限值为0.02mg/L。《食品安全国家标准 食品中农药最大残留限量》（GB 2763-2016）中规定了食品中联苯菊酯、氟氯氰菊酯、氯氟氰菊酯、氯氰菊酯、溴氰菊酯、甲氰菊酯、氰戊菊酯、氟氰戊菊酯、氟胺氰菊酯等的最大残留限量。

（王守林 王心如）

shāchóngmǐ

杀虫脒（chlordimeform） 高效、广谱的甲脒类杀虫杀螨剂。又称克死螨、氯苯醚或杀螨脒。化学名称为 N'-(4-氯-邻甲苯基)-N,N-二甲基甲脒，CAS号6164-98-3，分子式 Cl(CH₃)C₆H₃N＝CHN(CH₃)₂，分子量196.68，结构式见图1。杀虫脒为取代六氯环己烷（六六六）和高毒有机磷农药的品种之一，对有机磷、有机氯和氨基甲酸酯类杀虫药有抗药性的虫类均有效。曾用于防治棉花和水稻害虫，残效期长达2~3周。

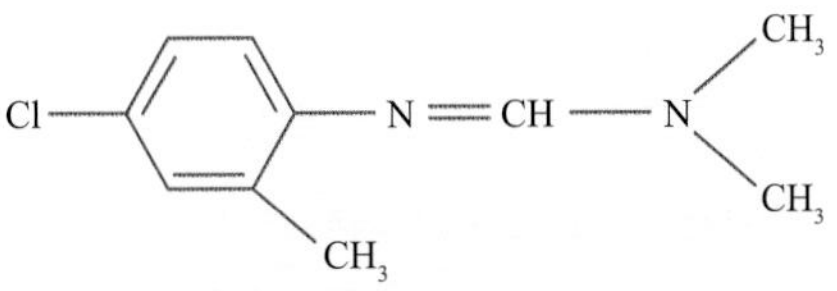

图1 杀虫脒结构式

理化性质 杀虫脒为无色结晶，熔点32℃，沸点163~165℃（1.86kPa），相对密度1.105（25℃/4℃），折光率1.5885（25℃）；20℃蒸气压为0.047Pa；20℃时在水中溶解度为250mg/L，微溶于水，易溶于有机溶剂。商品为其盐酸盐水溶液。纯品杀虫脒盐酸盐为白色结晶，易溶于水，难溶于有机溶剂，在酸性溶液中稳定，中性溶液中易析出结晶，

遇碱分解。

代谢特征 杀虫脒可经消化道、呼吸道和皮肤吸收，并迅速分布于全身各组织，在动物体内的分布以肝、肾及皮下脂肪较多。用³H标记的杀虫脒经口给予大鼠，8小时在组织内分布为肝0.29%、肾0.22%、淋巴结0.13%、其他组织<0.1%；24小时后胃肠道高达0.35%、肝0.13%、其他组织0.06%。经口给予犬¹⁴C标记的杀虫脒，72小时后在体内组织的分布量依次为肝、肾、肺、脾、脑、心、胰、脂肪。

进入机体的杀虫脒代谢迅速，在哺乳动物体内的代谢途径基本相似，其主要代谢产物为 N'-(4-氯邻甲苯)-N-甲基甲脒/去甲基杀虫脒（Ⅱ）、N-甲醛基-4-氯邻甲苯胺（Ⅲ）、4-氯邻苯甲胺（Ⅳ）、N-甲醛基-5-氯邻氨基苯甲酸（Ⅴ）、5-氯邻氨基苯甲酸（Ⅵ）。其主要代谢过程见图2。在代谢物中，去甲基杀虫脒的毒性较大，其他代谢物的毒性均较低。

杀虫脒及其代谢产物（主要为4-氯邻苯甲胺）可迅速经肾随尿排出，其他排泄途径包括经粪便、胆汁、乳汁等。动物实验表明，给大鼠经口注入³H-杀虫脒24小时后，尿中排出量为给药量的52.8%（41.8%~59.6%）、粪便中2.5%（0.13%~5.30%）、胆汁中19.24%~23.0%。经口给予大鼠、犬和山羊¹⁴C-杀虫脒24小时，尿中排泄量大鼠为85%、犬70%~80%、授乳山羊65%、雄山羊80%；粪便中大鼠为9.5%、犬和山羊分别为0.6%和1.8%。由于杀虫脒在体内迅速吸收、代谢和排出，故组织内无明显的蓄积。

毒性 杀虫脒基质，雄性大鼠经口LD₅₀为178~220mg/kg，

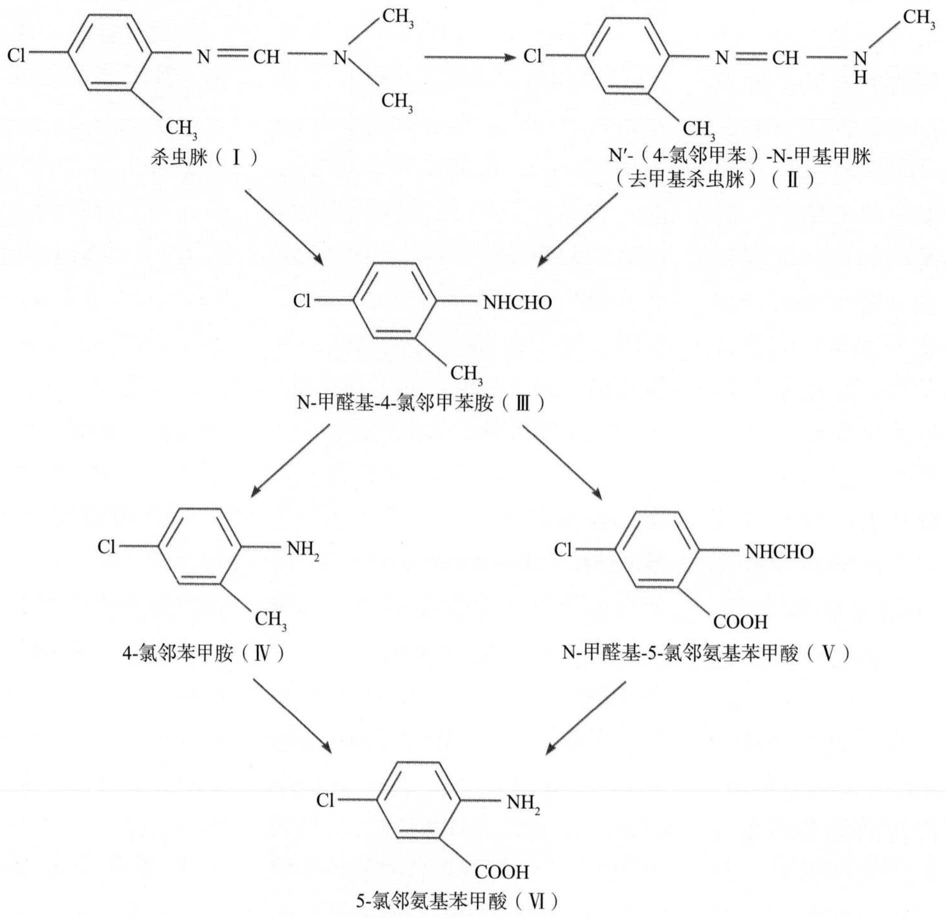

图2 杀虫脒在动物体内的主要代谢过程

雌性大鼠经口 LD_{50} 为 170 ～ 460mg/kg，大鼠经皮 LD_{50} 为 640mg/kg；杀虫脒盐酸盐，雄性大鼠经口 LD_{50} 为 305 ～ 350mg/kg，雌性大鼠经口 LD_{50} 为 330mg/kg，大鼠经皮 LD_{50} 为 4000mg/kg，家兔经皮 LD_{50} > 4000 mg/kg。毒作用出现迅速。急性中毒症状主要表现为短暂的神经兴奋后转入抑制，同时出现肌无力、呼吸困难、震颤、痉挛等，最后因呼吸衰竭死亡。其致死过程迅速，动物在染毒后 5 分钟到 2 小时死亡，存活者于 24 ～ 72 小时内恢复常态。通过经口、皮肤和呼吸道染毒的动物亚急性毒性试验结果显示，杀虫脒在动物体内没有明显的蓄积作用，仅在大鼠灌胃的高剂量组（100mg/kg）中引起生长延缓。杀虫脒慢性中毒的动物可出现体重下降，血细胞比容、血红蛋白、血清蛋白和红细胞计数下降，白细胞数增加等。病理检查可见肝细胞结节性增生，胆管增生，肝、肾、心脏、肾上腺、睾丸等脏器系数增加等。

杀虫脒及其代谢产物 4-氯邻苯甲胺在多项致突变试验（细菌回复突变试验、小鼠骨髓细胞微核试验、小鼠骨髓细胞染色体畸变试验）中的结果均为阴性，而在 DNA 抑制试验及 DNA 修复试验均获得阳性结果，表明杀虫脒及其代谢产物 4-氯邻苯甲胺对 DNA 有损伤和诱变作用。在致癌试验中，对小鼠进行终生喂饲，发现杀虫脒及其代谢产物 N-甲醛基-4-氯邻甲苯胺和 4-氯邻苯甲胺均有致癌作用，主要是引起结缔组织恶性血管内皮瘤。小鼠皮肤长期涂覆杀虫脒后，皮肤发生了鳞状细胞癌、乳头状瘤、表皮增生等一系列病变，其发生率与杀虫脒剂量成正相关，而且还能引起内脏肿瘤。1987 年，联合国粮农组织食品和环境中农药残留专家小组和世界卫生组织农药残留专家小组联席会议报告中提出，接触使用杀虫脒的工人尿中检出了 4-氯邻苯甲胺，并且这些工人的膀胱癌发生率是未接触工人的 72 倍。中国流行病学调查结果提示，长期大量使用杀虫脒地区，肿瘤及女性膀胱癌有所增加。由于杀虫脒代谢物的致突变性与致小鼠血管性肿瘤等事实，提示其为人类可疑致癌物，很多国家已经停止使用杀虫脒，中国已于 1992 年停止生产和销售。

毒作用机制 主要有以下几

方面。

对单胺氧化酶（monoamine oxidase，MAO）的抑制作用 诺尔斯（Knowles）和鲁尔斯顿（Roulston）于1972首先提出杀虫脒可能对MAO具有抑制作用的假说。1973年阿齐兹（Aziz）等进行体外MAO抑制试验，发现甲脒类化合物是MAO的抑制剂，其抑制能力的不同与结构中含有4-氯邻甲苯基有关。1973年比曼（Beeman）和松村（Matsumura）给大鼠腹腔注射杀虫脒，测定全脑的5-羟色胺（5-HT）和去甲肾上腺素（NE）的含量。结果表明，200mg/kg杀虫脒处理组雄性大鼠全脑中5-HT、NE的含量分别比对照组高70%和22%，从而认为杀虫脒中毒所表现的症状可能与生物胺的蓄积有关。杀虫脒中毒时动物体内MAO的抑制与毒性的关系，尚无统一意见。杀虫脒及其代谢产物去甲基杀虫脒能抑制大鼠肝MAO，且后者的抑制能力高于前者，这与去甲基杀虫脒的急性毒性相一致。但松村和比曼、霍林沃斯（Hollingworth）等的研究认为，MAO抑制所造成的中毒症状与在哺乳动物中观察到的杀虫脒中毒的兴奋与痉挛表现完全不同。许多研究采用药物减少体内5-HT、NE的含量或封闭5-HT、NE的受体，对杀虫脒的毒性完全无影响，故认为MAO的抑制不是动物致死的原因。

局部麻醉作用和对心血管系统的影响 比曼和松村于1974年提出，杀虫脒对哺乳动物心血管系统发生影响，用200mg/kg剂量可引起动脉血压降低。杀虫脒及其代谢产物的化学结构和局部麻醉药利多卡因相似，有局部麻醉和心血管抑制作用。伦德（Lund）1978年发现杀虫脒对犬心血管的毒性比利多卡因强，其对心血管的毒性作用与剂量相关。当使用50mg/kg的杀虫脒静注时，血压迅速降低，心脏收缩率及周围血管被强烈抑制，导致呼吸停止和死亡。研究表明杀虫脒的效应是对心脏和血管平滑肌的直接抑制所致，通过中枢交感神经发挥作用，对副交感系统没有影响。

对神经肌肉连接处的作用 用蜡蛾幼虫进行杀虫脒中毒实验，证明杀虫脒可逆性抑制神经肌肉装置兴奋连接点的电位和消除神经兴奋引起的峰电位，从而导致机体出现痉挛、麻痹等现象。对杀虫脒兴奋效应的研究中发现，杀虫脒对烟草天蛾的五龄幼虫神经节轴突和突触后膜无作用，其作用部位是突触前膜，可能是促进了神经递质的释放。但用美洲蜚蠊进行试验时，认为杀虫脒对轴突起作用，兴奋现象主要为重复后放。

对章鱼胺受体的激活作用 杀虫脒对昆虫的毒理作用存在争论。用章鱼胺处理萤火虫及其器官的神经节可引起发光，发现去甲基杀虫脒刺激了章鱼胺的腺苷酸环化酶，证明杀虫脒是章鱼胺（某些无脊动物体内的重要神经递质）受体的激活剂。但在美洲蜚蠊中并没有观察到其激活作用，却发现杀虫脒阻止了章鱼胺刺激腺苷酸环化酶的作用。

其他作用机制 杀虫脒化学结构中的苯胺活性基团在体内具有氧化血红蛋白成为高铁血红蛋白的能力，使之失去携氧能力，从而导致组织缺氧和发绀。杀虫脒又可使线粒体呼吸链的氧化磷酸化过程解偶联，引起电子传递障碍，造成心肌缺氧，细胞代谢不能正常进行，继而变性坏死。

中毒与处理 杀虫脒经口服或皮肤严重污染吸收可引起急性中毒，职业人群中经呼吸道和皮肤接触引起的中毒事件曾有报道，主要临床表现为嗜睡、发绀和出血性膀胱炎三大症状。轻度中毒出现头痛、头晕、恶心、呕吐、无力、呼吸困难、轻度发绀等。重度中毒表现为精神萎靡、嗜睡、昏迷、抽搐、口唇及皮肤出现明显发绀、血压下降、尿失禁、血尿等，可因呼吸、循环衰竭而致死。在血和尿中可查出4-氯邻苯甲胺。急性中毒时应使患者迅速离开现场，脱去污染衣服，彻底清洗皮肤，口服中毒者首选碱性液洗胃、对症治疗，有发绀者可用亚甲蓝缓慢静脉注射治疗。

防治措施 改进杀虫脒原液的包装机器和工人、施药员的劳动保护用品，避免在生产、包装、贮存、运输、使用过程中由于事故或防护不慎引起中毒。皮肤接触或吸入中毒，应立即脱离接触环境，并用肥皂水清洗污染部位。生产操作或农业使用时，应戴防护手套和化学安全防护眼镜，建议佩戴防毒口罩。紧急事态抢救或逃生时，应该佩戴自给式呼吸器。同时，应注意个人清洁卫生，形成良好的卫生习惯，禁止在工作现场吸烟、进食和饮水。工作后彻底清洗。工作服不要带出作业场所，单独存放被毒物污染的衣服，洗后再用。

卫生标准 中国的《食品安全国家标准 食品中农药最大残留限量》（GB 2763-2016）中规定，谷物、油料和油脂、蔬菜、水果中杀虫脒的最大残留限量为0.01mg/kg。

（王心如 陆春城）

shēngwù shāchóngjì

生物杀虫剂（biotic insecticide）

用于控制害虫虫口密度的有机

体及其代谢产物制剂。主要包括动物源、植物源和微生物源杀虫剂。从广义上讲,生物杀虫剂还包括天敌昆虫、捕食螨、不育昆虫及线虫等。生物杀虫剂因取材方便、成本低廉、控制期长、高效、经济、安全、无污染,与环境高度相容,是生产无公害绿色蔬菜的最佳农药选择。

施用原则:①对症施治。生物杀虫剂的特异性和良好的选择性,决定了其杀虫种类、寄主范围都比较专一,如苏云金杆菌、昆虫病毒等由昆虫致病微生物制成的杀虫剂,不但能防除棉铃虫、菜青虫、食心虫等鳞翅目害虫,也能防除象甲、美洲斑潜蝇等害虫,所以使用生物杀虫剂时,应根据害虫发生的种类,有针对性地进行选择。②适期防治。生物杀虫剂的杀虫机制有别于化学农药,一般要经过侵染寄生、积蓄繁殖、起效胃毒等环节才能发挥作用,在施用时,要抓住卵孵化盛期或幼虫低龄期用药,既能使药剂浸入虫卵或附在卵壳上,待幼虫孵化时染病而死,又能保证害虫取食后死亡。③科学施用。生物杀虫剂多具有"活性",施药环境和科学的使用方法都是其发挥良好防效的关键,如施用苏云金杆菌、昆虫病毒等病菌微生物杀虫剂时,一般宜选择暖湿天气的傍晚或阴天施药,并且严禁与杀菌剂、碱性农药同期或复配使用,植物浸提液杀虫剂,不宜久置搁放、应现配现用,以免降低药效。

(王守林)

zoogenic shāchóngjì（省略）

动物源杀虫剂（zoogenic insecticide） 利用对有害生物具有寄生或捕食作用的天敌动物及其所释放的活性物质制成的杀虫剂。在自然界中,很多天敌昆虫以害虫为食料维持生存,帮助人类消灭害虫,保持着自然界的生态平衡。最初应用天敌昆虫进行"以虫治虫"主要采取捕捉一些个体较大的益虫,如瓢虫、步行甲等。到20世纪中期,因对这些益虫生活习性、发育过程的深入研究,充分掌握了它们的繁殖技术,开始大规模人工繁殖并用于农业生产,使其转变为动物源杀虫剂,并成为商品进入市场。天敌对昆虫都具有专食性,即它们只食一种或几种害虫,而不食益虫,与环境相容性好,对人、畜无任何毒性,也无致畸、致癌、致突变作用,对土壤、大气、水体均无任何污染,是名副其实的0毒级(无毒)生防制剂,并且持效期长,施用次数少,成本低。

动物源杀虫剂可分为:①昆虫性信息素。昆虫通过分泌、散发性信息素引诱异性昆虫进行交配、繁殖,每一种昆虫都有其独特的性信息素,人们利用此特性,提取这种性信息素作为引诱剂,以此来防治及监控害虫,主要的昆虫性信息素品种有苹果小卷叶蛾性信息素、桃条麦蛾性信息素、日本金龟甲性信息素等30余种。②昆虫集合信息素。昆虫分为社会性昆虫、半社会性昆虫和"散兵游勇",蚁类和蜂类就是典型的社会性昆虫。当蜂后受到侵袭时,会发出一种特殊的化学物质,工蜂得悉后就会从四处飞来进行保卫,人们利用这种集合信息素来汇集害虫,并聚而歼之,商品化的集合信息素有中穴星坑小蠹集合信息素、胶树毛小蠹集合信息素、黑山大小蠹集合信息素等10余种。③追踪素。人们发现,当蚁类等昆虫发现食物后,会逐个相告,并很快引来一大群同类,迅速地将该食物搬尽,蚁类是靠追踪素等来通知同类的,已获知的追踪素有厨蚁追踪素、美洲白蚁追踪素、美洲切叶蚁追踪素等。

(王守林)

zhíwùyuán shāchóngjì

植物源杀虫剂（botanical insecticide） 利用具有杀虫活性的植物的某些部位或提取其有效成分制成的杀虫剂。植物是生物活性化合物的天然宝库,其产生的次生代谢产物超过400 000种,其中大多数化学物质(如萜烯类、生物碱、类黄酮、甾体、酚类)独特的氨基酸和多糖均具有杀虫或抗菌活性。植物源杀虫剂对有害生物高效、对非靶标生物安全、易分解且分解产物对环境无害。开发植物源农药,主要利用植物体内的次生代谢物质,而这些物质是植物自身防御体系与环境有害生物之间相互适应演变、协同进化的结果。植物源杀虫剂是植物源农药中的一类。已经明确具有杀虫作用的植物大约有30多个科100多种,其中被认为是重要的或具使用前途和开发价值的主要有楝科、菊科、豆科、芸香科、紫菀科、唇形科、番荔枝科、毛茛科、大戟科、天南星等科的某些植物。

(王守林)

yìnliànsù

印楝素（azadirachtin） 从印楝树种子里提取的生物杀虫剂。CAS号11141-17-6,分子式$C_{35}H_{44}O_{16}$,分子量720.7,结构式见图。印楝素是世界公认的广谱、高效、低毒、易降解、无残留的杀虫剂,主要对农林害虫具有拒食、忌避、生长调节、节育等多种作用,可防治200多种农、林、仓储和卫生害虫。理化性质:原

药外观为深棕色半固体状，比重
1.1～1.3，易溶于甲醇、乙醇、
甲基特丁基、乙醚、丙酮，微溶
于水、乙酸乙酯，制剂外观为棕
色均相液体，比重 0.9～0.98，
pH 4.5～7.5。

动物毒性：急性毒性实验显
示，大鼠经口 LD$_{50}$ 为 4241mg/kg，
家兔经皮 LD$_{50}$ >2000mg/kg，吸入
LC$_{50}$ > 2.41mg/L，属实际无毒，
对家兔眼有轻度刺激作用，而皮
肤无刺激性，有弱致敏性，未见
亚慢性毒性，长期暴露粗提印楝
油可导致大鼠肝和肾的损伤，可
对血红蛋白、血糖、血清蛋白、
转氨酶和胆固醇的有影响，未见
致突变性和致癌性，但可增加大
鼠精子的死亡率而影响受孕率。

人体毒性：有报道显示印楝
素类农药可损害人的精子。

中毒机制：用多种印楝素制
剂，经不同的途径染毒不同的试
验动物，有的全无毒性反应，有
的可见到胰岛素活性受抑制、血
液中葡萄糖含量显著降低、血红
蛋白、血清蛋白、转氨酶和血清
胆固醇也表现出负面效应等，但
中毒机制尚不清楚。

中毒表现：印楝种子油在一
定的剂量时会使人腹泻、反胃和
感觉不适，马来群岛的婴儿口服
印楝油达到 5ml 几个小时后会出
现呕吐、嗜睡、胃酸分泌过多和
脑疾等病症。

中毒救治：因为印楝素的急
性毒性很低，故未见相关的中毒
资料。

(王守林)

yúténgtóng

鱼藤酮（rotenone） 从多年生豆
科藤本植物鱼藤中提取的杀虫活
性物质。CAS 号 83-79-4，分子式
C$_{23}$H$_{22}$O$_6$，分子量 394.4，结构式
见图。鱼藤酮类农药对人畜低毒，
对天敌较安全，对植物无药害。

理化性质 鱼藤酮系从多种
植物根中萃取而得，无色晶体，
熔点 163℃，181℃（双晶体），
蒸气压 <1mPa(20℃)，溶解度不
易溶于水（15mg/L，100℃），易
溶于丙酮、二硫化碳、乙酸乙酯
和氯仿，较难溶于乙醚、醇类、
石油醚和四氯化碳，暴露于日光
和空气中分解，外消旋体杀虫活
性减弱，鱼藤根萃取物在磷酸中
稳定。

动物毒性 急性毒性，大鼠
经口 LD$_{50}$ 为 132～1500mg/kg，差
异很大，其毒性取决于颗粒的大
小、分散度和溶解度，粉剂和油
剂对人和动物皮肤无或仅轻度的
刺激作用，纯品水悬液有刺激作
用，粉尘对家兔眼有很强的刺激
作用，有一定的亚慢性毒性，可
引起血液学改变、呕吐和体重下
降，有些会伴有可见胃肠道损伤，
慢性毒性实验，大鼠喂养 2 年，
饲料鱼藤酮含量 37.5mg/kg 时体
重降低，75mg/kg 时肾上腺血管
扩张和出血的发病率增加，有一
定的生殖毒性和致畸性，但未见
致突变和致癌性。

人体毒性 小剂量长期暴露
可能对神经系统有一定的损伤作
用，但 40mg/kg 可能有生命危险。

中毒机制 鱼藤酮能与细胞
内线粒体的线粒体复合物Ⅰ即还
原型烟酰胺腺嘌呤二核苷酸
（NADH）脱氢酶结合并抑制其活
性，阻断细胞呼吸链的递氢功能
和氧化磷酸化过程，进而抑制细
胞呼吸链对氧的利用，造成内呼
吸抑制性缺氧，导致细胞窒息、
死亡，从而产生细胞毒作用，鱼
藤酮抑制 NADH 的活性是其产生
细胞毒性过程中的中心环节，但
对其详细过程尚不十分清楚，哺
乳动物细胞的内呼吸是在线粒体
内进行的，线粒体呼吸链由脱氢
酶、黄酶、复合物Ⅰ和细胞色素
氧化酶共同组成，复合物Ⅰ包含
有以核黄素单核苷酸（FMN）为
辅基的黄素蛋白和以 Fe-S 簇为辅
基的铁硫蛋白，在正常情况下，
复合物Ⅰ通过 FMN 和 Fe-S 簇中
的 Fe 原子将电子传给泛醌，即辅
酶 Q。鱼藤酮对复合物Ⅰ有较强
的亲和力，可选择性地阻断 Fe-S
簇与辅酶 Q 的作用，从而终止线

图　印楝素结构式

图　鱼藤酮结构式

粒体呼吸链的正常运转，使呼吸链不能将 NADH 氧化为 NAD，此外，当复合物 I 功能受到抑制的时候，还会使 ATP 合成减少，同时引发脂质过氧化和自由基的产生，后者可以进一步造成线粒体 DNA 突变和蛋白质变性，加重对细胞的损伤。

中毒表现　经口中毒时，以消化道刺激症状表现强烈，重症的可陷于虚脱状态，皮肤接触时发生红斑。轻度中毒者多有头晕、乏力、恶心、呕吐、腹痛、腹泻、出汗，部分患者尚有发热。中度中毒者除上述症状外，尚有瞳孔缩小、肌束震颤、间歇性四肢抽搐、流涎、意识轻度障碍、胸前区紧缩感。重度中毒患者几乎均是口服所致，服药量往往较大，发病急而病情重，主要表现为频繁抽搐、昏迷或严重呼吸困难、急性呼吸衰竭，并有面色苍白、口唇青紫、皮肤湿冷、血压下降等休克表现，可因呼吸骤停而引起死亡。

中毒救治　未出现痉挛前，先催吐洗胃，若不合作时，可皮下注射阿扑吗啡催吐，之后可服泻盐、鞣酸蛋白或活性炭；体力衰竭时，可静脉滴注葡萄糖、维生素 C 等，亦可肌注维生素 B_1、B_6、B_{12}；痉挛发生时，可给解痉药；呼吸减慢，可吸氧或人工呼吸，并宜给予山梗菜碱或尼可刹米等对症治疗。心力衰竭时亦可给强心药。

（王守林）

yānjiǎn

烟碱（nicotine）　从烟草中提取的杀虫活性成分。又名尼古丁，化学名称为(S)-3-(1-甲基-2-吡咯烷基)吡啶，CAS 号 54-1-5，分子式 $C_{10}H_{14}N_2$，分子量 162.2，结构式见图。烟碱制剂对人畜为中等

毒性，具有触杀、胃毒和熏蒸作用，并有一定杀卵效果，其杀虫机制是麻痹神经。烟碱蒸气可从虫体的任何部分侵入体内而发挥毒杀作用。

图　烟碱结构式

理化性质　烟碱为无色液体，见光和空气中很快变深色，熔点 −80℃，沸点 246～247℃，蒸气压 5.65Pa（25℃），密度 1.01（20℃），60℃ 以下与水混溶，形成水合物，与乙醚、乙醇混溶，迅速溶于大多有机溶剂，暴露于空气中颜色变深，发黏，与酸形成盐。

动物毒性　急性毒性实验，大鼠经口 LD_{50} 为 50～60mg/kg，经皮 LD_{50} 为 140mg/kg，小鼠经口 LD_{50} 为 24mg/kg，狗经口 LD_{50} 为 9.2mg/kg，家兔经皮 LD_{50} 为 50mg/kg，对眼睛和皮肤有刺激作用，高剂量［腹膜内注射硫酸烟碱 1.67mg/（kg·d）］具有致畸作用，妨碍小鼠和小鸡的骨骼形成，小鼠生长迟缓，上颚裂发病率增高。此外，给受孕大鼠皮下注射烟碱，试验的剂量为 1～10mg/（kg·d），随着剂量的增大，生殖能力下降，或吸收增加，母鼠死亡率增加，活胎仔数量减少，胎仔体重和母鼠增重下降，分娩时间明显推迟等。致突变试验显示，细菌回复突变试验阴性，染色体畸变数和姐妹染色单体交换频率增高，DNA 合成受到抑制，未见致癌性。

人体毒性　曾发生过多起急性中毒事件，例如绿色烟碱病的

发生，烟碱贴片戒毒失当、用烟碱制品自杀、食用受烟碱污染的食品引起食物中毒等。

中毒机制　烟碱主要作用于中枢神经系统、周围自主神经节和骨骼肌的神经突触，最初是刺激作用，引起兴奋，随之引起抑制、麻醉作用，数分钟到 1 小时内，常由于肌肉麻痹而死亡。此外，烟碱有促进肾上腺作用，中毒机制是烟碱在结构上与乙酰胆碱类似，它的两个氮离子之间的距离相近，从而易与神经突触后膜的乙酰胆碱受体相结合，引起乙酰胆碱蓄积，产生过度刺激，导致中毒。

中毒表现　轻症时，可见头痛、眩晕、恶心、流涎，较重则呕吐、腹泻、频脉、血压上升、出冷汗等；更重时则发生呼吸困难，不整脉、口腔、咽、胃部等灼热感、意识模糊、肌肉挛缩、间歇性强直性痉挛，瞳孔缩小，陷于虚脱状态，呼吸麻痹，于5 分钟至 2 小时内死亡，较特殊的表现是面色苍白、虚弱、行走困难、怕冷及心前区疼痛。

中毒救治　口服中毒者，用鞣酸溶液或过氧化氢洗胃，再服硫酸镁导泻；经皮中毒须清洗皮肤；经呼吸道吸入者立即脱离接触，并且吸新鲜空气或氧气。出现呼吸衰竭表明烟碱毒作用已发展至麻痹期，应当迅速用人工呼吸机械做人工呼吸通气，此时不宜给呼吸兴奋剂。阿托品皮下注射，必要时增加注射 1～2 次。给保护心肌的药物，心绞痛者可以用常规剂量的硝酸酯类药，心脏骤停者立即施复苏术。输液以促进毒物从肾排出。注意防治水、电解质和酸碱平衡失调，加强支持治疗。

（王守林）

kǔshēnjiǎn
苦参碱（matrine）

从豆科植物苦参、苦豆子等植物中提取分离得到的生物碱。CAS 号 519-2-8，分子式 $C_{15}H_{24}ON_2$，分子量 248.37，结构式见图。苦参碱对多种农业害虫具有毒杀活性，也具有较好的杀鼠活性。

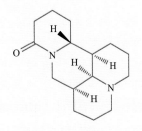

图　苦参碱结构式

理化性质　苦参碱深褐色液体，酸碱度 ≤1.0（以 H_2SO_4 计），热贮存在 54℃±2℃，14 天分解率 ≤5.0%，0±1℃ 冰水溶液放置 1 小时无结晶，无分层，不可与碱性物质混用。

动物毒性　急性毒性，大鼠注射 LD_{50} 为 558.1mg/kg，小鼠腹腔注射 LD_{50} 为 150～505mg/kg，家兔 LD_{50} 为 125mg/kg。此外，可引起外周血红细胞微核率阳性，精子畸变试验高剂量组阳性，中、低剂量组阴性。

人体毒性　对精子有杀伤作用。

中毒机制　苦参碱能可升高大鼠纹状体及前脑边缘区的多巴胺代谢物二羟苯乙胺、3,4-二羟基苯乙酸和高香草酸的含量。另外，苦参碱有类似地西泮的作用，对中枢神经有抑制作用并与脑神经递质中的氨基丁酸和甘氨酸含量增加有关，可见苦参碱主要作用于小鼠的神经系统，能明显抑制小鼠的自主活动，拮抗苯丙胺和咖啡因的中枢兴奋作用，增强戊巴比妥钠及水合氯醛的中枢抑制作用。苦参碱还有镇痛作用，作用部位可能在中枢，尚有降低大鼠正常体温的作用，可能在抑制高级中枢的同时，有兴奋低级中枢的作用。苦参碱对冷血和温血动物均有引起痉挛和麻痹呼吸中枢的作用，如从耳静脉注入家兔，开始出现畏惧不安，接着四肢无力，痉挛抽搐，最后因呼吸困难而死亡。

中毒表现　轻微中毒后会出现头昏、恶心、呕吐及便秘等轻微的不良反应，可自行消失。中毒严重者，出现痉挛、惊厥、呼吸慢而不规则，甚至呼吸抑制危及生命。

中毒救治　早期催吐、洗胃及导泻，以排泄消化道内残留的苦参。可口服蛋清、牛奶、鞣酸蛋白，静脉输入 5% 葡萄糖生理盐水；大黄、枳实、金银花、甘草，水煎汁，另加玄明粉冲服。有惊厥或呼吸抑制时，及时对症治疗，惊厥时可用地西泮、水合氯醛或苯巴比妥等治疗；有呼吸抑制者应给氧及用呼吸兴奋剂等。抽搐时忌催吐和插胃管。

（王守林）

wēishēngwùyuán shāchóngjì
微生物源杀虫剂（microbial insecticide）

利用微生物有机体的活体或其代谢产物制成的杀虫制剂。自 20 世纪 80 年代后期，由于传统杀虫剂的毒性、抗性及对环境影响等问题，并由于化学杀虫剂的开发难度及费用越来越高，人们开始关注微生物源杀虫剂的开发和应用，主要有：①活体微生物杀虫剂，如苏云金杆菌、白僵菌等。②杀虫农用抗生素，如阿维菌素等。其中最有代表性的品种是活体微生物杀虫剂中的苏云金杆菌和农用杀虫抗生素中的阿维菌素。

（王守林）

sūyúnjīngǎnjūn
苏云金杆菌（Bacillus thuringiensis）

利用苏云金杆菌杀虫菌经发酵培养生产的微生物制剂。在自然状态下以一种生物细菌的形式生存于土壤及水中，棍棒状形态，身高不到 0.005mm。当它长到一定阶段，身体一端会形成一个卵圆形的芽胞，用来繁殖后代；另一端便产生一个菱形或近似正方形的结晶体，有很强的毒性。当害虫咬嚼庄稼时，同时食用苏云金杆菌，在害虫的肠内碱性环境中，伴孢晶体溶解，释放出对鳞翅目幼虫有较强毒杀作用的毒素。①动物毒性：苏云金杆菌对雄、雌性大鼠急性经口 LD_{50} 分别为 3830mg/kg 和 3160mg/kg，对雄、雌性大鼠急性经皮 LD_{50}（4 小时）>2150mg/kg，对雄、雌性大鼠急性吸入 LC_{50}（2 小时）>5000mg/m³，无刺激性和致敏性，亚慢性和慢性毒性试验未见异常，无致癌、致畸、致突变作用。②人体毒性：无毒性反应。③中毒急救：溅到皮肤或眼内立即用清水冲洗 15 分钟后就医。若吸入，应将患者移到通风处，就医。若误服，立即催吐，并送医院对症治疗。

（王守林）

báijiāngjūn
白僵菌（Beauveria bassiana）

属活体微生物杀虫剂，可寄生 15 个目 149 个科的 700 余种昆虫，能够在自然条件通过体壁接触感染将对方杀死。在农业部登记的白僵菌有松毛虫白僵菌和蝗虫白僵菌两种，同属于球孢白僵菌，登记剂型为油悬浮剂，主要通过昆虫表皮接触感染，其次也可以经消化道和呼吸道感染。侵染的途径因昆虫的种类、虫态、环境条件等的不同而异。毒理学实验显示，用每克 50 亿活孢子制剂，大鼠腹腔注射和灌胃 LD$_{50}$ 分别为 (0.6 ± 0.1) g/kg 及 10.0g/kg，而用纯孢子腹腔注射大鼠 LD$_{50}$ 为 (128 ± 12) mg/kg。白僵菌为低毒类微生物农药，对人、畜无致病作用，属弱的变态反应原，无致畸、致癌和致突变作用。该制剂对人畜无毒，对果树安全，但对蚕有害。

（王守林）

āwéijūnsù

阿维菌素（avermectin） 由阿维链霉菌培养液中分离得到此类活性物质。又名阿灭丁。CAS 号 71751-41-2，分子式 C$_{48}$H$_{72}$O$_{14}$（B$_{1a}$）、C$_{47}$H$_{70}$O$_{14}$（B$_{1b}$），分子量 873.09（B$_{1a}$）、859.06（B$_{1b}$），结构式见图。

阿维菌素为农用兽用杀虫、杀螨剂，大环内酯双糖类化合物，对昆虫和螨类具有触杀和胃毒作用并有微弱的熏蒸作用，致死作用较慢，在植物表面残留较少。①理化性质：原药为白色或黄色结晶（含 B$_{1a}$ 80%，B$_{1b}$ < 20%），蒸气压 < 200nPa，熔点 150～155℃，21℃ 时溶解度在水中 7.8μg/L、丙酮中 100μg/L、甲苯中 350μg/L、异丙醇 70μg/L、氯仿 25g/L，常温下不易分解，在 25℃ pH 5～9 的溶液中无分解。农药上常用的阿维菌素油膏是阿维菌素精粉提炼后的附属品，为二甲苯溶解乳油装，含量在 3%～7%。②动物毒性：急性经口 LD$_{50}$ 为 1470mg/kg（大鼠），急性经皮 LD$_{50}$ > 2000mg/kg（兔），无致畸、致癌、致突变作用。③人体毒性：临床上有阿维菌素的病例，多为口服，患者有不同程度的意识障碍，严重时可出现昏迷。④中毒机制：可使动物体内抑制神经递质 γ-氨基丁酸（GABA）释放增加，并激活突触细胞上的 GABA 受体，导致神经元的兴奋性突触后电位减少，使动物肌体麻痹、呼吸衰竭而死亡。⑤中毒表现：早期症状为瞳孔放大，行动失调，肌肉颤抖，严重时导致呕吐、昏迷。⑥中毒救治：经口中毒时立即引吐并给患者服用吐根糖浆或麻黄素，但勿给昏迷患者催吐或灌任何东西。此外，抢救时避免给患者使用增强 GABA 活性的药物如巴比妥、丙戊酸等。

（王守林）

shājūnjì

杀菌剂（bactericide） 用于防治各种病原微生物引起的植物病害的农药。一般指杀真菌剂，用于农业和杀灭动物中的真菌感染。杀菌剂对动物和人既能产生急性毒性，也能引起慢性毒性。由于管理的加强，很少发生频繁、严重的中毒现象。但是，随着各种杀菌剂在农业生产中的广泛应用及毒性研究的深入，其对环境和人畜的毒性也越来越引起人们的重视。杀菌剂按结构类型可分为氮杂环类杀菌剂、三氯甲硫基类杀菌剂、芳烃类杀菌剂、二硫代氨基甲酸酯类杀菌剂等。

（王守林）

dànzáhuánlèi shājūnjì

氮杂环类杀菌剂（nitrogen heterocyclic fungicide） 以碳环中置入其他元素的化合物制作而成的杀菌剂。此类杀菌剂大多具有高效、低毒、内吸等特点，已在植物保护中获得广泛的应用。按结构类型大致可分为苯并咪唑类、嘧啶类、三唑类及其他杂环类。

苯并咪唑类杀菌剂 具有高效、广谱及内吸性的特点，在世界范围内应用很广，主要应用于蔬菜、水果、谷物、棉花、蘑菇、观赏植物等作物上，安全可靠，且毒作用机制相似。代表性的品种主要有多菌灵、苯菌灵、噻菌灵、甲基硫菌灵（甲基托布津）。

代谢 苯菌灵和多菌灵经口吸收快，无生物蓄积作用，大鼠灌胃给药后 1 小时，即能在血液中检出苯菌灵或其代谢物。苯菌灵、甲基硫菌灵均可代谢为多菌灵，苯菌灵在酸性和中性环境中几小时内就完全降解成多菌灵，多菌灵的半衰期为 2 个月。

毒性 大鼠急性经口毒性大多属于低毒，对皮肤和眼睛有轻度至中度刺激性，有致敏性，苯菌灵和多菌灵并不诱导基因突变和 DNA 损伤及修复，也不诱导体内体细胞和生殖细胞染色体结构异常，但在高剂量时却能诱导哺

图 阿维菌素结构式
R 为—CH$_3$ 或—CH$_2$CH$_3$

乳动物体外培养细胞染色体异倍体的发生，也能诱导体内体细胞、生殖细胞染色体异倍体的发生。苯菌灵和多菌灵的生殖毒性主要表现为精子数量减少、睾丸重量下降及睾丸组织病理改变，大剂量的苯菌灵和多菌灵可引起胎儿体重下降，眼、颅骨及头部发育异常，在某些品系的小鼠致癌研究实验中发现多菌灵、苯菌灵能致肝细胞肿瘤。一般而言，苯菌灵对胆碱酯酶有极小或无作用。但在某种情况下，苯菌灵分解产生丁基异氰酸酯，其活力类似有机磷化合物，有神经毒性作用。

毒作用机制 苯并咪唑类的毒性作用机制与杀菌机制相似，主要是通过结合到微管蛋白上，干扰有丝分裂中纺锤体的形成，导致细胞有丝分裂不能正常进行，引起染色体倍体异常（非整倍体）。该类杀菌剂分子结构中共同的特点是都含有苯并咪唑母核或经代谢可转变为该种形式的结构，其中，多菌灵的分子结构最简单，其他大多数成员（如苯菌灵、甲基硫菌灵）都能转化为共同的抑菌毒物多菌灵，所以有相似的抑菌谱和作用机制。但苯菌灵在苯并咪唑 N-1 上有亲脂性的侧链，其渗透性要更强一些。

中毒防治 一般人通过食品残留接触这类化合物的量很低，不会对身体健康造成危害，接触苯菌灵引起皮炎、皮肤过敏反应的报道较多。噻菌灵作为人和动物的驱虫剂时，比较常见的副作用是头晕、厌食、呕吐，肝肾功能受损者宜慎用。美国政府工业卫生学家协会推荐的苯菌灵和多菌灵的时间加权平均阈限值为 $10mg/m^3$。

嘧啶类杀菌剂 1968 年发现甲菌定和乙菌定具有杀菌作用，对白粉病尤佳，表现出高效、长效及内吸性等特点。该类杀菌剂可抑制嘌呤的生物合成及乳酸和甘氨酸的代谢，还可能干扰吡哆醛作为辅酶的活性。20 世纪 90 年代嘧菌环胺、嘧菌胺和甲基嘧菌胺等新嘧啶类杀菌剂问世。该类药剂在离体条件下对病菌的抗菌性很弱，但用于寄主植物上却表现出很好的防治效果，其作用机制在于它们能抑制病菌甲硫氨酸的生物合成和细胞壁降解酶的分泌，从而影响病菌侵入寄主植物。

代谢 经 ^{14}C 标记的苯基嘧菌环胺和 ^{14}C 标记的嘧啶基嘧菌环胺研究发现，两者在大鼠体内主要经胃肠道吸收后进入体循环，经口染毒有 92%～97% 在 48 小时内经尿和粪便排出，大部分嘧菌环胺以氧化代谢产物排出体外，均完好地保留了苯环和嘧啶环间的 C—N—C 键。甲菌定、乙菌定在动物体内的代谢主要是脱羟基作用，并可形成葡萄糖醛酸糖苷酶类结合物。

毒性与毒作用机制 该类杀菌剂大都为低毒、无致敏、致癌、致突变作用。有研究发现嘧菌胺能诱发大鼠脂肪肝，肝中胆固醇、磷脂及甘油三酯浓度同时升高，作用机制与其对真菌的作用一致，主要是抑制低密度脂蛋白从高尔基体运输到细胞表面。嘧菌环胺不能诱发大鼠脂肪肝，对肝胆固醇浓度无影响。嘧菌胺能降低血中胆固醇、高密度脂蛋白胆固醇、磷脂及甘油三酯浓度；而嘧菌环胺能升高血中胆固醇及磷脂浓度，其作用机制还有待研究。甲基嘧菌胺对各种受试动物毒性极低，但能诱导大鼠甲状腺滤泡细胞瘤，可能是肝对甲状腺素代谢作用增强所致，但结构相似的嘧菌环胺却无此作用。

三唑类杀菌剂 属内吸杀菌剂，具有高效、广谱、低毒、残效长、兼具保护与治疗作用等特性，防治植物病害作用巨大。在农业生产中使用极为普遍，其发展之快、数量之多，是其他任何杀菌剂所无法比拟的，已有几十个品种商品化。三唑类杀菌剂显示的高效杀菌活性，是因其能抑制麦角甾醇的生物合成。它们通过与细胞色素 P_{450} 结合，来选择性抑制甾醇 C-14α 脱甲基化，引起 C-14 二甲基、C-4 甲基和 C-4 脱甲基这些甾醇中间体的明显积累，菌体由于缺少麦角甾醇，导致细胞壁不能修复损伤，从而使病原真菌致死。该类杀菌剂代表性的品种主要有三唑酮、三唑醇、苄氯三唑醇、腈菌唑、烯唑醇、戊唑醇、三环唑。

三唑类杀菌剂是潜在的神经毒物，对中枢神经系统有抑制和麻痹作用，主要作用于海马区，引起学习能力缺陷。一些特定的三唑类杀菌剂，对成年动物可能无影响，但在发育过程中可以产生神经毒性。例如，成年大鼠给予 14 种不同的三唑类杀菌剂，只有三唑酮和其代谢物三唑醇能引起短暂的过度兴奋，继而呈现呆板的神经毒性行为。戊唑醇和其他三唑类并不产生这种效应，但在动物的发育毒性的研究中发现，戊唑醇有神经毒性作用，可以引起动物学习能力减退。

（王守林）

sānlǜjiǎliújīlèi shājūnjì

三氯甲硫基类杀菌剂（trichloromethylthio fungicide） 用含有活性的三氯甲硫基或四氯乙硫基类化合物制作而成的杀菌剂。它们能与巯基发生反应，属于巯基抑制剂。在十九世纪五六十年代曾是一类重要的保护性杀菌剂，由于其毒性及残留问题，已逐步被取代。该类杀菌剂最重要的品种有克菌丹、灭菌丹、敌菌丹。

毒性　敌菌丹致突变作用与克菌丹、灭菌丹有很大差异，细菌回复突变试验发现，克菌丹对沙门菌 TA102 阴性，对 TA104 阳性，而敌菌丹正相反。克菌丹和灭菌丹对沙门菌 TA100、TA98、TA1535、TA1537、TA1538 及大肠埃希菌 WP2 hcr 均为阳性；而敌菌丹只对大肠埃希菌 WP2 hcr 为阳性，对 TA100 还不确定。克菌丹与灭菌丹对动物胃肠道的肿瘤都发生在十二指肠部位，但灭菌丹与克菌丹对胃肠部的毒性作用有所差异，灭菌丹除了诱发十二指肠肿瘤外，还能诱发小鼠胃部肿瘤。这是灭菌丹在 pH 5 的环境中水解速率比克菌丹快 8 倍，促进了胃中活性代谢物的产生，从而诱发胃部肿瘤。此外，敌菌丹的作用与克菌丹和灭菌丹有多处不同，敌菌丹的 2 碳 4 氯部分的结构能产生硫鎓离子，其作用像烷化剂，参与体循环，可致癌，对大鼠及小鼠均有致肿瘤作用，作用位点也不局限于十二指肠部位；而克菌丹和灭菌丹无此离子，只对小鼠十二指肠部位有致癌作用。虽然灭菌丹的邻苯异甲酸苯胺部分与沙利度胺（反应停）分子中相应部分相似，但其对所有哺乳动物致畸试验结果均是阴性。

毒作用机制　三氯甲硫基类杀菌剂中的三氯甲硫基（—SCC1$_3$）可以直接与酶体内的—SH 基反应，也可以当转化为硫光气后再与—SH 基反应，从而抑制含有—SH 基的酶活性。克菌丹与灭菌丹的化学结构及作用方式非常相似，对局部组织有毒性作用，都能与硫醇类发生反应，产生相似的降解物。

中毒防治　该类杀菌剂已使用多年，未见对人全身中毒报道，主要是经口、经皮吸收，在农业上应用。一般认为该类杀菌剂为低毒，无致癌、致畸、致突变作用，无发育及生殖毒性，但应当注意其对黏膜、皮肤及呼吸道的刺激，以及与其反复接触的致敏作用。

（王守林）

fāngtīnglèi shājūnjì

芳烃类杀菌剂（aromatic fungicide）　用以芳核作为母体的化合物制作而成的杀菌剂。品种成员较为复杂，多数为非内吸性杀菌剂。主要品种如百菌清、五氯硝基苯，它们能与巯基发生反应，因而属于巯基抑制剂。还有一些氮（N）取代二甲酸亚胺苯及 N 取代酰胺苯也可归为此类，主要品种为菌核净、异菌脲、乙烯菌核利、甲霜灵、噁霜灵。前三种药剂对灰霉菌有很好的防治效果；后两种药则具有内吸活性，对卵菌纲，尤其对霜霉目真菌病害有特效。

五氯硝基苯：①毒性。属硝基苯类化合物，其毒性机制主要是形成高铁血红蛋白，所含三价铁与巯基牢固结合，失去携带氧功能，从而影响机体组织所需的氧量，甚至形成窒息。五氯硝基苯在尿中的主要代谢物为五氯苯胺和硫醇尿酸，高剂量五氯硝基苯可引起动物肝大，该样品是弱致敏物，对皮肤无刺激性。②环境影响。五氯硝基苯在土壤中的半衰期为 4～10 个月，其降解一半是通过蒸发，一半转化为五氯苯胺，五氯硝基苯对环境有严重危害，应特别注意对水体的污染。③中毒防治。此品有毒，侵入人体途径主要为吸入、食入和经皮吸收，主要损害心血管系统、中

枢神经系统、肝、肾和造血系统；长期接触五氯硝基苯时可以出现皮肤过敏反应，眼睛受刺激而引起结膜炎和角膜炎；炎症消退较慢，但能完全恢复。无全身中毒的报道。

（王守林）

èrliúdài'ānjījiǎsuānlèi shājūnjì

二硫代氨基甲酸类杀菌剂（dithiocarbamate fungicide）　用含有二硫代氨基甲酸母体的化合物制作而成的杀菌剂。此类杀菌剂是早在 1940 年就开始使用的保护性杀菌剂，具有高效、广谱、低毒、对人、畜、植物安全及价格低廉，广泛使用，主要分为代森类和福美类。其作用机制属于巯基抑制剂，主要品种为代森锌、代森锰、代森锰锌、代森钠、代森铵、代森环、福美双、福美锌。

代谢　对代森锰、代森锰锌的研究表明，代森类二硫代氨基甲酸酯类化合物经口吸收快，很快代谢并排出体外，大部分经尿和粪便排出，经胆汁排泄的很少。组织中残留量很低，而且主要集中在甲状腺。代谢途径主要有两条，一是水解为氨茶碱，再转化为甘氨酸，渗入到体内代谢循环中；另一条途径是先氧化为亚乙基脲双异硫氰酸酯，再代谢为亚乙基硫脲（ETU），对机体产生毒性作用，ETU 是其主要代谢产物。

毒性　该类杀菌剂经口、经皮、吸入毒性低；初次接触对皮肤无刺激性，对眼睛也只有轻度刺激性，但重复接触可引起皮炎等致敏症状；在低剂量范围内无遗传损伤及生殖发育毒性，也无生物蓄积作用，但反复暴露于高剂量的二硫代氨基甲酸酯类杀菌剂对实验动物甲状腺、肝、神经系统有毒性作用。

器官组织效应　代森类二硫

代氨基甲酸酯的共同代谢物为ETU，所以它们的毒性作用与ETU相似，毒性作用的靶器官主要为甲状腺，如代森锰、代森锰锌以低剂量饲喂大鼠3个月，可以改变甲状腺激素水平及甲状腺的重量。ETU对试验动物甲状腺的主要毒性作用是抑制甲状腺素T_4、T_3的合成，导致血清中促甲状腺激素（TSH）水平升高，通过反馈作用于下丘脑、脑垂体，血清中TSH水平持续不断的升高导致动物（大鼠、小鼠、豚鼠、猴子和犬）甲状腺滤泡细胞的超常增生，滤泡结节性增生及腺瘤，甚至在大鼠中可形成癌瘤。高剂量的代森类二硫代氨基甲酸酯对犬的肝、红细胞的影响也与ETU作用结果一致。大鼠、小鼠长时间喂食ETU可以引起甲状腺和垂体肿瘤，还能引起小鼠肝肿瘤。福美锌、福美铁、福美双也对大鼠甲状腺产生毒性效应，但它们并不代谢为ETU，其对甲状腺的毒作用机制还未确定。

遗传毒性 代森类二硫代氨基甲酸酯化合物在二甲基亚砜（DMSO）中能很快降解并释放出金属离子，故以DMSO作溶剂的研究结果是无效的，在研究致突变作用时，必须注意二硫代氨基甲酸酯类化合物和ETU对哺乳动物无遗传毒性，不引起基因突变和染色体异常。

生殖发育毒性 接触代森类二硫代氨基甲酸酯或ETU对生殖器官、生殖参数等无明显影响，但在大鼠母体毒性剂量水平能观察到对胚胎及胎儿的毒性作用。一定剂量的ETU在怀孕敏感期可引起大鼠畸变，畸变的主要部位是中枢神经系统和头部。豚鼠在高剂量（母体毒性剂量）下，也产生致畸作用，但小鼠和兔子不

敏感。虽然代森类二硫代氨基甲酸酯毒性作用效果与ETU的作用效果相一致，剂量反应程度也与其代谢产生的ETU的量相一致，但并不能由此推测其致畸作用的机制与ETU的致畸机制是相同的。有研究表明，由ETU引起的致畸作用与甲状腺分泌不足有关，其对甲状腺产生的抑制作用，可能引起动物大脑形态和功能的永久改变。

神经毒性 二硫代氨基甲酸酯能引起动物后肢瘫痪、肌肉萎缩（如代森锰），这是由其另一主要代谢物亚乙基脲双异硫氰酸酯（EBIS）所决定的，可能与EBIS释放出二硫化碳有关。但是有研究表明，大鼠给予二硫代氨基甲酸酯而致的神经病理改变与二硫化碳诱导的神经病理不一致，表明二硫代氨基甲酸酯诱导的神经病理改变可能并不止一种毒作用机制。

毒作用机制 二硫代氨基甲酸类杀菌剂产生中毒的原因是由于它们在体内代谢时能生成对神经系统有毒的二硫化碳产物。代森类杀菌剂的化学结构主要为二乙基双二硫代氨基甲酸酯，而福美类的化学结构主要为二甲基二硫代氨基甲酸酯，结构上的差异，使它们的毒性效应表现也不尽相同。代森类杀菌剂能分解出毒性更高的异硫代氰酸酯，它与蛋白质中巯基或氨基发生反应产生毒性，使组织细胞的氧化还原系统和正常的新陈代谢作用受到干扰。

中毒防治 二硫代氨基甲酸酯类杀菌剂对人体有致敏反应的报道。某些制剂能引起皮炎，并对黏膜有刺激作用。国外曾报道生产福美锌的工人有咳嗽、血性痰、气急，肺内有散在性啰音。二硫代氨基甲酸酯对工人最大的

危险还是此类化合物与乙醇的潜在作用，接触二硫代氨基甲酸酯类产品的工人应避免饮酒。

（王守林）

xūnzhēngjì

熏蒸剂（fumigant） 利用挥发时所产生的蒸气毒杀有害生物的一类农药。其被用于杀灭土壤中和密闭环境中的粮食、水果、蔬菜、衣服和其他消费品中的昆虫、线虫、草类籽和真菌等。熏蒸剂是以其气体分子进入有害生物体内而起毒杀作用，有别于气化的液体、固体或压缩气体等形式。根据熏蒸场所空间体积、熏蒸场所密闭程度、被熏蒸物的量和对熏蒸剂蒸气的吸附能力等确定使用浓度（单位为 g/m^3）。熏蒸效果通常与温度成正相关，即温度越高，效果越好；如果延长熏蒸时间，较低浓度也可获得较好的防治效果。由于熏蒸通风换气后，熏蒸剂的气体容易逸散，故其不像一般杀虫灭菌剂存在严重残毒问题。熏蒸剂农药被广泛应用于植物检疫和卫生检疫中处理各种病虫，也常用于防治仓储害虫、原木上的蛀干害虫、商品保护以及文史档案、工艺美术品、土壤中害虫的处理，甚至也是防治白蚁、蜗牛等的重要措施。

分类 ①按农药的化学形态可分为三类：固体熏蒸剂如萘、对二氯苯等，液体熏蒸剂如氯化苦、二硫化碳等，气体熏蒸剂如溴甲烷、环氧乙基等。②按化学结构可分为：卤代烷类熏蒸剂如四氯化碳、二氯乙烷、二溴乙烷、甲基溴、氯化苦、二氯丙烷、二溴氯丙烷等，硫化物类熏蒸剂如二硫化碳、硫酰氟、gy-81等，磷化物类熏蒸剂如磷化铝等，氰化物类熏蒸剂如氢氰酸、氰化钙等，环氧化物类熏蒸剂如环氧丙烷、

环氧乙烷等，烯类熏蒸剂如丙烯腈、甲基烯丙氯等，苯类熏蒸剂如邻二氯苯、对二氯苯、偶氮苯等，其他熏蒸剂如二氧化碳等。

毒作用机制 熏蒸剂主要通过蒸气经呼吸道吸收和经皮肤吸附渗透而进入机体，从而产生毒作用。熏蒸剂的种类、化学组成、化学和物理性质以及毒作用各异，因此，对机体的毒作用也有很大差别。多数熏蒸剂的毒作用主要是对酶的化学抑制作用、对中枢神经的麻醉作用和（或）引起缺氧窒息。溴甲烷同体内的巯基结合，使体内的多种酶类产生渐逆和不可逆的抑制作用；磷化氢抑制人体的中枢神经，刺激肺部引起水肿，导致心肺肿胀综合征；磷化氢对昆虫的作用机制主要是抑制虫体内的细胞色素 C 氧化酶和过氧化氢酶的活性，使机体的呼吸链阻断而窒息死亡及导致体内过氧化物等细胞毒素的积累死亡；三氯乙烷、二溴乙烷、四氯化碳等熏蒸剂主要是麻醉剂；二氧化碳则主要具有窒息作用。神经中毒剂所致神经损伤后一般恢复较困难，故对神经中毒剂的阈限浓度要求更严格。熏蒸剂的浓度与其危害呈正相关，浓度越高危害越大，而且环境中的温度对其危害也有明显影响，即随温度升高，单位时间内进入机体的有毒气体的频率和剂量也就越大，其危害性就相应增高。

中毒临床症状 熏蒸剂中毒主要是急性中毒。轻度中毒时，表现眼结膜受刺激后，眼有烧灼感、流泪、畏光及眼睑痉挛等，然后出现喉干、发痒、干咳、打喷嚏等症状。若吸入高浓度时，伴有胸部压迫感、恶心、呕吐、头痛、腹痛、腹泻、呼吸困难、心悸。眼角膜发炎、虹膜炎、虹膜变色、瞳孔缩小、眼前房有渗出液、鼻黏膜和咽喉充血。呼吸加快、心音减弱、脉搏加快、体温升高、白细胞增加、血沉加快、尿内可检出蛋白。严重者出现肺水肿、肺坏疽、视网膜出血、视力减退等。严重中毒时表现抽搐、昏迷、肺水肿、脑水肿、肾功能衰竭、呼吸麻痹导致死亡。

急救措施 ①应立即将中毒者转移到空气新鲜的地方，脱掉污染衣物，静卧保暖，饮用浓茶或碳酸氢钠溶液。②皮肤用肥皂水冲洗。③眼睛受刺激时，用生理盐水或碳酸氢钠溶液或硼酸溶液洗眼，再涂上金霉素眼膏等，戴上黑色护目镜。③解毒治疗：中毒较重时采用5%二巯丙磺钠深部肌内注射；或用二巯丁二钠溶于糖盐水中缓慢静注 1~2 次，以后每日一次。④对症治疗：呼吸困难时，应给予吸氧。若呼吸道有炎症、有中毒性肺炎、肺水肿，应服用抗生素、止咳剂，可静脉注射葡萄糖及氯化钠溶液，或葡萄糖酸钙。必要时可使用山梨醇、呋塞米（速尿）等脱水剂，也可采取其他对症治疗。

预防措施 ①熏蒸工作必须经单位负责人批准，由技术熟练、有组织能力的技术人员负责指挥，由经过训练、了解药剂性能、掌握熏蒸技术和防毒面具使用方法的人员参加操作。②经常参加熏蒸的人员，每年应定期进行健康检查。③凡有心脏病、肺病、肝炎、皮肤病、神经过敏、皮肤破伤者，妊娠期、哺乳期、月经期的妇女，18 岁以下的未成年人和戴上防毒面具不能工作的人不得参加熏蒸。④熏蒸人员在分药、投药、散气、处理残渣时，都必须佩戴防毒性能良好的型号合适的防毒面具、穿工作服、戴手套。⑤施药时若药粉或药液沾染皮肤，应及时用大量的清水→肥皂→清水冲洗。⑥凡在有毒环境中从事施药、分药、检查、处理残渣、开仓散气等工作时，不论规模大小，都必须有 2 人以上参加。⑦发生人员中毒应立即送医院诊治。

(刘起展)

liúxiānfú

硫酰氟（sulfuryl fluoride） CAS 号 2699-79-8，分子式 SO_2F_2，分子量 102.1。①理化性质：无色、无味（不纯产品微带硫黄气味）；相对密度气态为 2.88、液态为 1.342（4℃）；酸性环境稳定；在水中缓慢分解，水中溶解度为 0.075g/100g（25℃）或 0.1%（10℃）；遇 pH 7.5 的碱性溶液迅速分解；不燃烧；遇热稳定；易扩散和渗透；硫酰氟的自然蒸气压比溴甲烷大，因此，在熏蒸物中渗透扩散能力比溴甲烷强，熏蒸后的解吸也较溴甲烷快。②用途：硫酰氟对昆虫、蛞蝓、植物线虫、鼠类等均有较好的防治效果，对螨类也有一定的防治效果，可替代溴甲烷使用。已广泛用于植物检疫和卫生检疫及建筑物熏蒸、商品、文物保护等。③毒性：硫酰氟是一种惊厥剂，对小白鼠吸入 LC_{50} 为 3.36g/m³、对家兔致死浓度为 13.65g/m³；亚急性试验对大白鼠在 0.23g/m³ 下染毒 2 小时，对其脏器没有明显损害。硫酰氟对高等动物的毒性比其他熏蒸剂低。④卫生标准：中国国家职业卫生标准《工作场所有害因素职业接触限值 化学有害因素》（GBZ 2.1-2007）中规定，工作场所空气中的硫酰氟的时间加权平均容许浓度为 20mg/m³，短时间接触容许浓度为 40mg/m³（15 分钟）。

(刘起展)

xiùjiǎwán
溴甲烷（methyl bromide） CAS 号 74-83-9，分子式 CH_3Br，分子量 94.94。①理化性质：无色气体、通常无味，在高浓度时，有甜味；相对密度为 1.730（4℃），熔点 -93.66℃；微溶于水，易溶于乙醇、乙醚、氯仿等有机溶剂；加热分解，生成溴化物。②用途：常用于植物保护作为杀虫剂、杀菌剂、土壤熏蒸剂和谷物熏蒸剂。③毒性：溴甲烷是一种强烈的神经毒剂，对人的皮肤、肺、肾和肝造成直接的损伤作用。中毒严重者可出现心力衰竭、休克等症状；个别中毒者还会出现双目失明。因此，许多国家严格规定使用人员必须经过培训，且要求有相应的安全设备和达到一定的通风时间，以去除残留的溴甲烷。急性毒性，大鼠经口（经液态和溶液染毒）LD_{50} 为 214 mg/kg，中等毒；家兔吸入（1 小时或 11 小时）LC_{50} 为 4.5mg/m³ 或 8mg/m³，剧毒；人的致死剂量为 6 mg/L 吸入 10～12 小时，或 30mg/L 吸入 1.5 小时；对眼和气道黏膜及皮肤接触，有极强的刺激性，属于剧毒熏蒸剂。④卫生标准：溴甲烷的每日容许摄入量为 1.0mg/kg（按溴离子计）；中国国家职业卫生标准《工作场所有害因素职业接触限值 化学有害因素》（GBZ 2.1-2007）中规定，工作场所空气中溴甲烷的时间加权平均容许浓度2mg/m³（皮肤）。

（刘起展）

línhuàlǚ
磷化铝（aluminium phosphide） CAS 号 20859-73-8，分子式 AlP，分子量 58。①理化性质：原药为浅黄色或灰绿色松散固体，吸潮缓慢地释放出磷化氢气体；磷化铝与水反应形成高毒的磷化氢；磷化铝也可直接吸入呼吸道或误食产生磷化氢进入血液，但进入量一般较少。由于磷化氢在体内可被代谢为磷酸盐、次磷酸盐和亚磷酸盐，故其不经肺呼出。②用途：磷化铝通常作为广谱熏蒸杀虫剂，主要用于熏杀货物的仓储害虫、空间的多种害虫、粮食和种子的储粮害虫、洞穴的室外啮齿动物等。③毒性：磷化铝遇水或酸产生磷化氢而被吸入引起中毒。吸入磷化氢气体可引起头晕、头痛、乏力、食欲减退、胸闷及上腹部疼痛等；严重者有中毒性神经症状，如脑水肿，肺水肿，肝、肾及心肌损害，心律失常等；口服产生磷化氢中毒，可出现胃肠道症状，以及发热、畏寒、头晕、兴奋及心律失常等；严重中毒者有气急、少尿、抽搐、休克及昏迷等。大鼠经口 LD_{50} 为 11.5mg/kg，高毒；吸入磷化铝灰尘（4 小时）LC_{50}（以磷化铝与水反应生成的磷化氢计）为 15mg/m³，剧毒。④卫生标准：《食品安全国家标准 食品中农药最大残留限量》（GB 2763-2016）中规定，谷物、油料和油脂、薯类蔬菜中磷化铝的最大残留限量为 0.05mg/kg。

（刘起展）

qīngqíngsuān
氢氰酸（hydrocyanic acid） CAS 号 74-90-8，分子式 HCN，分子量 27.03。①理化性质：为无色伴有轻微的苦杏仁气味的液体；相对密度为 0.69；熔点为 14℃；沸点为 26℃；蒸气密度为 0.94、蒸气压为 101.31kPa（760mmHg，25.8℃）；蒸气与空气混合物爆炸限为 6%～41%；易溶于水、乙醇；微溶于乙醚，水溶液呈弱酸性。②用途：氢氰酸用于防治室内鳞节虫（皮蠹类害虫）、柑橘的吹棉蚧、果树、苗木、仓库存粮、种子、温室内植物、运输工具等的昆虫、线虫、草类籽和真菌等。常用氰化钾或氰化钠等氰化物与硫酸发生化学反应而获得氢氰酸。③毒性：氢氰酸或氰离子与人体中细胞色素氧化酶中的三价铁结合，阻止了三价铁的还原，阻断了氧化过程中的电子传递，使组织细胞不能利用氧，引起细胞内窒息。急性中毒患者出现呼吸先快后慢、瘫痪、痉挛、窒息、呼吸停止直至死亡。氢氰酸、氰化钠和氰化钾的大鼠经口染毒的 LD_{50} 分别为 0.156mmol/kg、0.177mmol/kg 和 0.115mmol/kg，属剧毒类；对皮肤和眼有弱刺激作用，且皮肤和眼的吸收和分布很快，以至于引起全身中毒。④卫生标准：国内外未见相应的卫生标准。

（刘起展）

lǜhuàkǔ
氯化苦（chloropicrin） 化学名称为三氯硝甲烷，CAS 号 76-06-2，分子式 CCl_3NO_2，分子量 164.38。①理化性质：气体和高纯度液体为无色，而工业品为浅黄色；氯化苦的附着性强，易被熏蒸的物体吸附，故散气解吸的时间较长；氯化苦能与多种硫化物发生反应而产生无毒的化合物，所以可用多硫化钙来消除其危害。②用途：氯化苦可用于土壤和粮食等的啮齿动物、线虫及某些真菌的熏杀。③毒性：氯化苦蒸气具有强烈的肺刺激作用，且有全身毒作用；其可损害中、小支气管而导致中毒性肺炎和肺水肿。急性中毒患者出现眼与咽喉部刺激症状、头痛、恶心、呕吐、腹痛、呼吸困难、心悸、气促、胸部紧束感等；严重中毒者发生肺水肿，往往由于肺水肿而致死；

氯化苦蒸气可引起角膜炎和虹膜炎；皮肤接触氯化苦可致灼伤。大鼠经口 LD_{50} 为 250mg/kg，属中等毒；大鼠吸入（4 小时）LC_{50} 为 29.7mg/m³（11.9mg/kg），属高毒；氯化苦气体超过若 0.15mg/kg（1mg/m³）可引起眼刺激和流泪；15mg/kg（100mg/m³）引起呼吸道损伤，如果接触 1 分钟或更长时间则可导致肺水肿甚至死亡，小鼠呼吸刺激阈值为 7.98mg/kg（53.5mg/m³）。④评价标准：中国的国家职业卫生标准《工作场所有害因素职业接触限值 化学有害因素》（GBZ 2.1-2007）中规定，工作场所空气中氯化苦的最高容许浓度为 1mg/m³。

（刘起展）

dui'èrlǜběn

对二氯苯（p-dichlorobenzene）

CAS 号 106-46-7，分子式 $C_6H_4Cl_2$，分子量 147.00，结构式见图。①理化性质：为白色结晶、有樟脑气味；不溶于水，溶于乙醇、乙醚、苯等有机溶剂；熔点为 53.1℃；相对密度为 1.46，沸点为 173.4℃，遇明火能燃烧；受高热分解产生有毒的腐蚀性烟气，与强氧化剂和活性金属粉末（如镁、铝等）可发生化学反应，引起其分解。②用途：对二氯苯通常作为广谱熏蒸杀虫剂，主要用于熏杀货物的仓储害虫、空间的多种害虫、粮食和种子的储粮害虫、洞穴的室外啮齿动物等。③毒性：对二氯苯对眼和上呼吸道有刺激性、对中枢神经有抑制作用，还可致肝、肾损害。急性中毒患者可表现虚弱、眩晕、呕吐；严重中毒患者出现肝损伤，表现黄疸，并且可以发展为肝坏死或肝硬化。大鼠经口 LD_{50} 为 500mg/kg，属中等毒。④评价

标准：中国国家职业卫生标准《工作场所有害因素职业接触限值 化学有害因素》（GBZ 2.1-2007）中规定，工作场所空气中对二氯苯的时间加权平均容许浓度为 30mg/m³，短时间接触容许浓度为 60mg/m³。

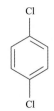

图 对二氯苯结构式

（刘起展）

shāshǔjì

杀鼠剂（rodenticide）

用于控制鼠害的一类农药。狭义的杀鼠剂仅指具有毒杀作用的化学药剂，广义的杀鼠剂还包括能熏杀鼠类的熏蒸剂、防止鼠类损坏物品的驱鼠剂、使鼠类失去繁殖能力的不育剂、能提高其他化学药剂灭鼠效率的增效剂等。

发展史 早期使用的杀鼠剂主要是无机化合物如黄磷、亚砷酸、碳酸钡等，以及植物性药剂如红海葱、马钱子碱等，这些杀鼠剂药效低、选择性差。20 世纪 30 年代早期，第一个有机合成的杀鼠剂甘氟问世，之后又出现了合成的杀鼠剂氟乙酸钠、鼠立死、安妥等毒性更强的杀鼠剂。但是这类产品均为急性单剂量的杀鼠剂，在施药过程中需一次投足量使用，否则，就易产生拒食现象。20 世纪 40 年代中期，林克等在研究加拿大牛的"甜苜蓿病"时发现双香豆素有毒，继而合成第一个抗凝血性杀鼠剂——杀鼠灵，为杀鼠剂开辟了一个新的领域。此类杀鼠剂与早先的杀鼠剂相比，具有鼠类中毒慢、不拒食、可连

续摄食造成累积中毒死亡，而对其他非毒杀目标安全的特点，因此，很快就在鼠害的防治中占有了举足轻重的地位。但随着此类杀鼠剂用量的增加和频繁使用，在 20 世纪 50 年代末期，鼠类对此类杀鼠剂就形成了严重的抗药性及交互抗性，其应用效果受到严重影响。20 世纪 70 年代中期，英国首先合成了能克服第一代抗凝血性杀鼠剂抗性的药剂——鼠得克，随之，法国也合成了溴敌隆。此后，一些类似的杀鼠剂也相继合成并且投入生产，这类杀鼠剂不仅克服了第一代抗凝血性杀鼠剂需多次投药的缺点，而且增加了急性毒性，对抗药性鼠类毒效好，称为第二代抗凝血性杀鼠剂。

特点 理想的杀鼠剂应满足：适口性好，杀鼠效果较好；鼠类不拒食，无二次中毒危险，不易产生抗药性；具有物种选择性，对人、畜、禽等动物毒性低；有特效解毒剂或中毒治疗法；在环境中能够较快分解；易于制造，性质稳定，使用方便，价格低廉等。兼具上述特点的杀鼠剂是新品种开发的方向。兼有急性和慢性毒性的第二代抗凝血性杀鼠剂正在大力发展、研制。不育剂、驱鼠剂、鼠类外激素、增效剂等新的化学灭鼠药剂也正在广泛探索中。

中国明令禁止生产、经营、使用的剧毒杀鼠剂有 5 种，即毒鼠强、毒鼠硅、氟乙酸钠、氟乙酰胺、甘氟。中国允许生产、经营、使用的杀鼠剂约 81 个产品（隶属 9 个品种）。其中，抗凝血性有机合成杀鼠剂 7 个，即氟鼠灵、杀鼠灵、氯鼠酮、杀鼠醚、敌鼠钠盐、溴敌隆、溴鼠灵；无机杀鼠剂 1 个，即磷化锌；生物

杀鼠剂 3 个，即 C 型肉毒梭菌素、D 型肉毒梭菌素、肠炎沙门菌阴性赖氨酸丹尼氏变体 6α 噬菌体饵剂。灭鼠剂大都有剧烈毒性，用来投毒、自杀或误毒的案件时有发生，应加强管理，严防人、畜中毒。

分类 按作用机制和化学特性，可将杀鼠剂大致分为有机合成杀鼠剂、无机杀鼠剂、天然植物性杀鼠剂、熏蒸杀鼠剂、其他杀鼠剂等。

有机合成杀鼠剂 ①有机氟类：此类杀鼠剂主要有氟乙酰胺、氟乙酸钠、氟乙醇、甘氟、毒鼠强、甲基鼠灭定等。属剧毒类，故已被淘汰。②硫脲类衍生物：此类杀鼠剂主要有安妥、捕灭鼠、抗鼠灵等。③茚满二酮类：此类杀鼠剂主要有敌鼠、氯鼠酮、杀鼠酮、异杀鼠酮等。④羟基香豆素类：此类杀鼠剂主要有杀鼠灵、克灭鼠、氯杀鼠灵、杀鼠醚、溴敌拿鼠、溴敌鼠、敌拿鼠等。⑤氨基甲酸酯类：此类杀鼠剂主要有灭鼠安、灭鼠腈等。⑥有机磷酸酯类：此类杀鼠剂主要有毒鼠磷、除毒磷、溴代毒鼠磷等。

无机杀鼠剂 这类杀鼠剂主要有白磷、磷化锌、磷化铝、铊的盐类（硫酸铊、醋酸铊、硝酸铊）、碳酸钡、亚砷酸钠、三氧化二砷、黄磷等。

天然植物性杀鼠剂 这类杀鼠剂主要有红海葱、马钱子碱等。这类药物为痉挛剂，可使全身性肌肉抽搐、强直性痉挛，最后心血管系统衰竭或窒息致死。

熏蒸杀鼠剂 将杀鼠药物制成气态、雾状进入鼠生存空间，通过鼠的呼吸等器官和组织进入其体内而致鼠死亡的杀鼠剂，通常指杀鼠剂的一种剂型。此类杀鼠剂主要有氢氰酸、氯化苦、磷化氢和二硫化碳等。用此类杀鼠剂灭鼠称为熏鼠法，此法常用于杀灭飞机货舱、船舱、车厢、货栈、建筑物及下水道等处的鼠类。熏蒸杀鼠剂又可分为气态型、反应型和烟炮型。①气态型：溴甲烷、氯化苦等可直接使用。②反应型：磷化铝、磷化锌或氰化钾等现场使用时加酸立刻产生磷化氢、氰化氢杀鼠，这两种类型适于可封闭的仓库、车船、集装箱灭鼠。③烟炮型：是用杀鼠药物与火药、发烟剂制成，适用于野外鼠洞的灭鼠。其优点是不受鼠取食行为的影响，且作用快，无两次毒性；缺点是用量大，施药时防护条件及操作技术要求高，操作费工时，适宜于室内专业化使用，不适宜散户使用。

其他杀鼠剂 生物性杀鼠剂主要有肉毒梭菌毒素等，激素类主要有绝鼠等。

（王心如 吴 炜）

āntuǒ

安妥（antu） 化学名称为 α-萘基硫脲（α-naphthylthiourea），CAS 号 86-88-4，分子式 $C_{11}H_{10}N_2S$，分子量 202.3，结构式见图。

图 安妥结构式

理化性质 安妥纯品为白色晶体，熔点 198℃；工业品为灰色或灰褐色的结晶粉末，熔点在 182℃ 以上。安妥味苦，难溶于水、酸和一般有机溶剂，溶于沸乙醇和碱性溶液；对光和空气都很稳定，受潮结块，但再研碎仍不失效。

代谢特征 经胃肠道、呼吸道吸收后，分布于肺、肝、肾及神经系统，大部分经尿排出。

毒性 大鼠经口的 LD_{50} 为 6mg/kg、犬为 380mg/kg、猴为 4000mg/kg。急性经口 LD_{50} 随动物种属和季节波动较大，年幼动物比成年动物更为耐受。高温可增加此品毒性。此品在具有活化系统情况下可引起鼠伤寒沙门菌 TA1538 的回复性突变，而无活化系统则没有致突变作用，经过薄层分析和纯化后，发现此致突变活性为安妥中的杂质所致；在体外无活化系统时 SHE 细胞转化试验为阳性。

毒作用机制 此品口服后，在肠道的碱性溶液中可大量溶解吸收，毒性增强。安妥对黏膜有刺激作用，主要损害肺毛细血管，增加其通透性，产生肺间质水肿、肺出血、胸膜炎、胸腔积水和内皮细胞变形及其通透性改变；可致肝、肾变性坏死；此外，可破坏胰腺 B 细胞，影响糖代谢，引起糖尿。

中毒临床表现 吸入安妥粉尘引起的中毒一般较轻，可出现恶心、气短、体温下降等。口服中毒后头晕、乏力、躁动、口部烧灼感、恶心、呕吐、口渴、胃灼热，数小时内血糖可一过性升高。重度中度时可见呼吸困难、发绀、肺水肿、肺部出血、胸膜炎、胸腔积液及抽搐、昏迷。部分患者有肝肾损害，表现为肝大、黄疸、血尿、蛋白尿等。呼吸困难、发绀、咯粉红色泡沫等肺水肿的临床表现可作为临床诊断的依据。

治疗措施 ①口服中毒者应及时催吐、洗胃、导泻。洗胃可用清水或 1：5000 高锰酸钾溶液，忌用碱性溶液洗胃。②积极防治肺水肿，应用肾上腺糖皮质激素，必要时需使用呼气末正压吸氧。③静脉注射 10% 硫代硫酸钠，以降低安妥毒性。④对症与支持疗法，保护受损脏器，防止肺部感染。⑤禁食脂肪类食物，忌用油类泻剂。⑥半胱氨酸在实验治疗中可降低硫脲衍生物的毒性。

卫生标准 《工作场所有害因素职业接触限值 化学有害因素》（GBZ 2.1-2007）中规定，工作场所空气中安妥的时间加权平均容许浓度为 $0.3mg/m^3$。

(王心如 吴炜)

línhuàxīn

磷化锌（zinc phosphide） 化学名称为二磷化三锌，CAS 号 7779-90-0，分子式 Zn_3P_2，分子量 258.1。磷化锌含铊、钡、砷等药物对人畜毒性均很大，故已不用，但磷化锌仍在以毒饵法使用。

理化性质 磷化锌为深灰色四方晶体，有光泽或无光泽粉末；熔点大于 420℃，沸点 1100℃；溶于苯、二硫化碳，不溶于水和醇类；干燥时较稳定，有大蒜气味。磷化锌遇明火、高热易燃，遇水、潮湿空气或酸分解释放出剧毒和自燃的磷化氢气体，与氧化剂能发生强烈反应，遇浓硝酸和王水发生爆炸。

代谢特征 磷化锌经呼吸道和消化道吸收，其分解产物磷化氢和氯化锌吸收入血循环后即分布于心、肝、肾和骨骼肌等器官，以次磷酸盐或溶解状态的磷化氢从尿中排出，磷化氢也可以从肺脏中呼出。

毒性 磷化锌吸潮自行分解释放出磷化氢，对哺乳动物和鸟类剧毒。大鼠急性经口 LD_{50} 为 10～50mg/kg，急性吸入 LC_{50} 为 $234mg/m^3$，反复染毒 21 天，吸入毒性未观察到有害效应的水平

（NOAEL）为 $7mg/m^3$；人体危险剂量，浓度为 1.4～$4.2mg/m^3$ 时即能闻到气味，吸入磷化氢气体浓度 2.8mg/L 时，30 分钟即可死亡；但当浓度为 0.14～0.26mg/L 时，可维持 30～60 分钟。

毒作用机制 磷化锌在胃酸作用下分解生成磷化氢和氯化锌，磷化氢有广泛的细胞毒性，通过抑制细胞色素氧化酶，使神经细胞内呼吸功能障碍，而氯化锌对胃黏膜有强烈刺激与腐蚀作用，导致胃粘膜出血、溃疡，同时可导致胃肠道坏死及肝、肾损害。

中毒临床表现 口服后出现头痛、恶心、呕吐（呕吐物有大蒜样臭味）、腹痛、上消化道出血、口渴、气短、四肢无力麻木，严重者可出现意识障碍、抽搐、呼吸困难，甚至昏迷、休克。常伴有严重的心、肝、肾、脑、肺的损伤，可表现为心肌损伤、黄疸、谷丙转氨酶升高、蛋白尿、无尿、脑水肿、肺水肿等。呼气及呕吐物有特殊的大蒜样臭味（磷化氢的气味）、多个脏器损害特别是肝肾损害的表现，可作为诊断依据。

治疗措施 经消化道吸收中毒者，可以立即口服 1% 硫酸铜溶液，每 5～15 分钟服 15ml 共

3～5 次；继而用 1:5000 高锰酸钾溶液反复洗胃，后灌入活性炭混悬液，以硫酸钠导泻，禁用硫酸镁和油脂类。及时处理并发症防止多脏器衰竭。由于无特效解毒药，主要采用综合对症治疗如治疗胃出血、防治肺水肿和脑水肿、保护心肝肾功能，特别注意保护肝脏。因磷化锌是无机磷化合物，解磷注射液、氯解磷定、碘解磷定等治疗有机磷农药中毒的解毒药对磷化锌中毒无效。

(王心如 吴炜)

hónghǎicōng

红海葱（scilliroside） CAS 号 507-60-8，分子式 $C_{32}H_{44}O_{12}$，分子量 620.7，结构式见图。①理化性质：红海葱为长柱形黄褐色结晶，熔点 168～170℃；易溶于乙醇、甘醇、二噁烷和冰醋酸，略溶于丙酮，几乎不溶于水、烃类、乙醚和氯仿。②毒性：急性经口 LD_{50} 雄性大鼠为 0.7mg/kg，雌性大鼠为 0.43mg/kg。对猪和猫的存活剂量为 16mg/kg，鸡为 400mg/kg，对鸟类基本无毒。③中毒临床表现：摄入后可出现胃肠炎和痉挛，对心脏可产生洋地黄样作用。④治疗措施：催吐、洗胃、服用活性炭，并用心电监护心脏情况。

(王心如 吴炜)

图 红海葱结构式

ròudúsuōjūn dúsù
肉毒梭菌毒素（clostrium botulinum toxin）

肉毒梭菌产生的神经麻痹毒素。

理化性质 肉毒梭菌毒素为浅黄色透明液体，易溶于水，pH 3.5～6.5 稳定，pH＞10 极不稳定，－10℃环境下可保存 2 年。

生物学特性 肉毒梭菌毒素是由肉毒梭菌产生的大分子蛋白，根据抗原特异性肉毒梭菌毒素分为 A、B、C_α、C_β、D、E、F 和 G 八种不同的血清型。中国登记用于杀鼠剂的只有 C 型和 D 型肉毒梭菌毒素；各型肉毒梭菌毒素在分子量、等电点、耐热性与毒素（特异毒性）等特性上也有着明显差异。A 型毒素在 60℃、B 与 E 型毒素 70℃、C 与 D 型毒素 90℃环境中，经 2 分钟均被破坏。各种肉毒梭菌毒素生物制品由于在保藏过程中可能受到不同理化因素的影响，都规定有不同的保存时间与保存条件，以防止蛋白质的变性而发生失活现象。

毒性 肉毒梭菌毒素为已知的生物毒素中毒性最强的种类。①急性毒性：大鼠经口的 LD_{50} 为 2150MU/kg、经皮的 LD_{50} ＞5000MU/kg；豚鼠给予 D 型肉毒素全部死亡以致不能完成致敏试验，经呼吸道 LC_{50}＞2.196mg/L；皮肤和眼睛无刺激性。啮齿类动物对 D-肉毒梭菌毒素的敏感性存在很大差异。②亚急性毒性：大鼠灌胃染毒 28 天，750mg/（kg·d）剂量组出现活动减少、肌张力减低、白细胞计数减少和碱性磷酸酶活性增高，其未观察到有害效应的水平（NOAEL）为 250mg/（kg·d），观察到有害效应的最低水平（LOAEL）为 750mg/（kg·d）。③亚慢性毒性：大鼠经口给药

90 天，500mg/（kg·d）剂量组摄食量和食物利用率下降，白细胞、血红蛋白降低，肝功能丙氨酸转氨酶（ALT）和天冬氨酸转氨酶（AST）活性增高，其 NOAEL 为 50mg/（kg·d），LOAEL 为 500mg/（kg·d）。④慢性毒性：大鼠试验期限为 6 个月，经口灌胃染毒，400mg/（kg·d）剂量组体重和摄食量降低，肝功能 ALT 和 AST 活性增高，其 NOAEL 为 40mg/（kg·d）。试验表明毒作用靶器官可能为肝和血液系统。⑤致突变性：细菌回复突变试验、微核试验、睾丸细胞染色体畸变试验均为阴性。

毒作用机制 肉毒梭菌毒素为神经麻痹毒素，毒素作用于中枢神经的脑神经核、神经肌肉连接处及自主神经的末梢，阻碍神经末梢乙酰胆碱的释放，造成运动神经麻痹，使神经冲动向肌肉的传递受阻，会导致肌肉麻痹、瘫痪。

中毒临床表现 脉搏快、运动神经麻痹、对称性颅脑神经受损症状，病死率达 30% 以上。

治疗措施 采用多价抗毒血清治疗，4～10 天后恢复，病死率可降至 10% 左右。

（王心如 吴炜）

chúcǎojì
除草剂（herbicide）

用于消灭或控制杂草生长的一大类农药。又称除莠剂或杀草剂。除草剂大多能选择性作用于特定杂草，对农作物伤害较小或无伤害。某些除草剂具有促使叶片脱落的作用，又称落叶剂。除草剂被广泛用于农业及草坪管理，或用来控制植被生长，管理森林、牧场及野生生物活动区域。

发展史 除草剂的发现源于 19 世纪中叶。法国首先用硫酸铜等无机化合物防除杂草，但因用量大、毒性强、选择性差等原因未能普及。有机化学除草剂始于 1932 年二硝酚的发现。英国在第二次世界大战期间研究出的 2,4-滴，是第一次广泛使用的除草剂，大大促进了除草剂工业的发展。随后，草甘膦等多类杀草谱广、环境污染小的除草剂陆续出现，并伴随着剂型和使用技术的改良，使除草效果大为提高。由于作物栽培的轮种化和杂草种类的变化，以及农业机械化的需求，除草剂的发展超过了同期杀虫剂的增速。1980 年，世界除草剂已占农药总销售额的 41%，超过杀虫剂而跃居第一位。之后，其增速渐缓，主要发展高效、低毒、广谱、低用量、污染小的品种。随着转基因抗除草剂作物的推广，除草剂的商品化格局也逐步改变。中国除草剂的生产和使用均发展很快，常规使用的已达数十种之多。

代谢特征 大多数除草剂原型进入植物体内后，经代谢、降解而丧失活性；也有少数除草剂需经代谢活化后方可发挥除草作用。除草剂毒性较低，随着新品种的开发，活性不断提高，单位面积用药量下降，急性毒性也越来越低。由于动植物间的差异，除草剂对哺乳动物的毒性相对较小，且滞留时间较短，大多数可在 72 小时内排出，不易蓄积或影响机体生物合成过程。但也有部分除草剂已被证明具有一定潜在危害，可引起致癌、致畸、致突变等效应。此外，由于除草剂多为酸、胺、酯、酚，生物活性较强，主要经皮吸收，且有皮肤刺激性，在较低浓度也可引起皮疹、接触性皮炎甚至荨麻疹。变态反应者可在接触后出现哮喘样发作和过敏反应。鉴于除草剂的使用

面广、量大，施用情况较为复杂，其毒性作用应引起重视。

中毒救治 对于除草剂急性中毒的救治，应采取尽早救治、彻底清洗、增强吸附、加速排泄、对症治疗，同时积极观察，防止病情发展。

分类 除草剂种类繁多，根据使用时间分为播种前、出苗前和出苗后除草剂；根据使用方法分为茎叶处理剂和土壤封闭处理剂；根据作用方式分为选择性和天生性除草剂；根据植物体内的传导性分为触杀性和内吸传导性除草剂；根据化学结构分为苯氧羧酸类、苯甲酸类、芳氧苯氧丙酸类、酰胺类、取代脲类、三氮苯类、二苯醚类、联吡啶类、氨基甲酸酯类、有机磷类、磺酰脲类、酚类、喹啉羧酸类、有机杂环类等，常用类型与毒理学研究结果见表。由于结构复杂，不同化学结构类型及不同取代基团对除草剂生物活性具有规律性的影响，因而按化学结构分类较为科学、系统、详尽。

苯氧羧酸类除草剂 第一类商品化除草剂，其显示的选择性、传导性及杀草活性成为其后除草剂发展的基础。由于选择性强、用量小、成本低，仍然是重要的除草剂品种，在一些发展中国家广泛应用。包括酯、酸、盐等不同剂型，除草活性大小为酯 > 酸 > 盐。在植物中，此类除草剂可模拟与吲哚乙酸相关的植物生长素和激素的作用，低剂量时刺激植物生长，高剂量时用作除草剂。对靶器官无明显蓄积作用，中毒剂量下能使动物出现肌肉和神经肌接头损伤征象，急性毒性实验中发现胃肠黏膜的刺激症状和肝肾损害等。已有大量人群中毒事件，职业性接触 2,4,5-涕引起急性中毒，表现为皮肤、眼和呼吸道的刺激症状，头痛、头晕、恶心、痤疮样丘疹、肌肉剧痛、疲乏、神经过敏、呼吸困难、性欲减退等。生产 2,4-涕和 2,4,5-涕的工人周围神经传导速度下降，喷洒 2,4-涕的工人出现周围神经病，轻者仅见肌肉疼痛和皮肤异常感觉，重者可出现瘫痪。

2,4-滴 简称 2,4-D。化学名称为 2,4-二氯苯氧基乙酸，CAS 号 94-75-7，分子式 $C_8H_6Cl_2O_3$，分子量 221.04，结构式见图 1。2,4-D 为无臭白色结晶，工业品有酚臭。大鼠经口 LD_{50} 为 500 ~ 700mg/kg，经皮 LD_{50} 为 800 ~ 1500mg/kg。2,4-D 的人类致死剂量范围较宽，最低为 80mg/kg，平均超过 300mg/kg，口服中毒剂量为 50 ~ 60mg/kg。2,4-D 可以经消化道、呼吸道和皮肤吸收，主要分布于肾、肝、肺、脾等，基本不经转化即以原型迅速随尿、粪排出。急性中毒多为误服，可以引起黏膜下出血、肠道中度充血、水肿和坏死，肝脂肪浸润和坏死，肾曲小管变性，肺炎和终末细支气管炎等。慢性中毒时出现中枢神经系统运动调节功能障碍。经常接触者可以发生皮炎、痤疮。无特殊的解毒剂，皮肤和眼睛接触可以用流动清水彻底冲洗。误服者应当及时催吐，用2%碳酸氢钠溶液或 0.1% 高锰酸钾洗胃，再服用 10% 硫酸亚铁溶液，同时对症治疗。《食品安全国家标准 食品中农药最大残留限量》（GB 2763-2016）中规定，小麦中的最大残留限量为 2mg/kg，玉米中为 0.05mg/kg，蔬菜中的最大残留限量为 0.5mg/kg；每日允许摄入量（ADI）为 0.01mg/kg。世界卫生组织（WHO）饮用水标准为 30μg/L。

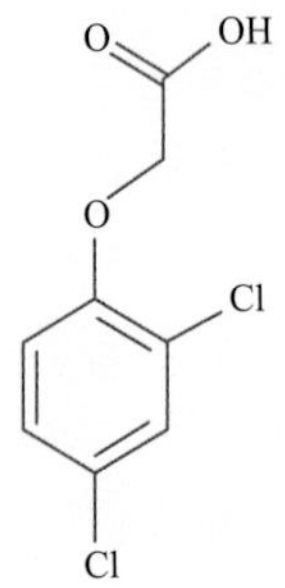

图 1 2,4-滴结构式

2,4,5-涕 化学名称为 2,4,5-三氯苯氧乙酸，CAS 号 93-76-5，分子式 $C_8H_5Cl_3O_3$，分子量 255.48，结构式见图 2。急性毒性与 2,4-D 相似，但常含有毒性极大、兼具诱变和致畸作用的杂质二噁英，大鼠急性经口 LD_{50} 为 500mg/kg。

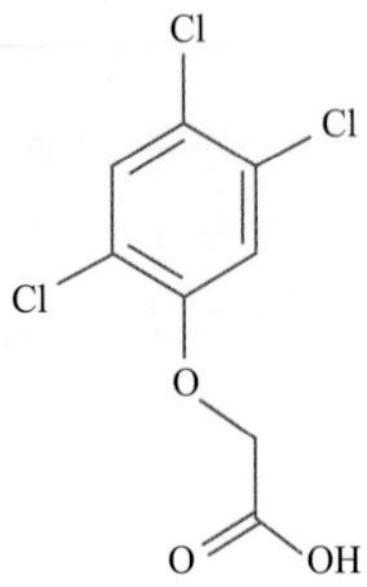

图 2 2,4,5-涕结构式

苯甲酸类除草剂 最先应用的是大豆田除草的豆科威。主要品种有豆科威、麦草畏、敌草索等，但是目前大量使用的只有麦草畏。

麦草畏： 又称百草敌。化学名称为 3,6-二氯-2-甲氧基苯甲酸，CAS 号 1918-00-9，分子式 $C_8H_6Cl_2O_3$，分子量 221.04，结构式见图 3。其选择性主要是由代谢降解差异而形成。为提高效果可与 2,4-D 等混用。大鼠急性经口 LD_{50} 为 1879 ~ 2740mg/kg，家兔急性经皮 LD_{50} > 2000mg/kg，大鼠急性吸入 LC_{50} > 200mg/l。GB 2763-2016 规定小麦、玉米中麦草畏最大残留限量为 0.5mg/kg；

表 常用除草剂的分类、应用、毒性作用与机制

除草剂类别	代表性除草剂	中国生产和使用量	应用范围	眼/皮肤刺激性	危害性分类*	致癌、致畸、致突变作用	主要机制
苯氧羧酸	2,4-滴（2,4-D）	大	禾谷类、大豆、草坪等	有	Ⅱ	致癌、致畸、致突变	模拟植物生长素和激素
	2,4,5-涕（2,4,5-T）	已停产			O		
	二甲四氯（MCPA）	大			Ⅲ		
苯甲酸	麦草畏（dicamba）	中等	禾本科作物及草坪	有	Ⅲ	无	模拟植物生长素和激素
芳氧苯氧丙酸	喹禾灵（quizalofop）	大	阔叶作物	无	Ⅲ	无	作用于乙酰辅酶 A 羧化酶，抑制脂肪酸合成
	精噁唑禾草灵（fenoxaprop-ethyl）	较大	麦田、稻田等		O		
酰胺	甲草胺（alachlor）	较大	玉米、大豆、花生等	有	Ⅲ	致癌、致畸	抑制蛋白酶活性和蛋白质合成
	异丙甲草胺（metolachlor）	较大			Ⅲ	致突变	
	乙草胺（acetochlor）	大			Ⅲ	致突变	
	丙草胺（pretilachlor）	大	水稻、大豆、玉米、花生等		U	无	
	丁草胺（butachlor）	大	稻类作物		U	致突变	
	敌稗（propanil）	较大			Ⅲ	–	抑制电子传递，抑制光合作用
	萘丙酰草胺（napropamide）	小	烟草、果菜、叶菜、大豆等	无	U	无	抑制细胞分裂/DNA 合成
取代脲	灭草隆（monuron）	较小	葡萄、甘蔗、棉花等	无	O	无	抑制电子传递，抑制光合作用
	敌草隆（diuron）	大	棉花、玉米等	有	U	无	
	利谷隆（linuron）	中等	棉花、大豆、玉米、水稻等		U	致癌	
三氮苯	西玛津（simazine）	较大	玉米、高粱、甘蔗、果园	无	U	无	抑制电子传递，从而阻碍 CO_2 的固定和 ATP、还原型烟酰胺腺嘌呤二核苷酸 2 的产生
	莠去津（atrazine）	大	玉米、甘蔗、果园	有	U	致癌、致畸、致突变	
二苯醚	除草醚（nitrofen）	已停产	水稻等	有	O	致癌、致畸、致突变	抑制叶绿素合成，破坏敏感植物的细胞膜
	乙氧氟草醚（oxyfluorfen）	中等	水稻、大豆、花生、棉花等		U	无	
	氟磺胺草醚（fomesafen）	较大	大豆等		Ⅲ	无	
联吡啶	百草枯（paraquat）	大	非耕地、果园等	有	Ⅱ	致突变	使机体产生自由基，通过超氧化物引起过氧化反应
	敌草快（diquat）	较大			Ⅱ	无	
氨基甲酸酯	苯胺灵（propham）	大	棉花、大豆等	–	U	无	抑制细胞分裂与核分裂
	燕麦灵（barban）	大	麦类、甜菜、油菜等	有	O	致突变	
有机磷	草甘膦（glyphosate）	大	非耕地、果园	有	U	无	抑制芳香族氨基酸合成
	莎稗磷（anilofos）	较大	水稻、棉花、油菜、大豆等	有	Ⅱ	–	

续 表

除草剂类别	代表性除草剂	中国生产和使用量	应用范围	眼/皮肤刺激性	危害性分类*	致癌、致畸、致突变作用	主要机制
磺酰脲	苄嘧磺隆（bensulfuron-methyl）	大	水稻等	无	U	无	抑制乙酰乳酸合成酶
	吡嘧磺隆（pyrazosulfuron）	大		有	U		
	苯磺隆（tribenuron）	大	小麦等		U		
	烟嘧磺隆（nicosulfuron）	大	玉米等	无	U		
酚	五氯酚（pentachlorophenol）	大	水稻田等	有	Ⅰb	致癌	影响能量代谢过程
	五氯酚钠（sodiumpentachlorophenol）	大			O	致畸	
喹啉羧酸	二氯喹啉酸（quinclorac）	较大	水稻田	无	U	无	模拟植物生长素和激素
有机杂环	排草丹（bentazone）	小	水稻、麦类、大豆及玉米等	有	Ⅲ		抑制光合作用和水分代谢
	野燕枯（difenzoquat）	较大	麦类及油菜等		Ⅱ	-	

－，为相关数据缺失

*世界卫生组织危害性分类标准：Ⅰa为剧毒，Ⅰb为高毒，Ⅱ为中等毒，Ⅲ为低毒，U为基本无毒，O为未分类

ADI 为 0.3mg/kg。

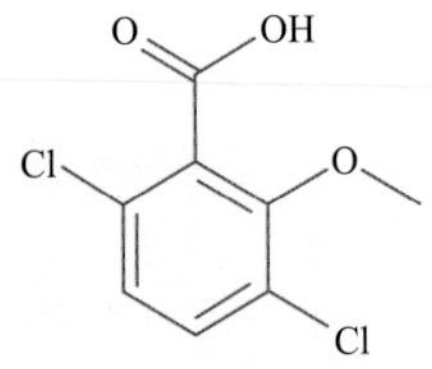

图 3　麦草畏结构式

芳氧苯氧丙酸类除草剂　主要用于防除禾科杂草，代表品种有喹禾灵、精喹禾灵、高效氟吡甲禾灵、精噁唑禾草灵、禾草灵等。其选择性主要是由降解代谢差异造成的，在耐药植物体内能迅速降解成无活性物质。此类除草剂具有一定雄性生殖毒性，可造成动物的睾丸萎缩、组织结构变化、精子生成障碍等。

喹禾灵　又称禾草克。化学名称为 2-[4-(6-氯-2-喹噁啉氧基)-苯氧基]丙酸乙酯，CAS 号 76578-14-8，分子式 $C_{19}H_{17}ClN_2O_4$，分子量 372.8073，结构式见图 4。喹禾灵为无色晶体。大鼠急性经口 LD_{50} 为 1480～1670mg/kg，经皮 $LD_{50} > 5000$mg/kg，无慢性毒性。GB 2763-2016 中规定，ADI 为 0.009mg/kg。

精噁唑禾草灵　化学名称为（R）-2-[4-(6-氯-2-苯并噁唑氧基)苯氧基]丙酸，CAS 号 113158-40-0，分子式 $C_{16}H_{12}ClNO_5$，分子量 333.73，结构式见图 5。大鼠急性经口 LD_{50} 为 3040mg/kg，小鼠急性经口 $LD_{50} > 5000$mg/kg。GB 2763-2016 中规定，谷物、花生仁、蔬菜中精噁唑禾草灵的最大残留限量为 0.1mg/kg；ADI 为 0.0025mg/kg。

酰胺类除草剂　最重要的除草剂类别之一，1952 年发现氯乙酰胺具有除草活性，随后生产出烯草胺，并迅速发展。中国常用品种有甲草胺、乙草胺、异丙甲草胺、丙草胺、丁草胺、敌稗、萘丙酰草胺等，常与防除阔叶杂草的除草剂混用以扩大杀草谱。

甲草胺　又称拉索。化学名称为 N-甲氧甲基-α-氯代乙酰替-2,6-二乙基苯胺，CAS 号 15972-60-8，分子式 $C_{14}H_{20}ClNO_2$，分子量 269.77，结构式见图 6。大鼠经口 LD_{50} 为 930～1350mg/kg。对母体和胎体具有毒性，但对生殖功能没有影响。较高剂量可引起大鼠甲状腺肿瘤、小鼠肺部腺癌。

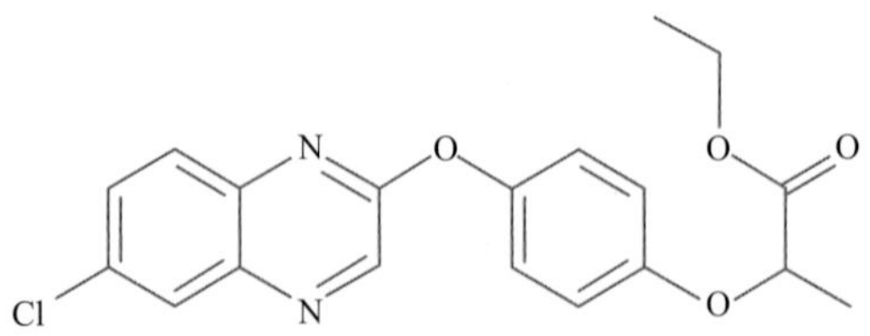

图 4　喹禾灵结构式

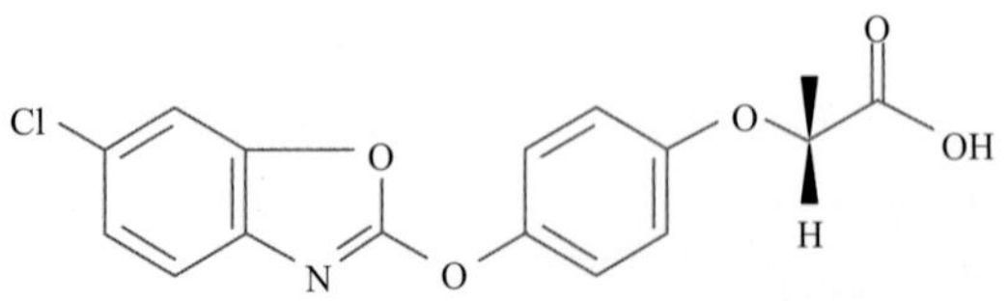

图 5　精噁唑禾草灵结构式

美国环境保护署（EPA）认为甲草胺是人类可疑致癌物。GB 2763-2016 中规定，ADI 为 0.01mg/kg。

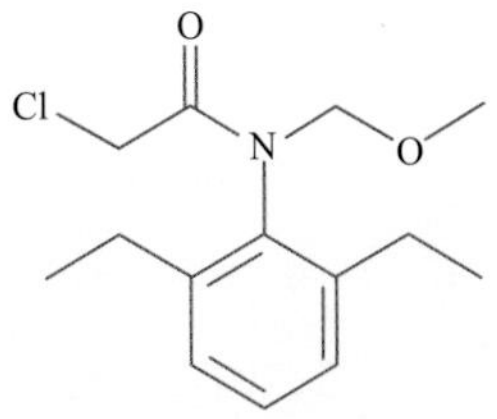

图6　甲草胺结构式

乙草胺　又称禾耐斯。化学名称为 2'-乙基-6'-甲基-N-(乙氧甲基)-2-氯代乙酰替苯胺，CAS 号 23184-66-9，分子式 $C_{17}H_{26}ClNO_2$，分子量 311.86，结构式见图7。大鼠急性经口 LD_{50} 为 2593mg/kg，家兔急性经皮 LD_{50} 为 3667mg/kg。乙草胺对雄性小鼠具有一定生殖毒性。GB 2763-2016 中规定，谷物中乙草胺的最大残留限量为 0.05mg/kg；ADI 为 0.02mg/kg。

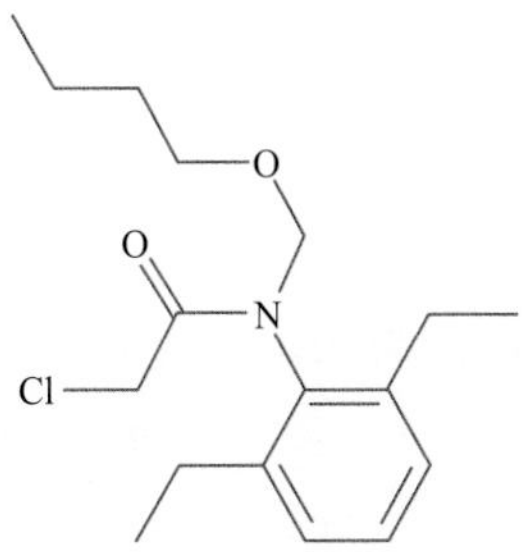

图7　乙草胺结构式

取代脲类除草剂　20世纪50年代发现灭草隆后，此类品种相继出现，随后开发出卤代苯基脲和含氟脲类除草剂，提高了选择性，扩大了杀草谱，在农业生产中广泛应用。中国先后研制了除草剂一号、敌草隆、绿麦隆等品种，在推广化学除草中起了重要作用，但使用面积不大。此类除草剂易被植物的根吸收，在土壤中主要由微生物降解，但残留期长。

敌草隆：化学名称为 N'-(3,4-二氯苯基)-N,N-二甲基脲，CAS 号 330-54-1，分子式 $C_9H_{10}Cl_2N_2O$，分子量 233.10，结构式见图8。大鼠经口 LD_{50} 为 3400mg/kg。敌草隆进入体内后，迅速随尿、粪排出，极少蓄积。皮肤和眼睛接触可用流动清水彻底冲洗。误服者可饮适量温水，催吐。

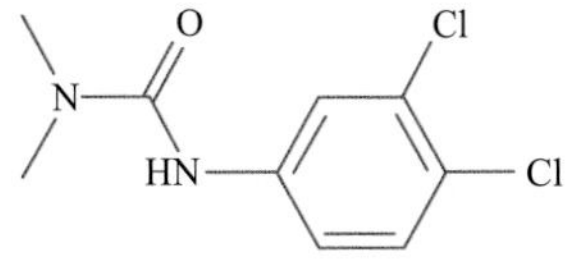

图8　敌草隆结构式

三氮苯类除草剂　1952年合成了莠去津并报道了其选择性，推进了选择性除草剂的发展。在很多国家仍是玉米田的当家除草品种。三氮苯类可分两类：①均三氮苯，化学结构中三个碳和三个氮对称排列，占大多数。②偏三氮苯，即三个碳和三个氮不对称排列。属光合作用抑制剂，主要用来防除一年生杂草，常和酰胺类等混用。其选择性主要是在耐药作物体内降解代谢快，或在谷胱甘肽硫转移酶的催化作用下迅速与谷胱甘肽轭合成无活性的物质。

莠去津：又称阿特拉津。化学名称为 2-氯-4-乙氨基-6-异丙氨基-均三氮苯，CAS 号 1912-24-9，分子式 $C_8H_{14}ClN_5$，分子量 215.72，结构式见图9。莠去津是玉米田最安全、最主要的优良除草剂，对世界除草剂工业和玉米种植业产生了重大影响。大鼠急性经口 LD_{50} 为 1780mg/kg，兔急性经皮 LD_{50} 为 7000mg/kg，慢性毒性试验大鼠经口无作用剂量为 1000mg/kg。GB 2763-2016 中规定，玉米、甘蔗中莠去津的最大残留限量均为 0.05mg/kg；ADI 为 0.02mg/kg。

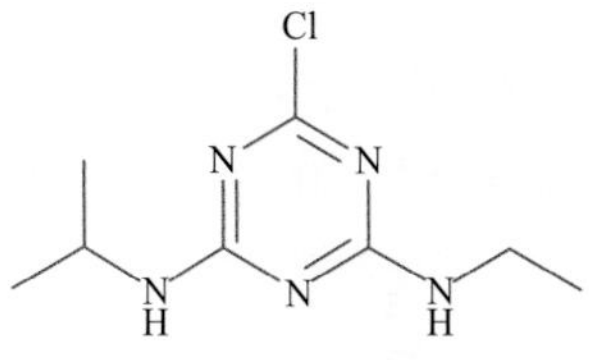

图9　莠去津结构式

二苯醚类除草剂　1960年开创了二苯醚类除草剂，先后研制出很多高活性品种，如甲羧醚、乙氧氟草醚、氟磺胺草醚等。除草活性很高，单位面积用药量大大下降，同时应用到多种旱田作物及蔬菜。其选择性与吸收传导、代谢速度及在植物体内的轭合程度有关。

氟磺胺草醚：又称虎威、除豆莠。化学名称为 5-[2-氯-4-(三氟甲基)苯氧基]-N-(甲基磺酰基)-2-硝基苯甲酰胺，CAS 号 72178-02-0，分子式 $C_{15}H_{10}ClF_3N_2O_6S$，分子量 438.76，结构式见图10。大鼠急性经口

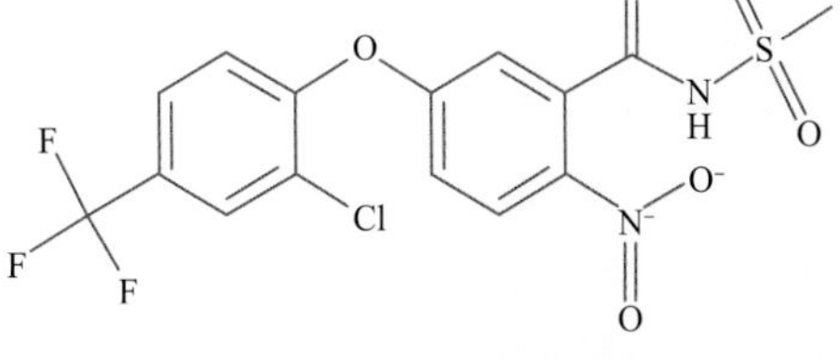

图10　氟磺胺草醚结构式

$LD_{50} > 1000mg/kg$，家兔急性经皮 $LD_{50} > 1000mg/kg$。GB 2763-2016 规定，大豆中氟磺胺草醚的最大残留限量 0.1mg/kg，花生仁中的最大残留限量为 0.2mg/kg；ADI 为 0.0025mg/kg。

联吡啶类除草剂 触杀型的灭生性茎叶处理剂，百草枯和敌草快为典型代表。百草枯是一种非选择性除草剂，对人的毒性极大，职业暴露和意外摄入或蓄意吞食后可以引起中毒，患者死亡率极高，许多国家已禁用或限制使用。

百草枯 又称对草快。有效成分为 1,1′-二甲基-4,4′-联吡啶阳离子，常制成二氯化物或二硫酸甲酯。CAS 号 4685-14-7，分子式 $C_{12}H_{14}N_2$，分子量 186.256，结构式见图 11。百草枯为白色结晶，易溶于水。经口 LD_{50} 大鼠为 155～203mg/kg，小鼠为 104mg/kg，大鼠经皮 LD_{50} 为 236mg/kg。成年人口服致死量估计为 40mg/kg，可经消化道、呼吸道和皮肤进入人体，吸收量不大，绝大部分以原型随尿、粪排出。口服百草枯可致死，起病时有口喉部刺激烧灼感、口腔黏膜坏死和溃烂、严重胃肠炎、腹部和胸骨下疼痛及便血，进而出现明显肺部症状，如呼吸困难、缺氧、肺部阴影、纤维化、昏迷和死亡，可能是产生的自由基作用损害肺泡上皮细胞所致。皮表污染应脱除污染衣物后用肥皂水彻底清洗后再用清水洗净，眼部污染用 2%～4% 碳酸氢钠液冲洗15 分钟后再用生理盐水洗净。经口误服在现场应立即服肥皂水，既可引吐，又可促进百草枯失活，洗胃后须用高岭土、活性炭等吸附剂灌胃，以结合残留百草枯。同时进行导泻，但不要轻易增加氧气。血中毒物以血液灌流清除

较血液透析好，应同时进行对症和支持治疗，引起机体疼痛时可同时采取镇痛措施。尚无特效解毒药剂。GB 2763-2016 中规定，蔬菜中百草枯的最大残留限量为0.05mg/kg；ADI 为 0.005mg/kg。

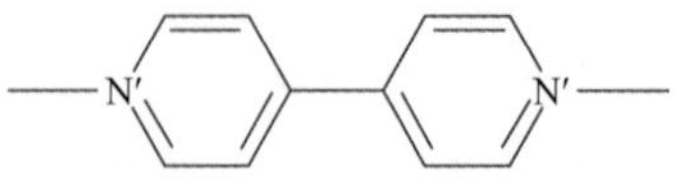

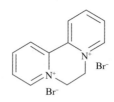

图 11　百草枯结构式

敌草快 又称杀草快。有效成分为 1,1′-乙撑-2,2′-联吡啶阳离子，常制成二溴化物。CAS 号85-00-7，分子式 $C_{12}H_{12}Br_2N_2$，分子量 344.05，结构式见图 12。敌草快为白色至黄色结晶，易溶于水。经口 LD_{50} 大鼠为 400mg/kg，小鼠为 125mg/kg，犬为 100～200mg/kg。家兔经皮 LD_{50} 为750mg/kg。经口给予接近 LD_{50} 剂量时，出现兴奋性过高、抽搐、胃肠道扩张，但无明显肺部病变。动物经急性高剂量暴露或慢性接触后，主要靶器官为胃肠道、肝和肾。GB 2763-2016 中规定，蔬菜、食用油、甘蔗中敌草快最大残留限量多为 0.05mg/kg；ADI 为0.006mg/kg。

图 12　敌草快结构式

氨基甲酸酯类除草剂 主要为20 世纪中期发现苯胺灵的除草活性后逐步开发出来的，随后出现燕麦灵、甜菜宁、黄草灵等产品。该类除草剂对光较稳定，可被微生物降解（见氨基甲酸酯类农药）。

燕麦灵：化学名称为 4-氯-2-丁炔基-N-（3-氯苯基）氨基甲酸酯，CAS 号 101-27-9，分子式 $C_{11}H_9Cl_2NO_2$，分子量 258.10，结构式见图 13。大鼠经口 LD_{50} 为600mg/kg，经皮 LD_{50} >1600mg/kg。大鼠以含此品 150mg/kg 饲料喂饲18 个月，未见明显毒作用。燕麦灵可引起变态反应，并可复发。急性皮肤和眼睛接触，应及时用清水彻底冲洗并就医。吸入中毒需及时脱离现场至空气新鲜处，呼吸困难时给输氧，严重时可进行人工呼吸。误服者饮适量温水，催吐；同时给予对症治疗。

有机磷类除草剂 1958 年开发出伐草磷，随后研制出用于旱田作物、蔬菜、水稻及非耕地的品种如草甘膦、草丁膦、调节磷、莎稗磷等，其特性和作用方式随品种不同而异（见有机磷农药）。

草甘膦：又称农达、镇草宁。化学名称为 N-（膦羧甲基）甘氨酸，CAS 号 1071-83-6，分子式 $C_3H_8NO_5P$，分子量 169.07，结构式见图 14。草甘膦为非选择性茎叶处理剂，大鼠急性经口 LD_{50} >4320mg/kg，兔急性经皮 LD_{50} >

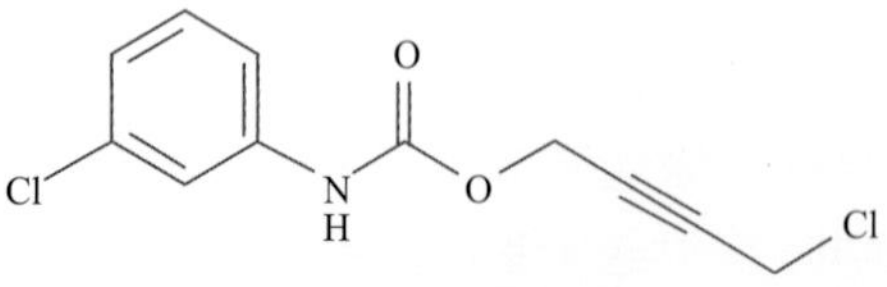

图 13　燕麦灵结构式

7940mg/kg。口服草甘膦自杀者多，中毒人数也有增加。轻度中毒以胃肠道症状为主，由于黏膜刺激和损害引起，24 小时内可缓解。中度中毒表现为胃肠道溃疡、食管炎和出血。此外还有低血压、肺功能障碍、酸碱失衡、肝肾损害等。重度中毒出现肺功能障碍者常需气管插管、肾功能衰竭需血液透析，还可出现低血压、休克、心脏停搏、昏迷，甚至死亡。GB 2763-2016 中规定，油菜籽、甘蔗中草甘膦的最大残留限量 2mg/kg，水果（除柑橘、苹果外）中为 0.1mg/kg；ADI 为 1mg/kg。

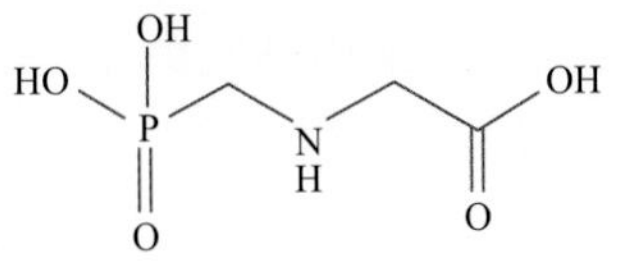

图 14　草甘膦结构式

磷酰脲类除草剂　首先发现绿磺隆以极低用量可有效防治麦类与亚麻田杂草。随后开发出甲磺隆、甲嘧磺隆、苯磺隆、苄嘧磺隆、烟嘧磺隆等品种。此类除草剂发展极快，已在各种作物地使用，由于其活性极高，用量极低，被称为超高效除草剂。其选择性主要是因降解代谢的差异。但其作用位点单一，连续施用 3～5 年后杂草可产生抗药性。

苄嘧磺隆：又称苄黄隆、农得时。化学名称为 3-(4,6 二甲氧基嘧啶-2-基)-1-(2-甲氧基甲酰基苄基）磷酰脲，CAS 号 83055-99-6，分子式 $C_{16}H_{18}N_4O_7S$，分子量 410.4，结构式见图 15。大鼠经口 $LD_{50} > 5000$mg/kg，小鼠经口 $LD_{50} > 10\,985$mg/kg。急性中毒需对症治疗，无特殊解毒药。接触需用水冲洗皮肤和黏膜，误服者需及时催吐。GB 2763-2016 中规定，大米、糙米中苄嘧磺隆的最大残

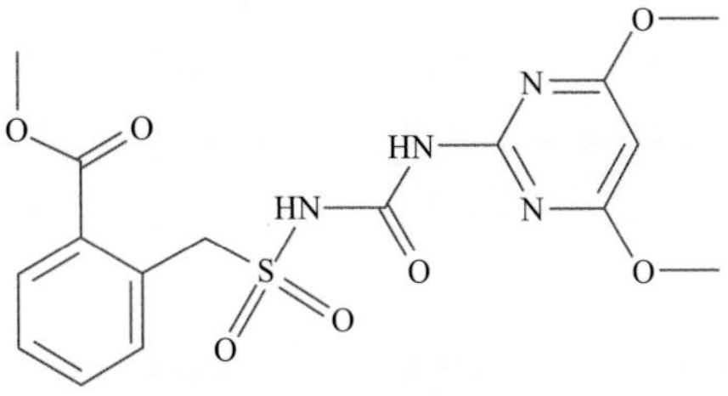

图 15　苄嘧磺隆结构式

留限量为 0.05mg/kg，小麦中为 0.02mg/kg；ADI 为 0.2mg/kg。

酚类除草剂　中国用量较大的除草剂种类之一，常用的有五氯酚、五氯酚钠等（见酚类化合物）。

五氯酚：CAS 号 87-86-5，分子式 C_6Cl_5OH，分子量 266.34，结构式见图 16。大鼠经口 LD_{50} 为 50mg/kg，经皮 LD_{50} 为 105mg/kg。五氯酚可致小鼠皮下肝癌。人经口最低致死剂量为 29mg/kg。有蓄积作用，吸入或经皮肤吸收可引起头痛、疲倦、黏膜及皮肤刺激症状、神经痛、多汗、呼吸困难、发绀、肝肾损害等。中毒后因高热和心力衰竭可引起死亡。皮肤接触用肥皂水、清水彻底冲洗。经口中毒者应立即进行催吐，并用 2% 碳酸氢钠洗胃。因无特效解毒剂，应对症治疗，并保持呼吸畅通。《工作场所有害因素职业接触限值　化学有害因素》（GBZ 2.1-2007）中规定，工作场所空气中五氯酚及其钠盐的时间加权平均容许浓度为 0.3mg/m³（皮）。

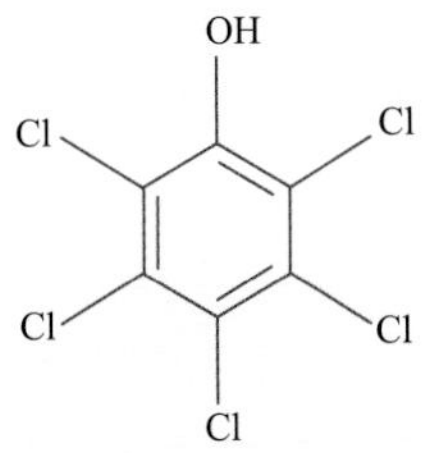

图 16　五氯酚结构式

其他除草剂　除上述多类除

草剂外，还有一些常用品种如二氯喹啉酸、野燕枯、排草丹等。

二氯喹啉酸　又称杀稗、杀稗王。化学名称为 3,7-二氯-8-喹啉羧酸，CAS 号 84087-01-4，分子式 $C_{10}H_5Cl_2NO_2$，分子量 242.06，结构式见图 17。二氯喹啉酸为内吸传导型除草剂，大鼠急性经口 LD_{50} 为 2680mg/kg，经皮 > 2000mg/kg。GB 2763-2016 中规定，糙米中二氯喹啉酸的最大残留限量 1mg/kg；ADI 为 0.3mg/kg。

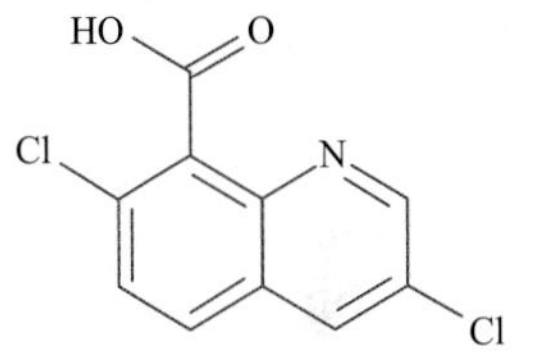

图 17　二氯喹啉酸结构式

野燕枯　又称双苯唑快。化学名称为 1,2-二甲基-3,5-二苯基-1H-吡唑硫酸甲酯，CAS 号 43222-48-6，分子式 $C_{18}H_{20}N_2O_4S$，分子量 360.44，结构式见图 18。

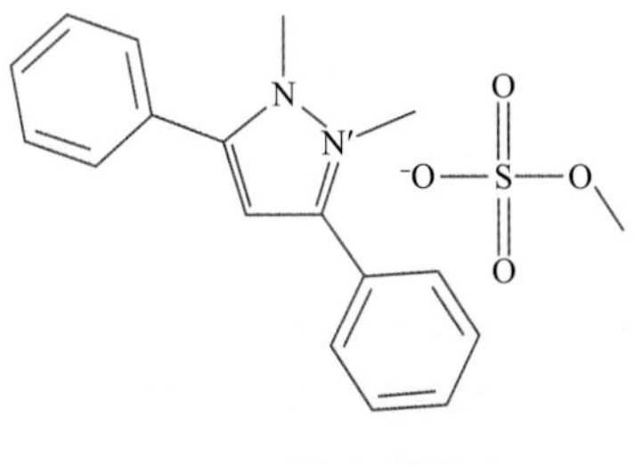

图 18　野燕枯结构式

野燕枯为内吸传导型茎叶处理剂，在麦类及油菜等作物田防

除野燕麦。急性经口 LD$_{50}$ 大鼠为 470mg/kg，小鼠 920mg/kg；雄兔急性经皮 LD$_{50}$ 为 3540mg/kg。GB 2763-2016 中规定，麦类中野燕枯的最大残留限量为 0.1mg/kg；ADI 为 0.25mg/kg。

（王心如　夏彦恺）

植物生长调节剂（plant growth regulator）

zhíwù shēngzhǎng tiáojiéjì

人工合成或从生物中提取的能调节植物生长发育的激素类化学物质。植物生长调节剂是农药的重要种类之一，种类较多，根据其功能不同，可分为植物生长促进剂、植物生长延缓剂和植物生长抑制剂三大类。根据其化学物类型，可分为生长素、赤霉素、细胞分裂素、乙烯、脱落酸、油菜素内酯、水杨酸、茉莉酸和多胺等，其中前六类在农业生产中应用最广。

发展史　植物生长调节剂是有机合成、微量分析、植物生理和生物化学及现代农林园艺栽培等多科学技术综合发展的产物。20 世纪 20～30 年代，人们发现植物体内存在微量的天然植物激素如乙烯、3-吲哚乙酸和赤霉素等，具有控制生长发育的作用。20 世纪 40 年代开始人工合成类似物，陆续开发出 2,4-滴、1-萘乙酸、抑芽丹等，并逐渐推广使用，形成农药的一个新兴类别。中国从 20 世纪 50 年代即开始生产和使用植物生长调节剂。此后，人工合成的种类越来越多，虽然由于其应用技术复杂，发展不如杀虫剂、杀菌剂、除草剂迅速，应用规模也较小。但从农业现代化的需要来看，植物生长调节剂具有很大发展潜力，20 世纪 90 年代以来已有加速发展的趋势。中国是世界上应用植物生长调节剂最广泛的国家，每年施用面积已经超过2000 万公顷。

用途　植物生长调节剂可适用于绝大多数种植物，如大田作物、果树、花卉、林木、蔬菜、食用菌、海带等，并可通过调控植物的光合、呼吸、物质吸收与运转、信号转导、气孔开闭、渗透调节、蒸腾等生理过程进而控制植物的生长和发育，既可调控外部性状，也可改变内部生理过程，最终达到改善外界环境对植物影响，提高作物产量，改进作物品质，使其表观性状符合人们需求的目的。植物生长调节剂具有用量小、速度快、效益高、残毒少等特点，因此使用面较广，应用领域较多。但在使用过程中，气候条件、施药时间、剂量、方法、部位及作物本身的吸收、运转、整合和代谢等都将影响到其作用效果。

对目标植物而言，植物生长调节剂是外源的非营养性化学物质，通常可在植物体内传导至作用部位，以较低浓度就能促进或抑制其生命过程的某些环节，使之向符合人类需要的方向发展。每种植物生长调节剂都有特定的用途，而且应用技术要求严格，只在特定的施用条件（包括外界因素）下才能对目标植物产生特定功效。往往改变浓度就会得到相反结果，低浓度下的促进作用在高浓度下则可变成抑制作用。植物生长调节剂的具体用途因品种和目标植物而异。例如，控制萌芽和休眠；促进生根；促进细胞伸长及分裂；控制侧芽或分蘖；控制株型（矮壮防倒伏）；控制开花或雌雄性别，诱导无子果实；疏花疏果，控制落果；控制果的成熟期；增强抗逆性（抗病、抗旱、抗盐分、抗冻）；增强吸收肥料能力；增加糖分或改变酸度；改进香味和色泽；促进胶乳或树脂分泌；脱叶或催枯（便于机械采收）；保鲜等。

防治措施　某些植物生长调节剂以高浓度使用就成为除草剂，而某些除草剂在低浓度下也有生长调节作用。某些以植物激素为基础的除草剂可干扰杂草生长，也被称为植物生长调节剂，其毒性一般为人畜低毒或微毒。避免植物生长调节剂中毒的最佳途径为预防控制，即选择适宜的植物生长调节剂及浓度，充分考虑温度、药效时间和施用对象，并严格执行相关规范，从而达到减少用量、合理使用、降低急慢性中毒的目标。急性中毒的急救措施应注意脱离接触、及时冲洗、保持呼吸道通畅及对症治疗。

（王心如　夏彦恺）

植物生长促进剂（plant growth promoter）

zhíwù shēngzhǎng cùjìnjì

促进细胞分裂、分化和伸长生长，或促进植物营养器官的生长和生殖器官发育的植物生长调节剂。人工合成的生长促进剂可分为生长素类、赤霉素类、细胞分裂素类、油菜素内脂类、多胺类等。代表性的有 1-萘乙酸、乙烯利、3-吲哚丁酸、赤霉素等。

1-萘乙酸　化学名称为 α-萘乙酸，CAS 号 86-87-3，分子式 $C_{12}H_{10}O_2$，分子量 186.21，结构式见图 1。1-萘乙酸为广谱型植物生长调节剂，能促进细胞分裂与扩大、诱导形成不定根增加坐果、防止落果、改变雌雄花比率等，主要用于谷类作物、棉花、果树等。急性口服 LD$_{50}$ 大鼠为 1000mg/kg，小鼠为 670mg/kg。吸入后可引起咳嗽、喘息、喉炎、气短、头痛、恶心、呕吐；经口可引起中毒，对肝、肾造成损害。《食品安全国家标准　食品中农药最大残留限量》（GB 2763-2016）中规定，小麦、棉籽、糙米、大豆、荔枝中 1-萘乙酸的最大残留限量为 0.05mg/kg，苹果、葡萄中为 1mg/kg，番茄、黄瓜中为 0.1mg/kg；每日允许摄入量（ADI）为 0.15mg/kg。

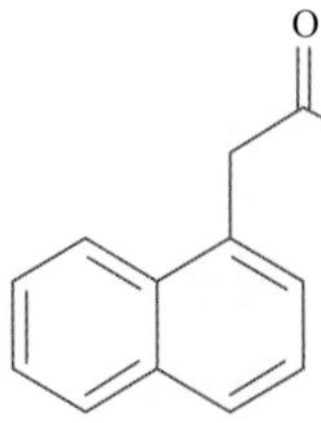

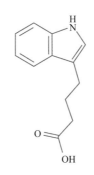

图1　1-萘乙酸结构式

乙烯利　又称乙烯磷。化学名称为 2-氯乙基磷酸，CAS 号 16672-87-0，分子式 $C_2H_6ClO_3P$，分子量144.49，结构式见图2。

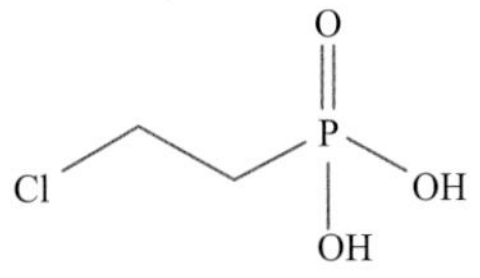

图2　乙烯利结构式

乙烯利纯品为白色针状结晶，工业品是在乙烯基础上制成的淡棕色液体。急性经口 LD_{50} 大鼠为 3400mg/kg，小鼠 2850mg/kg。兔急性经皮 LD_{50} 为 5730mg/kg。乙烯利具有遗传毒性，可使微核率和生殖细胞畸形率提高，干扰精子正常生成和成熟；对人类具有诱癌、致畸等潜在危害，对皮肤、眼睛有刺激作用，对黏膜有酸蚀作用。过量乙烯利还可加速衰老，腐蚀消化道，损害大脑和肾。误服出现烧灼感，以后出现恶心、呕吐，呕吐物呈棕黑色，胆碱酯酶活性降低，3.5 小时左右患者呈昏迷状态。遇明火、高热可燃，其粉体与空气可形成爆炸性混合物。受高热分解放出有毒的气体。

GB 2763-2016 中规定，棉籽、番茄、荔枝、香蕉等中乙烯利的最大残留限量为 2mg/kg，小麦、黑麦中为 1mg/kg；ADI 为 0.05mg/kg。

3-吲哚丁酸　化学名称为 4-吲哚-3-丁酸，CAS 号 133-32-4，分子式 $C_{12}H_{13}NO_2$，分子量203.24，结构式见图3。3-吲哚丁酸纯品为白色或微黄色的晶体，稍有异臭，不溶于水，能溶于乙醇、丙酮等有机溶剂；主要用于促进植物的插条生根，尤其对生根作用明显。3-吲哚丁酸诱发出的根细而长，而萘乙酸诱发出的根比较粗壮，因此常将这两种植物生长调节剂混合作用。急性经口 LD_{50} 大鼠为 5000mg/kg，小鼠 1760mg/kg，未见慢性毒性。在土中迅速降解。

图3　3-吲哚丁酸结构式

赤霉素　化学名称为 2,4α,7-三羟基-1-甲基-8-亚甲基-赤霉-3-烯-1,10-羧酸-1,4a-内酯，CAS 号 77-06-5，分子式 $C_{19}H_{22}O_6$，分子量 346.38，结构式见图4。赤霉素是广泛存在的一类植物激素。其化学结构属于二萜类酸，由四环骨架衍生而得。赤霉素可刺激叶和芽的生长。已知赤霉素类超过 100 种，都是以赤霉烷为骨架的衍生物。存在形式主要为自由赤霉素，不以键的形式与其他物质结合，易被有机溶剂提取，具有生理活性。结合赤霉素为赤霉素和其他物质（如葡萄糖）结

合，需通过酸水解或蛋白酶分解才能释放出自由赤霉素，无生理活性。此外，还有束缚型赤霉素，为一种储藏形式。种子成熟时，赤霉素转化为束缚型贮存，而在种子萌发时又转变成游离型而发挥其调节作用。微毒，正常使用时对人畜无毒。大鼠经口 LD_{50} 为 6300mg/kg，小鼠 8500mg/kg。大鼠吸入未观察到有害效应的水平（NOAEL）为 200 ~ 400mg/L。无致畸、致突变作用。

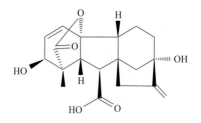

图4　赤霉素结构式

（王心如　夏彦恺）

zhíwù shēngzhǎng yánhuǎnjì

植物生长延缓剂（plant growth retardant）　为抑制植物茎顶端下部区域的细胞分裂和伸长生长，使生长速率减慢的植物生长调节剂。植物生长延缓剂可导致植物体节间缩短，诱导矮化、促进开花，但对叶子大小、数目、节的数目和顶端优势相对没有影响；主要起阻止赤霉素生物合成的作用。代表性产品有矮壮素、丁酰肼、缩节胺、多效唑等。

矮壮素　又称稻麦立、氯化氯代胆碱。化学名称为 2-氯乙基三甲基氯化铵，CAS 号 999-81-5，分子式 $C_5H_{13}Cl_2N$，分子量158.07，结构式见图1。矮壮素为植物生长调节剂常规品种，白色结晶，易溶于水，可溶于丙酮，微溶于异丙醇，不溶于苯、二甲苯、无水乙醇；化学性质稳定，容易潮解。其生理功能是控制植株的根茎叶的生长，促进植株花和果实生长，

使植株的间节缩短、矮壮并抗倒伏，促进叶片颜色加深，光合作用加强，提高植株的坐果率、抗旱性、抗寒性和抗盐碱的能力。大鼠急性经口 LD_{50} 雄性为 670mg/kg，雌性为 1020mg/kg，小鼠 LD_{50} 为 589mg/kg，豚鼠急性经皮 LD_{50} 为 615mg/kg。小鼠、大鼠给药后出现出汗、流涎、流泪、抽搐，一般 4 小时内死亡。剖检见肺不张、充血，肝淤血，胃积水和充气，大肠内分泌物增多。家兔经皮 LD_{50} > 2000mg/kg。大鼠以含此品 500mg/kg、1000mg/kg 饲料饲喂 24 个月，未见不良作用。在体内很少降解，绝大部分以原型随尿、粪排出。《食品安全国家标准 食品中农药最大残留限量》（GB 2763-2016）中规定，小麦、玉米中矮壮素的最大残留限量为 5mg/kg，棉籽 0.5mg/kg；每日允许摄入量（ADI）为 0.05mg/kg。

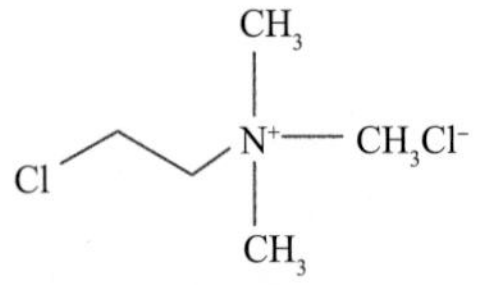

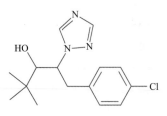

图 1 矮壮素结构式

丁酰肼 又称比久、Alar、B9。化学名称为 N-二甲氨基琥珀酰胺酸，CAS 号 1596-84-5，分子式 $C_6H_{12}N_2O_3$，分子量 160.17，结构式见图 2。丁酰肼为广谱性植物生长调节剂。其作用机制是抑制贝壳杉烯醛的合成，从而抑制赤霉素的生物合成。丁酰肼可抑制果树新梢生长，缩短节间长度，增加叶片厚度及叶绿素含量，防止落花，促进坐果，刺激根系生长，提高抗寒力；此外，还能提高花生、大豆的产量。经口 LD_{50} 大鼠为 8400mg/kg，小鼠为 6300mg/kg。日本和韩国菠菜中丁酰肼不得检出，英国茶叶中残留限量为 0.1mg/kg。GB 2763-2016 中规定，花生仁中丁酰肼的最大残留限量为 0.05mg/kg；ADI 为 0.5mg/kg。

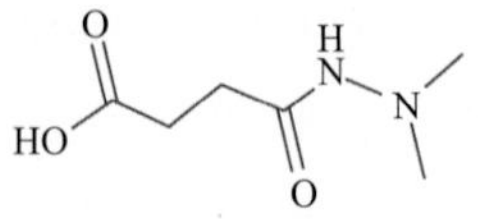

图 2 丁酰肼结构式

缩节胺 又称助壮素、甲哌鎓。化学名称为 N,N-二甲基哌啶氯化物，CAS 号 24307-26-4，分子式 $C_7H_{16}ClN$，分子量 149.66，结构式见图 3。缩节胺能抑制植物细胞伸长、矮化植株，缩短节间，促进光合作用，增加产量；作用于植物顶端，对顶端分生组织具有强烈破坏作用。该作用不可被赤霉素逆转。大鼠急性经口 LD_{50} 为 1490mg/kg，小鼠 428mg/kg。大鼠急性经皮 LD_{50} 为 7800mg/kg。

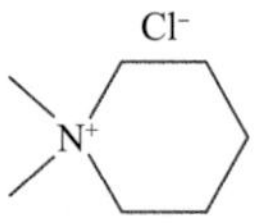

图 3 缩节胺结构式

多效唑 又称 PP333、氯丁唑。化学名称为 (2RS,3RS)-1-(4-氯苯基)-4,4-二甲基-2-(1H-1,2,4-三唑-1-基)戊-3-醇，CAS 号 76738-62-0，分子式 $C_{15}H_{20}ClN_3O$，分子量 293.79，结构式见图 4。多效唑是一种新型高效生长延缓剂，主要生理作用是阻碍赤霉素生物合成，加速体内生长素的分解，从而延缓、抑制植株的营养生长。多效唑能减弱顶端生长优势，促进侧芽滋生，延缓植物生长，促进根系发达，增强抗寒、抗旱、抗倒伏能力。对人畜低毒。大鼠急性经口 LD_{50}，雄性为 2000mg/kg，雌性为 1300mg/kg；小鼠急性经口 LD_{50}，雄性为 490mg/kg，雌性为 1300mg/kg；兔急性经口 LD_{50}，雄性为 840mg/kg，雌性为 940mg/kg。大鼠和兔急性经皮的 LD_{50} > 1000mg/kg。多效唑具有生殖毒性，可致雄性大鼠精子减少，生精细胞变性、坏死，数目减少，层次紊乱。GB 2763-2016 中规定，稻谷、小麦、花生仁、菜籽油、苹果、荔枝中多效唑的最大残留限量为 0.5mg/kg；ADI 为 0.1mg/kg。

图 4 多效唑结构式

（王心如 夏彦恺）

zhíwù shēngzhǎng yìzhìjì

植物生长抑制剂（plant growth inhibitor） 可抑制顶端分生组织生长的植物生长调节剂。植物生长抑制剂使植物丧失顶端优势，侧枝多，叶小，生殖器官也受影响。天然的植物生长抑制剂有脱落酸、肉桂酸、香豆素、水杨酸等。人工合成的主要有马来酰肼和三碘苯甲酸。

马来酰肼 又称青鲜素、抑芽丹。化学名称为顺丁烯二酰肼，CAS 号 123-33-1，分子式 $C_4H_4N_2O_2$，分子量 112.09，结构式见图 1。马来酰肼是第一种人工合成的生长抑制剂，为白色结晶固体，性质稳定，遇强酸可分解放出氮，对铁器有轻微腐蚀性。因其结构与尿嘧啶非常相似，进入植物体后可代替尿嘧啶位置，但却不能发挥尿嘧啶的生理作用，从而阻止 RNA 合成。因此，马来酰肼可抑制顶端分生组织的细胞分裂和破坏顶端优势。马来酰肼中等毒性，大鼠急性经口 $LD_{50} > 5000mg/kg$，其钠盐为 $6950mg/kg$，二乙醇盐为 $2340mg/kg$；无刺激作用；用含 5% 原药的饲料喂养大鼠 2 年未出现中毒症状，未见致畸、致癌、致突变性。马来酰肼对鱼低毒。

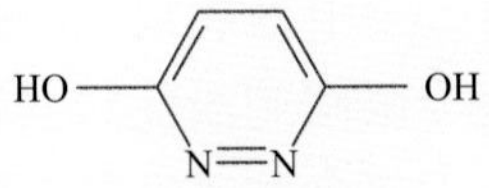

图1 马来酰肼结构式

2,3,5-三碘苯甲酸 CAS 号 88-82-4，分子式 $C_7H_3I_3O_2$，分子量 499.81，结构式见图2。2,3,5-三碘苯甲酸为白色粉末，不溶于水，溶于乙醇、乙醚等有机溶剂，是一种阻止生长素运输的物质，主要作用为抑制顶端优势，促使植株矮化，增加分枝，促进腋芽萌发，提高结荚率。急性经口 LD_{50} 大鼠为 $813mg/kg$，小鼠为 $700mg/kg$；对皮肤有刺激作用。

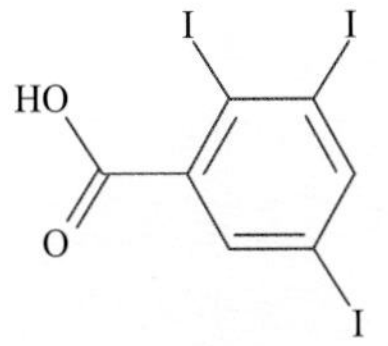

图2 2,3,5-三碘苯甲酸结构式

(王心如 夏彦恺)

kūnchóng shēngzhǎng tiáojiéjì

昆虫生长调节剂（insect growth regulator，IGR） 通过抑制昆虫生理发育，如抑制蜕皮、抑制新表皮形成、抑制取食等最后导致害虫死亡的一类药剂。它通过造成生长发育中生理过程的破坏而使昆虫表现出生长发育异常，并逐渐死亡。其靶标是昆虫所特有的蜕皮、变态发育过程。它具有

的优点：对靶标昆虫以外的生物体安全性高；对于那些对神经系统及电子传导系统药物具有抗性的害虫也有抑制作用；速效性不及有机磷、氨基甲酸酯及拟除虫菊酯类杀虫剂；害虫防治的适用范围较窄；在昆虫的特定生长期发挥药效。由于此类药剂的作用机制不同于以往作用于神经系统的传统杀虫剂，它们毒性低，污染少，对天敌和有益生物影响小，有助于可持续农业的发展，有利于无公害绿色食品生产，有益于人类健康，因此被誉为"第三代农药"。它主要可以分为几丁质合成酶抑制剂、保幼激素类似物和蜕皮激素类似物及其他昆虫生长调节剂（四环三萜类化合物）。四环三萜类化合物主要包括从楝科植物提取的印楝素和川楝素。它们均具有抑制昆虫生长，使之发生畸变的作用，其中关于印楝素的杀虫机制有较多研究，但还不完全清楚。它对多种组织和器官都有直接作用，干扰昆虫内分泌和虫神经内分泌系统，使之功能紊乱，抑制生长发育。

昆虫生长调节剂在害虫综合治理中具有重要作用。首先，它可以延缓抗药性。由于长期以来常规的有机磷类、氨基甲酸酯类和拟除虫菊酯类农药单一品种和高剂量的使用，像小菜蛾、棉铃虫等重要的农业害虫已成为抗药性极高的种群，必须寻求致死机制不同的新药剂解决当前无药可用的困境，也为将来合理用药缓解抗性寻找出路，昆虫生长调节剂药剂开发的成功已被实践所证明。其次，减少环境污染。昆虫生长调节剂药剂属昆虫生理抑制剂，对人和高等动物属低毒或微毒类别，对环境污染小，不伤害天敌或有益生物，有利于生态平

衡，有助于发展可持续农业，符合人类的根本利益。此外，它们还可以促进绿色食品生产。昆虫生长调节剂的作用机制是针对昆虫的生理发育，对人和高等动物无害，因此，已被纳入无公害农业生产措施之中，取代旧的神经毒性杀虫剂，可促进绿色食品生产，有助于全人类的身体健康。

(王守林)

jǐdīngzhìhéchéngméi yìzhìjì

几丁质合成酶抑制剂（chitin-synthetase inhibitor） 可抑制几丁质合成酶失去活性的化合物。几丁质合成酶抑制剂是 1970 年首先由荷兰菲利普·道弗尔（Philips-Duphar）公司的科学工作者在研究除草剂中偶然发现的。20 世纪 70 年代荷兰杜发公司第 1 个商品化制剂敌灭灵后，形成或开发中的商品制剂约 20 种以上。它们均可抑制几丁质合成酶、干扰昆虫的内分泌体系、影响细胞膜结构，影响了细胞膜内外物质转运，破坏昆虫表皮的几丁质沉积。该类化合物以苯甲酰脲类为主，噻二嗪类和三嗪胺类具有类似的毒作用机制，也暂归为此类。此类化合物抑制胚胎发生，抑制昆虫的发育、变态，尤其对叶蟑和飞虱具有高选择性，而广泛应用于水稻主要害虫黑尾叶蝉和褐飞虱的防治。已商品化生产并实际应用的主要种类有除虫脲、灭幼脲、氟虫脲、氟啶脲、氟铃脲等。

除虫脲：又称敌灭灵、灭幼脲1号。化学名称为 1-(4-氯苯基)-3-(2,6-二氟苯甲酰基)脲；CAS 号 35367-38-5，分子式 $C_{14}H_9ClF_2N_2O_2$，分子量 310.69，结构式见图。①理化特性：无色晶体，熔点为 239℃，无腐蚀性，25℃ 水中的溶解度为 0.08mg/L，辛醇/水分配系数为3.89。②暴露

图 除虫脲结构式

途径：除虫脲对人类属低毒、非致癌物，一般人群的暴露途径主要是摄入被除虫脲污染的食物，职业人群主要通过吸入工作场所内的粉尘或皮肤直接接触而暴露。此外，该类药物常用来阻止蚊蝇的生长，所以蚊蝇叮咬也是人类接触除虫脲的重要途径。③代谢特征：除虫脲可以经呼吸道、消化道及皮肤接触进入机体，龋齿类动物主要通过消化道吸收除虫脲，而皮肤吸收能力不强。随着给药剂量的增大，其吸收的比例反而下降。摄入除虫脲，部分以原型形式经过粪便排出，约1%经呼吸道排出，其余的被代谢为羟化代谢产物（约占80%）、4-氯酰基脲和2,6-除虫脲酸（约占20%）经尿和粪便排出。除虫脲在大鼠和绵羊消除半衰期为12小时，在牛体内的消除半衰期为18~20小时。④中毒表现与临床处置：除虫脲对眼和皮肤有刺激作用，无人体中毒报道。若发生中毒，其治疗原则为立即脱离现场、尽快去除毒物、对症治疗。皮肤接触的，应立即用肥皂和水清洗；不慎入眼的，应用生理盐水反复冲洗；若有过敏反应，应尽早激素治疗。经口大量摄入，一小时内就诊的应立即洗胃；经口少量的摄入，应用活性炭和山梨醇联合处理。⑤卫生标准：《食品安全国家标准 食品中农药最大残留限量》（GB 2763-2016）中规定，小麦、玉米中除虫脲的最大残留限量为 0.2mg/kg，结球甘蓝、苹果中为 2mg/kg，花椰菜、白菜、菠菜、莴苣、柑橘、柚等中为 1mg/kg。

（王守林）

bǎoyòu jīsù lèisìwù

保幼激素类似物（juvenile hormone analog, JHA）

与保幼激素的结构相似，且有其类似作用的化合物。该类化合物是使昆虫发生生理障碍和杀灭害虫虫卵的昆虫生长调节剂。这类化合物与几丁质合成抑制剂及蜕皮类活性物质相比较，对昆虫显示药剂活性的生理期更短。因此，要获得最佳杀虫效果必须选择最佳施药时期。在昆虫生长调节剂中，该类化合物的商品化品种较少。有开发的产品与保幼激素结构不同，在分子中引入苯环或杂环的化合物，它们有很好的生物活性和田间稳定性，可广泛用于农业和卫生害虫防治。它主要包括双氧威和吡丙醚，其中双氧威用途广泛。

苯氧威：又称双氧威。化学名称为 2-(对-苯氧基苯氧基)乙基氨基甲酸乙酯；CAS 号 72490-01-8，分子式 $C_{17}H_{19}NO_4$，分子量 301.3，结构式见图。①理化特性：无色或白色晶体，密度 1.23g/cm^3（20℃），熔点 53~54℃，无腐蚀性，20℃ 水中溶解度为 6.00mg/L，辛醇/水分配系数为 4.3。②暴露途径：一般人群主要通过摄入含有双氧威的水而接触，职业人群主要通过吸入工作场所内的粉尘或皮肤直接接触而暴露，大鼠一次经口摄入苯氧威，96 小时内约 90% 排出，器官组织中未检测出苯氧威。③毒作用机制：双氧威经呼吸道和皮肤进入机体后，可竞争性地抑制拟胆碱酯酶和乙酰胆碱酯酶活性，干扰其水解功能，使乙酰胆碱聚集在神经节，造成交感、副交感、末梢神经及部分中枢神经系统功能障碍。④中毒表现：一般接触仅表现为眼睛刺激症状。轻至中度中毒，部分患者出现毒蕈碱样效应，主要表现为心动过缓、唾液分泌增加、流泪、盗汗、呕吐、腹泻、尿频、瞳孔缩小；部分患者则表现为烟碱样效应，主要包括心动过速、血压升高、瞳孔散大、肌肉痉挛等；重度中毒患者可出现毒蕈碱样效应，表现为支气管黏液分泌增加、支气管痉挛和急性肺损伤，部分患者还会出现肌束震颤、乏力和呼吸衰竭，此外还会出现中枢神经系统症状，主要表现为中枢抑制、意识模糊、谵妄、昏迷等。⑤临床处置：轻度中毒，一般对症治疗并留院观察 12 小时，情况好转即可出院，中至重度中毒的患者，应该撤离中毒现场，去除皮肤、口腔内的残留物，大量摄入的患者应及时洗胃，并及时应用特效解毒药处理，如患者主要表现为毒蕈碱样效应，应用阿托品解毒；若患者出现神经肌肉阻滞症状，应用肟类（碘解磷定、双复磷）解毒。⑥卫生标准：联合国粮食与农业组织和世界卫生组织规定的每日容许摄入量为 0.02mg/kg。

（王守林）

tuìpí jīsù lèisìwù

蜕皮激素类似物（molting hormone analog, MHA）

与蜕皮激素的结构相似，且有其类似作用

的化合物。由昆虫体内分离并鉴定结构的蜕皮激素物质已达 15 种以上，属植物源的蜕皮激素活性物质有 100 多种。由于此类制剂提取困难，结构复杂，不易合成，因此研究进展缓慢。已开发出抑食肼、虫酰肼，均为双酰肼类化合物。

虫酰肼：化学名称为 N-叔丁基-N-(4-乙基苯甲酰基)-3,5-二甲基苯甲酰肼；CAS 号 112410-23-8，分子式 $C_{22}H_{28}N_2O_2$，分子量 352，结构式见图。①理化特性：纯品为白色粉末，熔点 191℃，水中溶解度 (20℃)，在其他溶剂中溶解度不大，94℃下贮存 7 天稳定，25℃，pH 7.0 水溶液中光照稳定，蒸气压为 3×10^{-8} mmHg (25℃)，辛醇/水分配系数为 4.25 (pH 7.0)。②暴露途径：一般人群主要通过摄入被污染的水或者食物而接触，职业人群则主要通过呼吸道吸入。③毒性：虫酰肼属蜕皮激素类杀虫剂，通过干扰昆虫的正常发育使害虫蜕皮而死，杀虫活性高，选择性强，对所有鳞翅目幼虫均有效，对抗性害虫棉铃虫、菜青虫、小菜蛾、甜菜夜蛾等有特效，并有极强的杀卵活性，对非靶标生物更安全。它毒性较低，大鼠急性经口 LD_{50} > 5000mg/kg，对人、哺乳动物、鱼类和蚯蚓安全无害，对环境十分安全，是综合防治中理想安全的杀虫剂。④卫生标准：《食品安全国家标准　食品中农药最大残留限量》（GB 2763-2016）中规定，

糙米、油菜籽、柑橘类水果、葡萄中虫酰肼的最大残留限量为 2mg/kg，青花菜、大白菜、桃、油桃、越橘、猕猴桃中为 0.5mg/kg，杏仁、核桃中为 0.05mg/kg；每日允许摄入量为 0.02mg/kg。

（王守林）

yàowù dúlǐxué

药物毒理学（pharmaceutical toxicology）

研究药物对机体产生的不良反应和毒作用、毒作用机制及其防治措施，评价在研新药安全性的学科。药物毒理学是毒理学的应用分支学科之一。药物（药品），是指用于预防、治疗、诊断人的疾病，有目的地调节人体的生理功能并且规定有适应证或者功能主治、用法和用量的物质。

简史　药物发展的历史可追溯到五六千年前，是从尝试各种食物时遇到毒性反应后寻找解毒药物开始的。人们从生活和生产经验中发现某些天然物质可以治疗疾病，各国的传统医学得到了发展。19 世纪，化学和实验医学的发展使人们从具有治疗作用的植物中分离到有效成分。20 世纪 20～50 年代，利用人工合成的化合物及改造天然有效成分的分子结构发展了很多药物，很多药理学教科书中也包括药物毒理学的内容。20 世纪 60 年代以来，环境保护得到发展，推动了毒理学的发展，毒理学研究的对象从药物扩展到所有的化学物及其他因素对机体的有害作用，以评价和预

测对人及其环境的可能危害，毒理学就不可避免地发展成独立的学科。20 世纪发生了 16 起重大药物中毒事件，造成 2 万多人死亡，1 万多人伤残，引起了各国政府和药品主管部门的重视，制定了一系列政策法规确保药物研制和应用的安全，也推动了药物毒理学的研究和发展。1937 年，美国的"磺胺酏剂"事件，促使美国国会颁布了《食品、药品及化妆品法》，规定药物上市前除了要做临床试验外，还要进行毒理学研究。1952 年发现氯霉素引起再生障碍性贫血后，美国医学会首次建立了药物不良反应登记制度。1961 年的"反应停"事件发生后，各国全面加强对药物临床前研究的管理要求，世界卫生组织（WHO）成立了药物不良反应监测中心。1989 年，成立人用药品注册技术要求国际协调会议（ICH）。尽管进行了较充分的研究，但仍有不少药物因不良反应而撤出市场。药物毒理学由于与卫生毒理学不同的特点和内容，以及教学的需要，各国相继出版了药物毒理学教科书和专著。

研究内容　药物毒理学的任务：①阐明药物的毒作用表现及其靶器官、毒作用机制，为制定药物安全使用和中毒防治提供依据。②为新药的开发和已上市的药物提供毒理学评价。③与药理学和临床医学结合为药物效益-危险评定提供毒理学依据。研究目的是为了保证药物的安全，涉及

图　苯氧威结构式

图　虫酰肼结构式

新药的开发和审批，药物治疗的不良反应、毒性及药物警戒等，以药物的安全应用和保障患者和其他人群的健康。药物毒理学的基本研究内容包含药物发展和应用的各个方面（表1）。

效益-危险评定是药物毒理学重要的研究内容。主要的指标：①安全范围（margin of safety，MOS），又称治疗指数（therapeutic index，TI）。$MOS = LD_1/ED_{99}$ 或 LD_{50}/ED_{50}，其中 LD_1 是群体中最小致死剂量，ED_{99} 是群体中99%有效的剂量。MOS 最好是基于反映内暴露的毒代动力学参数来表达，即实验动物发生毒效应的药物血浓度与患者根据治疗方案达到的药物血浓度的比值。如果两者差别足够大，则 MOS 被认为是可接受的。虽然 TI 通过强调在危险和效益之间进行平衡，但实际应用较困难。②需治疗人数原则。定量分析临床用药效益和风险常用的方法是需治疗人数原则。评估临床试验数据中的受试组和对照组需要治疗的人数，可显示效益还是有害反应的患者比例，有助于指导治疗药物的选择。这种分析的优势之一是在定量评估效益时能够兼顾到基础疾病的严重性。评价指标是对所研究样本的点估计和95%可信区间。目前已发展了列线图和 Visual Rx 方法快速计算需治疗人数。

研究方法 针对不同的研究阶段和研究内容，研究方法亦有所不同。

发现毒理学 在新药发现、研究和开发过程中，决定新药命运的关键因素是有效性、毒性（安全性）、药动学性质和药物质量的可控性等。药物的研究开发是一个相当昂贵、费时和十分复杂的过程（图1）。其中，毒性因

素在决定新药研发成败、成本、周期方面发挥重要的作用。调查发现，在临床前阶段，毒性问题是开发失败的主要原因，约占全部开发失败的40%。在开发早期，以毒理学替代方法筛选毒性有助于加速开发进度，降低成本。用临床前先导化合物优化技术和毒理基因组学对新化合物实体进行针对性的毒性优化筛选和短期毒性试验，选出候选新药进行后续研究或作进一步的结构优化改造。这种在新药发现阶段即与对新化合物实体（new chemical entities，NCE）药理学机制、药效学筛选、药动学研究等相并行开展的早期毒理学研究即为发现毒理学。

临床前安全性评价 对新药临床前安全性评价应根据各国药政部门的规范进行毒理学研究，ICH 公布的指导原则见表2。根据

NCE 拟用于临床的适应证、剂型、用药途径等，确定毒理学研究的项目。发展 NCE 毒效应谱。对实施新药临床研究所需非临床安全性试验的时间安排见 ICH/M3 指导原则。新药临床前毒理学研究应由取得《良好实验室规范》（GLP）认证的实验室进行。在完成规定的项目后，对全部资料进行评价，并且提交药政管理部门评审。

临床试验 经药政管理部门批准（临床试验批文），新药就进入临床试验阶段。临床试验共分4期（表3）。Ⅰ期临床试验是在临床前毒理学安全性评价的基础上，观察人体药物耐受性，确定安全有效的给药方案。Ⅰ期人体安全性试验，从初试最小剂量到最大剂量间分若干个组。组间剂量差距视药物毒性大小和研究

表1 药物毒理学研究内容

阶段	主要任务	目的
发现	识别候选物	毒理学筛选
临床前试验	（人首次用药前）安全性和主要靶器官	人暴露的法规要求
临床试验期	毒性谱	蓄积作用和机制
上市前	完成常规试验方案	法规要求
上市后	对于人群和使用情况识别特殊的危险	改善使用和保证安全

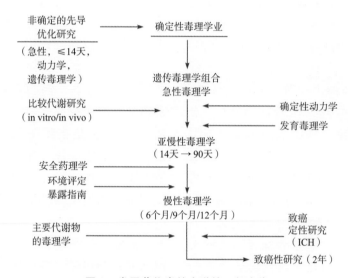

图1 发展药物毒效应谱的一般方案

者经验而定。各试验组由小到大逐组进行，每组 8 ~ 12 人。最小初试剂量：①同类药临床治疗量 1/10。②敏感动物 LD_{50} 的 1/600 或最小有效剂量的 1/60。③按体表面积计算大动物（犬）最大耐受量的 1/5 ~ 1/3。最大试验剂量可为同类药临床单次治疗量。Ⅱ期和Ⅲ期临床试验则验证药物的安全性和治疗价值，评价安全有效性。部分毒理学研究可在此阶段内完成。临床试验应按《临床试验规范》（GCP）进行，ICH 关于临床试验已公布了系列的指导原则。完成Ⅲ期临床试验后，应全面评价疗效和安全性，提交药政管理部门审批。若审批通过，则准予生产（生产批文）。Ⅳ期临床试验是上市后监测，在较大人群广泛长期使用的情况下了解药物的疗效和不良反应。新药研究申报评审的一般程序见图 2。

上市后不良反应报告和药物警戒　新药临床试验研究不足以识别和确定潜在的药物不良反应（ADR），原因如下：①药物临床试验的时间很短，因此不可能检测到与长期使用药物有关或有长潜伏期的 ADR 的发生。②药物临床试验样本人数有限，大多数研究不包括特殊群体（如儿童和老年患者），试验选定的人群并不总是代表药物批准后可能会接触到的人群。③在临床试验中使用样本 3000 ~ 4000，在此样本数中通常不能识别发生率为 1/100 000 例罕见的不良反应。④药物试验一般集中在被研究临床疗效的治疗适应证，不考虑药物未来的其他用途，因此 WHO 指出："虽然事先对生物活性物质进行了最仔细彻底的研究，但在给人使用时总是不可避免地要冒一定的风险。"

药品不良反应监测，是指药品不良反应的发现、报告、评价和控制的过程。药品不良反应监测从不良反应可能相关的"信号"

表 2　ICH 安全性指导原则的主要内容

编号和标题
S1A 药物致癌试验必要性的指导原则
S1B 药物致癌试验
S1C（R2）药物致癌试验的剂量选择
S2（R1）人用药物遗传毒性试验和数据解释的指导原则
S3A 毒物动力学指导原则注释：毒性研究中全身暴露的评价
S3B 药物动力学：重复给药的组织分布研究指导原则
S4 动物慢性毒性试验的周期（啮齿类和非啮齿类）
S5A 药品的生殖毒性检测
S5B 对雄性生育力毒性
S6 生物技术药物的临床前安全性评价
S7A 人类药物安全药理学研究
S7B 人类药物延迟心室复极化（QT 间期延长）潜力的非临床评价
S8 人类药物免疫毒性研究
S9 抗癌药品非临床评价
S10 药品光安全性评价
M3 实施新药临床研究所需非临床安全性试验的时间安排

表 3　各项新药临床试验的比较

比较	Ⅰ期	Ⅱ期	Ⅲ期	Ⅳ期
名称	新药临床试验起始阶段	随机双盲对照试验	扩大的多中心临床试验	上市后监测期
内容	观察人体药物耐受性，药代动力学，安全性	验证药物的安全性和治疗价值，评价安全有效性	进一步评价药物治疗作用和安全性，是Ⅱ期的扩大阶段和治疗作用确证阶段	在大人群广泛长期使用的情况下，了解药物的疗效和不良反应
目的	提供安全有效的给药方案［不包括儿童、怀孕和哺乳期妇女（抗肿瘤药选取患者）］	明确适应证，找到最佳治疗方案和不良反应处理办法	验证药物对适应证患者的疗效和安全性，提供批准上市的证据	进行社会性考察和评价
对象	10 ~ 30 位健康志愿者	至少 100 例患者	至少 300 例患者	至少 2000 例

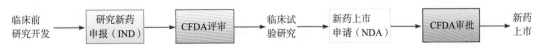

图 2　新药研究申报评审的一般程序

的发现开始启动，经历发现→报告→评价→控制四个环节，其目的主要是：①尽早发现潜在的不良反应，只有早期发现才能快速反应、及时判断、有效控制，对于最大限度控制和限制安全性问题的扩大无疑是非常重要的。②启动上市后药品的再评价，促进药品监管各环节的完善和加强。药物不良反应的分类为副作用、毒性作用、后遗效应、继发反应、首剂反应、停药反应、超敏反应、特异质反应、药物依赖性、致癌作用、致突变作用、致畸作用等。中国实行药物不良反应报告和监测制度。

药物警戒是在药品不良反应监测基础上的深化和拓展。WHO国际药物监测合作中心的定义：药物警戒为上市药品安全保障体系，对药物不良反应或其他可能的药物相关问题进行监测、评价、认知和预防的科学研究与活动。药物警戒的最终目的为合理和安全使用药物、对上市药物的危险和效益进行评价和交流、教育和通知患者。药物警戒贯穿于药物发展的始终，药物警戒的范围包括临床前、临床及上市使用后全过程的监测，还包括用药错误和治疗失败。药物警戒贯穿药品整个生命周期，是对于药品相关所有问题的警戒，不仅局限于安全性，更包含有效性等其他与药品相关的所有活动和问题，体现了对药品问题的全方位控制。因此药物警戒在诸多方面对药品不良反应监测加以拓展。

同邻近学科的关系 药物毒理学是毒理学的重要组成部分，是以其他生命科学和化学为基础。与药物毒理学关系密切的学科主要有药理学、流行病学和临床毒理学。

应用及有待解决的重要课题

药物毒理学为药物的开发、评审、安全使用和危险防范提供依据，对保障人体健康具有直接的和重大的意义。随着生命科学对于健康和疾病理解的深入，公众对于药物作为防治人类疾病的化学物质的有效性和安全性提出越来越高的要求。药物毒理学研究并非仅限于申报新药的临床前研究，应贯穿新药研发的全过程，毒理学工作者应与从事药物设计、合成、质量研究、药理活性评价、临床评价、上市后再评价的化学家、药理学家、临床医生、流行病学家等加强交流和合作，积极主动地参与新药开发的全过程，从而避免因药物的安全问题造成的新药开发周期的延长和资源的巨大浪费。

大量新技术和新方法的应用使毒理学研究水平更加深入，药物的毒性评价从模式逐步发展到体外细胞、分子水平的毒性测试与人体志愿者试验相结合的新模式。所采用的毒性优化筛选和评价技术包括计算毒理学技术和体内、外短期毒性测试技术两大类。在新药发现阶段发现毒理学主要采用的技术与方法为计算机毒性预测、高通量与高内涵毒性筛选及毒理基因组学技术等。

药物毒理学研究要进一步发展毒理学生物标志，以促进转化毒理学的发展，特别应重视患病个体与健康个体对药物毒性反应的差异，应重视特异质个体的识别。此外，药物毒理学应重视多种药物间交互作用的研究和预测。

(周宗灿)

kàngwēishēngwùyào

抗微生物药 (antimicrobial agents)

用于治疗病原微生物所致感染性疾病的药物。此类药物通过抑制或杀灭而选择性地作用于病原微生物，而对人体细胞损害相对较小。抗微生物药可以分为抗菌药物、抗真菌药、抗病毒药。由于抗微生物药是最早用于临床的药物，有一部分没有经过系统的临床前毒理学安全性评价。抗菌药物的发展主要是增强抗菌能力（扩大抗菌谱，提高抗菌效力，耐酶，改变临床药理特点）和降低不良反应/毒性。

抗菌药物 包括β-内酰胺类抗生素（青霉素类和头孢菌素类）、碳青霉烯类、氨基糖苷类、四环素类、酰胺醇（氯霉素）类、大环内酯类、其他类抗生素，以及磺胺类、喹诺酮类、抗分枝杆菌药等。

青霉素类抗生素 属β-内酰胺类抗生素。除青霉素G为天然青霉素外，其余均为半合成青霉素。此类基本结构均含有母核6-氨基青霉烷酸和侧链。母核由噻唑环和β-内酰胺环并合而成，为抗菌活性重要结构，β-内酰胺环破坏后，其抗菌活性即消失。侧链则主要与抗菌谱、耐酸、耐酶等药理特性有关。青霉素类抗生素包括：①窄谱青霉素类，以注射用青霉素G和口服用青霉素V为代表。②耐酶青霉素类，以注射用甲氧西林和口服、注射用氯唑西林、氟氯西林为代表。③广谱青霉素类，以注射、口服用氨苄西林和口服用阿莫西林为代表。④抗铜绿假单胞菌广谱青霉素类，以注射用羧苄西林、哌拉西林为代表。⑤抗革兰阴性菌青霉素类，以注射用美西林和口服用匹美西林为代表。

毒性及机制：①最重要的药物不良反应（ADR）是超敏反应，其发生率在各种药物中占首位，临床表现药疹、血清病、溶血性贫血及粒细胞减少、接触性皮炎、间质性肾炎等，严重者可出现过敏性休克。过敏性休克是 I 型超敏反应，其他涉及各型超敏反应。青霉素类抗生素的 β-内酰胺环打开，与蛋白质或多肽结合形成青霉噻唑抗原决定簇，即主要抗原决定簇；青霉烯酸和 D-青霉胺等其他一些产物则为次要抗原决定簇。药疹等发生与主要抗原决定簇关系密切，过敏性休克发生与次要抗原决定簇关系密切。由于抗原决定簇的多样性，造成过敏患者产生特异性抗体的多样性。血清特异性抗体识别母核结构时，该患者对所有的青霉素类抗生素均发生变态反应，表现为青霉素类完全交叉反应；当患者血清特异性抗体仅识别侧链而不识别母核结构，该患者只是对该药或相同侧链结构的药物发生变态反应，表现为青霉素类部分交叉或无交叉反应。②其他：在大剂量使用及肾功能不全患者使用情况下，可能出现惊厥、脑病等不良反应；广谱青霉素、对青霉素酶稳定的青霉素还可以引起白细胞减少、肝肾功能损害、二重感染等不良反应。美国食品与药品管理局（FDA）将青霉素类抗生素对妊娠用药的分类为 B 级。

头孢菌素类抗生素 属 β-内酰胺类抗生素。按抗菌谱、耐药性和肾毒性，头孢菌素类分为 4 代。第一代以注射、口服用头孢拉定和口服头孢氨苄为代表。第二代以注射用头孢呋辛和口服用头孢克洛为代表。第三代以注射用头孢哌酮、头孢噻肟和口服用头孢克肟为代表。第四代以注射用头孢匹罗为代表。

毒性及机制：头孢菌素类抗生素主要 ADR/毒性是肾损害和超敏反应，还可引起消化系统及血液系统损害。①过敏反应：头孢菌素类作为半抗原也可引起多种超敏反应。头孢菌素与青霉素呈现不完全的交叉过敏反应。对青霉素过敏者有 10%～30% 对头孢菌素过敏，而对头孢菌素过敏者绝大多数对青霉素过敏。头孢菌素是以 7ACA 为母核，含有 R1、R2 两个活性取代基团。具有相同 R1 侧链而 R2 侧链不同的头孢菌素之间有强烈的交叉反应；具有相同 R1 侧链而母核不同的头孢菌素类和青霉素类之间也有强烈的交叉反应；R1 侧链不同而 R2 侧链相同的头孢菌素及 7ACA 之间则没有交叉反应。因此头孢菌素的 R 侧链可能是主要抗原决定簇。②肾损害：绝大多数的头孢菌素由肾排泄，第一代头孢菌素肾损害作用最显著，一些头孢菌素是近端小管有机阴离子转运系统的底物并可在肾脏蓄积，其涉及脂质过氧化和消耗肾皮质谷胱甘肽，损伤线粒体，导致细胞坏死，表现为小管间质性肾炎；二代、三代头孢菌素肾毒性低。③胃肠道反应和菌群失调：由于对黏膜的直接刺激和损伤。抑制肠道菌群可致菌群失调，引起维生素 B 族和 K 缺乏。第三、四代头孢菌素偶见二重感染，如假膜性肠炎等。④肝毒作用：大剂量头孢菌素可引起肝毒作用，发生率为 2%～10%，头孢他啶发生率较高。头孢氨苄与肉芽肿型肝炎发生有关。头孢曲松可能导致胆泥、假性胆结石、胆结石等，大多发生在大剂量、快速使用头孢菌素，以及伴有胆汁淤积、肾功能不良者。⑤造血系统毒作用：可致粒细胞或中性粒细胞减少，减少程度与使用剂量有关；并有溶血性贫血及嗜酸性粒细胞增多，其可能与药物引起的超敏反应有关。⑥凝血功能障碍：抑制肠道菌群产生维生素 K，具有潜在的致出血作用。头孢孟多和头孢哌酮等可引起低凝血酶原血症或血小板减少/功能下降。⑦神经精神系统毒作用：头孢菌素在用药剂量过大、患者伴有肾功能衰竭时，可导致抽搐、昏迷、癫痫发作、焦虑、激动、幻觉等症状与体征。

碳青霉烯类抗生素 属 β-内酰胺类抗生素，因其五元环中的巯基被甲基取代而有别于青霉素类和头孢菌素类，对多种 β-内酰胺酶稳定，在临床上被用于治疗重症细菌性感染、多重耐药菌株感染、医院获得肠杆菌属细菌的感染或免疫功能低下者的感染。碳青霉烯类可以分为两类：第一类为厄他培南，不具有抗铜绿假单胞菌活性；第二类具有抗铜绿假单胞菌活性，包括亚胺培南、帕尼培南/倍他米隆、美洛培南、比阿培南、多利培南等。亚胺培南与西司他丁（脱氢肽酶抑制剂）的复方制剂为泰能。碳青霉烯类安全性良好，与其他 β-内酰胺类相似，个别品种在使用量过大或患者伴有神经系统疾患时，则可能诱发抽搐。

氨基糖苷类抗生素 化学结构中含有氨基环醇和氨基糖分子，并由配糖键连接成苷的一类抗微生物药。由链霉菌和小单胞菌产生的有链霉素、卡那霉素、妥布霉素、巴龙霉素、大观霉素、核糖霉素、新霉素、庆大霉素、小诺米星、西索米星、阿司米星等；半合成品有奈替米星、依替米星、异帕米星、卡那霉素 B、阿米卡星、地贝卡星、阿贝卡星等。氨基糖苷类主要用于治疗敏感的需氧革兰阴性杆菌所致的全身感染。

毒性及机制：重要的 ADR 为肾毒作用与耳毒作用，阻滞神经肌肉接头，也可引起超敏反应。①肾毒作用：以非少尿性肾衰，肾小球滤过率减少，血肌酐、血尿素氮升高和多尿为特征。多次给药，8%～26%患者发生肾脏损害。氨基糖苷类能蓄积于肾皮质，其药物浓度可高达血浆浓度的10～50倍，主要引起近曲小管上皮细胞变性、坏死，并发现含有磷脂的溶酶体大小和数量增加。继后损伤肾间质，但不影响肾小球。②前庭毒作用：氨基糖苷类均可引起第八对脑神经的前庭或耳蜗损害，发生率2%～4%。氨基糖苷类在内耳淋巴液中浓度超过血液浓度数百倍，影响离子主动转运系统，改变迷路液的离子浓度，引起毛细胞的线粒体功能损害、氧化应激、钙激活蛋白酶等异常而导致毛细胞死亡，以自噬为特征。前庭功能损害表现为持续1～2天的头痛，继而恶心、呕吐及平衡功能失调，闭目时坐立困难，眼聚焦及阅读发生障碍，直至共济失调。耳蜗神经损害早期症状是高音调的耳鸣，进一步表现为听力减退或耳聋，氨基糖苷类耳毒作用可能与人类线粒体12S核糖体RNA基因突变（1555位碱基A转换为G）有关。耳毒作用与用药剂量关系不密切，听力丧失为不可逆转。③神经肌肉阻滞作用：能与突触前膜上的钙结合部位结合，阻止乙酰胆碱释放，并降低突触后膜对乙酰胆碱的敏感性，表现为肌无力和呼吸麻痹。④过敏反应：可以引起各种皮疹、荨麻疹、药物热等过敏症状，也可引起严重过敏性休克，尤其是链霉素，发生率仅次于青霉素G。⑤其他：如肝酶增高、面部及四肢麻木、周围神经炎、视物模糊、嗜酸性粒细胞增多、粒细胞减少、溶血性贫血、低镁、

低钙血症等，但比较少见。口服药物可引起脂肪性腹泻、菌群失调和二重感染等。结膜下注射氨基糖苷类可导致黄斑梗死。

四环素类抗生素 化学结构中具有菲烷结构的抗微生物药，临床一般使用其盐酸盐。包括：①天然四环素类，如四环素、土霉素、金霉素和地美环素。②半合成四环素类，如美他环素、多西环素和米诺环素。四环素类属抑菌剂，在高浓度时也具有杀菌作用。由于对四环素类的耐药性明显增加，其临床应用减少。四环素类主要用于非细菌性感染，如立克次体、衣原体、支原体、回归热、螺旋体感染等和布鲁菌病、霍乱、钩体病、性病淋巴肉芽肿等治疗，多种西环素类还用于治疗耐氯喹的恶性疟疾。四环素类可口服、注射给药，也有眼膏供局部使用。

毒性及机制：四环素类ADR主要是影响牙齿和骨骼发育，并有肝毒作用、肾毒作用和神经系统毒作用。长期使用四环素类可发生二重感染。①胃肠反应：口服可引起胃肠道反应，如恶心、呕吐、食管烧灼上腹、胃肠充气、厌食、腹泻等症状。若药片在食管中滞留或发生反流可发生食管溃疡。反应发生率与剂量有关。②肝毒作用：大剂量可见黄疸、转氨酶升高、呕血和便血等，重症可昏迷而死亡。妊娠妇女及儿童使用过量可产生急性脂肪肝，从而危及生命。③肾毒作用：肾功能正常者应用四环素无影响，但肾功能不全患者可使尿毒症加重。过期变质的四环素类可引起范科尼综合征（Fanconi syndrome）。多西环素、米洛环素肾毒作用较小。四环素类的"抗同化作用"可能导致血尿素氮增加。

④骨和牙毒作用：能与新形成的钙质结合，引起牙釉质发育不全、着色，易形成龋齿，胎儿骨骼发育延迟。其中土霉素和多西环素的毒性远小于去甲金霉素和四环素。8岁以下儿童及孕妇慎用四环素类。⑤二重感染：发生率为2%～3%，可发生真菌感染（以白色念珠菌最多见。表现为鹅口疮、肠炎）、葡萄球菌引起的假膜性肠炎。⑥过敏反应：偶可引起药物热和皮疹。⑦其他：局部刺激性较强，肌内注射时疼痛，需加用麻醉药物，静注可引起静脉炎和血栓形成；地美环素、多西环素可发生光敏性皮炎；四环素类也可引起皮肤色素沉着；米诺环素则常引起眩晕、耳鸣、共济失调等前庭功能紊乱；婴儿使用四环素类可发生颅内压增高、囟门膨隆。长期使用四环素类可影响周围血象；静脉滴注可降低血浆凝血酶原活性，故宜减少抗凝剂的用量；治疗急性布鲁菌病、钩体病时可能发生赫氏反应。四环素类易透过胎盘，动物实验也证明四环素类具有致畸作用，增加死胎、出生畸形、先天性白内障等的发生率。

大环内酯类抗生素 最初来源于链霉菌和小单胞菌的代谢产物，基本结构具有大环内酯环，有多个糖或氨基糖与之相接而成，经结构改造产生多种衍生物。根据大环内酯环结构分为：①十四元，包括红霉素、竹桃霉素、克拉霉素、罗红霉素、地红霉素、泰利霉素和喹红霉素等。②十五元，阿奇霉素。③十六元，包括麦迪霉素、乙酰麦迪霉素、吉他霉素、乙酰吉他霉素、交沙霉素、螺旋霉素、乙酰螺旋霉素、罗他霉素等。细菌对大环内酯类的耐药性增加，特别是葡萄球菌、链

球菌等细菌。

毒性及机制：大环内酯类常见的 ADR 为胃肠道反应和肝毒作用，还可引起心律失常。①胃肠反应：发生率高，可达 28.5%，常为腹痛、腹胀、恶心、呕吐及腹泻等，与十四元及十五元大环内酯类的 C3 及 C5 位上的双甲基氨结构相关，而十六元环内的 C5 位为内酯结构，故引起胃肠反应较少。②肝毒作用：红霉素可引起谷草转氨酶和谷丙转氨酶增高，但一般停药后可恢复。酯化红霉素有较大的肝毒作用，可引起胆汁郁积性肝炎，各年龄均可发生，多次用药则发病率更高，且与剂量有关。发生肝损害以红霉素、竹桃霉素较多见。③耳毒作用：红霉素相关耳损害的表现有，首先听力下降，或出现耳聋，前庭功能也可受损，剂量偏高如 4g/d 以上容易发生，但小剂量也有报告。耳毒作用主要是影响中枢听觉途径，但动物实验及临床上红霉素的局部应用，均可见耳蜗毛细胞损伤。④心脏毒作用：大环内酯类抗生素心脏毒性的主要表现是 QT 间期延长，严重者导致尖端扭转型室性心动过速，尤其是静脉滴注红霉素速度每分钟超过 10mg 则更易发生，且出现晕厥或猝死。QT 间期延长原因是此类药物选择性阻滞心肌细胞膜"延迟整流钾外向电流"的快速成分，延长心肌动作时间，如果同时存在先天性或获得性 QT 间期延长的易患因素，则可诱发尖端扭转型室性心动过速。⑤其他：偶有精神异常、重症肌无力等报道，也有胰腺炎、低血糖、溶血性贫血等。

磺胺类抗菌药 对氨基苯磺酰胺衍生物，分子中含有苯环、对位氨基和磺酰胺基的抗菌药物。分为三类：①用于全身性感染的肠道易吸收类。根据半衰期（$t_{1/2}$）的长短，肠道易吸收类进一步分为短效类（$t_{1/2} < 10$ 小时）如磺胺异噁唑和磺胺二甲嘧啶；中效类（$t_{1/2}$ 为 $10 \sim 24$ 小时）如磺胺嘧啶和磺胺甲噁唑；长效类（$t_{1/2} > 24$ 小时）如磺胺多辛和磺胺间甲氧嘧啶。②用于肠道感染的肠道难吸收类，如柳氮磺吡啶。③外用磺胺类，如磺胺米隆和磺胺嘧啶银。由于细菌对磺胺的耐药明显，此类药已经很少用于普通细菌感染。常用的复方磺胺甲噁唑为磺胺甲噁唑与甲氧苄啶的复方。磺胺嘧啶可用于治疗流行性脑膜炎，磺胺多辛可以与乙胺嘧啶合用治疗对氯喹耐药的恶性疟疾。

毒性及机制：磺胺类主要的 ADR 为引起泌尿系统的结晶尿损害，还可以引起神经系统毒作用、血液系统毒作用和变态反应。①肾毒作用：出现结晶尿、血尿、管型尿、肾绞痛、尿急、尿痛、尿少、氮质血症，甚至急性肾功能衰竭。a. 直接损害肾小管上皮细胞。b. 磺胺类药物及其乙酰化代谢产物在酸性尿中溶解度低，易在小管腔产生沉淀和结晶，与细胞碎屑及蛋白形成管型，产生机械刺激性损伤和阻塞，并可形成结石。c. 因超敏反应而引起肾血管损害及肾脏组织水肿、肾间质嗜酸性粒细胞浸润等。②血液系统毒作用：因磺胺类药物有抗叶酸作用，可致巨幼红细胞贫血，甚至诱发再生障碍性贫血。因血中药物浓度过高或变态反应，或遗传性红细胞代谢异常（葡萄糖-6-磷酸脱氢酶缺乏）和红细胞内不稳定的血红蛋白的存在（如血红蛋白 H 等）而导致溶血性贫血。因药物抑制骨髓或引起变态反应而导致粒细胞及血小板减少，甚至全血细胞减少，但较罕见。③黄疸：磺胺类药物同血红素竞争性地与血浆蛋白结合，从而使血中游离胆红素水平增高，可加重新生儿黄疸，甚至出现脑核性黄疸。④肝毒作用：引起黄疸、转氨酶升高等。磺胺类药物所致肝损害有三种类型，即肝细胞型肝炎、肝细胞型伴有胆汁蓄积的混合型肝炎及慢性进展性肝炎，可能伴有肝硬化。⑤超敏反应：包括药物热；各种皮疹及皮炎，也可发生光敏性皮炎、剥脱性皮炎等；血清病样综合征，个别可发生播散性红斑狼疮样反应、结节性动脉周围炎、过敏性心肌炎；暂时性肺部嗜酸性粒细胞浸润伴血液嗜酸性粒细胞增多，如莱夫勒综合征（Loeffler syndrome）；过敏性休克。⑥其他：长期应用可致二重感染、维生素 B 缺乏、甲状腺肿、血栓性静脉炎等。

喹诺酮类抗菌药 化学合成的抗菌药，具有共同母核 4-喹诺酮。根据喹诺酮类药物化学结构、抗菌作用及药物在体内的过程，分为 4 代。第一代喹诺酮，抗菌谱窄，抗菌活性差，不良反应较多，临床已少用，主要有奈啶酸、吡咯酸。第二代喹诺酮，抗菌谱扩大，生物利用度提高，主要品种有吡哌酸、西诺沙星，限于治疗泌尿道和肠道感染。主环 6 位引入氟原子的第 3 代和第 4 代为氟喹诺酮类，抗菌谱扩大，常用氟喹诺酮类包括诺氟沙星、环丙沙星、氧氟沙星、左氧氟沙星、洛美沙星、氟罗沙星、司帕沙星、莫西沙星、加替沙星等。临床用于除中枢神经系统以外的临床各科细菌感染治疗，也是结核病二线治疗药物。

毒性及机制：ADR 主要为消

化道、中枢神经系统、心脏、软骨毒作用和光毒作用等。①中枢神经系统损害：包括头痛、眩晕、疲倦、失眠、视觉异常和噩梦，严重时导致精神症状（见于依诺沙星、培氟沙星和环丙沙星），包括谵妄、恐惧、抑郁、震颤、神经错乱、惊厥、抽搐、癫痫、痉挛、帕金森病、急性锥体外系反应等。中枢神经系统刺激作用呈剂量依赖性。可能的机制为喹诺酮类干扰 γ-氨基丁酸（GABA）与受体结合，抑制 GABA 与其受体部位的结合。此类药螯合了镁离子，离子通道打开，N-甲基-D-天冬氨酸受体被激活。②心脏损害：喹诺酮类药物有直接改变心脏节律的作用，特别是 QT 间期的延长和心脏心律不齐，严重者可发生间断扭转型室性心动过速（TdP）。TdP 发生率分别是司帕沙星＞氧氟沙星＞环丙沙星＞莫西沙星＞加替沙星。③光敏性皮炎：光毒作用发生率分别为克林沙星 11%，司帕沙星 7.9%，氟罗沙星 0.94%，曲伐沙星＜1%，洛美沙星 1.03%，莫西沙星 0.4%。氟喹诺酮类致豚鼠光敏反应强度依次为依诺沙星和洛美沙星＞氧氟沙星＞奈啶酸和托舒沙星＞诺氟沙星和环丙沙星。喹诺酮类药物的光毒作用增强 UVA 的晒伤及凋亡，减少朗格汉斯细胞及抑制局部免疫反应的影响。光毒作用的机制有自由基理论和单氧氧化理论。④软骨损害：主要在幼龄动物中发现有关节软骨损害，在儿童用药后出现关节痛和关节水肿。在大鼠、犬的动物实验也发现幼龄动物的负重关节软骨破坏。培氟沙星 400mg/kg 可以引起啮齿动物跟腱 I 型胶原氧化性破坏。⑤胃肠反应：有恶心、呕吐、腹痛、腹泻等。⑥血糖代谢障碍：

加替沙星可以引起低血糖及高血糖危险性均增加。⑦动物试验提示氟喹诺酮类具有光化学致肿瘤效应。

抗分枝杆菌药 具有抑制分枝杆菌生长繁殖或杀灭分枝杆菌的药物。包括：①抗结核病药，异烟肼、利福平、吡嗪酰胺、乙胺丁醇、链霉素、对氨基水杨酸钠。②抗麻风病药，氨苯砜。

抗真菌药 具有抑制真菌生长繁殖或杀灭真菌的药物。包括抗生素类抗真菌药，如多烯类抗生素的两性霉素 B 和非烯类抗生素的灰黄霉素、嘧啶类抗真菌药的氟胞嘧啶、唑类抗真菌药的氟康唑的烯丙胺类抗真菌药的特比萘芬等。

抗病毒药 用于预防和治疗病毒感染的药物。即在体外可以抑制病毒复制酶，在感染细胞或动物体抑制病毒复制或繁殖，在临床上治疗病毒有效的药物。包括阿昔洛韦、泛昔洛韦、利巴韦林、拉米夫定、齐多夫定、茚地那韦等。

（周宗灿 肖永红）

qīngméisù

青霉素（Benzylpenicillin） 天然窄谱青霉素。青霉素 G 的 CAS 号 61-33-6，分子式 $C_{16}H_{18}N_2O_4S$。常用的有钠盐、钾盐、普鲁卡因盐和苄星盐，通过肌内注射或静脉注射给药，用于各种敏感微生物感染的治疗。青霉素 V（氨氧甲青霉素），为口服制剂。

实验毒理资料 ①急性毒性：青霉素 G 钾的 LD_{50}，大鼠经口给药为 8900mg/kg，小鼠经口给药为 6257mg/kg，静脉注射为 329mg/kg。兔经口给药为 5848mg/kg。②青霉素 V 钾大鼠经口给药 14 天，未观察到有害效应的水平（NOAEL）为

2400mg/（kg·d），靶器官未发现；小鼠经口给药 14 天，NOAEL 为 2400mg/（kg·d），靶器官未发现；大鼠经口给药 13 周，观察到效应的最低水平（LOEL）为 750mg/（kg·d），靶器官为胃肠道系统；小鼠经口给药 13 周，LOEL 为 250mg/（kg·d），靶器官为胃肠道系统。③遗传毒作用：青霉素 V 钾细菌回复突变试验阴性；体外 CHO 细胞姐妹染色单体交换试验，无活化阳性，活化阴性。④致癌性：青霉素 V 钾，大鼠经口给药 2 年，无致癌性，未观察到效应的水平（NOEL）为 1000mg/（kg·d）；小鼠经口给药 2 年，无致癌性，NOEL 为 1000mg/（kg·d）。

人体资料 药动学：①青霉素 G 钾经口吸收差，肌内注射后达峰时间为 0.5 小时；青霉素口服后 60% 在十二指肠吸收。②蛋白结合率为 65%；分布广泛，难以通过血-脑屏障，在脑膜炎症时可扩散进入脑脊液（通常超过最低抑菌浓度）；可通过胎盘并进入母乳。③经肝代谢，30% 成青霉素酸。④经尿液排泄。消除半衰期，肾功能正常的儿童和成年人为 20～50 分钟，新生儿期延长；肾脏病终末期 3.3～5.1 小时。

药物不良反应：①超敏反应，过敏性休克（I 型超敏反应）发生率为 0.004%～0.015%；血清病型反应（III 型）发生率为 1%～7%；其他尚有溶血（II 型）、药疹、接触性皮炎、间质性肾炎等。②毒作用，少见，肌注区可有周围神经炎，鞘内注射或大剂量静脉注射可引起青霉素脑病，发生抽搐、昏迷等神经系统毒性反应，肾功能不全者易产生青霉素脑病。大剂量青霉素注射偶可发生精神异常。③赫氏反应（Herxheimer reaction），治疗梅毒、钩体病、雅司病、鼠咬热或炭疽时可能发生赫氏反应，大量病原体被杀死后释放的毒素所致症状加重。表现为全身不适、寒战、发热、咽痛、肌痛、心动过速等。④其他，青霉素 G 钾大剂量应用可导致高血钾及心脏传导功能不全，还有血液系统异常、出血性膀胱炎、间质性肾炎的报告；也有导致抗生素相关腹泻与假膜性肠炎的报道。

药物过量：主要出现结肠炎、呼吸困难、嗜酸性粒细胞增多、凝血功能障碍、白细胞减少或中性粒细胞减少症、天疱疮、结节性动脉周围炎、假性脑瘤、舌变色等。

（周宗灿　肖永红）

tóubāoqūsōng

头孢曲松（Ceftriaxone）

头孢菌素类抗生素。CAS 号 73384-59-5，分子式 $C_{18}H_{18}N_8O_7S_3$。为半合成的第三代头孢菌素，对革兰阳性菌有中度的抗菌作用，对革兰阴性菌的抗菌作用强。用于敏感致病菌所致多种感染。口服不吸收。主要通过静脉注射或肌内注射给药。

实验毒理资料　①急性毒性：LD_{50}，小鼠经口给药大于 10 000mg/kg，大鼠经口给药大于 10 000mg/kg，几种物种静脉注射大于 2000mg/kg。②过敏性，可致敏。③慢性毒作用，大鼠、犬、狒狒应用数星期有良好的耐受性。靶器官为血液、肝、肾。④致突变性，细菌回复突变试验、小鼠微核试验，无致突变性。⑤生殖毒作用，动物实验无致畸作用，无胚胎毒作用。

人体资料　药动学：①肌内注射吸收良好，达峰时间为 2 小时。②蛋白结合率为 85%～95%。

分布广泛，包括胆囊、肺、骨、胆汁、脑脊液（脑膜炎时浓度较高）；通过胎盘进入羊水和母乳。③在体内不被代谢。④尿液中 33%～65% 以其原型排泄，约40% 经胆汁排泄。消除半衰期为 5～9 小时。

药物不良反应：与剂量和疗程有关。①过敏反应以皮疹、荨麻疹、红斑、药热、支气管痉挛和血清病等症状多见，过敏性休克少见。②消化道反应可见恶心、呕吐、食欲减退、腹痛、腹泻、胀气、味觉障碍等胃肠道症状，偶见假膜性肠炎。③少数患者可以出现嗜酸性粒细胞增多、血小板增多或减少、白细胞减少等。④少数患者用药后可以出现碱性磷酸酶、谷丙转氨酶和谷草转氨酶升高。大剂量使用可致胆汁淤积、假性胆结石，但停药后可消失，以儿童发生率较高；也有引起胆结石的报告。⑤对肾基本无毒性。少数患者用药后可出现血尿素氮和血清肌酐暂时性升高。⑥二重感染，长期用药可引起菌群失调，发生二重感染。⑦少数患者长期用药可能引起维生素 K、维生素 B 缺乏。⑧肌内注射时，注射部位可能引起硬结、疼痛；静脉给药时，若剂量过大或速度过快可产生灼热感、血管疼痛，严重者可致血栓性静脉炎。

药物过量：主要有过敏和抽搐，神经肌肉高应激性或惊厥。

（周宗灿　肖永红）

yà'ànpéinán

亚胺培南（Imipenem）

碳青霉烯类的硫霉素类抗生素。CAS 号 64221-86-9，分子式 $C_{12}H_{17}N_3O_4S$。临床上主要用敏感菌所致各种重危感染，与脱氢肽酶抑制剂西司他汀合用（泰能）。静脉注射或者肌内注射给药。

实验毒理资料　①急性毒性：亚胺培南与西司他汀按 1:1混合的 LD_{50}，小鼠静脉注射为 751～1359mg/kg，大鼠静脉注射为 771～1583mg/kg；亚胺培南的 LD_{50}，小鼠经口给药为 10 000mg/kg，小鼠静脉注射为 1650mg/kg，大鼠静脉注射为 1650mg/kg；西司他汀的 LD_{50}，大鼠经口给药大于 10 000mg/kg，小鼠经口给药大于 10 000mg/kg。②局部毒性，亚胺培南，兔皮肤无刺激，眼轻度刺激；西司他汀，兔皮肤无刺激，眼中度刺激。③大鼠静脉注射 3 个月，剂量 20mg/(kg·d)、100mg/(kg·d) 和 500mg/(kg·d)，高剂量组体重稍降低，余未见异常。④生殖发育毒作用，亚胺培南，大鼠高剂量静脉注射引起肾功能损害和胎体体重降低，兔剂量 15mg/(kg·d)、30mg/(kg·d) 或 60mg/(kg·d)，大鼠 225mg/(kg·d)、450mg/(kg·d) 或 900mg/(kg·d)，无致畸证据。在猴引起胚胎死亡增加。亚胺培南-西司他汀钠，雌雄大鼠在静脉注射的高剂量达 80mg/(kg·d)，皮下注射高剂量为 320mg/(kg·d)。观察到活胎体重轻微降低。没有观察到生育，繁殖性能，胎儿的存活力，幼仔生长或出生后发育的其他有害作用。兔皮下注射剂量为 30mg/d、100mg/d 和 300mg/d，大鼠静脉注射剂量为 40mg/(kg·d)、200mg/(kg·d) 和 1000mg/(kg·d)，没有发现对胎仔的有害影响的证据。⑤遗传毒作用，在 V79 哺乳动物细胞突变试验（亚胺培南-西司他汀、亚胺培南单独）、细菌回复突变试验（西司他丁单独和亚胺培南单独）、程序外 DNA 合成试验（亚胺培南-西司他汀）、小鼠体内细胞遗传学试验（亚胺培南-西司他汀），均为阴性。

人体资料 药动学：①肌内注射或静脉注射，达峰时间肌内注射为 3.5 小时。②蛋白结合率，亚胺培南为 20%、西司他丁为 40%，迅速广泛分布于组织和体液，在胸腔液、间质液、腹膜液、生殖器官浓度高，在脑脊液中浓度低；可通过胎盘，进入母乳。③经肝肾代谢。④给药量的 70% 以原型，25%~29% 为代谢产物经尿排泄，少于 1% 经胆汁排泄；消除半衰期，静脉注射此两种药为 60 分钟，肾功能损害延长。

药物不良反应：较少，与其他 β-内酰胺类药物相似，可引起恶心、呕吐、腹泻等胃肠道症状，偶引起菌群失调感染与假膜性肠炎；也可致过敏反应，如皮肤瘙痒、皮疹、荨麻疹、药热等，过敏体质者慎用。抗人球蛋白试验阳性有报道。儿童用此药时常可发现红色尿，这是由于药物引起变色，并非血尿。神经系统方面的症状，如惊厥、抽搐、癫痫发作等须加以注意，特别是肾功能不全、神经系统疾病患者更易发生。美国食品与药品管理局妊娠期安全性分级 C。

药物过量：可出现重症肌无力，癫痫，震颤。

（周宗灿 肖永红）

liànméisù
链霉素（Streptomycin）

氨基糖苷类抗生素。CAS 号 57-92-1，分子式 $C_{21}H_{39}N_7O_{12}$。此药为一线抗结核病药物；其他一些特殊感染也可应用，如鼠疫、兔热病、布鲁菌病、感染性心内膜炎（与青霉素联合）。

暴露途径 肌内注射。

实验毒理资料 ①急性毒性：LD$_{50}$，小鼠经口给药为 430mg/kg，腹腔注射为 525mg/kg，静脉注射为 90.2mg/kg；大鼠经口给药为 430mg/kg，皮下注射为 600mg/kg，静脉注射为 175mg/kg。②胚胎/胎仔发育毒作用：小鼠，观察到有害效应的最低水平（LOAEL）为 1200mg/（kg·d），胎体毒作用。

人体资料 药动学：①口服吸收不良，肌内注射吸收良好，达峰时间为 1 小时内。②蛋白结合率约为 34%，分布容积为 0.26L/kg，分布至细胞外液，包括血清、脓肿、腹水、心包液、胸膜液、关节液、淋巴液、腹腔液；难以分布到脑脊液，可通过胎盘；少量进入乳汁。③经尿（90% 原型药物）、粪便、唾液、汗水、眼泪（<1%）排泄；消除半衰期，新生儿为 4~10 小时，成年人为 2~4.7 小时，肾功能不全则延长。

药物不良反应：耳毒性是链霉素最严重的不良反应，以对前庭损害较为多见，常可出现头痛、头晕、呕吐、耳鸣、平衡失调和眼球震颤，若及时发现并停药，多是可逆的。耳蜗损害多发生较晚，严重者可致永久性耳聋。其他神经毒性包括口周麻木感、周围神经病、视神经炎等。链霉素的肾损害轻，一般停药后可恢复，但肾功能不全者仍应慎用。链霉素过敏反应可表现为皮疹、药物热、嗜酸性粒细胞增多等，也有过敏性休克发生，用药前须询问过敏史并行皮试。

（周宗灿 肖永红）

sìhuánsù
四环素（Tetracycline）

CAS 号 60-54-8，分子式 $C_{22}H_{24}N_2O_8$。由链霉菌发酵液中分离获得，具有广谱抗菌活性，耐药菌株多，临床主要用于一些特殊感染治疗。

实验毒理资料 ①急性毒性：LD$_{50}$，大鼠经口给药为 807mg/kg，静脉注射为 129mg/kg，腹腔注射为 318mg/kg；小鼠经口给药为 678mg/kg，静脉注射为 157mg/kg，腹腔注射为 120mg/kg；豚鼠经口给药为 1875mg/kg。②大鼠经饲料 13 周，发现在 25 000mg/kg 和 50 000mg/kg 的雄性大鼠的肝胞质空泡化。其他无化学物相关病理学损伤。③细菌回复突变试验，阴性；在小鼠淋巴瘤细胞 L5178Y/TK 的 +/- 有或无诱导大鼠肝 S9 为阴性，但在非诱导大鼠肝 S9 得到轻度阳性反应。CHO 细胞，染色体畸变和姐妹染色单体交换试验为阴性。果蝇伴性隐性致死突变试验阴性。④美国国家毒理学规划处数据，大鼠和小鼠 2 年致癌性试验，喂饲剂量为 0、12 500mg/kg 或 25 000mg/kg，未发现致癌性证据。

人体资料 药动学：①口服为 60%~75%，血清达峰时间口服为 2~4 小时。②蛋白结合率为 65%，分布广泛，但不易通过血-脑屏障；分布容积为 1.3~1.6L/kg；易与新生的骨和牙齿结合，并在肝、脾等部位浓集。③经尿（60% 以其原型）、粪便（活性形式）排泄。消除半衰期，肾功能正常为 8~11 小时，肾脏病终末期为 57~108 小时。

药物不良反应：主要是影响牙齿和骨骼发育，并有肝毒作用、肾毒作用和神经系统毒作用。长期用药可发生二重感染。

药物过量：会出现氮质血症，凝血功能障碍，结肠炎，复视，吞咽困难，范科尼综合征（Fanconi syndrome），低血糖，低体温，苔藓样疹，口腔金属味，重症肌无力，恶心，血小板减少症，舌变色，中毒性表皮坏死松解症，呕吐。妊娠期安全性分级 D。

（周宗灿 肖永红）

lǜméisù

氯霉素（Chloramphenicol） 酰胺醇类抗生素。CAS 号 56-75-7，分子式 $C_{11}H_{12}Cl_2N_2O_5$。由委内瑞拉链霉菌产生的抗生素，对革兰阴性菌的作用强于革兰阳性菌，属抑菌药。氯霉素由于细菌耐药及本身的毒作用，临床应用已减少，仍用于一些特殊人群、特殊部位及特殊病原体感染，如中枢神经系统感染、厌氧菌感染、Q 热、回归热等；氯霉素眼药水用于眼科。

暴露途径 口服、肌内注射、静脉注射给药，局部使用包括眼科应用、皮肤科应用。

实验毒理资料 ①急性毒性：LD_{50}，小鼠经口给药为 1500～2300mg/kg，大鼠经口给药为 2500mg/kg，大鼠静脉注射为 170～171mg/kg。②兔眼睛刺激试验，无刺激性。③重复给药毒性：犬经口给药 14 天，未观察到有害效应的水平（NOAEL）为 75mg/（kg·d），血液；大鼠经口给药 60 天，观察到有害效应的最低水平（LOAEL）为 60mg/kg，未发现；小鼠经口给药 14 天，LOAEL 为 33600mg/kg，肝。④生殖与发育毒作用：雄性大鼠，NOAEL 为 100mg/（kg·d），有生育力毒性。⑤胚胎/胎仔发育毒作用：大鼠、小鼠和兔，经口给药，LOAEL 为 500mg/（kg·d），有胎仔毒作用；大鼠经口给药，有致畸性，观察到效应的最低水平（LOEL）为 23mg/kg。⑥遗传毒作用：细菌回复突变试验阴性；大鼠肝细胞直接 DNA 损伤试验阳性；小鼠淋巴瘤细胞体外微核试验阳性；人淋巴细胞染色体畸变试验阳性。⑦致癌性：小鼠经口给药 104 周，NOAEL 为 500mg/（kg·d），淋巴系统；小鼠经口给药 104 周，

LOAEL 为 500mg/（kg·d），淋巴系统、肝。国际癌症研究机构（IARC）分类为 2A 类。

人体资料 药动学：①口服易吸收，达峰时间为 1～3 小时，生物利用度为 80%～90%。②蛋白结合率为 60%。分布于大多数组织和体液，易穿过胎盘，进入母乳；脑脊液血中浓度比，正常为 66%，脑膜炎 >66%。③广泛（90%）在肝代谢为无活性的代谢物，主要由葡萄糖醛酸化；琥珀氯霉素由水解酯酶代谢为活性产物。④经尿（5%～15%）排泄。消除半衰期，为 1.6～3.3 小时，肾脏病终末期为 3～7 小时，肝硬化为 10～12 小时。

药物不良反应：严重可导致再生障碍性贫血和灰婴综合征；尚可引起神经系和消化系症状。①血液系统毒作用：包括与剂量有关的可逆性的骨髓抑制和不可逆的特异反应型再生障碍性贫血。氯霉素骨髓抑制在于影响铁代谢，与剂量有关，呈可逆性，易发生于用药量大（血药浓度超过25mg/L）、疗程长和有肝病的患者。氯霉素所致再生障碍性贫血与剂量、疗程无关。一旦发生，为不可逆的，发生率 <1∶25000，发病可能延迟到用药停止以后，儿童多见。②灰婴综合征：患儿多为早产儿、新生儿或出生 30 天以内的婴儿，与肝发育不成熟、不能代谢标准剂量的氯霉素而导致血药浓度过高，抑制肝、心肌、骨骼肌线粒体氧化磷酸化过程有关。表现为腹胀、呕吐、呼吸不规则、面色苍白、发绀、微循环衰竭、休克、死亡。③神经系统毒作用：偶可引起视神经炎、视力障碍、视神经萎缩及失明，也可引起精神异常、面神经麻痹、眩晕味觉丧失。④其他：胃肠道

反应（如腹胀、腹泻、食欲减退及恶心等）、口角炎和舌炎；长期口服可导致维生素 K 合成受阻，凝血酶原时间延长；过敏反应少见且较轻，可引起各型皮疹、日光皮炎、血管神经性水肿等；肝病患者服用氯霉素可发生黄疸、肝脂肪浸润甚至急性肝坏死。

（周宗灿 肖永红）

hóngméisù

红霉素（Erythromycin） 大环内酯类抗生素。CAS 号 114-07-8，分子式 $C_{37}H_{67}NO_{13}$。临床常用为红霉素硬脂酸盐、红霉素酯琥珀酸盐、依托红霉素、红霉素乳糖酸盐（注射用）。红霉素的抗菌谱广，主要用于敏感菌所致的各种感染，但细菌耐药，临床不宜用于严重感染；红霉素对支原体肺炎、衣原体所致的非特异性尿道炎和回归热，沙眼衣原体所致的婴儿肺炎及军团菌感染曾作为首选药。

暴露途径 口服或静脉滴注给药，也有局部用药制剂（眼膏、软膏等）。

实验毒理资料 ①急性毒性：LD_{50}，大鼠经口给药为 9272mg/kg，小鼠经口给药为 2929mg/kg，小鼠静脉注射为 26mg/kg。②生殖与发育毒作用：胚胎/胎仔发育，大鼠经口给药，有致畸性，观察到有害效应的最低水平（LOAEL）为 6000mg/kg；大鼠皮下注射，有致畸性，LOAEL 为 50mg/kg；小鼠经口给药，有致畸性，LOAEL 为 1.2mg/kg。③遗传毒作用：细菌回复突变试验阴性。④致癌性：对大鼠和小鼠致癌试验阴性。

人体资料 药动学：①口服 18%～45%，盐型吸收比碱型好；血清达峰时间，碱型为 4 小时；食物延迟吸收。②蛋白结合率，75%～90% 可通过胎盘，进入母

乳；脑脊液血浓度比正常为1%~12%，脑膜炎为7%~25%。③经肝去甲基化。④主要是经胆汁、尿液（2%~15%以其原型）排泄。消除半衰期为1.5小时，终末期肾疾病为5~6小时。

药物不良反应：口服可出现胃肠道反应明显，以恶心、呕吐、中上腹不适、腹泻等较常见，依托红霉素或红霉素琥珀酸酯化物可引起肝损害，如转氨酶升高、肝大及胆汁郁积性黄疸，一般停药后数日大多可自行恢复。此品可引起药物热、药疹、嗜酸性粒细胞增多。静脉注射局部刺激作用有注射部位疼痛、血栓性静脉炎等。妊娠期安全性分级B。

（周宗灿　肖永红）

huáng'ànjiǎ'èzuò

磺胺甲噁唑（Sulfamethoxazole，SMZ）

磺胺类抗菌药。CAS号723-46-6，分子式 $C_{10}H_{11}N_3O_3S$。甲氧苄啶（trimethoprim，TMP）合成类抗菌药，CAS号738-70-5，分子式 $C_{14}H_{18}N_4O_3$，抑制细菌二氢叶酸还原酶，对磺胺类有增效作用，与SMZ组成复方即为复方磺胺甲噁唑（又称复方新诺明）用于流行性脑脊髓膜炎的治疗，也用于一些特殊感染治疗，如诺卡菌肺部感染、弓形虫病、肺孢子菌肺炎、疟疾等感染治疗。

暴露途径　口服或静脉注射，肌内注射少用。抗菌活性增强。

实验毒理资料　①急性毒性：磺胺甲噁唑的 LD_{50}，大鼠经口给药为6200mg/kg，腹腔注射为2690mg/kg，皮下注射 >5g/kg；小鼠经口给药为2300mg/kg，静脉注射为1460mg/kg，皮下注射 >5g/kg。甲氧苄啶的 LD_{50}，大鼠经口给药为500mg/kg，腹腔注射为500mg/kg，皮下注射 >5g/kg；小鼠经口给药为2764mg/kg，腹

腔注射为400mg/kg，皮下注射 >5g/kg，静脉注射为132mg/kg。②生殖发育毒作用：大鼠经口给药，TMP为350mg/kg，SMZ为70mg/kg，对生育力无影响。大鼠经口给药，观察到有害效应的最低水平（LOAEL），TMP为533mg/kg，SMZ为200mg/kg，致畸（腭裂）的大鼠经口给药，TMP为512mg/kg，SMZ为128mg/kg，无致畸性。兔经口给药，导致整体上升胚胎死亡增加的剂量TMP是人类治疗剂量的6倍。③遗传毒作用：TMP在细菌回复突变试验阴性；CHO细胞和培养的人白细胞染色体畸变试验阴性。④致癌性：大鼠致癌试验经口SMZ引起甲状腺滤泡细胞腺瘤和癌。

人体资料　药动学：①口服容易吸收，生物利用度为90%~100%，血清达峰时间为1~4小时。②蛋白结合率，SMZ为68%，TMP为45%；SMZ的分布容积为0.15L/kg，分布于大多数组织和体液，易穿过血-脑屏障和胎盘。③SMZ经N-乙酰化和葡萄糖醛酸化，TMP经氧化和羟基化代谢。④两者均从尿中排泄代谢物和原型。消除半衰期，SMZ为9小时，TMP为6~17小时；老龄和肾功能衰竭延长。

药物不良反应：变态反应较为常见，多表现为药疹，严重者可发生渗出性多形红斑、剥脱性皮炎和大疱表皮松解萎缩性皮炎等，也有血清病样反应者；可发生粒细胞减少症、血小板减少症、缺乏葡萄糖-6-磷酸脱氢酶患者应用磺胺药后易发生溶血性贫血。由于磺胺药与胆红素竞争蛋白结合部位，可致游离胆红素增高，可导致新生儿发生胆红素脑病；可发生结晶尿、血尿和管型尿，严重者发生肾功能衰竭。黄疸、

肝功能减退也有报道，严重者可发生急性肝坏死。妊娠期安全性分级C。

药物过量：可出现血液疾病，如胆汁淤积性黄疸、凝血功能障碍、白细胞减少或中性粒细胞减少症、高铁血红蛋白症；结肠炎、抑郁症、脑膜炎、黄疸、高血钾症、低血糖、多形性红斑、中毒性表皮坏死松解症。

（周宗灿　肖永红）

huánbǐngshāxīng

环丙沙星（Ciprofloxacin）

喹诺酮类抗菌药。CAS号85721-33-1，分子式 $C_{17}H_{18}FN_3O_3$。环丙沙星是抗革兰阴性菌作用最强的喹诺酮类药物，用于各种革兰阴性菌、铜绿假单胞菌感染治疗，也用于炭疽治疗。

实验毒理资料　①急性毒性：LD_{50}，大鼠经口给药大于2000mg/kg，大鼠和小鼠静脉注射为250~400mg/kg，犬静脉注射约为200mg/kg。②重复给药毒性：大鼠静脉注射，1个月，未观察到效应的水平（NOEL）为20mg/kg，出现尿结晶、大鼠静脉注射，3个月，NOEL为30mg/kg，出现尿结晶、饲料消耗和体重增长降低；猴静脉注射，1个月，NOEL为63mg/kg，出现饲料和水消耗降低。③生殖发育毒作用，大鼠经口，未观察到有害效应的水平（NOAEL）为最大剂量100mg/（kg·d），无影响。兔经口给药，LOAEL为35mg/（kg·d），母体毒性，不致畸。④遗传毒作用：大肠埃希菌回复突变试验阴性；在体外仓鼠细胞转化试验阴性；在体外小鼠淋巴瘤细胞正向突变试验阳性；体内小鼠微核试验阴性；小鼠显性致死试验阴性。⑤光毒作用：小鼠静脉注射和经口高剂量，未发现光毒作用和光

致突变性。⑥致癌性：大鼠和小鼠经饲料给药 2 年，没有致癌性证据。

人体资料 药动学：①口服血药达峰时间为 1~2 小时，生物利用度为 50%~70%；静脉注射此品 0.2g 后，血药峰浓度为 3.8mg/L。②蛋白结合率为 20%~40%，广泛分布至全身组织和体液（包括脑脊液），分布容积为 2~3L/kg。③代谢较少，经肝代谢。④主要经肾排泄（原型和代谢物），部分经胆汁排泄。消除半衰期约 4 小时。

药物不良反应：①消化系统较为常见，表现为腹部不适或疼痛、腹泻、恶心、呕吐等；少数患者可出现血氨基转移酶升高。②精神神经系统可有头昏、头痛、嗜睡、失眠等；偶可引起癫痫发作、烦躁不安、意识混乱、幻觉、震颤等。③过敏反应可有皮疹、皮肤瘙痒等；偶可发生渗出性多形性红斑及血管神经性水肿；个别患者有光敏反应。④泌尿生殖系统偶可出现血尿、发热、皮疹等间质性肾炎表现，少数患者可有血尿素氮增高；大剂量可致结晶尿。⑤其他可有静脉炎、关节疼痛及白细胞降低等。妊娠期安全性分级 C。

（周宗灿 肖永红）

fūnántuǒyīn

呋喃妥因（Nitrofurantoin） 硝基呋喃类抗菌药。CAS 号 67-20-9，分子式 $C_8H_6N_4O_5$。呋喃妥因的抗菌谱较广，用于敏感菌所致的泌尿系统感染，如肾盂肾炎、尿路感染、膀胱炎及前列腺炎等。口服常释剂型。

毒作用机制 ①呋喃妥因通过免疫学或代谢机制导致急性和慢性肝损伤。胆汁淤积性黄疸和肝细胞损伤导致碱性磷酸酶升高

和谷草转氨酶水平增高。呋喃妥因可产生抗核抗体和平滑肌抗体。②呋喃妥因肺毒性是由于产生超氧阴离子自由基与随后的链反应和氧化应激，可能是直接的细胞毒性或间接通过募集激活的中性粒细胞。呋喃妥因可造成急性非心源性肺水肿，或有可能发展为肾间质纤维化的亚急性间质性肺炎。通常认为急性反应是超敏反应。肺损伤有免疫学机制的证据，在支气管肺泡灌洗液有 T 淋巴细胞增加。③周围神经病变是呋喃妥因治疗的并发症，尤其是在与预先存在的肾功能不全或糖尿病患者。呋喃妥因引起神经细胞的轴突退行性过程，进一步影响远侧轴突感觉和运动强度。④呋喃妥因的致癌性可能涉及其硝基的代谢产物和氧化应激。

实验毒理资料 ①急性毒性：经口 LD_{50} 小鼠为 360mg/kg，大鼠为 604mg/kg。②慢性毒性：13 周的喂饲研究，雄性大鼠，观察到有害效应的最低水平（LOAEL）为 2500mg/kg，体重降低，睾丸曲细精管的生精上皮变性；雌性大鼠，LOAEL 为 2500mg/kg，体重降低。③小鼠经饲料测试生育和繁殖的影响，发现在呋喃妥因有全身效应时显示生殖毒性。④遗传毒作用：细菌回复突变试验 TA98 和 TA100 阳性，TA1535 和 TA1537 阴性；小鼠淋巴瘤细胞正向突变试验阳性（有代谢活化未测试）；有或无代谢活化 CHO 细胞姐妹染色单体交换试验和染色体畸变试验阳性；喂食或注射，果蝇伴性隐性致死试验结果均为阴性。⑤致癌性：2 年喂饲，呋喃妥因导致雄性大鼠罕见的肾小管上皮细胞肿瘤的发生率增加有一些证据。在剂量组观察到罕见的骨肉瘤和皮下组织肿瘤。雌性

小鼠管状腺瘤、良性混合瘤、卵巢颗粒细胞瘤的发生率增加有明确证据。呋喃妥因对雌性大鼠和雄性小鼠有致癌性。与呋喃妥因暴露相关的非肿瘤性病变，在雄性大鼠的慢性肾病及相关病变（甲状旁腺增生、骨纤维性营养不良和腺胃矿化），在雄性大鼠和小鼠是睾丸退化。在雌性小鼠观察到卵巢萎缩和肾上腺皮质梭形细胞增生。国际癌症研究机构（IARC）评价为 3 类。

人体资料 药动学：①吸收良好。②蛋白结合率 60%~90%，分布容积为 0.8L/kg；可通过胎盘，进入母乳。③人体组织（除血浆）代谢 60% 药物成非活性代谢物。④代谢物经尿（40%，尿液变色）和粪便（少量）排泄。消除半衰期为 20~60 分钟，肾功能不全延长。

药物不良反应：①较常见的有恶心、呕吐、偶有过敏反应，如红斑、皮疹、药物热及气喘等。②可引起溶血性贫血、黄疸和周围神经炎。③妊娠和哺乳期妇女慎用。

药物过量：可出现呼吸暂停综合征，胆汁淤积性黄疸，尿结晶，多形性红斑，高热，黄疸，白细胞减少或中性粒细胞减少症，高铁血红蛋白血症，肢体麻木，假性脑瘤，性功能障碍，视觉颜色变化（变黄）。

（周宗灿 肖永红）

yǐyānjǐng

异烟肼（Isoniazid） 抗结核病药。又称雷米封。CAS 号 54-85-3，分子式 $C_6H_7N_3O$，分子量 137.1。异烟肼是治疗结核病的首选药物，适用于各种类型的结核病，也用于结核病预防。

暴露途径 口服或静脉注射用药。

毒作用机制 ①异烟肼引起维生素 B_6 缺乏，因增加维生素 B_6 排出，竞争性抑制将维生素 B_6 转化为生理活性型，5′-磷酸吡哆醛酶直接与维生素 B_6 结合，形成无活性的复合物。②维生素 B_6 缺乏导致抑制性神经递质 γ-氨基丁酸（GABA）含量降低，GABA 缺乏能引起惊厥发作。③异烟肼还可通过阻断乳酸盐向丙酮酸盐的转化促使乳酸性酸中毒的发生。

实验毒理资料 ①急性毒性：LD_{50}，小鼠经口给药为 133mg/kg，静脉注射为 149mg/kg，腹腔注射为 100mg/kg 有惊厥或癫痫发作、呼吸困难；大鼠经口给药为 1250mg/kg，静脉注射为 365mg/kg，腹腔注射为 335mg/kg 有癫痫发作共济失调；兔经口为 250mg/kg，静脉注射为 94mg/kg。②发育毒作用：可引起胚胎死亡，在小鼠、大鼠和兔未见致畸形。③遗传毒作用：细菌回复突变试验为阴性，姐妹染色单体交换试验体外阳性，体内无结论；显性致死试验阴性；小鼠体内碱性洗脱试验肺有 DNA 损伤，而肝为阴性。④致癌性试验：大鼠经饮水染毒，发现肝、肺和乳腺肿瘤发生率增高。异烟肼大鼠经饲料发现对结肠的致癌性。小鼠皮下注射或腹腔注射，发现肺肿瘤发生率增高。小鼠腹腔注射，发现淋巴瘤发生率增高。国际癌症研究机构（IARC）分类为 3 类。⑤免疫毒作用：小鼠在较高暴露水平，对抗体细胞反应可能产生有害影响，同时刺激细胞毒性 T 细胞活性。

人体资料 药动学：①快速完全，血清达峰时间为 1～2 小时，食物可减缓吸收。②蛋白结合率为 10%～15%，分布至所有组织和体液，包括脑脊液，可通过胎盘，进入母乳。③经肝代谢，乙酰化表型遗传决定代谢速率。④经尿（75%～95%）、粪便和唾液排泄。消除半衰期，快乙酰化者为 30～100 分钟，慢乙酰化者为 2～5 小时；肝肾功能损害可能会延长。

药物不良反应：较少并较轻，主要为神经系统毒性和肝毒性。①神经系统毒作用：慢乙酰化者容易发生周围神经炎，表现为手脚感觉异常、烧灼、刺痛，呈袜套状分布；发生机制与妨碍维生素 B_6 的作用有关。应用较大剂量异烟肼可能引起中枢神经毒性反应，表现为失眠、兴奋、记忆力减退、注意力不集中、头痛、头晕、嗜睡、精神失常。精神病患者禁用，罕见抽搐、痉挛、癫痫发作、中毒性脑病等。②肝毒作用：多发生在用药 1～2 个月后，以血清转氨酶升高、黄疸为主。肝毒性是代谢产物乙酰肼对肝细胞的毒性作用引起。快乙酰化者较易引起肝损害。③变态反应：包括发热、皮疹、剥脱性皮炎、淋巴结肿大、脉管炎等变态反应，偶有过敏性休克的报道。④其他少见不良反应：血液系统有粒细胞减少、嗜酸性粒细胞增多、血小板减少、高铁血红蛋白血症等。内分泌系统有性欲减退，男性乳房发育，甲状腺功能减低、库欣综合征、高血糖症。流涎、恶心、呕吐、口干、上腹不适，诱发胃十二指肠溃疡出血，心动过缓，多源性室早，皮肤色素沉着，糙皮病、低血钾、高血钙等偶见。

药物过量：可见关节痛，视物模糊，昏迷，神经性耳聋，头晕，肝性脑病，嗜酸性粒细胞增多，剥脱性皮炎，发热，幻觉，高血糖，高血钾，反射亢进，高热，低血糖。急性过量（> 40mg/kg）见顽固性惊厥、记忆力减退、脑膜炎、代谢性酸中毒、肌阵挛、肌红蛋白尿、恶心、周围神经病变、眼球震颤、感觉异常、横纹肌溶解症、言语不清、昏迷、呕吐。慢性过量也有类似的毒性，有低血压、白细胞增多、白细胞减少、中性粒细胞减少症、心动过速。

（周宗灿　肖永红）

lìfúpíng

利福平（Rifampicin） 抗结核病药。CAS 号 13292-46-1，分子式 $C_{43}H_{58}N_4O_{12}$。用于各型初治和复治（耐多药除外）结核病，也用于麻风病治疗。

暴露途径 口服给药为主，静脉注射少用，也有眼科局部应用制剂。

毒作用机制 ①利福平的主要靶器官为胃肠道和肝。最严重的毒性作用为肝损伤和黄疸，患有肝脏疾病的患者较易发生。利福平中毒是其原型药所致；因此，肝功能不良可造成原型药蓄积和肝损伤。利福平导致肝胆汁淤积在血窦和小管，是因肝细胞摄取和排泄的缺陷。利福平可能会产生肝功能障碍。肝炎发生在患者的 1% 或更少，且通常在与预先存在的肝脏疾病的患者。②超敏反应可能导致"流感"型证候和肾毒性。利福平可引起免疫介导的溶血性贫血及自身免疫性血小板减少。③利福平的一些损害作用可能由于其代谢产物的脱乙酰利福平。脱乙酰利福平是脂溶性的，因此可以到达细胞内，并杀死细胞内外的分枝杆菌。利福平不与哺乳动物核 RNA 聚合酶结合，不影响人类细胞 RNA 的合成。然而，在影响细菌 RNA 的合成的浓度 100 倍以上，利福平可能会影响哺乳动物线粒体 RNA 合成。④利福平广泛分布于身体的多数组织和体液中，可将眼泪、尿液、其他分泌物和排泄物染成红橙色。⑤利福平是肝微粒体酶系统（CYP3A）有效的诱导剂。

实验毒理资料 ①急性毒性：LD_{50}，大鼠经口给药为1720mg/kg，腹腔注射为511mg/kg；小鼠经口给药为885mg/kg，静脉注射为260mg/kg，腹腔注射为416mg/kg。②眼刺激试验：兔以1%溶液滴眼，无刺激性。③重复给药毒性：大鼠经口给药26周，观察到效应的最低水平（LOEL）为400mg/（kg·d），有肝、肾毒性；猴经口给药4天，LOEL为20mg/（kg·d），有肝毒性。④发育毒作用：大鼠、小鼠、兔途径未明确，有致畸性，LOEL为150mg/（kg·d）；啮齿类动物引起腭裂和脊柱裂，兔发生成骨不全和胚胎毒性。⑤遗传毒作用：细菌回复突变试验阴性；姐妹染色单体交换骨髓试验阳性；啮齿动物染色体畸变和生殖细胞试验阳性。⑥致癌性：小鼠经口给药60周，LOEL为8400mg/kg，有肝肿瘤。国际癌症研究机构（IARC）分类为3类。

人体资料 药动学：①口服吸收良好，血清达峰时间2～4小时，食物可能推迟或稍降低峰值。②蛋白结合率为80%，高度亲脂性；广泛分布，能穿过血-脑屏障，脑膜炎时脑脊液血浓度比达25%。③经肝代谢，经历肠肝循环。④从胆道排泄为主，60%～65%，以原型和代谢物；经尿排泄约30%，以原型。消除半衰期3～4小时，肝功能不全延长，肾病终末期为1.8～11小时。

药物不良反应：较少见，主要为消化道反应和肝损伤，还可引起超敏反应、流感样综合征、血液系毒性。①肝毒作用：表现为转氨酶重度升高、肝大、黄疸，

严重者引起死亡；老年人、长期嗜酒、营养不良、原有糖尿病、肝病或其他因素造成肝功异常者，较易发生肝损害。②变态反应：大剂量间歇疗法偶可引起"流感样综合征"，表现为畏寒或寒战、发热、肌肉酸痛，部分患者血中检出利福平的抗体。其他少见的变态反应有皮肤潮红、皮疹、瘙痒、哮喘、喉头水肿、呼吸困难、过敏性休克、溶血性贫血、再生障碍性贫血、过敏性紫癜，滴眼引起全身皮疹、酸性细胞增多等。③消化反应：较为常见，厌食、恶心、呕吐、上腹不适、腹泻等，发生率为1.7%～4%，多能耐受。④体液红染：服用利福平后患者唾液、泪液、痰液、汗液、大小便等可能发生红染，为药物本身颜色。⑤其他少见不良反应：有血白细胞减少、血小板减少、头痛、眩晕、视神经萎缩、视力障碍、急性肾功能衰竭、肠源性青紫症、肺间质浸润、流涎、精神失常、癫痫样发作、昏迷、抽搐、脱发、心脏期前收缩等。妊娠期安全性分级C。

药物过量：可见腹痛、胆石症，结肠炎、昏迷、呼吸困难、多形性红斑、面部水肿、粪便变色（橙红色、红褐色）、肝炎、高血糖、过敏症、白细胞减少症、肌病、恶心、肾炎、天疱疮、皮肤瘙痒、肺水肿、红人综合征、肾功能衰竭（急性）、巩膜变色（6～10小时后）、皮肤变色、口腔溃疡、血小板减少症、中毒性表皮坏死松解症、尿变色（棕、橙、橙红色、橙黄色、红色）、呕吐、喘息。

（周宗灿　肖永红）

yǐ'àndīngchún

乙胺丁醇（Ethambutol）抗结核药。CAS号74-55-5，分子式

$C_{10}H_{24}N_2O_2 \cdot 2HCl$。乙胺丁醇是临床用抗结核分枝杆菌作用最强的右旋体，适用于治疗各型肺结核及肺外结核。

暴露途径 口服给药为主，也可静脉注射使用。

毒作用机制 乙胺丁醇引起视觉改变的原因可能干扰眼组织代谢，消耗铜和锌。铜和锌是多种酶的辅基。眼通常含有相当高的锌储存，达眼球重量的0.5%。大部分的锌是在视网膜外区的色素细胞，作为视黄醇脱氢酶的金属辅基。

实验动物毒性 ①急性毒性：LD_{50}，小鼠经口给药为8700mg/kg，静脉注射为240mg/kg，腹腔注射为1075mg/kg，有惊厥发作；大鼠经口给药为998mg/kg。②慢性毒性：犬给予长期高剂量可有心肌损害和衰竭，眼脉络膜层色素脱失，其意义尚不清楚。犬长期高剂量可产生心肌损伤和心力衰竭。每天给予高剂量盐酸乙胺丁醇超过数个月，猕猴可出现神经系统体征，此与血清乙胺丁醇水平和中枢神经系统的病理损伤相关。猴长时间给予高剂量盐酸乙胺丁醇，可发生局灶性间质性心肌炎。③致畸试验：高剂量乙胺丁醇导致小鼠低发生率的露脑、腭裂、脊柱畸形。高剂量乙胺丁醇引起大鼠的颈椎轻度异常，高剂量可导致兔的独眼、肢体缺陷、唇裂、腭裂。④细菌回复突变试验，阴性。

人体资料 药动学：①口服后75%～80%从胃肠道吸收，2～4小时血浓度达高峰（3～5mg/L）。②此品血浆蛋白结合率在10%以下。体内组织分布广泛，不易透过血-脑屏障，脑膜发生炎症时，脑脊液中浓度为同期血浓度的15%～50%。③给药量的15%经

肝代谢。④以原型与代谢产物经肾脏和肠道排泄，血浆半衰期为3~4小时；可由乳汁排泄。

药物不良反应：主要为神经系统毒性（球后视神经炎），其他可引起胃肠道反应和超敏反应等。球后视神经炎，表现为视力下降、视野缩小、视物模糊、红绿色弱、中心暗点、视网膜出血或水肿，重者可视力丧失；可能与药物导致眼含锌量减少有关。停药后多能恢复，极少引起永久性视力减退。其他不良反应有食欲减退、恶心、呕吐、腹痛及腹泻、头痛、眩晕、感觉异常、周围神经炎及精神症状、药物热、皮肤瘙痒、皮疹、肝功能损害、关节炎、白细胞减少、高尿酸血症等。妊娠期安全性分级 B。

(周宗灿　肖永红)

liǎngxìngméisù B

两性霉素 B（Amphotericin B）多烯类抗真菌药。CAS 号 1397-89-3，分子式 $C_{47}H_{73}NO_{17}$。两性霉素 B 是治疗深部真菌病的首选药物。

毒作用机制　两性霉素 B 产生肾功能损伤的可能机制有多种。在治疗早期有肌酐显著上升，此继发于入球小动脉肾血管收缩。两性霉素 B 脱氧胆酸肾毒性损伤肾小管，产生低血钾、低血镁、碳酸氢盐和氨基酸的损失。对犬的研究提出，两性霉素 B 肾毒性是由于加强了管球反馈。管球反馈是一种正常的肾内机制，增加溶质传送到远端肾小管导致入球小动脉血管收缩。因为两性霉素 B 对生物膜的作用，增加的一价离子传送到远端肾小管，由于局部腺苷释放，造成小动脉血管收缩。两性霉素 B 肾毒性其他机制是对入球小动脉和小管的直接毒作用和直接的肾和全身血管收缩。

两性霉素 B 静脉注射开始后几分钟内，肾血流量减少，尿液的生成降低。肾灌注不足特别影响血供相对较差的肾髓质，导致有功能的肾单位的损失。两性霉素 B 引起贫血可能与肾小管损伤、红细胞生成素减少及红细胞膜损伤有关。

实验毒理资料　①急性毒性：LD_{50}，大鼠经口给药为 5000mg/kg，静脉注射为 1.6mg/kg，腹腔注射为 5000mg/kg；小鼠静脉注射为 1.2mg/kg，腹腔注射为 27.7mg/kg。②重复给药毒性：犬静脉注射 30 天，观察到有害效应的最低水平（LOAEL）为 37mg/(kg·d)，有肾毒作用；犬静脉注射 2 个月，LOAEL 为 16.5mg/(kg·d)，有肾毒作用。③生殖毒作用：大鼠经口给药 13 周，未观察到有害效应的水平（NOAEL）为 2mg/(kg·d)，有雄雌性生殖系统毒作用；犬经口给药 13 周，NOAEL 为 1.6mg/(kg·d)，有雄雌性生殖系统毒作用。④发育毒作用：大鼠经口给药，不致畸，NOAEL 为 7.5mg/(kg·d)，有胎体毒作用；兔经口给药，不致畸，NOAEL 为 10mg/(kg·d)，有胎体毒作用。⑤遗传毒作用：大肠埃希菌回复突变试验阴性；CHO 细胞染色体畸变试验阴性；体内小鼠微核试验阴性。

人体资料　药动学：①两性霉素 B 去氧胆酸盐口服不吸收，以静脉滴注给药。②血浆蛋白结合率为 90%，分布容积为 4L/kg，在血液之外的体液中浓度甚低。③经尿（主要以原型，2%~5% 为活性物）排泄。消除半衰期，双相初始为 15~48 小时，终末为 15 天；7 天的期间消除 0~40%，停止使用至少 7 周后在尿液中可检测到。

药物不良反应：主要为肾和血液系毒性。①急性不良反应：静脉滴注过程中或静脉滴注后发生寒战、高热、严重头痛、恶心和呕吐，有时可出现低血压、高血压、低体温、心动过缓等，与两性霉素 B 诱导肿瘤坏死因子 α、白介素（IL）-1、IL-6、IL-1 受体拮抗因子、前列腺素 E 等作用有关。②肾毒作用：几乎所有患者均可出现肾功能损害。多因两性霉素 B 直接毒性、管球反馈、炎性介质作用所致。③电解质紊乱：如低血钾、低血镁，与肾损害有关，大量电解质排出所致。④血液系统毒作用：有正常红细胞性贫血，偶可有白细胞、血小板减少。⑤肝毒作用：较少见，可致肝细胞坏死、急性肝功能衰竭。⑥心血管系统毒作用：如静滴过快时可引起心室颤动或心搏骤停。⑦其他：鞘内注射可引起严重头痛、发热、呕吐、颈项强直、下肢疼痛、尿潴留等，严重者下肢截瘫。偶有过敏性休克、皮疹等变态反应发生。妊娠期安全性分级 B。

药物过量：可见贫血、食欲减退、凝血功能障碍、充血性心脏衰竭、脑病、耳聋、谵妄、烦躁、粪便变色（黑色）、发热、粒细胞减少、血尿、甲状腺功能亢进、低钾血症、低镁血症、脑膜炎、肌痛、肌阵挛、恶心、肾功能不全、血小板减少、肾小管坏死、呕吐。

(周宗灿　肖永红)

āxīluòwéi

阿昔洛韦（Acyclovir）抗病毒药，核苷类似物。CAS 号 59277-89-3，分子式 $C_8H_{11}N_5O_3$。用于治疗各种单纯疱疹病毒感染（包括生殖器单纯疱疹病毒感染、疱疹病毒角膜炎、疱疹病毒脑炎）、水痘-带状疱疹病毒感染。

暴露途径 口服、静脉注射、局部应用。

实验毒理资料 ①急性毒性：LD_{50}，大鼠经口给药 > 20g/kg，静脉注射为 750mg/kg，腹腔注射为 860mg/kg；小鼠经口给药 LD_{50} > 10g/kg，静脉注射为 400mg/kg。②生育和繁殖：大鼠腹腔注射，1 个月，观察到有害效应的最低水平（LOAEL）为 320mg/(kg·d)，有雄性生殖系统毒性；犬静脉注射，1 个月，LOAEL 为 100 ~ 200mg/(kg·d)，有雄性生殖系统毒性；犬静脉注射，1 个月，未观察到有害效应的水平（NOAEL）为 50mg/(kg·d)，有雄性生殖系统毒性；大鼠腹腔注射 6 个月，LOAEL 为 80mg/(kg·d)，有雄性生殖系统毒性；犬静脉注射 1 年，NOAEL 为 60mg/(kg·d)，有雄性生殖系统毒性。③发育作用：大鼠皮下注射，LOAEL 为 50mg/(kg·d)，有生育力、胎仔毒性；大鼠皮下注射，NOAEL 为 25mg/(kg·d)，有生育力毒性；小鼠经口，无致畸作用，NOAEL 为 450mg/(kg·d)；兔静脉注射，无致畸作用，NOAEL 为 50mg/(kg·d)；大鼠皮下注射，无致畸作用，NOAEL 为 50mg/(kg·d)。④遗传毒作用：体外小鼠淋巴瘤细胞致突变试验、体内小鼠染色体畸变试验、仓鼠染色体畸变试验阳性，体外细胞转化试验结果可疑；小鼠显性致死试验阴性。⑤致癌性：国际癌症研究机构分类为 3 类。

人体资料 药动学：①口服生物利用度为 10% ~ 20%，血清达峰时间经口为 1.5 ~ 2 小时。②蛋白结合率为 9% ~ 33%，分布容积为 0.8L/kg，分布广泛（脑、肾、肺、肝、脾、肌肉、子宫、阴道、脑脊液）。③由病毒激酶和细胞激酶转化为无环鸟苷三磷酸（活性形式）。④经尿（62% ~ 90% 以其原型和代谢物）排泄。终末消除半衰期，新生儿为 4 小时，1 ~ 12 岁儿童为 2 ~ 3 小时，成年人为 3 小时。

药物不良反应：重要的是肾和神经系统毒性，包括发热、皮疹、头痛、恶心、呕吐、腹泻等。大剂量、快速静脉滴注，可发生肾毒性和药物结晶引起的肾小管阻塞，有血尿、尿少、血浆尿素氮和肌酐升高。此外，还可引起静脉炎、转氨酶升高和嗜睡、谵妄、颤抖、震颤、肌痉挛、感觉迟钝、焦虑不安、抽搐、昏迷等精神神经症状。美国食品与药品管理局妊娠期安全性分级 B。

（周宗灿 肖永红）

lāmǐfūdìng

拉米夫定（Lamivudine） 核苷类似物抗病毒药。CAS 号 134678-17-4，分子式 $C_8H_{11}N_3O_3S$。用于乙型病毒性肝炎的治疗，与其他抗病毒药物联合用于艾滋病治疗。

实验毒理资料 ①急性毒性：拉米夫定在小鼠和大鼠经口或静脉注射最小的单次致死剂量和 LD_{50} > 2000mg/kg。②刺激性：在标准试验对皮肤或眼无刺激性，无皮肤致敏性。③重复给药毒性：靶器官是造血系统肝胃肠道。未观察到效应的水平（NOEL）大鼠为 300 ~ 425mg/(kg·d)，狗为 < 90mg/(kg·d)。④遗传毒作用：在小鼠淋巴瘤细胞 L5178Y/TK +/- 的致突变试验，阳性；人淋巴细胞细胞遗传学分析，阳性；在微生物致突变性试验、体外细胞转化试验、大鼠微核试验、大鼠骨髓细胞遗传学检测、大鼠肝程序外 DNA 合成试验中，为阴性。⑤生育发育毒作用：雄性和雌性大鼠给予拉米夫定剂量高达 130 倍于正常成年人剂量（根据体表面积），没有证据显示损害生育能力（判断受孕率）并且不影响断乳仔代的存活、生长和发育。在各物种未发现致畸性。⑥致癌性：拉米夫定在小鼠和大鼠长期致癌性研究，在人治疗人类免疫缺陷病毒（HIV）-1 感染的推荐剂量 10 倍（小鼠）和 58 倍（大鼠），没有证据表明潜在的致癌危险上升。

人体资料 药动学：①快速，血浆达峰时间，进食为 3.2 小时，禁食为 0.9 小时；生物利用度，儿童为 66%，成年人为 86% ~ 87%。②血浆蛋白结合率 < 36%，分布容积为 1.3L/kg。③5.2% 成亚砜代谢物。④主要经尿（以原型）排泄。消除半衰期，儿童为 2 小时，成年人为 5 ~ 7 小时。

药物不良反应：主要为变态反应、神经系和血液系毒性、乳酸酸中毒等，包括乏力、疲倦、头痛、上腹部不适或隐痛、肝区及脾区不适、恶心、呕吐等。未发现有血清淀粉酶和肌酸磷酸激酶升高，也未见到骨髓抑制现象。美国食品与药品管理局妊娠期安全性分级 C。

（周宗灿 肖永红）

kàngjìshēngchóngbìngyào

抗寄生虫病药（antiparasitic agents） 用于灭杀、驱除和预防寄生于宿主（人或动物）体内和各种寄生虫的药物。寄生虫病是指寄生虫侵入宿主，并在宿主体内寄生、发育，所引起的疾病。常见的寄生虫有肠虫、血吸虫、疟原虫、阿米巴、滴虫等，其中血吸虫病、疟疾、钩虫病最常见。而理想的抗寄生虫药是既能选择性地杀灭或抑制寄生虫，又对宿主毒性小而安全。抗寄生虫药主要包括抗疟药、抗阿米巴病药、抗滴虫病药、抗血吸虫病药、抗丝虫病药、抗利什曼原虫药及驱肠虫药。

（周宗灿 肖永红）

lùkuí

氯喹（Chloroquine） 抗疟药。CAS 号 54-05-7，分子式 $C_{18}H_{26}ClN_3 \cdot 2H_3PO_4$。临床用磷酸氯喹，主要用于疟疾和肠外阿米巴病的治疗，也用于治疗类风湿关节炎与红斑狼疮等。

毒作用机制 氯喹易与视网膜上皮内黑色素结合，形成膜性胞质小体并损伤溶酶体，导致中毒性视网膜炎。此品对心脏可引起阻断快速钠通道、传导障碍、QT 间期延长，导致室性心动过速或心室颤动。氯喹可抑制 DNA 和 RNA 聚合酶。

实验毒理资料 经口给药 LD_{50}，小鼠为 311mg/kg，大鼠为 330mg/kg，有共济失调震颤惊厥或癫痫发作呼吸抑制等。大鼠致畸试验可致畸形和胚胎死亡。细菌回复突变试验和大肠埃希菌致突变，阳性。大鼠经口剂量 100～1000mg/kg 饲料连续 2 年，表现为生长迟缓，心肌、骨骼肌损伤，肝小叶中心坏死和睾丸萎缩。国际癌症研究机构（IARC）评价为 3 类，对动物致癌证据不足，对人致癌无资料。

人体资料 药动学：①迅速而完全（～89%）。②药物进入体内后迅速浓集于肝、脾、肺、心等组织中，组织药物浓度为血浆的 300～500 倍，红细胞内药物浓度为血浆浓度 10～20 倍，可通过胎盘，并可进入母乳。③部分经肝代谢。④经尿排泄（～70%），酸化尿液可增加消除缓慢，血浆半衰期为 3～7 天。

药物不良反应：最严重的不良反应是视网膜病变，还可引起心脏、神经系统、血液系统和肝等的损害作用，引起头昏、头痛、恶心、呕吐、腹痛、腹泻等症状；特殊不良反应有视力障碍、听力减退、精神异常、骨髓抑制、贫血、皮肤瘙痒、光敏反应等；长期使用也可出现"金鸡纳反应"。偶可引起窦房结抑制，导致心律失常、阿-斯综合征。

药物过量：剂量 20mg/kg 可导致中毒，表现出心律失常，房室传导阻滞，心血管功能衰竭，弥散性血管内凝血，头痛，低血压，低血糖，低血钾症，头发色素减退，高铁血红蛋白血症，重症肌无力，肌病，眼球震颤，眼睑下垂，癫痫发作，尿变色（如棕色、棕黄色、乳白色、铁锈色）；视觉变化，包括失明、角膜微粒沉着、视觉颜色变化（蓝色调、绿色调、黄色调等）。

（周宗灿 肖永红）

bó'ānkuí

伯氨喹（Primaquine） 抗疟药。CAS 号 90-34-6，分子式 $C_{15}H_{21}N_3O \cdot H_3PO_4$，分子量 455.34。临床用磷酸伯氨喹，对组织内疟原虫（休眠子）具有杀灭作用，用于疟疾的根治和预防。

毒作用机制 靶器官是心血管、血液和胃肠道。伯氨喹会导致溶血和高铁血红蛋白血症。特别在葡萄糖-6-磷酸脱氢酶（G-6-PD）缺乏症的个体，可引起高铁血红蛋白血症和海因茨小体，导致溶血，并且引起自由基的生成增加。

实验毒理资料 ①LD_{50}，大鼠经口给药为 177mg/kg，小鼠经口给药为 100mg/kg，静脉滴注为 15.9mg/kg。猴 LD_0 为 96mg/kg。有惊厥或癫痫发作呼吸抑制等。②仅在母体毒性剂量发现胎体毒

性。③细菌回复突变试验阳性；大鼠经口骨髓姐妹染色单体交换试验阳性。

人体资料 药动学：①口服吸收快速完全，血液药物浓度达峰时间约 1 小时。②肝组织内浓度较高，其次为肺、脑和心等。③肝代谢。④排泄迅速，消除半衰期约 6 小时（3.7～7.4 小时）。

药物不良反应：有疲倦、头晕、恶心、呕吐、腹痛等，少数人出现药物热、粒细胞缺乏、肝功能异常等，停药后即可恢复。G-6-PD 缺乏者服用此品可发生急性溶血性贫血。

（周宗灿 肖永红）

qīnghāosù jí yǎnshēngwù

青蒿素及衍生物（artemisinin and its derivatives） 抗疟药。青蒿素 CAS 号 63968-64-9，分子式 $C_{15}H_{22}O_5$，分子量 282.34。青蒿素是从菊科艾属植物黄花蒿提取的一种具有过氧基团的倍半萜内脂，合成的衍生物包括蒿甲醚、青蒿琥酯、双氢青蒿素，适用于治疗严重的恶性疟疾，尤其脑型疟疾。

暴露途径 青蒿素可以口服与直肠用药；蒿甲醚可口服与肌内注射；青蒿琥酯可以肌内注射、静脉滴注与口服给药；双氢青蒿素为口服给药。

实验毒理资料 蒿甲醚的 LD_{50}，小鼠经口给药为 4228mg/kg，肌内注射为 2800mg/kg，腹腔注射为 1558mg/kg；大鼠经口给药为 5576mg/kg，肌内注射为 2571mg/kg。青蒿琥酯经口给药 LD_{50}，小鼠为 4228mg/kg，大鼠为 5576mg/kg；有睡眠时间改变、共济失调震颤等，翻正反射消失。2010 年埃费尔茨（Efferth）和凯纳（Kaina）综述了在细胞培养和动物（小鼠、大鼠、兔、犬、猴

等）毒性研究，以及在人体临床试验报告毒性，强调了青蒿素及衍生物的神经毒作用、胚胎毒作用、遗传毒作用、造血和免疫毒作用、心脏毒作用、肾毒作用和过敏性反应。从动物和人类研究中汲取的教训是，青蒿素的长期使用，而不是短期的峰值浓度可引起毒作用。与延迟药物释放的肌内注射相比，青蒿素口服后迅速消除，是一个相对安全的给药途径。这可解释人类研究并没有观察到在大多数动物实验发现的毒作用。此外，还有药物有关的差异，即肌内注射后延缓释放，引起动物实验毒作用的见于油溶性的蒿甲醚或蒿乙醚应用，但不见于水溶性青蒿琥酯。因此，青蒿琥酯肌内注射处理严重疟疾是安全的，并有良好疗效。虽然处理简单的疟疾不需要增加青蒿素类的剂量，但对涉及小脑的严重疟疾是必须考虑的。

人体资料　药动学：①青蒿素及其衍生物口服或肌内注射后吸收，水解为双氢青蒿素而发挥抗疟作用。②青蒿素在体内分布广泛，可以透过血-脑屏障，在疟原虫感染红细胞内浓度高于正常红细胞179倍。③青蒿素类在体内大部分经代谢排除。④半衰期，青蒿素约为4小时，双氢青蒿素1.57小时，青蒿琥酯约0.5小时，蒿甲醚13小时。给药7小时后尿中累积排出原型药物占给药量的0.1%~6.8%。

药物不良反应：轻而少。偶有食欲减退、恶心、呕吐、腹泻与腹痛等胃肠道症状。口服与注射制剂偶可引起皮疹与发热反应。

（周宗灿　肖永红）

jiǎxiāozuò

甲硝唑（Metronidazole）　抗阿米巴病药及抗滴虫病药。分子式

$C_6H_9N_3O_3$。用于各种厌氧菌感染、肠内外阿米巴原虫感染的治疗，也用于治疗阴道滴虫病、小袋虫病等的治疗。

暴露途径　此品可口服、静脉滴注，也有直肠给药制剂。

实验毒理资料　经口给药LD_{50}，小鼠为3800mg/kg，大鼠为3000mg/kg；有嗜睡、发绀等。动物致癌实验发现此品具有致癌作用，明显增加小鼠肺癌与恶性淋巴瘤的发生率，增加大鼠乳腺癌与肝癌的发生率。生殖毒性研究为阴性，未发现对实验动物有致畸与胚胎毒性。国际癌症研究机构（IARC）分类为2B类。

人体资料　药动学：①口服后吸收迅速而完全，1~2小时后达血药浓度高峰。②分布广泛，在唾液、精液及阴道分泌物和乳汁中均可达到有效浓度。③肝代谢为主。④原型及代谢物60%~80%主要经尿排出，其中20%以原型排出，6%~15%随粪排泄。血浆消除半衰期为8小时。此品可透过胎盘屏障。

药物不良反应：以胃肠道反应为主，如口腔金属味、恶性、呕吐、厌食、腹痛等；大剂量长期服用偶可引起周围神经炎、多发性神经炎、眩晕、抽搐等，停药后可完全恢复，并可引起血淋巴细胞染色体畸变；也有心脏毒作用和泌尿系统毒作用的报告。此品可能对人体乙醛脱氢酶具有抑制作用，可引起戒酒硫样反应。偶有皮疹、瘙痒等皮肤过敏反应。美国食品与药品管理局将其定为妊娠期安全分级B，治疗妊娠期阴道滴虫病已不作为首选药物。

药物过量：可见共济失调，复视、膀胱炎、皮肤干燥、嗅觉障碍、男性乳房发育、肝毒作用（12.5g食入）、失眠、恶心、周

围神经病变，中性粒细胞减少症，癫痫，呕吐。

（周宗灿　肖永红）

āběndázuò

阿苯达唑（Albendazole）　驱肠虫药。CAS号54965-21-8，分子式$C_{12}H_{15}N_3O_2S$。阿苯达唑除用于各种肠道寄生虫病（如蛔虫、蛲虫、鞭虫、类圆线虫、绦虫等）外，主要用于脑囊虫病与棘球蚴病（包虫病）治疗。

实验毒理资料　①LD_{50}，小鼠经口给药为1500mg/kg；大鼠经口给药为2400mg/kg，静脉滴注为265mg/kg。②动物实验也没有发现其具有生殖毒作用；对大鼠与家兔可发生胚胎毒性与致畸作用。③体外试验未发现遗传毒作用。④小鼠、大鼠连续经口给予低于或与高于人体使用剂量的阿苯达唑2年以上，也没有发现有致癌作用。

人体资料　药动学：①口服吸收少。②药物在进入体循环之前转化为阿苯达唑亚砜（有效抗虫成分），长期服用后血药浓度下降20%，可能与药物诱导代谢酶有关。③阿苯达唑亚砜在体内分布广泛，可透过血-脑屏障。④代谢物经由小便与胆道排泄；阿苯达唑亚砜血浆消除半衰期12~14小时。

药物不良反应：有头痛、眩晕、腹痛、腹泻、可逆性秃顶、发热等；其他如肝功能异常、血小板减少、白细胞减少、过敏等也有报道；在脑囊虫病治疗中可能发生颅内压增加、脑膜刺激等现象。妊娠期安全性分级C。

（周宗灿　肖永红）

kàngzhǒngliúyào

抗肿瘤药（antineoplastic agents）　用于治疗恶性肿瘤的药物。根据来源和作用模式可分

为以下几类：①烷化剂，氮芥、苯丁酸氮芥、环磷酰胺（CTX）、异环磷酰胺、美法仑、卡莫司汀、司莫司汀、塞替派、白消安等。②抗代谢药，甲氨蝶呤（MTX）、巯嘌呤（6-MP）、氟尿嘧啶（5-FU）、阿糖胞苷、吉西他滨、羟基脲、替加氟/尿嘧啶等。③抗肿瘤抗生素，放线菌素 D、丝裂霉素、平阳霉素、阿柔比星、柔红霉素、多柔比星、表柔比星、吡柔比星、博来霉素、米托蒽醌等。④抗肿瘤植物成分药，长春碱、长春新碱、长春瑞滨、长春地辛、替尼泊苷、依托泊苷、高三尖杉酯碱、紫杉醇、多西他赛、拓扑替康、榄香烯等。⑤抗肿瘤激素类，他莫昔芬、来曲唑、氟他胺等。⑥铂配合物，顺铂、卡铂、奥沙利铂等。⑦其他抗肿瘤药及抗肿瘤辅助用药，丙卡巴肼、门冬酰胺酶、安吖啶、昂丹司琼、格拉司琼、美司钠等。

大部分的抗肿瘤药物有着较强的细胞毒性。药物不良反应（ADR）和毒性主要有以下几方面。①近期共有的 ADR：对骨髓造血系统的抑制、胃肠道反应、皮肤和毛发损害。②近期的器官损害：肾，顺铂、MTX；肝，6-MP、CTX、白消安；肺，博来霉素、白消安、丙卡巴肼；心，米托蒽醌、多柔比星、柔红霉素；神经，长春新碱、顺铂、紫杉醇；免疫抑制，CTX、阿糖胞苷、放线菌素、MTX；其他，CTX（出血性膀胱炎）、门冬酰胺酶（胰腺炎）、丙卡巴肼（白细胞增多）。③远期毒性：不育或致畸（美国食品与药品管理局妊娠安全分级通常为 D 级或 X 级，使用前须停止哺乳）；二次原发性恶性肿瘤。

（彭 健 高晨燕）

běndīngsuāndànjiè

苯丁酸氮芥（Chlorambucil） 抗肿瘤药烷化剂。CAS 号 305-03-3，分子式 $C_{14}H_{19}Cl_2NO_2$。临床用于霍奇金病、非霍奇金淋巴瘤、慢性淋巴细胞性白血病、瓦尔登斯特伦巨球蛋白血症、晚期卵巢腺癌的治疗。

毒作用机制 通过形成高活性的乙撑亚胺基团，产生烷基化作用，可能的作用方式就是通过乙撑亚胺衍生物在 DNA 的二条螺旋链上交联，进而破坏 DNA 的复制。

实验毒理资料 ①急性毒性：小鼠口服、腹腔注射的 LD_{50} 分别为 80mg/kg、20mg/kg；大鼠口服、腹腔注射的 LD_{50} 分别为 76mg/kg、14mg/kg。②生殖毒性：苯丁酸氮芥损害大鼠精子生成能力并可导致睾丸萎缩。可引起小鼠、大鼠、猴的畸形，包括露脑、腭裂、爪子和尾变形、肾及输尿管缺损。大鼠孕 12 天腹腔注射剂量 6mg/kg、8mg/kg、10mg/kg 或 12mg/kg，异常表现包括露脑、腭裂、爪和尾变形。组织学检查显示神经系统，间质及肝脏损伤；大鼠于孕 12 天，苯丁酸氮芥处理引起 95% 胚胎肾及输尿管缺损；小鼠、大鼠、猴孕期处理损害发育中的视网膜和小鼠视神经及晶状体。大鼠孕 11 天苯丁酸氮芥 8～10mg/kg，造成胚胎死亡率约 26%。第 15 天，仅 10mg/kg 造成 26% 的死亡率。畸形胎仔的发生率呈剂量依赖性。③遗传毒性：细菌回复突变试验和大肠埃希菌阳性。体外人淋巴细胞姐妹染色单体交换试验和染色体畸变试验阳性。苯丁酸氮芥诱导果蝇性连锁隐性致死突变的和酵母的基因突变和基因转换。大鼠体内胚胎细胞染色体畸变试验阳性。④致癌性：小鼠和大鼠腹腔注射，雌性大鼠灌胃，在小鼠引起肺肿瘤、造血系统和卵巢肿瘤，在雄性大鼠引起造血系统肿瘤，雌性大鼠引起造血和淋巴肿瘤。并且，在小鼠两阶段皮肤致癌试验中，有引发作用。

人体资料 药动学：①口服快速和完全，生物利用度 >70%；血浆达峰时间在 1 小时内。②蛋白结合率约 99%，分布容积为 0.14～0.24L/kg。③肝活性代谢物为苯乙酸氮芥。④15%～60% 经尿排泄，主要为代谢物；消除半衰期约 1.5 小时。

药物不良反应：苯丁酸氮芥长期使用可导致中等程度的骨髓抑制，有胃肠道不适、精子缺乏、闭经、肺纤维性变、癫痫样发作、皮炎、肝毒性、血管神经性水肿和荨麻疹。过量的主要表现是可逆转性的全血细胞减少。神经毒性表现为焦虑不安、共济失调以至反复癫痫大发作。

药物过量：可见无精子症，共济失调，昏迷（>5mg/kg），抽搐，粒细胞减少，高尿酸血症，白细胞减少，中性粒细胞减少症，少精症，中毒性表皮坏死松解症。

（彭 健 张 虹）

huánlínxiān'àn

环磷酰胺（Cyclophosphamide, CTX） 抗肿瘤药烷化剂。CAS 号 6055-19-2，分子式 $C_7H_{17}Cl_2N_2O_3P$。临床用于治疗恶性淋巴瘤、多发性骨髓瘤、乳腺癌、小细胞肺癌、卵巢癌、神经母细胞瘤、视网膜母细胞瘤、尤因肉瘤、软组织肉瘤，以及急性白血病和慢性淋巴细胞白血病等；对睾丸肿瘤、头颈部鳞癌、鼻咽癌、横纹肌瘤、骨肉瘤也有一定疗效。

毒作用机制 CTX 属细胞周

期非特异性药物，既是广谱抗肿瘤药，又可作为免疫抑制剂。在体外无活性，进入体内后先在肝经微粒体功能氧化酶转化成醛磷酰胺，后者在肿瘤细胞内分解成磷酰胺氮芥及丙烯醛。磷酰胺氮芥对肿瘤细胞有细胞毒作用，而CTX的毒性则由磷酰胺氮芥及丙烯醛共同产生，丙烯醛还会引起肾损伤。

实验毒理资料 ①急性毒性：小鼠静脉注射、口服的LD_{50}分别为 140mg/kg 和 137mg/kg；大鼠静脉注射、口服的LD_{50}分别为 148mg/kg 和 94mg/kg。②生殖毒性：大鼠腹腔注射，观察到有害效应的最低水平（LOAEL）为 10mg/kg，有致畸性；大鼠腹腔注射，LOAEL 为 30mg/kg，有胎仔毒性；小鼠静脉注射，LOAEL 为 10mg/kg，有致畸性；小鼠腹腔注射，LOAEL 为 5mg/kg，有胎仔毒性、影响生育力。③遗传毒性：体内啮齿动物微核试验阳性；体内啮齿动物染色体畸变试验阳性；体内啮齿动物姐妹染色单体交换试验阳性；体外人淋巴细胞染色体畸变试验阳性；果蝇显性致死试验阳性。④致癌性：大鼠 2 年静脉注射发现有良性肿瘤、恶性肿瘤；大鼠 2 年腹腔注射，腹腔有良性肿瘤、恶性肿瘤，雌性有生殖系统肿瘤；小鼠 2 年腹腔注射，发现有良性肿瘤、恶性肿瘤。国际癌症研究机构（IARC）分类1 类。

人体资料 药动学：①口服吸收良好，生物利用度 > 75%，血药达峰时间约 1 小时。②分布容积为 0.48 ～ 0.71L/kg；蛋白结合率为 10% ～ 56%，脏器中以肝浓度较高。可通过胎盘；可通过脑脊液（浓度不足以治疗脑膜白血病）。③肝活性代谢物丙烯醛、

4-醛磷酰胺、4-氢过氧环磷酰胺和去甲氮芥。④经尿（< 30% 以原型，85% ～ 90% 为代谢物）排泄，消除半衰期为 4 ～ 8 小时。

药物不良反应：骨髓抑制的严重程度与使用剂量相关，血小板减少比其他烷化剂少见。恶心、呕吐常为剂量相关的不良反应，厌食、腹泻、便秘、胃黏膜损伤相对较少见。常规剂量不产生心脏毒性，大剂量（120 ～ 240mg/kg）可能引起出血性心肌坏死，停药后 2 周仍可见心力衰竭。用于白血病或淋巴瘤治疗时，易发生高尿酸血症及尿酸性肾病。可导致不可逆精子生成障碍、排卵异常，偶见不可逆的排卵失调伴闭经及相关症候群。大剂量给药时出现肾出血、膀胱纤维化、出血性膀胱炎、肾盂积水、膀胱尿道反流。偶有出血性结肠炎、口腔炎、肺纤维化、指甲脱落、发热、过敏反应，罕见肝损害。长期使用可导致继发性肿瘤。

药物过量：可见粒细胞缺乏症，无精子症，房室传导阻滞，结肠炎，多形性红斑，粒细胞减少，血尿，出血性膀胱炎，高血糖，头发色素增加，高血压，高尿酸血症，低钠血症，低钾血症，心动过速。

（彭 健 张 虹）

měifǎlún

美法仑（Melphalan） 抗肿瘤药烷化剂。CAS 号 148-82-3，分子式 $C_{13}H_{18}Cl_2N_2O_2$。临床用于治疗多发性骨髓瘤及晚期卵巢癌；也可用于部分晚期乳腺癌和部分真性红细胞增多症患者。

毒作用机制 两个双-2-氯乙基团可分别形成中间产物正碳离子，再与 DNA 中的鸟嘌呤第 7 位氮共价结合，产生烷基化作用，使 DNA 双链内交叉连接，从而阻

止细胞复制。与其他双功能烷化剂类似，对静止期和快速分裂期细胞均有细胞毒作用。

实验毒理资料 ①急性毒性：小鼠静脉注射的LD_{50}为 20.8mg/kg；大鼠腹腔注射、静脉注射、口服的LD_{50}分别为 4.484mg/kg、4.1mg/kg、11.2mg/kg。②生殖毒性：大鼠经口给药 6 ～ 18mg/m² 10 天或腹腔注射给药 18mg/m²，表现出胚胎致死和致畸性，后者包括大脑畸形（发育低下、变形、脑膜膨出、脑疝）、眼部畸形（无眼、小眼）、下颌及尾部缩小和肝膨出。③遗传毒性：细菌回复突变试验阳性；Wistar 大鼠肌内注射有骨髓细胞染色体畸变。④致癌性：未进行充分的动物致癌性研究，但是有报告显示，大鼠（5.4 ～ 10.8mg/m²）和小鼠（2.25 ～ 4.5mg/m²）腹腔注射，每周 3 次，共 6 个月，停药后观察 12 个月，结果大鼠出现腹膜肉瘤、小鼠出现肺部肿瘤和淋巴肉瘤（雄性）。有研究中大鼠也出现肺部肿瘤。

人体资料 药动学：①口服吸收不稳定和不完全，也可静脉注射治疗。②血浆蛋白的结合率为 60% ～ 90%，主要与血清蛋白及 α1-酸性糖蛋白结合。约有 30% 的药物与血浆蛋白不可逆结合。稳态分布容积约为 0.5L/kg。透过脑脊髓液的量较低。③在血浆中主要水解成单羟基美法仑和二羟基美法仑。④50% 经肾、20% ～ 50% 经粪排泄。终末半衰期为 40 ～ 120 分钟。

药物不良反应：美法仑常常具有很强的骨髓抑制作用，导致白细胞和血小板减少。有不可逆骨髓损害的报道。口服后患者常出现恶心、呕吐等。少数患者发生过敏反应。其他不良反应包括

皮肤坏疽、脉管炎、脱发、肝功能损害、间质性肺炎和肺纤维化等。有报道肿瘤患者烷化剂（包括美法仑）治疗后出现急性非淋巴细胞白血病、骨髓增生综合征等继发性恶性肿瘤。

（彭 健 张 虹）

jiǎ'āndiélìng

甲氨蝶呤（Methotrexate） 抗肿瘤药抗代谢药。CAS 号 59-05-2，分子式 $C_{20}H_{22}N_8O_5$。甲氨蝶呤临床用于治疗急性白血病（特别是急性淋巴细胞性白血病）、恶性淋巴瘤（特别是非霍奇金淋巴瘤）、蕈样肉芽肿、头颈部癌、支气管肺癌、各种软组织肉瘤、乳腺癌、恶性葡萄胎、绒毛膜癌，鞘内注射可用于治疗脑膜转移癌。

毒作用机制 甲氨蝶呤作为一种叶酸还原酶抑制剂，主要抑制二氢叶酸还原酶而使二氢叶酸不能还原成有生理活性的四氢叶酸，从而使嘌呤核苷酸和嘧啶核苷酸的生物合成过程中一碳基团的转移过程受阻，导致 DNA 的生物合成受到抑制。此外，也有对胸腺核苷酸合成酶的抑制作用，但抑制 RNA 与蛋白质合成的作用则较弱。主要作用于细胞周期的 S 期，属细胞周期特异性药物，对 G1/S 期的细胞也有延缓作用，对 G1 期细胞的作用较弱。

实验毒理资料 ①急性毒性：小鼠腹腔注射、静脉注射、口服的 LD_{50} 分别为 50mg/kg、65mg/kg、146mg/kg；大鼠腹腔注射、静脉注射、口服的 LD_{50} 分别为 6mg/kg、14mg/kg、135mg/kg。兔 $LD_{50} > 2000$mg/kg。②重复给药毒性：甲氨蝶呤毒性的特点是动物的消化道出血、四肢无力、呕吐、腹泻、体重下降、骨髓抑制、肝功能损害。③生殖毒性：多个

动物种属中母体无毒剂量时甲氨蝶呤引起致畸作用和胚胎死亡。④遗传毒性：细菌回复突变试验为阴性；小鼠淋巴瘤试验弱阳性；细胞转化试验阳性。在体内诱发染色体畸变、姐妹染色单体交换发生率、有微核嗜多染红细胞的发生率增加。⑤致癌性：对大鼠的致癌性研究尚无定论。

人体资料 药动学：①口服低剂量（<30mg/m^2）吸收良好，高剂量吸收不完全，肌内注射吸收完全。血清达峰时间，口服为 1~2 小时，肌内注射为 30~60 分钟。②蛋白结合率 50%，缓慢进入第三空间体液（如胸腔液、腹水），在肾和肝维持一定浓度；可通过胎盘，少量进入乳汁。③代谢 <10%，经肠道菌群羧肽酶降解成为 2,4-二氨基-N10-甲基蝶酸，肝醛氧化酶将甲氨蝶呤转变为 7-羟甲氨蝶呤；细胞内产生甲氨蝶呤多谷氨酸酯作用与甲氨蝶呤相似，产生有剂量和时间依赖性且消除缓慢。④经尿液（44%~100%）、粪便（少量）排泄。消除半衰期，低剂量为 3~10 个小时，高剂量为 8~15 小时。

药物不良反应：主要毒性反应发生在正常和增殖迅速的组织，特别是骨髓和胃肠道。口腔黏膜溃疡通常是毒性反应的最早期症状。最常见的不良反应包括溃疡性口腔炎、白细胞减少、恶心、腹部不适、疲劳、寒战、发热、头痛、头晕、困倦、耳鸣、视物模糊、眼睛不适等。不良反应的发生率和严重性与用药的剂量和频率有关。其他不良反应包括脱发、皮炎、间质性肺炎、肾损害、卵子或精子生成障碍、流产、致畸、肝功能障碍等。甲氨蝶呤鞘内注射往往可引起脑膜和脑脊液的炎症反应，偶可引起癫痫样发

作、昏迷，甚至死亡。

药物过量：可见粒细胞减少，脱发，共济失调，氮质血症，骨髓抑制，肝硬化，结膜炎，昏迷，脑神经麻痹，痴呆症，腹泻，谷草转氨酶升高，肝性脑病，男性乳房发育，偏瘫，白细胞减少症，淋巴瘤，黑便，肌肉疼痛，恶心，少精症，胸腔积液，性功能障碍，口腔炎，中毒性表皮坏死松解症，肾小管坏死，呕吐。

解毒措施 甲酰四氢叶酸（叶酸）是有效的解毒剂。

（彭 健 闫莉萍）

fúniàomìdìng

氟尿嘧啶（Fluorouracil） 抗肿瘤药抗代谢药。CAS 号 51-21-8，分子式 $C_4H_3FN_2O_2$。临床用于治疗恶性葡萄胎和绒毛膜上皮癌、乳腺癌、原发性和转移性肝癌、胃癌、结肠癌和胰腺癌、卵巢癌、支气管肺癌的辅助化疗和姑息治疗；可用于浆膜腔癌性积液和膀胱癌的腔内化疗，头颈部恶性肿瘤和肝癌的动脉内灌注化疗。

毒作用机制 氟尿嘧啶在体内转变为 5-氟尿嘧啶脱氧核苷后，与胸腺嘧啶核苷合成酶结合并抑制其作用，使胸腺嘧啶核苷生成减少，从而抑制 DNA 的生物合成。此外，它还可转变为三磷酸氟尿嘧啶核苷，以类似形式掺入 RNA 中，干扰 RNA 的正常生理功能，影响蛋白质的生物合成。其活性代谢物 5-氟尿嘧啶脱氧核苷及甲酰四氢叶酸可与胸腺嘧啶核苷合成酶形成三联合成物，阻止胸腺嘧啶核苷合成酶活性的发挥，从而抑制 DNA 的合成。氟尿嘧啶对增殖细胞有明显杀灭作用，对 S 期细胞特别明显，为细胞周期特异性药，但它同时又可延缓 G1 期细胞向 S 期移行，因而出现自限现象。

实验毒理资料 ①急性毒性：小鼠单次腹腔注射、皮下注射、静脉注射、口服的 LD_{50} 分别为 100mg/kg、169mg/kg、81mg/kg、115mg/kg；大鼠单次腹腔注射、皮下注射、静脉注射、口服的 LD_{50} 分别为 70mg/kg、217mg/kg、245mg/kg、230mg/kg。犬口服的 LD_{50} 为 30mg/kg。②重复给药毒性：犬经口 5 周，观察到有害效应的最低水平（LOAEL）为 175mg/kg，有骨髓抑制。③生殖毒性：雄性小鼠腹腔注射，LOAEL 为 25～50mg/kg，影响生育力。小鼠腹腔注射，LOAEL 为 10～40mg/（kg·d），有致畸力；大鼠腹腔注射，LOAEL 为 12～37mg/kg，致畸；大鼠腹腔注射，LOAEL 为 3～9mg/kg，有致畸和胎仔毒性；猴肌内注射，NOAEL 为 40mg/kg，无致畸作用。④遗传毒性：体内大鼠精原细胞染色体畸变试验阳性；人淋巴细胞姐妹染色单体交换试验阳性；CHO 细胞染色体畸变试验阳性；CHO 细胞姐妹染色单体交换试验阳性；小鼠体内微核试验阳性。⑤致癌性：尚无较充分评价氟尿嘧啶致癌性的动物长期给药试验资料。大鼠连续 52 周，每周 5 天连续经口给予氟尿嘧啶每只 0.3mg、1mg、3mg，随后观察 6 个月，未见致癌作用。雄性大鼠每周 1 次，连续 52 周静脉注射 33mg/kg，也未见致癌作用。雌性小鼠每周 1 次，连续 16 周静脉注射每只 1mg，对肺腺癌的发生率无影响。

人体资料 药物不良反应：最早发生的不良反应是食欲减退和恶心，继而出现口腔炎和腹泻，黏膜溃疡遍及整个胃肠道，可引起暴发性腹泻、休克，甚至死亡。其他不良反应还有骨髓抑制（白细胞减少、血小板减少和贫血）、脱发、皮炎、皮肤色素沉着、皮肤萎缩、急性小脑综合征、肝细胞坏死伴暂时性转氨酶升高。氟尿嘧啶也可产生心脏的毒性作用，出现急性胸痛同时心电图显示心肌缺血。

药物过量：可见肢痛症，脱发，大疱性皮肤病/类天疱疮，心源性休克，凝血功能障碍，昏迷，皮炎，嗜睡，肝性脑病，高血钙症，角化过度，肌张力低下，流泪，心肌炎，嗜中性粒细胞减少症，光敏性。

（彭　健　闫莉萍）

ātángbāogān

阿糖胞苷（Cytarabine） 抗肿瘤药抗代谢药。CAS 号 147-94-4，分子式 $C_9H_{13}N_3O_5$。临床用于成年人或儿童的急性粒细胞性白血病，急性非淋巴细胞性白血病、慢性粒细胞白血病及红白血病的诱导缓解；脑膜白血病及其他脑膜恶性肿瘤的治疗和维持治疗。

毒作用机制 阿糖胞苷属细胞周期特异性药物，对 S 期细胞最为敏感，是合成的嘧啶核苷酸，在细胞内经脱氧胞苷激酶转化为具有活性的三磷酸盐（Ara-CTP）。Ara-CTP 可抑制 DNA 聚合酶活力而抑制 DNA 的合成；Ara-CTP 亦可掺入 DNA 从而抑制 DNA 的合成，并抑制多核苷酸键的延长，干扰 DNA 的生理功能。阿糖胞苷还可抑制核苷酸还原酶的活性，由此可影响 DNA 的合成；还可抑制膜糖脂及膜糖蛋白的合成，影响膜功能。阿糖胞苷对 RNA 及蛋白质合成的抑制作用则十分轻微。此外，阿糖胞苷还有促分化、免疫抑制和抗病毒作用。

实验毒理资料 ①急性毒性：小鼠单次腹腔注射、皮下注射、静脉注射、口服阿糖胞苷的 LD_{50} 分别为 3779mg/kg、>10g/kg、>7g/kg、3150mg/kg；大鼠单次腹腔注射、皮下注射、静脉注射、口服阿糖胞苷的 LD_{50} 均 >5g/kg。②生殖毒性：阿糖胞苷在几种动物中均显示了致畸作用，观察到骨骼、眼、脑和肾的畸形。③遗传毒性：动物试验表明阿糖胞苷具有致突变性；可导致广泛的染色体损伤，包括类染色体样断裂；在细胞培养中也使啮齿动物细胞出现恶性变。对人体，使用阿糖胞苷治疗后曾经观察到周围淋巴细胞的染色体缺损。④致癌性：小鼠和大鼠给药 6 个月以上，没有显示明显致癌性。

人体资料 药动学：①口服吸收量少，又极易在胃肠道黏膜及肝的胞嘧啶脱氨酶作用下脱氨而失去活性，故不宜口服。②静脉注射后能广泛分布于体液、组织及细胞内。静脉滴注后约有中等量的药物透入血-脑屏障，脑脊液中药物浓度为血药浓度的 10%～40%。③在肝、肾等组织内代谢，被胞嘧啶脱氨酶迅速脱氨而形成无活性的尿嘧啶阿拉伯糖苷（Ara-U）；在脑脊液内，由于该脱氨酶含量较低，故其脱氨作用较缓慢。④静脉给药时，半衰期 α 相为 10～15 分钟，β 相为 2～2.5 小时；鞘内给药时，半衰期可延至 11 小时。在 24 小时内，约 10% 以药物原型、90% 以 Ara-U 形式经肾排泄。

药物不良反应：最主要的不良反应是骨髓抑制（白细胞减少、血小板减少和贫血）。其他毒性表现有胃肠道功能紊乱、口腔炎、皮炎、结膜炎、肝功能障碍、肺炎、发热和心肌损害等。中枢神经系统异常主要在高剂量治疗时出现，多数表现为大脑和小脑功能失调（眼球颤动、语言混乱、共济失调、陈述不清）。鞘内注射可引起头痛、下肢瘫痪等。不良反应还可出现阿糖胞苷综合征。

（彭　健　闫莉萍）

jíxītābīn

吉西他滨（Gemcitabine）

抗肿瘤药抗代谢药。CAS 号 95058-81-4，分子式 $C_9H_{11}F_2N_3O_4$。临床用于治疗非小细胞肺癌和胰腺癌，亦用于卵巢癌、乳腺癌、宫颈癌、膀胱癌、头颈部癌等的治疗。

毒作用机制　吉西他滨属细胞周期特异性药物，主要作用于 S 期细胞，也可以阻断细胞由 G_1 期向 S 期的进程。在细胞内经脱氧胞苷激酶转化为具有活性的二磷酸盐（dFdCDP）和三磷酸盐（dFdCTP），抑制 DNA 的合成。一方面，dFdCDP 抑制核糖核苷酸还原酶，使合成 DNA 必需的脱氧三磷酸核苷（包括 dCTP 在内）生成减少。另一方面，dFdCTP 与 dCTP 竞争掺入 DNA 分子中，而细胞内 dCTP 浓度的降低更加促进 dFdCTP 向 DNA 的掺入。dFdCTP 掺入 DNA 后，由于 DNA 聚合酶 ε 不能去除掺入的 dFdCTP 而修复延伸中的 DNA 链，在延伸链中掺入的 dFdCTP 可进一步抑制 DNA 合成，从而干扰 DNA 合成，使细胞死亡。

实验毒理资料　①急性毒性：雌性 Fischer344 大鼠静脉注射单剂量毒性试验显示，在 160mg/kg 剂量时动物死亡比例为 1∶5，在 330mg/kg 剂量时死亡动物数量比例为 1∶1。给药组动物出现摄食量减少、眼睛周围毛发脱落、皮毛脱落、带色泪囊液、带色鼻液溢、上睑下垂、四肢瘫软、走动减少、大便稀、腹泻、面部肿胀、眼神无力和憔悴。犬单剂量静脉注射剂量范围为 3～24mg/kg，结果动物出现软便或黏液样便；在给药后第四天中性粒细胞计数减少到给药前的大约 50%，每个给药剂量水平均出现可逆性中性粒细胞减少。②生殖毒性：雄性小鼠腹腔注射 0.5mg/kg（以体表面积计算约为人用量的 1/700，计算下同）可引起中度至重度精子生成低下、生育力降低、着床数减少。对雌性小鼠的生育力无明显影响，但静脉注射此品 1.5mg/kg（约为临床用量的 1/200）对母体产生毒性，静脉注射 0.25mg/kg（约为临床用量的 1/1300）时可见胎仔毒性和胚胎死亡现象。③遗传毒性：体外小鼠淋巴瘤（L5178Y）试验中导致正向突变，在体小鼠微核试验结果为阳性。细菌回复突变试验、体内姐妹染色单体交换试验、体外染色体畸变试验结果均为阴性，体外亦不导致程序外 DNA 合成。

人体资料　药动学：静脉滴注后可迅速分布至体内各组织，滴注时间越长，分布越广，半衰期也越长。滴注结束后 5 分钟内，达血药峰浓度 3.2～45.5μg/ml，稳态血药浓度与给药剂量呈线性相关。蛋白结合率可忽略。短时间滴注，半衰期为 32～94 分钟。在肝、肾、血液和其他组织中被胞苷脱氨酶快速而完全代谢，主要代谢物二氟脱氧尿苷（dFdU）无活性，在血浆和尿中均可测出。吉西他滨在细胞内代谢产生吉西他滨单、二、三磷酸盐（dFdCMP、dFdCDP 和 dFdCTP），其 dFdCDP、dFdCTP 被认为是有活性的，这些细胞内代谢物在血浆、尿中未能测出。以代谢物及不到 10% 的原型药物随尿排泄。总清除率为 29.2～92.2L/(h·m²)，个体差异较大，与性别及年龄相关。

药物不良反应：主要毒性是骨髓抑制，一般静脉滴注时间越长，骨髓抑制越严重。常见非血液毒性包括流感样症状、轻度转氨酶升高、皮疹、周围性水肿、脱发、嗜睡等。有研究报告有低血压、心肌梗死、充血性心力衰竭及心律失常发生，但不能确定心脏毒性是否由吉西他滨所致。尽管严重的非血液毒性很少发生，但偶有间质性肺炎、溶血尿毒综合征的报道。

（彭　健　闫莉萍）

sīlièméisù

丝裂霉素（Mitomycin）

抗肿瘤药抗生素。CAS 号 50-07-7，分子式 $C_{15}H_{18}N_4O_5$。临床用于治疗胃癌、肺癌、乳腺癌，也适用于肝癌、胰腺癌、结直肠癌、食管癌、卵巢癌及癌性腔内积液。

毒作用机制　丝裂霉素化学结构中有乙撑亚胺及氨甲酰酯基团，具有烷化作用，可抑制 DNA 合成，在腺嘌呤的 N6、G 的 O6 和 N2 引起 DNA 链交联，抑制 DNA 合成，并引起 DNA 链断裂，主要发生在细胞周期的 G1 晚期和 S 早期。在高浓度时可抑制 RNA 和蛋白质合成。

实验毒理资料　①急性毒性：大鼠口服的 LD_{50} 为 6mg/kg，小鼠口服的 LD_{50} 为 89mg/kg，犬和猴口服的 LD_{50} 约为 10mg/kg。在小鼠、大鼠、猫、犬和猴中毒延迟死亡动物的特征是体重下降和肠道功能紊乱。通常，死亡伴有发热和白细胞减少。在动物实验中出现相似的毒性，口服剂量为静脉注射剂量 8～12 倍。在犬多次低剂量静脉注射的 LD_{50} 约相当于单次大剂量静脉注射的 LD_{50}。②刺激性：高浓度对兔眼有明显刺激性。③生殖毒性：孕 10～14 天的小鼠，单次静脉注射 2.0～10.0mg/kg 出现发育毒性，在 7.5mg/kg 剂量组引起畸形（包括骨骼缺损）。在其他动物也发现生殖毒性。④遗传毒性：体外和体内多种遗传毒性试验为阳性。⑤致癌性：丝裂霉素对大鼠和小鼠具有致癌性。在接近人临床推荐的剂量，引起雄性 SD 大鼠肿瘤的发病率增长大于 100%，引起雌性瑞士小鼠肿瘤的发病率增长大于 50%。国际癌症研究机构（IARC）分类为 2B 类。

人体资料 药动学：①经胃肠道吸收不完全。②静脉注射后，迅速进入细胞内，以肌肉、心、肺、肾和腹水中的药物浓度较高，不能透过血-脑屏障。分布容积为 $16 \sim 56L/m^2$。③主要在肝中生物转化。④主要通过肾随尿排泄，$t_{1/2}$ 分布相为 $5 \sim 10$ 分钟，消除相为 50 分钟。

药物不良反应：骨髓抑制是最严重的人体不良反应，可致白细胞及血小板减少，恶心、呕吐较常见。溶血性尿毒症是最危险的毒性。总量超过 $30mg/m^2$ 时，偶可引起充血性心力衰竭；总量在 $50mg/m^2$ 以上的患者，可突发严重溶血、神经紊乱、间质性肺炎及肾小球损伤性肾功能衰竭；总量在 $70mg/m^2$ 或更高的患者，其肾功能衰竭发生率增加到 28%。对局部组织有较强的刺激性，若药液漏出血管外，可引起局部疼痛、坏死和溃疡。

（彭　健　高晨燕）

bóláiméisù

博来霉素（Bleomycin） 抗肿瘤药抗生素。CAS 号 11056-06-7，分子式主要成分博来霉素 A2 和 B2，分别为 $C_{55}H_{84}N_{17}O_{21}S_3$ 和 $C_{55}H_{84}N_{20}O_{21}S_2$。博来霉素临床用于治疗恶性头颈部肿瘤、肺癌、食管癌、恶性淋巴瘤、宫颈癌、胶质瘤、甲状腺癌。

毒作用机制 博来霉素为含多种糖肽的复合抗生素，主要成分为主要成分为博来霉素 A2 和 B2。博来霉素能与铜或铁离子络合，导致超氧或羟自由基的生成，引起 DNA 单链断裂，阻止 DNA 的复制，干扰细胞分裂繁殖。博来霉素属细胞周期非特异性药物，但对 G1 期细胞作用较强。

实验毒理资料 ①急性毒性：小鼠单次皮下注射、静脉注射、口服的 LD_{50} 分别为 188mg/kg、53mg/kg、> 2000mg/kg；大鼠腹腔注射、静脉注射、口服的 LD_{50} 分别为 168mg/kg、168mg/kg、> 200mg/kg。小鼠腹腔注射单次给予的 LD_{50} 为 200mg/kg。在老年小鼠中，博来霉素的毒性较大。毒性体征主要是毛发状况，指甲变形和流涎。兔静脉注射 LD_{50} 为 $150 \sim 200mg/kg$。犬单次注射 50mg/kg 于 $12 \sim 14$ 天后死亡。②重复给药毒性：博来霉素小鼠腹腔注射 8 周，$0.1 \sim 0.5mg/kg$ 每周 2 次，50% 的动物致死。4 周后也产生了肺间质纤维化。观察发现注射开始后 2 周，最早的变化涉及肺动脉和静脉的血管内皮细胞。犬和猴接受多剂量博来霉素静脉注射，出现发热、脚垫溃疡、皮炎、脱发和肺部病变。③生殖毒性：博来霉素对生育力的影响还没有得到充分评估。博来霉素在大鼠致畸。给大鼠孕 $6 \sim 15$ 天静脉注射，剂量为 $1.5mg/(kg \cdot d)$，造成骨骼畸形，缩短无名动脉和输尿管。兔孕 $6 \sim 18$ 天，静脉注射，剂量为 $1.2mg/(kg \cdot d)$，致胚胎死亡，但不致畸。④遗传毒性：在体外和体内多个种属基因突变、染色体畸变和 DNA 原发损伤试验结果阳性。⑤致癌性：大鼠皮下注射博来霉素一年或终生，每周最低剂量为 0.35mg/kg（相当于推荐人体临床用剂量的 30%），注射部位的纤维肉瘤和各种肾肿瘤发生率有剂量相关的增加。

人体资料 药动学：①肌内注射和胸膜内给药血药浓度为静脉注射的 30% ~ 50%；腹腔和皮下注射途径血清浓度相当于静脉注射。肌内注射血清达峰时间为 30 分钟。②蛋白结合率为 1%，分布容积为 $22L/m^2$，最高浓度在皮肤、肾、肺、心；最低浓度在睾丸和胃肠道；不通过血-脑屏障。③经多个组织代谢，包括肝、胃肠道、皮肤、肺、肾和血清。④经尿液（50% ~ 70%，活性药物）排泄。消除半衰期呈双相（依赖肾功能），初始为 1.3 小时，终末为 9 小时；肾脏病终末期半衰期延长。

药物不良反应：在治疗剂量下通常不抑制造血和免疫功能。常见的不良反应有发热、恶心、呕吐、食欲减退和皮肤反应。最主要的毒性作用是肺毒性，可引起间质性肺炎或肺纤维化，可能与肺内皮细胞缺少使博来霉素灭活的酶有关；还可引起皮肤色素沉着、指甲变色脱落、脱发、口腔溃破。偶因过敏性休克致死亡。

药物过量：可见肢痛症，寒战，出血性膀胱炎，神经性耳聋，红斑，色素沉着，发热，低钙血症，肺间质纤维化，惊厥，血小板减少症。

（彭　健　高晨燕）

duōróubǐxīng

多柔比星（Doxorubicin） 抗肿瘤药抗生素。又称阿霉素。CAS 号 23214-92-8，分子式 $C_{27}H_{29}NO_{11}$。临床用于治疗多种恶性肿瘤，包括急性白血病、淋巴瘤、软组织和骨肉瘤、儿童恶性肿瘤及成年人实体瘤（尤其用于乳腺癌和肺癌）。

毒作用机制 多柔比星能嵌入 DNA 碱基对之间，并紧密结合到 DNA 上，阻止 RNA 转录过程，抑制 RNA 合成，也能阻止 DNA 复制。多柔比星属于细胞周期非特异性药物，S 期细胞对其更为敏感。

实验毒理资料 ①急性毒性：小鼠单次腹腔注射、静脉注射、口服的 LD_{50} 分别为 10.7mg/kg、10mg/kg、570mg/kg；大鼠腹腔注射、静脉注射的 LD_{50} 分别为 16mg/kg、10.51mg/kg。②生殖毒性：雌性大鼠腹腔注射，观察到有害效应的最低水平（LOAEL）为 0.05mg/（kg·d），有生育力毒性；雄性大鼠腹腔注射，LOAEL 为 0.1mg/（kg·d），有生育力毒性；大鼠腹腔注射，LOAEL 为 0.8mg/（kg·d），有致畸、胚胎毒性；兔腹腔注射，LOAEL 为 0.4 mg/（kg·d），有胚胎毒性。③遗传毒性：细菌回复突变试验（大肠埃希菌）阳性；体内小鼠微核试验阳性；体外 CHO 细胞染色体畸变试验阳性；体外人淋巴细胞姐妹染色单体交换试验阳性；小鼠显性致死试验阳性。④致癌性：国际癌症研究机构（IARC）分类为 2A 类。

人体资料 药动学：①口服吸收差，必须通过血管（静脉或动脉）给药。②血浆蛋白结合率 70%，分布容积为 25L/kg；分布至多种组织，尤其是肝、脾、肾、肺、心；不进入中枢神经系统，但可通过胎盘。③主要经肝代谢成阿霉素醇（活性），然后成无活性的苷元，结合的硫酸盐，葡萄糖醛酸苷。④经粪便（40%～50%以其原型）、尿（3%～10%为代谢物，以及原型）排泄，清除曲线呈三相，半衰期分别为 0.5 小时、3 小时和 40～50 小时。

药物不良反应：常见骨髓抑制、消化道反应、皮肤色素沉着及脱发等不良反应。最严重毒性反应为引起心肌退行性病变和心肌间质水肿，该心脏毒性的发生可能与多柔比星生成氧自由基有关，右雷佐生作为化学保护剂可预防心脏毒性的发生。

过量的症状和体征：尿痛，血尿，高尿酸血症，流泪，白细胞减少或中性粒细胞减少症，抑制心肌收缩，指甲剥离，舌变色。

（彭 健 高晨燕）

chángchūnxīnjiǎn

长春新碱（Vincristine） 植物成分抗肿瘤药。CAS 号 57-22-7，分子式 $C_{46}H_{56}N_4O_{10}$。临床用于治疗急性白血病、霍奇金病、恶性淋巴瘤，也用于乳腺癌、支气管肺癌、软组织肉瘤、神经母细胞瘤等的治疗。

毒作用机制 长春新碱与微管蛋白结合，抑制微管聚合，从而使纺锤丝不能形成，细胞有丝分裂停止于中期。长春新碱属细胞周期特异性药物，主要作用于 M 期细胞。此外，此药还可干扰蛋白质合成和 RNA 多聚酶，对 G1 期细胞也有作用。

实验毒理资料 ①急性毒性：小鼠腹腔注射、静脉注射的 LD_{50} 分别为 1.3mg/kg 和 3mg/kg。大鼠腹腔注射、静脉注射的 LD_{50} 分别为 1.25mg/kg 和 1mg/kg。②刺激性：兔皮肤刺激，轻度。③重复给药毒性：犬 6 周静脉注射，观察到有害效应的最低水平（LOAEL）为 0.02mg/（kg·w），中枢神经系统毒性。④生殖毒性：大鼠腹腔注射，LOAEL 为 0.05mg/kg，有致畸性；仓鼠静脉注射，LOAEL 为 0.1mg/kg，有致畸性；小鼠腹腔注射，LOAEL 为腹腔 0.2mg/kg，有致畸性。⑤遗

传毒性：细菌回复突变试验阴性；小鼠淋巴瘤细胞突变试验阳性；人淋巴细胞体外细胞遗传学试验，结果可疑；小鼠体内微核试验阳性；啮齿类染色体畸变阴性。

人体资料 药动学：①口服吸收差。②蛋白结合率为 75%；分布容积为 163～165L/m^2，静脉注射后迅速分布于各组织，并紧密与组织结合。血-脑屏障透过性差。③广泛肝代谢，主要经 CYP3A 代谢。④经粪便（约 80%）、尿液（其中＜1% 以原型）排泄。成年患者，快速静脉注射后其血浆消除模式呈三相，终末消除半衰期 $t_{1/2}$ 长达 85 小时（19～155 小时）。

药物不良反应：①主要引起神经系统毒性，如四肢麻木、腱反射消失、麻痹性肠梗阻、腹绞痛、脑神经麻痹。神经系统毒性常持续很久，发生率与每次剂量及总剂量成正比。②静脉反复注药可致血栓性静脉炎。注射时漏至血管外可造成局部组织坏死。③长期应用可抑制睾丸或卵巢功能，引起闭经或精子缺乏。④有较轻的骨髓抑制作用。⑤恶心、呕吐等较轻。

药物过量：鞘内注射可致上行性麻痹，昏迷，神志不清，耳聋，发热，高血压，高尿酸血症，白细胞减少症，偏头痛发作，肌肉萎缩，肌肉病变，肢体麻木，枕部头痛，感觉异常，血小板增多症。

（彭 健 高晨燕）

chángchūnruìbīn

长春瑞滨（Vinorelbine） 植物成分抗肿瘤药。CAS 号 56420-45-2，分子式 $C_{27}H_{29}NO_{11}$。长春瑞滨是长春碱的半合成衍生物，临床主要用于治疗非小细胞肺癌、转移性乳腺癌、晚期卵巢癌、恶性淋

巴瘤等。

毒作用机制 半合成的长春花生物碱，周期特异性抗癌药。作用与长春新碱相似，主要通过与微管蛋白结合，使有丝分裂过程中微管形成障碍；在高浓度时可阻断细胞从 G 期进入 M 期。也作用于轴突微管，故可引起神经毒性。

实验毒理资料 ①急性毒性：LD_{50}，大鼠经口给药为 26~34mg/kg，静脉注射为 11~12mg/kg；小鼠经口为 77~89mg/kg，静脉注射为 32~42mg/kg；犬静脉注射为 1~2mg/kg。②生殖毒性：给予大鼠每周一次剂量为 9mg/m²，或隔日一次剂量为 4.2mg/m²，长春瑞滨并不会影响生育。然而，每 2 周给予大鼠剂量 2.1mg/m² 和 7.2mg/m² 共 13 周或 26 周，导致精子发生和前列腺/精囊分泌降低。长春瑞滨在小鼠和兔单剂量分别 9mg/m² 和 5.5mg/m²，有胚胎和胎仔毒性。在孕鼠母体毒性的剂量之下，胎体体重下降，骨化延迟。③遗传毒性：中国仓鼠体内致骨髓细胞染色体数目和结构畸形试验、小鼠微核试验阳性。细菌回复突变试验试验阴性；小鼠淋巴瘤细胞 TK 基因检测结果不确定。

人体资料 药动学：①静脉给药后 80% 与血浆蛋白结合。广泛分布于组织中，在肝脏的浓度最高。②代谢主要经 I 相反应，脱乙酰化、脱烷基化、氧化和羟化。③主要经粪便排泄，在 72 小时内经尿排出不足 12%。血浆药物消除呈三相，平均半衰期为 27.7~43.6 小时。

药物不良反应：①骨髓抑制较明显，粒细胞减少是此药剂量限制性毒性，血小板减少和贫血发生率小于 2%。②神经系统表现为深腱反射降低（约 25%）、便秘（17%~41%）、肠麻痹（个别患者）、指（趾）麻木（2%~6%）、感觉异常（偶见），长期用药可出现下肢无力。麻痹性肠梗阻罕见。③消化系统可有食欲减退，偶见恶心、呕吐，肝功能损害。④呼吸系统可引起呼吸困难或支气管痉挛。⑤可引起中度脱发。⑥静脉注射时，药液漏出血管外可引起组织坏死。若溅入眼睛，可引起严重刺激甚至角膜溃疡。⑦可有发热、疲劳、下颌痛。

（彭 健 高晨燕）

yītuōbógān

依托泊苷（Etoposide） 植物成分抗肿瘤药。CAS 号 33419-42-0，分子式 $C_{29}H_{32}O_{13}$。临床用于与其他抗癌药物联合使用，治疗小细胞肺癌和难治性睾丸肿瘤。

毒作用机制 主要抑制 DNA 拓扑异构酶 II 的活性，干扰 DNA 断裂重新连接反应。

实验毒理资料 ①急性毒性：小鼠腹腔注射、静脉注射、口服、皮下注射的 LD_{50} 分别为 64mg/kg、15.07mg/kg、215mg/kg 和 143mg/kg。大鼠腹腔注射、静脉注射、口服、皮下注射的 LD_{50} 分别为 39mg/kg、58mg/kg、1784mg/kg 和 200mg/kg。兔经口 LD_{50} 为 147mg/kg。②重复给药毒性：大鼠静脉注射 3 个月，观察到有害效应的最低水平（LOAEL）为 0.5mg/（kg·d），损害雄性生殖系统。③生殖毒性：小鼠腹腔注射，有致畸性，LOAEL 为 0.5mg/（kg·d）；大鼠静脉注射，LOAEL 为 0.13mg/（kg·d），有发育毒性；小鼠静脉注射，LOAEL 为 1.2mg/（kg·d），有胎仔毒性和致畸性；小鼠腹腔注射，LOAEL 为 1.5mg/（kg·d），有胎仔毒性和致畸性；小鼠腹腔注射，LOAEL 为 2mg/kg，有胎仔毒性和致畸性。④遗传毒性：体外小鼠细胞染色体畸变试验阳性；CHO 细胞姐妹染色单体交换试验阳性；CHO 细胞致突变试验阳性；直接与 DNA 相互作用试验阳性；人淋巴细胞染色体畸变试验阳性。⑤致癌性：国际癌症研究机构（IARC）分为 2A 类。

人体资料 药动学：①口服生物利用度为 25%~75%，个体间和个体内变化显著；血清达峰时间为 1~1.5 小时。②蛋白结合率为 94%~97%，分布容积为 7~17L/m²；血-脑屏障透过性差；脑脊液浓度低于血药浓度 10%。③肝代谢为羟基酸和顺式内酯。④24 小时内经尿（42%~67%，8%~35% 为原型）、粪便（高达 44%）排泄。终末消除半衰期为 4~11 小时。

药物不良反应：可逆性的骨髓抑制，包括白细胞及血小板减少，多发生在用药后 7~14 天，20 天左右恢复正常；有食欲减退、恶心、呕吐、口腔炎等消化道反应，脱发亦常见。若静脉滴注过速，可有低血压、喉痉挛等反应。

解毒措施 血小板生成素为解毒剂。

（彭 健 高晨燕）

zǐshānchún

紫杉醇（Paclitaxel） 植物成分抗肿瘤药。CAS 号 33069-62-4，分子式 $C_{47}H_{51}NO_{14}$。紫杉醇临床用于治疗卵巢癌、乳腺癌及非小细胞肺癌，以及头颈癌、食管癌、精原细胞瘤、复发非霍奇金淋巴瘤。

毒作用机制 紫杉醇是抗微管药物，可促进微管双聚体装配成微管并通过干扰去多聚化过程而使微管稳定，从而抑制微管网正常动力学重组导致细胞分裂受阻。另外，此药还具有放射增敏效应，可促进离子照射所致细胞损害。

实验毒理资料 ①急性毒性：小鼠腹腔注射、静脉注射的 LD_{50} 为 128mg/kg 和 12mg/kg，大鼠腹腔注射的 LD_{50} 为 32.53mg/kg。②重复给药毒性：大鼠静脉注射6个月，未观察到有害效应的水平（NOAEL）为 1mg/（kg·d），对造血器官、骨髓、胸腺、脾有毒性。③生殖毒性：大鼠静脉注射，NOAEL 为 1mg/（kg·d），有胎仔毒性、母体毒性、父体毒性；大鼠静脉注射，NOAEL 为 0.3mg/（kg·d），有发育毒性；兔静脉注射，NOAEL 为 1mg/（kg·d），有胎仔毒性、母体毒性；出生前后，母鼠静脉注射，NOAEL 为 0.3mg/（kg·d），出现新生鼠毒性、母体毒性。④遗传毒性：细菌回复突变试验阴性；体外 CHO 细胞 HGPRT 正向基因突变试验阴性；体外细胞染色体畸变试验阳性；小鼠体内微核试验阳性。

人体资料 药动学：①仅静脉给药。②蛋白结合率为 89%～98%；广泛分布于体液和组织，分布容积为 42～162L/m²。③肝通过 CYP2C8 和 3A4 代谢，代谢物主要是 6A-羟基紫杉醇。④经粪便（约 70%，5% 为原型）、尿（14%）排泄。静脉给药以后，呈双相消除，终末半衰期为 5.3～17.4 小时。

药物不良反应：骨髓抑制为主要剂量限制性毒性，表现为中性粒细胞减少，严重中性粒细胞减少发生率为 47%，贫血较常见，血小板降低少见（严重者 5%）。常见不良反应包括过敏反应（发生率 39%，其中严重者为 2%）、周围神经病变（62%，最常见的表现为轻度麻木和感觉异常，严

重者 6%）。其他常见不良反应还有肌肉关节疼痛、脱发、恶心、呕吐、腹泻、黏膜炎、肝毒性（表现为谷丙转氨酶、谷草转氨酶和碱性磷酸酶升高）、静脉炎、药物外渗局部炎症；可有低血压、无症状的短时间心动过缓和心电图异常改变。用药过量最主要的、可预测的并发症包括骨髓抑制、外周神经毒性及黏膜炎。

（彭 健 高晨燕）

duōxītāsài
多西他赛（Docetaxel） 植物成分抗肿瘤药。CAS 号 114977-28-5，分子式 $C_{43}H_{53}NO_{14}$。多西他赛是半合成紫杉类衍生物，临床用于治疗晚期乳腺癌、非小细胞肺癌，也可用于头颈部癌、胃癌、小细胞肺癌和卵巢癌等肿瘤。

实验毒理资料 ①急性毒性：LD_{50}，大鼠经口给药大于 2000mg/kg；小鼠静脉注射为 138mg/kg。②刺激/致敏性：对兔眼有刺激性，对皮肤无刺激性；皮肤致敏试验阴性。③重复给药毒性：大鼠静脉注射 28～31 天，未观察到效应的水平（NOEL）为 0.3mg/（m²·d），对造血器官、雄性生殖系统有毒性；大鼠静脉注射6个月，NOEL 为 0.2mg/（kg·d），对造血器官、雄性生殖系统有毒性。④生殖毒性：大鼠静脉注射，观察到有害效应的最低水平（LOAEL）雄性为 0.5mg/m²，有父体毒性；雌性为 < 0.5mg/m²，有母体毒性；大鼠静脉注射，LOAEL 为 0.3mg/（kg·d），有母体毒性、胚胎毒性、胎仔毒性，无致畸作用；兔静脉注射，LOAEL 为 0.03mg/（kg·d），有胚胎毒性、胎仔毒性、母体毒性，无致畸作用。⑤遗传毒性：体外细菌回复突变试验阴性；小鼠体内微核试验阳性；体外 CHO 细胞染色体畸

变试验阳性。

人体资料 药动学：①静脉输液给药。②分布容积为 12～16L/kg。蛋白结合率为 94%，主要是 α1-酸性糖蛋白、白蛋白和脂蛋白，有广泛的血管外分布和组织结合。平均分布体积 113L。③由肝 CYA3A 代谢。④经氧化代谢后，经尿（6%）和粪便（75%）排泄。呈线性药动学，α、β 和 γ 相半衰期分别为 4 分钟、36 分钟和 11.1 小时。在第一个 48 小时内，约 80% 的消除。

药物不良反应：骨髓抑制是剂量限制性毒性，其中中性粒细胞减少为常见且较严重的不良反应。其他常见不良反应包括贫血、脱发、恶心、呕吐、口腔炎和腹泻。较常发生的不良反应包括过敏反应、皮疹、外周神经毒性、体液潴留、心律失常、低血压和注射部位反应等。

（彭 健 高晨燕）

tāmòxīfēn
他莫昔芬（Tamoxifen） 抗肿瘤激素类药。CAS 号 10540-29-1，分子式 $C_{26}H_{29}NO$。临床用于治疗女性复发转移性乳腺癌，以及乳腺癌手术后的辅助治疗和原位导管癌的治疗。

毒作用机制 他莫昔芬可与雌激素竞争雌激素受体，抑制雌激素的作用发挥。临床试验中出现的高钙血症、子宫内膜增生和息肉，以及子宫内膜肿瘤和子宫肉瘤发生率的增高可能与其雄激素样作用有关。

实验毒理资料 ①急性毒性：小鼠腹腔注射、口服的 LD_{50} 分别为 575mg/kg 和 2150mg/kg，大鼠腹腔注射、口服的 LD_{50} 分别为 700mg/kg 和 4100mg/kg。②重复给药毒性：大鼠经口7周，观察到有害效应的最低水平（LOAEL）

为 147mg/kg，损害雌性生殖系统。③生殖毒性：兔经口 LOAEL 为 0.5mg/（kg·d），胎仔毒性；兔经口给药未观察到有害效应的水平（NOAEL）为 2mg/（kg·d），无致畸作用。雌性大鼠经口 LOAEL 为 0.04mg/（kg·d），有生育力、胎体毒性；雌性大鼠经口 LOAEL 为 0.16mg/（kg·d），有生育力、胎仔毒性。④遗传毒性：体外大鼠程序外 DNA 合成试验阳性；小鼠体内和体外直接与 DNA 相互作用试验阳性；体外人 MCL-5 微核试验阳性。⑤致癌性：大鼠经口给药 6 个月，LOAEL 为 45mg/（kg·d），肝肿瘤异常；小鼠经口给药 13 ~ 15 个月，LOAEL 为 5mg/（kg·d），生殖系统良性肿瘤异常；大鼠经口给药 2 年，LOAEL 为 5mg/（kg·d），肝肿瘤异常。国际癌症研究机构（IARC）分类为 3 类。

人体资料 药动学：①口服吸收良好，血药达峰时间为 6 ~ 7.5 小时。②蛋白结合率为 99%；在子宫、子宫内膜癌和乳腺癌组织浓度高。有肠肝循环。③肝（通过 CYP3A4）主要代谢产物为 N-去甲基他莫昔芬和少量 4-羟基他莫昔芬和其他衍生物。④大部分以结合物由粪便、少部分经尿液排泄，消除半衰期为 5 ~ 7 天。

药物不良反应：通常比较轻，乳腺癌患者很少因不良反应严重而停药。常见的不良反应包括颜面潮红、阴道上皮萎缩、脱发、恶心、呕吐。基于患者绝经情况，也常常出现月经失调、阴道出血和分泌物增多、外阴瘙痒和皮炎。偶见白细胞、血小板减少和肝功能异常。长时间（17 个月以上）大量使用（每天 240 ~ 320mg）可出现视网膜病或角膜浑浊。临床研究显示，他莫昔芬有增加子宫内膜癌的风险，尤其是老年绝经

期妇女 2 年以上长期使用；也有增加血栓栓塞疾病的风险，这也与年老和手术有关。

药物过量：可见无精子症，白内障，抑郁症，溢乳，多毛症，高血钙症，白细胞减少或中性粒细胞减少症，精神错乱，少精症，阴茎异常勃起，性功能障碍。

（彭 健 高晨燕）

shùnbó
顺铂（Cisplatin） 铂配合物抗肿瘤药。CAS 号 15663-27-1，分子式 $C_{12}H_6N_2Pt$。临床用于治疗睾丸癌、头颈部肿瘤、小细胞与非小细胞肺癌、乳腺癌、胃癌、卵巢癌，对宫颈癌、子宫内膜癌、前列腺癌、膀胱癌、黑色素瘤、肉瘤及各种鳞状上皮癌和恶性淋巴瘤等也有一定疗效。

毒作用机制 顺铂是细胞周期非特异性药，分子中的中心铂原子对其抗肿瘤作用具有重要意义，只有顺式有效，反式则无效。此品的作用与双功能烷化剂类似，可能与 DNA 有交叉联结而干扰其功能；对 RNA 的影响较小。由于瘤细胞比正常细的增殖和合成 DNA 更为迅速，瘤细胞对此品的细胞毒作用就更为敏感。

实验毒理资料 ①急性毒性：小鼠单次皮下注射、静脉注射、口服的 LD$_{50}$ 分别为 13mg/kg、11mg/kg、22mg/kg；大鼠单次皮下注射、静脉注射、口服的 LD$_{50}$ 分别为 8.1mg/kg、8mg/kg、25.8mg/kg。犬单次静脉注射最小致死量为 2.5mg/kg。②重复给药毒性：犬静脉注射 5 天，观察到有害效应的最低水平（LOAEL）为 0.75mg/（kg·d），有肾毒性；非人类灵长类动物静脉注射 5 天，LOAEL 为 0.625 ~ 2.5mg/（kg·d），有肾毒性；大鼠腹腔注射 11 周，LOAEL 为 1mg/（kg·d），有肾毒

性。③生殖毒性：小鼠腹腔注射，LOAEL 为 3mg/kg，有胎仔毒性、致畸性；大鼠腹腔注射，LOAEL 为 0.5mg/kg，有胎仔毒性、生育力毒性；兔腹腔注射，LOAEL 为 0.125mg/kg，有胎仔毒性；大鼠静脉注射的 LOAEL 为 0.375mg/（kg·d），有胎仔毒性。④遗传毒性：体外人淋巴细胞染色体畸变试验阳性；体内小鼠骨髓染色体畸变试验阳性；细菌回复突变试验阳性；显性致死试验阳性；在体内小鼠骨髓姐妹染色单体交换试验阳性。⑤致癌性：小鼠腹腔注射 8 个月，LOAEL 为 1.62mg/（kg·w），肺肿瘤；小鼠腹腔注射 52 周 1.62mg/（kg·w），皮肤肿瘤；大鼠腹腔注射 15 个月，LOAEL 为 1mg/kg，骨髓、肾恶性肿瘤。国际癌症研究机构（IARC）分类为 2A 类。

人体资料 药动学：①静脉给药。②蛋白结合率 > 90%，分布于全身各组织，肾、肝、卵巢、子宫、皮肤、骨等含量较多，脾、胰、肠、心、肌肉、脑中较少。③通过与谷胱甘肽巯基和硫代硫酸钠共价结合的非酶失活（在细胞和血液）。④经尿液（> 90%）、粪便（10%）排泄。消除呈双相性，消除半衰期初始为 25 ~ 45 分钟（表示游离铁铂的血浆清除）；终末约 58 ~ 73 小时（表示结合铂的排泄）。

药物不良反应：最常见而且比较严重的不良反应包括累积性中毒性肾损害、耳毒性（耳鸣、听力丧失）、胃肠道反应（恶心、呕吐、食欲减退、腹泻）、骨髓抑制（白细胞减少、血小板减少症、贫血）。其中中毒性肾损害是剂量限制性毒性，多次高剂量和短期内重复用药会出现不可逆的肾功能障碍，严重时肾小管坏死导致

无尿和尿毒症，老年患者更易出现该损害；也可出现血电解质紊乱（如低镁血症、低钙血症、肌肉痉挛）、高尿酸血症、神经毒性（周围神经损伤多见）、眼毒性（如视神经炎、视盘水肿）、过敏样反应、肝功能障碍（血清转氨酶升高）、心脏异常（如心律失常、心动过缓或过速）、注射局部反应、呃逆、乏力、血清淀粉酶升高等。

药物过量：可见骨髓抑制，充血性心力衰竭，皮质盲，聋，皮炎，肝性脑病，范科尼综合征，头发色素增加，高血压，高热，高尿酸血症，低钙血症，低钾血症，低镁血症，低钠血症，低磷血症，头发色素减退，白细胞减少或中性粒细胞减少症，偏头痛，口渴，肾小管坏死。

(彭 健 高晨燕)

kǎbó

卡铂（Carboplatin） 铂配合物抗肿瘤药。CAS 号 41575-94-4，分子式 $C_6H_{12}N_2O_4Pt$。临床用于治疗卵巢癌、小细胞肺癌、非小细胞性肺癌、头颈部鳞癌、食管癌、精原细胞瘤、膀胱癌、间皮瘤等。

毒作用机制 见顺铂。

实验毒理资料 ①急性毒性：小鼠单次腹腔注射、静脉注射的 LD_{50} 分别为 118mg/kg、89.36mg/kg。大鼠单次腹腔注射、静脉注射、口服的 LD_{50} 分别为 72mg/kg、60.9mg/kg、343mg/kg。②重复给药毒性：犬静脉注射 26 周，观察到有害效应的最低水平（LOAEL）为 140mg/kg，有骨髓毒性。③生殖毒性：大鼠经口给药，LOAEL 为 6mg/（kg·d），影响生育力，致畸。④遗传毒性：细菌回复突变试验阳性；仓鼠体内细胞致突变试验阳性；小鼠体内微核试验阳性。

人体资料 药动学：①静脉给药。②蛋白结合率很低，30%铂为不可逆结合；分布容积为 16L/kg；体内分布与顺铂相似，在肝、肾、皮肤和肿瘤组织最高。③微量经肝代谢为水合的羟基化合物。④在 24 小时内经尿（60%~90%）排泄，不经肾小管分泌可能是其肾毒性低于顺铂的原因。消除半衰期，初始 1.1~2 小时，终末为 2.5~5.9 小时。

药物不良反应：卡铂的肾毒性明显低于顺铂，胃肠道反应和神经毒性也较轻，几乎不引起听力丧失，剂量限制性毒性为可逆性骨髓抑制，与顺铂的交叉耐药性不明显。最常见且比较严重的不良反应包括骨髓抑制（血小板减少、中性粒细胞减少、白细胞减少）、消化道反应（呕吐、恶心、腹痛、腹泻、便秘）、肾毒性（血清肌酐和尿素氮升高）、神经毒性（周围神经病变）、肝功能损害（总胆红素、SGOT、碱性磷酸酶）、过敏反应。骨髓抑制是剂量限制性毒性，一般体质差、≥65 岁的患者和加强化疗的复治患者的骨髓抑制更严重，持续时间更长。但合理使用下骨髓抑制是可逆的，不会产生积累影响。卡铂不需要像顺铂那样常规采用水化疗法减少肾损害的发生，但需根据肌酐清除率调整卡铂的剂量。卡铂也可出现血电解质异常（如钠、钾、钙、镁）、注射部位反应、乏力、脱发等。偶见听力丧失的报道。

(彭 健 高晨燕)

àoshālìbó

奥沙利铂（Oxaliplatin） 铂配合物抗肿瘤药。CAS 号 61825-94-3，分子式 $C_8H_{14}N_2O_4Pt$。临床用于经过 5-氟尿嘧啶治疗失败之后的转移性结直肠癌的治疗和Ⅲ期结肠癌患者原发肿瘤完全切除术后的辅助治疗。

实验毒理资料 ①急性毒性：小鼠、大鼠腹腔注射的 LD_{50} 分别为 19.8mg/kg 和 14.3mg/kg。②生殖毒性：生育力试验中，雄性和雌性大鼠交配前给药（雄鼠每 21 天给 5 天，共 3 个周期；雌鼠相同方式给 2 个周期），结果按体表面积计算低于临床推荐剂量的 1/7 即 2mg/（kg·d）组动物的妊娠率并未受到影响，但出现早期胎盘吸收数增加、存活胎仔和出生活胎数降低和胎仔体重下降的情况。犬每 28 天 0.75mg/kg 给药 5 天（按体表面积计算相当于临床推荐剂量的 1/6），连续 3 个周期，结果出现睾丸损害，表现为退化、发育不全和萎缩，并未找到无影响剂量。妊娠大鼠妊娠期 1~5 天（着床前）、6~10 天或 11~16 天（器官形成期）给予按体表面积计算低于临床推荐剂量 1/10 的奥沙利铂 1mg/（kg·d），结果导致胎盘早期吸收增加（6~10 天和 11~16 天给药），胎仔重量减轻、钙化延迟（6~10 天给药）。③遗传毒性：细菌回复突变试验结果阴性，但 L5178Y 小鼠淋巴瘤试验、人淋巴细胞染色体畸变试验和小鼠骨髓微核试验结果均为阳性。

人体资料 药动学：①静脉给药后与血浆蛋白结合呈不可逆，结合率高达 90%。快速分布到组织中。②在生理溶液中经非酶诱导快速和全面生物转化成多种衍生物，尚无经细胞色素 P_{450} 代谢的证据。③消除，其药动学呈三相，前两相相对较短，为 $t_{1/2\alpha}$ 为 0.43 小时和 $t_{1/2\beta}$ 为 16.8 小时，但终末消除 $t_{1/2\gamma}$ 长达 391 小时。多达 50% 的药物在给药 48 小时之内由尿排出。由粪便排出的药量较少（给药 11 天后仅有 5% 经粪便排出）。在肾功能衰竭的患者中，仅有药物的清除减少，而并不伴有毒性的增加。与红细胞结合的铂清除很慢。在给药后的第 22 天，红细胞结合铂的水平为血浆峰值的 50%，而此时大多数的总血浆铂已被清除。

药物不良反应：奥沙利铂改善了顺铂和卡铂的毒性作用，其剂量限制性毒性为周围神经损害，且对某些耐顺铂和卡铂的肿瘤也有活性。最常见的不良反应包括神经毒性（周围感觉神经病）、骨髓抑制（中性粒细胞减少、血小板减少、贫血）、消化道反应（恶心、腹泻、乏力）、肝功能异常（转氨酶升高）、碱性磷酸酶升高。比较严重的不良反应包括过敏反应、神经毒性、肺部毒性（肺纤维化、咳喘）和肝功能异常。周围神经病为其剂量限制性毒性，表现为一过性手、足、口腔周围、咽喉感觉异常或迟钝，上呼吸道和上消化道的痉挛及感觉障碍。累积剂量大于 800mg/m² 时有可能导致永久性感觉异常和功能障碍。偶见注射后不适、发热和皮疹等。

（彭　健　高晨燕）

丙卡巴肼（Procarbazine）

抗肿瘤药。CAS 号 671-16-9，分子式 $C_{12}H_{19}N_3O$。临床作为标准方案 MOPP（氮芥、长春新碱、丙卡巴肼、泼尼松）及 COPP（环磷酰胺、长春新碱、丙卡巴肼、泼尼松）的主要药物之一，用于治疗 Ⅲ、Ⅳ 期霍奇金淋巴瘤。对恶性黑色素瘤、多发骨髓瘤、脑瘤等也有一定疗效。

毒作用机制　丙卡巴肼的细胞毒作用机制尚不够明确。研究提示，其在体内经肝代谢成使 DNA 甲基化的高活性烷化物，导致染色单体断裂和易位，抑制体内的 DNA、RNA 和蛋白质合成。其细胞毒作用也可能与抑制功能性 t-RNA 的生成有关。丙卡巴肼也是一种单胺氧化酶抑制剂。

实验毒理资料　①急性毒性：小鼠腹腔注射的 LD_{50} 为 614mg/kg，大鼠腹腔注射的 $LD_{50} > 400mg/kg$。估算的实验动物平均致死剂量为 150mg/kg（家兔、小鼠）。②生殖毒性：在家兔和雄性小鼠试验中分别出现睾丸非程序性 DNA 合成和生育力下降。大鼠妊娠 22 天 125mg/kg 静脉注射给药，其仔代出现神经源性肿瘤。大鼠给药剂量为临床推荐剂量的 4～13 倍时出现致畸性。③遗传毒性：在细菌和哺乳动物实验系统中观察到遗传毒性。④致癌性：大鼠、小鼠和猴试验中显示其致癌性。已有充分证据显示高强度丙卡巴肼治疗方案与其他抗肿瘤化疗药联合时对人有明确的致癌性。

人体资料　药动学：口服吸收迅速而完全，血药浓度达峰时间为 30～60 分钟。吸收后迅速分布到全身各组织，肝、肾浓度最高，容易透过血-脑屏障。在人体内迅速代谢，静脉注射后血中半衰期 7～10 分钟。氧化生成的偶氮化合物和过氧化氢可在肝进一步代谢，生成具有很强细胞毒作用的氧化偶氮衍生物。苯巴比妥和其他引起微粒体酶诱导作用的药物能增强丙卡巴肼活化代谢的转化速率，因此当其与其他能影响微粒体酶代谢药物合用时，可产生药物相互作用。口服或胃肠外给药后 24 小时内，从尿中排泄给药量的 25%～70%，其中原型少于 5%，其余大多是代谢产物 N-异丙基对邻氨甲酰苯甲酸。

药物不良反应：常见不良反应为骨髓抑制、消化道反应（恶心、呕吐、食欲减退）、肝功能损害（胆红素增高、转氨酶升高）。骨髓抑制为剂量限制性毒性，主要表现为白细胞减少、血小板减少，严重者可出现全血细胞减少。较少出现过敏反应、注射局部静脉炎和外漏所致周围组织坏死。少数患者出现严重肝功能损害和心血管系统不良反应（充血性心力衰竭、心律失常）。偶有口腔炎、口干、腹泻、眩晕、嗜睡、精神错乱、低血压、脱发、外周神经炎等。由于其单胺氧化酶抑制活性，应避免同时使用拟交感神经药物、三环类抗抑郁药等，以免导致神经毒性加重。

（彭　健　高晨燕）

米托蒽醌（Mitoxantrone）

蒽醌类抗肿瘤药。CAS 号 65271-80-9，分子式 $C_{22}H_{28}N_4O_6$。临床用于治疗恶性淋巴瘤、乳腺癌和各种急性白血病。

毒作用机制　米托蒽醌为细胞周期非特异性抗肿瘤药，抗肿瘤谱较广，属含氨基的蒽环类。其作用机制尚未完全明确，可通过氢键结合插入 DNA 分子，产生交联和 NDA 链断裂，影响 DNA 的许多功能，也可干扰 RNA 的功能，还是强效的拓扑异构酶 Ⅱ 抑制剂。因米托蒽醌不易产生氧自由基和脂质过氧化物，与蒽环类药物相比心脏的毒性较小。

实验毒理资料　①急性毒性：LD_{50}，大鼠经口给药为 682mg/kg；小鼠经口给药为 502mg/kg；大鼠静脉注射为 4.8mg/kg；小鼠静脉注射为 6.6mg/kg；大鼠皮下注射为 1640mg/kg；兔皮下注射为 125mg/kg。②生殖毒性：大鼠，没有说明途径（下同），观察到有害效应的最低水平（LOAEL）为 0.25mg/kg，有胎仔毒性；兔静脉注射，未观察到有害效应的水平（NOAEL）为 0.5mg/kg。兔，NOAEL 为 0.2mg/(kg·d)，有致畸性；大鼠，NOAEL 为最大剂量 6mg/(kg·d)，无影响。③遗传毒性：大鼠体内细胞遗传学试验阳性；大鼠肝细胞程序外 DNA 合成试验阳性；CHO 细胞姐妹染色单体交换试验阳性；体外仓鼠细胞染色体畸变试验阳性；果蝇体细胞突变和重组试验阳性。④致癌性：大鼠和小鼠每 21 天静脉给药一次，连续 24 个月给予米托蒽醌，结果大鼠 0.03mg/kg 组纤维瘤和外耳道瘤发生率升高，雄性小鼠 0.1mg/kg 组肝细胞腺瘤发生率升高，大鼠 0.3mg/kg 组外耳道瘤发生率升高。国际癌症研究机构（IARC）分类 2B 类。

人体资料 药动学：①口服吸收差，静脉滴注。②蛋白结合率 > 95%，76% 与白蛋白结合；分布容积为 14L/kg，分布到胸腔积液、肾、甲状腺、肝、心脏、红细胞。③肝代谢途径尚未确定。④经尿液（6%～11%）和粪便，以其原型（65%）和代谢产物排泄。消除半衰期，终末为 23～215 小时，肝功能不全者可能会延长。

药物不良反应：常见的不良反应包括骨髓抑制、胃肠道反应（恶心、呕吐、食欲减退、腹泻）、心脏毒性（心肌肥大、纤维化、心功能下降、心律失常）、脱发、疲劳等。比较严重的不良反应有骨髓抑制、心力衰竭、严重局部组织损伤等。其中骨髓抑制为剂量限制性毒性，常见白细胞减少，血小板减少较轻，多个疗程后可导致轻度贫血。心脏毒性较多柔比星轻，主要发生于既往使用多柔比星的患者。可引起肝功能异常、肾功能异常，偶有发热、呼

吸困难等。

药物过量：可见白细胞减少，全血细胞减少，恶心呕吐，寒战，心动过速。

（彭 健 高晨燕）

mázuìyào

麻醉药（anaesthetics） 使机体或局部暂时、可逆性失去知觉及痛觉的药物。根据其作用范围可分为全身麻醉药及局部麻醉药。

全身麻醉药：作用于中枢神经系统，能可逆性地引起意识、感觉（特别是痛觉）和反射消失、骨骼肌松弛、辅助外科手术进行的药物。全身麻醉药分为吸入性麻醉药和静脉麻醉药。吸入性麻醉药是一类挥发性的液体或气体，如乙醚、氟烷、异氟烷、恩氟烷和七氟烷、氧化亚氮等。由呼吸道吸收进入体内，麻醉深度可通过对吸入气体中的药物浓度（分压）的调节加以控制和维持，满足手术的需要。常用的静脉麻醉药有硫喷妥钠、氯胺酮、丙泊酚和依托咪酯等。主要不良反应：①中枢神经系统症状，主要为意识水平低，恢复慢，常有神经错落、谵妄等。②心血管系统症状，有时出现心脏传导系统紊乱，心律失常，甚至心脏停搏。③肝损害，个别出现肝细胞损害和黄疸。④肾损害，偶可见，尿中出现蛋白、红细胞或管型。

局部麻醉药：适当的浓度应用于局部神经末梢或神经干周围的药物，能暂时、完全和可逆性地阻断神经冲动的产生和传导，在意识清醒的条件下可使局部痛觉等感觉暂时消失，局麻作用消失后，神经功能可完全恢复，同时对各类组织无损伤性影响。在化学结构上由三部分组成，即芳香族环、中间链和胺基团，中间链可为酯链或酰胺链。根据中间

链的结构，分为两类，即酯类如普鲁卡因、丁卡因等与酰胺类如利多卡因、布比卡因等。主要不良反应：①中枢神经系统症状，开始多兴奋、言语增多或淡漠、嗜睡、瞳孔散大，重时甚至意识不清；也可出现震颤、强直性及阵挛性惊厥，如不及时抢救，可引起呼吸衰竭。②循环系统症状，表现面色苍白或发绀、出冷汗、脉搏细弱而快、血压下降，可致循环衰竭。③消化系统症状，口干、吞咽困难、恶心、呕吐等。

（陈易新 侯永芳）

yǎnghuàyàdàn

氧化亚氮（Nitrous Oxide） 吸入全身麻醉药。又称一氧化二氮、笑气。CAS 号 10024-97-2，分子式 N_2O。临床多与其他麻醉剂联合应用，单用仅用于拔牙、骨折整复、脓肿切开、外伤缝合等小手术。

毒作用机制 高浓度吸入 N_2O（> 80%）有引起缺氧的危险；N_2O 弥散性强，容易进入体内密封性腔室使其容积与压力增大等。对心肌无直接抑制作用，对心率、心排出量、血压、静脉压、周围血管阻力等均无影响。但在氟烷麻醉下，吸入氧化亚氮时出现平均动脉压、右房压、食管温度升高，全身血管阻力增加，瞳孔增大。氧化亚氮可使肾血流量减少，认为氧化亚氮有 α 肾上腺素能作用。

实验毒理资料 ①人的最低中毒浓度（TCL$_0$），吸入为 24mg/(kg·2h)。②重复给药毒性：小鼠吸入 TCL$_0$ 为 50mg/kg（6 小时，13 周），见肝重、白细胞计数减少。③生殖和发育：大鼠孕 6～15 天吸入 TCL$_0$ 为 0.05mg/kg（4 小时），出现新生鼠行为改变。雄大鼠吸入，交配前 28 天，

TCL_0 为 0.20mg/kg（8 小时），出现父体睾丸、附睾、输精管损害。雄大鼠交配前 30 天吸入，TCL_0 为 50mg/kg（6 小时），观察出生存活指数，出现生长迟缓。大鼠孕 8~11 天吸入的 TCL_0 为 0.5mg/kg（24 小时），出现中枢神经系统、心血管、泌尿生殖系发育异常。④遗传毒性：气态细菌回复突变试验，阳性；气态体外仓鼠成纤维细胞，细胞遗传学试验阳性；气态体外 CHL 细胞，DNA 损伤和姐妹染色单体交换试验阳性；大鼠吸入，程序外 DNA 合成试验阳性；大鼠吸入，骨髓细胞遗传学试验阳性；大鼠吸入，体细胞突变试验阳性；大鼠吸入，DNA 加合物试验阳性。

人体资料 药动学：吸入在肺泡迅速，进入血后再分布至各器官组织。绝大部分仍由肺排出，体内代谢甚少，少量由皮肤排出，微量由尿或肠道气体排出。

药物不良反应：吸入 N_2O 和空气的混合物，当其中氧浓度很低时可致窒息；可出现白细胞减少，渐进性红细胞再生不良。长期接触（从 3 个月到几年）N_2O 的患者，开始时在臂部或腿部出现麻木感，继而是莱尔米特（Lhermitte）症状，脊髓结核患者交叉步态、阳痿和括约肌障碍。

药物过量：可见粒细胞缺乏症、头晕、呼吸困难、兴奋、头痛、白细胞减少症、情绪障碍、神经炎、恶心呕吐（很少）；可能因气压伤引起气胸。

（陈易新　侯永芳）

yifúwán

异氟烷（Isoflurane） 吸入全身麻醉药。CAS 号 26675-46-7，分子式 $C_3H_2ClF_5O$。常用于全麻维持，也可酌情选用于分娩麻醉及颅部手术麻醉，短期内可以重复使用。

毒作用机制 异氟烷麻醉可降低脑氧代谢率，扩张脑血管作用较氟烷、恩氟烷为弱，1.5%~2% 异氟烷虽可增加脑血流量、颅内压。可使周围血管阻力下降，降低血压，可使心脏对肾上腺素的作用增敏。呼吸抑制作用与剂量相关，对呼吸道有刺激性，可引起咳嗽、屏气等反应，对支气管平滑肌有松弛作用。浅麻醉不抑制分娩子宫的收缩力，但深麻醉有较大的抑制。

实验毒理资料 ①急性毒性：LD_{50}，大鼠经口给药为 4770mg/kg，腹腔注射为 4280g/kg；小鼠经口给药为 5080mg/kg，腹腔注射为 3030mg/kg；吸入 LC_{50}，大鼠为 134g/m³（3 小时），小鼠为 138g/m³（3 小时）。Beagle 犬的 LD_{50} 为 212mg/kg，低剂量动物给药后仅有轻微的血压下降、心率增快，但于几分钟内恢复正常，高剂量动物给药后表现为严重的呼吸循环的抑制，最后呼吸停止，死亡。②慢性毒性：靶器官为神经系统、心、肝。③根据动物实验数据没有生育能力受损，可能在高剂量有实验动物胎体毒性。④致癌性：SWISS 小鼠吸入 78 周，致癌性为阴性。

人体资料 药动学：①吸入在肺泡迅速，进入血后再分布至各器官组织。②此品在肝由微粒体酶催化转化，代谢产物无活性作用。③几乎全部以原型从肺呼出，尿中代谢产物仅为本品吸入量的 0.17%。

药物不良反应：①偶有心律失常的报道。②曾经发现在未行手术情况下，白细胞计数增加。③由于异氟烷的生物降解作用，使用异氟烷中及使用异氟烷后，发生血清无机氟浓度轻度增加

的情况。④麻醉复苏期时轻度不适反应（如寒战、恶心和呕吐），与其他麻醉药的反应类似。⑤曾报道过发生恶性高热。⑥异氟烷引起脑电图改变和伴发的惊厥十分罕见。⑦临床研究表明，异氟烷很少引起肝功能损害。

（陈易新　侯永芳）

lǜ'àntóng

氯胺酮（Ketamine） 静脉全身麻醉药。CAS 号 1867-66-9，分子式 $C_{13}H_{16}ClNO \cdot HCl$。适用于无须肌肉松弛的短小手术，尤其是烧伤后的清创、植皮与换药等，也可经静脉给药用于全麻的诱导期或肌内注射作为小儿的基础麻醉，还可与其他药物合用维持麻醉。

毒作用机制 ①氯胺酮区别于其他静脉麻醉药，氯胺酮对丘脑新皮质系统有抑制作用，而对边缘系统（如海马）有兴奋作用。其产生麻醉作用主要是抑制兴奋性神经递质（乙酰胆碱、L-谷氨酸）及 N-甲基-D-天门冬氨酸（NMDA）受体相互作用的结果。②镇痛机制主要是阻滞脊髓网状结构束对痛觉的传入信号，而对脊髓丘脑传导无影响，故镇痛效应主要与阻滞痛觉的情绪成分有关，对内脏痛的改善有限。其与阿片受体结合也是产生镇痛的机制之一。③对交感神经和循环有兴奋作用，表现在血压升高、心率加快、眼内压和颅内压均升高、肺动脉压及心排出量皆高，对心肌有直接抑制作用，在循环衰竭的患者更为突出。大剂量应用时，可出现呼吸抑制和呼吸暂停，对肝肾功能无明显影响；在麻醉恢复期常有恶心、呕吐发生。氯胺酮可使儿茶酚胺增高、血糖上升、内分泌亢进；不影响子宫收缩，但在剖宫产时，应用此品，因血压升高而致出血量较多。

实验毒理资料 ①急性毒性：LD$_{50}$，大鼠经口给药为447mg/kg，静脉注射为58.9mg/kg；小鼠经口给药为617mg/kg，静脉注射为55.9mg/kg。②慢性毒性：大鼠静脉注射6周，未观察到有害效应的水平（NOAEL）为最大剂量10mg/（kg·d），无影响。狗肌内注射6周，NOAEL为最大剂量40mg/（kg·d），无影响。③生殖与生育毒性：大鼠静脉注射，NOAEL最大剂量60mg/（kg·d），生殖无影响。④发育毒性：大鼠肌内注射，NOAEL为120mg/（kg·d），无致畸作用；小鼠静脉注射，NOAEL为300mg/（kg·d），无致畸作用；兔肌内注射，NOAEL为24mg/（kg·d），无致畸作用。⑤遗传毒性：细菌回复突变试验，阴性；CHO细胞姐妹染色单体交换试验阳性。

人体资料 药动学：①静注后首先进入脑组织，肝、肺和脂肪内的浓度也高，再分布明显。②主要经肝代谢，代谢产物可能是全麻后不良反应的诱因。③经肾随尿排泄，90%为代谢产物，4%为原型；5%随粪便排出。t$_{1/2\alpha}$为10～15分钟；t$_{1/2\beta}$约为2.5小时。可透过胎盘。

药物不良反应：静脉注射后85%以上的患者有血压升高及心率增加，但也可出现低血压、心动过缓、心律失常。给药速度过快或用药量较大时可抑制呼吸功能，表现为呼吸减慢、窒息、喉痉挛等。用药后肌肉张力增高，肌肉异常收缩偶见，极少有癫痫样发作；也可出现复视、眼球震颤、恶心、呕吐、流泪、多涎、眼压及脑脊液压增高。注射部位疼痛及皮肤痒疹时有发生。麻醉恢复期可出现幻觉、躁动不安、噩梦及谵语等，且青壮年多且严重。术中常有泪液、唾液分泌增多，血压、颅压及眼压升高。偶见不能自控的肌肉收缩。

（陈易新 侯永芳）

pǔlǔkǎyīn

普鲁卡因（Procaine）

局部麻醉药。CAS号59-46-1，分子式C$_{13}$H$_{20}$N$_2$O$_2$。临床主要用于浸润麻醉、阻滞麻醉、腰椎麻醉、硬膜外麻醉等；亦可用于封闭疗法，治疗某些损伤和炎症，可使损伤、炎症部位的症状得到一定的缓解。

毒作用机制 此品为酯类局部麻醉药，能暂时阻断神经纤维的传导而具有麻醉作用。此品对中枢抑制性神经元的抑制作用比兴奋性神经元强，药物首选对大脑皮层抑制性神经产生抑制作用，使得皮层下中枢脱抑制而出现先兴奋后抑制，药物过量或长期使用则中枢过度兴奋后转为抑制，出现昏迷，呼吸衰竭而死亡。此品大剂量由于可抑制心肌细胞Na$^+$内流，降低心肌兴奋性，心肌收缩力减弱，传导减慢，不应期延长，同时可扩张小动脉，而使血压下降，直接注射入血管内可引起心室颤动而死亡。普鲁卡因可引起过敏反应。

实验毒理资料 ①急性毒性：LD$_{50}$，小鼠口服为0.9g/kg，皮下注射为0.8g/kg，腹腔注射为0.124～0.192g/kg，静脉注射为56.9mg/kg；兔静脉注射为44～57mg/kg；犬LDL$_0$皮下注射为25mg/kg。②未见动物生殖毒性试验和致癌性的报道。

人体资料 药动学：①注射进入体内吸收迅速。②大部分与血浆蛋白结合，并蓄积在骨骼肌、红细胞等组织内，当血浆浓度降低时再分布到全身。③在血循环中大部分迅速被血浆中假性胆碱酯酶水解，生成对氨基苯甲酸和二乙氨基乙醇，其余经肝酯酶水解，并经Ⅱ相代谢。④消除经尿（代谢物和一些原型），半衰期为7.7分钟。易通过血-脑屏障和胎盘。

药物不良反应：可有高敏反应和过敏反应，个别患者可出现高铁血红蛋白症；剂量过大，吸收速度过快或误入血管可致中毒反应。

药物过量：可见心律失常，昏迷，高血压，瞳孔散大，抽搐，心动过速，呼吸急促至窒息。

（陈易新 侯永芳）

zhèntòng、jiěrè、kàngyán、kàngfēngshī、kàngtòngfēngyào

镇痛、解热、抗炎、抗风湿、抗痛风药（analgesics, antipyretics, anti-inflammatory agents, anti-rheumaticagents, anti-gout agents）

作用于神经系统或外周组织，主要用于减轻各种原因疼痛、作用机制不同的多种药物。包括镇痛药、解热镇痛抗炎药、抗风湿药、抗痛风药。

镇痛药 通过激动中枢神经系统特定部位的阿片受体，产生镇痛作用，并缓解因疼痛引起的不快情绪的药物。因其镇痛作用与激动阿片受体有关，易产生药物依赖性或成瘾性，故称为麻醉性镇痛药和成瘾性镇痛药。阿片类镇痛药可以分类为：①吗啡及其相关阿片受体激动剂，如吗啡、哌替啶、芬太尼。②阿片受体部分激动剂和激动-拮抗剂，如喷他佐辛、布托啡诺、丁丙诺啡。③其他镇痛药，如布桂嗪、曲马多。另外，阿片受体拮抗剂有纳洛酮、纳曲酮。

麻醉性镇痛药过量的主要作用是通过μ、κ和σ阿片受体。μ受体兴奋产生激动型脊髓镇痛，呼吸抑制，欣快感和减少胃肠运动。κ 受体兴奋，产生激动-拮抗型脊髓止痛，镇静和缩瞳。σ 受体兴奋，产生拮抗型活动，如烦躁不安和拟精神病作用（如幻觉）。给予大剂量阿片类药物时，受体丧失特异性。静脉注射或吸入可立即产生作用，口服经数分钟到数小时出现作用。直接肺损伤可产生非心源性肺水肿。

解热镇痛抗炎药　此类药物大多数有抗炎、抗风湿作用。其抗炎作用与糖皮质激素不同，故称为非甾体抗炎药（non-steroidal anti-inflammatory drugs，NSAID）。NSAID 抑制环氧酶（COX）活性，减少局部组织前列腺素的合成，可分类为：①非选择性环氧酶抑制药，水杨酸类如阿司匹林，苯胺类如对乙酰氨基酚，吲哚类如吲哚美辛，芳基乙酸类如双氯芬酸，芳基丙酸类如布洛芬，烯醇酸类如吡罗昔康、美洛昔康，烷酮类如萘丁美酮，异丁芬酸类如舒林酸。②选择性环氧酶-2 抑制药，二芳基吡唑类如塞来昔布，二芳基呋喃酮类如罗非昔布。

此类药对胃肠道有刺激性。NSAID 抑制前列腺素的合成，因而削弱胃肠道黏膜屏障作用，促使胃肠道不适和出血；抑制血栓素 A2 产生，导致出血时间延长；对前列腺素 I2 及 E2 的抑制会抑制尿钠排泄及肾动脉血管舒张，可导致钠潴留，偶尔发生肾功能不全。

抗风湿药　用于治疗风湿性疾病的药物，大致可分为三类：NSAID、糖皮质激素、改变病情抗风湿药。包括多种传统上原未用于关节炎的药物如青霉胺、金制剂、柳氮磺吡啶、抗疟药（氯喹、羟氯喹）等，以及某些免疫抑制剂。机制可能是免疫抑制或尚不清楚。

抗痛风药　针对痛风的不同临床阶段，抗痛风药分为两类：①控制急性关节炎症状药物，有 NSAID、糖皮质激素和秋水仙碱。②抗高尿酸血症药物，抑制尿酸生成的有别嘌醇，促进尿酸排出的有苯溴马隆和丙磺舒。

（李波　汤瑶　屈哲）

fēntàiní

芬太尼（Fentanyl）

阿片受体激动剂，强效麻醉性镇痛药。CAS 号 437-38-7，分子式 $C_{22}H_{28}N_2O$。临床主要用于麻醉前、中、后的镇静与镇痛，以及各种原因引起的疼痛。

毒作用机制　镇痛作用机制与吗啡相似，为 μ 阿片受体激动剂，作用强度为吗啡的 60～80 倍。该药具有很高的脂溶性并能很快地穿过血-脑屏障，表现在脑脊液和血浆间达到平衡的半衰期只有约 5 分钟。芬太尼很快从高浓度组织再分布到低浓度组织，因此芬太尼的血浆和脑脊液水平很快下降。由于未良好充盈组织中的芬太尼浓度的饱和，芬太尼效应持续时间接近其清除时间，3～4 小时。与全身麻醉药或局部麻醉药合用，可减少麻醉药用量，作为麻醉辅助用药。

实验毒理资料　①急性毒性：LD_{50}，大鼠经口给药为 18mg/kg，静脉注射为 990μg/kg，腹腔注射为 2070μg/kg；小鼠经口给药为 368mg/kg，静脉注射为 10 100μg/kg。②局部耐受性：以 12 只雌性小型猪评价了芬太尼鼻腔内给药的局部耐受性。通过使用标记物质（亚甲蓝）表明，鼻内喷雾装置将芬太尼送达猪内鼻甲板的中间部分。无全身毒性和局部毒性的体征。③慢性毒性：犬静脉注射 4 周，观察到有害效应的最低水平（LOAEL）为 1mg/kg，

肝和肾病理组织学变化。④生殖与生育：大鼠皮下注射，LOAEL 为 1.25mg/（kg·d），影响生育；大鼠静脉注射，LOAEL 为 30μg/kg，影响生育、胚胎；大鼠皮下注射，LOAEL 为 160μg/kg，影响生育、胚胎。⑤发育毒性：大鼠经口，未观察到有害效应的水平（NOAEL）为 500μg/kg，无致畸作用；雌性大鼠皮下注射给予植入式渗透微泵。剂量达 500μg/（kg·d），芬太尼不导致胚体/胎体毒性或围生期和出生后的发育有害影响。该剂量血浆水平为 8.5ng/ml，相对于临床处理鼻癌患者暴发性疼痛 2×200μg 芬太尼的最高浓度 2.4ng/ml。⑥遗传毒性：细菌回复突变试验阴性；体外小鼠淋巴瘤细胞致突变试验阴性；小鼠体内微核试验阴性。

人体资料　药动学：①口服经胃肠道吸收，但临床一般采用注射给药。透黏膜快速，透皮贴剂峰值时间为 24～72 小时。生物利用度，透黏膜 50%（36%～71%）。颊黏膜吸收约 25%，75% 随唾液吞下，慢慢地从胃肠道吸收。②血浆蛋白结合率 80%，高度亲脂性，重新分配到肌肉和脂肪。③经肝，主要通过 CYP3A4 代谢。④经尿液（主要为代谢产物，10% 以原型）排泄；消除半衰期 2～4 小时，透皮贴剂的半衰期为 17 小时。

药物不良反应：主要有眩晕、恶心、呕吐及胆道括约肌痉挛。个别病例可能出现恶心和呕吐，约 1 小时后自行缓解，还可引起视物模糊、发痒和欣快感。

药物过量：大剂量快速静注可引起颈、胸、腹壁肌强直，胸顺应性降低影响通气功能。偶可出现心率减慢、血压下降、瞳孔极度缩小等，最后可致呼吸停止、

循环抑制或心停搏。

解毒措施 纳洛酮为解毒药。

（李波 汤瑶）

pàitìdìng

哌替啶（Pethidine） 阿片受体激动剂，镇痛药。又称度冷丁。CAS 号 57-42-1，分子式 $C_{15}H_{21}O_2$。临床用于各种剧痛的镇痛如创伤、烧伤、烫伤、术后疼痛、内脏剧烈绞痛、晚期癌症疼痛等；还用于心源性哮喘、麻醉前辅助用药；与氯丙嗪、异丙嗪等合用进行人工冬眠。

毒作用机制 哌替啶为 μ 阿片受体激动剂，是最常用的人工合成强效镇痛药。其作用类似吗啡，为中枢神经系统的 μ 及 κ 受体激动剂而产生镇痛、镇静及呼吸抑制作用。皮下或肌内注射后10分钟起效，但维持时间较短，无吗啡的镇咳作用；能短时间提高胃肠道平滑肌及括约肌的张力，减少胃肠蠕动，但引起便秘及尿潴留发生率低于吗啡；对胆道括约肌的兴奋作用使胆道压力升高，但亦较吗啡弱。此品有轻微的阿托品样作用，可引起心搏增快。

实验毒理资料 ①急性毒性：LD_{50}，大鼠经口给药为162mg/kg，腹腔注射为87mg/kg，皮下注射为113mg/kg，静脉注射为22.5mg/kg；小鼠经口给药为200mg/kg，腹腔注射为135mg/kg，皮下注射为112 mg/kg，静脉注射为34.7mg/kg；兔静脉注射为40mg/kg。②重复给药毒性：大鼠皮下注射11天，TDL_0 为660mg/kg，死亡。③生殖和发育毒性：大鼠母鼠生产后1~7天腹腔注射为1540μg/kg，影响新生鼠行为和发育；大鼠腹腔注射，母鼠生产后1~7天为3080μg/kg，影响新生鼠存活指数，体重增长缓慢。

人体资料 药动学：①口服易吸收。②生物利用度为50%~60%，血药浓度达峰时间1~2小时，可出现两个峰值。③口服约50%首先经肝代谢，故血药浓度较低。血浆蛋白结合率为40%~60%。主要经肝代谢成哌替啶酸（无活性）和去甲哌替啶（有活性），然后与葡萄糖醛酸形成结合型或游离型经肾排出。④经尿液（以代谢产物）排泄，很少以原型排泄。消除半衰期为3~4小时，肝功能不全时增至7小时以上。此品可通过胎盘屏障，少量经乳汁排出。

药物不良反应：①治疗量哌替啶可致眩晕、出汗、口干、恶心、呕吐、心悸及因直立性低血压而发生晕厥等。②哌替啶过量时可致瞳孔散大、心动过速、幻觉、血压下降、呼吸抑制、昏迷。偶可致震颤、肌肉痉挛、反射亢进甚至惊厥。③哌替啶成瘾性比吗啡小，长期应用亦可成瘾。

药物过量：可见射精障碍，肌红蛋白尿，横纹肌溶解症，惊厥，抗利尿激素综合征。

解毒措施 纳洛酮为解毒药。

（李波 汤瑶）

duìyǐxiān'ānjīfēn

对乙酰氨基酚（Paracetamol） 解热镇痛药。CAS 号 103-90-2，分子式 $C_8H_9NO_2$。临床用于发热，也可用于缓解轻中度疼痛如头痛、肌肉痛、关节痛，以及神经痛、痛经、癌性痛和手术后镇痛等，尤其用于对阿司匹林过敏或不能耐受的患者；对各种剧痛及内脏平滑肌绞痛无效。

毒作用机制 对乙酰氨基酚主要在肝内代谢成无毒产物。另一条代谢途径有细胞色素 P_{450}（CYP）参与，产生的毒性代谢产物为 N-乙酰-p-苯醌亚胺（N-acetyl-p-benzoquinonemine，NAPQI），若不被解毒可致肝损伤。使用治疗剂量时，NAPQI 被肝的谷胱甘肽解毒，不会损伤肝。但是，血中对乙酰氨基酚含量过高耗竭谷胱甘肽的储备，使 NAPQI 与肝细胞结合，导致肝细胞损伤和死亡。对乙酰氨基酚的毒性作用还刺激炎性介质如细胞因子的释放，进一步加重肝损伤。

实验毒理资料 ①急性毒性：LD_{50}，大鼠经口给药为1205~1944mg/kg；小鼠经口为338~1944mg/kg；腹腔注射为367mg/kg；犬经口给药为2mg/kg，静脉注射为826mg/kg。②大鼠孕8~19天经口给药，TDL_0 为1500mg/kg，植入后死亡，胎体毒性（如发育迟缓）；小鼠孕6~15天经口给药，TDL_0 为2500mg/kg，胎体毒性（如发育迟缓），颅面异常（包括鼻、舌），骨骼系统异常；小鼠孕6~15天经口给药，TDL_0 为2500mg/kg，泌尿生殖系统异常。③遗传毒性：在体内引起人周围淋巴细胞染色体断裂。经胎盘处理诱发大鼠胚胎非整倍体。在小鼠体内微核试验为阴性结果。不诱导小鼠骨髓细胞或精母细胞的染色体畸变。在体外引起中国仓鼠细胞姐妹染色单体交换和染色体畸变，在大鼠肾细胞的微核和人淋巴细胞的染色体畸变。对小鼠或中国仓鼠细胞不诱导点突变。对乙酰氨基酚在小鼠细胞在体外的转化试验得到阳性结果。在小鼠和大鼠细胞诱发程序外DNA 合成，而不是在中国或叙利亚仓鼠、豚鼠细胞。对乙酰氨基酚不诱导果蝇性连锁隐性致死突变，不诱导鼠伤寒沙门菌或大肠埃希菌的突变。④经口致癌性：对一个品系的小鼠，在明显毒性剂量雌雄小鼠均观察到多发性肝癌和腺瘤的发生率显著增加；对另一个品系小鼠的两个研究中，在耐受性良好的剂量没有任何肿瘤的发病率增加，此剂量约是上述研究的一半。对乙酰氨基酚给以两个不同品系的大鼠并没有增加肿瘤发生率。在另一种品系的大鼠，在较高剂量的每个性别的肿瘤性肝结节的发生率增加，高剂量的雄性和低剂量雌性大鼠膀胱乳头状瘤和癌合并发生率（主要是乳头状瘤）显著增加。虽然处理组大鼠膀胱结石的发生率增高，但在膀胱结石与增生或肿瘤之间没有相关。

人体资料 药动学：①口服吸收迅速、较完全，随剂型而变；在体液中分布均匀，血药浓度达峰时间 0.5～2 小时。②血浆蛋白结合率为 25%，大量或中毒量与蛋白结合率较高，可达 43%。③90%～95% 在肝代谢，主要与葡萄糖醛酸、硫酸及半胱氨酸结合；少量经 CYP 代谢成高活性的中间体（乙酰亚胺醌）对肝有毒性作用。④经尿液（2%～5% 原型，55% 葡萄糖醛酸结合物，30% 硫酸结合物）排泄。半衰期为 1～4 小时（平均为 2 小时），肾功能不全时不变，但在某些肝病患者可能延长，老年人和新生儿可能有所延长，而小儿则有所缩短。

药物不良反应：常规剂量下，对乙酰氨基酚的不良反应很少，偶尔可引起恶心、呕吐、出汗、腹痛、皮肤苍白等，少数病例可发生过敏性皮炎（皮疹、皮肤瘙痒等）、粒细胞缺乏、血小板减少、贫血、肝功能损害等，很少引起胃肠道出血。

药物过量：急性中毒可分为四个阶段。第一阶段（1 天）：主要是胃肠道烦躁、恶心、呕吐、出汗；大量（成年人 >75g，小儿患者 >10g）摄入后 4 小时内可导致代谢性酸中毒，可影响心脏（心律失常、心动过缓）。第二阶段（1～3 天）：发生肝毒性，凝血酶原时间延长，肝酶和胆红素升高，淀粉酶水平可在 2 天内达到高峰；患者亦可无症状；可发生少尿性肾功能衰竭，可能伴肝性脑病。第三阶段（3～5 天）：肝坏死见门静脉高压、弥散性血管内凝血、肝性脑病和黄疸，患者有低血糖的风险；也可出现肾功能不全。第四阶段（5～14 天）：恢复，肝酶水平通常回降。

（李 波 汤 瑶）

āsīpǐlín

阿司匹林（Aspirin）

解热镇痛抗炎药。又称乙酰水杨酸。CAS 号 50-78-2，分子式 $C_9H_8O_4$。临床用于镇痛、解热，缓解轻度或中度的疼痛和感冒、流感等退热；抗炎、抗风湿；关节炎外及其他非风湿性炎症的骨骼肌肉疼痛；抗血栓；用于冠状动脉粥样硬化性心脏病的预防和治疗、病理性血栓形成状态；儿童川崎病即皮肤黏膜淋巴结综合征。

毒作用机制 阿司匹林能被水解为水杨酸。水杨酸刺激延髓呼吸中枢，导致过度通气，引起呼吸性碱中毒。在细胞水平上，水杨酸可使氧化磷酸化解偶联，造成发热和 ATP 减少。乳酸水平升高可引起代谢性酸中毒，使非解离型水杨酸比例增高，容易进入大脑。水杨酸对动物的致死性与其脑中的浓度有直接关系。

实验毒理资料 ①急性毒性：LD_{50}，大鼠经口给药为 200mg/kg，腹腔注射为 340mg/kg，直肠为 790mg/kg；小鼠经口给药为 250mg/kg，腹腔注射为 167mg/kg，皮下注射为 1020mg/kg；犬经口给药为 700mg/kg，静脉注射为 681mg/kg；兔经口给药为 1010mg/kg。②生殖和发育毒性：大鼠孕 6～15 天 TDL_0 为 3500mg/kg，骨骼系统异常；小鼠孕 8～9 天经口给药，TDL_0 为 1200mg/kg，植入后死亡率，颅面部（包括鼻、舌）畸形；小鼠孕 6～15 天经口给药，TDL_0 为 2500mg/kg，胎体发育不良，骨骼系统异常；兔孕 8～15 天经口给药，TDL_0 为 800mg/kg，颅面部（包括鼻、舌）、骨骼系统异常；兔孕 8～15 天经口给药 TDL_0 为 1800mg/kg，骨骼系统和心血管系统异常，胎儿死亡。在暴露于单剂量水杨酸盐达到的血浆水杨酸盐浓度后，胚胎培养观察到畸形。大鼠对水杨酸盐的致畸作用敏感，而人类和非人类灵长类动物是有抗性的。③细菌回复突变试验阴性；小鼠体内染色体畸变和微核试验结果不肯定。④致癌性：大鼠和小鼠致癌试验均为阴性结果。

人体资料 药动学：①口服后吸收迅速且完全。②可分布于全身各组织，也能渗入关节腔和脑脊液。分布容积为 0.2L/kg；蛋白结合率低，但在肝内水解后的水杨酸盐蛋白结合率为 65%～90%；血药浓度高时，蛋白结合部位达饱和，分布容积随之增加。③肝内水解后的水杨酸，代谢成水杨尿酸及葡糖醛酸结合物，小部分氧化为龙胆酸。④游离水杨酸及结合的代谢物从肾排泄。在碱性尿中排泄速度加快；还可通过乳汁排泄。半衰期为 15～20 分钟。半衰期是剂量依赖性的，低剂量（300～600mg）为 3 小时，较高剂量（1g）为 5～6 小时，高剂量为 10 小时。

药物不良反应：一般用于解热镇痛的剂量很少引起不良反应。长期大量用药较易出现不良反应。

血药浓度越高，不良反应越明显。①中枢神经：出现可逆性耳鸣、听力下降。②过敏反应：哮喘、荨麻疹、血管神经性水肿或休克。易感者出现呼吸困难，严重者可致死亡。③肝、肾功能损害：与剂量大小有关，剂量过大时易发生。损害均是可逆性的，停药后可恢复。

（李波 汤瑶）

bùluòfēn
布洛芬（Ibuprofen）

解热镇痛抗炎药。CAS 号 15687-27-1，分子式 $C_{13}H_{18}O_2$。临床用于缓解各种慢性关节炎的急性发作期或持续性的关节肿痛症状；治疗非关节性的各种软组织风湿性疼痛，如肩痛、腱鞘炎、滑囊炎、肌痛及运动后损伤性疼痛等；急性的轻、中度疼痛，如手术后、创伤后、劳损后、原发性痛经、牙痛、头痛等；对成年人和儿童的发热有解热作用。

实验毒理资料 ①急性毒性：LD_{50}，大鼠经口给药为 1600mg/kg；LC_{50}，大鼠吸入 > 20mg/L。②慢性毒性：大鼠经口给药 4 天，200mg/kg，靶器官为胃肠道系统；犬经口给药 30 天，480mg/kg，靶器官为胃肠道系统；大鼠经口给药 2 周，1300mg/kg，靶器官为肝。③生育和胚胎发育毒性：大鼠直肠给药，100mg/(kg·d)，影响生育力；大鼠直肠给药，200mg/(kg·d)，有胎仔毒性；兔经口给药，60mg/(kg·d)，无致畸作用；大鼠经口给药，180mg/(kg·d)，无致畸作用。④遗传毒性：细菌回复突变试验阴性。

人体资料 药动学：①口服吸收快且完全，与食物同服时吸收减慢，但吸收量不减少。服药后 1～2 小时血药浓度可达峰值，此品可经直肠或皮肤吸收。②其血浆蛋白结合率为 99%，分布容积为 0.15L/kg，服药后 5 小时后关节液与血药浓度相等，以后 12 小时内关节液浓度高于血药浓度。易透过胎盘和进入乳汁中。③经肝代谢，主要是氧化代谢。④60%～90% 成为代谢产物或其结合物经肾随尿排出（1% 为原型），少部分随粪便排出，进入乳汁者极少。消除半衰期为 2～4 小时，肾脏病终末期不变。

药物不良反应：①消化道症状包括消化不良、胃烧灼感、胃痛、恶心、呕吐，停药后上述症状消失，不停药者大部分亦可耐受。少数出现胃溃疡和消化道出血，亦有因溃疡穿孔者。②神经系统症状如头痛、嗜睡、晕眩、耳鸣少见。③肾功能不全很少见，多发生在有潜在性肾病变者；但是少数服用者可出现下肢水肿。④其他少见症状有皮疹，支气管哮喘发作、肝酶升高、白细胞减少等。⑤用药期间如出现胃肠出血，肝、肾功能损害，视力障碍、血象异常及过敏反应等情况，即应停药。

药物过量：可见氮质血症，凝血功能障碍，认知功能障碍，抑郁，嗜睡，胃肠胀气，胃肠道出血，高热，胃炎，低血糖，低钠血症，白细胞增多，头昏，精神错乱，恶心呕吐，肾病综合征，耳毒性，光敏性，血小板减少症伴紫癜，耳鸣，喘憋。严重中毒可见呼吸暂停、昏迷、肝功能衰竭、低血压、低体温、代谢性酸中毒、眼球震颤、呼吸抑制、惊厥。摄入 >400mg/kg 有较显著风险。脱发，粪便变色（柏油便），发热，低钙血症，低磷血症，低镁血症，尿变色。摄入 >6g 有急性肾乳头坏死，肾功能衰竭。

（李波 汤瑶）

shuānglǜfēnsuān
双氯芬酸（Diclofenac）

解热镇痛抗炎药。CAS 号 15307-86-5，分子式 $C_{14}H_{11}Cl_2NO_2$。双氯芬酸具有抗炎、镇痛及解热作用，治疗各种关节炎、软组织风湿病和其他相关疼痛性疾病。

实验毒理资料 ①急性毒性：LD_{50}，大鼠经口给药为 53～77mg/kg。②皮肤刺激，阳性；眼睛刺激，阳性。③慢性毒性：大鼠经口给药 30 天，观察到有害效应的最低水平（LOAEL）为 14mg/kg，未发现；小鼠经口给药 5 周，LOAEL 为 9mg/kg，靶器官为肺、脾；大鼠经口给药 26 周为 50mg/kg，靶器官为血液、胃肠道系统。④发育毒性：大鼠经口给药，LOAEL 为 24mg/kg，有母体毒性、胎仔毒性；大鼠（未报告途径），LOAEL 为 1mg/kg，有发育毒性；大鼠（未报告途径），LOAEL 为 20mg/(kg·d)，无致畸作用；兔（未报告途径），LOAEL 为 10mg/(kg·d)，无致畸作用。⑤致突变性：细菌回复突变试验阴性。⑥致癌性：大鼠经口给药（未报告试验期），未观察到效应的水平（NOEL）为 2mg/(kg·d)，无致癌性。

人体资料 药动学：①口服吸收迅速且完全，0.5～1 小时血药浓度可达峰值。食物可延缓其吸收。②与血浆蛋白结合率高，与白蛋白 99% 结合；可以透过胎盘，少量分泌入乳汁。③经肝代谢。④主要以代谢产物经肾（65%）、粪便（35%）排泄。$t_{1/2}$ 为 2 小时。

药物不良反应：①胃肠反应为最常见的不良反应，约见于 10% 服药者，主要为胃不适、烧灼感、反酸、食欲减退、恶心等，停药或对症处理即可消失。其中少数可出现溃疡、出血、穿孔。②神经系统表现有头痛、眩晕、嗜睡、兴奋等。③引起水肿、少尿、电解质紊乱等不良反应，轻者停药并相应治疗后可消失。④其他少见的有血清转氨酶一过性升高，极个别出现黄疸、皮疹、心律失常、粒细胞减少、血小板减少等，停药后均可恢复。

药物过量：可见凝血功能障碍，认知功能障碍，嗜睡，胃肠道出血，胃肠不适，苔藓样疹，恶心，肾病综合征，耳毒性，耳鸣，呕吐，喘息。严重中毒可表现昏迷、低血压、肾和（或）肝功能衰竭、呼吸抑制和惊厥。

（李波 汤瑶）

吲哚美辛（Indometacin） 解热镇痛抗炎药。又称消炎痛。CAS号 53-86-1，分子式 $C_{19}H_{16}ClNO_4$。吲哚美辛解热、缓解炎性疼痛，用于急慢性风湿性关节炎、痛风性关节炎等。

毒作用机制 此品作用机制为通过对环氧化酶的抑制从而减少前列腺素的合成，以及制止炎症组织痛觉神经冲动的形成，抑制炎性反应，包括抑制白细胞的趋化性及溶酶体酶的释放等。吲哚美辛作用于下视丘体温调节中枢，引起外周血管扩张及出汗，使散热增加，从而有解热作用。这种中枢性退热作用也可能与在下视丘的前列腺素合成受到抑制有关。

实验毒理资料 ①急性毒性：LD_{50}，大鼠经口给药为 2.42mg/kg（有胃溃疡或出血），经皮 > 250mg/kg，腹腔注射为 13mg/kg，皮下注射为 12mg/kg，静脉注射为 21mg/kg，肌内注射为 26.3mg/kg；小鼠经口给药为 11.84mg/kg，经皮 > 250mg/kg，腹腔注射为 10mg/kg，皮下注射为 18.3mg/kg，静脉注射为 30mg/kg，肌内注射为 18.2mg/kg；犬经口给药为 160mg/kg，静脉注射为 100mg/kg；兔经口给药为 135mg/kg。②在小鼠和大鼠 2 代繁殖研究，在剂量高达 0.5mg/（kg·d）对生育力无影响。在大鼠和小鼠中，吲哚美辛 [剂量 4mg/（kg·d）] 导致降低平均胎儿重量和骨化迟缓。在小鼠中，高剂量 [5 ~ 15mg/（kg·d）] 产生母体毒性和死亡，增加胎仔再吸收和胎仔畸形等。③遗传毒性：细菌回复突变试验阴性。④致癌性：在小鼠 1.5mg/（kg·d）62 ~ 88 周，或大鼠 1.5mg/（kg·d）73 ~ 110 周的研究中，无致癌性证据。吲哚美辛引起雌性大鼠乳腺肿瘤。

人体资料 药动学：①口服吸收完全而迅速，口服生物利用度约98%，服药后 3 小时血药浓度达峰值。直肠给药更易吸收。②血浆蛋白结合率为90%，分布容积为 0.34 ~ 1.57L/kg，通过血-脑屏障和胎盘，进入母乳。③主要经肝代谢为去甲基化物和去氯苯甲酰化物，经肠肝循环又水解为吲哚美辛重新吸收。④经尿液（60%，主要为葡萄糖醛酸结合物）、粪便（33%，主要为代谢物）排泄；$t_{1/2}$ 为 4.5 小时。

药物不良反应：①胃肠道有恶心、呕吐、胃痛、腹泻，诱发和加重溃疡、出血及穿孔。②中枢神经系统反应有头痛、眩晕、困倦，偶有精神失常。③肾毒性，出现血尿、水肿、肾功能不全，在老年人多见。④造血系统反应，溶血或再生障碍性贫血、骨髓抑制及血小板减少等。⑤皮肤及过敏反应，瘙痒、荨麻疹、结节性红斑、哮喘、呼吸困难及休克等。

药物过量：可见氮质血症，胆汁淤积性黄疸，凝血功能障碍，肠炎，角膜微沉淀，痴呆，嗜睡，食管溃疡，肠胃不适，胃肠道出血、血尿、低血糖、低血钠症，阳痿、恶心、耳毒性、光敏性、假性脑瘤、抗利尿激素综合征、耳鸣、呕吐、喘息。重度中毒可表现失明、视物模糊、昏迷、粪便变色（绿色）、高血糖、低血压、肾和（或）肝功能衰竭、呼吸抑制、惊厥、血小板减少、尿变色（绿色）。

（李波 汤瑶）

别嘌醇（Allopurinol） 抗痛风药。CAS 号 315-30-0，化学式 $C_5H_4N_4O$。临床用于原发性和继发性高尿酸血症，尤其是尿酸生成过多而引起的高尿酸血症；反复发作或慢性痛风者；痛风石；尿酸性肾结石和（或）尿酸性肾病伴有肾功能不全的高尿酸血症。别嘌呤是次黄嘌呤的异构体，是黄嘌呤氧化酶的底物和抑制剂，其代谢产物氧嘌醇都是黄嘌呤氧化酶的抑制剂。

实验毒理资料 ①急性毒性：LD_{50}，大鼠经口给药为 6000mg/kg，腹腔注射为 750mg/kg；小鼠经口给药为 700mg/kg，腹腔注射为 160mg/kg。②小鼠在妊娠期暴露别嘌醇，有面裂和轻微的骨缺损。大鼠和兔妊娠期大剂量暴露，无致畸作用的报道。③致突变性：人类淋巴细胞无致突变性。④在啮齿类动物的致癌性长期研究，无致癌性证据。

人体资料 药动学：①口服约80%吸收，血药达峰时间为2 ~ 6 小时。②蛋白结合率 <1%，分布容积约为 1.6L/kg。③约 70%在肝内代谢为有活性的氧嘌呤醇。④经尿液（76%别嘌醇，12%原型）排泄。消除半衰期，肾功能

正常者母体药物为 1~3 小时，别嘌醇为 18~30 小时；肾脏病终末期则延长。

药物不良反应：较少，大多数患者的耐受性好。①药物过敏反应，有 2%~4% 的人出现皮肤和黏膜药物疹，包括皮疹、荨麻疹、红斑样皮疹、疱疹、固定性药疹及黏膜溃疡等。剥脱性皮炎和表皮坏死较罕见，但危险性高。②胃肠反应，引起腹泻腹痛。③可出现发热、不适或肌肉疼痛。转氨酶及转肽酶升高者占 5%~10%，多数患者转氨酶增高是其他病因引起的。包括痛风肝损害、痛风伴脂肪肝、酒精性肝病、痛风伴慢性肝炎患者。别嘌醇可降低肝微粒体药物代谢的活性。④抑制骨髓引起白细胞和血小板降低。

药物过量：大部分症状源于长期使用，可见粒细胞缺乏症、脱发、脑水肿、慢性鼻窦炎、小叶中心肝细胞坏死、粒细胞减少、血尿、肝炎、过敏、高热、白细胞减少症、金属味、肌红蛋白尿、恶心、肾炎、感觉异常、假性脑瘤、惊厥、中毒性表皮坏死松解症、呕吐、喘息。

(李波 汤瑶 屈哲)

shénjīng xìtǒng yòngyào

神经系统用药 (nervous system agents)

中枢神经系统的药物。包括抗癫痫药、神经系统退行性疾病用药、脑血管病用药及降颅压药物、镇静催眠药、中枢兴奋药等。

抗癫痫药：传统抗癫痫药物分为三类。①使电压激活钠通道失活，限制神经元的持续重复放电，如苯妥英钠、卡马西平、扑米酮、地西泮等。②增强由 γ-氨基丁酸介导的突触抑制效应，影响突触前、后膜的动作电位，可有效防治"小发作"，如丙戊酸钠等。③抑制电压激活钙通道引起的癫痫，如乙琥胺等。其中多种药物具有一种或者多于一种的作用机制。许多新型抗癫痫药作用机制并不清楚，如左乙拉西坦等。

神经系统退行性疾病用药：帕金森病是一种由于锥体外系病变所造成的运动性神经系统退行性疾病。抗帕金森病药包括拟多巴胺药及其增效剂如左旋多巴-卡比多巴混合制剂、盐酸苄丝肼等；多巴胺受体激动剂如溴隐亭、培高利特、罗匹尼罗和普拉克索；单胺氧化酶-B (MAO-B) 抑制剂，如司来吉兰、何雷沙吉兰；抗胆碱药如苯海索、苯扎托品；儿茶酚胺邻甲基转移酶 (COMT) 抑制剂如托卡朋与恩他卡朋。

老年性痴呆症可分为原发性痴呆（如阿尔茨海默病）和血管性痴呆。治疗老年性痴呆的药物包括胆碱酯酶抑制剂如他克林、多奈哌齐、利凡斯的明、加兰他敏、石杉碱甲；N-甲基-D-天冬氨酸 (NMDA) 受体非竞争性拮抗剂如美金刚。

脑血管病用药及降颅压药物：包括溶栓剂如纤溶酶原激活剂、尿激酶原；神经保护剂如依达拉奉、丁苯肽等；抗血小板聚集和抗凝剂如阿司匹林、低分子肝素、降纤酶等；扩血管药如尼莫地平。脱水降颅内压药物有甘露醇和甘油果糖等。

镇静催眠药：中枢抑制药，小剂量产生镇静作用，解除焦虑不安和烦躁，意识保持清醒，运动功能保持正常；中等剂量引起睡眠状态；大剂量产生麻醉作用和抗惊厥作用；中毒剂量则使中枢明显抑制，导致昏睡，呼吸麻痹，甚至死亡。主要分为三大类，即巴比妥类、苯二氮䓬类，其他类如唑吡坦、佐匹克隆等。

中枢兴奋药：大脑功能改善药，主要包括胞磷胆碱（胞二磷胆碱）、吡拉西坦（吡乙酰胺）、茴拉西坦和盐酸甲氯芬酯。兴奋呼吸中枢药，有山梗菜碱、二甲弗林和尼可刹米。

其他：抗重症肌无力药新斯的明，拟肾上腺素药盐酸米多君，抗偏头痛药麦角胺-咖啡因等。

(彭健 赵建中 宁可永 光红梅)

běntuǒyīngnà

苯妥英钠 (Phenytoin Sodium)

乙内酰脲类抗癫痫药。CAS 号 630-93-3，分子式 $C_{15}H_{11}N_2NaO_2$。临床用于癫痫全身性强直阵挛发作、复杂部分性发作（精神运动性发作、颞叶癫痫）、单纯部分性发作（局限性发作）和癫痫持续状态，也用于三叉神经痛、隐性营养不良性大疱性表皮松解症、发作性舞蹈样手足徐动症、发作性控制障碍（包括发怒、焦虑、失眠、兴奋过度等行为障碍疾患）、肌强直症等；可用于洋地黄中毒、三环类抗抑郁药过量所致的心律失常、利多卡因无效的某些心律失常。暴露途径为口服、静脉。

毒作用机制 苯妥英钠能减少钠离子内流，稳定神经元膜，限制钠离子通道介导的发作性放电的扩散。开始表现小脑功能损害，在较高含量时继而损害皮质功能。急性口服约 20mg/kg 可引起共济失调。口服极少产生心脏作用。静脉注射用苯妥英钠的稀释剂含有丙二醇。静脉滴注速度每分钟超过 35~50mg 可产生心脏毒性，引起心律失常和血压降低。

实验毒理资料 ①急性毒性：LD_{50}，小鼠经口给药为 150mg/kg；大鼠经口给药为 1635mg/kg，静脉注射为 96mg/kg，肌内注射

> 337mg/kg；兔经口给药为 > 3000mg/kg。②重复给药毒性：大鼠经口给药 2 周，未观察到效应的水平（NOEL）每天 <3125mg/kg，靶器官为骨髓；小鼠经口给药 2 周，NOEL 每天 <125mg/kg，靶器官为中枢神经系统；大鼠经口给药 13 周，NOEL 为每天 300mg/kg，靶器官未确定；小鼠经口给药 13 周，NOEL 为每天 150mg/kg，靶器官为造血器官、胃肠道系统、肝。③生殖毒性：小鼠经口给药 NOEL 为 75mg/(kg·d)，有母体毒性、胎仔毒性、致畸性；小鼠口给药，NOEL 为 45mg/(kg·d)，有致畸性；兔经口给药，NOEL 为 50mg/(kg·d)，有胎仔毒性、致畸性；小鼠皮下给药，NOEL <12.5mg/(kg·d)，有母体毒性、胎仔毒性、致畸性；猴经口给药，NOEL 为 10mg/(kg·d)，有胎仔毒性、致畸性。④遗传毒性：细菌回复突变试验阴性；体外 CHO 细胞染色体畸变试验阴性；体外人淋巴细胞染色体畸变试验阴性；体内人淋巴细胞正姐妹染色单体交换试验阳性；体内人淋巴细胞有丝分裂纺锤体检测阴性。⑤致癌性：雄性大鼠经口给药 2 年，NOEL 为饲料中添加 50mg/(kg·d)，皮肤良性肿瘤；小鼠经口给药 2 年，NOEL 为饲料中添加 25mg/(kg·d)，肝良性肿瘤；雌性小鼠经口给药 2 年，观察到有害效应的最低水平（LOAEL）为饲料中添加 60mg/kg，肝肿瘤；雌性大鼠经口给药 2 年，未观察到有害效应的水平（NOAEL）为饲料中添加 240mg/kg，无致癌性。

人体资料 药动学：此药可口服、静脉给药及肌内注射。①经口吸收慢，85%~90% 由小肠吸收。生物利用度依赖于剂型。口服即释剂型的血清达峰时间为 2~3 小时，缓释胶囊为 4~12 小时。②蛋白结合率高，成年人为 90%~95%；分布容积为 0.5~0.8L/kg。③主要在肝代谢，经氧化生成对羟基衍生物即无活性对羟基苯丙酮酸，经过肠肝循环。④尿液以其原型（<5%）、葡萄糖醛酸苷结合物等排泄。碱性尿排泄较快。消除半衰期口服为 22 小时（7~42 小时）。应用过高剂量肝代谢达饱和，可转为零级动力学，增加很小剂量就引起血药剂量不成比例地增加，引起毒性。

药物不良反应： ①中枢神经系统，可引起眼球震颤、共济失调、发音不清、神志模糊、行为改变、癫痫发作次数增多、精神改变、眩晕、失眠、短暂的神经过敏、运动性抽搐和头痛等，常与剂量有关。长期使用还可引起异常的兴奋、神经质或烦躁易激惹等，有出现累及大部分外周感官的多发性神经病的报道。有少数报道导致运动障碍，包括舞蹈病、肌张力障碍和扑翼样震颤。②消化系统，可引起恶心、呕吐、便秘、大便色淡、齿龈增生；罕见眼或皮肤发黄（肝炎或胆汁郁积性黄疸）、食欲减退、严重的胃痛等。③血液系统，可引起白细胞减少、粒细胞缺乏和全血细胞减少，伴有或不伴有骨髓抑制；还可引起巨幼细胞性贫血症、淋巴结病（包括良性淋巴结增生）、假性淋巴瘤、淋巴瘤、霍奇金病；罕见血小板减少（表现为出血或瘀斑等）、再生障碍性贫血。④心血管系统，静注过快易致房室传导阻滞，低血压，心动过缓，甚至心搏骤停、呼吸抑制。有引起结节性动脉周围炎的报道。⑤皮肤常有皮疹反应，包括红斑、荨麻疹、痤疮、麻疹样反应，有时伴发热；还可导致脱发、面部皮肤粗糙、嘴唇增厚；少见但较严重的有剥脱性皮炎、重症多形性红斑（Stevens-Johnson syndrome）、中毒性表皮坏死松解；罕见血清病。⑥骨骼系统，罕见骨折、骨质异常或生长缓慢（维生素 D 和钙代谢紊乱）。⑦泌尿生殖系统，可引起尿色发暗，引起中毒性肾损害（包括间质性肾炎、肾病综合征及肾衰竭）。⑧其他有引起系统性红斑狼疮和致癌的报道。

药物过量： 最常见的症状和体征是眼球震颤和共济失调。更高血药浓度时可更多累及中枢神经系统，导致昏迷。尚可见到视物模糊、复视、笨拙、行走不稳、步态蹒跚、精神紊乱，严重的眩晕或嗜睡、幻觉、恶心、语言不清等。

（彭　健　赵建中　宁可永　光红梅）

kǎmǎxīpíng

卡马西平（Carbamazepine） 抗癫痫药。CAS 号 298-46-4，分子式 $C_{15}H_{12}N_2O$。临床用于治疗癫痫部分性发作、原发性或继发性全身强直-阵挛发作和混合型癫痫发作，预防和治疗躁狂抑郁症，由多发性硬化症引起的三叉神经痛，原发性三叉神经痛等，神经源性尿崩症、酒精依赖的戒断。暴露途径为口服。

毒作用机制 卡马西平过量服用时是强的致惊厥剂。毒作用机制尚不清楚。卡马西平结构与抗抑郁药环丙咪嗪相关，过量服用时能影响心血管系统的钠离子通道。

实验毒理资料 ①急性毒性：LD_{50}，大鼠经口给药为 1957mg/kg，皮下注射给药为 >1500mg/kg；小鼠经口给药为 529mg/kg，皮下注射为 >1g/kg，家兔经口给药为 2680mg/kg，犬经口给药为 5620mg/kg。②生殖毒性：致畸试验中，大鼠给予此药 250mg/kg 时，2/135 只仔鼠见肋骨弯曲，剂量达 650mg/kg 时，4/119 只仔鼠见其他畸形。围产期试验中，母鼠给药 200mg/kg 时，哺乳期仔鼠体重增长缓慢。③遗传毒性：细菌和哺乳动物遗传毒性研究结果为阴性。④致癌性：SD 大鼠连续 2 年给予 25mg/（kg·d）、75mg/（kg·d）和 250mg/（kg·d）时（按体表面积折算，低剂量约为人每天最高用药剂量的 0.2 倍），雌鼠肝细胞肿瘤和雄鼠良性睾丸间质细胞瘤的发生率呈剂量依赖性增加。

人体资料 药动学：①口服吸收缓慢且不规则。血清达峰时间混悬液为 1.5 小时，片剂为 4～5 小时，生物利用度为 58%～85%。②蛋白结合率为 75%～90%，可以迅速分布至全身组织，分布容积为 0.8～1.9L/kg，能通过胎盘，可以经乳汁分泌。③通过肝 CYP3A4 代谢为活性的环氧化物，可诱导肝酶自身代谢。代谢产物的药理活性与原型药相似，能够导致神经毒性。④经尿液 72%（1%～3% 原型）、粪便（28%）排泄。单次服药的半衰期为 18～65 小时，长期服药诱发药物代谢酶，半衰期降为 8～17 小时。

药物不良反应：较常见的不良反应有视物模糊或复视；少见的不良反应有过敏反应、重症多形性红斑（Stevens-Johnson syndrome）综合征、行为改变、抗利尿激素分泌异常综合征、精神混乱、不安、持续头痛、严重恶心呕吐、异常嗜睡、无力、系统性红斑狼疮样综合征；罕见的不良反应有腺体瘤或淋巴结病、心律失常或心脏房室传导阻滞或心动过缓、骨髓抑制、中枢神经系统中毒、过敏性肝炎、低血钙症、

骨质疏松、肾毒性或急性肾功能衰竭、感觉减退或周围神经炎、急性尿紫质病、栓塞性脉管炎。美国食品与药品管理局对此药的妊娠安全性分级为 D 级。

药物过量：急性中毒常在摄入后 1～3 小时发生。严重的并发症包括昏迷和呼吸衰竭。尚可见神经肌肉症状如不安、肌肉抽动、震颤、舞蹈样动作、角弓反张、瞳孔散大、眼球震颤、轮替运动不能、精神运动性紊乱、辨距不良、反射异常由高转低等为主，还有惊厥、剧烈眩晕或嗜睡、呼吸不规则、变慢或浅、异常心跳增快、高或低血压、休克和传导障碍等心血管症状由轻转重。实验室检查可提示白细胞增多或减少，出现尿糖和脑电节律紊乱。药物过量尚可引起肝毒性，导致低钠血症、高血糖症和血清肝药酶的一过性升高。

（彭　健　赵建中　宁可永　光红梅）

yǐhǔ'àn

乙琥胺（Ethosuximide）抗癫痫药。CAS 号 77-67-8，分子式 $C_7H_{11}NO_2$。临床用于治疗癫痫典型失神发作。

毒作用机制 乙琥胺通过提高癫痫发作阈值，抑制皮质棘慢复合波发放。有效阻断 T 型钙通道，调节细胞膜兴奋功能，抑制运动皮质的神经传递。

实验毒理资料 ①急性毒性：LD_{50}，大鼠经口给药为 1950mg/kg，小鼠经口给药为 1530mg/kg，静脉注射分别为 780mg/kg 和 1070mg/kg。②重复给药毒性：大鼠经口给药 26 周，未观察到有害效应的水平（NOAEL）为 676mg/（kg·d），未发现靶器官。小鼠经口给药 1 年，观察到有害效应的最低水平（LOAEL）为 136mg/（kg·d），肝；犬经口给药

3 个月，LOAEL 为 100mg/（kg·d），靶器官为肝；犬经口给药 26 周，NOAEL 为 100mg/（kg·d），未发现靶器官；猴经口给药 26 周，NOAEL 为 200mg/（kg·d），未发现靶器官。③生殖毒性：大鼠，观察到效应的最低水平（LOEL）为 60mg/（kg·d），有致畸性；大鼠经口给药 2 代生殖毒性试验，LOAEL 为 0.2%，无致畸性，有胚胎毒性；小鼠经口给药，LOAEL 为 60mg/（kg·d），有致畸性。围产期试验，小鼠经口给药 NOAEL 为 50mg/ml，有胚胎毒性、发育毒性。④遗传毒性：体外人类细胞遗传学试验阴性；体内小鼠骨髓微核试验阳性。

人体资料 药动学：口服易吸收。生物利用度近 100%，分布到除脂肪以外的全身各组织。血浆蛋白结合不明显（<10%），可通过血-脑屏障。t_{max} 为 2～4 小时（成年人）、3～7 小时（儿童）。有效治疗血浓度为 40～100μg/ml（350～700μmol/L）。成年人分布容积为 0.65L/kg，$t_{1/2}$ 为 50～60 小时（成年人）、30～36 小时（儿童）。在肝内代谢，20% 以原型药物从肾排出，其余部分均以代谢产物排出。

药物不良反应：①较常见的有食欲减退、呃逆、恶心、呕吐和胃部不适；亦可见头昏头痛、眩晕、嗜睡、易激惹或疲乏。②较少见的有行为或精神状态改变、皮疹、咽喉疼痛、发热、粒细胞减少、淋巴结肿大、血小板减少和瘀斑。

（彭　健　赵建中　宁可永　光红梅）

bǐngwùsuānnà

丙戊酸钠（Sodium Valproate）抗癫痫药。CAS 号 1069-66-5，分子式 $C_8H_{15}NaO_2$。广谱抗癫痫药，为癫痫全面性发作的首选药之一，

也可用于部分性发作、伦诺克斯-加斯多综合征（Lennox-Gastaut syndrome）及热性惊厥，也用于偏头痛及双相情感障碍。

毒作用机制　尚未阐明，可能与使脑内抑制性神经递质 γ-氨基丁酸（GABA）的浓度升高有关。另外丙戊酸钠作用于突触后加强 GABA 的抑制作用，对神经细胞膜的作用则尚未完全阐明，可能直接作用于钾通道。

实验毒理资料　①急性毒性：LD_{50} 经口给药，大鼠 980mg/kg，小鼠 300mg/kg，兔 3200mg/kg。②重复给药毒性：大鼠 3 个月给以 270mg/（kg·d）或犬 12 个月给以 90mg/（kg·d），没有明显的毒性作用。在较高的剂量 256～568μg/ml（1.78～3.94mmol/L），观察到镇静、共济失调和组织病理学效应（睾丸萎缩和淋巴组织减少）。③生殖毒性：在高剂量可引起成年雄性大鼠的曲细精管上皮萎缩，损害精子的生成，导致睾丸重量减轻，并损害雌性大鼠的子代。在大鼠和小鼠的生殖试验中已观察到对胎鼠的有害影响。④遗传毒性：尚无致突变的证据。⑤致癌性：在 2 年的大鼠和慢性小鼠研究中，剂量为 0、80mg/（kg·d）、160mg/（kg·d），雄性大鼠高剂量组皮下纤维肉瘤的发生率增加，雄性小鼠有剂量相关的肺良性腺瘤的发生率增加的趋势。

人体资料　药动学：①口服吸收快而完全，血清达峰时间为 1～4 小时，肠溶片则为 3～4 小时，生物利用度近 100%。②蛋白结合（剂量依赖性）为 80%～90%，分布容积为 0.1～0.4L/kg，可通过血-脑屏障，可通过胎盘，也可从乳汁分泌。③通过广泛肝葡萄糖醛酸结合和线粒体 β-氧化。

剂量和总的丙戊酸钠的浓度之间的关系呈非线性；浓度不随剂量按比例增加，这一定程度上与血浆蛋白结合的饱和有关。未结合药物的动力学呈线性。④经尿液（30%～50% 为葡萄糖醛酸结合物，3% 以原型药物）排泄，少量随粪便排出。

药物不良反应　①神经系统，可见共济失调、无力、异常运动、生理震颤增加、面部及肢体抽搐，偶见中枢过度兴奋症状、失眠；偶可引起继发性全身性抽搐发作。②消化系统，常见食欲减退、恶心、呕吐、胃痛及腹泻，但继续治疗则症状减轻。有发生急性胰腺炎、肝功能不全的报道。少量患者甚至出现肝衰竭而致死亡。③血液系统，偶见皮下出血、贫血、白细胞减少或全血细胞减少。④内分泌/代谢，可见食欲亢进、体重增加。有发生高甘氨酸血症和高甘氨酸尿症的报道。个别有急性间歇性卟啉症的患者服用此药后可导致急性卟啉症发作。偶见低血糖、瑞氏样综合征（Reye-like syndrome）。⑤泌尿/生殖系统，可见闭经或月经失调。⑥皮肤，少见过敏性皮疹，偶见暂时性脱发。⑦耳，偶发可逆或不可逆的听力丧失，但与此药的因果关系尚未明确。

（彭健　赵建中　宁可永　光红梅）

kǎzuǒshuāngduōbā

卡左双多巴（Carbidopa and Levodopa）　抗帕金森病药。CAS 号 38821-49-7 和 59-92-7，分子式 $C_{10}H_{14}N_2O_4 \cdot H_2O$ 和 $C_9H_{11}NO_4$。此品中卡比多巴与左旋多巴的比例为 1:4。卡左双多巴临床用于帕金森病的治疗，也用于对以前用过左旋多巴/脱羧酶抑制剂复方制剂或单用左旋多巴治疗有剂末恶化（"渐弱"现

象）、峰剂量运动障碍、运动不能等特征的运动失调，或有类似短时间运动障碍现象的患者。暴露途径为口服。

毒作用机制　左旋多巴为多巴胺前体，卡比多巴为外周脱羧酶抑制剂。卡比多巴可减少左旋多巴在外周脱羧，小剂量左旋多巴即可达到有效的脑多巴胺浓度，并可减轻左旋多巴的外周不良反应（尤其是胃肠道症状），但中枢神经系统的某些不良反应（如多动症及精神症状）可提早出现。

实验毒理资料　①急性毒性：LD_{50}，卡比多巴大鼠经口给药为 4810mg/kg、皮下注射为 3428mg/kg；小鼠经口给药为 1750mg/kg、静脉注射为 519mg/kg；左旋多巴大鼠经口给药为 1780mg/kg、静脉注射 >100mg/kg。小鼠经口给药为 2363mg/kg、静脉注射为 450mg/kg，家兔经口给药为 609mg/kg。②生殖毒性：经口给药 30mg/kg、60mg/kg、120mg/kg，对于大鼠的交配能力、生育力和仔代存活率没有影响，最高剂量可引起雄性大鼠体重降低。120mg/kg 卡比多巴对小鼠和家兔没有致畸作用。7 倍人用最大推荐剂量的左旋多巴可引起家兔内脏畸形。给大鼠约 2 倍人用最大推荐剂量的卡比多巴和 5 倍人用最大推荐剂量的左旋多巴，可引起活胎数降低。从 10 倍或 5 倍到 20 倍或 10 倍人用最大推荐剂量的卡比多巴或左旋多巴，均可引起家兔内脏畸形和骨骼畸形。10mg/kg 或 20mg/kg、10mg/kg 或 50mg/kg、10mg/kg 或 100mg/kg 的卡比多巴或左旋多巴对雄性或雌性大鼠的生育力、仔代的生长和存活率没有影响。③遗传毒性：致突变试验组仅得到可疑的结果。④致癌性：大鼠 96 周致癌试验显示口服

25mg/kg、45mg/kg、135mg/kg 左旋多巴对于大鼠的死亡率和肿瘤发生率没有影响。10mg/kg 或 20mg/kg、10mg/kg 或 50mg/kg、10mg/kg 或 100mg/kg 的卡比多巴或左旋多巴口服给予大鼠 106 周，对于大鼠的死亡率和肿瘤发生率及类型没有影响。

人体资料 药动学：①口服后卡比多巴 40%~70% 被吸收，而左旋多巴在胃中不吸收，但可在小肠吸收。②血浆蛋白结合率约为 36%，卡比多巴分布于肾、肺、小肠和肝等组织，分布量与血浆浓度密切相关，不易透过血-脑屏障，但可通过胎盘。左旋多巴在吸收后可广泛分布于体内各种组织，单用时只有少量（不到 1%）透过血-脑屏障，主要在外周经脱羟酶代谢为多巴胺，而与卡比多巴合用时左旋多巴在外周的代谢受到抑制，进入脑内的量增加。③卡比多巴代谢后 50%~60% 以原型和代谢物两种形式从尿中排出，约 7.5% 由胆汁排出。左旋多巴也主要经肾排泄，半衰期一般为 1~3 小时。

药物不良反应：在中重度患者的临床试验中，控释片常见的不良反应有运动障碍、运动症状波动、"开/关"现象和"冻僵"等；后期还可见如嗜睡、抑郁、记忆力减退、幻觉和痴呆等精神症状；其他还有血压降低、直立性低血压、心律失常、恶心、呕吐、口干、便秘等。

药物过量：引起的主要不良反应由外周产生的多巴胺过多所致。常见的有严重或连续的恶心、呕吐、食欲减退、直立性低血压、异常不随意运动、血压降低、心律失常、精神抑郁、情绪或精神改变、排尿困难等。

（彭　健　宁可永　赵建中　光红梅）

nímòdìpíng
尼莫地平（Nimodipine） 脑血管病用药，双氢吡啶类钙通道阻滞药。CAS 号 66085-59-4，分子式 $C_{21}H_{26}N_2O_7$。尼莫地平临床上主要用于缺血性脑血管疾病、脑供血不足、蛛网膜下腔出血后脑血管痉挛。暴露途径为口服、静脉注射。

毒作用机制 钙通道阻滞药可抑制细胞外的钙离子经电压依赖性钙通道进入细胞内，从而减弱心肌收缩。钙通道阻滞药还可松弛动脉平滑肌，但对静脉床作用很小。

实验毒理资料 ①急性毒性：LD_{50}，大鼠经口给药为 2738mg/kg，腹腔注射为 305mg/kg，皮下注射为 4234mg/kg，静脉注射为 5mg/kg；小鼠经口给药为 940mg/kg，皮下注射为 9500mg/kg，静脉注射为 26.2mg/kg；犬经口给药为 1mg/kg，静脉注射为 4mg/kg；兔经口给药为 5mg/kg，静脉注射为 2.5mg/kg。②重复给药毒性：大鼠经口连续给药 13 周 TDL_0 为 9100mg/kg，出现肝重改变，尿分析、血小板计数改变；大鼠经口连续给药 2 年 TDL_0 为 78840mg/kg，出现液体摄取，膀胱重改变；犬经口连续给药 90 天 TDL_0 为 2700mg/kg，出现泌尿系其他改变。③生殖毒性：给 Wistar 大鼠雄性连续 10 周、雌性从交配前 3 周至孕 7 天经口给药，30mg/(kg·d)，未见对生殖的影响；孕 6~18 天兔灌胃，一个实验发现 1mg/kg 和 10mg/kg 可引起胎仔畸形和短尾发生率升高，但 3mg/kg 未见相似影响；另一个试验发现 1mg/kg 可引起胎仔短尾发生率升高，但在更高剂量未见相似影响。大鼠孕 6~15 天经口 100mg/(kg·d) 给药可出现吸收胎和生长缓慢；大鼠孕

16~20 天或产后 21 天经口给药，30mg/(kg·d)，可见骨骼异常、短尾和死产发生率升高，但未见畸形。④遗传毒性：细菌回复突变试验、微核试验和显性致死性试验均为阴性。⑤致癌性：大鼠经口给药 2 年，发现给尼莫地平 91~121mg/kg，可引起子宫腺癌和睾丸间质细胞腺瘤的发生率增高，但与对照组相比无统计学差异。小鼠经口给药 91 周，未发现致癌作用。

人体资料 药动学：①经口吸收迅速，血清达峰时间约 1 小时，生物利用度为 13%。②蛋白结合率 >95%。③肝广泛代谢，代谢产物活性很弱。④代谢物经胆汁排出（约 80%），有肠肝循环，少部分经尿排泄（约 20%）。消除半衰期 1~2 小时；肾功能不全时延长。

药物不良反应：①造血系统，部分患者发生血小板减少，个别患者血小板数升高。②心血管系统常引起血压下降，与剂量有关。蛛网膜下腔出血者静滴尼莫地平时，5% 发生血压下降，其中有 1% 可能因此而停药。③中枢神经系统，可出现一过性头晕、头痛，或中枢兴奋作用，如活动增加、失眠、心率加快和头痛等。④胃肠道，胃肠不适、胃肠出血；食欲减退、呕吐；静滴或口服均可引起假性肠梗阻，表现为腹胀、肠鸣音减弱。⑤皮肤，可发生皮疹、瘙痒、皮肤刺痛、注射部位静脉炎等。⑥肝，可发生肝损伤。⑦其他，个别患者口服后可出现血糖升高。

药物过量：可见抑郁，腹泻，定向力丧失，牙龈增生，低钠血症，低血压，头晕，肌肉痛，周围血管扩张。

（彭　健　宁可永　赵建中　光红梅）

苯巴比妥钠（Phenobarbital）

bǐnbābǐtuǒnà

巴比妥类镇静催眠药。CAS 号57-30-7，分子式 $C_{12}H_{11}N_2NaO_3$。主要用于失眠症的短期治疗；镇静，用以解除焦虑不安、紧张或恐惧；也用于抗惊厥、癫痫大发作、局限性发作及癫痫持续状态。暴露途径为口服、静脉。

毒作用机制 苯巴比妥钠为长效巴比妥类药。随着剂量的增加，其中枢抑制作用的程度和范围逐渐加深和扩大，相继出现镇静、催眠，直至麻醉，中毒剂量可引起延髓呼吸中枢和血管运动中枢抑制，甚至麻痹死亡。其机制可能是抑制脑干网状结构上行激活系统的传导功能，从而减弱传入冲动对大脑皮质的影响，有利于皮层抑制过程的扩散。

实验毒理资料 ①急性毒性：LD_{50}，大鼠经口给药为150mg/kg，腹腔注射为152mg/kg，皮下注射为195mg/kg，静脉注射为83mg/kg；小鼠经口给药为200mg/kg，腹腔注射为123mg/kg，皮下注射为180mg/kg，静脉注射为226mg/kg；兔经口给药为150mg/kg，腹腔注射为150mg/kg，静脉注射为40mg/kg。②重复给药毒性：大鼠经口连续给药 80 周，TDL_0 为70gm/kg，肝重改变，酶抑制，诱导，肝微粒体混合氧化酶活性改变；大鼠经口，连续给药 6 周的 TDL_0 为 1802mg/kg，出现饲料消耗、肝重改变；小鼠经口，连续给药 6 周的 TDL_0 为 4175mg/kg，出现肝重改变、酶抑制、诱导、肝微粒体混合氧化酶活性改变。③生殖毒性：大鼠孕 7～14 周，TDL_0 为 624mg/kg，植入后死亡率增加；雄大鼠交配前 3 周皮下注射，TDL_0 为 2100mg/kg，出现父体睾丸、附睾、输精管异常；大

鼠孕 9～21 天皮下注射，TDL_0 为 520mg/kg，出现出生存活率、新生鼠行为异常；小鼠孕 6～16 天经口给药，TDL_0 为 660mg/kg，出现中枢神经系统发育异常；小鼠孕 6～16 天经口给药，TDL_0 为 1650mg/kg，出现颅面（包括鼻、舌）发育异常。④遗传毒性：基因突变试验和染色体畸变试验未见一致性结果，但 DNA 损伤或修复试验结果为阴性。⑤致癌性：小鼠 18 个月给予苯巴比妥钠，可见肝良性与恶性肿瘤发生；大鼠终生给予苯巴比妥钠，可见肝良性肿瘤发生，出现时间较晚。p53 杂合子小鼠给予苯巴比妥 26 周，未见肿瘤发生率增加。

人体资料 药动学：①口服此药及肌内注射钠盐均易被吸收。经口为 70%～90%，血清达峰时间为 1～6 小时。②蛋白结合率 20%～45%；分布于各组织与体液中，脑组织内药物浓度最高（但进入脑组织慢）。骨骼肌内药物浓度较高，并能透过胎盘。③在肝脏通过羟基化和葡萄糖醛酸或硫酸盐结合。④经尿液（20%～50% 以其原型）排泄，消除半衰期成年人为 53～140 小时，儿童为 40～70 小时，肝肾功能不全时半衰期延长。

药物不良反应：常见头晕、嗜睡、乏力、关节肌肉疼痛、恶心、呕吐等；少见皮疹、药物热、剥脱性皮炎等过敏反应；可能出现认知障碍、逆行性遗忘；罕见巨幼细胞贫血和骨软化；大剂量可以发生眼球震颤、共济失调和严重的呼吸抑制；长期用药可以发生耐受性及依赖性，且可以导致蓄积中毒。使用剂量是催眠量的 5～10 倍时，可引起中度中毒，10～15 倍时可引起重度中毒，血药浓度高于 80～100µg/ml 时有生

命危险。急性中毒症状为昏睡，进而出现呼吸表浅、通气量大减，最后因呼吸衰竭而死亡。

（彭　健　光红梅　宁可永　赵建中）

地西泮（Diazepam）

dìxīpàn

苯二氮䓬类镇静催眠药。CAS 号 439-14-5，分子式 $C_{16}H_{13}ClN_2O$。临床用于焦虑、镇静催眠，还可用于抗癫痫和抗惊厥；缓解炎症引起的反射性肌肉痉挛等；用于治疗惊恐症、肌紧张性头痛等。

毒作用机制 此品为长效苯二氮䓬类药。苯二氮䓬类为中枢神经系统抑制药，可引起中枢神经系统不同部位的抑制，随着用量的加大，临床表现可自轻度的镇静到催眠甚至昏迷。此类药的作用部位与机制尚未完全阐明，认为可以加强或易化 γ-氨基丁酸（GABA）的抑制性神经递质的作用，GABA 在苯二氮䓬受体相互作用下，主要在中枢神经各个部位，起突触前和突触后的抑制作用。

实验毒理资料 ①急性毒性：LD_{50}，大鼠经口给药为 710mg/kg，静脉注射为 5032mg/kg，腹腔注射为 46.5mg/kg；小鼠经口给药为 48mg/kg，静脉注射为 25mg/kg。②重复给药毒性：小鼠经口给药 6 周，观察到有害效应的最低水平（LOAEL）为 0.5mg/kg，靶器官为男性生殖系统；大鼠经口给药 3 个月，未观察到有害效应的水平（NOAEL）为 100mg/(kg·d)，未发现靶器官；非人类灵长类经口给药 3 个月，LOAEL 为 5mg/(kg·d)，未发现靶器官；犬经口给药 6 个月，LOAEL 为 20mg/(kg·d)，靶器官为肝；大鼠经口给药 6 个月，LOAEL 为 162mg/(kg·d)，靶器官为肾。③生殖毒性：小鼠经口给药，

NOAEL 为 100mg/(kg·d)，有致畸和胎仔毒性；大鼠经口给药，LOAEL 为 100mg/kg，出现胚胎毒性；犬经口给药，无致畸性，NOAEL 为 5mg/(kg·d)；仓鼠腹腔注射，出现致畸性，LOAEL 为 280mg/kg；兔经口给药，无致畸性，NOAEL 为 8mg/kg。④遗传毒性：细菌回复突变试验（大肠埃希菌）为阴性；体外小鼠微核试验阳性；小鼠体内染色体畸变试验阴性；小鼠体内微核试验阴性；大鼠体内直接 DNA 损伤阴性。⑤致癌性：大鼠给药 2 年，出现肝肿瘤；小鼠给药 2 年，无致癌性；仓鼠给药 2 年，无致癌性；雄性小鼠经口给药 80 周，LOAEL 为 75mg/(kg·d)，出现恶性肿瘤。国际癌症研究机构（IARC）分类为 3 类。

人体资料 药动学：①口服吸收 85%~100%，比肌内注射可靠。②蛋白结合率为 98%。有肠肝循环，长期用药有蓄积作用。③代谢主要在肝。代谢产物有去甲地西泮、去甲羟地西泮等，亦有不同程度的药理活性。④经肾排泄。消除半衰期，原型药物为 20~50 小时，主要活性代谢物即脱甲基地西泮为 50~100 小时。

药物不良反应：①常见的有嗜睡、头昏、乏力等，大剂量可有共济失调、震颤。②罕见的有皮疹、白细胞减少。③个别患者发生兴奋，多语，睡眠障碍，甚至幻觉。停药后，上述症状很快消失。④长期连续用药可产生依赖性和成瘾性，停药可能发生撤药症状，表现为激动或忧郁。美国食品与药品管理局妊娠用药危险 D 类。

药物过量：可见共济失调，认知功能障碍，昏迷，神志不清，构音障碍，呼吸困难，嗜酸性粒

细胞增多，锥体外系反应，男子乳房发育，呃逆，反射降低，低血压，低体温，黄疸，记忆力减退，肌红蛋白尿，眼球震颤，肾功能衰竭，呼吸抑制，横纹肌溶解症，言语不清，嗜睡，血小板减少症。

（彭 健 光红梅 宁可永 赵建中）

àisīzuǒpǐkèlóng

艾司佐匹克隆（Eszopiclone）

镇静催眠药。又称右佐匹克隆。CAS 号 138729-47-2，分子式 $C_{17}H_{17}C_1N_6O_3$。临床用于治疗失眠。暴露途径为口服。

毒作用机制 催眠作用的确切机制尚不清楚，认为是作用于与苯二氮䓬受体偶联的 γ-氨基丁酸（GABA）受体复合物所致。

实验毒理资料 ①急性毒性：LD_{50}，大鼠经口给药 1.8g/kg，腹腔注射为 1.02g/kg；小鼠经口给药为 2.2g/kg，腹腔注射为 1.42g/kg。②生殖毒性：大鼠经口给药，未观察到有害效应的水平（NOAEL）为 5mg/(kg·d)，按 mg/m² 推算，相当于人最大推荐剂量的 16 倍；毒性表现包括生育力降低，动情周期异常，精子数量与活动度降低、形态异常，精子数增加、着床前丢失增加。妊娠家兔经口给药 NOAEL 为 16mg/(kg·d)，按 mg/m² 推算相当于人最大推荐剂量的 100 倍。妊娠大鼠经口给药，可见胎仔重量轻微降低，发育迟缓，NOAEL 为 62.5mg/(kg·d)。大鼠妊娠与哺乳期经口给药，着床后丢失增加，幼仔体重与存活率降低，幼仔惊吓反应增强，最低毒性剂量 60mg/(kg·d)。③遗传毒性：小鼠淋巴瘤细胞染色体畸变试验阳性，细菌回复突变试验、程序外 DNA 合成试验、小鼠微核试验均为阴性。代谢产物 (S)-N-脱甲基-佐匹克隆 CHO 细

胞、人淋巴细胞染色体畸变试验阳性。④致癌性：大鼠经口给药未见肿瘤发生率增加，其最高剂量为 16mg/(kg·d)，血浆水平为人最大推荐剂量血浆水平的 80 倍（雌性）和 20 倍（雄性）。CD-1 小鼠经口给药达 100mg/(kg·d)，未见肺与皮肤肿瘤等发生率增加。p53 转基因小鼠经口给药剂量达 300mg/(kg·d)，未见肿瘤发生率明显增加。经饲料给予消旋佐匹克隆，大鼠的乳腺癌、甲状腺瘤/癌发生率增加；小鼠的肝肿瘤、皮肤纤维瘤与肉瘤发生率增加。

人体资料 药动学：①经口吸收迅速，约 1 小时达峰，终末半衰期约 6 小时。②血浆蛋白结合率为 52%~59%。分布至全身，分布容积为 100L。无蓄积作用。③经 CYP3A4/CYP2E1 氧化与去甲基化代谢，生成 N-氧化右佐匹克隆与 N-去甲基右佐匹克隆，前者与 GABA 受体结合不紧密，后者与 GABA 受体结合率远低于艾司佐匹克隆。④与佐匹克隆相似，小于 10% 口服剂量的原型药物从尿中消除。

药物不良反应：包括口干、眩晕、幻觉、感染、皮疹、味觉异常等。老年患者中与剂量相关的副反应包括疼痛、口干、味觉异常，其中味觉异常与剂量相关性最为明显；可引起运动损伤，认知能力损伤，意识损伤的程度从嗜睡到昏迷不醒等。

（彭 健 光红梅 赵建中）

mǐduōjūn

米多君（Midodrine）

CAS 号 43218-56-0，分子式 $C_{12}H_{18}N_2O_4$·HCl。主要用于伴有临床症状的直立性低血压；女性压力性尿失禁的辅助治疗。暴露途径为口服。

毒作用机制 米多君是前体药，经酶促水解为有活性的脱甘

氨酸米多君。脱甘氨酸米多君选择性刺激外周 α_1-肾上腺素能受体，使小静脉、小动脉收缩，引起收缩压和舒张压升高，并出现反射性心动过缓。脱甘氨酸米多君可导致心输出量和肾血流量的轻度减少。此药对心肌 β 肾上腺素能受体无作用。该药还可使膀胱内括约肌张力增高，导致排尿延迟。

实验毒理资料 ①急性毒性：LD_{50}，大鼠经口给药为 30～50mg/kg，静脉注射为 18200μg/kg；小鼠经口给药为 675mg/kg，静脉注射为 56200μg/kg；犬经口给药为 150mg/kg。②重复给药毒性：大鼠和犬长期重复给药，给药剂量相当于人体最大治疗量 12～15 倍（按 mg/kg 计），可见大鼠肾变性，大鼠和犬肝病理改变。③生殖毒性：在人最大治疗剂量约 50 倍时，大鼠和家兔发生胚胎着床后流产。除了雄性大鼠死亡率明显增加，未见雄性大鼠生育力明显异常，尚未有盐酸米多君对雌性大鼠生育力影响的试验数据。④遗传毒性：未见盐酸米多君的遗传毒性试验证据。⑤致癌性：小鼠和大鼠口服给药剂量为人体最大推荐剂量3～4 倍，未见致癌性。

人体资料 药动学：①口服吸收快速完全。血清达峰时间，脱甘氨酸米多君为 1～2 小时，米多君为 30 分钟；脱甘氨酸米多君生物利用度93%。②蛋白结合率很低，脱甘氨酸米多君分布容积＜1.6L/kg；难以跨膜（如血-脑屏障）。③米多君是前体药，经肝、许多组织和血浆代谢生成脱甘氨酸米多君（活性物）。④尿液（2%～4%）消除半衰期，脱甘氨酸米多君为 3～4 小时，米多君为 25 分钟。

药物不良反应：有血压升高、寒战、皮疹、心律失常，剂量较大时可导致反射性心动过缓、竖毛反应、尿不尽感。严重不良反应为卧位收缩压超过 200mmHg。治疗时须定时监测卧位、坐位和立位血压。

（彭 健 宁可永 赵建中）

kàngjīngshénzhàng'àiyào

抗精神障碍药（psychotherapeutic agents） 以中枢神经系统为靶器官，治疗精神障碍疾病的药物。包括抗精神病药、抗躁狂症药、抗抑郁症药和抗焦虑药。

抗精神病药：又称神经安定药，主要用于治疗精神分裂症及其他精神失常的躁狂症状。该类药物大多是强效多巴胺受体拮抗剂，主要有吩噻嗪类（如氯丙嗪、奋乃静、氟奋乃静、三氟拉嗪、硫利达嗪、哌泊噻嗪）、硫杂蒽类（如氯普噻吨、氟哌噻吨）、丁酰苯类（如氟哌啶醇、氟哌利多、匹莫齐特）、其他（如氯氮平、五氟利多、奥氮平、舒必利、利培酮）等。

抗躁狂症药：碳酸锂。上述抗精神病药和某些抗癫痫药（如卡马西平、丙戊酸钠）也有效。

抗抑郁症药：包括三环类（丙米嗪、阿米替林、氯米帕明、多塞平）、选择性去甲肾上腺素摄取抑制剂（地昔帕明、马普替林、去甲替林）、5-羟色胺再摄取抑制剂（氟西汀、帕罗西汀、舍曲林）、其他（曲唑酮、米安色林、米氮平）。

抗焦虑症药：常用药物有苯二氮䓬类、抗抑郁药等，如地西泮（安定）、硝西泮（硝基安定）、氯硝西泮、氟西泮（氟安定）、劳拉西泮、艾司唑仑（舒乐安定）、阿普唑仑、丁螺环酮。

（陈易新 刘 巍）

lǜbǐngqín

氯丙嗪（Chlorpromazine） 吩噻嗪类抗精神病药。CAS 号 50-53-3，分子式 $C_{17}H_{19}ClN_2S$。临床主要用于精神分裂症，对兴奋躁动、幻觉妄想、思维障碍及行为紊乱等有较好的疗效；亦可止吐。

毒作用机制 阻断脑中突触后边缘多巴胺受体，表现强的 α-肾上腺素能阻断效应和抑制下丘脑和垂体激素的释放；较强的抗胆碱能效应。毒理学作用是因阻断黑质-纹状体通路的多巴胺受体产生锥体外系不良反应；因阻断了结节-漏斗通路多巴胺受体产生内分泌紊乱；镇静安定作用则与阻断网状结构上行激活系统的 α 肾上腺素受体有关。阻断外周胆碱能 M 受体可致口干、便秘等；阻断 α 肾上腺素受体可导致低血压。中毒性肝炎、肝内胆汁淤积、粒细胞减少、血小板减少及光敏性皮炎等与过敏反应有关。

实验毒理资料 ①急性毒性：LD_{50}，大鼠经口给药为 142mg/kg，腹腔注射为 137mg/kg，皮下注射为 75mg/kg，静脉注射为 23mg/kg，LC_{50} 2 小时为 209mg/m³；小鼠经口给药为 135mg/kg，腹腔注射为 14mg/kg，皮下注射为 33mg/kg，静脉注射为 16mg/kg，LC_{50} 2 小时为 209mg/m³；犬经口给药为 250mg/kg，皮下注射 ＞20mg/kg，静脉注射为 30mg/kg。②此药具有光毒性和光致敏性。③重复给药毒性：大鼠经口连续给药15 周，TDL_0 为 210mg/kg，脑、呼吸系统；大鼠经口 TDL_0 为 3040mg/kg，给药 22 周时，心电图改变，心率增加；大鼠经口 TDL_0 为 1060mg/kg，给药 17 周时，视网膜改变（色素沉着，视网膜炎）；大鼠经口 TDL_0 为 184mg/kg，给药 92 天时，心脏、脂肪肝、脾改变。④生殖和发育毒性：大鼠孕 6 ~ 15 天经口给药，TDL_0 为 30mg/kg，生长迟缓，新生鼠行为异常；大鼠孕 13 天经口给药，TDL_0 为 119mg/kg，生长迟缓，胎鼠死亡；小鼠孕 1 ~ 21 天经口给药，TDL_0 为 336mg/kg，新生鼠生化和代谢改变，其他效应；小鼠孕 1 ~ 28 天经口给药，TDL_0 为 448mg/kg，影响分娩和窝大小；小鼠孕后 10 天经口给药，TDL_0 为 50mg/kg，胎体毒性（生长迟缓），胎体死亡，颅面异常（包括鼻和舌）；小鼠孕后 8 天经口给药，TDL_0 为 50mg/kg，胎体毒性（生长迟缓），胎体死亡，颅面异常（包括鼻和舌），中枢神经系统、眼/耳异常；兔孕后 27 ~ 30 天皮下注射，TDL_0 为 40mg/kg，幼仔哺乳成活率，生化和代谢改变。致畸性可疑。⑤细菌回复突变试验和大肠埃希菌，阴性或阳性；人淋巴细胞染色体畸变和姐妹染色单体交换试验，阳性；V79 细胞致突变试验，阴性。

人体资料 药动学：①口服吸收好，1 ~ 3 小时达血药浓度峰值。有首过消除，生物利用度为 20%。②血浆蛋白结合率 90% 以上。分布容积为 20L/kg，易透过血-脑屏障，颅内药物浓度高 4 ~ 5 倍。可穿过胎盘，并进入母乳。③经肝广泛代谢为活性和非活性的产物。④主要以代谢物形式从尿和粪便中排出。半衰期，双相，初始为 2 小时；终末为 30 小时。

药物不良反应：①常见口干、上腹不适、食欲减退、乏力及嗜睡。②可引起直立性低血压、心悸或心电图改变。③可出现锥体外系反应，如震颤、僵直、流涎、运动迟缓、静坐不能、急性肌张力障碍。④长期大量服药可引起迟发性运动障碍。⑤可引起血浆中泌乳素浓度增加，可能有关的

症状为溢乳、男子女性化乳房、月经失调、闭经。⑥可引起中毒性肝损害或阻塞性黄疸。⑦少见骨髓抑制。⑧偶可引起癫痫、过敏性皮疹或剥脱性皮炎及恶性综合征。

过量服用可导致中毒症状：①表情淡漠、烦躁不安、吵闹不停、昏睡，严重时可出现昏迷。②严重锥体外系反应。③心血管系统，心悸，四肢发冷，血压下降，直立性低血压，持续性低血压休克，并可导致房室传导阻滞及室性早搏，甚至心跳骤停。

药物过量：可见异常不随意肌运动，食欲增加，昏迷，角膜微粒沉着，深睡眠，精神错乱，射精障碍，锥体外系反应，多毛症，高泌乳素血症，高热，低血糖，低血压或高血压，低体温，阳痿，黄疸，重症肌无力，抗精神病药物恶性症候群，夜间恐惧，帕金森样症状，光敏感，中毒性表皮坏死，QT 间期延长，尿变色（粉红色，红色，红褐色），视觉颜色变化（呈棕色，黄色色调）。美国食品与药品管理局规定其为妊娠用药危险为 C 类。

（陈易新 刘 巍）

fúpàidìngchún

氟哌啶醇（Haloperidol） 丁酰苯类抗精神分裂药。CAS 号 52-86-8，分子式 $C_{21}H_{23}ClFNO_2$。临床用于精神分裂症、躁狂症等，也用于治疗儿童抽动-秽语综合征。

毒作用机制 氟哌啶醇与吩噻嗪类抗精神分裂药类似。中脑边缘多巴胺系统竞争性阻断突触后多巴胺受体，抑制大脑皮层和下丘脑，锥体外系反应强，而镇静作用、α 受体和 M 受体阻断作用较弱。

实验毒理资料 ①急性毒性：大鼠经口给药，LD_{50} 为 128mg/kg，

大鼠皮下注射，观察到有害效应的最低水平（LOAEL）为 1mg/kg。②重复给药毒性：大鼠经口给药 13 周，未观察到有害效应的水平（NOAEL）为 10mg/kg，未发现靶器官。犬 6 个月，观察到效应的最低水平（LOEL）为 2mg/kg，影响中枢神经系统（CNS）；大鼠 1 年，LOEL 为 10mg/kg，CNS；大鼠经口给药 80 周，LOEL 为 0.34 ~ 1.11mg/kg，CNS。③生殖和发育毒性：大鼠口服，LOAEL 为 0.5 ~ 5mg/kg，出现发育毒性、胎仔毒性，影响生育力；小鼠腹腔，LOAEL 为 0.5 ~ 5mg/kg，出现发育毒性、胎仔毒性，影响生育力；大鼠口服，LOAEL 为 30mg/(kg·d)，影响生育力。④发育毒性：大鼠口服，LOAEL 为 15mg/kg，出现发育毒性；大鼠口服，LOAEL 为 0.5 ~ 5mg/kg，导致畸胎，胎仔毒性以人类最大剂量 2 ~ 20 倍氟哌啶醇经口或肠外途径给予啮齿动物，显示吸收胎率增加，生育能力下降，分娩延迟和仔鼠死亡。在此剂量范围内在大鼠、兔、犬无致畸作用，但于 15 倍人类最大剂量在小鼠观察到腭裂。此是对应激或营养失衡及各种药物的非特异性反应，并没有任何证据表明此现象可预测对人的危险性。⑤遗传毒性：细菌回复突变试验、大鼠姐妹染色单体交换试验、大鼠哺乳动物细胞致突变性试验阳性。⑥致癌性：大鼠口服 2 年，未观察到效应的水平（NOEL）为 5mg/(kg·d)，无致癌性；雌性小鼠口服 2 年，LOEL 为 1.25mg/(kg·d)，有乳腺肿瘤；雌性小鼠口服 2 年，LOEL 为 5mg/(kg·d)，有内分泌系统、乳腺肿瘤。

人体资料 药动学：①口服吸收 70%，血药达峰时间口服为

3~6 小时，肌内注射为 10~20 分钟，②蛋白结合率为 90%。分布广泛，大量分布于肝，小量分布于骨骼肌，可以通过血-脑屏障，并且通过胎盘和进入母乳。③经肝代谢为非活性产物。④经尿（5 天内排泄 33%~40% 代谢物）、粪便（15%）排泄。消除半衰期为 20 小时。

药物不良反应：①以锥体外系反应为最常见，发生率与剂量呈正相关。可见颈部与上、下肢肌肉僵直；双手或手指震颤或发抖；头面部、口部或颈部抽动；不停地踱步。②比较少见的有排尿困难、直立性低血压、头昏、晕眩、有轻飘或晕倒感、迟发性运动障碍（早期表现为舌在口中转动）及皮疹等。③罕见的有粒细胞减少、咽部疼痛和发热和黄疸。④少数患者可以引起药源性抑郁。

药物过量：可见易激怒，脱发，心律失常，心动过缓，舞蹈病，神志不清，深度睡眠，老年痴呆症，定向力障碍，口干，吞咽困难，肌张力障碍的反应，射精障碍；锥体外系反应，发热，男性乳房发育症，高血糖，高泌乳素血症，反射亢进，高热，低血糖，低血钾症，色素减退的头发，低温，阳痿，哺乳期，记忆力减退，抗精神病药物恶性综合征，重症肌无力，帕金森症状，眼睑下垂，肺水肿，QT 间期延长，尿变色（粉红色、红色、红褐色）。

（陈易新 刘巍）

lǜdānpíng

氯氮平（Leponex） 苯二氮杂草类抗精神病药。CAS 号 5786-21-0，分子式 $C_{18}H_{19}ClN_4$。临床用于急性与慢性精神分裂症的各个亚型，对幻觉妄想型、青春型效果

好，也可以减轻与精神分裂症有关的情感症状。

毒作用机制 二苯二氮杂草类结构；阻断多巴胺受体。类抗精神病药。对脑内 5-羟色胺（5-HT）2A 受体和多巴胺（DA）1 受体的阻滞作用较强，对 DA4 受体的也有阻滞作用，对 DA2 受体的阻滞作用较弱；此外，还有抗胆碱（M1）、抗组胺（H1）及抗 α 肾上腺素受体作用，极少见锥体外系反应，一般不引起血中泌乳素增高；能直接抑制脑干网状结构上行激活系统，具有强大镇静催眠作用。

实验毒理资料 ①急性毒性：在小鼠、大鼠、豚鼠急性毒性研究，经口给药 LD_{50} 在 190~681mg/kg。犬经口给药 LD_{50} 为 145mg/kg；过量的迹象包括肌肉震颤、攻击行为和呕吐。②重复给药毒性：大鼠 900mg/kg，给药 30 天时，肝重量改变，体重或体重增重降低；大鼠经口 TDL_0 为 3650mg/kg，给药 1 年时，嗜睡、肝改变、体重或体重增重降低；犬经口 TDL_0 为 6320mg/kg，给药 52 周时，流泪、嗜睡、唾液腺结构功能改变；猴经口 TDL_0 为 14560mg/kg，给药 2 年时，上睑下垂、嗜睡、心脏改变。③生殖和发育毒性：在大鼠或兔，氯氮平未显示胚胎毒性或致畸性。在雄性大鼠交配前给予 70 天，生育能力并没有受到影响。在雌性大鼠交配前 70 天经口给予氯氮平并没有影响生育能力，以及仔代出生前后的发育。当妊娠后期和哺乳期间大鼠经口给予氯氮平，剂量达 40mg/kg，哺乳期仔鼠存活率降低，并有多动表现。然而，对断奶后的仔鼠的发展没有持久的影响。④遗传毒性：致基因突变，染色体畸变和原发性 DNA

损伤的体外致突变试验组合的研究中，氯氮平和（或）它的代谢产物缺乏遗传毒性。在体内研究（小鼠骨髓微核试验）未观察到致断裂剂活性。⑤致癌性：SD 大鼠喂饲 24 个月，最大耐受剂量为 35mg/(kg·d)，没有发现氯氮平的潜在致癌性。同样，在两个 Charles River 小鼠 78 周的饲喂研究中，均没有证据表明的致癌性，在第一项研究中，给予经口剂量分别为雄性高达 64mg/kg，雌性高达 75mg/kg；在第二项研究中，雌雄两性的药物摄入量为 61mg/(kg·d)。

人体资料 药动学：①吸收迅速，达峰时间为 2.5 小时（1~6 小时），生物利用度为 12%~81%（不受食物影响），有首过消除。②分布容积为 4.04~13.78L/kg，蛋白结合率为 97%，与血清蛋白结合。可通过血-脑屏障，并进入乳汁。③广泛肝代谢生成活性有限或无活性的代谢物。④经尿液（0~50%）和粪便（30%）和少量原型排泄，消除半衰期平均 9 小时（3.6~14.3 小时）。

药物不良反应：①镇静作用强和抗胆碱能不良反应较多，常见有头晕、无力、嗜睡、多汗、流涎、恶心、呕吐、口干、便秘、直立性低血压、心动过速。②常见食欲增加和体重增加。③可引起心电图异常改变，可引起脑电图改变或癫痫发作。④可引起血糖增高。⑤严重不良反应为粒细胞缺乏症及继发性感染。

药物过量：可见易激惹，共济失调，昏迷，认知功能障碍，精神错乱，定向力障碍，遗尿，嗜酸性粒细胞增多；锥体外系反应，肌束颤动，高血压，低血糖，低血压，低渗，阳痿，排尿无力，肌阵挛，恶心，抗精神病药物恶

性综合征，眼球震颤，帕金森样症状，流涎，抽搐，斜颈，呕吐。美国食品与药品管理局规定其为妊娠用药危险 B 类。

（陈易新 刘巍）

bǐngmǐqín

丙米嗪（Imipramine） 三环类抗抑郁药。CAS 号 113-52-0，分子式 $C_{19}H_{25}ClN_2$。临床用于各种抑郁症，也可用于小儿多动症。

毒作用机制 丙米嗪通过抑制神经元突触前膜再摄取，增加中枢神经系统的突触 5-羟色胺、去甲肾上腺素和（或）多巴胺的浓度，外周 α 受体阻断剂可能导致低血压（直立性）。

实验毒理资料 ①急性毒性：经口给药 LD_{50}，小鼠为 2185mg/kg，大鼠雌性为 1142mg/kg，雄性为 1807mg/kg，兔为 1016mg/kg；犬呕吐的 ED_{50} 为 693mg/kg。②重复给药毒性：两项在犬 3 个月的研究，提供了对睾丸损害的证据，但仅在最高剂量水平，即 90mg/kg（人类最大剂量的 10 倍）。组织病理学检查结果包括了一系列的退行性改变，包括曲细精管完全萎缩，通常伴生精功能障碍。大鼠 3 个月的研究，剂量水平与犬的研究相似，病理组织学检查没有证实对睾丸的损害效应。③生殖和发育毒性：丙米嗪的双羟萘酸酯经口给以 28 周的雄性和雌性大鼠（经过 2 个繁殖周期）在 15mg/(kg·d) 和 40mg/(kg·d)（相当于人类最大剂量到 2.5 倍和 7 倍），尸体检查未发现可能与药物相关的异常。对第二窝幼鼠的体解剖同样没有发现器官或组织的病理变化，但是，在药物处理组两次交配的平均产仔数有减少和在雌雄高剂量组及在雌性低剂量组养育的仔鼠有显著的生长抑制。第二窝高剂量组的幼体哺乳

期存活率显著较低。致畸作用，对兔有 3 个报告，孕兔 12 只于孕 1 天至孕 13～20 天注射 15mg/kg，发现胎兔 1 只有脑膨出，1 只有腭裂和隐性脊柱裂。一些的其他胎兔有头颅出血和四肢屈曲异常。以另一品系和相似条件，53 只胎兔发现 1 只异常胎兔（单肾）。母兔孕 6～16 天注射 15mg/kg，46 只胎兔没有发现畸形。30mg/kg 的剂量有母体毒性，29 只存活的胎兔中有 4 只异常。在小鼠或大鼠分别给予 150mg/kg 和 15mg/kg，没有胎鼠畸形。对猴有 2 个报告，猴妊娠早期的 20 天内给予 100mg/(kg·d)，没有发现致畸作用。④遗传毒性：结果不一致。有报道，细菌回复突变试验、果蝇伴性隐性致死试验、体外人淋巴细胞和大鼠体内腹腔注射骨髓细胞染色体畸变结果阴性。另有报道，TA100 菌株（有活化）结果阳性，体外人淋巴细胞姐妹染色单体交换（SCE）和染色体畸变、小鼠腹腔注射骨髓细胞 SCE 试验结果阳性。

人体资料 药动学：①吸收良好，血药达峰时间为 2～8 小时。明显的首过效应。②广泛分布，可通过血-脑屏障和胎盘屏障。③经肝代谢，通过细胞色素 P_{450} 代谢为地昔帕明（活性）和其他产物，代谢物可与葡萄糖醛酸结合。④经尿液（代谢产物）排泄，消除半衰期 6～20 小时。

药物不良反应：血液系统偶见白细胞减少，严重时可见异常出血、巩膜或皮肤黄染等。血管系统有心动过速、心肌损害、直立性低血压。消化系统有便秘、腹泻、恶心、呕吐、口干、食欲减退。精神神经系统有视物模糊、眩晕、失眠、疲劳、虚弱、精神紊乱、激动不安、焦虑、嗜睡。

严重的不良反应可有惊厥、意识紊乱、手足麻木、惊厥。泌尿生殖系统有尿潴留、性功能减退、乳房肿痛。过敏反应，当吸入、摄入或是皮肤接触药物时，可能诱发过敏反应，导致机体的光敏感性增加。其他如体重增加、多汗、脱发、发声或吞咽困难、运动障碍、体液潴留。

药物过量：可见粒细胞缺乏症、脱发、共济失调、结肠炎、昏迷、心律失常、传导阻滞、混乱、便秘、发绀、老年痴呆症、牙齿腐蚀、抑郁、定向力障碍、射精障碍、嗜酸性粒细胞增多、溢乳、粒细胞减少、出现幻觉、甲状腺功能亢进症、低血糖、低钠血症、低血压、阳痿、眼压增高、黄疸、白细胞减少症、狂躁症、重症肌无力、肌阵挛、中性粒细胞减少、眼球震颤、耳毒性、QT 间期延长、肺水肿、呼吸抑制、惊厥、窦性心动过速、耳鸣、QRS 间期延长。

（陈易新 刘巍）

shěqūlín

舍曲林（Sertraline） 抗抑郁症药，5-羟色胺（5-HT）再摄取抑制剂。CAS 号 79617-96-2，分子式 $C_{17}H_{17}Cl_2N$。用于治疗抑郁症的相关症状，包括伴随焦虑、有或无躁狂史的抑郁症。

毒作用机制 舍曲林为抗抑郁药，是甲萘胺衍生物，选择性抑制突触前的 5-HT 的再摄取。

实验毒理资料 ①急性毒性：LD_{50}，大鼠经口给药为 1327～1591mg/kg，小鼠经口给药为 419～548mg/kg。②重复给药毒性：大鼠口服 3 个月，观察到有害效应的最低水平（LOAEL）为 80mg/(kg·d)，靶器官为肝；犬口服 3 个月，LOAEL 为 80mg/(kg·d)，靶器官为肝；犬

口服1年，LOAEL为30mg/（kg·d），靶器官为中枢神经系统；大鼠口服2年，LOAEL为40mg/（kg·d），靶器官为肝。③生殖和发育毒性：出生前后发育，大鼠口服，LOAEL为20mg/（kg·d），早期胚胎有发育毒性；生殖与发育，大鼠口服，LOAEL为80mg/（kg·d），有发育毒性；大鼠口服，LOAEL为10mg/（kg·d），有发育毒性。胚体/胎体发育，兔口服，未观察到有害效应的水平（NOAEL）为40mg/（kg·d），无致畸作用；大鼠口服，NOAEL为80mg/（kg·d），无致畸作用。④遗传毒性：细菌回复突变试验（大肠埃希菌）阴性；小鼠淋巴瘤细胞致突变试验阴性；体外人淋巴细胞染色体畸变试验阴性；小鼠骨髓中期分析试验阴性；小鼠骨髓体外细胞遗传学试验阴性。⑤致癌性：大鼠口服2年，NOAEL为40mg/（kg·d），无致癌性；小鼠口服2年，LOAEL为40mg/（kg·d），出现肝、肺良性肿瘤。

人体资料 药动学：①口服吸收慢，血浆达峰时间为4.5～8.4小时，生物利用度为88%，有首过消除。②分布广泛，蛋白结合率为98%。③在肝代谢，代谢产物为N-去甲舍曲林，活性为母药的1/10。④经尿液和粪便排泄。消除半衰期，原型为26小时，代谢物N-脱甲基舍曲林为66小时（62～104小时）。

药物不良反应：可有胃肠道不适，如恶心、厌食、腹泻等，亦可出现头痛、不安、无力、嗜睡、失眠、头晕或震颤等。少见不良反应有过敏性皮疹及性功能减退。大剂量时可能诱发癫痫。突然停药可有撤药综合征，如失眠、焦虑、恶心、出汗、震颤、眩晕或感觉异常等。

药物过量：可见易激惹，闭经，骨髓抑制，胸痛，结膜炎，皮炎，嗜睡，吞咽困难，排尿困难，射精障碍，疲劳，男子乳房发育，幻觉，多毛症，高血压，肌张力增高，高甘油三酯血症，低血糖，低血压，失眠，流泪，狂躁症，肌肉抽搐，肌痛，特发性血小板减少性紫癜，窦性心动过速，口腔炎，心动过速。美国食品与药品管理局规定其为妊娠用药危险B类。

（陈易新 刘巍）

tànsuānlǐ

碳酸锂（Lithium Carbonate）

CAS号554-13-2，分子式Li_2CO_3。临床用于躁狂抑郁症的躁狂状态、躁狂抑郁症的躁狂-抑郁交替发作和缓解期的维持治疗。

毒作用机制 碳酸锂可改变神经和肌肉细胞经细胞膜的阳离子转运和影响5-羟色胺和（或）去甲肾上腺素再摄取。

实验毒理资料 ①急性毒性：LD_{50}，大鼠经口给药为525mg/kg，静脉注射为241mg/kg；小鼠经口给药为531mg/kg。②重复给药毒性：大鼠腹腔注射60日，观察到效应的最低水平（LOEL）为10mg/（kg·d），靶器官为肾。③生殖与发育毒性：胚胎/胎仔发育，小鼠经口给药，致畸，LOEL为300mg/（kg·d）；大鼠经口给药，致畸，未观察到效应的水平（NOEL）为50mg/（kg·d），有胎仔毒性；小鼠经口给药，致畸，NOEL为3.2mg/（kg·d），有胎仔毒性。

人体资料 药动学：①吸收快速和完全，达峰时间为0.5～3小时（缓释剂为3～12小时）。②不与血浆蛋白结合，分布容积初始为0.3～0.4L/kg，稳态分布容积为0.7～1L/kg，在体内分布广，其中骨、甲状腺、脑中浓度高于血清，可通过胎盘，也可进入乳汁。③在体内不代谢。④经尿液（90%～98%以其原型）、汗（4%～5%）、粪便（1%）排泄，半衰期为20～24小时；由肾小球滤过的锂，80%在近曲小管重吸收。

药物不良反应：发生率约70%，多数较轻。①常见恶心、呕吐、腹胀、口干、手细颤、多尿、烦渴、记忆减退，中性粒细胞增多。②少见有皮疹，心电图改变（T波平坦或倒置）。③长期治疗可能出现低钾、甲状腺肿、肾小管重吸收功能受损，多尿，少数出现肾性尿崩症。急性摄入过量的血清锂水平-症状和体征分别为，1.5～2.0mmol/L，恶心、腹泻；2.0～2.5mmol/L，多尿、视物模糊、乏力、嗜睡、头晕、增加反射、肌束颤动；2.5～3.0mmol/L，肌阵挛性抽搐、大小便失禁、昏迷、烦躁不安、昏迷；>3.0mmol/L，惊厥、低血压、心律失常。

（陈易新 刘巍）

xīnxuèguǎn xìtǒng yòngyào

心血管系统用药（cardiovascular system agents）

用于治疗心血管系统疾病的药物。主要包括抗心律失常药、抗心绞痛药、抗心力衰竭药、抗高血压药、抗休克药、血脂调节药等。

抗心律失常药 纠正心动频率和心动节律异常的药物。主要是通过影响心肌细胞膜的Na^+、Ca^{2+}及K^+转运，影响心肌细胞动作电位各时期，抑制自律性和（或）中止折返而纠正心律失常。根据对心肌电生理的影响和作用机制，抗心律失常药分为四类。第Ⅰ类为钠通道阻滞药，以复活时间常数的长短，第Ⅰ类药物又分为三个亚类。ⅠA（适度阻滞钠通道，如奎尼丁、普鲁卡因胺、丙吡胺）、ⅠB（轻度阻滞钠通道，如利多卡因、苯妥英钠、美西律）、ⅠC（明显阻滞钠通道，如普罗帕酮、恩卡尼、氟卡尼）。第Ⅱ类为β受体阻断药，如普萘洛尔、阿替洛尔、美托洛尔等，能阻断心脏的β受体，对抗儿茶酚类对心脏的作用，降低窦房结、房室结和传导组织的自律性，减慢传导，延长动作电位时程和有效不应期。第Ⅲ类为延长动作电位时程药，如胺碘酮、索他洛尔、溴苄铵、依布替利和多非替利等。第Ⅳ类为钙通道阻滞药，如维拉帕米、地尔硫䓬。

抗心绞痛药 一类能减轻心脏的工作负荷，降低心肌的需氧量，或能扩张冠状动脉，促进侧支循环形成，增加心肌供氧量，从而缓解心绞痛的药物。主要有三类。①硝酸酯类：包括硝酸甘油、硝酸异山梨酯、单硝酸异山梨酯等。②β受体阻断药：包括普萘洛尔、美托洛尔、阿替洛尔、索他洛尔等。③钙通道阻滞药：包括硝苯地平、维拉帕米等。

抗心力衰竭药 治疗心力衰竭药物。主要起强心和减轻心脏负荷两方面的作用，根据药物的作用及作用机制，具体的分类如下：①肾素-血管紧张素-醛固酮系统抑制药，包括血管紧张素Ⅰ转化酶抑制药，如卡托普利等；血管紧张素Ⅱ受体（AT_1）拮抗药，如氯沙坦等；醛固酮拮抗药，如螺内酯等。②利尿药，如氢氯噻嗪、呋塞米等。③β受体阻断药，如美托洛尔、卡维地洛等。④强心苷类药，如地高辛等。⑤扩血管药，如硝普钠、硝酸异山梨酯、肼屈嗪、哌唑嗪等。⑥非苷类正性肌力药，如米力农、

维司力农等。

抗高血压药 原发性高血压病的发病机制不明，但已知体内有许多系统与血压的调节有关，其中最主要的有交感神经-肾上腺素系统及肾素-血管紧张素系统。此外，血管舒缓肽-激肽-前列腺素系统、血管内皮松弛因子-收缩因子系统等都参与了血压的调节。根据作用环节，抗高血压药的分类如下：①利尿药，如氢氯噻嗪等。②交感神经抑制药，分为中枢性降压药，如可乐定、利美尼定等；神经节阻断药，如樟磺咪芬等；去甲肾上腺素能神经末梢阻滞药，如利血平、胍乙啶等；肾上腺素受体阻断药，如普萘洛尔等。③肾素-血管紧张素系统抑制药，分为血管紧张素转化酶（AcE）抑制药，如卡托普利等；血管紧张素Ⅱ受体阻断药，如氯沙坦等；肾素抑制药，如雷米克林等。④钙拮抗药，如硝苯地平等。⑤血管扩张药，如肼屈嗪和硝普钠等。一线抗高血压药物是利尿药、钙拮抗药、β受体阻断药和AcE抑制药四类。

抗休克药 在休克的治疗中，用血管活性药物调整血管阻力占重要地位。按药物对血管的最后作用可以分为血管收缩药和血管扩张药两大类。

调血脂药与抗动脉粥样硬化药 包括：①降低总胆固醇和低密度脂蛋白的药物，他汀类（羟甲戊二酰辅酶A还原酶抑制剂），胆酸结合树脂，酰基辅酶A胆固醇酰基转移酶抑制剂（甲亚油酰胺等）。②降低三酰甘油和极低密度脂蛋白的药物，贝特类，烟酸。③降低高密度脂蛋白的药物。④其他，抗氧化剂，多烯脂肪酸，黏多糖和多糖类。

（陈易新　吴桂芝　冉　微）

pǔlǔkǎyīn'àn

普鲁卡因胺（Procainamide）

抗心律失常药ⅠA类，钠通道阻断药。CAS号51-06-9，分子式$C_{13}H_{21}N_3O$。临床用于治疗危及生命的室性心律失常。

毒作用机制 普鲁卡因胺属ⅠA类抗心律失常药，能稳定心肌细胞膜，延长心房不应期，降低应激性及传导性，抑制心肌自律性。普鲁卡因胺的抗心律失常及对心肌收缩力的抑制较奎尼丁弱。用奎尼丁无效患者用此品可能有效。

实验毒理资料 ①急性毒性：小鼠静脉给药的LD_{50}为49mg/kg，口服为525mg/kg；大鼠静脉给药的LD_{50}为110mg/kg，口服为1950mg/kg；兔子静脉给药的LD_{50}为125mg/kg。大剂量快速静脉注射普鲁卡因胺能抑制中枢神经系统和呼吸系统及心律失常。②重复给药毒性：大鼠经口，连续给药22天，TDL_0为2200mg/kg，影响惊厥或癫痫发作阈值，共济失调，死亡。③对生殖和发育毒性未进行深入评价。④遗传毒性：在大鼠和人肝细胞程序外DNA合成试验阴性，V79细胞致突变试验阴性。

人体资料 药动学：①胶囊的生物利用度为50%～90%。②分布容积（Vd）约为2L/kg，蛋白结合率为15%～25%，活性代谢物N-乙酰基普鲁卡因胺（NAPA）的Vd约为1.5L/kg，蛋白结合率为10%。③在肝经乙酰化生成NAPA（活性代谢物）。④经肾排泄50%以原型，25%为NAPA。普鲁卡因胺和NAPA的消除半衰期分别约为3小时和6小时。

药物不良反应：口服有消化系统反应，静注可出现低血压，

传导阻滞，心动过缓；还可出现过敏反应如皮疹，药热，粒细胞减少等。持续用药 1 个月以上，可发生红斑狼疮样反应，停药后可使症状消失。用量 $> 12 \mu g/ml$ 时产生毒性反应。

药物过量：可见粒细胞缺乏症，抗胆碱能综合征，房室传导阻滞，凝血功能障碍，精神错乱，嗜睡，粒细胞减少，咯血，高热，低血压，室内传导阻滞，交界性心动过速，白细胞减少症，狂躁症，重症肌无力，少尿，QRS 间期延长，肾功能衰竭，呼吸衰竭，尖端扭转型室性心动过速。美国食品与药品管理局规定其妊娠用药危险为 C 类。

（陈易新 吴桂芝 冉微）

ātìluò'ěr

阿替洛尔（Atenolol） 抗心律失常药Ⅱ类，β 受体阻断药。CAS 号 29122-68-7，分子式 $C_{14}H_{22}N_2O_3$。阿替洛尔作为Ⅱ类抗心律失常药，临床用于治疗心律失常、高血压、心绞痛、甲状腺功能亢进、嗜铬细胞瘤、心肌梗死。

毒作用机制 此品为 β 受体阻断药，阻断心肌的 β 受体，减慢心率，抑制心脏收缩力与传导，循环血量减少，心肌耗氧量降低。

实验毒理资料 ①急性毒性：LD_{50}，大鼠经口给药小于 3g/kg，静脉注射为 59mg/kg；小鼠经口给药小于 2g/kg，静脉注射为 99mg/kg；兔静脉注射小于 50mg/kg。②重复给药毒性：大鼠（3个月~2年）、犬（3个月）经口给药剂量为 5mg/(kg·d)、50mg/(kg·d)、100mg/(kg·d) 和 200mg/(kg·d)（最高剂量仅给予大鼠），未发现组织学和生化学异常。③生殖毒性：小鼠给药 200mg/(kg·d) 未发现影响生育力。在妊娠期给予大鼠25mg/(kg·d)、

50mg/(kg·d)、200mg/(kg·d) 和兔 5mg/(kg·d)、10mg/(kg·d)、25mg/(kg·d)，影响体重、胚胎/胎仔发育。④遗传毒性试验组合：阴性。⑤致癌性：小鼠 18 个月给药 300mg/(kg·d) 或大鼠 18 个月或 24 个月给药 300mg/(kg·d)，均未发现致癌性。

人体资料 药动学：①不完全生物利用度约 50%，口服血药达峰时间 2 ~ 4 小时。②蛋白结合为3% ~ 15% 亲脂性较低，不通过血-脑屏障。③经肝代谢有限。④经粪便（50%）、尿（40% 以其原型）排泄。终末消除半衰期为 6 ~ 7 小时，肾功能不良者会延长。

药物不良反应：偶见有窦性心动过缓、肢端发冷、精神抑郁、乏力、腹胀、胸痛及皮疹等。心肌梗死患者最常见的不良反应是低血压和心动过缓。

药物过量：可见共济失调，房室传导阻滞，心动过缓，充血性心脏衰竭，抑郁症，皮炎，眼干，口干，低血糖，低血压，低体温，阳痿，失眠，夜惊，喘息。美国食品与药品管理局规定其妊娠用药危险为 D 类。

（陈易新 吴桂芝 冉微）

àndiǎntóng

胺碘酮（Amiodarone） 抗心律失常药Ⅲ类，钾通道阻滞药。CAS 号 1951-25-3，分子式$C_{25}H_{29}I_2NO_3$。胺碘酮作为Ⅲ类抗心律失常药，临床用于：①治疗严重的心律失常，尤其是房性心律失常伴快速室性心律。②沃-帕-怀综合征（Wolff-Parkinson-White syndrome）的心动过速。③严重的室性心律失常。

毒作用机制 胺碘酮是Ⅲ类抗心律失常药，但同时具有Ⅰ类及Ⅳ类抗心律失常药的药理活性。

胺碘酮对心脏钾、钠、钙等多种离子通道均有抑制作用，能特异性抑制整流性钾电流，主要电生理效应是延长各部心肌组织的动作电位及有效不应期，消除折返激动。同时具有轻度非竞争性的 α 及 β 肾上腺素受体阻断和轻度Ⅰ及Ⅳ类抗心律失常药物作用，减低窦房结自律性，延缓房室传导，对冠状动脉及周围血管有直接扩张作用。

实验毒理资料 ①急性毒性：犬的口服 LD_{50} 超过 3g/kg。②长期毒性：小鼠的长期的致癌试验表明可显著增加甲状腺肿瘤的发生，该作用是剂量相关的，在 5mg/kg 就可发生。③遗传毒性：细菌回复突变试验证实无致突变性。④生殖毒性：在怀孕的小鼠中日剂量达到 90mg/kg 可降低生育力。兔给药日剂量达到 25mg/kg 时生育力无变化或对胎儿无不良影响，但是日剂量达到 75mg/kg 时 90% 的试验动物发生流产。

人体资料 药动学：①口服吸收迟缓。口服生物利用度为 50%。②在血浆中62.1%与白蛋白结合，33.5%可能与 β 脂蛋白结合。分布容积为 66L/kg（18 ~ 148L/kg），主要分布于脂肪及含脂肪丰富的器官，其次为心、肾、肺、肝及淋巴结，最低的是脑、甲状腺及肌肉。通过胎盘；进入母乳，并其浓度高于母体血浆浓度。蛋白结合率为 96%。③在肝经 CYP2C8 和 CYP3A4 生成活性代谢物N-去乙基胺碘酮，可有肠肝循环。④经粪便、尿液（<1% 以原型）排泄。终末半衰期为 14 ~ 28 天，儿童比成年人短。中毒血药浓度 1.8 ~ 3.7μg/ml 以上。血液透析不能清除此品。

药物不良反应：①常见口干、

恶心、呕吐、便秘、腹胀、食欲减退、失眠、多梦、头昏、头痛、视物模糊、感觉异常、共济失调等。②偶见皮肤呈石板蓝样色素沉着、甲状腺功能紊乱、肺泡炎、肺纤维化、肝肾功能损害、窦性心动过缓、房室传导阻滞、低血压等。

药物过量：可见胸闷、胸痛、肝硬化、精神错乱、心脏传导阻滞、咯血、低血压、甲状腺功能亢进或减退、失眠多梦、肌病、夜惊、假性脑瘤、光过敏、窦性心动过缓、出汗、晕厥、血小板减少症、中毒性表皮坏死松解症、QT间期延长。美国食品与药品管理局规定其妊娠用药危险为D类。

（陈易新 吴桂芝 冉 微）

wéilāpàmǐ

维拉帕米（Verapamil） 抗心律失常药Ⅳ类，L型钙通道阻断药。CAS号52-53-9，分子式$C_{27}H_{38}N_2O_4$。维拉帕米作为Ⅳ类抗心律失常药，临床用于：①心律失常。口服用于控制心房扑动和心房颤动的心室率，以及预防阵发性室上性心动过速。静脉注射用于治疗快速性室上性心律失常，使阵发性室上性心动过速转为窦性，或在心房扑动或心房颤动时减慢心室率。②心绞痛，包括稳定型或不稳定型心绞痛，以及冠状动脉痉挛所致的心绞痛，如变异型心绞痛。③肥厚型心肌病。④高血压。

毒作用机制 维拉帕米为慢通道阻滞药（钙离子内流的抑制药），使房室结的不应期延长，传导减慢，但很少影响心房、心室肌的传导。一般也不影响正常窦房结的兴奋性。钙离子内流受抑制还使心肌细胞兴奋收缩偶联中钙离子的利用减低，影响收缩蛋白的活动，心肌收缩减弱，心脏

做功减少，心肌氧耗减少。对血管，钙离子内流受抑制使平滑肌细胞内钙离子的利用减低，收缩蛋白活动受影响，平滑肌松弛，缓解血管痉挛，血管张力降低，动脉压下降。心室后负荷降低。可改善心室的舒张功能，负性肌力作用可被降低前、后负荷的作用抵消。

实验毒理资料 ①急性毒性：LD_{50}，大鼠经口给药为163mg/kg，静脉注射为7.25mg/kg，皮下注射为107mg/kg；小鼠经口给药为130mg/kg，静脉注射为1.52mg/kg。②兔皮肤刺激，轻度。③长期毒性：比格犬长期服用维拉帕米≥30mg/（kg·d），可导致眼透镜状和（或）缝线状改变，≥62.5mg/（kg·d）时引起明显的白内障。④生殖与生育：大鼠经口给药，未观察到有害效应的水平（NOAEL）为55mg/（kg·d），有发育毒性。⑤胚胎/胎仔发育：大鼠经口给药，无致畸作用，NOAEL为60mg/（kg·d）；大鼠经口给药，观察到有害效应的最低水平（LOAEL）为60mg/（kg·d），有胎仔毒性；兔经口给药无致畸作用，NOAEL为15mg/（kg·d）。⑥致突变性：细菌回复突变试验（大肠埃希菌）阴性。⑦致癌性：大鼠经口给药18个月，无致癌性，NOAEL为58mg/（kg·d）；大鼠经口给药2年，无致癌性，NOAEL为120mg/（kg·d）。

人体资料 药动学：①吸收生物利用度，口服为20%～35%。②分布：蛋白结合率为90%。③经肝通过多种CYP酶同工酶代谢，代谢物中去甲维拉帕米具有心脏活性。广泛的首过效应。④主要经尿液（70%，3%～4%为原型排泄），9%～16%经消化道入粪便清除。消除半衰期，婴

幼儿为4.4～6.9小时；成年人，单剂量为2～8小时，多剂量为4.5～12小时；肝硬化延长。

药物不良反应：口服可有恶心、呕吐、便秘、心悸、眩晕等不良反应。静脉推注可致低血压，偶可致窦性心动过缓、窦性停搏、Ⅱ或Ⅲ度房室传导阻滞。

药物过量：可见酸中毒、乏力、心脏传导阻滞、心律失常、胆汁淤积性黄疸、凝血功能障碍、结肠缺血、结肠穿孔、昏迷、神志不清、便秘、嗜睡、呼吸困难、嗜酸性粒细胞增多、食管溃疡、锥体外系反应、胃肠胀气、牙龈增生、男性乳房发育症、高血钾症、低血糖、高血糖、低血压、阳痿、肌红蛋白尿、恶心、粪石引起肠梗死、横纹肌溶解症、惊厥、皮肤潮红、晕厥。美国食品与药品管理局规定其妊娠用药危险为C类。

（陈易新 吴桂芝 冉 微）

xiāosuāngānyóu

硝酸甘油（Nitroglycerin） 抗心绞痛药，硝酸酯类。CAS号55-63-0，分子式$C_3H_5N_3O_9$。临床用于心绞痛急性发作、急性左心室衰竭；注射剂可用于治疗高血压。

毒作用机制 硝酸甘油主要通过释放氧化氮（NO）刺激鸟苷酸环化酶，使环一磷酸鸟苷酸（cGMP）增加而使血管扩张。主要扩张周围静脉，使血液贮集于外周，减少回心血量，降低左心室舒张末压和舒张期冠脉血流阻力；扩张周围小动脉，使外周阻力和血压下降，减少心肌耗氧量；扩张某些区域冠状小动脉，使心肌缺血区血流重新分布，缓解心绞痛。其扩张动、静脉血管的作用可减轻心脏前、后负荷而用于抗心力衰竭。

实验毒理资料 ①急性毒性：

LD_{50}，大鼠经口给药为 105mg/kg，静脉注射为 23.2mg/kg，经皮为 > 29mg/kg；小鼠经口给药为 115mg/kg；兔经皮为 > 280mg/kg；犬静脉注射为 19mg/kg。②生育和胚胎发育：大鼠经口给药，阴性，未观察到有害效应的水平（NOAEL）为 434mg/(kg·d)。③胚胎发育：兔经口给药，无致畸作用，NOAEL 为 240mg/(kg·d)。④遗传毒性：细菌回复突变试验阳性；大鼠细胞体外细胞遗传学试验阴性；大鼠体内在显性致死试验阴性。⑤致癌性：大鼠经口给药 2 年，观察到有害效应的最低水平（LOAEL）为 434mg/(kg·d)，肝，男性生殖系统；小鼠经口给药 2 年，无致癌性，NOAEL 为 1058mg/kg。

人体资料 药动学：①可从口腔黏膜、胃肠道和皮肤吸收，以舌下吸收最迅速，而且较完全，生物利用度可达 80% 以上。口服虽易吸收，但肝首过作用，生物利用度仅为 8%；皮肤吸收虽缓慢，但维持时间较长。②蛋白结合率为 80%，分布容积为 2.1 ~ 4.5L/kg，广泛分布全身。③首过消除强。成亚硝酸盐。④经尿排出，每分钟为 140 ~ 320ml/kg。半衰期随剂型而变，舌下片含服 $t_{1/2}$ 为 1 ~ 4 分钟。

药物不良反应：有头痛、恶心、低血压、心动过速、干呕、出汗、忧虑、坐立不安、肌肉震颤、胸骨后不适、心悸、眩晕、腹痛、异常的心动过缓等。

过量和中毒处理：抬高患者的下肢以促进静脉回流及静脉补液。也可能发生高铁血红蛋白血症，治疗方法是静注亚甲蓝 1 ~ 2mg/kg。

药物过量：可见血性腹泻，心动过缓，循环衰竭，惊厥，发绀、低血压、高铁血红蛋白血症、代谢性酸中毒、心悸、搏动性头痛、组织缺氧。推测成年人的致死剂量为 200 ~ 1200mg。美国食品与药品管理局规定其妊娠用药危险为 C 类。

（陈易新　吴桂芝　冉　徽）

xiāoběndìpíng
硝苯地平（Nifedipine） 抗心绞痛药，钙通道阻滞药。CAS 号 21829-25-4，分子式 $C_{17}H_{18}N_2O_6$。硝苯地平作为抗心绞痛药，临床用于治疗高血压、冠心病和慢性稳定型心绞痛（劳累性心绞痛）。

毒作用机制 阻滞钙离子经慢通道进入细胞内或抑制选择的血管平滑肌和心肌去极化电压敏感区，使冠状动脉血管扩张，抑制心肌收缩，减少心肌耗氧。

实验毒理资料 ①急性毒性：LD_{50}，大鼠经口给药为 1022mg/kg，静脉注射为 15.5mg/kg；小鼠经口给药为 454mg/kg，静脉注射为 4.2mg/kg。②重复剂量毒性：大鼠经口给药 13 周，未观察到有害效应的水平（NOAEL）为最大剂量 100mg/(kg·d)，无影响；犬经口给药 13 周，NOAEL 为最大剂量 50mg/(kg·d)，无影响；犬经口给药 4 周，NOAEL 为最大剂量 125mg/(kg·d)，无影响；犬静脉注射 4 周，NOAEL 为最大剂量 0.6mg/(kg·d)，无影响；犬经口给药 1 年，NOAEL 为最大剂量 100mg/(kg·d)，无影响。③生殖与生育：大鼠经口给药，NOAEL 为 3mg/(kg·d)，有生殖毒性、胚胎毒性、出生后死亡率增高、母体毒性。④出生前后发育：大鼠经口给药，NOAEL 为 4mg/(kg·d)，出现生殖毒性、胎仔毒性、母体毒性；大鼠经口，NOAEL 为 3mg/(kg·d)，出现胚胎毒性。⑤胚体/胎体发育：大鼠经口给药，NOAEL 为 10mg/(kg·d)，有母体毒性、胎仔毒性、发育毒性；兔经口，观察到有害效应的最低水平（LOAEL）为 10mg/(kg·d)，有发育毒性。⑥遗传毒性：细菌回复突变试验（沙门菌）阴性；小鼠体内显性致死试验阴性；仓鼠体内细胞遗传学试验阴性；小鼠体内微核试验阴性。⑦致癌性：大鼠经口 2 年，无致癌性，NOAEL 为 156 ~ 210mg/(kg·d)。

人体资料 药动学：①口服吸收良好。生物利用度，胶囊为 40% ~ 77%，缓释剂相对于胶囊的 65% ~ 89%。②蛋白结合率为 90% ~ 98%（浓度依赖性）。③经肝代谢为无活性代谢物。④80% 经尿液（以代谢产物）、20% 经粪便排泄。消除半衰期，$t_{1/2}$ 呈双相，$t_{1/2\alpha}$ 为 2.5 ~ 3 小时，$t_{1/2\beta}$ 为 5 小时，肝硬化为 7 小时；老年人为 6.7 小时。

药物不良反应：①常见外周水肿、头痛、乏力和面部潮红、低血压、心悸、肌肉痉挛、视物模糊、平衡失调。②少见贫血、白细胞减少、血小板减少、紫癜；过敏性肝炎、瞬间失明；红斑性肢痛等。

药物过量：硝苯地平过量使用可见粒细胞缺乏症，房室传导阻滞，心动过缓，胸痛，充血性心脏衰竭，便秘，抑郁症，遗尿，剥脱性皮炎，锥体外系反应，牙龈增生，男性乳房发育，心脏传导阻滞，高血糖，体温升高，高血钾症，低血钾，低血压，头晕，记忆力减退，夜尿症，末梢血管扩张，肺水肿，QT 间期延长，雷诺症，反射性心动过速，喘息。血液透析不能清除硝苯地平。美国食品与药品管理局规定其妊娠用药危险为 C 类。

（陈易新　吴桂芝　冉　徽）

dìgāoxīn

地高辛（Digoxin） 抗心力衰竭药，强心苷类。CAS 号 20830-75-5，分子式 $C_{41}H_{64}O_{14}$。临床用于：①充血性心力衰竭。对高血压、瓣膜病、先天性心脏病所引起的充血性心力衰竭疗效较好。②控制快速性心房颤动、心房扑动患者的心室率（可减慢心室率和部分恢复窦性心律）。

毒作用机制 此药抑制细胞膜上的钠钾 ATP 酶，促进肌膜上 Na^+、Ca^{2+} 交换，使细胞内 Ca^{2+} 增多，作用于收缩蛋白，增加心肌收缩力和速度。通过直接对心肌细胞和间接通过迷走神经的作用，降低窦房结自律性；提高浦肯野纤维自律性；减慢房室结传导速度；缩短心房有效不应期；缩短浦肯野纤维有效不应期。大剂量时，增加交感神经活性，这可能与地高辛的心脏毒性有关。

实验毒理资料 ①急性毒性：LD_{50}，大鼠静脉注射为 25mg/kg，经口给药为 28.27mg/kg；小鼠静脉注射为 7.67mg/kg，经口给药为 17.78mg/kg；犬静脉注射 LDL_0 为 0.2mg/kg，经口给药 LDL_0 为 0.3mg/kg。②长期毒性：犬静脉注射 TDL_0 为 462μg/kg，给药 30 天时，血氯改变，氯基转移酶改变。长期用药或地高辛中毒可导致实验动物的心肌纤维的断裂及弥漫心脏的散在坏死。③生殖毒性：地高辛可通过大鼠的胎盘。于大鼠孕 7~17 天经口给予 1.75mg 的甲基地高辛。除了在 0.5mg/kg 组的腰肋变异，没有发现畸形。在兔的同样的研究，发现经口给予 10mg/kg 增加胎兔死亡，没有其他胎兔损害。

人体资料 药动学：①生物利用度，口服为 75%~8%（依赖于制剂）。血清达峰时间，口服为 1 小时。②蛋白结合率为 30%；尿毒症降低蛋白结合率。分布容积为 6~10L/kg。广泛分布至外围组织，有肝肠循环。③在胃糖水解或由肠道细菌还原内酯环（约 10% 的肠道细菌可代谢地高辛剂量的 40%）；代谢物可能对地高辛的治疗和毒性有贡献。④经尿液（50%~70% 以其原型）排泄。消除半衰期，母体药物为 38 小时；代谢物，地高辛配基为 4 小时；单洋地黄毒苷为 3~12 小时。

药物不良反应：①常见促心律失常作用、胃纳不佳或恶心、呕吐（刺激延髓中枢）、下腹痛、异常的无力、软弱。②少见视物模糊或色视、腹泻、中枢神经系统反应如精神抑郁或错乱。

药物过量：可见心律失常、心脏传导阻滞或心脏停搏、谵妄、痴呆、抑郁、吞咽困难、肠缺血、男性乳房发育、高血钾症、低血钾、低血压、阳痿、周围神经病、夜惊、耳毒性、畏光、抽搐、耳鸣、震颤、视觉的颜色变化（蓝色调，绿色调，橙色调，红色调）。美国食品与药品管理局规定其妊娠用药危险为 C 类。

(陈易新 吴桂芝 冉 微)

yīnàpǔlì

依那普利（Enalapril） 抗高血压药，血管紧张素转化酶抑制剂。CAS 号 75847-73-3，分子式 $C_{20}H_{28}N_2O_5$。依那普利临床用于治疗高血压和心力衰竭。

毒作用机制 依那普利为血管紧张素转换酶抑制剂。口服后在体内水解成依那普利拉，对血管紧张素转化酶起强烈抑制作用，降低血管紧张素 Ⅱ 的含量，造成全身血管舒张，减低血压和心脏负荷。

实验毒理资料 ①急性毒性：LD_{50}，大鼠经口给药为 2973mg/kg，皮下注射为 1418mg/kg，静脉注射为 849mg/kg；小鼠经口给药为 3507mg/kg，皮下注射为 1160mg/kg，静脉注射为 859mg/kg。②重复给药毒性：大鼠经口连续给药 30 天 TDL_0 为 900mg/kg，血清生化改变（如总蛋白、胆红素、胆固醇），钾改变，体重降低或体重增生降低；大鼠经口连续给药 13 周 TDL_0 为 8190mg/kg，尿成分改变，白细胞减少，体重降低或体重增生降低；犬经口连续给药 4 周 TDL_0 为 600mg/kg，正红细胞性贫血，血清生化改变（如胆红素、胆固醇），死亡。③生殖资料：大鼠孕 6~17 天经口给药，TDL_0 为 144mg/kg，骨骼异常。大鼠孕 6~15 天经口给药，TDL_0 为 100mg/kg，胚胎死亡，泌尿生殖系统异常。大鼠孕 15~22 天经口给药，TDL_0 为 2520mg/kg，存活指数下降。大鼠为 280mg/kg，体重增长降低，对行为影响。兔孕 6~18 天经口给药，TDL_0 为 39mg/kg，植入后死亡。兔孕 14~20 天经口给药，TDL_0 为 70mg/kg，植入后死亡。④在相关体外和体内实验中未发现马来酸依那普利有致突变或致癌的作用。

人体资料 药动学：①口服吸收为 55%~75%。口服血清达峰时间，依那普利为 0.5~1.5 小时，依那普利拉（有活性）3~4.5 小时。②蛋白结合率为 50%~60%；不易通过血-脑屏障。③前体药，经肝转化为依那普利。④经尿（60%~80%）、部分经粪便排泄。消除半衰期，依那普利健康成年人为 2 小时，依那普利为 35~38 小时。

药物不良反应：①常见有眩晕、头痛、疲乏、咳嗽，均轻微短暂。②少见肌肉痉挛、恶心、昏厥、直立性低血压、心悸、心动过速、失眠、肝功能异常等。

药物过量：可见低血压，通常不严重，在 1 小时内出现，在 4 小时最大影响。氮质血症，心动过缓，凝血功能障碍，耳聋，抑郁，嗜酸性粒细胞增多，低血糖，失眠，天疱疮，耳毒性，血小板减少，耳鸣。美国食品与药品管理局规定其妊娠用药危险为 C、D 类。

（陈易新 吴桂芝 冉微）

lǜshātǎn

氯沙坦（Losartan） 抗高血压药，非肽类血管紧张素II受体（AT_1 型）拮抗药。CAS 号 124750-99-8，分子式 $C_{22}H_{22}ClKN_6O$。临床用于治疗原发性高血压、心力衰竭、预防高血压伴左心室肥厚者发生脑卒中，用于减慢伴有肾病和高血压的 2 型糖尿病患者的肾病进程。

毒作用机制 口服的血管紧张素 II 受体（AT_1 型）拮抗剂，对 AT_1 具有高度选择性。

实验毒理资料 ①急性毒性：最低致死剂量，小鼠经口给药为 1000mg/kg；大鼠经口给药为 2000mg/kg。②生殖与生育：大鼠经口给药，未观察到有害效应的水平（NOAEL）为 150mg/(kg·d)，有母体毒性。③胚体/胎体发育：大鼠，未说明途径，观察到有害效应的最低水平（LOAEL）为 10mg/(kg·d)，有新生儿毒性、胎仔毒性。④致突变性：细菌回复突变试验（大肠埃希菌）阴性；哺乳动物细胞致突变试验（未说明）阴性；体外细胞染色体畸变试验（未说明）阴性；体内染色体畸变试验（未说明物种）阴性。⑤致癌性：大鼠经口给药 105 周，无致癌性，最大耐受剂量（MTD）为 270mg/(kg·d)；小鼠经口给药 92 周，无致癌性，MTD

为 200mg/(kg·d)。

人体资料 药动学：①生物利用度为 25%～33%，氯沙坦血清达峰时间为 1 小时。②氯沙坦分布容积为 34L/kg，不通过血-脑屏障。蛋白结合，血浆蛋白结合率≥99%。③在肝（14%）通过 CYP2C9 和 3A4 的活性代谢产物（E-3174，活性 40 倍强于氯沙坦），广泛的首过消除。④经尿液（4% 为原型，6% 为活性代谢物）排泄，血浆清除每分钟为 600ml。消除半衰期，氯沙坦 1.5～2 小时，代谢物为 6～9 小时。

药物不良反应：常见有头晕、疲乏；少见的有直立性低血压、腹泻、偏头痛、皮疹、失眠等，罕见血管神经性水肿。美国食品与药品管理局规定其妊娠用药危险为 C、D 类。

（陈易新 吴桂芝 冉微）

xiāopǔnà

硝普钠（Sodium Nitroprusside） 血管扩张药。CAS 号 13755-38-9，分子式 $Na_2[Fe(CN)_5NO]\cdot 2H_2O$。临床用于高血压急症、麻醉期间控制性降压，还可用于急性心力衰竭。

毒作用机制 硝普钠能直接松弛血管平滑肌，强有力地扩张小动脉和静脉。该药在体内迅速分解为氰化物，经肝脏代谢为基本无毒的硫氰酸盐，经肾脏排出。如剂量过大或静脉滴注速度，不仅引起降压过度，脑血流量减少，诱发脑水肿，且可导致氰化物在体内蓄积，引起中毒。肾功能不全者因硫氰酸盐排泄障碍，血中硫氰酸盐积聚过多也会引起中毒。

实验毒理资料 急性毒性：LDL_0，大鼠经口给药为 20mg/kg，静脉注射为 9300μg/kg；LD_{50}，大鼠腹腔注射为 7mg/kg。LDL_0，小鼠皮下注射为 9500μg/kg，腹

腔注射为 9mg/kg，静脉注射为 6mg/kg。犬 LDL_0，皮下注射为 80mg/kg，静脉注射为 1mg/kg。兔 LDL_0，经口给药为 40mg/kg，皮下注射为 4800μg/kg，静脉注射为 1800μg/kg。

人体资料 药动学：①口服无效，静脉滴注给药。②在血液由红细胞转化为氰离子，分解为氢氰酸，存在供体时，由肝和肾硫氰酸酶转换为硫氰酸盐。③经尿液（以硫氰酸盐）排泄。消除半衰期，原型为 <10 分钟，硫氰酸为 2.7～7 天。

药物不良反应：硫氰酸盐中毒、氰化物中毒、血压下降过快过剧等。

药物过量：可见氮质血症，心动过缓，精神错乱，过度换气，低血压，甲状腺功能减退，代谢性酸中毒，高铁血红蛋白，肌阵挛，呕吐。

（陈易新 吴桂芝 冉微）

ānlǜdìpíng

氨氯地平（Amlodipine） 抗高血压药，二氢吡啶类钙通道阻滞药。CAS 号 88150-42-9，分子式 $C_{20}H_{25}N_2O_5Cl\cdot C_6H_6O_3S$。临床用于高血压和慢性稳定型心绞痛或血管痉挛性心绞痛。

毒作用机制 氨氯地平为钙内流阻滞药，选择性抑制心肌和血管平滑肌跨膜钙离子内流，且对血管平滑肌作用更大；扩张周围小动脉，降低后负荷；在体内有负性肌力作用，但对人体窦房结和房室结无影响。

实验毒理资料 ①急性毒性：LD_{50}，雄大鼠经口给药为 393mg/kg，雌大鼠为 686mg/kg。②兔眼睛刺激，严重；兔皮肤刺激，非刺激性；皮肤过敏性，豚鼠最大值（GPMT）试验阴性。③重复给药毒性：大鼠经口给药

3 个月，未观察到有害效应的水平（NOAEL）为 3mg/（kg·d），靶器官为肾上腺、心脏；大鼠经口给药 1 个月，观察到效应的最低水平（LOEL）为 3.5mg/（kg·d），靶器官为心脏；大鼠经口给药 1 年，NOAEL 为 2mg/（kg·d），靶器官为肾上腺、心脏。④出生前后发育：大鼠经口给药，NOAEL 为 4mg/（kg·d），胎仔毒性，胎儿死亡率增高；大鼠经口给药无致畸作用，NOAEL 为 25mg/（kg·d）；兔经口给药无致畸作用，NOAEL 为 25mg/（kg·d）。⑤生育和胚胎发育：大鼠经口给药，NOAEL 为 25mg/（kg·d），不致畸，有母体毒性。⑥遗传毒性：细菌回复突变试验（大肠埃希菌）阴性；体内小鼠骨细胞遗传学髓试验阴性；体外小鼠骨髓细胞遗传学试验阴性；体外人淋巴细胞染色体畸变试验阴性。⑦致癌性：在小鼠测试 2 年，剂量水平高达 2.5mg/（kg·d），没有致癌性。

人体资料 药动学：①口服吸收好。生物利用度为 64% ～ 90%。血浆达峰时间为 6 ～ 12 小时。②蛋白结合率为 93% ～ 98%。分布容积为 21L/kg。③在肝（＞90%）成为非活性代谢物。④59% ～ 62% 由肾、20% ～ 25% 由胆汁/粪便排出。消除半衰期为 30 ～ 50 小时，肝功能不全时增加。

药物不良反应：常见的副反应是头痛、水肿、疲劳、失眠、恶心、腹痛、面红、心悸和头晕。

药物过量：可见心动过缓、传导阻滞，低血压，反射性心动过速。美国食品与药品管理局规定其妊娠用药危险为 C 类。

（陈易新 吴桂芝 冉 微）

qùjiǎshènshàngxiànsù

去甲肾上腺素（Noradrenaline）

非选择性 α-肾上腺素受体激动药，抗休克药。CAS 号 69815-49-2，分子式 $C_8H_{11}NO_3 \cdot C_4H_6O_6 \cdot H_2O$。临床用于治疗急性心肌梗死、体外循环、嗜铬细胞瘤切除、早期神经源性休克、药物中毒、椎管内阻滞时引起的低血压及心脏停搏复苏后维持血压。

毒作用机制 去甲肾上腺素是去甲肾上腺素能神经末梢释放的主要递质，肾上腺髓质仅少量分泌。去甲肾上腺素为非选择性肾上腺素受体激动药，进入体内后，直接激动 α_1、α_2 受体，对 β_1 受体激动作用较弱，对 β_2 受体几无作用。

实验毒理资料 ①急性毒性：LD_{50}，大鼠静脉注射为 0.1mg/kg；小鼠经口给药为 20mg/kg，静脉注射为 0.55mg/kg。②大鼠孕 7 ～ 14 天腹腔注射，TDL_0 为 8mg/kg，新生鼠行为改变；小鼠孕 7 ～ 10 天皮下注射，TDL_0 为 16mg/kg，生育某些指标改变。鸡胚，在孵化第 10、11 或 12 天用去甲肾上腺素滴于鸡胚绒毛尿囊膜一次，引起头、皮肤和四肢出血。大鼠，在孕 16 天或 17 天将 $25\mu g$ 去甲肾上腺素，直接注入胎鼠和产生白内障的发病率为 50%。可能的机制是引起玻璃体动脉痉挛。使用肾上腺素得到相似的结果。大鼠胚胎体外培养，去甲肾上腺素使大鼠胚胎培养 2 天的生长内脏逆位增加。$10\mu mol$ 和 $100\mu mol$ 水平产生缺陷，但 $1\mu mol$ 没有；L 型是有活性，D 型没有。③遗传毒性：没有进行系统评价。体外大鼠肺细胞 DNA 损伤，小鼠细胞 DNA 抑制，蚕注射细胞遗传学改变，均为阳性。

人体资料 药动学：①静脉注射快速起效，持续时间有限。②主要在肝内代谢，通过儿茶酚-O-甲基转移酶（COMT）和单胺氧化酶（MAO），代谢产物无活性。③经尿液（84% ～ 96% 为无活性代谢物）排泄，微量以原型排泄。

药物不良反应：此药强烈的血管收缩作用可以使器官血流减少，组织供血不足导致缺氧和酸中毒；持久或大量使用时，可使回心血流量较少，外周血管阻力增高，心排血量减少，后果严重。在缺氧、电解质平衡失调、器质性心脏病患者中或过量时，可出现心律失常；血压升高后可出现反射性心率减慢。此药滴注时间过长或剂量过大时，可使肾血管剧烈收缩，产生无尿和肾实质损伤，以致出现急性肾衰竭。

药物过量：可见脑出血，低血压，抽搐，出汗。美国食品与药品管理局规定其妊娠用药危险为 C 类。

（陈易新 吴桂芝 冉 微）

duōbā'àn

多巴胺（Dopamine） 抗休克血管活性药。CAS 号 62-31-7，分子式 $C_8H_{11}NO_2 \cdot HCl$。临床用于多种原因引起的休克综合征；用于补充血容量疗效不佳的休克；由于此药可增加心排血量，也可以用于洋地黄及利尿药无效的心功能不全。

毒作用机制 多巴胺是交感神经递质的生物合成前体，也是中枢神经递质之一。它可以激动交感神经系统的肾上腺素受体和位于肾、肠系膜、冠状动脉、脑动脉的多巴胺受体而发挥作用，其临床效应与剂量相关，少量时主要作用于多巴胺受体，中等剂量能直接激动 β_1 受体并间接促使去甲肾上腺素自贮藏部位释放，大量时激动 α 受体。

实验毒理资料 ①急性毒性：LD_{50}，大鼠腹腔注射为 163mg/kg；

小鼠静脉注射为 59mg/kg，腹腔注射为 950mg/kg。②生殖和发育毒性：盐酸多巴胺，大鼠和兔的器官形成期静脉注射剂量为 6mg/(kg·d)，生殖研究没有发现致畸或胚胎毒性的证据，但是在大鼠观察有母体毒性（如降低体重增重加，死亡）。大鼠皮下注射剂量为 10mg/kg，30 天明显延长动情后期，并且增加平均垂体和卵巢的重量。孕大鼠整个妊娠期或妊娠的第 10 天或 15 天开始，类似的处理后，有降低体重增重，死亡率上升，并且后代白内障发生率略有增加。③遗传毒性：细菌回复突变试验结果不肯定。小鼠淋巴瘤细胞致突变试验阳性；在体内小鼠和雄性大鼠骨髓微核试验，静脉注射剂量分别为 224mg/kg 和 30mg/kg 盐酸多巴胺，结果阴性。

人体资料 药动学：①口服无效，静脉滴注 5 分钟起效，持续 5～10 分钟。②分布广泛，不易通过血-脑屏障。③经肾、肝、血浆代谢，75% 以单胺氧化酶代谢为无活性代谢物和 25% 去甲肾上腺素。④经尿液（代谢产物）排泄。消除半衰期为 2 分钟。在儿童呈非线性动力学。

药物不良反应：常见的有胸痛、呼吸困难、心悸、心律失常（尤其用大剂量）、心搏快而有力，全身软弱无力感；心跳缓慢、头痛、恶心呕吐者少见。长期应用大剂量或小剂量用于外周血管病患者，出现的反应有手足疼痛或手足发凉；外周血管长时期收缩，可能导致局部坏死或坏疽。

药物过量：可见瞳孔固定和散大，心动过速，严重高血压。美国食品与药品管理局规定其妊娠用药危险为 C 类。

（陈易新 吴桂芝 冉 微）

xīnfátātīng

辛伐他汀（Simvastatin） 调血脂药他汀类药物。CAS 号 79902-63-9，分子式 $C_{25}H_{38}O_5$。临床用于高胆固醇血症和混合型高脂血症，冠心病和脑卒中的防治。

毒作用机制 辛伐他汀本身无活性，其水解产物在肝内通过竞争性抑制胆固醇合成过程中的限速酶 3-羟基-3-甲基戊二酰辅酶 A（HMG-CoA）还原酶，使胆固醇的合成减少及低密度脂蛋白受体合成增加，从而降低血胆固醇和低密度脂蛋白胆固醇水平；也可中度降低血三酰甘油和增高血高密度脂蛋白水平。

实验毒理资料 ①急性毒性：LD_{50}，大鼠经口给药为 4438mg/kg。②重复给药毒性：犬经口给药 14 周，观察到有害效应的最低水平（LOAEL）为 180mg/(kg·d)，靶器官为眼、中枢神经系统（CNS）；大鼠经口给药 2 年，LOAEL 为 50mg/(kg·d)，靶器官为眼；犬经口给药 3 个月，LOAEL 为 90mg/(kg·d)，靶器官为眼、CNS。③生殖与生育：大鼠经口给药，阴性，未观察到有害效应的水平（NOAEL）为 25mg/(kg·d)。④胚胎/胎仔发育：大鼠经口给药，无致畸作用，NOAEL 为 25mg/(kg·d)；兔经口给药，无致畸作用，NOAEL 为 25mg/(kg·d)。⑤致突变性：细菌回复突变试验（沙门菌）阴性；V79 细胞正向致突变性试验阴性；CHO 细胞染色体畸变试验阴性；体内小鼠骨髓染色体畸变试验阴性。⑥致癌性：小鼠经口给药 72 周，NOAEL 为 25mg/(kg·d)，出现肝、肺肿瘤；大鼠经口给药 2 年，LOAEL 为 25mg/(kg·d)，出现甲状腺肿瘤；大鼠经口给药 2 年，LOAEL 为 50mg/(kg·d)，

出现肝、甲状腺肿瘤。

人体资料 药动学：①吸收 85%，生物利用度 <5%，达峰时间为 1.3～2.4 小时。②蛋白结合率约 95%。③在肝通过 CYP3A4 代谢，广泛的首过消除。④经粪便（60%）、尿液（13%）排泄。消除半衰期为 3 小时。

药物不良反应：恶心、腹泻、皮疹、消化不良、瘙痒、脱发、晕眩、肌肉痉挛、肌痛、胰腺炎、感觉异常、外周神经病变、呕吐和贫血、横纹肌溶解和肝炎/黄疸罕有发生。美国食品与药品管理局规定其妊娠用药危险为 X 类。

（陈易新 吴桂芝 冉 微）

jífēibèiqí

吉非贝齐（Gemfibrozil） 调血脂药贝特类药物。CAS 号 25812-30-0，分子式 $C_{15}H_{22}O_3$。临床用于严重 IV 型或 V 型高脂血症经饮食控制及减轻体重等治疗无效者、IIb 型高脂蛋白血症经一般治疗及其他血脂调节药治疗无效者；防治动脉粥样硬化和冠心病。

毒作用机制 吉非贝齐为非卤化的氯贝丁酯类药，作用较氯贝丁酯强而持久。主要降低三酰甘油（TG）和极低密度脂蛋白（VLDL）。作用机制尚未完全明了，可能抑制周围脂肪分解，减少肝摄取游离脂肪酸，从而减少肝内 TG 生成；抑制极低密度脂蛋白载脂蛋白的合成而减少 VLDL 的生成等。

实验毒理资料 ①急性毒性：LD_{50}，大鼠经口给药为 1831mg/kg，腹腔注射为 445mg/kg；小鼠经口给药为 2188mg/kg，静脉注射 >60mg/kg。②重复给药毒性：犬静脉注射 2 周，观察到有害效应的最低水平（LOAEL）为 45mg/kg，雄性生殖系统；大鼠静脉注射 2 周，未观察到有害效应的水平

（NOAEL）为最大剂量 60mg/kg，无影响；犬经口给药 13 周，LOAEL 为最大剂量 300mg/kg，没有影响；大鼠经口给药 13 周，NOAEL 为最大剂量 300mg/kg，无影响。③生殖与生育：雄性大鼠经口给药，LOAEL 为 300mg/kg，影响生育力。④胚胎/胎仔发育：兔经口给药，无致畸作用，NOAEL 为 200mg/kg；大鼠经口给药，无致畸作用，NOAEL 为 281mg/kg；大鼠经口给药，无致畸作用，NOAEL 为 300mg/kg。⑤出生前后发育：大鼠经口给药，LOAEL 为 331mg/kg，有胎仔毒性。⑥遗传毒性：细菌回复突变试验阴性；体外 CHO 细胞姐妹染色单体交换试验阴性；体外 CHO 细胞次黄嘌呤鸟嘌呤磷酸核糖基转移酶（HGPRT）致突变试验阴性；体内大鼠骨髓染色体畸变试验阴性。⑦致癌性：犬经口给药 52 周，无致癌性，NOAEL 为 300mg/（kg·d）；大鼠经口给药 52 周，LOAEL 150mg/（kg·d），出现肝肿瘤。

人体资料 药动学：①吸收良好。血清达峰时间为 1～2 小时。②蛋白结合率为 99%。③在肝经氧化成两个无活性代谢物，有肠肝循环。④经尿液（70%，主要为结合物）、粪便（6%）排泄；消除半衰期为 1.4 小时。

药物不良反应：①消化系统较多见嗳气、胃灼热感、胃痛等；恶心、呕吐、腹泻等较少见；偶有胆石症及肝功能试验异常（血氨基转移酶、乳酸脱氢酶、胆红素、碱性磷酸酶增高）。②血液系统偶有贫血及白细胞减少，长期应用可稳定。个别可有血小板减少和骨髓抑制。③较少见皮疹、乏力，偶可致肌炎、皮肤红斑、视物模糊等。

（陈易新 吴桂芝 冉 微）

hūxī xìtǒng yòngyào

呼吸系统用药（respiratory system agents） 以呼吸系统为主要作用靶点的药物。包括平喘药、镇咳药、祛痰药 3 类。

平喘药是作用于哮喘发病不同环节，以缓解或预防哮喘发作的一类药物，包括支气管扩张药、抗炎性平喘药及抗过敏平喘药。支气管扩张药包括：①β 肾上腺素受体激动剂，如沙丁胺醇、特布他林、克仑特罗、福莫特罗等。②茶碱类，如茶碱、氨茶碱、胆茶碱等。③抗胆碱药，如异丙托溴铵等。④抗炎性平喘药，主要有倍氯米松、布地奈德等。⑤抗过敏平喘药，主要有色甘酸钠等。

镇咳药分为：①中枢性镇咳药，如可待因、右美沙芬、喷托维林等。②外周性镇咳药，如苯佐那酯等。

祛痰药是使痰液变稀，黏稠度降低，易于咳出，或者能加速呼吸道黏膜纤毛运动，改善痰液转运功能的药物。可分为：①刺激性祛痰药，如氯化铵等。②黏痰溶解药，溴己新、氨溴索、乙酰半胱氨酸等。

（王爱平 王永安 王恒林）

shādīng'ànchún

沙丁胺醇（Salbutamol） 选择性 β_2 受体激动剂，平喘药。又称舒喘灵、羟甲叔丁肾上腺素、嗽必妥。CAS 号 18559-94-9，分子式 $C_{13}H_{21}NO_3$。临床用于防治支气管哮喘、哮喘型支气管炎和肺气肿患者的支气管痉挛。

毒作用机制 沙丁胺醇与体内的 β_2 受体结合并相互作用后，在松弛支气管平滑肌的同时也会引起一些不良反应。例如，肺部的 β_2 肾上腺能受体可抑制分泌物，组胺释放减少。平均动脉压下降会反射性引起心动过速，β_1 受体兴奋也会导致心动过速。蓝斑 β 肾上腺素能受体也调节去甲肾上腺素诱导的抑制效应，从而导致激动，焦躁不安和手足震颤。肺外的 β_2 受体兴奋可导致心率提高，QT 间期延长，非特异性的 T 波变化，骨骼肌震颤，以及血糖和非酯化脂肪酸轻度增高。

实验毒理资料 ①急性毒性：LD_{50}，大鼠经口给药大于 2500mg/kg，静脉注射为 59.1mg/kg，腹腔注射为 295mg/kg；小鼠经口给药为 1950mg/kg，静脉注射为 48.7mg/kg，腹腔注射为 167mg/kg。②生殖与生育毒性：大鼠经口给药无影响，未观察到有害效应的水平（NOAEL）为 50mg/kg。③发育毒性：小鼠 SC 致畸，观察到有害效应的最低水平（LOAEL）为 0.25mg/kg；兔经口给药，致畸，LOAEL 为 50mg/（kg·d）。④致突变性：细菌回复突变试验阴性；小鼠体内微核试验阴性；体外人淋巴细胞染色体畸变试验阴性；真菌有丝分裂基因转换试验阴性。⑤小鼠经口给药 18 个月，无致癌性，NOAEL 为 500mg/（kg·d）；仓鼠经口给药 22 个月，无致癌性，NOAEL 为 50mg/（kg·d）；大鼠 2 年口服，有良性肿瘤，影响雌性生殖系统，LOAEL 为 2mg/（kg·d）。

人体资料 药动学：①口服易于吸收，有明显的首过消除，生物利用度为 50%。吸入 10%～20% 药物到达下呼吸道，其余部分残留在给药系统或沉积在咽喉部，而后由胃肠道吸收。②分布容积为（156±38）L/kg，血浆蛋白结合率是 8%。③在肝代谢为无活性硫酸结合物。④经尿（30% 为原型）排泄。消除半衰期，吸入为 2～7 小时，口服为 3.7～5 小时。

药物不良反应：①一般剂量可有轻度心悸及周围血管扩张；大剂量或快速给药，则心率加快，血压快速增高。个别患者会出现室上性心动过速和心绞痛。如果在缺氧情况下吸入沙丁胺醇，会导致全身心血管系统严重的不良反应，有可能会导致肺内分流，静脉回心血量减少，从而发生猝死。②过量或频繁应用可发生低氧血症。③对于糖尿病患者，沙丁胺醇引起的葡萄糖代谢增多会导致代谢性酸中毒，此外还会引起血糖增高和血钾降低。④可能会降低血清免疫球蛋白。⑤对妊娠期哮喘患者，应用沙丁胺醇后可使子宫松弛，易发生出血；在有效剂量下可使胎儿发生轻度心动过速（每分钟增加 20 次）。

（王爱平　王永安　王恒林）

cháijiǎn

茶碱（Theophylline）　茶碱类平喘药。CAS 号 58-55-9，分子式 $C_7H_8N_4O_2$。临床用于治疗支气管哮喘、慢性阻塞性肺疾病。

毒动学　口服易被吸收，血药浓度达峰时间一般 < 2 小时，但吸收程度视不同的剂型而各异。常见的缓释片血药浓度达峰时间甚至会延迟到 16 小时。在成年人和儿童，茶碱均通过肝代谢转化，经脱甲基生成 3-甲基黄嘌呤，经氧化生成 1,3-二甲尿酸、1-甲基尿酸。而早产儿由于酶的缺乏致茶碱转化为咖啡因。平均分布容积为 0.45L/kg，蛋白结合率约为 40%。半衰期随年龄的变化而不同，成年人 6～7 小时，6 个月～13 岁儿童 3.5～4 小时，6 个月内小儿 7 小时，新生儿 20 小时。

毒作用机制　茶碱的药理作用与血浓度有关。而其有效血浓度安全范围很窄，如血浓度 10～20μg/ml 时扩张支气管，超过 20μg/ml 即能引起毒性反应。口服吸收不稳定，在体内影响因素多，且个体差异很大，血中的浓度较难控制，故易发生中毒。茶碱引起的惊厥与其腺苷受体阻断作用有关。茶碱兴奋中枢神经系统是其拮抗 γ-氨基丁酸（GABA），加强苯二氮䓬与苯二氮䓬受体的结合作用的结果。实验证明，茶碱和苯二氮䓬之间的作用是相互拮抗的。

实验毒理资料　①急性毒性：LD_{50}，大鼠经口给药为 225mg/kg，腹腔注射为 188mg/kg；小鼠经口给药为 235mg/kg；兔经口给药为 350mg/kg；豚鼠经口给药为 183mg/kg。②长期毒性：大鼠经口给药 75 周，雄性生殖系统，观察到效应的最低水平（LOEL）为 300mg/(kg·d)；小鼠经口给药 13 周，雄性生殖系统，LOEL 为 300mg/(kg·d)；大鼠经口给药 13 周，雄性生殖系统，LOEL 为 150mg/(kg·d)。③生殖与生育毒性：小鼠经口给药，有胚胎毒性，未观察到效应的水平（NOEL）为 125mg/(kg·d)。④发育毒性：小鼠腹腔注射，致畸，LOEL 为 100mg/kg；小鼠经口给药无致畸，胎儿毒性 NOEL 为 396mg/(kg·d)；大鼠经口给药无致畸，NOEL 为 259mg/(kg·d)。⑤遗传毒性：中国仓鼠卵巢 CHO 细胞体内姐妹染色单体交换试验（SCE）阳性；大鼠骨髓体内染色体畸变试验阴性；人细胞体外 SCE 阳性；人细胞体外染色体畸变试验阴性。⑥致癌性：大鼠经口给药 2 年，无致癌性，NOEL 为 75mg/(kg·d)；雌性小鼠经口给药 2 年，无致癌性，NOEL 为 75mg/(kg·d)；雄性小鼠经口给药 2 年，无致癌性，NOEL 服 150mg/(kg·d)。国际癌症研究机构（IARC）分类为第 3 组。

人体资料　药动学：①口服吸收，剂型依赖，血药达峰时间 1～2 小时，肠溶片剂为 5 小时，静脉注射在 30 分钟内。②蛋白结合率约 60%，分布容积为 0.45L/kg。③儿童 >1 岁和成年人，肝代谢，涉及 CYP1A2、CYP2E1 和 CYP3A4；形成活性代谢产物（咖啡因和 3-甲基黄嘌呤）。④经尿液（儿童 >3 个月和成年人 10% 为原型）排泄。消除半衰期受年龄，肝、心脏或肺疾病，吸烟史的影响。

药物不良反应：茶碱局部刺激性大，口服可有胃灼热、恶心、呕吐、食欲减退、腹胀，长期服用可致神经过敏、头痛、失眠及心悸。肌内注射可引起局部疼痛、红肿，治疗量时可致失眠或不安。茶碱的毒性常出现在血药浓度超过 20μg/ml 时，特别是在治疗的开始阶段，早期多见恶心、呕吐、易激惹、失眠等；当血药浓度超过 20μg/ml 时，可出现心律失常；血清中茶碱超过 40μg/ml 时，可出现发热、脱水、惊厥等症状，严重的甚至可发生呼吸、心跳停止而致死。

药物过量：可见厌食，结石，精神错乱，利尿，食管溃疡，剥脱性皮炎，粪便变色（黑色），心房颤动，高钙血症，高血糖，高血压，低血钾，低磷酸盐血症，低镁血症，低钠血症，低血压，失眠，假性结肠梗阻（奥格尔维综合征），烦躁不安，乳酸性酸中毒，肌痉挛，恶心，阵发性心动过速，惊厥，呕吐。重复呕吐提示可能茶碱中毒。

（王爱平　王永安　王恒林）

yìbǐngtuōxiù'ǎn

异丙托溴铵（Ipratropium Bromide）　M 胆碱受体拮抗剂，平喘药。又称异丙阿托品、溴化异丙托品。CAS 号 22254-24-6，分子式 $C_{20}H_{30}BrNO_3$。临床用于防治支气管哮喘和慢性阻塞性肺病，尤其适用于因用 β 受体激动剂产生肌肉震颤、心动过速而不能耐受此类药物的患者。异丙托溴铵与 β 受体激动剂、茶碱合用，可增强疗效。

毒作用机制 异丙托溴铵是一种具有抗胆碱能（副交感）特性的四价铵化合物。临床前试验显示，其通过拮抗迷走神经释放的递质乙酰胆碱而抑制迷走神经的反射。抗胆碱能药物可阻止乙酰胆碱和支气管平滑肌上的毒蕈碱受体相互作用而引起的细胞内环一磷酸鸟苷酸（cGMP）浓度的增高。

实验毒理资料 ①急性毒性：吸入给药时，豚鼠的最小致死剂量为 199mg/kg，大鼠 4 小时吸入 0.05mg/kg 无致死。LD$_{50}$，小鼠经口给药为 1001mg/kg，静脉注射为 12.29mg/kg，皮下注射为 300mg/kg，腹腔注射为 72mg/kg；大鼠静脉注射为 15.7mg/kg，皮下注射为 635mg/kg。毒性效应表现为惊厥、共济失调，以及呼吸困难。②豚鼠主动过敏试验和被动皮肤过敏试验均阴性。③长期毒性：对大鼠、犬及恒河猴 6 个月的长期吸入毒性研究显示，未观察到有害效应的水平（NOAEL）分别为 0.38mg/（kg·d）、0.18mg/（kg·d）和 0.8mg/（kg·d）。组织病理学检查未发现支气管、肺部系统出现与本品相关的病理损害。大鼠经口给药 18 个月，NOAEL 为 0.5mg/（kg·d）。犬滴鼻 26 周，NOAEL > 0.2mg/kg。④发育毒性：生育力、胚胎毒性和围产期发育研究，在小鼠、大鼠和家兔的导致母体毒性和一定胚胎毒性的最高剂量，大鼠

为 1000mg/（kg·h），而家兔则为 125mg/（kg·d），未发现致畸作用。⑤致突变性：细菌回复突变试验为阴性。体内试验（微核试验、小鼠显性致死试验、中国仓鼠骨髓细胞染色体畸变试验）均为阴性。⑥致癌性：在小鼠和大鼠的长期试验中未发现致癌性。

人体资料 药动学：①口服后不易从胃肠道吸收。吸入引起全身吸收，可忽略不计，气雾吸入 40μg 后的血浆浓度，是静脉注射 0.15mg 或口服 1.5mg 的血浆浓度的 1/1000。②吸入剂量达到 15% 下呼吸道。③在体内部分代谢，但代谢物几无抗胆碱作用。④主要由粪与尿排出。吸入给药时有 48% 的给药量由粪排出。各种给药途径的消除半衰期接近，为 3.2～3.8 小时。

药物不良反应：①一些变应性气喘的患者在应用异丙托溴铵后会发生支气管收缩。异丙托溴铵及抗毒蕈碱药物会导致患者出现口干、痰黏稠，有堵塞气管的危险。②偶见服药后瞳孔扩张的报道，可能导致青光眼。应用异丙托溴铵吸入治疗的患者可能会视物模糊。③有发生慢性气道阻塞的报道。④老年患者应用则易发生前列腺增生，可能会导致尿潴留。

（王爱平　王永安　王恒林）

bèilǜmǐsōng

倍氯米松（Beclomethasone）糖皮质激素类平喘药。又称必可酮、二丙酸倍氯松。CAS 号 5534-09-8，分子式 $C_{34}H_{49}ClO_{11}$。临床用于支气管哮喘患者，特别是支气管扩张剂或其他平喘药不足以控制哮喘时，并适用于依赖激素治疗的哮喘患者。

毒作用机制 倍氯米松为一前体药物，具有弱的糖皮质激素

受体结合作用；可被酯解酶水解为一活性代谢产物 17-单丙酸倍氯米松，后者具有高强度的局部抗炎活性。

实验毒理资料 LD$_{50}$，小鼠经口给药及皮下注射均 > 5g/kg；兔皮下注射 > 750mg/kg；大鼠经口 > 3.75g/kg，皮下注射 > 1.5g/kg，腹腔注射 > 3g/kg；大鼠吸入 LC$_{50}$ > 51.6mg/m³，会发生肌肉收缩或痉挛。

人体资料 药动学：①此药经局部黏膜或皮肤涂布后吸收迅速。气雾吸入生物利用度为 10%～25%。剩余部分的 75% 咽下后，在胃肠道吸收。②人体吸入此药后迅速分布于支气管、肺泡中发挥强力皮质激素的抗炎、抗过敏等作用，以及分布于鼻腔内达抗过敏性鼻炎作用，吸收后主要分布于肝，也可至胎盘等组织。分布容积为 0.3L/kg。③咽下部分在肝灭活，一些被组织酯酶水解。④体内部分其代谢产物 70% 经胆汁、10%～15% 经尿排泄。半衰期为 3 小时。

药物不良反应：①使用气雾剂可使少数患者发生声音嘶哑和口腔咽喉部念珠菌感染。②使用喷鼻剂偶有鼻咽部干燥或烧灼感、喷嚏或轻微出血，罕见鼻中隔穿孔。③超过治疗剂量，吸入倍氯米松 2 年后得白内障的风险相对较高。④某些儿童长期吸入大剂量倍氯米松（1000μg/d），会产生肾上腺抑制。成年人应用布地奈德和倍氯米松的剂量超过 1500μg/d 时，才会发生肾上腺功能减退。⑤高剂量（1000～2500μg/d）时，皮肤会变薄 15%～19%；应用低剂量和高剂量倍氯米松的患者，分别为 33% 和 48% 会产生瘀斑。

（王爱平　王永安　王恒林）

xiùjǐxīn
溴己新（Bromhexine）

分化断裂黏蛋白纤维类黏痰溶解药。又称必嗽平。CAS 号 611-75-6，分子式 $C_{14}H_{20}Br_2N_2 \cdot HCl$。临床用于慢性支气管炎、肺气肿、慢性肺部炎症、支气管扩张、硅沉着病（矽肺）等有白色黏痰咳出困难者。

毒作用机制 作用于气管、支气管腺体细胞分泌黏滞性较低的小分子黏蛋白，改善分泌物的流变学特性和抑制黏多糖合成；可促进呼吸道黏膜的纤毛运动，刺激胃黏膜，损害胃黏膜屏障，并引起反射性恶心症状。

实验毒理资料 ①急性毒性：LD_{50}，大鼠经口给药为 6000mg/kg，腹腔注射为 1680mg/kg；小鼠经口给药为 3000mg/kg，兔经口给药为 10000mg/kg。②皮肤刺激：兔，无皮肤刺激。③遗传毒性：体外，细菌回复突变试验阴性。

人体资料 药动学：①溴己新口服吸收迅速，血药达峰时间 0.5～3 小时，生物利用度为 70%～80%。②在肝广泛代谢，产物主要为溴环乙胺醇，还包括有其他 10 余种的代谢产物。③主要以代谢物的形式经尿液排出，仅极少量经粪便排出。消除半衰期是 6.5 小时。

药物不良反应：溴己新在胃肠道不易耐受，并损害胃黏膜屏障，故胃溃疡患者不宜服用。个别患者服用溴己新后出现了肠道溃疡的重激活，但未见到呕血、黑便或其他并发症。

（王爱平 王永安 王恒林）

yǐxiānbànguāng'ānsuān
乙酰半胱氨酸（Acetylcysteine）

巯基类黏痰溶解药。又称 N-乙酰-L-半胱氨酸。CAS 号 616-91-1，分子式 $C_5H_9NO_3S$。乙酰半胱氨酸临床上用于手术后咳痰困难及肺合并症的治疗和预防，也可用于急性或慢性支气管炎、支气管哮喘、支气管扩张症、肺炎、肺气肿、肺结核，以及急性上呼吸道疾病所引起的痰液黏稠、咳痰困难等。

毒作用机制 乙酰半胱氨酸毒性反应有过敏性反应、恶心和呕吐。过敏反应的原因可能是诱导了组胺的释放。

实验毒理资料 ①急性毒性：LD_{50}，大鼠经口给药大于 6000mg/kg，静脉注射为 1140mg/kg；小鼠经口给药大于 3000mg/kg，静脉注射为 3800mg/kg，腹腔注射为 400mg/kg；犬经口给药为 1g/kg。②生殖与发育毒性：大鼠经口给药，未观察到有害效应的水平（NOAEL）为 1000mg/（kg·d）。③发育毒性：兔经口给药无致畸作用，NOAEL 为 500mg/（kg·d）。④致突变性：细菌回复突变试验阴性。⑤致癌性：大鼠经口给药 18 个月，无致癌性，NOAEL 为 1000mg/（kg·d）。

人体资料 药动学：①口服吸收迅速，血浆达峰时间为 2～3 小时。②蛋白结合率为 50%～83%，分布容积为 0.337～0.47L/kg。主要分布在肾、肝和肺组织。③经尿液排泄。半衰期是 2～6 小时。

药物不良反应：①乙酰半胱氨酸气溶胶能引起支气管收缩。②当静脉给予乙酰半胱氨酸时会发生超敏反应。用药后全身出现红斑疹，并有痒、恶心、呕吐、头晕、严重的支气管痉挛、心动过速，还会发生低血压性血管水肿和气管痉挛。高浓度乙酰半胱氨酸（20mg/ml）引起的风团反应更加明显。

（王爱平 王永安 王恒林）

kědàiyīn
可待因（Codeine）

依赖性中枢镇咳药。CAS 号 76-53-3，分子式 $C_{18}H_{21}NO_3$。临床用于各种原因引起的剧烈干咳，对胸膜炎干咳伴胸痛者尤其适用。

毒作用机制 可待因刺激中枢的阿片受体，可发生呼吸抑制作用，引起烦躁不安等中枢兴奋症状。

实验毒理资料 ①急性毒性：LD_{50}，大鼠灌胃为 427mg/kg，腹腔注射为 130mg/kg，皮下注射为 229mg/kg，静脉注射为 75mg/kg；小鼠静脉注射为 54mg/kg。②小鼠经口给药 14 天未观察到效应水平（NOEL）为 3000mg/（kg·d）；大鼠经口给药 13 周，NOEL 为 450mg/（kg·d），小鼠经口 13 周，NOEL 为 1000mg/（kg·d）。③发育毒性：小鼠经口给药，无致畸，NOEL 为 150mg/（kg·d），有母体、胚胎毒性；仓鼠经口给药，无致畸，NOEL 为 20mg/（kg·d），有胚胎毒性，影响胚胎/胎仔发育。④遗传毒性：细菌回复突变试验为阴性；在 CHO 细胞不引起染色体畸变，高剂量引起姐妹染色单体交换增加。⑤致癌性：大鼠经饲料中添加 2 年，无致癌性，NOEL 为 70mg/（kg·d）；小鼠经饲料中添加 2 年，无致癌性，NOEL 为 400mg/（kg·d）。

人体资料 药动学：①口服或肌内注射均能很好地吸收。口服的效用可达到注射的 2/3，30～60 分钟可达峰值血药浓度。②蛋白结合率约为 20%，分布容积为 3.5L/kg。主要分布于肺、肝、肾和胰，易通过血-脑屏障，可通过胎盘，进入母乳。③可待因在肝代谢，与葡萄糖醛酸结合，约 15% 经脱甲基成为吗啡。④超过 95% 的药物在 48 小时内由肾排出。消除半衰期是 1.9~4 小时。

药物不良反应：①大剂量（60mg/d）的可待因能明显抑制呼吸中枢，并可发生烦躁不安等中枢兴奋症状；小儿用量过大可致惊厥。偏头痛患者服用可待因或其他阿片类药物更易引起慢性头痛。②可能会发生瞳孔缩小。③有数例患者服用复方可待因（对乙酰氨基酚＋可待因）后发生急性胰腺炎。④有数例可待因引起皮疹的报道。⑤有服用可待因后出现过敏反应的报道。⑥长期用药可产生耐药性和依赖性。活性炭可吸收可待因。有中枢神经系统抑制或呼吸抑制的患者可静脉给予大量的纳洛酮。若可待因毒性的持续时间比纳洛酮的作用时间长，应该持续给予纳洛酮。

药物过量：可见运动失调，便秘，多形性红斑，幻觉，低钙血症，瞳孔缩小，肌红蛋白尿，重症肌无力，呼吸衰竭，横纹肌溶解症，嗜睡，晕厥，抗利尿激素分泌失调综合征，尿变色（乳白色），呕吐。

（王爱平　王永安　王恒林）

yòuměishāfēn

右美沙芬（Dextromethorphan）

非依赖性中枢镇咳药。CAS 号 125-71-3，分子式 $C_{18}H_{25}NO$。临床用于上呼吸道感染、急慢性支气管炎、支气管哮喘及肺结核所致咳嗽，亦可用于吸入刺激物引起的刺激性干咳；常与组胺药合用，还用于震颤麻痹症的治疗。

毒作用机制　右美沙芬可阻断多巴胺和去甲肾上腺素从突触再摄取，从而增加大脑皮层至网状激活系统的多巴胺和去甲肾上腺素的循环量，抑制单胺氧化酶的作用，并导致儿茶酚胺类物质释放。右美沙芬中介止咳作用的结合位点是在中枢神经系统

（CNS），与可待因和其他阿片类药物不同。右美沙芬和甲右美沙芬，都会影响 N-甲基-D-天冬氨酸受体。右美沙芬没有镇痛作用和成瘾性。

实验毒理资料　①急性毒性：LD_{50}，小鼠经口给药为 210mg/kg，静脉注射为 112mg/kg；大鼠经口给药为 116mg/kg，静脉注射为 16.3mg/kg，毒性效应均表现为惊厥及共济失调。②兔眼德莱兹（Draize）试验，24 小时 100mg，中度。③致畸性：在实验动物致畸试验，未发现致畸作用。④遗传毒性：细菌回复突变试验、CHO 细胞体外染色体畸变试验均为阴性。

人体资料　药动学：①由胃肠道快速，大剂量或服用缓释剂可缓慢吸收。血清达峰时间，普通剂为 2.5 小时，缓释剂为 6 小时。②分布容积，成年人为 3.5~4.6L/kg；分布至 CNS，平均脑脊液浓度为血浆的 80%，进入母乳。③在肝经 CYP 脱甲基和葡萄糖醛酸化。④经尿（以原型和无活性代谢物）排泄。消除半衰期，成年人为 10~13 小时。

药物不良反应：①会引起某些个体神经系统副作用，包括兴奋过度，提高肌肉紧张和共济失调，过量可导致呼吸抑制。儿童服用 10mg/kg 以上可导致中枢神经受抑制；成年人可以耐受多达 14mg/kg 的剂量也只有轻微反应。胃肠服用大剂量的右美沙芬可导致昏睡、呼吸抑制、眼球震颤、精神异常（精神愉悦、幻觉、妄想、定向力消失）和昏迷。②有数例应用右美沙芬后出现高血糖的报道。③偶见右美沙芬引起皮疹的报道。

药物过量：可见恶心，呕吐，嗜睡，头晕，视物模糊，眼球震

颤，共济失调，呼吸浅，尿潴留，昏迷，中毒性精神病，癫痫发作，昏迷。

（王爱平　王永安　王恒林）

xiāohuà xìtǒng yòngyào

消化系统用药（digestive system agents）

以胃肠道为主要作用靶点，治疗消化系统疾病的药物。包括治疗消化性溃疡的药物、消化功能调节药。

抗酸药及抗溃疡病药包括：①抗酸药，如三硅酸镁、氢氧化铝、碳酸氢钠。②抑制胃酸分泌药，有 H_2 受体阻断药，如雷尼替丁、法莫替丁；H^+-K^+-ATP 酶抑制药（质子泵抑制药），如奥美拉唑、兰索拉唑、泮托拉唑、雷贝拉唑；M 胆碱受体阻断药和促胃液素受体阻断药，后者如丙谷胺。③增强胃黏膜屏障功能的药物，如米索前列素、硫糖铝，还有枸橼酸铋钾、替普瑞酮、麦滋林。

消化功能调节药主要包括：①助消化药，如胃蛋白酶、胰酶、乳酶生。②胃肠解痉药，H_1 受体阻断药，如苯海拉明、茶苯海明、美克洛嗪等；M 胆碱能受体阻断药，如颠茄、阿托品、山莨菪碱等；多巴胺受体阻断药，如氯丙嗪、甲氧氯普胺、多潘立酮；5-HT_3 受体阻断药，如昂丹司琼等。③增强胃肠动力药，西沙比利等。④泻药及止泻药，如硫酸镁、甘油、液状石蜡、蒙脱石、地芬诺酯、洛哌丁胺等。⑤利胆药，如去氧胆酸、熊去氧胆酸、桂美酸。⑥微生态制剂，如嗜酸乳杆菌、双歧杆菌活菌制剂、地衣芽孢杆菌制剂。

（丁日高　赵建）

jǔyuánsuānbǐjiǎ

枸橼酸铋钾（Bismuth Potassium Citrate）

金属离子，胃黏膜保护药。CAS 号 57644-54-9，分子式

$C_{12}H_{10}BiK_3O_{14}$。临床用于：①慢性胃炎及缓解胃酸过多引起的胃痛、胃烧灼感和反酸。②治疗胃溃疡、十二指肠溃疡、复合溃疡、多发溃疡及吻合口溃疡等。③与抗生素联用，根除幽门螺杆菌，用于治疗胃溃疡、十二指肠溃疡、复合溃疡、多发溃疡及吻合口溃疡等。

暴露途径 铋的主要暴露途径是药物制剂口服，或者肌内注射。

毒作用机制 机制尚不清楚，可能与和巯基化合物作用有关。

实验毒理资料 ①急性毒性：大鼠经口给药的 LDL_0 为 1539mg/kg，铋不溶性盐（如硝酸铋和三氧化二铋）大鼠经口给药的 LD_{50} 为 4～5g/kg。②慢性毒性：在动物实验，铋干扰铜和锌的代谢，诱导形成金属硫蛋白，并能够影响肝和肾中的血红素生物合成。次硝酸铋能够降低大鼠的睾丸间质细胞密度和血浆睾酮水平。③遗传毒性：碱式水杨酸铋（胃肠用铋）的细菌回复突变试验结果为阴性。④动物试验未发现铋具有致癌作用。

人体资料 药动学：①含铋化合物在吸入、局部应用或食入时的吸收程度较差。胃肠道吸收主要依赖于铋盐的水溶性。经口铋盐的血浆达峰时间为 1 小时内。②铋与血浆蛋白结合，分布在肝、肾组织中。重复暴露后铋盐可以蓄积于肾、肝和皮肤。③此药未吸收部分通过粪便排出体外。通过肾从尿中排泄，清除率约为 50ml/min。半衰期为 5～11 天。但肾细胞核内包涵体中的铋可以存留数年。

药物不良反应：人口服的 LDL_0 为 221mg/kg。在常规剂量下和服用周期内此药比较安全。

①消化系统：口中可能带有氨味，并可使舌苔及大便呈灰黑色；个别患者服用时可出现恶心、呕吐、食欲减退、腹泻、便秘等症状。②神经系统：少数患者可出现轻微头痛、头晕、失眠等，但可耐受。当血浓度大于 100ng/ml 时可能引起铋性脑病。③长期服用可以引起肾损害。④骨骼：与骨内铋浓度过高有关，或者与铋性脑病相关的骨关节病。⑤个别出现皮疹。

药物过量：可见精神错乱、痴呆、发热、多动、高热、黄疸、记忆力减退、高铁血红蛋白血症、蛋白尿、抽搐、口腔炎、出汗、舌变色、肾小管坏死。

解毒剂 青霉胺、二巯丙磺钠。

（丁日高 赵 建）

liútánglǚ

硫糖铝（Sucralfate） 胃黏膜保护药。CAS 号 54182-58-0，分子式 $C_{12}H_{54}Al_{16}O_{75}S_8$。临床用于治疗胃十二指肠溃疡及胃炎。

硫糖铝为蔗糖八硫酸铝盐复合物，含铝量为 18.2%～20.7%，口服后 98% 不吸收经肠道排出，2% 吸收后以二糖硫酸盐形式经肾脏排出。

人体资料 药动学：①口服吸收 <5%。②在溃疡局部起作用，在胃肠道分解为铝和蔗糖八硫酸盐。③代谢，无。④98% 不吸收经肠道排出，经尿液（少量为原型）排泄。

药物不良反应：较常见的是便秘，其发生率大约4%。个别患者可出现口干、恶心、皮疹、胃痉挛等，发生胃痉挛时可与适当的抗胆碱能药物合用。此外，硫糖铝可以影响 H_2 受体拮抗药、四环素、地高辛、氨茶碱等药物的吸收，降低其生物利用度。

药物过量：毒性小，可能会导致结石，便秘，肝性脑病。

中毒治疗 无特效解毒药。

（丁日高 赵 建）

léinítìdīng

雷尼替丁（Ranitidine） 胃壁细胞 H_2 受体竞争性抑制剂。CAS 号 6637-35-5，分子式 $C_{13}H_{22}N_4O_3S \cdot HCl$。临床用于治疗消化性溃疡病、胃食管反流疾病、病态的过度胃酸分泌（如佐林格-埃利森综合征）、腐蚀性食管炎，以及用于急性过敏性反应的辅助治疗。

毒作用机制 罕见心脏不良反应的原因有可能是雷尼替丁直接阻断心脏 H_2 受体的作用，或者雷尼替丁诱导的乙酰胆碱酯酶抑制所致乙酰胆碱活性的增强作用。研究认为，雷尼替丁诱导的肝损伤是继发于特异质反应或超敏反应。

实验毒理资料 ①急性毒性：LD_{50}，大鼠经口给药大于 5gm/kg，静脉注射为 93mg/kg；小鼠经口给药为 884mg/kg，静脉注射为 80mg/kg，出现镇静和共济失调。②致突变性：雷尼替丁及其代谢产物的研究未发现任何阳性结果。③致癌性：在小鼠和大鼠的喂饲研究中，给药剂量最高至 2g/kg，未发现致癌性证据。

人体资料 药动学：①在胃肠道被快速吸收，并经历广泛的首过代谢。口服生物利用度为 48%。血清达峰时间，口服为 2～3 小时，肌内注射 ≤15 分钟。②蛋白结合率为 10%～19%，分布容积为 1.2～1.9L；穿透血-脑屏障很少，可进入母乳。③在肝代谢物为 N-氧化物、S-氧化物和 N-脱甲基衍生物。④内源性肌酐清除率为 25～35ml/min，经尿排泄，口服为 30%，静脉注射为 70%（以原型）；粪便，以代谢物排泄。消除半衰期，口服为 2.5 ~ 3 小时，静脉注射为 2 ~ 2.5 小时，肾衰竭患者的半衰期延长。

药物不良反应：雷尼替丁的急性毒性报告罕见，且主要是个案报告。在治疗剂量，雷尼替丁耐受良好。已报告的与雷尼替丁有关的中枢神经系统作用包括幻觉、抑郁、谵妄、头痛、张力障碍和舞蹈手足徐动症。已有报告，输液过程中的心脏停搏、心动过缓及进行性 AV 阻断伴晕厥等与雷尼替丁相关。

药物过量：可见粒细胞缺乏症，心动过缓，胸痛，胆汁淤积性黄疸，认知功能障碍，抑郁，腹泻，定向力障碍，锥体外系反应，男性乳房发育症，高泌乳素血症，阳痿，失眠，增加眼压，类白血病反应，粒细胞减少，白细胞减少症，躁狂症，记忆力减退，偏头痛（发作），肌肉震颤，腮腺疼痛，呼吸快，呕吐。

中毒治疗　无特效解毒药。

（丁日高　赵　建）

àoměilāzuò

奥美拉唑（Omeprazole）　质子泵抑制剂。CAS 号 73590-58-6，分子式 $C_{17}H_{19}N_3O_3S$。临床用于治疗胃及十二指肠溃疡、反流性食管炎和促胃液素瘤。

实验毒理资料　①急性毒性：LD_{50}，大鼠经口给药为 2210mg/kg，静脉注射 >50mg/kg；小鼠经口给药大于 4gm/kg，静脉注射为 82.8mg/kg。②刺激和腐蚀，致敏性，无可用数据。③发育或生殖毒性：奥美拉唑人用剂量的 345 倍，对妊娠大鼠研究无致畸作用。兔给予人用剂量的 17 ~ 172 倍剂量，出现剂量相关的胚胎致死增加，胚胎再吸收和妊娠中断。在大鼠以人用剂量 35 ~ 345 倍处理亲代动物，观察到剂量

相关的胚胎/胎仔毒性和出生后的发育毒性。大鼠经口给药生殖毒性，有母体毒性、新生鼠体重增加降低。④遗传毒性：无致突变性的证据，细菌回复突变试验、体外小鼠淋巴瘤细胞试验和体内试验、大鼠肝 DNA 损伤为阴性结果。小鼠微核试验和染色体畸变试验结果不确定。另有报告小鼠微核试验阴性。⑤慢性毒性或致癌性：大鼠 2 年的研究，剂量为对应人用剂量的 4 ~ 352 倍，在雄性和雌性动物中出现导致死亡的胃类癌肿瘤和肠嗜铬细胞增生，具有剂量依赖性。这些肠嗜铬细胞的变化引起促胃液素水平升高（或高胃泌素血症）。极高剂量的胃酸泵抑制剂或 H_2 受体拮抗剂所致显著的酸抑制导致促胃液素水平反馈增加，以及随后在胃中肠嗜铬样细胞改变。

人体资料　药动学：①口服易吸收，口服生物利用度，单次用药为 35%，反复用药达 60%，血药达峰时间为 1 ~ 3 小时；具有肠肝循环过程。②蛋白结合率为 95%，分布容积为 0.19 ~ 0.45L/kg，与细胞外液体积相当。不易通过血-脑屏障，但易通过胎盘。③经肝广泛代谢，氧化成无活性代谢物，氧化代谢有明显个体差异。④经尿液（77% 为代谢物，小量原型）、粪便排泄。消除半衰期，缓释胶囊为 0.5 ~ 1 小时。

药物不良反应：①不良反应及发生率与雷尼替丁相似，主要有恶心、上腹痛等。皮疹也有发生，一般是轻微和短暂的，大多不影响治疗。②该药具有酶抑制作用，一些经肝细胞色素 P_{450} 系统代谢的药物，如双香豆素、地西泮、苯妥英钠等，其药物半衰期可因合用该药而延长。③使用该

药前，必须排除恶性肿瘤的可能性。因为使用该药减轻症状而延误诊断。④孕妇与哺乳期妇女慎用。该药尚未用于儿童。

药物过量：已证明只有在动物中呼吸频率降低。血管神经性水肿，失明，精神错乱，抑郁症，皮炎，口干，痛风，男性乳房发育，血尿，低血糖，多汗症，低钠血症，低体温，肾炎，镇静，惊厥，尿频。

中毒治疗　无特效解毒药。

（丁日高　赵　建）

mǐsuǒqiánlièchún

米索前列醇（Misoprostol）　增强胃黏膜屏障功能的药，计划生育药。CAS 号 59122-46-2，分子式 $C_{22}H_{38}O_5$。临床用于治疗十二指肠溃疡、胃溃疡、出血性胃炎、急性胃黏膜病变等；预防和治疗非甾体类抗炎药引起的消化性溃疡；与抗孕激素药物米非司酮序贯应用，用于终止停经 49 天以内的早期妊娠。

实验毒理资料　①急性毒性：LD_{50}，大鼠经口给药为 81mg/kg，大鼠吸入 LC_{50} > 1.43mg/L，小鼠经口给药的 LD_{50} 为 27mg/kg。②兔皮肤刺激，轻度。③长期毒性：犬静脉注射 4 周，观察到效应的最低水平（LOEL）为 10μg/(kg·d)，靶器官为肝、血；大鼠经口给药 13 周，LOEL 为 120μg/(kg·d)，靶器官为胃肠道系统；犬经口给药 13 周，LOEL 为 30μg/(kg·d)，靶器官为胃肠道系统；大鼠经口给药 1 年，LOEL 为 160μg/(kg·d)，靶器官为胃肠道系统；狗经口给药 1 年，LOEL 为 30μg/(kg·d)，靶器官为胃肠道系统。④生殖与生育毒性：大鼠经口给药，观察到有害效应的最低水平（LOAEL）为 10mg/(kg·d)，影响生育、胚胎发育；兔经口给

药，LOAEL 为 1mg/（kg·d），有胚胎毒性；小鼠经口给药，LOAEL 为 30mg/kg，有胚胎毒性；兔经口给药，未观察到有害效应的水平（NOAEL）为 1mg/（kg·d），致畸作用；大鼠经口给药，NOAEL 为 10mg/（kg·d），无致畸作用。⑤致突变性：细菌回复突变试验阴性，体外小鼠淋巴瘤细胞阴性，姐妹染色单体交换试验阴性。⑥致癌性：小鼠经口给药 21 个月，无致癌性，NOAEL 为 16mg/（kg·d）；大鼠经口给药 24 个月，无致癌性，NOAEL 为 2.4mg/（kg·d）。

人体资料 药动学：①吸收快速，血清达峰时间，活性代谢物空腹为 15～30 分钟。②血浆蛋白结合率为 80%～90%。药物在肝、肾、肠、胃等组织中的浓度高于血液。③在肝迅速脱酯，形成米索前列醇酸（活性物）。④经尿（64%～73%）和粪便（15%）在 24 小时之内排泄。消除半衰期为 20～40 分钟。

药物不良反应：①消化系统，腹泻、腹痛、消化不良、肠胀气、恶心及呕吐。②女性生殖系统，已报道有月经过多、阴道出血、在经期前后阴道出血。③其他包括皮肤瘙痒，偶有眩晕、头痛。

药物过量：可见腹部绞痛，发热、高血压，代谢性酸中毒，横纹肌溶解症，心动过速，震颤（摄入 3g）。

中毒治疗 无特效解毒药。

（丁日高 赵 建）

ātuōpǐn

阿托品（Atropine） M 胆碱受体拮抗剂。CAS 号 51-55-8，分子式 $C_{17}H_{23}NO_3$。主要用于：①胃肠道功能紊乱，有解痉作用，对胆绞痛、肾绞痛效果不稳定。②急性微循环障碍，治疗严重心动过缓、

晕厥合并颈动脉窦反射亢进及 I 度房室传导阻滞。③作为解毒剂，可用于锑剂中毒引起的阿-斯综合征、有机磷中毒及急性毒蕈中毒。④麻醉前以抑制腺体分泌，特别是呼吸道黏液分泌。⑤可减轻帕金森症患者强直及震颤症状，并能控制其流涎及出汗过多。⑥眼科用于散瞳，并对虹膜睫状体炎有消炎镇痛之效。

毒作用机制 阿托品为 M 胆碱受体拮抗剂，能解除平滑肌的痉挛（包括解除血管痉挛，改善微血管循环）；抑制腺体分泌；解除迷走神经对心脏的抑制，使心跳加快；散大瞳孔，使眼压升高；兴奋呼吸中枢。

实验毒理资料 ①急性毒性：LD_{50}，大鼠经口给药 500mg/kg，静脉注射为 73mg/kg，肌内注射为 920mg/kg，腹腔注射为 280mg/kg；小鼠经口给药为 75mg/kg，静脉注射为 30mg/kg；犬静脉注射，LDL_0 为 50mg/kg。②致突变性：在细菌回复突变试验为阴性，研究认为不具有细胞遗传学危险。③发育毒性：在妊娠第 7～19 天，给予大鼠孕鼠阿托品，结果发现，与对照组相比，其幼仔出现回避学习缺陷。结果提示，母体动物暴露于抗交感神经药物有可能导致其幼仔行为发育出现不良反应。妊娠期给予阿托品的大鼠其幼鼠出现行为改变。④致癌性：在一项基于 858 只大鼠的长期试验中，未观察到阿托品具有致癌性作用。但有报告，阿托品对 N-甲基-N'-硝基-N-亚硝基胍诱导的大鼠致癌作用具有促进作用。

人体资料 药动学：①吸收完全。②广泛分布全身，通过胎盘；微量进入母乳，穿过血-脑屏障。③经肝代谢。④经尿液（30%～50% 以其原型和代谢物）

排泄，消除半衰期为 2～3 小时。

药物不良反应：此药具有多种药理作用，临床上应用其中一种作用时，其他作用则为不良反应。①常见的有便秘、出汗减少（排汗受阻可致高热）、口鼻咽喉干燥、视物模糊、皮肤潮红、排尿困难（尤其是老年患者有发生急性尿潴留的危险）、胃肠动力低下、胃食管反流。②少见的有眼压升高、过敏性皮疹或疱疹。③此药长期滴眼，可以引起局部过敏反应（接触性药物性眼睑结膜炎）。

药物过量：可见共济失调，视物模糊，昏迷，扩张性不活泼的瞳孔，肠鸣音减少或消失，黏膜干燥，面色潮红，口臭，幻觉，高血压，热疗，肠梗阻，呼吸频率增加，耳毒性（耳聋），惊厥，吞咽困难，耳鸣，心动过速，尿潴留。

（丁日高 赵 建）

jiǎyǎnglùpǔàn

甲氧氯普胺（Metoclopramide）

止吐药。CAS 号 364-62-5，分子式 $C_{14}H_{22}ClN_3O_2$。临床用于治疗：①各种原因（如胃肠疾患、放化疗、手术、颅脑损伤、海空作业及药物等）所致恶心、呕吐、嗳气、消化不良、胃部胀满等症状的对症治疗。②胃食管反流性疾病，如反流性食管炎、胆汁反流性胃炎、功能性胃滞留、胃下垂等。③残胃排空延迟症、迷走神经切除后胃排空延缓。④糖尿病性胃轻瘫、尿毒症及硬皮病等胶原疾患所致的胃排空障碍。⑤幽门梗阻及对常规治疗无效的十二指肠溃疡。⑥十二指肠插管、胃肠钡剂 X 线检查，辅助用药。⑦可试用于乳量严重不足的产妇。

毒作用机制 甲氧氯普胺是选择性的多巴胺受体拮抗剂，具

有中枢和外周抗多巴胺受体作用，同时还具有5-羟色胺4（5-HT$_4$）受体激动效应，对5-HT$_3$受体有轻度抑制作用。该药阻断下丘脑多巴胺受体，抑制催乳素抑制因子，促进泌乳素的分泌，故有一定的催乳作用；对中枢其他部位的抑制作用较微，有较弱的安定作用，较少引起催眠作用。甲氧氯普胺增加蠕动的肠道，引起幽门松弛，有直接止吐作用。

实验毒理资料 ①急性毒性：LD$_{50}$，大鼠经口给药为750mg/kg，腹腔注射为114mg/kg；小鼠经口给药为270mg/kg。②发育毒性：大鼠经口给药无致畸作用，未观察到效应的水平（NOEL）为10mg/（kg·d），有胚胎/胎仔发育；小鼠经口给药无致畸作用，NOEL为10mg/（kg·d）；兔经口给药无致畸作用，NOEL为10mg/（kg·d）；兔静脉注射无致畸作用，NOEL为10mg/kg。③遗传毒性：原代大鼠和人肝细胞培养在亚致死浓度甲氧氯普胺中未诱导出现DNA碎片和修复。有代谢活化时，最大耐受浓度的甲氧氯普胺（3.2mmol），导致6-硫鸟嘌呤抗性的V79细胞频率增加。人淋巴细胞暴露甲氧氯普胺28小时没有致染色体断裂作用，但暴露延长至72小时微核细胞率显著增加。给予大鼠甲氧氯普胺单一高剂量（500mg/kg）未引起肝、肾、胃黏膜、脾、骨髓的DNA片段增加，也未导致肝细胞微核率和骨髓微核红细胞的频率升高。

人体资料 药动学：①自胃肠道吸收迅速，血清达峰时间为1~2小时，口服生物利用度为65%~95%。②蛋白结合率为30%，分布容积为2~4L/kg，容易透过血-脑屏障和胎盘屏障。③经肝代谢。④经尿液（85%）排泄，消除半衰期为4~6小时（可能具有剂量依赖性），可随乳汁排泄。

药物不良反应：①较常见昏睡、烦躁不安、倦怠无力。②少见严重口渴、恶心、便秘、腹泻、睡眠障碍、眩晕、头痛、乳腺肿痛及皮疹等。③用药期间可出现乳汁增多，这是由于催乳素的刺激所致。④注射给药可引起直立性低血压。⑤此药大剂量或长期应用可能因阻断多巴胺受体，使胆碱能受体相对亢进而导致锥体外系综合征，主要表现为类帕金森症状，出现肌震颤、头向后倾、斜颈、阵发性双眼向上注视、发音困难、共济失调等。

药物过量：可见易激惹，步态不稳，房室传导阻滞，帕金森样症状和舞蹈病（锥体外系反应），认知功能障碍，精神错乱，抑郁，嗜睡，溢乳，男性乳房发育症，高泌乳素血症，高血压，发热，阳痿，烦躁，哺乳期，狂躁，有金属味，高铁血红蛋白血症（在婴幼儿），肌张力亢进，眼球震颤，惊厥，喘鸣。

中毒治疗 无特效解毒药。

（丁日高 赵 建）

duōpānlìtóng

多潘立酮（Domperidone） 胃肠促动力药。CAS号57808-66-9，分子式C$_{22}$H$_{24}$ClN$_5$O$_2$。临床主要用于治疗消化不良，腹胀、嗳气、恶心、呕吐。

毒作用机制：多潘立酮是具有抗呕吐作用的多巴胺受体拮抗剂，不易透过血-脑屏障。主要作用于周围神经系统的化学受体触发区，选择性阻断多巴胺2（DA2）受体。鉴于DA2受体也同样是胃肠道的主要受体，因此DA2受体拮抗剂可减少多巴胺介导的胃平滑肌松弛。在胃肠道中，多潘立酮作为一种促动力药，能增加消化道的动力。

药物不良反应：①偶见轻度腹部痉挛、口干、皮疹、头痛、腹泻、神经过敏、倦怠、嗜睡、头晕等。②有时血清泌乳素水平会升高、溢乳，男子乳房女性化等，但是停药后即可恢复正常。③罕见情况下出现闭经。④极罕见情况下出现锥体外系副作用（如流涎、手颤抖等）。⑤多潘立酮可能导致心律失常，导致QT间期延长和扭转型室性心动过速。

（丁日高 赵 建）

mìniào xìtǒng yòngyào

泌尿系统用药（urinary system agents） 以泌尿系统为主要作用靶点，治疗泌尿系统疾病的药物。泌尿系统药物包括利尿药、脱水药、抗尿崩症药、抗遗尿药、泌尿道平滑肌解痉药、治疗前列腺肥大药物、防治尿结石的药物、慢性肾功能衰竭用药等。此条目主要介绍利尿药和治疗前列腺肥大药物。

利尿药是以肾脏为主要作用靶点，能增加电解质特别是Na$^+$和水的排出，使尿量增加、消除水肿的药物。根据药物的作用强度和部位，可以分为三类。①强效利尿药：如呋塞米（速尿）、布美他尼（丁苯氧酸）、依他尼酸（利尿酸）、阿佐塞米、吡咯他尼、莫唑胺等，主要作用于髓袢升支粗段，抑制该部位Cl$^-$和Na$^+$的重吸收，影响尿的稀释和浓缩机制，利尿作用强大而迅速。适用于严重的水肿和急性的肺水肿，但易引起水盐代谢紊乱。②中效利尿药：如氢氯噻嗪、环戊噻嗪、苄氟噻嗪、氯噻酮等，主要抑制髓袢升支皮质部及远曲小管Cl$^-$和Na$^+$的重吸收，干扰尿的稀释功能，利尿强度中等。适用于各型水肿，可引起低血钾症。③弱效利尿药：如螺内酯（安体舒通）、氨苯蝶啶、阿米洛利、乙酰唑胺、双氯非那胺等，主要影响远曲小管和集合管的 K^+-Na^+ 交换，有留钾排钠的特点，单独应用利尿作用较弱，故常与排钾利尿药合用。此外，乙酰唑胺、双氯非那胺能抑制碳酸酐酶，H^+-Na^+ 交换减少，K^+-Na^+ 交换增多，也能产生较弱的利尿作用。

良性前列腺增生症治疗药物主要包括：①α_1 受体阻滞剂，非选择性 α 受体阻滞剂，如酚苄明；选择性 α_1 受体阻滞剂，有阿夫唑嗪、哌唑嗪；选择性 α_1 受体长效阻滞剂，有特拉唑嗪、坦洛新和多沙唑嗪等。②$5\alpha$ 还原酶抑制剂，如非那雄胺。

（任　进）

fūsàimǐ

呋塞米（Furosemide）　强效利尿药。又称速尿、速尿灵、利尿灵、呋喃苯胺酸等。CAS54-31-9，分子式 $C_{12}H_{11}ClN_2O_5S$。临床用于水肿性疾病，如充血性心衰、肝硬化、肾病包括肾性综合征等引起的水肿疾病；也可单用或与其他抗高血压药物合用于高血压的治疗。

暴露途径　经口、肌内或静脉给药。

毒作用机制　抑制肾小管髓袢升支髓质及皮质部对 Cl^- 的主动转运，因而影响 Na^+ 的重吸收，使管腔液 Na^+、Cl^- 浓度升高，而髓质间液 Na^+、Cl^- 浓度降低，使渗透压梯度差降低，肾小管浓缩功能下降，从而导致水、Na^+、Cl^- 排泄增多。由于 Na^+ 重吸收减少，远端小管 Na^+ 浓度升高，促进 Na^+-K^+ 和 Na^+-H^+ 交换增加，K^+ 和 H^+ 排出增多。

实验毒理资料　①急性毒性：LD_{50}，大鼠灌胃为 2600mg/kg，腹腔注射为 800mg/kg，静脉注射为 800mg/kg，皮下注射为 4600mg/kg；小鼠灌胃为 2000mg/kg，静脉注射为 308mg/kg；犬静脉注射大于 400mg/kg。②长期毒性：F344/N 大鼠、B6C3F1 小鼠 13 周经饲料毒性试验，大鼠观察到有害效应的最低水平（LOAEL）为 300mg/kg；小鼠经口给药，LOAEL 为 600mg/kg，有平均体重降低，轻中度肾脏病变；犬经口给药 6 个月，LOAEL 为 10mg/(kg·d)；大鼠经口给药 2 年，LOAEL 为 30mg/(kg·d)。③生殖与发育毒性：大鼠经口给药，有生殖毒性，LOAEL 为 2.9mg/(kg·d)。④发育毒性：大鼠经口给药，有致畸性，LOAEL 为 12.5mg/(kg·d)；小鼠经口给药，有致畸性、胎仔毒性，LOAEL 为 1250mg/(kg·d)；兔经口给药，有母体毒性、胎仔毒性，LOAEL 为 25mg/kg。⑤遗传毒性：细菌回复突变试验阴性。小鼠淋巴瘤试验，－S9 结果可疑，＋S9 结果为阳性。呋塞米诱导姐妹染色单体交换试验，均诱导 CHO 细胞染色体畸变。④小鼠生殖毒性试验中，发现肾盂积水发生率和严重程度增加。⑥致癌性：2 年经饲料试验，F344/N 大鼠 0、350mg/kg、700mg/kg，B6C3F1 小鼠 0、700mg/kg、1400mg/kg，根据估计的平均每日摄取量，大鼠低、高剂量分别为 14～16mg/kg、29～31mg/kg，小鼠低、高剂量分别为 91～99mg/kg、191～214mg/kg。实验表明，呋塞米致癌的证据不足。雄性大鼠肾小管细胞瘤、脑膜瘤发生率增加；雌性大鼠肿瘤发生率未见增加；雄性小鼠肿瘤发生率未见增加；雌性小鼠乳腺癌发生率增加。国际癌症研究机构（IARC）人类致癌性分类为第 3 组。

人体资料　药动学：①口服吸收迅速但不完全，生物利用度约为 60%。②血浆蛋白结合率为 95%～99%。③微量经肝代谢。④大部分以原型经近曲小管有机酸分泌系统随尿排出（在 24 小时内经口 50%，静脉注射 80%）；经粪便以原型排泄。消除半衰期，肾功能正常为 0.5～1.1 小时，终末期肾疾病为 9 小时。

药物不良反应：大多数发生在高剂量，并且有剂量依赖性。①水与电解质紊乱，常为过度利尿所引起，表现为低血容量、低血钾、低血钠、低氯性碱血症，长期应用还可引起低血镁。②因抑制尿酸排出可能引起高尿酸血症、氮质血症等。③罕见的有老年患者给予高剂量时出现胃肠道综合征。④胰腺炎、黄疸发生率高于噻嗪类利尿剂，但糖耐量减低的发生较为少见。⑤有报道，血清浓度高于 50μg/ml 时，出现耳鸣、眩晕、耳聋，肾功能不良患者尤其易出现。⑥偶见血液病，尤其是血小板减少症，以及严重的皮肤病。⑦美国食品与药品管理局妊娠用药危险为 C 级。

药物过量：可见周围结节性多动脉炎，畏光，视觉颜色变化（黄色调）。

（任　进）

qīnglǜsāiqín

氢氯噻嗪（Hydrochlorothiazide）　噻嗪类利尿药。CAS 号 58-93-5，分子式 $C_7H_8ClN_3O_4S_2$。临床主要用于各型水肿、高血压、肾性尿崩症的治疗，以及预防肾结石的形成。

暴露途径　经口给药。

毒作用机制　抑制髓袢升支段对 Cl^- 和 Na^+ 的重吸收，水的重吸收相应减少，尿量及尿 Cl^- 和 Na^+ 的排出增多。尿 K^+ 排出增加，Ca^{2+} 排出减少。降压作用可能与直接扩张血管有关，全面的作用机制尚未明确。

实验毒理资料 ①急性毒性：LD_{50}，大鼠灌胃为 2750mg/kg，腹腔注射为 234mg/kg，静脉注射为 990mg/kg，皮下注射为 1270mg/kg；小鼠灌胃为 1175mg/kg，腹腔注射为 578mg/kg，静脉注射为 590mg/kg，皮下注射为 1470mg/kg；犬静脉注射为 250mg/kg。②长期毒性：大鼠经口给药 30 天，观察到有害效应的最低水平（LOAEL）为 1g/（kg·d），靶器官为血液；小鼠经口给药 13 周，LOAEL 为 12 500mg/kg，靶器官为膀胱；犬经口给药 9 个月，LOAEL 为 50mg/（kg·d），靶器官为内分泌系统；大鼠经口给药 1 年，LOAEL 为 2000mg/kg，靶器官为肾；大鼠经口给药 2 年，LOAEL 为 250mg/kg，靶器官为肾。③生殖与发育毒性：大鼠经口给药 LOAEL 为 1000mg/kg，有母体毒性；小鼠经口给药未观察到效应的水平（NOEL）为 3000mg/（kg·d），在最大剂量无影响。④发育毒性：大鼠经口给药无致畸作用，NOEL 为 1000mg/（kg·d）；小鼠经口给药无致畸作用，NOEL 为 3000mg/（kg·d）。⑤致突变性：细菌回复突变试验阴性；体外 CHO 细胞姐妹染色单体交换试验阳性；染色体畸变试验阴性；果蝇显性致死试验阴性；小鼠淋巴瘤细胞致突变性试验阳性。⑥致癌性：大鼠经口给药 2 年，无致癌性，未观察到有害效应的水平（NOAEL）为 2000mg/kg；雌性小鼠经口给药 2 年，无致癌性，NOAEL 为 5000mg/kg；雄性小鼠经口给药 2 年，LOAEL 为

5000mg/kg，出现肝恶性肿瘤。国际癌症研究机构（IARC）分类为第 3 组。

人体资料 药动学：①生物利用度为 50%～80%，达峰时间为 1～2.5 小时。②蛋白结合率为 68%，分布容积为 3.6～7.8L/kg。③无代谢。④经尿液（以其原型）排泄，消除半衰期为 5.6～14.8 小时。

药物不良反应：长期服用可能出现低血钾、低血钠、高血糖、低尿酸血症或痛风、恶心、光过敏等。氢氯噻嗪对人体致癌的证据不足。美国食品与药品管理局妊娠用药分级为 B 级。

药物过量：可见粒细胞缺乏症，房室传导阻滞，膀胱炎，多尿，发热，粒细胞减少，高钙血症，高血糖，蠕动亢进，高尿酸血症，低钾血症，低钠血症，阳痿，肌肉酸痛，重症肌无力，心肌炎，胰腺炎，光敏性，视觉颜色变化（黄色调）。

（任 进）

luónèizhǐ

螺内酯（Spironolactone） 弱效利尿药。又称安体舒通。CAS 号 52-01-7，分子式 $C_{24}H_{32}O_4S$。临床用于醛甾酮增多的顽固性水肿，如肝硬化腹水、肾病、慢性充血性心力衰竭伴水肿，常与噻嗪类或强利尿药合用，也可用于原发性醛固酮增多症，以及治疗高血压的辅助药物。

暴露途径 经口给药。

毒作用机制 螺内酯与醛固酮的化学结构类似，在远曲小管与醛甾酮竞争受体，抑制钠泵，使 Na^+、K^+ 交换减少，Na^+ 排出增多、K^+ 排出减少。

实验毒理资料 ①急性毒性：LD_{50}，大鼠腹腔注射为 277mg/kg，灌胃 > 1000mg/kg；

小鼠腹腔注射为 260mg/kg，静脉注射为 260mg/kg，灌胃 > 1000mg/kg。②皮肤过敏性：豚鼠最大值（GPMT）试验，阴性。③长期毒性：大鼠经口给药 13 周，观察到有害效应的最低水平（LOAEL）为 50mg/kg；大鼠经口给药 78 周，LOAEL 为 50mg/（kg·d），靶器官为肝、男性生殖系统。④生殖与发育：大鼠经口给药，有胎仔毒性，未观察到有害效应的水平（NOAEL）为 15mg/（kg·d）；大鼠腹腔注射，LOAEL 为 100mg/（kg·d），影响发育；胚胎/胎仔发育：小鼠腹腔注射，LOAEL 为 100mg/（kg·d），有母体毒性。⑤发育毒性：大鼠经口给药，LOAEL 为 50mg/（kg·d），有胎仔毒性；兔经口给药 LOAEL 为 20mg/（kg·d），有胎仔毒性。⑥致突变性：细菌回复突变试验（大肠埃希菌）阴性；哺乳动物细胞无活化致突变性试验阴性。⑦致癌性：大鼠经口给药 104 周，LOAEL 为 10mg/（kg·d），肝细胞腺瘤、雄性睾丸间质细胞瘤显著增加，雌、雄大鼠甲状腺滤泡细胞腺瘤和腺癌显著增加。雌性大鼠良性子宫内膜间质息肉病显著增加，但无剂量相关性。大鼠给予坎利酸钾（与螺内酯结构类似，在人体中主要代谢产物也是坎利酮）1 年，> 20mg/kg 时，粒细胞白血病发生率呈现剂量相关性增加。非人类灵长类经口给药 52 周，LOAEL 为 20mg/（kg·d），靶器官为生殖系统。国际癌症研究机构（IARC）分类为第 3 组。

人体资料 药动学：①口服吸收较好，生物利用度大于 90%，血清达峰时间为 1～3 小时（主要为活性代谢产物）。②蛋白结合率为 91%～98%。③经肝代谢，多种代谢物，包括坎利酮（活性代

谢物）。④经尿液（10%以原型）和粪便排泄。消除半衰期为78～84分钟。

药物不良反应：最常见的为高钾血症，尤其是老年患者或肾功能不全的患者，以及同时服用钾剂或血管紧张素转换酶抑制剂的患者。与其他利尿剂合用时可能发生低钠血症、脱水。少见的不良反应包括胃肠道不适，神经系统症状及皮疹。过敏性皮疹、狼疮样综合征罕见。螺内酯有抗雄激素样作用，使睾酮代谢为雌二醇增加。男性长期服用可致男性乳房发育、阳痿、性功能低下，女性长期服用可致乳房胀痛、声音变粗、毛发增多、月经失调、性功能下降。螺内酯在人体中潜在的代谢产物对啮齿类有致癌性。美国食品与药品管理局妊娠用药分级：C级。

（任 进）

ānběndiédìng
氨苯蝶啶（Triamterene） 弱效利尿药。又称三氯蝶啶。CAS号396-01-0，分子式$C_{12}H_{11}N_7$。临床用于治疗心力衰竭、肝硬化和慢性肾炎等引起的顽固性水肿或腹水，也用于对氢氯噻嗪或螺内酯无效的患者。

暴露途径 经口给药。

毒作用机制 抑制肾远曲小管和集合管的Na^+-K^+交换，使Na^+、Cl^-、水排泄增多，K^+排出减少。

实验毒理资料 ①急性毒性：LD_{50}，大鼠灌胃为400mg/kg，腹腔注射为200mg/kg；小鼠灌胃为285mg/kg，腹腔注射为249mg/kg，皮下注射为620mg/kg。②长期毒性：大鼠13周经饲料，对于雄性大鼠剂量近似为10mg/kg、20mg/kg、40mg/kg、70mg/kg，对于雌性大鼠剂量近似为10mg/kg、

20mg/kg、40mg/kg、80mg/kg，最高剂量组大鼠均在试验期间死亡。雄性大鼠70mg/kg、雌性大鼠80mg/kg组体重增加及平均体重显著低于对照组。各给药组血液学、生化学及尿液分析参数无生物学意义。雄性大鼠70mg/kg组4只雄性大鼠出现肾盂结石。雄性大鼠70mg/kg、雌性大鼠80mg/kg、雄性大鼠140mg/kg、雌性大鼠160mg/kg组大鼠肾脏、肾上腺出现药物相关改变，肾小管上皮变性、再生，肾上腺皮质胞质空泡形成。雄性大鼠140mg/kg、雌性大鼠160mg/kg组骨髓造血细胞衰竭、脾脏及胸腺淋巴细胞衰竭，这些可能与进食大幅减少相关，而与药物无关。③遗传毒性：细菌回复突变试验阴性；CHO细胞染色体畸变试验阴性；CHO细胞姐妹染色体试验阳性。④2年致癌试验：F344/N大鼠经饲料给予氨苯蝶啶，雄性大鼠肝细胞腺癌发生率增加，雌性大鼠在10mg/kg、20mg/kg、40mg/kg未见致癌毒性。B6C3F1小鼠试验中，雌雄小鼠肝细胞腺癌发生率增加。

人体资料 药动学：①吸收口服吸收迅速，吸收率30%～70%。②蛋白结合率为55%（母体化合物）、90%（活性代谢产物），分布容积为2.5L/kg。③经肝代谢为活性代谢物（羟基氨苯蝶啶硫酸酯）。④原型和代谢物主要经肾排泄。尿中有蓝色荧光。半衰期为1.5～2.5小时。

药物不良反应：①常见的是高钾血症。②少见的有胃肠道反应如恶心、呕吐、胃痉挛和腹泻等；低钠血症；头晕、头痛；光敏感。③罕见的有过敏如皮疹、呼吸困难；血液系统损害如粒细胞减少症甚至粒细胞缺乏症、血

小板减少性紫癜、巨红细胞性贫血（干扰叶酸代谢）；肾结石，有报道长期服用此药者肾结石的发生率为1/1500。美国食品与药品管理局妊娠用药分级为C级。

（任 进）

yánsuāntèlāzuòqín
盐酸特拉唑嗪（Terazosin hydrohcloride） 前列腺疾病用药。CAS号70024-40-7，分子式$C_{19}H_{25}N_5O_4·HCl·2H_2O$。临床用于治疗良性前列腺增生症。

毒作用机制 盐酸特拉唑嗪为选择性α_1肾上腺素受体阻滞剂，可以降低膀胱出口部位平滑肌张力，解除前列腺增生时由于平滑肌张力引起的排尿困难；亦可降低周围血管的阻力，使血压下降，主要用于治疗轻度或中度前列腺增生引起的排尿困难和轻度或中度高血压。

实验毒理资料 ①急性毒性：LD_{50}，大鼠经口给药为5500mg/kg，静脉注射为255mg/kg，有共济失调，惊厥或癫痫发作，呼吸困难；小鼠经口给药大于8gm/kg，静脉注射为237mg/kg，有震颤和呼吸困难。②发育/生殖毒性：雄性和雌性大鼠经口给药的8天、30天和120mg/(kg·d)对生育能力的影响进行了评估。30mg/kg组有4/20和120mg/kg组有5/19雄性大鼠无生育力。睾丸重量和形态不受处理影响。在30mg/(kg·d)和120mg/(kg·d)组阴道涂片精子少于对照组，并无报道精子数量和随后的妊娠之间相关。盐酸特拉唑嗪经口1年或2年处理在暴露40mg/(kg·d)和250mg/(kg·d)组引起大鼠睾丸萎缩发生率统计上的显著增加，但8mg/(kg·d)暴露组未发现。犬3个月300mg/(kg·d)剂量组也观察到睾丸萎缩，但20mg/(kg·d)

剂量暴露一年无影响。③致畸性：大鼠和兔每天经口给予分别为人最大推荐剂量 280 倍和 60 倍的特拉唑嗪，未见致畸作用。大鼠每天给予 480mg/kg（人最大推荐剂量的 280 倍）可见吸收胎。兔每天给予人最大推荐剂量 60 倍的特拉唑嗪，可见吸收胎增加、胎仔体重减轻和子代多肋。该现象可能为母体毒性的继发反应。④遗传毒性：细菌回复突变试验、V79 细胞正向突变试验、体内细胞遗传学试验、小鼠显性致死试验，均未见致突变性。⑤致癌性：大鼠喂饲 2 年，剂量组为 8mg/（kg·d）、40mg/（kg·d）和 250mg/（kg·d），250mg/kg 组与雄性大鼠的良性肾上腺髓质肿瘤有统计学显著增加；雌性未见影响。此为雄大鼠物种特异性反应，不支持对人的致癌性。小鼠 2 年经饲料最大耐受剂量为 32mg/（kg·d），无致癌性。

人体资料 药动学：①吸收快速，血清达峰时间约 1 小时。②蛋白结合率为 90%～95%。③经肝代谢，广泛。④经粪便（60%）、尿液（40%）排泄，消除半衰期为 9.2～12 小时。

药物不良反应：可见直立性低血压，尤其是在开始用药或治疗中突然停药可能发生晕厥。尚可引起全身无力、疲倦、视物模糊、肢端水肿、心悸和嗜睡等，极少发生皮疹。6 项良性前列腺增生的特拉唑嗪和对照临床试验表明特拉唑嗪 1～20mg，每日 1 次，不良反应发生率至少为 1%，并高于对照组，具有临床意义的不良反应包括无力、直立性低血压、头晕、瞌睡、鼻充血/鼻炎和阳痿；特拉唑嗪组尿道感染的发生率明显降低。对特拉唑嗪过敏者禁用。孕妇，哺乳期妇女

禁用。

药物过量：可见嗜睡，呼吸困难，低血压，低体温，阳痿，夜惊，休克，晕厥。

（任 进）

xuèyè xìtǒng yòngyào

血液系统用药（blood system agents）

以血液和造血系统为主要作用靶点的药物。包括抗贫血药、升白细胞药、抗血小板药、促凝血药、抗凝血药及溶栓药、血容量扩充剂。

抗贫血药 用于防治各种贫血的药物。①缺铁性贫血可用铁剂，多以口服为主，如硫酸亚铁、葡萄糖酸亚铁、富马酸亚铁等，因这些药物的胃肠道刺激明显，少数不耐受者疗效较差。另有多糖铁复合物及兼有注射和口服制剂的右旋糖酐铁。②巨幼细胞性贫血可根据病因选择叶酸和（或）维生素 B_{12}。③骨髓造血功能障碍性贫血可选择作用于骨髓红系造血祖细胞的红细胞生成素。

升白细胞药 用于治疗白细胞减少症的药物。多种原因可致白细胞减少症，如某些药物、放射线等。曾使用的多为辅助性药物，如肌苷、辅酶 A、腺嘌呤，已有可选择性作用于相应造血祖细胞，促进其增殖、分化，并增加其终末分化细胞功能的药物，如重组人粒细胞集落刺激因子、重组人粒细胞巨噬细胞集落刺激因子。

抗血小板药 通过影响血小板的黏附、聚集、释放、分泌颗粒内容物及活化等环节发挥抑制血小板的药物。按作用机制分为：①环氧化酶抑制剂，如阿司匹林，通过乙酰环氧化酶 2 不可逆地抑制其活性而阻止后续花生四烯酸和血栓素 A2（TXA2）的合成。②TXA2 合成酶抑制剂，如奥扎

格雷。③二磷酸腺苷（ADP）抑制剂，如噻氯匹定、氯吡格雷。④磷酸二酯酶抑制剂，如双嘧达莫、西洛他唑。⑤血小板糖蛋白 Ⅱb/Ⅲa 受体拮抗剂，如阿昔单抗、替罗非班等。另外，血小板激活因子受体拮抗剂、凝血酶和凝血因子 Xa 抑制剂，钙离子通道拮抗剂、5-羟色胺受体拮抗剂等均可抑制血小板聚集。

抗凝血药及溶栓药 通过影响凝血过程的不同环节阻滞血液凝固过程，防治血栓栓塞性疾病的药物。根据作用环节，可分为：①维生素 K 拮抗剂，如华法林。②影响凝血过程多个环节的，如肝素。③凝血酶拮抗剂，如水蛭素、阿加曲班。溶栓药包括纤溶酶原激活剂，如链激酶、尿激酶；纤溶酶类物质，可迅速降解纤维蛋白原成小分子产物，这些降解产物不能参与血纤维网的形成过程，从而阻碍血栓形成，还可直接降解血块中构成血栓骨架的纤维蛋白，从而起溶栓作用。

促凝血药 通过作用于微小血管、加速血液凝固过程、抑制血块溶解环节等而达到止血作用的药物。按作用机制分为：①促进凝血系统功能的药物，可促进肝合成凝血酶原和其他凝血因子，或促进凝血因子从贮存部位释放而加速血液凝固，如维生素 K、酚磺乙胺等。②凝血因子制剂，如人凝血因子Ⅷ、凝血酶原复合物、凝血酶和人纤维蛋白原等。③抑制纤维蛋白溶解系统的，如氨甲苯酸、氨甲环酸、抑肽酶和氨基己酸等。④作用于血管的，如卡巴克络等。

血容量扩充剂 用于具有一定胶体渗透压、扩充血容量的药物，包括：①葡萄糖聚合物，如常用的右旋糖酐（如中分子量的

右旋糖酐 70 和低分子量的右旋糖酐 40）。②羟乙基淀粉，包括中分子量和低分子量的羟乙基淀粉。其他扩充剂还有人血白蛋白、聚明胶肽等。

（程鲁榕）

tiějì

铁剂（iron agents） 抗贫血药。用于防治缺铁性贫血。常用铁剂有：①硫酸亚铁，CAS 号 7782-63-0，分子式 $FeSO_4 \cdot 7H_2O$。②富马酸亚铁，CAS 号 141-01-5，分子式 $C_4H_2FeSO_4$。③葡萄糖酸亚铁，CAS 号 12389-15-0，分子式 $C_{12}H_{22}FeSO_{14} \cdot 2H_2O$。④右旋糖酐铁，CAS 号 9004-66-4。

暴露途径 经消化道、静脉注射。

毒作用机制 早期的中毒反应是由于铁直接刺激胃肠道的黏膜而引起的。铁被吸收后，体内正常的防御机制能将铁元素与血清中的蛋白质（如转铁蛋白、铁蛋白）结合。当服用过量时，游离的铁便超过了机体的防御机制的能力，从而导致广泛的细胞损伤。细胞中毒的机制包括氧化磷酸化作用发生解偶联、自由基的产生、直接消耗重碳酸盐、直接导致心肌功能的减低，以及导致参与凝血作用的各种蛋白质生成的障碍。

实验毒理资料 急性毒性：某些铁剂的经口给药 LD_{50}，①硫酸亚铁，大鼠为 150～1100mg/kg，小鼠为 150～1500mg/kg，猴为 160mg/kg。②葡萄糖酸亚铁，大鼠为 2237mg/kg，小鼠为 3700～6900mg/kg。③富马酸亚铁，大鼠为 516～1100mg/kg，小鼠为 580～2300mg/kg。

右旋糖酐铁：①小鼠的 LD_{50} 大于 500mg/kg。②Beagle 犬静脉注射 2 次/周，剂量每次为 50mg（Fe）/kg，连续 5 周，仅见巩膜出现色斑；小鼠静脉注射 100mg/kg，连续 7 天，肝细胞出现铁沉积，但未见对肝细胞的损害。③兔妊娠后期 3 次静脉注射 20～50mg（Fe）/kg，可见母体体重降低、胎仔死亡增加；大鼠在孕 17、18、19、20 天分别 4 次静脉注射 200mg（Fe）/kg，引起了母体震颤、体重和食欲减退，并可影响幼仔存活和生长。当达人用剂量的 3 倍时，对大鼠、兔、犬、猴有致畸作用。④遗传毒性：细菌回复突变试验阴性；小鼠淋巴瘤细胞突变试验阴性或可疑。⑤致癌性：大鼠和小鼠皮下注射 1ml，1 次/周，注射局部发生肉瘤，有剂量-反应关系。

人体资料 药动学：①口服铁剂，多以亚铁离子（Fe^{2+}）形式在十二指肠吸收。铁缺乏者可吸收 80%～95%，正常人为 10%～35%。硫酸亚铁的血药浓度峰值为 2 小时。吸收后与转铁蛋白结合，进入血液，作为生成红细胞原料，也可与铁蛋白或含铁血黄素形式贮存在肝、脾及其他内皮组织，全身总储存 3～4g 铁。母体化合物消除半衰期为 6 小时。主要经肾排泄，部分由粪便、胆汁等排泄。②右旋糖酐铁，肌内注射后达血药达峰时间为 24～48 小时，因分子量较大不易经肾清除，少量铁可通过尿、粪清除。

药物不良反应：口服可见恶心、呕吐、腹痛、腹泻、胃肠道出血等刺激反应；注射右旋糖酐铁可引起过敏反应，表现为呼吸困难、潮红、胸痛和低血压，还可见皮肤瘙痒、呼吸困难、胸痛、低血压、淋巴结肿大、心脏停搏、关节肌肉疼痛等，偶有注射部位疼痛、感染及色素沉着。有报道肌内注射多糖铁复合物的患者局部诱发了肿瘤。美国食品与药品管理局将右旋糖酐铁的妊娠安全用药分级定为 C 级。

药物过量：单次口服铁离子，致死量大于 200～300mg/kg；毒性剂量为 20～40mg/kg，严重毒性剂量大于 60mg/kg；儿童（尤其小于 6 岁）剂量达 130mg 可致死，表现为坏死性胃肠炎、严重呕吐、腹痛、腹泻、血压下降、酸中毒、昏迷、休克，并易致感染等。

解毒剂 去铁胺。

（程鲁榕）

yèsuān

叶酸（Folic Acid） 抗贫血药，B 族维生素。CAS 号 59-30-3，分子式 $C_{19}H_{19}N_7O_6$。临床用于防治叶酸缺乏所致的巨幼红细胞性贫血；叶酸拮抗剂（如氨甲蝶呤、乙胺嘧啶）引起的贫血或恶性贫血等。暴露途径为消化道、皮下、肌内、静脉注射。

实验毒理资料：LD_{50}，小鼠经口给药为 10g/kg，静脉注射为 282mg/kg；大鼠静脉注射为 500mg/kg。在小鼠可引起惊厥、共济失调、衰弱及某些品系小鼠的急性肾小管坏死。大鼠给予大剂量可引起肾和上皮细胞增生（类似反应在人类未发现）。细菌回复突变试验，阴性。

人体资料：药动学，①小肠的近端部分经载体介导吸收，生物利用度 76%～93%。②与血浆蛋白结合，分布至全身组织，肝储存量为全身总量的 1/3～1/2。③主要经肝代谢。④由肾和胆汁排泄。

药物不良反应可见泛发性荨麻疹。偶见过敏反应，如红斑、关节肿痛、发热、支气管痉挛等。长期使用可见恶心、腹胀等胃肠道反应。给药 15mg/d 达 1 个月，罕见引起胃肠道、中枢神经系统等不良反应。叶酸可经乳汁排泄。美国食品与药品管理局将其妊娠安全用药分级，剂量 < 0.8mg/d 定为 A 级，>0.8mg/d 定为 C 级。

（程鲁榕）

chóngzǔ rénhóngxìbāoshēngchéngsù α

重组人红细胞生成素 α（Recombinant Human Erythropoietin α）

抗贫血药，生物制品，造血成长因子。CAS 号 113427-24-0，分子式 $C_{809}H_{1301}N_{229}O_{240}S_5$。临床用于慢性肾功能衰竭、艾滋病、恶性肿瘤、失血或化疗等导致的贫血。

暴露途径 皮下、静脉注射。

毒作用机制 当重组人红细胞生成素 α 过度作用于骨髓红系定向祖细胞，促使其加速增殖分化为原红系祖细胞和幼红细胞时，可致血红蛋白合成过强，使红细胞增生过度，血细胞比容和血液黏度增高而引起毒性反应。罕见的单纯红细胞再生障碍性贫血（PRCA）被认为是一种抗体介导的免疫反应。

实验毒理资料 ①急性毒性：小鼠、大鼠及其幼鼠、猴静脉注射，LD_{50} 均 > 20000IU/kg。②重复毒性：大鼠分别重复静脉注射或皮下注射 80IU/(kg·d)、20IU/(kg·d)、10IU/(kg·d)，给药 4 周或 52 周，可见红细胞过度增生和骨髓纤维化。猴重复静脉注射 200IU/(kg·d)、100IU/(kg·d)、20IU/(kg·d)，除以上类似变化外，还可见肾病理组织改变。出生后 4 天的大鼠连续皮下注射 28 天，剂量≥80IU/kg，可见造血功能亢进；400IU/kg 时见骨髓纤维化和骨结构变化。犬连续 4、13、52 周静脉注射剂量为 200IU/kg、100IU/kg、20IU/kg，可见造血功能亢进，且出现骨髓纤维化及

肾结构改变。③生殖与生育毒性：雌性大鼠静脉注射 100IU/kg、500IU/kg（以体表面积计，分别为临床推荐最大剂量的 5.4 倍和 27 倍）时，流产率有轻微增加趋势；500IU/kg 组见 F1 代胎仔体重增长缓慢，腹毛发生、眼睑张开和骨化延迟及尾椎骨数量减少。家兔在妊娠第 6 ~ 18 天给予 500IU/kg，未见毒性反应。雌性大鼠围产期给予 500IU/kg，F1、F2 代仔鼠未见不良影响。大鼠研究表明药物可经乳汁分泌。④致突变性：细菌回复突变试验、哺乳动物细胞染色体畸变试验、小鼠微核试验、次黄嘌呤鸟嘌呤磷酸核糖基转移酶（HGPRT）位点基因突变试验结果均为阴性。

人体资料 药动学：①慢性肾功能不全患者静脉或皮下注射此品达峰时间分别为 15 分钟及 5 ~ 24 小时，峰浓度可维持 12 ~ 16 小时。反复注射其峰浓度不变。②以氨基酸代谢途径降解。③主要由尿排泄。清除半衰期 4 ~ 13 小时，且随用药时间的延长而缩短。

药物不良反应：头痛、低热、乏力、肌肉和关节疼痛、恶心、呕吐、食欲减退、腹泻、血清钾轻度升高、流感样症状及血压升高；引起高血压脑病，表现为头痛、意识障碍、痉挛、脑出血；血液黏度明显增高而致全身或注射局部血栓；偶见谷草转氨酶和谷丙转氨酶升高、皮疹和过敏性休克等。罕见 PRCA。美国食品与药品管理局将其妊娠安全用药分级定为 C 级。

（程鲁榕）

fēigésītíng

非格司亭（Sargramostim）

升白细胞药，生物制品。又称重组人粒细胞集落刺激因子（rhG-

CSF）。CAS 号 121181-53-1，分子式 $C_{845}H_{1339}N_{223}O_{243}S_9$。临床主要用于癌症化疗、骨髓发育不良综合征、骨髓移植、再生障碍性贫血等导致的中性粒细胞减少症、特发性中性粒细胞减少症、骨髓增生异常综合征伴中性粒细胞减少症等。

暴露途径 皮下、静脉注射。

毒作用机制 集落刺激因子可以增加中性粒细胞绝对值并导致相应的白细胞增多。根据临床正常人和恶性肿瘤患者的研究，白细胞增多并非预期的药物不良反应。出现白细胞增多症状的患者可能归因于皮下注射。

实验毒理资料 ①急性毒性：大鼠、犬、猴单次静脉注射或皮下注射，均无动物死亡。②长期毒性：猴静脉注射 4、13 周的未观察到有害效应的水平（NOAEL），大于 10μg/(kg·d) 和 大 于 1μg/(kg·d)。猴给予 1150μg/(kg·d)，连续 18 天，外周白细胞数增加 15 ~ 28 倍，且大、小脑出现白细胞浸润性出血灶并有动物死亡；静脉注射 115μg/(kg·d)，52 周，出现与药理作用类似的变化，并见碱性磷酸酶升高、血小板降低、骨髓与红系比增加，未见出血。在 18 周有 1 只雌性猴死亡，与心肺功能不全有关。大鼠静脉注射 115 ~ 1150μg/(kg·d)，4 周；115 ~ 575 μg/(kg·d)，13 周，部分动物后肢水肿并伴功能障碍（停药可恢复）、肝、脾肿大、骨折和骨再生，显微镜下见骨骼病变。③生殖与发育毒性：大鼠在器官形成期静脉注射 575μg/(kg·d)，未见对胎儿有明显毒性。在三段生殖试验期间，母体动物给药 >20μg/kg 的后代可见外耳分离、睾丸下降延迟和轻度生长延缓；

$100\mu g/(kg\cdot d)$ 组出生时体重轻。兔给予人剂量的 2～10 倍，妊娠动物出现毒性反应；器官形成期静脉注射 $80\mu g/(kg\cdot d)$ 胚胎吸收增加、泌尿生殖器出血，并引起畸形和胎儿存活数减少、体重减轻、食欲减退。④遗传毒性：试验结果为阴性。

人体资料 药动学：①皮下注射血清达峰时间 28 小时，可静脉注射。②分布容积为 150ml/kg，主要分布在肾脏、骨髓和血浆。③以氨基酸代谢途径降解。④主要由尿排泄。经皮下注射的半衰期为 3.5 小时，清除率为 0.5～0.7ml/min。

药物不良反应：肌肉酸痛、骨痛、腰痛、胸痛、食欲减退，以及谷草转氨酶、谷丙转氨酶升高、发热、头痛、乏力及皮疹、碱性磷酸酶、乳酸脱氢酶升高；罕见休克、间质性肺炎、急性呼吸窘迫综合征、心动过速、低血压、幼稚细胞增加和脾肿大等。美国食品与药品管理局将其妊娠安全用药分级定为 C 级。

（程鲁榕）

lǜbǐgéléi

氯吡格雷（Clopidogrel） 抗血小板药。CAS 号 113665-84-2，分子式 $C_{16}H_{16}ClNO_2S$。临床用于预防和治疗因血小板高聚集状态引起的心、脑及其他动脉的循环障碍性疾病。

暴露途径 消化道。

毒作用机制 氯吡格雷选择性抑制二磷酸腺苷（ADP）与血小板受体的结合及继发的 ADP 介导的糖蛋白 GPⅡb/Ⅲa 复合物的活化，并阻断其他激动剂通过释放 ADP 引起的血小板聚集，药物对 ADP 受体的作用为不可逆。

实验毒理资料 小鼠和大鼠单次口服，致死剂量分别为 1500mg/kg、2000mg/kg，狒狒为 3000mg/kg，动物均可见俯卧、呼吸困难、胃肠道出血，狒狒还可出现呕吐。小鼠和兔服用剂量分别达 500mg/(kg·d)、300mg/(kg·d)，分别相当于人用量的 65 倍、78 倍（以 mg/m^2 计），无生殖力损害和胚胎毒性。大鼠服用 77mg/(kg·d)，相当于人用量的血浆暴露量的 25 倍，达 104 周，无致癌性。体内、外遗传毒性试验均为阴性。原型药及其代谢物均可以从大鼠乳汁中排泄。

人体资料 药动学：人体多次口服 75mg 后，药物吸收迅速。通过氧化形成 2-氧基-氯吡格雷，再水解成活性代谢物发挥作用。血浆羧酸衍生物的达峰时间约 1 小时。多次给予 75mg 后，羧酸衍生物的峰值浓度约 3mg/L。剂量在 50～150mg 的主要代谢物的毒动学为线性增加（血浆浓度与剂量成正比）。原型药及其主要代谢物均可在体外与人血浆蛋白可逆性结合（分别为 98% 和 94%）。药物主要在肝代谢。人体口服 ^{14}C 标记的药物后，5 天内约 50% 经尿、46% 经粪便排出。血浆主要代谢产物的半衰期为 8 小时。

药物不良反应：可见出血、腹痛、便秘、胃炎、皮疹、发热和肝损伤等。罕见血小板减少性紫癜、粒细胞减少症、白血病、心力衰竭、过敏反应、消化道和颅内出血等。美国食品与药品管理局将其妊娠安全用药分级定为 B 级。

（程鲁榕）

shuāngmìdámò

双嘧达莫（Dipyridamole） 抗血小板药，磷酸二酯酶抑制剂，冠状动脉扩张剂。又称潘生丁。CAS 号 58-32-2，分子式 $C_{24}H_{40}N_8O_4$。临床用于血栓栓塞性疾病及缺血性心脏病，具有抗血栓及扩张冠脉血管作用。

暴露途径 消化道。

实验毒理资料 ①小鼠口服和腹腔注射的 LD_{50} 分别为 2150mg/kg 和 700mg/kg；大鼠和猴口服的 LD_{50} 分别为 6000～8400mg/kg 和 350mg/kg。②大鼠生殖毒性仅在高于人日最大推荐剂量的 115 倍时见黄体数和活胎种植数减少。未见对大、小鼠和兔胎儿产生损害。③遗传毒性试验结果为阴性。④给予大、小鼠 75mg/kg（人日最大剂量的 9.4 倍）2 年，未见明显致癌性。

人体资料 药动学：①吸收迅速；血清达峰时间为 2～2.5 小时。②蛋白结合率为 91%～99%，分布容积约 141L。③经肝代谢。④经粪便（以葡萄糖醛酸结合物和原型）排泄，消除半衰期，终末为 10～12 小时。

药物不良反应：感觉发热、头晕、出汗、头痛、恶心、腹泻、皮疹和瘙痒。偶见喉头水肿、肌痛、关节炎、肝炎、心悸。罕见心绞痛和肝功能不全。长期使用可致出血。美国食品与药品管理局将其妊娠安全用药分级定为 B 级。

（程鲁榕）

níngxuèméi

凝血酶（Thrombin） 促凝血药、酶类。CAS 号 9002-04-4。临床用于创口、泌尿、妇产科、消化道等出血的止血。暴露途径为消化道、局部。高浓度凝血酶具有神经毒性，可引起细胞死亡，尤其是在自发性脑出血中具有神经毒性介质作用。

实验毒理资料：猴重复皮下注射可见特异性抗牛（猪）抗体。兔局部应用也有一定的抗原性。

人体资料：局部使用的药物不反应偶见凝血异常、轻至重度过敏反应，罕见致死性血栓。若误入血管可导致血栓形成而危及生命。重复使用可产生抗体。美国食品与药品管理局将其妊娠安全用药分级定为C级。

药物过量：可见心动过缓、胸痛、胆囊结石、凝血功能障碍、低血压、肌肉疼痛、有金属味、周围血管扩张、喘息。

(程鲁榕)

ānjiǎhuánsuān

氨甲环酸（Tranexamic Acid）

促凝血药。CAS号1197-18-8，分子式$C_8H_{15}NO_2$。临床用于纤维蛋白溶解亢进所致的各种出血，富含纤溶酶原激活物脏器的外伤或手术出血、人工流产、胎盘早期剥落、死胎和羊水栓塞引起的纤溶性出血等。

暴露途径 经消化道、静脉注射。

实验毒理资料 ①急性毒性：LD_{50}，大鼠经口给药大于10 000mg/kg，静脉注射为1330mg/kg，皮下注射为4620mg/kg；小鼠经口给药大于10 000mg/kg，静脉注射为1350mg/kg。犬静脉注射为1110mg/kg，腹腔注射>5g/kg。②长期毒性：大鼠经口给药6个月，观察到有害效应的最低水平（LOAEL）为4000mg/(kg·d)，靶器官为胃肠道系统、脾。小鼠口服LOAEL为5g/(kg·d)，靶器官为免疫系统、骨髓。③胚胎/胎仔发育：大鼠经口给药，无致畸性，未观察到有害效应的水平（NOAEL）为300mg/(kg·d)；小鼠经口给药，无致畸性，NOAEL为300mg/(kg·d)。④遗传毒性：在体外和体内遗传毒性试验均为阴性。⑤致癌性：当雄性小鼠

（未使用雌性小鼠）经口给予含4.8%的氨甲环酸［剂量相当于5g/(kg·d)］的饲料后，可见白血病发生率增加。

人体资料 药动学：①口服吸收较慢，吸收率为30%~50%。达峰值时间3小时。②此品能透过血-脑屏障。③主要经肝CYP等代谢。④口服量的39%、静注量的90%于24小时内经肾排出。半衰期约2小时，达峰时间约3小时；可经乳汁分泌，并能透过血-脑屏障。

药物不良反应：可见腹泻、恶心、呕吐；少见经期不适（经期血液凝固所致）。可进入脑脊液，注射后罕见视物模糊、头痛、头晕等中枢神经系统症状（与注射速度有关）。偶见过量致颅内血栓形成和出血。有报道，成年人鞘内给予500mg引起癫痫发作、难治性心室颤动，并导致死亡。美国食品与药品管理局将其妊娠安全用药分级定为B级。

(程鲁榕)

huáfǎlín

华法林（Warfarin） 抗凝血药。CAS号129-06-6，分子式$C_{19}H_{15}O_4$。临床用于防治血栓栓塞性疾病及辅助用于心肌梗死等疾病。

暴露途径 消化道。

毒作用机制 华法林通过阻断肝凝血酶原的作用，并在毛细管水平引起血管的损伤；通过快速大量摄入或慢性小剂量摄入吸收产生毒性作用。

实验毒理资料 小鼠口服的LD_{50}为60~331mg/kg；大鼠口服的LD_{50}为1.6~5.63mg/kg。雌性大鼠单次给药12mg/kg，未见动物死亡。此品可致畸胎，在怀孕期间服用可增加胚胎及胎仔的死亡率。在大鼠中可见鼻颌面发育不全等改变。

人体资料 药动学：①口服吸收迅速，生物利用度达100%。蛋白结合率99.4%。②分布容积为0.11~0.20L/kg。③主要在肝代谢，代谢产物为醇类和羟基类，个体间有高度变异。④主要由肾排泄。消除半衰期为20~60小时，平均为40小时；可进入乳汁。

药物不良反应：主要是出血，常见鼻出血、瘀斑、紫癜及牙龈、泌尿生殖系统、消化道等多器官出血等；偶有恶心、呕吐、腹泻、白细胞减少、粒细胞增多、肾病、瘙痒性皮疹、过敏反应等。多发生于妇女且罕见皮肤坏死或（致死性）坏疽、紫色趾甲综合征、血管炎、局部血栓和穿刺部位血肿等。妊娠期使用可致"胎儿华法林综合征"，后期应用可致出血和死胎。

药物过量：易致各种出血，引起的急性及亚急性反应主要是扩大的治疗作用。急性过量引发凝血酶原时间/国际标准化比值的延长，可从18小时延长到48小时。体内残留有抗凝血药的患者反应更快速。患者可见鼻出血、下腰椎疼痛、偏头痛、血尿、点状皮疹、瘀斑、牙龈出血、视网膜出血、头痛、脑部出血。大量口服甚至出现双侧乳房坏死、微血管病、溶血性贫血和大范围皮肤坏疽；易通过胎盘并致畸胎。美国食品与药品管理局将其妊娠安全用药分级定为X级。

解毒剂 维生素K_1，必要时可输血浆或凝血酶原复合物。

(程鲁榕)

gānsù

肝素（Heparin） 抗凝血药。CAS号9005-49-6，分子式$C_{19}H_{15}O_4$。临床用于防治血栓栓塞性疾病，在血液透析中预防体外循环中的

血凝块形成等。

暴露途径 皮下、静脉注射。

毒作用机制 肝素对凝血过程的许多环节均有影响：①抑制凝血酶的形成，阻碍凝血酶原转为凝血酶。②较高浓度时的抗凝血酶作用，使纤维蛋白原不能转变为纤维蛋白。③阻止血小板的凝集和破坏等。

实验毒理资料 ①急性毒性：LD_{50}，小鼠皮下注射、静脉注射、腹腔注射分别为500～3764mg/kg、1655mg/kg、1900mg/kg。大鼠最小致死剂量为420mg/kg；大鼠口服的 LD_{50} 为1950mg/kg。②兔眼刺激试验轻度。③生殖和胚胎毒性：大鼠皮下注射，未观察到有害效应的水平（NOAEL）为 10mg/(kg·d)，有发育和胎仔毒性；大鼠静脉注射，10 000mg/(kg·d)，有胎仔毒性；兔静脉注射，NOAEL 为2500mg/(kg·d)，有胎仔毒性。④未见致突变作用。

人体资料 药动学：①肝素分子带有大量阴电荷，口服不吸收。一般静脉注射。②蛋白结合率高。静脉给药60%集中于血管内皮，不通过胎盘，不进入乳汁。③经肝代谢，部分在单核吞噬细胞系统。④经尿（少量以原型）排泄。消除半衰期1～2小时，平均1.5小时，受肥胖、肾功能、肝功能、恶性肿瘤、肺栓塞和感染等影响。

药物不良反应：治疗剂量可引起轻度出血，甚至危及生命。可见血小板减少（症）、高钾血症、氨基转移酶升高。皮下注射可见局部坏死。肝素不易通过胎盘屏障，但妊娠时使用可引起早产及胎儿死亡。连续应用3～6个月，可引起骨质疏松，甚至骨折。肝素还可引起皮疹、药物热等超

敏反应；可加重出血倾向疾病的病情。美国食品与药品管理局将其妊娠安全用药分级定为 C 级。

解毒剂 硫酸鱼精蛋白。

（程鲁榕）

yòuxuántánggān

右旋糖酐（Dextran） 血容量扩充剂。CAS 号 9004-54-0。临床用于防治低血容量性休克、预防术后血栓形成和血栓性静脉炎、防治微循环血栓及弥散性血管内凝血等。暴露途径为静脉注射。

实验毒理资料：大鼠和兔静脉注射的 LD_{50} 分别为 6.9g/kg、208g/kg。

人体资料：药动学，右旋糖酐40 在体内停留时间较短，半衰期约 3 小时。部分以原型经肾排泄。1、24 小时分别排出 30%、60%，少量由肠道排泄。

肝素具有抗原性，可引起过敏反应，如皮肤瘙痒、荨麻疹、恶心、呕吐、哮喘，重者口唇发绀、虚脱、血压剧降、支气管痉挛，甚至发生过敏性休克而导致死亡。偶见发热、寒战、淋巴结肿大、关节疼痛、肺水肿、肾功能衰竭等。肝素可引起凝血障碍，出血时间延长。美国食品与药品管理局将其妊娠安全用药分级定为 C 级。

（程鲁榕）

nèifēnmì xìtǒng yòngyào

内分泌系统用药（endocrine system agents） 治疗内分泌系统疾病的药物。包括激素类和影响内分泌药，分类如下。

下丘脑垂体激素及其类似物，如促皮质素、人生长激素、绒促性素、尿促性素、曲普瑞林、亮丙瑞林、戈那瑞林、丙氨瑞林、去氨加压素等。

肾上腺皮质激素类药物，如可的松、氢化可的松、泼尼松、

泼尼松龙、甲泼尼龙、地塞米松、曲安奈德（去炎舒松）等。同化激素主要有苯丙酸诺龙、诺龙（癸酸诺龙）、美雄酮、司坦唑醇和羟甲烯龙等。皮质激素抑制药如美替拉酮。

抗糖尿病药，天然的有胰岛素。口服降血糖药包括：①胰岛素增敏剂，如罗格列酮、吡格列酮、曲格列酮等。②磺酰脲类，如格列本脲（优降糖）、格列吡嗪、格列齐特、格列喹酮、格列美脲等。③双胍类，如二甲双胍、苯乙双胍等。④其他，如瑞格列奈、阿卡波糖、伏格列波糖等。

甲状腺用药，有甲状腺激素如甲状腺片、左甲状腺素等，抗甲状腺药如丙硫氧嘧啶、甲巯咪唑、复方碘溶液等。

甲状旁腺激素及钙调节药，如降钙素、维生素 D_2 和 D_3、骨化三醇、阿法骨化醇、羟乙膦酸钠、阿仑膦酸钠、帕米膦酸二钠、伊班膦酸钠等。

性激素类药包括：①雄激素及同化激素，如丙酸睾酮、十一酸睾酮、达那唑、替勃龙、司坦唑醇等。②雌激素及孕激素，如雌二醇、炔雌醇、炔雌醚、雌三醇、苯甲酸雌二醇、戊酸雌二醇、尼尔雌醇、结合雌激素、黄体酮、甲地孕酮、炔诺酮、炔诺孕酮、己酸羟孕酮、甲羟孕酮、地诺前列酮、孕三烯酮等。其中，部分孕激素（甲地孕酮、炔诺酮、炔诺孕酮）和雌激素（炔雌醇、炔雌醚、戊酸雌二醇）组成多种抑制排卵的避孕药，见计划生育用药。

（李 波 李 伟）

qīnghuàkědìsōng

氢化可的松（Hydrocortisone）糖皮质激素类药物。CAS 号 50-23-7，分子式 $C_{21}H_{30}O_5$。临床主

要用于：①肾上腺皮质功能减退症及垂体功能减退症的替代治疗。②原发性或继发性（垂体性）肾上腺皮质功能减退症的替代治疗，治疗合成糖皮质激素所需酶系缺陷所致的各型肾上腺皮质增生症。③利用激素的抗炎、抗风湿、免疫抑制及抗休克作用治疗多种疾病，如自身免疫性疾病、过敏性疾病、器官移植排斥反应、中毒性感染、炎症性疾患、血液病、抗休克及危重病例的抢救等，外用制剂可局部用于皮肤及眼科等炎症性或过敏性疾病等，如过敏性皮炎、神经性皮炎、虹膜睫状体炎等。

毒作用机制　降低炎症反应，抑制中性粒细胞的迁移和逆转毛细血管的通透性增加；抑制正常的免疫反应。

实验毒理资料　①急性毒性：LD_{50}，大鼠皮下注射为 449mg/kg，腹腔注射为 150mg/kg。②兔眼睛刺激，轻度。③重复给药毒性：小鼠经口给药 7 天，观察到有害效应的最低水平（LOAEL）为 140mg/(kg·d)，靶器官为胸腺；小鼠皮下注射 4 天，LOAEL 为 100mg/(kg·d)，靶器官为肝；小鼠皮下注射 2 周，LOAEL 为 560mg/(kg·d)，靶器官为肝、骨髓；大鼠皮下注射 85 天，LOAEL 为 175mg/(kg·d)，靶器官为肾上腺。④发育毒性：小鼠经口给药，有致畸性，LOAEL 为 10mg/(kg·d)；大鼠经口给药，LOAEL 为 210mg/(kg·d)，有母体毒性。⑤遗传毒性：细菌回复突变试验阴性；大鼠程序外 DNA 合成试验阴性。

人体资料　药动学：①经所有途径吸收快速，口服血药达峰时间约 1 小时。②分布广泛。血中 90% 以上的氢化可的松与血浆蛋白结合。③经肝代谢，代谢为四氢可的松和四氢氢化可的松，结合成葡萄糖醛酸酯。④经尿液（主要是 17-羟和 17-酮类，极少量以原型）排泄，生物半衰期约为 100 分钟。

药物不良反应　①不良反应与疗程、剂量、用药种类、用法及给药途径等有密切关系，但应用生理剂量替代治疗时未见明显不良反应。②大剂量或长期应用，可引起医源性库欣综合征；还可见血钙、血钾降低、广泛小动脉粥样硬化、下肢水肿、创口愈合不良、月经紊乱、股骨头缺血性坏死、儿童生长发育受抑制及精神症状等。其他不良反应还包括肌无力、肌萎缩、胃肠道刺激（恶心、呕吐）、消化性溃疡或肠穿孔、胰腺炎、水钠潴留（血钠升高）、水肿、青光眼、白内障、眼压增高、良性颅内压升高综合征等。另外，还可并发（或加重）感染。③静脉迅速给予大剂量时可能发生全身性的过敏反应，表现为面部、鼻黏膜及眼睑肿胀、荨麻疹、气短、胸闷、喘鸣等。④外用偶可出现局部烧灼感、瘙痒、刺激及干燥感。若较长时间或大面积使用，可能导致皮肤萎缩、毛细血管扩张、皮肤条纹及痤疮等，甚至出现全身性不良反应。⑤用药后可见血胆固醇、血脂肪酸升高，淋巴细胞、单核细胞、嗜酸性粒细胞和嗜碱性粒细胞计数下降，中性粒细胞计数增加，血小板计数增加或下降。⑥停药后综合征可有以下各种不同的情况，a. 下丘脑-垂体-肾上腺轴功能减退，可表现为乏力、食欲减退、恶心、呕吐、血压偏低。长期治疗后该轴功能的恢复一般需要 9~12 个月。b. 已被控制的疾病症状可于停药后重新出现。c. 有的患者在停药后出现头晕、头痛、昏厥倾向、腹痛或背痛、低热、食欲减退、恶心、呕吐、肌肉或关节疼痛、乏力等，经仔细检查如能排除肾上腺皮质功能减退和原来疾病的复发，则可考虑为对药物的依赖综合征。

药物过量　可见库欣综合征的外观，肌无力，骨质疏松（全身长期使用）。当长期过量使用，可能发生全身性肾上腺皮质功能亢进和抑制。

（李 波 李 伟）

yídǎosù

胰岛素（Insulin）　胰岛素类。CAS 号 9004-10-8。有多种制剂，如动物胰岛素（普通胰岛素）和人重组胰岛素（CAS 号 11061-68-0）、短效、中效和长效胰岛素等。临床主要用于胰岛素依赖型糖尿病；用于发生感染、创伤、手术、合并妊娠及口服降糖药失效的 2 型糖尿病；糖尿病急性并发症，如酮症酸中毒、高渗性昏迷等。

毒作用机制　胰岛素通过与靶组织（主要是肝、脂肪和肌肉）细胞膜上的胰岛素受体结合，引发一系列生理效应，包括增加葡萄糖的穿膜转运，促进靶组织葡萄糖的摄取，促进葡萄糖在细胞的氧化、利用；抑制肝糖原分解、促进糖原合成，抑制肝葡萄糖输出；促进蛋白质和脂肪合成，总的效应是降低血糖，并抑制酮体生成。胰岛素与生长激素有协同作用，促进生长，促进钾向细胞内转移，并有水、钠潴留作用。

实验毒理资料　普通胰岛素：①急性毒性，LD_{50}，小鼠静脉注射为 6300U/kg。②生殖和发育毒性，胰岛素对大鼠生殖和发育毒性有一些阴性的报道。例如，从断奶起给予每 20~40U/kg，共 5 代，没有发现大鼠后代的缺陷。

在妊娠的后 2 周给以 0.5U/12h，分娩的大鼠无缺陷。孕 8.5 天小鼠注射 0.1U 鱼精蛋白锌胰岛素，发现肋骨、脊椎缺陷和露脑发病率高。在兔中产生小头畸形及其他中枢神经系统缺陷。胰岛素本身是有致畸性的。培养于胰岛素耗尽的血清中，大鼠胚胎生长迟缓，再加上生理水平的胰岛素后，大鼠胚胎生长恢复。

人胰岛素：①急性毒性，大鼠静脉注射和皮下注射剂量为 10U/kg，未见死亡和毒性。犬静脉注射剂量为 0.1U/kg，血糖降低，无死亡；皮下注射剂量为 2U/kg，未见死亡和毒性。②致敏性，对恒河猴有极弱的免疫原性。③慢性暴露，靶器官，为激素效应（血糖降低）。④生殖和发育毒性，在动物研究得到不一致的结果，是由于低血糖的效应。胰岛素本身不被认为有生殖危害。⑤遗传毒性，对细菌和哺乳动物细胞无遗传毒性。

人体资料 药动学：①不能口服给药。常用皮下注射，腹壁吸收最快，也可静脉注射。②吸收入血后约 5% 与血浆蛋白结合。但可与胰岛素抗体相结合，后者使胰岛素作用时间延长。③代谢和排泄在肝和肾，经谷胱甘肽氨基转移酶还原，再由蛋白水解酶水解成短肽或氨基酸，也可被肾胰岛素酶直接水解。少量可随尿排出。半衰期，皮下注射为 2 小时，静脉注射为 5～10 分钟。

药物不良反应：包括低血糖反应、过敏反应、胰岛素性水肿，偶见视物模糊。局部反应有注射局部皮肤红肿、发热及皮下小结发生；皮下脂肪萎缩或增生，脂肪萎缩成凹陷性皮脂缺失；皮下组织增生成硬块，可影响吸收。

药物过量：可见呼吸暂停综合征，共济失调，昏迷，构音障碍，高血糖，低血糖，低血钾，体温下降，瞳孔散大，非心源性肺水肿，麻木，眼球震颤，耳下疼痛，结节性动脉周围炎，惊厥。

（李　波　苗玉发）

màláisuānluógéliètóng
马来酸罗格列酮（Rosiglitazone Maleate） 噻唑烷二酮类口服抗糖尿病药。又称文迪雅。CAS 号 155141-29-0，分子式 $C_{18}H_{19}N_3O_3S \cdot C_4H_4O_4$。临床用于经饮食控制和锻炼治疗血糖控制不满意的 2 型糖尿病患者。

毒作用机制 此品属噻唑烷二酮类抗糖尿病药，通过提高胰岛素的敏感性而有效地控制血糖。此品为过氧化物酶体增殖激活受体 γ（PPAR-γ）的高选择性、强效激动剂。人类的 PPAR 受体存在于胰岛素的主要靶组织如肝、脂肪和肌肉组织中。此品激活 PPAR-γ 核受体，可参与葡萄糖和脂肪酸代谢的调节。

实验毒理资料 ①急性毒性：经口给药的 LD_{50}，大鼠为 980mg/kg，小鼠为 300mg/kg，兔为 3200mg/kg。②兔德莱兹（Draize）眼刺激试验，24 小时 100mg，中度刺激。③重复给药毒性：小鼠、大鼠、犬给药剂量分别为 3mg/(kg·d)、4mg/(kg·d) 和 2mg/(kg·d)，相当于人日服最大推荐剂量下曲线下面积（AUC）的 5 倍、22 倍和 2 倍时，均发现心脏重量增加和心室肥大。④生殖毒性：此品剂量达 40mg/(kg·d)，相当于人日服最大推荐剂量下 AUC 的 116 倍，对雄性大鼠交配和生育力无影响。雌性大鼠剂量 2mg/(kg·d) 可改变动情周期，40mg/(kg·d) 可降低雌性大鼠的生育力，并伴血中的孕激素和雌激素降低。在 0.2mg/(kg·d) 剂量下，未见到上述改变。此品剂量为 0.6mg/(kg·d) 和 4.6mg/(kg·d)，相当于人日服最大推荐剂量下 AUC 的 3 倍和 15 倍，可降低猴卵泡期血清雌二醇水平，继而使黄体激素水平和黄体期孕酮水平下降，并出现闭经，这可能与此品直接抑制卵巢甾体激素的生成有关。⑤发育毒性：大鼠妊娠早期给予此品，对着床或胚胎无影响；但在妊娠中、晚期给予此品，可以引起大鼠和兔胚胎死亡和生长延滞。大鼠和兔给药剂量分别达 3mg/(kg·d) 和 100mg/(kg·d)，分别相当于人日服最大推荐剂量下 AUC 的 20 倍和 75 倍时，未见致畸作用。大鼠给药 3mg/(kg·d) 时可以使胎盘出现病理改变。大鼠妊娠和哺乳期连续给药可引起窝仔数减少，新生鼠存活率下降和生长迟缓，但可于青春期后恢复。此品对大鼠、家兔胎盘、胚体/胎体和仔代的未观察到有害效应的水平（NOAEL），分别为 0.2mg/(kg·d)、15mg/(kg·d)，约为人日服最大推荐剂量下 AUC 的 4 倍。⑥遗传毒性：细菌基因致突变试验、体外人淋巴细胞染色体畸变试验、小鼠体内微核试验、体内和体外大鼠程序外 DNA 合成试验，结果均为阴性。小鼠淋巴瘤体外试验中，在代谢活化条件下可以见突变率有轻度增加（约 2 倍）。⑦致癌性：小鼠经饲料喂食 2 年，剂量为 0.4mg/(kg·d)、1.5mg/(kg·d) 和 6mg/(kg·d)，后者相当于人日服最大推荐剂量下 AUC 的 12 倍，未见致癌作用。但在 1.5mg/(kg·d) 以上剂量有脂肪组织增生。大鼠经口给予本品 2 年，剂量为 0.05mg/(kg·d)、0.3mg/(kg·d) 和 2mg/(kg·d)，高剂量分别相当于人日服最大推荐剂量下 AUC 的 10

倍（雄性）和20倍（雌性），在0.3mg/（kg·d）和更高剂量下，良性脂肪瘤的发生率明显增加。

人体资料 药动学：①吸收绝对生物利用度为99%，血药浓度达峰时间为1小时。②99.8%与血清蛋白（主要是白蛋白）结合，分布容积为17.6L。③主要代谢途径为经 N-去甲基和羟化作用与硫酸盐或葡萄糖醛酸结合，所有循环代谢产物均没有胰岛素增敏作用。体外试验证实，此药绝大部分经 P_{450} 酶系统的 CYP2C8 途径代谢，少量经 CYP2C9 途径代谢。④大部分以代谢物由尿排出，小部分由粪便排出。半衰期为 3～4 小时。

药物不良反应：①轻中度水肿，单药治疗时水肿发生率为4.8%。②贫血，发生率约为1%。此品可能会使血红蛋白和血细胞比容下降，可能与盐酸罗格列酮造成血浆容量增加有关。③低血糖反应，合并使用其他降糖药物时，有发生低血糖的风险。④肝功能异常，均为轻中度转氨酶升高，并且可逆。⑤血脂增高。

对 42 项临床研究进行的 meta 分析显示，在使用罗格列酮治疗 2 型糖尿病的 15 500 患者中，心肌梗死及因心血管原因死亡的风险增高。2010 年 9 月，欧盟建议暂停的上市许可。美国食品与药品管理局严格限制文迪雅的使用。中国国家食品药品监督管理总局通知加强使用管理，要求增加以下警示语：①此品仅适用于其他降糖药无法达到血糖控制目标的 2 型糖尿病患者。②此品禁用于以下患者，有心衰病史或有心衰危险因素的患者；有心脏病史，尤其是缺血性心脏病史的患者；骨质疏松症或发生过非外伤性骨折病史的患者；严重血

脂紊乱的患者。③65 岁以上老年患者慎用此品。

（李 波 苗玉发）

èrjiǎshuāngguā

二甲双胍（Metformin） 双胍类口服抗糖尿病药。CAS 号 1115-70-4，分子式 $C_4H_{11}N_5 \cdot HCl$。临床主要用于控制血糖和糖尿病危险因素，以及防治糖尿病引起的并发症。

毒作用机制 不清楚，其抗糖尿病作用需要一些内源性的胰岛素。

实验毒理资料 ①急性毒性：LD_{50}，大鼠经口给药为 1mg/kg，皮下注射为 300mg/kg；小鼠经口给药为 1450mg/kg，皮下注射为 225mg/kg，腹腔注射为 420mg/kg，静脉注射为 180mg/kg；兔经口给药为 500mg/kg，皮下注射为 150mg/kg。②兔德莱兹（Draize）皮肤刺激试验，轻度；眼刺激试验，轻度。③生殖和发育毒性：剂量为 600mg/（kg·d），根据体表面积约相当于人最大推荐剂量 3 倍，大鼠和兔子给予盐酸二甲双胍，剂量高达 600mg/（kg·d），按体表面积折算相当于人临床推荐最大日剂量的 2 倍和 6 倍时，无致畸作用。对雄性或雌性大鼠的生育力并没有受到影响。④遗传毒性：细菌回复突变试验、小鼠淋巴瘤细胞基因突变试验、人淋巴细胞染色体畸变试验、体内小鼠微核试验，结果均为阴性。⑤致癌性：大鼠 104 周和小鼠 91 周的致癌试验，剂量分别高达 900mg/（kg·d）和 1500mg/（kg·d），根据体表面积约相当于人体最大推荐剂量 2000mg/d 的 4 倍。在雌性小鼠和雄性大鼠没有发现致癌性证据。然而，雌性大鼠 900mg/（kg·d）组有良性的子宫间质息肉发生率增加。

人体资料 药动学：①主要由小肠吸收，生物利用度为 50%～60%；血浆达峰时间为 2 小时。②不与血浆蛋白结合。分布容积为（654±358）L。③不经肝代谢。④经尿以其原型（90%）排泄，血浆消除半衰期为 6.2 小时。

药物不良反应：①恶心、呕吐、腹泻、口中有金属味。②偶发乏力、疲倦、头晕、皮疹。③乳酸性酸中毒发生率很低。④可减少肠道吸收维生素 B_{12}，使血红蛋白减少，产生巨红细胞贫血，也可引起吸收不良。

（李 波 苗玉发）

gélièběnniào

格列本脲（Glibenclamide） 磺酰脲类口服抗糖尿病药。又称优降糖。CAS 号 10238-21-8，分子式 $C_{23}H_{28}ClN_3O_5S$。临床主要适用于单独采取控制饮食无效的非胰岛素依赖性糖尿病。

毒作用机制 刺激胰腺 B 细胞释放胰岛素的磺酰脲类药物，降低肝的葡萄糖输出；增加外周靶部位对胰岛素敏感性。

实验毒理资料 ①急性毒性：LD_{50}，大鼠经口给药为 3200mg/kg，小鼠经口给药为 1500mg/kg，兔经口给药为 10 000mg/kg，豚鼠经口给药大于 15 000mg/kg。②兔眼睛刺激和皮肤刺激均阴性。③重复给药毒性：大鼠经口 18 个月，观察到有害效应的最低水平（LOAEL）为 0.12mg/（kg·d），内分泌系统。大鼠经口给药 12 个月，未观察到有害效应的水平（NOAEL）为最大剂量 5.2mg/（kg·d），无影响。大鼠经口给药 30 天，NOAEL 为最大剂量 300mg/（kg·d），无影响。大鼠经口给药 45 天，NOAEL 最大剂量 2000mg/（kg·d），无影响。犬吸入 6 周，NOAEL 为最大剂量 1.7μg/kg，无影响。④发育

毒性：大鼠经口给药，无致畸作用，LOAEL 为 100mg/（kg·d）。兔经口给药，不致畸，LOAEL 为 100mg/（kg·d）。⑤生殖与生育毒性：大鼠经口给药，NOAEL 为最大剂量 100mg/（kg·d），无影响。⑥遗传毒性：细菌回复突变试验阴性；仓鼠肺细胞染色体畸变试验阴性；小鼠体内微核试验阴性。⑦大鼠经口给药 18 个月，无致癌性，NOAEL 为 300mg/（kg·d）；小鼠经口给药 2 年，无致癌性，NOAEL 为 3000mg/（kg·d）。

人体资料 药动学：①口服吸收快，血清达峰时间成年人为 2~4 小时。②血浆蛋白结合率大于 99%。③代谢为一个中度活性，几个无活性代谢物。④经粪便（50%）和尿（50%）以代谢物排泄。消除半衰期 5~16 小时，肾或肝功能异常时可延长。

药物不良反应：①低血糖反应。②胃肠道反应，胃肠失调、恶心、上腹胀满和胃灼热等。③皮肤过敏反应。④血液系统反应，中性粒细胞缺乏症，血小板减少，溶血性贫血，再生障碍性贫血等。⑤其他反应，很少出现黄疸和肝炎。有时可致肝转氨酶升高。

药物过量：可见凝血功能障碍，多尿，遗尿，嗜酸性粒细胞增多，剥脱性皮炎，低血糖，低钠血症，白细胞减少症或中性粒细胞减少症，夜尿，光敏性。

（李 波 苗玉发）

甲状腺片（Thyroid Tablets） 含甲状腺素（Thyroxine，T_4，CAS 号 7488-70-2）和三碘甲腺氨酸（3,5,3′-triiodothyronine，T_3，CAS 号 6893-02-3）等。临床主要用于黏液性水肿、地方性甲状腺肿、呆小病及各种原因引起的甲状腺

功能减退症；也可用于雷诺病、甲状腺癌。作为辅助治疗。

毒作用机制 T_4 转化成主要的活性化合物 T_3，然后经血循环至全身，影响各种组织的生长和成熟，确切机制尚未知，但认为甲状腺激素通过控制 DNA 转录和蛋白质合成；影响代谢；涉及正常的代谢、生长和发育，促进糖异生，提高糖原储存利用率和动员，促进蛋白质的合成，提高基础代谢率。

实验毒理资料 ①急性毒性：LD_{50}，甲状腺素钠，大鼠腹腔注射为 20mg/kg，皮下注射为 50mg/kg。②生殖毒性：给大鼠灌胃甲状腺素 0.25~0.30mg/d，发现 38% 的仔鼠患白内障，未发现其他缺陷。小鼠腭裂减少与甲状腺素给药相关，可能的解释是甲状腺激素会导致受影响的胎鼠流产率增加，但不是胎鼠正常的窝数。

人体资料 药动学：①T_4 吸收 48%~79%，T_3 吸收 95%，干燥甲状腺中含有 T_4、T_3、碘（主要结合态）；T_4 吸收后主要转换成 T_3。②蛋白结合率为 99%（白蛋白、甲状腺素结合球蛋白、甲状腺素结合前白蛋白）。③主要是转换成 T_3；T_3 在肝经过脱碘代谢为无活性的化合物。④尿中排出结合形式。半衰期，T_3 为 1~2 天，T_4 为 6~7 天。

药物不良反应：①超敏反应，出现发热、肝功异常、嗜酸性粒细胞增加，一般停药后症状即可消失。②心血管系统，心动过速、心悸，心律失常如心房颤动。对于长期的甲状腺功能低下的老年患者，突然用甲状腺素替代治疗，会使症状恶化，导致严重的心绞痛、心肌梗死或心脏突然停跳。③神经系统，失眠、精神兴奋、

神经质、震颤。对于幼年的甲状腺功能减退者，T_4 可能引起短期的假性脑病，如果连续使用（T_4）治疗，可能有局部的神经性的缺损或有头痛和两侧视盘水肿。④代谢可导致代谢增加，使体内增加产热量、出汗、畏热、体重下降、食欲增加。⑤骨骼，在治疗甲状腺功能低下时，可发生股骨头骨骺滑脱。长期治疗可导致骨质疏松。

（李 波 苗玉发）

丙硫氧嘧啶（Propylthiouracil） 硫脲（硫氧嘧啶）类抗甲状腺药。CAS 号 51-52-5，分子式 $C_7H_{10}N_2OS$。临床主要用于治疗成年人甲状腺功能亢进。

毒作用机制 丙硫氧嘧啶通过阻止碘在甲状腺氧化，抑制甲状腺激素的合成，阻断甲状腺素和三碘甲腺原氨酸的合成。

实验毒理资料 ①急性毒性：LD_{50}，大鼠经口给药为 980mg/kg，腹腔注射为 400mg/kg；小鼠经口给药为 300mg/kg，兔经口为 3200mg/kg。②德莱兹（Draize）试验，兔，眼刺激 24 小时 100mg，中度。③重复给药毒性：大鼠经口 TDL_0 为 910mg/kg，给药 13 周时，甲状腺重量改变，血生化（如总蛋白，胆红素，胆固醇），血液或组织中酶（如氨基转移酶）活性改变。④生殖和发育毒性：雌性大鼠交配前 70 天~孕 22 天经口给药，TDL_0 为 4600mg/kg，内分泌系发育异常，死胎，存活指数；雌性大鼠孕 20~21 天经口给药，TDL_0 为 400mg/kg，胎体毒性（如生长迟缓，除了死亡），内分泌系发育异常；大鼠孕 10~21 天经口给药，TDL_0 为 240mg/kg，中枢神经系统，新生鼠行为效应；雌性大鼠 18~产后 20 天经口给药，

TDL$_0$ 为 500mg/kg，内分泌系、泌尿生殖系发育异常，新生鼠发育异常；雌兔孕 11 ~ 25 天经口给药，TDL$_0$ 为 330mg/kg，胎体毒性（如生长迟缓，除了死亡），内分泌系发育异常。丙硫氧嘧啶诱发的出生后早期甲状腺功能减退对大脑和生殖系统发育和功能的影响，观察到多动、听觉缺陷、精子生成增加。⑤遗传毒性：细菌基因突变试验阴性，只是引起酵母突变稍有增加。对昆虫染色体重组、大鼠或人肝细胞 DNA 链断裂或在小鼠乳腺癌细胞系的染色体畸变均为阴性。在大鼠体内，并没有引起甲状腺细胞染色体畸变。⑥致癌性：虽然在啮齿类动物的常规的致癌性试验尚没有报道，但丙硫氧嘧啶已经在多个物种中产生肿瘤。在两项小鼠经口研究中，引起甲状腺滤泡细胞癌和垂体前叶的肿瘤。在多个不同品系大鼠的研究中，引起甲状腺滤泡细胞腺瘤和癌。而且引起仓鼠的甲状腺滤泡细胞腺瘤和癌，以及豚鼠的甲状腺滤泡细胞腺瘤。在大鼠的甲状腺癌变引发和促长模型，丙硫氧嘧啶增加了由 N-甲基-N-亚硝基脲或 N-亚硝基双（2-羟丙基）胺引发甲状腺滤泡细胞瘤的发生率。国际癌症研究机构（IARC）致癌分类为 2B 组。

人体资料 药动学：①口服易吸收，生物利用度为 80% ~ 95%，血清达峰时间约 1 小时。②蛋白结合率为 75% ~ 80%，分布于全身，主要浓缩于甲状腺。可通过胎盘和乳汁排出。③60% 在肝内代谢。④经尿液（35%）排泄，消除半衰期 1.5 ~ 5 小时，肾脏病终末期为 8.5 小时。

药物不良反应：常见有头痛、眩晕、关节痛、唾液腺和淋巴结肿大及胃肠道反应；也有皮疹、药热等过敏反应，有的皮疹可发展为剥落性皮炎。个别患者可致黄疸和中毒性肝炎。最严重的人体资料为粒细胞缺乏症。

药物过量：可见耳聋、嗅觉障碍、遗尿、溢乳、体温升高、白细胞减少或中性粒细胞减少症、肌病。

（李波　苗玉发）

甲巯咪唑（Thiamazole）

jiǎqiúmīzuò

硫脲（咪唑）类抗甲状腺药。又称他巴唑。CAS 号 60-56-0，分子式 C$_4$H$_6$N$_2$S。临床用于各种类型的甲状腺功能亢进症，包括格雷夫斯病（Graves disease）。

毒作用机制 硫脲通过阻止甲状腺中的碘氧化，阻止碘与酪氨酸结合的能力，抑制甲状腺激素（T$_4$）和三碘甲状腺原氨酸（T$_3$）的合成，硫脲不灭活循环的 T$_4$ 和 T$_3$。此药有轻度的免疫免疫抑制作用。

实验毒理资料 ①急性毒性：LD$_{50}$，小鼠经口给药为 860mg/kg，腹腔注射为 500mg/kg，皮下注射为 345mg/kg。大鼠经口给药为 2250mg/kg，皮下注射为 1050mg/kg。②对生殖系统的影响：对实验动物生殖产生有害作用。③致畸性：甲巯咪唑通过胎盘，导致动物和人类的后代的甲状腺功能低下和甲状腺肿。④致癌性：动物试验致癌性的证据可能不足或有限。国际癌症研究机构（IARC）分类为 3 组。

人体资料 药动学：①生物利用度为 80% ~ 95%。②无血浆蛋白结合，主要集中在甲状腺，可通过胎盘，进入乳汁。③经肝代谢。④经尿液（80%）排泄，消除半衰期为 4 ~ 13 小时。

药物不良反应：大多发生在用药初 2 个月。①较多见的为皮疹或皮肤瘙痒。②严重的，为血液系统异常，轻度白细胞减少较多见；严重的粒细胞缺乏症较少见（可无先兆症状，有时可见发热、咽痛）。少见血小板、凝血酶原或凝血因子 VII 减少，再生障碍性贫血。③其他，包括味觉减退、口苦、恶心、呕吐、上腹部不适、关节痛、头晕、头痛、脉管炎（表现为患部红、肿、痛）、红斑狼疮样综合征（表现为发热、畏寒、全身不适、无力）。④罕见肝炎、肾炎和累及肾的血管炎。

（李波　苗玉发）

丙酸睾酮（Testosterone Propionate）

bǐngsuāngāotóng

雄激素类。CAS 号 57-85-2，分子式 C$_{22}$H$_{32}$O$_3$。临床主要用于原发性或继发性男性性功能减退、男性青春期发育迟缓、绝经期后女性晚期乳腺癌的姑息性治疗等。

毒作用机制 丙酸睾酮是主要的内源性雄激素，促进增长和发育的男性性器官和在雄激素缺乏的男性维持第二性征。

实验毒理资料 ①急性毒性：LD$_{50}$，大鼠经口给药为 1gm/kg，腹腔注射为 585mg/kg，皮下注射 > 5gm/kg；小鼠经口给药为 1350mg/kg，腹腔注射为 970mg/kg，皮下注射 > 5gm/kg。②重复毒性剂量：小鼠经口给药 5 天，未观察到有害效应的水平（NOAEL）为 1000mg/（kg·d），无发现。猴皮下注射 28 天，观察到有害效应的最低水平（LOAEL）为 2.7mg/（kg·d），靶器官为内分泌系统。③发育毒性：猴皮下注射，有致畸性，观察到效应最低水平（LOEL）为 1.25mg/（kg·d）。大鼠皮下注射，有致畸性，未观察到效应的水平（NOEL）为 0.4mg/kg。

人体资料 药动学：①口服能吸收，但在肝有首过消除。肌内注射吸收较慢。②蛋白结合率为98％；与性激素结合球蛋白（40％）和白蛋白结合。可通过胎盘，并可进入母乳。③经肝代谢，形成代谢物，包括双氢睾酮和雌二醇（活性）。代谢物90％是与葡糖醛酸及硫酸结合的形式从尿中排出。约6％非结合形式由胆汁排出，并有肠肝循环。④经尿液（90％）、粪便（6％）排泄，消除半衰期为10～100分钟。

药物不良反应：长期应用会出现男性化，局部注射有刺激性疼痛。长期注射吸收不良，注射部位可出现疼痛、硬结、感染及荨麻疹，个别有谷丙转氨酶升高，停药后可恢复；能抑制卵巢功能，抑制排卵，使月经推迟。偶见皮疹、水肿、黄疸、肝功能异常等。

药物过量：可见胆汁淤积性黄疸，抑郁症，男性乳房发育，多毛症，高血钙症，高血压，多毛症，阳痿，黄疸，白细胞减少或中性粒细胞减少症，少精子症。

（李波 耿兴超 李伟）

cí'èrchún

雌二醇（Estradiol） 雌激素类。CAS号50-28-2，分子式$C_{18}H_{24}O_2$。苯甲酸雌二醇和戊酸雌二醇可肌内注射用，临床主要用于雌激素缺乏所致的潮热、出汗、睡眠障碍、头晕、生殖器萎缩、萎缩性阴道炎、阴道干涩等。

毒作用机制 所有雌激素包括酯化雌激素，以类似的方式作用。雌激素通过与受体结合（通常位于在靶细胞的细胞质中），激素-受体复合物易位到细胞核，间期DNA-蛋白质复合物（染色质）发挥效应。雌激素作用的特异性取决于雌激素靶的存在和浓度，雌激素靶被定义为含有高浓度的雌激素受体的组织。

实验毒理资料 以戊酸雌二醇为例。①急性毒性：LD_{50}，小鼠皮下>1000mg/kg。②重复给药毒性：大鼠经口给药90天，未观察到有害效应的水平（NOAEL）为0.003mg/（kg·d），靶器官为血液、雌性和雄性生殖系统、内分泌系统、肝。③生殖与发育毒性：雌性大鼠经口给药，生殖毒性，观察到有害效应的最低水平（LOAEL）为0.003mg/（kg·d）。④发育毒性：大鼠肌内注射有胎仔毒性，LOAEL为30mg/（kg·d）。⑤遗传毒性：体外微核试验，17-β-雌二醇经不分离机制诱发非整倍体。人淋巴细胞姐妹染色单体交换试验和微核试验阳性；人染色体畸变试验阴性；仓鼠体内直接DNA损伤，啮齿动物体内骨髓微核试验阴性。⑥致癌性：雌性小鼠2年经口给药，肿瘤，观察到效应的最低水平（LOEL）为0.1mg/kg，靶器官为乳腺、雌性生殖系统。国际癌症研究机构（IARC）分类为1组。

人体资料 药动学：①雌二醇口服易被破坏，在肝首过消除。经微粉化处理后可吸收，达峰时间3～4小时，但生物利用度低。②在血循环中与性激素结合球蛋白结合率37％，与白蛋白结合率61％，1％～2％为游离的。分布广泛，有肠肝循环。③快速肝代谢成硫酸雌酮，雌二醇和雌酮主要在肾代谢为雌三醇，并可形成结合型代谢物。④经尿液（以其原型和葡糖醛酸和硫酸结合物）排泄。一次口服后半衰期为36小时。

药物不良反应：水钠潴留作用可引起体重增加和血压上升，大剂量可导致水肿。有时可见肝功能指标改变和黄疸，肝功能不良者可致胆汁淤积性黄疸。中度的胃肠道不适较常见。内分泌作用包括乳房不适刺激和子宫内膜出血。在男性，可引起乳房过度发育。高敏感性反应较罕见，包括荨麻疹、水肿、支气管痉挛。使用雌激素相关的风险包括子宫和乳腺肿瘤、胆囊疾病、血液凝固异常。另外，雌激素及其类似物可影响正常的胚胎发育。雌激素单独治疗和与中风和深部静脉血栓发生风险增加相关。在女性，雌激素过量可引起恶心、呕吐及撤药性出血、周期性偏头痛，加剧子宫内膜异位症。其他与雌激素平衡相关的临床症状包括排卵停止、多毛症、原发性闭经。

药物过量：单次过量暴露一般不引起毒性。体液潴留，男子乳房发育，低血磷症，阳痿，黄疸，偏头痛，性功能障碍，血栓性静脉炎。

（李波 张颖丽）

huángtǐtóng

黄体酮（Progesterone） 孕激素类。CAS号57-83-0，分子式$C_{21}H_{30}O_2$。临床用于先兆流产和习惯性流产、经前期紧张综合征、无排卵型功血和无排卵型闭经、与雌激素联合使用治疗更年期综合征。

毒作用机制 黄体酮是由卵巢黄体分泌的天然孕激素，与雌激素一起参与下丘脑-垂体-卵巢轴，调节排卵性月经周期。药理作用：①在月经周期的后半周期促使子宫内膜的腺体生长，子宫充血，内膜增厚，为受精卵植入做好准备，并减少妊娠期子宫的兴奋性，抑制其活动，松弛平滑肌，使胚胎安全生长。②与雌激素共同作用，促进乳腺小叶及腺体的发育，使乳房充分发育，为泌乳做准备。③使子宫颈口闭合，黏液减少变稠，并使精子不易穿透；大剂量时通过对下丘脑的负反馈作用，抑制垂体促性腺激素的分泌，产生抑制排卵作用。

实验毒理资料 ①急性毒性：LD_{50}，大鼠腹腔注射为327mg/kg，小鼠静脉注射致死剂量为100mg/kg。②生殖发育毒性：在小鼠，胚胎致死剂量为116mg/kg，致雄性后代性行为改变的剂量为66mg/kg，致生殖道畸形剂量为8mg/kg。兔致生殖道畸形剂量为30mg/kg。在雌性大鼠、小鼠、仓鼠、兔、犬、绵羊、猴和猪上均具有抑制动物生育力作用。在雄性大鼠、猴和兔可降低睾丸素水平和减少精子产生，在成年豚鼠，幼年大鼠还可影响动物的交配行为。推迟成年牧羊性成熟，引起生殖系统损害。③致畸作用：分类为人类可能致畸物。④遗传毒性：体外微核试验发现黄体酮经不分离机制诱发非整倍体。⑤致癌性：在幼年雌性小鼠可诱发乳房肿瘤、卵巢肿瘤、子宫内膜基质肉瘤；成年雌性小鼠可诱发乳房肿瘤；新生雌性小鼠可诱发乳房增生小结和发育不良。在雌性犬可引起子宫内膜增生，抑制卵巢发育，诱发乳腺增生和部分纤维瘤性小结。国际癌症研究机构（IARC）分类为2B组。

人体资料 药动学：①口服后在肝内首过消除失活，故不能口服。一般是采用肌内注射。②96%～99%黄体酮与血浆蛋白（主要是白蛋白和皮质激素结合球蛋白）结合，部分原型由乳汁排出。③经肝代谢，大部分生成孕二醇和孕烷醇酮，结合成葡萄糖醛酸及硫酸盐代谢物。经胆汁排出后可在肠进一步代谢。④代谢物50%～60%通过肾排泄，约

10%通过胆汁、粪便排泄。

药物不良反应：①可见胃肠道反应、痤疮、液体潴留和水肿、体重增加、过敏性皮炎、精神压抑、乳房疼痛、女性性欲改变、月经紊乱、不规则出血或闭经。②偶见头痛、胸、臀、腿特别是腓肠肌处疼痛、手臂和脚无力、麻木或疼痛、突然的或原因不明的呼吸短促、突然语言发音不清、突然视力改变、复视、不同程度失明等。③长期应用可引起肝功能异常、缺血性心脏病发生率上升，以及子宫内膜萎缩、月经量减少，易发生阴道真菌感染。在一项无生育能力妇女参与的为期10周临床试验中，不良反应发生率≥2%的有以下各项，即胃肠道紊乱（异常疼痛、恶心、异常胀气、便秘、呕吐）、一般不适（疲乏）、泌尿道感染、头痛、生殖系统（乳房、卵巢高刺激综合征、子宫痉挛、阴道出血）。

（李 波 张颖丽）

kàngbiàntàifǎnyìngyào

抗变态反应药（anti-allergic agents） 用于治疗变态反应的药物。变态反应（超敏反应）一般分为4型，即速发型、细胞毒型、免疫复合物型和迟发型。对各型变态反应性疾病尚缺乏专一有效药物，治疗目的是纠正免疫失调和抑制变态反应性炎症反应。控制速发型变态反应的药物有抗组胺药、过敏介质阻释剂（如色甘酸钠、酮替芬、曲尼司特等）、糖皮质激素和钙剂。

抗组胺药是以组胺受体为作用靶点的一类药物。组胺是重要的自体活性物质，是过敏性疾病的病理介质。组胺受体有 H_1、H_2 和 H_3 三种亚型。H_1 受体位于支气管和胃肠道平滑肌，抗变态反应的抗组胺药即为 H_1 受体拮抗药。

H_2 受体位于胃壁细胞，H_2 受体拮抗药用于治疗消化道溃疡。H_3 受体位于突触前膜。

组胺为乙基伯胺，组胺 H_1 受体拮抗药则必需具有与组胺分子类似的乙基叔胺结构，分为三代。①第一代药物，如苯海拉明、茶苯海明、氯马斯汀、异丙嗪、美喹他嗪、曲吡那敏、氯苯那敏（扑尔敏）、曲普立啶、多塞平、氮䓬斯汀等。第一代药物因对中枢活性强、受体特异性差，故引起明显的镇静和抗胆碱作用，表现出"倦、耐、短、干（困倦、耐药、作用时间短、口鼻眼干）"的缺点。②第二代药物，如羟嗪、去氯羟嗪、西替利嗪、氯雷他定、地氯雷他定、赛庚啶、阿司咪唑（息斯敏）、特非那定、依巴斯汀、左卡巴斯汀、阿伐斯汀、咪唑斯汀等。此类药物不易通过血-脑屏障，无嗜睡作用；大多长效；对喷嚏、清涕和鼻痒效果好，而对鼻塞效果较差。第二代药物对心脏的不良反应较明显。③第三代药物，如非索非那定、左旋西替利嗪、去甲阿司咪唑等。

抗组胺药主要有四类不良反应，即中枢抑制、抗胆碱作用、心脏毒性及体重增加。①中枢抑制作用：在中枢神经系统和周围组织中均有 H_1 受体，前者与警觉有关，后者与过敏有关。传统的抗组胺药可通过血-脑屏障与中枢神经系统 H_1 受体结合，引起困倦、嗜睡等不良反应，从事危险工种者尤其要注意。②抗胆碱作用：多数抗组胺药都有抗胆碱作用，具体表现为口干、舌燥，对闭角型青光眼患者可引起眼压增高，对患有良性前列腺增生的老年人，可能引起尿潴留。③心脏毒性：某些抗组胺药可引起心脏的不良反应，表现为 QT 间期延

长，可发展为尖端扭转型室性心动过速，甚至室颤、心脏停搏而死亡。④体重增加：某些抗组胺药阿司咪唑、赛庚啶、酮替芬等可引起此不良反应，机制可能与长期大量应用此药后加速胃排空，使患者食欲增加有关。

（周宗灿）

yánsuānběnhǎilāmíng

盐酸苯海拉明（Diphenhydramine Hydrochloride） H$_1$受体拮抗药，乙醇胺类。CAS号147-24-0，分子式 C$_{17}$H$_{21}$NO·HCl。临床用于：①皮肤黏膜过敏症如荨麻疹、血管神经性水肿、过敏性鼻炎、各种皮肤瘙痒等。②输血或血浆所致的急性过敏反应。③晕动病的防治。④曾用于辅助治疗帕金森病和锥体外系症状。

毒作用机制 抗组胺药物的毒性与其抗胆碱活性有关。乙酰胆碱作用阻断毒蕈碱受体，可引起抗胆碱中毒症状。苯海拉明亦可引起与抗胆碱无关的直接毒性。

实验毒理资料 ①急性毒性：LD$_{50}$，大鼠经口给药为500mg/kg，小鼠经口给药为114mg/kg，豚鼠经口给药为284mg/kg。②兔眼刺激试验无刺激性；皮肤致敏性，豚鼠局部封闭涂皮试验和小鼠局部淋巴结试验均阴性。③长期肝毒性：大鼠经口给药13周，观察到有害效应的最低水平（LOAEL）为310mg/（kg·d）；大鼠经口给药2年，未观察到有害效应的水平（NOAEL）为15mg/（kg·d）；小鼠经口给药2年，NOAEL为21mg/（kg·d）。④发育毒性：大鼠经口给药不致畸，NOAEL为100mg/（kg·d）；大鼠经口给药不致畸，NOAEL为50mg/（kg·d），有母体毒性、胎仔毒性，靶器官为肝、中枢神经系统（CNS）；小鼠经口给药不致畸，NOAEL为80mg/（kg·d），有母体毒性、胎仔毒性。⑤致突变性：细菌回复突变试验阴性；体外小鼠淋巴瘤细胞致突变试验阴性；体外CHO细胞染色体畸变无代谢活化时为阳性，有代谢活化时为阴性；体外CHO细胞姐妹染色单体交换试验、体外大鼠肝细胞程序外DNA合成试验阴性。⑥致癌性：大鼠经口给药2年无致癌性，NOAEL为15mg/（kg·d）；小鼠经口给药2年无致癌性，NOAEL为46mg/（kg·d）。

人体资料 药动学：①经口吸收迅速，血浆达峰时间2小时。生物利用度，口服为40%~60%。②经口经首过代谢40%~60%以原型进入体循环，98%与蛋白质结合，分布容积为3~7L/kg，在肺、脾、肾、肝、脑和肌肉中浓度最高。③由肝代谢，大部分水解生成二苯基甲醇后，再与葡糖醛酸结合。④经尿（64%）、粪便、汗液排出。血清半衰期为4~10小时。可随乳汁分泌。

药物不良反应：①最常见的有嗜睡、头晕、头痛、口干、恶心、呕吐、食欲减退、倦乏、共济失调。停药后可消失。②少见呼吸困难、胸闷、咳嗽、肌张力障碍等，曾有给药后发生牙关紧闭并伴喉痉挛的报道。③偶可引起粒细胞减少。长期应用（6个月以上）可引起贫血。④有对此品过敏（如药疹）的报道。

药物过量：可导致抗胆碱中毒症状包括口干、瞳孔放大，皮肤潮红，发热和幻觉。CNS抑郁常见于成年人，CNS刺激包括强直阵挛发作较常见于儿童；也可能影响心血管，包括心动过速、高血压、低血压、心律失常及虚脱。通常摄入30分钟~2小时后，会出现过量的症状。儿童在低于500mg可发生死亡和150mg出现癫痫发作。成年人致死剂量为20~40mg/kg。人中毒血浓度0.5mg/100ml或1.0mg/100ml，致死血浓度≥1.0mg/100ml。美国食品与药品管理局规定其妊娠用药危险为B类。

（周宗灿）

mǎláisuānlǜběnnàmǐn

马来酸氯苯那敏（Chlorpheniramine Maleate） H$_1$受体拮抗药，烷基胺类。又称扑尔敏。CAS号113-92-8，分子式 C$_{16}$H$_{19}$ClN$_2$·C$_4$H$_4$O$_4$。临床用于过敏性鼻炎、荨麻疹及多种过敏性皮肤病。

实验毒理资料 ①急性毒性：LD$_{50}$，大鼠经口给药为306mg/kg，皮下注射为365mg/kg；小鼠经口给药为130mg/kg，腹腔注射为76.7mg/kg，皮下注射为104mg/kg，静脉注射为26.1mg/kg；犬静脉注射为97.6mg/kg。②长期毒性：13周的研究剂量范围大鼠为3.75~60mg/kg，小鼠为12.5~200mg/kg。发现与受试物相关的体重增重减少、多动和过度兴奋。没有与受试物有关的大体或镜下病理学发现。③生殖和发育毒性：生殖毒性未见报道。在小鼠未发现致畸作用。④遗传毒性：此品在细菌回复突变试验和L5178Y细胞TK基因突变试验为阴性结果。在CHO细胞在无代谢活化时可引起姐妹染色单体交换稍有增加；在有代谢活化时最高剂量组引起染色体畸变。⑤致癌性：在F344/N大鼠和B6C3F1小鼠的2年灌胃致癌性研究中，均未见致癌性证据。

人体资料 药动学：①口服或注射给药。口服吸收迅速，生物利用度25%~50%。②血浆蛋白结合率约为72%。清除相半衰期为 12～15 小时。人体半衰期较治疗效应长 3 倍。③此品主要经肝代谢，活性和非活性的代谢产物。④排泄代谢物经尿液、粪便、汗液排泄。双相半衰期，初始为 2 小时，终末为 30 小时。可穿过胎盘，进入乳汁。

药物不良反应：①嗜睡、疲劳、口干、咽干、咽痛，少见有皮肤瘀斑及出血倾向、胸闷、心悸。②少数患者出现药疹。③个别患者有烦躁、失眠等中枢兴奋症状，甚至诱发癫痫。美国食品与药品管理局规定其妊娠用药危险为 B 类。

药物过量：可见异常不自主肌肉运动，食欲增加，昏迷，角膜微沉积，深度睡眠，精神错乱，射精障碍，锥体外系反应，多毛症，高泌乳素血症，高热，低血糖，低血压或高血压，低体温，阳痿，黄疸，重症肌无力，抗精神病药物恶性症候群，夜惊，帕金森样症状，光敏性，中毒性表皮坏死松解症，QT 间期延长，尿变色（粉红色、红色、红褐色），视觉颜色变化（呈棕色、黄色色调）。

（周宗灿）

yánsuānyìbǐngqín
盐酸异丙嗪（Promethazine Hydrochloride） H_1 受体拮抗药，吩噻嗪类。CAS 号 58-33-3，分子式 $C_{17}H_{20}N_2S \cdot HCl$。临床主要用于：①荨麻疹、血管神经性水肿、过敏性鼻炎等。②防治晕动病、镇静、催眠．治疗恶心、呕吐及术后镇痛，亦可作为全麻的辅助用药。

毒作用机制 异丙嗪主要与多巴胺、毒蕈碱、组胺 H1 和 5-羟色胺 2 受体结合阻断突触后神经传导。异丙嗪还具有周围肾上腺素 α 受体阻滞剂和奎尼丁样心脏

效应，也可以降低惊厥阈值。

实验毒理资料 ①急性毒性：LD_{50}，大鼠经口给药为 0.65g/kg，静脉注射为 15mg/kg，腹腔注射为 170mg/kg；小鼠经口给药为 255mg/kg，静脉注射为 50mg/kg，腹腔注射为 160mg/kg；狗静脉注射为 250mg/kg。②长期毒性：大鼠灌胃 13 周，观察到有害效应的最低水平（LOAEL）为 11.1mg/kg，鼻嗅觉上皮细胞的空泡变性；小鼠灌胃 13 周，LOAEL 为 135mg/kg，死亡。③生殖和发育毒性：大鼠喂饲 6.25mg/kg 和 12.5mg/kg 剂量（2～4 倍人体的最大推荐剂量），未见致畸作用。已发现每天 25mg/kg 腹腔注射，胎仔死亡率增加。④致突变性：在有或无代谢活化时，细菌回复突变试验、CHL 细胞染色体畸变试验、CHO 基因突变试验都为阴性。在 S9 存在时 CHO 细胞的姐妹染色单体交换稍有增加（结果可疑），无 S9 时姐妹染色单体交换试验阴性。雄性果蝇生殖细胞伴性隐性致死突变试验结果阴性。⑤致癌性：2 年致癌性研究，大鼠和小鼠灌胃没有致癌性证据。

人体资料 药动学：①口服后吸收迅速且完全；血达峰时间，糖浆为 4.4 小时，栓剂为 6.7～8.6 小时。②蛋白结合率为 93%，分布容积为 171L。③此品主要在肝代谢，主要代谢产物为异丙嗪亚砜。肝首过效应显著。④主要经尿液和粪便（无活性代谢物）排泄，消除半衰期为 9～16 小时。

药物不良反应：①常见嗜睡、反应迟钝、眩晕及低血压。②较少见视物模糊或轻度色盲、头晕、口鼻咽干燥、痰液黏稠等抗胆碱作用。③少见心率加快或减慢、白细胞减少等。④皮肤光敏性。美国食品与药品管理局规定其妊

娠用药危险为 C 类。经口最低中毒剂量，儿童为 20mg/kg，表现为兴奋、改变运动、僵硬；成年人为 3.5mg/(kg·d)，表现为睡眠、抽搐、僵硬。成年人经口致死量估计为 0.2g/kg。

药物过量：可见粒细胞缺乏症，抗胆碱能症状，出现幻觉，昏迷，中枢神经系统抑制，抗胆碱能中毒综合征，口干，惊厥，发热，潮红，粒细胞减少，反射亢进，热疗，阳痿，类白血病反应，白细胞减少，瞳孔散大，肌阵挛，惊厥，心动过速，尿变色（粉红色、红色、红色、褐色），视觉颜色变化（呈棕色）。

（周宗灿）

yánsuānsàigēngdìng
盐酸赛庚啶（Cyproheptadine Hydrochloride） H_1 受体拮抗药，哌啶类。CAS 号 969-33-5，分子式 $C_{21}H_{21}N \cdot HCl$。临床上用于：①荨麻疹、血管性水肿、过敏性鼻炎、过敏性结膜炎、其他过敏性瘙痒性皮肤病。②曾用于库欣综合征、肢端肥大症等的辅助治疗，已较少应用。③有报道此品可作为食欲刺激剂。

毒作用机制 盐酸赛庚啶为 H_1 受体拮抗药，并且有抗 5-羟色胺和抗胆碱作用；还可能抑制下丘脑的"饱食"中枢，从而刺激食欲。

实验毒理资料 ①急性毒性：LD_{50}，大鼠经口给药为 295mg/kg，皮下注射 > 1gm/kg；小鼠经口给药为 69mg/kg，腹腔注射为 55.3mg/kg，皮下注射为 107mg/kg，静脉注射为 23mg/kg。②生殖和发育毒性：大鼠孕 5～16 天经口给药，TDL_0 为 60mg/kg，有胎仔毒性（如发育迟缓，但无死亡）；大鼠孕 6～15 天经口给药，TDL_0 为 250mg/kg，着床后死

亡；大鼠孕 13～20 天经口给药，TDL~0~ 为 40mg/kg，影响内分泌系统。③遗传毒性：细菌回复突变试验无结论；人淋巴细胞 24 小时 2.2mmol/L，染色体畸变阳性；小鼠微核试验为阴性。④致癌试验未见报告。⑤发育和生殖毒性：动物实验未见有害作用发生，人体研究未进行。有服用 4～16mg 赛庚啶的孕妇中未见致畸作用的报告。

人体资料 药动学：①口服后吸收完全，血药浓度达峰时间为 2～3 小时。②体内分布广泛，并可通过血-脑屏障。③肝几乎完全代谢。④经尿液（>50%，主要为代谢物）、粪便（<25%）排泄，还可经汗液、乳汁排出。

药物不良反应：①药疹、光敏性皮炎、低血压、心动过速、期外收缩、过敏性休克；溶血性贫血、白细胞减少、血小板减少；嗜睡、乏力、头痛、失眠、感觉异常、惊厥等其他神经精神症状，罕见消化功能紊乱。②此品还可引起口干、口苦、痰液黏稠、便秘、泪腺分泌下降、支气管分泌物黏稠、尿潴留等不良反应。③长期服用此品可致食欲增加而增加体重。药物使用剂量过大还可发生精神错乱和共济失调。美国食品与药品管理局规定其妊娠用药危险为 B 类。

药物过量：可见焦虑，精神错乱，幻觉，瞳孔散大，抽搐，心跳过速。

（周宗灿）

yánsuānfēisuǒfēinàdìng

盐酸非索非那定（Fexofenadine Hydrochloride） H~1~ 受体拮抗药，哌啶类。CAS 号 153439-40-8，化学式 $C_{32}H_{39}NO_4 \cdot HCl$。盐酸非索非那定临床用于治疗过敏性鼻炎、过敏性结膜炎、慢性特发性荨麻疹等。

实验动物毒性 ①急性毒性：给予多个物种动物灌胃 2000mg/kg 的非索非那定均未观察到毒性表现和对体重或食物利用率的影响。②长期毒性：小鼠经口给药 13 周给予盐酸非索非那定 5000mg/kg（基于体表面积推荐每日最大口服剂量，为成年人约 110 倍，为儿童约 200 倍）和大鼠经口给予 5000mg/kg（为成年人约 230 倍，为儿童约 400 倍），均未观察到动物死亡，毒性体征或大体病理。犬经口给予 2000mg/kg 的非索非那定未观察到毒性证据（为成年人约 300 倍，为儿童约 530 倍）。③生育毒性：大鼠生育力研究中，经口给予 150mg/kg 特非那定（约是成年人的 3 倍），可引起剂量相关的受精卵着床降低和着床后丢失增加，也有报告观察到幼仔体重增量和存活率呈剂量相关性下降。大鼠和兔经口给予 300mg/kg 特非那定（分别约是成年人的 4 倍和 31 倍）未见致畸性证据。小鼠发育/生殖毒性研究经口给予非索非那定达 3730mg/kg 或 4438mg/kg（相当于成年人的 10～15 倍），未发现妊娠期内有害作用或致畸作用，未影响生育力。④遗传毒性：细菌回复突变试验、CHO/HGPRT 正向突变试验、大鼠淋巴细胞染色体畸变试验、小鼠骨髓微核试验中，均无致突变证据。⑤致癌性。在 18 个月小鼠和 24 个月大鼠经口给予 150mg/kg 特非那定（非索非那定暴露分别约为成年人和儿童推荐每日最大口服剂量的 3 倍和 5 倍）的研究中，未观察到致癌性证据。

人体资料 药学：①口服吸收迅速，而且血清达峰时间为 2.6 小时。②60%～70% 的盐酸非索非那定与血浆蛋白（主要是白蛋白和 α~1~ 酸性糖蛋白）结合。③约口服剂量 5% 的药物被代谢。④经粪便（约 80%）和尿液（<11%）以原型排泄。消除半衰期为 14.4 小时。性别对药动学有影响，口服清除率女性比男性低 30%。每日口服总剂量达 240mg（120mg，每日 2 次）盐酸非索非那定的药物动力学呈线性。

药物不良反应：主要有头痛、消化不良、疲乏、恶心，以及咽部刺激感等。盐酸非索非那定过量使用的多数报告所提供的信息有限，已有报道出现头晕、嗜睡和口干。美国食品与药品管理局规定其妊娠用药危险为 C 类。

（周宗灿）

miǎnyì xìtǒng yòngyào

免疫系统用药（immune system agents） 以免疫系统为主要作用靶点的药物。包括免疫抑制药与免疫增强药。

免疫抑制药是抑制机体异常免疫反应的药物，主要用于器官移植时的抗排斥反应和自身免疫性疾病的治疗。常用的免疫抑制剂主要有五类：①糖皮质激素类，如氢化可的松、波尼松龙、波尼松龙、地塞米松等。②微生物代谢产物，如环孢素、他克莫司、西罗莫司等。③抗代谢物，如硫唑嘌呤、吗替麦考酯、咪唑立宾等。④多克隆和单克隆抗淋巴细胞抗体，如利妥昔单抗、阿仑单抗、西妥昔单抗、抗人 T 细胞 CD3 鼠单抗、抗淋巴细胞免疫球蛋白等。⑤烷化剂类，如环磷酰胺等。

免疫抑制药共同的不良反应：①加重感染。各种类型的免疫抑制药都有可能诱发或加重感染。激素使用过程中可能发生致命性感染。②肝功能损害。大部分免疫抑制药可能导致肝功能损害。激素引起的肝功能损害与激素剂量密切相关。③肾损害。部分免疫抑制药可能发生明显的肾损害，如他克莫司、环孢素等。④骨髓抑制。所有细胞毒类药物都可能出现骨髓抑制。⑤诱发肿瘤。⑥神经毒性。

免疫增强药是单独或者与同时和抗原使用时能增强机体免疫应答的药物，如卡介苗、干扰素、白介素-2、左旋咪唑、异丙肌苷等。

(任 进)

huánbāosù

环孢素（Ciclosporin） 免疫抑制药。又称环孢菌素、环孢霉素 A 等。CAS 号 59865-13-3，分子式 $C_{62}H_{111}N_{11}O_{12}$。环孢素主要抑制 T 细胞的活化，下调 T 细胞介导的移植排斥反应；也用于慢性炎症及自身免疫性疾病。

暴露途径 经口、静脉给药。

毒作用机制 环孢素选择性、可逆性地抑制淋巴细胞活性，主要抑制辅助性 T 淋巴细胞的活性；抑制淋巴细胞在抗原或分裂原刺激下的分化、增殖，抑制其分泌白介素及干扰素（IFN）等；不影响吞噬细胞的功能，不产生明显的骨髓抑制作用。

实验毒理资料 ①急性毒性：LD_{50}，大鼠灌胃为 1480mg/kg，腹腔注射为 147mg/kg，静脉注射为 24mg/kg，皮下注射为 286mg/kg；小鼠灌胃为 2329mg/kg，静脉注射为 96mg/kg。②长期毒性：雌性 C57BL/6 小鼠灌胃环孢素，隔天给药，连续 6 次，发现肝重增加，对抗原绵羊红细胞（SRBC）产生的抗体形成细胞反应具有双相性：10mg/kg 组免疫反应增强，而 100mg/kg 组降低。犬长毒试验中，剂量为临床治疗银屑病（牛皮癣）起始剂量 2.5mg/kg 的 9 倍（按体表面积计算），可以见皮肤弥漫性乳头瘤病。停药后恢复。③生殖与发育毒性：大鼠 30mg/kg、家兔 100mg/kg，即人用剂量的 2～5 倍即可见胚胎和胎仔毒性，死胎率增加，胎仔重量降低，骨骼发育延迟。妊娠家兔皮下给予环孢素 10mg/kg，出现胎仔数减少、肾增大、高血压、进展性肾功能不全。妊娠大鼠静脉给予环孢素 12mg/kg（人体静脉推荐剂量的 2 倍），胎仔室间隔缺损发生率增加。在其他物种未见上述结果，与人体的相关性尚不清楚。未观察到对雌雄大鼠发育力的影响。④致突变性：细菌回复突变试验、V79-HGPRT 试验、小鼠和中国仓鼠微核试验、中国仓鼠骨髓染色体畸变试验、小鼠显性致死试验、小鼠精子 DNA 损伤试验，均为阴性结果。仅一项姐妹染色体交换诱导试验中高浓度为阳性。⑤致癌性：小鼠 78 周经口给药，低、中、高剂量分别为 1mg/kg、4mg/kg、16mg/kg，发现雌性小鼠淋巴瘤发生率有显著增加的趋势，雄性小鼠中剂量组肝细胞癌发生率显著高于对照组。大鼠 24 个月经口给药，低、中、高剂量分别为 0.5mg/kg、2mg/kg、8mg/kg，发现低剂量组胰岛细胞腺瘤发生率显著高于对照组。上述剂量是临床用维持剂量（6 mg/kg）的 0.01～0.16 倍。

人体资料 药动学：①口服吸收不规则、不完全，且个体差异较大。生物利用度 20%～50%，口服后达峰时间约为 3.5 小时。②与血浆蛋白的结合率约 90%，分布广泛，大量分布在脂肪组织，以及肝、胰、肺、肾、肾上腺、脾、淋巴结，浓度高于血浓度。③经肝代谢，至少有 25 种代谢产物，有的尚有免疫抑制作用。④94% 经胆道，仅有 6% 经肾排泄，其中约 0.1% 仍以原型排出。半衰期为 10～30 小时。

药物不良反应：①较常见有畏食、恶心、呕吐等胃肠道不良反应。尚可出现牙龈增生伴出血、疼痛。约 1/3 用药者有肾毒性，与剂量相关，可出现血清肌酐、尿素氮增高、肾小球滤过率减低等肾功能损害，另外可见高血压及电解质紊乱，如高钾血症。有的患者可有面部水肿、痤疮。慢性进行性肾中毒多于治疗约 12 个月后发生。②少见的有意识障碍、惊厥、抽搐，有的患者有肢体感觉障碍，这些症状可能与本品的肾毒性及低镁血症有关。此外，此品尚可引起氨基转移酶升高、胆汁淤积、高胆红素血症、高血糖、多毛症、手震颤、高尿酸血症伴血小板减少和溶血性贫血、四肢感觉异常、下肢痛性痉挛等。有报道此品可促进二磷酸腺苷（ADP）诱发血小板聚集，增加血栓烷 A_2 的释放和凝血活酶的生成，增强凝血因子Ⅶ的活性，减少前列环素的产生，诱发血栓形成。③罕见的有过敏反应、胰腺炎、白细胞减少、雷诺综合征、血尿等。过敏反应一般只发生于经静脉途径给药的患者，表现为面、颈部发红、气喘、呼吸短促等。④长期使用此品，可因免疫抑制使患者发生淋巴瘤或其他肿瘤的概率高于普通人群。美国食品与药品管理局规定其妊娠用药分级为 C 级。

(任 进)

liúzuòpiàolíng

硫唑嘌呤（Azathioprine） 抗代谢药免疫抑制药。CAS 号 446-86-6，分子式 $C_9H_7N_7O_2S$。临床用于器官移植时抗排异反应，也用于类风湿关节炎、系统性红斑狼疮、肾病综合征等自身免疫性疾病，多与皮质激素并用。

暴露途径 经口、静脉给药。

毒作用机制 硫唑嘌呤主要通过代谢产物 6-巯基嘌呤（6-MP）起作用，拮抗嘌呤代谢，抑制 DNA、RNA 及蛋白质合成。硫唑嘌呤药理作用出现缓慢，服药 8～12 周后作用才显著。而硫唑嘌呤的某些毒性作用如骨髓抑制可能出现在治疗的各个阶段，可早于药理作用。

实验毒理资料 ①急性毒性：LD_{50}，大鼠灌胃为 535mg/kg，腹腔注射为 300mg/kg；小鼠灌胃为 1389mg/kg，腹腔注射为 272mg/kg。②长期毒性：犬连续给药 10 天，10mg/kg，因粒细胞缺乏症死亡。③生殖毒性：硫唑嘌呤及 6-MP 对胚体及胎体都有毒作用。小鼠妊娠期腹腔注射人治疗剂量的 4～13 倍，可见腭裂、睁眼、骨骼异常。家兔注射人等效剂量 2～6 倍时也发现类似的毒性。但在相同剂量水平下，大鼠胎体未见畸形。在人用剂量范围，小鼠及大鼠均未见畸形，但是胚胎丢失率增加，并可见发育延迟。④遗传毒性：细菌回复突变试验阳性。人和家兔淋巴细胞染色体畸变阳性，而姐妹染色单体交换试验阴性。⑤致癌性：对实验动物致癌的证据有限。大鼠经饲料 52 周长毒试验，150mg/kg，可见耳道鳞状细胞癌，还可见胸腺淋巴瘤。国际癌症研究机构（IARC）分类为 1 组。

人体资料 药动学：①口服 26%～50% 被吸收。有肠道疾病如克罗恩病（Crohn disease）患者的吸收率显著下降。口服后血达峰时间为 1～2 小时。血浆半衰期硫唑嘌呤为 12～15 分钟，6-MP 为

30 分钟～4 小时。②硫唑嘌呤血浆蛋白结合率低，最高为 30%。③约 88% 硫唑嘌呤在肝转换为 6-MP，然后进一步代谢。④24 小时尿中排泄 50% 以上，其中 <10% 为硫唑嘌呤原型，另有约 12% 原型经粪便排泄。

药物不良反应：①毒性反应与巯嘌呤相似，大剂量及用药过久时可有严重骨髓抑制，可导致粒细胞减少，甚至再生障碍性贫血，一般在 6～10 天后出现；也可有中毒性肝炎、胰腺炎、脱发、黏膜溃疡、腹膜出血、视网膜出血、肺水肿，以及厌食、恶心、口腔炎等。②增加细菌、病毒和真菌感染的易感性。③可能诱发肿瘤。几项研究表明，孕妇暴露于硫唑嘌呤可能对胚胎和胎儿都能产生不利影响。胎儿暴露于硫唑嘌呤 40%～52% 出现流产、发育不成熟，19%～40% 宫内生长迟滞，出生体重低。27 项肾移植患者临床研究表明，孕妇暴露于硫唑嘌呤，先天畸形发生率 0～11.8%。美国食品与药品管理局规定其妊娠分级为 D 级。

（任 进）

mǎtìmàikǎofēnzhǐ

吗替麦考酚酯（Mycophenolate Mofetil，MMF）

免疫抑制剂抗代谢药。CAS 号 128794-94-5，分子式 $C_{23}H_{31}NO_7$。临床用于预防同种肾、肝等移植患者的排斥反应，治疗难治性排斥反应；与环孢素和肾上腺皮质激素同时应用。

暴露途径 经口、静脉给药。

作用机制 MMF 是麦考酚酸（MPA）的 2-乙基酯类衍生物，MPA 是次黄嘌呤单核苷酸脱氢酶抑制剂，抑制鸟嘌呤核苷酸的经典合成途径。由于 T 淋巴细胞、B 淋巴细胞的增殖主要依赖鸟嘌呤的经典合成，而其他类型细胞可

通过其他途径增殖，所以 MPA 能特异性抑制 T、B 淋巴细胞的增殖。MPA 还能抑制 B 淋巴细胞的抗体形成。

实验毒理资料 ①急性毒性：小鼠 4000mg/kg、猴 1000mg/kg 未见死亡。这些剂量相当于临床推荐剂量的（按体表面积计算，下同）肾移植患者的 11 倍、心脏移植患者的 7 倍。成年大鼠中，单次经口 500mg/kg 出现死亡，此约为心脏移植患者临床推荐剂量 3 倍。②生殖和发育毒性：妊娠大鼠和兔，MMF 剂量相当于肾和心脏移植患者临床推荐剂量的 0.02～0.9 倍时，引起致畸作用。大鼠口服 MMF 剂量高达 20mg/kg（相当于肾移植患者临床推荐剂量的 0.1 倍，心脏移植患者临床推荐剂量 0.07 倍），未见对雄性大鼠的生育力产生影响。一项大鼠生殖毒性试验中，口服剂量为 4.5mg/kg，可见胎仔畸形（主要是头部和眼睛），未见母体毒性。未见对生育力或生殖的其他指标产生影响。大鼠、家兔剂量分别为 6mg/kg、9mg/kg 时，发现吸收胎、畸形，未见母体毒性。③遗传毒性：细菌回复突变试验、酵母有丝分裂基因转换分析、小鼠微核试验、中国仓鼠卵巢细胞染色体畸变试验结果均为阴性。④致癌性：小鼠经口给予 MMF 104 周，剂量高达 180mg/kg，未见致癌性。大鼠口服 MMF 104 周，MMF 剂量达 15mg/kg，未见致癌性。这几项试验的剂量都低于人用剂量（临床推荐剂量肾移植患者为 2g/d，心脏移植患者为 3g/d），但是已达这些物种的最大耐受剂量，认为足以评估对人类的风险。

人体资料 药动学：①口服或静脉给药后 MMF 快速、完全代

谢成活性代谢产物 MPA。②MPA 在肝代谢为无活性的葡萄糖苷酚（MPAG）。③MPAG 和少量未形成 MPAG 的 MPA 主要经肾排泄。MPA 的平均半衰期口服为（17.9±6.5）小时，静脉给药为（16.6±5.8）小时。

药物不良反应：包括腹泻、白细胞减少症、脓毒症、呕吐，还有某些类型的感染如机会感染的频繁发生。妊娠妇女服用 MMF 能引起胎儿损伤。妊娠妇女服用 MMF 可导致前 3 个月流产、先天畸形的危险增加。美国食品与药品管理局规定其妊娠安全用药分级为 C 级。

解毒剂 可用考来烯胺。

（任 进）

zhùshèyòng chóngzǔ rénbáijièsù-2

注射用重组人白介素-2 （Recombinant Human Interleukin-2 for Injection）

生物制品免疫增强药。临床用于肾细胞癌、黑色素瘤等恶性肿瘤的治疗；先天或后天免疫缺陷症，如艾滋病等；也有用于乙型肝炎、麻风病、肺结核、白色念珠菌感染等。

暴露途径 皮下注射、静脉、腔内灌洗，瘤内或瘤周注射。

毒作用机制 此品促进和维持 T 细胞的增殖与分化；诱导及增强自然杀伤（NK）细胞的活力；能诱导及增强依赖白介素-2（IL-2）而获得对自身肿瘤具有细胞毒样活力的杀伤细胞（淋巴因子活化的杀伤细胞）；诱导及增强杀伤性 T 细胞、单核细胞、巨噬细胞的活力；增强 B 淋巴细胞的增殖及抗体分泌；诱导干扰素产生等。

实验毒理资料 生殖毒性：没有评估此品对生育力影响的研究。大鼠给予 IL-2 在剂量为人用剂量的 27～36 倍（按体重计算）

时，显示有死胎毒性。妊娠大鼠在器官形成的关键期静脉注射 IL-2，剂量在高于人用剂量 2.1～36 倍时可见明显的母体毒性。除了母体毒性未见其他致畸作用。尚没有评估此品致突变或致癌作用的研究。

人体资料 药动学：此品在体内主要分布于肾、肝、脾和肺。肾是主要的代谢器官。血清中分布和消除半衰期分别为 13 分钟和 85 分钟左右。

药物不良反应：最常见的是发热、寒战，而且与用药剂量有关，一般是一过性发热（38℃左右），亦可有寒战高热，停药后 3～4 小时体温多可自行恢复到正常。个别患者可出现恶心、呕吐、类感冒症状。皮下注射者局部可出现红肿、硬结、疼痛，各种副反应停药后均可自行恢复。使用较大剂量时，此品可能会引起毛细血管渗漏综合征，表现为低血压、末梢水肿、暂时性肾功能不全等。使用此品应严格掌握安全剂量，出现上述反应可对症治疗。美国食品与药品管理局规定其妊娠分级为 C 级。

（任 进）

wéishēngsù、diànjiězhì、suānjiǎnpínghéng jí yíngyǎngyào

维生素、电解质、酸碱平衡及营养药 （vitamins, electrolyte, acid-base balance/nutrition agents）

用于对患者的支持治疗，维持内稳态平衡，纠正体内水、电解质和酸碱平衡紊乱、补充特定维生素和微量元素缺乏的药物。对于水、电解质、酸碱平衡及营养药在毒理学上应强调以下几点。

这些物质是人体的营养素，机体摄入量不足是有害的，但过量摄入也可能是有害的。例如，维生素 A 每日必需用量范围，儿

童用量为 1500～4500 国际单位（U），成年人和孕妇用量为 1500～5000U。维生素 A 过量摄入，可引起中毒。成年人一次剂量超过 1 000 000U、儿童超过 300 000U，即可致急性中毒；以 6 个月～3 岁的婴儿发生率最高。表现为食欲减退、皮肤发痒、毛发干枯、脱发、口唇皲裂、易激惹、骨痛、骨折、颅内压增高（头痛、呕吐、前囟宽而隆起）。不论成年人或儿童，如连续每日服 100 000U 超过 6 个月，可致慢性中毒。出现中毒症状时血中维生素 A 浓度多为 8000～20 000U/L。微量元素硒，中国营养学会建议成年人每日硒的推荐摄入量（RNI）为 50μg，孕妇 50μg，乳母 65μg。硒的可耐受最高摄入量（UL）为 400μg/d。过量的硒可引起中毒，中毒表现为头发和指甲脱落、皮肤损伤及神经系统异常，肢端麻木、抽搐等，严重者可致死亡。

这些物质在正常人是经口摄入，对于患者可能必须经静脉滴注。静脉用药的剂量必须严格控制，特别是一些无机盐。例如，在补钾的，氯化钾静脉滴注的剂量、浓度和速度应根据临床病情和血钾浓度及心电图缺钾图形改善而定。钾浓度不超过 3.4g/L（45mmol/L），补钾速度不超过 0.75g/h（10mmol/h），每日补钾量为 3～4.5g（40～60mmol）。高剂量氯化钾静脉推注可引起心室纤颤或心脏停搏。

机体的内稳态平衡是复杂的，动态的，如水、电解质和酸碱平衡调节之间密切相关，在疾病发展过程中常有多种平衡失常同时存在，或一种平衡失常转化成另一种平衡失常或发展成多种平衡失常。因此，在治疗过程中，首先应明确平衡失常的类型和程度，

以决定用药的种类、剂量、速度等；其次应严密随访病情，及时发现可能出现的其他平衡失常

临床营养支持主要通过肠外及肠内途径实现。氨基酸/蛋白质、脂肪、碳水化合物是肠外肠内营养支持的三大要素。营养制剂系指维持机体正常营养或纠正异常营养缺乏状态的制剂，分为肠内营养制剂与肠外营养制剂。选择肠内营养抑或肠外营养依患者的胃肠功能及疾病的种类而定。肠内营养是指将一些只需化学性消化或不需消化就能吸收的营养液注入患者的胃肠道内，提供患者所需要营养素的方法。肠外营养是指由胃肠外途径（通常是静脉）供给机体足够的蛋白质（氨基酸）、脂肪、糖类、维生素、微量元素、电解质和水分。即使在不进食的情况下，患者也能维持生命，甚至获得正常生长。肠外营养日益广泛的应用，要求在制剂的配方上能最大程度满足患者的各种营养需求。

电解质、酸碱平衡及营养药的成分的毒性，见食品毒理学部分和化学物各条目。

（陈易新　董　铎）

jiědúyào

解毒药（antidote）　在物理与化学性质上或药理作用上能阻止毒物吸收、降低毒物毒性、除去附着于体表或胃肠道内的毒物、对抗毒物的毒作用的药物。根据其作用机制，可分为特异性解毒药与非特异性解毒药两大类。

非特异性解毒药　作用广泛，可用于多种毒物中毒，但无特效解毒作用，疗效低，多用作辅助治疗，主要有四类，即吸附剂如活性炭、沉淀剂如2%~4%鞣酸、中和剂如醋酸、氧化剂如高锰酸钾等。

特异性解毒药　专一性高，对某一类毒物有特效解毒作用，疗效明确，根据其特点和疗效可分为以下几类。

金属、类金属中毒解毒药　为金属络合剂，根据其化学结构可分为：①氨羧络合剂，为分子中含-COOH基的氨基多羧酸化合物，能与金属离子结合成环状络合物，使金属毒性降低或成为无毒的可溶性物质由尿排出。②巯基络合剂，分子碳链上含巯基能和人体组织中蛋白质和酶的巯基竞争与金属络合，并能络合已被酶结合的金属，使酶重新恢复活性。③羟肟酸络合剂，主要有去铁胺和红酵母酸。④其他，二乙基二硫代氨基甲酸钠对羰基镍中毒有效，早期应用能防止肺水肿的发生。

有机磷毒物中毒解毒药　有机磷中毒的解毒药有两类，胆碱酯酶复能剂与生物拮抗剂。胆碱酯酶复能剂是在有机磷毒物中毒过程中，恢复未老化的被抑制的胆碱酯酶的活性。生物拮抗剂主要为抗胆碱药。

氰化物中毒解毒药　治疗氰化物中毒有两种途径，可迅速恢复细胞色素氧化酶的活性，并使氰化物转变为无毒的物质。①因为氰基与三价铁有高度亲和力，利用高铁血红蛋白与氰离子结合形成氰化高铁血红蛋白，使被抑制的细胞色素氧化酶恢复活性，解除组织缺氧。应与供硫剂硫代硫酸钠联合用药，通过酶的作用与从高铁血红蛋白游离氰基结合生成低毒的硫氰酸盐从尿中排出。②钴螯合物直接与氰离子结合，形成稳定的、解毒的化合物。

其他解毒药　包括亚硝酸盐中毒解毒药亚甲蓝，吗啡类药物中毒解毒药纳洛酮与烯丙吗啡，

肼类化合物中毒解毒药维生素 B_6，抗凝血类杀鼠药维生素 K_1，苯二氮䓬类药物中毒解毒药氟马西尼，对乙酰氨基酚中毒解毒药乙酰半胱氨酸，甲醇中毒解毒药乙醇与4-甲吡唑，有机氟农药中毒解毒药乙酰胺，抗胆碱药中毒解毒药水杨酸毒扁豆碱与催醒宁，杀鼠药扑鼠脲中毒的解毒药烟酰胺，叶酸拮抗剂过量中毒的解毒药亚叶酸钙，地高辛类（洋地黄类）药物过量中毒的解毒药地高辛抗体片段等。

（陈易新　杨　乐）

yīdìsuāngàinà

依地酸钙钠（Calcium Disodium Edetate）　金属、类金属中毒解毒药。又称乙二胺四乙酸二钠。CAS号62-33-9，分子式 $C_{10}H_{12}CaN_2O_8 \cdot 2Na$。临床主要用于治疗急、慢性铅中毒，驱铅试验；此外，还可以治疗肝豆状核变性，铁蓄积病，钛、铬等金属中毒；放射性元素损伤，毛地黄毒苷中毒引起的心律失常；也试用于治疗硬皮病、类风湿性关节炎和血卟啉。

毒作用机制　依地酸钙钠能与多种金属离子相结合，生成稳定的水溶性的金属络合物，增加铅、锌、铁等的排泄。动物实验证明，大剂量依地酸钙钠能引起中毒性肾病。主要改变为近段肾小管呈水疱样变性，管壁细胞坏死脱落，甚至阻塞肾小管。严重者损害髓袢，极严重者出现少尿或者肾功能衰竭等。可能与肾脏酶系统中的金属离子被络合有关。乙二胺四乙酸（EDTA）可引起矿物质的缺乏，这可解释已知的不良反应，EDTA的毒性作用至少部分是与锌缺乏有关。

实验毒理资料　①急性毒性：LD_{50}，大鼠经口给药为10gm/kg，

静脉注射为3gm/kg，腹腔注射为3.85gm/kg；小鼠经口给药为10gm/kg，腹腔注射为4.5gm/kg；犬经口给药为12gm/kg。②皮肤刺激轻度，眼刺激重度。③啮齿动物短期重复剂量研究，饲料含5%的EDTA及其盐，未见有害影响。5%的依地酸钙钠组只有腹泻和降低饲料消耗。④致畸性：EDTA及其盐类在啮齿动物为致畸物，未观察到有害效应的水平（NOAEL）为1000mg/kg。在饲料中矿物质充足和饮用自来水可防止EDTA致畸作用。大鼠1250mg/kg或1500mg/kg灌胃有母体毒性，在低剂量组产生21%畸形的子代。375mg/kg的皮下给药也有母体毒性，但没有造成子代畸形。⑤遗传毒性：在细菌回复突变试验和大肠埃希菌均为阴性。EDTA四钠诱导的阳离子缺乏没有引起在CHO细胞或小鼠生殖细胞的染色体畸变，但影响有丝分裂和减数分裂。⑥致癌性：美国国家癌症研究所报告EDTA三钠给予雄性和雌性大鼠低（3750mg/kg）或高浓度（7500mg/kg）的103周没有产生化合物有关的毒性体征，并且肿瘤的发病率与处理无相关。

人体资料 药动学：①肌内注射、皮下注射吸收良好。②分布至细胞外液，极少进入脑脊液。③血浆消除半衰期，肌内注射为1.5小时，静脉注射为20分钟。④主要经尿液（以金属螯合物或原型药物）排泄；肾小球滤过率下降时消除降低。

药物不良反应：头昏、前额痛、食欲减退、恶心、畏寒、发热，组胺样反应有鼻黏膜充血、喷嚏、流涕和流泪。少数有尿频、尿急、蛋白尿、低血压和心电图T波倒置。高剂量损害肾，使近

曲小管发生严重水肿性退行性病变，尿中出现管型、蛋白、白细胞等，停药后可恢复正常。肌内注射产生局部疼痛，静脉注射高浓度溶液以产生栓塞性脉管炎。

（陈易新 杨乐）

èrqiúdīng'èrsuān

二巯丁二酸（Succimer） 金属、类金属中毒解毒药。CAS号304-55-2，分子式$C_4H_6O_4S_2$。临床用于解救铅、汞、砷、镍、铜等金属中毒，对铅中毒疗效较好；可用于治疗肝豆状核变性。

毒作用机制 二巯丁二酸分子中的2个活性巯基能夺取已与组织中酶系统结合的金属，形成稳定的水溶性螯合物由尿中排出，使含有巯基的酶恢复活性。此品可特异性的与铅结合，减少铅从胃肠道吸收和滞留；降低血铅浓度，但短时间用药后，易使铅从骨中游离出来重新再分布，引起血铅反跳性升高，故应视情况多疗程用药。此品也可与汞、砷等形成螯合物。

实验毒理资料 ①急性毒性：LD_{50}，小鼠经口给药大于5011mg/kg，腹腔注射为500mg/kg，皮下注射为1725mg/kg；大鼠经口给药为3000mg/kg。②慢性毒性：犬的慢性毒性研究，经口300mg/（kg·d），部分犬死亡。③致畸性：Swiss小鼠经口或皮下注射可引起致畸，表现为骨骼畸形。④致突变性：细菌回复突变试验和哺乳动物细胞正向突变试验为阴性结果。

人体资料 药动学：①吸收快速，但不完全；血清达峰时间为1~2小时。②迅速和广泛形成混合二巯丁二酸半胱氨酸二硫化物。③经尿液（约25%）、粪便（未吸收的药物）排泄，尿中排泄高峰在2~4小时之间（90%

为代谢物，10%为原型）。消除半衰期为2天。

药物不良反应：约50%的人在静脉注射后出现轻度头昏、头痛、四肢无力、口臭、恶心、腹痛，少数人有皮疹。另有咽喉干燥、胸闷、食欲减退。个别人血清转氨酶暂时升高。

药物过量：可见食欲减退，呕吐，胃肠道出血，肝炎，肾炎，肾小管坏死，呼吸抑制。

（陈易新 杨乐）

èrqiúbǐnghuángnà

二巯丙磺钠（Sodium Dimercaptopropane Sulfonate） 金属、类金属中毒解毒药。CAS号4076-02-2，分子式$C_3H_7O_3S_3$·Na。临床用于治疗无机汞和有机汞中毒；可用于治疗慢性砷中毒、慢性酒精中毒、肝豆状核变性、放射病。此外，2%~5%油膏，外用于芥子气等所产生的皮肤损害。

毒作用机制 二巯丙磺钠的巯基可以和金属离子相结合，形成不易解离的络合物，从而解除了金属离子对酶巯基的毒害作用，使酶的活性恢复。大剂量的二巯丙磺钠可以抑制心脏活动，心电图似心肌缺氧的改变及血压下降。这种降压作用可能是通过抑制血管中枢而产生的，因降压过程中阻断颈动脉窦反射消失；过量的二巯丙磺钠的部分动物出现尿蛋白、颗粒管型和镜下血尿，但未见肾形态学上的改变。

实验毒理资料 ①急性毒性：LD_{50}，大鼠腹腔注射为1055mg/kg，皮下注射为1500mg/kg；小鼠腹腔注射为1098mg/kg，皮下注射为1gm/kg。②在5天内每日给予一次或多次治疗剂量，并不引起动物的行为、体重和血象的改变，若给予10倍治疗剂量的药物，则动物产生短时间运动性兴奋、衰

弱和对外界反应减少，部分动物出现腹泻、呕吐、强直性痉挛、呼吸困难等，可因呼吸、心跳停止而死亡。

人体资料 药动学：①口服给药 2 小时，肌内注射 30 分钟血中浓度达峰。②部分在体内经氧化代谢。③排泄原型和其代谢物主要通过肾，肌内注射于 24 小时完全排泄。

药物不良反应：静注速度过快时有恶心、心动过速、头晕及口唇发麻等，一般 10～15 分钟即可消失。偶有过敏反应，如皮疹、寒战、发热，甚至过敏性休克、剥脱性皮炎等。一旦发生应立即停药，并对症治疗。轻症者可用抗组胺药，反应严重者应用肾上腺素或肾上腺皮质激素。有报告指出，大多数患者在接受二巯丙磺钠驱汞治疗的 2～3 天，症状可能加重，原因是该药能使血汞暂时升高。

中毒症状：①急性毒性，可产生头晕、食欲减退、恶心、呕吐、乏力、心悸、血压升高、四肢酸痛、口腔炎等，个别患者出现皮疹、寒战、发热、结膜充血，甚至产生剥脱性皮炎和过敏性休克。②慢性毒性，大剂量的二巯丙磺钠可抑制心脏活动，心电图似心肌缺氧的改变及血压下降。

（陈易新 杨乐）

qùtiě'àn

去铁胺（Deferoxamine） 金属、类金属中毒解毒药。CAS 号 70-51-9，分子式 $C_{25}H_{48}N_6O_8$。临床主要用于治疗急性铁中毒及铁过多造成的贫血，还有用于试验性治疗疟疾。

毒作用机制 去铁胺可与游离或蛋白结合的三价铁（Fe^{3+}）和铝（Al^{3+}）形成稳定的水溶性铁胺或铝胺复合物，此品 1g 可结合铁离子 85mg 或铝离子 41mg。在酸性条件下结合作用加强。此品能清除铁蛋白和含铁血黄素中铁离子，对转铁蛋白中铁离子清除作用不强，不能清除血红蛋白、肌球蛋白和细胞色素中的铁离子，对钙离子亲和力很弱。

实验毒理资料 ①急性毒性：LD_{50}，大鼠静脉注射为 329mg/kg，皮下注射为 12240mg/kg；小鼠经口给药为 1098mg/kg，静脉注射为 250mg/kg，腹腔注射为 1680mg/kg，皮下注射为 1450mg/kg。去铁胺引起大鼠和犬的低血压、心动过速、肾功能不全。②慢性毒性：犬皮下注射大剂量去铁胺引起晶状体混浊。③致畸性：以人每日最高剂量的 4.5 倍，在小鼠发现骨化延迟和在兔发现骨骼异常。类似的研究在大鼠未见发育毒性。④诱变性：去铁胺在体外抑制 DNA 的合成，可能会发生细胞毒性。

人体资料 药动学：①肌内注射吸收不稳定。②经肝代谢，结合与铁形成铁草铵。③经尿（以原型和铁草铵）排泄；消除半衰期，母体药物为 6.1 小时，铁草铵为 5.8 小时。

药物不良反应：长期应用有腹泻、视物模糊、腹部不适、腱肌震颤、发热、皮疹等。

中毒症状：①急性毒性，快速静滴去铁胺超过 15 分钟可以引起低血压和心动过速，推荐静滴速率 <15mg/（kg·h）。静脉注射去铁胺可以引起肾功能不全，血清肌苷增加和清除速率降低。长期使用去铁胺可引起神经毒性，主要表现在视力和听力的丧失、生长迟缓、细菌感染等。②慢性毒性：先天或是获得性贫血的患者需要经常规律的输血容易导致铁离子过量。间隔 8～12 小时皮下注射 40mg/kg 是标准的治疗方法。若患者给予过高剂量（125mg/kg）可以引起眼毒性，丧失夜间视力，产生视神经毒性，也可产生听觉毒性。长期使用去铁胺的 25% 的患者可有心律过快。可能的靶器官包括眼睛、呼吸系统、胃肠道系统和听觉系统（听觉）。

（陈易新 杨乐）

qīngméi'àn

青霉胺（Penicillamine） 金属、类金属中毒解毒药。CAS 号 52-67-5，分子式 $C_5H_{11}NO_2S$。临床上可用于铜、铅、铝、汞中毒，对铜中毒效果良好；尚可用于类风湿关节炎、硬皮病等自身免疫疾病及与自身免疫有关的慢性活动性肝炎；还可用于治疗皮肤及软组织胶原病，治疗胱氨酸尿，减少肾结石的发生等。

毒作用机制 青霉胺系含巯基的氨基酸，对金属离子有较强的络合作用。由于青霉胺分子中含有 N、O、S 三种配位原子，故与金属离子可形成四种络合物。大剂量的青霉胺可能会将体内正常剂量的金属离子相结合，致使一系列由于缺乏相应离子的酶的活性降低产生相关症状。青霉胺能络合铜离子，使单胺氧化酶失去活性，从而阻断胶原的交叉连接。此外，由于此药是青霉素的分解产物，可引起过敏反应。青霉胺还能影响维生素 B_6 的代谢。

实验毒理资料 ①急性毒性：LD_{50}，大鼠经口给药为 6170mg/kg，静脉注射为 2gm/kg；小鼠经口给药为 720mg/kg，静脉注射为 3840mg/kg。②刺激性：吸入可引起呼吸道刺激，可引起皮肤刺激和眼刺激。③生殖和发育毒性：大鼠经口给药，植入后死亡率增加，新生鼠性别比例改变，影响胚体或胎体的呼吸系统小鼠和仓鼠经口给药，植入后死亡率增加。小鼠经口给药，发育异常为颅面部（包括鼻、舌）。大鼠经口给药，发育异常为中枢神经系统、皮肤和皮肤附属器。特定的发育异常有肌肉骨骼系统。大鼠腹腔，发育异常为肌肉骨骼系统。仓鼠经口，发育异常为肌肉骨骼系统。④遗传毒性：人淋巴和仓鼠肺细胞的体外姐妹染色单体交换试验为阳性，人淋巴和仓鼠肺细胞体外细胞遗传学为阳性。⑤致癌性：小鼠，腹腔注射，致瘤性可疑，见有白血病的血象，如淋巴瘤，包括霍奇金病。

人体资料 药动学：①有40%～70%血清达峰时间约2小时。②80%与白蛋白结合。③经肝（少量）代谢。④经尿液（30%～60%以其原型）排泄，消除半衰期为1.7～3.2小时。

药物不良反应：常见厌食、恶心、呕吐、溃疡病活动、口腔炎和溃疡、味觉异常、过敏反应等；少数发生白细胞减少、粒细胞缺乏、再生障碍性贫血、嗜酸性粒细胞增多、溶血性贫血和血小板减少性紫癜。出现蛋白尿，偶有血尿等。

药物过量：可见肢痛症，兴奋，吞咽困难，咯血，多毛症，恶心，抽搐，呕吐。

（陈易新 杨乐）

liúdàiliúsuānnà

硫代硫酸钠（Sodium Thiosulfate）

氰化物中毒解毒药。CAS号7772-98-7，分子式$H_2O_3S_2 \cdot 2Na$。临床用于治疗氰化物中毒，也可用于砷、汞、铅等中毒，亦用于抗过敏、治疗皮肤瘙痒、慢性荨麻疹等。

毒作用机制： 在硫氰酸酶参与下，硫代硫酸钠能和体内游离的或与高铁血红蛋白结合的氰离子相结合，形成无毒的硫氰酸盐，由尿排泄；能与顺铂形成对正常或癌变细胞无毒的化合物，还具有脱敏作用。

实验毒理资料： 急性毒性，LD_{50}，大鼠静脉注射＞2500mg/kg，小鼠静脉注射为2350mg/kg；TDL_0，人经口为300mg/kg，给药7天时；LDL_0，犬静脉注射为3gm/kg。

人体资料： ①药动学，口服吸收差；分布于细胞外液；经尿以其原型（28.5%）排泄，消除半衰期为0.65小时。②药物不良反应，此品静注后除有暂时性渗透压改变外（头晕、乏力、恶心、呕吐等），尚未见其他不良反应。若静脉注射过快，亦能引起血压下降。

（陈易新 杨乐）

yàxiāosuānyìwùzhǐ

亚硝酸异戊酯（Amyl Nitrite）

氰化物中毒解毒药。CAS号110-46-3，分子式$C_5H_{11}NO_2$。临床用作氰化物中毒后的解毒剂。

毒作用机制： 亚硝酸异戊酯作用与亚硝酸钠相同，为氧化剂和高铁血红蛋白形成剂，起治疗氰化物中毒的作用，但作用较弱。亚硝酸异戊酯能舒张血管平滑肌，吸入过量可可致血压下降。

实验毒理资料： 急性毒性，LD_{50}，大鼠经口给药为505mg/kg，小鼠经口给药为852mg/kg，静脉注射为51mg/kg；LC_{50}，大鼠4小时吸入为716mg/kg，小鼠30分钟吸入为1430mg/kg；LDL_0，犬静脉注射为167mg/kg。

人体资料： ①药动学，亚硝酸异戊酯是一种挥发性液体易被肺快速吸收；易水解产生氮离子产生醇化物；约有60%的氮离子可在体内代谢，剩余40%以原型从尿液中排出。②药物不良反应，常引起面红、头痛与头晕、恶心与呕吐、低血压、不安和心动过速。③中毒症状，亚硝酸异戊酯可以引起高铁血红蛋白血症，出现眩晕、疲乏无力、呼吸短促、恶心、呕吐等症状。起初血管扩张引起皮肤发热，出微汗，接着发冷。同时可以引起冠状动脉血管收缩、心律缓慢、房颤、心肌缺血、头痛、痉挛和腹泻。亚硝酸异戊酯可以通过乳汁分泌引起婴儿的高铁血红蛋白血症。由亚硝酸异戊酯对婴儿产生的毒性大于对成年人的。

（陈易新 杨乐）

yàxiāosuānnà

亚硝酸钠（Sodium Nitrite）

氰化物中毒解毒药。CAS号7632-00-0，分子式$HNO_2 \cdot Na$。临床用于解救氰化物中毒，也用于硫化氢、硫化钠中毒的治疗。

毒作用机制： 亚硝酸钠能使血红蛋白中的二价铁（Fe^{2+}）氧化成三价铁（Fe^{3+}），形成高铁血红蛋白。高铁血红蛋白中的Fe^{2+}与氰化物（CN^-）结合力比细胞色素氧化酶的Fe^{3+}为强，即使已与细胞色素氧化酶结合的CN^-也可使其重新释放，恢复酶的活力。但高铁血红蛋白与CN^-结合是可逆的，因此此品对氰化物中毒仅起暂时性的延迟其毒性。此品尚有扩张血管作用。

实验毒理资料： 急性毒性，LD_{50}，大鼠经口给药为180mg/kg，静脉注射为65mg/kg，小鼠经口给药为175mg/kg。LDL_0，犬经口给药为330mg/kg，静脉注射为15mg/kg。

人体资料： ①药动学，静脉注射后立即起作用，约维持1小时，60%在体内代谢，代谢产物部分为氨，大部分以原型由尿中排出。②药物不良反应，有恶心、呕吐、头昏、头痛、出冷汗、发绀、气急、昏厥、低血压、休克、抽搐。不良反应的程度除剂量过大外，还与注射此品速度有关。③药物过量，可见心血管虚脱，昏迷，溶血/溶血性贫血，惊厥。

（陈易新　杨乐）

lǜjiělíndìng

氯解磷定（Pralidoxime Chloride）

有机磷毒物中毒解毒药。CAS 号 51-15-0，分子式 $C_7H_9N_2O \cdot Cl$。临床用于多种有机磷毒物杀虫剂的中毒；对氨基甲酸酯杀虫剂引起的胆碱酯酶抑制无复活作用。

毒作用机制　①与磷酰化胆碱酯酶结合成复合物，再裂解形成磷酰化氯解磷定，使胆碱酯酶游离而复活。②直接与有机磷毒物结合，生成无毒的磷酰化氯解磷定由尿排出，阿托品样作用。抑制胆碱酯酶的作用。

实验毒理资料　①急性毒性：LD_{50}，大鼠静脉注射为 96mg/kg；小鼠经口给药为 4100mg/kg，静脉注射为 90mg/kg；犬肌内注射为 75mg/kg。②兔德莱兹（Draize）试验，眼刺激性，24 小时 100mg，中等刺激。③慢性毒性：对各种动物的慢性毒性，氯解磷定总剂量达 LD_{50} 的 40 倍时，各脏器仍无明显病变。大剂量或是中剂量在体外试验能抑制血清和红细胞的胆碱酯酶，但是治疗量不产生此作用。

人体资料　药动学：①血清达峰时间静脉注射为 5 ~ 15 分钟。②分布无蛋白结合。③经肝代谢。④经尿液（80% ~ 90% 的代谢物和原型）排泄，消除半衰期为 74 ~ 77 分钟。

药物不良反应：注射后可引起恶心、呕吐、心率增快、心电图出现暂时性 S-T 段压低和 Q-T

时间延长。注射速度过快引起眩晕、视物模糊、复视、动作不协调。剂量过大可抑制胆碱酯酶、抑制呼吸和引起癫痫样发作。

中毒症状：①急性毒性，临床上部分患者用药后可产生乏力、头晕、头痛、恶心及心动过速、视物模糊、复视等，10 分钟可消失。大剂量可引起血压波动（先上升后下降）、抽搐、呼吸抑制等。②慢性毒性，长期口服易引起胃黏膜上皮损害及纤维化。反复多次注射，在其注射部位肌肉组织可产生退行性变或坏死。

（陈易新　杨乐）

yánsuānwùqiānglìdìng

盐酸戊羟利定（Penehyclidine Hydrochloride）

有机磷毒物中毒解毒药。又称盐酸戊乙奎醚。CAS 号 70-51-9，分子式 $C_8H_9NO_2$。临床用于有机磷毒物中毒急救治疗和中毒后期或胆碱酯酶老化后维持阿托品化。

毒作用机制　盐酸戊羟利定能通过血-脑屏障进入脑内。它能阻断乙酰胆碱对脑内毒蕈碱受体（M 受体）和烟碱受体（N 受体）的激动作用；因此，能较好地拮抗有机磷酸酯中毒引起的中枢症状。同时，在外周也有较强的阻断乙酰胆碱对 M 受体的激动作用；可拮抗毒蕈碱样中毒症状。它还能增加呼吸频率和呼吸流量，但由于此品对 M2 受体无明显作用，故对心率无明显影响；对外周 N 受体无明显拮抗作用

实验毒理资料　①急性毒性：LD_{50}，小鼠肌内注射为 261.7mg/kg，静脉注射为 71.2mg/kg；大鼠肌内注射为 450.7mg/kg，静脉注射 71.2mg/kg。②长期毒性：大鼠和犬的长期毒性试验，除出现一些常见抗胆碱反应外，未见其他异常，肌注局部刺激试验符合规定。

③致突变试验为阴性。

人体资料　药动学：肌内注射后吸收很快，20 ~ 30 分钟达到峰值，1 小时血药浓度缓慢下降，24 小时降至峰值的 1.3/10。24 小时总排泄率为给药量的 94.17%，主要以无药理活性的代谢产物经尿排出，其次是胆汁，粪便排出量少。

药物不良反应：用量适当时常常伴有口干、面红和皮肤干燥等。若用量过大，可出现头晕、尿潴留、谵妄和体温升高等。一般不须特殊处理，停药后可自行缓解。

（陈易新　杨乐）

yàjiǎlán

亚甲蓝（Methylthioninium Chloride）

亚硝酸盐中毒解毒药。CAS 号 61-73-4，分子式 $C_{16}H_{18}N_3S \cdot Cl$。对化学物引起的高铁血红蛋白血症有效；用于急性氰化物中毒，能延迟其毒性。

毒作用机制　此药为氧化还原剂，其不同浓度有相反的作用。低剂量 1 ~ 2mg/kg 的亚甲蓝，在组织内经还原型辅酶 I 脱氢酶的作用下还原成还原型亚甲蓝，使高铁血红蛋白还原为血红蛋白。高剂量使血红蛋白氧化成高铁血红蛋白，后者与氰化物中毒时的氰化细胞色素氧化酶中的氰离子结合，从而使中毒的细胞色素氧化酶恢复活性，但是氰基可从已形成的氰化高铁血红蛋白分离，应给与硫代硫酸钠进行解毒。

实验毒理资料　①急性毒性：LD_{50}，大鼠经口给药为 96mg/kg，静脉注射为 1250mg/kg；小鼠经口给药为 3500mg/kg，静脉注射为 77mg/kg。LDL_0，犬经口给药为 500mg/kg，静脉注射为 50mg/kg，猴静脉注射为 10mg/kg。②刺激性：吸入引起呼吸道刺激，

可引起皮肤刺激和眼刺激。③慢性毒性：靶器官是肺部、眼睛、造血系统和中枢神经系统。④生殖毒性：动物研究发现引起精子活力下降。⑤致畸性：无致畸性，但如果羊膜穿刺术使用可能致畸。大鼠发育毒性的未观察到有害效应的水平（NOAEL）为125mg/（kg·d）。⑥遗传毒性：在细菌、酵母和体细胞的哺乳动物细胞，有致突变性。⑦亚甲蓝不被认为具有致癌性。

人体资料 药动学：①口服吸收53%~97%。②经尿液和粪便排泄。

药物不良反应：此品静脉注射过速，可引起头晕、恶心、呕吐、胸闷、腹痛；剂量过大，除上述症状加剧外，还可出现头痛、血压降低、心率增快伴心律失常、大汗淋漓和意识障碍。用药后尿呈蓝色，排尿时可有尿道口刺痛。

药物过量：可见粪便变色（黑色、蓝色），黄疸，尿变色（蓝色、绿色、黄棕色）。剂量20mg/kg可引起溶血，低血压。

（陈易新 杨 乐）

nàluòtóng

纳洛酮（Naloxone） 吗啡类药物中毒解毒药。CAS 号 465-65-6，分子式 $C_{19}H_{21}NO_4$。临床用于吗啡类镇痛药药物急性中毒，解除呼吸抑制和中枢抑制症状，使昏迷患者迅速复苏；也可用于对吸毒成瘾者的催促戒断综合征的试验性诊断。此外，纳洛酮也可以用于酒精中毒，以解除呼吸抑制，催醒。

毒作用机制 阿片受体拮抗剂，小剂量（0.4~0.8mg）肌内注射或静脉注射能迅速翻转吗啡的作用，静注1~3分钟就能消除呼吸抑制，增加呼吸频率。

实验毒理资料 LD_{50}，大鼠经口给药大于1gm/kg，静脉注射为107mg/kg；小鼠经口给药大于1gm/kg，静脉注射为90mg/kg。在雌性大鼠发情前期注射纳洛酮可促使卵巢排卵增多，可以抑制雄性大鼠2脱氧左旋葡萄糖的生成，增加泌乳刺激素和生长素激素。同时还有研究发现，此药可以增加成熟雄性大鼠血清当中的黄体生成素，对老龄大鼠可增加血清中的黄体生成素和睾丸激素。

人体资料 药动学：①可通过胎盘。②代谢主要是肝，经葡萄糖醛酸结合。③经尿液（以代谢产物）排泄；消除半衰期，新生儿为1.2~3小时，成年人为1~1.5小时。

药物不良反应：轻度嗜睡，偶见恶心、呕吐、心动过速、高血压及烦躁不安。

药物过量：可见易激惹，焦虑，食欲减退，心动过缓，出汗（2~4mg/kg），局灶性发作，血压下降，烦躁，喉痉挛，恶心。

（陈易新 杨 乐）

fúmǎxīní

氟马西尼（Flumazenil） 苯二氮䓬类中毒解毒药。CAS 号 78755-81-4，分子式 $C_{15}H_{14}FN_3O_3$。临床用途可用于麻醉后苯并二氮䓬过量或中毒及癫痫发作等。

毒作用机制 本品为苯二氮䓬拮抗剂，通过与苯二氮䓬显效剂争夺苯二氮䓬受体，抑制其中枢神经系统作用。

实验毒理资料 ①急性毒性：LD_{50}，大鼠经口给药为4200mg/kg，静脉注射为85mg/kg；小鼠经口给药为1300mg/kg，静脉注射为143mg/kg。LDL_0，犬经口给药大于640mg/kg，静脉注射 > 30mg/kg。②长期毒性：犬经口给药1年，观察到有

害效应的最低水平（LOAEL）为125mg/（kg·d），靶器官为中枢神经系统。③生殖与发育毒性：大鼠经口，新生鼠毒性未观察到效应的水平（NOEL）为5mg/（kg·d）。④胚胎/胎仔发育：大鼠经口无致畸作用，未观察到有害效应的水平（NOAEL）为150mg/（kg·d）；兔经口给药，胚胎毒性的NOAEL为15mg/（kg·d）。⑤遗传毒性：细菌回复突变试验和大肠埃希菌、体外HGPRT正向基因突变试验、人淋巴细胞体外染色体畸变试验、体内小鼠微核试验、啮齿动物生殖细胞程序外DNA合成试验，均为阴性结果。

人体资料 药动学：①吸收快，起效时间为1~3分钟。②初始分布容积为0.5L/kg，表观分布容积为0.77~1.6L/kg。蛋白结合率为40%~50%．③经肝代谢，依赖于肝血流量。④经粪便、尿液（0.2%为原型）排泄。消除半衰期，成年人初始为7~15分钟，终末为41~79分钟。

药物不良反应：用后偶可有恶心、呕吐、易激惹、多泪、焦虑和冷感等。

（陈易新 杨 乐）

yùfángyòng shēngwù zhìpǐn

预防用生物制品（preventive biological products） 用于传染病预防的应用生物技术获得的生物制品（微生物、抗原或抗体），通过机体免疫系统介导，预防或治疗相应传染病的生物制品。机体免疫主要包括人工自动免疫（减毒活疫苗、灭活疫苗、类毒素和亚单位疫苗）、人工被动免疫（免疫血清和免疫球蛋白）。

主要的预防用生物制品 包括以下两类。①疫苗：如乙型脑炎灭活疫苗，乙型脑炎减毒活疫苗，森林脑炎灭活疫苗，麻疹减

毒活疫苗，口服脊髓灰质炎减毒活疫苗，水痘减毒活疫苗，腮腺炎减毒活疫苗，甲型肝炎减毒活疫苗，肾综合征出血热灭活疫苗，风疹减毒活疫苗，重组乙型肝炎疫苗，人用狂犬病纯化疫苗，麻、腮、风减毒活疫苗，伤寒 Vi 多糖疫苗，A 群脑膜炎球菌多糖疫苗，冻干卡介苗，钩端螺旋体疫苗，吸附百日咳、白喉、破伤风联合疫苗，炭疽活疫苗，冻干鼠疫活疫苗，吸附白喉疫苗，吸附破伤风疫苗，吸附白喉、破伤风联合疫苗等。②抗毒素和抗血清：如破伤风抗毒素、多价气性坏疽抗毒素、肉毒抗毒素、抗炭疽血清、抗狂犬病血清、人免疫球蛋白、人乙型肝炎免疫球蛋白、人破伤风免疫球蛋白、人狂犬病免疫球蛋白、抗蛇毒血清。活疫苗、灭活疫苗、亚单位疫苗的比较见表1。此条主要介绍人工自动免疫的不良反应及其原因。

免疫接种不良反应发生原因

①疫苗本身的因素：制造疫苗的毒株、纯度、均匀度和疫苗中附加物（如石炭酸、硫柳汞防腐剂和氢氧化铝佐剂等），以及疫苗本身的固有特性，都可能引起疫苗接种的反应。活疫苗接种后，疫苗毒株在体内繁殖、复制，可能出现轻微的相应疾病的临床症状。灭活疫苗由于残留微量的化学物质及菌体成分等，可以引起

局部的和全身的反应。②个体因素：接种者属于过敏性体质，接种疫苗后可能发生变态反应；接种时体质过度衰弱或饥饿、低血糖等，接种疫苗后可能发生晕厥；神经系统发育不全、在分娩过程中头颅受过损伤，接种疫苗后可能发生惊厥、接种后脑病、癫痫等反应；免疫功能不全的人接种活疫苗后，可能造成播散性全身感染等异常反应。也有报道认为内分泌、营养和照射等也可影响免疫反应。精神因素也影响免疫接种不良反应的发生，若在接种时因精神紧张而引起的晕厥（晕针）反应，偶尔也可见各种神经症和癔症样反应（个别或群发性癔症）和急性精神性休克反应等。③药物因素：药物也可影响反应发生率，使用溴剂可减少全身和局部反应的发生。免疫抑制剂的使用，接种减毒活疫苗有一定的危险性。④疫苗使用方面的因素：此虽然不属于预防生物制品的不良反应，但在实施过程中应重视。包括接种对象选择不当（如未严格掌握禁忌证等）、接种剂量过大、接种部位不正确、吸附疫苗用前未摇匀和消毒不严格等，都可能发生加重反应。

免疫接种不良反应发生率

世界卫生组织（WHO，2012 年）提供了多种疫苗的免疫接种后的不良事件基础发生率。不良事件

可分为"常见"和"罕见"。绝大多数疫苗反应系为"常见"、轻微、不需治疗、并不造成长期结果。较严重的反应非常罕见—通常可进行充分的预测（尽管发生率极低）。

常见、轻度疫苗不良反应

一种疫苗的目的是通过调动疫苗接受者的免疫系统对这种疫苗的反应而产生免疫力。局部反应、发热和全身性症状可作为部分正常免疫反应。此外，某些疫苗成分（如作为佐剂的铝、抗生素或防腐剂）也可产生反应。接种部位的疼痛、肿胀和（或）发红是局部反应的特点。大约10%的疫苗接种者有可能产生症状性局部反应（除了白百破三联疫苗和破伤风类毒素佐剂，对之反应的大约有一半）。大约有10%或不到10%的疫苗接种者有发热现象（除白百破三联疫苗之外，接种之后有发热现象的大约也为一半）。卡介苗通常产生局部反应，接种后2周或数周之后注射部位会出现一块丘疹状凸起，然后发生溃疡并在2~5月之后痊愈，并留瘢痕。卡介苗接种后遗留瘢痕在亚洲和非洲人群中较为常见。常见轻度疫苗不良反应见表2。

这些常见的反应在免疫接种后的1天或2天之内发生，但接种麻疹/麻疹、腮腺炎、风疹疫苗而发生的发热和全身性症状在接

表1　活疫苗、灭活疫苗、亚单位疫苗的比较

项目	活疫苗	灭活疫苗	亚单位疫苗
抗原制备	用减毒或无毒的全病原体作为抗原	用化学或物理方法将病原体杀死	以化学方法获得病原体的某些具免疫原性的成分
免疫机制	接种后病原体在体内有一定生长繁殖能力，类似隐性感染，产生细胞、体液和局部免疫	病原体失去毒力但保持免疫原性，接种后产生特异抗体或致敏淋巴细胞	接种后能刺激机体产生特异性免疫效果
优、缺点	接种次数少，反应小，免疫效果持久。稳定性较差，并应考虑减毒株毒力返祖问题	一般要接种2~3次，反应较大，维持时间较短。稳定性好，较安全	制品纯度较高，副反应小，需多次接种
常用疫苗	卡介苗、麻疹、鼠疫、脊髓灰质炎减毒活疫苗	伤寒、霍乱、百日咳、乙脑、脊髓灰质炎灭活疫苗	白喉、破伤风类毒素，A 群脑膜炎球菌多糖疫苗

种后的 5～12 天发生。尽管麻疹/麻疹、腮腺炎、风疹疫苗接受者在这一期间发生发热和（或）发红的百分比为 5%～15%，仅有约 3% 是疫苗所致，其他系为儿童期的正常现象，即基础情况。

罕见、较严重不良反应 大多数罕见的疫苗反应（如癫痫发作、血小板减少、低张力低应答反应、持续的极度沮丧的尖叫）具有自限性，不会产生长期问题。过敏尽管有致命可能性，但是可获得治疗并不会留下任何长期影响。尽管脑病列为麻疹或白百破疫苗的一种罕见反应，但是实际上对这些疫苗造成这一结果并没有可靠的证据。罕见、严重疫苗不良反应、发生间隔和发生率见表3。

规划失误 避免规划失误的基本原则包括每次注射都使用无菌针头和注射器；只使用疫苗提供的稀释液；在 6 小时之后必须

表2　常见轻度疫苗不良反应一览表

疫苗	局部反应 （疼痛、肿胀、发红）	发热	烦躁、不适和 非特异性症状
卡介苗	常见	–	–
乙型流感嗜血杆菌	5%～15%	2%～10%	–
乙型肝炎	成年人接近30% 儿童接近10%	1%～6%	–
麻疹/麻疹、腮腺炎、风疹	接近10%	接近5%	接近5%
口服脊髓灰质炎疫苗	14%～29%	少于1%	少于1%ª
破伤风/白喉、破伤风	接近20%ᵇ	接近10%	接近25%
白百破三联疫苗ᶜ	接近50%～80%	接近50%	40%～75%

　　a，腹泻、头痛和（或）肌肉疼痛。b，局部反应发生率因佐剂剂量的增加有可能上升至 50%～85%。c，全细胞百日咳疫苗。非细胞组成的百日咳疫苗不良反应发生率较低

表3　罕见、严重疫苗不良反应、发生间隔和发生率

疫苗	不良反应	发生间隔	每百万剂的发生率
卡介苗	化脓性淋巴结炎	2～6 个月	100～1000
	卡介苗骨炎和骨髓炎	1～12 个月	1～300
	散布的卡介苗炎症	1～12 个月	2～4
乙型流感嗜血杆菌	已知为零		
乙型肝炎	过敏	0～1 小时	1.1
	吉兰-巴雷综合征（源自血浆）	1～6 周	5
麻疹/麻疹、腮腺炎、风疹ª	热性癫痫发作	5～12 天	333
	血小板减少（血小板低）	15～35 天	33
	过敏	0～1 小时	1～50
口服脊髓灰质炎疫苗	与疫苗相关的麻痹性脊髓灰质炎	4～30 天	1.4～3.4ᵇ
	无菌性脑膜炎/脑炎		
破伤风	臂神经炎	2～28 天	5～10
	过敏	0～1 小时	1～6
	无菌脓肿	1～6 周	6～10
破伤风-白喉	没有特别的破伤风反应		
白百破三联疫苗	长时间的（3 小时以上）极度沮丧的尖叫	0～24 小时	1000～60 000
	癫痫发作	0～3 天	600ᶜ
	低张力低应答反应（HHE）	0～24 小时	10～2910
	过敏/休克	0～1 小时	20
	脑病	0～7 天	0.3～5.3
	德拉韦（Dravet）综合征	0～72h	
日本脑炎	严重变态反应	18～24 小时	10～1 000
	神经症状		1～2.3
黄热病	疫苗接种后脑病	7～21 天	500～4000 名 6 个月以下婴儿ᵈ
	变态反应/过敏	0～1 小时	5～20

　　a，如果已进行免疫接种（接受第二份疫苗当中的 90%）不会发生反应（除过敏外）；6 岁以上的儿童不大可能有热性癫痫发作。b，接种第一份疫苗发生与疫苗相关的麻痹性脊髓灰质炎的风险较高（每140 万～340 万份中有 1 例），而再次接种的风险为每 590 万份中有 1 例，接触这一疾病患者的 670 万疫苗接种者中有 1 例。c，癫痫发作大多数属热性，发生率取决于病史、家族史和年龄，4 个月以下婴儿的风险要低得多。d，难以评价较大儿童和成年人中的没有衡量尺度的隔离病例的发生率，但是该发生的情况极为罕见（每 800 万份疫苗不到 1 例）

废弃稀释的疫苗（麻疹、黄热病和卡介苗），绝不能用隔夜的稀释疫苗；遵循WHO关于多份瓶装疫苗重新使用的原则；不能将药品和其他物质与疫苗装入同一冰箱；对工作人员进行恰当的培训和指导，以确保安全的注射操作；对规划失误进行调查，从而避免相同的错误再次发生；应严格掌握预防接种的禁忌证。

（丁日高　王全军）

fàngshèxìng yàowù

放射性药物（radiopharmaceutical）

用于机体内进行医学诊断或治疗的含放射性核素标记的化合物或生物制剂。

诊断药物主要有锝（^{99m}Tc）标记的各种化合物，占核医学诊断用药的 80% 以上，其次是铊（^{201}Tl）、镓（^{67}Ga）、碘（^{123}I）、硒（^{75}Se）、铬（^{51}Cr）、铟（^{113m}In）等核素标记的化合物，通过体外监测 γ 射线装置或正电子发射层析 X 射线摄影术记录它们在体内的位置和变化。治疗药物是对病者提供体内器官的放射性照射，有 ^{131}I、锶（^{89}Sr）、磷（^{32}P）、金（^{198}Au）、铼（^{186}Re）等核素标记的化合物。医用放射性核素主要由反应堆和加速器生产，部分可通过放射性核素发生器及从辐照过的核燃料获得。常用的放射性药物见表1。

放射性药物，作为诊断药物用，发射 γ、X 线或正电子的核素，光子能量范围 100～250keV 较合适，有效半衰期为检查过程用时的 1.5 倍，靶/非靶比值要求在靶器官/组织中积聚快，在血液清除快，所用的剂量很低，不良效应极少见；作为治疗药物，用发射 β 粒子的核素，射线能量 1MeV 较好，有效半衰期为数小时到数天，靶/非靶比值高为好，所用的剂量可能会相当大，易导致不良反应。

一般不良效应　放射性药物有良好的安全记录。不良反应的发生率约低于碘造影剂和药物发生率的 1000 倍。桑托斯·奥利维拉（Santos-Oliveira）和马卡多（Machado）2011 年对放射性核素诊断用药的不良反应 4 个大型纵向研究的结果进行了综述。

西尔伯斯坦（Silberstein）和瑞安（Ryan）在美国进行了 5 年（1989～1994 年）的前瞻性研究，18 个机构共 783 525 剂注射放射性药物，发现 18 例不良反应。发生率每 10^5 为 2.3（95% 置信区间为 1.2～3.4）。无需要住院治疗或有明显后遗症的不良反应。并且在核医学中使用的介入药品（非示踪剂），不良反应的发病率每 10^5 为 5.9，说明不良反应也非常罕见。

西尔伯斯坦从 1994～1997 年进行了回顾性和前瞻性研究，评估 81 801 剂放射性给药，无任何不良反应 [95% 可信区间为（0～3.7）/10^5]。此外，3265 剂介入非放射性药物，无严重不良反应。这项研究涉及不仅是正电子发射层析 X 射线摄影术（PET）放射性药物，主要是氟代脱氧葡萄糖（$^{18}F-FDG$）；也有 $^{11}C-CO_2$-蛋氨酸，$^{11}C_{13}N-NH_3$ 和 $^{15}O-H_2O$。

赫塞尔伍德（Hesselewood）和基林（Keeling）研究 1996 年 1～12 月，在欧洲 71 046 剂放射性药物给药。收到不良反应报告 18 个，发病率每 10^5 为 25（95% 置信区间为 13～37）。这项研究的结果略高于西尔伯斯坦和瑞安的研究。然而不良反应一般轻度和自限，不需要入院处理。

日本放射性药物不良反应第 27 号调查报告（2006 年），对总共 1220 个核医学机构的调查问卷，得到 968 个答复。共 1 277 906 剂放射性给药有 16 例不良反应的报告，发生率每 10 万为 1.3（95% 可信区间为 3～15）。

放射性药物的不良反应很少，

表 1　常用的放射性药物

放射性药物	用途
邻碘马尿酸钠注射剂	肾功能检查和肾显像
碘化钠注射剂	诊断和治疗甲状腺疾病
高锝酸钠注射剂	甲状腺、脑、唾液腺显像
锝亚甲基二膦酸盐注射剂	全身骨显像，诊断转移性骨肿瘤
锝植酸盐注射剂	肝、肾及骨髓显像
锝依替菲宁注射剂	肝胆系统显像
锝双半胱乙酯注射剂	脑血管病诊断
锝甲氧异腈注射剂	冠状动脉疾患诊断
锝喷替酸盐注射剂	肾显像和肾功能检查，脑显像
锝亚乙双半胱氨酸注射剂	脑血管病诊断
锝聚合白蛋白注射剂	肺显像，静脉造影，腹腔静脉分流诊断，肿瘤动脉内灌注和栓塞治疗
锝二巯丁二酸注射剂	肾显像
枸橼酸镓注射剂	肿瘤和炎症的定位诊断
氯化铊注射剂	心肌显像
胶体磷酸铬注射剂	癌性胸腹水和某恶性肿瘤的辅助治疗

尽管症状相对温和并有自限性，但对广泛使用的放射性药物，需要不断监测不良反应。

对后代和哺乳的影响 一般对孕妇和哺乳期妇女禁用。许多放射性药物可经母乳排出体外。碘以高浓度在母乳中排出。优先使用短半衰期[123]I（代替[131]I），部分克服了这一问题，用高锝酸钠时，母乳锝排泄最高，而迅速由肾排出的锝泮替酸盐，母乳锝排泄最低。依赖于检查的类型和放射性药物剂量，应建议母亲停止12～24小时母乳喂养。

在决定对年轻女性进行核医学检查时，重要的是要考虑将来哺乳的可能性。只进行必要的检查，应选择适当的放射性药物，并减少至获得诊断结果的最低剂量。对有问题的放射性药物，中断母乳喂养可能是必要的。母乳喂养禁用铊氯化物、柠檬酸镓、碘化物、硒蛋氨酸和纤维蛋白原。

（周宗灿）

délèi shìzōngjì
锝类示踪剂（Technetium tracer） 用于获得体内靶器官或病变组织的影像或功能参数，进行疾病诊断的锝类体内放射性药物。锝（^{99m}Tc）是应用广泛的示踪剂。锝类示踪剂所用剂量低，不良反应很少见。锝泮替酸盐（DTPA）主要用于肾成像，评价肾灌注和肾小球滤过率，也可用于脊髓蛛网膜下腔和脑池显像，已有与DTPA有关的不良反应报告，典型的症状包括低血压、意识丧失、感觉减退、偶尔有皮疹和支气管痉挛。

（周宗灿）

diǎnhuànà
碘化钠（Sodium Iodide） 主要用于诊断和治疗甲状腺疾病。

药动学：口服碘化钠后3～

6分钟，即开始被胃肠道所吸收，1小时后可吸收75％，3小时以后则几乎全部被吸收。血液中的碘（[131]I），正常人10％～25％能被甲状腺摄取。甲状腺内的浓度可达血浆浓度的25～500倍。甲状腺内的有效半衰期为7.6天。主要经肾排泄。

药物不良反应：①[131]I治疗甲状腺功能亢进症，少数在1周内有乏力、食欲减退、恶心等轻微反应，一般在数天内即可消失。由于射线破坏甲状腺组织，释放出甲状腺激素进入血液，服[131]I后2周左右可出现甲亢症状加剧，甚至发生甲状腺危象。[131]I治疗甲亢后不会引起白细胞下降等并发症。②重要的并发症是甲状腺功能低下症。发生率随治疗后时间递增，每年递增2％～3％，10年后可高达30％～70％。③[131]I治疗甲状腺癌转移灶，由于剂量较大，不良反应有恶心和呕吐、骨髓抑制、放射性唾液腺炎、急性白血病、贫血、染色体异常、急性甲状腺危象、再生障碍性贫血、白细胞减少或血小板减少。治疗后3天左右可以发生颈部疼痛和肿胀、吞咽时疼痛、喉部疼痛及咳嗽。治疗后2～3个月可有头发脱落等。④在[131]I治疗的患者中，甲状腺癌和白血病的发生率并不高于它们的自然发生率。[131]I治疗，没有发现影响生育能力，也未见畸胎、死胎等发生。但已报告放射性碘可通过胎盘屏障并蓄积在胎儿甲状腺，可引起甲状腺功能低下症和染色体畸变。在妊娠和哺乳期应避免[131]I治疗。

（周宗灿）

yǐngxiàng zhěnduàn yòngyào
影像诊断用药（diagnostic imaging agents） 用于影像诊断成像技术，通过各种机制改变组织对

所施加的电磁或超声能量的响应，提高体内组织的图像清晰度和分辨率的药剂。又称造影剂。影像诊断使用电磁辐射（X线或无线电波）或超声波的成像技术。理想的造影剂应在不产生任何不良影响的条件下，在组织中达到非常高的浓度。但所有造影剂还有一定的不良影响。

分类 常用的造影剂有如下几种。

X线与CT造影剂 主要是碘造影剂（iodinated X-ray contrast media, ICM），有离子型和非离子型，低渗型和高渗型。①心、血管造影剂与血管内给药增强造影剂：如泛影酸钠、泛影葡胺、碘海醇、碘普罗胺、碘佛醇、碘曲仑、碘克沙醇、碘帕醇、碘他拉酸钠、碘他拉葡胺、碘克沙酸葡胺等。②胃肠道造影剂：如硫酸钡。③胆道造影剂：如胆影葡胺、碘番酸。④支气管造影剂：如碘化油、丙碘酮。⑤淋巴造影剂，如乙碘油。⑥其他：如氧气、二氧化碳。

磁共振显像（MRI）造影剂 主要是钆造影剂。①心、血管造影与血管内给药的顺磁性造影剂：如钆喷酸葡胺、钆双胺、锰福地匹三钠、钆贝葡胺。②心、血管造影与血管内给药的微粒型造影剂：如超顺磁性氧化铁。③胃肠道造影剂，如硫酸钡，钆喷酸葡胺。

超声造影剂 如全氟辛基溴聚合物胶囊。

不良反应 造影剂可能引起的特定器官不良反应见表。

不良反应的严重度和表现分级 ①轻度：症状和体征有自限性，无进展的证据（如有轻度瘙痒的荨麻疹、短暂的恶心、呕吐），包括恶心和呕吐、咳嗽、注

射部位发热、头痛、头晕、摇晃、味觉改变、瘙痒、苍白、脸红、寒战、出汗、皮疹和荨麻疹、鼻不适、肿胀（眼睛、脸）、焦虑。需要观察，但通常不需要治疗。患者情绪安定通常是有帮助的。②中度：更为明显的症状和体征。中等程度的局灶性或全身性的症状或体征，包括心动过速/心动过缓、高血压、全身性或弥漫性红斑、呼吸困难、支气管痉挛和喘鸣、喉头水肿、轻度低血压。需要及时治疗。这些情况下需要停药，仔细观察可能发展成危及生命的事件。③严重：症状和体征常可危及生命，包括喉头水肿（严重或进展迅速）、反应迟钝、心跳呼吸骤停、惊厥、严重低血压、心律失常。需要及时识别和积极治疗。

不良反应发生率　ICM 和钆造影剂不良反应发生率有区别。

ICM　其不良反应发生率为 0.6%~2%，严重不良反应发生率为 0.01%~0.02%。

离子 ICM 与非离子 ICM：日本的研究报告 337 647 例 ICM 不良反应，离子和非离子 ICM 总危险分别为 12.66% 和 3.13%，严重的不良反应危险分别为 0.2% 和 0.04%，非常严重的不良反应危险分别为 ICM 为 0.04% 和 0.004%。高儒雅等在另一项大型研究中，6000 名患者接受离子 ICM，不良反应发生率轻度为 2.5%，中度为 1.2%，重度为 0.4%。在 7170 例接受非离子 ICM，不良反应发生率，轻度为 0.58%，中度为 0.11%，重度为 0。对 5 年期间（1999 年 1 月~2006 年 6 月）接受静脉注射低渗非离子型 ICM 的 11 306 名儿童（年龄 <19 岁）进行回顾性研究，发现 0.18% 的儿童有急性过敏样反应，受影响的患者中，80% 的反应被归类为轻度，5% 为中度，15% 为重度。

高渗透压 ICM 与低渗透压 ICM：对 1980~1989 年出版的数据进行 Meta 分析发现严重不良反应的风险，高渗透压 ICM 为 0.157%，非离子 ICM 为 0.031%，两种类型死亡的风险为 1/10 万。其他报告表明，用低渗透压制剂有氮质血症的肾毒性患者少于其他制剂。非离子 ICM 外渗造成组织损伤可能少于传统的离子 ICM。但有报告，非离子型药物外渗后的间隔综合征和皮肤起泡。ICM 的某些不良反应，如恶心、呕吐，离子型二聚体比非离子单体常见。低渗 ICM 不良反应发生率低于高渗 ICM。低渗透型 ICM 还没有完全取代高渗透型 ICM 的原因是低渗型的成本较高。专业组织制定的指导原则推荐低渗型 ICM 选择性地使用于某些高风险患者。然而，随着非离子型 ICM 选择性地使用，在低风险患者给以常规离子型 ICM 严重不良反应的风险（0.09%）可能是高风险患者给以非离子型（0.03%）的 3 倍。因此，不良反应的一个最重要的危险因素是用于注射造影剂的类型选择。

钆造影剂不良反应　MRI 造影剂的急性不良反应发生率低于 ICM 的急性不良反应发生率。注射 0.1~0.6mmol/kg 钆造影剂的急性不良事件发生率为 0.07%~2.4%。这些反应绝大多数是轻微的，包括在注射部位的寒冷、有或无恶心、呕吐、头痛、注射部位发热或疼痛、皮肤感觉异常、头晕、瘙痒。类似"过敏"的反应不常见，发生率为 0.004%~0.7%。这类反应最常见的是皮疹、荨麻疹，极少有可能是支气管痉挛。严重的危及生命的过敏性反应极为罕见（0.001%~0.01%）。687 000 次剂量累计，有严重的反应，只有 5 次。另一项调查，20 000 000 次给药剂量有 55 例严重不良反应。钆造影剂致命的反应有发生，但极为罕见。急性肾功能衰竭或严重慢性肾病的患者给以钆造影剂可能导致肾源性系统性纤维化综合征。

（丁日高　钟玉绪）

表　造影剂可能引起的特定器官不良反应

特定器官	不良反应
肾上腺	高血压（患者肾上腺嗜铬细胞瘤动脉内注射后）
脑	头痛，头晕，惊厥，僵硬，意识丧失或减弱，视觉丧失或减弱
胃肠道	恶心，呕吐，腹泻，肠痉挛
心脏	低血压，心律失常（心脏停搏，心室颤动/室性心动过速），无脉性电活动，急性充血性心脏衰竭
肾	少尿，高血压，造影剂肾病
胰腺	肿胀/胰腺炎
呼吸系统	喉头水肿，支气管痉挛，肺水肿
涎腺	肿胀/腮腺炎
皮肤和软组织	疼痛，水肿，红斑，荨麻疹，瘙痒症，间隔综合征（渗出），肾源性系统纤维化（NSF）
血管系统	出血（由于直接血管损伤，因注射对比剂或因凝血能力降低），血栓性静脉炎
甲状腺	甲状腺毒症加重

jìhuà shēngyù yòngyào

计划生育用药 (family planning medication)

通过抑制排卵，或改变宫颈黏液性状，或改变子宫内膜形态与功能，或改变输卵管功能等避孕的药品。包括女性激素避孕药、早期流产和中期引产用药、紧急避孕药及杀精剂等。女性激素避孕药的主要成分为雌激素和孕激素，常用的有复方炔诺酮片、复方甲地孕酮片等复方短效口服避孕药，复方长效左炔诺孕酮片等复方长效口服避孕药，炔诺酮探亲避孕片、甲地孕酮探亲避孕片等探亲避孕药，左炔诺孕酮埋植剂、左炔诺孕酮阴道避孕环等缓释避孕药。计划生育常用药物还有抗孕激素米非司酮、前列腺素及其衍生物卡前列甲酯和米索前列醇、杀精子剂壬苯醇醚和杀胚胎药物依沙吖啶等。

(王爱平 马 旭 裴开颜)

zuǒquēnuòyùntóng

左炔诺孕酮 (Levonorgestrel)

CAS 号 797-63-7，分子式 $C_{21}H_{28}O_2$。临床主要用于抑制排卵，用作紧急避孕药；也用于治疗痛经、功能失调性子宫出血和子宫内膜异位症等。

实验毒理资料 ①急性毒性：LD_{50}，小鼠经口给药大于 4000mg/kg，大鼠经口给药大于 4000mg/kg。②生殖与生育毒性：大鼠经口给药，观察到有害效应的最低水平（LOAEL）为 $10\mu g/(kg \cdot d)$，影响生育力；兔经口给药，LOAEL 为 $1875\mu g/(kg \cdot d)$，影响生育力；左炔诺孕酮或孕激素在停止使用后，对生育力有没有不可逆的影响。③遗传毒性：在细菌回复突变试验、小鼠淋巴瘤细胞和 CHO 细胞的体外试验、小鼠体内微核试验，均为阴性。④慢性暴露或致癌性：左炔诺孕

酮给大鼠约 $5\mu g/d$ 连续 2 年，给犬 $0.125mg/(kg \cdot d)$ 连续 7 年，或者给恒河猴 $250\mu g/(kg \cdot d)$ 连续 10 年，均未见其致肿瘤性增加。犬 7 年 $0.5mg/(kg \cdot d)$ 给药，乳腺腺瘤增加，没有恶性肿瘤。

人体资料 药动学：①口服吸收快速完全，1 小时后血药浓度达峰值，生物利用度为 100%，几乎无首过消除。埋植于皮下，属零级释放型。②与白蛋白（50%）和性激素结合球蛋白（47%）结合；主要分布在肝、肾、卵巢及子宫。③无活性代谢物。④以葡萄糖醛酸或硫酸结合物形式经尿液和粪便排泄。消除半衰期，口服为 24 小时。

药物不良反应：①常见月经不规则、点滴出血或子宫内膜突破出血、闭经等。②少见头痛、胸痛、四肢无力、麻木或疼痛（特别是腓肠肌附近）、突发原因不明的呼吸短促、突发性言语或发音不清、突发性复视和不同程度的视力改变、精神抑郁、胃痛、眼结膜或皮肤黄染、胆管阻塞或肝肿瘤、过敏性皮炎及溢乳等。③偶见轻度恶心、呕吐、体重增加、血压上升、痤疮、精神抑郁或性欲改变等，以及埋植局部发生感染；也可引起血清碱性磷酸酶、尿素氮、低密度脂蛋白升高，高密度脂蛋白降低。④此药可致胎儿畸形，并减少哺乳期妇女的乳汁分泌。

药物过量：埋植 > 6 粒，可导致症状包括子宫不规则出血和液体潴留，良性颅内压增高。

(王爱平 马 旭 裴开颜)

quēcíchún

炔雌醇 (Ethinylestradiol)

CAS 号 57-63-6，分子式 $C_{20}H_{24}O_2$。临床用于：①与孕激素类药合用，能抑制排卵，可作避孕药。②补

充雌激素不足，治疗女性性腺功能不良、闭经、更年期综合征、功能失调性子宫出血、阴道干燥和萎缩等。③用于治疗晚期乳腺癌（绝经期后妇女）。

实验毒理资料 ①急性毒性：LD_{50}，小鼠经口给药为 1737mg/kg；大鼠经口为 1200mg/kg。②发育毒性：小鼠无致畸作用，观察到效应的最低水平（LOEL）为 $0.02mg/(kg \cdot d)$，胚胎毒性。③遗传毒性：细菌回复突变试验阴性；人淋巴细胞、染色体畸变试验阳性；人淋巴细胞姐妹染色单体交换试验阳性；CHO 细胞染色体畸变试验阳性；体内小鼠骨髓微核试验阳性。④致癌性：小鼠经口给药 80 周，有致癌性，LOEL 为在饲料中添加 $0.07mg/(kg \cdot d)$，靶器官为垂体；大鼠 104 周，途径未说明，出现恶性肿瘤，LOEL 为 $0.07mg/(kg \cdot d)$，靶器官为肝；大鼠经口给药 105 周，无致癌性，未观察到有害效应的水平（NOEL）为 $0.053mg/(kg \cdot d)$。

美国国家毒理学规划处（NTP）炔雌醇 SD 大鼠毒理学和致癌性喂饲研究（2010 年）报告，评估短期、多代和长期暴露剂量炔雌醇对发育暴露 SD 幼鼠产生的生殖道病变。①从受精至终末（F1C）2 年的受试物喂饲连续暴露研究的条件下，炔雌醇暴露 $2\mu g/L$、$10\mu g/L$ 或 $50\mu g/L$ 在雄性或雌性 SD 大鼠没有致癌活性的证据。在雄性的乳腺和肝和雌性的子宫和肝观察到非肿瘤性病变。②2 年喂饲研究，受试物暴露从受精至 20 周，再饲以对照饲料至终末（F1T140），炔雌醇暴露 $2\mu g/L$、$10\mu g/L$ 或 $50\mu g/L$ 在雄性或雌性 SD 大鼠没有致癌活性的证据。基于子宫间质息肉的发生率边缘性增加，炔雌醇对雌性 SD 大

鼠致癌活性证据不确定。在雄性的乳腺和肝脏和在雌性的肝和阴蒂腺观察到非肿瘤性病变。③在此研究条件下，动物接触饲料中雌二醇炔雌醇前2个子代从受精到断乳（PND21）再饲以对照饲料至终末（F3T21），基于雄性SD大鼠包皮腺上皮肿瘤的发生率增加和乳腺腺瘤或腺癌的发病率边际增加，炔雌醇对雄性SD大鼠致癌活性证据不确定。观察到雄性乳腺腺泡增生的发病率显著增加。基于雌性SD大鼠子宫基质息肉的发生率边际增加，炔雌醇对雌性SD大鼠致癌活性证据不确定；在子宫内鳞状上皮化生和不典型增生的发病率增加和阴蒂腺增生的发病率增加。

人体资料 药动学：①口服迅速吸收，血药的达峰时间为60～90分钟。生物利用度为40%～50%，有明显的个体差异，有首过消除。②与血浆蛋白中度结合。③在肝内代谢，主要产物为炔雌醇硫酸盐，经过肠肝循环可被再吸收。④大部分以原型药排出，其中约60%随尿液排泄。口服给药符合二室模型，终末半衰期为6～20小时。药物分泌到乳汁甚少。

药物不良反应：①常见恶心、食欲减退、腹部绞痛或胀气、踝及足水肿、乳房肿痛或肿胀、体重增加或减少，以上反应继续用药后可减轻。②不常见或罕见阴道不规则出血、点滴或突破性出血、长期出血不止或闭经、黏稠的白色凝乳状阴道分泌物（念珠菌病）、乳腺小肿块；严重或突发性头痛、困倦、精神抑郁；共济失调、不自主运动（舞蹈病）、臂（或腿）无力或麻木及胸、上腹（胃）、腹股沟或腿痛（尤其是腓肠肌痛）；血压升高、呼吸急促、

胆道阻塞、尿频或尿痛；构音障碍、视力突然改变（眼底有出血或血块）、眼结膜或皮肤黄染、皮疹。

（王爱平 马 旭 裴开颜）

mǐfēisītóng
米非司酮（Mifepristone）
CAS号84371-65-3，分子式 $C_{29}H_{35}NO_2$。临床用于：①与前列腺素类药物序贯使用，用于终止停经49天以内的妊娠。②可用于无避孕措施性生活或后72小时以内预防非意愿妊娠。③用于诱导月经及促进宫颈成熟等。

毒作用机制 米非司酮为强孕酮受体阻断剂，与孕酮受体的亲和力比黄体酮强5倍。它能拮抗孕酮维持妊娠的作用，对黄体期和早期妊娠有干扰作用。其作用机制主要是竞争性与孕酮受体的孕酮结合区结合，降低孕酮受体的亲和力，影响受体活化，使DNA的转录受阻。米非司酮还可加强子宫收缩，增加前列腺素合成，减少其分解，增加子宫肌对前列腺素的敏感性，并使子宫收缩同步化，以及软化和扩张子宫颈。其抗孕激素作用还可阻断排卵或延缓子宫内膜发育。

实验毒理资料 ①急性毒性：LD_{50}，小鼠灌胃 >5.0g/kg，腹腔注射 >2.5g/kg。②长期毒性：SD大鼠3个月长期毒性，3个剂量组 8mg/（kg·d）、40mg/（kg·d）、200mg/（kg·d），未见明显毒性。③生育毒性：给大鼠经口给药0.3mg/（kg·d），未见对其远期生育力产生明显影响。如果在出生后给药，即使最高剂量达到100mg/kg，也不影响大鼠的远期生殖能力。隔天给新生大鼠米非司酮1mg，可观察到其输卵管和卵巢畸形、雄性青春期延迟、雄性性行为缺陷、睾丸体积缩小，

以及射精频率下降。米非司酮的药理活性，破坏了实验动物的发情周期。④致畸性：以人接触剂量或1/6剂量给予兔，导致颅骨畸形，但是在对小鼠和大鼠的研究中未见其致畸作用。⑤遗传毒性：在细菌回复突变试验、酿酒酵母D4细胞转化试验、粟酒裂殖酵母P1细胞正向突变试验、CHO细胞和V79细胞染色体畸变试验、小鼠微核检验，均未发现阳性结果。

人体资料 药动学：①口服吸收快速，生物利用度为70%，有明显首过消除；平均达峰时间为1～2小时。②蛋白结合率达98%。与 $α_1$-酸性糖蛋白高度亲和力，达饱和后才与白蛋白结合，导致药动学有相应变化。③通过CYP3A4代谢物代谢（肝具有一定的抗孕激素和抗糖皮质激素活性）。④经粪便（83%）、尿液（9%）排泄。呈二室开放模型，消除半衰期为20～34小时。

药物不良反应：可有恶心、呕吐、眩晕、乏力、腹泻、下腹痛、肛门坠胀感和子宫出血。个别妇女可出现皮疹和一过性肝功能异常。实验室检查可有血红蛋白，血细胞比容和血红细胞计数下降，极少数可有血清谷丙转氨酶、谷草转氨酶、碱性磷酸酶及γ-谷氨酸转肽酶增高。过敏反应多数为轻微皮疹，偶尔出现以血压下降为主的过敏性休克反应。

（王爱平 马 旭 裴开颜）

xiāodú fángfǔyào
消毒防腐药（disinfectants and antiseptics）
用于杀灭无生命的物体和人或动物体表及表浅体腔的致病微生物的药物。按照消毒剂的作用水平，可大致分为三类。①高效消毒剂：能杀灭各种微生物，在合适的条件和浓度时也能

杀灭细菌芽胞，如甲醛、戊二醛、环氧乙烷、过氧乙酸、过氧戊二酸、二氧化氯、乙型丙内酯、环氧丙烷、含氯消毒剂、含溴消毒剂等。②中效消毒剂：能杀灭各种细菌繁殖体，包括结核杆菌、亲脂病毒和某些不亲脂的病毒、真菌孢子，但不能杀灭细菌芽胞的消毒剂，如含溴消毒剂、醇类消毒剂、酚类消毒剂等。③低效消毒剂：能杀灭除结核杆菌以外的各种细菌繁殖体，亲脂病毒和某些非亲脂病毒、某些真菌孢子，但不能杀灭细菌芽胞的消毒剂，如苯扎溴铵、苯扎氯铵、氯己定（洗必泰）等。

杀灭或抑制活体组织上微生物的生长繁殖，以防止组织感染，称为防腐。用于防腐的化学药物称为防腐剂。防腐剂必须对人的毒性低，对皮肤黏膜的刺激性小。大多数化学灭菌剂和消毒剂在较低的浓度时，可以作为防腐剂。

（丁日高　钟玉绪）

yǐchún
乙醇（Ethanol）　消毒防腐药。又称酒精。CAS 号 64-17-5，分子式 C_2H_6O。乙醇主要临床用途：①70% 乙醇溶液用于皮肤消毒。②70% 乙醇溶液用于一般器械消毒，但不用于外科手术器械的消毒。③20%~30% 浓度皮肤涂擦，用于高热患者降温。④40%~50% 溶液用于预防压疮。

毒作用机制　乙醇可增强 γ-氨基丁酸（GABA）对 GABA-A 受体的抑制作用，同时竞争性抑制甘氨酸与 N-甲基-D-天冬氨酸（NMDA）受体结合，阻断兴奋性谷氨酰胺类神经递质传递，导致中枢神经系统（CNS）受抑制。长期服用，可导致 GABA-A 受体脱敏和下调，而 NMDA 受体上调，若突然戒断，可引起神经过度兴奋状态，发生酒精戒断综合征。

实验毒理资料　①大鼠 LD_{50} 经口给药为 7060mg/kg，LC_{50} 吸入 10 小时为 20000mg/m³；小鼠 LD_{50} 经口给药为 3450mg/kg，LC_{50} 吸入 4 小时为 39mg/m³。②皮肤刺激，兔轻度；眼刺激，兔重度。③致癌性：国际癌症研究机构（IARC）分类酒精饮料中的乙醇为 1 类致癌物。

人体资料　药动学：①口服容易吸收，单次口服后 0.5~1 小时达到峰浓度。②分布容积为 0.6L/kg。③经肝乙醇脱氢酶生成乙醛。④血中消除速率为 15~30mg/(100ml·h)。

药物过量：可见丙酮呼吸，酸中毒，呼吸暂停，房性心动过速，心肌病，舞蹈病（锥体外系），CNS 抑制，痴呆，抑郁症，复视，吞咽困难，肝性脑病，发热，男性乳房发育，低钙血症，高尿酸血症，过度换气，低血糖（3.4%），低钾血症，低镁血症，低钠血症，低磷血症，反射降低，低血压，低体温，阳痿，白细胞增多，淋巴细胞减少，瞳孔散大，抑制心肌收缩，肌阵挛，肌病，肌红蛋白尿，麻木，眼球震颤，视神经病变，耳毒性，感觉异常，卟啉病，横纹肌溶解症，呼吸抑制，镇静，惊厥，震颤，血小板减少症，耳鸣等。

急性中毒多发生于口服。一般可分为兴奋、催眠、麻醉、窒息四阶段。患者进入第三或第四阶段，出现意识丧失、瞳孔扩大、呼吸不规律、休克、心力循环衰竭及呼吸停止。在生产中长期接触高浓度此品可引起鼻、眼、黏膜刺激症状，以及头痛、头晕、疲乏、易激惹、震颤、恶心等。长期酗酒可引起多发性神经病、慢性胃炎、脂肪肝、肝硬化、心肌损害及器质性精神病等。血中浓度在 150~300mg/100ml，可使人产生明显的醉酒症状。成年人口服量达到 5~6g/kg 或儿童达到 3g/kg 可导致死亡。

（丁日高　钟玉绪）

jiǎquán
甲醛（Formaldehyde）　消毒防腐药。福尔马林为 40% 甲醛溶液。CAS 号 50-00-0，分子式 CH_2O。甲醛临床用途：①2% 的溶液用于手术器械消毒，浸泡 1~2 小时即可。②1~2ml/m³ 加等量水后加热蒸发，可作室内空气消毒。③10% 的溶液用于固定生物标本和保存尸体。④5%~10% 的溶液用于治疗脚汗。

毒作用机制　高暴露水平甲醛的羰基可以与氨基酸和 DNA 的亲核位点反应，引起细胞毒性。甲酸的形成一般会导致酸中毒、胃肠道的腐蚀和其他系统的效应。甲醛能在表皮与蛋白质结合，形成半抗原-蛋白质复合物，使 T 淋巴细胞致敏。随后的接触可能会导致过敏和接触性皮炎。

实验毒理资料　①急性毒性：大鼠 LD_{50} 经口为 100mg/kg，静脉注射为 87mg/kg，LC_{50} 吸入为 203mg/m³；小鼠 LD_{50} 经口给药为 42mg/kg，LC_{50} 吸入 4 小时为 454mg/m³；犬 LD_{50} 静脉注射为 70mg/kg。②刺激性：甲醛对皮肤和黏膜有强烈的刺激作用，反复接触甲醛溶液可引起变应性皮炎。③致畸性：证据不足。甲醛对实验动物生殖系统未发现损害作用。由于快速的生物转化，经呼吸道吸入的甲醛不可能达到足以造成损害生殖系统的浓度。④遗传毒性：大部分的测试表明，在体内和体外暴露，甲醛可以诱导各种生物体和细胞类型的遗传毒性。甲醛是弱遗传毒性，能够进入组织直接与 DNA 反应和产生中遗传毒性，尤其是当暴露量超过生物转化能力。⑤致癌性：致癌试验大鼠雄性和雌性均阳性，造血系和鼻腔，小鼠雄性为阳性。雌性未见阳性。国际癌症研究机构（IARC）分类为致癌性 1 类。

人体资料 药动学：①从胃肠道和吸入。通过皮肤吸收少，约 5%。鼻腔呼吸道部分吸收接近 100%。②迅速（1.5 分钟）代谢成甲酸，然后代谢为二氧化碳和水。半衰期，甲酸盐为 1.5 小时，甲醛为 3.3 小时。

药物不良反应：甲醛气体对皮肤、眼睛、黏膜有强烈刺激性。①误服可刺激口腔、咽喉和消化道黏膜，引起剧痛、呕吐和腹泻，可发生胃肠道穿孔、休克、肝肾损伤；严重者出现中枢神经系统症状、意识丧失，最终因中枢抑制而死亡。②吸入气体，可引起结膜炎、角膜炎、鼻炎、支气管炎；重者发生喉痉挛、声门水肿和肺炎。③皮肤接触，具有刺激性和致敏作用，可致皮炎；浓溶液可引起皮肤凝固性坏死。④长期接触低浓度甲醛可有轻度眼、鼻、咽喉刺激症状，皮肤干燥、皲裂、甲软化等。空气中浓度 $20mg/m^3$ 即可引起眼刺激。

药物过量：可见共济失调，昏迷，咳嗽，头晕，嗜睡，呼吸困难，呼吸急促，胃炎，气喘（低至 $0.1mg/m^3$），鼻出血，嗅觉减退，咽痛（超过 $5mg/m^3$），嗅觉丧失，喉痉挛，眼刺激（$2mg/m^3$），荨麻疹，皮肤变色。

（丁日高 钟玉绪）

wǔ'èrquán

戊二醛（Glutaraldehyde） 消毒防腐药。CAS 号 111-30-8，分子式 $C_5H_8O_2$。消毒用的戊二醛通常为 2% 的碱性溶液，酸性溶液在使用之前需活化（碱性化）。临床用于：①消毒内窥镜、牙科器械、温度计、橡皮、橡胶与塑料制品，以及不能用加热法来消毒的各种医疗器械，浸泡 1~2 小时，杀灭芽胞需 3 小时。②5%~10% 溶液可用于治疗疣，但不用于面部、肛门生殖器疣。

毒作用机制 戊二醛是一种蛋白交联剂，其醛基作用于蛋白质的巯基、羟基、羧基和氨基，可使其烷基化，引起蛋白凝固，对黏膜、皮肤均有固化作用。

实验毒理资料 ①急性毒性：大鼠 LD_{50} 经口为 134mg/kg，经皮大于 2500mg/kg，静脉注射为 9.8mg/kg，LC_{50} 吸入 4 小时为 $480mg/m^3$；小鼠 LD_{50} 经口给药为 100mg/kg，经皮 >5840mg/kg，静脉注射为 15.4mg/kg。②刺激性：皮肤刺激性，兔皮肤封闭 4 小时 2/6 坏死；兔皮肤封闭 1 小时，轻微到严重的红斑和水肿、坏死、结痂、脱屑、脱发；兔皮肤封闭 3 分钟，轻微的红斑。眼刺激性，兔 0.5ml 5% 水溶液有角膜严重损伤，虹膜炎，眼睑肿胀和坏死；0.5ml 1% 水溶液有轻度角膜损伤。致敏性，豚鼠最大化测试，0.1% 戊二醛溶液皮内注射和 5% 的溶液的局部激发，68% 动物有延迟接触过敏证据。③慢性毒性：28 天经皮重复剂量试验，用戊二醛水溶液 50mg/(kg·d)、100mg/(kg·d) 或 150mg/(kg·d) 于大鼠皮肤产生了轻度的局部炎症，但没有发现靶器官或组织的全身毒性。在大鼠，小鼠和狗用戊二醛浓度高达 $1000mg/m^3$ 的饮水亚慢性研究，没有靶器官系统毒性证据。④生育毒性：在 CD 大鼠两代繁殖研究，饮用水中戊二醛高达 $1000mg/m^3$ 的连续暴露，在 $1000mg/m^3$ 亲代的影响体重和进食（由于适口性差），但对繁殖性能无有害影响。⑤发育毒性：发育毒性的研究表明，在母体无毒性剂量，戊二醛不引起胎体毒性，胚体毒性或致畸作用。⑥遗传毒性：在体外研究多种遗传毒性试验结果不一致，阴性，可疑，弱阳性。然而，在所有体内遗传毒性的研究中均为阴性结果。⑦致癌性：Fischer 344 大鼠 2 年的长期连续饮用水慢性/致癌性研究，没有发现非致癌的靶器官毒性。唯一与致癌性有关的发现是，雌性的大颗粒淋巴细胞白血病的发病率增加，其反应模式并不说明戊二醛的化学致癌活性，是对 F344 大鼠常见自发肿瘤表达的修饰影响。

毒动学：大鼠静脉注射 0.075% 或 0.75% 戊二醛，65%~80% 以二氧化碳形式排出，10% 通过尿排出，约 4% 粪便排出，在血细胞、肺、肾、脾分布较高。大鼠皮肤暴露 0.075% 或 7.5% 戊二醛后，0.3%~2.1% 通过皮肤吸收，1%~2% 经呼吸排出。大鼠静脉注射后的消除半衰期为 10 小时，兔为 15~30 小时；大鼠皮肤暴露后的消除半衰期为 40~110 小时。

人体资料 戊二醛对皮肤、黏膜与呼吸道有刺激性，对部分人群有致敏作用。①常规治疗浓度下，可引起接触性皮炎或皮肤过敏反应，浓溶液可造成皮肤变白和变硬。②过度戊二醛蒸气的症状包括眼，鼻和咽喉刺激，以及一些呼吸道的不适。在一些敏感个体戊二醛接触也导致类似哮喘的症状。然而，没有证据表明免疫介导过程，这种情况可能代表支气管高反应性，而不是呼吸道过敏。③误服可使消化道黏膜产生炎症、坏死和溃疡，引起剧痛、呕吐、呕血、便血、血尿、尿闭、酸中毒、眩晕、抽搐、意识丧失和循环衰竭。④用戊二醛消毒未经充分清洗的内镜检查结肠,可引起结肠炎,表现为腹痛、黏液性腹泻和直肠出血。⑤低于 5% 浓度对眼睛有中到重度的刺激,感觉不适或疼痛、流泪,结膜明显红肿,较高浓度可引起角膜损伤。

药物过量 可见胸痛,心动过速,头痛,眩晕,共济失调,肌肉抽搐,角膜混浊,鼻过敏,支气管痉挛,哮喘,皮肤致敏。

(丁日高 钟玉绪)

běnzhālǜ'ǎn

苯扎氯铵(Benzalkonium chloride) 消毒防腐药,季铵化合物。又称洁而灭,CAS 号 8001-54-5。另有苯扎溴铵(Benzalkonium Bromide),又称新洁而灭,CAS 号 7281-04-1,分子式 $C_6H_5CH_2N(CH_3)2R·Br$(R 为 $C_8H_{17} \sim C_{18}H_{37}$)。主要临床用途:①皮肤黏膜消毒用 0.1% 溶液。②创面消毒用 0.01% 溶液。③手术前洗手用 0.05%~0.1% 溶液,浸泡 5 分钟;手术器械消毒用 0.1% 溶液,浸泡 30 分钟。④0.005% 以下溶液用于膀胱及尿道灌洗。

毒作用机制 季铵化合物碱性,可能会导致局部腐蚀损伤。季铵化合物具有箭毒样去极化特性。苯扎氯铵可能导致支气管壁肥大细胞释放引起痉挛的递质和刺激胆碱能、非胆碱能神经产生支气管收缩。

实验毒理资料 ①急性毒性:大鼠经口 LD_{50} 为 240mg/kg。②刺激性:德莱兹(Draize)眼刺激试验,兔 24 小时 1mg,严重;10mg,轻度。兔德莱兹(Draize)皮肤刺激试验,24 小时 50mg,中度。③致畸性:大鼠阴道内,

TDL_0 为 100mg/kg(雌,受孕后 1 天)胎儿死亡。阴道内,大鼠,TDL_0 为 50mg/kg(雌,受孕后 1 天)引起胎体毒性(胎体发育不良无死亡)。大鼠阴道内,TDL_0 为 50mg/kg(雌,受孕后 1 天)产仔数降低(在出生前测定每窝活胎数);大鼠阴道内,TDL_0 为 100mg/kg(雌,受孕后 1 天)植入后死亡增加。④遗传毒性:枯草芽胞杆菌 DNA 修复 50μg/L,阳性;仓鼠胚胎细胞姐妹染色单体交换试验,1mg/L,阳性。

人体资料 药动学:①季铵化合物通过经口吸收差,罕见通过完整皮肤引起系统影响。肠外途径有可能吸收。②分布和代谢,无可用数据。③经口吸收不良,因此主要从粪便消除。

药物不良反应 此品对眼睛具有刺激性,长期暴露后可产生炎性反应,反复接触此品可导致结膜炎。此品大量接触后可产生持续数月的气管炎哮喘。曾有报道 3% 溶液灌洗肠数分钟后引起恶心、出冷汗终致死亡,认为是呼吸麻痹所致。

药物过量 可见肝功能损害,低血压,代谢性酸中毒,肌肉麻痹,肌阵挛,腹泻,惊厥,意识模糊。

(丁日高 钟玉绪)

diǎndīng

碘酊(Iodine Tincture) 消毒防腐药。CAS 号 7553-56-2,分子式 I_2。主要临床用途:①2% 碘酊用于皮肤消毒。②1% 碘甘油局部涂擦用于咽喉、齿龈及口腔黏膜的消毒。③碘喉片含服,用于急慢性咽喉炎等。

毒作用机制 在局部,碘的强氧化作用使蛋白质变性,导致受累细胞死亡而发挥毒性作用。其作用效果与腐蚀性强酸类似。

碘的全身毒性,主要是通过抑制碘化酪氨酸和碘化甲状腺氨酸的合成,从而抑制甲状腺合成甲状腺素。

实验毒理资料 ①LD_{50},大鼠经口给药为 14g/kg,小鼠为 22g/kg,兔为 10g/kg。②碘酊注射到狗眼睛玻璃体内,可引起严重的视网膜、脉络膜、晶状体损伤。③犬吸入大量碘蒸气可发生肺水肿。大鼠和豚鼠短时间或长时间吸入碘蒸气,可引起甲状腺功能紊乱,并减少肺部摄氧量。肺部病变包括血管周围水肿、支气管上皮细胞鳞状化及出血等。

人体资料 药动学:①外用时,全身吸收量取决于浓度和皮肤的特性;生物利用度,口服大于 90%。②主要由甲状腺捕获。③经尿液(>90%)排泄。

药物不良反应和中毒 ①误服大量碘可产生急性中毒症状,主要是对食管和胃肠黏膜具有腐蚀性,表现为呕吐、腹痛、腹泻,可引起声门水肿、窒息、吸入性肺炎、肺水肿甚至休克;严重中毒可引起心动过速、低血压、循环衰竭;可发生头痛、头晕、谵妄、晕厥。②碘蒸气吸入,可引起严重的呼吸道刺激症状,引起咳嗽、支气管炎、肺炎、肺水肿、声门水肿、哮喘。③眼睛接触可产生严重的眼部灼伤、眼睑炎。④高浓度碘制剂皮肤接触,可引起灼伤;对碘过敏者可能发生过敏性皮炎,偶见发热及全身皮疹。⑤可引起甲状腺功能亢进或低下。⑥慢性碘中毒表现为流涎、卡他症状、结膜炎、头痛、喉炎、支气管炎、口腔炎、腮腺炎、下颌腺肿大、皮疹,罕见黄疸、黏膜出血、支气管痉挛等。⑦碘具有生殖毒性,但无致癌性。口服致死剂量为 2~3g,但误服致死较少

见。美国食品与药品管理局规定其妊娠用药为 D 类（口服给药）。

（丁日高 钟玉绪）

jùwéitóngdiǎn

聚维酮碘（Povidone Iodine） 消毒防腐药。又称碘伏。CAS 号 25655-41-8，分子式（$C_6H_9I_2NO)_n \cdot I_x$。主要临床用途：①皮肤消毒，用 1%～3% 溶液浸洗 5 分钟。②黏膜冲洗，用 0.01% 溶液。③烫、烧伤，用 0.5% 溶液。④阴道杀菌，可用 0.2%～0.5% 溶液冲洗或每粒 0.2g 的栓剂。毒作用机制同碘酊。

实验毒理资料：①LD_{50}，大鼠经口 > 8g/kg；静脉注射为 640mg/kg；小鼠经口为 8.1g/kg，静脉注射为 480mg/kg；兔静脉注射为 110mg/kg。②对动物皮肤、眼睛具有中度刺激作用。大鼠 12 周的亚慢性毒性试验显示，大鼠口服 75～750mg/（kg·d），产生血清蛋白结合碘剂量依赖性增加，以及甲状腺非特异性、可逆性的病理变化。③未见遗传毒性。

人体资料：表现为碘的毒性（见碘酊）。美国食品与药品管理局规定其妊娠用药为 D 类（局部、皮肤外用）。

药物过量：可见粒细胞缺乏症，循环功能衰竭，血清渗透压升高，肠胃炎，粒细胞减少，高钠血症，甲状腺功能减退，代谢性酸中毒，乳酸增高，肾功能衰竭（急性期），声门或喉肿胀。

（丁日高 钟玉绪）

guòyǎnghuàqīng

过氧化氢（hydrogen peroxide） 消毒防腐药。又称双氧水。CAS 号 7722-84-1，分子式 H_2O_2。主要临床用途：①3% 溶液用于清洗创面、溃疡和耳内脓液，尤其适用于厌氧菌感染，清洗创面中的脓块、血块及坏死组织。②1% 溶液

可用于扁桃体炎、口腔炎及白喉等的含漱。

毒作用机制 过氧化氢是一种氧化剂，与组织过氧化氢酶接触后分离释放出氧，氧进一步氧化蛋白质而发挥毒性作用。3% 过氧化氢 1ml 在标准温度和气压下可产生 10ml 氧气，而 35% 过氧化氢 60ml 可产生 6.1l 氧气。偶见释放出来的氧气可导致胃肠道穿孔乃至静脉或动脉气体栓塞。

实验毒理资料 ①急性毒性：大鼠 LD_{50} 经口为 1232mg/kg，LC_{50} 吸入 4 小时为 2000mg/m³；70% 过氧化氢溶液兔皮肤暴露 LD_{50} 为 6.5g/kg。②刺激性：兔皮肤，腐蚀；兔眼睛，腐蚀；豚鼠皮肤致敏，阴性。③长期毒性：大鼠经口 8 周，观察到有害效应的最低水平（LOAEL）为 1.5%，靶器官牙齿。犬皮肤暴露于 7mg/m³ 90% 的过氧化氢 6 个月，打喷嚏，流泪，剖检肺部炎症，毛发漂白，刺激性体征。④发育毒性：大鼠和小鼠以染发剂的形式给过氧化氢，未发现胚胎毒性和致畸性。大鼠经口未见致畸作用，未观察到有害效应的水平（NOAEL）为 2%。⑤遗传毒性：细菌回复突变试验和大肠埃希菌，阳性；体外染色体畸变试验，阳性。人细胞体外姐妹染色单体交换试验，阳性。小鼠骨髓染色体畸变试验，阴性。⑥致癌性：国际癌症研究机构（IARC）分类为 3 类。

人体资料 过氧化氢的毒性与其浓度和量密切相关。低浓度过氧化氢可引起呕吐、轻度黏膜刺激；口咽部、食管、胃部烧伤；出血性胃炎、肠炎、大肠炎及里急后重；罕见胃肠道腐蚀和气体栓塞。吸入或眼部暴露 3% 过氧化氢溶液，可引起呼吸道刺激症状和轻度眼部刺激症状。误服 10%

以上浓度的过氧化氢可引起严重中毒，导致严重消化道刺激症状和炎症反应，可出现出血性胃炎、溃疡性大肠炎、肠坏疽、穿孔。全身各器官可产生气体栓塞，导致癫痫、脑梗死、脑水肿、急性心肌梗死、低血压、心脏停搏以致死亡。眼部高浓度染毒，可引起角膜溃疡和穿孔。大量吸入过氧化氢气体，可引起急性肺损伤和呼吸停止。皮肤接触高浓度此品，可引起烧伤和坏死。过氧化氢溶液灌洗手术伤口，可发生气体栓塞，心电图发生改变，偶见心跳停止甚至死亡。

药物过量：可见腹痛，胸痛，结肠炎，昏迷，呼吸困难，胃扩张，牙龈溃疡，代谢性酸中毒，口咽部灼伤，惊厥（35% 过氧化氢），呕吐。吸入可引起咳嗽和肺间质疾病。眼暴露导致角膜溃疡，刺激，流泪。全身性栓塞可产生心搏骤停。

（丁日高 钟玉绪）

lǜjǐdìng

氯己定（Chlorhexidine） 消毒防腐药。又称洗必泰。CAS 号 55-56-1，分子式 $C_{22}H_{30}Cl_2N_{10}$。主要临床用途：①0.5%～1% 醇溶液（70%）做术前皮肤消毒。②0.02% 的溶液浸泡手 3 分钟作皮肤消毒。③0.02%、0.05% 的溶液作膀胱灌洗液。④0.1% 的溶液用于器械消毒。⑤作眼药水的防腐剂浓度为 0.01%。⑥阴道栓用于阴道感染和子宫颈糜烂。⑦0.1% 的乳膏用于分娩时产妇外阴及其周围皮肤消毒，并且可作阴道镜检润滑剂。⑧痔疮可用其栓剂。

暴露途径 消化道、皮肤、眼睛、耳道。

毒作用机制 氯己定为双胍类表面活性剂型的高效广谱杀菌

剂，可以与细胞膜中的蛋白质和磷脂类化合物相结合，改变细胞膜结构和表面通透性，从而发挥毒性作用。

实验毒理资料 ①急性毒性：LD_{50}，大鼠经口给药为2000mg/kg；小鼠经口给药为1260mg/kg，静脉注射为12.9mg/kg。②兔眼中等刺激。③发育毒性：大鼠经口无致畸性，未观察到有害效应的水平（NOAEL）为68mg/(kg·d)。④遗传毒性：地鼠体内细胞遗传学试验结果阴性，小鼠显性致死试验结果阴性。

人体资料 药动学：①口腔冲洗时约30%留滞在口腔中，然后缓慢释放至唾液中，皮肤、黏膜及胃肠道吸收甚差。血浆达峰时间，漱口后12小时，血浆未能检出。②经粪便（约90%）、尿液（＜1%）排泄。

药物不良反应：包括皮肤过敏、过敏性休克、会阴部湿疹、口腔黏膜剥脱、哮喘和呼吸困难等过敏症状；可引起味觉、嗅觉改变与着色；腹泻伴排尿困难；具有中耳毒性，可致耳聋。误服4%浓度溶液可引起刺激性，而20%浓度溶液引起腐蚀性，可引起咽水肿、食管的坏死及肝毒性。

4%或更高浓度溶液眼睛暴露，可引起可逆性角膜损伤，也可发生永久性角膜混浊。操作失误，静脉给予0.8g 20%葡萄糖酸氯己定可引起低血压、心动过速、急性呼吸窘迫综合征、溶血。长期皮肤使用，可致光敏感性和接触性皮炎、接触性荨麻疹。未发现致畸性。

药物过量：可见心动过缓，神经性耳聋，食管溃疡，肝脂肪变性，胃炎，全身吸收致溶血，吸入致高铁血红蛋白血症，肺水肿，舌变色。

（丁日高　钟玉绪）

索 引

条目标题汉字笔画索引

说 明

一、本索引供读者按条目标题的汉字笔画查检条目。

二、条目标题按第一字的笔画由少到多的顺序排列，按画数和起笔笔形横（一）、竖（丨）、撇（丿）、点（丶）、折（乛，包括丁乚乙等）的顺序排列。笔画数和起笔笔形相同的字，按字形结构排列，先左右形字，再上下形字，后整体字。第一字相同的，依次按后面各字的笔画数和起笔笔形顺序排列。

三、以拉丁字母、希腊字母和阿拉伯数字、罗马数字开头的条目标题，依次排在汉字条目标题的后面。

九　画

十 画

十一　画

条目外文标题索引

内 容 索 引

说 明

一、本索引是本卷条目和条目内容的主题分析索引。索引款目按汉语拼音字母顺序并辅以汉字笔画、起笔笔形顺序排列。同音时，按汉字笔画由少到多的顺序排列，笔画数相同的按起笔笔形横（一）、竖（丨）、撇（丿）、点（丶）、折（乛，包括丁乚ㄑ等）的顺序排列。第一字相同时，按第二字，余类推。索引标目中夹有拉丁字母、希腊字母、阿拉伯数字和罗马数字的，依次排在相应的汉字索引款目之后。标点符号不作为排序单元。

二、设有条目的款目用黑体字，未设条目的款目用宋体字。

三、不同概念（含人物）具有同一标目名称时，分别设置索引款目；未设条目的同名索引标目后括注简单说明或所属类别，以利检索。

四、索引标目之后的阿拉伯数字是标目内容所在的页码，数字之后的小写拉丁字母表示索引内容所在的版面区域。本书正文的版面区域划分如右图。

a	c	e
b	d	f

B

C

W

希腊字母

罗马数字

本卷主要编辑、出版人员

执行总编　谢　阳

编　　审　郭亦超

责任编辑　王　霞

索引编辑　张　安

名词术语编辑　孙文欣

汉语拼音编辑　王　颖

外文编辑　景黎明

参见编辑　吴翠姣

绘　　图　北京心合文化有限公司

责任校对　李爱平

责任印制　陈　楠

装帧设计　雅昌设计中心·北京